Segurança do Paciente

Infecção Relacionada à Assistência e Outros Eventos Adversos Não Infecciosos

Prevenção, Controle e Tratamento

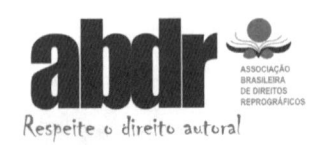

Segurança do Paciente

Infecção Relacionada à Assistência e Outros Eventos Adversos Não Infecciosos

Prevenção, Controle e Tratamento

Editores

Renato Camargos Couto

Médico. Especialista em Clínica Médica. Especialista em Medicina Intensiva pela AMIB. Doutor em Ciências da Saúde: Infectologia e Medicina Tropical pela Faculdade de Medicina da UFMG. Professor Adjunto do Departamento de Clínica Médica da Faculdade de Medicina da UFMG. Diretor do Instituto de Acreditação e Gestão em Saúde – IAG Saúde.

Tania Moreira Grillo Pedrosa

Médica. Especialista em Clínica Médica. Especialista em Saúde Ocupacional. Doutora em Ciências da Saúde: Infectologia e Medicina Tropical pela Faculdade de Medicina da UFMG. Coordenadora e Professora dos Cursos de Especialização em Gestão da Qualidade e em Segurança do Paciente da Feluma/Faculdade de Ciências Médicas de Minas Gerais/CMV. Diretora do Instituto de Acreditação e Gestão em Saúde – IAG Saúde.

Débora Borges Amaral

Médica. Especialista em Pediatria e Terapia Intensiva Pediátrica e Neonatal. Mestre em Ciências da Saúde: Infectologia e Medicina Tropical pela Faculdade de Medicina da UFMG.

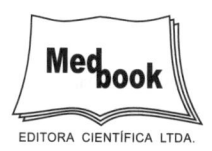

Med book

EDITORA CIENTÍFICA LTDA.

SEGURANÇA DO PACIENTE – Infecção Relacionada à Assistência e Outros Eventos Adversos Não Infecciosos – Prevenção, Controle e Tratamento

Nota da editora: Os editores desta obra verificaram cuidadosamente os nomes genéricos e comerciais dos medicamentos mencionados; também conferiram os dados referentes à posologia, objetivando fornecer informações acuradas e de acordo com os padrões atualmente aceitos. Entretanto, em virtude do dinamismo da área da saúde, os leitores devem prestar atenção às informações fornecidas pelos fabricantes, para que possam se certificar de que as doses preconizadas ou as contraindicações não sofreram modificações, principalmente em relação a substâncias novas ou prescritas com pouca frequência. Os editores e a editora não podem ser responsabilizados pelo uso impróprio nem pela aplicação incorreta de produto apresentado nesta obra.

Apesar de terem envidado esforço máximo para localizar os detentores dos direitos autorais de qualquer material utilizado, os editores e a editora estão dispostos a acertos posteriores caso, inadvertidamente, a identificação de algum deles tenha sido omitida.

Editoração Eletrônica: Elza Ramos
Capa: Thaissa Fonseca

CIP-BRASIL. CATALOGAÇÃO NA PUBLICAÇÃO
SINDICATO NACIONAL DOS EDITORES DE LIVROS, RJ

S459   Segurança do paciente: infecção relacionada à assistência e outros eventos adversos não infecciosos prevenção, controle e tratamento/organização Renato Camargos Couto; coordenação Tania Moreira Grillo Pedrosa; compilação Débora Borges Amaral. - 1. ed. - Rio de Janeiro : MedBook, 2017.

1048 p.: il.; 17,5 x 25 cm.

ISBN 978-85-8369-020-7

1. Infecção hospitalar - Prevenção. 2. Infecção hospitalar - Medidas de segurança. I. Couto, Renato Camargos. II. Pedrosa, Tania Moreira Grillo. III. Amaral, Débora Borges.

16-33775   CDD: 362.11
                         CDU: 614.21-084

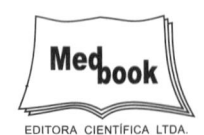

EDITORA CIENTÍFICA LTDA.
MEDBOOK – Editora Científica Ltda.
Rua Professora Ester de Melo, 178 – Benfica – Cep 20930-010 – Rio de Janeiro – RJ
Telefones: (21) 2502-4438 e 2569-2524 – **www.medbookeditora.com.br**
contato@medbookeditora.com.br – vendasrj@medbookeditora.com.br

Colaboradores

Acleane Batista de Andrade

Enfermeira. Consultora para a implantação de Sistema de Gestão da Qualidade em Organizações de Saúde.

Adriana Carvalho Dias

Graduada em História. Especialista em Gestão da Qualidade. Consultora para a implantação de Sistema de Gestão da Qualidade em Organizações de Saúde.

Adriana Franca Araújo Cunha

Médica. Especialista em Clínica Médica e em Infectologia. Pós-graduada em Controle de Infecções Hospitalares.

Ana Cláudia Couto de Abreu

Bacharel em Estatística.

Analice Marota Montezano Crispim

Fisioterapeuta. Especialista em Epidemiologia e Investigação de Surtos em Serviços de Saúde. Fiscal Sanitária da Secretaria Municipal de Saúde de Belo Horizonte (MG).

Ângela Vieira Serufo

Farmacêutica. Especialista em Bioquímica de Análises Clínicas. Mestre em Ciências Farmacêuticas pela Faculdade de Farmácia da UFMG.

Antônio Augusto da Silva Abreu

Bacharel em Estatística.

Antônio Jorge Cadar Neto

Enfermeiro. Especialista em Acreditação Hospitalar: Qualidade nos Serviços de Saúde. Especialista em Gestão de Risco Assistencial: Infecção Hospitalar e Outros Eventos Adversos da Assistência. Consultor para a implantação de Sistema de Gestão da Qualidade em Organizações de Saúde.

Arlene Aparecida Laborne Caiafa

Farmacêutica. Especialista em Famrácia Hospitalar e Administração Hospitalar. Tutora do Curso de Pós-graduação *Lato Sensu* em Gestão Integrada da Qualidade: ISO 9001, ISO 31.000 e Acreditação, da Fundação Educacional Lucas Machado (Feluma). Consultora para a implantação de Sistema de Gestão da Qualidade em Organizações de Saúde.

Bárbara Carneiro de Castro

Enfermeira. Membro da Comissão de Controle de Infecção Hospitalar da Maternidade Hospital Octaviano Neves – Belo Horizonte (MG).

Bony Maria Figueiredo Mariano

Cirurgiã-Dentista. Especialista em Periodontia. Mestre em Ciências da Saúde: Infectologia e Medicina Tropical pela Faculdade de Medicina da UFMG.

Breno Augusto Duarte Roberto

Enfermeiro. Especialista em Acreditação Hospitalar: Qualidade nos Serviços de Saúde. Especialista em Gestão de Risco Assistencial: Infecção Hospitalar e Outros Eventos Adversos da Assistência. Tutor do Curso de Pós-graduação *Lato Sensu* em Gestão Integrada da Qualidade: ISO 9001, ISO 31.000 e Acreditação, da Fundação Educacional Lucas Machado (Feluma). Professor dos Cursos de Especialização de Administração Hospitalar e Auditoria em Sistemas de Saúde da Faculdade São Camilo. Consultor para a implantação de Sistema de Gestão da Qualidade em Organizações de Saúde.

Carolina Araújo Novais

Enfermeira. Especialista em Acreditação Hospitalar: Qualidade nos Serviços de Saúde. Especialista em Gestão de Risco Assistencial: Infecção Hospitalar e Outros Eventos Adversos da Assistência. Consultora para a implantação de Sistema de Gestão da Qualidade em Organizações de Saúde.

Cláudia Peixoto Campos

Enfermeira e Bacharel em Direito. Especialista em Acreditação Hospitalar: Qualidade nos Serviços de Saúde. Especialista em Direito Processual Civil. Consultora para a implantação de Sistema de Gestão da Qualidade em Organizações de Saúde.

Cristiane Marize Caldeira Borges

Enfermeira. Especialista em Acreditação Hospitalar: Qualidade nos Serviços de Saúde. Consultora para a implantação de Sistema de Gestão da Qualidade em Organizações de Saúde.

Daniele Guedes Barbosa

Enfermeira. Especialista em Acreditação Hospitalar: Qualidade nos Serviços de Saúde. Especialista em Gestão de Risco Assistencial: Infecção Hospitalar e Outros Eventos Adversos da Assistência. Consultora para a implantação de Sistema de Gestão da Qualidade em Organizações de Saúde.

Danúbia Maria Silva

Enfermeira. Consultora para a implantação de Sistema de Gestão da Qualidade em Organizações de Saúde.

David Sidney Dantas Johnson

Médico. Especialista em Cirurgia Geral e em Ultrassonografia. Formações em Análise Transacional, Programação Neurolinguística e Psicologia Transpessoal. Intérprete de conferências e tradutor.

Débora Beatriz de Paiva Silva

Enfermeira. Membro da Comissão de Controle de Infecção do Neocenter e Unineo – Belo Horizonte (MG). Especialista em Vigilância e Controle das Infecções pela UFMG.

Débora Borges do Amaral

Médica. Especialista em Pediatria e Terapia Intensiva Pediátrica e Neonatal. Mestre em Ciências da Saúde: Infectologia e Medicina Tropical pela Faculdade de Medicina da UFMG.

Elaine Alvarenga de Almeida Carvalho

Médica. Especialista em Pediatria e Terapia Intensiva Pediátrica e Neonatal. Especialista em Epidemiologia e Controle de Infecção Hospitalar. Doutora em Ciências da Saúde: Infectologia e Medicina Tropical pela Faculdade de Medicina da UFMG. Professora Adjunta do Departamento de Pediatria da Faculdade de Medicina da UFMG.

Elisa Caroline Pereira Assad

Médica. Especialista em Infectologia. Mestre em Ciências da Saúde: Infectologia e Medicina Tropical pela Faculdade de Medicina da UFMG. Coordenadora do Serviço de Controle de Infecção e Preceptora do Programa de Residência Médica em Infectologia do Hospital Eduardo de Menezes – FHEMIG. Professora do Curso de Medicina da FAMINAS-BH.

Enio Roberto Pietra Pedroso

Médico. Professor Titular do Departamento de Clínica Médica da Faculdade de Medicina da UFMG.

Erika de Oliveira Santos Vieira

Enfermeira. Especialista em Acreditação em Serviços de Saúde. Pós-graduação em Trauma, Terapia Intensiva e em Oncologia. Enfermeira da Prefeitura Municipal de Belo Horizonte – SAMU-BH. Membro da Diretoria Assistencial da Rede FHEMIG como Coordenadora dos Núcleos do Risco e Gestão Ambiental. Membro dos grupos de trabalho no âmbito do COREN-MG de Ações Estratégicas e Segurança do Paciente. Docente da Faculdade Pitágoras para os Cursos de Especialização e MBA na área da Enfermagem.

Fabrício Cheab Gonçalves Penna

Bacharel em Engenharia de Telecomunicações. MBA em Gestão Integrada da Qualidade. Especialista em Engenharia Clínica.

Fernando Martín Biscione

Médico pela Universidade de Buenos Aires/Argentina e pela UFMG. Especialista em Infectologia pela Universidade de Buenos Aires/Argentina. Doutor em Ciências da Saúde: Infectologia e Medicina Tropical pela Faculdade de Medicina da UFMG. Membro do corpo editorial de *World Journal of Gastrointestinal Surgery, International STD Research & Reviews* e *World Journal of AIDS*.

Flávia Salgado Rezende

Enfermeira. Especialista em Acreditação Hospitalar: Qualidade nos Serviços de Saúde. Especialista em Gestão de Risco Assistencial: Infecção Hospitalar e Outros Eventos Adversos da Assistência. Consultora para a implantação de Sistema de Gestão da Qualidade em Organizações de Saúde.

Franciele Gusmão Ferreira

Enfermeira. Especialista em Acreditação Hospitalar: Qualidade nos Serviços de Saúde. Consultora para a implantação de Sistema de Gestão da Qualidade em Organizações de Saúde.

Geraldo Ribeiro Júnior

Cirurgião-Dentista. Mestre em Ortodontia. Professor do Núcleo de Pós-graduação em Ortodontia da FUNORTE-BH.

Gisele Lacerda Chaves Vieira

Enfermeira. Especialista em Terapia Intensiva e Acreditação em Serviços de Saúde. Especializanda em Qualidade e Segurança do Paciente pela FIOCRUZ. Mestre em Enfermagem pela UFMG. Doutoranda em Enfermagem pela UFMG.

Guilherme Augusto Armond

Enfermeiro. Especialista em Controle de Infecção Hospitalar pela Feluma/FCMMG. Membro da Comissão de Controle de Infecção Hospitalar do Hospital das Clínicas da UFMG. Coordenador do Núcleo de Segurança do Paciente da Fundação de Assistência Integral a Saúde do Hospital Sofia Feldman – Belo Horizonte (MG). Presidente da Associação Mineira de Epidemiologia e Controle de Infecções. Professor Convidado do Curso de Especialização *Lato Sensu* em Prevenção e Controle de Infecções do Programa de Pós-graduação da UFMG.

Guimar Portugal de Macedo

Médica Veterinária. Especialista em Vigilância e Controle das Infecções. Fiscal Sanitária da Secretaria Municipal de Saúde de Belo Horizonte (MG).

Hessem Miranda Neiva

Farmacêutica. Mestre em Medicina Veterinária pela UFMG. Especialista em Gestão da Assistência Farmacêutica pela UFSC. Supervisora da Assistência Farmacêutica da FHEMIG – Belo Horizonte (MG). Diretora Administrativa/Financeira do Instituto para Práticas Seguras no Uso de Medicamentos – ISMP Brasil.

Ingrid Nayara Silva Oliveira

Enfermeira. Especialista em Acreditação Hospitalar: Qualidade nos Serviços de Saúde. Consultora para a implantação de Sistema de Gestão da Qualidade em Organizações de Saúde.

Isabela Durso Caiaffa

Bacharel em Direito. Especialista em Gestão e Tecnologia da Qualidade. Especialista em Gestão de Risco Assistencial: Infecção Hospitalar e Outros Eventos Adversos da Assistência. Consultora para a implantação de Sistema de Gestão da Qualidade em Organizações de Saúde.

Janine Pinho

Enfermeira. Especialista em Controle de Infecção Hospitalar pela Faculdade Pitágoras – Belo Horizonte (MG).

João Alberto Ferreira

Engenheiro. Pesquisador Visitante do Programa de Pós-graduação em Engenharia Ambiental da UERJ. Doutor em Ciências pela Escola Nacional de Saúde Pública da Fundação Oswaldo Cruz. MSc. em Engenharia Ambiental pelo Manhattan College de Nova York – USA.

José Carlos Serufo

Médico. Professor Adjunto do Departamento de Clínica Médica da Faculdade de Medicina da UFMG. Membro Titular da Academia Mineira de Medicina. Membro Titular da ABRAMES e da Sobrames. Membro Titular da Arcádia de Minas Gerais. Membro Titular da Abrammil. Membro Efetivo do IHGMG.

Liséte Celina Lange

Bacharel em Química. Professora Associada do Departamento de Engenharia Sanitária e Ambiental da UFMG. Doutora em Tecnologia Ambiental pela Universidade de Londres. MSc. em Tecnologia Ambiental pela Universidade de Londres – Inglaterra.

Lívia Fulgêncio da Cunha Melo

Médica. Especialista em Clínica Médica e Infectologia.

Lívia Siqueira Campos Alves

Nutricionista. Coordenadora do Serviço de Nutrição e Dietética e Membro da Comissão de Suporte Nutricional do Hospital Felício Rocho.

Lucas César Carvalho de Lacerda

Médico. Especialista em Otorrinolaringologia. Fiscal Sanitário da Secretaria Municipal de Saúde de Belo Horizonte (MG).

Luciana Teodoro de Rezende Lara

Médica. Especialista em Infectologia. Mestre em Saúde Coletiva pela UFBA. Membro do Serviço de Controle de Infecção e Epidemiologia – Hospital DAHER – Lago Sul, Brasília (DF).

Luciane Pereira Rosa

Enfermeira. Especialista em Acreditação Hospitalar: Qualidade nos Serviços de Saúde. Consultora para a implantação de Sistema de Gestão da Qualidade em Organizações de Saúde.

Lucienne França Reis Paiva

Farmacêutica. Mestre em Microbiologia pelo Instituto de Ciências Biológicas da UFMG. Microbiologista do Hospital das Clínicas da UFMG. Professora de Microbiologia Clínica do Centro Universitário UNA. Professora do Curso de MBA em Gestão em Saúde e Controle de Infecção da Faculdade INESP.

Luna Cosenza

Enfermeira. Especialista em Acreditação Hospitalar: Qualidade nos Serviços de Saúde. Especialista em Gestão de Risco Assistencial: Infecção Hospitalar e Outros Eventos Adversos da Assistência. Consultora para a implantação de Sistema de Gestão da Qualidade em Organizações de Saúde.

Marcelo Silva de Oliveira

Médico. Especialista em Infectologista e em Vigilância e Controle de Infecções Hospitalares. Mestre em Ciências da Saúde: Infectologia e Medicina Tropical pela Faculdade de Medicina da UFMG. Professor da Faculdade de Medicina e Ecologia Humana – FASEH. Gerente Assistencial do Hospital de Infectologia Eduardo de Menezes – FHEMIG. Coordenador da Comissão Municipal de Controle de Infecções em Serviços de Saúde de Contagem (MG).

Márcio Almeida de Melo

Enfermeiro. Coordenador do Núcleo de Segurança do Paciente do Hospital Unimed – Unidade Contorno, Belo Horizonte (MG).

Maria Aparecida Martins

Médica. Doutora em Medicina pela Faculdade de Medicina da UFMG. Pós-doutora pelo "Centre Hospitalier Universitaire" de Rouen – França. Professora Associada do Departamento de Pediatria da Faculdade de Medicina da UFMG. Coordenadora do "Curso de Especialização em Vigilância e Controle de Infecções Relacionadas à Assistência à Saúde" da UFMG.

Maria Auxiliadora Parreiras Martins

Farmacêutica. Professora Adjunta do Departamento de Produtos Farmacêuticos da Faculdade de Farmácia da UFMG. Especialista em Saúde Pública e em Farmácia Hospitalar. Mestre em Ciências Farmacêuticas pela Faculdade de Farmácia da UFMG. Doutora em Ciências da Saúde: Infectologia e Medicina Tropical pela Faculdade de Medicina da UFMG.

Maria de Lourdes Ravanello

Enfermeira. Mestre em Saúde Coletiva – Epidemiologia pela ULBRA. Especialista em Administração Hospitalar e em Metodologia do Ensino Superior. Professora dos Cursos de Pós-graduação em Administração Hospitalar e Administração de Serviços de Enfermagem do IAHCS-Porto Alegre.

Mariana Boaventura Chaves Vieira

Médica. Especialista em Pediatria e Infectologia Pediátrica. MBA de Gestão em Saúde e Controle de Infecção pela Faculdade Método de São Paulo – FAMESP.

Mariana Lisboa Machado

Enfermeira. Membro do Serviço de Epidemiologia e Segurança Assistencial da Maternidade Unimed – Unidade Grajaú, Belo Horizonte (MG).

Mariana Martins Gonzaga do Nascimento

Farmacêutica. Mestre em Ciências da Saúde pela Universidade Federal de São João del Rei (UFSJ). Especialista em Farmácia Hospitalar e Serviços de Saúde pela Universidade Estadual de Montes Claros (UNIMONTES). Membro do Conselho Científico do Instituto para Práticas Seguras no Uso de Medicamentos (ISMP Brasil).

Marina Abreu Santos

Enfermeira. Membro do Serviço de Epidemiologia e Segurança Assistencial do Hospital Unimed – Unidade Contorno, Belo Horizonte (MG). Especialista em Segurança do Paciente.

Mário Borges Rosa

Farmacêutico. Doutor em Ciências da Saúde: Infectologia e Medicina Tropical pela Faculdade de Medicina da UFMG. Membro do Comitê de Implantação do Programa Nacional de Segurança do Paciente do Ministério da Saúde (2013). Presidente do Instituto para Práticas Seguras no Uso de Medicamentos (ISMP-Brasil). Coordenador da Comissão de Segurança Assistencial e da Rede Sentinela do Hospital João XXIII/FHEMIG – Belo Horizonte (MG).

Natália Quintão de Freitas

Enfermeira. Membro da Comissão de Suporte Nutricional do Hospital Felício Rocho. Pós-graduada em Enfermagem do Trabalho.

Natalice Sousa de Oliveira

Cirurgiã-Dentista e Enfermeira. Especialista em Ortopedia Funcional dos Maxilares pela ABO. Mestre em Ciências da Saúde pela Faculdade de Medicina da UFMG.

Nilton Brandão da Silva

MD, PhD. Professor Adjunto do Departamento de Medicina Interna da UFCSPA. Membro Titular da Academia Sul-Rio-Grandense de Medicina. Membro Titular da AMIB e da European Society of Intensive Care Medicine. Ex-chefe do Centro de Tratamento Intensivo do Hospital Moinhos de Vento – Porto Alegre (RS).

Nívea Quirino

Farmacêutica. Especialista em Administração Hospitalar e de Serviços de Saúde pelo IPH. Farmacêutica Hospitalar do Centro Oftalmológico de Minas Gerais.

Noil Amorim de Menezes Cussiol

Graduada em Química. Tecnologista Sênior do Centro de Desenvolvimento da Tecnologia Nuclear (CDTN/CNEN). Doutora em Saneamento e Meio Ambiente pela UFMG. Membro representante do CDTN na Comissão Permanente de Apoio ao Gerenciamento dos Resíduos de Serviços de Saúde – COPAGRESS, da Prefeitura de Belo Horizonte (MG). Membro do Grupo de Trabalho de revisão da Resolução 283/01 do CONAMA, que resultou na Res. 358/2005 e na elaboração das RDC 33/2003 e 306/2004 da ANVISA.

Paula Balbino Daibert

Médica. Especialista em Medicina de Família e Comunidade. MBA Executivo em Saúde Internacional. Mestre em Ciências da Saúde: Infectologia e Medicina Tropical pela Faculdade de Medicina da UFMG.

Priscila Faria de Oliveira

Enfermeira. Especialista em Acreditação Hospitalar: Qualidade nos Serviços de Saúde. Especialista em Gestão de Risco Assistencial: Infecção Hospitalar e Outros Eventos Adversos da Assistência. Consultora para a implantação de Sistema de Gestão da Qualidade em Organizações de Saúde.

Rafaela Ferrari Coleta

Enfermeira. Especialista em Acreditação Hospitalar: Qualidade nos Serviços de Saúde. Consultora para a implantação de Sistema de Gestão da Qualidade em Organizações de Saúde.

Renato Camargos Couto

Médico. Especialista em Clínica Médica. Especialista em Medicina Intensiva pela AMIB. Doutor em Ciências da Saúde: Infectologia e Medicina Tropical pela Faculdade de Medicina da UFMG. Professor Adjunto do Departamento de Clínica Médica da Faculdade de Medicina da UFMG. Diretor do Instituto de Acreditação e Gestão em Saúde – IAG Saúde.

Rosana Coutinho Campos

Enfermeira. Membro da Comissão de Controle de Infecção do Neocenter e Unineo – Belo Horizonte (MG).

Silvana de Barros Ricardo

Médica. Especialista em Infectologia. Mestre em Microbiologia pelo Instituto de Ciências Biológicas da UFMG. Pós graduada em Gestão de Negócios pela Fundação Dom Cabral. Coordenadora do Serviço de Epidemiologia e Controle de Infecção Hospitalar do Hospital Mater Dei – Belo Horizonte (MG). Médica Microbiologista do Laboratório de Patologia Clínica do IPSEMG.

Silvana Kelly Leite Reis

Enfermeira. Especialista em Acreditação Hospitalar: Qualidade nos Serviços de Saúde. Especialista em Gestão de Risco Assistencial: Infecção Hospitalar e Outros Eventos Adversos da Assistência. Consultora para a implantação de Sistema de Gestão da Qualidade em Organizações de Saúde.

Silvio Augusto Corsini Menicucci

Médico. Especialista em Clínica Médica e em Infectologia. Pós-graduado em Controle de Infecção Hospitalar pela Feluma. Mestre em Ciências da Saúde: Infectologia e Medicina Tropical pela Faculdade de Medicina da UFMG. Membro Executor da Comissão de Controle de Infecção Hospitalar da Santa Casa de Misericórdia de Lavras.

Simone Chaves de Miranda Silvestre

Médica. Especialista em Clínica Médica e em Nutrologia. Mestre em Medicina pela USP. Coordenadora da Comissão de Suporte Nutricional (CSN) e da Clínica de Nutrologia do Hospital Felicio Rocho – Belo Horizonte (MG).

Tânia Azevedo Anacleto

Farmacêutica. Especialista em Saúde Pública. Mestre em Ciências Farmacêuticas pela UFMG. Ex-vice-presidente e membro atual do Conselho Científico do Instituto para Práticas Seguras no Uso de Medicamentos (ISMP-Brasil). Representante do Brasil no International Medication Safety Network. Membro Fundador da Red Latinoamericana para el Uso Seguro de Medicamentos. Integrante do Grupo de Pesquisa em Farmacovigilância do CNPQ/FHEMIG.

Tania Moreira Grillo Pedrosa

Médica. Especialista em Clínica Médica. Especialista em Saúde Ocupacional. Doutora em Ciências da Saúde: Infectologia e Medicina Tropical pela Faculdade de Medicina da UFMG. Coordenadora e Professora dos Cursos de Especialização em Gestão da Qualidade e em Segurança do Paciente da Feluma/Faculdade de Ciências Médicas de Minas Gerais/CMV. Diretora do Instituto de Acreditação e Gestão em Saúde – IAG Saúde.

Tatiane Fernandes da Silveira Jales

Enfermeira. Membro do Serviço de Epidemiologia e Segurança Assistencial do Hospital Unimed – Unidade Contorno, Belo Horizonte (MG). Especialista em Controle de Infecção Hospitalar.

Valéria Alencar

Enfermeira e Bacharel em Direito. Especialista em Infecções Hospitalares. Mestre em Ciências da Saúde: Infectologia e Medicina Tropical pela Faculdade de Medicina da UFMG.

Valéria Pinto Fonseca

Médica. Especialista em Pediatria e em Infectologia Pediátrica. Especialista em Controle de Infecção Hospitalar. Especialista em Gestão e Tecnologia da Qualidade.

Nosso agradecimento especial aos acadêmicos abaixo listados por sua inestimável colaboração na execução deste livro:

Adriana Pitchon dos Reis
Carolina Seara Couto
Henrique Perez de Carvalho
Marcela Pinheiro de Araujo
Marina Nogueira Andrade
Vitor Seara Couto

Prefácio

Prezado leitor, é com grande entusiasmo que a quinta edição desta obra é entregue à comunidade assistencial brasileira. Lançada em 1995 e focada no controle das infecções relacionadas à assistência, na primeira edição as estratégias de controle propostas contemplavam o paradigma biológico e era introduzida a aplicação de técnicas de gestão da qualidade para a organização dos processos de trabalho, da assistência e dos setores de apoio como atividade essencial para a redução dos riscos assistenciais. A primeira edição continha capítulos em que eram discutidas a Norma ISO 9001 e a qualidade total no modelo japonês aplicadas ao controle das infeções hospitalares. Nas edições subsequentes o escopo foi sendo aumentado, incluindo a gestão de risco de outras condições adquiridas, assim como a inclusão dos novos métodos de organização de processos para a qualidade que surgiam no Brasil e no mundo.

A extensão da obra determinou a divisão de seu conteúdo em dois livros complementares: *Gestão de Risco Assistencial* e *Acreditação e Gestão em Saúde*. Nos últimos 20 anos a cultura assistencial e o requisito legal, por intermédio da Agência Nacional de Saúde Suplementar e da Agência Nacional de Vigilância Sanitária, vêm incorporando a *Gestão de risco* como atividade central da assistência, criando o ambiente adequado à implementação das mudanças necessárias em nossas organizações assistenciais. A ciência vem mostrando que há um caminho para que sejam evitados dezenas de milhares de óbitos e sequelas transitórias e definitivas e para o controle do desperdício de milhões de reais essenciais à sustentabilidade do SUS e da Saúde suplementar brasileira.

Agradecemos as dezenas de amigos e colaboradores que nos ajudaram na revisão e melhoria contínua desta obra. Temos certeza de que o acesso ao conhecimento disponibilizado dentro da melhor evidência científica, em um formato adaptado à realidade brasileira, é um dos pilares fundamentais para a mudança.

Os editores

Sumário

Introdução

Do Controle de Infecções à Segurança do Paciente: Marcos Históricos e a Metodologia de Segurança Assistencial pelos DRG (*Diagnosis Related Groups*)

Renato Camargos Couto
Enio Roberto Pietra Pedroso
Paula Balbino Daibert

INTRODUÇÃO

A infecção relacionada com a assistência (IRA) é tão antiga quanto a origem dos hospitais. As primeiras referências à existência de hospitais remontam a 325 D.C. O concílio de Niceia determinou que os hospitais fossem construídos ao lado das catedrais. Durante séculos, os doentes foram internados em hospitais sem separação quanto à nosologia que apresentavam. Os pacientes em recuperação ou infectados conviviam em um mesmo ambiente. As doenças infecciosas se disseminavam com grande rapidez entre os internados e, não raro, o paciente era admitido no hospital com uma doença e falecia de outra, especialmente cólera ou febre tifoide. As condições sanitárias nos hospitais eram precárias: o abastecimento de água tinha origem incerta, era inadequado o manejo de alimentos, e até mesmo as camas eram partilhadas por mais de dois pacientes. A internação hospitalar ficava restrita às populações de baixa renda. Os abastados eram tratados em casa, com maior conforto e sob menor risco de contaminação.

No início do século XIX, na Inglaterra, foi estabelecido formalmente o isolamento de pacientes com algumas doenças, como a varicela, e a eficácia desse procedimento passou a ser frequentemente descrita.

Em 1843, Oliver Wendel Holmes relacionou a infecção puerperal com os cuidados obstétricos efetuados por médicos contaminados pela necropsia de puérperas infectadas. Além de determinar as evidências de que a febre puerperal era contagiosa, descreveu medidas para minimizar sua disseminação. Seu trabalho não teve impacto nas práticas da época.

Em 1847, Ignaz P. Semmelweis corroborou de maneira definitiva a hipótese de transmissão de doença intra-hospitalar. Ele detectou que a incidência de infecção puerperal era muito maior nas parturientes assistidas por médicos (10%) do que nas assistidas por parteiras e estudantes (3%), em um mesmo hospital de Viena. Demonstrou ainda que a única diferença entre os dois grupos de pacientes era a realização, pelos médicos, de necropsias em puérperas mortas por infecção. Diversas hipóteses foram levantadas para explicar as diferenças na mortalidade nesses grupos. A hipótese de que o miasma seria responsável foi logo descartada pela contiguidade dos ambientes, o que impossibilitaria tão grande diferença na incidência. A sazonalidade e a elevada ocupação foram eliminadas, já que a enfermaria em que eram registradas as maiores taxas de mortalidade ficava mais vazia por opção dos próprios pacientes que haviam tomado conhecimento das diferenças. Os fatores ambientais, como comida, água, roupas, ventilação e classe socioeconômica, não diferiam nos dois grupos.

A percepção da origem do problema surgiu com a morte de um colega e amigo de Semmelweis, ferido durante uma necropsia. Ao ser submetido à necropsia, os estudos anatomopatológicos revelaram sinais iguais aos obtidos na paciente por ele necropsiada. Em 15 de maio de 1847, Semmelweis introduziu a lavagem das mãos com solução clorada antes dos procedimentos cirúrgicos, obtendo queda na incidência de infecção para 1,3% e a equiparação das taxas de incidência de infecção entre os grupos assistidos por médicos e por parteiras.

Semmelweis, revelando-se pesquisador de excepcional perspicácia clínica, em outro estudo na mesma época, observou surto de infecção puerperal em várias parturientes internadas simultaneamente com uma paciente portadora de câncer uterino necrosado. A frequência da infecção puerperal se relacionava com o exame ginecológico realizado por médicos na paciente com câncer antes de procederem aos partos. Suas hipóteses foram confirmadas em laboratório pela inoculação de pus intravaginal e intrauterino em ratas no período puerperal, que desencadeava doença fatal caracterizada por inflamação extensa. Somente em 1860 ele publicou suas evidências, gerando polêmica com diversos obstetras, que não reconheceram o valor de seus estudos e o impediram de exercer a profissão em Viena. Em 1865, Semmelweis faleceu em um asilo para doentes mentais.

Em 1860, James Simpson comparou a mortalidade após amputação de membros realizada no campo e na cidade. Seus 2.098 casos mostram mortalidade cinco vezes maior quando as amputações eram realizadas na cidade. Essas revelações provocaram perplexidade. Seu trabalho desencadeou calorosa discussão, levando-o a publicar os achados de mais 3.000 casos os quais, além de manter a diferença de óbito, mostram que 60% dos óbitos ocorridos na cidade eram decorrentes de infecção, enquanto no campo a principal causa era o choque hemorrágico. Simpson atribuía isso à inoculação acidental de secreções de outros doentes do hospital, formulando uma consistente teoria de disseminação por contato. Influenciado pelas teorias miasmáticas da época, valorizou a poluição do ar hospitalar, que considerava proporcional ao tamanho dos hospitais.

Em 1863, Florence Nightingale descreveu uma série de cuidados e estratégias relacionados com os pacientes e o meio com o objetivo de diminuir o risco de IRA. A base do conhecimento para a criação de seus inúmeros princípios foi construída em hospitais militares a partir de suas experiências na Guerra da Crimeia. Propôs que as enfermeiras mantivessem um sistema de relato dos óbitos hospitalares como forma de avaliação do próprio serviço. Essa é certamente a primeira referência a alguma forma de vigilância epidemiológica e retorno de informações aos executores das atividades hospitalares como critério de melhoria da qualidade da assistência. Muito do trabalho de Nightingale foi desenvolvido em colaboração com William Farr, que fazia interpretação estatística a partir dos dados obtidos sobre a situação de saúde-doença das populações humanas. Suas investigações se deram especialmente no campo de mortalidade, e a parceria se estendeu por mais de 20 anos.

Em 1864, em Londres, foi descrita a disseminação de infecções do tipo hospitalar. Foram evidenciadas as diferenças entre hospitais com e sem isolamento. Nessa época, em um hospital com isolamento, 1.080 admissões de pacientes com tifo resultaram em 27 casos de IRA por tifo e oito óbitos. Em outro hospital, sem isolamento, 272 admissões resultaram em 71 casos de IRA e 21 óbitos. A relação paciente admitido/IRA era de 24 para 1.000 no primeiro hospital com isolamento e de 293 para 1.000 no segundo hospital, respectivamente. Esses achados consolidam as ideias londrinas sobre os cuidados e as novas práticas hospitalares.

Em 1867, Joseph Lister publicou *The antiseptic principle in the practice of surgery*, com importantes contribuições às práticas de antissepsia, demonstrando o valor de seu uso. O bom resultado do tratamento de feridas infectadas com ácido carbólico incitou o uso desse ácido como antisséptico de pele. Também valorizando o ar como veículo de disseminação de doença, Lister passou a preconizar o uso de ácido carbólico aspergido no ambiente para diminuição dessa forma de "contágio". Apesar de sua clarividência, não conseguiu desvencilhar-se completamente das ideias da época.

No início do século XX disseminam-se paulatinamente os princípios de que tudo que vai tocar o campo cirúrgico deva ser estéril, e rapidamente se espalha o uso de luvas, capote, gorro, máscara e material cirúrgico estéril.

Em 1929, Cuthbert Dukes descreveu as bases da origem e diagnóstico da infecção relacionada com sondagem vesical, propondo técnicas e sistemas de drenagem para minimizar o problema.

Na década de 1940, com a introdução dos antimicrobianos, o problema da IRA e das infecções comunitárias parecia definitivamente relegado ao passado.

Pouco mais de uma década foi o tempo necessário para acabar com as fantasias criadas com a introdução dos antimicrobianos em relação ao controle das infecções. Em meados da década de 1950, os EUA eram assolados por uma pandemia de estafilococos cada vez mais resistentes aos antimicrobianos disponíveis. Nessa época, o Centro de Doenças Comunicáveis dos EUA, mais tarde CDC (Centro para Controle e Prevenção de Doenças), criou uma divisão para assessorar os hospitais americanos na investigação das epidemias. Em 1958 foram realizadas, nos EUA, duas conferências para discussão de questões relacionadas com a IRA. Foram discutidas as bases da transmissão de doenças infecciosas e definidas estratégias para sua prevenção centradas na lavagem das mãos.

Durante a década de 1960, enquanto ocorria, por motivos não muito claros, o controle da pandemia por estafilococos, o avanço tecnológico fez surgir novo problema: as infecções oportunistas por bactérias gram-negativas e fungos. Em 1963, nos EUA, em conferência sobre infecções institucionais, foram discutidos métodos de vigilância epidemiológica e recomendada a instalação de sistemas de vigilância em cada hospital. Em 1968, a American Heart Association (AHA) publicou e distribuiu um manual com a finalidade de dar suporte teórico aos profissionais interessados no controle de IRA. O CDC dos EUA demonstrou a inutilidade de se depender de relato voluntário de infecções por médicos e enfermeiras. Com base no conceito britânico de profissionais de enfermagem especializados no controle de IRA, testou em hospitais americanos e estabeleceu como norma a relação de um(a) enfermeiro(a) em tempo integral para 250 leitos. Nesse ano foi formada a primeira turma de enfermeiras treinadas pelo CDC para controle de IRA.

A década de 1970 foi aberta com a primeira conferência internacional sobre IRA, que discutiu a validade das diversas formas de vigilância epidemiológica. Nessa ocasião, menos de 10% dos hospitais tinham enfermeiras de controle de IRA, adotavam o sistema de drenagem fechado de urina ou faziam troca regular de cânula venosa periférica a cada 72 horas. Em 1972 foi criada a Association for Practitioners in Infection Control (APIC). Em meados da década de 1970, graças ao empenho do CDC e da AHA, a vigilância epidemiológica em diferentes graus de intensidade já se encontrava implantada em todos os hospitais americanos. Várias práticas já se haviam modificado, como a abolição das culturas do ambiente e a introdução da enfermeira de controle de infecção hospitalar. Teve início o NNISS (Sistema Nacional de Vigilância das Infecções Hospitalares), que congregava 70 hospitais americanos com o objetivo inicial de estabelecer uma visão do problema da IRA nos EUA.

Os custos do sistema de prevenção criado tornaram-se significativos, e a validade desse aparato passou a ser questionada. O CDC iniciou estudo de validação dos serviços de prevenção da infecção com o projeto SENIC (Estudo sobre a Eficácia dos Programas de Infecção Hospitalar), conduzido de 1974 a 1983. Trata-se de um dos primeiros estudos multicêntricos da história da medicina e se caracterizou pelo rigor no uso do método epidemiológico. Seus resultados eliminaram, de maneira definitiva, toda e qualquer dúvida a respeito da eficácia do conjunto de medidas preventivas.

Em 1980 foi criada a SHEA (Sociedade dos Epidemiologistas em Saúde da América) e realizada a segunda conferência internacional sobre controle de IRA. Nessa década o sistema americano de prevenção atingiu sua maturidade.

Em 1990, a terceira conferência internacional sobre IRA debateu questões técnicas ligadas às bactérias multirresistentes e aos cuidados com os pacientes e com métodos invasivos. As novas técnicas de ajuste de taxas para predisposição a infecção do hospedeiro foram extensamente debatidas. Foi delineado o novo papel do profissional de controle de IRA e de todo o sistema de vigilância e prevenção da infecção. A IRA passou a ser vista como epifenômeno, importante índice da qualidade da assistência médico-hospitalar. O serviço de prevenção de IRA passou a ser considerado programa prioritário de garantia de qualidade na área de assistência médica. A década de 1990 se caracteriza pela expansão cada vez maior do campo da epidemiologia hospitalar.

O sistema de saúde americano vem tendo sua relação custo-benefício duramente questionada. Os epidemiologistas passam a ser considerados motores desse movimento para melhoria de qualidade que, espera-se, repercuta em melhores serviços a um custo menor. As ferramentas da epidemiologia e da estatística, há muito usadas em amplas áreas da ciência, passam a ser de fundamental importância para o entendimento dos vários problemas hospitalares. Um deles surge agora como desafio à compreensão da IRA e seu controle. Trata-se do problema decorrente da eclosão de *Enterococcus* e *S. aureus* vancomicina-resistentes. Esse desafio certamente originará novos parâmetros e conceitos que farão avançar o conhecimento sobre a ecologia das infecções como um todo e da hospitalar em especial.

No Brasil, o problema da IRA só foi assumido pelo Estado em 1983, com a Portaria 196, que tornou obrigatória a implantação em todos os hospitais de comissões de controle de infecção hospitalar (CCIH). Foram também criadas atribuições para as CCIH, como vigilância epidemiológica com coleta passiva de dados, com a notificação pelo médico ou enfermeiro(a), treinamento em serviço, elaboração de normas técnicas, isolamento de pacientes, controle do uso de antimicrobianos, normas de seleção de germicidas e preenchimento de relatórios. Em 1987 foi criada a Comissão Nacional de Controle de Infecção Hospitalar, com representantes de vários estados. Em 1988, a Portaria 232 criou o Programa Nacional de Controle de Infecção Hospitalar (PCIH), em 1990 transformado em Divisão Nacional de Controle de Infecção Hospitalar.

Nos anos 1990, 14 mil profissionais foram treinados no curso de introdução ao controle de IRA, ministrado por 250 monitores em todo o país. Duzentos farmacêuticos tiveram acesso ao curso de farmácia hospitalar, desenvolvido por algumas universidades com o apoio do Ministério da Saúde. Apesar de todo esse esforço, o Ministério reconhece que somente 10% dos hospitais criaram comissões para controle de IRA. Em 1990, o Ministério da Saúde reestruturou suas funções e descentralizou suas ações. Em 1992 foi publicada pelo Ministério da Saúde a Portaria 930, que criou o Programa de Controle de IRA, definido como o conjunto de ações sistemáticas que visam à máxima redução possível da incidência e gravidade das IRA. A portaria definiu a estrutura de funcionamento e áreas de competência, além de detalhar em seus anexos os conceitos e critérios para o diagnóstico de IRA, a classificação das cirurgias quanto ao potencial de contaminação, a vigilância epidemiológica, além de normas para limpeza, desinfecção, esterilização e antissepsia.

Cada estado brasileiro tem produzido ações específicas de maior ou menor magnitude no sentido de implementar ações de controle de IRA. Em Belo Horizonte, Gontijo Júnior, em extenso estudo realizado em 1991, avaliou a atuação das CCIH e constatou que: (1) todos os hospitais contam com CCIH; (2) 60% dos médicos e 50% dos enfermeiros de hospitais gerais dedicam 2 horas ou menos ao controle de IRA por semana; (3) é baixa a eficácia dos cursos patrocinados pelo Ministério da Saúde, frequentados por apenas 19% dos médicos e 26% dos enfermeiros entrevistados; (4) a grande deficiência do setor reside na área técnica e está ligada à própria formação de seus integrantes na área específica de controle de IRA; (5) somente três comissões dispunham de planejamento de suas atividades; (6) somente 8% dos hospitais realizavam programa de educação em controle de IRA; (7) as atividades de controle foram relatadas por 21% das comissões, sendo o programa de lavagem das mãos o mais frequentemente adotado (39%), seguido pelo controle de antimicrobianos (21%), da central de esterilização (20%) e das vias de risco (14%).

Em estudo realizado pelo Ministério da Saúde em hospitais terciários do Sistema Único de Saúde (SUS) em 1994, encontrou-se prevalência de IRA de 13%. A enorme perda amostral (próximo a 50%) em virtude da greve do SUS coloca em dúvida suas conclusões. A magnitude do problema brasileiro na realidade encontra-se por ser estabelecida.

Em maio de 1998 foi publicada pelo Ministério da Saúde a Portaria 2.616, que passa a nortear todo o sistema de controle de IRA nacional. Essa portaria revoga a de número 930, de 1992. Institui o programa de controle de IRA a ser executado por CCIH constituída de membros consultores e executores, determina a carga horária desses membros executores, levando em consideração o tamanho e a complexidade da instituição, e cria oportunidade para o surgimento de consórcios interinstitucionais, otimizando a utilização de recursos.

Enquanto no Brasil ia sendo construída a base para o controle das infecções, uma nova onda ampliava o horizonte de prevenção das IRA para a segurança de assistência envolvendo outros eventos adversos não infecciosos.

Em 1991 foi publicado o trabalho referencial na área dos erros e eventos adversos relacionados com a assistência, o *Harvard Medical Practice Study*. Nesse estudo, realizado em 1984 no Estado de Nova York (EUA), em 30.195 revisões aleatórias de prontuários hospitalares que envolviam pacientes de todas as faixas etárias, foram encontrados 3,7% de pacientes vítimas de eventos adversos, com 13,6% de óbitos-relacionados. Os eventos relacionados com medicamentos (19%), infecção de sítio cirúrgico (14%) e erros técnicos (13%) foram os mais frequentes, sendo quase metade desses eventos (48%) associada a erros na realização dos procedimentos. Outros achados relevantes desse estudo são:

- Os eventos ocorridos durante cirurgias estiveram menos associados a negligência (17%) do que os não cirúrgicos (37%).
- A proporção de eventos adversos relacionados com negligência foi maior nos acidentes terapêuticos não invasivos (77%), diagnósticos (75%) e eventos ocorridos na emergência (70%).

Como principais conclusões, os autores salientam que:

- A identificação de alta proporção de eventos associados a erros nos processos sugere que muitos outros são potencialmente preveníveis.
- A redução desses eventos exige a identificação de suas causas e o desenvolvimento de métodos preventivos de erros ou de minimização de seus efeitos.

Estudos posteriores, realizados nos EUA, na Austrália e no Canadá, utilizando metodologia semelhante à de Harvard, identificaram eventos adversos que acometeram de 2,9% a 16,6% dos pacientes internados em hospitais da rede pública e/ou privada. Também evidenciaram o potencial de esses eventos resultarem em incapacidade permanente (até 13,7% dos pacientes expostos) ou em morte (letalidade de 4,9%). Entre os eventos adversos definidos nesses trabalhos, os mais frequentemente identificados foram os erros relacionados com medicamentos e as admissões/readmissões não planejadas.

No Brasil, atendendo às novas necessidades preventivas levantadas por Brenann, vários serviços de controle de infecção hospitalar são transformados em serviços de epidemiologia e segurança assistencial, assim como publicações especializadas na área aumentam seu escopo, introduzindo uma abordagem não só de eventos adversos infecciosos (IRA), mas também dos não infecciosos.

Em 2013, o Brasil adere oficialmente à visão mais atual que aumenta a abrangência das ações de segurança para além das IRA com a publicação da Resolução da Diretoria Colegiada (RDC) 36, que institui ações para a segurança do paciente em serviços de saúde mediante a criação do Núcleo de Segurança do Paciente (NSP) nas instituições de saúde.

Essa publicação atende essa nova abordagem da literatura focada na segurança do paciente com uma visão holística, que inclui eventos adversos relacionados com a assistência de origem infecciosa e não infecciosa (veja os capítulos específicos que tratam do detalhamento dessa resolução).

A METODOLOGIA DRG – GOVERNANÇA CLÍNICA COM FOCO NA SEGURANÇA DO PACIENTE

No Brasil, diante da necessidade de otimizar as ações de gestão para sustentabilidade do sistema de saúde, com redução dos custos assistenciais mediante o incremento da segurança assistencial, a metodologia dos Grupos de Diagnósticos Relacionados (DRG – *Diagnosis Related Groups*), como instrumento de governança clínica, foi implantada a partir de 2012 em diversos setores da saúde suplementar (privados e filantrópicos).

Condições adquiridas preveníveis resultam em custos adicionais tanto na internação em que ocorreu a condição como em encontros subsequentes que não seriam necessários caso o evento não tivesse ocorrido. Eventos adversos representam um grande desafio para a assistência médico-hospitalar da atualidade por seu impacto na morbidade, na mortalidade e nos custos. Os sistemas de saúde devem ter como objetivo implementar ações que minimizem a ocorrência de erros e garantam a segurança assistencial.

Os custos aumentados secundários à ocorrência de condições adquiridas em hospital são comumente avaliados através da variável tempo de permanência. Estima-se que 30% dos custos totais dos hospitais sejam para pagamento de eventos adversos.

Se considerarmos o tempo de permanência hospitalar como *proxy* para consumo de recursos observa-se, entre as infecções, número de dias extras de internação variando de 96 para pneumonias nosocomiais até 304 para as infecções de corrente sanguínea. Os dias perdidos representam recursos assistenciais desperdiçados. Um paciente que retorna ao hospital para tratar de uma infecção de sítio cirúrgico por drenagem ocupa bloco cirúrgico e leito pós-operatório. Isso significa menos casos agendados e, portanto, menos receita para o hospital. Além disso, tem efeito negativo na satisfação do médico e do paciente.

Para a comparação das variações de custos relacionados com as condições adquiridas podem ser usadas variações de permanência hospitalar entre pacientes com e sem essa condição, mas é necessário levar em consideração outras variáveis que também têm impacto nesse desfecho econômico. Deve-se considerar a complexidade dos casos e, para tal, o uso da categorização pela metodologia do DRG é a maneira mais comum de avaliação dessas variáveis.

O DRG consiste em um sistema de classificação de pacientes composto por dados obtidos dos relatórios de altas hospitalares e conta com um número gerenciável de grupos clinicamente significativos e economicamente homogêneos. Os grupos definem o produto hospitalar, ou seja, conseguem fornecer uma medida concisa da atividade hospitalar, e assim facilitar a comparação de custos, qualidade e eficiência entre diferentes serviços. Os diagnósticos e os procedimentos são as variáveis mais importantes para o agrupamento e são codificados por meio de sistemas padronizados de classificação, como a CID-10 para diagnósticos, além das classificações específicas para procedimentos de cada país.

No Brasil, são utilizadas as tabelas TUSS (Terminologia Única da Saúde Suplementar) e do SUS para classificação dos procedimentos realizados. Para que possam ser utilizadas na geração de DRG, essas tabelas devem receber uma equivalência aos procedimentos padronizados pelos Centers for Medicare and Medicaid Services (CMS).

Uma das metodologias oriundas das reformas nos pagamentos, o DRG representou um novo paradigma sobre o produto assistencial. Politicamente, o pagamento por produto viabilizou o controle de custos, ao mesmo tempo que garantiu que os hospitais cuidassem de seus próprios negócios. As consequências do uso do pagamento prospectivo foram consideradas revolucionárias, com redução dramática dos gastos do governo americano com o Medicare e ainda com lucros recordes dos hospitais já a partir da década de 1990. Um dos efeitos mensurados foi a queda de 9% no tempo de permanência hospitalar no ano de 1984. Os DRG se prestam não apenas para pagamento, mas para medidas de utilização, custos, mortalidade, reinternações e vários outros aspectos das internações hospitalares.

Em sua dissertação de mestrado apresentada na Universidade Federal de Minas Gerais (UFMG), Daibert (2015) realizou estudo de caso-controle em que comparou o tempo de permanência hospitalar entre grupos de pacientes com a presença ou não de condições adquiridas na internação. Para isso, se utilizou de dados coletados de 57.215 altas hospitalares de três hospitais da saúde suplementar na Região Metropolitana de Belo Horizonte (MG), no ano de 2014, por meio do *software* DRG Brasil.

O desenvolvimento do *software* e da metodologia de governança foi delineado e coordenado pelos médicos do Instituto de Acreditação e Gestão em Saúde (IAG Saúde). O sistema tem como base a metodologia do MS-DRG do governo norte-americano. O MS-DRG utiliza em seus cruzamentos o ICD-10-CM e o ICD-10-PCS que são, respectivamente, a tabela CID-10 e a tabela de procedimentos utilizados nos EUA. A equivalência entre as tabelas americanas e brasileiras foi realizada produto a produto na confecção do *software*. A atualização anual pelo governo norte-americano também é realizada anualmente pelo DRG Brasil.

A coleta dos dados foi efetuada por enfermeiras graduadas dedicadas exclusivamente à função. Para a codificação foram usados os prontuários médicos de todos os pacientes após a alta hospitalar. Os diagnósticos foram classificados com base na CID-10. Os procedimentos realizados em cada paciente foram retirados dos prontuários de acordo com os códigos estabelecidos nas tabelas TUSS e SUS e descritos pelos profissionais que preenchiam os prontuários. A equipe de codificação contava com a supervisão da mesma categoria que periodicamente avaliava a consistência dos resultados e encaminhava dúvidas ou não conformidades à equipe médica de suporte, da qual a autora do trabalho fazia parte.

Daibert encontrou os seguintes resultados:

- **Tabela 1.1:** as condições adquiridas são mais frequentes em pacientes do gênero feminino (p < 0,001). A média das idades da população com condições adquiridas (52,3 + 29,6) é maior do que daqueles pacientes sem condições adquiridas (40,6 + 22,4) (p < 0,001). As condições adquiridas são mais frequentes em pacientes clínicos (6,5%), em relação aos cirúrgicos (2,85%), e nos extremos de idade < 28 dias (10,5%) e > 60 anos (9,1%), em comparação a outras faixas etárias, como de 20 a 60 anos (2,3%).

Tabela 1.1 Comparação das características da população com e sem condição adquirida quanto a gênero, faixa etária e tipo de DRG

Variáveis	Condição adquirida				Total	p
	Ausente		Presente			
	n	%	n	%		
Gênero						
Feminino	36.132	65,8	1.369	60,0	**37.501**	**< 0,001**
Masculino	18.802	34,2	912	40,0	**19.714**	
Total	**54.934**	**100,0**	**2.281**	**100,0**	**57.215**	
Faixa etária						
Até 28 dias	2.359	4,3	276	12,1	**2.635**	**< 0,001**
De 29 dias a 2 anos	1.281	2,3	16	0,7	**1.297**	
De 3 a 10 anos	1.736	3,2	9	0,4	**1.745**	
De 11 a 19 anos	2.126	3,9	50	2,2	**2.176**	
De 20 a 60 anos	37.228	67,8	904	39,6	**38.132**	
Acima de 60 anos	10.204	18,6	1.026	45,0	**11.230**	
Total	**54.934**	**100,0**	**2.281**	**100,0**	**57.215**	
Média ± d.p.	40,6 ± 22,4		52,3 ± 29,6			
Tipo de DRG						
Clínico	16.531	30,1	1.160	50,9	**17.691**	**< 0,001**
Cirúrgico	38.403	69,9	1.121	49,1	**39.524**	
Total	**54.934**	**100,0**	**2.281**	**100,0**	**57.215**	

Base de dados: 57.215 pacientes.

- **Tabela 1.2:** DRG mais frequentes entre os pacientes com condições adquiridas. Vinte e cinco DRG representam 48% dos casos de pacientes com condições adquiridas. Entre esses, destacamos os MDC 15 (recém-nascidos e outros neonatos com condições originadas no período perinatal), 14 (gestação, parto e puerpério) e 4 (doenças e desordens do sistema respiratório). Os DRG pertencentes a esses MDC representam 32,4% dos casos de pacientes com condições adquiridas.
- **Tabela 1.3:** condições adquiridas mais frequentes. Dentre as condições adquiridas, 21,4% são condições infecciosas e 78,6%, condições não infecciosas.
- **Tabela 1.4:** avaliação do desfecho óbito em pacientes com e sem condição adquirida, comparando casos e controles pareados por idade, gênero, categoria de DRG e peso, se neonato. O óbito é significativamente maior no grupo com condições adquiridas (23,7%), quando comparado com o grupo sem condição adquirida (7,1%). Houve relação estatisticamente significativa entre o óbito e a ocorrência de condições adquiridas (p < 0,001).

Tabela 1.2 Caracterização dos pacientes com condição adquirida quanto aos DRG mais frequentes

DRG	Descrição	Frequência N	Frequência %
791	Prematuridade com problemas maiores	104	5,5
766	Parto cesáreo sem CC/MCC	81	4,3
792	Prematuridade sem problemas maiores	71	3,7
775	Parto vaginal sem diagnósticos complicadores	54	2,8
621	Procedimentos cirúrgicos para obesidade sem CC/MCC	53	2,8
768	Parto vaginal com procedimento cirúrgico exceto esterilização e/ou dilatação ou curetagem	53	2,8
193	Pneumonia simples e pleurisia com CC	45	2,4
765	Parto cesáreo com CC/MCC	40	2,1
189	Edema pulmonar e falência respiratória	33	1,7
194	Pneumonia simples e pleurisia com CC	30	1,6
470	Substituição ou religação de articulação maior do membro inferior sem MCC	27	1,4
690	Infecção renal e de trato urinário sem CC	26	1,4
872	Septicemia ou sepse grave sem VM 96h+ horas sem MCC	26	1,4
64	Hemorragia intracraniana ou infarto cerebral com MCC	24	1,3
689	Infecção renal e de trato urinário com MCC	24	1,3
482	Procedimentos de quadril e fêmur, exceto articulação maior sem CC/MCC	22	1,2
743	Procedimentos em útero e anexos para não malignidade sem CC/MCC	22	1,2
793	Neonato a termo com problemas maiores	22	1,2
794	Neonato sem outros problemas significativos	22	1,2
3	CEC ou traqueostomia com VM 96h+ horas ou PDX, exceto face, boca e pescoço com procedimento cirúrgico maior	21	1,1
27	Craniotomia e procedimentos endovasculares intracranianos sem CC/MCC	21	1,1
190	Doença pulmonar obstrutiva crônica com MCC	21	1,1
25	Craniotomia e procedimentos endovasculares intracranianos com MCC	20	1,1
195	Pneumonia simples e pleurisia sem CC/MCC	19	1
871	Septicemia ou sepse severa sem VM 96h+ horas com MCC	19	1
Demais DRG		987	52,3
Total		**1.887**	**100**

Tabela 1.3 Caracterização dos pacientes quanto às condições adquiridas mais frequentes por CID-10

Código da condição adquirida	Descrição da condição adquirida	Frequência	
		n	%
P284	Outras apneias do recém-nascido	170	9
L89	Úlcera de decúbito	131	6,9
T814	Infecção subsequente a procedimento não classificada em outra parte	113	6
N390	Infecção do trato urinário de localização não especificada	108	5,7
I469	Parada cardíaca não especificada	102	5,4
R092	Parada respiratória	99	5,2
A419	Septicemia não especificada	97	5,1
T810	Hemorragia e hematoma complicando procedimento não classificado em outra parte	86	4,6
J960	Insuficiência respiratória aguda	64	3,4
L988	Outras afecções especificadas da pele e do tecido subcutâneo	60	3,2
L989	Afecções da pele e do tecido subcutâneo, não especificadas	53	2,8
I460	Parada cardíaca com ressucitação bem-sucedida	52	2,8
I461	Morte súbita (de origem) cardíaca, descrita desta forma	52	2,8
L089	Infecção localizada da pele e do tecido subcutâneo, não especificada	48	2,5
R578	Outras formas de choque	48	2,5
Y710	Dispositivos (aparelhos) cardiovasculares associados a incidentes adversos	46	2,4
R579	Choque não especificado	45	2,4
N179	Insuficiência renal aguda não especificada	44	2,3
Y654	Falha na introdução ou na remoção de outras cânulas ou instrumentos	44	2,3
O709	Laceração de períneo durante o parto, não especificada	40	2,1
P369	Septicemia bacteriana não especificada do recém-nascido	39	2,1
R571	Choque hipovolêmico	37	2

Tabela 1.4 Análise comparativa entre o grupo com condição adquirida e o grupo sem condição adquirida quanto à evolução para óbito

Condição adquirida presente	Condição adquirida ausente		Total
	Óbito	Não óbito	
Óbito	58 (3,1%)	390 (20,7%)	**448 (23,7%)**
Não óbito	76 (4,0%)	1.363 (72,2%)	**1.439 (76,3%)**
Total	**134 (7,1%)**	**1.753 (92,9%)**	**1.887**

Base de dados: 1.887 pares de pacientes.
Nota: p < 0,001 → teste de McNemar.

- **Tabela 1.5:** caracterização dos pacientes quanto à permanência em dias, ocorrida até a alta, considerando-se a ocorrência das condições adquiridas. O tempo de permanência dos pacientes de controle sem condição adquirida foi, em média, de 9 dias, enquanto o dos pacientes com condição adquirida foi, em média, de 18 dias, diferença esta estatisticamente significativa. Quando são excluídos os óbitos, são encontrados resultados similares e estatisticamente significativos.

Tabela 1.5 Comparação do tempo permanência até a ocorrência da condição adquirida dos casos com a permanência hospitalar dos controles

Condição adquirida	Permanência real até a alta	
	Incluindo óbitos	Excluindo óbitos
Presente (P)	18,8 ± 25,6 (Md = 10,7)	18,0 ± 24,0 (Md = 9,7)
Ausente (A)	9,1 ± 14,0 (Md = 4,4)	8,1 ± 13,5 (Md = 3,7)
p	< 0,001	< 0,001

Base de dados: Incluindo óbitos: 1.887 pares de pacientes.

Excluindo óbitos: 1.363 pares de pacientes.

Nota: A probabilidade de significância (p) refere-se ao *teste t de Student para amostras pareadas*.

Na tabela tem-se: média ± desvio padrão (Md – mediana).

Nesse trabalho foi encontrada relação positiva entre a presença de condições adquiridas e o aumento do tempo de permanência hospitalar, quando casos e controles são comparados (Tabela 1.5). O tempo de permanência dos pacientes com condições adquiridas foi 106% maior do que do grupo de controle. Essa é uma estimativa do custo que pode originar-se dessas condições no financiamento do sistema privado de saúde.

O tempo de permanência médio dos pacientes sem condições adquiridas foi de 9,1 + 14,0 dias, enquanto o paciente com condições adquiridas teve tempo médio de permanência de 18,8 + 25,6 dias. A ocorrência de condições adquiridas relaciona-se com o aumento da mortalidade de maneira estatisticamente significativa (Tabela 1.4). O óbito, portanto, poderia introduzir um viés de redução do tempo de permanência de casos, mitigando o impacto das condições adquiridas no tempo de internação observado. Com a exclusão dos óbitos e a realização de nova comparação entre casos sem óbito e controles, a permanência de casos saiu de 18,8 + 25,6 para 18,0 + 24,0, não modificando os achados.

O impacto econômico pode ser simulado com base nas seguintes premissas: a rede hospitalar da saúde suplementar brasileira apresenta o mesmo perfil de internação e ocorrência de complicações relacionadas com a assistência hospitalar desse estudo. As complicações consumiram 106% a mais de tempo de tratamento, correspondendo a 10,3% de todo o recurso assistencial, levando em conta apenas o custo fixo. Isso corresponderia a R$ 3,296 bilhões, ao se adotar como base o ano de 2012.

Referências

Agência Nacional de Saúde Suplementar. Mapa assistencial da saúde suplementar, 2014.

Almond D, Chay KY, Lee DS. The costs of low birth weight. The Quarterly Journal of Economics, agosto 2005.

Brasil. Ministério da Saúde. Consulta Pública nº 98, de 06 de dezembro de 2001.

Brasil. Ministério da Saúde. Portaria nº 140, de 08 de abril de 1987. Diário Oficial. Brasília. Abril 1987.

Brasil. Ministério da Saúde. Portaria nº 196, de 24 de junho de 1983. Diário Oficial. Brasília, 28 de junho de 1983.

Brasil. Ministério da Saúde. Portaria nº 232, de 06 de abril de 1988. Diário Oficial. Brasília, 11 de abril de 1988.

Brasil. Ministério da Saúde. Portaria nº 930, de 27 de agosto de 1992. Diário Oficial. Brasília, 04 de setembro de 1992.

Brasil. Ministério da Saúde. Portaria nº 2616, de 25 de maio de 1998. Diário Oficial. Brasília, 25 de maio de 1998.

Brennan TA, Leape LL, Laird NM et al. Incidence of adverse events and negligence in hospitalized patients. Results of the Harvard Medical Practice Study I. N Engl J Med 1991; 324(6):370-6.

Brown P, McArthur C, Newby L, Lay-Yee R, Davis P, Briant R. Cost of medical injury in New Zealand: a retrospective cohort study. Journal of Health Services Research & Policy 2002; 7(suppl 1):29-34.

Busse R, Geissler A, Quentin W, Wiley M. Diagnosis-related groups in Europe – Moving towards transparency, efficiency and quality in hospitals. European Observatory on Health Systems and Policies Series, 2011.

Centers for Medicare and Medicaid services report to congress. Assessing the feasibility of extending the hospital acquired conditions (HAC) IPPS payment policy to non-IPPS settings. Dezembro, 2012.

Daibert PB. Impacto econômico e assistencial das complicações relacionadas à internação hospitalar. Mestrado. Faculdade de Medicina da UFMG, 2015.

Decker D, Michael P, Schaffner W. Mudança de tendências no controle das infecções e epidemiologia hospitalar. Clínicas de Doenças Infecciosas da América do Norte 1989; 5:705-14.

Department of Health and Human Services. Centers for Medicare and Medicaid services. The Deficit Reduction Act. 2005.

Department of Health and Human Services. Centers for Medicare and Medicaid services. Hospital-acquired conditions and present on admission indicator reporting provision. Setembro, 2014.

Donabedian A. Evaluating the quality of medical care. 1966. Milbank Q 2005; 83(4):691-729.

Fetter RB, Shin Y, Freeman JL, Averill RF, Thompson JD. DRG series. Medical Care. 1980. Interim update on 2013 annual hospital-acquired condition rate and estimates of cost savings and deaths averted from 2010-2013. Agency for Healthcare Research and Quality.

Finland M, Craven DE. Foreword In: Bennett JV, Brachman PS. Hospital infection. 2. ed. Boston/Toronto: Litle, Brown and Company, 1986:IX-XI.

Forster AJ, Asmis TR, Clark HD et al. Ottawa Hospital Patient Safery Study: incidence and timing of adverse events in patients admitted to a Canadian teaching hospital. CMAJ abr. 2004; 170(8):1235-40.

Gross PA. Striving for benchmark infection rates: progress in control for patient mix. AJM 1991; 91(3B):16s.

Haley RW. The scientific basis for using surveillance and risk factor data to reduce nosocomial infection rates. J Hosp Infect 1995; 30:S3-S14.

Haley RW, Culver DH, White JW et al. The efficacy of infection surveillance and control programs in preventing nosocomial infections in U.S. hospitals. Am J Epidemiol 1984; 121:182.

Haley RW, Garner JS. Infection surveillance and control programs in hospitals infections. In: Bennett JV, Brachman PS. Hospital infections. 2. ed. Boston, U.S.A.: Little Brown Co, 1986:39-50.

Haley RW, Morgan WM, Culver DH et al. Update from the Senic project. Hospital infection control: recent progress and opportunities under prospective payment. Am J Infect Control 1985; 13:97-108.

Haley RW, Quade D, Freeman HE et al. Study on the efficacy of nosocomial infection control (SENIC project): Summary of study design. Am J Epidemiol 1980; 111:472.

Haley RW, Shachtman RH. The emergence of infection surveillance and control programs in U.S. hospital: An assessment, 1976. Am J Epidemiol 1980; 111:574.

Hierholzer Jr. WJ. Health care data, the epidemiologist's sand: comments on the quantity and quality of data. AJM 1991; 91(3B):21s.

Hughes JM. Nosocomial infection surveillance in the United States: historical perspective. Infect Control 1987; 8:450-3.

Incidence of adverse events and negligence in hospitalized patients. Informativo da Coordenação de Controle de Infecção Hospitalar. Ano 1, número 1, Brasília, Ministério da Saúde.

Kandilov AMG, Coomer NM, Dalton K. The impact of hospital-acquired conditions on Medicare program payments. Medicare & Medicaid Research Review 2014; 4(4).

Pedrosa TMG, Couto RC. Erros e eventos adversos na assistência médico-hospitalar. Revista Médica de Minas Gerais 2014; 24(2):216-22.

Prade SS, Oliveira ST, Nunes PR et al. Estudo brasileiro da magnitude das infecções hospitalares em hospitais terciários do SUS Revista do controle de infecção hospitalar. Ano 2. Número 2. Ministério da Saúde do Brasil, 1995.

Proceedings of the Third Decenial International Conference on Nosocomial Infections. AJM 1991; 91(3B):1s-329s.

Quinn K. After the revolution: DRGs at age 30. Annals of Internal Medicine 2014; 160:426-9.

Sanford JP, Foreward. In: Bennett JV, Brachman PS. Hospital infections. 3. ed. Boston: Little Brown Co., 1992.

Stone PW, Braccia D, Larson E. Systematic review of economic analysis of health care-associated infections. American Journal of Infection Control 2005; 33(9):501-8.

CAPÍTULO 2

Etiopatogenia dos Eventos Adversos Assistenciais Infecciosos e não Infecciosos

Guilherme Augusto Armond
Lucienne França Reis Paiva
Erika de Oliveira Santos Vieira
Gisele Lacerda Chaves Vieira

INTRODUÇÃO

O estudo dos fatores relacionados com o desenvolvimento de eventos adversos assistenciais infecciosos e não infecciosos é essencial para a formatação de diretrizes que possam nortear e minimizar a ocorrência desses fenômenos. A causalidade desses eventos à saúde é considerada uma das questões centrais para os processos investigatórios e de desfecho, porém uma das mais complexas na visão epidemiológica.

Dentre os tipos mais conhecidos de eventos adversos encontram-se as infecções associadas a cuidados de saúde, cirurgia e anestesiologia, administração de medicamentos, infusão de sangue e hemoderivados, utilização de dispositivos para a saúde, além de eventos adversos relacionados com os processos de identificação de pacientes, comunicação efetiva, quedas e úlceras por pressão.

Neste capítulo serão abordados as causas e os mecanismos que ocasionam o desenvolvimento dos eventos adversos assistenciais infecciosos e não infecciosos no cenário da segurança do paciente, assim como a conjuntura da interação homem-microrganismos.

EVENTOS ADVERSOS ASSISTENCIAIS INFECCIOSOS

Historicamente, o controle das infecções hospitalares, atualmente denominada infecção relacionada com a assistência à saúde (IRAS) ou infecção associada aos cuidados de saúde (IACS), contribuiu pioneiramente para o cenário da segurança do paciente, amplamente certificado em estudos epidemiológicos que demonstram ser possível reduzir danos relacionados com o cuidado à saúde mediante a prática de intervenções direcionadas e bem estabelecidas. A abordagem moderna de segurança do paciente vem determinar e enfatizar um enfoque mais sistemático para a noção do risco entre a atenção à saúde e a ocorrência de eventos indesejáveis e a necessidade de monitoramento e gerenciamento desses fenômenos.

Importante ressaltar que as ações e diretrizes de prevenção e controle das IRAS, bem como o conhecimento da etiopatogenia desses eventos e a análise dos fatores associados, aliados aos fundamentos da estatística e da epidemiologia, são concernentes às comissões de controle de infecção hospitalar regidas pela legislação do Ministério da Saúde (Portaria 2.616, de 1998). Entretanto, os eventos relacionados com as infecções em serviços de saúde fazem parte do escopo analítico do Núcleo de Segurança do Paciente, sendo necessária, portanto, uma interface entre os serviços considerados.

Os eventos adversos abalizados como resultantes de IRAS são considerados no contexto da segurança do paciente, um dos mais temidos pelos usuários do sistema de saúde.

As principais complicações infecciosas, aliadas à invasibilidade e à quebra das defesas naturais do hospedeiro, são infecções de sítio cirúrgico, pneumonia associada à ventilação mecânica, infecções associadas a cateteres vasculares centrais e infecções do sistema urinário associadas ao uso de sondas. Estas estão entre os principais eventos adversos infecciosos de importância destacados no contexto clínico, epidemiológico e científico nas instituições prestadoras de serviços de saúde (Tabela 2.1).

Nesse contexto, é possível compreender IRAS como complicações infecciosas de determinadas doenças ou circunstâncias que modificam o estado de equilíbrio entre os mecanismos de defesa anti-infecciosa do hospedeiro e sua flora microbiana normal. Todas as condições que comprometem a integridade anatômica ou o estado fisiológico da pele e das mucosas do hospedeiro, do mesmo modo que as condições sistêmicas que direta ou indiretamente diminuem a capacidade de resistência anti-infecciosa, alteram o equilíbrio entre o hospedeiro e a microbiota, predispondo ao evento infeccioso.

A seguir, serão abordados a gênese da colonização das diversas topografias da estrutura corporal humana, seus fatores determinantes e aspectos da transição do estado de colonização para invasão e, como consequência, o processo infeccioso.

O ser humano é isento de microrganismos somente enquanto habita em condições normais o útero materno, tornando-se colonizado a partir do momento do nascimento. Em contato com o meio exterior, as superfícies corporais são colonizadas principalmente por bactérias e, em menor escala, por fungos e protozoários. Essa coleção de microrganismos que habitam o corpo é comumente denominada "microflora normal". Outras expressões muito usadas são "flora normal", "microbiota indígena" e "microbiota autóctone". Dessas, as mais corretas são "microbiota indígena" e "microbiota autóctone", pois inferem uma coleção de microrganismos que são nativos do corpo. "Flora" e "microflora" são conotações botânicas infelizes, derivada do tempo em que as bactérias e outros microrganismos eram considerados semelhantes às células vegetais. A microbiota indígena habita a superfície da pele, a cavidade oral, o trato respiratório superior, o trato gastrointestinal e os tratos urinário e genital, variando qualitativa e quantitativamente nos diversos sítios (Collares, Marcello Júnior & Paiva, 2006).

O número de microrganismos presentes na microbiota indígena chega a superar o número de células de seu próprio hospedeiro. Enquanto um adulto humano é constituído de aproximadamente 10^{13} células eucarióticas, suas superfícies podem ser colonizadas por um total de 10^{14} células microbianas procarióticas e eucarióticas (Collares, Marcello Júnior & Paiva, 2006).

O conhecimento da microbiota é importante porque ela exerce ações benéficas para o hospedeiro, decorrentes de seu metabolismo, e colabora com os mecanismos de proteção anti-infecciosa, mas também constitui um reservatório de microrganismos potencialmente patogênicos. Além disso, o conhecimento da microbiota indígena torna possível interpretar melhor os achados de culturas laboratoriais, valorizando ou não o isolamento de determinados microrganismos em sítios específicos (Fernandes & Ribeiro, 2000).

Tabela 2.1 Infecções relacionadas com a assistência à saúde (IRAS) mais frequentes e fatores de risco associados

Principais IRAS	Principais fatores de risco associados
Infecção do sistema urinário	Exposição ao cateter urinário e duração da exposição
Infecção cirúrgica	Contaminação durante o procedimento e duração da operação
Infecção da corrente sanguínea	Exposição ao cateter venoso central e duração da exposição
Pneumonia	Exposição à ventilação mecânica e duração da exposição

O principal interesse nas interações dos animais (principalmente o ser humano) com os microrganismos, como bactérias, fungos, vírus e parasitas, reside nas doenças causadas por essas interações, porém os microrganismos cumprem um papel crítico na sobrevivência do ser humano, já que participam do metabolismo dos produtos alimentares, proveem fatores essenciais de crescimento, protegem contra infecções por microrganismos altamente virulentos e estimulam a resposta imune.

A microbiota, denominada indígena/residente, dentro e sobre o corpo humano está em um estado de fluxo contínuo, determinado por uma variedade de fatores, como idade, dieta, estado hormonal, saúde e higiene pessoal. Ao longo da vida, essa população microbiana está sujeita a mudanças, como em caso de rompimento do equilíbrio delicado mantido entre os organismos heterogêneos que coexistem dentro de nós.

Quando ocorre uma hospitalização, por exemplo, há uma substituição de organismos normalmente não virulentos na orofaringe por bastonetes gram-negativos, como, por exemplo, *Klebsiella* spp e *Pseudomonas* spp, que podem invadir os pulmões e causar pneumonia, ou ainda na presença de antimicrobianos de amplo espectro, em que a microbiota gastrointestinal é eliminada e o *Clostridium difficile* torna-se capaz de proliferar e provocar diarreia e colite, já que este é restringido quando a microbiota está em equilíbrio (Mansur & Paiva, 2013).

Microbiota indígena

Mecanismos regulatórios do hospedeiro (fatores autógenos) e fatores externos (alogênicos) são responsáveis pela presença de determinados microrganismos no corpo e pela eliminação de outros. Diferenças bioquímicas e fisiológicas em diferentes regiões do corpo (temperatura, pH, potencial de oxirredução, osmolaridade, nutrientes, receptores na superfície de células epiteliais, entre outras) proporcionam ambientes propícios para determinados microrganismos e desfavoráveis para outros. A capacidade de adesão a superfícies do corpo, que é célula-específica e relacionada com a expressão de adesinas, é um dos principais requisitos para a colonização (Collares, Marcello Júnior & Paiva, 2009).

Cada parte do corpo, com suas características estruturais e microbianas, pode, por definição, ser considerada um ecossistema. Como cada ecossistema abriga uma microbiota característica, a microbiota indígena humana pode ser dividida em microbiota da pele (Tabela 2.2), do trato respiratório superior (Tabela 2.3), microbiota gastrointestinal (Tabela 2.4), da cavidade oral (Tabela 2.5) e do trato genital (Tabela 2.6) (Murray et al., 2010).

Tabela 2.2 Microrganismos que costumam colonizar a pele humana

Bactérias	Fungos
Acinetobacter	Candida
Aerococcus	Malassezia
Bacillus	
Corynebacterium	
Clostridium	
Micrococcus	
Peptostreptococcus	
Propionibacterium	
Staphylococcus	
Streptococcus	

Fonte: adaptada de Murray et al., 2010.

Tabela 2.3 Microrganismos que costumam colonizar o trato respiratório superior

Bactérias	Fungos	Parasitas
Acinetobacter	Candida	Entamoeba
Actinobacillus		Trichomonas
Actinomyces		
Cardiobacterium		
Corynebacterium		
Eikenella		
Enterobacteriaceae		
Eubacterium		
Fusobacterium		
Haemophilus		
Kingella		
Moraxella		
Mycoplasma		
Neisseria		
Peptostreptococcus		
Porphyromonas		
Prevotella		
Propionibacterium		
Staphylococcus		
Streptococcus		
Stomatococcus		
Treponema		
Veillonella		

Fonte: adaptada de Murray et al., 2010.

Tabela 2.4 Microrganismos que costumam colonizar o trato gastrointestinal

Bactérias	Fungos	Parasitas
Acinetobacter	Candida	Blastocystis
Actinomyces		Chilomastix
Bacteroides		Endolimax
Bifidobacterium		Entamoeba
Campylobacter		Iodamoeba
Clostridium		Trichomonas
Corynebacterium		
Enterobacteriaceae		
Enterococcus		
Fusobacterium		
Haemophilus		
Helicobacter		
Lactobacillus		
Mobiluncus		
Peptostreptococcus		
Porphyromonas		
Prevotella		
Propionibacterium		
Pseudomonas		
Staphylococcus		
Streptococcus		
Veillonella		

Fonte: adaptada de Murray et al., 2010.

Tabela 2.5 Bactérias que costumam colonizar a cavidade oral de seres humanos

Bastonetes gram-positivos e bactérias filamentosas	Bastonetes gram-negativos		
Actinomyces israelli	Prevotela melaningogenica	F. peridoncticum	C. curvus
A. viscosus	P. intermedia	F. alocis	Veillonella parvula
A. naeslundii	P. loescheii	F. sulci	V. atypica
Eubacterium alactolyticum	P. denticola	Leptotrichia buccalis	V. dispar
E. saburreum	Porphyromonas gingivalis	Selenomonas sputigena	
Lactobacillus casei	P. assacharolytica	S. flueggei	
Bifidobacterium dentium	P. endodontalis	Capnocytophaga	
Corynebacterium matruchotii	Fusobacterium nucleatum	ochracea	
Propionibacterium spp	F. naviforme	C. sputagena	
Rothia dentocariosa	F. russii	C. gingivalis	
		Campylobacter rectus	

Fonte: modificada de Tannock GW. Normal microflora, 1995.

Tabela 2.6 Microrganismos que costumam colonizar o trato geniturinário

Bactérias	Fungos	Parasitas
Actinomyces	Candida	Entamoeba
Bacteroides		Trichomonas
Bifidobacterium		
Clostridium		
Corynebacterium		
Enterococcus		
Enterobacteriaceae		
Eubacterium		
Fusobacterium		
Gardnerella		
Haemophilus		
Lactobacillus		
Mobiluncus		
Mycoplasma		
Peptostreptococcus		
Porphyromonas		
Prevotella		
Propionibacterium		
Staphylococcus		
Streptococcus		
Treponema		
Ureaplasma		

Fonte: adaptada de Murray et al., 2010.

A microbiota pode ser classificada como transitória ou residente. A microbiota residente é praticamente constante em determinada topografia e faixa etária. Após seu estabelecimento, e em condições normais, não é alterada, e quando isso ocorre, é prontamente restabelecida por si só. Está firmemente aderida aos receptores teciduais através de ligações covalentes, hidrogênio-iônicas, entre outras, só podendo ser removida pela morte microbiana ou por alterações no receptor. Os tecidos humanos representam seu hábitat natural, e quando o equilíbrio é mantido, não provoca doenças, atuando como barreira anti-infecciosa. A microbiota transitória pode colonizar tecidos temporariamente, por algumas horas, dias ou semanas, não sendo restabelecida por si só. Sua interação com os receptores teciduais é reversível, podendo ser removida. Em geral, origina-se do meio ambiente ou de outros tecidos do hospedeiro, e não representa problema se a microbiota residente permanecer inalterada, mas pode originar doenças em caso de alteração (Collares, Marcello Júnior & Paiva, 2006).

A interação da microbiota com os tecidos é altamente específica e é determinada por fatores locais do hospedeiro, como especificidade dos receptores, suprimento sanguíneo, nutrientes, temperatura, umidade, pH, potencial de oxirredução, presença de enzimas e anticorpos IgA. Como salientado previamente, fatores ambientais, como tipo de dieta, hábitos de higiene, poluição, saneamento básico, utilização de antimicrobianos ou antissépticos e hospitalização, também influenciam a constituição dessa microbiota normal.

Portanto, a exposição de um indivíduo a um organismo pode levar a um de três resultados. O organismo pode: colonizar de maneira transitória, colonizar permanentemente ou provocar doença. A distinção entre colonização e doença se reveste de grande importância, visto que esses termos são muitas vezes utilizados de maneira incorreta:

- **Colonização:** os organismos que colonizam o ser humano, mesmo que por pouco tempo, como horas ou dias (transitório), ou permanentemente, não interferem com as funções normais do corpo.
- **Doença:** ocorre quando a interação entre microrganismos e seres humanos leva a um processo patológico caracterizado por dano ao hospedeiro humano.

Poucas infecções são causadas por patógenos estritos (ou seja, microrganismos sempre associados a doenças no ser humano; alguns poucos exemplos incluem *Mycobacterium tuberculosis*, *Neisseria gonorrhoeae*, *Francisella tularensis*, *Plasmodium* spp. e o vírus da raiva). A maior parte das infecções é causada por patógenos oportunistas, microrganismos que tipicamente são membros da microbiota residente do paciente, como *Staphylococcus aureus*, *Escherichia coli* e *Candida albicans* (Mansur & Paiva, 2013).

A maioria dos microrganismos é capaz de estabelecer uma doença apenas em circunstâncias bem definidas, como a introdução de um microrganismo com potencial para provocar doença em um sítio normalmente estéril, como cérebro, pulmões e a cavidade abdominal.

Quando um indivíduo é exposto a microrganismos provenientes de fontes externas, a infecção é denominada exógena (p. ex., doenças causadas pelo vírus da gripe, *Clostridium tetani*, *Neisseria gonorrhoeae*, *Coccidioides immitis* e *Entamoeba histolytica*). As infecções endógenas são produzidas por microrganismos da própria microbiota residente do indivíduo, que se espalham para partes não apropriadas do corpo, onde a doença pode se estabelecer. Essas constituem a maior parte das infecções em seres humanos (Mansur & Paiva, 2013).

Importância da microbiota indígena

A microbiota indígena, quando em equilíbrio e na ausência de fatores que comprometem a imunidade do hospedeiro, apresenta vários efeitos benéficos, atuando na própria defesa anti-infecciosa e contribuindo com a nutrição do hospedeiro.

Certos membros da microbiota intestinal são capazes de sintetizar vitaminas K, B_{12}, folato, piridoxina, biotina e riboflavina, contribuindo para a nutrição do hospedeiro. Apesar disso, com exceção da vitamina K, as quantidades produzidas são muito pequenas em relação à quantidade presente em uma dieta balanceada.

Na defesa, a microbiota age impedindo o estabelecimento de microrganismos exógenos possivelmente patogênicos por meio de diversos mecanismos, como competição por nutrientes, produção de bacteriocinas ou modificações ambientais, que desfavoreçam a colonização de patógenos. Bactérias do gênero *Bifidobacterium*, presentes no cólon de crianças em aleitamento materno, produzem um ambiente adverso para infecção por patógenos entéricos. Bacteriocinas produzidas por *Streptococcus* do grupo *viridans*, presentes na microbiota da orofaringe, impedem a colonização por *Streptococcus pneumoniae*, *Streptococcus pyogenes* e bastonetes gram-negativos, potencialmente patogênicos.

A microbiota vaginal apresenta efeito similar de proteção contra infecções, devido à produção de ácido lático pelos *Lactobacillus* spp., por meio do metabolismo do glicogênio presente no epitélio vaginal. A produção de ácido lático ajuda a manter o pH vaginal ácido (aproximadamente 4,5), o que dificulta a presença de enterobactérias patogênicas. Além disso, a produção de peróxido de hidrogênio pelos *Lactobacillus* spp. exerce ação antimicrobiana direta e, em associação à mieloperoxidase, libera íon cloro, outro potente germicida.

O papel protetor da microbiota pode ser evidenciado, ainda, pela superinfecção por microrganismos patogênicos resistentes, que pode ocorrer após o uso de antibioticoterapia de largo espectro. *Candida albicans* da microbiota indígena pode multiplicar-se intensamente, causando micoses superficiais nas regiões oral e genital, após o uso de antimicrobianos. Colite pseudomembranosa é resultado da proliferação de *Clostridium difficile* devido à pressão seletiva decorrente do uso intensivo de antibioticoterapia (Collares, Marcello Júnior & Paiva, 2006).

Além desses mecanismos, a microbiota indígena auxilia a defesa contra infecções mediante a estimulação antigênica, induzindo a produção de imunoglobulinas, como IgA e IgG. Animais isentos de microrganismos têm um sistema mononuclear-fagocitário pouco desenvolvido e níveis séricos de imunoglobulinas baixos. Assim, muitas bactérias consideradas não patogênicas podem ser letais para animais criados em condições completamente assépticas.

Fatores envolvidos nas infecções: características dos agentes infecciosos

Em contrapartida aos efeitos benéficos, a microbiota indígena pode atuar como reservatório de microrganismos potencialmente patogênicos para o hospedeiro. Muitos microrganismos presentes normalmente na microbiota do hospedeiro podem causar infecções oportunistas em seus sítios indígenas, como mencionado no desequilíbrio pela ação de antimicrobianos, ou quando atingem locais diferentes de seu sítio natural de colonização. Assim, a maioria das infecções do trato urinário é causada por enterobactérias da microbiota do trato gastrointestinal, que atingem o trato urinário por via ascendente. A perfuração do cólon libera material fecal na cavidade abdominal, o que pode levar a peritonite e formação de abscessos intra-abdominais relacionados com a presença de anaeróbios e enterobactérias intestinais. *Streptococcus* do grupo *viridans*, presentes normalmente na cavidade oral, podem atingir a circulação sanguínea em decorrência de traumas diversos (p. ex., extração dentária) e colonizar valvas cardíacas previamente lesionadas, levando à endocardite bacteriana (Marcello Júnior & Paiva, 2006; Fernandes & Ribeiro, 2000; Collares).

Além disso, microrganismos da microbiota podem causar infecções diversas em pacientes com comprometimento de seus mecanismos de defesa. Assim, a maior parte das infecções nosocomiais é causada por espécies da microbiota humana normal/residente.

O desenvolvimento de doença infecciosa depende particularmente do modo de interação entre parasita e hospedeiro, o que, por sua vez, depende de fatores relacionados com os microrganismos, as defesas do hospedeiro e o ambiente onde ocorre a infecção. Classicamente, os microrganismos são classificados como patogênicos e não patogênicos, de acordo com sua capacidade de produzir doença. Essa divisão se torna muito difícil na medida em que a ocorrência da doença não depende apenas da capacidade do microrganismo de produzir lesão, mas também da capacidade do hospedeiro de evitar a infecção. Microrganismos classificados como não patogênicos podem induzir doenças graves em pacientes imunocomprometidos. Assim, todo microrganismo que coloniza um ser vivo deve ser considerado possivelmente patogênico (Collares, Marcello Júnior & Paiva, 2009).

O grau de patogenicidade de um microrganismo, também chamado de virulência, depende de sua capacidade de se estabelecer e proliferar nos tecidos do hospedeiro, resistir aos mecanismos de defesa do hospedeiro e produzir lesão. Fatores de patogenicidade são características do microrganismo que contribuem, em última instância, para o desenvolvimento de doença. Consequentemente, a presença de flagelos e a motilidade bacteriana possibilitam, muitas vezes, que o microrganismo atinja o local de infecção. Adesinas presentes no glicocálice bacteriano e em estruturas de superfície, como fímbrias, se unem a receptores específicos da célula do hospedeiro, possibilitando a fixação aos tecidos humanos. A presença de cápsula, formada a partir do glicocálice, atua impedindo a fagocitose das bactérias por células do sistema mononuclear-fagocitário (Collares, Marcello Júnior & Paiva, 2009).

A virulência de algumas bactérias está associada, também, à produção de algumas enzimas, como leucocidinas, que podem destruir neutrófilos, hemolisinas, que causam lise de hemácias, coagulases, que produzem coágulos de fibrina a partir do fibrinogênio, o que pode proteger as bactérias contra a fagocitose e isolá-las do contato com outros mecanismos de defesa do hospedeiro, hialuronidases e colagenases, que exercem ação digestiva sobre componentes estruturais dos tecidos do hospedeiro, entre outras.

Outro fator de patogenicidade importante é a produção de toxinas, que podem ser divididas em dois grupos: exotoxinas e endotoxinas. As exotoxinas são produzidas no interior de algumas bactérias, geralmente gram-positivas, e liberadas no meio circundante. Na maioria das vezes, são codificadas por plasmídeos, que podem ser transferidos horizontalmente em uma população bacteriana. Essas toxinas podem ser agrupadas em três tipos principais, dependendo do modo de ação. As citotoxinas lesionam células do hospedeiro ou afetam suas funções, as neurotoxinas interferem com a transmissão normal dos impulsos nervosos e as enterotoxinas afetam as células que revestem o trato intestinal. Como exemplos de citotoxina podem ser citadas a toxina diftérica produzida pelo *Corynebacterium diphtheriae* e as toxinas eritrogênicas do *Streptococcus pyogenes*. Toxina botulínica do *Clostridium botulinum* e toxina tetânica do *Clostridium tetani* são exemplos de neurotoxinas. Por fim, dentre os exemplos de enterotoxinas podem ser citadas a enterotoxina colérica do *Vibrio cholerae* e a enterotoxina estafilocócica do *Staphylococcus aureus* (Collares, Marcello Júnior & Paiva, 2006).

Já as endotoxinas são constituídas pela porção lipídica (lipídio A) dos lipopolissacarídeos da membrana externa de bactérias gram-negativas. Em geral, exercem seu efeito após a morte dessas bactérias, devido à lise de suas paredes celulares, o que leva à liberação da endotoxina. Assim, muitas vezes, ao se iniciar o tratamento antimicrobiano em caso de infecções por bactérias gram-negativas, pode ocorrer piora clínica transitória, já que maior quantidade de endotoxina é liberada. A endotoxina age estimulando a produção de interleucina-1 pelos macrófagos, o que vai induzir resposta inflamatória de intensidade variável. Os sintomas vão desde febre, calafrios, fraqueza e dores generalizadas, até coagulação intravascular disseminada e choque séptico, podendo levar ao óbito.

Mecanismos de defesa anti-infecciosa

Apesar de o ser humano apresentar uma microbiota indígena variada e estar sempre entrando em contato com uma grande variedade de microrganismos possivelmente patogênicos, o desenvolvimento de doenças é relativamente raro. Isso acontece devido a um complexo mecanismo de defesa anti-infecciosa, que envolve tanto a defesa externa como mecanismos internos inespecíficos e específicos. A defesa externa compreende as barreiras anatômicas naturais que atuam impedindo o estabelecimento de infecções (Collares, Marcello Júnior & Paiva, 2006; Fernandes & Ribeiro, 2000).

Desse modo, a pele íntegra garante uma barreira efetiva contra a invasão microbiana. A camada externa de queratina é impermeável à água, dificultando a infecção. Deve ser lembrado que a pele úmida, como pode ocorrer em regiões de dobras e em consequência do uso de curativos oclusivos, é mais propensa a infecções, principalmente fúngicas. O pH ácido (entre 5 e 6) e a presença de secreções sebáceas metabolizadas por componentes da microbiota até ácidos graxos e de lisozima (enzima com ação bactericida contra gram-positivos) dificultam a colonização por grande variedade de microrganismos e selecionam aqueles normalmente presentes na pele. Além disso, os microrganismos da microbiota permanente da pele interferem com a colonização de patógenos através da competição por nutrientes e produção de bacteriocinas. Outro mecanismo anti-infeccioso da pele é sua descamação constante, o que auxilia a eliminação de microrganismos, limitando seu tempo de colonização. Por fim, o suor contém IgA, que atua na defesa específica contra microrganismos (Collares, Marcello Júnior & Paiva, 2006).

As membranas mucosas também atuam como barreira epitelial contra a invasão de agentes infecciosos. Os mecanismos secretórios auxiliam a remoção de microrganismos, de modo que muitas das secreções mucosas contêm IgA, lisozima e/ou lactoferrina, que atuam inibindo a proliferação microbiana. Além disso, vários outros fatores mecânicos específicos das diversas regiões anatômicas são essenciais para manutenção de uma defesa anti-infecciosa eficiente.

O fluxo de lágrimas é fundamental para manutenção da integridade dos mecanismos de defesa e da saúde dos olhos. A lágrima, além de remover mecanicamente microrganismos invasores, exerce ação inibitória contra patógenos devido à presença de lisozima, lactoferrina, betalisina e IgA secretória.

As vias aéreas apresentam eficiente sistema de proteção contra a disseminação microbiana, de modo que, apesar da grande quantidade de microrganismos inalados continuamente durante a respiração, a árvore respiratória se mantém estéril abaixo da carina. A presença de pelos e o formato irregular dos cornetos nasais representam a primeira barreira anti-infecciosa das vias aéreas. Além disso, a secreção nasal contendo IgA, lisozima e células fagocíticas e a presença de um epitélio mucociliar auxiliam a defesa nesse nível do trato respiratório. Apenas partículas < 20µm atingem as vias aéreas baixas. A diminuição progressiva no calibre das vias aéreas e as mudanças na direção do fluxo aéreo devido ao trajeto das vias aéreas baixas fazem com que partículas > 2µm sejam depositadas ao longo da superfície das vias aéreas baixas. Essas partículas aderem ao muco produzido pelas células caliciformes e são removidas pelas células ciliadas que, com movimentos sincronizados de seus cílios, propelem o muco, a uma velocidade de 1 a 3cm/h, até a orofaringe. Esse sistema é bastante eficiente, e praticamente todo material é removido em menos de 24 horas. Aliados a esse sistema de filtração, os reflexos de tosse e espirro são outros mecanismos usados para remoção de partículas do trato respiratório (Collares, Marcello Júnior & Paiva, 2006; Fernandes & Ribeiro, 2000).

No trato digestivo, a barreira anti-infecciosa se inicia na boca, pela limpeza mecânica propiciada pela descarga de, aproximadamente, um litro de saliva por dia. Movimentos mastigatórios e da língua e dos lábios auxiliam a remoção de microrganismos. Além disso, a saliva contém IgA e lisozimas, que conferem efeito antimicrobiano. A segunda barreira anti-infecciosa do trato digestivo é o pH ácido do estômago (< 4), letal para a maioria dos microrganismos. Já no intestino, o movimento peristáltico das alças intestinais dificulta a aderência e a invasão microbiana. Além disso, as células epiteliais do intestino são recobertas por muco que contém moléculas que se fixam a adesinas microbianas, ação ainda favorecida pela presença de IgA secretória. A descamação do epitélio intestinal remove os microrganismos aderidos. Vômito e diarreia também podem ser considerados mecanismos de defesa, pois ajudam a eliminar o agente infeccioso (Collares, Marcello Júnior & Paiva, 2006; Fernandes & Ribeiro, 2000).

No sistema urinário, por sua vez, o fluxo de urina é o principal fator mecânico para impedir a colonização microbiana. No homem, o maior comprimento da uretra dificulta ainda mais a disseminação de microrganismo por via ascendente no trato urinário. Além disso, a secreção prostática contém lisozima, lactoferrina e IgA, que apresentam ação antimicrobiana. Na mulher, a uretra mais curta, a proximidade do meato uretral em relação à vagina e ao ânus e a ausência de secreção prostática explicam a ocorrência mais frequente de infecções do trato urinário (Collares, Marcello Júnior & Paiva, 2006; Fernandes & Ribeiro, 2000).

No trato genital feminino, a estrutura epitelial, o pH vaginal e a microbiota residente são fatores importantes na defesa contra infecções. Durante o período reprodutor, o epitélio vaginal se espessa devido à ação do estrogênio e há maior quantidade de glicogênio, o que favorece a proliferação de *Lactobacillus* spp. A redução do pH, devido ao metabolismo do glicogênio a ácido lático, em associação ao espessamento epitelial, aumenta a resistência da vagina contra infecções exógenas, que são mais frequentes nessa etapa da vida (Collares, Marcello Júnior & Paiva, 2006; Fernandes & Ribeiro, 2000).

Além dos mecanismos de defesa externa, que atuam impedindo o estabelecimento e a invasão de microrganismos possivelmente patogênicos, existem mecanismos internos de defesa para combater os microrganismos que venceram a barreira externa. Os mecanismos internos de defesa podem ser divididos em mecanismos inespecíficos, que agem indiscriminadamente contra qualquer patógeno, e mecanismos específicos, que envolvem imunidade contra patógenos em particular.

Os mecanismos de defesa inespecíficos compreendem resposta inflamatória sistêmica e no local da infecção. No local da infecção ocorre liberação de substâncias pró-inflamatórias, como histamina, cininas, prostaglandinas e leucotrienos, que estimulam a vasodilatação local e o aumento da permeabilidade vascular. Logo após ocorrem a migração de macrófagos e a ação de histiócitos locais, que vão realizar a fagocitose de microrganismos e material necrótico, seguindo-se o reparo tecidual. A ativação do sistema complemento auxilia a fagocitose, mediante a opsonização de microrganismos, além de promover a lise direta de células estranhas. Como resultado da reação inflamatória local, geralmente ocorrem dor, rubor, calor e edema. Como forma de isolar a região atingida pela infecção, pode haver a formação de coágulos ao redor da área lesionada, resultando na formação de abscesso (Collares, Marcello Júnior & Paiva, 2006; Fernandes & Ribeiro, 2000).

A resposta sistêmica ocorre mediante liberação de substâncias pró-inflamatórias, como interleucinas e fator de necrose tumoral, que vão estimular a liberação de proteínas de fase aguda, além de exercer ação direta, como no caso da interleucina-1, que age no hipotálamo, levando ao aparecimento de febre. Nas infecções virais ocorre liberação de interferons, que inibem a replicação viral.

Os mecanismos de resposta específica contra infecções são conhecidos como resposta imune. As células responsáveis pela resposta imune são os linfócitos B e T e os plasmócitos (derivados de linfócitos B). A resposta imune humoral é caracterizada pela produção de anticorpos pelos linfócitos B ativados (plasmócitos), que se ligam a antígenos microbianos específicos, auxiliando sua inativação e destruição pelos macrófagos e o sistema complemento. A resposta imune celular ocorre a partir do reconhecimento de antígenos específicos por receptores de superfície de linfócitos T.

Fatores que comprometem a defesa local e sistêmica

Diversos fatores podem comprometer as defesas do organismo, propiciando a ocorrência de infecções que não acontecem no indivíduo saudável. No paciente hospitalizado, a imobilização, a realização de procedimentos invasivos que rompem barreiras externas contra infecções e o uso de antimicrobianos de amplo espectro de ação que atuam modificando a microbiota indígena, selecionando microrganismos resistentes, promovem um contexto especialmente favorável à infecção. Vale lembrar que a maioria das infecções nosocomiais, como salientado anteriormente, é causada por microrganismos da própria microbiota do indivíduo (Collares, Marcello Júnior & Paiva, 2009).

Lesões de pele causadas por traumas, incisões cirúrgicas, punções, cateteres e drenos abrem importante porta de entrada para a invasão de microrganismos possivelmente patogênicos. A presença de hematomas ou seromas aumenta ainda mais o risco de infecção da ferida cirúrgica, por retardarem a cicatrização e propiciarem meios adequados para multiplicação microbiana. Cateteres de longa duração se tornam colonizados por microrganismos da pele e podem ocasionar bacteriemias e sepse. O uso de curativos oclusivos sobre lesões de pele pode promover maior proliferação de microrganismos na pele subjacente, o que, aliado à umidade ou a solução de continuidade, pode favorecer a invasão. O uso abusivo de antimicrobianos leva à seleção de microrganismos mais resistentes, que vão compor a microbiota indígena de muitos pacientes hospitalizados. A não adesão às práticas de prevenção de infecções, como higienização correta das mãos e respeito aos diversos tipos de isolamento, leva à disseminação desses microrganismos resistentes entre profissionais da área de saúde e pacientes, contribuindo para o aumento do número de infecções por bactérias resistentes no ambiente hospitalar (Collares, Marcello Júnior & Paiva, 2006; Fernandes & Ribeiro, 2000).

Pacientes intubados ou traqueostomizados perdem a barreira natural de defesa da nasofaringe, orofaringe e traqueia. O tubo atua como corpo estranho, além de traumatizar o epitélio, diminuir a capacidade de transporte de muco e modificar a microbiota oral. A necessidade de aspiração repetida do tubo favorece o desenvolvimento de pneumonia. Outros fatores que favorecem a ocorrência de pneumonia bacteriana são a idade avançada, o alcoolismo, o tabagismo e a existência de algumas doenças de base. O idoso apresenta maior facilidade de colonização do trato respiratório superior por bactérias gram-negativas, devido a mudanças no epitélio. Além disso, ocorre perda do tônus do esfíncter inferior do esôfago, o que aumenta a probabilidade de refluxo gastroesofágico e aspiração. Outros fatores que podem contribuir para aumento da ocorrência de pneumonia no idoso são: redução do nível de consciência, comprometimento do reflexo da tosse, acúmulo de secreções e comprometimento da resposta imune. O álcool favorece o aparecimento de pneumonia por diminuir o nível de consciência, o reflexo da tosse e a resposta imune no trato respiratório. Já o fumo compromete os mecanismos de defesa pulmonar, diminuindo a função mucociliar e a função dos macrófagos alveolares. Infecções virais das vias aéreas promovem diminuição da função ciliar, aumento da aderência bacteriana e hipersecreção de fluidos, o que facilita o aparecimento de infecções bacterianas. Doenças como fibrose cística causam espessamento do muco, dificultando sua eliminação. Isso propicia a colonização por microrganismos não fermentadores, como *Pseudomonas aeruginosa*, que produz uma toxina que paralisa a atividade ciliar, prejudicando ainda mais a defesa. Doenças que afetam a dinâmica dos movimentos respiratórios, como doenças pulmonares obstrutivas crônicas (asma, enfisema), obesidade, doenças neuromusculares (tétano, poliomielite, miastenia), doenças neurológicas (acidente vascular encefálico) e procedimentos cirúrgicos no tórax e no abdome superior também contribuem para aumento de infecções respiratórias (Collares, Marcello Júnior & Paiva, 2006; Fernandes & Ribeiro, 2000).

No trato digestivo, cateteres nasoentéricos atuam como corpo estranho, podendo servir como via de migração bacteriana. A translocação bacteriana pela mucosa intestinal pode dar origem a peritonite ou disseminação para diversos órgãos, como pulmões e baço. Alterações da microbiota do intestino provocadas pelo uso de antimicrobianos promovem redução de bactérias anaeróbicas e proliferação de enterobactérias, favorecendo a translocação. Além disso, alterações na permeabilidade da mucosa, que podem ocorrer em casos de desnutrição, jejum prolongado, uso de radiação ionizante e choque hemorrágico, também favorecem a ocorrência de translocação bacteriana (Collares, Marcello Júnior & Paiva, 2006).

O principal fator de risco para infecções urinárias em pacientes hospitalizados é a presença de sonda uretral, que elimina diversos mecanismos de defesa inespecíficos. A sonda provoca dilatação da uretra, impede a secreção de glândulas periuretrais que contêm substâncias antimicrobianas, dificulta o esvaziamento completo da bexiga, possibilita migração bacteriana pelo seu lúmen, atua como corpo estranho e favorece a proliferação microbiana na interface de sua superfície externa com a mucosa uretral. Mesmo sondas de alívio, introduzidas em condições assépticas, podem levar bactérias da uretra para a bexiga, produzindo infecções.

Várias condições que comprometem os mecanismos internos de defesa anti-infecciosa contribuem intensamente para a ocorrência de infecções. Pacientes desnutridos têm baixa produção de lisozima e IgA secretória e deficiência de complemento, o que aumenta a incidência de infecções como tuberculose, diarreias bacterianas e infecções de vias aéreas superiores. Recém-nascidos e idosos também estão mais propensos às infecções em virtude da resposta imune menos eficaz. Como o baço atua na remoção de partículas estranhas presentes na corrente circulatória, pacientes esplenectomizados têm maior suscetibilidade a infecções diversas. Pacientes diabéticos podem apresentar lesões tegumentares em decorrência de neuropatia e vasculopatia. Além disso, a presença de concentrações elevadas de glicose favorece o desenvolvimento de infecções urinárias. Pacientes renais crônicos também apresentam maior predisposição para infecções bacterianas. Além da doença de base, há ainda o risco adicional em razão da realização de procedimentos de diálise que atuam como porta de entrada para microrganismos. Outras condições que interferem direta ou indiretamente com a resposta imune incluem neoplasias, colagenoses, alcoolismo e depressão, além do uso de agentes imunodepressores, citotóxicos e da radioterapia (Collares, Marcello Júnior & Paiva, 2006; Fernandes & Ribeiro, 2000).

Com o aparecimento da AIDS, caracterizada por imunodepressão grave em decorrência da redução progressiva do número de linfócitos T CD4 circulantes, vários microrganismos anteriormente considerados não patogênicos se estabeleceram como importantes agentes etiológicos de infecção. Microrganismos da microbiota indígena e ambientais inofensivos para os imunocompetentes podem provocar doenças graves em pacientes com imunodepressão importante. Pacientes transplantados em uso de medicações imunodepressoras e leucêmicos também constituem um grupo importante sob risco de infecções diversas por microrganismos com baixo potencial de patogenicidade (Collares, Marcello Júnior & Paiva, 2006).

Concluindo, podemos considerar que o ser humano apresenta uma microbiota indígena variada que, em condições de equilíbrio, desempenha funções benéficas, auxiliando a defesa contra infecções. Apesar disso, a microbiota pode atuar como reservatório de microrganismos potencialmente patogênicos, levando à ocorrência de infecções, principalmente, em situações em que os mecanismos de defesa anti-infecciosa se encontram prejudicados. Mudanças constitucionais da microbiota, como ocorre nos casos de hospitalização e uso abusivo de antimicrobianos, levam, muitas vezes, à seleção de microrganismos mais patogênicos e resistentes, favorecendo, ainda mais, o desenvolvimento de infecções.

Assim, o conhecimento da microbiota é fundamental tanto para a compreensão dessas relações como para a avaliação do papel de determinado microrganismo quando recuperado *in vitro* de um espécime clínico, já que a população microbiana que coloniza o corpo humano é numerosa e diversa.

EVENTOS ADVERSOS ASSISTENCIAIS NÃO INFECCIOSOS

As informações acerca dos tipos de eventos adversos assistenciais não infecciosos depende, diretamente, das estratégias de notificação e de estudos científicos bem delineados, de modo a atender aos propósitos específicos desse cenário.

A Organização Mundial da Saúde (OMS, 2009) definiu uma taxonomia na qual classificou 13 possíveis tipos de incidentes/eventos adversos, os quais estão relacionados com administração clínica, procedimentos clínicos, documentação, infecção, medicamentos, hemocomponentes, nutrição, oxigenoterapia/gases medicinais, equipamentos/materiais médicos, comportamento, acidentes do paciente, infraestrutura e recursos institucionais. Observa-se que se trata de uma nomenclatura genérica que se subdivide em classes e subclasses.

O conhecimento dessa nomenclatura é essencial porque, no Brasil, a Agência Nacional de Vigilância Sanitária criou um módulo no sistema de notificação (NOTIVISA) fundamentado na taxonomia proposta pela OMS. Desse modo, as notificações devem ser registradas no sistema de acordo com as 10 classes estabelecidas na Classificação Internacional para a Segurança do Paciente (ICPS na sigla em inglês), quais sejam: tipo de incidente/evento adverso, resultados do paciente, características do paciente, fatores contribuintes/perigos, resultados na organização, forma de detecção, fatores de mitigação, ações de melhoria e ações realizadas para reduzir o risco (OMS, 2009).

Para além dessa classificação, pesquisas demonstraram que certos tipos de incidentes/eventos adversos são mais frequentes, como erros relacionados com hemotransfusão, administração de medicamentos, cirurgias, contenção, quedas, infecções, queimaduras, úlceras por pressão e erros de identificação (IOM, 2001). A partir de então, foram criados os desafios globais a fim de orientar ações que ajudassem a gerenciar os riscos relacionados com determinados eventos adversos (WHO, 2005). Os desafios globais foram criados para direcionar ações para controle de infecção, identificação de pacientes, comunicação no serviço de saúde, medicações, procedimentos cirúrgicos e quedas dos pacientes (Brasil, 2013). Assim, apresentamos a seguir ações gerais e específicas para o gerenciamento do risco nos serviços de saúde com foco nos eventos adversos não infecciosos.

Eventos adversos relacionados com medicamentos

A administração de medicamentos é um procedimento crítico em virtude de sua complexidade, pois envolve a equipe multiprofissional de saúde e diversas etapas no processo assistencial (Franco et al., 2014). Os erros na administração de medicamentos têm se tornado assunto frequente não somente nos meios de comunicação, mas também nos estudos relacionados com eventos adversos e a segurança do paciente. Estudos têm possibilitado identificar os erros mais frequentes e apontar a incidência de erros na administração de medicamentos, para que possam ser realizadas intervenções que ajudem a minimizar e preveni-los (Abreu, 2013; Rattanarojsakul & Thawesaengskulthai, 2013).

Pesquisas recentes têm demonstrado o impacto e os fatores associados à ocorrência de erros de medicação nas instituições de saúde. Os erros mais frequentes estão relacionados com administração de medicamentos no horário errado, omissão, doses incorretas e administração de medicamentos sem autorização médica (Baker et al., 2002; Gimenes et al., 2014). De acordo com a Agência Nacional de Vigilância Sanitária (ANVISA), os erros de medicação podem ser definidos como "qualquer evento evitável que pode causar ou levar a um uso inapropriado de medicamentos ou causar dano a um paciente, enquanto a medicação está sob o controle dos profissionais de saúde, pacientes ou consumidores".

Estudo demonstrou que erros de medicação aumentam o impacto na carga de trabalho da enfermagem (Toffoletto & Padilha, 2006) e ocasionam complicações clínicas com diferentes níveis de gravidade para os clientes atendidos (Carvalho & Cassiani, 2002). Gimenes e cols. (2014) citam que os erros de medicação podem ocorrer em qualquer etapa da terapia medicamentosa, que vai desde a prescrição até a administração do medicamento ao paciente, representando cerca de 65% a 87% de todos os eventos adversos.

Considerando a representatividade dos erros de medicação na ocorrência de eventos adversos, a OMS estabeleceu entre as metas internacionais de segurança do paciente a melhoria na segurança da prescrição, no uso e na administração de medicamentos. Adicionalmente, a ANVISA instituiu protocolo para orientar as instituições de saúde quanto ao estabelecimento de práticas seguras na administração de medicamentos (Brasil, 2013).

Algumas condutas podem ser tomadas junto à prevenção dos erros de administração de medicamentos, como educação continuada, qualificação profissional e implementação de prontuário eletrônico (Abreu, 2013). Além disso, as instituições podem definir protocolos que orientem as equipes no processo de assistência e mapear os processos a fim de alinhar as condutas estabelecidas.

A OMS, juntamente com a Joint Commission International, instituiu ações prioritárias a fim de garantir a segurança na administração de medicamentos. Dentre as ações sugeridas encontra-se a constituição de políticas institucionais que gerenciem os riscos relacionados com medicações com nomes ou pronúncias parecidas (look-alike, sound-alike – LASA). Recomendam a revisão anual dessas medicações com estratégias de identificação que diferenciem e chamem a atenção para as medicações que se pareçam e com o uso de protocolos que minimizem a prática de prescrições por ordem verbal, que enfatizem a necessidade de prestar atenção aos rótulos das medicações, desde a dispensação até a administração dos medicamentos. Adicionalmente, recomendam que a prescrição das medicações seja realizada por seu nome genérico, uma vez que a variedade de nomes comerciais pode favorecer a ocorrência de erros de medicação. Sugerem, também, que essas medicações sejam diferenciadas por cores em seus nomes ou pela ênfase às letras diferentes para as medicações que apresentarem nomes parecidos (WHO, 2007).

Da mesma maneira, a OMS recomenda ações específicas para o controle de soluções concentradas, como o cloreto de potássio (KCL). De modo geral, recomendam que o KCL seja tratado como solução controlada, a remoção dessas soluções das áreas assistenciais com restrição de acesso, dupla checagem quando da dispensação, preparo e administração, divulgação das doses máximas dessas medicações, uso de procedimentos que orientem o cálculo dessas soluções, rotulagem com os dizeres "alto risco" e uso de bombas de infusão, treinamento e padronização das soluções utilizadas (WHO, 2007b).

A reconciliação medicamentosa é outro procedimento que visa à prevenção dos erros de medicação e deve ser agregado às políticas e procedimentos das instituições de saúde. Implementada em três hospitais nos EUA, essa estratégia conseguiu reduzir em cerca de 90% os erros relacionados com medicamentos (Massachusetts Coalition for the Prevention of Medical Errors). Suas ações incluem o conhecimento do histórico de uso de medicações pelos pacientes, a comparação da lista de medicações utilizadas com prescrições realizadas na admissão, transferência ou alta, a identificação de qualquer discrepância e comunicação ao responsável pela prescrição médica, o acompanhamento e a atualização de eventuais mudanças quanto ao uso de medicamentos e a comunicação dos profissionais e serviços envolvidos no cuidado. Para que essa estratégia tenha sucesso é importante envolver pacientes e familiares, de modo a reduzir os danos causados aos pacientes (WHO, 2007c; NQF, 2010).

Outro procedimento importante a ser reforçado junto à equipe multiprofissional, principalmente a enfermagem, diz respeito à verificação dos nove "certos" à administração de medicamentos: paciente certo, medicamento certo, via certa, hora certa, dose certa, registro certo da administração, orientação certa, forma certa e resposta certa (Brasil, 2013; Sousa, 2014).

Adicionalmente, são recomendadas a qualificação profissional e a educação continuada dos profissionais envolvidos no processo de administração dos medicamentos. Além disso, outras práticas que visam garantir a segurança do paciente consistem em uso do prontuário e prescrição eletrônica, utilização de código de barras à dispensação dos medicamentos, identificação do paciente, dispensação por dose unitária, limitação do acesso a medicações potencialmente perigosas, interação multidisciplinar (farmácia, médicos e enfermeiros), revisão da prescrição por farmacêuticos, uso de insumos para via parenteral incompatíveis com o uso via enteral e procedimentos de dupla verificação independente (Abreu, 2013; Franco, 2010; Sousa, 2014). Segundo Sousa (2014), outra ação importante na segurança da administração de medicamentos potencialmente perigosos ou de alta concentração de eletrólitos consiste na divulgação da lista dessas medicações, bem como nos riscos associados a sua utilização.

Ações adicionais para prevenção de erros de medicação incluem: comunicação em local visível no prontuário e prescrição sobre a presença de alergias medicamentosas; o não seguimento de prescrições incompreensíveis, rasuradas ou incorretas; supervisão dos profissionais de nível médio por enfermeiro durante a realização das atividades relacionadas com o preparo e a administração de medicamentos; comunicação e registro de doses não administradas; padronização no armazenamento e na rotulagem dos medicamentos utilizados na instituição; identificação dos medicamentos preparados; comunicação ao paciente sobre as medicações prescritas e seu propósito; administração individual de medicamentos, não misturando doses e medicações dos pacientes em uma mesma bandeja (COREN-SP, 2011).

Eventos adversos relacionados com quedas dos pacientes

Estudos registraram variação na ocorrência das quedas dentro do ambiente hospitalar de 1,3 a 67 ocorrências por 1.000 dias de leitos ocupados. Essa variação se deve ao risco inerente apresentado pelos pacientes nos locais onde as pesquisas foram realizadas. As maiores taxas foram encontradas em enfermarias de neurologia e geriatria e em unidades de reabilitação (Dunton et al., 2004; Healley et al., 2008; Schwendimann et al., 2006). As quedas dos pacientes podem resultar em redução da mobilidade, aumento do tempo de internação e dos custos relacionados com o tratamento e, até mesmo, em morte (Dykes et al., 2010).

Considerando o impacto que esse evento representa para as instituições de saúde e a segurança do paciente, em 2004 a OMS instituiu, como meta internacional para a segurança do paciente, a redução da ocorrência de quedas de pacientes em instituições de saúde. A primeira ação recomendada para redução da ocorrência de quedas nesses ambientes consiste na instituição de um programa de redução de quedas com protocolo bem definido. Ensaio clínico randomizado demonstrou que programas de intervenção são capazes de reduzir significativamente a ocorrência desses eventos (Dykes, 2010). Protocolos devem incluir critérios de identificação de pacientes em risco pelo uso de ferramentas como a escala de Morse, a reavaliação contínua do paciente durante sua internação, a redução dos perigos (p. ex., pisos escorregadios), a adoção de estratégias como o uso de camas baixas e alarmes à beira do leito, a comunicação com pacientes e familiares, a supervisão contínua dos pacientes de alto risco e treinamentos dos colaboradores (NQF, 2010). O uso de grades na cama deve ser instituído com critério e ser realizado apenas nos casos de pacientes que recebem supervisão regular. Recomendações gerais relacionadas com o ambiente incluem uso de pisos antiderrapantes, iluminação adequada, remoção de ameaças à mobilização, uso de sinalização adequada, mobiliário estável e calçados adequados (Oliver & Healey, 2010).

A enfermagem exerce um papel importante na avaliação e no acompanhamento dos pacientes para prevenção desses eventos. Nesse sentido, pesquisas demonstraram a relação entre o dimensionamento adequado de pessoal e a ocorrência de quedas no ambiente hospitalar (Bolton et al., 2007; Dunton et al., 2004). No entanto, ressaltamos a importância de intervenções coordenadas, contínuas e multidisciplinares.

Eventos adversos relacionados com procedimentos cirúrgicos

A ocorrência de eventos adversos relacionados com procedimentos cirúrgicos é responsável por cerca de 3% a 22% de complicações e 0,8% de mortes, sendo evitável a metade desses eventos. Estudos sugerem uma taxa de 5% a 10% de morte associada a procedimentos cirúrgicos em países em desenvolvimento (Bickler & Sanno-Duanda, 2000; Kable et al., 2002). Cerca de 20% dos pacientes submetidos a procedimentos cirúrgicos sofrem eventos adversos (Anderson et al., 2013), sendo estimados sete milhões de complicações e um milhão de óbitos em todo o mundo (Tang et al., 2014).

No ano de 2005/2006, a OMS lançou o segundo desafio global para a segurança do paciente, cujo tema foi a segurança cirúrgica. Estratégias foram instituídas a fim de reduzir os eventos adversos, como o *checklist* de cirurgia segura. Os objetivos do *checklist* são: evitar que procedimentos sejam realizados em pacientes e sítios errados, promover a segurança no ato anestésico, direcionando ações para verificação de vias aéreas, perdas sanguíneas, reações alérgicas e infecções, e prevenir a retenção inadvertida de compressas ou instrumentais cirúrgicos na cavidade corporal (OMS, 2009).

Dentre as práticas recomendadas encontram-se o consentimento informado, a fim de que todos os procedimentos sejam explicados aos pacientes e familiares em relação às opções de tratamento disponíveis, procedimento e riscos associados, a marcação do sítio cirúrgico, a verificação prévia dos exames, garantindo a identificação correta das imagens e na condução do *Time-Out* imediatamente antes do início do procedimento cirúrgico, a verificação dos seguintes itens: paciente correto, procedimento, sítio cirúrgico e posicionamento correto, e a disponibilidade dos recursos necessários (Ludwick, 2005; WHO, 2007d).

A aplicação do *checklist* de cirurgia segura é reconhecidamente capaz de reduzir os eventos adversos associados às cirurgias. Estudo multicêntrico demonstrou a redução de 11% para 7% nas complicações e um decréscimo de 0,75% na mortalidade hospitalar (Haynes et al., 2009), sendo sua aplicação altamente recomendada (Shekelle et al., 2013).

Eventos adversos relacionados com a comunicação e a identificação do paciente

Estudos demonstram que grande parte dos eventos adversos que ocorrem nos ambientes de saúde está relacionada com problemas na comunicação e na identificação do paciente. As falhas relacionadas com a identificação foram associadas a erros de medicação, hemotransfusão e erros de diagnóstico e procedimentos (Mannos, 2003; WHO, 2007e). Consequentemente, o tema da identificação do paciente foi estabelecido como uma das metas internacionais para a segurança do paciente.

As estratégias recomendadas pela OMS incluíram a checagem da identificação do paciente antes de qualquer procedimento a ser realizado, devendo ser ressaltada a importância do uso constante de dois identificadores, como nome completo e data de nascimento. Recomendam-se a padronização do sistema de identificação do paciente, o estabelecimento de protocolos de identificação, o envolvimento do paciente no processo de assistência e a incorporação de programas de educação continuada da equipe (WHO, 2007e).

Entre as estratégias que podem envolver a equipe multiprofissional no processo de identificação está o fornecimento das informações relacionadas com erros de identificação e seu impacto na instituição. Alguns hospitais já se utilizam de novas tecnologias, como pulseiras com códigos de barras, por exemplo. No entanto, é preciso ressaltar que a introdução de tecnologias não impede a ocorrência de novos eventos isoladamente.

Em relação à comunicação, a OMS ressalta os problemas que ocorrem, especialmente, durante as transferências dos pacientes ou nos períodos de troca dos turnos de trabalho. Em geral, as equipes não repassam todas as informações essenciais à continuidade do cuidado, o que pode ocasionar sérios danos ao paciente. Estudo realizado na Austrália demonstrou que 11% dos eventos adversos avaliados estavam relacionados com problemas na comunicação (Zinn, 1995).

Desse modo, várias ações são recomendadas para a prevenção de eventos adversos relacionados com a comunicação, como assegurar a comunicação padronizada durante a troca de plantão, as transferências ou quando são necessárias prescrições por ordem verbal. Adicionalmente, é importante incorporar o treinamento efetivo da equipe em relação à temática e padronizar as informações no momento da alta hospitalar (WHO, 2007f).

As barreiras relacionadas com a comunicação efetiva podem ser transpostas pelo uso de técnicas e ferramentas no ambiente de saúde. As principais barreiras relacionadas com a comunicação são: as interrupções frequentes, a hierarquia rígida, que pode inibir a comunicação efetiva, a dificuldade em compreender a importância da clareza da informação para todos os profissionais de saúde e a dinâmica existente nas instituições, ou seja, o paciente passa por diversos setores, profissionais e procedimentos, e muitas vezes informações são perdidas nesse percurso (CPSI, 2011).

Empresas que apresentam alto risco de acidentes ou que executam tarefas críticas fazem uso de técnicas de comunicação que podem ser aplicadas no ambiente da saúde. A técnica SBAR (*situation, background, assessment and recommendation*) é indicada para a comunicação de informações críticas que exigem ação e atenção imediatas (JCI, 2012; WHO, 2007f). O *site* do NHS (National Healthcare System – Reino Unido) fornece diversos exemplos de aplicabilidade com formulários preestabelecidos. Estudo recente comprovou aumento da efetividade na comunicação de profissionais de enfermagem com o uso dessa técnica (Chaharsoughi, Ahrari & Alikhah, 2014).

Construindo e promovendo ambientes seguros

Diversas recomendações e ferramentas são utilizadas para o gerenciamento de risco nos serviços de saúde. O IOM (Institute of Medicine – EUA), a partir das experiências aprendidas com indústrias de alto risco, constituiu um conjunto de recomendações gerais para melhorar a segurança do paciente. A primeira recomendação diz respeito à melhoria contínua com base em uma política institucional clara e bem definida. Dessa maneira, recomenda-se que os programas de segurança do paciente direcionem ações claras que envolvam todos os membros da organização nas ações propostas para a segurança do paciente. Adicionalmente, deve-se procurar simplificar os processos, instituir sistemas de notificação que privilegiem uma cultura de segurança justa "não punitiva" e estabelecer programas de treinamentos multidisciplinares (IOM, 2001).

Em uma organização segura, todos os colaboradores devem reconhecer o comprometimento da alta liderança com as questões relativas à segurança do paciente; assim, programas de segurança do paciente devem envolver todos da organização. As políticas, planos e processos devem estar bem definidos, bem como os recursos necessários para o desenvolvimento das ações voltadas para a segurança (IOM, 2001; Sammer et al., 2010). Cook (1998, citado por IOM, 2001) afirma que "a segurança é uma característica da organização e não um de seus componentes". Assim, por meio de um processo de contínuo aprendizado, a instituição deve procurar conhecer, clarificar e incorporar os princípios e as características de sistemas seguros. As instituições de saúde devem usar o conhecimento sobre os possíveis perigos e riscos inerentes aos processos assistenciais a fim de instituir medidas para reduzir suas vulnerabilidades. O estabelecimento do contexto e a identificação dos riscos constituem-se nas duas primeiras etapas do processo de gerenciamento de riscos. Nessas etapas, é possível identificar os riscos por meio de diversas estratégias, como auditorias, mapeamentos de processo, informações da mídia, *benchmarking* e o uso de ferramentas de identificação, ou pela própria história pregressa da instituição (NBR ISO 31.000, 2009).

O segundo princípio aprendido refere-se ao respeito aos limites das pessoas no desenvolvimento de suas atividades e ao reconhecimento de que as pessoas podem falhar. Assim, no planejamento de processos de trabalho seguros, os fatores que afetem a atenção das pessoas devem ser levados em consideração, como a carga horária, a complexidade e a sobrecarga das atividades desenvolvidas, o dimensionamento de pessoal, fontes de distração e a presença de turnos alternados de trabalho. Ressalte-se a importância de abordar as necessidades de treinamento, conhecer as limitações dos colaboradores que necessitam ser desenvolvidas e proporcionar ambientes que minimizem as distrações para a realização de atividades complexas (IOM, 2001).

Na instituição de ações preventivas para que eventos adversos/incidentes não ocorram deverá ser observado se essas serão capazes de reduzir o risco, ou seja, deve-se gerenciar sua ocorrência. São ações de forte impacto, por exemplo, a remoção da oportunidade de executar a atividade de maneira errada, a padronização e simplificação de processos, a avaliação de incorporação de tecnologias, atentando para o parque tecnológico preexistente, a simplificação de processos e o gerenciamento do risco. *Checklists* podem ser classificados como ações de impacto intermediário. As ações que menos provavelmente reduzirão o risco ou que terão pouco impacto incluem, por exemplo, os treinamentos (Austrália, 2011; NCPS, 2006). Deve-se ressaltar que todas essas ações são importantes para a redução de eventos adversos; no entanto, quanto mais dependentes das pessoas, maior será a probabilidade de falhas.

Outras ações importantes para promover um ambiente seguro nas instituições de saúde consistem na capacitação das pessoas para que trabalhem em equipe e no envolvimento dos pacientes em seu processo de cuidado (Sammer et al., 2010). De acordo com o IOM (2001), as pessoas erram menos quando trabalham em equipe, ou seja, quando os processos são padronizados e cada membro da equipe tem consciência de sua responsabilidade e de seus colegas de trabalho, é mais provável que prestem atenção nas ações uns dos outros antes que aconteçam incidentes.

Adicionalmente, ações proativas devem ser instituídas para a prevenção de eventos adversos. Por exemplo, analisar os processos e procedimentos da instituição para eliminar ameaças à segurança, melhorar o acesso à informação e criar um ambiente que favoreça a aprendizagem podem contribuir para a melhoria contínua do processo (IOM, 2001).

Amalberti e cols. (2005) apresentaram princípios importantes para assegurar o desenvolvimento dos sistemas. Para esses autores é preciso criar regulações que limitem o nível de risco permitido. Quando não existem limites e as pessoas têm grande autonomia, o sistema em questão é considerado muito inseguro. Precisa ser superada a falta de normalização das atividades dos diversos profissionais de saúde, ou seja, os resultados das intervenções podem variar de acordo com as práticas e os especialistas que as executam. Para tanto, a prática assistencial deve ser pautada e fundamentada em evidências científicas e com práticas altamente padronizadas. Por conseguinte, é necessária a criação de sistemas que possam regular as ações com capacidade e eficiência, ou seja, acompanhando os resultados e monitorando-os para instituir ações de melhoria contínuas.

Medindo a qualidade dos cuidados em saúde: a dimensão da segurança

A qualidade do cuidado em saúde é uma preocupação constante dos prestadores de serviços e dos órgãos reguladores dos cuidados em saúde. Dessa maneira, diversos países, inclusive o Brasil, têm se preocupado em abordar as questões relacionadas com responsabilização, custo-efetividade, sustentabilidade e estratégias para a melhoria da qualidade e a satisfação do paciente. A ANVISA esclarece de maneira efetiva, em um dos manuais da série sobre segurança do paciente, a importância do cuidado centrado no paciente e de seu envolvimento para promover a segurança nos cuidados de saúde (Brasil, 2013).

O conceito de qualidade em saúde é multidimensional e subjetivo, apresentando diversas definições e dimensões. No entanto, o conceito mais frequentemente empregado foi o proposto pelo IOM (2001), que define a qualidade da assistência como "o grau em que as organizações aumentam a probabilidade de resultados desejados para indivíduos e populações, consistentes com o conhecimento técnico corrente".

Segundo um estudo de revisão recente, as dimensões da qualidade mais frequentes para o uso de indicadores voltados para o gerenciamento de risco foram segurança e efetividade (Gouvêa & Travassos, 2010). Indicadores utilizados para mensurar eventos adversos e/ou incidentes devem ser precisos e acurados, ou seja, confiáveis e válidos. Infelizmente, a mensuração dos eventos adversos é mais difícil do que a medição de outros eventos relacionados com o processo de cuidados em saúde. Esses eventos precisam ser compreendidos no contexto em que ocorrem, e sabe-se que a ocorrência de um evento adverso envolve, geralmente, um conjunto de erros latentes ou falhas ativas (Thomas & Petersen, 2003). De acordo com a nomenclatura proposta pela OMS (WHO, 2009), falhas ativas podem ser definidas como erros ou violações cometidas por pessoas que trabalham na ponta do sistema (médicos, enfermeiros, anestesistas etc.) e que podem resultar em impacto imediato para a segurança do paciente. As falhas latentes ocorrem quando indivíduos, como diretores da organização ou administradores, tomam decisões que afetam as políticas e os procedimentos organizacionais ou o ambiente de trabalho. Suas ações ou decisões geralmente têm consequências não intencionais e que no futuro terão impacto negativo no cuidado ao paciente (WHO, 2009).

Alguns métodos são capazes de detectar tanto as falhas ativas como as latentes. Ressalte-se que os métodos disponíveis apresentam vantagens/desvantagens, dependendo do evento que se deseja detectar. Por exemplo, a análise de reclamações no Serviço de Atendimento ao Consumidor (SAC) e no sistema de notificação de eventos adversos é capaz de detectar ambas as falhas (Figura 2.1). Entretanto, tem maior aplicabilidade na detecção de falhas latentes, em comparação com os métodos de observação direta do cuidado prestado ao paciente. Em contraste, métodos de observação direta são menos capazes de detectar falhas latentes (Thomas & Petersen, 2003).

Deve-se ressaltar que a análise das reclamações deve ser realizada com cautela, uma vez que representa apenas parte de uma variedade de outros eventos; além disso, esses dados não podem ser utilizados para estimativa da incidência dos eventos adversos. Da mesma maneira, a análise das notificações de incidentes ou eventos adversos não é capaz de detectar a incidência desses eventos, uma vez que as notificações podem ser influenciadas por um conjunto de fatores, como medo de represálias, ações judiciais etc. No entanto, deve-se considerar sua importância, pois os registros de notificação de eventos adversos tornam possível reconhecer a ocorrência de eventos que poderiam não ser detectados por outros meios, como a revisão de prontuários (Thomas & Petersen, 2003).

A revisão de prontuários apresenta algumas limitações, como o fato de depender do julgamento de seus revisores. Apesar disso, o acesso aos dados de prontuários eletrônicos pode melhorar a detecção de eventos adversos, pois possibilita que múltiplos dados sejam avaliados ao mesmo tempo. Ressalte-se que, apesar disso, deve-se ter ciência das limitações relacionadas com a ausência dos registros e a falta de padronização dos métodos de pesquisa (Thomas & Petersen, 2003).

Métodos como a observação direta do cuidado apresentam muitas limitações, pois demandam tempo e treinamento extensivo dos observadores. Além disso, a confidencialidade dos dados é uma preocupação, uma vez que as gerências podem se utilizar desses dados para instituir medidas punitivas para os profissionais envolvidos. Lançar mão da vigilância clínica para acompanhar eventos específicos, como resultados de determinadas cirurgias, pode ser outra alternativa. A mensuração da efetividade de intervenções específicas pode contribuir para diminuir claramente a ocorrência de eventos adversos relacionados.

Encontra-se disponível uma infinidade de métodos para mensuração da segurança do paciente como dimensão da qualidade do cuidado.

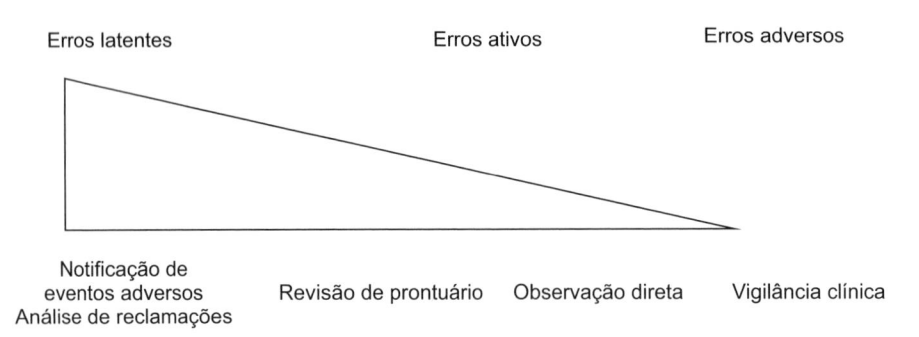

Figura 2.1 Relativa utilidade dos métodos para mensuração de erros latentes, falhas ativas e eventos adversos. (Thomas & Pettersen, 2003:64.)

Para a escolha dos indicadores e métodos é importante parcimônia, de modo que sejam de fácil gerenciamento, utilizem dados acessíveis e interpretáveis e que não causem sobrecarga de custos e na carga de trabalho. Portanto, deve-se buscar um equilíbrio entre a viabilidade e a validade dos indicadores que se deseja utilizar.

O entendimento dos eventos adversos, desde a identificação do risco até a definição de ações corretivas e/ou proativas, configura-se como ação imprescindível a qualquer profissional que desempenhe suas atividades em estabelecimentos assistenciais de saúde.

Em muitos países, a magnitude dos eventos adversos identificados tem suscitado nas autoridades competentes maior envolvimento e a necessidade de definição de condutas relacionadas com a orientação e a normalização de ações a serem adotadas para gerenciamento dessas ocorrências.

Essas e outras condutas têm colaborado para que a discussão a respeito da qualidade e da segurança transcenda os patamares da certificação e ocupe um lugar prioritário de discussão nas agendas de planejamento da assistência e prestação do cuidado à saúde.

Referências

Abreu FGS. Erros de medicação: avaliação da prescrição e percepção dos profissionais de enfermagem. Brasília: Universidade de Brasília, 2013. 80 f.: il. Monografia (graduação) – Universidade de Brasília. Faculdade de Ceilândia. Curso de Enfermagem, 2013.

Amalberti R, Auroy Y, Berwick D, Barach P. Five system barriers to achieving ultrasafe health care. Annals of Internal Medicine 2005; 142:756-64.

Anderson O, Davis R, Hanna GB, Vincent CA. Surgical adverse events: a systematic review. Am J Surg. 2013; 206:253-62.

Associação Brasileira de Normas Técnicas. NBR ISSO 31000: Gestão de riscos – princípios e diretrizes. Rio de Janeiro, 2009. 24 p.

Australia. Department of Health. Clinical Incident Management toolkit. 2011. Disponível em: http://www.health.wa.gov.au/safetyandquality/. Acesso em: 20/06/2014.

Australia. Department of Health. Clinical Risk Management Guidelines for the Western Australian Health System. Disponível em: http://www.health.wa.gov.au/safetyandquality/. Acesso em: 04/07/2014.

Barker KN, Flyin EA, Pepper GA, Bates DW, Mikeal RL. Medication errors observed in 36 health care facilities. Arch Intern Med 2002; 162(16):1897-903.

Bickler SW, Sanno-Duanda B. Epidemiology of paediatric surgical admissions to a government referral hospital in the Gambia. Bulletin of the World Health Organization 2000; 78:1330-6.

Brasil. Agência Nacional Vigilância Sanitária. Glossário do Guia de Farmacovilângia. Brasília, 2009. Disponível em: <http://www.idisa.org.br/img/File/GlossarioIN.pdf>. Acesso em: 11/09/2014.

Brasil. Ministério da Saúde. Agência Nacional de Vigilância Sanitária. Assistência segura: uma reflexão teórica aplicada à prática. 1. ed. Brasília: Ministério da Saúde. 2013. 168 p.

Burnes Bolton LB, Aydin CE, Donaldson N et al. Mandated nurse staffing ratios in California: a comparison of staffing and nursing-sensitive outcomes pre and postregulation. Policy, Politcs & Nursing Practice 2007; 8(4):238-50.

Canadian Patient Safety Institute. Canadian Framework for Teamwork and Communication: Literature Review, Needs Assessment, Evaluation of Training Tools and Expert Consultations. Edmonton (AB): Canadian Patient Safety Institute, 2011. 34 p.

Carvalho VT, Cassiani SHB. Erros na medicação e consequências para profissionais de enfermagem e clientes: um estudo exploratório. Revista Latino Americana de Enfermagem 2002; 10(4):523-9.

Chaharsoughi NT, Ahrari S, Alikhah S. Comparison the effect of teaching of SBAR technique with role play and lecturing on communication skill of nurses. Journal of Caring Sciences 2014; 3(2):141-7.

Collares, GB, Marcello Júnior, HB Paiva, LFR. Microbiota indígena e defesa anti-infecciosa. In: Rodrigues, MAG, Correia MITD, Savassi-Rocha PRS. (Orgs.). Fundamentos de clínica cirúrgica. 1. ed. Belo Horizonte: Coopmed, 2006:117-25.

Collares, GB, Marcello Júnior, HB, Paiva, LFR. Microbiota indígena. In: Viana LG, Santos SME, Santiago EE, Faria RMD (Orgs.). Medicina laboratorial para o clínico. 1. ed. Belo Horizonte: Coopmed, 2009:75-80.

Compton J, Copeland K, Flanders S et al. Implementing SBAR across a large multihospital health system. Joint Commission Journal on Quality and Patient Safety 2012; 38(6):261-8.

Cook RI. Two years before the mast: learning how to learn about patient safety. Invited presentation. "Enhancing Patient Safety and Reducing Errors in Health Care," Rancho Mirage, CA, November 8-10, 1998 apud Institute of Medicine. Crossing the Quality Chasm. A New Health System for the 21st century. Washington DC: National Academy Press, 2001:157.

Conselho Regional de Enfermagem do Estado de São Paulo – COREN-SP. Erros de medicação: definições e estratégias de prevenção. São Paulo, 2011. 36 p.

Dykes PC, Carrole DL, Hurley A et al. Fall prevention in acute care hospitals: a randomized trial. JAMA 2010; 304(17):1912-8.

Dunton N, Gajewski B, Taunton RL et al. Nurse staffing and patient falls on acute care hospital units. Nurs Outlook 2004; 52:53-9.

Fernandes AT, Ribeiro Filho N. Infecção hospitalar: desequilíbrio ecológico na interação do homem com sua microbiota. In: Fernandes AT, Fernandes MOV, Ribeiro Filho N (eds.) Infecção hospitalar e suas interfaces na área da saúde. São Paulo: Atheneu, 2000:163-208.

Franco JN, Ribeiro G, D'Innocenzo M et al. Percepção da equipe de enfermagem sobre fatores causais de erros na administração de medicamentos. Rev Bras Enferm, Brasília, Dec. 2010; 63(6). Disponível em: http://www.scielo.br/scielo.php?script=sci_arttext&pid=S0034716720100000600009&lng=en&nrm=iso. Acesso em: 10/08/2014.

Gimenes FR, Marques TC, Teixeira TCA et al. Administração de medicamentos, em vias diferentes das prescritas, relacionada à prescrição médica. Rev Latino-Am Enfermagem 2011; 19(1):7. Disponível em: http://www.scielo.br/pdf/rlae/v19n1/pt_03.pdf. Acesso em: 18/08/2014.

Gouvêa CSD, Travassos C. Indicadores de segurança do paciente para hospitais de pacientes agudos: revisão sistemática. Cad Saúde Pública, Rio de Janeiro, jun, 2010; 26(6):1061-78.

Haynes AB, Weiser TG, Berry WR et al. A surgical safety checklist to reduce morbidity and mortality in a global population. N Engl J Med 2009; 360:491-9.

Healey F, Monro A, Cockram A et al. Using targeted risk factor reduction to prevent falls in older hospital inpatients. Age Ageing 2004; 33:390-5.

Institute of Medicine. Crossing the quality chasm. A new health system for the 21st century. Washington DC: National Academy Press, 2001.

Kable AK, Gibberd RW, Spigelman AD. Adverse events in surgical patients in Australia. International Journal of Quality in Health Care 2002; 14:269-76.

Ludwick S. Surgical safety: addressing the JCAHO goals for reducing wrong-site, wrong-patient, wrong-procedure events. In: Henriksen K, Battles JB, Marks ES, Lewin DI (edits.) Advances in patient safety: From research to implementation (Volume 3: Implementation Issues). Rockville (MD): Agency for Healthcare Research and Quality (US), 2005.

Mannos D. NCPS patient misidentification study: a summary of root cause analyses. VA NCPS topics in Patient Safety. Washington, United States Department of Veterans Affairs, 2003. Disponível em: http://www.patientsafety.va.gov/docs/TIPS/TIPS_Jul03.pdf. Acesso em: 14/11/2014.

Mansur MFFO, Paiva LFR. Princípios do diagnóstico microbiológico. In: Viana LG, Santos SME, Santiago, EE, Faria RMD (Orgs.) Medicina laboratorial para o clínico. Belo Horizonte: Coopmed, 2005:15-28.

Mansur MFFO, Paiva LFR. O laboratório de microbiologia no controle de infecções. In: Armond GA (Org.) Epidemiologia, prevenção e controle de infecções relacionadas à assistência a saúde. Belo Horizonte: Coopmed 2013:517-43.

Massachusetts Coalition for the Prevention of Medical Errors. Reducing medication errors in acute care facilities – Reconciling medications. Disponível em: http://www.macoalition.org/reducing_medication_errors.shtml. Acesso em: 11/11/2014.

Mendes WVJ. Avaliação da ocorrência de eventos adversos em hospital no Brasil. 2007. 112 f. Tese (Doutorado em Saúde Pública) – Escola Nacional de Saúde Pública, Fundação Oswaldo Cruz, Rio de Janeiro.

Murray PR, Rosenthal KS, Kobayashi GS, Pfaller MA. Microbiologia Médica. 6. ed, São Paulo: Elsevier, 2010.

National Center for Patient Safety (NCPS). Root cause analysis: bridging the gap between ideas and execution. Disponível em: http://www.patientsafety.va.gov/docs/TIPS/TIPS_NovDec06.pdf. Acesso em: 12/11/2014.

National Quality Forum – NQF. Safe practices for better healthcare. A consensus report. 206 p. 2010. Disponível em: http://www.qualityforum.org/Publications/2010/04/Safe_Practices_for_Better_Healthcare_%E2%80%93_2010_Update.aspx. Acesso em: 10/06/2014.

Neuhauser D. Florence Nightingale gets no respect: as a statistician that is. Qual Saf Health Care 2003; 12:317.

Oliver D, Healey F. Preventing falls and fall-related injuries in hospitals. Clin Geriatr Med 2010; 26:645-92.

Organização Mundial da Saúde. Segundo desafio global para a segurança do paciente: cirurgias seguras salvam vidas (orientações para cirurgia segura da OMS)/Organização Mundial da Saúde; tradução de Marcela Sanchez Nilo e Irma Angélica Duran – Rio de Janeiro: Organização Pan-Americana da Saúde; Ministério da Saúde; Agência Nacional de Vigilância Sanitária, 2009. 211 p.

Rattanarojsakul P, Thawesaengskulthai N. A medication safety model: a case study in thai hospital. Global Journal of Health Science 2013, 5(5):89-101.

Safety Institute of Australia – SIA. Issues in the measurement and reporting of work health and safety performance: a review. 2013. 34 p. Disponível em: http://www.safeworkaustralia.gov.au/sites/swa/about/publications/pages/issues-measurement-reporting-whs-performance-review. Acesso em: 10/11/2014.

Sammer CE, Lykens K, Singh KP, Mains DLNA. What is patient safety culture? A review of the literature. Journal Nursing Scholarship 2010; 42(2):156-65.

Schwendimann R, Buhler H, De Geest S et al. Falss and consequence injuries in hospitalised patients: effects of na interdisciplinar falls prevention programme. BMC Health Serv Res 2006; 6:69.

Shekelle PG, Wachter RM, Pronovost PJ et al. Making health care safer II: an update critical analysis of the evidence for patient safety practices. AHRQ. 2013, 945 p. Disponível em: http://www.ahrq.gov/research/findings/evidence-based-reports/services/quality/ptsafetyII-full.pdf. Acesso em: 12/11/2014.

Sousa P. Segurança do paciente: conhecendo os riscos nas organizações de saúde. Organizado por Paulo Sousa e Walter Mendes. Rio de Janeiro: EAD/ENSP, 2014. 452 p.

Tang R, Ranmuthugala G, Cunningham F. Surgical safety checklist: a review. ANZ J Surg 2014; 84(3):148-54.

Thomas EJ, Petersen LA. Measuring errors and adverse events in health care. J Gen Intern Med 2003; 18:61-7.

Toffoletto MX, Padilha KG. Consequências dos erros de medicação em unidade de terapia intensiva e semi intensiva. Rev Esc Enferm USP 2006; 40(2):247-52.

World Health Organization (WHO). World Alliance for Patient Safety. Global Patient Safety Challenge 2005-2006. Clean care is safer care. Geneva: WHO, 2005.

World Health Organization (WHO). Look-alike, sound-alike mediation names. Patient Safety Solutions 2007a; 1(1). Disponível em: http://www.who.int/patientsafety/solutions/patientsafety/PS-Solution1.pdf. Acesso em: 10/08/2014.

World Health Organization (WHO). Control of concentrated electrolyte solutions. 2007b; 1(5). Disponível em: http://www.who.int/patientsafety/solutions/patientsafety/PS-Solution5.pdf. Acesso em: 10/08/2014.

World Health Organization (WHO). Assuring medication accuracy at transitions in care. 2007c; 1(6). Disponível em: http://www.who.int/patientsafety/solutions/patientsafety/PS-Solution6.pdf. Acesso em: 10/08/2014.

World Health Organization (WHO). Performance of correct procedure at correct body site. 2007d; 1(4). Disponível em: http://www.who.int/patientsafety/solutions/patientsafety/PS-Solution4.pdf. Acesso em: 10/08/2014.

World Health Organization (WHO). Patient identification. 2007e; 1(2). Disponível em: http://www.who.int/patientsafety/solutions/patientsafety/PS-Solution2.pdf. Acesso em: 10/08/2014.

World Health Organization (WHO). Communication during patient hand-overs. 2007f; 1(3). Disponível em: http://www.who.int/patientsafety/solutions/patientsafety/PS-Solution3.pdf. Acesso em: 10/08/2014.

World Health Organization, World Alliance for Patient Safety. The conceptual framework for the international classification for patient safety: final technical report. Version 1.1. [Genebra]: WHO, 2009.

Zinn C. 14000 preventable deaths in Australia. BMJ 1995; 310(6993):1487.

Aspectos Legais Aplicáveis à Prevenção e ao Controle de Eventos Adversos Assistenciais Parte I: Enfoque da Vigilância Sanitária

Lucas César Carvalho de Lacerda
Guimar Portugal de Macedo
Analice Marota Montezano Crispim

INTRODUÇÃO

Atualmente, a segurança do paciente é uma grande preocupação dos serviços de saúde, e a sociedade exige, cada vez mais, a prestação de serviços de qualidade. De maneira geral, os eventos adversos (EA) estão relacionados com problemas de qualidade em serviços de saúde. Esses problemas influenciam o surgimento do risco e a probabilidade de dano aos pacientes. De acordo com o Ministério da Saúde (2004), eventos adversos são definidos como "qualquer ocorrência médica desfavorável ao paciente ou sujeito da investigação clínica e que não tem necessariamente relação causal com o tratamento". Os EA ocasionam complicações na recuperação dos pacientes, prolongam seu tempo de internação, influenciam negativamente as taxas de infecção e aumentam as taxas de mortalidade e morbidade, além de terem grande impacto financeiro.

De acordo com O'Connor e cols. (2010), um em cada dez pacientes sofre danos preveníveis durante a permanência nos hospitais europeus. Por outro lado, nos EUA, o percentual é de aproximadamente 33% (Steenhuysen, 2011). Um estudo conduzido por Mendes e cols., no Brasil, demonstrou incidência de 10,1% de EA, sendo 69% considerados evitáveis. O Instituto de Medicina dos EUA apresentou um estudo indicando que os erros associados à assistência à saúde causam entre 44 mil e 98 mil disfunções a cada ano nos hospitais daquele país. Diante da constatação dos grandes problemas relacionados com EA, em 2002 ocorreu a 55ª Assembleia Mundial de Saúde, onde foi adotada a resolução WHA55.18. Essa resolução estimulava os países a atentar para essa questão de suma relevância e, consequentemente, reforçar a segurança dos pacientes e os sistemas pelos quais seria possível seu monitoramento. Nessa assembleia foi atribuída à Organização Mundial da Saúde (OMS) a responsabilidade de estabelecer normas e dar suporte aos países para o desenvolvimento de políticas e práticas voltadas para a segurança do paciente. Em outubro de 2004 a OMS, com o objetivo de tornar a segurança do paciente uma iniciativa a ser implementada por todos, lança a Aliança Mundial para a Segurança do Paciente. O enfoque fundamental da aliança é a prevenção de danos aos pacientes e o elemento essencial é a ação chamada "Desafio Global", que a cada 2 anos aborda um tema prioritário. No ano de

2007 o Brasil, por meio do ministro da Saúde, assinou um compromisso junto à OMS de participação na Aliança Mundial para a Segurança do Paciente.

A Agência Nacional de Vigilância Sanitária (ANVISA/MS) nos últimos anos vem instituindo várias ações voltadas para a segurança do paciente e a qualidade em serviços de saúde, dentre as quais podem ser citados o Programa Nacional de Segurança do Paciente (PNSP) e o VIGIPÓS.O primeiro tem por objetivo geral contribuir para a qualificação do cuidado em saúde em todos os estabelecimentos de saúde do território nacional e o segundo, o monitoramento de eventos adversos e queixas técnicas relacionadas com produtos que estão sob vigilância sanitária.

A regulamentação, mediante estabelecimento dos padrões mínimos a serem exigidos pelas normas, proporciona aumento na qualidade da assistência, reduzindo consequentemente os riscos a que possam estar expostos os usuários. A segurança está relacionada com a instituição de sistemas que antecipem, previnam ou captem os erros antes que eles possam causar eventos danosos, assim como os divulguem e minimizem seus efeitos, quando ocorrerem.

O conhecimento e o cumprimento das normas e regulamentos a que estão sujeitos os estabelecimentos de saúde são fundamentais para a implementação de melhorias da qualidade e o desenvolvimento de estratégias que visem aumentar a segurança do paciente.Neste capítulo são apresentadas as principais legislações relacionadas com o tema, cabendo ressaltar que a regulamentação em saúde é um processo dinâmico e, por isso, passa por constantes alterações.

Lei 8.080, de 19 de setembro de 1990: dispõe sobre as condições para promoção, proteção e recuperação da saúde, organização e funcionamento dos serviços correspondentes e dá outras providências. Considerando o dever do Estado de garantir a saúde, formulando e executando as políticas econômicas e sociais que visam à redução de riscos de doenças e de outros agravos, estabelecendo as condições que asseguram acesso universal e igualitário às ações e aos serviços para sua promoção, proteção e recuperação.

EPIDEMIOLOGIA

Lei 9.431, de 6 de janeiro de 1997: dispõe sobre a obrigatoriedade da manutenção de programa de controle de infecções hospitalares pelos hospitais do país. Considera-se programa de controle de infecções hospitalares, para os efeitos desta Lei, o conjunto de ações desenvolvidas deliberada e sistematicamente com vistas à redução máxima possível da incidência e da gravidade das infecções hospitalares.

Portaria 2.616, de 12 de maio de 1998: expede, na forma dos anexos I, II, III, IV e V, diretrizes e normas para prevenção e controle das infecções hospitalares.

RDC 48, de 2 de junho de 2000: aprova o Roteiro de Inspeção do Programa de Controle de Infecção Hospitalar, considerando a necessidade de implementar ações que venham contribuir para a melhoria da qualidade da assistência à saúde; e que ações, sistematicamente desenvolvidas para reduzir o máximo possível a incidência e a gravidade das infecções hospitalares, implicam a redução de esforços, complicações e recursos.

ÁGUA

Portaria MS 2.914, de 12 de dezembro de 2011: dispõe sobre os procedimentos de controle e de vigilância da qualidade da água para consumo humano e seu padrão de portabilidade. Considerando que toda água destinada ao consumo humano, distribuída coletivamente por meio de sistema ou solução alternativa coletiva de abastecimento de água, deve ser objeto de controle e vigilância da qualidade da água; e que toda água destinada ao consumo humano proveniente de solução alternativa individual de abastecimento de água, independentemente da forma de acesso da população, está sujeita à vigilância da qualidade da água.

MATERNIDADE/ALOJAMENTO CONJUNTO

RDC 36, de 3 de junho de 2008: dispõe sobre Regulamento Técnico para o funcionamento dos Serviços de Atenção Obstétrica e Neonatal.

Considerando o lançamento do Pacto Nacional pela Redução da Mortalidade Materna e Neonatal, que estabelece como metas a redução da mortalidade infantil e materna; considerando que parto e nascimento são acontecimentos de cunho familiar, social, cultural e preponderantemente fisiológico; considerando a Política de Humanização do Parto e Nascimento; considerando a necessidade de instrumentalizar o Sistema Nacional de Vigilância Sanitária e estabelecer parâmetros para funcionamento e avaliação dos Serviços de Atenção Obstétrica e Neonatal.

Portaria 930, de 10 de maio de 2012: define as diretrizes e objetivos para a organização da atenção integral e humanizada ao recém-nascido grave ou potencialmente grave e os critérios de classificação e habilitação de leitos de Unidade Neonatal no âmbito do Sistema Único de Saúde (SUS). Considerando a necessidade de ampliar o acesso e qualificar a atenção dos Cuidados Neonatal aos usuários do Sistema Único de Saúde.

TERAPIA RENAL SUBSTITUTIVA

RDC 33, de 3 de junho de 2008: dispõe sobre o Regulamento Técnico para planejamento, programação, elaboração, avaliação e aprovação dos Sistemas de Tratamento e Distribuição de Água para Hemodiálise no Sistema Nacional de Vigilância Sanitária. Considerando a importância do estabelecimento de padrões mínimos de segurança para o funcionamento do Sistema de Tratamento e Distribuição de Água para Hemodiálise.

RDC 11, de 13 de março de 2014: dispõe sobre os Requisitos de Boas Práticas de Funcionamento para os Serviços de Diálise e dá outras providências.

BOAS PRÁTICAS DE FUNCIONAMENTO

RDC 63, de 25 de novembro de 2011: dispõe sobre os Requisitos de Boas Práticas de Funcionamento para os Serviços de Saúde. Tem como objetivo estabelecer requisitos de boas práticas para funcionamento de serviços de saúde, fundamentados na qualificação, na humanização da atenção e gestão e na redução e controle de riscos aos usuários e ao meio ambiente.

PROCESSAMENTO DE ARTIGOS MÉDICO-HOSPITALARES

Resolução RE 2.605, de 11 de agosto de 2006: estabelece a lista de produtos médicos enquadrados como de uso único proibidos de serem reprocessados. Considerando a necessidade de indicar os produtos que no estágio atual de conhecimento não devem ser reprocessados.

Resolução RE 2.606, de 11 de agosto de 2006: dispõe sobre as diretrizes para elaboração, validação e implantação de protocolos de reprocessamento de produtos médicos e dá outras providências. Considerando a necessidade de estabelecer parâmetros que orientem a elaboração, validação e implantação de protocolos de reprocessamento de produtos médicos por serviços de saúde e empresas processadoras com o objetivo de garantir a segurança e a eficácia dos produtos.

RDC 15, de 15 de março de 2012: dispõe sobre requisitos de boas práticas para o processamento de produtos para saúde e dá outras providências. Tem como objetivo estabelecer os requisitos de boas práticas para o funcionamento dos serviços que realizam o processamento de produtos para a saúde, visando à segurança do paciente e dos profissionais envolvidos. Aplica-se aos Centros de Material e Esterilização (CME) dos serviços de saúde públicos e privados, civis e militares, e às empresas processadoras envolvidas no processamento de produtos para saúde. Excluem-se do escopo deste regulamento o processamento de produtos para saúde realizado em consultórios odontológicos, consultórios individualizados e não vinculados a serviços de saúde, unidades de processamento de endoscópios e serviços de terapia renal substitutiva.

Portaria interministerial 482, de 16 de abril de 1999: aprovar o Regulamento Técnico e seus Anexos, objeto desta Portaria, contendo disposições sobre os procedimentos de instalações de Unidade de Esterilização por óxido de etileno e de suas misturas e seu uso, bem como, de acordo com as suas competências, estabelecer as ações sob a responsabilidade do Ministério da Saúde e do Ministério do Trabalho e Emprego.

RESÍDUOS DE SAÚDE

RDC 306, de 7 de dezembro de 2004: dispõe sobre o Regulamento Técnico para o gerenciamento de resíduos de serviços de saúde. Considerando a necessidade de aprimoramento, atualização dos procedimentos relativos ao gerenciamento dos resíduos gerados nos serviços de saúde (RSS), com vistas a preservar a saúde pública e a qualidade do meio ambiente; considerando os princípios da biossegurança de empregar medidas técnicas, administrativas e normativas para prevenir acidentes, preservando a saúde pública e o meio ambiente; considerando que os serviços de saúde são os responsáveis pelo correto gerenciamento de todos os RSS por eles gerados, atendendo às normas e exigências legais, desde o momento de sua geração até sua destinação final; considerando que a segregação dos RSS, no momento e local de sua geração, permite reduzir o volume de resíduos perigosos e a incidência de acidentes ocupacionais, dentre outros benefícios à saúde pública e ao meio ambiente; considerando a necessidade de disponibilizar informações técnicas aos estabelecimentos de saúde, assim como aos órgãos de vigilância sanitária, sobre as técnicas adequadas de manejo dos RSS, seu gerenciamento e fiscalização.

PROJETO FÍSICO E ESTRUTURA

RDC 50, de 2002: dispõe sobre o Regulamento Técnico para planejamento, programação, elaboração e avaliação de projetos físicos de estabelecimentos assistenciais de saúde. Considerando a necessidade de dotar o país de instrumento norteador das novas construções, reformas e ampliações, instalações e funcionamento de Estabelecimentos Assistenciais de Saúde que atenda aos princípios de regionalização, hierarquização, acessibilidade e qualidade da assistência prestada à população. Considerando a necessidade de as secretarias estaduais e municipais contarem com um instrumento para elaboração e avaliação de projetos físicos de estabelecimentos assistenciais de saúde adequado às novas tecnologias na área da saúde.

RDC 51, de 6 de outubro de 2010: dispõe sobre os requisitos mínimos para análise, avaliação e aprovação dos projetos físicos de estabelecimentos de saúde no Sistema Nacional de Vigilância Sanitária (SNVS) e dá outras providências. Esta Resolução se aplica aos projetos físicos de todos os Estabelecimentos Assistenciais de Saúde (EAS) no país, sejam eles públicos, privados, civis ou militares, incluindo aqueles que exercem ações de ensino e pesquisa, compreendendo: as construções novas de estabelecimentos assistenciais de saúde; as áreas a serem ampliadas de estabelecimentos assistenciais de saúde já existentes; as reformas de estabelecimentos assistenciais de saúde já existentes; as adequações de edificações anteriormente não destinadas a estabelecimentos assistenciais de saúde.

LABORATÓRIO CLÍNICO

RDC 302, de 2005: aprovar o Regulamento Técnico para funcionamento dos serviços que realizam atividades laboratoriais, tais como Laboratório Clínico, e Posto de Coleta Laboratorial. Considerando a necessidade de normalização do funcionamento do Laboratório Clínico e do Posto de Coleta Laboratorial; considerando a relevância da qualidade dos exames laboratoriais para apoio ao diagnóstico eficaz

Nota técnica 039/2014: Grecs/GGTES/ANVISA-Assunto: esclarecimentos sobre a RDC/ANVISA 302, de 13 de outubro de 2005, que dispõe sobre Regulamento Técnico para funcionamento de laboratórios clínicos, de forma a uniformizar a interpretação tanto para os laboratórios clínicos (setor regulado) como para agentes das Vigilâncias Sanitárias e a Gerência de Regulação e Controle Sanitário.

RDC 20, de 10 de abril de 2014: dispõe sobre regulamento sanitário para o transporte de material biológico humano. Esta Resolução possui o objetivo de definir e estabelecer padrões sanitários para o transporte de material biológico de origem humana em suas diferentes modalidades e formas, sem prejuízo do disposto em outras normas vigentes peculiares a cada material e modo de transporte, para garantir a segurança, minimizar os riscos sanitários e preservar a integridade do material transportado. Prazo alterado para seu cumprimento pela RDC 30, de 23 de maio de 2014.

CTI

RDC 7, de 24 de fevereiro de 2010: dispõe sobre os requisitos mínimos para funcionamento de Unidades de Terapia Intensiva e dá outras providências. Tem como objetivo estabelecer padrões mínimos para o funcionamento das Unidades de Terapia Intensiva, visando à redução de riscos aos pacientes, visitantes, profissionais e meio ambiente. Aplica-se a todas as Unidades de Terapia Intensiva gerais do país, sejam públicas, privadas ou filantrópicas; civis ou militares.

Instrução normativa 4, de 24 de fevereiro de 2010: dispõe sobre indicadores para avaliação de Unidades de Terapia Intensiva. Devem ser monitorados mensalmente em relação aos registros de avaliação de desempenho e do padrão de funcionamento global da UTI, assim como de eventos que possam indicar necessidade de melhoria da qualidade da assistência.

ANTISSÉPTICO

RDC 42, de 25 de outubro de 2010: dispõe sobre a obrigatoriedade de disponibilização de preparação alcoólica para fricção antisséptica das mãos, pelos serviços de saúde do país, e dá outras providências. Tem como objetivo instituir e promover a higienização das mãos nos serviços de saúde do país, por meio de preparação alcoólica para fricção antisséptica das mãos, de acordo com as diretrizes da Organização Mundial da Saúde previstas na Aliança Mundial para a Segurança do Paciente, com o intuito de prevenir e controlar as infecções relacionadas à assistência à saúde, visando à segurança do paciente e dos profissionais de saúde. Aplica-se a todos os serviços de saúde do país, seja qual for seu nível de complexidade.

SUPORTE NUTRICIONAL

RDC 9, de 2 de janeiro de 2001: aprovar o Regulamento Técnico de Soluções Parenterais de Pequeno Volume. Visa padronizar embalagem e rotulagem das soluções parenterais, acondicionadas em recipientes com capacidade inferior a 100mL, objetivando maior segurança na sua utilização.

RDC 45, de 12 de março de 2003: dispõe sobre o Regulamento Técnico de Boas Práticas de Utilização das Soluções Parenterais (SP) em Serviços de Saúde. Considerando a necessidade de implementar ações que venham contribuir para a melhoria da qualidade da assistência à saúde; considerando a necessidade de disponibilizar informações técnicas aos estabelecimentos de saúde, assim como aos órgãos de vigilância sanitária, sobre a utilização das soluções parenterais em Serviços de Saúde e a fiscalização.

RCD 63, de 6 de julho de 2000: aprova o Regulamento Técnico para fixar os requisitos mínimos exigidos para a Terapia de Nutrição Enteral, constante do Anexo desta Portaria.

RDC 52, de 29 de setembro de 2014: altera a Resolução RDC 216, de 15 de setembro de 2004, que dispõe sobre o Regulamento Técnico de Boas Práticas para os Serviços de Alimentação. Fica incluído o artigo 7º à Resolução RDC 216, de 15 de setembro de 2004:

"Art. 7º O atendimento aos padrões sanitários estabelecidos por este Regulamento Técnico não isenta os serviços de alimentação dos serviços de saúde do cumprimento dos demais instrumentos normativos aplicáveis."

"Art. 2º O item 1.2 do Anexo da Resolução RDC 216, de 15 de setembro de 2004, passa a vigorar com a seguinte redação: excluem-se deste Regulamento os lactários, as unidades de Terapia de Nutrição Enteral (TNE), os bancos de leite humano e os estabelecimentos industriais abrangidos no âmbito do Regulamento Técnico sobre as Condições Higiênico-Sanitárias e de Boas Práticas de Fabricação para Estabelecimentos Produtores/Industrializadores de Alimentos."

RDC 216, de 15 de setembro de 2004: dispõe sobre o Regulamento Técnico de Boas Práticas para Serviços de Alimentação. Estabelecer procedimentos de Boas Práticas para serviços de alimentação a fim de garantir as condições higiênico-sanitárias do alimento preparado.

BANCO DE LEITE

RDC 171, de 4 de setembro de 2006: dispõe sobre o Regulamento Técnico para o funcionamento de Bancos de Leite Humano. Considerando que a promoção, a proteção e o apoio à prática da amamentação são imprescindíveis à saúde da criança, combate à desnutrição e à mortalidade infantil; considerando que a atuação dos Bancos de Leite Humano constitui uma medida eficaz para as políticas públicas de amamentação; considerando a necessidade de dispor de leite humano em quantidade e qualidade que permita o atendimento aos lactentes internados nas unidades neonatais e aos que estão impossibilitados de serem amamentados diretamente ao peito; considerando que a instalação e o funcionamento dos Bancos de Leite Humano requerem uma normalização técnica específica a fim de evitar riscos à saúde dos lactentes e lactantes.

ATENÇÃO DOMICILIAR

RDC 11, de 26 de janeiro de 2006: dispõe sobre o Regulamento Técnico de Funcionamento de Serviços que prestam Atenção Domiciliar. Considerando a necessidade de propor os requisitos mínimos de segurança para o funcionamento de Serviços de Atenção Domiciliar nas modalidades de Assistência e Internação Domiciliar; considerando que os serviços de saúde que oferecem esta modalidade de atenção são responsáveis pelo gerenciamento da estrutura, dos processos e dos resultados por eles obtidos, devendo atender às normas e exigências legais, desde o momento da indicação até a alta ou o óbito.

GERENCIAMENTO DE TECNOLOGIAS

RDC 2, de 25 de janeiro de 2010: dispõe sobre o gerenciamento de tecnologias em saúde em estabelecimentos de saúde. Este regulamento possui o objetivo de estabelecer os critérios mínimos, a serem seguidos pelos estabelecimentos de saúde, para o gerenciamento de tecnologias em saúde utilizadas na prestação de serviços de saúde, de modo a garantir sua rastreabilidade, qualidade, eficácia, efetividade e segurança e, no que couber, desempenho, desde a entrada no estabelecimento de saúde até seu destino final, incluindo o planejamento dos recursos físicos, materiais e humanos, bem como a capacitação dos profissionais envolvidos no processo destes. A aplicabilidade deste regulamento se restringe aos estabelecimentos de saúde em âmbito hospitalar, ambulatorial e domiciliar e àqueles que prestam serviços de apoio ao diagnóstico e terapia, intra ou extra-hospitalar.

RDC 20, de 26 de março de 2012: altera a Resolução RDC 02, de 25 de janeiro de 2010, que dispõe sobre o gerenciamento de tecnologias em saúde em estabelecimentos de saúde. A elaboração do Plano de Gerenciamento, bem como as etapas e critérios mínimos para o gerenciamento de cada tecnologia em saúde abrangida por este regulamento, deve ser compatível com as tecnologias em saúde utilizadas no estabelecimento para prestação de serviços de saúde e obedecer a critérios técnicos e à legislação sanitária vigente.

PROCESSAMENTO DE ROUPAS

RDC 6, de 30 de janeiro de 2012: dispõe sobre as Boas Práticas de Funcionamento para as Unidades de Processamento de Roupas de Serviços de Saúde e dá outras providências. Esta Resolução se aplica a todas as unidades de processamento de roupas de serviços de saúde do país, sejam elas públicas, privadas, civis ou militares, localizadas ou não na mesma área física dos serviços de saúde, podendo ser próprias ou terceirizadas.

ENDOSCOPIA

RDC 6, de 1º de março de 2013: dispõe sobre os requisitos de Boas Práticas de Funcionamento para os serviços de endoscopia com via de acesso ao organismo por orifícios exclusivamente naturais. Aplica-se a todos os serviços de saúde públicos e privados, civis e militares que realizam procedimentos endoscópicos, diagnósticos e intervencionistas, com utilização de equipamentos rígidos ou flexíveis.

SEGURANÇA DO PACIENTE

Portaria 529, de 1º de abril de 2013: institui o Programa Nacional de Segurança do Paciente (PNSP). Considerando a relevância e a magnitude que os Eventos Adversos (EA) têm em nosso país; considerando a prioridade dada à segurança do paciente em serviços de saúde; considerando que a gestão de riscos voltada para a qualidade e segurança do paciente engloba princípios e diretrizes, tais como a criação de cultura de segurança; a execução sistemática e estruturada dos processos de gerenciamento de risco; a integração com todos os processos de cuidado e articulação com os processos organizacionais do serviços de saúde; as melhores evidências disponíveis; a transparência, a inclusão, a responsabilização e a sensibilização e capacidade de reagir a mudanças; e considerando a necessidade de se desenvolverem estratégias, produtos e ações direcionadas aos gestores, profissionais e usuários da saúde sobre segurança do paciente que possibilitem a promoção da mitigação da ocorrência de evento adverso na atenção à saúde, resolve: o PNSP tem por objetivo geral contribuir para a qualificação do cuidado em saúde em todos os estabelecimentos de saúde do território nacional.

RDC 36, de 25 de julho de 2013: institui ações para a segurança do paciente em serviços de saúde e dá outras providências. Esta Resolução tem por objetivo instituir ações para a promoção da segurança do paciente e a melhoria da qualidade nos serviços de saúde. Aplica-se aos serviços de saúde, sejam eles públicos, privados, filantrópicos, civis ou militares, incluindo aqueles que exercem ações de ensino e pesquisa. Excluem-se do escopo desta Resolução os consultórios individualizados, laboratórios clínicos e os serviços móveis e de atenção domiciliar.

TERAPIA ANTINEOPLÁSICA

RDC 220, de 21 de setembro de 2004. aprova o Regulamento Técnico de funcionamento dos Serviços de Terapia Antineoplásica. Considerando os riscos inerentes à Terapia Antineoplásica a que fica exposto o paciente que se submete a tais procedimentos; considerando a necessidade de atendimento adequado e imediato ao paciente que se submete ao procedimento de Terapia Antineoplásica.

SAÚDE OCUPACIONAL

Portaria 485, de 11 de novembro de 2005: aprova a Norma Regulamentadora 32 (Segurança e Saúde no Trabalho em Estabelecimentos de Saúde):

NR 32 – SEGURANÇA E SAÚDE NO TRABALHO EM SERVIÇOS DE SAÚDE. NR tem por finalidade estabelecer as diretrizes básicas para a implementação de medidas de proteção à segurança e à saúde dos trabalhadores dos serviços de saúde, bem como daqueles que exercem atividades de promoção e assistência à saúde em geral.

HIGIENIZAÇÃO E LIMPEZA

RDC 59, de 17 de dezembro de 2010: dispõe sobre os procedimentos e requisitos técnicos para a notificação e o registro de produtos saneantes e dá outras providências. Este regulamento possui o objetivo de elaborar, revisar, alterar, consolidar, padronizar, atualizar, desburocratizar procedimentos, estabelecer definições, características gerais, embalagem e rotulagem, requisitos técnicos para a notificação e o registro de produtos classificados como saneantes, de forma a gerenciar o risco à saúde.

FARMÁCIA HOSPITALAR

Decreto 74.170/74 regulamenta 5.991/73: dispõe sobre o controle sanitário do comércio de drogas, medicamentos, insumos farmacêuticos e correlatos, e dá outras providências.

Decreto 79.094/77 regulamenta 6.360/76: dispõe sobre a vigilância sanitária a que ficam sujeitos os medicamentos, as drogas, os insumos farmacêuticos e correlatos, cosméticos, saneantes e outros produtos, e dá outras providências.

Portaria 6, de 29 de janeiro de 1999: aprova a Instrução Normativa da Portaria SVS/MS 344, de 12 de maio de 1998, que instituiu o Regulamento Técnico das substâncias e medicamentos sujeitos a controle especial.

RDC 4, de 10 de fevereiro de 2009: dispõe sobre as normas de farmacovigilância para os detentores de registro de medicamentos de uso humano. Considerando a necessidade de promover a identificação precoce de problemas relacionados com os medicamentos distribuídos ou comercializados, com o objetivo de prevenir e minimizar os danos à saúde dos usuários; considerando a necessidade de dispor de informações, em seus diversos detalhamentos, acerca do processo de farmacovigilância a ser desenvolvido pelos detentores de registro de medicamentos e pelos responsáveis pelos medicamentos de notificação. Esta Resolução se aplica a todos os detentores de registro de medicamentos de uso humano, distribuídos ou comercializados no Brasil. O termo detentores de registro de medicamentos abrange quaisquer responsáveis pelos medicamentos de uso humano regulados pela ANVISA. Entendem-se como farmacovigilância as atividades relativas a detecção, avaliação, compreensão e prevenção de efeitos adversos ou outros problemas relacionados com medicamentos.

RDC 20, de 10 de outubro de 2011: dispõe sobre o controle de medicamentos à base de substâncias classificadas como antimicrobianos, sob prescrição isolada ou em associação. Estabelece os critérios para prescrição, dispensação, controle, embalagem e rotulagem de medicamentos à base de substâncias classificadas como antimicrobianos de uso sob prescrição isolada ou em associação.

RDC 44, de 17 de agosto de 2009: dispõe sobre Boas Práticas Farmacêuticas para o controle sanitário do funcionamento, da dispensação e da comercialização de produtos e da prestação de serviços farmacêuticos em farmácias e drogarias e dá outras providências. Esta Resolução estabelece os critérios e condições mínimas para o cumprimento das Boas Práticas Farmacêuticas para o controle sanitário do funcionamento, da dispensação e da comercialização de produtos e da prestação de serviços farmacêuticos em farmácias e drogarias. Entende-se por Boas Práticas Farmacêuticas o conjunto de técnicas e medidas que visam assegurar a manutenção da qualidade e segurança dos produtos disponibilizados e dos serviços prestados em farmácias e drogarias, com o fim de contribuir para o uso racional desses produtos e a melhoria da qualidade de vida dos usuários. Aplica-se às farmácias e drogarias em todo território nacional e, no que couber, às farmácias públicas, aos postos de medicamentos e às unidades volantes. Os estabelecimentos de atendimento privativo de unidade hospitalar ou de qualquer outra equivalente de assistência médica ficam sujeitos às disposições contidas em legislação específica.

RDC 55, de 17 de março de 2005: ficam estabelecidos, por meio do presente regulamento, os requisitos mínimos relativos à obrigatoriedade, por parte das empresas detentoras de registros (fabricantes ou importadores), de comunicação às autoridades sanitárias competentes e aos consumidores. Considerando a necessidade de regulamentação de procedimentos de recolhimento que possibilite o acompanhamento pelos órgãos do Sistema Nacional de Vigilância Sanitária e pela sociedade. Ficam estabelecidos, por meio do presente regulamento, os requisitos mínimos relativos à obrigatoriedade, por parte das empresas detentoras de registros (fabricantes ou importadores), de comunicação às autoridades sanitárias competentes e aos consumidores e de implementação da ação de recolhimento de medicamentos, em hipótese de indícios suficientes ou comprovação de desvio de qualidade que representem risco, agravo ou consequência à saúde, bem como para o recolhimento de medicamentos por ocasião de cancelamento de registro relacionado com a segurança e a eficácia. Parágrafo único. As empresas titulares de registro, bem como os demais agentes, da produção até o consumo, são solidariamente responsáveis pela manutenção da qualidade, segurança e eficácia dos produtos até o consumidor final, a fim de evitar riscos e efeitos adversos à saúde.

RDC 59, de 24 de novembro de 2009: dispõe sobre a implantação do Sistema Nacional de Controle de Medicamentos e a definição dos mecanismos para rastreamento de medicamentos, por meio de tecnologia de captura, armazenamento e transmissão eletrônica de dados, e dá outras providências. Considerando a necessidade de garantir maior controle sanitário na produção, importação, distribuição, transporte, armazenagem e dispensação dos produtos farmacêuticos; considerando que todo o segmento envolvido na produção, importação, distribuição, transporte e armazenagem de medicamentos é responsável solidário pela identidade, eficácia, qualidade e segurança dos produtos farmacêuticos; considerando a necessidade de garantir o controle sanitário na produção, distribuição, transporte, armazenagem e dispensação dos produtos farmacêuticos.

QUALIDADE DO AR

Portaria MS 3.523, de 28 de agosto de 1998: aprovar Regulamento Técnico contendo medidas básicas referentes aos procedimentos de verificação visual do estado de limpeza, remoção de sujidades por métodos físicos e manutenção do estado de integridade e eficiência de todos os componentes dos sistemas de climatização, para garantir a Qualidade do Ar de Interiores e prevenção de riscos à saúde dos ocupantes de ambientes climatizados. Considerando a preocupação mundial com a Qualidade do Ar de Interiores em ambientes climatizados e a ampla e crescente utilização de sistemas de ar condicionado no país, em função das condições climáticas; considerando a preocupação com a saúde, o bem-estar, o conforto, a produtividade e o absenteísmo ao trabalho, dos ocupantes dos ambientes climatizados e a sua inter-relação com a variável qualidade de vida; considerando a qualidade do ar de interiores em ambientes climatizados e sua correlação com a Síndrome dos Edifícios Doentes relativa à ocorrência de agravos à saúde; considerando que o projeto e a execução da instalação, inadequados, a operação e a manutenção precarias dos sistemas de climatização favorecem a ocorrência e o agravamento de problemas de saúde; considerando a necessidade de serem aprovados procedimentos que visem minimizar o risco potencial à saúde dos ocupantes, em face da permanência prolongada em ambientes climatizados.

HEMOTERAPIA

Portaria 2.712, de 12 de novembro de 2013: redefine o regulamento técnico de procedimentos hemoterápicos. Considerando as necessidades quanto à revisão de aspectos técnicos pontuais ao regulamento técnico de procedimentos hemoterápicos do Sistema Nacional de Sangue, Componentes e Derivados (SINASAN) e à harmonização com as normativas sanitárias da área de sangue, componentes e hemoderivados. O regulamento técnico de que trata esta Portaria tem o objetivo de regulamentar a atividade hemoterápica no país, de acordo com os princípios e as diretrizes da Política Nacional de Sangue, Componentes e Hemoderivados, no que se refere a captação, proteção ao doador e ao receptor, coleta, processamento, estocagem, distribuição e transfusão do sangue, de seus componentes e derivados, originados do sangue humano venoso e arterial, para diagnóstico, prevenção e tratamento de doenças. Os serviços de hemoterapia promoverão a melhoria da atenção e acolhimento aos candidatos à doação, realizando a triagem clínica com vistas à segurança do receptor, porém com isenção de manifestações de juízo de valor, preconceito e discriminação por orientação sexual, identidade de gênero, hábitos de vida, atividade profissional, condição socioeconômica, cor ou etnia, dentre outras, sem prejuízo à segurança do receptor.

RDC 57, de 16 de dezembro de 2010: determina o Regulamento Sanitário para Serviços que desenvolvem atividades relacionadas com o ciclo produtivo do sangue humano e componentes e procedimentos transfusionais. Estabelece os requisitos para o funcionamento dos serviços que desenvolvem atividades relacionadas ao ciclo produtivo do sangue e componentes e procedimentos transfusionais, incluindo captação de doadores, coleta, processamento, testagem, armazenamento, distribuição, transporte, transfusão, controle de qualidade e proteção ao doador e ao receptor, em todo o território nacional.

RDC 34, de 11 de junho de 2014: dispõe sobre as Boas Práticas no Ciclo do Sangue. Este Regulamento Sanitário estabelece os requisitos de boas práticas para serviços de hemoterapia que desenvolvam atividades relacionadas com o ciclo produtivo do sangue e para serviços de saúde que realizem procedimentos transfusionais, incluindo captação de doadores, coleta, processamento, testagem, controle de qualidade e proteção ao doador e ao receptor, armazenamento, distribuição, transporte e transfusão em todo o território nacional, nos termos desta Resolução. Possui o objetivo de estabelecer os requisitos de boas práticas a serem cumpridas pelos serviços de hemoterapia que desenvolvam atividades relacionadas com o ciclo produtivo do sangue e componentes e serviços de saúde que realizem procedimentos transfusionais, a fim de que seja garantida a qualidade dos processos e produtos, a redução dos riscos sanitários e a segurança transfusional.

PROTEÇÃO RADIOLÓGICA

Portaria Federal 453, de 1º de junho de 1998: aprova o Regulamento Técnico que estabelece as diretrizes básicas de proteção radiológica em radiodiagnóstico médico e odontológico, dispõe sobre o uso dos raios X diagnósticos em todo território nacional e dá outras providências. Considerando os riscos inerentes ao uso das radiações ionizantes e a necessidade de se estabelecer uma política nacional de proteção radiológica na área de radiodiagnóstico; que as exposições radiológicas para fins de saúde constituem a principal fonte de exposição da população a fontes artificiais de radiação ionizante; requerendo, entretanto, que as práticas que dão origem a exposições radiológicas na saúde sejam efetuadas em condições otimizadas de proteção; a necessidade de garantir a qualidade dos serviços de radiodiagnóstico prestados à população, assim como de assegurar os requisitos mínimos de proteção radiológica aos pacientes, aos profissionais e ao público em geral; de padronizar, em nível nacional, os requisitos de proteção radiológica para o funcionamento dos estabelecimentos que operam com raios X diagnósticos e a necessidade de detalhar os requisitos de proteção em radiologia diagnóstica e intervencionista.

RADIOTERAPIA

RDC 20, de 2 de fevereiro de 2006: estabelece o Regulamento Técnico para o funcionamento de serviços de radioterapia, visando à defesa da saúde dos pacientes, dos profissionais envolvidos e do público em geral. Considerando a necessidade de estabelecer uma padronização nacional das normas e parâmetros sanitários para o funcionamento dos serviços de radioterapia das instituições públicas e privadas, possibilitando uma maior segurança e proteção para os pacientes que se encontrem em tratamento radioterápico e uma maior eficiência desse tratamento; considerando a complexidade envolvida na administração deliberada da radiação ionizante em pacientes e a necessidade de redução dos riscos de eventos adversos decorrentes desta prática.

Referências

Brasil. Agência Nacional de Vigilância Sanitária – ANVISA. Assistência segura: uma reflexão teórica aplicada à prática. Brasília, DF: Agência Nacional de Vigilância Sanitária, 2013. 168 p.

Brasil. Agência Nacional de Vigilância Sanitária – ANVISA. Investigação de eventos adversos em serviços de saúde. Brasília, DF: Agência Nacional de Vigilância Sanitária, 2013. 67 p.

Brasil. Ministério da Saúde. Documento de referência para o Programa Nacional de Segurança do Paciente/Ministério da Saúde; Fundação Oswaldo Cruz; Agência Nacional de Vigilância Sanitária. Brasília: Ministério da Saúde, 2014. 40 p.: il.

Brasil. Ministério da Saúde. Glossário do Ministério da Saúde: projeto de terminologia em saúde/Ministério da Saúde – Brasília: Ministério da Saúde, 2004. 142 p. (Série F. Comunicação e Educação em Saúde).

Brasil. Portaria 1.660, de 22 de julho de 2009. Institui o Sistema de Notificação e Investigação em Vigilância Sanitária – VIGIPÓS, no âmbito do Sistema Nacional de Vigilância Sanitária, como parte integrante do Sistema Único de Saúde – SUS. Diário Oficial da União, 24 jul 2009.

Kohn L, Corrigan J, Donaldson M (eds.) To err iss human: building a safer health system. Washington, DC: Committee on Quality of Health Care in America, Institute of Medicine. National Academy Press, 2000.

Mendes Júnior WV. Avaliação da ocorrência de eventos adversos em hospital no Brasil. Rio de Janeiro, 2007. Tese de Doutorado – Escola Nacional de Saúde Pública Sérgio Arouca – Fundação Oswaldo Cruz.

O'Connor E, Coates HM, Yardley IE, Wu AW. Disclosure of patient safety incidents: a comprehensive review. International Journal for Quality in Health Care 2010; 22(5):371-9.

Portaria 529, de 1º de abril de 2013. Institui o Programa Nacional de Segurança do Paciente (PNSP). Diário Oficial da União, 2 abr 2013.

Steenhuysen J. Mistakes common in U.S. hospitals. Reuters Health Information 2011; 1.

Wachter RM. Compreendendo a segurança do paciente. Porto Alegre: AMGH, 2013.

World Health Organization – Fifty-Fifth World Health Assembly A55/13. Provisional agenda item 13.9 23 March 2002 – Quality of care: patient safety.

CAPÍTULO 4

Aspectos Legais Aplicáveis à Prevenção e ao Controle de Eventos Adversos Assistenciais Parte II: Pesquisa e Lista de Verificação

Janine Pinho

COMO PESQUISAR E ATUALIZAR A LEGISLAÇÃO

Para a pesquisa de legislações referentes à prevenção e ao controle de eventos adversos assistenciais, o *site* da Agência Nacional de Vigilância Sanitária (ANVISA) disponibiliza acesso que facilita e direciona a busca.

Em sua página inicial, direcionada ao cidadão, encontra-se o *link* "serviços de saúde", disposto como tópico referente ao título *Proteção à saúde*, como pode ser observado na Figura 4.1.

Ao clicar no *link* "serviços de saúde", o usuário será direcionado para a página que contém os "Assuntos de Interesse" relacionados com o tópico serviços de saúde, como mostrado na Figura 4.2.

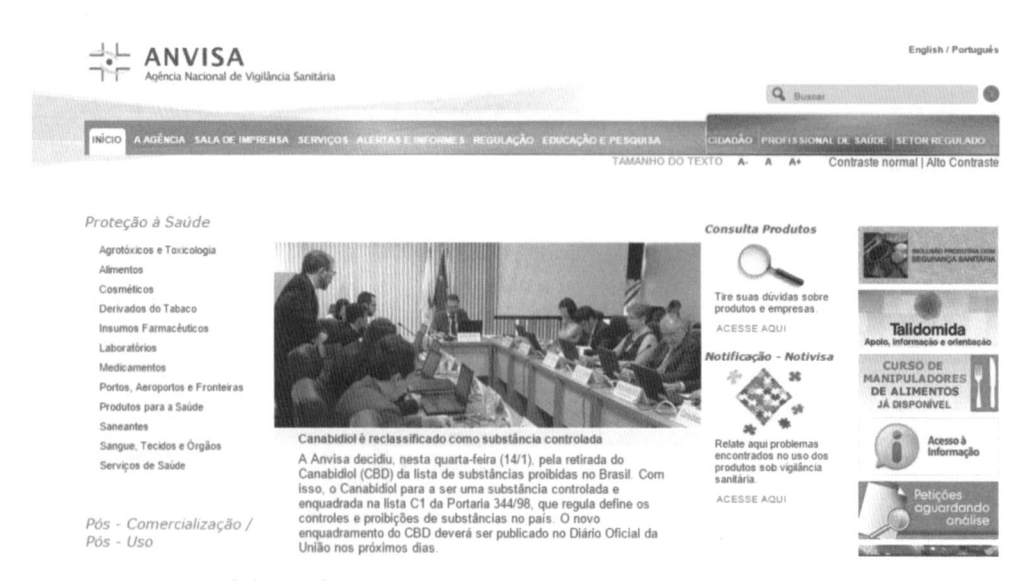

Figura 4.1 Página inicial do *site* da ANVISA – Cidadão. (Disponível em: http://portal.anvisa.gov.br/wps/portal/anvisa/home.)

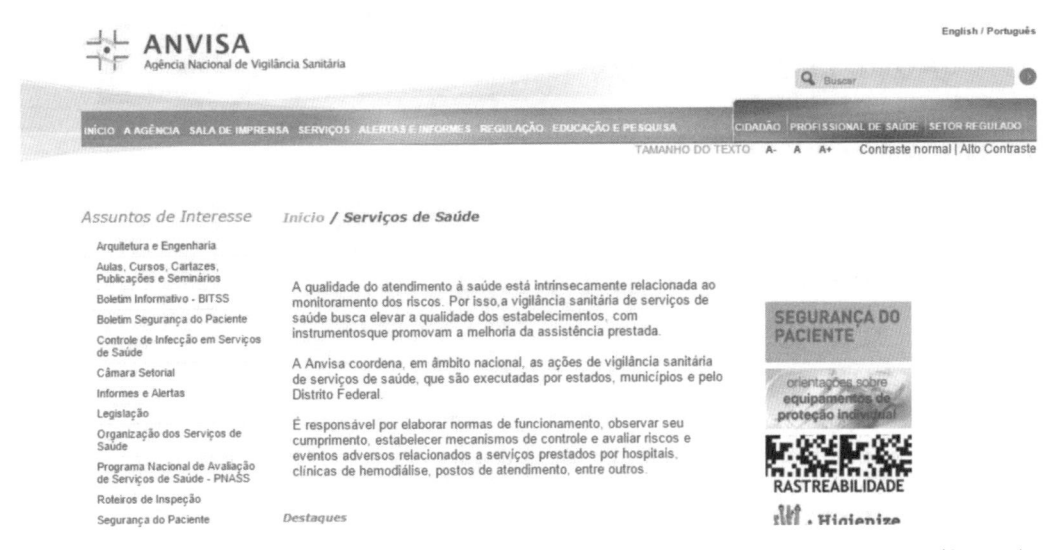

Figura 4.2 Serviços de saúde. (Disponível em: http://portal.anvisa.gov.br/wps/content/Anvisa+Portal/Anvisa/Inicio/Servicos+de+Saude.)

Dentre os principais tópicos listados como assuntos de interesse, aqueles que relacionam legislações importantes e que têm impacto direto no monitoramento de eventos adversos assistenciais são:

- **Aulas, cursos, cartazes, publicações e seminários:** informações relacionadas com os serviços de saúde no que se refere aos seguintes aspectos: arquitetura e engenharia, gerenciamento de resíduos e organização. Abordam aspectos educativos e material de apoio.
- **Controle de infecção em serviços de saúde:** através desse *link* é possível ter acesso aos principais informes e notas técnicas publicados sobre controle de infecção.
- **Informes e alertas:** mantém disponível os principais informativos, como notas técnicas e comunicados de risco emitidos.
- **Legislação:** detalha em diversos tópicos as legislações aplicáveis aos serviços de saúde.
- **Segurança do paciente:** direciona para as principais normas que estabelecem os critérios para notificação dos eventos adversos assistenciais e material educativo.

Outro acesso a pesquisas e atualizações de legislações disponíveis é obtido através do *site* de busca Saúde Legis (Figura 4.3) — sistema de pesquisa de legislação que reúne os atos normativos do Sistema Único de Saúde (SUS), no âmbito federal, incluindo as normas publicadas pela ANVISA.

O *link* para o *site* está disponível na página inicial do *site* da ANVISA. Ao clicar no tópico "Legislação" dos "Assuntos de Interesse", o *link* para Saúde Legis será direcionado, como mostrado nas Figuras 4.4 e 4.5.

O *site* disponibiliza todas as etapas para pesquisa com o objetivo de facilitar a busca pelas legislações e torná-la mais específica.

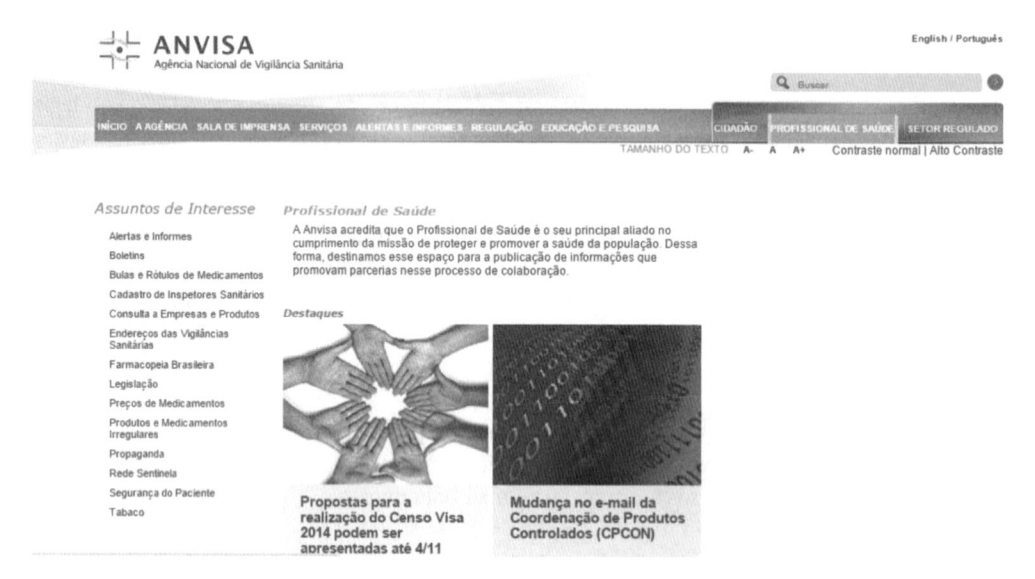

Figura 4.3 Saúde Legis. (Disponível em: http://portal2.saude.gov.br/saudelegis/LEG_NORMA_PESQ_CONSULTA.CFM.)

Figura 4.4 Página inicial do *site* da ANVISA – Profissional de saúde. (Disponível em: http://portal.anvisa.gov.br/wps/portal/anvisa/anvisa/profsaude.)

COMO REALIZAR A PESQUISA

Tipo de busca

A seleção de busca pelo FORMULÁRIO (POST) ou busca pela URL(GET) não interfere no resultado da pesquisa.

Tipo de norma

Na escolha da consulta pelo tipo de norma, informe pelo menos duas descrições da norma.

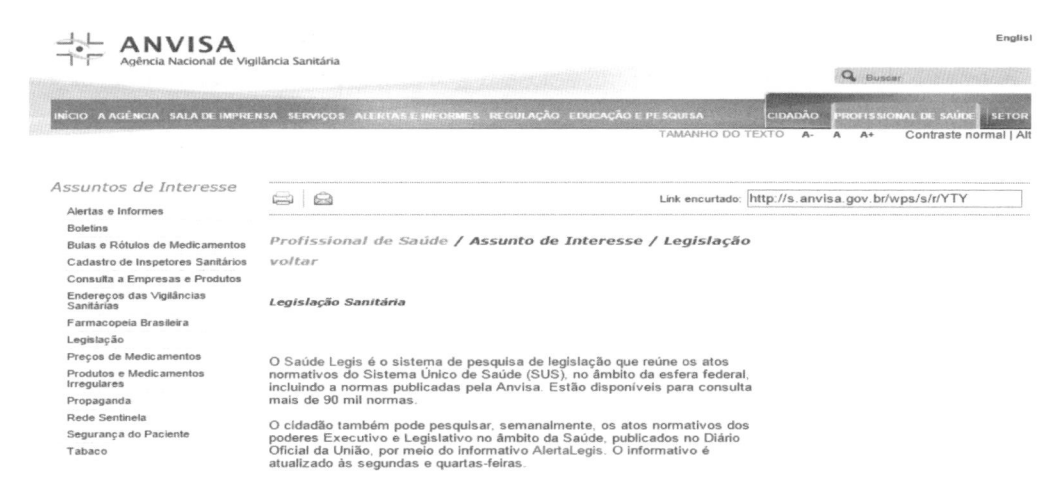

Figura 4.5 Legislação sanitária. (Disponível em: http://portal.anvisa.gov.br/wps/content/Anvisa+Portal/Anvisa/Profissional+de+Saude/Assunto+de+Interesse/Legislacao.)

Exemplos:

- Portaria e data de publicação.
- Resolução e origem.
- Consulta pública e ano de assinatura.

Data de publicação

É necessário preencher todos os campos (dia/mês/ano). Se desejar que a busca abranja um período, digite a data nos campos correspondentes (por exemplo, de 01/04/2014 até 31/12/2014).

Origem

O órgão competente responsável pela publicação da legislação.

Quantidade de registros

Selecione a quantidade de registros que deseja que apareça na tela; caso contrário, o sistema apresentará automaticamente 10 registros por página.

Situação

Vigente ou revogada.

Busca por assunto

Digite uma ou mais palavras relacionadas com o tema a ser pesquisado (texto livre). Os termos digitados serão localizados em qualquer parte da ementa, observação ou da indexação do ato normativo. Ao pesquisar por assunto, desconsidere maiúsculas e acentos. Utilize apenas um espaço entre cada uma das palavras digitadas.

COMO TRANSFORMAR LEI EM LISTA DE VERIFICAÇÃO

A utilização de uma lista de verificação, ou *checklist*, tem por objetivo compactar em tópicos os processos que serão verificados. Durante uma auditoria (ou vistoria), as listas de verificação são ferramentas importantes para que seja observado o cumprimento dos requisitos da legislação (ou legislações) pertinentes àquele processo.

Passo a passo para transformação de uma lei em lista de verificação

1. Antes da construção de uma lista de verificação, é de grande importância o levantamento de toda a legislação aplicável ao processo (ou campo de aplicação) que será auditado.
2. Realizar a busca de toda legislação aplicável: portarias, resoluções, informes técnicos, notas técnicas, decretos etc.
3. É necessário atentar para a necessidade de manter somente a legislação vigente.
4. Mais tarde, deverá ser realizada a leitura detalhada de toda a legislação, para que sejam excluídos os tópicos relacionados diretamente com o controle/monitoramento dos eventos adversos assistenciais. A leitura também é importante para o entendimento dos requisitos exigidos, assim como o levantamento e a descrição das principais evidências observadas para verificação do cumprimento da lei (ou leis).

Para construção de uma lista de verificação compacta e bem direcionada, deverão ser cumpridas todas as etapas descritas. A leitura prévia e o entendimento das legislações aplicáveis ao processo que será auditado possibilitam uma auditoria eficiente. A Tabela 4.1 apresenta um modelo de lista de verificação com a explicação sucinta dos tópicos que serão abordados.

Tabela 4.1 Modelo de lista de verificação

LISTA DE VERIFICAÇÃO DA LEGISLAÇÃO		
LEI:	**Título da Lei que será verificada**	
Número do Capítulo/Artigo/Parágrafo	**Descrição**	**Evidências de como atender**
Descrição conforme presente na legislação: Ex.: Artigo 1º – Inciso II e Artigo 2º – Inciso IV, letra a	Descrição completa do requisito	"Especificar como a organização atende ao requisito legal"

Microbiota Associada aos Eventos Adversos Infecciosos: Identificação e Controle

CAPÍTULO 5

Microbiologia: Mecanismos das Doenças e o Papel do Laboratório

Ângela Vieira Serufo
José Carlos Serufo

FILOSOFIA E PROPÓSITOS

A equipe médica tem demonstrado expressivo crescimento com a chegada de novos especialistas, incorporando novas e arrojadas tecnologias de promoção e recuperação da saúde. A cirurgia videoendoscópica fascina pela efetividade da intervenção sem os traumas da cirurgia tradicional, possibilitando que pacientes sejam submetidos a procedimentos que, em outras épocas, os tornariam inativos por longos períodos. A terapia gênica ronda os umbrais do mundo real.

Não menos fascinante tem sido o diagnóstico etiológico em tempo recorde e com alta confiabilidade de doenças até então não detectáveis ou de difícil diagnóstico, propiciado pelo conhecimento dos genomas e a disponibilidade de técnicas moleculares de diagnóstico.

Especialistas em diagnóstico e tratamento das doenças infecciosas e parasitárias aumentam a cada dia. Assim, bacteriologistas, virologistas, micologistas, parasitologistas, micobacteriologistas, patologistas, imunologistas, geneticistas, fisioterapeutas, enfermeiros, clínicos, pneumologistas e biólogos moleculares, dentre outros, devem integrar-se para não fragmentar o paciente e esforçar-se para entender o limite, às vezes indefinido, entre a genética e a infecção.

A integração desses especialistas em diagnóstico com os demais profissionais envolvidos com o tratamento do paciente, em especial o médico responsável, aumenta a acurácia do diagnóstico das doenças infecciosas, permitindo ao laboratório planejar os testes que melhor atendam cada paciente no particular momento evolutivo de sua doença.

Os princípios e fundamentos básicos de responsabilidade do médico e do microbiologista encontram-se listados a seguir:

- Esforçar-se para obter amostra antes de iniciar o uso de antimicrobianos.
- Usar técnica asséptica.
- Ao obter amostras de sítios estéreis, evitar a contaminação com microrganismos colonizantes da pele e das mucosas.
- Coletar volume adequado.
- Preferir tecido ou secreção aspirada a *swab*.
- Rotular adequadamente o frasco.
- Preencher o pedido médico e as guias de encaminhamento, fornecendo os dados clínicos relevantes, a fim de facilitar o processamento laboratorial e evitar transtornos ao setor de faturamento.
- O tipo de exame indicado (isolamento, identificação, sorologia IgM e/ou IgG) deve respeitar o tempo de doença.

- Diante de suspeitas clínicas pouco usuais, notificar ao laboratório a necessidade de testes especiais.
- Planejar com o laboratório a necessidade e a sequência de testes moleculares de custo elevado.
- Considerar todas as amostras como de alta contagiosidade.
- Acompanhar o trajeto dos espécimes clínicos e certificar-se de que as amostras para microbiologia não sejam colocadas em formol ou se desintegrem com o tempo.
- Amostras únicas devem seguir primeiro para microbiologia e depois para exames bioquímicos e histopatológicos.

Ao abordar o assunto filosofia e propósitos do diagnóstico microbiológico, é oportuno citar alguns princípios registrados na primeira edição do livro *Clinical diagnosis by laboratory examinations* (Kolmer, 1945):

- A amostra devidamente coletada deve ser levada prontamente ao laboratório.
- Os cultivos devem ser feitos em meios frescos e adequados.
- A diferenciação entre microrganismos clinicamente importantes e aqueles que carecem de interesse é frequentemente difícil ou impossível.
- O valor clínico do exame microbiológico não pode ser maior do que a confiança que merece o laboratório que o executou.

RACIOCÍNIO CLÍNICO

A grande dificuldade do médico assistente nos primórdios de sua formação acadêmica tem sido integrar os conhecimentos adquiridos, sobre as diversas doenças, técnicas de diagnóstico e métodos de tratamento, ao quadro clínico da doença apresentada pelo paciente.

O conhecimento chega fragmentado em virtude do modo como se apresenta nos livros e como tem sido abordado durante a formação acadêmica, em que pesem esforços para se vislumbrarem melhores opções didáticas. No entanto, na lida profissional há de se incrementar raciocínios adequados a cada paciente. A residência médica tem sido um dos momentos principais onde se forma o raciocínio clínico, habilitando o médico a exercer suas atividades.

Outros profissionais envolvidos com o diagnóstico, como bioquímicos, biomédicos e biólogos, não passam, em geral, por residência em serviço especializado por período mínimo de 2 anos, o que os torna distantes da prática. As pós-graduações em nível de mestrado e doutorado não suprem essa deficiência.

A formação profissional tem sido um dos maiores entraves à integração clinicolaboratorial e à eficiência do diagnóstico de doenças infecciosas, entendida como diálogo clinicolaboratorial com intuito de adequar os métodos laboratoriais às necessidades de cada indivíduo doente. Assim, de nada adianta disponibilizar tecnologia de ponta para detecção de um microrganismo que não é encontrável no espécime analisado, por motivos espaciais do sítio amostrado ou coleta extemporânea ou, ainda, por conservação inadequada da amostra. Por outro lado, de que adianta realizar testes sorológicos confiáveis e quantitativos se os anticorpos pesquisados não se apresentam detectáveis no sangue, seja porque ainda não surgiram em níveis detectáveis pelo método utilizado, seja porque já não circulam mais? Tudo isso se agrava pela disponibilidade dos serviços que, por diversos motivos, funcionam em horário comercial e deixam de atender às necessidades dos clientes, impostas por suas doenças.

O conhecimento atualizado e a boa prática médica alavancam o raciocínio clínico, enquanto o intercâmbio clinicolaboratorial o esmera.

PONTOS CRÍTICOS NO DIAGNÓSTICO

Neste tópico serão abordados os mais importantes pontos que podem comprometer a qualidade do estudo microbiológico, desde a coleta, o transporte e a conservação da amostra, até a execução e interpretação dos resultados laboratoriais, passando por questões tecnológicas, imposições econômicas, particularidades dos microrganismos e os critérios universais de rejeição de amostras tão importantes para promover a qualidade das análises, mas pouco praticados em nosso meio.

Pontos críticos relacionados com a amostra

Coleta e transporte de amostras biológicas

A coleta de amostra e o transporte são considerados críticos, uma vez que a qualidade do resultado laboratorial pode ser limitada pelas características da amostra e suas condições de chegada ao laboratório.

As amostras devem ser coletadas com cuidado para evitar ou minimizar a possibilidade de introdução de microrganismos que não estão envolvidos com o processo infeccioso. Essa situação é complicada quando os espécimes contêm germes da microbiota residente e que podem causar doença, como, por exemplo, a *Klebsiella* spp. na cavidade oral de um paciente com pneumonia ou o *Staphylococcus* spp. na pele de um paciente com endocardite.

O primeiro passo consiste sempre na identificação da amostra. A guia de requisição deve ser preenchida de maneira legível e conter, no mínimo:

- data e hora da coleta;
- tipo de amostra e volume coletado;
- nome completo do paciente, número do registro, procedência, idade;
- exames solicitados;
- medicamentos em uso;
- dados clínicos: tempo de doença, estado imune, exames anteriores;
- nome e telefone do médico e/ou hospital.

A guia de requisição deve ser transportada em separado ou embalada em plástico, para não molhar durante o transporte. A fim de evitar extravio da amostra, a guia deve conter o nome, o endereço e o telefone do laboratório. Facilitará o retorno dos resultados a informação do nome e telefone do médico e do laboratório, hospital ou serviço de origem. O acondicionamento adequado e a agilidade do transporte de amostras para exames microbiológicos são quesitos decisivos para a confiabilidade dos resultados. A data e a hora da coleta contribuem para o controle dessa etapa e incentivam o processamento mais rápido. O volume dos espécimes deve ser anotado no rótulo e medido no laboratório. Assim, o resultado, em especial quando negativo, pode ser enriquecido com a informação do volume examinado.

As amostras para citologia, citometria, pesquisa monoclonal e cultura devem ser transportadas sob refrigeração (nunca congeladas) ou à temperatura ambiente. As amostras para sorologia devem ser transportadas em gelo ou, quando os testes serão processados após 3 dias, congeladas. Os recipientes devem estar bem fechados, protegidos contra vazamentos, embalados em saco plástico e corretamente identificados.

Amostras para microbiologia geral

As amostras para culturas convencionais, bactérias e fungos podem ser transportadas sem meios especiais, desde que sejam semeadas nas próximas horas. Não se recomenda colocá-las em gelo ou refrigeração. Os *swabs* devem ser colocados em tubo estéril contendo 1mL de salina, para evitar o ressecamento. A semeadura em meios, de acordo com os protocolos de cada serviço, deve ser realizada tão logo a amostra chegue ao laboratório, sendo abominável a prática de deixá-la na geladeira ou sobre o balcão, esperando pelo microbiologista, por vezes até o dia seguinte. O material original deve ser conservado para futuras análises, em particular as moleculares, quando não se logra êxito com as técnicas clássicas e o raciocínio clínico levanta novas hipóteses diagnósticas, nem sempre contempladas no pedido inicial.

Mais racionalmente, exercendo verdadeiro intercâmbio clinicolaboratorial e/ou por motivos econômicos, o material pode receber processamento gradual e conservação para futuras pesquisas sorológicas, monoclonais e moleculares de acordo com programação prévia que pesquisará as causas mais prováveis, em primeiro lugar, aguardando hipóteses que surgirão na evolução do quadro clínico.

Amostras para cultura de anaeróbios

As amostras para detecção de bactérias anaeróbias devem ser semeadas imediatamente após a coleta em condições e meios apropriados, que lhes permitam a sobrevivência por período maior, antes de seu transporte. As amostras para cultura de anaeróbios devem ser preferentemente coletadas por aspiração, expulsando-se o ar da seringa, e injetadas de imediato em frasco hermético contendo meio para conservação de anaeróbios que promova um período de transporte da ordem de 3 a 6 horas. Esses meios vêm acondicionados em frascos lacrados, com atmosfera de nitrogênio, sem oxigênio, de modo que não se deve permitir a entrada de ar durante seu manuseio.

Amostras para detecção de microrganismos fastidiosos

Amostras para detecção de bactérias fastidiosas devem ser rapidamente levadas ao laboratório, à temperatura ambiente, onde serão semeadas em meios e condições apropriadas, ou devem ser transportadas em meios especiais que possibilitem a sobrevivência por um período maior. Como exemplo, podemos citar o *Haemophilus influenzae*, em amostra de lavado broncoalveolar (BAL) ou liquor, que morrerá se não for colocado em meio de cultivo apropriado em aproximadamente 1 hora – um dos principais motivos de raramente ser isolado em espécimes clínicos. Os microrganismos intracelulares, como as clamídias e micoplasmas, as legionelas e várias espécies de estreptococos têm comportamento semelhante, não resistindo mais do que minutos a poucas horas. Os parasitas intracelulares obrigatórios sobrevivem enquanto as células se mantêm viáveis.

Amostras para virologia

Amostras para cultura de vírus devem ser conservadas congeladas, se possível a $-70°C$. Quando o processamento ocorre na primeira semana após a coleta, o congelador comum $(-20°C)$ é suficiente para sua conservação. Embora apresente particularidades ainda não suplantadas pela análise molecular, a exemplo da possibilidade de realizar testes de sensibilidade a agentes antivirais, em razão da exigência de estrutura laboratorial complexa e de profissional especializado, a cultura para vírus tem sido substituída pela pesquisa monoclonal direta e por testes moleculares, como a reação em cadeia da polimerase (PCR – *polimerase chain reaction*).

As amostras para pesquisa direta de vírus, como a pesquisa monoclonal de vírus específicos em liquor ou BAL, devem ser transportadas à temperatura ambiente. Recomenda-se que a amostra seja processada nas primeiras 6 horas. O congelamento romperá as células infectadas, dificultando sobremaneira a leitura do teste. Embora apresente alta especificidade nas mãos de laboratorista experiente, a sensibilidade da pesquisa monoclonal depende da celularidade do espécime. A PCR pode ser aplicada na pesquisa viral com as vantagens da rapidez e da alta sensibilidade e as desvantagens do alto custo e da falta de padronização na detecção de seu produto. Os frascos utilizados no transporte, antissépticos, anestésicos como a xilocaína e outras substâncias presentes nas amostras podem inibir a PCR e tornar falso o resultado negativo.

Amostras para biologia molecular

Amostras para biologia molecular devem ser acondicionadas em frascos de primeiro uso, esterilizados por métodos que não deixem resíduos que possam inibir as enzimas, como a polimerase, utilizadas na PCR. As amostras contendo agentes com genoma DNA e destinadas à detecção de segmentos de DNA não necessitam conservação em gelo. Por outro lado, as amostras de vírus RNA e aquelas destinadas à carga viral, quantificada pelo RNAm, independentemente de o genoma ser RNA ou DNA, devem ser mantidas congeladas. Na quantificação (carga) viral de HIV (vírus da imunodeficiência humana), HBV (vírus da hepatite B), CMV (citomegalovírus) e HCV (vírus da hepatite C), o sangue deve ser coletado em tubo com EDTA, do mesmo tipo usado para hemograma (tampa roxa), e o plasma deve ser imediatamente separado por centrifugação e congelado.

Os fragmentos de tecidos e órgãos são mais bem conservados para os testes moleculares (hibridização e PCR *in situ*) quando colocados em frascos estéreis sem inibidores, contendo pequena quantidade de salina estéril (o suficiente para cobrir o tecido), e acondicionados em gelo para evitar putrefação. Frascos reaproveitados podem conter pequenas quantidades de detergentes (um frasco de vidro, por exemplo, deve ser enxaguado em água corrente cerca de dez vezes e, em seguida, duas vezes com água destilada, para se eliminar todo o detergente aderido a sua parede) e mesmo fragmentos de DNA que resistem às altas temperaturas. Tecidos conservados em formol e em parafina podem ser submetidos a testes de biologia molecular, mas, nesses casos, mostram menor sensibilidade.

Critérios de rejeição de amostras

A devolução de amostras inadequadas para estudo microbiológico tem sido uma das dificuldades dos serviços de microbiologia, motivada pela falta de diálogo e compreensão do médico assistente. A postura do médico, infelizmente, inibe o técnico que, muitas vezes, prefere processar a amostra a ter de explicar sua inadequação, a qual, na maioria das vezes, não resulta de erro do laboratório.

Os principais critérios de rejeição são os seguintes:

- Amostras não identificadas ou portando a informação do rótulo inconsistente com o conteúdo do frasco. Nos casos de amostras originadas de procedimentos invasivos ou que não podem ser coletadas novamente, todos os esforços devem ser feitos junto aos responsáveis para tentar identificá-las antes de serem desprezadas.
- Frasco aberto, quebrado ou vazando e outras indicações perceptíveis de amostras contaminadas.
- Tempo de transporte prolongado ou meio de transporte, recipiente de coleta e condições de transporte inadequados.
- Amostras sem valor para estudo microbiológico. Enquadram-se nesse grupo as pontas de sonda urinária de demora (Foley), vômitos e tecidos mortos ou em putrefação.
- Volume da amostra abaixo do mínimo exigido para os testes solicitados.
- Testes solicitados inapropriados para o espécime.

O microbiologista deve contatar o médico responsável, expor os problemas e as limitações decorrentes, na tentativa de buscar o melhor caminho para o diagnóstico.

A Tabela 5.1 resume os critérios de coleta, transporte e manipulação de amostras para estudo microbiológico de acordo com o sítio da infecção.

Pontos críticos relativos aos laboratórios

A baixa remuneração dos exames microbiológicos levou ao fracionamento da cultura e ao tímido investimento nessa área do laboratório, que se tornou apêndice acanhado do laboratório geral. Felizmente, há reações opostas com serviços de excelência em curso. O fracionamento da cultura, gerando inúmeras culturas especiais, compromete o estudo microbiológico, no sentido de que a cultura com antibiograma, solicitação médica clássica, vislumbra apenas microrganismos comuns, muitas vezes não causadores da doença em questão.

Tabela 5.1 Coleta e manipulação de amostras para estudo microbiológico

Amostra	Volume	Temperatura	Método de coleta	Comentários	
Sangue					
Rotina	Adultos: 10mL/fr Crianças: 1 a 5mL/fr	TA	Cultura em meio líquido	Coletar 2 ou 3 frascos, 15/15 minutos, em diferentes sítios de punção	
Fungos dimorfos	10mL/fr	TA	Meio líquido para fungos	Processar em até 8 horas; cândidas e outras leveduras podem ser detectadas por métodos diretos	
Micobactérias	10mL/fr	TA	Meio líquido para micobactérias	Obter 1 ou 2 amostras	
Cateter vascular	Enviar 5cm da porção distal do cateter	4°C	Técnica semiquantitativa de rolagem	Assepsia da pele antes da coleta, coletar 2 hemoculturas periféricas	
Liquor	2 a 5mL em dois frascos	TA	Frasco estéril sem inibidores, de primeiro uso	Cultura de rotina – enviar frasco extra para testes futuros Suspeita de vírus – pesquisa monoclonal ou PCR	
Peritoneal Pericárdico Pleural Sinovial	2 a 10mL	TA	Aspiração com seringa Frasco estéril Meio de transporte para anaeróbios	Nunca coletar swab do líquido Preparar lâminas para monoclonais para PCR	
Tecidos e biópsias	Tanto quanto possível	TA	Frasco estéril com 1mL de salina Meio para anaeróbios	Tecidos são sempre melhores do que swabs	
Pulmões e vias aéreas					Checar critérios de validade
Escarro aspirado	1 a 3mL	TA	Frasco estéril	Higiene oral prévia	Preparar lâminas
BAL	10 a 20mL	TA	Frasco estéril	Anotar volume do lavado Guardar para PCR	para monoclonais Esfregaço em 2 a 3
Nasal		TA	Girar o swab 5×	Indicado para S. aureus e estreptococos do grupo A	lâmina
Nasofaringe	2 swabs	TA	Meio de transporte	Pode perder a B. pertussis	
Amígdalas			Swab alginatado		
Urina					Jato médio para cultura quantitativa
Micção	5 a 10mL	4°C	Frasco estéril de boca larga	Higiene local com água e sabão	
Sonda	5 a 10mL	4°C	Desinfetar a sonda e coletar por punção	Realizar sempre a rotina de urina	Primeiro jato:
Punção suprapúbica	5 a 10mL	4°C	Frasco estéril ou seringa vedada		Mycoplasma spp Chlamydia spp Ureaplasma

Geniturinário				
Endométrio				
Amniótico	2 a 10mL	TA	Meio de transporte para anaeróbio	Coletar sem contaminar com a microbiota vaginal
Pélvico				Enviar o restante na seringa vedada
Vaginal		4°C	Dois swabs Preparar lâmina	Para pesquisa de tricomonas, cândidas
Próstata	1 a 5mL	TA	Coletar em frasco estéril	Massagem prostática
Chlamydia trachomatis		4°C	Swab/escovado Meio de transporte	Swab sem inibidores da PCR
HSV		4°C	Swab em frascos com 1mL de salina	Evitar swab com madeira e os alginatados
Neisseria gonorrheae		TA	Meio de transporte	Transportar em microaerofilia ou atmosfera de CO_2
Fezes				
Coprocultura	> 2g ou + de 5mL	TA	Meio de transporte Frasco estéril	Não indicado após 3 dias de hospitalização
Toxina de C. difficile	> 2g ou + de 5mL	4°C até 24h ou congelar	Frasco estéril	Indicado para diarréia após 3 dias de hospitalização
EPF	> 2g	TA 4°C	Frasco ou frasco com MIF	Exame a fresco imediato ou coleta 3 dias em MIF

TA: temperatura ambiente.

Obs.: a temperatura de 4°C pode ser obtida na prateleira da geladeira comum.

Será que o médico, quando recebe o resultado negativo dessa cultura, tem consciência da real dimensão de seu párvulo significado? E qual seria o conteúdo de verdade de um resultado positivo? Um bom exemplo seria a cultura do lavado broncoalveolar que não detecta clamídia, micoplasma, legionela, hemófilos e muitos estreptococos, etiologias comuns das infecções pulmonares bacterianas. Não detecta, ainda, anaeróbios e vírus que podem ser responsáveis ou estar participando do processo infeccioso.

O grupo de resultados negativos de amostras de sítios estéreis alberga os microrganismos que não crescem na "cultura comum".

Infraestrutura laboratorial

Os serviços de microbiologia dentro dos laboratórios de patologia clínica quase sempre apresentam graves problemas estruturais e de falta de equipamentos. Destacam-se as dimensões reduzidas da área física, o ambiente único, a não disponibilidade de capela de fluxo laminar e a falta de pias, de autoclave, de geladeiras, de estufas e de equipamentos de automação. O laboratório de microbiologia deveria dispor de, no mínimo, duas salas próprias, caso possa utilizar áreas comuns de descarte, lavagem e esterilização. Deveria ter, no mínimo, duas geladeiras, uma para meios e discos e outra para amostras. Os materiais contaminados, placas e amostras, devem ser descartados somente após esterilização em autoclave, que deve estar instalada dentro da área de trabalho ou em sua fronteira.

As áreas destinadas à biologia molecular, advento de construção mais recente nos laboratórios clínicos, quando disponibilizadas, em geral, seguem os padrões recomendados, enquanto a sorologia e a imunologia comumente situam-se no espaço físico do laboratório geral.

Disponibilidade de profissionais e técnicos

Os microbiologistas frequentemente cumprem jornada de trabalho de 4 a 6 horas diárias, de segunda a sexta-feira. Os serviços mais organizados dispõem de dois profissionais que cobrem o horário diurno e alternam-se nos finais de semana. Raros serviços de microbiologia contam com cobertura ininterrupta. Além dessa presença, torna-se fundamental uma mudança de postura com o foco dos processos centrado no atendimento das necessidades dos pacientes e não na disponibilidade de cada um.

O processamento e o acompanhamento das culturas e antibiogramas em caráter contínuo por profissional habilitado agilizam os resultados, tornando-os mais úteis aos pacientes, ao poderem contribuir com dados importantes na hora da tomada de decisões e da prescrição de antimicrobianos.

Diante da possibilidade de se deparar no dia a dia com doenças emergentes e reemergentes e com mudanças frequentes do perfil de resistência a medicamentos de vários microrganismos, é imprescindível que a equipe laboratorial esteja sempre atualizada.

Tecnologia em uso

Os testes laboratoriais apresentam diferentes desempenhos, variando de método a método, geração a geração no mesmo método e, inclusive, entre fabricantes do mesmo método e mesma geração. Isso quer dizer que não basta saber qual o método utilizado para avaliar o conteúdo de verdade expresso em determinado resultado.

Os testes devem ser avaliados em cada serviço, antes de serem colocados em uso. Assim, pode-se avaliar um teste pelas validades intrínseca e extrínseca. A validade intrínseca determina o desempenho do teste em comparação a teste de referência, sendo avaliado por parâmetros como sensibilidade, especificidade e coeficientes de variação intrateste e interteste. Essas são características do teste e não da população, sendo independentes da prevalência da doença. A validade extrínseca é a capacidade do teste detectar a relação entre a população e a doença, ou seja, determinar os parâmetros que dependem da prevalência, como o valor preditivo, além de avaliar seu desempenho através da reprodutibilidade, acurácia e precisão.

Imposições econômicas

Estas têm constituído sério entrave à padronização de testes e à implementação da qualidade das análises nos laboratórios de análises clínicas, biologia molecular e microbiologia que, com frequência, se veem obrigados a comprar os reagentes de menor preço e a equacionar seus custos de acordo com os valores pagos pelos diversos convênios. Isso é agravado por exames que nem sequer constam nas tabelas, representados, em especial, pela maioria dos testes virológicos e dos que utilizam técnicas moleculares.

Os *kits* e reagentes disponíveis no mercado brasileiro, mesmo com registro obrigatório no Ministério da Saúde, não são submetidos a controle periódico de qualidade pelos órgãos de fiscalização, que deixam essa tarefa, em voto de confiança, a cargo dos próprios fabricantes. As bulas e os protocolos que acompanham os *kits* nem sempre informam a sensibilidade e a especificidade dos ensaios; quando o fazem, muitas vezes não deixam transparecer a metodologia utilizada. Há ainda aquelas bulas que apresentam erros grosseiros, decorrentes da tradução para a língua portuguesa, quando não se quedam no "portunhol".

TÉCNICAS DE DIAGNÓSTICO MICROBIOLÓGICO

Entende-se por diagnóstico etiológico em doenças infecciosas e parasitárias a detecção do agente causal da doença no(s) sítio(s) acometido(s), acompanhada de alterações histocitológicas e/ou clínicas específicas. Isso quer dizer que apenas o achado de determinado microrganismo em sítios locais ou distantes, a detecção de ácidos nucleicos e de antígenos circulantes ou a demonstração de resposta imune não garantem a etiologia da doença.

O diagnóstico presuntivo é estabelecido pela demonstração de anticorpos específicos, produzidos no momento da doença em resposta à infecção. Isso exclui, evidentemente, a produção de anticorpos por vacinas ou administrados em soros hiperimunes. Devem-se excluir também os anticorpos produzidos em infecções passadas. Saliente-se que parte das infecções bacterianas não é avaliada por testes sorológicos.

A disponibilidade de técnicas moleculares, além da bem conhecida PCR, aumenta a cada dia. O sequenciamento gênico automatizado, que já mostra pulso, e o advento dos *biochips* promoverão nova revolução no diagnóstico, fornecendo dados até então inatingíveis na prática laboratorial, evidentemente esbarrando no elevado custo inicial. Trarão como vantagem adicional a tão esperada queda nos preços da PCR. Por outro lado, nenhum teste molecular substituirá os métodos convencionais.

Saber escolher entre toda essa tecnologia, da clássica à molecular, a fim de traçar o melhor caminho para se chegar ao diagnóstico de cada paciente, refletirá a competência do médico, enquanto nosso desafio será contribuir na formação acadêmica e profissional com a divulgação do conhecimento e experiência acumulados.

Métodos clássicos de coloração

Dentre os métodos de coloração direta do microrganismo, a coloração pelo Gram deve ser sempre solicitada nos estudos microbiológicos. A técnica tem baixo custo e rapidez, mas demanda técnico treinado na execução e interpretação. O Gram de gota, por exemplo, pode oferecer em 1 hora subsídios para diagnóstico da infecção urinária. Pode indicar a característica morfotintorial e, até mesmo, sugerir as prováveis bactérias, orientando a antibioticoterapia empírica.

A solicitação de pesquisa de bacilo álcool-acidorresistente (BAAR) tem sido realizada rotineiramente com uso da coloração de Ziehl-Neelsen, que cora micobactérias, mas pode dar resultado positivo para outros microrganismos álcool-acidorresistentes, como *Nocardia asteroides* e *Rhodococcus equi*. O Ziehl-Neelsen pode ser substituído com vantagens pela auramina, método fluorescente e de baixo custo, que aumenta sua sensibilidade sem alterar a especificidade.

Colorações especiais podem ser requisitadas para *Corynebacterium* spp. (coloração de Albert ou azul de metileno de Loeffler), para *Nocardia* spp., *Cryptosporidium* spp. e *Isospora belli* (Kinyoun, carbolfucsina, Sheather), *Campylobacter* (acridina laranja), para *Pneumocystis carinii* (Giemsa, nitrato de prata, pesquisa monoclonal), para *Entamoeba* spp. (iodo, hematoxilina férrica ou tricrômica), para *Trypanosoma* spp., microfilárias e *Leishmania* spp. (coloração de Giemsa ou Wright) e fungos em geral (nigrosina ou tinta-da-china, lactofenol, hidróxido de potássio, Giemsa, calcoflúor). Diante da impossibilidade de decorar tantas técnicas, conhecer suas particularidades e aplicações, e de saber quais métodos o laboratório está utilizando, deixar essa escolha a cargo do microbiologista, escrevendo no pedido médico: "Teste laboratorial para detecção de (seguido pelos nomes de cada agente ou grupo a ser pesquisado)", tem suas restrições, exceto em casos especiais com sólido intercâmbio clinicolaboratorial. É importante anotar no pedido "a critério do microbiologista ou do laboratório, deve-se ampliar a análise de acordo com as particularidades da amostra". O uso da expressão "pesquisa de", infelizmente, ocasiona sérios entraves, uma vez que os convênios trazem em suas tabelas, sob esse nome, o teste de tecnologia mais simples e de menor preço, limitando o laboratório na hora de escolher o método de melhor custo-benefício. O intercâmbio com o laboratório é essencial e contribui para a acurácia da análise.

Culturas

Empregam-se técnicas microbiológicas convencionais ou automatizadas para isolamento e identificação de microrganismos. A identificação precoce do agente causal possibilita tratamento específico e representa redução direta de custo, quando se avaliam o gasto com antimicrobianos e o tempo de internação, além de reduzir a morbimortalidade.

A cultura com antibiograma, comumente solicitada em pedidos médicos, revela apenas microrganismos comuns, não necessariamente os causadores da doença em investigação. A cultura em ágar comum não recupera clamídia, micoplasma, legionela, hemófilos, treponemas, leptospiras e estreptococos fastidiosos, além de anaeróbios, vírus e muitos fungos que necessitam meios enriquecidos e condições especiais de cultivo, muitas vezes não implantados nos laboratórios hospitalares.

Culturas convencionais

A bacteriologia clássica baseia-se no crescimento de microrganismos em condições ideais de cultivo (meio, atmosfera e temperatura). Características morfotintoriais e testes bioquímicos possibilitam a identificação do microrganismo. Os testes bioquímicos podem ser presuntivos, a exemplo do IAL ou Rugai. Esse teste avalia nove parâmetros, e suas combinações sugerem o gênero mais provável de bactérias gram-negativas. Outras provas bioquímicas e imunológicas, individualizadas de acordo com os achados anteriores, tornam possível chegar à conclusão quanto à espécie mais provável.

Os meios cromogênicos seletivos são utilizados para isolamento, diferenciação e identificação de diversos microrganismos, reduzindo o tempo da análise em relação aos procedimentos clássicos. O custo mais elevado e a dependência de fornecedores exclusivos dificultam seu uso.

A desvantagem da microbiologia convencional advém do maior tempo gasto na realização do exame que, muitas vezes, resulta mais da característica do serviço de microbiologia e da disponibilidade dos técnicos em microbiologia do que dos métodos em si. De qualquer maneira, a morosidade não contribui para uma intervenção médica precoce. Por outro lado, a qualidade do isolamento não depende de equipamentos sofisticados.

Culturas automatizadas

Métodos automáticos, na verdade semiautomatizados, podem ser mais rápidos e tendem a ser supervalorizados; demandam certo investimento de recursos e o plantio de microrganismo único, proveniente de amostra de sítio com essa característica, ou de colônia pura isolada pelo método convencional. Essa metodologia impõe vantagens, por promover a análise direta de líquidos nobres em equipamentos de hemocultura e a detecção precoce de surtos, inclusive com avaliação de tendências. No entanto, a exigência de colônias puras demanda o bom funcionamento da microbiologia convencional. Isso significa que, em caso de se semearem em galeria de identificação/automação amostras contaminadas ou duas bactérias diferentes, o equipamento poderá identificar uma terceira que nem sequer estava presente na amostra.

As provas de sensibilidade a antimicrobianos nos sistemas automatizados apresentam a vantagem de poder informar a concentração inibitória mínima da substância e a desvantagem de não ser possível montar o grupo de antibióticos e antifúngicos a serem testados, pois esses vêm definidos de fábrica.

Culturas especiais

Os microrganismos fastidiosos, anaeróbios, micobactérias, fungos e vírus exigem meios e condições especiais de cultivo. Os principais microrganismos de interesse humano que necessitam métodos e culturas especiais para lograr êxito no isolamento encontram-se listados na Tabela 5.2. Embora frequentes causadoras de doença e de citação comum no dia a dia do médico, as bactérias fastidiosas, como *Haemophilus* spp. e *Streptococcus* spp., não são encontradas nas culturas convencionais da maioria dos laboratórios com a frequência esperada. Inúmeros fatores, da coleta às técnicas de processamento, contribuem para o sucesso no isolamento de bactérias fastidiosas.

As bactérias anaeróbias estritas apresentam sensibilidade ao ar ambiente e demandam meios de transporte acondicionados em atmosfera isenta de oxigênio. A coleta por aspiração, usando técnica asséptica, e a inoculação imediata no meio – não se permitindo entrada de ar – aliadas a transporte e processamento em tempo hábil (< 3 horas), além de recursos laboratoriais de anaerobiose, entre outros, são essenciais para o isolamento de anaeróbios estritos.

O diagnóstico de micobactérias traz peculiaridades ligadas à prática médica e ao momento especial da humanidade. Não são poucos os profissionais que ainda acreditam que BAAR positivo significa tuberculose, ou mesmo outra micobacteriose após o advento da epidemia de AIDS e das micobactérias atípicas. Outras bactérias, como *Nocardia* spp. e *Rhodococcus* spp., podem mostrar-se bacilos álcool-acidorresistentes. Quanto à sensibilidade dos métodos de coloração, são necessários aproximadamente 10 mil bacilos/mm^3 de amostra para que possam ser visualizados ao microscópio. As micobactérias exigem tempo prolongado de replicação, cerca de 15 a 22 horas para *M. tuberculosis*, quando comparadas com bactérias comuns, cujo tempo pode ser de apenas 20 minutos. A cultura para micobactérias demanda até 60 dias para conclusão do resultado negativo. Para se chegar à espécie ou realizar prova de sensibilidade, o prazo chega a ser maior do que 60 a 120 dias, o que restringe a utilidade dessas provas na prática clínica.

As técnicas moleculares têm grande utilidade quando as amostras contêm poucos bacilos ou quando é importante afirmar ou afastar a hipótese diagnóstica em tempo curto, de 1 a 2 dias. Para tanto, pode-se utilizar a pesquisa de ácidos nucleicos pela técnica de PCR (sensibilidade próxima de 100%), seguida pela detecção do produto amplificado por hibridização (especificidade de 100%). A utilização de controle interno de amplificação, que deveria ser item obrigatório nesse teste, é fundamental para validar os resultados negativos. Os resultados falso-positivos, ocorridos nos primórdios do desenvolvimento da PCR, alegados por especialistas e micobacteriologistas tradicionais, não mais ocorrem dentro das condições técnicas atuais.

O diagnóstico viral e dos microrganismos fastidiosos representa o "estado da arte" do estudo microbiológico, impulsionado pelas técnicas moleculares e o advento de agentes antivirais específicos. A pesquisa de ácidos nucleicos pela PCR (sensibilidade próxima de 100%) seguida pela detecção do produto amplificado por hibridização (especificidade de 100%) pode detectar, quantificar, tipificar e subtipificar vírus em qualquer órgão ou tecido em horas. A genotipagem, para estudo dos genes de resistência incorporados ao genoma viral, pode sugerir os fármacos mais indicados para cada caso.

Tabela 5.2 Microrganismos que necessitam métodos especiais de detecção

Grupos de microrganismos	Espécies de interesse humano	Métodos de diagnóstico
Anaeróbios	*Bacteroides* spp. *Streptococcus* spp. *Prevotella* spp. *Fusobacterium* spp. *Veillonella* spp. *Clostridium* spp. *Propionibacterium* spp. *Peptostreptococcus* spp.	1. Coloração de Gram e Giemsa 2. Meio de transporte anaeróbio 3. Meios de cultura enriquecidos e seletivos, como BBL, KLBV e outros, em atmosfera de anaerobiose 4. Provas bioquímico-fisiológicas 5. Métodos moleculares
Chlamydia spp	*C. pneumoniae* *C. psittaci* *C. trachomatis*	1. PCR 2. Pesquisa monoclonal 3. Cultura em células MacCoy
Haemophilus spp	*H. influenzae* *H. parainfluenzae*	1. Detecção de antígeno capsular (aglutinação em látex) 2. Cultura em ágar chocolate com estria de estafilococos 3. Cultura em ágar enriquecido
Legionella spp	*L. pneumophila* *L. micdadei*	1. Pesquisa monoclonal 2. Detecção de antígeno urinário 3. Cultura em meio BCYE 4. PCR
Leptospira spp	*L. interrogans* inúmeros sorotipos	1. IgM imunocromatografia ou ELISA 2. Aglutinação 3. Cultura e/ou PCR
Micobactérias	*M. tuberculosis* *M. avium-intracellulare* *M. fortuitum* *M. chelonei* *M. kansasii* Outras espécies	1. Coloração de BAAR (Ziehl-Neelsen, Kinyoun, fluorocrômica ou auramina) 2. Cultura em meio de Löwenstein-Jensen ou *middlebrook* 3. PCR (opção primeiro em sítios fechados)
Mycoplasma spp	*M. pneumoniae* *Ureaplasma urealyticum*	1. Pesquisa monoclonal 2. PCR 3. Cultura em meio líquido com indicador 4. Sorologia
Rickettsiaceae	*Rickettsia* spp. *Coxiella burnetii* *Bartonella henselae* *Ehrlichia canis*	1. Detecção do agente: cultura de células e PCR (carrapato e/ou sangue) 2. Sorologia: imunofluorescência ou ELISA: IgG e IgM
Vírus	Devem ser definidos os vírus ou grupo de vírus a serem pesquisados	1. Pesquisa monoclonal de .... 2. PCR para detecção de ...... 3. Sorologia IgG e IgM para.... 4. Cultura para vírus com tipagem de..... 5. Sonda molecular ou hibridização....

Cultura de células

Bastante utilizada em processos convencionais nos laboratórios de virologia, a cultura de células para isolamento viral vem cedendo gradativamente lugar aos métodos moleculares que, embora também demandem estrutura laboratorial especial, apresentam inúmeras vantagens, como alta sensibilidade, alta especificidade e rapidez.

O método de cultura de células *shell vial*, mais conhecido no diagnóstico de CMV, reduz dramaticamente o tempo requerido para detecção viral em cultura de células. O método emprega a centrifugação da amostra sobre a monocamada celular seguida, em 1 a 2 dias pela pesquisa monoclonal do vírus, antes da visualização de efeitos citopáticos.

A cultura viral tradicional e a *shell vial*, ou os métodos de pesquisa de ácidos nucleicos, são perguntas direcionadas à busca de um vírus ou grupo de vírus. Na cultura, o teste termina com a detecção monoclonal do agente pesquisado, enquanto na pesquisa de ácidos nucleicos os *primers* ou iniciadores definem a característica gênica que se está procurando na amostra. Esse segmento gênico, por sua vez, identifica o agente ou uma propriedade deste.

Prova de suscetibilidade medicamentosa

Os testes de suscetibilidade a antimicrobianos podem ser realizados por diferentes técnicas, entre as quais a difusão de disco em ágar pelo método de Kirby-Bauer, conhecida por antibiograma, e o MIC ou CIM (concentração inibitória mínima).

As seleções dos antimicrobianos a serem testados em cada situação e quais resultados devem ser reportados são decisões que o microbiologista deve tomar em conjunto com o comitê de controle de infecções e o médico assistente. Medicamentos que apresentam sensibilidade *in vitro*, mas que sabidamente não são eficazes para o tratamento do microrganismo isolado, não devem ser reportados no resultado. Essas recomendações do CLSI (Clinical and Laboratory Standards Institute [www.clsi.org], até 2005 denominado NCCLS), o consenso mundial em microbiologia clínica, devem ser mais bem utilizadas pelos médicos assistentes e microbiologistas.

Método da difusão em disco – antibiograma

A difusão de discos em ágar pelo método de Kirby-Bauer (Bauer et al., 1966) tem sido utilizada para atender aos pedidos médicos de antibiograma. A prova traz inúmeros fatores potenciais de erro, que podem resultar em resultados falsos. A concentração de substância ativa no disco, a espessura do ágar na placa e a concentração do inóculo são apenas três variáveis que podem prover resultado falso-sensível ou falso-resistente.

Recomenda-se ao laboratório de microbiologia a implantação de procedimentos que visem minimizar esses fatores de erro. Como exemplo, a distribuição de meio em placas para o antibiograma deve obedecer ao critério de volume fixo, para cada modelo e tamanho de placa, ao contrário do que se observa com frequência, que é a distribuição sob controle visual.

Concentração inibitória mínima

A concentração inibitória mínima (CIM) é o método mais preciso, porém mais trabalhoso e de custo elevado, exigindo uma placa para cada antimicrobiano testado, com diluições crescentes da substância incorporada ao meio. A CIM pode ser inferida pelo resultado do *E-test*, uma fita individual que contém um gradiente de concentração de cada antimicrobiano. Seu custo ainda não tornou possível sua extensiva utilização na rotina.

Diversos sistemas automatizados realizam o teste de suscetibilidade e calculam a CIM, tendo como vantagem a automação e como desvantagens o custo e o conjunto fixo de substâncias por placa, o qual não permite adequar o teste ao perfil de resistência aos medicamentos e à padronização de antimicrobianos dos serviços.

Concentração bactericida mínima

A concentração bactericida mínima (CBM) avalia *in vitro* a concentração do medicamento que mata o microrganismo. O procedimento, semelhante ao da CIM, é bastante trabalhoso. Na CIM, avalia-se a concentração mínima da substância que inibe o crescimento microbiano. Nas diluições próximas à CIM, os microrganismos podem estar inibidos, mas conservam a capacidade de voltar a crescer na ausência ou redução de atividade do medicamento. A CBM, por sua vez, determina *in vitro* a concentração mínima que mata a bactéria.

Fungigrama

A determinação da suscetibilidade dos fungos aos antimicóticos, conhecida como fungigrama, pode ser realizada pela técnica da diluição em microplaca, dando como resultado a CIM das substâncias testadas. Diante da crescente importância clínica e da resistência aos antifúngicos da *Candida* spp., em especial no ambiente hospitalar, com destaque para os Centros de Tratamento Intensivo

(CTI), o fungigrama torna-se importante arma na orientação terapêutica de pacientes infectados em uso de antibioticoterapia de largo espectro e de nutrição parenteral total, em suporte ventilatório mecânico e nos portadores de imunodeficiência, incluindo os transplantados e aqueles sob quimioterapia antiblástica.

Genotipagem

A genotipagem pelo processo da PCR ou do sequenciamento gênico automatizado pode identificar em horas os genes de resistência a medicamentos. Evidentemente, para microrganismos de crescimento rápido em ágar, não é necessário o uso da via molecular na rotina laboratorial. Ao contrário, a genotipagem é bastante útil no estudo das micobactérias que crescem lentamente, dos vírus e dos agentes fastidiosos que não podem ser avaliados pelas técnicas convencionais. Seu custo ainda proibitivo e a fase atual de desenvolvimento tecnológico têm impedido a generalização do método.

Detecção de antígenos

Alguns testes se utilizam da detecção direta de antígenos mediante pesquisa fluorescente com anticorpos monoclonais, ensaios de aglutinação e imunoenzimáticos. Esses testes costumam ser simples e rápidos, apresentando bons índices de sensibilidade e especificidade. Cabe lembrar que os mesmos métodos empregados para pesquisar antígenos podem ser modificados para detectar anticorpos.

Imunofluorescência direta (FA)

Os conjugados fluorescentes policlonais para pesquisa direta de antígenos encontram-se disponíveis na prática laboratorial há dezenas de anos. Seu emprego foi reduzido com o advento das técnicas imunoenzimáticas, da automação e do encolhimento do diagnóstico virológico, voltando a ganhar importância com o desenvolvimento de conjugados monoclonais, mais específicos, como os existentes para *Legionella pneumophila*, *Pneumocystis carinii* e *Chlamydia* spp., e o aumento da demanda desses diagnósticos, a custo inferior ao da biologia molecular.

Pesquisa monoclonal

A pesquisa monoclonal se utiliza de anticorpos monoclonais específicos contra uma proteína que define uma característica que se pretende estudar. Assim é possível, por exemplo, identificar o grupo herpesvírus utilizando um anticorpo monoclonal contra proteína específica do grupo ou, caso se queira tipificá-los, empregam-se dois monoclonais que podem diferenciar com precisão os subtipos virais, HSV-1 e HSV-2. O anticorpo monoclonal necessita conjugação a sinal fluorescente, colorimétrico ou quimioluminescente que possibilite sua detecção. Embora seja altamente específico, a sensibilidade do teste depende da qualidade da amostra, do método utilizado, dos equipamentos disponíveis e do profissional que executa o exame, especialmente em se tratando de técnica em microscopia de fluorescência.

A pesquisa de microrganismos através de anticorpos monoclonais apresenta alta especificidade, dada pela qualidade do anticorpo, sua concentração e o método de execução do exame; já a sensibilidade depende do método, do equipamento, do examinador e, sobretudo, do número de células nucleadas examinadas que decorre da celularidade da amostra, do grau de infecção e do volume examinado. Em geral, amostras com mais de 100 células/mm³ e volumes > 1mL mostram resultados concordantes com a PCR. Diante do perfil atual dos laboratórios, com alta automação, o método monoclonal com pesquisa fluorescente tende ao desuso.

Os anticorpos monoclonais estão disponíveis para o diagnóstico da maioria dos vírus de interesse humano e de microrganismos intracelulares obrigatórios, como *M. pneumoniae, C. trachomatis, C. pneumoniae, C. psittaci, L. pneumophila* e *R. rickettsii*, podendo ser empregados para detecção e/ou tipificação a partir de espécimes isolados em cultura de células ou mesmo em pesquisa direta na amostra.

Aglutinação

A aglutinação com partículas de látex sensibilizadas com anticorpos policlonais ou monoclonais tem sido utilizada principalmente em amostras de liquor, mas também em urina, plasma e líquido pleural, para identificação de polissacarídeos bacterianos específicos de *Streptococcus pneumoniae* e do grupo B, *Haemophilus influenzae*, *Neisseria meningitidis* A, B, C e Y-W135, *E. coli* K1 e *Cryptococcus* spp. Pode ser usada para detecção de rotavírus em amostras de fezes.

O teste pode detectar os antígenos solúveis em amostras negativas na cultura em função de terem sido transportadas e conservadas inadequadamente ou quando a antibioticoterapia foi iniciada antes da coleta. O resultado negativo não elimina a possibilidade de infecção por uma das bactérias pesquisadas, uma vez que a concentração de antígeno na amostra pode estar abaixo do limite de detecção do látex. O resultado positivo, embora bem mais rápido do que a cultura, não dispensa o isolamento da bactéria e a realização do antibiograma.

Ensaio imunoenzimático

O ensaio imunoenzimático (ELISA) utiliza como fundamento a formação de complexo antígeno--anticorpo, revelado por substrato enzimático com leitura colorimétrica, fluorescente ou quimio-luminescente. Os testes podem ser direcionados à detecção de antígenos ou anticorpos. Os testes comumente adotados para detecção de antígenos microbianos são:

- Tipificação de *Neisseria meningitidis* com uso de conjugados monoclonais.
- Diagnóstico da hepatite B: HbsAg (antígeno de superfície da hepatite B) e HbeAg (antígeno "e" do vírus da hepatite B). Os anticorpos contra esses antígenos também podem ser detectados em análises qualitativas ou quantitativas nos testes anti-HBs e anti-Hbe.
- Diagnóstico da legionelose pela pesquisa monoclonal fluorescente de *L. pneumophila* e a detecção de antígeno urinário de *Legionella* spp. pelo ELISA são os dois métodos recomendados no diagnóstico etiológico diferencial das pneumonias.
- Detecção da toxina do *Clostridium* spp. em amostras de fezes para diagnóstico diferencial de diarreia.
- Diagnóstico da *Chlamydia trachomatis*. A técnica cedeu lugar aos métodos moleculares, com vantagens de custo e acurácia, não havendo necessidade de conversão da amostra.
- Em parasitologia, pode-se utilizar o ELISA na detecção de antígenos circulantes de agentes ou de seus ovos, por exemplo, de *Shistosoma mansoni*.

Métodos moleculares

O primeiro ensaio disponível comercialmente baseou-se na hibridização com sonda de ácidos nucleicos para detectar RNA ribossomal. Os métodos de captura híbrida e *branched chain* DNA (bDNA) amplificam o sinal, usando a hibridização com sonda molecular marcada, sem a amplificação do molde nucleico, como ocorre na PCR.

O desenvolvimento de técnicas moleculares de amplificação de nucleotídeos, como a PCR, aumentou a sensibilidade desses testes. Vários sistemas de amplificação, seguidos de detecção e/ou quantificação por hibridização, aprovados nos EUA pela Food and Drug Administration (FDA), encontram-se disponíveis no comércio.

Mantendo a mesma especificidade, própria da hibridização, os métodos de amplificação de sinal mostram menor sensibilidade em comparação aos que amplificam ácidos nucleicos.

As técnicas moleculares encontram-se em fase de franca expansão com o desenvolvimento de novos métodos, como *real time PCR*, *sequence detection system*, *microarray* e *DNA chip*.

Hibridização e métodos de amplificação do sinal

Hibridização consiste na propriedade inerente às sondas de ácidos nucleicos de se ligarem exclusivamente às sequências moldes. Esse sistema pode gerar sinal radioativo ou quimioluminescente com leitura em luminômetro, de maiores praticidade, sensibilidade e custo. O método tem sido usado diretamente para detecção de *Neisseria* spp. e *C. trachomatis* em amostras biológicas ou para confirmação de microrganismo isolado em cultura.

Entre os métodos que amplificam o sinal, utilizando sonda de oligonucleotídeos marcada com sinal químico, a bDNA, entre outras aplicações, pode ser usada no monitoramento do HIV, enquanto a captura híbrida tem sido empregada na detecção e tipagem de papilomavírus humano em amostras ginecológicas e de citomegalovírus em pacientes transplantados.

Reação em cadeia da polimerase (PCR)

A detecção de ácidos nucleicos, DNA e RNA, através da PCR consiste em método eficaz para identificação precoce dos microrganismos. Desenvolvida por Mullis & Faloona, em 1987, a PCR foi patenteada mundialmente pela Roche, que produz os *kits* Amplicor®. Trata-se de pergunta direcionada para responder uma questão predefinida, ou seja, a amostra a ser analisada contém um determinado segmento gênico que define determinado microrganismo ou uma de suas características? O resultado positivo, com a prova realizada dentro dos padrões técnicos recomendáveis, confirma o pressuposto. Por outro lado, o resultado negativo não indica que a amostra seja negativa para doenças infecciosas e parasitárias, mas aponta unicamente a negatividade da pesquisa realizada, se validada pelo controle interno da prova.

As técnicas de amplificação molecular devem empregar, no mínimo, três controles: positivo, negativo e de amplificação ou controle interno. O papel do controle interno é assegurar que não existem inibidores na amostra impedindo a amplificação do segmento genômico e, portanto, tornando o resultado falso-negativo. Quando o teste resulta negativo para o microrganismo que se está pesquisando, procede-se à detecção molecular do controle interno para comprovação de sua amplificação. A positividade na amplificação do controle interno valida o teste negativo.

Os estudos mostram variação na sensibilidade da PCR de 48% a 98%, com especificidade de quase 100%. Falhas técnicas na coleta e execução desses exames explicam a ampla variação na sensibilidade relatada por diferentes autores e os raros casos de resultados falso-positivos na PCR. A coleta de amostras para técnicas moleculares segue os protocolos usuais de coleta microbiológica, porém devem ser evitados os inibidores da PCR, responsáveis pelos resultados falso-negativos, entre os quais, restos de detergentes, compostos iodados, xilocaína e heparina. Recomenda-se a distribuição da amostra em frasco de primeiro uso, estéril e sem inibidores (*nuclease free*). Uma opção é o tubo a vácuo sem anticoagulante (tampa vermelha), do tipo utilizado na coleta de sangue para sorologia.

Na determinação da carga viral por amplificação de RNA, como nos casos de carga viral de HIV e HCV, ou quando o vírus a ser pesquisado contém genoma RNA, a exemplo do HCV e do dengue, é necessário congelar a amostra ou o plasma obtido em EDTA logo após a coleta.

A sensibilidade da PCR nas doenças virais equipara-se ou é superior à das culturas para vírus e biópsia. Um grande número de patologias pode simular quadro de doença viral, de modo que a técnica do PCR veio modificar o número de diagnósticos feitos erroneamente. O tempo que a PCR leva para tornar-se negativa, mesmo com tratamento específico, é ainda motivo de controvérsia.

Diversas variantes da PCR com aplicações distintas estão disponíveis. A PCR *multiplex* possibilita a pesquisa simultânea de dois ou mais segmentos gênicos. Diferentes microrganismos, espécies ou subtipos virais podem ser diferenciados ao mesmo tempo em reação única. Por exemplo, no diagnóstico diferencial da lesão cerebral de massa em pacientes com AIDS, a PCR *multiplex* pode detectar e diferenciar, simultaneamente, vírus Epstein-Barr de *Toxoplasma gondii*.

Outros métodos moleculares

Inúmeros métodos moleculares surgiram após a divulgação e o patenteamento da PCR, destacando-se LCR, NASBA, bDNA, *DNA chip* e sequenciamento gênico, resultando em outras patentes e marcas comerciais. Outros, já existentes, sedimentaram seus empregos, a exemplo da RFLP e da PFGE.

A RFLP (*restriction fragment length polymorphisms*) analisa os fragmentos de DNA cortados por enzimas de restrição que atuam em sítios conhecidos. Diferentes tamanhos podem resultar de modificações do DNA, como deleções, inserções ou substituições de bases nos sítios de clivagem. Na imagem formada em gel, as bandas do genoma em estudo podem ser comparadas ao padrão normal, diferenciando-se as eventuais mudanças.

Na PFGE (*pulsed-field gel electrophoresis*), o DNA fragmentado por enzima de restrição é submetido à eletroforese em campo pulsátil multidirecional, o que permite separar melhor as bandas, em comparação à RFLP. A técnica tem sido usada para estudo de surtos hospitalares, quando se pretende determinar a origem e o parentesco das cepas, de um mesmo microrganismo, isoladas nas culturas. Apesar de a PFGE ser considerada o método de referência, a AP-PCR, que utiliza iniciadores aleatórios, também tem sido utilizada para essa finalidade.

O sequenciamento gênico fornece a sequência de nucleotídeos do segmento gênico estudado, comparando-a com as sequências do banco de dados. Qualquer modificação pode ser assim identificada e relacionada com a função do gene sequenciado. A genotipagem do HIV para estudo do perfil de resistência aos antirretrovirais exemplifica o uso desse método na prática clínica. Os equipamentos e bancos de dados vêm se renovando com assustadora frequência. Visiona-se o sequenciamento gênico como parte da rotina dos laboratórios de microbiologia, quando todas as características de um microrganismo poderão ser conhecidas em poucas horas, desde sua classificação e tipagem até seu perfil de resistência.

Painéis de exames para investigação de doenças genéticas, predisposição a neoplasias e diagnóstico de grupos virais já estão disponíveis nos grandes laboratórios.

Microscopia eletrônica

Na microscopia eletrônica (ME), o feixe de luz visível, utilizado na microscopia óptica, é substituído por um feixe de elétrons, as lentes por campos eletromagnéticos, e a imagem se forma em tela fluorescente. Microscópio com maior poder de aumento, divide-se em dois grandes grupos: ME de transmissão (MET) e ME de varredura (MEV), com variantes que apresentam propriedades específicas: microscopia de força atômica, de força magnética e de varredura térmica. Seu uso tornou possível o conhecimento de muitas características dos microrganismos, especialmente a morfologia de vírus. Em virtude de seu alto custo e de sua operacionalidade, não é utilizada no diagnóstico microbiológico de rotina.

Citologia e histologia

Citologia e histopatologia

A citologia das amostras destinadas ao estudo microbiológico tem papel fundamental na validação dos exames. Recomenda-se invalidar amostras das vias aéreas inferiores com mais de 10 células epiteliais e menos de 25 polimorfonucleares por campo de pequeno aumento (10×).

Nas meningites bacterianas, fúngicas e tuberculosas, o perfil liquórico pode sugerir um grupo etiológico. Nas meningoencefalites virais, o liquor em geral é límpido, à exceção da herpética, em que pode ser xantocrômico ou hemorrágico; apresenta pleocitose não muito acentuada (em geral, < 200 células) com predomínio de mononucleares. A glicorraquia é normal, exceto nas encefalites por caxumba, em que pode cursar com hipoglicorraquia e taxa de proteínas pouco aumentada (em geral, < 150mg/dL). Na encefalite herpética, geralmente apresenta pleocitose de leve a moderada com predomínio de mononucleares. Achado frequente é a presença de hemácias no liquor, o que está relacionado com o componente necro-hemorrágico dessa encefalite. Em 20% a 25% dos casos de meningoencefalite viral, o exame do liquor é normal. O perfil sugestivo de meningoencefalite viral é encontrado também nas fases iniciais das meningites bacterianas.

A citologia de colo uterino pelo método de Papanicolau, voltada para o diagnóstico do câncer, pode mostrar alterações sugestivas de infecções. Embora não realizada na rotina do exame, a pesquisa monoclonal poderia ser efetuada no mesmo esfregaço, em seguida à coloração, para detecção e/ou confirmação de infecções por vírus e agentes fastidiosos e atípicos.

Os exames histopatológicos convencionais são realizados em cortes de tecido, conservados em formol e incluídos em parafina, e corados por diferentes métodos, de acordo com as características do tecido e com as finalidades da análise. A interpretação dos achados exige conhecimento e experiência do patologista, outra especialidade médica a integrar o time dos envolvidos com o diagnóstico das doenças infecciosas e parasitárias.

Imuno-histoquímica

A imuno-histoquímica é aplicável em esfregaços citológicos secos ao ar ou em cortes histológicos de 4μm de fragmentos de tecido conservados em fixador ou blocos de parafina. A avaliação imuno-histopatológica pode utilizar anticorpos monoclonais ou hibridização molecular, denominada hibridização in situ, com ou sem amplificação do sinal. A imuno-histoquímica de cortes histológicos apresenta vantagens sobre os esfregaços, especialmente por permitir observar os agentes ou seus efeitos sobre a arquitetura tecidual. Os resultados podem ser emitidos em percentual de células alteradas ou positivas e podem ser acompanhados de registro fotográfico.

A hibridização in situ se utiliza de sondas moleculares marcadas para identificar, em cortes de tecidos, agentes infecciosos ou parte de seus genomas intra ou extracelulares. A ligação da sonda à sequência-molde de nucleotídeos é específica, mas a sensibilidade do teste depende da quantidade de sondas ligadas ao tecido, do reflexo da quantidade de genomas-alvo detectados ou, mais precisamente, do grau de infecção microbiana ou de presença desse segmento gênico. A sensibilidade pode ser aumentada pelo emprego de um sistema de amplificação de sinal ligado à sonda molecular.

Sorologia

Os métodos imunológicos diretos e indiretos têm sido utilizados para complementar, e não para suprir, as deficiências da microbiologia convencional na identificação de microrganismos. A pesquisa de antígenos, anticorpos e imunocomplexos, devido a rapidez, simplicidade de execução, possibilidade de automação e baixo custo operacional, apresenta-se como alternativa tentadora.

Os chamados testes rápidos para diagnóstico de HIV, que podem ser usados para diagnósticos de outras doenças, como dengue, hepatites e malária, se utilizam de métodos imunoenzimáticos do tipo ELISA e imunocromatografia. Sua principal indicação é para o diagnóstico rápido do HIV, em pacientes-fonte, nos casos de profissionais de saúde envolvidos em acidentes de trabalho. Em cerca de 20 minutos, o resultado pode confirmar a necessidade do início de tratamento profilático com antirretrovirais.

A malária tem sido um problema de saúde pública mundial. Para o diagnóstico é necessário microscopista treinado, capaz de identificar o plasmódeo em testes de gota espessa. Um teste de imunocromatografia, para uso no campo, empregando sangue total de punção digital, diferencia a infecção por Plasmodium vivax daquela provocada por P. falciparum em cerca de 10 minutos.

Perfil de fase aguda

As infecções primárias e as infecções secundárias por um mesmo agente ou seus subtipos apresentam diferentes respostas imunes. Nas infecções primárias, a resposta imune da fase aguda apresenta inicialmente os anticorpos da classe IgM, seguidos, em alguns dias a 1 semana, por IgG. A Figura 5.1 mostra o padrão de resposta imune da maioria das infecções agudas, em especial as de etiologia viral.

Perfil de doença crônica

Nas doenças crônicas, os anticorpos neutralizantes não se formam em níveis suficientes para eliminação do microrganismo. Na hepatite B, os anticorpos contra o antígeno C, do core viral, não eliminam o vírus da hepatite B do organismo, ao contrário dos anticorpos contra o antígeno de

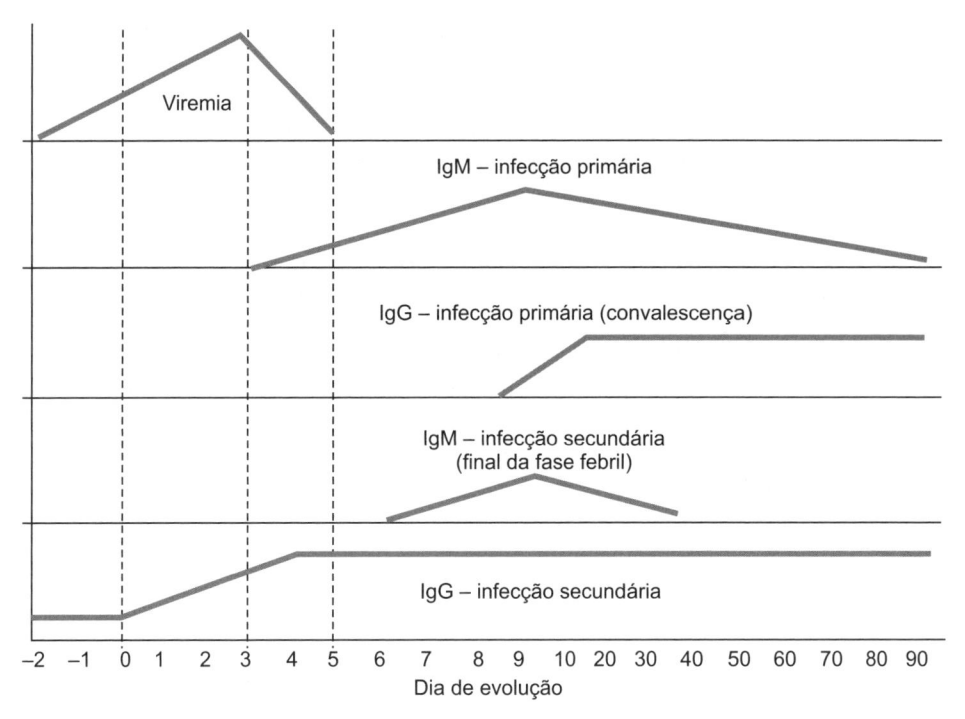

Figura 5.1 Padrão de resposta imune de infecção aguda. (OPAS. Adaptado da publicação: Dengue – Guias de Atención para Enfermos em La Región de las Anéricas. La Paz, Bolívia, 2010).

superfície, usado na fabricação da vacina, que eliminam o vírus e/ou protegem o indivíduo contra infecções por esse vírus.

Cicatriz sorológica

Entende-se como cicatriz sorológica a resposta imune que se segue à doença, mantendo células do sistema imunitário sensibilizadas e anticorpos circulantes por longo tempo.

Perfil de infecção secundária

Infecção secundária ocorre quando o organismo é infectado mais de uma vez pelo mesmo agente infeccioso ou por um subtipo. Um exemplo de resposta imunológica de infecção secundária ocorre na dengue, quando um indivíduo contrai a doença por um dos quatro subtipos do vírus e, posteriormente, por um dos outros três. Na infecção secundária, a IgG pode surgir rapidamente, às vezes sem o aparecimento da IgM em níveis detectáveis.

Métodos laboratoriais para o diagnóstico sorológico

Os mesmos métodos descritos para detecção de antígenos, como aglutinação, imunofluorescência, imunocromatografia e imunoenzimáticos, podem ser empregados na detecção e quantificação de anticorpos totais ou por classe de imunoglobulinas. A técnica de aglutinação é a menos sensível. Entre os métodos imunoenzimáticos, o ELISA pode ter sua leitura colorimétrica, fluorescente ou quimioluminescente; já o RIE (radioimunoensaio), em virtude das dificuldades ocasionadas pelo uso de material radioativo, caiu em desuso. A imunofluorescência ressurge com o uso de antígenos purificados e conjugados monoclonais e diante da necessidade de atender ao diagnóstico de doenças emergentes e das pouco frequentes, quando a automação não traz vantagens. A sensibilidade e a especificidade desses métodos estão ligadas particularmente à qualidade dos reagentes, equipamentos, protocolos de execução e interpretação. A imunofluorescência é a técnica que mais depende da experiência de quem a executa.

Na técnica de imunocromatografia, o soro e o revelador correm na tira, formando uma banda visível na área onde o antígeno se encontra previamente fixado. Em virtude de sua rapidez e simplicidade, tem sido usada para rastreamento e em trabalhos de campo.

Western blot

O *Western blot*, também chamado de teste confirmatório, emprega tiras de nitrocelulose com proteínas específicas do agente infeccioso a ser pesquisado. O teste está padronizado para uso em várias doenças, com destaque para HIV-1, HIV-2, HTLV-1, HTLV-2 e HCV. No estudo do HIV são utilizadas as proteínas gp160, gp120, p55, p42, p41, p31, p24, p17, sendo possível distinguir o HIV-1 do HIV-2 ou do HIV-1 subtipo O. O HTLV-1 pode ser diferenciado do HTLV-2 pelas proteínas recombinantes específicas rgp46-1 e rgp46-2. O uso de proteínas recombinantes altamente purificadas para o HCV, oriundas das regiões do *core* viral, ns3, ns4 e ns5, assegura altas sensibilidade e especificidade ao diagnóstico confirmatório da hepatite C.

A interpretação do *Western blot* segue normas internacionais, fundamentadas no perfil de bandas encontradas, promovendo resultados positivos, negativos ou indeterminados. O resultado indeterminado significa que não foram encontradas as bandas específicas do microrganismo, devendo ser indicada a repetição do teste a partir de nova amostra ou indicando-se outro método de diagnóstico, como a PCR.

Embora considerado método confirmatório, pode apresentar resultados falsos.

Novos métodos de diagnóstico

Nanotecnologia

A nanotecnologia utiliza-se de escalas de grandezas com tamanhos nanométricos para pesquisa e desenvolvimento de produtos. Formulações baseadas em nanopartículas associadas a medicamentos estão sendo desenvolvidas para tratamento de câncer, diabetes, dor, alergias e infecções.

Os nanossensores estruturalmente manipulados têm sido foco de pesquisas em todo o mundo, uma vez que podem fornecer detecção em tempo real e podem ser capazes de quantificar as substâncias-alvo com detecção do agente patogênico em menor tempo. Além disso, mostram melhorias na sensibilidade e na especificidade dos testes, aliadas à capacidade de detecção mesmo em níveis femtomolares.

Uma série de nanossensores, funcionalizados a diferentes partículas, como anticorpos e sondas marcadas com fluoróforos, enzimas conjugadas e moléculas de DNA, podem garantir uma abrangência ampla na detecção de patógenos, toxinas, antígenos e ácidos nucleicos. Cada estratégia envolve métodos diagnósticos distintos, e para cada patógeno há um método de detecção mais efetivo. Devido às propriedades de superfície das nanopartículas de ouro, nanobiossensores *multiplex* também podem ser desenhados, de modo a detectar moléculas diferentes em uma mesma plataforma. Aplicações de nanobastões de ouro em imagenologia de cancro e de ablação do tumor têm resultado em forte motivação para avaliação mais aprofundada dessas partículas em sistemas biológicos. O uso de nanopartículas de ouro em sistemas imunocromatográficos é bastante promissor em ensaios de diagnóstico.

Proteômica e metabolômica

Proteômica e metabolômica para identificação e quantificação do conjunto de proteínas e metabólitos, respectivamente, podem ser utilizadas em diversas aplicações, como biomarcadores, importantes ferramentas para detecção, monitoramento e intervenção terapêutica.

Os perfis proteicos ou de metabólitos são traçados para a criação de painéis diagnósticos avaliados em comparação aos de indivíduos sadios. Apesar dos resultados ainda incipientes, estudos proteômicos mostram potencial para a compreensão de diferentes condições infecciosas e para auxiliar o manejo dos pacientes com sepse.

OUTROS EXAMES PARA DIAGNÓSTICO DAS DOENÇAS INFECCIOSAS E PARASITÁRIAS

Outros exames complementares podem ser utilizados na pesquisa de sinais indiretos de infecções. Nas infecções bacterianas observam-se alterações do número de leucócitos, variando de leucopenia a leucocitose (mais frequente), com resposta granulocítica ascendente, eosinopenia e presença de células imaturas no sangue periférico (desvio para esquerda), resultante da liberação de células do *pool* medular de maturação. São comuns as alterações de morfologia, como granulações tóxicas, vacúolos e corpúsculos de Dohle.

As infecções virais comumente determinam linfocitose associada à presença de linfócitos reativos ou atípicos. Infecções pelos vírus da família herpes e das hepatites virais, entre outros, se caracterizam por apresentar linfocitose atípica.

No decorrer de processos infecciosos pode ocorrer trombocitose (liberação medular) ou trombocitopenia (sequestro). A hematoscopia pode revelar hemoparasitas como *Plasmodium* spp. e, mais raramente, a presença de outros protozoários circulantes, como *Trypanossoma cruzi* e *Babesia* spp.

A velocidade de hemossedimentação encontra-se aumentada nas doenças inflamatórias ou infecciosas associadas a aumento de globulinas. As globulinas neutralizam as membranas dos eritrócitos, diminuindo a repulsão, o que favorece a formação de grumos e o aumento da sedimentação. Os marcadores inflamatórios PCR e procalcitonina (PCT) falham na diferenciação entre doença infecciosa e não infecciosa, mas podem auxiliar o controle de tratamento, principalmente quando em avaliação sequencial quantitativa.

Nas encefalites, o eletroencefalograma (EEG) revela basicamente sinais de sofrimento cerebral difuso, caracterizado principalmente por lentificação do traçado. Na encefalite herpética, o EEG pode apresentar pontas periódicas em regiões temporais, sendo de valor diagnóstico.

Os exames de imagem são de grande auxílio, principalmente para detecção de abscessos e tumores, sendo frequentemente normais nas fases iniciais das infecções locais e sistêmicas, ou mostram apenas edema difuso do órgão acometido. Nas infecções musculares, ósseas e do abdome, acometendo vísceras, peritônio e região retroperitoneal, o ultrassom pode localizar abscessos e orientar a punção diagnóstica e terapêutica. A tomografia pode localizar abscessos pulmonares, mediastinais, periesofágicos e cerebrais. Tem grande utilidade no diagnóstico topográfico de sinusite. Nas infecções do sistema nervoso central, o comprometimento uni ou bilateral dos lobos temporais, denunciando possível encefalite herpética, costuma aparecer mais tardiamente na tomografia computadorizada (após o quinto dia de doença), porém a ressonância magnética de encéfalo é mais sensível, demonstrando o comprometimento temporal nas fases mais iniciais.

PARTICULARIDADES DAS INFECÇÕES NOSOCOMIAIS

O uso necessário ou não, mas amplo, por vezes indiscriminado e até abusivo de antimicrobianos vem pressionando a seleção de microrganismos multirresistentes com aumento da morbidade e sérias repercussões sobre a saúde. As infecções hospitalares, resultantes em grande parte de microrganismos com perfil de resistência aumentado, às vezes intratáveis com os fármacos disponíveis, transformaram-se em símbolo de doença grave, temor social e deficiência dos serviços hospitalares, embora nem sempre resultem disso.

A pressão seletiva começa muito antes do hospital, com a disseminação doméstica dos antimicrobianos, seja por outros profissionais, em especial na agricultura, agropecuária e odontologia, seja por pessoas que os acessam facilmente nas farmácias e cooperativas agrícolas. Há ainda a inquietante perspectiva resultante do uso de genes de resistência a antibióticos como marcadores, em alimentos transgênicos, felizmente já decrescendo em resposta à voz de cientistas cônscios.

O uso racional de antimicrobianos, tema obrigatório nos encontros de especialistas em infecções hospitalares, demanda atuação multidisciplinar, onde são fundamentais o papel do microbiologista e a atuação imediata do laboratório de microbiologia na identificação de agentes infecciosos e do perfil de sensibilidade que possam orientar o uso de medicamentos com espectro mais reduzido.

Outro aspecto dessa racionalidade refere-se ao caráter da infecção, que pode não ser necessariamente de origem bacteriana. Diante de pacientes infectados graves, deve-se evitar o uso indiscriminado de antimicrobianos intentando cobertura de amplo espectro, sem antes utilizar os recursos disponíveis para o diagnóstico de infecções inusuais ou não tratadas, como as atípicas, virais e fúngicas, que poderão mudar substancialmente a terapêutica. O custo-benefício, nesses casos, do estudo microbiológico em sua plenitude, incluindo as técnicas moleculares, suplanta os gastos com antimicrobianos e os decorrentes da internação, sem contar as vantagens diretas na redução de sequelas.

O estudo dos surtos hospitalares pode contar com o auxílio da biologia molecular para traçar a epidemiologia microbiana local, que possibilita identificar o(s) foco(s) do microrganismo responsável e fornece subsídios para a adoção de medidas de controle mais eficazes.

CAMINHOS PARA O DIAGNÓSTICO MICROBIOLÓGICO

Serão discutidos os princípios do diagnóstico de acordo com cada grupo de agentes infecciosos e parasitários e traçados os possíveis caminhos para se chegar ao diagnóstico. Os fluxogramas elaborados a partir da Figura 5.2 mostram os detalhes dentro de cada classe de microrganismos não detectados na abordagem inicial ou que podem exigem métodos especiais de diagnóstico.

Virologia

Os vírus apresentam importantes variações – dos simples e pequenos parvovírus e picornavírus aos grandes e complexos poxvírus e herpesvírus. O nome do vírus pode descrever a doença, o tecido acometido ou o local geográfico de sua identificação. São medidos em nanômetros: *Picornavirus* medem de 20 a 30nm, enquanto *Poxvirus*, com 300nm, cerca de um quarto do tamanho de um *Staphylococcus* spp., podem ser observados na microscopia óptica comum. A Tabela 5.3 mostra os principais vírus de interesse humano agrupados por famílias e segundo o genoma DNA ou RNA.

O diagnóstico das doenças virais vem adquirindo progressiva importância com o advento de agentes antivirais específicos e a disponibilização das técnicas moleculares que podem, em curto prazo, detectar, tipificar, subtipificar e quantificar a carga viral, além de fornecer informações sobre a resistência aos antivirais.

A sorologia para vírus, amplamente empregada devido à facilidade na obtenção de soro, pode fortalecer o diagnóstico clínico, especialmente nos casos que apresentam IgM positiva ou IgG em elevação na sorologia pareada com intervalo de 1 a 2 semanas, porém não distingue os subtipos virais, enquanto o resultado positivo pode refletir infecções em outros sítios distintos dos locais da lesão, como na infecção herpética ativa ou cicatrizada em mucosa oral, diante de meningoencefalite por outro vírus.

O diagnóstico de certeza do tipo específico de infecção viral somente poderá ser feito mediante a detecção do vírus ou de seu genoma no sítio da lesão. São exemplos o liquor nos casos de encefalites e as biópsias de lesões teciduais indicativas de doença em atividade. Os métodos disponíveis para detecção viral são o isolamento do vírus em cultura de células, a pesquisa direta com emprego de anticorpos monoclonais ou as técnicas de biologia molecular, como a PCR e a hibridização. A detecção do DNA viral através da PCR ou de outra técnica molecular consiste em método eficaz para identificação precoce do vírus. Proteínas específicas e precoces da replicação viral podem ser detectadas por ELISA ou imunocromatografia. A proteína NS1 do vírus da dengue, que surge em 24 horas após o início dos sintomas e pode ser detectada até o quarto dia, quando empregada na construção de testes visando ao diagnóstico precoce da dengue, mostrou variações nos valores de sensibilidade, de 37% a 98,9%, e especificidade, de 86% a 100%, em diferentes protocolos e técnicas. A nanotecnologia poderá implementar esse resultado.

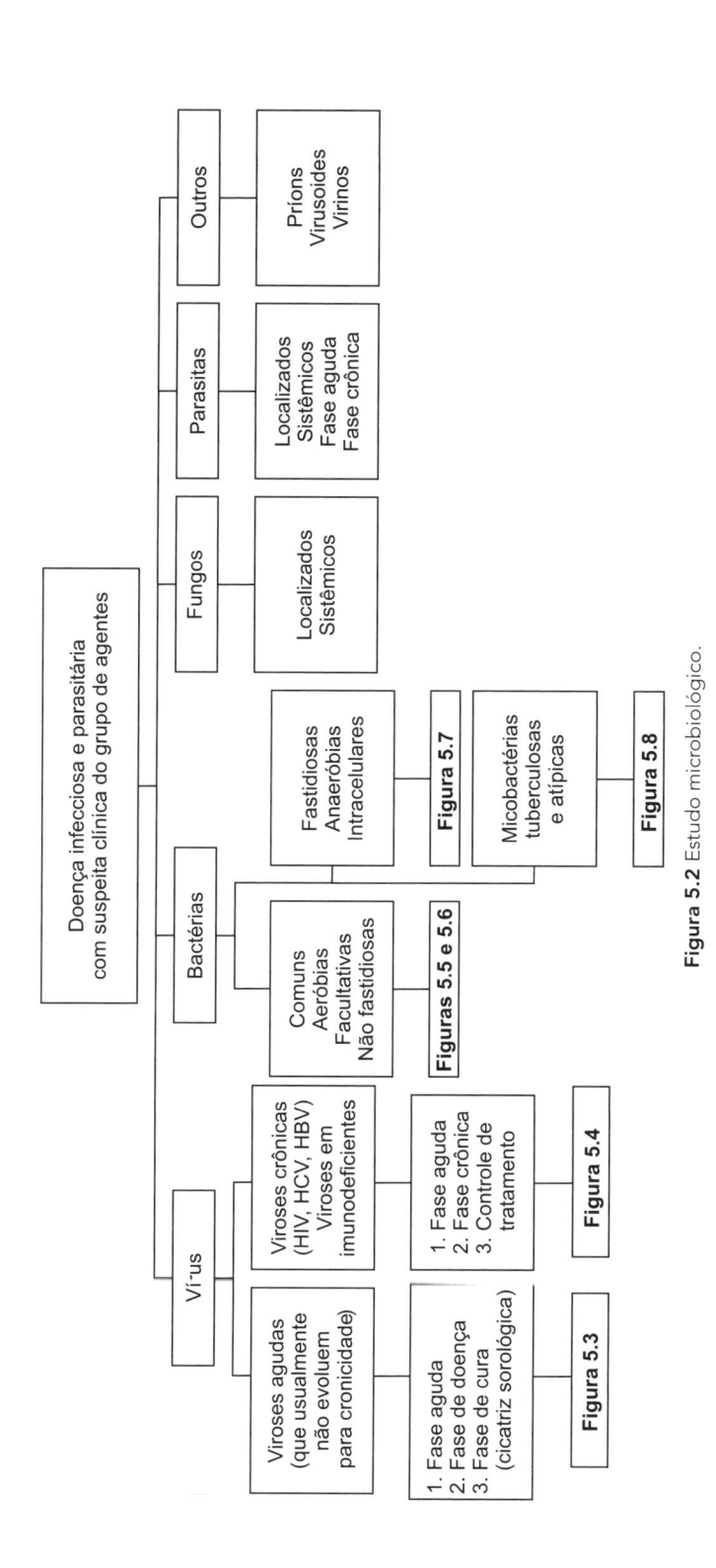

Figura 5.2 Estudo microbiológico.

Tabela 5.3 Vírus de interesse humano de acordo com o genoma e as famílias

Genoma viral DNA		Genoma viral RNA	
Família	Vírus importantes	Família	Vírus importantes
Adenoviridae	Adenovírus	Caliciviridae	Agente Norwalk
Herpesviridae	Herpes simples tipos 1 e 2, Vírus varicela-zóster, vírus Epstein-Barr, citomegalovírus, vírus herpes 6	Arenaviridae	Coriomeningite linfocitária, vírus da febre de Lassa, complexo viral Tacaribe (Junin e Machupo)
Hepadnaviridae	Vírus da hepatite B	Rhabdoviridae	Vírus da raiva
Papovaviridae	Papovavírus (JC, BK, Sv40), papilomavírus	Paramixoviridae	Sarampo, caxumba, sincicial respiratório, parainfluenza
Parvoviridae	Parvovírus B19	Retroviridae	HIV, HTLV I, HTLV II
Poxviridae	Vírus da varíola, vírus da vacínia, vírus do molusco contagioso	Togaviridae	Rubéola, encefalites equinas oriental, ocidental e da Venezuela, Sindbis, Semliki, Forest
		Redviridae	Rotavírus, reovírus
		Flaviviridae	Febre amarela, dengue, encefalite St. Louis
		Orthomixoviridae	Influenza A, B, C
		Picornaviridae	Coxsackievírus, echovírus, poliovírus, rhinovírus, hepatite A

Os exames do liquor, dos líquidos ascítico e pericárdico, do lavado broncoalveolar, de biópsias e do sangue têm extrema importância não apenas no sentido de excluir outras etiologias (bacteriana, fúngica ou tuberculosa), mas especialmente por possibilitarem o diagnóstico viral e, com isso, o tratamento de vírus para os quais já se dispõe de terapêutica específica.

A pesquisa de vírus utilizando anticorpos monoclonais apresenta alta especificidade, podendo diferenciar com precisão os subtipos virais como o HSV-1 do HSV-2, e sensibilidade proporcional ao número de células nucleadas examinadas, o que, nesse caso, depende da celularidade da amostra e do volume examinado. Em geral, amostras com mais de 100 células/mm^3 e volumes > 1mL mostram resultados concordantes com a PCR. A confiabilidade do método depende ainda da técnica empregada, dos equipamentos disponíveis e, sobretudo, da experiência do laboratorista.

Assim, considerando a importância do resultado para os agentes para os quais se dispõe de terapêutica específica, a exemplo do HSV, EBV e CMV, e quando a amostra apresenta baixa celularidade, recomenda-se a PCR. É sempre oportuno lembrar que os nomes dos vírus a serem pesquisados devem constar no pedido médico. Um exemplo de pedido médico para diagnóstico dos vírus herpes simples, em amostra de liquor, seria:

- PCR para HSV-1 e HSV-2.
- PCR para enterovírus (em caso de disponibilidade e custo-benefício factível).

Devem ser sempre solicitados citologia, citometria, cultura com antibiograma e outros exames de rotina. A citologia e a citometria têm importância na avaliação da sensibilidade do método de detecção, a qual é dependente do número e do tipo celular.

A sorologia tem utilidade no diagnóstico presuntivo de doenças virais que cursam com viremia e quando a resposta imune leva à cura ou à cronicidade. Na fase aguda, nos primeiros 3 a 5 dias, os testes sorológicos que detectam anticorpos costumam ser negativos. A IgM positiva em torno do quinto ao décimo dia. A interpretação dos resultados da sorologia segue dois pontos principais. A presença de IgM específica, como na dengue, na hepatite B e na rubéola, indica fase aguda da doença. A ocorrência de aumento dos títulos de IgG (dois títulos na imunofluorescência, o quádruplo de unidades enzimáticas no ELISA) em duas amostras coletadas com intervalos de 1 a 2 semanas (o que se intitula sorologia pareada) sugere doença em progressão. A sorologia para vírus não diferencia os subtipos virais, enquanto o resultado positivo pode refletir infecções concomitantes ou passadas em sítios diferentes do acometido pela infecção atual.

A Figura 5.3 resume os possíveis caminhos para o diagnóstico das principais doenças virais que não costumam evoluir para cronicidade de acordo com a fase de doença no momento do diagnóstico e considerando se infecção primária ou secundária. A Figura 5.4 considera as viroses que evoluem para cronicidade ou podem alternar entre latência e atividade em função de condições imunes do hospedeiro.

Entre as doenças virais que evoluem para cronicidade, a leucoencefalopatia multifocal progressiva, também denominada infecção do sistema nervoso central por vírus lento, com frequência mais rara na criança, é causada por um poliomavírus, o vírus JC. Acomete pacientes portadores de doenças debilitantes e imunossupressoras, principalmente a AIDS, na qual ocorre com frequência de 2% a 5%. A rotina de liquor pode variar da normalidade a alterações leves com pleocitose discreta e leve hiperproteinorraquia. A PCR negativa no liquor, para o vírus JC, não afasta o diagnóstico, havendo necessidade de biópsia cerebral com PCR *in situ* ou hibridização para sua confirmação.

Os retrovírus HIV e HTLV, as hepatites HCV e HBV e as herpesviroses constituem as principais doenças da atualidade que evoluem para cronicidade.

Após penetração e multiplicação no organismo, o HIV insere-se no genoma humano para, a partir daí, iniciar o parasitismo crônico dos leucócitos, em especial os linfócitos T CD-4. A PCR, para detecção do genoma viral inserido no genoma humano ou para detecção do RNA extracelular, é o teste útil no diagnóstico da fase aguda, podendo positivar-se em alguns dias a semanas. Em menores de 2 anos de idade, a carga viral para HIV é o primeiro teste a ser realizado para o diagnóstico de filhos de mãe HIV-positiva. A viragem sorológica ocorre entre o primeiro e o terceiro mês. O ELISA positivo apresenta alta sensibilidade, porém pode mostrar resultado falso-positivo, devendo ser confirmado em nova amostra de sangue pela técnica de *Western blot*. A carga viral e a contagem de CD-4 representam os testes laboratoriais mais utilizados na prática clínica para controle do tratamento. Em geral, a carga viral na AIDS varia entre não detectada (< 50 cópias/mL de plasma), nos casos de boa resposta ao coquetel de antirretrovirais, e valores de $1,5 \times 10^6$. A genotipagem do HIV fornece o perfil de sensibilidade aos antirretrovirais, sendo útil na orientação dos casos de resistência. Seu custo-benefício poderá justificar a utilização rotineira para orientar a melhor combinação de medicamentos. Raciocínio semelhante poderá ser usado no manejo do HTLV e das hepatites B e C.

Quanto às hepatites, a especificidade do ELISA depende da geração do teste. Os testes de primeira geração apresentavam alto percentual de resultados falso-positivos. A hepatite B é a doença viral que tem diagnóstico mais bem estabelecido com os testes sorológicos disponíveis. A combinação do resultado de HbsAg, anti-HBs e antiHBc IgM pode definir a fase da doença: fase aguda, crônica ou curada. Na fase aguda, o primeiro teste a positivar é o anti-HBc IgM, seguido pelo HbsAg. Na cura, o HbsAg negativa-se e a presença de anticorpos anti-HBs indica proteção, enquanto na definição de doença crônica o HbsAg deve permanecer positivo por mais de 6 meses em, no mínimo, duas sorologias pareadas. A presença de anti-HBs positivo e anti-HBc total negativo sugere vacinação (a vacina é produzida com antígeno de superfície do HBV) ou cicatriz sorológica, enquanto a presença dos dois ou apenas do anti-HBc indica doença. A PCR e a hibridização podem ser usadas para diagnóstico no sangue ou em tecido ou, ainda, para quantificação viral e controle de tratamento. As cargas virais do HBV, em geral, são muito mais elevadas do que as do HIV, apresentando valores de milhares a vários milhões de cópias por mililitro de plasma. O limite de detecção da PCR situa-se em torno de 50 cópias/mL de plasma (esse importante dado deve ser fornecido pelo laboratório/fabricante).

No diagnóstico da hepatite C, a sorologia apresenta deficiências mais marcantes, com elevado índice de resultados falso-positivos, apesar do uso de *kits* de terceira geração. A cronicidade não pode ser definida sorologicamente, tornando necessário lançar mão dos testes moleculares e da biópsia. A determinação da carga viral pode ser feita do mesmo modo que para o HIV e o HBV.

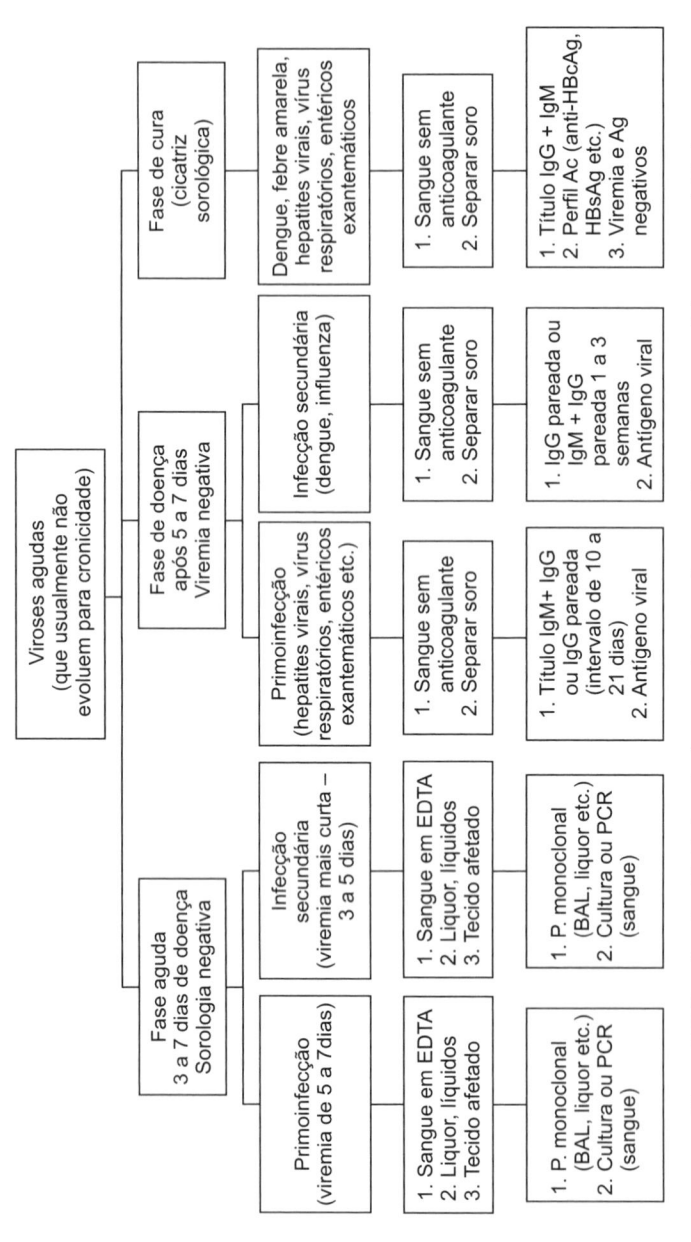

Figura 5.3 Estudo microbiológico de doenças virais agudas que não costumam evoluir para cronicidade.

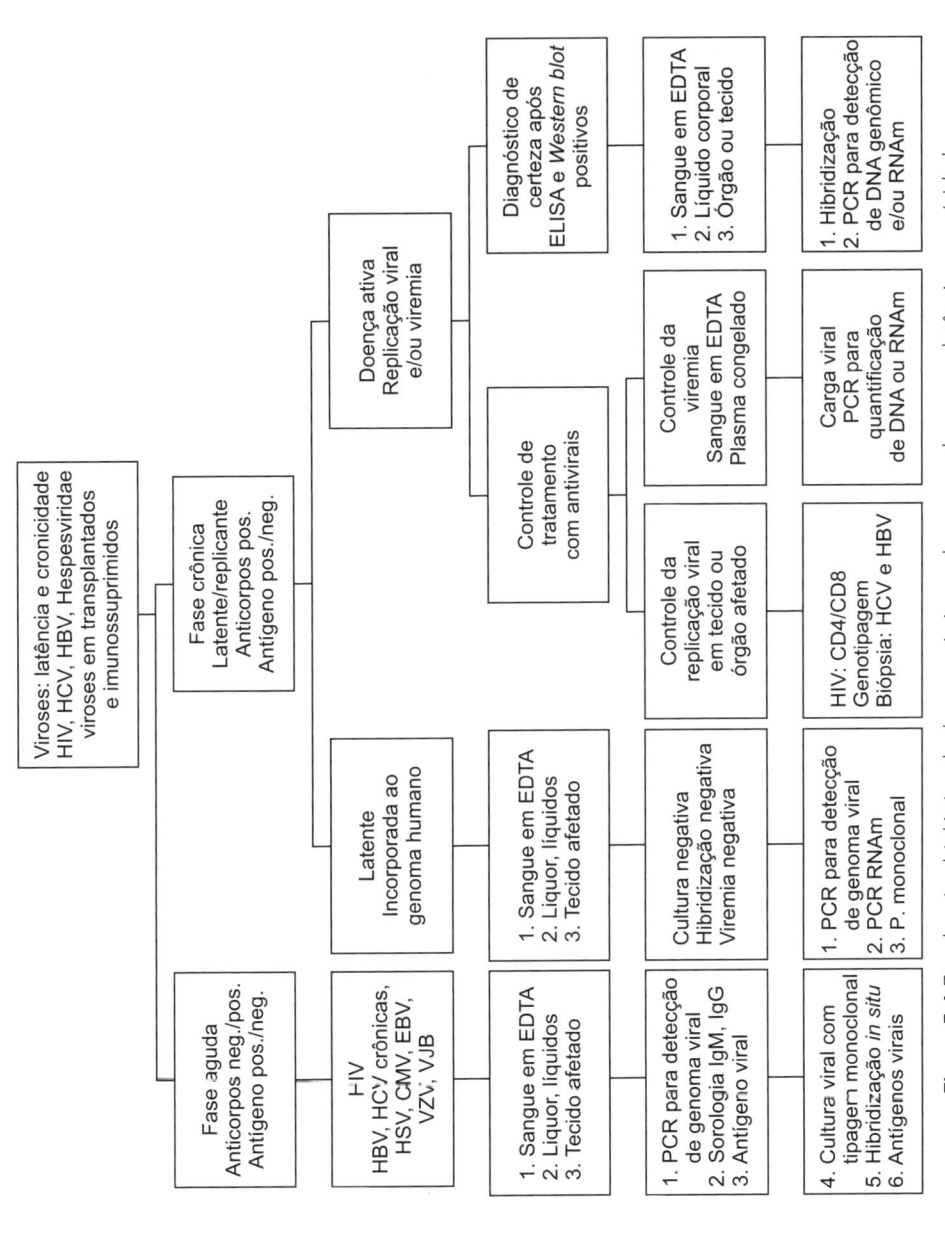

Figura 5.4 Estudo microbiológico de doenças virais agudas que evoluem para latência e cronicidade.

Doenças bacterianas

As bactérias constituem o grupo mais numeroso do mundo microbiológico. Apresentam taxonomia complexa e sujeitam-se a alterações frequentes resultantes do conhecimento adquirido sobre seu genoma e suas propriedades físico-químicas e fisiológicas. Sob a denominação de microbiota normal ou indígena, estão presentes em diversos sítios do organismo sadio, participando de forma comensal ou simbiótica em que há benefícios ao indivíduo, mas sob certas condições podem invadir, provocar doença e participar do processo de morte do hospedeiro. Algumas quase nunca causam doença; outras trazem consigo a virulência, provocando doenças, a despeito do estado imune do hospedeiro.

A flora indígena pode atuar como fornecedora de plasmídeos contendo genes de resistência e conferir essa propriedade a bactérias patogênicas, resultando em cepas resistentes em resposta à pressão seletiva de antimicrobianos.

Diversas bactérias crescem em meios de cultura comuns à base de ágar, como os estafilococos e as enterobactérias; outras, fastidiosas, exigem meios suplementados com constituintes essenciais, a exemplo dos hemófilos e das legionelas, enquanto clamídias, riquétsias e outros parasitas intracelulares obrigatórios demandam substrato celular para o crescimento *in vitro*. Já a maioria de bactérias constituintes da flora normal, anaeróbias estritas e facultativas, requer atmosfera com pouco a nenhum oxigênio. As micobactérias apresentam desenvolvimento lento, necessitando técnicas especiais para seu isolamento e tipificação. Por fim, algumas nunca crescem fora do organismo, como a *M. leprae*.

A "cultura com antibiograma", solicitação médica frequente na investigação de infecções, detecta somente as bactérias comuns, aeróbias e facultativas, não fastidiosas, de crescimento rápido, e que não exigem substrato celular. Diante de resultado negativo da cultura, torna-se imperativo considerar a possibilidade de agentes que não crescem nos meios utilizados, além das possíveis e frequentes falhas na coleta, no transporte e na conservação de amostras. Por outro lado, o resultado positivo pode mostrar bactérias da flora residente, deixando de perceber as reais causadoras da infecção.

A Figura 5.5 traz o resultado da coloração de Gram das principais bactérias de interesse humano, enquanto a Figura 5.6 mostra os caminhos para isolamento das bactérias comuns; a Figura 5.7 aborda as bactérias fastidiosas, intracelulares obrigatórias e anaeróbias, apontando os testes laboratoriais mais indicados para o diagnóstico. A coloração de Gram delineia três grupos de resultados: gram-positivo, gram-negativo e ausência de microrganismos coráveis ao Gram. Neste último grupo encontram-se as bactérias gram-lábeis e as não coráveis, além das amostras com ausência de microrganismos. A visualização de bactérias à coloração pelo Gram em amostra negativa na cultura pode significar que se trata desde fastidiosas ou anaeróbias, que não cresceram nas condições oferecidas pela cultura, a bactérias comuns, inibidas ou mortas pela ação do sistema imune do hospedeiro, por uso de antibióticos ou pelo tempo de inanição *in vitro*. Evidentemente, pode resultar de erro laboratorial, quase sempre o primeiro, quando não o único, motivo pensado.

Métodos diferentes podem ser necessários para a avaliação de situações específicas. As culturas quantitativas de urina e de BAL subsidiam o tratamento não somente com base no microrganismo isolado, mas também no número de unidades formadoras de colônias (UFC). Na avaliação da infecção relacionada com cateteres endovenosos, a abordagem diagnóstica poderá ser realizada por meio da cultura do cateter ou do sangue. Para avaliação da cultura do cateter, dois métodos são recomendados. A cultura semiquantitativa de Maki remove assepticamente os 5cm distais do cateter coletado, rolando-o em meio de ágar. Quando se considera significativo o isolamento de 15 ou mais UFC, a sensibilidade e a especificidade são de, respectivamente, 85% e 85%. A cultura quantitativa pode ser realizada por irrigação do lúmen e diluições seriadas, tendo importância o encontro de 1.000 ou mais UFC, que mostra sensibilidade de 94% e especificidade de 92%.

A PCR mostrou-se a técnica mais sensível e precoce no diagnóstico etiológico das riquetsioses em espécimes clínicos, com especial interesse na detecção da *R. rickettsii*, agente da febre maculosa. O diagnóstico sorológico pode ser realizado pela pesquisa quantitativa de IgG e IgM por meio da

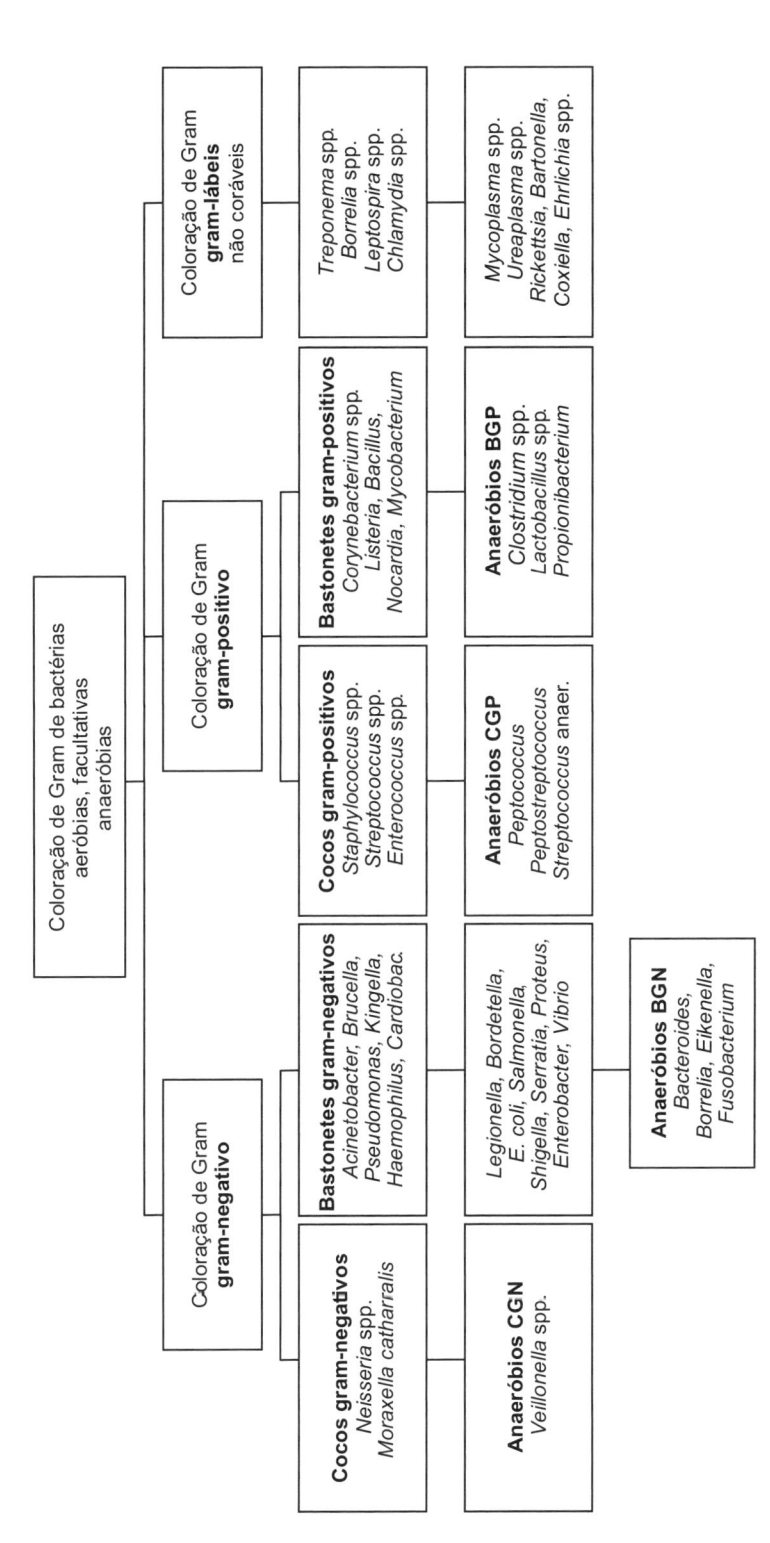

Figura 5.5 Resultados da coloração de Gram das principais bactérias de interesse humano.

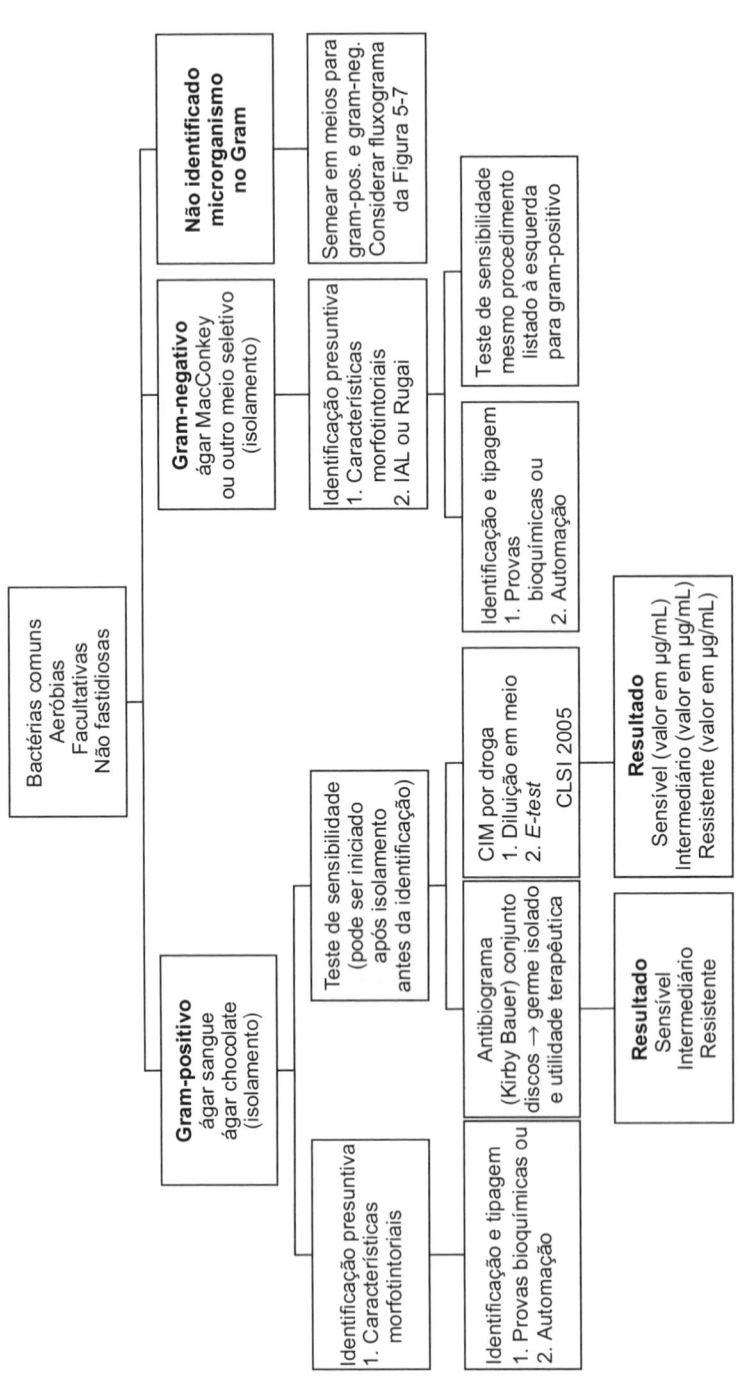

Figura 5.6 Estudo microbiológico de bactérias comuns e não fastidiosas.

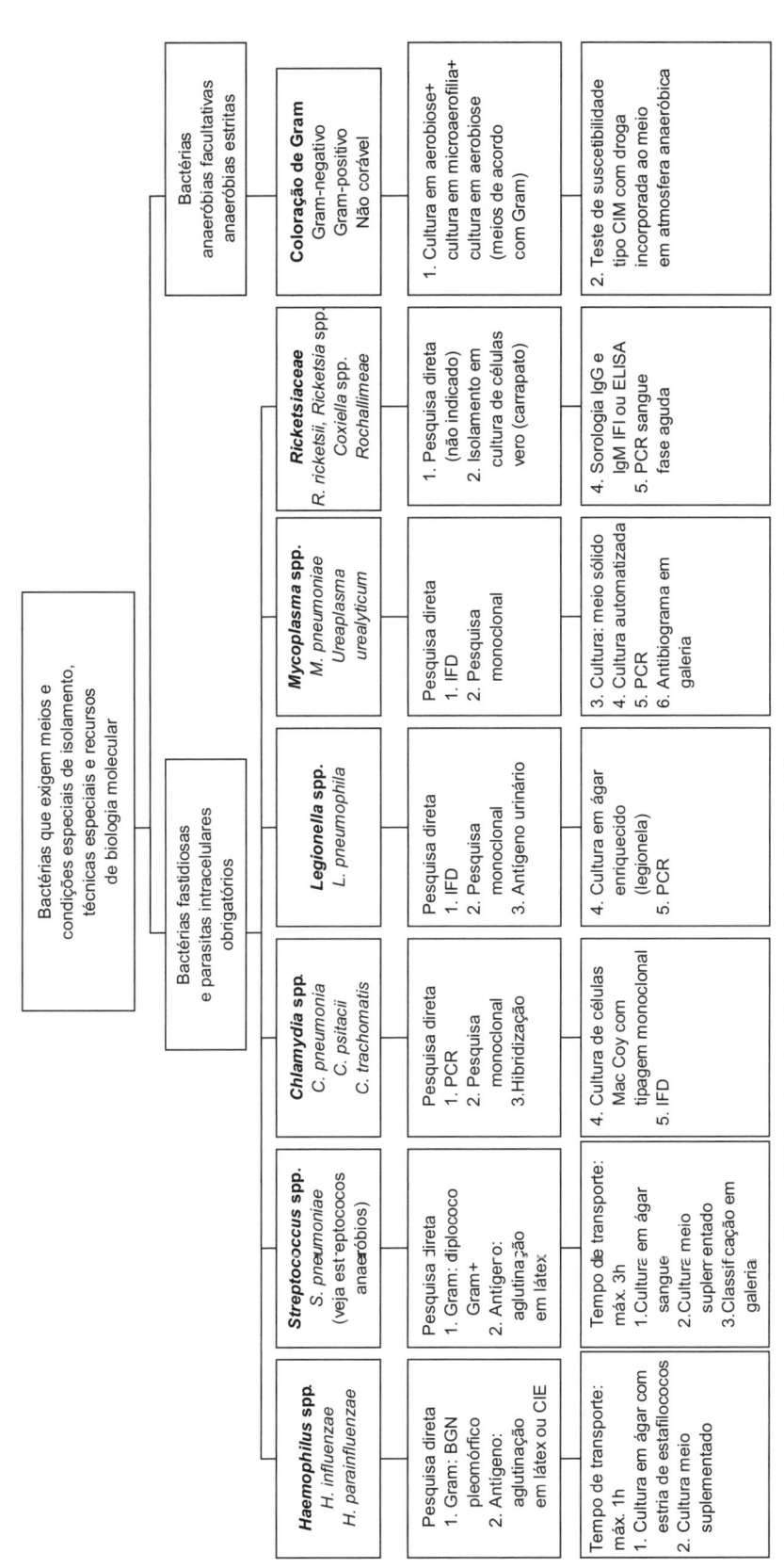

Figura 5.7 Estudo microbiológico das bactérias fastidiosas, intracelulares obrigatórias e anaeróbias.

técnica de imunofluorescência ou ELISA, para detecção de lipopolissacarídeos do grupo *Rickettsiae*. Outro microrganismo importante na prática clínica, a *Rochalimaea henselae* (nome que premia o trabalho do nobre brasileiro Henrique Rocha Lima, nascido em 1879, e que foi trocado em decisão estúrdia para *Bartonella henselae*), agente da doença da arranhadura do gato, segue os mesmos princípios de diagnóstico do grupo *Rickettsiae,* ao qual pertence.

As micobactérias representam um grupo peculiar na bacteriologia, resultante, principalmente, de suas características de acidorresistência e crescimento lento, exigindo métodos especiais de manejo laboratorial. As amostras de origem pulmonar, obtidas por tosse profunda, podem ser encaminhadas para microscopia óptica comum, quando se realiza o BAAR pelo método de Ziehl-Neelsen, que pode detectar 10 mil bacilos/mm³; ou para microscopia fluorescente, de maior sensibilidade, quando o BAAR é processado pelo método da auramina ou dos anticorpos monoclonais. O valor preditivo positivo do BAAR é alto em amostras pulmonares de pacientes sintomáticos, o que o torna exame bastante útil no diagnóstico da tuberculose pulmonar; infelizmente, o mesmo não se pode dizer do valor preditivo negativo do exame. O escarro apresenta contaminação com flora da orofaringe e necessita descontaminação antes de ser semeado na cultura para micobactérias.

As amostras representadas por líquidos corpóreos, como liquor e ascite, apresentam baixa celularidade (raros bacilos/mm³), tornando os métodos diretos convencionais inábeis para sua detecção. Embora possa positivar-se em 5 dias nas micobactérias de crescimento rápido (*M. fortuitum, M. chelonei*), a cultura pode levar até 45 dias para positivar-se nos casos de micobactérias de crescimento mais lento.

A Figura 5.8 mostra os caminhos para diagnóstico das micobacterioses, considerando as indicações de uso da via molecular. Em que pesem, ainda, o custo e a opinião de micobacteriologistas tradicionais, a via molecular é a mais indicada em algumas situações, como o diagnóstico no liquor e o estudo de resistência a medicamentos que, se indicado, não pode esperar tantos meses de culturas, empirismo e riscos para o paciente.

Micologia

As prevalências de infecções fúngicas humanas passaram por profundas mudanças nas últimas duas décadas. Resultam do aumento da população de imunocomprometidos, com destaque para AIDS, transplante de órgãos e quimioterapia do câncer. Contribuem para elevação da prevalência o aumento das viagens internacionais e o uso indiscriminado de antimicrobianos. Felizmente, discutem-se, no meio médico e na sociedade, a racionalização e o controle do uso de antibióticos, especialmente na agroindústria de alimentos, e novos fármacos têm surgido para se contrapor a esse quadro sombrio.

A classificação dos fungos baseia-se em sua aparência, e não nas diferenças nutricionais e bioquímicas fundamentais na identificação de bactérias. O estágio vegetativo consiste em ramos filamentosos ou hifas que formam os micélios. O corpo reprodutivo dos fungos ou esporo é formado por uma ou mais células contidas dentro de uma parede rígida. Muitos fungos podem combinar mecanismos de reprodução sexuada ou assexuada de acordo com as condições do meio externo, para assegurar a sobrevivência. Os esporos sexuais e as estruturas desenvolvidas ao redor deles formam as bases para a classificação. Em outros fungos com reprodução assexuada predominante, a forma dos esporos assexuados e a estrutura secundária formada adquirem a maior importância na identificação.

A micologia representa uma subespecialidade dentro da microbiologia, assim como a micobacteriologia, a virologia e o estudo dos anaeróbios e germes intracelulares obrigatórios.

A solicitação de "pesquisa de fungos" e o resultado "pesquisa de fungos negativa", sem outras especificações e detalhamentos, têm o mesmo peso, ou seja, não significam quase nada ou nada, uma vez que quem pediu não disse o que queria e quem executou não relatou o que fez. A solicitação "pesquisa de fungos em (nome da amostra), a critério do laboratório", seguida das suspeitas clínicas, é aceitável quando o material é entregue a micologista competente. Certamente, o resultado será mais bem definido e representativo.

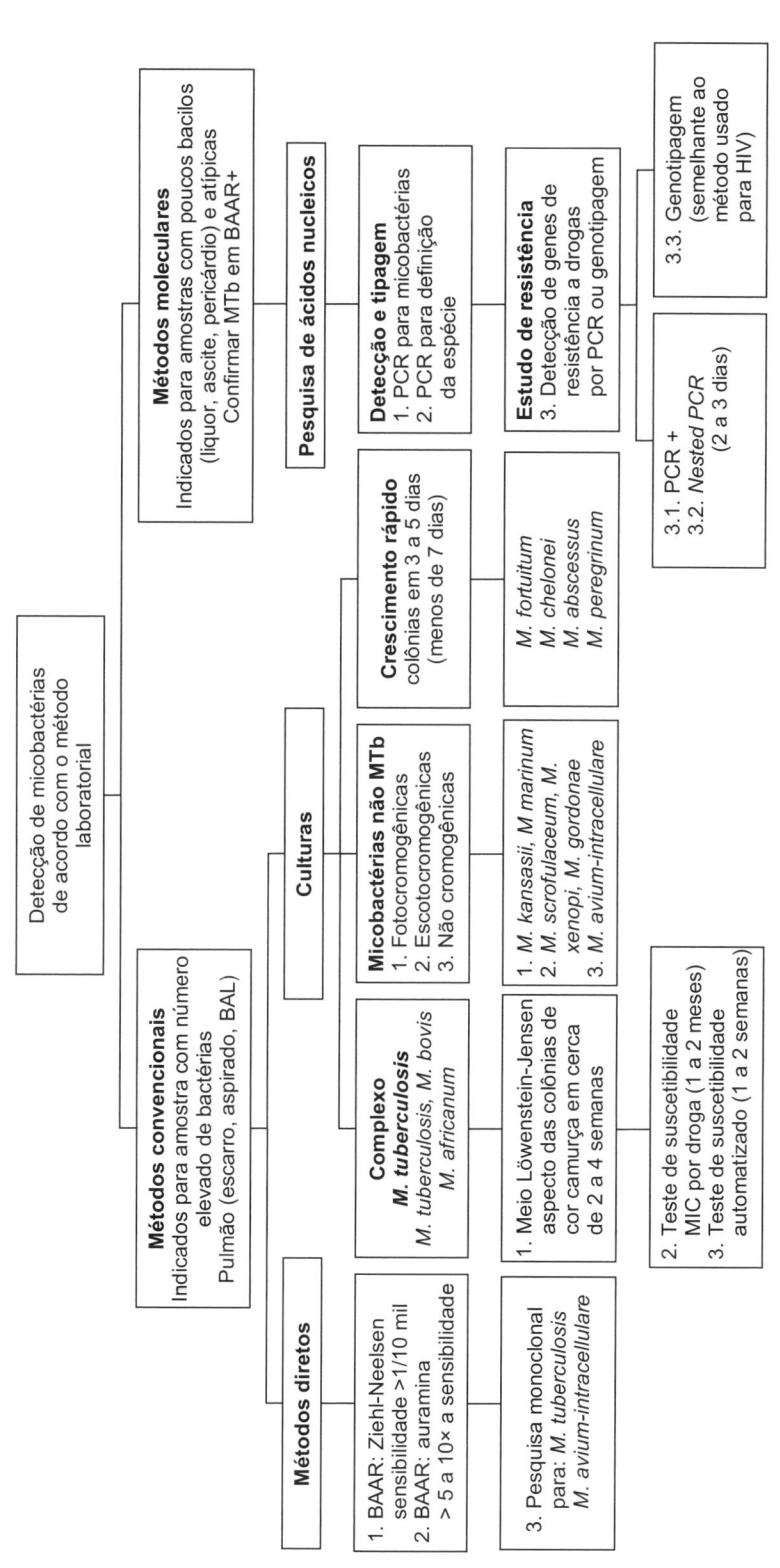

Detecção de micobactérias de acordo com o método laboratorial

Métodos convencionais
Indicados para amostra com número elevado de bactérias
Pulmão (escarro, aspirado, BAL)

Métodos moleculares
Indicados para amostras com poucos bacilos (liquor, ascite, pericárdio) e atípicas
Confirmar MTb em BAAR+

Métodos diretos

1. BAAR: Ziehl-Neelsen sensibilidade >1/10 mil
2. BAAR: auramina > 5 a 10× a sensibilidade

3. Pesquisa monoclonal para: *M. tuberculosis* *M. avium-intracellulare*

Culturas

Complexo *M. tuberculosis* *M. tuberculosis*, *M. bovis* *M. africanum*

1. Meio Löwenstein-Jensen aspecto das colônias de cor camurça em cerca de 2 a 4 semanas

2. Teste de suscetibilidade MIC por droga (1 a 2 meses)
3. Teste de suscetibilidade automatizado (1 a 2 semanas)

Micobactérias não MTb
1. Fotocromogênicas
2. Escotocromogênicas
3. Não cromogênicas

1. *M. kansasii, M marinum*
2. *M. scrofulaceum, M. xenopi, M. gordonae*
3. *M. avium-intracellulare*

Crescimento rápido colônias em 3 a 5 dias (menos de 7 dias)

M. fortuitum
M. chelonei
M. abscessus
M. peregrinum

Pesquisa de ácidos nucleicos

Detecção e tipagem
1. PCR para micobactérias
2. PCR para definição da espécie

Estudo de resistência
3. Detecção de genes de resistência a drogas por PCR ou genotipagem

3.1. PCR +
3.2. *Nested PCR* (2 a 3 dias)

3.3. Genotipagem (semelhante ao método usado para HIV)

Figura 5.8 Estudo microbiológico das micobactérias.

A pesquisa direta de fungos pode ser realizada por diversas técnicas na dependência da suspeita clínica e do sítio de origem e constituintes da amostra. A pesquisa a fresco pode definir bem células leveduriformes; já o *Cryptococcus* spp. é mais bem visualizado com tinta-da-china ou nigrosina, enquanto para detecção do *Pneumocystis jirovecii* (outro microrganismo que sofreu a troca de seu nome original, *P. carinii*, causando transtornos à pesquisa bibliográfica e ao histórico da doença) ou o estudo de amostras com poucas células e hifas, o calcoflúor e os anticorpos monoclonais são sensivelmente melhores.

A cultura para fungos deve ser sempre solicitada para isolamento de fungos que crescem em meio de cultura. *Candida* spp. se desenvolve bem em meios bacteriológicos comuns. O ágar Sabouraud, que contém em sua fórmula nutrientes e antibióticos para inibição do crescimento bacteriano, tem sido um dos meios mais empregados nos laboratórios de microbiologia geral.

Parasitologia

O diagnóstico em parasitologia tem sido tão negligenciado nos laboratórios gerais como o de virologia, anaeróbios, germes fastidiosos e micológicos. Restringe-se, muitas vezes, ao exame parasitológico das fezes realizado por técnicos iniciantes ou de segunda ordem. Aliás, o exame parasitológico das fezes sofre, como a cultura microbiológica, semelhante empobrecimento. Trata-se de um dos itens mais mal remunerados dentre os procedimentos laboratoriais. Este capítulo não logrou alçar sua importância.

CONSIDERAÇÕES FINAIS

O estudo microbiológico pode ser realizado por técnicas diretas de microscopia, como a pesquisa de fungos e técnicas de coloração, como a clássica e fundamental coloração pelo Gram. Entre as técnicas diretas, dispõem-se ainda da detecção e tipagem de microrganismos, em particular de vírus e agentes fastidiosos, com o uso de anticorpos monoclonais de alta especificidade. As culturas convencionais para microrganismos comuns e as culturas de longa duração para fungos e micobactérias não devem ser substituídas por métodos automatizados ou moleculares, mas ampliadas com meios especiais para culturas de germes fastidiosos, como legionelas, micoplasmas, clamídias e riquétsias, e mesmo as culturas de vírus mantêm seu lugar quando não se tem certeza de quais vírus devem ser pesquisados, a despeito de exigirem estrutura laboratorial complexa e conhecimento em cultivo de células.

O estudo microbiológico pode ser enriquecido, não substituído, por métodos automatizados e semiautomatizados de identificação e métodos moleculares de detecção de segmentos gênicos expressivos do microrganismo-alvo, como a hibridização, a PCR e outros métodos pouco conhecidos e utilizados, como o *DNA branched*, o *DNA chip* e o promissor sequenciamento gênico que, disponibilizado na rotina laboratorial, poderá informar, além do nome do microrganismo, suas características físico-químicas e biológicas, incluindo a resistência aos antimicrobianos e a genealogia.

A Tabela 5.4 resume os principais exames disponíveis para o diagnóstico de doenças infecciosas e parasitárias.

O melhor caminho para o diagnóstico microbiológico é aquele que emprega a técnica de maior simplicidade e menor custo, capaz de detectar com alta especificidade o microrganismo que se está procurando. Não existe uma técnica padrão para o diagnóstico de todos os microrganismos, nem ao menos uma técnica padrão para cada microrganismo, uma vez que sua detecção depende da concentração no sítio da doença e do momento em que se está realizando o diagnóstico. Assim, para detecção da micobactéria na tuberculose pulmonar bacilífera, a melhor opção aponta para técnicas clássicas diretas de coloração, como o BAAR e a auramina. Por outro lado, para detecção do mesmo microrganismo no liquor ou no líquido pleural, essas técnicas não teriam sensibilidade, devido à baixa concentração de micobactérias nessas amostras, o que torna a PCR a opção de escolha, suplantando a cultura devido à rapidez do resultado, que pode estar disponível em cerca de 2 dias.

Tabela 5.4 Exames complementares em caso de suspeita de infecções

Sangue
Hemograma com plaquetas e diferencial de leucócitos
Eletrólitos, glicemia, ureia, creatinina, transaminases
Proteína C reativa quantitativa, hemossedimentação
Pesquisa de parasitas em gota espessa
Coagulograma
Hemoculturas
Sorologias (IgG e IgM) específicas para vírus e agentes fastidiosos, conforme a suspeita clínica
Detecção de antígenos virais

Liquor, BAL, líquidos corpóreos, derrames, abscessos
Rotina, citologia e citometria
BAAR e Giemsa
Pesquisa de fungos: a fresco, KOH, lactofenol, Giemsa, calcoflúor
Pesquisa de micobactérias: BAAR por Ziehl-Neelsen ou auramina
Pesquisa de antígenos virais e bacterianos: látex para *N. meningitidis, H. influenzae, S. pneumoniae*
Culturas convencional e/ou automatizada
Culturas especiais (anaeróbios, *Legionella* spp, *Haemophilus* spp, fungos, micobactérias, micoplasmas)
Prova de sensibilidade a medicamentos e/ou MIC
PCR para micobactérias e, especialmente, herpesvírus e outros vírus para os quais se dispõe de terapêutica
　　específica
Pesquisa monoclonal de vírus em amostras com alta celularidade, especificados nominalmente conforme a
　　suspeita clínica
PCR ou pesquisa monoclonal de agentes fastidiosos, como legionelas, micoplasmas e clamídias

Tecidos e órgãos
Pesquisa molecular de ácidos nucleicos: hibridização e PCR para detecção de agentes específicos
Histopatologia e imuno-histoquímica

Fezes
Exame parasitológico
Pesquisa de agentes específicos: rotavírus, *Criptosporidium* spp., *Isospora belli*
Pesquisa de toxinas

Exames de imagem
Radiografia, ultrassom, tomografia e ressonância magnética

No entanto, toda essa tecnologia não pode prescindir do raciocínio clínico na formulação de hipóteses plausíveis e da atuação do microbiologista, que deverá estar capacitado para executar tanto as técnicas clássicas como as de alta tecnologia, como também raciocinar e traçar planos de diagnóstico que suplantem a cada passo a competência dos micróbios.

Referências

Abdillahi H, Poolman. Whole-cell Elisa for typing Neisseria meningitidis with monoclonal antibodies. FEMS Microbiol Lett 1987; 48:367-71.

Anderson B, Kelly C, Threlkel R, Edwards K. Detection of Rochalimaea henselae in cat-scratch disease skin test antigens. JID 1993; 168:1034-6.

Aubin-Tam M-F, Hamad-Schifferli K. Structure and function of nanoparticle-protein conjugates. Biomed Mater 2008; Sep; 3(3):034001.

Bauer AW, Kirby WMM. Antibiotic susceptibility testing by a standardized single disc method. Am J Clin Pathol 1966; 45:493-6.

Bauer AW, Perry DM, Kirby WM. Single-disk antibiotic-sensitivity testing of staphylococci: analysis of technique and results. Arch Intern Med 1959; 104:208-16.

Cai W, Gao T, Hong H, Sun J. Applications of gold nanoparticles in cancer nanotechnology. Nanotechnology, Science and Applications 2008; 1:17-32.

Carrol KC, Aldeen WE, Morrison M. Evaluation of the Abbott LCx ligase chain reaction assay for detection of Chlamydia trachomatis and Neisseria gonorrhoeae in urine and genital swab specimens from a sexually transmitted disease clinic population. J Clin Microbiol 1998; 36:1630-3.

CLSI – Clinical Laboratory Standards Institute. Normas de desempenho para testes de sensibilidade antimicrobiana. 15º suplemento informativo, Brasília: ANVISA, 2005.

Dewar RL, Highbarger HC, Sarmiento MD. Application of branched DNA signal amplification to monitor human immuno-deficiency virus type A burden in human plasma. J Infect Dis 1994; 170:1172-9.

Forbes BA, Saham DS, Weissfeld AS. In: Bailey and Scott's Diagnostic microbiology. 3. ed., St. Louis: Mosby, 1998.

Francisco W. Gonococcias e clamídias. In: Ferreira AW, Avila SLM. Diagnóstico laboratorial das principais doenças infecciosas e auto-imunes. 2. ed., São Paulo: Guanabara Koogan, 2001:169-76.

Hebart H, Gamer D, Loeffter J. Evaluation of Murex CMV DNA hybrid capture assay for detection and quantitation of cyto-megalovirus infection in patients following allogeneic stem cell transplantation. J Clin Microbiol 1998; 36:1333-7.

Isenberg HD. Essential procedures for clinical microbiology. Washington: American Society for Clinical Microbiology, 1998.

Isenberg HD. Urine culture procedure. In: Garcia LS. Clinical microbiology procedures handbook, Washington: ASM, 1998.

Jones D, Anderson B, Olson J, Greene C. Enzyme-linked immunosorbent assay detection of human immunoglobulin G lipo-polysaccharide of spotted fever group rickettsiae. J Clin Microbiol 1993; 31:138-41.

Kolmer JA. Clinical diagnosis by laboratory examinations. 1. ed. Appleton-Century-Crofts, U.K. 1945.

Koneman EW, Allen SD, Janda WM, Schreckenberger PC, Winn JR. Guidelines for the collection, transport, analysis, and reporting of cultures from specific specimens sources. In: Color atlas and textbook of diagnostic microbiology. 5. ed., Lippincott, 1997:121-70.

Kwoh DY, Davis GR, Whitfield KM, Chappelle HL, DiMichele LJ, Gingeras TR. Transcription-based amplification system and detection of amplified human immunodeficiency virus type 1 with a bead-based sandwich hybridization format. Proc Natl Acad Sci USA 1989; 86:1173-7.

Mandell GL, Bennett JE, Dolin R. Principles and practices of infectious diseases. 5. ed., New York: Churchill Livingstone, 2000.

McGuire D, Barhite S, Hollander H, Miles M. JC virus DNA in cerebrospinal fluid human immunodeficiency virus-infected patients: predictive value for progressive multifocal leukoencephalopathy. Ann Neurol 1995; 37:395-7.

Mullis KB, Faloona FA. Specific synthesis of DNA in vitro via a polymerase-catalyzed chain reaction. Methods Enzymol 1997; 155:335-50.

Murray PR, Baron EJ, Pfaller MA, Tenover FC, Yolken RH. Manual of clinical microbiology. 7. ed., Washington: American Society for Microbiology, 1999.

NCCLS – National Committee for Clinical Laboratory Standards. Performance standards for antimicrobial susceptibility test-ing eleventh informational supplement. Pennsylnavania, 2001; 21:1.

Roberts TC, Storch GA. Multiplex polymerase chain reaction for diagnosis of AIDS-related central nervous system lymphoma and toxoplasmosis. J Clin Microbiol 1997; 35:269.

Schechter M, Marangoni VD. Infecções do trato urinário. In: Doenças infecciosas – conduta diagnóstica e terapêutica. 2. ed., Rio de Janeiro: Guanabara Koogan, 1998:425-55.

Serufo JC, Clemente WT, Santos SG. Diagnóstico microbiológico em Centro de Tratamento Intensivo. In: Ratton JLA, Couto RC. Emergências médicas e terapia intensiva. 3. ed. Rio de Janeiro: Guanabara Koogan, 2005:584-600.

Serufo JC, Lima SSS, Serufo AV. Diagnóstico laboratorial em neurologia infantil. In: Fonseca LF, Cunha JM, Pianetti G, Val JAC. Manual de neurologia infantil. Rio de Janeiro: Guanabara Koogan, 2006:654-71.

Shulman ST, Phair JP, Peterson LR, Warren JR. The biological and clinical basis of infectious diseases. 5. ed., Philadelphia: Saunders, 1997.

Siegman Y, Anglin AM, Shapiro DE. Diagnosis of vascular catheter-related bloodstream infection: a meta-analysis. J Clin Microbiol 1997; 35:928-36.

Siqueira-Batista R, Gomes AP, Mendonça EG et al. Malária por Plasmodium falciparum: estudos proteômicos. Rev Bras Ter Intensiva. 2012; 24(4):394-400.

Siqueira-Batista R, Mendonça EG, Gomes AP, Vitorino RR, Miyadahira R, RB, Alvarez-Perez MC, Oliveira MGA. Atualidades proteômicas na sepse. Rev Assoc Med Bras 2012; 58(3):376-82.

Soares AJC, Santos MF, Chung J, David CMN, Domont GB. Proteômica e sepse. Novas perspectivas para o diagnóstico. Revista Brasileira de Terapia Intensiva. Janeiro-Março 2007; 19(1):14-22.

Tzianabos T, Anderson BE, McDade J. Detection of Rickettsia rickettsii in clinical specimens by using polymerase chain reac-tion technology. J Clin Microbiol 1989; 27:2866-8.

Xavier CC, Loutfi KS, Ribeiro MGC, Serufo JC. Neuroviroses. In: Fonseca LF et al. Compêndio de neurologia infantil. Rio de Janeiro: Medsi, 2001:425-40.

Yu C, Irudayaraj J. Quantitative evaluation of sensitivity and selectivity of multiplex nanoSPR Biosensor Assays. Biophysical Journal 2007; 93:3684-92.

CAPÍTULO 6

Bactérias Multirresistentes

Silvana de Barros Ricardo

INTRODUÇÃO

A habilidade das diferentes espécies bacterianas para resistir à ação inibitória dos agentes antimicrobianos, particularmente daquelas que causam doenças em humanos, tornou-se um problema global e de prevalência crescente. Resistência bacteriana é hoje uma realidade em todas as esferas da assistência ao paciente, tanto nos hospitais para tratamento de casos agudos como em instituições de cuidados prolongados e na comunidade. Apesar disso, lamentavelmente continuamos despreparados para lidar com a ameaça dos organismos resistentes, atuais e/ou futuros. Em abril de 2014, a Organização Mundial da Saúde (OMS) declarou que o problema "ameaça as conquistas da medicina moderna. A era pós-antibióticos – em que infecções comuns e ferimentos leves podem matar – é uma possibilidade muito real para o século XXI".

A crescente falta de eficácia dos antibióticos vem estimulando o ressurgimento das práticas de vigilância e controle de infecção. No entanto, ainda há muito a ser aprendido sobre como prevenir a aquisição e a transmissão de resistência.

Resistência aos agentes antimicrobianos não é, na realidade, um fenômeno novo entre as bactérias. O primeiro mecanismo de resistência foi documentado em 1940 por Abraham & Chain, que isolaram e caracterizaram uma enzima da *Escherichia coli* (à época denominada *Bacterium coli*) capaz de hidrolisar a penicilina. Em 1944, Kirby relatou a presença de uma enzima similar, tipo penicilinase, no *Staphylococcus aureus*. Assim, mesmo antes de o uso clínico da penicilina ter se tornado uma realidade, resistência a esse antibiótico já havia sido detectada em ambos os grupos de microrganismos, gram-positivos e gram-negativos.

Posteriormente, na década de 1960, Gardner e cols. demonstraram que isolados de bactérias resistentes à tetraciclina e à estreptomicina podiam ser identificados em amostras do solo e de fezes humanas nas Ilhas Solomão, ainda que esses agentes antimicrobianos nunca tivessem sido usados pela população local. Essa descoberta contribuiu para ampliar a discussão sobre o tema, mostrando que a resistência não era uma simples consequência do uso dos antibióticos, mas parte integrante do próprio sistema de defesa das bactérias, aumentando sua habilidade de sobreviver em ambientes hostis.

A resistência simultânea a múltiplos medicamentos antimicrobianos foi reconhecida pela primeira vez no Japão em 1959, em isolados de *Shigella dysentariae*. Estudando essas cepas, rapidamente os pesquisadores evidenciaram que todas as características de resistência do microrganismo podiam ser transferidas para cepas receptoras de *E. coli* através da combinação célula a célula. Naquela época, as repercussões dessa descoberta variaram do alarme quanto a suas implicações até a crença de que aquele era certamente um fenômeno restrito ao laboratório.

Entre o final dos anos 1960 e o início dos 1970, a multirresistência emergiu como um problema clínico, primeiro no *S. aureus* e depois em ampla variedade de bacilos gram-negativos, frequentemente envolvidos em surtos de infecção hospitalar. O incremento da resistência antibiótica de patógenos adquiridos na comunidade, principalmente as cepas de *Haemophilus influenzae* e *Neisseria gonorrhoeae* produtoras de betalactamase, também mereceu grande destaque nesse período. Esses eventos determinaram mudanças na terapia empírica adotada para essas infecções e tornaram mais tangível a ameaça da resistência bacteriana. Os temores de surtos de infecções por microrganismos "intratáveis" foram dissipados pouco tempo depois pela descoberta de novos agentes anti-infecciosos. Entre eles estavam as cefalosporinas com espectro ampliado, disponíveis no início da década de 1980, e as fluoroquinolonas, nos anos 1990. No entanto, não tardou a emergir resistência a essas duas classes. Em meados da década de 1990 foram identificadas algumas cepas de espécies bacterianas, como *Acinetobacter baumannii*, *Pseudomonas aeruginosa* e *Enterococcus faecium*, essencialmente resistentes a todos os antibióticos em uso clínico naquele momento.

O surgimento dessas bactérias "pan-resistentes" coincidiu com um período em que pouquíssimas novas classes de antibióticos foram descobertas e mesmo o desenvolvimento de novos compostos, pertencentes às antigas classes, escasseou. Isso fez com que antigos agentes antibióticos como novobiocina, colistina e polimixina E, abandonados devido à toxicidade associada, fossem resgatados para tratamento desses patógenos. Exceto para os enterococos, esse é o cenário contemporâneo da resistência bacteriana na maioria dos hospitais, especialmente nas unidades de terapia intensiva (UTI).

CONCEITOS

Diz-se que uma bactéria é resistente a determinado antibiótico quando o germe é capaz de crescer *in vitro* em concentrações usualmente alcançáveis no sangue pelo agente antimicrobiano. A multirresistência (MR) é definida como ausência de suscetibilidade a um ou mais agentes em três ou mais categorias de antimicrobianos ativos contra as bactérias isoladas. No caso de *S. aureus*, a resistência à meticilina por si só define a cepa como MR, independentemente da resistência a outros agentes antimicrobianos. Entre as bactérias MR, algumas se apresentam intensamente resistentes aos medicamentos, com suscetibilidade a não mais do que duas classes de categorias ativas de antimicrobianos, o que alguns autores convencionaram chamar de multirresistência extensiva (XMR). Nos últimos anos, algumas cepas bacterianas demonstraram ausência de sensibilidade para todos os agentes ativos para o tratamento do microrganismo; nesse caso, a bactéria isolada é definida como pan-resistente (PAN-R). Para garantir a aplicação correta dessas definições, os isolados bacterianos devem ser testados contra todos ou quase todos os agentes antimicrobianos no âmbito das categorias de antimicrobianos e devem ser evitados relatórios seletivos e supressão de resultados.

O uso de antibióticos ativos contra as bactérias MR tem várias limitações, que incluem menor experiência clínica e conhecimento da farmacocinética sobre o fármaco, maior incidência de efeitos adversos e, na maioria dos casos, o fato de só estarem disponíveis para administração parenteral.

PRINCIPAIS PERFIS DE RESISTÊNCIA

Embora a resistência antimicrobiana tenha sido observada em quase todos os agentes patogênicos bacterianos, a resistência a múltiplos agentes entre as bactérias gram-negativas constitui ameaça imediata e particularmente preocupante.

Infecções causadas por esses organismos têm sido associadas a desfechos clínicos significativamente piores, com taxas de mortalidade até quatro vezes maiores do que nas infecções causadas por cepas sensíveis.

Além disso, o potencial para transmissão rápida e generalizada desses agentes patogênicos e/ou os determinantes genéticos subjacentes de sua resistência são motivos de grande preocupação.

Na última década foi documentado aumento dramático na prevalência de vários tipos de bactérias gram-negativas resistentes a antimicrobianos, incluindo Enterobacteriaceae produtoras de betalactamases de espectro estendido (ESBL) e cepas multirresistentes de *Pseudomonas aeruginosa* e *Acinetobacter baumannii* (Tabela 6.1). O que torna particularmente alarmante o surgimento de

Tabela 6.1 Bactérias multirresistentes causadoras dos principais problemas clínicos

Microrganismos e resistência antibiótica	Mecanismo de resistência comum	Agentes antibióticos com potencial de uso clínico (recentes, ressuscitados e futuros)
MRSA hospitalar*		
Vancomicina (VISA ou VRSA)	Espessamento de parede (não elucidado completamente): mudança no último aminoácido dos precursores do peptideoglicano	Linezolida, quinopristina-dalfopristina, daptomicina, tigeciclina, ceftobiprole, ceftarolina, dalbavancina, telavancina, oritavancina, iclaprim
Daptomicina	Associado a mudanças na parede e na membrana celular (não elucidado completamente)	Linezolida, quinopristina-dalfopristina, tigeciclina, ceftobiprole, ceftarolina, dalbavancina, telavancina, oritavancina, iclaprim
Linezolida	Mutações nos genes do RNA ribossomal 23S; raramente, aquisição do gene da metiltransferase (cfr)	Daptomicina, quinopristina-dalfopristina, tigeciclina, ceftobiprole, ceftarolina, dalbavancina, telavancina, oritavancina, iclaprim
Enterococcus faecium vancomicina-resistente**		
Ampicilina (comum)	Mutação e hiperexpressão da pbp5	Linezolida, quinopristina-dalfopristina, daptomicina, tigeciclina
Resistência de alto nível aos aminoglicosídeos	Aquisição de enzima modificadora de aminoglicosídeo; mutação ribossomal (estreptomicina)	Nenhuma alternativa com efeito bactericida confiável, sozinho ou em associação
Linezolida	Mutações nos genes do RNA ribossomal 23S	Quinopristina-dalfopristina, daptomicina, tigeciclina
Daptomicina	Desconhecido	Linezolida, quinopristina-dalfopristina, tigeciclina
Quinopristina-dalfopristina	Enzimas inativadoras de quinopristina-dalfopristina; modificação de alvo	Daptomicina, linezolida, tigeciclina
Escherichia coli, Klebsiella spp., Enterobacter spp.§		
Oximino-cefalosporinas (ceftriaxona, cefotaxima, ceftazidima, cefepima)	Betalactamases de espectro estendido (incluindo hiperprodução de enzimas AmpC pela família Enterobacteriaceae)	Carbapenens, tigeciclina
Carbapenens	Produção de carbapenemases; redução de permeabilidade	Polimixinas, tigeciclina
Acinetobacter spp¶		
Carbapenens	Diminuição de permeabilidade, aumento de efluxo e produção de carbapenemases	Polimixinas
Pseudomonas aeruginosa¶		
Carbapenens	Diminuição de permeabilidade, aumento de efluxo e produção de carbapenemases	Polimixinas

*Espécies de MRSA associadas a infecções comunitárias são geralmente mais suscetíveis a antibióticos do que as espécies hospitalares, incluindo sulfametoxazol-trimetoprima, rifampicina, quinolonas e clindamicina. Resistência à clindamicina pode ser selecionada durante a terapia, se o organismo possuir um gene erm (codifica a resistência à eritromicina). Não suscetibilidade à daptomicina foi documentada em algumas cepas VISA.

**Aminoglicosídeos (gentamicina e estreptomicina) são utilizados contra infecções VRE apenas para se obter atividade bactericida sinérgica, quando combinados com betalactâmicos e glicopeptídeos; o efeito sinergístico é perdido se o organismo apresenta nível elevado de resistência aos aminoglicosídeos.

§A utilização de tigeciclina em bacteriemia por gram-negativos tem sido questionada em razão dos baixos níveis séricos e do surgimento de resistência durante a terapia.

¶A adição de rifampicina às polimixinas tem demonstrado algum benefício terapêutico.

Fonte: Arias CA, Murray BE. Emergence and management of drug-resistant enterococcal infections. Expert Rev Anti Infect Ther 2008; 6:637-55.

organismos gram-negativos multirresistentes é o fato de poucos agentes antimicrobianos estarem atualmente disponíveis para o tratamento dessas infecções. Na verdade, as situações clínicas em que um microrganismo infeccioso é efetivamente resistente a todos os agentes antimicrobianos disponíveis são cada vez mais comuns. Para agravar ainda mais esse problema há a reconhecida falta de novos agentes ativos contra esses microrganismos atualmente em desenvolvimento.

Enquanto vários novos agentes contra os microrganismos gram-positivos resistentes foram lançados no mercado nos últimos 10 anos, praticamente nenhum agente novo que trate especificamente de gram-negativos resistentes foi introduzido.

Até recentemente os carbapenens, como imipenem e meropenem, eram quase uniformemente ativos contra microrganismos gram-negativos resistentes. Contudo, algumas cepas já desenvolveram maneiras muito eficazes para lidar com essa classe de antibióticos, incluindo a produção de betalactamases (denominadas carbapenemases), que inativam os carbapenens; alterações em porinas da membrana externa, que bloqueiam a entrada desses antibióticos; e bombeamento ativo do antibiótico para fora da célula usando complexos de "bombas de efluxo". A situação é ainda mais complicada pelo fato de os mecanismos de resistência com base em barreiras de "permeabilidade" e efluxo também afetarem outras classes de antibióticos, como quinolonas, aminoglicosídeos e tigeciclina. Além disso, a presença comum desses genes de betalactamase nas bactérias gram-negativas em elementos móveis transferíveis significa que esses genes podem atingir virtualmente qualquer bactéria gram-negativa e tornar-se uma ameaça importante no futuro. O reconhecimento da presença de uma carbapenemase em um microrganismo gram-negativo é de suma importância, uma vez que são necessárias medidas de controle de infecção estritas para evitar surtos hospitalares e a disseminação desses genes para outras espécies gram-negativas.

Tem se tornado cada vez mais difícil a erradicação de infecções causadas por essas bactérias resistentes aos antibióticos. Diante desse quadro sombrio, os médicos se viram obrigados a ressuscitar compostos desenvolvidos décadas atrás – e previamente abandonados em razão de sua toxicidade – ou testar tudo o que podem pensar, usando aquele que parece ativo. As polimixinas (colistina e polimixina B, com ou sem rifampicina), por exemplo, são muitas vezes a única alternativa disponível para alguns gram-negativos pan-resistentes, particularmente *Acinetobacter*, ainda que a toxicidade seja um problema e venham surgindo relatos de resistência.

A situação é ainda mais grave porque não existem novos antibióticos contra esses microrganismos multirresistentes em estágio avançado de desenvolvimento clínico. Embora *Pseudomonas aeruginosa* e *Acinetobacter* multirresistentes sejam os desafios terapêuticos mais conhecidos entre as bactérias gram-negativas, a resistência aos antibióticos mais potentes foi recentemente ampliada aos membros da família Enterobacteriaceae, incluindo cepas hospitalares de *Klebsiella*, *Escherichia coli* e *Enterobacter*. Igualmente preocupante é o fato de que microrganismos gram-negativos multirresistentes têm sido encontrados em pacientes saudáveis fora dos hospitais. Pode-se citar, por exemplo, infecções do trato urinário causadas por *E. coli* resistente a trimetoprima-sulfametoxazol, fluoroquinolonas, ou a ambas, bem como cepas produtoras de ESBL.

As bactérias são campeãs da evolução, e alguns microrganismos se adaptaram a ponto de se constituírem em graves desafios clínicos para os seres humanos. Entre os microrganismos gram-positivos, *Staphylococcus aureus* resistente à meticilina (MRSA) e *E. faecium* representam os maiores obstáculos terapêuticos (Tabela 6.1). A evolução do MRSA exemplifica a adaptação genética de um microrganismo em um patógeno multirresistente de primeira linha. Após a introdução da penicilina e, mais tarde, da meticilina, cepas de *S. aureus* rapidamente desenvolveram resistência aos compostos betalactâmicos. No início dos anos 2000, mais de 50% dos isolados de *S. aureus* recuperados em hospitais dos EUA eram MRSA.

Posteriormente, os MRSA começaram a desenvolver resistência aos glicopeptídeos, primeiro evoluindo com resistência de baixo nível à vancomicina através de mutações bastante indefinidas, que foi associada a espessamento da parede da célula do patógeno. Esses isolados de *S. aureus* com resistência intermediária à vancomicina foram designados VISA (ou GISA, para glicopeptídeos). A detecção de VISA não é tarefa fácil para os laboratórios clínicos, e sua presença está associada ao fracasso terapêutico dos glicopeptídeos. Os pontos de corte (*breakpoints*) de suscetibilidade à vancomicina foram, então, alterados, sendo estabelecidos testes de triagem para VISA, e muito debate seguiu-se quanto à utilidade de vancomicina no tratamento de infecções por MRSA graves.

Em seguida, surgiram as cepas de MRSA com resistência verdadeira, de alto nível, à vancomicina (*S. aureus* resistente à vancomicina, ou VRSA). Essa resistência se deve à aquisição do gene *vanA*, originalmente descrito em enterococos. Felizmente, menos de 12 desses isolados foram relatados e sua disseminação parece ser limitada, pelo menos até o momento. VRSA, como outras cepas de MRSA associadas à assistência à saúde, comumente são resistentes aos múltiplos agentes, incluindo clindamicina, aminoglicosídeos, sulfametoxazol-trimetoprima, rifampicina e fluoroquinolonas.

MRSA também emergiu recentemente como importante causa de infecções fora dos hospitais. MRSA associado a infecções comunitárias é, atualmente, a principal causa identificável de infecções da pele e dos tecidos moles nas salas de emergência dos EUA. Esse MRSA frequentemente provoca infecções graves, que se assemelham a picadas de aranha, bem como fasciite necrosante grave e pneumonia. Essas cepas costumam produzir toxinas, como a Panton-Valentine leucocidina e peptídeos citolíticos, e transportam outros genes que podem aumentar a capacidade de sobrevivência do patógeno. Um único clone, USA300, é responsável pela maior parte das infecções comunitárias por MRSA nos EUA. Embora esse MRSA seja comumente suscetível aos antibióticos orais, como clindamicina, fluoroquinolonas, sulfametoxazol-trimetoprima, tetraciclinas e rifampicina, já estão surgindo cepas multirresistentes.

Os enterococos, embora menos virulentos do que MRSA, há muito tempo representam problemas terapêuticos, inicialmente em razão de sua "tolerância" à penicilina e à vancomicina (que inibem, mas não matam). Esses patógenos correspondem à terceira causa mais comum de endocardite infecciosa, e o efeito da tolerância à penicilina nos resultados terapêuticos tornou-se aparente já ao final da década de 1940, quando passou a ser rotina a adição de um aminoglicosídeo à penicilina para tratamento dessa doença. No entanto, o alto nível de resistência a todos os aminoglicosídeos vem aumentando, de modo que a atividade sinérgica e bactericida da combinação de um agente de parede celular com um aminoglicosídeo já não é eficaz contra todos os isolados de enterococos que causam endocardite.

Mais preocupante é o aumento da ocorrência de infecções por *E. faecium*, uma vez que a maioria dos *E. faecium* isolados em unidades de cuidados intensivos é atualmente resistente à vancomicina (> 90% dos enterococos resistentes à vancomicina [VRE] isolados nos EUA são *E. faecium*) e à ampicilina (quase 100% dos isolados resistentes). Algumas cepas já desenvolveram resistência aos antibióticos mais recentes e, no momento, não existe terapia apropriada para endocardite causada por VRE. O surgimento de *E. faecium* multirresistente se correlaciona com a predominância de uma única linhagem genética em todo o mundo. Membros dessa linhagem adquiriram determinantes genéticos que parecem aumentar seu sucesso no ambiente hospitalar, e alguns desenvolveram resistência a praticamente todos os antibióticos disponíveis.

Apesar da redução dramática na investigação de antibióticos recentemente pelas companhias farmacêuticas, vários compostos têm sido desenvolvidos ou ressuscitados para tratar infecções por bactérias gram-positivas. Contudo, os agentes disponíveis apresentam limitações importantes: (1) nenhum demonstrou funcionar melhor do que a vancomicina contra MRSA; (2) alguns têm importantes efeitos tóxicos, como a quinupristina-dalfopristina; (3) cepas resistentes já foram identificadas (incluindo VRE resistente à linezolida em doentes que nunca receberam o medicamento); (4) a daptomicina tem por vezes falhado contra a MRSA e os enterococos, e a resistência a ela emergiu; (5) há poucos dados sobre o uso da tigeciclina para infecções provocadas por enterococos, bem como os baixos níveis sanguíneos alcançados contraindicam seu uso em casos de bacteriemia; e as novas cefalosporinas (ceftobiprole e ceftaroline) não serão clinicamente úteis contra *E. faecium* resistente à ampicilina. Entre os agentes em estágios finais de desenvolvimento clínico, dalbavancina, telavancina e oritavancina apresentam limitações importantes para o tratamento de microrganismos resistentes à vancomicina e, embora o iclaprim possa ter papel nas infecções por MRSA, sua utilidade clínica contra enterococos não foi demonstrada.

DISSEMINAÇÃO HOSPITALAR DA RESISTÊNCIA BACTERIANA
Aquisição de bactérias multirresistentes

A emergência e a disseminação de múltiplos microrganismos resistentes representam a convergência de uma variedade de fatores que incluem: aquisição de informação genética pelos microrganismos para resistência aos antibióticos; desenvolvimento de condições ambientais nos hospitais e na comunidade (pressão seletiva de antibióticos) que facilitam a seleção de resistência; e disseminação de múltiplos clones de bactérias resistentes.

O modo mais importante de aquisição hospitalar de bactérias multirresistentes é por meio da transmissão de um paciente infectado ou colonizado para outro paciente suscetível pelas mãos dos profissionais de saúde transitoriamente contaminadas. Também está bem documentada a disseminação de bactérias gram-positivas multirresistentes, como MRSA e estafilococos coagulase-negativo, por profissionais de saúde colonizados. Excetuando-se a colonização transitória das mãos, são infrequentes os relatos de surtos de colonização ou infecção hospitalar por bacilos gram-negativos multirresistentes que possam ser atribuídos aos profissionais de saúde portadores. As exceções são *Citrobacter*, *Acinetobacter* e *Proteus* sp., alguns dos raros bacilos gram-negativos que podem fazer parte da microbiota normal da pele e que já foram relacionados com surtos hospitalares.

A determinação da aquisição hospitalar de uma bactéria multirresistente nem sempre é tarefa fácil, uma vez que os pacientes podem ser portadores assintomáticos já no momento da admissão. Além da dificuldade de definição do local de aquisição da bactéria multirresistente, muitas vezes não está clara a relação entre o paciente e o patógeno identificado, ou seja, a definição se o paciente está colonizado ou tem doença clínica causada pelo microrganismo. De qualquer maneira, do ponto de vista epidemiológico, a colonização é um problema importante, pois contribui para aumentar o reservatório de bactérias resistentes e é frequentemente precursor de doença clínica determinada pela cepa colonizante. Em geral, existem vários pacientes colonizados para cada paciente com infecção diagnosticada, efeito conhecido como *iceberg*.

Fatores relacionados com o hospedeiro

Inúmeros estudos identificaram fatores de risco para colonização ou infecção nosocomial pelos diversos patógenos multirresistentes. Entretanto, revisando os estudos publicados sobre o tema, observa-se que os fatores de risco mais importantes para colonização ou infecção são comuns e universais para os vários microrganismos multirresistentes. Os mais frequentemente relatados são: idade avançada, doenças de base e gravidade clínica, internações em outras instituições, especialmente aquelas de cuidados prolongados, permanência hospitalar prolongada, cirurgia gastrointestinal ou transplantes, exposição a múltiplos dispositivos invasivos de todos os tipos, em especial cateter venoso central, e exposição a agentes antimicrobianos.

Pressão seletiva pelos agentes antibióticos

Multirresistência intrínseca e capacidade de adquirir fatores genéticos adicionais de resistência com o uso frequente de antibióticos são elementos fundamentais na sobrevivência do microrganismo em ambientes hostis. Para ser bem-sucedido enquanto patógeno hospitalar, o microrganismo deve ser capaz de se estabelecer e sobreviver no ambiente, colonizar mucosas e pele de pacientes e membros da equipe de saúde e resistir às terapias antibióticas e aos antissépticos.

Pressão seletiva refere-se às condições ambientais que permitem a sobrevivência e a proliferação dos microrganismos com as mutações ou características favoráveis adquiridas. Mutações que aumentam a resistência contra um agente antimicrobiano ocorrem naturalmente nas bactérias, mas sua seleção depende integralmente da pressão seletiva que lhes é imposta. Isso também é verdadeiro para as bactérias que adquirem novo fragmento de DNA através de troca genética. Em ambiente onde está presente grande carga de antibióticos ou é frequente o uso de doses subterapêuticas, as cepas com as características genéticas adquiridas para resistência aos agentes antimicrobianos irão proliferar, enquanto as suscetíveis serão eliminadas. É no ambiente fechado dos hospitais que a terapia antibiótica tem maior impacto ecológico, particularmente nas UTI.

O uso de antibióticos também pode determinar, no paciente, redução transitória da resistência à colonização por bactérias não comensais, aumentando o risco de aquisição dos patógenos multirresistentes. Pressão antibiótica é, isoladamente, o fator predisponente mais importante para infecção com microrganismos multirresistentes e, comprovadamente, microrganismos que causam infecção hospitalar e colonização em pacientes e profissionais de saúde são mais resistentes aos antibióticos do que espécies similares encontradas na comunidade.

Razão indetectada de colonização

Entre todos os pacientes com colonização ou infecção conhecida por determinado microrganismo resistente em uma instituição ou unidade hospitalar, uma proporção – denominada "razão indetectada" – permanece não identificada por culturas clínicas. Quanto maior essa proporção, maior a necessidade de vigilância microbiológica ativa, por meio de culturas, para identificação dos pacientes que têm chance de transmitir o microrganismo resistente para outros indivíduos.

A proporção exata de pacientes colonizados ou infectados é desconhecida, uma vez que a sensibilidade e a especificidade das culturas rotineiras de *swabs* são limitadas. Estima-se, por exemplo, que a razão não detectada de VRE seja de aproximadamente 90% e, para MRSA, varie de 30% a 90%.

Essa razão parece ser menor para os microrganismos gram-negativos resistentes, provavelmente devido à maior virulência dos patógenos desse grupo. Em pacientes acompanhados em UTI clínica e cirúrgica, a razão indetectada foi de 69% para *E. coli* e *Klebsiella* spp. produtores de ESBL e de 55% para *P. aeruginosa* não resistente a antibióticos.

Pressão de colonização

A importância da pressão de colonização foi descrita inicialmente em estudo que avaliou a transmissão de VRE em UTI clínica e foi replicado posteriormente para MRSA. A pressão de colonização representa a prevalência de microrganismos resistentes nas proximidades do paciente, isto é, no ambiente contíguo capaz de promover a transmissão paciente a paciente (ou transmissão cruzada). Unidades com grande proporção de pacientes colonizados ou infectados por determinado microrganismo resistente amplificam os riscos de transmissão do patógeno para os demais pacientes. A elevada pressão de colonização provavelmente resulta em maiores taxas de contaminação ambiental e das mãos dos profissionais de saúde, elevando as taxas de transmissão cruzada. Até o presente, estudos não avaliaram a pressão de colonização na transmissão de bactérias gram-negativas multirresistentes.

Duração da colonização

A duração da colonização representa a quantidade de tempo que o paciente permanece colonizado com uma bactéria multirresistente. Essa é uma variável importante por determinar as medidas de precaução e isolamento durante o período de hospitalização e em eventuais reinternações. Entretanto, é desconhecida a duração da colonização para a maioria das bactérias multirresistentes. Estudo recente, em uma instituição para idosos, identificou que os residentes colonizados com *A. baumannii* e *P. aeruginosa* apresentaram maior probabilidade de eliminar a colonização do que os residentes colonizados com MRSA e VRE.

Para VRE, a literatura estima que a persistência da colonização seja > 60 dias. Em estudo retrospectivo de coorte, com 116 pacientes colonizados por VRE, constatou-se que 64% deles tiveram um resultado negativo de cultura perirretal após um tempo médio de 125 dias de seguimento. Dois outros estudos demonstraram que os pacientes podem manter colonização prolongada com MRSA,

> 1 ano, apesar de esforços para descolonização ou desospitalização e interrupção da pressão seletiva de antibióticos. Pequeno estudo com pacientes transferidos para unidade de longa permanência identificou que a duração média de colonização com *K. pneumoniae* multirresistente foi de 160 dias (variação de 7 a 548 dias).

Contaminação de objetos inanimados e superfícies do ambiente

Fontes ambientais e reservatórios de cepas resistentes configuram um problema recorrente nas unidades de saúde. Enterococos e estafilococos, por exemplo, podem sobreviver por semanas a meses em tecidos e superfícies plásticas, comumente encontradas nos hospitais. Em um estudo, a desinfecção convencional das superfícies dos quartos de pacientes com VRE foi inadequada em 16% das unidades pesquisadas, mas as superfícies tornaram-se uniformemente livres do patógeno após desinfecção mais intensiva. Outro estudo relatou o controle de um surto de VRE após intensificação da desinfecção ambiental, que se correlacionou com a redução de 29% para 1% na positividade das culturas do ambiente. Existem vários relatos sobre a contaminação de superfícies e equipamentos nos quartos de pacientes colonizados ou infectados com VRE. A contaminação ambiental pode ser encontrada em 73% dos quartos hospitalares de pacientes infectados com MRSA e em 69% dos pacientes colonizados. A contaminação das luvas dos enfermeiros ocorre em 42% das ocasiões em que eles tocaram em superfícies do quarto desses pacientes, ainda que sem tocar nos próprios pacientes. A disseminação de MRSA e VRE é facilitada pela desinfecção infrequente das mãos e contaminação com equipamentos e vestuários, entre os contatos com os pacientes. Os aventais tornam-se frequentemente contaminados após a assistência aos pacientes com infecções por MRSA ou VRE, mas são efetivos em prevenir a contaminação das roupas sob eles; as mãos, entretanto, podem se tornar contaminadas pelo contato com o avental.

Contaminações especificamente relacionadas com bacilos entéricos e *Pseudomonas* geralmente resultam da contaminação de dispositivos e equipamentos de assistência ao paciente ou falha no reprocessamento desses equipamentos.

A contaminação por meio de fontes comuns (nebulizadores, circuitos de respirador, umidificadores etc.) é descrita primariamente em situações epidêmicas, em que se destacam o grande número de pacientes acometidos e a gravidade dos casos. Contudo, a transmissão cruzada por meio de fonte comum provavelmente ocorra com maior frequência de modo não epidêmico, através de artigos e equipamentos médicos compartilhados pelos pacientes, contribuindo para parcela significativa das infecções endêmicas.

MEDIDAS DE CONTROLE

Medidas gerais

O sucesso dos programas que visam reduzir a resistência bacteriana, especialmente o controle de infecções endêmicas, é limitado. Nenhuma medida isolada mostrou-se capaz de conter a emergência ou a disseminação da resistência bacteriana, o que justifica a adoção simultânea de várias abordagens. Ainda assim, o aumento contínuo da prevalência de resistência antibiótica nos hospitais, causando infecções hospitalares, a exemplo da recente disseminação de VRE, expõe a fragilidade das diversas medidas preconizadas e evidencia nossa incapacidade de conter o problema. Um dos motivos para isso é que o sucesso do controle desses microrganismos depende, em grande parte, da compreensão das vias pelas quais a resistência emergiu. Infelizmente, essas vias diferem muito de microrganismo para microrganismo e de cenário para cenário, e algumas não estão claramente definidas. Além disso, embora a epidemiologia dos microrganismos resistente às vezes seja similar, pode ser bastante distinta em outras situações.

É compreensível que pacientes portadores dos fatores de risco clássicos, como doenças de base graves e escores de gravidade elevados, complicações cirúrgicas, transplantes e falência ou insuficiência de órgãos, apresentem maiores chances de infecção por microrganismos resistentes. Esse risco aumentado resulta da exposição desses indivíduos a procedimentos invasivos e dispositivos médicos que rompem as barreiras naturais cutâneas, bem como da depressão das defesas do hospedeiro e da exposição maciça a antibióticos (Tabela 6.2). Obviamente, pouco se pode fazer para modificar a gravidade da doença. Para proteger principalmente os pacientes intrinsecamente vulneráveis, as medidas de prevenção devem ser mais consistentes no estabelecimento das barreiras para prevenir a disseminação intra-hospitalar dos microrganismos resistentes, bem como devem enfatizar uma política adequada de antimicrobianos.

Precauções de barreira

Medidas de contenção de infecção, aplicadas aos pacientes portadores de microrganismos multirresistentes, são consideradas as estratégias de maior impacto. Esses procedimentos reduzem a prevalência de bactérias resistentes, mas os esforços para sua implementação são dispendiosos e nem sempre factíveis. É necessário, ainda, considerar a realidade do paradigma atual para prevenir a disseminação de microrganismos multirresistentes nos hospitais – esperar até que a colonização ou a infecção por patógeno resistente seja identificada por cultura clínica para então instituir as precauções adequadas. Nesse momento (e somente nesse momento), o paciente é transferido para um quarto privativo e é instituído o uso de luvas, com ou sem capotes, para todos os contatos com ele. Entretanto, sabe-se que, para cada paciente com colonização ou infecção conhecida por determinado microrganismo resistente, podem ser encontrados inúmeros outros com colonização indetectada no hospital ou na mesma unidade.

O agrupamento (coorte) de pacientes com colonização ou infecção conhecida por microrganismos resistentes pode reduzir as infecções cruzadas. Uma estratégia mais lógica, entretanto, consiste no uso preemptivo antecipado de precauções de barreira para pacientes de alto risco. O objetivo é evitar a contaminação das mãos dos profissionais de saúde por microrganismos resistentes durante o contato com o paciente e prevenir a infecção cruzada para outros pacientes não colonizados. Alguns estudos demonstraram forte correlação entre o uso preemptivo de precauções de barreira em populações de alto risco, como das UTI, e a prevenção de infecções endêmicas, incluindo aquelas causadas por microrganismos multirresistentes.

Nas duas últimas décadas, vários estudos evidenciaram que a identificação e o isolamento dos pacientes com MRSA e VRE podem prevenir infecção nosocomial, mesmo na ausência de esforço adicional de controle de antibióticos (outros que não a restrição de vancomicina, embora o controle desse antibiótico não se tenha mostrado preditor independente de controle de surtos de VRE). A disseminação de MRSA para novos pacientes é aproximadamente 16 vezes menor quando os pacientes colonizados são identificados por culturas de vigilância ativa e colocados em isolamento de contato.

Higienização das mãos

As mãos dos profissionais de saúde são os principais veículos de transmissão de patógenos multirresistentes e infecções para os pacientes. A higienização adequada das mãos é reconhecidamente a

Tabela 6.2 Fatores que contribuem para aumento da resistência antibiótica

Pacientes mais gravemente enfermos nos hospitais
Aumento da população de pacientes imunocomprometidos
Novos procedimentos e dispositivos
Patógenos emergentes
Complacência em relação aos antibióticos
Baixa efetividade do controle de infecções e adesão às recomendações
Uso crescente de antibióticos

Fonte: Safdar N, Maki DG. The commonality of risk factors for nosocomial colonization and infection with antimicrobial-resistant Staphylococcus aureus, Enterococcus, Gram-negative bacilli, Clostridium difficile, and Candida. Ann Intern Med 2002; 136:834-44.

medida mais simples e de menor custo para prevenção de infecções hospitalares. Inúmeros estudos já foram publicados sobre o papel da higienização das mãos na redução da transmissão de potenciais patógenos, com subsequente redução de morbidade e mortalidade associadas à aquisição de infecções hospitalares. Ainda assim, na maioria das instituições de saúde, a adesão a essa recomendação é inaceitavelmente baixa, raramente excedendo 40% das oportunidades em que a medida está indicada. A falta de adesão está bem documentada em estudos, todos evidenciando que os profissionais de saúde higienizam suas mãos com menos frequência e em tempo inferior ao recomendado. A dimensão do problema pode ser avaliada a partir de uma constatação recente: a higienização das mãos isoladamente, em uma taxa bem maior do que a alcançada nos hospitais (isto é, em 80% dos contatos), teria efeito apenas modesto na disseminação de VRE. Isso se deve à alta taxa de transmissão que está associada à falha na higienização das mãos nos 20% dos contatos remanescentes.

Controle de antibióticos

A pressão seletiva pelo uso de antibióticos promove amplificação da resistência e é, senão o maior, importante fator para a emergência e disseminação hospitalar de microrganismos multirresistentes, que geralmente se mostram altamente adaptados e virulentos. Embora não exista prova inequívoca da relação causal entre resistência bacteriana e consumo de antibiótico em nível clínico, a associação é amplamente aceita. Os antibióticos estão entre os fármacos mais prescritos nos hospitais, e seu uso intenso pode ser justificado pelo crescente contingente de pacientes gravemente enfermos que precisam de tratamento. Nessa perspectiva, o problema da resistência bacteriana poderá, no máximo, ser controlado, mas nunca completamente erradicado.

Resistência antibiótica é, em grande parte, o resultado do uso indiscriminado de antibióticos, comumente usados em excesso e inadequadamente. Estudos apontam que mais de 75% dos pacientes internados em hospitais americanos recebem pelo menos um agente antimicrobiano, e mais da metade deles não apresenta evidência de infecção ou indicação clara de seu uso. Outro aspecto importante é que a maioria dos antibióticos usados dentro dos hospitais é de amplo espectro, como penicilinas de espectro ampliado, cefalosporinas de terceira e quarta gerações, carbapenêmicos, aminoglicosídeos ou fluoroquinolonas. Portanto, qualquer esforço direcionado para o controle da resistência bacteriana deve incluir a promoção do uso racional de antibióticos sistêmicos, especialmente dentro dos hospitais. Existem boas evidências dos efeitos de várias intervenções educacionais, como reciclagem (educação continuada), adoção de protocolos e auditorias com *feedback*. Apesar da conhecida dificuldade de adesão aos protocolos, é imprescindível o estabelecimento de diretrizes institucionais para uso de antibióticos, apoiadas nas melhores evidências da literatura e com padrões baseados nos perfis locais de resistência. Outras medidas importantes para controle do uso de antibióticos incluem a padronização dos agentes antimicrobianos a serem utilizados dentro do hospital, a suspensão automática de profilaxia cirúrgica e a adequação do laboratório de microbiologia clínica para detecção acurada dos fenótipos de resistência.

Vale lembrar que a pressão de seleção de microrganismos resistentes pelos antimicrobianos é consequência não somente do uso terapêutico ou profilático desses medicamentos em odontologia e medicina humanas, como também de seu emprego em medicina veterinária, na conservação de alimentos, no combate a elementos biológicos danosos aos seres humanos e na promoção de crescimento de animais destinados à alimentação.

Erradicação do estado de portador

Descolonização de MRSA

Triagem laboratorial e precaução de contato são medidas adequadas dentro da estratégia de controle de MRSA em todo hospital, especialmente em centros com taxas moderadas a altas de MRSA e baixa adesão à higienização das mãos. O objetivo em questão é prevenir a transmissão de MRSA de indivíduos colonizados para não colonizados. Mesmo que isso não possa necessariamente prevenir infecções em pacientes colonizados, uma redução de novos portadores de MRSA pode produzir a redução no total de infecções.

A descolonização, no entanto, tem como objetivo erradicar diretamente MRSA de indivíduos colonizados, pelo menos temporariamente, impedindo, assim, transmissões para não colonizados e infecções em colonizados.

Entre os métodos para erradicação de MRSA está o uso de antibióticos orais em associação à rifampicina, que assegura excelente penetração nas secreções e nos tecidos. A terapia combinada é efetiva na erradicação da colonização por MRSA nas narinas e nos sítios cutâneos. Entretanto, em estudos com seguimento prolongado, as taxas de recolonização são elevadas, particularmente em pacientes que apresentam outros sítios cronicamente colonizados além das narinas. Por isso, o termo "descolonização" parece mais adequado do que "erradicação" da colonização.

O efeito de qualquer estratégia de descolonização para MRSA parece durar 90 dias, no máximo, embora estudos de seguimento mais longos sejam infrequentes. A recolonização 12 meses após o tratamento aproxima-se de 50% e 75% para profissionais de saúde e pacientes em diálise peritoneal, respectivamente. A taxa de recolonização no quarto mês, para pacientes submetidos a hemodiálise, é de 56%. Felizmente, não parece ocorrer substituição da cepa erradicada por outra mais virulenta; após um período de descolonização efetiva, a cepa original de MRSA pode ser identificada na maioria dos pacientes que apresentem recaída.

Outro aspecto importante a ser observado na terapia de descolonização para MRSA, quando empregada em larga escala, é o risco de desenvolvimento de resistência e perda do valor terapêutico dos agentes antimicrobianos sistêmicos usados com essa finalidade. Por isso, os antibacterianos tópicos e germicidas têm sido preferidos nos programas de descolonização de MRSA. Banhos com clorexidina a 2%, combinados à aplicação de mupirocina intranasal, alcançam taxa de descolonização de 72% em situações de surto. Não existe consenso quanto à duração adequada da terapia para erradicação da colonização, mas é prudente a administração por curto período, para minimizar o risco de resistência. O uso crescente de mupirocina tem sido associado a aumento da resistência a esse agente e falha na eliminação da colonização por MRSA.

Não existe consenso sobre quais são os indivíduos que se beneficiam com a descolonização para MRSA. Vários estudos recentes de boa qualidade têm endossado a ideia de descolonização universal, com ou sem triagem laboratorial, e precaução de contato para portadores de MRSA em pacientes de UTI em estado crítico.

No entanto, deve ser garantida a monitorização cuidadosa da resistência à mupirocina e à clorexidina.

Triagem laboratorial e descolonização direcionada também parecem ser uma estratégia aceitável para prevenir a infecção em pacientes submetidos a cirurgias limpas. A descolonização bem-sucedida de pacientes debilitados ou colonizados em múltiplos sítios é menos provável. Infelizmente, esses pacientes tendem a adquirir infecção subsequente. Terapia de descolonização para pacientes e profissionais colonizados, como o principal componente do controle de MRSA endêmico, geralmente não é eficiente e induz emergência e disseminação de microrganismos mais resistentes. De qualquer maneira, a decisão pelo emprego de terapia de descolonização deve ser acompanhada pela monitorização concomitante para o desenvolvimento de resistência aos agentes antimicrobianos usados.

Descontaminação seletiva do trato digestivo

As propostas de descontaminação seletiva do trato digestivo (DSTD) consistem no tratamento de infecções em incubação no momento da admissão na UTI mediante a administração de antibióticos endovenosos (independente se há suspeita clínica de infecção) e na prevenção da aquisição de infecções durante a permanência na unidade, mediante aplicação de antimicrobianos tópicos na orofaringe e no trato gastrointestinal.

O conceito de DSTD surgiu no início da década de 1980, a partir dos resultados de relatos de séries de casos não controlados com pacientes de trauma. Nessa população inicialmente estudada, em que a descontaminação do trato gastrointestinal foi comparada com controles históricos, a estratégia não apresentou efeitos significativos quanto à incidência de pneumonia associada à ventilação mecânica (PAV), nem de início precoce nem tardio. Entretanto, a associação de descontaminação da orofaringe demonstrava ser possível prevenir a PAV tardia sem alterar a incidência da PAV precoce. Posteriormente, foi adicionada profilaxia endovenosa, que reduziu o desenvolvimento tanto de PAV precoce como tardia. Desde então, múltiplos estudos foram realizados em diferentes populações de pacientes e com variações do regime clássico da DSTD.

No esquema clássico, a DSTD inclui uma cefalosporina de segunda geração, usada para profilaxia endovenosa, associada a colistina e tobramicina, para profilaxia tópica. Antecipando o potencial crescimento de leveduras, anfotericina B é associada ao esquema tópico. Um pré-requisito para o espectro antibiótico de ambas as vias de administração é que a microbiota anaeróbica intestinal não seja perturbada; a parte "seletiva" da DSTD reflete seu efeito de poupar a microbiota anaeróbia. Uma etapa final da DSTD consiste em higiene oral adequada, para prevenir infecções exógenas, e na realização de culturas de vigilância de amostras retais e do trato respiratório, para monitorizar a eficácia da descontaminação e a emergência de patógenos resistentes.

Apesar de vários estudos terem demonstrado redução considerável na incidência de PAV, as principais objeções ao uso rotineiro da DSTD incluem ausência de demonstração de redução das taxas de mortalidade e da permanência hospitalar, ausência de dados de custo-efetividade e a ameaça da seleção de bactérias multirresistentes. Redução significativa das taxas de mortalidade associada à PAV só foi demonstrada em metanálises. Recentemente, dois estudos controlados e randomizados relataram redução significativa da mortalidade entre pacientes na UTI que receberam DSTD, em combinação com seleção reduzida de patógenos resistentes. Entretanto, esses estudos apresentam alguns questionamentos metodológicos e foram realizados em locais onde os níveis de resistência eram baixos. Se os resultados benéficos forem confirmados, a questão passará a ser como contrabalançar os benefícios com o esperado aumento da seleção de MRSA, VRE e, provavelmente, bactérias gram-negativas multirresistentes.

Erradicação da colonização com VRE

Não existem evidências bem-sucedidas de qualquer tentativa de descolonização para VRE.

MICRORGANISMOS ESPECÍFICOS

Staphylococcus aureus

Um dos mais importantes patógenos em humanos, o *S. aureus* está associado à ocorrência tanto de infecções comunitárias como hospitalares. Seu hábitat natural é a pele e membranas mucosas de seres humanos e demais mamíferos. Destaca-se pela disponibilidade de uma variedade de fatores de virulência, que desempenham importante papel nos processos infecciosos e o capacitam a produzir doenças tanto em indivíduos imunocomprometidos como hígidos. Entre esses fatores encontram-se as proteínas de superfície que promovem colonização de tecidos do hospedeiro, as exotoxinas e superantígenos que causam dano tecidual e choque séptico, e os fatores de invasão, que promovem a disseminação de bactérias nos tecidos (p. ex., leucocidinas, cinases, hialuronidases).

Como agente de infecções hospitalares, o *S. aureus* é o patógeno mais frequente entre todos os microrganismos, provavelmente beneficiado por sua facilidade de disseminação intra-hospitalar e aquisição de determinantes de resistência antibiótica. Em quase todos os hospitais, o *S. aureus* é o principal agente etiológico das infecções de sítio cirúrgico, pneumonias e infecções primárias da corrente sanguínea. Em um número expressivo de pacientes, o microrganismo é causa de infecções de pele e tecidos moles, infecções associadas a cateteres vasculares e endocardite.

Laboratorialmente, o *S. aureus* apresenta-se como coco gram-positivo, anaeróbio facultativo. Pode ser diferenciado dos estreptococos e enterococos pela positividade do teste de catalase e das outras espécies estafilocócicas mediante resultado positivo dos testes de coagulase, fermentação de manitol, produção de desoxirribonuclease e termonuclease.

A resistência antibiótica do *S. aureus* é tão antiga quanto a própria história da penicilina. Em 1942, apenas 2 anos após ter sido iniciado o uso clínico do antibiótico, cepas resistentes já podiam ser identificadas nos hospitais. Duas décadas depois, aproximadamente 80% dos isolados de *S. aureus*, adquiridos tanto nos hospitais como na comunidade, eram resistentes à penicilina. Em 1961, a introdução da meticilina foi rapidamente seguida pela identificação de resistência do *S. aureus*. Entretanto, a grande disseminação mundial do MRSA, que provocou inúmeros surtos de infecção hospitalar, só ocorreu a partir da segunda metade da década de 1970. Atualmente, o MRSA é endêmico na maioria dos hospitais e frequentemente resistente a múltiplos agentes antimicrobianos.

A resistência à meticilina e aos demais antibióticos do grupo (como oxacilina, cloxacilina e dicloxacilina) do *S. aureus* envolve a produção de uma PBP adicional – PBP2a ou PBP 2' – com baixa afinidade por esses fármacos. Codificada pelo gene *Meca*, a PBP2a confere resistência a todos os antibióticos betalactâmicos. Cepas com resistência mediada pelo *mecA* são classicamente denominadas MRSA. Entretanto, nem todos os clones *mecA* expressam resistência à meticilina, uma vez que os níveis totais de resistência em uma população de MRSA dependem da produção efetiva de PBP2a, a qual é modulada por uma variedade de fatores cromossômicos. Isso explica a heterogeneidade dos níveis de resistência fenotípica à meticilina no MRSA, que varia entre suscetível e altamente resistente. Ao longo dos anos, as cepas de MRSA adquiriram múltiplos mecanismos adicionais de resistência contra classes de antibióticos não relacionadas com os betalactâmicos.

O gene *mecA* está localizado em um grande elemento genético móvel, denominado *Staphylococal Cassette Chromosome* (SCC*mec*). O SCC*mec* pode ser considerado uma ilha de resistência, pois carreia o gene *mecA*, associado aos genes de recombinase e genes estruturais e regulatórios da resistência à meticilina (que codifica resistência aos betalactâmicos). Além desses, podem se encontrados transposons e cópias integradas de plasmídeos, que contêm vários genes de resistência contra antibióticos não betalactâmicos.

São identificados cinco subtipos de SCC*mec* (tipos I a V), com tamanhos variando de ~20 a 68kb, que diferem entre si pelo repertório de determinantes de resistência antibiótica. Os menores subtipos (I, IV e V) codificam apenas genes de recombinase e genes estruturais e regulatórios de resistência à meticilina; não carreiam genes de resistência a antibióticos não betalactâmicos. Os SCC*mec* tipos I a III estão associados a cepas de MRSA de aquisição hospitalar (AH-MRSA). O tipo I pode ser encontrado em isolados de MRSA disseminados na década de 1960 e não contém genes de resistência além do *mecA*. Ao contrário, os SCC*mec* tipos II e III são carreados em cepas de MRSA dominantes a partir da década de 1980 e contêm múltiplos genes de resistência antibiótica. Os tipos IV e V, de origem mais recente, carreiam somente o gene de resistência *mecA* e estão associados predominantemente a isolados comunitários de MRSA (AC-MRSA). O pequeno tamanho desses dois últimos subtipos leva a crer que sua composição genética aumenta a mobilidade e a habilidade de transferência do cassete entre cepas de *S. aureus*.

Estudos genômicos demonstraram, ainda, que cepas relacionadas com o AC-MRSA contêm grande variedade de genes de virulência, diferentes daqueles encontrados na cepas de AH-MRSA. Um dos mais frequentes é o gene que codifica a Panton-Valentine Leucocidina (PVL), um fator de virulência citotóxico que tem sido associado a pneumonias necrosantes e infecções invasivas graves. A origem do AC-MRSA não está estabelecida; pesquisadores a atribuem à emergência *de novo* de MRSA em consequência da aquisição horizontal do gene *mecA* por cepas de *S. aureus* previamente suscetíveis que circulam na comunidade.

A perda de sensibilidade à vancomicina no *S. aureus* sempre foi uma preocupação, a qual se concretizou com a identificação das primeiras cepas de *S. aureus* com sensibilidade diminuída à vancomicina (VISA) em 1996. A prevalência de VISA aumentou progressivamente desde então, mas dificuldades técnicas para sua identificação rotineira nos laboratórios clínicos fazem com que a verdadeira ocorrência dessas capas seja desconhecida. Os mecanismos que conferem diminuição de sensibilidade à vancomicina e aos demais glicopeptídeos no VISA parecem envolver o espessamento da parede celular com redução dos níveis de ligações cruzadas no peptideoglicano, mas, aparentemente, sem necessitar da aquisição de novo segmento de DNA. Postula-se que a redução das ligações cruzadas no peptideoglicano resulte em aumento da presença de cadeias laterais D-alanil-D-alanina. Essas estruturas parecem ligar-se à vancomicina na parede celular e impedir o antibiótico de alcançar seus receptores na membrana celular. Fatores de risco independentes para aquisição do VISA incluem infecções prévias por MRSA e antecedentes de uso recente e prolongado de vancomicina.

S. aureus com resistência completa à vancomicina (VRSA) passou a ser identificado, a partir de 2002, em alguns poucos pacientes não relacionados nos EUA, onde permanece como evento limitado. A análise dessas cepas demonstrou que a resistência à vancomicina foi conferida pela aquisição do gene plasmidial *vanA*, que originalmente é o mediador de resistência aos glicopeptídeos em enterococos (VRE). A coexistência de MRSA e VRE nos casos estudados sugere a transferência horizontal *in vivo* do plasmídio de resistência contendo *vanA* entre as duas espécies bacterianas, um fenômeno observado em laboratório desde 1992.

Após o surgimento do MRSA (hospitalar ou "tradicional") em uma instituição, este geralmente se estabelece como causa persistente de infecção hospitalar. Os principais reservatórios de MRSA, na maioria dos pacientes colonizados, são as narinas anteriores, e observa-se que esquemas efetivos de descolonização desse sítio estão associados a redução da colonização da pele em indivíduos sadios. As cepas colonizantes também constituem fontes endógenas para infecções que se manifestam posteriormente ou fontes de disseminação de microrganismos para outros indivíduos. A colonização com MRSA não é, contudo, semelhante em todos os indivíduos, podendo ser transitória, intermitente ou persistente. Pacientes persistentemente colonizados carreiam maior carga de microrganismos (frequentemente em múltiplos sítios), apresentam maior risco de transmissão para outros indivíduos e mais provavelmente se tornarão infectados do que os pacientes transitoriamente colonizados. Além de estabelecer reservatórios em indivíduos colonizados ou infectados, incluindo pacientes e profissionais da saúde, MRSA instala-se em nichos ambientais, tornando-se endêmico nos hospitais.

A principal forma de disseminação de MRSA nos hospitais é através das mãos dos profissionais de saúde transitoriamente contaminadas. O aumento da prevalência de infecções por MRSA, como resultado da disseminação de clones epidêmicos dessa cepa, suscita o questionamento sobre a eficácia das medidas preconizadas de controle de microrganismos resistentes no ambiente hospitalar. Ainda assim, a limitação da transmissão nosocomial de MRSA é fortemente recomendável, pois esse microrganismo pode causar graves surtos de colonização e de infecção hospitalar e está associado a permanência hospitalar prolongada, elevação dos custos assistenciais e risco aumentado de mortalidade em algumas situações clínicas, como bacteriemia. A maioria dos protocolos que abordam a prevenção e o controle do MRSA concorda quanto à necessidade de detecção precoce do patógeno mediante vigilância ativa por cultura e defende o subsequente isolamento (ou agrupamento) dos pacientes com resultado positivo. Testes rápidos de diagnóstico do MRSA possibilitam a identificação e o manejo eficiente dos pacientes colonizados e infectados. Essa estratégia parece ser particularmente útil nos ambientes que apresentam baixa endemicidade, mas as recomendações devem ser adaptadas de modo a refletir a realidade local de cada serviço. A adoção de uma política de adequação do uso de antimicrobianos é parte importante dos protocolos.

Tradicionalmente, o MRSA sempre foi um agente causador de infecções hospitalares ou relacionadas com a assistência. Sua identificação na comunidade era incomum, e a maioria dos casos podia ser associada à presença de fatores de risco em pacientes com histórico de contato direto ou indireto com a assistência à saúde. Em outras palavras, a infecção podia ser de instalação comunitária, mas as cepas eram tipicamente de origem hospitalar. Uma vez confinado ao ambiente hospitalar, um "novo" MRSA emergiu na comunidade a partir da década de 1990, alterando a epidemiologia do patógeno. Infecções por AC-MRSA têm sido relatadas em diversos países, incluindo casos isolados e vários surtos. A maioria dos surtos pode ser relacionada com um único clone, mostrando a tendência de disseminação pessoa a pessoa dessa cepa. A transmissão ocorre por contato físico próximo, em situações envolvendo crianças em creches, instituições correcionais, reservas indígenas, atletas, militares e homossexuais masculinos. O que chama a atenção, entretanto, é que esses pacientes são indivíduos previamente saudáveis e sem fatores de risco conhecidos para aquisição de MRSA. As cepas de AC--MRSA geralmente estão associadas a infecções de pele e tecidos moles, mas já foram relatados casos graves e fatais de doença invasiva.

Enterococcus spp.

Mais de 90% de todas as infecções enterocócicas são causadas pelo *E. faecalis,* embora recentemente tenha ocorrido uma leve mudança na distribuição das espécies de enterococos implicadas em infecções hospitalares. O *E. faecalis* costuma apresentar resistência de alto nível aos aminoglicosídeos, mas a resistência à ampicilina raramente é identificada. O *E. faecium,* a segunda espécie mais prevalente, é responsável pela maioria das infecções associadas à resistência à vancomicina, além de exibir resistência intrínseca a vários agentes antibióticos.

Os membros do gênero *Enterococcus* são naturalmente tolerantes a penicilinas e resistentes a cefalosporinas, clindamicina e aminoglicosídeos, nos níveis séricos alcançáveis por esses antibióticos. A resistência intrínseca às cefalosporinas é decorrente da baixa afinidade desses betalactâmicos pelas PBP do enterococo. Já a resistência natural de nível baixo aos aminoglicosídeos é atribuída à incapacidade desse antibiótico de penetrar a parede celular bacteriana; a atividade pode ser aumentada na presença de fármacos ativos contra a parede celular, como ampicilina e vancomicina. Os enterococos são intrinsecamente tolerantes à ação, ou resistentes à lise, das penicilinas e dos glicopeptídeos, quando empregados isoladamente.

A resistência à penicilina do *E. faecalis* é mediada pela produção de betalactamase. Surtos de infecção hospitalar já foram relatados, mas infecções por essas cepas resistentes à penicilina ainda são muito incomuns. Resistência cromossomal de alto nível à penicilina é uma característica espécie--específica do *E. faecium,* embora ocasionalmente identificada em outras espécies. *E. faecium* com resistência de alto nível à penicilina é também resistente ao imipenem e às associações de betalactâmico com inibidor de betalactamase e, frequentemente, aos glicopeptídeos. *E. faecium* com resistência de baixo nível à penicilina é encontrado na microbiota fecal normal, mas cepas com resistência de nível alto são provavelmente de aquisição hospitalar.

Identificada pela primeira vez em 1978, a resistência de alto nível à gentamicina rapidamente se disseminou pelo mundo. Em alguns hospitais, cerca de 60% dos enterococos apresentam atualmente resistência de alto nível à gentamicina, mas a resistência continua fortemente associada à aquisição nosocomial desses patógenos. Esse achado se reveste de grande importância clínica, uma vez que cepas com alta resistência não demonstram ação bactericida sinérgica quando os aminoglicosídeos são associados à penicilina e à vancomicina.

O VRE emergiu recentemente como importante patógeno nosocomial e tem sido responsabilizado por graves infecções hospitalares, particularmente em pacientes debilitados e imunossuprimidos. A princípio considerado um patógeno de baixa virulência e de pouca importância clínica, as infecções causadas por VRE resultam em morbidade e mortalidade substanciais. Bacteriemias causadas por essas cepas, após ajuste por gravidade ou doença de base, estão associadas a maior taxa de recorrência, mortalidade e excesso de custo, quando comparadas a infecções causadas por enterococos sensíveis à vancomicina.

Os VRE foram inicialmente caracterizados fenotipicamente como *vanA, vanB* e *vanC,* com base nos níveis de resistência à vancomicina, na resistência cruzada à teicoplanina e na natureza induzível ou constitutiva da resistência.

Esses fenótipos são expressos pela transcrição do operador *van* correspondente, localizado tanto em plasmídeos como em cromossomos. O gene *vanA* tem sido identificado predominantemente no *E. faecium* e no *E. faecalis,* mas já foi encontrado em outras espécies de enterococos, estreptococos,

Oerskovia e *Bacillus*, e recentemente no *S. aureus*; neste último, há evidências de transferência *in vivo* do plasmídeo de resistência *vanA*. O gene *vanB* é encontrado quase que exclusivamente no *E. faecium* e no *E. faecalis*. Os demais, *vanC* (1, 2 e 3), *vanD*, *vanE* e *vanG*, raramente são identificados em enterococos implicados em infecções em humanos.

Desde os primeiros casos descritos na Europa, em 1988, vem ocorrendo um crescente número de relatos de colonização e/ou infecção por VRE, oriundos de hospitais de diversas partes do mundo, inclusive do Brasil. Nos EUA, o VRE é atualmente o terceiro agente mais frequente de infecções hospitalares. Apesar da prevalência elevada do VRE, tanto nos EUA como na Europa, só recentemente essas cepas começaram a ser identificadas na América do Sul, por motivos ainda desconhecidos. No Brasil, o primeiro caso ocorreu em 1996, quando uma cepa de *E. faecium* resistente à vancomicina foi isolada no sangue de uma criança de 9 anos de idade com anemia aplástica. A partir daí, vários hospitais têm identificado o patógeno.

Apesar de o primeiro VRE identificado no Brasil ter sido um *E. faecium* da cepa 10/96A (*vanD4*), os isolados subsequentes apresentam o fenótipo *vanA*, com evidente predomínio de *E. faecalis*, que ainda exibe bom perfil de sensibilidade à ampicilina. Por sua vez, aproximadamente metade dos isolados clínicos de *E. faecium* nos hospitais brasileiros já se mostra resistente à ampicilina. Além disso, resistência de alto nível a aminoglicosídeos e resistência a glicopeptídeos são muito mais frequentes nessa espécie, quando comparada com *E. faecalis*.

A disseminação do VRE pode ser avaliada através da extensão da colonização pelo patógeno. Nos EUA, as taxas de colonização dos pacientes em UTI e em unidades de hemodiálise são de 40% e 30%, respectivamente. Estudos em alguns poucos centros brasileiros revelam taxas de colonização de 30% em UTI e 15% em pacientes de hemodiálise. Há evidências de que a incidência de pacientes colonizados por VRE em um hospital é até dez vezes maior do que a de pacientes infectados, contribuindo para a amplificação da chamada "pressão de colonização".

Os enterococos compõem a flora humana normal do trato gastrointestinal e podem ser encontrados em uma concentração de >10^7 unidades formadoras de colônia (UFC) por grama de fezes. A concentração fecal de enterococos pode aumentar nos indivíduos que estão recebendo antibióticos ativos contra a flora intestinal e sem ação contra os enterococos. À semelhança das cepas sensíveis à vancomicina, o trato gastrointestinal dos pacientes é o hábitat natural do VRE, onde o patógeno se estabelece como membro da flora intestinal dos pacientes colonizados por períodos tão prolongados quanto 2 anos. Indivíduos colonizados por esse microrganismo servem de reservatório para a transmissão hospitalar do patógeno. A partir deles ocorrem a transferência direta para indivíduos não colonizados, pelas mãos dos profissionais de saúde, e a contaminação das superfícies do ambiente. O ambiente contaminado desempenha importante papel na disseminação secundária do VRE, através das mãos e roupas da equipe de saúde. O VRE é capaz de sobreviver por longos períodos no ambiente hospitalar e provocar a recrudescência de uma epidemia. A recuperação do microrganismo nas superfícies e nas mãos enfatiza a importância da adesão à higienização das mãos antes e após o contato com os pacientes.

Está bem documentado que profissionais da saúde são vetores potenciais para microrganismos resistentes como o VRE. Entretanto, a colonização intestinal por VRE entre os profissionais da saúde não foi implicada como reservatório na transmissão do patógeno. Admite-se que os fatores relevantes na disseminação do VRE incluem pressão antimicrobiana, estado portador não reconhecido, colonização do ambiente, proximidade de pacientes colonizados e adesão inadequada à higienização das mãos e às barreiras de precaução.

A epidemiologia molecular demonstra que um clone único está presente no hospital logo após a primeira identificação de VRE. Um perfil policlonal geralmente substitui esse clone predominante e se correlaciona com a disseminação e o estabelecimento do VRE por longo tempo na unidade. Pode-se antecipar, portanto, que uma vez estabelecido como patógeno endêmico, particularmente após disseminação para outras unidades hospitalares ou para vários pacientes, a erradicação do VRE se torna extremamente difícil e onerosa.

Embora a colonização preceda a infecção, nem todo indivíduo colonizado irá desenvolver infecção por VRE. Sabe-se, entretanto, que algumas populações de pacientes apresentam risco aumentado de colonização e/ou infecção. Elas incluem os pacientes críticos ou aqueles com grave doença de base ou imunossupressão, indivíduos submetidos a procedimentos cirúrgicos intra-abdominais ou cardiotorácicos, portadores de cateter vascular central ou urinário e pacientes com longa permanência hospitalar que receberam múltiplos e prolongados tratamentos antimicrobianos e/ou terapia com vancomicina.

O ônus da colonização e infecção causadas pelo VRE vem progressivamente demandando maior ênfase nas medidas preventivas para reduzir a transmissão intra-hospitalar do patógeno. Medidas rotineiras para controle de VRE, denominadas "estratégias-padrão" e preconizadas pelo CDC (Center for Diseases Control and Prevention) há mais de uma década, não se têm mostrado efetivas nesse sentido. Em geral, a maioria dos serviços experimenta rápida e extensa disseminação de VRE após a identificação dos primeiros casos, seguida da estabilização de sua ocorrência em níveis endêmicos variáveis. A adoção das "estratégias-padrão" em combinação com um programa para redução do uso de antimicrobianos – em conjunto referidas como "estratégias ampliadas" – tem conseguido reduzir a transmissão de VRE nessas situações. Devido ao grande potencial de disseminação do VRE dentro e entre unidades hospitalares, alguns autores defendem a adoção de medidas mais agressivas, com base em culturas de vigilância rotineiras. Elas tornariam possíveis a identificação e o isolamento imediato dos portadores de VRE, prevenindo a transmissão adicional do patógeno e, eventualmente, eliminando-o da unidade. A acurácia na identificação do patógeno durante períodos não epidêmicos torna-se, portanto, crucial para moldar intervenções baseadas na transmissão do VRE.

Enterobactérias produtoras de betalactamases de amplo espectro (ESBL)

E. coli e *Klebsiella* são importantes patógenos hospitalares. *E. coli* é um dos bacilos gram-negativos mais comumente associados a infecção hospitalar e o primeiro dentre os agentes de infecções do trato urinário associadas à assistência. *Klebsiella* também é um patógeno frequente nos hospitais, implicado, principalmente, em infecções urinárias e pneumonias hospitalares.

A resistência às cefalosporinas de amplo espectro desses dois microrganismos é basicamente mediada por ESBL. Essas betalactamases são geralmente de origem plasmidial e comumente encontradas em *K. pneumoniae, K. oxytoca* e *E. coli*. Com menor frequência, ESBL podem ser detectadas em bacilos gram-negativos, como *Salmonella* spp., *P. aeruginosa, Proteus mirabilis* e outras Enterobacteriaceae. Os plasmídeos produtores de ESBL frequentemente carreiam resistência a antibióticos não relacionados. O papel das ESBL em surtos hospitalares e sua habilidade de transferência para outras espécies bacterianas pela conjugação de plasmídeos de DNA tornam o controle e o tratamento dessas infecções um crescente desafio.

Betalactamases de espectro ampliado foram identificadas pela primeira vez na Europa, em 1983. Desde então, sua prevalência tem aumentado, particularmente em território nacional. Os microrganismos produtores de ESBL são geralmente de origem hospitalar, embora já tenham sido relatados surtos em instituições para idosos. Os surtos podem ocorrer tanto pela disseminação clonal de cepa portadora de um plasmídeo específico como pela transferência do plasmídeo entre cepas de uma espécie bacteriana, ou mesmo para gêneros diferentes.

A disseminação dos microrganismos resistentes ocorre pela transferência de paciente a paciente através das mãos dos profissionais da saúde. Fatores de risco para aquisição de ESBL são, em geral, similares àqueles relatados para outros microrganismos com resistência hospitalar e incluem cirurgia abdominal de emergência, ventilação mecânica, presença de dispositivos percutâneos, traqueostomia, permanência hospitalar prolongada e morbidade aumentada do paciente. Exposição a antibióticos, particularmente ceftazidima e aztreonam, foi associada a aumento da prevalência de microrganismos produtores de ESBL. Outros estudos, entretanto, não encontraram associação entre o uso de cefalosporinas de terceira geração e emergência de ESBL, embora restrição ao uso de cefalosporinas tenha sido associada ao controle de surtos hospitalares. A implementação de métodos de triagem laboratorial efetivos para detecção de ESBL também é um fator crítico na vigilância e no controle de surtos hospitalares.

Cada uma das inúmeras ESBL descritas contém uma substituição exclusiva de aminoácidos nos sítios ativos das enzimas. Diferentes substituições têm efeitos variáveis na atividade das betalactamases. A maioria das ESBL tem atividade aumentada contra ceftazidima e aztreonam e diminuída contra cefotaxima, embora o oposto possa ser verdadeiro. Essas enzimas não são capazes de hidrolisar cefamicinas e carbapenens. Múltiplas betalactamases, conferindo resistência a diferentes classes de antibióticos betalactâmicos, podem ser encontradas em uma única cepa bacteriana. A diversidade de perfis de suscetibilidade a cefalosporinas, manifestados por diferentes enzimas ESBL, torna a detecção de algumas cepas produtoras dessa betalactamase um verdadeiro desafio para o laboratório clínico. Plasmídeos produtores de ESBL geralmente codificam resistência a outros antibióticos, incluindo aminoglicosídeos, tetraciclinas, cloranfenicol, trimetoprima e sulfonamidas.

E. coli e *Klebsiella* dispõem de outros mecanismos de resistência aos antibióticos betalactâmicos, não relacionadas com a produção de ESBL. A resistência a cefalosporinas de amplo espectro, cefamicinas, oximino-betalactâmicos e inibidores da betalactamase na *E. coli* e *Klebsiella* pode ser mediada por betalactamases carreadas em plasmídeos, similares à enzima cromossomal AmpC produzida em espécies como *E. cloacae* e *Serratia marcescens*. Mutação adicional da porina pode resultar em resistência aos carbapenens. Resistência aos carbapenens na *K. penumoniae* também pode ser modulada pela produção de uma metalobetalactamase mediada por plasmídeos e pela produção de enzimas da classe A hidrolisadoras de carbapenens, mediadas por plasmídeos.

Cepas de *E. coli* e *Klebsiella* resistentes a betalactâmicos são geralmente resistentes a quinolonas e aminoglicosídeos, deixando poucas alternativas para o tratamento. Alterações na DNA girase, mutação em canal de porina e mecanismos de efluxo conferem resistência às quinolonas. Modificações enzimáticas podem resultar em resistência aos aminoglicosídeos.

Enterobactérias e outros gram-negativos produtores de AmpC

Betalactamases AmpC, geralmente induzíveis por antibióticos betalactâmicos, são codificadas por genes cromossômicos na maioria dos bacilos gram-negativos. Mutações que aumentam sua expressão são responsáveis pela pronta emergência de resistência a cefalosporinas de amplo espectro. AmpC cromossomal é uma enzima naturalmente produzida em algumas espécies de enterobactérias, incluindo *Enterobacter cloacae, Serratia, Citrobacter* e *Proteus* indol-positivo. A enzima é fracamente expressada em *E. coli*, e o gene AmpC está ausente do cromossomo de *Klebsiella* spp e da *Salmonella* spp. Entretanto, enzimas AmpC mediadas por plasmídeos podem conferir a esses microrganismos o mesmo perfil de resistência betalactâmica do *Enterobacter*. Resistência aos betalactâmicos em *P. aeruginosa* e *A. baumannii* está frequentemente associada à produção natural de altos níveis de AmpC.

A produção de AmpC é regulada por interações complexas entre genes bacterianos cromossomais. Normalmente, a enzima não é produzida em altos níveis, mas a exposição a antibióticos betalactâmicos específicos, incluindo cefalosporinas, cefamicinas, monobactâmicos e penicilinas de espectro ampliado, pode ocasionar aumento transitório ou indução da produção de AmpC. Algumas mutações genéticas também determinam a produção constitutiva da cefalosporinase. Esses dois fenômenos fazem com que os microrganismos possam apresentar inicialmente o fenótipo "sensível" ao antibiograma, mas a resistência pode emergir durante o tratamento, dependendo do sítio da infecção e do tamanho do inóculo.

As betalactamases AmpC tipicamente conferem resistência aos antibióticos oximino-betalactâmicos (cefotaxima, ceftriaxona, ceftazidima) e cefamicinas (cefoxitina e cefotetam) e são resistentes à inibição pelo ácido clavulânico. Embora a resistência seja primariamente conferida pela produção de AmpC, impermeabilidade relativa e alterações estruturais da membrana celular externa também contribuem para a resistência aos betalactâmicos nos gram-negativos. Cefepima, ainda que pertencente ao grupo dos oximino-betalactâmicos, exibe maior atividade contra microrganismos sintetizadores de betalactamases AmpC por apresentar menor afinidade pelas PBP e é indutor mais fraco da produção de AmpC do que os demais compostos do grupo.

Enterobactérias produtoras de carbapenemase (EPC)

A maior resistência aos carbapenens, mediada por carbapenemases, é encontrada entre *Klebsiella* spp e *E. coli*. As infecções por essas cepas são difíceis e, em alguns casos, impossíveis de tratar, tendo sido associadas a taxas de mortalidade de até 50%. EPC são facilmente transmissíveis por um portador assintomático e sobrevivem no ambiente em diferentes graus, o que facilita sua propagação nas instituições de saúde. Os pacientes colonizados com EPC servem como reservatórios assintomáticos para a transmissão. Portanto, a identificação de pacientes colonizados é fundamental para limitar o risco de transmissão.

Triagem laboratorial está indicada para identificar a colonização "silenciosa" por EPC entre os contatos epidemiologicamente vinculados a pacientes colonizados ou infectados com EPC, uma vez que culturas clínicas costumam identificar apenas uma fração de todos os pacientes. Essa pesquisa geralmente envolve culturas de fezes, *swab* retal ou perirretal e, por vezes, culturas de feridas ou urina (se um cateter urinário estiver presente). Triagem laboratorial de EPC em pacientes epidemiologicamente associados é uma estratégia de prevenção primária para todas as unidades de saúde, mas particularmente importante para as unidades que experimentam surtos ou que ainda não receberam pacientes colonizados ou infectados com EPC.

Pseudomonas aeruginosa

Graças à habilidade de crescer em condições de baixa disponibilidade de nutrientes (incluindo água destilada) e extremos de temperatura, a *P. aeruginosa* é um microrganismo ubíquo no ambiente. A umidade desempenha papel crítico na epidemiologia do patógeno, o que lhe confere potencial para se tornar um grande problema no ambiente hospitalar. Várias soluções aquosas empregadas na assistência aos pacientes (como desinfetantes, sabões, fluidos de irrigação ou diálise), equipamentos de assistência ventilatória, instrumentos (como broncoscópios) e alimentos crus, entre outros, podem se tornar contaminados com *P. aeruginosa*.

A relativa contribuição da colonização endógena e da aquisição exógena para a infecção hospitalar por *P. aeruginosa* representa uma grande controvérsia. A emergência de resistência antibiótica é frequente e pode ocorrer durante o tratamento tanto por infecção cruzada como pela aquisição de resistência pelas cepas existentes. *P. aeruginosa* é intrinsecamente resistente a vários agentes antibióticos, mas o que a torna um microrganismo único, quanto à resistência, é a presença de uma combinação de mecanismos de resistência, conferindo ao patógeno uma frequente e característica multirresistência antibiótica.

Várias penicilinas, cefalosporinas, carbapenens, fluoroquinolonas e polimixinas superam as defesas inerentes da *P. aeruginosa* e são ativos contra a maioria dos isolados. Todos, entretanto, podem perder a efetividade contra o patógeno em razão da resistência mutacional. As mutações conferem efeitos específicos às cepas de *P. aeruginosa*, resultando em diferentes fenótipos de resistência. Os mecanismos genéticos de resistência adquiridos expressam-se por meio de redução da afinidade para topoisomerases, desrepressão de AmpC, hiper-regulação de bombas de efluxo, redução do transporte de aminoglicosídeos, perda de porina OprD e alteração de membrana.

Nenhuma mutação isolada compromete todos os agentes antipseudomonas. Entretanto, a hiper-regulação de efluxo pode comprometer simultaneamente fluoroquinolonas e a maioria dos betalactâmicos, deixando apenas os aminoglicosídeos (que não demonstram eficácia antipseudomonas confiável em monoterapia) e o imipenem (para o qual a resistência mutacional desenvolve-se com elevada frequência). A combinação de hiper-regulação de efluxo, perda de OprD e impermeabilidade aos aminoglicosídeos compromete todas as classes de antimicrobianos, exceto as polimixinas. O acúmulo de mutações sequenciais pode ser facilitado em cepas hipermutantes, onde o surgimento de resistência antimicrobiana é mais provável.

A cefalosporinase cromossomal AmpC é tipicamente identificada em *P. aeruginosa*. Alguns antibióticos, como os carbapenens, são fortes indutores dessa betalactamase, mas, felizmente, mantêm-se estáveis à sua ação hidrolítica. A terapia antimicrobiana seleciona mutantes desreprimidos que permanentemente hiperproduzem betalactamase AmpC. Essas cepas podem manifestar resistência à ticarcilina, à piperacilina e às cefalosporinas de terceira geração.

Além do aumento da expressão de betalactamases cromossomais AmpC, já foi descrita a ocorrência de ESBL plasmidial em *P. aeruginosa*. A presença de ESBL guarda importantes implicações clínicas, porque essas enzimas conferem resistência a todas as penicilinas e cefalosporinas, mas são de difícil detecção por métodos fenotípicos em virtude da produção concorrente de AmpC.

A resistência da *P. aeruginosa* aos carbapenens pode ocorrer por mutação, com perda de porina, ou pela aquisição das metalobetalactamases. Os principais tipos de enzima identificados são IMP, VIM, SMP e GIM. A produção dessas metalobetalactamases pela *P. aeruginosa* geralmente determina resistência simultânea ao imipenem e ao meropenem, às cefalosporinas antipseudomonas, incluindo a cefepima, e às penicilinas antipseudomonas, mas com a manutenção da sensibilidade ao aztreonam.

Essas carbapenemases não são inibidas por ácido clavulânico, tazobactam ou sulbactam; a adição de tazobactam à piperacilina ou do ácido clavulânico à ticarcilina não recupera a atividade dessas penicilinas contra cepas produtoras de metalobetalactamases.

Apesar da ocorrência de carbapenemases, a via mais comum para *P. aeruginosa* tornar-se resistente ao imipenem é pela perda mutacional da porina OprD. A perda da porina OprD causa resistência ao imipenem, mas apenas redução da suscetibilidade ao meropenem, sem geralmente resultar em resistência, como definido por padrões convencionais de *breakpoints*. A perda da OprD não confere resistência aos demais betalactâmicos além dos carbapenens.

Metalobetalactamases (MBL) têm emergido como um dos mecanismos mais importantes de resistência bacteriana em virtude de sua capacidade de hidrolisar praticamente todos os agentes betalactâmicos, incluindo os carbapenens. Eles são codificados em elementos altamente móveis, promovendo a disseminação dessas enzimas entre bactérias. *P. aeruginosa* produtoras de MBL representam causa importante de infecções hospitalares, principalmente em UTI, onde estão associadas a infecções graves, como sepse e pneumonia. Essas cepas têm aumentado ao longo da última década, e surtos têm sido relatados em todo o mundo. Taxas de mortalidade mais elevadas também foram relatadas nos pacientes infectados com *P. aeruginosa* produtoras de MBL, as quais têm sido incrementadas por terapêutica empírica inadequada.

Resistência da *P. aeruginosa* (e *A. baumannii*) à colistina é rara, mas já foi identificada. Modificações estruturais da membrana celular externa parecem ser responsáveis por resistência de alto nível às polimixinas.

Resistência a todos os antimicrobianos, preservando a resistência apenas às polimixinas, denominada "pan-resistência", é uma realidade em muitos centros médicos. Pan-resistência em *P. aeruginosa* é tipicamente o resultado da convergência de múltiplos mecanismos de resistência.

Acinetobacter baumannii

Acinetobacter é um cocobacilo gram-negativo, não fermentador de glicose, amplamente distribuído na natureza e nos hospitais. O *A. baumannii*, a espécie genômica 2, está intimamente relacionado com a espécie 1 (*A. calcoaceticus*) e as espécies não especificadas 3 e 13TU que, em conjunto, são referidas como complexo *A. calcoaceticus-A. baumannii*. A espécie mais isolada em amostras clínicas é o *A. baumannii*, até recentemente considerado um patógeno oportunista com baixo potencial de virulência.

Atualmente, esse microrganismo é importante causa de infecção hospitalar, superado somente pela *P. aeruginosa* entre os gram-negativos. Tem sido implicado em diversas infecções hospitalares, sendo responsável por infecções da corrente sanguínea, de tecidos moles, do trato urinário e intra-abdominais. A ocorrência de surtos é relatada com frequência e, em diversos casos, está relacionada com equipamentos respiratórios contaminados. Entretanto, é problemática a definição de sua clonalidade nas situações epidêmicas.

O *A. baumannii* geralmente apresenta inúmeros mecanismos de resistência aos antimicrobianos, tornando-se um patógeno multirresistente e de difícil tratamento, especialmente em pacientes vulneráveis. Queda das defesas naturais, tratamento em UTI, falência respiratória, uso de dispositivos invasivos e tratamento com agentes antimicrobianos de amplo espectro são condições que tornam os pacientes particularmente suscetíveis às infecções invasivas por *Acinetobacter*. No entanto, um dos principais desafios no manejo de um paciente com *A. baumannii* identificado em cultura é diferenciar colonização de infecção.

A disseminação de cepas de *A. baumannii* multirresistentes se deve, principalmente, à transmissão paciente a paciente e não à aquisição de novos mecanismos de resistência. Procedimentos que causam respingos, como sucção e irrigação pulsátil (irrigação sob alta pressão para desbridamento de feridas), podem resultar em contaminação ambiental e devem ser considerados atividades de alto risco, para as quais devem ser instituídas medidas de precaução adequadas. A descontaminação ambiental tem merecido grande destaque para o controle de surtos.

A resistência do *A. baumannii* aos antibióticos betalactâmicos está frequentemente relacionada com a produção de betalactamase, mas outros mecanismos já foram descritos. Inúmeras betalactamases podem ser identificadas no microrganismo e a cefalosporinase cromossomal AmpC é comum a todas as cepas. Até o momento, não há evidências que indiquem que a produção de AmpC possa ser induzida nesse patógeno. É difícil avaliar o impacto das outras betalactamases na resistência do *A. baumannii* aos antibióticos betalactâmicos diante da presença de AmpC. Enzimas TEM-1 e CARB parecem conferir resistência a penicilinas e algumas cefalosporinas de pequeno espectro, enquanto cefalosporinases cromossomais e ESBL mediadas por plasmídeo parecem modular resistência a cefalosporinas de espectro ampliado.

Resistência aos carbapenens é conferida por múltiplos mecanismos diferentes, incluindo produção de metalobetalactamases do tipo IMP e VIM, produção de serinobetalactamases do tipo OXA, alteração de porinas da membrana externa, bombas de efluxo e alterações de PBP.

A resistência aos aminoglicosídeos é mediada por enzimas modificadoras, enquanto a resistência à quinolona é mediada por mudanças na topoisomerase IV.

Carbapenens são os agentes antimicrobianos mais confiáveis para tratamento de infecções causadas por *Acinetobacter*, mas os níveis de resistência atuais a essa classe de antibióticos são significativos em várias localidades. Ampicilina-sulbactam é uma alternativa cada vez mais restrita contra cepas de *Acinetobacter* resistentes a todos os outros agentes betalactâmicos; a atividade provavelmente se deve à ação antimicrobiana exclusiva do componente sulbactam contra alguns isolados. Polimixinas B e E (colistina) sãos as opções terapêuticas para cepas "pan-resistentes".

Stenotrophomonas maltophilia

A *S. maltophilia* é um bacilo gram-negativo aeróbico que causa bacteriemia, infecção do trato urinário, infecções de pele e tecidos moles e endocardite. As enzimas induzíveis cromossomais *L1* e *L2* conferem resistência aos antibióticos betalactâmicos. *L1* é uma metalobetalactamase com ampla atividade contra penicilinas, cefalosporinas, carbapenens e inibidores da betalactamase. *L2* é uma cefalosporinase ativa contra cefalosporinas e monobactâmicos. Diminuição da permeabilidade de membrana secundária a mutação em porina geralmente determina resistência às quinolonas. Em geral, os aminoglicosídeos não são ativos contra *S. maltophilia*, provavelmente por causa de enzimas inativadoras e alterações na superfície celular presentes no microrganismo. A hiperexpressão de bombas de efluxo para múltiplos fármacos contribui para a redução da suscetibilidade a tetraciclinas, eritromicina, quinolonas e cloranfenicol.

Trimetoprima-sulfametoxazol é o tratamento de escolha para infecções causadas por *S. maltophilia*. Ticarcilina-clavulanato é a única combinação de betalactâmico/inibidor da betalactamase que exerce ação efetiva e pode ser usada em pacientes intolerantes à trimetoprima-sulfametoxazol ou que estão infectados por cepas resistentes a esses fármacos. Entre as fluoroquinolonas disponíveis, levofloxacina, moxifloxacina e trovafloxacina têm melhor atividade *in vitro* do que a ciprofloxacina.

Referências

American Thoracic Society/Infectious Diseases Society of America. Guidelines for the management of adults with hospital-acquired, ventilator-associated, and health care-associated pneumonia. Am J Respir Crit Care Med 2005; 171:388-416.

Arias CA, Murray BE. Emergence and management of drug-resistant enterococcal infections. Expert Rev Anti Infect Ther 2008; 6:637-55.

Baden LR, Thiemke W, Skolnik A et al. Prolonged colonization with vancomycin-resistant Enterococcus faecium in long-term care patients and the significance of "clearance." Clin Infect Dis 2001; 33(10):1654-60.

Bush K, Jacoby GA. Updated functional classification of β-lactamases. Antimicrob Agents Chemother 2010; 54(3): 969-76.

Centers for Disease Control and Prevention. CRE toolkit-guidance for control of carbapenem-resistant Enterobacteriaceae (CRE). 2012. Available at: http://www.cdc.gov/hai/organisms/cre/cre-toolkit/index. html. Accessed 22 December 2014.

Cereda RF, Gales AC, Silbert S et al. Molecular typing and antimicrobial susceptibility of vancomycin-resistant Enterococcus faecium in Brazil. Infect Control Hosp Epidemiol 2002; 23:19-22.

Diep BA, Gill SR, Chang RF et al. Complete genome sequence of USA300, an epidemic clone of community-acquired methicillin-resistant Staphylococcus aureus. Lancet 2006; 367:731-9.

Harrison C. Antibacterial drugs: overcoming MRSA resistance. Nature Reviews Drug Discovery 2012; 11:354.

Hidron AI, Edwards JR, Patel J et al. NHSN annual update: antimicrobial-resistant pathogens associated with healthcare associated infections: annual summary of data reported to the National Healthcare Safety Network at the Centers for Disease Control and Prevention, 2006-2007. Infect Control Hosp Epidemiol 2008; 29(11):996-1011.

Huang SS, Rifas-Shiman SL, Pottinger JM et al. Improving the assessment of vancomycin-resistant enterococci by routine screening. J Infect Dis 2007; 195:339-46.

Huang SS, Septimus E, Kleinman K et al. Targeted versus universal decolonization to prevent ICU infection. N Engl J Med 2013; 368:2255-65.

Humphreys H. National guidelines for the control and prevention of methicillin-resistant Staphylococcus aureus – what do they tell us? Clin Microbiol Infect 2007; 13:846-56.

Infectious Diseases Society of America (IDSA). Combating antimicrobial resistance: policy recommendations to save lives. Clin Infect Dis 2011; 52(suppl 5):397-428.

Jones M, Ying J, Huttner B et al. Relationships between the importation, transmission, and nosocomial infections of methicillin-resistant Staphylococcus aureus: an observational study of 112 Veterans Affairs Medical Centers. Clin Infect Dis 2014; 58:32-9.

Lautenbach E, Perencevich EN. Addressing the emergence and impact of multidrug-resistant gram-negative organisms: a critical focus for the next decade. Infect Control Hosp Epidemiol 2014; 35(4):333-5.

Lee AS, Cooper BS, Malhotra-Kumar S et al. Comparison of strategies to reduce meticillin-resistant Staphylococcus aureus rates in surgical patients: a controlled multicentre intervention trial. BMJ Open 2013; 3:e003126.

Livermore DM. Multiple mechanisms of antimicrobial resistance in Pseudomonas aeruginosa: our worst nightmare? Clin Infect Dis 2007; 34:634-40.

Lucena A, Dalla Costa LM, Nogueira KS et al. Nosocomial infections with metallo-beta-lactamaseproducing Pseudomonas aeruginosa: molecular epidemiology, risk factors, clinical features and outcomes. J Hosp Infect 2014; 87(4):234-40.

Magiorakos AP, Srinivasan A, Carey RB et al. Multidrug-resistant, extensively drug-resistant and pandrug-resistant bacteria: an international expert proposal for interim standard definitions for acquired resistance. Clin Microbiol Infect 2012; 18:268-81.

Marimuthu K, Harbarth S. Screening for methicillin-resistant Staphylococcus aureus. all doors closed?. urr Opin Infect Dis 2014; 27:356-62.

Moellering R. Current treatment options for community-acquired methicillin-resistant Staphylococcus aureus infection. Clin Infect Dis 2008; 46:1032-7.

Nathan C, Cars O. Antibiotic resistance – Problems, progress, and prospects. N Engl J Med 2014; 371(19):1761-3.

Navon-Venezia S, Ben-Ami R, Carmeli Y. Update on Pseudomonas aeruginosa and Acinetobacter baumannii infections in the healthcare setting. Curr Opin Infect Dis 2005; 18:306-13.

Patel G, Huprikar S, Factor SH, Jenkins SG, Calfee DP. Outcomes of carbapenem-resistant Klebsiella pneumoniae infection and the impact of antimicrobial and adjunctive therapies. Infect Control Hosp Epidemiol 2008; 29(12):1099-106.

Paterson D. Serious infection in the intensive care unit: Pseudomonas aeruginosa and Acinetobacter baumannii. Clin Infect Dis 2006; 43(Suppl 2):S41-S513.

Pitout JD, Laupland KB. Extended-spectrum β-lactamase-producing Enterobacteriaceae: an emerging public-health concern. Lancet Infect Dis 2008; 8:159-66.

Rafailidis PI, Falagas ME. Options for treating carbapenem-resistant Enterobacteriaceae. Curr Opin Infect Dis 2014; 27:479-83.

Robicsek A, Beaumont JL, Peterson LR. Duration of colonization with methicillin-resistant Staphylococcus aureus. Clin Infect Dis 2009; 48(7):910-3.

Robicsek A, Beaumont JL, Peterson LR. Duration of colonization with methicillin-resistant Staphylococcus aureus. Clin Infect Dis 2009; 48(7):910-3.

Safdar N, Maki DG. The commonality of risk factors for nosocomial colonization and infection with antimicrobial-resistant Staphylococcus aureus, Enterococcus, Gram-negative bacilli, Clostridium difficile, and Candida. Ann Intern Med 2002; 136:834-44.

Satlin MJ, Kubin CJ, Blumenthal JS et al. Comparative effectiveness of aminoglycosides, polymyxin B, and tigecycline for clearance of carbapenem-resistant Klebsiella pneumoniae from urine. Antimicrob Agents Chemother 2011; 55(12): 5893-9.

Sievert DM, Rudrik JT, Patel JB, McDonald C, Wilkins MJ, Hageman C. Vancomycin-Resistant Staphylococcus aureus in the United States, 2002-2006. Clin Infect Dis 2008; 46:668-74.

Talbot T. Two studies feed the debate on active surveillance for methicillin-resistant Staphylococcus aureus and vancomycin-resistant enterococci carriage: to screen or not to screen? J Infect Dis 2007; 195:314-7.

Zirakzadeh A, Patel R. Epidemiology and mechanisms of glycopeptide resistance in enterococci. Curr Opin Infect Dis 2005; 18:507-12.

CAPÍTULO 7

Higienização das Mãos

Débora Beatriz de Paiva Silva

UMA IMPORTANTE DESCOBERTA

As primeiras manifestações de preocupação com a necessidade de higienização das mãos na prestação de assistência ao paciente foram registradas no século XI, com Maimônides, um médico judeu, que defendia a lavagem das mãos pelos praticantes da medicina. No entanto, embora em 1822 um farmacêutico francês também tenha demonstrado que as soluções contendo cloretos de cal ou soda poderiam erradicar os maus odores associados a cadáveres humanos e que essas soluções poderiam ser utilizadas como desinfetantes antissépticos, beneficiando pacientes portadores de doenças contagiosas se usadas como solução de cloreto líquido, apenas em meados do século XIX foi registrada a primeira evidência científica, quando o médico Ignaz Semmelweis (Figura 7.1) conseguiu provar que a higienização das mãos poderia evitar a transmissão da febre puerperal, doença que provocava a morte de aproximadamente 1 em cada 6 mulheres que tinham seus partos realizados em maternidades de Viena e que frequentemente matava também os recém-nascidos.

Nessas maternidades eram também realizadas necropsias dos corpos das mulheres vitimadas pela febre. Os médicos eram os mesmos e, após realizarem as necropsias, seguiam para as alas de obstetrícia para atender as mulheres prestes a dar à luz e também as puérperas (por isso o nome de febre puerperal).

Após vários estudos e observações, Semmelweis concluiu que a lavagem das mãos com água não era suficiente para a remoção das partículas transmissoras da febre, e a partir daí foi instituída a lavagem das mãos com água clorada, a "clorina líquida". Essa simples ação reduziu as taxas de mortalidade de 12,24% a 1,27% em um período de 2 anos.

Dois séculos após essa descoberta, e mesmo com a constatação do valor da higienização das mãos como pilar na prevenção da transmissão de infecções, profissionais da saúde do mundo inteiro continuam ignorando os mecanismos básicos da dinâmica de transmissão de doenças infecciosas e não compreendendo o valor de um gesto tão simples, eficaz e de baixo custo, se comparado ao tratamento das infecções.

Na tentativa de mudar a cultura prevalente entre os profissionais, muitas vezes é necessário reformular a prática nos serviços de saúde, exigindo a atenção de gestores públicos, diretores, administradores dos serviços de saúde e educadores em prol da segurança e da qualidade da atenção prestada.

A EVOLUÇÃO DA HISTÓRIA

Entre 1975 e 1985, foram publicados guias sobre as práticas de lavagem das mãos em hospitais pelos CDC (Centers for Disease Control and Prevention). Esses guias recomendavam lavar as mãos com sabonete não associado a antisséptico antes e após contato com pacientes e lavá-las com sabonete associado a antisséptico antes e após a realização de procedimentos invasivos ou a promoção de

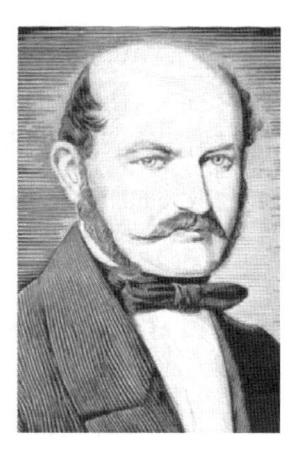

Figura 7.1 Ignaz Philip Semmelweis (1818-1865).

cuidados a pacientes de alto risco. O uso de agentes antissépticos não hidratados, como soluções à base de álcool, era recomendado apenas em emergências ou em áreas onde não houvesse pias.

Entre 1988 e 1995, guias para lavagem e antissepsia de mãos foram publicados pela APIC (Association for Professionals in Infection Control and Epidemiology). As indicações recomendadas para lavagem das mãos eram similares àquelas listadas nas orientações dos CDC. Em 1995 e 1996, o Comitê Consultivo em Práticas de Controle de Infecções (HICPAC – Healthcare Infection Control Practices Advisory Committee) dos CDC recomendava que um sabonete associado a antisséptico ou um agente não hidratado fosse usado para higienizar as mãos ao deixar os quartos de pacientes com patógenos multirresistentes.

Em 2002, os CDC publicaram o "Guia para higiene das mãos em serviços de assistência a saúde". Nessa publicação, a expressão "lavagem das mãos" foi alterada por "higienização das mãos" devido à maior abrangência desse procedimento. De acordo com esse documento, a fricção antisséptica das mãos com preparações alcoólicas constitui o método preferido de higienização das mãos pelos profissionais que atuam em serviços de saúde.

A Organização Mundial da Saúde (OMS), por meio da Aliança Mundial para a Segurança do Paciente, tem dedicado esforços na elaboração de diretrizes e estratégias de implantação de medidas visando à adesão de profissionais às práticas de higienização das mãos. A iniciativa está direcionada para serviços de saúde, envolvendo os profissionais, os pacientes e a comunidade, objetivando a redução de riscos inerentes a infecções relacionadas com a assistência.

HIGIENIZAÇÃO DAS MÃOS E A PELE HUMANA

A importância da higienização das mãos na prevenção da transmissão cruzada dentro de instituições de saúde é pautada na capacidade da pele de abrigar microrganismos e transferi-los de uma superfície para outra através do contato direto, pessoa a pessoa, ou de objetos contaminados.

As principais funções da pele são reduzir a perda de água, fornecer proteção contra a ação abrasiva e microrganismos e agir como barreira de permeabilidade para o meio ambiente.

A pele apresenta duas camadas: a epiderme e a derme.

A epiderme é uma camada com profundidade diferente conforme a região do corpo. Zonas sujeitas a maior atrito, como palmas das mãos e pés, têm uma camada mais grossa (conhecida como pele glabra, por não conter pelos), e variam de 0,04 a 1,6mm de espessura. A epiderme é constituída por epitélio estratificado pavimentoso queratinizado, denominado estrato córneo (células escamosas em várias camadas). A célula principal é o queratinócito (ou ceratinócito), que produz a queratina, uma proteína resistente e impermeável responsável pela proteção. Existem também ninhos de melanócitos (produtores de melanina, um pigmento castanho que absorve os raios ultravioleta [UV]) e células imunitárias, principalmente células de Langerhans, gigantes e com prolongamentos membranares.

A derme é um tecido conjuntivo que sustenta a epiderme, constituído por elementos fibrilares, como o colágeno e a elastina, e outros elementos da matriz extracelular, como proteínas estruturais, glicosaminoglicanos, íons e água de solvatação. Os fibroblastos são as células envolvidas com a produção dos componentes da matriz extracelular. A derme é subdividida em duas camadas: a camada papilar em contato com a epiderme, formada por tecido conjuntivo frouxo, e a camada reticular, constituída por tecido conjuntivo denso não modelado, onde predominam as fibras colagenosas. É na derme que se localizam os vasos sanguíneos que nutrem a epiderme, os vasos linfáticos e também os nervos e órgãos sensoriais a eles associados.

Toda a pele humana é colonizada por bactérias. Áreas do corpo têm contagem variada quanto ao total de bactérias aeróbias (p. ex., 1×10) (Tabela 7.1) . O total de bactérias nas mãos de profissionais médicos variou de $3,9 \times 10^4$ a $4,6 \times 10^6$. Em 1938, as bactérias encontradas nas mãos foram divididas em duas categorias: transitória e residente. As bactérias da microbiota transitória colonizam camadas superficiais da pele e são mais passíveis de remoção com a lavagem rotineira das mãos. Elas são muitas vezes adquiridas por profissionais da saúde (PAS) durante o contato direto com os pacientes ou pelo contato com superfícies contaminadas próximas ao paciente. Os microrganismos da microbiota transitória são os organismos mais frequentemente associados a infecções em saúde. Já os microrganismos da microbiota residente, que estão ligados às camadas mais profundas da pele, são mais resistentes à remoção. Além disso, a microbiota residente (p. ex., estafilococos coagulase-negativos e difteroides) é menos suscetível de ser associada às infecções relacionadas com a assistência.

Na Tabela 7.1 são apresentados os microrganismos que compõem a microbiota encontrada na pele humana.

Além das microbiotas residente e transitória, Rotter descreve um terceiro tipo de microbiota das mãos, denominada microbiota infecciosa. Nesse grupo, poderiam ser incluídos microrganismos de patogenicidade comprovada, que causam infecções específicas, como abscessos, panarício, paroníquia ou eczema infectado das mãos. *S. aureus* e estreptococos β-hemolíticos são as espécies mais frequentemente encontradas.

Deve ser lembrado ainda que fungos (p. ex., *Candida* spp) e vírus (p. ex., vírus das hepatites A, B, C, vírus da imunodeficiência humana [HIV], vírus respiratórios, vírus de transmissão fecal-oral como rotavírus, grupo herpes, como varicela, vírus Epstein-Barr e citomegalovírus) podem colonizar transitoriamente a pele, principalmente polpas digitais, após contato com pacientes ou superfícies inanimadas, podendo ser transmitidos ao hospedeiro suscetível.

As mãos dos PAS podem tornar-se constantemente colonizadas com essa microbiota patogênica (p. ex., *S. aureus*), bacilos gram-negativos ou levedura. Pesquisadores documentaram que, embora

Tabela 7.1 Microrganismos encontrados na pele

Microrganismos	Faixa de prevalência (%)
Staphylococcus epidermidis	85 a 100
Staphylococcus aureus	10 a 15
Streptococcus pyogenes (grupo A)	0 a 4
Propionibacterium acnes (difteroides anaeróbios)	45 a 100
Corinebactérias (difteroides aeróbios)	55
Candida spp	Comum
Clostridium perfringens (especialmente nas extremidades inferiores)	40 a 60
Enterobacteriaceae	Incomum
Acinetobacter spp	25
Moraxella spp	5 a 15
Mycobacterium spp	Raro

Fonte: adaptada de Herceg RJ, Peterson LR. Normal flora in health and disease. In: Shulman ST et al. The biological and clinical basis of infectious diseases. 5. ed. W.B. Philadelphia: WB. Saunders Company, 1997.

a microbiota transitória e residente varie consideravelmente de pessoa para pessoa, é relativamente constante em uma pessoa específica. A OMS alerta sobre a proliferação das bactérias e de outros microrganismos resistentes à maior parte dos medicamentos e diz que o tema demanda atenção por parte de governos e autoridades médicas. O combate passa pelo controle da prescrição de antibióticos, o desenvolvimento de novos medicamentos e a higienização das mãos, principalmente pelos PAS. Ainda de acordo com a OMS, estudos internacionais mostram que grande parte dos profissionais não segue esse cuidado, ou seja, não adota o hábito de lavar as mãos com água e sabão antes e após o contato com um paciente ou com objetos e artigos contaminados. As justificativas são as mais variadas, como a falta de tempo e estrutura ou a intolerância aos produtos de assepsia.

CONCEITOS IMPORTANTES

- **Solução à base de álcool:** preparação alcoólica designada para aplicação nas mãos de modo a reduzir o número de organismos viáveis. Nos EUA, essas preparações geralmente contêm 60% a 95% de etanol ou isopropanol.
- **Sabão antimicrobiano:** sabão (isto é, detergente) que contém agente antisséptico.
- **Agente antisséptico:** substâncias antimicrobianas aplicadas às mãos para reduzir o número da microbiota. Exemplos incluem álcoois, clorexidina, cloro, hexaclorofeno, iodo, cloroxilenol (PCMX), compostos de quaternário de amônia e triclosan.
- **Lavagem antisséptica das mãos:** lavagem das mãos com água e sabão ou outro detergente que contenha agente antisséptico.
- **Higiene antisséptica das mãos:** aplicação de produto desinfetante em toda a superfície das mãos, a fim de reduzir o número de microrganismos presentes.
- **Efeito cumulativo:** decréscimo progressivo no número de microrganismos recuperados após a aplicação de material de teste.
- **Descontaminação das mãos:** redução da contagem de bactérias nas mãos mediante realização da higiene antisséptica das mãos ou da lavagem antisséptica das mãos.
- **Detergente:** detergentes (isto é, surfactantes) são compostos com ação de limpeza. Formados por partes hidrofílicas e lipofílicas, podem ser divididos em quatro grupos: aniônicos, catiônicos, anfóteros e detergentes não iônicos.
- **Antissepsia das mãos:** refere-se tanto à lavagem como à higiene antisséptica das mãos.
- **Higiene das mãos:** expressão geral que se aplica à lavagem das mãos, à lavagem antisséptica das mãos, à higiene antisséptica das mãos ou à antissepsia cirúrgica das mãos.
- **Lavagem das mãos:** lavar as mãos com sabão comum (isto é, não antibacteriano) e água.
- **Atividade persistente:** atividade antibacteriana estendida ou prolongada que previne ou inibe a proliferação ou a sobrevivência de microrganismos após a aplicação de um produto. Essa propriedade tem sido referida como efeito residual.
- **Sabão comum:** refere-se a detergentes que não contêm agentes antimicrobianos ou que contêm baixa concentração desses agentes, que são eficazes somente como conservantes.
- **Substantividade:** atributo de certos ingredientes ativos que aderem à camada córnea (isto é, permanecem na pele após enxágue ou secagem) para promover efeito inibitório no crescimento das bactérias remanescentes da pele.
- **Antissepsia cirúrgica das mãos:** lavagem ou higiene antisséptica realizada no pré-operatório pelos componentes da equipe cirúrgica a fim de eliminar a microbiota transitória e reduzir a microbiota residente das mãos.
- **Mãos visivelmente contaminadas:** mãos com sujeira ou contaminação visível por material proteico, sangue ou outros fluidos corporais (p. ex., material fecal ou urina).
- **Agente antisséptico sem enxágue:** agente antisséptico que não exige o uso exógeno de água. Após aplicação desse agente, as mãos são friccionadas até o agente secar.

PRINCIPAIS PRODUTOS INDICADOS PARA HIGIENIZAÇÃO DA PELE × FATORES INFLUENCIÁVEIS

Devem higienizar as mãos todos os profissionais que trabalham em serviços de saúde, que mantêm contato direto ou indireto com os pacientes e que atuam na manipulação de medicamentos, alimentos e material estéril ou contaminado. Além disso, recomenda-se que familiares, acompanhantes e visitantes higienizem as mãos antes e após o contato com o paciente.

Produtos de higiene que não são bem aceitos pelos PAS podem reduzir a frequência da lavagem das mãos. Por isso, recomenda-se que sejam de uso agradável, com cheiro, cor e consistência suaves, além de custo-efetivos. No caso dos sabões, a facilidade de enxágue pode estimular a adesão, e o tempo de secagem dos produtos alcoólicos também influencia a aceitação. Os agentes antissépticos devem ter ação antimicrobiana imediata e efeito residual ou persistente. Não devem ser tóxicos, alergênicos ou irritantes para a pele.

A tendência de causar irritação e secura das mãos influencia significativamente a aceitação e o uso dos produtos, uma vez que os PAS podem ter de lavar as mãos de cinco a 30 vezes por plantão. Estudos indicam que a frequência de lavagem das mãos ou de lavagem antisséptica das mãos pelos profissionais é afetada pelo acesso às instalações para higienização das mãos. Em algumas instituições de assistência à saúde, existe apenas uma pia no quarto com vários pacientes ou as pias estão longe, o que desencoraja a lavagem das mãos pelos profissionais que estão saindo do quarto. Em UTI, o acesso às pias pode estar bloqueado por equipamentos (p. ex., ventiladores ou bombas de infusão). Em contraste com as pias, os dispensadores de preparações alcoólicas para limpeza das mãos não exigem encanamento e podem ser disponibilizados junto à cama de cada paciente e em muitos outros pontos das áreas de assistência. No entanto, os serviços de higienização, juntamente com o Serviço de Controle de Infecção, devem ficar atentos ao não entupimento desses dispensadores, o que pode desencorajar o uso do antisséptico pelos PAS. O uso de soluções alcoólicas de bolso também pode contribuir muito para melhorar a adesão aos protocolos de higiene das mãos.

O nível de escolaridade e a área de atuação dos profissionais podem influenciar positiva ou negativamente a adesão à prática, como o fato de ser médico ou auxiliar de enfermagem. Entre os médicos, a adesão varia de acordo com a especialidade. No estudo realizado por Pittet e cols., que observaram a adesão à higienização das mãos por esses profissionais, a taxa global de adesão foi de 57%, variando de 87% entre os clínicos a 23% entre os anestesiologistas.

Buscando conhecer os principais fatores relacionados com a baixa adesão à higienização das mãos, Pittet e cols. realizaram um estudo relevante, observando 2.834 oportunidades para higienização simples das mãos com água e sabonete, e identificaram 48% de adesão. Na análise multivariada, a adesão foi maior entre os enfermeiros, em comparação com outras categorias profissionais e durante os dias da semana. Por outro lado, a falta de adesão foi mais elevada nas UTI, quando comparadas a outras unidades, durante procedimentos de alto risco de contaminação bacteriana das mãos e quando a intensidade do cuidado era elevada. Em outras palavras, quanto maior a demanda, menor é a adesão, o que pode aumentar bastante o risco de transmissão de microrganismos.

Ao avaliarem os gastos com produtos para a higienização das mãos, as instituições de saúde devem comparar a verba usada na compra desses produtos com o gasto resultante da ocorrência de infecções associadas à assistência à saúde. Uma única infecção grave de sítio cirúrgico, infecção de trato respiratório inferior ou infecção de corrente sanguínea pode custar ao hospital a verba anual destinada aos agentes antissépticos usados para a higienização das mãos. Portanto, os administradores dos hospitais devem considerar que, ao comprarem produtos melhores e mais aceitáveis para a higiene das mãos, a fim de melhorar a adesão à prática, evitarão a ocorrência de infecções nosocomiais. A economia gerada pela prevenção de poucas infecções relacionadas com a assistência adicionais por ano será superior a qualquer gasto excedente com melhores produtos para a higienização das mãos.

Não existe correlação direta entre a resistência bacteriana a antimicrobianos e a resistência a antissépticos. Vários estudos *in vitro*, utilizando diferentes cepas de bactérias gram-positivas (MRSA,

VRE) e gram-negativas (*Acinetobacter* spp., *P. aeruginosa*) multirresistentes, mostraram que, apesar de resistentes aos antibióticos, essas bactérias permanecem sensíveis aos antissépticos utilizados para higienização das mãos.

Sabão comum

Sabões são produtos com base detergente que contêm lípides esterificados e hidróxido de sódio ou potássio. Disponíveis em vários formatos, como barra, espuma e líquido, sua ação de limpeza pode ser atribuída às propriedades detergentes que resultam em remoção de sujeira, contaminação e várias substâncias orgânicas das mãos. Sabões comuns têm atividade antimicrobiana mínima ou nenhuma. Entretanto, a lavagem das mãos com sabão comum pode remover a microbiota transitória fracamente aderida. Apesar disso, em muitos estudos a lavagem das mãos com sabão comum não foi capaz de remover patógenos das mãos de funcionários de hospitais. Apesar da diminuída propensão de causar irritação com a adição de emolientes, sabões não antibacterianos podem estar associados a considerável irritação e secura da pele. Ocasionalmente, sabões comuns podem ser contaminados e levar à colonização dos funcionários do hospital com bacilos gram-negativos.

Nos serviços de saúde, recomenda-se o uso de sabonete líquido, tipo refil, em virtude do risco menor de contaminação do produto. Os sabonetes também estão regulamentados pela resolução ANVISA 481, de 23 de setembro de 1999. Segundo essa resolução, o resultado deve apresentar "ausência de *P. aeruginosa*, *S. aureus* e coliformes totais e fecais em 1g ou 1mL do produto de contagem de microrganismos mesófilos totais aeróbios, não mais que 103 UFC/g ou mL".

Álcoois

A maioria dos antissépticos alcoólicos para as mãos contém isopropanol, etanol, n-propanol, ou uma combinação de dois desses produtos.

A atividade antimicrobiana das soluções alcoólicas está condicionada a sua concentração em peso ou volume em relação à água. A solução alcoólica ideal é aquela com concentração de 70% p/p (70° INPM) ou 77% v/v (77° GL), sendo p o peso e v, o volume. Nessa concentração, o álcool não desidrata a parede celular do microrganismo, podendo penetrar em seu interior, onde irá desnaturar proteínas, o que não ocorre quando se utiliza álcool acima ou abaixo da concentração ideal.

O álcool 70 (álcool etílico hidratado a 70° INPM) é um desinfetante de média ou baixa eficiência que contém álcool etílico e água deionizada, ou seja, uma solução aquosa à base de álcool. A quantidade de álcool pode ser avaliada segundo a fração em volume ou em massa. O grau GL (°GL) é a fração em volume ou percentual em volume (%v), enquanto o grau INPM é a fração ou percentual em massa ou peso (%p). Ressalte-se que GL é a sigla para Gay Lussac e INPM para Instituto Nacional de Pesos e Medidas. Portanto, o álcool 70 é o nome comercial do álcool a 70° INPM (70% p/p) ou 77° GL (77% v/v).

O álcool etílico e o álcool isopropílico são considerados desinfetantes de nível intermediário, empregados tanto na desinfecção de superfícies e instrumentos como na antissepsia da pele. O efeito antimicrobiano do álcool, que se dá pela desnaturação de proteínas e a dissolução de gorduras, destrói, por exemplo, a membrana da *Mycobacterium tuberculosis* e do HSV (vírus do herpes simples). A ação antimicrobiana do álcool nao e efetiva na presença de matéria orgânica que, quando aderida à superfície do material a ser desinfetado, funciona como barreira mecânica à ação do álcool sobre os microrganismos.

Álcoois têm excelente atividade germicida *in vitro* contra bactérias vegetativas gram-positivas e gram-negativas, incluindo patógenos multirresistentes (p. ex., MRSA e VRE), *Mycobacterium tuberculosis* e vários fungos. Certos vírus envelopados (lipofílicos) (p. ex., vírus herpes simples, vírus da imunodeficiência humana [HIV], vírus da influenza, vírus sincicial respiratório e vírus da *vaccinia*) são suscetíveis aos álcoois quando testados *in vitro*. O vírus da hepatite B é um vírus envelopado com sensibilidade um pouco menor, mas é morto por álcool de 60% a 70%; o vírus da hepatite C também é sensível ao álcool nessa porcentagem. Apesar da eficácia contra esses organismos, os álcoois têm pobre atividade contra esporos bacterianos, oocistos de protozoários e certos vírus não envelopados (não lipofílicos).

Quando usados nas concentrações presentes nos antissépticos alcoólicos para as mãos, também têm atividade *in vivo* contra vários vírus não envelopados. Por exemplo, o isopropanol a 70% e o etanol a 70% são mais eficazes para redução de rotavírus nas polpas distais do que sabões comuns e sabões antibacterianos. Outros vírus não envelopados com vírus da hepatite A e enterovírus (p. ex., poliovírus) podem precisar de álcool de 70% a 80% para inativação segura. Todavia, um estudo evidenciou que tanto espumas com etanol a 70% como com etanol a 62% com emolientes reduziram mais os títulos de vírus da hepatite A na mão inteira e nas polpas digitais do que o sabão não antibacteriano; os dois foram tão eficazes quanto o gluconato de clorexidina a 4% na redução da contagem viral das mãos. Nesse mesmo estudo, tanto a espuma com etanol a 70% como a com etanol a 62% demonstraram maior capacidade viricida sobre o vírus da pólio do que o sabão não antibacteriano ou o sabão com gluconato de clorexidina a 4%.

Álcoois são efetivos para o preparo pré-operatório das mãos da equipe cirúrgica. Em todos os estudos realizados, as soluções alcoólicas foram mais eficazes do que a lavagem das mãos com sabão comum e, na maioria deles, reduziram mais a contagem bacteriana das mãos do que sabões antimicrobianos e detergentes. Além disso, a maioria das preparações com base alcoólica foi mais eficaz do que iodo-povidine ou clorexidina.

A eficácia das preparações alcoólicas para higiene das mãos é afetada por uma série de fatores, incluindo tipo de álcool usado, concentração do álcool, tempo de contato, volume de álcool usado e se as mãos estavam molhadas ou secas quando o álcool foi aplicado. Um estudo documentou que 1mL de álcool é significativamente menos eficaz do que 3mL. O volume a ser aplicado nas mãos não é conhecido, e pode variar para formulações diferentes. Se as mãos estão secas após fricção por 10 a 15 segundos, é provável que tenha sido utilizado um volume insuficiente de álcool. Uma vez que o volume de álcool das toalhas impregnadas é limitado, sua eficácia é comparável ao uso de sabão e água.

Soluções alcoólicas produzidas para uso hospitalar estão disponíveis sob a forma de espumas, gel e cremes de baixa viscosidade. Os dados sobre a eficácia relativa de todas as formulações são limitados. O uso frequente de formulações alcoólicas para antissepsia das mãos pode ocasionar secura da pele, a não ser que agentes emolientes, umectantes ou outros hidratantes sejam adicionados às formulações. Preparações alcoólicas com fragrâncias fortes podem não ser toleradas por PAS com alergias respiratórias.

Como são inflamáveis, os álcoois devem ser armazenados longe de temperaturas elevadas ou chamas, de acordo com as recomendações da National Fire Protection Agency. Os recipientes devem ser desenhados de modo a evitar a evaporação, uma vez que álcoois são voláteis. A contaminação de soluções alcoólicas tem sido raramente relatada.

As soluções à base de álcool são, portanto, germicidas, porém sua ação é imediata, com quase nenhuma ação residual. Quando associado ao iodo (0,5% a 1,0% de iodo livre), na formulação de álcool iodado, o álcool pode apresentar maior efeito residual e bactericida, mas essas soluções se tornam irritantes para a pele. Com a associação de glicerina a 2%, pode-se evitar o ressecamento da pele e a rápida evaporação do álcool. A adição de clorexidina, compostos de quaternário de amônio, octenidina ou triclosan às soluções alcoólicas também pode resultar em atividade persistente.

O uso do álcool a 70% como agente de desinfecção e antissepsia é muito popular por se tratar de um processo simples, relativamente rápido e de baixo custo para controle da infecção. No entanto, sua utilização acaba, muitas vezes, sendo superestimada, provavelmente em razão da facilidade de aquisição e da praticidade de uso.

Como vantagens da desinfecção com álcool a 70% podem ser citados os seguintes aspectos:

- Bactericida de ação rápida.
- Ação na presença do *M. tuberculosis* e virucida (somente para vírus lipofílicos).

- Irritação leve.
- Baixo custo.
- Não tóxico.
- Incolor e não deixa resíduo.

Como desvantagens, podem ser consideradas as seguintes características:

- Não é esporicida.
- Tem atividade diminuída na presença de matéria orgânica.
- Danifica material de plástico, borracha ou acrílico.
- Evapora rapidamente.
- Diminui a atividade antimicrobiana em sangue seco, saliva e outras matérias orgânicas.
- Não tem registro como desinfetante na Environmental Protection Agency (EPA).
- Não é aceito pela American Dental Association (ADA) como desinfetante de superfície fixa e instrumental.
- Não age contra vírus hidrofílicos.
- Não tem ação residual.
- É um desinfetante de nível médio.

Clorexidina

O gluconato de clorexidina, uma bisbiguanida catiônica, foi desenvolvido na Inglaterra no início dos anos 1950 e introduzido nos EUA nos anos 1970. A atividade antimicrobiana da clorexidina é provavelmente atribuível a sua ligação e subsequente ruptura das membranas citoplasmáticas, resultando em precipitação ou coagulação de proteínas e ácidos nucleicos (conteúdo celular). A atividade antimicrobiana imediata da clorexidina tem início mais lento do que a dos álcoois. Esse produto tem boa ação contra bactérias gram-positivas e é de alguma maneira menos eficaz contra bactérias gram-negativas e fungos, apresentando mínima atividade contra o bacilo da tuberculose. A clorexidina não é esporicida. Tem atividade *in vitro* contra vírus envelopados (p. ex., herpes simples, HIV, citomegalovírus, influenza), mas atividade muito reduzida contra vírus não envelopados (p. ex., rotavírus, adenovírus e enterovírus). A atividade antimicrobiana é minimamente reduzida pela presença de material orgânico, incluindo sangue. Sua atividade pode ser diminuída por sabões naturais, vários ânions inorgânicos, surfactantes inorgânicos e cremes para as mãos com agentes emulsificantes aniônicos, uma vez que a clorexidina é uma molécula catiônica.

O gluconato de clorexidina tem sido incorporado em diversas preparações para higienização das mãos. Formulações aquosas ou detergentes de clorexidina a 0,5% ou 0,75% são mais efetivas do que sabão comum, porém menos eficazes do que preparações antissépticas detergentes contendo gluconato de clorexidina a 4%. As preparações contendo gluconato de clorexidina a 2% são ligeiramente menos eficazes do que aquelas com clorexidina a 4%.

Esse antisséptico tem efeito residual significativo – em torno de 6 horas. A adição de baixas concentrações de clorexidina (0,5% a 1,0%) a preparações alcoólicas resulta em efeito residual significativamente maior do que o uso isolado de álcool.

A absorção do composto pela pele, se houver alguma, é mínima. Deve-se evitar o contato de preparações de clorexidina >1% com os olhos, porque o agente pode causar conjuntivite e danos graves à córnea. A ototoxicidade exclui seu uso em cirurgias que envolvem o ouvido interno e médio. Deve-se evitar o contato direto com o cérebro e as meninges. A frequência de irritação da pele é concentração-dependente, e os produtos que mais provavelmente causam dermatite são aqueles que contêm mais de 4%, quando usados frequentemente para lavagem antisséptica das mãos. Reações alérgicas ao gluconato de clorexidina são incomuns. Surtos ocasionais de infecções nosocomiais têm sido associados a soluções de clorexidina contaminadas.

Cloroxilenol

O cloroxilenol, também conhecido como paraclorometaxilenol (PCMX), é um composto fenólico utilizado como conservante em cosméticos e outros produtos e como agente ativo em sabões antibacterianos.

A atividade antimicrobiana do PCMX é provavelmente atribuível à inativação de enzimas bacterianas e a alterações das paredes celulares. Tem boa ação *in vitro* contra microrganismos gram-positivos e atividade razoável contra bactérias gram-negativas, micobactérias e certos vírus. É menos ativo contra *P. aeruginosa*, mas a adição de ácido etilenodiaminotetracético (EDTA) aumenta sua atividade contra *Pseudomonas* spp. e outros patógenos.

Nos últimos 25 anos encontra-se disponível um número limitado de estudos sobre a eficácia de produtos contendo PCMX para uso por PAS, e os resultados de alguns artigos são, às vezes, contraditórios. O PCMX não tem ação tão imediata quanto o gluconato de clorexidina ou os iodóforos, e sua ação residual é menos pronunciada do que o efeito observado com o gluconato de clorexidina.

A atividade antimicrobiana do PCMX é afetada minimamente pela presença de matéria orgânica, mas é neutralizada por surfactantes aniônicos. O PCMX é absorvido pela pele, costuma ser bem tolerado, e as reações alérgicas associadas são incomuns.

PCMX está disponível em concentrações de 0,3% a 3,75%. Há relatos de contaminação de soluções desse antisséptico durante o uso.

Iodo e iodóforos

O iodo é reconhecido como agente antisséptico efetivo desde 1821. No entanto, a partir dos anos 1960, os iodóforos passaram a substituir amplamente o iodo como ingrediente ativo em antissépticos, porque o iodo frequentemente causa irritação e descoloração da pele.

As moléculas de iodo penetram rapidamente a parede celular dos microrganismos e inativam as células mediante a formação de complexos entre os aminoácidos e ácidos graxos insaturados, resultando na síntese de proteínas deficientes e alteração das membranas celulares.

Iodóforos são compostos de iodo, iodados ou tri-iodados e uma matriz polimérica, isto é, um agente formador de complexos, de alto peso molecular.

A combinação do iodo com vários polímeros aumenta sua solubilidade, promove sua liberação sustentada e reduz a irritação da pele. Os polímeros mais frequentemente incorporados aos iodóforos são polivinilpirrolidona (povidine) e detergentes aniônicos etoxilados (copolímeros dos óxidos de etileno e propileno). A atividade antimicrobiana dos iodóforos pode ser afetada por pH, temperatura, tempo de exposição, concentração total do iodo disponível, quantidade e tipo de compostos orgânicos e inorgânicos presentes (p. ex., álcoois e detergentes).

O iodo e os iodóforos têm atividade bactericida contra bactérias gram-positivas, gram-negativas, bacilo de Koch e certas bactérias formadoras de esporos (p. ex., clostrídios e *Bacillus* spp.) e são ativos contra micobactérias, vírus (exceto enterovírus) e fungos. No entanto, nas concentrações usadas como antissépticos, os iodóforos geralmente não são esporicidas.

O iodo-povidine de 5% a 10% tem sido classificado pela Food and Drug Administration (FDA) como agente de categoria I (isto é, seguro e eficaz para uso como antisséptico das mãos e para lavagem das mãos por PAS). Não está clara a persistência da atividade antimicrobiana dos iodóforos depois de lavados da pele. Em um estudo, atividade persistente foi percebida por 6 horas; no entanto, outros estudos demonstraram atividade persistente por apenas 30 a 60 minutos após a lavagem das mãos com iodóforo. A atividade antimicrobiana *in vivo* dos iodóforos é significativamente reduzida na presença de substâncias orgânicas (p. ex., sangue e escarro), e sua atividade antimicrobiana também pode ser afetada por pH, temperatura, tempo de exposição, concentração e quantidade/tipo de matéria orgânica e compostos inorgânicos presentes (p. ex., álcool e detergentes). Um grama de hemoglobina pode inativar 58g de iodo.

A maioria das preparações com iodóforos usadas para higiene das mãos contém de 7,5% a 10% de iodo-povidine. Formulações com concentrações menores também exercem boa atividade antimicrobiana, porque a diluição pode aumentar a concentração de iodo livre. No entanto, à medida que aumenta a quantidade de iodo livre, também aumenta o grau de irritação da pele. Iodóforos causam menos irritação na pele e menos reações alérgicas do que o iodo, mas provocam mais dermatites de contato do que os outros antissépticos comumente usados para higienização das mãos. Às vezes, como resultado de processos de manufatura precários, antissépticos iodóforos podem ser contaminados por bacilos gram-negativos e ocasionar surtos e pseudossurtos infecciosos.

Compostos de quaternário de amônia

Compostos de quaternário de amônia são formados por átomos de nitrogênio ligados diretamente a quatro grupos alquilas, que podem variar em estrutura e complexidade. A atividade antimicrobiana desse grupo de compostos é provavelmente atribuível à adsorção à membrana citoplasmática, com extravasamento subsequente dos constituintes citoplasmáticos de baixo peso molecular.

Compostos de quaternário de amônia são primariamente bacteriostáticos e fungistáticos, apesar de microbicidas contra certos microrganismos em altas concentrações; são mais ativos contra vírus lipofílicos e bactérias gram-positivas do que contra bacilos gram-negativos e têm atividade relativamente fraca contra micobactérias e fungos. Sua atividade antimicrobiana é afetada pela presença de material orgânico e não é compatível com detergentes aniônicos. Em 1994, a FDA classificou o cloreto de benzalcônio e o cloreto de benzetônio como agentes de categoria IIISE (isto é, ausência de dados suficientes para classificá-los como seguros e eficazes para uso na lavagem antisséptica das mãos).

Em virtude de sua pobre atividade contra bactérias gram-negativas, o cloreto de benzalcônio é muito propenso à contaminação por esses microrganismos.

Triclosan

Triclosan (nome químico: éter 2, 4,4'-tricloro-2'-hidroxidifenil) é uma substância desenvolvida nos anos 1960, incolor, não iônica, pouco solúvel em água, mas solúvel em álcool e em detergentes aniônicos. Concentrações de 0,2% a 2% têm atividade antimicrobiana. O triclosan penetra as células bacterianas e afeta a membrana citoplasmática e a síntese de RNA, lípides e proteínas. Tem amplo espectro de atividade antimicrobiana, sendo bacteriostático com concentrações inibitórias mínimas (CIM) entre 0,1 e 10µg/mL; entretanto, as concentrações bactericidas mínimas são de 25 a 500µg/mL por 10 minutos de exposição. A atividade do triclosan contra microrganismos gram-positivos (incluindo MRSA) é maior do que sua atividade contra bacilos gram-negativos, particularmente *P. aeruginosa*. O agente demonstra atividade razoável contra micobactérias e *Candida* spp., mas atividade limitada contra fungos filamentosos, como *Aspergillus* spp., cuja CIM é de 100µg/mL.

Triclosan (0,1%) reduz a contagem bacteriana das mãos em 2,8 log[10] após 1 minuto de lavagem das mãos. Em vários estudos, as reduções logarítmicas decresceram após o uso de triclosan, comparado com clorexidina, iodóforos e produtos alcoólicos. Em 1994, a FDA classificou o triclosan < 1,0% como agente de categoria IIISE (ou seja, ausência de dados suficientes para classificá-lo como seguro e eficaz para uso na lavagem antisséptica das mãos). Assim como ocorre com a clorexidina, a atividade do triclosan persiste na pele. Sua atividade é afetada pelo pH, pela presença de surfactantes, emolientes ou umectantes, e pela natureza iônica da formulação em particular. A atividade do triclosan não é afetada significativamente pela matéria orgânica, mas pode ser inibida pelo sequestro do agente em estruturas miceliais formadas pelos surfactantes presentes em certas formulações. A maioria das formulações contendo < 2% de triclosan são bem toleradas e raramente causam reações alérgicas. A ausência de atividade potente contra bacilos gram-negativos tem resultado em relatos ocasionais de contaminação.

CARACTERÍSTICAS DOS PRINCIPAIS ANTISSÉPTICOS

As características dos principais antissépticos utilizados para higienização das mãos estão descritas na Tabela 7.2.

Tabela 7.2 Espectro antimicrobiano e características de agentes antissépticos utilizados para higienização das mãos*

Grupo	Bactérias gram--positivas	Bactérias gram--negativas	Micobactérias	Fungos	Vírus	Velocidade de ação	Comentários
Álcoois	+++	+++	+++	+++	+++	Rápida	Concentração ótima: 70%; não apresenta efeito residual
Clorexidina (2% ou 4%)	+++	++	+	+	+++	Intermediária	Apresenta efeito residual; raras reações alérgicas
Compostos à base de iodo	+++	+++	+++	++	+++	Intermediária	Causa queimaduras na pele; irritantes quando usados na higienização antisséptica das mãos
Iodóforos	+++	+++	+	++	++	Intermediária	Irritação de pele menor que a de compostos à base de iodo; apresenta efeito residual; aceitabilidade variável
Triclosan	+++	++	+	–	+++	Intermediária	Aceitabilidade variável para as mãos

+++excelente; ++bom; + regular; – nenhuma atividade antimicrobiana ou insuficiente.

*O hexaclorofeno não foi incluído na tabela porque não é mais aceito como desinfetante para as mãos.

Fonte: adaptada dos Centers for Disease Control and Prevention. Guideline for hand hygiene in health-care settings: recommendations of the Healthcare Infection Control Practices Advisory Committee and the HICPAC/SHEA/APIC/IDSA Hand Hygiene Task Force. MMWR 2002; 51(RR-16):454.

QUAL O MELHOR PRODUTO PARA HIGIENIZAÇÃO DAS MÃOS?

A resposta a essa questão permanece como um desafio para os serviços de saúde e depende de vários fatores, como indicação, eficácia antimicrobiana, técnica utilizada, preferência e recursos disponíveis, dentre outros. Ao decidir pela escolha do produto para higienização das mãos, o profissional deverá levar em consideração a necessidade de remover a microbiota transitória e/ou residente.

Produtos contendo antissépticos que exercem efeito residual na pele das mãos podem ser indicados quando é necessária redução prolongada da microbiota (cirurgia e procedimentos invasivos). Esses produtos não costumam ser necessários para a prática da clínica diária, mas podem ser indicados em casos de surtos.

A escolha do produto também dependerá da avaliação da Comissão de Controle de Infecção Hospitalar (CCIH) e da Comissão de Farmácia e Terapêutica (CFT).

A indicação do tipo de higienização a ser realizada também influencia a escolha do produto.

A higienização das mãos com água e sabonete deve ser aplicada nas seguintes situações:

- Ao iniciar e terminar o turno de trabalho.
- Quando as mãos estiverem visivelmente sujas ou contaminadas com sangue e outros fluidos corporais.
- Antes e após ir ao banheiro.
- Antes e depois das refeições.
- Antes do preparo dos alimentos.
- Antes do preparo e da manipulação de medicamentos.
- Antes e após contato com paciente colonizado ou infectado por *C. difficile*.
- Após várias aplicações consecutivas de produto alcoólico.

As preparações alcoólicas devem ser usadas para higienizar as mãos quando:

- Não estiverem visivelmente sujas.
- Antes de contato com o paciente.
- Após contato com o paciente.
- Antes de procedimentos assistenciais e manipulação de dispositivos invasivos.
- Antes de calçar luvas para inserção de dispositivos invasivos que não necessitem preparo cirúrgico.
- Após risco de exposição a fluidos corporais.
- Ao mudar de um sítio corporal contaminado para outro, limpo, durante o cuidado com o paciente.
- Após contato com objetos inanimados e superfícies imediatamente próximas ao paciente.
- Antes e após remoção de luvas.

Os agentes antissépticos devem ser usados nas seguintes situações:

- Nos casos recomendados de precaução de contato para pacientes portadores de microrganismos multirresistentes.
- Nos casos de surtos.
- Para degermação da pele das mãos.
- No pré-operatório, antes de qualquer procedimento cirúrgico (indicado para toda a equipe cirúrgica).
- Antes de procedimentos invasivos (p. ex., inserção de cateter intravascular central, punções, drenagens de cavidades, instalação de diálise, pequenas suturas, endoscopias, entre outros).

A eficácia da higienização das mãos depende da duração e da técnica empregada, sendo imprescindível a retirada de joias (anéis, aliança, pulseiras, relógio) antes do início de qualquer técnica, uma vez que sob esses objetos podem acumular-se microrganismos. Vários estudos demonstraram que a pele sob anéis está mais intensamente colonizada do que áreas comparáveis de pele nos dedos sem anéis. Um estudo observou que 40% das enfermeiras abrigavam bacilos gram-negativos (p. ex., *E. cloacae*, *Klebsiella* e *Acinetobacter*) na pele sob os anéis e que certas enfermeiras haviam abrigado o mesmo microrganismo sob seus anéis durante vários meses. Em estudo mais recente, com mais de 60 enfermeiras que trabalhavam em UTI, análise multivariada revelou que os anéis foram o único fator de risco substancial para o transporte de bacilos gram-negativos e *S. aureus* e que a concentração de microrganismos recuperados estava relacionada com o número de anéis usados.

É importante enxaguar bem as mãos, para remoção de todo resíduo de produtos químicos, e secá-las bem antes de calçar as luvas.

ATIVIDADE DOS AGENTES ANTISSÉPTICOS CONTRA BACTÉRIAS FORMADORAS DE ESPOROS

A ampla prevalência de diarreia relacionada com a assistência, causada por *Clostridium difficile*, é motivo de preocupação quanto à atividade dos agentes antissépticos contra bactérias formadoras de esporos. Nenhum dos agentes (incluindo álcoois, clorexidina, hexaclorofeno, iodóforos, PCMX e triclosan) usados em preparações para lavagem antisséptica ou desinfecção das mãos exerce ação esporicida confiável contra *Clostridium* spp. ou *Bacillus* spp. A lavagem das mãos com sabão comum ou antimicrobiano e água pode ajudar a remover fisicamente esporos da superfície de mãos contaminadas. Os PAS devem ser orientados a usar luvas ao cuidar desses pacientes e a lavar as mãos com sabão comum ou antimicrobiano e água, ou desinfetá-las com produto para desinfecção das mãos à base de álcool.

ORIENTAÇÕES GERAIS

Dispensadores de sabonete e antissépticos

A validade do produto, quando mantido na embalagem original, é definida pelo fabricante e deve constar no rótulo.

Quando o produto se encontra fora da embalagem do fabricante ou fracionado, sua validade deve ser menor do que a definida pelo fabricante, pois o produto já foi manipulado. Essa validade pode ser monitorada, por exemplo, por testes de pH, concentração da solução e presença de matéria orgânica. Devem ser mantidos os registros dos responsáveis pela execução e a data de manipulação, envase e validade da solução fracionada.

Papel toalha

O papel toalha utilizado para secagem das mãos deve ser suave, composto por 100% de fibras de celulose, inodoro, sem impureza ou furos, e não deve liberar partículas, além de ter boa propriedade de secagem. Deve-se adotar uma rotina de reposição, mantendo-o sempre disponível próximo a lavatórios e pias.

Deve-se dar preferência aos papéis em bloco e em rolo, que possibilitam o uso individual, folha a folha. O uso coletivo de toalhas de tecido está contraindicado, uma vez que elas podem permanecer sempre úmidas, favorecendo a proliferação bacteriana.

O uso de secador elétrico não está indicado nos serviços de saúde porque raramente é obedecido o tempo necessário para secagem. Além disso, pode transportar microrganismos. O acionamento manual de certos modelos também torna possível a recontaminação das mãos.

Porta-papel toalha

Preferencialmente, o porta-papel toalha deve ser de material que não favoreça a oxidação e seja de fácil limpeza. Deve ser instalado próximo às pias, mas de modo a não receber respingos de água e sabonete.

Lixeira para descarte do papel toalha

Junto a lavatórios e pias, deve sempre haver um recipiente para acondicionamento do material utilizado na secagem das mãos, o qual deve ser de fácil limpeza e ter tampa articulada com acionamento de abertura sem a utilização das mãos.

Água

A qualidade da água é fundamental para as práticas de higienização das mãos. Deve ser livre de contaminantes químicos e biológicos, obedecendo aos dispositivos descritos na Portaria 2.914 do Ministério da Saúde, de 12 de dezembro de 2011, que dispõe sobre os procedimentos de controle e vigilância da qualidade da água para consumo humano e seu padrão de potabilidade.

Os reservatórios devem ser construídos de acordo com as normas vigentes e devem ser tampados. Deverão ser higienizados e desinfetados a cada semestre, com controle microbiológico e físico-químico e contagem de bactérias heterotróficas.

CONSIDERAÇÕES DA ANVISA

De acordo com a Lei 6.360, de 23 de setembro de 1976, e a RDC/ANVISA 13, de 28 de fevereiro de 2007, sabões e detergentes registrados na ANVISA/MS como saneantes não devem ser aplicados nas mãos, uma vez que seu uso é destinado a objetos e superfícies. Para aquisição de produtos destinados à higienização das mãos, deve-se verificar se estão registrados na ANVISA/MS, atendendo às exigências específicas de cada produto.

Facilitando a prática

Os lavatórios/pias devem estar sempre limpos e livres de objetos que possam dificultar a lavagem das mãos. Recomenda-se que as áreas próximas aos lavatórios/pias não fiquem repletas de equipamentos, o que pode dificultar o acesso e, consequentemente, inibir a prática de higienização das mãos pelos PAS.

EQUIPAMENTOS E INSUMOS

Dentre os equipamentos necessários para higienização das mãos estão lavatórios/pias, lavabo cirúrgico, dispensadores de sabonete e antissépticos, porta-papel toalha e lixeira para descarte do papel toalha.

Os equipamentos básicos para higienização das mãos incluem:

- **Lavatório:** exclusivo para higienização das mãos, encontra-se disponível em formatos e dimensões variados, devendo ter profundidade suficiente para que o PAS lave as mãos sem encostá-las nas paredes laterais ou nas bordas da peça e tampouco na torneira.
- **Pia de lavagem:** preferencialmente destinada à lavagem de utensílios, também pode ser usada para a higienização das mãos. De várias profundidades, formato retangular ou quadrado e dimensões também variadas, está sempre inserida em bancadas.
- **Lavabo cirúrgico:** exclusivo para preparo cirúrgico das mãos e dos antebraços, deve ter profundidade suficiente para possibilitar a lavagem do antebraço sem que ele toque no equipamento. Lavabos com torneira única devem ter, no mínimo, 50cm de largura, 100cm de comprimento e 50cm de profundidade. A cada nova torneira inserida devem ser acrescentados 80cm ao comprimento da peça. O lavabo deve estar sempre limpo e funcionante, e pode ser inserido em bancadas ou não.

Segundo a RDC/ANVISA 50, de 21 de fevereiro de 2002, sempre que o paciente (acamado ou não) tiver de ser examinado, manuseado, tocado, medicado ou tratado, é obrigatória a provisão de recursos para higienização das mãos da equipe de assistência por meio de lavatórios ou pias. Nos locais de manuseio de insumos, amostras, medicamentos ou alimentos, também é obrigatória a instalação de lavatórios/pias.

De acordo com a legislação, todos os lavatórios, pias e lavabos cirúrgicos devem conter torneiras ou comandos que dispensem o contato das mãos para fechamento da água. Além disso, deve haver a provisão de sabonete líquido, além de recursos para secagem das mãos. Nos lavabos cirúrgicos, a torneira não pode ser por pressão com temporizador, devendo o acionamento ocorrer com o cotovelo, o pé, o joelho, ou por meio de células fotoelétricas.

Nos ambientes em que são executados procedimentos invasivos ou prestados cuidados a pacientes críticos, e/ou nos quais a equipe de assistência tenha contato direto com feridas e/ou dispositivos invasivos, como cateteres e drenos, além de sabonete, antisséptico deve estar disponível junto às torneiras para higienização das mãos.

Os lavatórios/pias devem ser de fácil acesso e atender, no mínimo, às seguintes exigências:

- **Quarto ou enfermaria:** um lavatório externo pode servir a, no máximo, quatro quartos ou duas enfermarias.
- **Unidade de terapia intensiva:** deve existir um lavatório a cada cinco leitos de não isolamento.
- **Ambientes destinados a preparo e cocção de alimentos e mamadeiras:** um lavatório em cada ambiente.
- **Berçário:** um lavatório a cada quatro berços.
- **Ambientes destinados a procedimentos de reabilitação e coleta laboratorial:** um lavatório a cada seis boxes.
- **Unidade destinada ao processamento de roupas:** um lavatório na área "suja" (banheiro) e um lavatório na área "limpa".

ANTISSEPSIA CIRÚRGICA DAS MÃOS OU PREPARO PRÉ-OPERATÓRIO

A antissepsia cirúrgica das mãos constitui medida importante para prevenção da infecção de sítio cirúrgico com a finalidade de eliminar a microbiota transitória da pele e reduzir a microbiota residente, além de proporcionar efeito residual na pele do profissional.

Embora não existam estudos randomizados e controlados que registrem taxas substancialmente menores de infecção com escovação pré-operatória com agente antisséptico, comparado com o uso de sabão não antibacteriano, alguns fatores embasam essa prática. As bactérias presentes nas mãos dos cirurgiões podem causar infecções da ferida operatória, quando introduzidas no campo operatório durante a cirurgia; essas bactérias se multiplicam rapidamente sob as luvas cirúrgicas, quando as mãos são lavadas apenas com sabão comum. Por outro lado, o crescimento bacteriano é retardado após escovação pré-operatória com agente antisséptico. A redução da flora residente na pele obtida com a duração do procedimento diminui o risco de liberação de bactérias para o campo cirúrgico, caso as luvas sejam perfuradas ou se rasguem durante a cirurgia.

As atividades imediatas e persistentes são consideradas as mais importantes para determinação da eficácia de um produto. Segundo as diretrizes norte-americanas, os agentes usados na escovação pré-operatória devem reduzir substancialmente a quantidade de microrganismos na pele intacta, devem conter um preparado antimicrobiano não irritativo, devem apresentar atividade de amplo espectro e devem ser de ação rápida e persistente. As escovas utilizadas no preparo das mãos para a cirurgia devem ter cerdas macias e ser descartáveis, impregnadas ou não com antisséptico e de uso exclusivo em leito ungueal e subungueal. O uso associado de esponja com escova reduz a contagem de bactérias nas mãos com a mesma eficácia da escovação apenas com a escova.

O procedimento deve durar de 3 a 5 minutos para a primeira cirurgia e de 2 a 3 minutos para as subsequentes.

A técnica a ser adotada para preparo pré-operatório das mãos deve ser a seguinte:

1. Abra a torneira e molhe as mãos, os antebraços e os cotovelos.
2. Com as mãos em concha, recolha o antisséptico e o espalhe nas mãos, no antebraço e no cotovelo. Em caso de escova impregnada com antisséptico, pressione a parte da esponja contra a pele e espalhe por todas as partes.
3. Limpe sob as unhas com as cerdas da escova.
4. Friccione as mãos, observando espaços interdigitais e o antebraço no mínimo por 3 a 5 minutos, mantendo as mãos acima dos cotovelos.
5. Enxágue as mãos em água corrente, no sentido das mãos para os cotovelos, retirando todo o resíduo do produto. Feche a torneira com o cotovelo, o joelho ou o pé, se a torneira não tiver fotossensor.
6. Enxugue as mãos em toalhas ou compressas.

Estudos têm demonstrado que formulações com 60% a 95% de álcool isoladamente ou 50% a 95% de álcool combinado com quantidades limitadas de um composto com quaternário de amônia, hexaclorofeno ou gluconato de clorexidina podem reduzir a contagem bacteriana na pele imediatamente após a escovação de modo mais efetivo do que outros agentes. Outros agentes ativos (em ordem decrescente de atividade) são: gluconato de clorexidina, iodóforos, triclosan e sabão comum. A atividade antimicrobiana das formulações para escovação pré-operatória com base em detergentes persiste por mais tempo naquelas que contêm 2% ou 4% de gluconato de clorexidina, seguidas por hexaclorofeno, triclosan e iodóforos. Como o hexaclorofeno é absorvido para a corrente sanguínea após uso repetido, raramente é usado na escovação para cirurgia.

Tradicionalmente, costuma-se recomendar que a equipe cirúrgica escove as mãos durante 10 minutos no pré-operatório, o que frequentemente ocasiona lesões da pele e resulta em aumento da liberação de bactérias das mãos. Vários estudos têm demonstrado que a escovação por 5 minutos reduz as contagens bacterianas de maneira tão eficaz quanto por 10 minutos. Em outros estudos, a escovação por 2 a 3 minutos reduziu as contagens bacterianas a níveis aceitáveis. Estudos relatam a eficácia da escovação pré-operatória em duas etapas, com o uso de detergente antisséptico seguido da aplicação de um preparado contendo álcool. Por exemplo, escovação inicial por 1 a 2 minutos com gluconato de clorexidina a 4% ou iodo-povidine, seguida da aplicação de um produto à base de álcool, é tão efetiva quanto escovação por 5 minutos com detergente antisséptico.

DERMATITE DE CONTATO RESULTANTE DOS PRODUTOS E DAS MEDIDAS DE HIGIENIZAÇÃO DAS MÃOS

O uso frequente e repetido de produtos para a higienização das mãos, particularmente sabões e outros detergentes, é a causa mais frequente de dermatite de contato por irritação entre os PAS. A lesão da pele altera a flora bacteriana, resultando em colonização mais frequente por estafilococos e bacilos gram-negativos. A capacidade de causar irritação da pele varia de acordo com o detergente usado e pode ser reduzida pela adição de emolientes e umectantes. A irritação associada aos sabões antibacterianos pode ser causada pelo agente antimicrobiano ou por outros ingredientes presentes na formulação. A dermatite de contato mais frequentemente relatada é a provocada pelos iodóforos. Outros agentes antissépticos podem causar dermatite por irritação, porém com menor intensidade, como clorexidina, PCMX, triclosan e produtos alcoólicos, em ordem decrescente.

Apesar de considerados entre os antissépticos mais seguros disponíveis, os álcoois também podem causar irritação e secura da pele, sendo o etanol normalmente menos irritante do que o n-propanol ou o isopropanol.

As pessoas afetadas pelas dermatites se queixam de sensação de secura ou queimação, pele áspera, eritemas e fissuras.

Outros fatores podem contribuir para a dermatite associada à lavagem frequente das mãos, como uso de água quente, baixa umidade relativa do ar (mais comum no inverno), falta de uso de loções e cremes hidratantes e qualidade do papel toalha. Outro motivo é o fato de muitos PAS lavarem as mãos com água e sabão imediatamente antes do uso de preparações alcoólicas, o que é desnecessário e não recomendado. Forças de cisalhamento associadas ao uso e à remoção das luvas e a alergia a proteínas do látex também podem contribuir para a dermatite das mãos nos PAS.

UNHAS NATURAIS E UNHAS ARTIFICIAIS

As regiões subungueais abrigam altas concentrações de bactérias, principalmente estafilococos coagulase-negativos, bastonetes gram-negativos (incluindo *Pseudomonas* spp.), corinebactérias e leveduras. O esmalte recentemente aplicado não aumenta o número de bactérias recuperadas da pele periungueal, porém o esmalte "descascado" pode favorecer o crescimento de grande número de microrganismos nas unhas.

Não se sabe se as unhas artificiais aumentam a transmissão das infecções associadas à assistência à saúde. No entanto, os PAS que usam unhas artificiais têm maior probabilidade de abrigar patógenos gram-negativos nas pontas dos dedos do que os que não as utilizam, tanto antes como após a lavagem das mãos. Não se sabe, também, se o comprimento das unhas naturais ou artificiais representa um fator de risco, uma vez que a maior parte do crescimento bacteriano ocorre no primeiro milímetro proximal da unha, adjacente à pele subungueal. Um surto recente de *P. aeruginosa* em unidade de cuidados intensivos neonatal foi atribuído a duas enfermeiras (uma com unhas compridas e a outra com unhas artificiais) que eram portadoras, nas mãos, das cepas responsáveis de *Pseudomonas* spp. Os pacientes apresentavam maior probabilidade de receber cuidados de saúde (comparado aos controles) das duas enfermeiras durante o período de exposição, indicando que a colonização de unhas longas ou artificiais por *Pseudomonas* spp. pode ter contribuído para o surto. Profissionais que usam unhas artificiais foram epidemiologicamente implicados em vários outros surtos de infecções causados por bacilos gram-negativos e leveduras. Embora esses estudos tenham apresentado evidências de que o uso de unhas artificiais representa risco de infecção, é necessária a realização de estudos adicionais.

PROMOVENDO A PRÁTICA DE HIGIENIZAÇÃO DAS MÃOS

Embora alguns fatores não possam ser modificados, outros são passíveis de mudanças. Entre as estratégias para aumentar a adesão à prática de higienização das mãos estão educação, motivação ou, às vezes, mudanças na estrutura do serviço.

Algumas estratégias podem ser desnecessárias em certas circunstâncias e muito úteis em outras, sendo a educação continuada uma das pedras fundamentais para melhorar as práticas de higienização das mãos. O treinamento deve abordar, principalmente, os seguintes aspectos:

- Informação científica sobre o impacto da melhora da higienização das mãos nas taxas de infecções relacionadas com a assistência e a transmissão de organismos resistentes.
- Riscos potenciais de transmissão de microrganismos aos pacientes.
- Conhecimento das diretrizes e das indicações de higienização das mãos durante os cuidados diários aos pacientes.
- Riscos potenciais de colonização ou infecção dos profissionais de saúde por microrganismos adquiridos dos pacientes.
- Conhecimento sobre a eficácia, a necessidade e o entendimento do uso de agentes para a higienização das mãos e os cuidados com a pele.
- Morbidade, mortalidade e custos relacionados com infecções associadas à assistência à saúde.
- Folhetos informativos também são válidos.

É essencial o *feedback* frequente a todos os profissionais de saúde sobre a higienização das mãos comparativamente ao índice de infecção da instituição que trabalha.

Os alvos para melhora do procedimento de lavagem das mãos são:

- Protocolos bem descritos.
- Agentes e instalações para higienização das mãos e produtos para cuidados com a pele.
- Cultura ou tradição de adesão.
- Liderança administrativa, sanções, suporte e recompensas.

FATORES QUE DIFICULTAM A ADESÃO À PRÁTICA

Fatores de risco para baixa adesão às recomendações

- Ser médico.
- Ser auxiliar de enfermagem.
- Ser do sexo masculino.
- Trabalhar em UTI.
- Trabalhar em dias de semana *versus* finais de semana.
- Utilizar luvas e avental.
- Realizar atividades com maior risco de transmissão de infecção.
- Ter alto índice de atividade (número de oportunidades/hora de cuidado prestado ao paciente).

Fatores apontados pelos profissionais de saúde para explicar a baixa adesão

- A higienização simples das mãos com água e sabonete causa irritação e ressecamento.
- As pias não estão acessíveis.
- Falta de sabonete ou papel toalha.
- Muita ocupação ou pouco tempo.
- O paciente é a prioridade.

- A higienização das mãos interfere na relação com o paciente.
- Baixo risco de adquirir infecções a partir dos pacientes.
- Uso de luvas ou a crença de que, ao usar luvas, não é necessário higienizar as mãos.
- O tempo gasto para execução da prática.
- Falta de conhecimento sobre os protocolos e manuais (recomendações).
- Inexistência de um modelo de comportamento entre os superiores ou entre os colegas.
- Ceticismo a respeito da importância da higienização das mãos.
- Discordância em relação às recomendações.
- Esquecimento ou não pensar nisso.
- Falta de informações científicas sobre o impacto da higienização das mãos nas taxas de infecção hospitalar.

Outras barreiras apontadas para a não adesão

- Falta da participação ativa na promoção da higienização das mãos no nível individual ou institucional.
- Falta de um modelo a ser seguido.
- Falta de prioridade da instituição em relação à higienização das mãos.
- Falta de sanções administrativas para os não aderentes e falta de premiação para os que realizam adequadamente a higienização das mãos.
- Falta de clima institucional de segurança.

MEDIDAS CAPAZES DE AUMENTAR A ADESÃO DOS PROFISSIONAIS

- Substituição de água e sabão por substâncias à base de álcool, utilizando tecidos impregnados com soluções antissépticas alcoólicas.
- Oferecer luvas confeccionadas com materiais que causam menos irritação na pele.
- Padronizar substâncias para higienização das mãos com menor poder de ressecamento.
- Estimular o uso de hidratantes.

INDICAÇÕES PARA USO DE LUVAS

Antes do surgimento da epidemia da síndrome de imunodeficiência adquirida (AIDS), as luvas eram utilizadas, principalmente, por profissionais que cuidavam de pacientes colonizados ou infectados por certos patógenos ou por profissionais expostos a pacientes com alto risco de hepatite B. A partir de 1987, houve um aumento evidente no uso das luvas, visando evitar a transmissão do HIV e outros patógenos de transmissão hemática dos pacientes para os PAS. Segundo a Occupational Safety and Health Administration (OSHA), luvas devem ser utilizadas em todas as atividades de assistência à saúde que possam incluir a exposição a sangue ou a líquidos corporais porventura contaminados com sangue. As luvas usadas pelos PAS costumam ser feitas de látex de borracha natural ou materiais sintéticos (p. ex., vinil, nitrilo e neoprene [polímeros e copolímeros do cloroprene]). Dada a crescente prevalência de sensibilidade ao látex entre os PAS e os pacientes, a Food and Drug Administration (FDA) aprovou várias luvas de látex com e sem talco com menor teor de proteínas, bem como luvas sintéticas, as quais podem ser oferecidas pelas instituições de assistência à saúde aos funcionários sensíveis ao látex. Após o uso de luvas talcadas, certos produtos para higiene das mãos à base de álcool podem interagir com os resíduos de talco que permanecem nas mãos dos profissionais, resultando na sensação de "areia" nas mãos. Nas instituições onde luvas com talco são usadas rotineiramente, os produtos para higienização das mãos que contêm álcool devem ser testados após a remoção dessas luvas, no sentido de evitar o uso de produtos que causam essa reação indesejada. Os profissionais devem ser lembrados de que a não remoção das luvas entre o cuidado de um paciente e outro pode contribuir para a transmissão de microrganismos.

O CDC recomenda o uso de luvas:

- Sempre que indicado.
- Para proteção individual, nos casos de contato com sangue e líquidos corporais e ao contato com mucosas e pele não íntegra de todos os pacientes, para reduzir o risco de adquirir infecções dos pacientes.
- Para redução da possibilidade de contaminação do campo operatório (luvas cirúrgicas) por microrganismos das mãos do profissional.
- Para evitar que a flora dos profissionais da área de saúde seja transmitida para os pacientes.
- Após higienização das mãos, para redução da possibilidade de transmissão de microrganismos de um paciente para outro nas situações de precaução de contato.
- As luvas devem ser sempre trocadas ao contato com outro paciente.
- Também devem ser trocadas durante o contato com o paciente, ao passar de um sítio corporal contaminado para outro, limpo, ou quando as luvas estiverem danificadas.
- Nunca se deve tocar desnecessariamente em superfícies e materiais (como telefones, maçanetas, portas) com as luvas.
- Não lavar ou usar novamente o mesmo par de luvas.

Importante: o uso de luvas não substitui a higienização das mãos.

As luvas também devem ser removidas de modo a evitar a contaminação das mãos, obedecendo aos seguintes passos:

- Retire as luvas puxando a primeira pelo lado externo do punho com os dedos da mão oposta.
- Segure a luva removida com a mão enluvada.
- Toque a parte interna do punho da mão enluvada com o dedo indicador oposto (sem luvas) e retire a outra luva.
- Descarte as luvas em lixeira apropriada.

Indicações para o uso de luvas estéreis
- Qualquer procedimento cirúrgico.
- Parto vaginal.
- Procedimentos invasivos.
- Realização de cuidados em acessos e procedimentos vasculares (vias centrais).
- Qualquer procedimento em que seja necessária manutenção da técnica asséptica.

HIGIENIZAÇÃO DAS MÃOS SEGUNDO A LEGISLAÇÃO BRASILEIRA

Em 2010, a Agência Nacional de Vigilância Sanitária (ANVISA) tornou obrigatória a disponibilização de produto de preparação alcoólica para fricção antisséptica das mãos em todas as unidades de saúde públicas e particulares do país, independente da complexidade, por meio da Resolução RDC 42, de 25 de outubro de 2010. Desde então o álcool em gel tem sido um forte aliado no controle da microbiota dentro dos hospitais. O capítulo II dessa resolução estabelece os requisitos a serem cumpridos, enquanto no artigo 5° são descritos os pontos obrigatórios em que deve estar disponível a solução antisséptica alcoólica:

    I – nos pontos de assistência e tratamento de todos os serviços de saúde do país;

    II – nas salas de triagem, de pronto atendimento, unidades de urgência e emergência, ambulatórios, unidades de internação, unidades de terapia intensiva, clínicas e consultórios de serviços de saúde;

III – nos serviços de atendimento móvel;

IV – nos locais em que são realizados quaisquer procedimentos invasivos.

O parágrafo único deixa claro que, em caso de risco de mau uso de preparação alcoólica por pacientes, como ingestão ou inalação, a situação deverá ser avaliada e o serviço de saúde deverá oferecer com segurança antisséptico alcoólico para fricção das mãos.

O serviço de controle de infecção deve definir, em conjunto com as coordenações dos serviços, a localização e a distribuição de pias para lavagem das mãos, de modo a atender à necessidade das diversas áreas da instituição, bem como dos dispensadores contendo preparações alcoólicas. Os dispensadores devem ser colocados em locais visíveis e de fácil acesso, e também à beira dos leitos de pacientes, de modo que os PAS não necessitem deixar o local de assistência e tratamento para higienizar as mãos. Para os dispensadores de parede devem ser utilizados refis em embalagens descartáveis contendo preparação alcoólica para fricção antisséptica das mãos, de modo a evitar o risco de contaminação.

Ainda de acordo com a Resolução RDC 42, de 25 de outubro de 2010, as preparações alcoólicas para fricção antisséptica das mãos devem ser devidamente regularizadas junto à ANVISA, atendendo às exigências específicas e sendo adquiridas diretamente do fabricante ou manipuladas em farmácias hospitalares e magistrais, em conformidade com a Resolução RDC 67, de 8 de outubro de 2007.

Diversas legislações referenciam a lavagem das mãos e a higienização antisséptica das mãos como a ação isolada mais importante para prevenção e controle das infecções relacionadas com a assistência à saúde (IRAS) e expõem conceitos importantes sobre o assunto: segundo a Portaria 2.616 do Ministério da Saúde, de 1998, em seu Anexo IV, a lavagem das mãos consiste na fricção manual vigorosa de toda a superfície das mãos e dos punhos, utilizando-se sabão ou detergente, seguida de enxágue abundante em água corrente. De acordo com a RDC 42 da ANVISA, de 2010, a higienização antisséptica das mãos consiste no ato de higienizar as mãos com água e sabonete ou detergente associado a agente antisséptico.

A higienização das mãos pode reduzir a população microbiana presente transitoriamente nas mãos e, na maioria das vezes, interromper a cadeia de transmissão de doenças. A associação de agentes antissépticos, em especial com base alcoólica, intensifica essa ação, ajudando a reduzir ainda mais o risco de transmissão de doenças.

Em 2009, a OMS lançou a campanha "Salve Vidas: Limpe suas mãos" com o lema "Uma assistência limpa é uma assistência mais segura". Essa campanha fornecia orientações sobre quando e como higienizar as mãos, ressaltando os cinco momentos mais importantes durante a prestação de assistência ao paciente (Figura 7.2).

A legislação brasileira mais atual a considerar a higienização das mãos como protocolo básico e essencial para o atendimento ao paciente, visando à segurança e à qualidade na assistência prestada, é a RDC 36, de 25 de julho de 2013, que publicou protocolo para a prática de higiene das mãos em serviços de saúde de 9 de julho de 2013 Ministério da Saúde/ANVISA/Fiocruz como integrante do Programa Nacional de Segurança do Paciente. Esse protocolo reforça todas as diretrizes estabelecidas pelo CDC e a OMS.

As diretrizes da OMS sobre higienização das mãos em saúde oferecem a PAS, administradores de hospitais e autoridades de saúde recomendações específicas para melhorar as práticas e reduzir a transmissão de microrganismos patogênicos para os pacientes e os PAS. Essas recomendações devem ser implementadas em qualquer situação e em todos os locais onde são realizados os cuidados de saúde.

As recomendações concensuais dos colaboradores da OMS seguem os critérios desenvolvidos pelo CDC e pelo Healthcare Infection Control Practices Advisory Committee (HICPAC) e são classificadas nas seguintes categorias:

- **Categoria IA** – Fortemente recomendadas para implementação e fortemente apoiadas por estudos experimentais, clínicos ou epidemiológicos bem desenhados.

1	ANTES DE CONTATO COM O PACIENTE	QUANDO?	Higienize as mãos antes de entrar em contato com o paciente.
		POR QUÊ?	Para a proteção do paciente, evitando a transmissão de microrganismos presentes nas mãos do profissional e que podem causar infecções.
2	ANTES DA REALIZAÇÃO DE PROCEDIMENTO ASSÉPTICO	QUANDO?	Higienize as mãos imediatamente antes da realização de qualquer procedimento asséptico.
		POR QUÊ?	Para a proteção do paciente, evitando a transmissão de microrganismos das mãos do profissional para o paciente, incluindo microrganismos do próprio paciente.
3	APÓS RISCO DE EXPOSIÇÃO A FLUIDOS CORPORAIS	QUANDO?	Higienize as mãos imediatamente após risco de exposição a fluidos corporais (e após a remoção de luvas).
		POR QUÊ?	Para a proteção do profissional e do ambiente de assistência imediatamente próximo ao paciente, evitando a transmissão de microrganismos do paciente a outros profissionais ou pacientes.
4	APÓS CONTATO COM O PACIENTE	QUANDO?	Higienize as mãos após contato com o paciente, com as superfícies e objetos próximos a ele e ao sair do ambiente de assistência ao paciente.
		POR QUÊ?	Para a proteção do profissional e do ambiente de assistência à saúde, incluindo superfícies e os objetos próximos ao paciente, evitando a transmissão de microrganismos do próprio paciente.
5	APÓS CONTATO COM AS ÁREAS PRÓXIMAS AO PACIENTE	QUANDO?	Higienize as mãos após tocar em qualquer objeto, mobília e outras superfícies nas proximidades do paciente – mesmo sem ter tido contato com o paciente.
		POR QUÊ?	Para a proteção do profissional e do ambiente de assistência à saúde, incluindo superfícies e objetos imediatamente próximos ao paciente, evitando transmissão de microrganismos do paciente a outros profissionais ou pacientes.

Figura 7.2 Cinco momentos para higienização das mãos.

- **Categoria IB** – Fortemente recomendadas para implementação e apoiadas por alguns estudos experimentais, clínicos ou epidemiológicos e forte fundamentação teórica.
- **Categoria IC** – Necessárias para implementação, conforme estipulado por regulamento ou padrão federal e/ou estadual.
- **Categoria II** – Sugeridas para implementação e apoiadas por estudos clínicos ou epidemiológicos sugestivos ou justificativa teórica ou consenso por painel de especialistas.

Recomendações

Indicações para higienização das mãos

A. Lavar as mãos com água e sabão quando visivelmente sujas ou com a presença de sangue ou outros fluidos corporais (IB), ou após usar o banheiro (II).

B. Se a exposição a patógenos potencialmente formadores de esporos for fortemente suspeitada ou comprovada, incluindo surtos de *Clostridium difficile*, lavar as mãos com água e sabão é o meio preferido (IB).

C. Adotar antisséptico à base de álcool para antissepsia das mãos de rotina em todas as outras situações clínicas descritas nos itens D (a-f), listados a seguir, se as mãos não estiverem visivelmente sujas (IA). Na ausência do álcool, lavar as mãos com água e sabão (IB).

D. Realizar a higienização das mãos:
   a) antes e depois de tocar o paciente (IB);
   b) antes de manusear dispositivo invasivo para assistência ao paciente, independentemente de estar ou não utilizando luvas (IB);
   c) após contato com fluidos corporais ou excreções, mucosas, pele não intacta ou curativa (IA);

d) se, durante o atendimento ao mesmo paciente, alternar de um local contaminado para outro local do corpo (IB);

e) após o contato com superfícies e objetos inanimados (incluindo equipamento médico) nas imediações do paciente (IB);

f) após remoção de luva estéril (II) ou não estéril (IB).

E. Antes de manusear medicamentos ou preparar alimentos, higienizar as mãos usando solução alcoólica ou lavar as mãos com sabão antimicrobiano e água (IB).

F. Sabão e solução alcoólica não devem ser usados concomitantemente (II).

Técnica de higienização das mãos

A. Aplicar a solução alcoólica na palma das mãos, cobrindo todas as superfícies das mãos. Esfregar as mãos até secar (IB) (Figura 7.3).

B. Ao lavar as mãos com água e sabão, molhar as mãos antes com água e aplicar a quantidade de produto necessária para cobrir todas as superfícies (Figura 7.4). Enxaguar as mãos com água e secar bem com papel toalha. Usar água limpa e corrente. Evitar usar água quente, a qual pode aumentar o risco de dermatite (IB). Usar a toalha para fechar a torneira (IB). Secar as mãos cuidadosamente, de modo a não recontaminar as mãos. Certificar-se de que as toalhas não são usadas várias vezes ou por várias pessoas (IB).

C. São aceitáveis sabões líquidos, em barra ou em pó. Ao se utilizar sabão em barra, pequenas barras de sabão devem ser colocadas em saboneteiras que facilitem a drenagem, de modo a permitir que as barras sequem (II).

Recomendações para preparação das mãos para cirurgias

A. Retirar anéis, relógio de pulso e pulseiras antes de iniciar a preparação das mãos para a cirurgia (II). Unhas artificiais são proibidas (IB).

B. As pias devem ser projetadas de modo a reduzir o risco de respingos (II).

C. Se estiverem visivelmente sujas, lavar as mãos com sabão comum antes do preparo para cirurgia (II). Retirar os restos de sujeira debaixo das unhas, de preferência sob a água, utilizando um limpador de unha (II).

D. Escovas não são recomendadas para preparo das mãos para a cirurgia (IB).

E. A antissepsia cirúrgica das mãos deve ser realizada utilizando sabão antimicrobiano adequado ou solução à base de álcool que assegure atividade residual, antes de calçar as luvas esterilizadas (IB).

F. Se não está assegurada a qualidade da água, é recomendada a antissepsia das mãos para a cirurgia com solução à base de álcool antes de calçar as luvas estéreis para execução de procedimentos cirúrgicos (II).

G. Ao realizar a antissepsia das mãos para a cirurgia com sabão antimicrobiano, esfregar as mãos e os antebraços pelo período de tempo recomendado pelo fabricante, em geral de 2 a 5 minutos. Não é necessário esfregar por muito tempo (p. ex., 10 minutos) (IB).

H. Ao usar uma solução à base de álcool com ação prolongada para preparo cirúrgico, devem ser seguidas as instruções do fabricante quanto ao tempo de aplicação. Espalhar o produto pelas mãos até secar (IB). Esfregação das mãos para cirurgias não deve ser combinada com solução com produtos à base de álcool sequencialmente (II).

I. Ao usar solução à base de álcool, usar a quantidade suficiente para manter as mãos e os antebraços molhados durante todo o procedimento de preparação das mãos para a cirurgia (IB).

J. Após aplicação da solução à base de álcool, recomenda-se secar completamente as mãos e os antebraços antes de calçar as luvas estéreis (IB).

Seleção e manuseio de agentes para higienização das mãos

A. Devem ser fornecidos aos PAS produtos eficazes para higienização das mãos e com baixo potencial de irritação (IB).

Como fazer a fricção antisséptica das mãos com preparações alcoólicas?

Friccione as mãos com preparações alcoólicas! Higienize as mãos com água e sabonete apenas quando estiverem visivelmente sujas!

 Duração de todo o procedimento: 20 a 30s

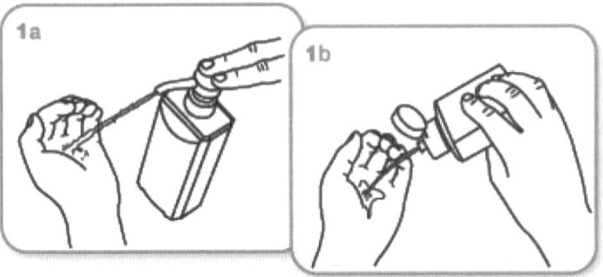

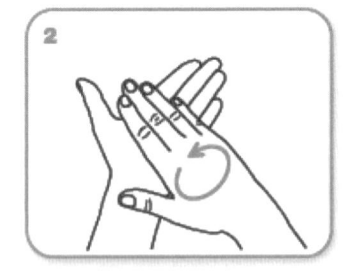

Aplique quantidade suficiente de preparação alcoólica em uma das mãos em formato de concha para cobrir todas as superfícies das mãos.

Friccione as palmas das mãos entre si.

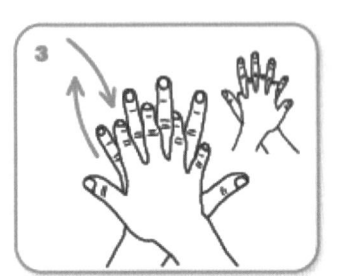

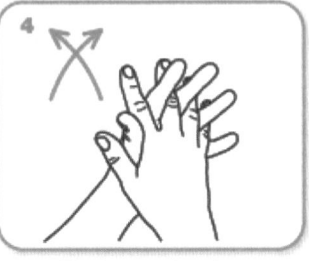

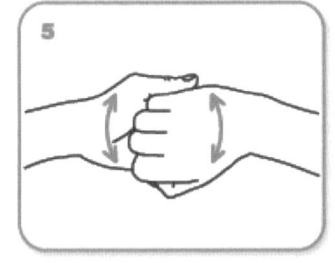

Friccione a palma direita contra o dorso da mão esquerda, entrelaçando os dedos, e vice-versa.

Friccione a palma das mãos entre si com os dedos entrelaçados.

Friccione o dorso dos dedos de uma das mãos com a palma da mão oposta, segurando os dedos, com movimento de vaivém, e vice-versa.

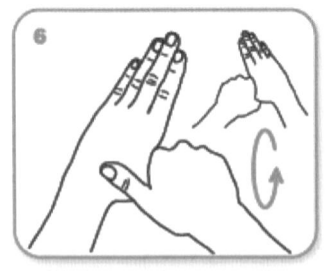

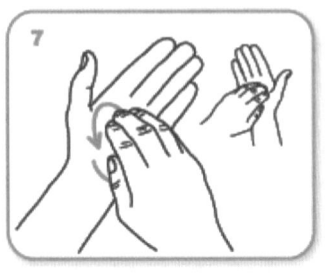

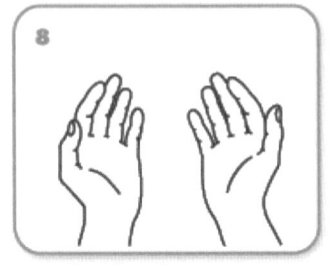

Friccione o polegar esquerdo, com o auxílio da palma da mão direita, utilizando-se do movimento circular, e vice-versa.

Friccione as polpas digitais e as unhas da mão direita contra a palma da mão esquerda, fazendo um movimento circular, e vice-versa.

Quando estiverem secas, suas mãos estarão seguras.

Figura 7.3 Como fazer a fricção antisséptica das mãos com preparações alcoólicas.

Como higienizar as mãos com água e sabonete?

Higienize as mãos com água e sabonete apenas quando estiverem visivelmente sujas! Senão, friccione as mãos com preparações alcoólicas!

 Duração de todo o procedimento: 40 a 60s

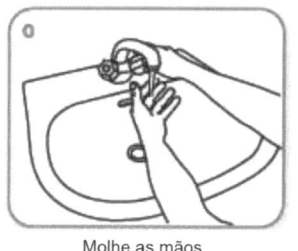

Molhe as mãos com água.

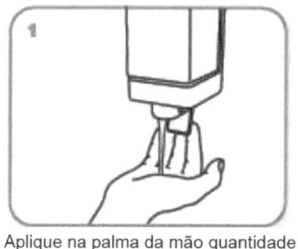

Aplique na palma da mão quantidade suficiente de sabonete líquido para cobrir toda a superfície das mãos.

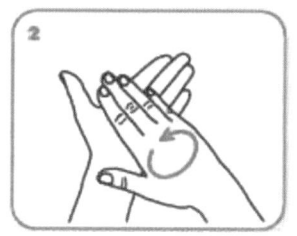

Ensaboe as palmas das mãos, friccionando-as entre si.

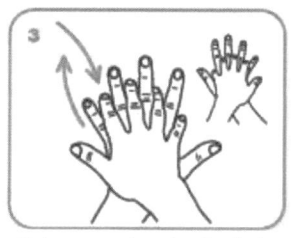

Esfregue a palma da mão direita contra o dorso da mão esquerda entrelaçando os dedos, e vice-versa.

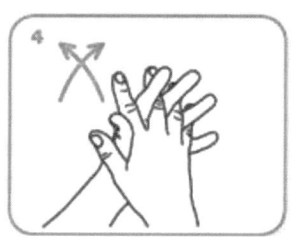

Entrelace os dedos e friccione os espeços interdigitais.

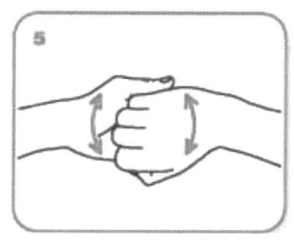

Esfregue o dorso dos dedos de uma mão com a palma da mão oposta, segurando os dedos, com movimento de vaivém, e vice-versa.

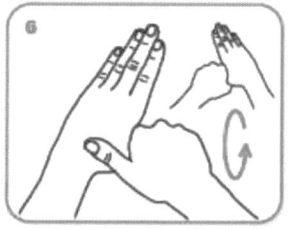

Esfregue o polegar esquerdo, com o auxílio da palma da mão direita, utilizando-se de movimento circular, e vice-versa.

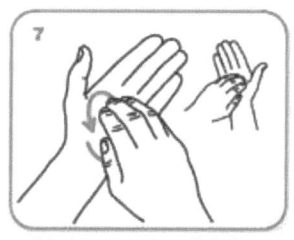

Friccione as polpas digitais e as unhas da mão direita contra a palma da mão esquerda, fazendo movimento circular, e vice-versa.

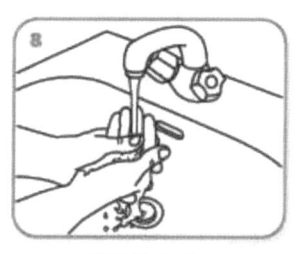

Enxágue bem as mãos com água.

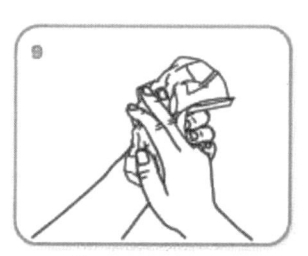

Seque as mãos com papel toalha descartável.

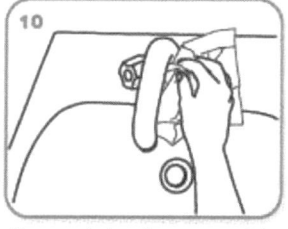

No caso de torneiras com contato manual para fechamento, sempre utilize papel toalha.

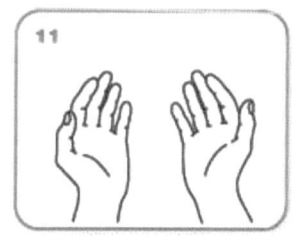

Agora, suas mãos estão seguras.

Figura 7.4 Como higienizar as mãos com água e sabonete.

B. Para maximizar a aceitação de produtos para higienização das mãos por PAS, deve-se solicitar sua contribuição com informações referentes à tolerância da pele, à sensação e à fragrância de todos os produtos (IB). Comparações podem ajudar muito no processo.
C. Ao selecionar produtos de higienização das mãos:
  a) determinar qualquer interação conhecida dos produtos usados para limpar as mãos com os produtos para cuidados com a pele e os tipos de luvas utilizadas na instituição (II);
  b) solicitar informações sobre o risco de contaminação do produto junto aos fabricantes (IB);
  c) garantir que os dispensadores estejam acessíveis e disponíveis nas áreas de assistência (IB);
  d) garantir que os dispensadores funcionem adequadamente e de maneira confiável, distribuindo uma quantidade adequada do produto (II);
  e) garantir que o dispensador para soluções à base de álcool esteja aprovado para materiais inflamáveis (IC);
  f) solicitar e avaliar as informações dos fabricantes sobre qualquer efeito que loções, cremes ou soluções à base de álcool possam ter sobre os sabonetes antimicrobianos usados na instituição (IB);
  g) comparação de custos deve ser feita apenas para produtos que atendam aos requisitos de eficácia, tolerância da pele e aceitabilidade (II).
D. Não completar dispensadores parcialmente vazios com sabão (IA) ou formulações à base de álcool (II). Se dispensadores forem reutilizáveis, devem ser seguidos os procedimentos recomendados para limpeza.

Cuidados com a pele

A. Incluir informações sobre as práticas de cuidados com as mãos para reduzir o risco de dermatite de contato irritativa e outros danos à pele em programas de educação para os PAS (IB).
B. Fornecer produtos de higiene das mãos alternativos para os PAS com alergias confirmadas ou reações adversas aos produtos padronizados utilizados na instituição (II).
C. Fornecer aos PAS loções ou cremes para minimizar a ocorrência de dermatite de contato irritativa associada à antissepsia ou à lavagem das mãos (IA).
D. Quando solução à base de álcool está disponível para antissepsia das mãos na unidade de saúde, não é recomendado o uso de sabão antimicrobiano (II).
E. Sabão e soluções alcoólicas não devem ser usados concomitantemente (II).

Uso de luvas

A. O uso de luvas não substitui a necessidade de higienização das mãos por solução alcoólica ou sabão (IB). Usar luvas quando houver risco de contato com sangue ou outros materiais potencialmente infecciosos, membranas mucosas ou pele não intacta (IC).
B. Retirar as luvas depois de cuidar de um paciente. Não usar o mesmo par de luvas para o atendimento a mais de um paciente (IB).
C. Trocar ou remover as luvas durante o atendimento ao paciente, ao se deslocar de um sítio contaminado do corpo para qualquer outro local do corpo, incluindo pele não intacta, mucosas ou dispositivos médicos (II).
D. A reutilização de luvas não é recomendada (IB).

Outros aspectos da higienização das mãos

A. Não usar unhas artificiais ou extensores ao ter contato direto com os pacientes (IA).
B. Manter as unhas curtas (pontas com menos de 0,5cm de comprimento) (II).

Programas educacionais e motivacionais para os profissionais de saúde

A. Em programas para promoção da higienização das mãos entre os PAS, o foco deve ser especificamente dirigido para as dificuldades encontradas, com o objetivo de obter uma mudança significativa no comportamento, e não apenas para os tipos de produtos de higienização das mãos. A estratégia deve ser multifacetada e multimodal e incluir educação e apoio à implementação (IA).

B. Os PAS devem receber informações sobre as atividades de assistência ao paciente que podem resultar em contaminação das mãos e sobre as vantagens e desvantagens dos vários métodos usados para limpar as mãos (II).

C. Monitorizar a adesão dos PAS às práticas recomendadas de higienização das mãos e proporcionar retorno sobre o desempenho (IA).

D. Incentivar parcerias entre os pacientes, suas famílias e os PAS de modo a promover a higiene das mãos nos serviços de saúde (II).

Responsabilidades governamentais e institucionais

Para os administradores de saúde

A. É essencial que os administradores ofereçam condições para a promoção de uma estratégia de higienização das mãos multifacetada e uma abordagem que promova uma cultura de segurança do paciente mediante a implementação dos pontos de B a I, a seguir.

B. Fornecer aos PAS abastecimento contínuo de água em todos os pontos e acesso aos insumos necessários para a lavagem das mãos (IB).

C. Propiciar aos PAS soluções à base de álcool facilmente acessíveis nos pontos de cuidado ao paciente (IA).

D. A adesão à higienização das mãos deve ser uma prioridade institucional, assegurando liderança adequada, apoio administrativo, recursos financeiros e suporte para higiene das mãos e outras atividades de prevenção e controle de infecção (IB).

E. Garantir que os PAS dediquem tempo para os treinamentos de controle de infecção, incluindo treinamentos sobre a higienização das mãos (II).

F. Implementar um programa multidisciplinar sobre práticas de higienização das mãos multifacetado e multimodal, projetado para melhorar a adesão dos PAS às práticas recomendadas (IB).

G. No que diz respeito à higienização das mãos, certificar-se de que o abastecimento de água é fisicamente separado da drenagem e do saneamento básico dentro do ambiente de saúde e fornecer monitoramento de rotina do sistema e gestão (IB).

H. Fornecer uma liderança forte e de apoio para a higienização das mãos e outras atividades de prevenção e controle de infecção (II).

I. Produtos à base de álcool devem ser armazenados de acordo com as diretrizes nacionais de segurança e requisitos legais locais (II).

Para os governos nacionais

A. A adesão à higienização das mãos deve ser uma prioridade nacional, considerando o programa de implementação coordenada e garantindo o acompanhamento e a sustentabilidade a longo prazo (II).

B. Intensificar a capacidade de controle de infecção em serviços de saúde (II).

C. Promover a higienização das mãos na comunidade de modo a fortalecer tanto a autoproteção como a proteção dos outros (II).

D. Incentivar os serviços de saúde a usar a higienização das mãos como um indicador de qualidade (II).

NOVAS TECNOLOGIAS NA INVESTIGAÇÃO DE SURTOS

Dentre as medidas implementadas para o controle de surtos de IRAS, a higienização das mãos sempre exerceu papel importante. Muitos surtos são controlados após a adoção de medidas que melhoram a adesão a essa prática, como intervenção educacional, uso de novos produtos, como gel alcoólico, e aumento do número e localização ideal de lavatórios/pias. O avanço tecnológico na área da saúde vem tornando possível a aplicação de muitas técnicas de biologia molecular no estudo da patogênese e da transmissão de microrganismos em serviços de saúde. As técnicas mais utilizadas são a eletroforese em campo pulsátil (PFGE – *pulsed-field gel electrophoresis*) e técnicas baseadas na reação em cadeia da polimerase (PCR – *polymerase chain reaction*) como a reação de amplificação aleatória do DNA polimórfico (RAPD – *random amplification of polymorphic DNA*) e PCR com sequências de elementos extragênicos repetitivos palindrômicos (REP-PCR – *repetitive extragenic palindromic PCR*).

As mãos dos PAS já foram implicadas como fonte de surtos causados por bactérias gram-positivas, bactérias gram-negativas e fungos, usando tipagem molecular, que evidenciou o mesmo clone nas mãos desses profissionais e nos pacientes infectados. Também foi documentada a transmissão do *C. difficile*, um importante agente de diarreia hospitalar, através das mãos dos PAS. Um estudo prospectivo, em que foi utilizada tipagem molecular, avaliou a frequência de transmissão de *C. difficile* entre pacientes, em um período de 6 meses. Oito casos foram positivos para a toxina do *C. difficile*; desses, 31% apresentaram cultura positiva das fezes. Dez (14%) PAS tiveram culturas positivas das mãos para *C. difficile*, e um clone, designado "Clone D1", foi encontrado nos pacientes, no meio ambiente e nas mãos dos PAS.

Em um surto descrito no Brasil, isolados de *Candida parapsilosis* idênticos foram encontrados nas mãos de dois PAS e em seis pacientes com candidemia. Outro surto envolvendo esse agente identificou o mesmo clone nas mãos de dois PAS e de três pacientes com candidemia. As mãos dos PAS também foram identificadas, por meio de tipagem molecular, como fonte de infecção de fungos como *Pichia anomala* e *Malassezia* spp. Portanto, estudos envolvendo a tipagem molecular reforçam a importância das mãos dos PAS como fonte de IRAS.

INDICADORES DE DESEMPENHO

Os seguintes indicadores de desempenho podem ser utilizados pela CCIH para mensuração do aumento da adesão às práticas de higienização das mãos:

- Número de procedimentos de higienização das mãos realizados pelos PAS/número de oportunidades (enfermaria, unidade ou serviço).
- Monitoramento do volume de preparação alcoólica para as mãos (ou sabonete associado ou não a antissépticos para, respectivamente, higienização antisséptica das mãos e higienização simples das mãos) para cada 1.000 pacientes-dia.
- Durante surtos infecciosos, deve-se avaliar a adequação dos PAS à higiene das mãos.

Referências

Brasil, Ministério da Saúde – Portaria 2914, de 12 de dezembro de 2011 – Dispõe sobre os procedimentos de controle e de vigilância da qualidade da água para consumo humano e seu padrão de potabilidade. Diário Oficial da União, Brasília, DF, 2011.

Brasil. Agência Nacional de Vigilância Sanitária – ANVISA. Segurança do paciente em serviços de saúde: higienização das mãos. Agência Nacional de Vigilância Sanitária. Brasília, 2009. 105p.

Brasil. ANVISA. Resolução RDC 42, de 25 de outubro de 2010 – Dispõe sobre a obrigatoriedade de disponibilização de preparação alcoólica para fricção antisséptica das mãos pelos serviços de saúde do País e dá outras providências. Diário Oficial da União (DOU), Brasília, DF, 26 de outubro de 2010.

Brasil. Ministério da Saúde – ANVISA. Resolução RDC 36, de 25 de julho de 2013 – Institui ações para a segurança do paciente em serviços de saúde e dá outras providências. Diário Oficial da União (DOU), Brasília, DF, 25 de julho de 2013.

Brasil. Ministério da Saúde – ANVISA. Resolução RDC 50, de 21 de fevereiro de 2002 – Dispõe sobre regulamento técnico para planejamento, programação, elaboração e avaliação de projetos.

Brasil. Ministério da Saúde. Portaria MS 2.616, de 12 de maio de 1998. Estabelece as normas para programa de controle de infecção hospitalar. Diário Oficial da República Federativa do Brasil, Brasília, DF, 13 de maio de 1998.

Brasil. Ministério da Saúde/Anvisa/Fiocruz. Protocolo para a prática de higiene das mãos em serviços de saúde. 2013, julho. 16 p.

Centers for Disease Control and Prevention. Guideline for hand hygiene in health-care settings: recommendations of the Healthcare Infection Control Practices Advisory Committee and the HICPAC/SHEA/APIC/IDSA Hand Hygiene Task Force. MMWR 2002; 51(No. RR- 16). 56 p.

Decourt, LV, Conquista com sofrimento – Semmelweis e a febre puerperal. Disponível em: <http://www.incor.usp.br>. Acesso em: 09/11/2014.

Martins RA, Martins LAP, Ferreira, RR, Toledo, MCF de. Contágio: história da prevenção das doenças transmissíveis. São Paulo: Editora Moderna, 1997:166-95.

Organização Mundial da Saúde. Higienização das mãos: quando e como fazer – 2009.

Pittet, D. Improving compliance with hand hygiene in hospitals. Infec Control Hosp Epidemiol 2000; 21:384.

Pittet D, Allegranzi B, Boyce J. WHO Guideline The World Health Organization guidelines on hand hygiene in health care and their consensus recommendations for the World Health Organization World Alliance. Patient Safety First Global Patient Safety Challenge Core Group of Experts. 2009 Maio.

Portal Brasil. Dia da saúde alerta sobre micróbio resistente. Publicado em 07/04/2011. Disponível em: <http://www.brasil. gov.br>. Acesso em: 13/10/2014.

Rotter, ML. Hand washing and hand disinfection. In: Mayhall CG (ed.) Hospital epidemiology and infection control. 2. ed. Philadelphia: Lippincott Williams & Wilkins, 1999:1339-55.

Santos AAM. Higienização das mãos no controle das infecções em serviços de saúde. Revista de Administração em Saúde 2002 Abr-Jun; 4(15):10-4.

Scliar MJ. Da Bíblia à psicanálise: saúde, doença e medicina na cultura judaica. Fundação Oswaldo Cruz, Escola Nacional de Saúde Pública, 1999. 168 p.

Sociedade Brasileira de Controle de Contaminação – SBCC. A trajetória do doutor Ignaz Semmelweis. Disponível em: <www. sbcc.com.br/revistas>. Acesso em: 09/11/2014.

CAPÍTULO 8

Isolamento e Precauções: Bloqueio da Transmissão de Microrganismos

Adriana Franca Araújo Cunha
David Sidney Dantas Johnson
Rosana Coutinho Campos
Bárbara Carneiro de Castro

INTRODUÇÃO

O bloqueio da transmissão de microrganismos de pacientes colonizados/infectados para pacientes suscetíveis e para profissionais da saúde é um dos fatores mais importantes no controle de infecção hospitalar. Esse tem sido o principal foco de estudo dos profissionais que lidam com o controle de infecções nosocomiais e a segurança dos profissionais da área da saúde.

Um marco recente nos estudos de transmissão de microrganismos aconteceu em 1985 quando, em vigência da epidemia de HIV, os Centers for Disease Control and Prevention (CDC) definiram as *precauções universais* (PU), que se constituem em medidas a serem adotadas no cuidado de qualquer paciente, independente de conhecimento ou suspeita de doença infectocontagiosa.

Em 1996, esse mesmo órgão de saúde publicou uma diretriz em que definia as precauções a serem adicionadas às universais (*precauções padrões* – PP), de acordo com o modo mais provável de transmissão de cada agente infeccioso (*precauções baseadas na transmissão*). O documento foi revisado em 2007 pelas seguintes razões:

1. A percepção de uma demanda crescente de cuidados de saúde fora do ambiente hospitalar (p. ex., *home care*, atendimento ambulatorial, unidades independentes de assistência especializada, assistência de longa duração), tornando necessárias recomendações adaptáveis, passíveis de aplicação em todos os contextos de assistência à saúde. Nesse novo contexto, a expressão *infecção nosocomial* passou a se referir apenas a infecções adquiridas em hospitais. A denominação *infecções associadas à assistência* (*healthcare associated infections* – HAI) passou a ser usada para se referir a infecções associadas à assistência em qualquer contexto (p. ex., hospitais, unidades de assistência a longo prazo, atendimento ambulatorial, *home care*). Seu uso reflete a impossibilidade de se estabelecer, com absoluta certeza, o local onde o patógeno foi adquirido, uma vez que os pacientes podem ser colonizados ou expostos a patógenos potenciais fora do ambiente hospitalar.
2. O surgimento de novos patógenos (p. ex., SARS-CoV, associada à síndrome da angústia respiratória aguda [SARS], a gripe aviária em seres humanos), a crescente resistência de antigos agentes aos antimicrobianos que vêm sendo desenvolvidos e transmitidos na comunidade (p. ex., *C. difficile*, norovírus, *Staphylococcus aureus* meticilino-resistente adquirido na comunidade [CA-MRSA]) o desenvolvimento de novos tratamentos (p. ex., terapia genética) e a preocupação com bioarmas tornaram necessária a ampliação da discussão contida nas diretrizes de isolamento anteriores.

3. A experiência bem-sucedida com as PP, recomendadas inicialmente nas diretrizes de 1996, levou a uma reafirmação dessa abordagem como base para prevenção da transmissão de agentes infecciosos nos diversos contextos de assistência à saúde. A partir da observação dos surtos de SARS, percebeu-se o papel do controle de pacientes, visitantes e profissionais de saúde com sintomas respiratórios na transmissão da doença, sendo desenvolvidas recomendações sobre higiene respiratória/etiqueta de tosse. Se por um lado as PP aplicam-se a práticas recomendadas para os profissionais da saúde na assistência aos pacientes, por outro, a higiene respiratória/etiqueta de tosse aplica-se amplamente a todas as pessoas que entram em contato com um serviço de saúde. A ocorrência contínua de surtos dos vírus das hepatites B e C no contexto ambulatorial salientou a necessidade de reiteração das recomendações de práticas seguras de injeção como parte das P. A adição do uso de máscara para punções medulares surgiu da evidência recente de risco associado de meningite ocasionada pela microbiota respiratória.

4. A evidência acumulada de que o controle ambiental reduz o risco de infecções fúngicas nos pacientes gravemente imunocomprometidos (pacientes de transplante de células-tronco hematopoéticas alogênicas) levou à atualização dos componentes do ambiente protetor (*protector ambient* – PE), um conjunto de medidas definidas em outras diretrizes que consiste em intervenções de projeto e engenharia que reduzem os riscos de exposição a fungos ambientais.

5. Evidências de que características organizacionais (p. ex., número e composição dos enfermeiros contratados, estabelecimento de uma cultura de segurança) influenciam a adesão dos funcionários às práticas recomendadas de controle de infecção levaram a uma nova ênfase no envolvimento da administração no desenvolvimento e no apoio aos programas de controle de infecção.

6. O aumento continuado da incidência de infecções relacionadas com a assistência (IRA) causadas por organismos multirresistentes (*multidrug-resistant organisms* – MDRO) em todos os contextos de assistência à saúde e o maior conhecimento sobre a prevenção de sua transmissão tornaram necessárias recomendações mais específicas para vigilância e controle desses agentes patogênicos.

7. A expressão "quarto para isolamento das infecções de transmissão aérea" (*airborne infection isolation room* – AIIR) somou-se como suplemento às "precauções de transmissão aérea" (precauções respiratórias) de acordo com as *Guidelines for Environmental Infection Control in Healthcare Facilities*, as *Guidelines for Preventing the Transmission of Mycobacterium tuberculosis in Health-Care Settings 2005* e as *Guidelines 2006* do American Institute of Architects (AIA) para projeto e construção de hospitais.

VÍRUS EBOLA

Surtos de Ebola atingiram países da África em 1995, 2000 e 2007, mas foram controlados. O surto de 2014 atingiu Guiné, Serra Leoa e Libéria, havendo casos confirmados na Nigéria. A Organização Mundial da Saúde (OMS) determinou estado de "emergência sanitária mundial" com o objetivo de conter o vírus e barrar o surto de Ebola, o maior de que se tem conhecimento até o momento. Orientações podem ser revistas e atualizadas de acordo com o nível de alerta e a situação epidemiológica nacional. O vírus Ebola é transmitido diretamente, por meio do contato com fluidos corporais (sangue etc.) e excreções (vômitos, fezes, urina etc.) de indivíduos infectados e cadáveres, ou indiretamente, por meio do contato com superfícies e objetos contaminados. Não há evidências de transmissão do vírus por via aérea.

A transmissão do vírus Ebola ocorre após o aparecimento dos sintomas. Não há evidência de transmissão do Ebola no período de incubação. A transmissibilidade do vírus aumenta com a duração da doença e o contato direto com pessoa doente, durante a fase clínica tardia da doença, conferindo um risco adicional de transmissão. Diante disso, a fim de evitar a transmissão desse vírus durante a assistência em todos os casos suspeitos de infecção pelo vírus Ebola nos serviços de saúde, recomenda-se, no mínimo, a adoção de medidas de PP, de contato e gotículas (adicionadas de proteção respiratória).

Todos os profissionais envolvidos na atenção a pacientes suspeitos de infecção pelo vírus Ebola devem ser orientados a seguir as medidas de precaução. Além disso, devem ser intensamente capacitados quanto às técnicas de colocação e retirada dos equipamentos de proteção individual (EPI) e outras medidas que visem evitar a autocontaminação pelo vírus. As medidas de precaução incluem:

- Evitar tocar em superfícies ou materiais com as luvas ou outros EPI contaminados ou com mãos contaminadas. As superfícies incluem aquelas próximas ao paciente (p. ex., mobiliário e equipamentos) e fora do ambiente próximo ao paciente (p. ex., maçaneta, interruptor de luz, chave, caneta, entre outros).
- Não circular dentro do hospital usando os EPI, os quais devem ser imediatamente removidos ao sair do quarto de isolamento.
- Recomenda-se restringir o número de pessoas que entram no quarto de isolamento, definindo-se, inclusive, uma equipe exclusiva para o atendimento daqueles com suspeita de infecção pelo vírus Ebola.
- O acesso ao quarto de isolamento deve ser controlado, mantendo-se o registro do nome de todas as pessoas que nele tenham ingressado, pelo menos uma vez (não é necessário registrar entradas sucessivas).
- Eliminar o uso de itens compartilhados por pacientes e também utilizados pelos profissionais da saúde, como canetas, pranchetas e telefones.
- Realizar limpeza e desinfecção das superfícies e ambientes utilizados pelo paciente, destacando profissional responsável, procedimentos, frequência e fluxo.
- Sempre que possível, devem ser descartados os equipamentos e produtos para a saúde e outros materiais utilizados. Aqueles que não puderem ser descartados devem passar por processo de limpeza e desinfecção ou esterilização, quando indicado, devendo ser estabelecidos protocolos (contendo frequência e fluxo de coleta e transporte até o centro de material e esterilização [CME] e métodos a serem utilizados), bem como os profissionais responsáveis por essas atividades.
- Todos os utensílios utilizados para alimentação do paciente devem ser descartáveis.
- Estabelecer fluxos, frequência e horários predefinidos para coleta de resíduos, destacando profissional responsável.

Devem adotar as medidas de precaução:

- Todos os profissionais da saúde que prestam assistência direta ao paciente (p. ex., médicos, enfermeiros, técnicos e auxiliares de enfermagem, fisioterapeutas, entre outros).
- Toda a equipe de apoio diagnóstico e logístico que necessite entrar no quarto de isolamento, incluindo equipe de radiologia, laboratório, pessoal de limpeza, nutrição e responsáveis pela manipulação e retirada de produtos, roupas sujas e resíduos (observando-se a orientação de restringir o número de pessoas que entram no quarto).
- Visitantes e acompanhantes (nos casos previstos em lei) que tenham contato com pacientes.
- Os profissionais que executam o procedimento de verificação de óbito e manipulação do corpo.
- Outros profissionais que necessitem entrar em contato com pacientes suspeitos de infecção pelo vírus Ebola.

ISOLAMENTO DO PACIENTE

A assistência aos pacientes sob suspeita de infecção pelo vírus Ebola deve ser realizada em quarto privativo com banheiro (um paciente por quarto), e a porta não deve ter frestas ou outros danos que possibilitem a passagem de ar. O vedamento deve ser completo.

À entrada do quarto de isolamento deve estar sinalizado o alerta de isolamento, a fim de evitar o ingresso de pacientes e visitantes de outras áreas ou de profissionais que estejam trabalhando em outros locais do hospital. O acesso deve ser restrito aos profissionais envolvidos na assistência do caso. Também deve estar sinalizado quanto às medidas de precaução a serem adotadas, ou seja, padrão, contato, gotículas (e proteção respiratória).

O reservatório de materiais perfurocortantes utilizados na assistência ao paciente deve ser exclusivo para o quarto de isolamento, de modo a evitar o transporte desse material para fora do quarto.

Os hospitais de referência para tratamento dos casos suspeitos de infecção pelo vírus Ebola devem estar preparados para o acolhimento a qualquer momento, contando com protocolos para o fluxo desse tipo de paciente no serviço (incluindo definição de local de recepção e atendimento inicial, transporte interno e local de internação). Além disso, todos os funcionários devem estar cientes de que o serviço é de referência para o atendimento de casos suspeitos.

TRANSMISSÃO DE PATÓGENOS

Para a transmissão de agentes infecciosos na assistência à saúde são necessários três elementos: uma fonte (ou reservatório) de agentes infecciosos, um hospedeiro suscetível com uma porta de entrada e um modo de transmissão para o agente:

- **Fontes de agentes infecciosos:** agentes infecciosos transmitidos durante a assistência à saúde derivam, principalmente, de fontes humanas, embora fontes inanimadas ambientais também estejam implicadas na transmissão. Entre os reservatórios humanos estão pacientes, profissionais da saúde, pessoas que moram no mesmo domicílio e outros visitantes. Esses indivíduos-fonte podem ter infecção ativa, estar assintomáticos e/ou no período de incubação de uma doença infecciosa, ou podem estar colonizados transitória ou cronicamente com microrganismos patogênicos, particularmente nos tratos respiratório e gastrointestinal. A microbiota endógena dos pacientes (p. ex., bactérias residentes nos tratos respiratório e gastrointestinal) também é fonte de IRA.
- **Hospedeiros suscetíveis:** a infecção em hospedeiros suscetíveis é resultado da inter-relação de um hospedeiro potencial com um agente infeccioso. A maioria dos fatores que influenciam a infecção e a ocorrência e gravidade da doença está relacionada com o hospedeiro. Entretanto, características da interação hospedeiro-agente também são importantes, na medida em que se relacionam com a patogenicidade, a virulência e a antigenicidade, assim como a dose infecciosa, os mecanismos de produção de doença e a via de exposição. O estado imune no momento da exposição a um agente infeccioso, a interação entre patógenos e fatores de virulência intrínsecos ao agente são preditores importantes do desfecho em determinado indivíduo.
- **Modos de transmissão:** várias classes de patógenos podem causar infecção, incluindo bactérias, vírus, fungos, parasitas e príons. Os modos de transmissão variam de acordo com o tipo de organismo; além disso, alguns agentes infecciosos podem ser transmitidos por mais de uma via: alguns são transmitidos principalmente por contato direto ou indireto (p. ex., vírus da herpes simples [HSV], vírus sincicial respiratório e *Staphylococcus aureus, Klebsiella pneumoniae* carbapenase [KPC]*, *Enterococcus* vancomicina-resistente [VRE]), outros por gotículas (p. ex., vírus

---

*A *Klebsiella pneumoniae* carbapenase (KPC) é uma bactéria que contém gene (*bla KPC*) que codifica a produção de carbapenemase, uma enzima plasmídeo-mediada, inicialmente descrita em *Klebsiella pneumoniae* (associou-se o nome da enzima ao microrganismo de onde foi isolada pela primeira vez e onde há maior prevalência). A KPC confere resistência aos carbapenêmicos (ertapenem, imipenem, meropenem e doripenem) e a outros betalactâmicos, incluindo cefalosporinas, penicilinas e aztreonam. Algumas cepas produtoras de KPC são resistentes a agentes não betalactâmicos, como aminoglicosídeos, fluoroquinolonas e sulfametoxazol-trimetoprima. A enzima não é restrita unicamente a uma espécie bacteriana, podendo ser sintetizada por outras, como *Klebsiella oxytoca, Citrobacter freudii, Enterobacter* spp., *Escherichia coli, Salmonella, Serratia* spp. e também por *Pseudomonas aeruginosa*. Surgiu por conta de mutações genéticas, a partir das quais a bactéria desenvolveu resistência aos antibióticos como mecanismo de sobrevivência. Depois de receber esse código genético, a bactéria, inicialmente inofensiva, passou a resistir a medicações, por mais potentes que fossem. Essas bactérias oportunistas atacam pacientes mais vulneráveis com quadro de saúde debilitado, incluindo pacientes transplantados, neutropênicos, internados em UTI, com longo período de internação e submetidos a processos invasivos. Esses pacientes apresentam risco aumentado de infecção ou colonização de bactérias multirresistentes. A propagação da bactéria se dá pelo contato intra-hospitalar. Não existe outro meio de disseminação da bactéria que não seja por meio da transmissão cruzada pelo manuseio de pacientes, equipamentos utilizados pela equipe multidisciplinar e objetos contaminados. Independente se há colonização ou infecção, o paciente deverá ser mantido em rigorosa precaução de contato até a alta hospitalar, de preferência em quarto privativo, as visitas deverão ser restringidas e os familiares deverão usar as medidas de isolamento (capote e luvas) e receber orientações sobre higienização das mãos antes e depois de sair do leito. Deve-se realizar

da gripe, *B. pertussis*) ou por via aérea (p. ex., *M. tuberculosis*). Outros agentes infecciosos, como vírus de transmissão sanguínea (p. ex., vírus das hepatites B e C [HBV, HCV] e HIV), raramente são transmitidos no contexto da assistência à saúde mediante exposição percutânea ou da membrana mucosa. Outro fator importante é que nem todos os agentes infecciosos são transmitidos de pessoa para pessoa.

FORMAS DE TRANSMISSÃO E PRECAUÇÕES

As formas de transmissão variam de acordo com o agente infectante:

Transmissão por contato

Forma mais comum de transmissão, a transmissão por contato divide-se em dois subgrupos: contato direto e contato indireto.

Transmissão por contato direto

A transmissão direta ocorre quando microrganismos são transferidos de uma pessoa infectada para outra sem que haja uma pessoa ou objeto contaminado intermediário. A transmissão por contato direto entre pacientes e profissionais da saúde ocorre por meio de:

- Sangue ou outros fluidos corporais contendo sangue de um paciente que entrem diretamente no corpo de um profissional da saúde ou cuidador por contato com membrana mucosa ou por soluções de continuidade (p. ex., cortes, abrasões) na pele.
- Artrópodes de um paciente com sarna que são transferidos para a pele de um profissional da saúde ou cuidador durante contato direto sem luvas.
- Transmissão de herpes simples (HSV) para um profissional da saúde ao realizar, sem luvas, higiene oral em paciente, ou o HSV é transmitido a um paciente a partir de lesão herpética na mão desprotegida de um profissional da saúde.

Transmissão por contato indireto

A transmissão indireta consiste na transmissão de um agente infeccioso por meio de pessoa ou objeto intermediário contaminado. As mãos contaminadas dos profissionais de saúde representam fator importante na transmissão por contato indireto. Outras oportunidades para transmissão por contato indireto são:

- Dispositivos para assistência aos pacientes (p. ex., termômetros eletrônicos, dispositivos de monitorização da glicose) compartilhados entre pacientes sem que tenham sido realizados procedimentos de limpeza e desinfecção.
- Brinquedos compartilhados podem tornar-se veículo para a transmissão de vírus respiratórios (p. ex., vírus sincicial respiratório) ou bactérias patogênicas (p. ex., *Pseudomonas aeruginosa*) entre pacientes pediátricos.
- Instrumentos inadequadamente limpos antes da desinfecção ou esterilização para uso em outro paciente (p. ex., endoscópios ou instrumentos cirúrgicos) podem transmitir patógenos bacterianos ou virais. Roupas, uniformes, aventais de laboratório ou aventais de isolamento usados como EPI podem ser contaminados por patógenos potenciais após o atendimento de um paciente colonizado ou infectado por um agente infeccioso (p. ex., MRSA, VRE e *C. difficile*, KPC). Embora roupas contaminadas não tenham sido implicadas diretamente na transmissão, há a possibilidade de transferência de agentes infecciosos a pacientes sucessivos por roupas sujas.

pesquisa dos possíveis contatos dos pacientes na unidade, contactantes contíguos, realizando *swab* perineal de vigilância com pesquisa de KPC ou VRE (no mínimo dois *swabs* com intervalo de 1 dia para identificação do paciente como fonte de risco). Esses pacientes devem manter isolamento de contato até o resultado dos *swabs*. Diante das poucas alternativas de tratamento, a Comissão de Controle de Infecção Hospitalar (CCIH) deve ser contatada para discussão quanto à melhor conduta a ser adotada.

Transmissão por gotículas

Tecnicamente, a transmissão por gotículas é uma forma de transmissão por contato, de modo que alguns agentes infecciosos transmitidos por via goticular também podem ser transmitidos pelas vias de contato direto e indireto. Gotículas respiratórias são tradicionalmente definidas como > 5μm e são produzidas quando uma pessoa infectada tosse, espirra ou conversa, bem como durante a realização de procedimentos como aspiração, entubação endotraqueal, indução da tosse por fisioterapia torácica e ressuscitação cardiopulmonar. A distância máxima para a transmissão por gotículas ainda não foi estabelecida. Historicamente, a área de risco definida tem sido uma distância ≤ 1 metro (3 pés) em torno do paciente, com base em estudos epidemiológicos e simulados para determinadas infecções. Essa distância como referência para o uso de máscaras tem sido efetiva na prevenção da transmissão de agentes infecciosos pela via goticular; entretanto, estudos experimentais com a varíola e investigações durante os surtos globais de SARS em 2003 sugerem que as gotículas dos pacientes com essas duas infecções podiam atingir pessoas a 2 metros (6 pés) ou mais de distância da fonte.

Transmissão aérea

A transmissão aérea ocorre pela disseminação de núcleos goticulares ou pequenas partículas na faixa de tamanho respirável contendo agentes infecciosos que permanecem infectivos ao longo do tempo e da distância (p. ex., esporos de *Aspergillus* spp. e *Mycobacterium tuberculosis*). Os microrganismos carreados dessa maneira podem alcançar grandes distâncias pela ação de correntes de ar e ser inalados por indivíduos suscetíveis que não tiveram contato direto com ou estiveram no mesmo quarto que o indivíduo transmissor da infecção. A prevenção da disseminação de patógenos transmitidos pela via aérea exige o uso de sistemas especiais de ventilação e manuseio de ar (p. ex., quartos para isolamento respiratório [AIIR, na sigla em inglês]) para conter e remover com segurança o agente infeccioso.

Existem dificuldades para definição do modo de transmissão de alguns agentes que às vezes se utilizam de mais de uma via. As diretrizes do CDC para isolamento e precauções, publicadas em 2007, oferecem uma nova classificação para a transmissão por aerossóis: (1) obrigatória: a doença se segue à transmissão do agente apenas através da inalação de partículas em aerossol (p. ex., tuberculose); (2) preferencial: a infecção resulta da transmissão através de múltiplas vias, embora predominantemente seja via aerossol (p. ex., sarampo, varicela); e (3) oportunista: agentes que naturalmente causam doenças por outras vias, mas que, sob circunstâncias especiais, podem ser transmitidos por meio de pequenas partículas em aerossóis.

Outras fontes de infecção

A transmissão de infecção a partir de outras fontes que não de indivíduos infectados inclui aquelas associadas a fontes ou veículos ambientais comuns, como alimento, água ou medicamentos (p. ex., líquidos para uso endovenoso) contaminados. A transmissão de agentes infecciosos por vetores como mosquitos, moscas, ratos e outros vermes também pode ocorrer no contexto da assistência à saúde.

Tendo sempre em mente o(s) microrganismo(s) que mais provavelmente está(ão) envolvido(s) e sua(s) forma(s) de transmissão, devem ser adotadas as precauções resumidas a seguir.

PRECAUÇÕES PADRÕES (PP)

Fundamentadas no princípio de que sangue, fluidos corporais, secreções, excreções (exceto suor), pele não intacta e membranas mucosas podem conter agentes infecciosos transmissíveis, as PP incluem um grupo de práticas de prevenção de infecção aplicáveis a todos os pacientes, em todos os locais em que ocorra a prestação de cuidados à saúde, independentemente da suspeita ou da confirmação de infecção. Essas práticas consistem em higienização das mãos, uso de luvas, capote, máscara, óculos ou viseira, dependendo do nível de exposição às fontes de infecção esperado, e práticas seguras de injeção. Equipamentos e objetos expostos no ambiente também são passíveis de contaminação por fluidos corporais infectantes e devem ser manipulados de modo a prevenir a transmissão de agentes infecciosos (p. ex., usar luvas para contato direto, isolar equipamentos muito contaminados, limpar e desinfetar ou esterilizar equipamentos reutilizáveis antes do uso em outro paciente).

As PP também são utilizadas para proteger os pacientes, assegurando que os profissionais da saúde não transmitam agentes infecciosos de suas mãos ou via equipamentos para os pacientes durante os cuidados prestados.

Na revisão publicada em 2007, o CDC incluiu componentes novos entre as PP, os quais serão descritos a seguir.

Higiene respiratória/etiqueta de tosse

Essa estratégia visa aos pacientes e familiares ou acompanhantes com doenças respiratórias transmissíveis não diagnosticadas e é aplicável a todas as pessoas que entram em locais de atendimento à saúde e que apresentem sinais de doença, incluindo tosse, congestão, rinorreia ou aumento da produção de secreções respiratórias. Os elementos da higiene respiratória/etiqueta de tosse incluem: (1) educação dos profissionais nos locais de atendimento à saúde, pacientes e visitantes; (2) colocação de pôsteres com instruções para os pacientes, familiares e amigos/acompanhantes; (3) medidas de controle das fontes (p. ex., cobertura da boca/nariz com lenço ao tossir e jogar fora os lenços usados imediatamente, uso de máscara pelas pessoas que estiverem tossindo, sempre que tolerarem e quando apropriado); (4) higienização das mãos logo após contato com secreções respiratórias; e (5) separação espacial das pessoas com infecções respiratórias das áreas comuns de espera (idealmente, > 1 metro, quando possível).

Quando não é possível o uso de máscara, deve-se enfatizar a adoção das medidas de etiqueta de tosse. Profissionais da saúde que apresentarem infecções respiratórias deverão ser aconselhados a evitar o contato direto com pacientes, especialmente nos casos de pacientes de alto risco. Se isso não for possível, a máscara deverá ser usada durante o cuidado do paciente.

Práticas seguras de injeção

A investigação de quatro grandes surtos de HBV e HCV entre pacientes ambulatoriais nos EUA evidenciou a necessidade de definir e reforçar as práticas seguras de injeção. As falhas primárias nas práticas de controle de infecção que contribuíram para esses surtos foram: (1) reinserção de agulhas usadas em frascos de múltiplas doses ou frascos de solução (p. ex., bolsa de soro) e (2) uso de uma única seringa/agulha para administração de medicações venosas em múltiplos pacientes. Em um dos surtos, a preparação de medicações no mesmo local onde as seringas/agulhas usadas eram desmontadas também parece ter sido um fator contribuinte significativo. Esses e outros surtos de hepatite viral poderiam ter sido evitados mediante a simples adesão a princípios básicos de técnica asséptica para preparo e administração de medicações parenterais. Esses princípios consistem no uso de seringa e agulha descartável, estéril e de uso único para cada injeção dada, e na prevenção da contaminação da medicação e do equipamento de injeção.

Sempre que possível, o uso de frascos de dose única deve ser preferido ao de frascos com múltiplas doses, especialmente quando as medicações deverão ser administradas a vários pacientes.

Práticas para controle de infecção durante procedimentos de punção lombar

Há relatos de meningite bacteriana após mielograma ou outros procedimentos espinhais (p. ex., punção lombar, anestesia espinhal e epidural, quimioterapia intratecal). Máscaras faciais limitam a dispersão de gotículas da orofaringe e são recomendadas durante a inserção de cateteres venosos centrais. Em outubro de 2005, o Conselho Consultivo em Práticas de Controle de Infecção na Assistência à Saúde (HICPAC – *Healthcare Infection Control Practices Advisory Committee*) concluiu haver experiência suficiente para a indicação de proteção adicional com a máscara facial para inserção de cateteres ou injeção de materiais na medula ou no espaço epidural.

O Anexo 3 contém as diretrizes para uso das PP durante o atendimento a qualquer paciente, em qualquer contexto de assistência à saúde.

PRECAUÇÕES COM BASE NA TRANSMISSÃO

Existem três categorias de precauções com base na transmissão: precauções de contato, precauções para gotículas e precauções respiratórias. As precauções com base na transmissão são utilizadas quando a(s) via(s) de transmissão não é(são) interrompida(s) completamente pelo uso isolado das PP. Para algumas doenças que apresentam múltiplas vias de transmissão (p. ex., SARS), deve ser usada mais de uma categoria de precauções com base na transmissão. Estas devem ser sempre adicionadas às PP. Quando precauções com base na transmissão estão indicadas, devem ser feitos esforços para evitar possíveis efeitos colaterais nos pacientes (ou seja, ansiedade, depressão e outras alterações do humor, percepções de estigmatização, diminuição do contato com a equipe de assistência e aumento na incidência de eventos adversos preveníveis) com o objetivo de melhorar a aceitação por parte dos pacientes e a adesão dos profissionais da saúde.

Precauções de contato

Precauções de contato são destinadas a prevenir a transmissão de agentes infecciosos, inclusive microrganismos de importância epidemiológica, que são disseminados pelo contato direto ou indireto com o paciente ou seu ambiente. A aplicação das precauções de contato para pacientes infectados ou colonizados por microrganismos multirresistentes é descrita nas diretrizes para microrganismos mulitrresistentes de 2009 do HICPAC/CDC e no Capítulo 6 deste livro. As precauções de contato também estão indicadas quando há aumento potencial de contaminação do ambiente e de risco de transmissão, como na presença de feridas com grande drenagem, incontinência fecal e outras descargas corporais.

Precauções para gotículas

Precauções para gotículas são destinadas a prevenir a transmissão de patógenos disseminados pelo contato próximo ao trato respiratório e a membranas mucosas com secreções respiratórias. Uma vez que esses patógenos não permanecem infectantes por longas distâncias em locais de atendimento à saúde, não é necessário manejo especial do ar e da ventilação para prevenção da transmissão por gotículas.

Precauções respiratórias

Precauções respiratórias previnem a transmissão de agentes infecciosos que permanecem infectantes por longas distâncias quando suspensos no ar (p. ex., vírus do sarampo, vírus da varicela, *M. tuberculosis*, e, possivelmente, SARS-CoV).

Recomendações do protocolo de tratamento de influenza 2013 do Ministério da Saúde

Precauções para gotículas

Além das PP, devem ser implementadas precauções para gotículas, as quais devem ser adotadas em casos de pacientes com suspeita ou confirmação de infecção por influenza. As gotículas respiratórias, que têm ≥ 5µm de tamanho, produzidas por tosse, espirro ou fala, não se propagam a mais de 1 metro da fonte e estão relacionadas com a transmissão de contato da gotícula com mucosa ou conjuntiva da boca ou do nariz de indivíduo suscetível. Recomendam-se:

- Uso de máscara cirúrgica ao entrar no quarto, a menos de 1 metro do paciente (substituí-la a cada contato com o paciente).
- Higienização das mãos antes e depois de cada contato com o paciente (água e sabão ou álcool em gel).
- Uso de máscara cirúrgica no paciente durante o transporte.
- Limitar procedimentos indutores de aerossóis (intubação, sucção, nebulização).
- Uso de dispositivos de sucção fechados.

Situações em que há a produção de aerossóis

Em procedimentos em que há a produção de aerossóis – partículas < 5µm, que podem ficar suspensas no ar por longos períodos (p. ex., intubação, sucção, nebulização) – recomenda-se o uso de equipamentos de proteção individual (EPI – avental e luvas, óculos e máscara [respirador] tipo N95) pelo profissional de saúde durante o procedimento de assistência ao paciente.

RECOMENDAÇÕES PARA INSTITUIÇÕES FECHADAS E HOSPITAIS DE LONGA PERMANÊNCIA

- Implementar medidas de prevenção – PP e precauções para gotículas e aerossóis – para todos os residentes e internados com suspeita ou confirmação de influenza por 7 dias após o início dos sintomas ou por até 24 horas após o desaparecimento da febre e sintomas respiratórios.
- Isolamento em quarto privativo ou, quando não disponível, isolamento de coorte (pessoas com sintomas compatíveis).
- Evitar visitas. Caso ocorram, usar EPI de acordo com a situação. Os visitantes gripados devem utilizar precauções para gotículas (ou seja, máscara) durante toda a visita.

Precauções com base na transmissão

As precauções com base na transmissão devem ser adotadas empiricamente de acordo com a apresentação clínica e a probabilidade dos patógenos (enquanto os exames confirmatórios estiverem pendentes) e devem ser adaptadas conforme os resultados. Os anexos deste capítulo consistem em tradução do documento publicado pelo CDC e esquematizam: orientações quanto ao tipo de precaução de acordo com o agente em questão (Anexo 1), as síndromes clínicas e condições que exigem precauções com base na transmissão (Anexo 2), as PP e seu uso em todos os contextos de atendimento à saúde (Anexo 3), as precauções com base na transmissão e seus componentes e orientações de uso (Anexo 4).

ADOÇÃO DAS PRECAUÇÕES

A maior parte das recomendações do CDC citadas neste capítulo baseia-se em estudos bem elaborados. Entretanto, sabe-se das dificuldades de implementação dessas medidas (p. ex., financeiras e estruturais) e, principalmente, das dificuldades em garantir a adesão dos profissionais da saúde. Muitas vezes é alto o custo da disponibilização de capotes e luvas, entre outros artigos usados e manipulados de maneira incorreta e intermitente, em especial no processo de retirada, tornando as orientações ineficazes e frustrando a eficiência das medidas de barreira (veja ilustração no Anexo 5). Considerando o papel imprescindível da higienização das mãos na prevenção da transmissão de agentes infecciosos, há que se pensar na utilidade dessas medidas quando não é obtida a adesão a esse princípio básico. O Capítulo 6 discute a eficácia dessas medidas nesse cenário específico.

Referências

Brasil. Agência Nacional de Vigilância Sanitária. Medidas para identificação, prevenção e controle de infecções relacionadas à assistência à saúde por microrganismos multirresistentes. Brasília, Outubro/2010. Disponível em: http://portal.anvisa.gov.br/wps/portal/anvisa/home/servicosdesaude.

Brasil. ANVISA – Agência Nacional de Vigilância Sanitária. Nota Técnica Ebola 03/2014 – GGTES/ANVISA – Medidas de prevenção e controle a serem adotadas na assistência a pacientes suspeitos de infecção pelo Vírus Ebola.

Brasil. Ministério da Saúde. Secretaria de Vigilância em Saúde. Departamento de Vigilância das Doenças Transmissíveis. Protocolo de tratamento de influenza: 2013/Ministério da Saúde, Secretaria de Vigilância em Saúde, Departamento de Vigilância das Doenças Transmissíveis. 1. ed., 1ª reimp. Brasília: Ministério da Saúde, 2014. 36 p.

Centers for Disease Control and Prevention Recomendations for Isolation precautions in Hospitals. Am J Infect Control 1996; 24:24-52.

HICPAC. Recommendations for preventing the spread of vancomycin resistance. Inf Control Hosp Epidemiol 1995; 16:105-13.

Siegel JD, Rhinehart E, Jackson M, Chiarello L, and the Healthcare Infection Control Practices Advisory Committee. 2007 Guideline for Isolation Precautions: Preventing Transmission of Infectious Agents in Healthcare Settings.

ANEXO 1

Tipo e duração das precauções recomendadas para infecções e condições específicas

Infecção/Condição	Precauções		
	Tipo*	Duração†	Comentários
Abscesso			
Drenagem em grande volume	C	DD	Sem curativos ou sem controle da drenagem: até que a drenagem pare ou possa ser controlada por curativo
Drenagem pequena ou mínima	P		Drenagem coberta e controlada pelo curativo
Actinomicose	P		Sem transmissão pessoa a pessoa
Adenovírus, infecção por (veja orientações específicas para agentes em gastroenterite, conjuntivite, pneumonia)	P		
AIDS – síndrome da imunodeficiência humana adquirida (HIV)	P		Quimioprofilaxia pós-exposição para certas exposições a sangue
Amebíase	P		Transmissão pessoa a pessoa é rara. Relato de transmissão em instituição para deficientes mentais e em um grupo familiar. Atenção ao cuidar de crianças usuárias de fraldas e deficientes mentais
Ancilóstomo	P		
Angina de Vincent (estomatite ulcerativa, boca de trincheira, infecção de Vincent, gengivite ulcerativa necrosante)	P		
Antraz	P		Pacientes infectados em geral não apresentam risco de transmissão
Cutâneo	P		É possível a transmissão através do contato de pele não íntegra com lesões drenantes; por isso, use precaução de contato em casos de drenagem não controlada de grande volume. Uma vez que o álcool não apresenta atividade esporicida, é preferível a lavagem das mãos com água e sabão
Pulmonar	P		Sem transmissão pessoa a pessoa
Ambiental: sob a forma de pó/aerossol ou outras substâncias contendo esporos		DA	Até a completa descontaminação do ambiente, use máscaras (N95) e roupas protetoras; descontamine pessoas contaminadas com pó (http://www.cdc.gov/mmwr/preview/mmwrhtml/mm5135a3.htm) **Higienização das mãos:** lavar as mãos por 30 a 60 segundos com água e sabão ou gluconato de clorexidina a 2% após contato com esporos (soluções alcoólicas inativas contra esporos) **Profilaxia pós-exposição após contato ambiental:** 60 dias de antimicrobianos (doxiciclina, ciprofloxacina ou levofloxacina) e vacinação pós-exposição
Ascaridíase (lombriga)	P		Sem transmissão pessoa a pessoa
Aspergilose	P		Precauções de contato e precauções respiratórias em caso de infecção extensa de tecidos moles com drenagem abundante e quando são necessárias irrigações repetidas

(continua)

Tipo e duração das precauções recomendadas para infecções e condições específicas (*continuação*)

Infecção/Condição	Precauções Tipo*	Duração†	Comentários
Aviária, influenza (veja *Influenza, aviária*)			
Babesiose	P		Sem transmissão pessoa a pessoa, exceto raramente, através de transfusão
Blastomicose, norte-americana, cutânea ou pulmonar	P		Sem transmissão pessoa a pessoa
Botulismo	P		Sem transmissão pessoa a pessoa
Bronquiolite (veja infecções respiratórias em neonatos e crianças < 1 ano)	C	DD	Use máscara de acordo com PP
Brucelose (febre ondulante, de Malta, mediterrânea)	P		Sem transmissão pessoa a pessoa, exceto raramente via contato sexual e sêmen de bancos de esperma. Providencie profilaxia antimicrobiana após exposição em laboratório
Campylobacter, gastroenterite (veja *Gastoenterite*)			
Cancroide (cancro mole) (*H. ducreyi*)	P		Doença sexualmente transmissível
Candidíase, todas as formas, inclusive mucocutânea	P		
Catapora (veja *Varicela*)			
Caxumba (parotidite infecciosa)	G	T 9 dias	Após o início do edema; profissionais de saúde suscetíveis não deverão cuidar do paciente se houver cuidadores imunes disponíveis Nota: investigação recente de surtos em jovens de 18 a 24 anos sadios indicou que a disseminação viral através da saliva ocorre no início da doença e que o isolamento por 5 dias após o início da parotidite pode ser apropriado no contexto da comunidade; entretanto, as implicações para profissionais da saúde e pacientes de alto risco permanecem indefinidas
Celulite	P		Sem transmissão pessoa a pessoa
Chlamydia trachomatis			Precauções de contato e precauções respiratórias em caso de infecção extensa de tecidos moles com drenagem abundante e quando necessárias irrigações repetidas
Conjuntivite	P		
Cólera (*Vibrio cholerae*)	P		Use precauções de contato nos cuidados com usuários de fraldas ou pessoas com incontinência ou para controle de surtos institucionais
C. difficile	C	DD	Descontinue antibióticos, se apropriado. Não compartilhe termômetros eletrônicos; assegure limpeza e desinfecção ambiental consistente. O uso de soluções à base de hipoclorito pode ser necessário para limpeza, se a transmissão persistir. Lavagem das mãos com água e sabão deve ser preferida devido à ausência de atividade esporicida do álcool em soluções antissépticas

Microrganismo	Precaução	Duração	Recomendações
Cryptosporidium species	P		Use precauções de contato nos cuidados com usuários de fraldas ou pessoas com incontinência ou para controle de surtos institucionais
E. coli Enteropatogênica O157:H7 e outras cepas produtoras de toxinas shiga	P		Use precauções de contato nos cuidados com usuários de fraldas ou pessoas com incontinência ou para controle de surtos institucionais
Outras espécies	P		Use precauções de contato nos cuidados com usuários de fraldas ou pessoas com incontinência ou para controle de surtos institucionais
Giardia lamblia	P		Use precauções de contato nos cuidados com usuários de fraldas ou pessoas com incontinência ou para controle de surtos institucionais
Noroviroses	P		Use precauções de contato nos cuidados com usuários de fraldas ou pessoas com incontinência ou para controle de surtos institucionais. As pessoas responsáveis pela limpeza de áreas muito contaminadas por fezes e vômitos podem se beneficiar do uso de máscaras, uma vez que o vírus pode se transformar em aerossol a partir dessas substâncias corporais. Garanta limpeza e desinfecção ambiental consistente, com foco em banheiros, mesmo que sem contaminação visível. O uso de soluções à base de hipoclorito pode ser necessário para limpeza se a transmissão persistir. Álcool é menos ativo, mas não há evidência de que o álcool para limpeza das mãos não seja efetivo para descontaminação. Coorte de pacientes infectados pode ajudar a interromper a transmissão durante surtos
Rotavírus	C	DD	Garanta limpeza e desinfecção ambiental consistente e troca frequente de fraldas sujas. Disseminação prolongada pode acontecer em crianças e idosos imunocompetentes ou imunossuprimidos
Salmonella sp. (inclusive *S. typhi*)	P		Use precauções de contato nos cuidados com usuários de fraldas ou pessoas com incontinência ou para controle de surtos institucionais
Shigella sp. (disenteria bacilar)	P		Use precauções de contato nos cuidados com usuários de fraldas ou pessoas com incontinência ou para controle de surtos institucionais
Vibrio parahaemolyticus	P		Use precauções de contato nos cuidados com usuários de fraldas ou pessoas com incontinência ou para controle de surtos institucionais
Viral (aquelas sem descrição em outro item)	P		Use precauções de contato nos cuidados com usuários de fraldas ou pessoas com incontinência ou para controle de surtos institucionais
Yersinia enterocolitica	P		Use precauções de contato nos cuidados com usuários de fraldas ou pessoas com incontinência ou para controle de surtos institucionais
Giardiase (veja Gastroenterite)			

(continua)

Tipo e duração das precauções recomendadas para infecções e condições específicas (*continuação*)

Infecção/Condição	Precauções		
	Tipo*	Duração†	Comentários
Gonocócica, conjuntivite do recém-nascido (conjuntivite gonocócica aguda do recém-nascido)	P		
Gonorreia	P		
Granuloma inguinal (donovanose, granuloma venéreo)	P		
Guillain-Barré, síndrome	P		Doença não infecciosa
Hanseníase (mal de Hansen, lepra)	P		
Hantavírus, síndrome pulmonar	P		Sem transmissão pessoa a pessoa
Helicobacter pylori	P		
Hepatite, viral			
Vírus A	P		Forneça vacinação anti-hepatitte A pós-exposição, conforme recomendação
Pacientes incontinentes ou usuários de fraldas	C		Mantenha precauções de contato em bebês e crianças < 3 anos durante a hospitalização; para crianças de 3 a 14 anos, durante 2 semanas após o início dos sintomas; > 14 anos, por 1 semana após o início dos sintomas
Vírus B HBsAg-positivo, agudo ou crônico	P		Veja recomendações específicas para o cuidado de pacientes em centros de hemodiálise
Vírus C e outras não especificadas não A não B	P		Veja recomendações específicas para o cuidado de pacientes em centros de hemodiálise
Vírus D (veja apenas a associada à hepatite B)	P		
Vírus E	P		Use precauções de contato para indivíduos incontinentes ou usários de fraldas durante a doença
Vírus G	P		
Herpes simples (*Herpesvirus hominis*)			
Encefalite	P		
Mucocutânea, disseminada ou primária, grave	C	Até lesões secas e crostas	
Mucocutânea, recorrente (pele, oral, genital)	P		
Neonatal	C	Até lesões secas e crostas	Até que culturas obtidas em 24 a 36 horas de vida se tornem negativas após 48 horas de incubação, para RN assintomáticos expostos em parto via vaginal ou se parto cesariano nos casos em que a mãe apresentar infecção ativa e as membranas permanecerem rotas por mais de 4 a 6 horas
Herpes zóster (varicela zóster – catapora)			

Doença disseminada em qualquer paciente, ou doença localizada em paciente imunocomprometido até que doença disseminada seja excluída	A, C	DD	Profissionais da saúde suscetíveis não devem entrar no quarto se cuidadores imunes estiverem disponíveis; sem recomendação de proteção para profissionais imunes; para profissionais suscetíveis, não há recomendação quanto ao tipo de proteção, ou seja, máscara cirúrgica ou respirador
Localizada em pacientes com sistema imune intacto e lesões passíveis de serem cobertas/contidas	P	DD	Profissionais da saúde suscetíveis não devem prestar cuidados diretos se cuidadores imunes estiverem disponíveis
Histoplasmose	P		Sem transmissão pessoa a pessoa
Human imunodeficiency virus (HIV)	P		Quimioprofilaxia pós-exposição para algumas exposições a sangue
Hymenolepis nana	P		Sem transmissão pessoa a pessoa
Impetigo	C	T 24 horas	
Influenza			
Humana (influenza sazonal)	G	5 dias, exceto DD em imunocom-prometidos	Quarto privativo, quando disponível, ou coorte; evite colocar com pacientes de alto risco; coloque máscara no paciente quando for transportado para fora do quarto; quimioprofilaxia/vacina para prevenir/controlar surtos. O uso de capote e luvas de acordo com PP é especialmente importante em unidades pediátricas. A duração das precauções para pacientes imunocomprometidos não está definida; já foi observada disseminação viral prolongada (várias semanas); implicações para a transmissão são desconhecidas
Aviária (p. ex., cepas H5N1, H7, H9)			Veja www.cdc.gov/flu/avian/professional/infect-control.htmf para as recomendações atuais sobre influenza aviária
Pandêmica (veja Influenza humana)	G	5 dias, a partir do início dos sintomas	Veja http://www.pandemicflu.gov para recomendações atuais sobre influenza pandêmica
Intoxicação alimentar			
Botulismo	P		Sem transmissão pessoa a pessoa
C. perfringens ou welchii	P		Sem transmissão pessoa a pessoa
Kawasaki, síndrome	P		Doença não infecciosa
Lassa, febre (veja Febre viral hemorrágica)			
Legionários, doença	P		Sem transmissão pessoa a pessoa
Leptospirose	P		Sem transmissão pessoa a pessoa

(continua)

Tipo e duração das precauções recomendadas para infecções e condições específicas (*continuação*)

Infecção/Condição	Precauções		
	Tipo*	Duração†	Comentários
Linfocítica, coriomeningite	P		Sem transmissão pessoa a pessoa
Linfogranuloma venéreo	P		
Listeriose (*Listeria monocytogenes*)	P		Transmissão pessoa a pessoa rara; relato de transmissão cruzada em unidades neonatais
Lyme, doença	P		Sem transmissão pessoa a pessoa
Malária	P		Sem transmissão pessoa a pessoa, exceto raramente, através de transfusão e da falha de aderência a PP durante o cuidado com o paciente. Instale telas em janelas e portas em áreas endêmicas. Use repelentes de mosquito com DEET e roupas cobrindo as extremidades
Melioidose, todas as formas	P		Sem transmissão pessoa a pessoa
Meningite			
Asséptica (não bacteriana ou viral; veja *Infecções enteroviróticas*)	P		Contato para bebês e crianças pequenas
Bacteriana, gram-negativos entéricos, em neonatos	P		
Fúngica	P		
Haemophilus influenzae tipo b confirmado ou suspeitado	G	T 24 horas	
Listeria monocytogenes (veja *Listeriose*)	P		
Neisseria meningitidis (meningocócica) confirmado ou suspeitado	G	T 24 horas	Veja *Doença meningocócica*
Streptococcus pneumoniae	P		
M. tuberculosis	P		Casos de doença pulmonar ativa ou lesões cutâneas drenantes podem demandar a adição de precauções de contato e/ou aéreas; para crianças, precauções aéreas até a exclusão de tuberculose em familiares visitantes (veja *Tuberculose*)
Outras bactérias diagnosticadas	P		
Meningocócica, doença: sepse, pneumonia, meningite	G	T 24 horas	Quimioprofilaxia pós-exposição para contatos domiciliares, profissionais da saúde expostos a secreções respiratórias; vacina pós-exposição somente para controle de surtos
Metapneumovírus humano	C	DD	Relatos de infecções associadas à assistência, porém sem rota de transmissão estabelecida. Admite-se que a transmissão seja por contato com o VSR, uma vez que esses vírus estão relacionados e apresentam epidemiologia e manifestações clínicas semelhantes. Use máscaras de acordo com PP
Molusco contagioso	P		

Infecção/condição	Tipo e duração	Comentários
Monkeypox (varíola dos macacos)	R, C	R – até a confirmação de *Monkeypox* e exclusão de varíola C – até lesões com crostas	Veja www.cdc.gov/ncidod/monkeypox para as recomendações atuais. Transmissão em ambiente hospitalar pouco provável.Vacina pré- e pós-exposição para varíola é recomendada para profissionais da saúde expostos
Mononucleose infecciosa	P	
Mucormicose	P	
Multirresistentes, organismos (MDROS), infecção ou colonização (p. ex., MRSA, VRE, VISA/VRSA, ESBLS, *S. pneumoniae* resistente)	P/C	As bactérias MDRO serão consideradas de importância clínica e epidemiológica pelo programa de controle de infecção com base em recomendações locais, estaduais, regionais ou nacionais. Precauções de contato são recomendadas para locais com evidência de transmissão em andamento, unidades de cuidados agudos com risco aumentado de transmissão ou feridas que não são contidas por curativos. Veja as recomendações para opções de manejo em *Management of Multidrug-Resistant Organisms in Healthcare Settings*, 2006. Entre em contato com departamento local de saúde pública para orientações sobre MDRO novas ou emergentes
Micobactéria, não tuberculosa (atípica)		
Pulmonar	P	Sem transmissão pessoa a pessoa
Ferida	P	
Mycoplasma pneumoniae	D	
Necrosante, enterocolite	DD	Precauções de contato em casos de surtos temporários
Nocardiose, lesões drenantes ou outras apresentações	P	Sem transmissão pessoa a pessoa
Norovírus (veja *Gastroenterite*)		
Norwalk, agente de gastroenterite (veja *Gastroenterite*)		
ORF (*Open Reading Frame*)	P	
Oxiúros, infecção (enterobíose)	P	
Parainfluenza, vírus, infecção respiratória em bebês e crianças < 1 ano	C	DD	A disseminação viral pode ser prolongada em pacientes imunossuprimidos. A confiabilidade do teste de antigenemia para determinar a retirada de paciente com internação prolongada das precauções de contato é incerta

(continua)

Tipo e duração das precauções recomendadas para infecções e condições específicas (*continuação*)

Infecção/Condição	Precauções		
	Tipo*	Duração†	Comentários
Parasitoses intestinais, outras	P		Sem transmissão pessoa a pessoa
Parvovírus B19 (eritema infeccioso)	D		Mantenha precauções durante a hospitalização quando a doença crônica ocorrer em pacientes imunocomprometidos. Para pacientes com crise transitória de anemia aplásica ou hipoplasia de células vermelhas, mantenha precauções por 7 dias. A duração das precauções para pacientes imunossuprimidos com PCR persistentemente positivo não está definida, mas há relatos de transmissão
Pé, mão, boca, doença (veja *Enterovirótica, infecção*)			
Pediculose (piolho)	C	T 24 horas após o fim do tratamento	
Pele escaldada, síndrome (estafilocócica)	C	DD	Veja *Doença estafilocócica*
Pertussis (coqueluche)	D	T 5 dias	Prefira quarto privativo. Coorte é uma opção. Quimioprofilaxia para contatos domiciliares e profissionais da saúde com exposição prolongada a secreções respiratórias. Recomendações para vacina acelular para *pertussis* em adultos em andamento
Peste (*Yersinia pestis*)			
Bubônica	P		
Pneumônica	G	T 48 horas	Antibioticoprofilaxia para profissionais da saúde expostos
Piolho			
Cabeça (pediculose, piolho)	C	T 4 horas	
Corpo (sarna)	P		Transmissão pessoa a pessoa através de roupas infestadas. Use capote e luvas quando remover, ensacar e lavar roupas contaminadas de acordo com as diretrizes do CDC citadas anteriormente
Pubiano	P		Transmissão pessoa a pessoa através de contato sexual

Pneumonia

Adenovírus	G, C	DD	Relatos de surtos em unidades pediátricas e instituições. Em hospedeiros imunodeprimidos, estenda a duração das precauções para gotículas e de contato devido à disseminação viral prolongada
Bacteriana sem referência em outro item (inclusive bactérias gram-negativas)	P		
B. cepacia em pacientes com fibrose cística, inclusive colonização do trato respiratório	C	Desconhecido	Evite a exposição a outras pessoas com FC; prefira quarto privativo. Sem critérios definidos para Precauções G/C. Veja diretrizes para fibrose cística
B. cepacia em pacientes sem fibrose cística (veja Multirresistentes, organismos)			
Chlamydia	P		
Fúngica	P		
Haemophilus influenzae tipo b			
Adultos	P		
Bebês e crianças	D	T 24 horas	
Legionella spp.	P		
Meningocócica	D	T 24 horas	Veja Meningocócica, doença
Multirresistente bacteriana (veja Multirresistentes, organismos)			
Mycoplasma (pneumonia primária atípica)	D	DD	
Pneumocócica	P		Use precauções de gotículas em caso de evidência de transmissão dentro da unidade ou insituição de cuidados
Pneumocystis jiroveci	P		Evite colocar no mesmo quarto de paciente imunocomprometido
Staphylococcus aureus	P		Para MRSA, veja MDRO
Streptococcus, grupo A			
Adultos	D	T 24 horas	Veja Estreptococcia, doença (estreptococo do grupo A). Precauções de contato em caso de lesões de pele
Bebês e crianças < 1 ano	D	T 24 horas	Precauções de contato em caso de lesões de pele
Varicela-zóster			
Adultos	P		

(continua)

Tipo e duração das precauções recomendadas para infecções e condições específicas (*continuação*)

Infecção/Condição	Precauções		
	Tipo*	Duração†	Comentários
Bebês e crianças < 1 ano (veja *Doença respiratória infecciosa, aguda* ou *Agentes virais específicos*)			
Poliomielite	C	DD	
Pressão, úlcera (úlcera de decúbito, escara) infectada			
Maior	C	DD	Se sem curativo ou se curativo não contém drenagem, até que a drenagem cesse ou possa ser contida por curativo
Menor ou limitada	P		Se curativo cobrindo e contendo drenagem
Príon, doença (veja *Creutzfeld-Jacob, doença*)			
Psitacose (ornitose) (*Chlamydia psittaci*)	P		Sem transmissão pessoa a pessoa
Q, Febre	P		
Raiva	P		Transmissão pessoa a pessoa é rara; relato de transmissão através de transplante de córnea, órgãos e tecidos. Se o paciente tiver mordido outro indivíduo ou houver contaminação com saliva de feridas abertas ou mucosas, lave a área exposta vigorosamente e administre a profilaxia pós-exposição
Recorrente, febre	P		Sem transmissão pessoa a pessoa
Respiratória, doença infecciosa aguda, infecção (aquelas sem referência em outro item)			
Adultos	P		
Bebês e crianças < 1 ano	C	DD	Veja também síndromes e condições listadas no Anexo 2
Reumática, febre	P		Doença não infecciosa
Reye, síndrome	P		Doença não infecciosa
Rinovírus	D	DD	Via de transmissão mais importante é gotícula. Ocorrência de surtos em UTI neonatais e em instituições de longa permanência. Acrescente precauções de contato em caso de secreções abundantes e provável contato próximo (p. ex., crianças mais novas)
Ricketsiose, febre da mordida de carrapato (febre maculosa das Montanhas Rochosas)	P		Sem transmissão pessoa a pessoa, exceto raramente, através de transfusão
Ricketsiose variceliforme (ricketsiose vesicular)	P		Sem transmissão pessoa a pessoa
Ritter, doença de (síndrome da pele escaldada estafilocócica)	C	DD	Veja *Estafilocócica, doença, pele escaldada, síndrome*
Roseola infantum (exantema súbito, causado por HHV-6)	P		

Rotavírus, infecção (veja *Gastroenterite*)

Rubéola (sarampo alemão) (veja também *Congênita, rubéola*)	D	T 7 dias após início do *rash*	Profissionais da saúde suscetíveis não devem entrar no quarto se cuidadores imunes estiverem disponíveis. Sem recomendação para o uso de proteção facial (p. ex., máscara cirúrgica) se imune. Gestantes não imunes não devem cuidar desses pacientes. Administre vacina até 3 dias após exposição a suscetíveis não gestantes. Coloque pacientes suscetíveis expostos em precauções de gotículas; exclua profissionais da saúde suscetíveis do trabalho do quinto dia após o primeiro dia de exposição até o 21º dia após a última exposição, independente da vacinação pós-exposição
Sarampo			
Sarampo alemão (veja *Rubéola* e *Congênita, rubéola*)			
Salmonelose (veja *Gastroenterite*)			
Shigelose (veja *Gastroenterite*)			
Sífilis			
Latente (terciária) e soropositivos sem lesões	P		
Pele, mucosas, incluindo congênita, primária e secundária	P		
Sincicial respiratório, vírus (em bebês e crianças < 1 ano e adultos imunocomprometidos)	C	DD	Use máscara conforme PP. Em pacientes imunocomprometidos, prolongue a duração das precauções de contato devido a disseminação viral estendida. A confiabilidade do teste de antigenemia para determinar a retirada de pacientes com internação prolongada das precauções de contato é incerta
Síndrome da angústia respiratória aguda grave (SARS)	A, G, C	DD mais 10 dias após resolução da febre, desde que os sintomas respiratórios estejam ausentes ou melhorando	Prefira precauções aéreas; precauções de gotículas se AIIR não disponível. Proteção respiratória N95 ou superior; máscara cirúrgica se N95 não disponível; proteção ocular (óculos, viseira); procedimentos geradores de aerossol e grandes disseminadores aumentam o risco de transmissão através de núcleos de pequenas gotículas e gotículas maiores. Vigilância da desinfecção ambiental (ver www.cdc.gov/ncidod/sars)
Spirillum minor, doença (febre por mordida de rato)	P		Sem transmissão pessoa a pessoa
Streptobacillus moniliformis, doença (febre por mordida de rato)	P		Sem transmissão pessoa a pessoa
Taenia solium (solitária)			Sem transmissão pessoa a pessoa
Tétano	P		
Tifoide, febre (*Salmonella typhi*) (veja *Gastroenterite*)			

(continua)

Tipo e duração das precauções recomendadas para infecções e condições específicas (*continuação*)

Infecção/Condição	Precauções		
	Tipo*	Duração†	Comentários
Tifo			
Rickettsia prowazekii (tifo epidêmico)	P		Transmitido pessoa a pessoa através de contato íntimo ou roupas contaminadas
Rickettsia typhi	P		Sem transmissão pessoa a pessoa
Tinha (dermatofitose, dermatomicose, *tinea*)	P		Raramente ocorrem surtos em instituições de cuidados à saúde (p. ex., UTI neonatal)
Tosse comprida (veja *Pertussis, coqueluche*)			
Tóxico, choque – síndrome do (estafilocócica, doença; estreptocócica, doença)	P		Precauções para gotículas nas primeiras 24 horas após início de antimicrobianos se provável *Streptococcus* do grupo A
Toxoplasmose	P		Transmissão pessoa a pessoa, vertical da mãe para bebê e através de transplante de órgãos ou transfusão de sangue (rara)
Tracoma, agudo	P		
Transmissível, encefalopatia espongiforme (veja *Creutzfeld-Jacob, doença, CJD, VCJD*)			
Tricomoníase	P		
Triquinose	P		
Triquiuríase (*Trichiuris trichiura*)	P		
Tuberculose (*M. tuberculosis*)			
Extrapulmonar (lesões drenantes)	R, C		Descontinue precauções somente após melhora clínica do paciente e quando a drenagem tiver cessado, ou em caso de três culturas negativas consecutivas da drenagem. Pesquise a presença de doença pulmonar ativa
Extrapulmonar (sem lesões drenantes), meningite	P		Pesquise tuberculose pulmonar. Para crianças e bebês, use precauções respiratórias até que se exclua tuberculose ativa nos familiares visitantes
Pulmonar ou laríngea, confirmada	R		Interrompa precauções somente após melhora clínica do paciente e três esfregaços de escarros negativos para BAAR coletados em dias separados (MMWR 2005;54: RR-17. Disponível em: http://www.cdc.gov/mmwr/preview/mmwrhtml/rr5417a1.htm?s_cid=rr5417a1_e)
Pulmonar ou laríngea, suspeitada	R		Interrompa precauções somente quando a probabilidade de tuberculose for mínima e (1) houver outro diagnóstico que explique a síndrome clínica ou (2) três esfregaços de escarros negativos para BAAR. Cada amostra de escarro deve ser coletada com intervalo de 8 a 24 horas e pelo menos um deve ser coletado pela manhã

Teste cutâneo positivo, sem evidência de doença ativa	P		
Tularemia			
Lesão drenante	P		Sem transmissão pessoa a pessoa
Pulmonar	P		Sem transmissão pessoa a pessoa
Urinária, infecção (incluindo pielonefrite), com ou sem sonda vesical	P		
Vaccinia (infecção de local de vacinação, evento adverso pós-vacinal)*			Somente profissionais da saúde vacinados devem entrar em contato com os locais de vacinação e cuidar de indivíduos com efeitos adversos da vacina; se não vacinados, apenas profissionais da saúde sem contraindicações à vacina devem fornecer cuidados
Cuidados com local de vacinação (incluindo áreas autoinoculadas)	P		A vacinação é recomendada para os vacinadores; para profissionais da saúde recentemente vacinados: curativos semipermeáveis sobre gazinha até a crosta se soltar, trocando o curativo à medida que acumular líquidos por 3 a 5 dias; luvas e higienização das mãos para trocar curativos; os curativos deverão ser feitos por profissionais da saúde vacinados ou sem contraindicações à vacina
Eczema vaccinatum	C	Até que lesões estejam secas, com crostas e crostas soltando	Para contato com lesões que contenham vírus ou material exsudativo
Vaccinia fetal	C		
Vaccinia disseminada	C		
Vaccinia progressiva	C		
Encefalite pós-vacinal	P		
Blefarite ou conjuntivite	P/C		Use precauções de contato em caso de drenagem volumosa
Irite ou ceratite	P		
Eritema multiforme associado a vaccinia (síndrome de Stevens-Johnson)	P		
Infecção bacteriana secundária (p. ex., S. aureus, Streptococcus β-hemolítico do grupo A)	P/C		Siga a recomendação específica para o agente (Streptococcus e Staphylococcus são os mais comuns) e considere a magnitude da drenagem

(continua)

Tipo e duração das precauções recomendadas para infecções e condições específicas (*continuação*)

Infecção/Condição	Precauções		
	Tipo[*]	Duração[†]	Comentários
Varicella-zoster	R/C	Até lesões secas e crostas	Profissionais da saúde suscetíveis não devem entrar no quarto se houver cuidadores imunes disponíveis; sem recomendação de proteção facial para profissionais da saúde imunes; sem recomendação sobre o tipo de proteção, ou seja, máscara cirúrgica ou respirador, para profissionais suscetíveis. Em hospedeiros imunocomprometidos com pneumonia por varicela, prolongue a duração das precauções até a resolução da doença. Profilaxia pós-exposição: forneça vacina assim que possível, dentro de 120 horas; para suscetíveis com contraindicações à vacina (pessoas imunocomprometidas, mulheres grávidas, neonatos cujas mães iniciaram quadro de varicela < 5 dias antes do parto ou 48 horas após o parto) forneça VZIG, quando disponível, em até 96 horas; se não for possível, use IVIG. Use precauções respiratórias para pessoas suscetíveis expostas e exclua profissionais da saúde suscetíveis expostos após 8 dias da primeira exposição por 21 dias após a última exposição ou 28 dias, se tiver recebido VZIG, independente da vacinação pós-exposição
Varíola (para manejo de pessoas vacinadas, veja *Vaccinia*)	R, C	DD	Até que feridas tenham crostas se soltando (3 a 4 semanas). Profissionais da saúde não vacinados não devem prover cuidados se cuidadores imunes estiverem disponíveis; proteção N95 ou maior para suscetíveis
Vibrio parahaemolyticus (veja *Gastroenterite*)			
Vincent, angina de (boca de trincheira)	P		
Virais, doenças respiratórias (não citadas em outro local)			
Adultos	P		
Bebês e crianças pequenas (veja doenças respiratórias agudas)			
Yersinia enterocolitica, gastroenterite por (veja *Gastroenterite*)			
Zoster (*Varicella-zoster*) (veja *Herpes-zóster*)			
Zigomicose (ficomicose, mucormicose)	P		Sem transmissão pessoa a pessoa

[1] Tipo de precaução: R(A): precaução respiratória; C: contato; G(D): gotícula; P(S): padrão; quando R, C e G são indicados, use também P.

† Duração da precaução: CN: até fim de tratamento antimicrobiano e culturas negativas; DD(DI): duração da doença (caso de feridas, DD significa até que a ferida pare de drenar); DA(DE): até a descontaminação completa do ambiente; T (U): até o tempo especificado em horas após o início da terapia eficaz; desconhecido: não há critério estabelecido a respeito da erradicação do patógeno.

Fonte: Guideline for isolation precautions: preventing transmission of infectious agents in healthcare settings, 2007. Tradução: Johnson DSD, Couto AFA, Siegel JD, Rhinehart E, Jackson M, Chiarello L, and the Healthcare Infection Control Practices Advisory Committee. 2007.

ANEXO 2

Síndromes clínicas e condições que exigem precauções empíricas com base na transmissão em associação às PP até a confirmação do diagnóstico*

Síndrome clínica ou condição#	Patógenos potenciais##	Precauções empíricas (sempre incluem PP)
Diarreia		
Diarreia aguda com causa provavelmente infecciosa em pacientes usuários de fralda ou incontinentes	Patógenos entéricos§	Precauções de contato (pediátricos e adultos)
Meningite	*Neisseria meningitidis*	Precauções para gotículas nas primeiras 24 horas de antimicrobianos. Máscara e proteção facial para intubação
	Enterovírus	Precauções de contato para bebês e crianças
	M. tuberculosis	Precaução respiratória em caso de infiltrado pulmonar. Precaução respiratória mais precauções de contato se houver drenagem de fluido corporal potencialmente infeccioso
Rash ou exantemas generalizados de etiologia indeterminada		
Petéquias/equimoses com febre	*N. meningitidis*	Precauções para gotículas nas primeiras 24 horas de antimicrobiano
Em caso de história de viagem para região em surto de febres virais hemorrágicas nos 10 dias que antecederam o início da febre	Ebola, Lassa, Marburg	Precauções para gotículas mais precauções de contato com proteção facial e ocular; enfatize a segurança com perfurocortanttes e barreiras de proteção quando provável contato com sangue. Use proteção respiratória N95 ou superior em caso de realização de procedimentos que produzem aerossóis
Vesicular	*Varicella-zoster*, herpes simples, varíola, vírus *vaccinia*	Precauções respiratórias mais precauções de contato. Precauções de contato somente se herpes simples e zóster localizado em pacientes imunocompetentes ou provável vírus *vaccinia*
Maculopapular com tosse, coriza e febre	Sarampo	Precauções respiratórias
Infecções respiratórias		
Tosse, febre, infiltrado no lobo superior, paciente HIV-negativo ou de baixo risco para HIV	*M. tuberculosis*, vírus respiratórios, *S. pneumoniae*, *S. aureus* (MSSA, MRSA)	Precauções respiratórias mais precauções de contato

(continua)

Síndromes clínicas e condições que exigem precauções empíricas com base na transmissão em associação às PP até a confirmação do diagnóstico*
(*continuação*)

Síndrome clínica ou condição#	Patógenos potenciais##	Precauções empíricas (sempre incluem PP)
Tosse, febre, infiltrado pulmonar em qualquer localização em paciente HIV-positivo ou de alto risco para infecção por HIV	*M. tuberculosis*, vírus respiratórios, *S. pneumoniae*, *S. aureus* (MSSA, MRSA)	Precauções respiratórias mais precauções de contato. Use proteção ocular/facial quando realizar procedimentos que produzam aerossóis ou quando for antecipado contato com secreções respiratórias. Se tuberculose for improvável e não houver AIIR e/ou respiradores disponíveis, use precauções para gotículas no lugar de precauções de contato. Tuberculose é mais provável em pacientes HIV-positivos do que em indivíduos HIV-negativos
Tosse, febre, infiltrado pulmonar em qualquer localização em paciente com história de viagem recente (10 a 21 dias) para países com surto ativos de SARS, influenza aviária	*M. tuberculosis*, vírus da angústia respiratória aguda grave (SARS-CoV), influenza aviária	Precauções respiratórias, precauções de contato mais proteção ocular. Se SARS e tuberculose improváveis, use precauções para gotículas no lugar de precauções respiratórias
Infecções respiratórias, particularmente bronquiolite e pneumonia, em bebês e crianças mais novas	Vírus sincicial respiratório, parainfluenza, adenovírus, vírus da influenza, metapneumovírus humano	Precauções de contato mais precauções para gotículas. interromper precauções para gotículas após exclusão de adenovírus e influenza
Infecção de pele ou ferida		
Abscesso ou ferida drenante que não pode ser coberta	*Staphylococcus aureus* (MSSA, MRSA), *Streptococcus* do grupo A	Precauções de contato. Acrescente precauções para gotículas nas primeiras 24 horas de antibioticoterapia apropriada em caso de suspeita de doença invasiva por *Streptococcus* do grupo A

*Profissionais do controle de infecção devem modificar ou adaptar esta tabela de acordo com as condições locais. A fim de garantir a implementação empírica apropriada das precauções, os hospitais devem contar com programas para avaliação dos pacientes de acordo com esses critérios rotineiramente como parte dos cuidados de pré-admissão e admissão.

#Pacientes com as síndromes ou condições listada a seguir podem apresentar sinais e sintomas atípicos (p. ex., neonatos e adultos com coqueluche podem não apresentar tosse paroxística ou grave). O índice de suspeita clínica deve ser guiado pela prevalência específica para as condições na comunidade, assim como julgamento clínico.

##Os microrganismos listados na coluna *Patógenos potenciais* não representam o diagnóstico completo nem mais provável, mas uma possibilidade de etiologia que exige precauções adicionais além das PP até que sejam excluídos.

§Estes patógenos incluem *E. coli* entero-hemorrágica O157: H7, *Shigella* sp., vírus da hepatite A, norovírus, rotavírus e *C. difficile*.

Fonte: Guideline for isolation precautions: preventing transmission of infectious agents in healthcare settings, 2007. Tradução: Johnson DSD, Couto AFA, Siegel JD, Rhinehart E, Jackson M, Chiarello L, and the Healthcare Infection Control Practices Advisory Committee. 2007.

ANEXO 3

Recomendações para uso das PP nos cuidados a qualquer paciente em qualquer contexto de assistência à saúde

Componente	Recomendações
Higiene das mãos	Após tocar sangue, fluidos corporais, secreções, excreções e itens contaminados, imediatamente após retirar luvas; entre o contato com diferentes pacientes
Equipamentos de proteção individual (EPI)	
Luvas	Para tocar sangue, fluidos corporais, secreções, excreções, itens contaminados, membranas mucosas e pele não íntegra
Capote	Durante procedimentos e atividades de cuidado com paciente, quando for provável o contato da roupa/pele exposta com sangue, fluidos corporais, secreções e excreções
Máscara, proteção ocular (óculos), viseira*	Durante procedimentos e atividades de cuidado com paciente com prováveis respingos ou *spray* de sangue, fluidos corporais, secreções, principalmente aspiração, e intubação endotraqueal
Equipamentos de cuidados com pacientes contaminados	Manejar de modo a prevenir a transferência de microrganismos para outros e para o ambiente; use luvas se visivelmente contaminado; lave as mãos
Controle ambiental	Desenvolva rotinas de limpeza, desinfecção e cuidado de superfícies ambientais, especialmente superfícies frequentemente tocadas nas áreas de cuidado com pacientes
Tecidos e lavanderia	Manejar de modo a prevenir a transferência de microrganismos para outros e para o ambiente
Agulhas e outros perfurocortantes	Não reencape, quebre, entorte ou manipule agulhas usadas; se for necessário reencapar, utilize a técnica de reencape com uma das mãos; use apresentações seguras sempre que disponíveis; descarte perfurocortantes em recipientes rígidos
Ressuscitação de pacientes	Use bocais, bolsas de ressuscitação e outros dispositivos ventilatórios para evitar o contato da boca com secreções orais
Localização de pacientes	Priorize para quarto privativo pacientes com risco aumentado de transmissão e probabilidade de contaminação do ambiente e aqueles que não mantêm higiene adequada ou que apresentem risco aumentado de adquirir novas infecções ou risco de evolução desfavorável, se forem infectados
Higiene respiratória – etiqueta de tosse (contenção da fonte de secreções respiratórias infectantes em pacientes sintomáticos, começando no primeiro ponto de contato – p. ex., triagem e recepção em departamentos de emergência e consultórios médicos)	Instrua pessoas sintomáticas a cobrirem a boca e o nariz ao tossir e espirrar, a usar lenços e descartar em recipientes sem contato manual, a realizar higiene das mãos após contaminação com secreções respiratórias, a usar máscara cirúrgica se tolerar ou manter separação espacial > 1 metro, se possível

*Durante procedimentos que produzem aerossóis em pacientes com suspeita ou confirmação de infecção transmitida por aereossóis respiratórios (p. ex., SARS), use respirador N95 ou de maior eficácia, bem adaptado, em adição a luvas, capote e proteção facial e ocular.

Fonte: Guideline for isolation precautions: preventing transmission of infectious agents in healthcare settings, 2007. Tradução: Johnson DSD, Couto AFA, Siegel JD, Rhinehart E, Jackson M, Chiarello L, and the Healthcare Infection Control Practices Advisory Committee. 2007.

ANEXO 4
Precauções com base na transmissão dos agentes infecciosos – recomendações do CDC*

- **Categoria IA:** implementação fortemente recomendada e fortemente sustentada por estudos epidemiológicos, clínicos ou experimentais bem-desenhados.

- **Categoria IB:** implementação fortemente recomendada e sustentada por alguns estudos epidemiológicos, clínicos ou experimentais e forte justificativa teórica.

- **Categoria IC:** implementação requerida por padrões ou leis federais e/ou estaduais.

- **Categoria II:** implementação sugerida e sustentada por estudos clínicos e epidemiológicos ou por justificativa teórica.

- **Sem recomendação:** questão não resolvida. Prática sem evidência suficiente ou sem consenso sobre eficácia.

PRECAUÇÕES COM BASE NA TRANSMISSÃO E AMBIENTE PROTETOR
A. Princípios gerais

- **I.A.1.** Além das PP, use as precauções com base na transmissão para pacientes com infecção documentada ou suspeita ou com colonização por patógenos altamente transmissíveis ou epidemiologicamente importantes para os quais são necessárias precauções adicionais para evitar a transmissão (*categoria IA*).

- **I.A.2.** Estenda a duração das precauções com base na transmissão (p. ex., contato por gotículas) nos paciente imunossuprimidos com infecções viróticas, dada a eliminação prolongada de agentes virais que podem ser transmitidos para outros (*categoria IA*).

B. Precauções de contato

- **B.1.** Use precauções de contato nos pacientes com infecção conhecida ou suspeitada ou com evidências de síndromes que representam risco aumentado de transmissão por contato. Para recomendações específicas sobre o uso de precauções de contato contra colonização ou infecção por organismos multirresistentes (MDRO), veja MDRO *Guideline* em: www.cdc.gov/ncidod/dhqp/pdf/ar/mdro*Guideline*2006.pdf 870.

- **B.2.** Localização do paciente:
  - **B.2.a.** Em hospitais de atendimento agudo, localize os pacientes que necessitam de precauções de contato em quartos individuais (leito único), onde disponível (*categoria IB*).
    Na falta de quartos individuais, aplique os seguintes princípios para decidir sobre a localização do paciente:
    - Priorize os pacientes cuja condição possa facilitar a transmissão (p. ex., drenagem não contida, incontinência fecal) para quartos individuais (*categoria II*).
    - Coloque no mesmo quarto (coorte) aqueles pacientes infectados ou colonizados pelo mesmo patógeno e que sejam companheiros de quarto apropriados (*categoria IB*).
    - Caso se torne necessário colocar um paciente que necessita de precauções de contato em quarto com paciente não infectado ou colonizado pelo mesmo agente infeccioso:
      - ○ Evite colocar os pacientes que necessitam de precauções de contato no mesmo quarto de pacientes cujas condições clínicas podem aumentar o risco de desfechos adversos resultantes de infecção ou que possam facilitar a transmissão (p. ex., pacientes imunocom-

---

*Guideline for isolation precautions: preventing transmission of infectious agents in healthcare settings, 2007. Tradução: Johnson DSD, Couto AFA, Siegel JD, Rhinehart E, Jackson M, Chiarello L, and the Healthcare Infection Control Practices Advisory Committee. 2007.

prometidos, que tenham feridas abertas ou quando se antecipa internação prolongada) (*categoria II*).

- o Mantenha os pacientes fisicamente separados (isto é, > 1 metro [3 pés] de distância) um do outro. Mantenha fechadas as cortinas entre os leitos para minimizar as oportunidades de contato direto (*categoria II*).
- o Troque as roupas protetoras e faça a higiene das mãos entre o contato com um paciente e outro no mesmo quarto, mesmo que ambos os pacientes estejam sendo submetidos às precauções de contato (*categoria IB*).

- **B.2.b.** No contexto de longa permanência ou residencial, decida sobre a alocação de pacientes caso a caso, pesando os riscos de infecção para outros pacientes no quarto, a presença de fatores que favoreceriam a transmissão e o potencial de impacto psicológico negativo para o paciente infectado ou colonizado (*categoria II*).
- **B.2.c.** No contexto ambulatorial, coloque os pacientes que necessitam precauções de contato na sala ou boxe de exame assim que possível (*categoria II*).

- **B.3.** Uso de equipamentos de proteção individual:
  - **B.3.a.** Luvas: use luvas sempre que tocar a pele intacta do paciente ou superfícies ou artigos próximos ao paciente (p. ex., equipamento médico, grades da cama). Calce as luvas ao entrar no quarto ou boxe (*categoria IB*).
  - **B.3.b.** Capotes:
    - **B.3.b.i.** Use capote sempre que antecipar contato direto da roupa com o paciente ou superfícies ambientais potencialmente contaminadas ou equipamentos próximos ao paciente. Vista o capote ao entrar no quarto ou boxe. Retire o capote e higienize as mãos antes de deixar o ambiente de cuidado do paciente (*categoria IB*).
    - **B.3.b.ii.** Após a remoção do capote, assegure-se de que a roupa e a pele não tenham contato com superfícies ambientais potencialmente contaminadas, o que poderia resultar em transferência de microrganismos para outros pacientes ou superfícies ambientais (*categoria II*).

- **B.4.** Transporte de paciente:
  - **B.4.a.** Em hospitais de cuidados agudos ou de longa permanência e outros contextos residenciais, limite o transporte e a movimentação de pacientes para fora do quarto a propósitos médicos necessários (*categoria II*).
  - **B.4.b.** Em qualquer contexto de assistência à saúde, quando o transporte e a movimentação são necessários, assegure-se de que as áreas infectadas ou colonizadas do corpo do paciente estejam contidas e cobertas (*categoria II*).
  - **B.4.c.** Remova e despreze o EPI contaminado e realize higiene das mãos após o transporte de pacientes com precauções de contato (*categoria II*).
  - **B.4.d.** Vista EPI limpo para manusear o paciente no local de destino (*categoria II*).

- **B.5.** Equipamentos de cuidados e instrumentos/ispositivos:
  - **B.5.a.** Manipule equipamentos de cuidados e instrumentos/dispositivos de acordo com PP (*categoria IB/IC*).
  - **B.5.b.** Em hospitais de cuidados agudos ou de longa permanência e outros contextos residenciais, use equipamentos não críticos descartáveis (p. ex., manguitos para medida de pressão arterial) ou implemente o uso exclusivo pelo paciente desses equipamentos. Se for inevitável o uso comum de equipamento por múltiplos pacientes, limpe e desinfete esse equipamento antes de usar em outro paciente (*categoria IB*).
  - **B.5.c.** Em cuidados domiciliares:
    - **B.5.c.i.** Limite a quantidade de equipamentos não descartáveis levados ao domicílio do paciente em precauções de contato. Sempre que possível, deixe o equipamento no domicílio até a alta do paciente do serviço de cuidados domiciliares (*categoria II*).

- **B.5.c.ii.** Se equipamentos não críticos (p. ex., estetoscópio) não puderem ficar no domicílio, limpe e desinfete os itens antes de tirá-los da casa, usando um desinfetante de nível baixo a intermediário. Outra alternativa consiste em colocar os itens reutilizáveis contaminados em sacos plásticos para transporte e subsequentes limpeza e desinfecção (*categoria II*).
- **B.5.d.** Em contextos ambulatoriais, coloque o equipamento não crítico reutilizável contaminado em saco plástico para transporte até a área contaminada de reprocessamento (*categoria II*).

- **B.6.** Cuidados com o ambiente: assegure que os quartos de pacientes com precauções de contato sejam priorizados para limpeza e desinfecção frequentes (p. ex., no mínimo diariamente), com foco nas superfícies que são tocadas com frequência (p. ex., grades da cama, mesinhas de auxílio, criados-mudos, superfícies das pias nos banheiros dos pacientes, maçanetas) e equipamentos na proximidade imediata do paciente (*categoria IB*).

- **B.7.** Interrompa precauções de contato após a resolução dos sinais e sintomas da infecção ou de acordo com recomendações específicas para os patógenos (*categoria IB*).

C. Precauções de gotículas

- **C.1.** Use precauções de gotículas como recomendado no Apêndice A para pacientes com suspeita ou confirmação de infecção por patógenos transmitidos por gotículas respiratórias (ou seja, partículas > 5μ) produzidas por tosse, espirro e a fala de pacientes (*categoria IB*).

- **C.2.** Localização do paciente:
  - **C.2.a.** Em hospitais de cuidados agudos, coloque pacientes que necessitam precauções de gotículas em quartos privativos, se disponíveis (*categoria II*).

    Quando não houver quartos privativos em número suficiente, aplique os seguintes princípios para decidir sobre a localização do paciente:
    - Priorize os pacientes com tosse e produção de escarro excessiva para colocação em quarto privativo (*categoria II*).
    - Coloque juntos, no mesmo quarto (coorte), pacientes infectados pelo mesmo patógeno e que possam dividir o quarto (*categoria IB*).
    - Se necessário, coloque pacientes que necessitam precauções de gotículas em quarto com paciente que não tenha a mesma infecção.
    - Evite colocar pacientes com precauções de gotículas no mesmo quarto de pacientes que apresentem condições que possam aumentar o risco de desfecho desfavorável de uma infecção ou que possam facilitar a transmissão (p. ex., aqueles imunocomprometidos, aqueles com expectativa de longa permanência) (*categoria II*).
    - Assegure que os pacientes estejam fisicamente separados (ou seja, > 3 metros afastados) um do outro. Descerre as cortinas de privacidade entre as camas para minimizar as oportunidades de contato próximo (*categoria IB*).
    - Troque as roupas de proteção e realize higienização das mãos entre o contato de pacientes no mesmo quarto independente de um paciente ou os dois estarem em precauções de gotículas (*categoria IB*).
  - **C.2.b.** No contexto de cuidados de longa permanência ou domiciliares, decida sobre a localização do paciente caso a caso, considerando o risco de infecção para outros pacientes no quarto e as alternativas disponíveis (*categoria II*).
  - **C.2.c.** Em contextos ambulatoriais, coloque pacientes que necessitam precauções de gotículas na sala ou boxe de exame assim que possível. Instrua os pacientes a seguirem as recomendações de higiene respiratória/etiqueta de tosse (*categoria II*).

- **C.3.** Uso dos equipamentos de proteção individual:
  - **C.3.a.** Coloque a máscara ao entrar no quarto ou boxe do paciente (*categoria IB*).

- **C.3.b.** Não recomendação para uso rotineiro de proteção ocular (p. ex., óculos ou viseira), em adição à máscara para contato próximo com pacientes que necessitam precauções de gotículas (*questão não resolvida*).
- **C.3.c.** Para pacientes com suspeita ou confirmação de SARS, influenza aviária ou influenza pandêmica, consulte aos seguintes *websites* para obter informações mais atualizadas (www.cdc. gov/ncidod/sars/; www.cdc.gov/flu/avian/; www.pandemicflu.gov/).

- **C.4.** Transporte do paciente:
  - **C.4.a.** Em hospitais de cuidados agudos ou de longa permanência e outros contextos residenciais, limite o transporte e a movimentação dos pacientes para fora do quarto a propósitos médicos necessários (*categoria II*).
  - **C.4.b.** Se for necessário transporte ou movimentação em qualquer contexto de assistência à saúde, instrua o paciente a usar máscara cirúrgica e aderir à higiene respiratória/etiqueta de tosse – www.cdc.gov/flu/professionals/infectioncontrol/resphygiene.htm (*categoria IB*).
  - **C.4.c.** Não é necessária máscara para pessoas que transportem pacientes em precauções de gotículas (*categoria II*).
  - **C.4.d.** Interrompa precauções de gotículas após a resolução dos sinais e sintomas ou de acordo com as recomendações específicas para patógenos (*categoria IB*).

D. Precauções respiratórias

- **D.1.** Use precauções respiratórias como recomendado no Apêndice A para pacientes com suspeita ou confirmação de infecção por agentes infecciosos transmitidos de pessoa a pessoa por via aérea (p. ex., *M. tuberculosis*, sarampo, varicela, herpes-zóster disseminado) (*categoria IA/IB*).

- **D.2.** Localização do paciente:
  - **D.2.a.** Em hospitais de cuidados agudos e contextos de cuidados de longa permanência, coloque pacientes que necessitam precauções respiratórias em AIIR construído de acordo com as diretrizes atuais (*categoria IA/IC*):
    - **D.2.a.i.** Forneça pelo menos seis (em construções já existentes) ou 12 (em construções/reformas recentes) trocas de ar por hora.
    - **D.2.a.ii.** Faça exaustão do ar direta para área externa. Se não for possível a exaustão do AIIR diretamente para o exterior, o ar deve retornar para um sistema de manejo de ar ou para espaços adjacentes, se todo o ar for direcionado através de filtros HEPA.
    - **D.2.a.iii.** Sempre que um AIIR for usado por um paciente em precauções aéreas, monitorize a pressão do ar diariamente por meio de indicadores visuais (p. ex., tubos de fumaça, medidores da direção do fluxo de ar [*flutter strips*]), mesmo que haja dispositivos sensores de diferenças de pressão (p. ex., manômetros).
    - **D.2.a.iv.** Mantenha a porta do AIIR fechada quando não estiver sendo usada para entrada ou saída.
  - **D.2.b.** Quando nao houver AIIR disponível, transfira o paciente para uma instituição que tenha AIIR disponível (*categoria II*).
  - **D.2.c.** Em caso de surto ou exposição envolvendo grande número de pacientes que necessitam precauções respiratórias:
    - Consulte profissionais de controle de infecção antes de definir a localização do paciente para determinar a segurança do quarto que não apresente os requisitos de engenharia de um AIIR.
    - Coloque junto (coorte) pacientes que tenham presumivelmente a mesma infecção (com base na apresentação clínica e no diagnóstico, quando conhecido) em áreas da instituição afastadas de outros pacientes, especialmente pacientes de risco aumentado para infecções (p. ex., pacientes imunocomprometidos).

- – Use soluções portáteis temporárias (p. ex., ventilador/exaustor) para criar um ambiente de pressão negativa na área convertida da instituição. Elimine o ar diretamente para o exterior, longe de pessoas e áreas de entradas de ar, ou direcione todo o ar para filtros HEPA, antes de liberá-lo para outros espaços de ar (*categoria II*).
- **D.2.d.** Em contextos ambulatoriais:
  - – **D.2.d.i.** Desenvolva sistemas (p. ex., triagem, sinalizações) para identificar os pacientes com suspeita ou confirmação de infecções que necessitam precauções respiratórias à entrada no ambulatório (*categoria IA*).
  - – **D.2.d.ii.** Coloque o paciente em um AIIR assim que possível. Se não houver AIIR disponível, coloque uma máscara cirúrgica no paciente e o coloque em uma sala de exame. Uma vez que o paciente saia, a sala deve ficar vazia por tempo apropriado, geralmente 1 hora, para permitir a troca completa do ar (*categoria IB/IC*).
  - – **D.2.d.iii.** Instrua pacientes com suspeita ou confirmação de infecção transmitida por via aérea a usar máscara cirúrgica e aderir à higiene respiratória/etiqueta de tosse. Uma vez em AIIR, a máscara pode ser removida; a máscara deverá ser mantida se o paciente não estiver em um AIIR (*categoria IB/IC*).
- ■ **D.3.** Restrições de pessoal: restrinja a entrada de profissionais da saúde suscetíveis em quartos com suspeita ou confirmação de sarampo, varicela (catapora), zóster disseminado ou varíola, se houver outros profissionais da saúde imunes disponíveis (*categoria IB*).
- ■ **D.4.** Uso de EPI:
  - • **D.4.a.** Use um respirador N95 ou superior bem adaptado e que tenha sido aprovado pelo NIOSH para proteção respiratória ao entrar em um quarto ou casa de um paciente onde as seguintes doenças estão confirmadas ou suspeitas:
    - – Tuberculose laríngea ou pulmonar infectante, ou quando estão presentes lesões cutâneas tuberculosas infecciosas e são realizados procedimentos que poderiam aerossolizar organismos viáveis (p. ex., irrigação, incisão e drenagem, tratamentos em banhos) (*categoria IB*).
    - – Varíola (vacinado e não vacinado): recomenda-se a proteção respiratória para todos os profissionais da saúde, incluindo aqueles com "pega" documentada após vacina antivariólica, devido ao risco de um vírus geneticamente manipulado contra o qual a vacina pode não oferecer proteção ou de exposição a uma elevada carga viral (p. ex., de procedimentos com elevado risco de produzir aerossóis, de pacientes imunocomprometidos, de varíola hemorrágica ou plana) (*categoria II*).
  - • **D.4.b.** Dada a dificuldade em confirmar a imunidade definitiva, não há recomendações sobre o uso de EPI pelos profissionais da saúde que forem presumivelmente imunes a sarampo ou varicela-zóster com base em história de doença, vacina ou teste sorológico, e que estiverem cuidando de indivíduos com suspeita ou confirmação de sarampo, varicela ou herpes-zóster disseminados (*questão não resolvida*).
  - • **D.4.c.** Não há recomendações sobre que tipo de equipamento de proteção individual (ou seja, máscara cirúrgica, proteção respiratória com respirador N95 ou superior) deve ser utilizado pelos profissionais de saúde suscetíveis que devam ter contato com pacientes portadores de suspeita ou confirmação de sarampo, varicela ou herpes-zóster disseminado (*questão não resolvida*).
- ■ **D.5.** Transporte do paciente:
  - • **D.5.a.** Em hospitais de cuidados agudos ou de longa permanência e outros contextos residenciais, limite o transporte e a movimentação de pacientes para fora do quarto a propósitos médicos necessários (*categoria II*).

- **D.5.b.** Se for necessário o transporte ou a movimentação fora do AIIR, instrua o paciente a usar máscara cirúrgica, se possível, e aderir à higiene respiratória/etiqueta de tosse (*categoria II*).
- **D.5.c.** Em pacientes com lesões de pele associadas a varicela ou varíola, ou lesões de pele drenantes causadas por M. *tuberculosis*, cubra as áreas afetadas para evitar a aerossolização ou o contato com o agente infeccioso das lesões da pele (*categoria IB*).
- **D.5.d.** Profissionais da saúde que estiverem transportando pacientes em precauções aéreas não precisam usar máscara ou respiradores durante o transporte se o paciente estiver usando máscara e as lesões infecciosas da pele estiverem cobertas (*categoria II*).

- **D.6.** Manejo da exposição: imunize ou forneça imunoglobulina apropriada às pessoas suscetíveis assim que possível após contato desprotegido (ou seja, exposição) com paciente com sarampo, varicela ou varíola (*categoria IA*).
  - Administre vacina para sarampo aos suscetíveis expostos em até 72 horas após a exposição ou imunoglobulina em até 6 dias após a exposição, em caso de pessoas de alto risco com contraindicações à vacina.
  - Administre vacina para varicela aos suscetíveis em até 120 horas após a exposição ou imunoglobulina antivaricela (VZIG ou produto alternativo), quando disponível, em até 96 horas, para pessoas de alto risco com contraindicações à vacina (p. ex., pacientes imunocomprometidos, mulheres grávidas, recém-nascidos cujas mães iniciaram quadro de varicela menos de 5 dias antes ou até 48 horas após o parto).
  - Administre vacina para varíola aos suscetíveis expostos em até 4 dias após a exposição.

- **D.7.** Interrompa precauções respiratórias de acordo com as recomendações específicas para cada patógeno A (*categoria IB*).

- **D.8.** Consulte *Guidelines for Preventing the Transmission of Mycobacterium tuberculosis in Health--care Settings* 2005 e o *Guideline for Environmental Infection Control in Healthcare Facilities* dos CDC para orientações adicionais sobre estratégias ambientais para prevenção da transmissão de tuberculose no contexto de assistência à saúde. As recomendações ambientais dessas diretrizes podem ser aplicadas a pacientes com outras infecções que necessitam precauções aéreas.

E. Ambiente protetor

- **E1.** Coloque pacientes com transplante alogênico de células-tronco hematopoéticas (HSCT) em um ambiente protetor como descrito em *Guideline to Prevent Opportunistic Infections in Patients with HSCT*, *Guideline for Environmental Infection Control in Healthcare Facilities* e *Guidelines for Preventing Healthcare-Associated Pneumonia*, 2003 para reduzir a exposição ambiental a fungos (p. ex., *Aspergillus* sp.) (*categoria IB*).

- **E2.** Não há recomendações para colocação em ambiente protetor de pacientes com outras condições médicas com risco aumentado de infecções fúngicas ambientais (p. ex., aspergilose) (*questão não resolvida*).

- **E3.** Para pacientes que necessitem ambiente protetor, implemente as seguintes recomendações:
  - **E3.a.** Controles ambientais:
    - **E3.a.i.** Fornecimento de ar filtrado através de filtros centrais ou de pontos de uso com filtração de partículas de alta eficiência (HEPA) capazes de remover 99,97% das partículas com diâmetro > 0,3 μm (*categoria IB*).
    - **E.3.a.ii.** Fluxo de ar direcionado com a entrada de ar de um lado do quarto de modo a mover o ar através da cama do paciente e saída por exaustor no lado oposto do quarto (*categoria IB*).

- **E.3.a.iii.** Pressão de ar positiva no quarto em relação ao corredor (diferencial de pressão > 12,5 Pa [medidor de nível de água de 0,01-polegadas]) (*categoria IB*).

  - **E.3.a.iii.(i).** Monitorização diária da pressão do ar por meio de indicadores visuais (p. ex., tubos de fumaça, medidores da direção do fluxo de ar [*flutter strips*]) (*categoria IA*).

- **E.3.a.iv.** Quartos bem vedados que previnam entrada de ar externo (*categoria IB*).

- **E.3.a.v.** No mínimo 12 trocas de ar por hora (*categoria IB*).

- **E.3.b.** Níveis reduzidos de poeira através de superfícies macias, não porosas, e acabamentos que podem ser escovados, em vez de materiais texturizados (p. ex., estofados). Em locais onde se possa acumular a poeira, umedeça superfícies horizontais empoeiradas sempre que detectar poeira e limpe rachaduras e cabeças de chuveiros automáticos contra incêndios rotineiramente (*categoria II*).

- **E.3.c.** Evite o uso de tapetes em corredores e quartos de pacientes (*categoria IB*).

- **E.3.d.** Proíba flores vivas ou secas e plantas em vasos (*categoria II*).

- **E.4.** Minimize o tempo dos pacientes que necessitam ambiente protetor fora de seus quartos para procedimentos diagnósticos e outras atividades (*categoria IB*).

- **E.5.** Durante períodos de construção, para pacientes que tolerarem, forneça proteção respiratória (p. ex., respirador N95) ao sair do ambiente protetor, a fim de prevenir inalação de partículas respiráveis que possam conter esporos infecciosos (*categoria II*).

  - **E.5.a.** Sem recomendação para teste de ajuste para pacientes que estão usando respiradores (máscaras N95) (*questão não resolvida*).

  - **E.5.b.** Sem recomendação para uso de respiradores ao deixar o ambiente protetor na ausência de construções civis (*questão não resolvida*).

- **E.6.** Uso de PP e precauções com base na transmissão em ambiente protetor:

  - **E.6.a.** Use como recomendado para todas as interações com pacientes (*categoria IA*).

  - **E.6.b.** Implemente precauções para gotículas e precauções de contato como recomendado para as doenças listadas no Anexo 1. As precauções com base na transmissão para infecções virais podem ter de ser prolongadas devido ao estado de imunodeficiência do paciente e a seu tempo de disseminação viral aumentado (*categoria IB*).

  - **E.6.c.** Precauções de barreira (p. ex., máscaras, capotes e luvas) para profissionais da saúde não são necessárias na ausência de infecção suspeitada ou confirmada, ou se as precauções não estão indicadas (*categoria II*).

  - **E.6.d.** Implemente precauções respiratórias para pacientes que necessitam quarto com ambiente protetor e aqueles que apresentam doenças infecciosas transmitidas por via aérea (p. ex., tuberculose pulmonar ou laríngea, varicela-zóster aguda) (*categoria IA*).

    - **E.6.d.i.** Certifique-se de que o ambiente protetor é projetado para manter pressão positiva (*categoria IB*).

    - **E.6.d.ii.** Use uma antessala para garantir equilíbrio de ar apropriado entre o corredor e o ambiente protetor; forneça exaustão de ar contaminado para o exterior independente ou instale um filtro HEPA no conduto de exaustão, se o ar de retorno for recirculado (*categoria IB*).

    - **E.6.d.iii.** Se não houver antessala disponível, coloque o paciente em um AIIR e use filtros portáteis HEPA de porte industrial no quarto para aumentar a filtração de esporos (*categoria II*).

ANEXO 5

Exemplos da maneira segura de colocação e remoção de equipamento de proteção individual (EPI)

Colocação EPI

Capote	
• Deve cobrir totalmente o pescoço, os joelhos, os braços e os pulsos • Amarre o capote na cintura e na parte posterior do pescoço	

Máscara e óculos	
• Dê laços seguros ou ajuste o elástico no meio da cabeça e no pescoço • Ajuste a parte flexível no nariz • Ajuste abaixo do queixo • Coloque os óculos e os ajuste no rosto	

Luvas	
• Uso de luvas não estéreis para isolamento • Escolha de acordo com o tamanho da mão • Estenda para cobrir o pulso do capote de isolamento	

Remoção de EPI

Remova o EPI na porta, antes de sair do quarto do paciente, ou na antecâmara.

Luvas
• Lembre-se: as luvas estão contaminadas   • Retire as luvas pela parte interior   • Mantenha a luva removida na outra mão (enluvada)   • Retire a outra luva pela parte interior, usando a mão sem luva   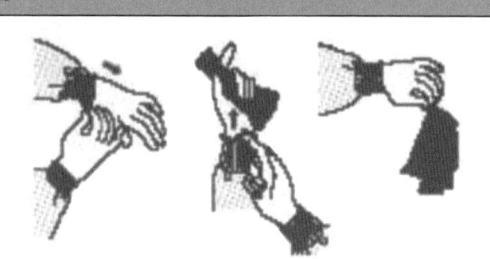

Óculos
• Atenção: a parte externa dos óculos de proteção está contaminada!   • Retire os óculos pela haste, que é uma parte limpa   • Coloque no local designado para reprocessamento ou no lixo   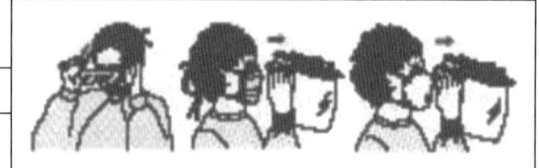

Capote
• Atenção: a frente e as mangas estão contaminadas!   • Solte o laço do pescoço e, em seguida, os laços da cintura   • Retire o capote usando um único movimento, puxando os ombros para a frente   • Vire o capote do lado do avesso   • Segure o capote removido enrolado longe de corpo e o descarte no lixo   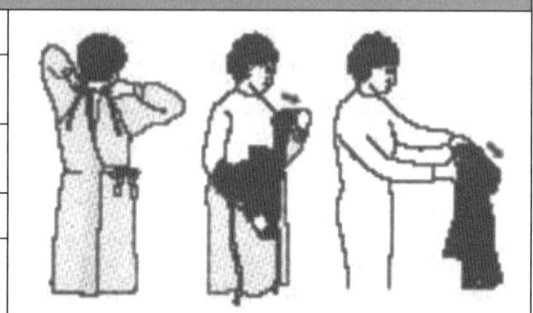

Máscara
• Atenção: a frente da máscara é contaminada – NÃO TOQUE!   • Segure SOMENTE a parte inferior e os elásticos e remova   • Descarte no recipiente de resíduo   • **Higienize as mãos imediatamente após a remoção de todos os EPI**   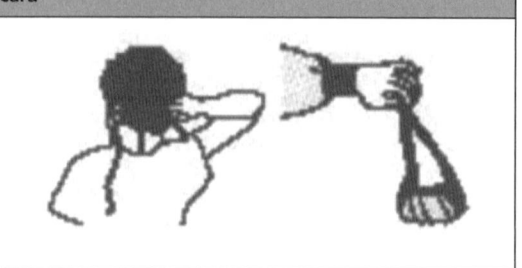

Práticas de trabalho seguro

- Mantenha as mãos longe do rosto.
- Manipule do limpo para o sujo.
- Toque em superfícies o mínimo possível.
- Troque EPI quando rasgado ou fortemente contaminado.
- Realize a higiene das mãos.

Fonte: Guideline for isolation precautions: preventing transmission of infectious agents in healthcare settings, 2007. Tradução: Johnson DSD, Couto AFA, Siegel JD, Rhinehart E, Jackson M, Chiarello L, and the Healthcare Infection Control Practices Advisory Committee. 2007.

CAPÍTULO 9

Identificação e Controle de Surtos

Elaine Alvarenga de Almeida Carvalho

INTRODUÇÃO

O surgimento de infecções potencialmente fatais, como a síndrome respiratória aguda grave (SARS) e febres hemorrágicas virais (p. ex., Ebola e Marburg), evidencia a necessidade urgente de adoção de práticas eficientes de controle de infecção em serviços de saúde. A não aplicação de medidas de controle de infecção favorece a propagação de agentes patogênicos, e as condições apresentadas pelos processos assistenciais podem ampliar o poder da doença durante os surtos, promovendo impacto tanto no ambiente hospitalar como na saúde da comunidade.

A ocorrência de surtos em ambientes de assistência à saúde sem a cultura de prática segura eleva o risco de ruptura dos processos. Entre as muitas lições importantes derivadas do enfretamento de surtos graves na última década está a certeza de que a cultura de práticas assistenciais seguras é a chave para prevenir e controlar a disseminação de patógenos nesses ambientes.

Um surto é definido como "alteração, espacial e temporalmente delimitada, do estado de saúde-doença de uma população, caracterizada por elevação progressiva, inesperada e descontrolada das taxas de incidência de determinada doença, ultrapassando o limite endêmico estabelecido". Os surtos de infecções hospitalares representam apenas de 2% a 5% de todas as infecções nosocomiais. No entanto, quando ocorrem, são cruciais a identificação imediata da fonte para eliminação de seu reservatório e a introdução das medidas de prevenção mais adequadas.

COMO SE RECONHECE UM SURTO

Em seu clássico trabalho sobre investigação de surtos em saúde, Reingold (1996) salienta que a detecção de um episódio se faz por meio de fontes variadas: profissional do controle de infecções, equipe assistencial, pessoal técnico de laboratório clínico são usualmente os primeiros a perceber o possível problema e a alertar os organismos governamentais. Além disso, lembra que a revisão sistemática de dados coletados nos processos de vigilância epidemiológica é também importante fonte de detecção de possíveis surtos.

MOTIVOS PARA INVESTIGAÇÃO DE SURTOS

O principal motivo para a investigação de um surto é o fato de que a exposição à(s) fonte(s) de infecção pode ser contínua. Com a identificação e a eliminação da fonte do surto, novos casos serão evitados.

Entre outros motivos, estão as oportunidades para descrever novas doenças e aprender mais sobre as já conhecidas, avaliar as estratégias de prevenção existentes, ensinar e aprender epidemiologia e dar à população respostas sobre o surto.

Uma vez tomada a decisão acerca da investigação do surto, três etapas (desenvolvidas simultaneamente ou não) devem ser contempladas: a investigação epidemiológica, a investigação ambiental e a interação com o público, a imprensa e, em muitos casos, com o sistema judiciário.

INVESTIGAÇÃO EPIDEMIOLÓGICA

A investigação de surtos assemelha-se à de outros eventos epidemiológicos, embora apresente maiores dificuldades:

- Se a investigação está sendo feita durante a ocorrência do surto, impõe-se grande urgência para que sejam encontradas as causas para a prevenção de casos novos.
- Quando a investigação do surto é de conhecimento público, a pressão para uma conclusão rápida é enorme.
- Em muitos surtos, o número de casos disponíveis para o estudo é limitado, o que também limita o poder estatístico da investigação.
- A liberação de relatórios precoces para a imprensa pode induzir o viés de resposta em futuros entrevistados.
- Em caso de risco legal e financeiro para as partes envolvidas, também a pressão para uma investigação rápida pode levar a conclusões precipitadas quanto à fonte.
- Se a detecção do surto ocorrer tardiamente, amostras ambientais ou clínicas se tornam muito difíceis ou, até mesmo, impossíveis de se obter.

Os componentes essenciais para a investigação de surtos são:

1. Estabelecer a definição de caso.
2. Confirmar se os casos são reais (ou seja, não se trata de pseudossurto).
3. Estabelecer a taxa endêmica do evento em investigação no período que antecedeu o surto.
4. Encontrar os casos, decidir se realmente existe um surto e definir seu escopo.
5. Analisar as características da epidemiologia descritiva dos casos.
6. Elaborar hipóteses.
7. Testar as hipóteses.
8. Coletar e analisar amostras ambientais.
9. Implementar medidas de controle.
10. Interagir com a imprensa e informar o público.

DEFINIÇÃO DE CASO

A definição de caso, assim como dos critérios de exclusão, é fundamental na investigação de surtos. Quando o número de casos para estudo não é fator limitante e será utilizado estudo de caso--controle para avaliação dos fatores de risco, é preferível a utilização de uma definição mais restrita para evitar a inclusão de casos falso-positivos. Contudo, a definição e a exclusão de caso podem ser complexas quando se trata de nova doença e o universo das manifestações clínicas é desconhecido. Nessa situação, pode ser necessária a adoção da definição múltipla de caso (definitivo × provável × possível) para que as diferentes situações sejam testadas.

CONFIRMAÇÃO DE CASO

Sempre que necessário, todos os casos relatados devem ser cuidadosamente confirmados, de maneira direta (exame do paciente) ou indireta (discussão com a equipe assistencial ou revisão de prontuário), em especial no contexto de uma nova doença. Os dados clínicos devem também ser reavaliados criteriosamente quando alguns ou todos os casos observados são inconsistentes (possível pseudossurto), provavelmente em razão de erro de laboratório (p. ex., contaminação de amostras).

ESTABELECIMENTO DA TAXA ENDÊMICA PRÉVIA E IDENTIFICAÇÃO DOS CASOS

Assim que for assegurado que o surto suspeitado não se trata de um pseudossurto, um conjunto de intervenções deverá ser levado a cabo para que se estabeleça a taxa endêmica prévia e se localizem os casos.

Essa etapa é fundamental para que seja demonstrado não apenas que o número de casos verdadeiros está em excesso em relação ao número endêmico prévio, mas também para definição do escopo do surto do ponto de vista temporal e geográfico (tempo, pessoa e local).

O período de observação anterior e a extensão da área geográfica a ser incluída irão depender do tipo de surto. Por exemplo, em um caso de surto de diarreia ocorrido em 1 dia em um único local, o surto e suas delimitações geográficas e temporais já são evidentes. No entanto, o aumento lento do número de casos de uma doença infectocontagiosa pouco frequente ao longo de meses, em vasta extensão territorial de um país, pode exigir estudo de meses ou, até mesmo, anos anteriores para que se estabeleçam os marcos temporais e geográficos do possível surto. Nesse caso, a sazonalidade da manifestação da doença deve ser sempre considerada (ou seja, as épocas de incidência ao longo dos anos devem ser comparadas).

Quando a taxa endêmica prévia se encontra definida, é possível determinar se um surto está ocorrendo ou não, ou se houve surto no passado. Aqui cabe ressaltar que nem sempre essa é uma tarefa fácil, pois os pequenos surtos, muitas vezes, podem ser de difícil documentação.

Mudanças que ocorrem no ambiente durante o período do estudo podem contribuir para dificultar a documentação do surto, como:

- Mudanças no acesso do paciente e no próprio processo assistencial.
- Diferenças no nível de suspeição, determinando mudanças no perfil de exames solicitados pelos prestadores da assistência.
- Mudanças no painel de exames diagnósticos realizados pelos laboratórios.
- Mudanças na prevalência de condições imunossupressoras de base ou de outros fatores de risco da população em estudo.

Todos esses fatores podem afetar a incidência de uma doença e produzir resultados artificiais de aumento ou redução do problema, devendo ser sempre considerados na investigação.

EPIDEMIOLOGIA DESCRITIVA – CURVA EPIDÊMICA

Os dados coletados produzem importantes informações referentes à epidemiologia descritiva do surto. Com a plotagem dos dados em uma curva epidêmica e a análise do modo de distribuição dos casos ao longo do tempo, e das características dos doentes (idade, gênero, etnia, residência, ocupação, viagem recente, entre outros), os investigadores podem levantar hipóteses referentes às causas/fontes do surto.

Uma curva epidêmica consiste na representação gráfica das frequências diárias, semanais ou mensais da doença em um eixo de coordenadas. O eixo horizontal representa o tempo e o vertical, as frequências. As frequências podem ser expressas em números absolutos ou em taxas, e o tempo pode corresponder a dias, semanas, meses ou anos, e o gráfico pode ser um histograma.

Apresenta, usualmente, distribuição assimétrica e contêm os seguintes elementos:

- A curva ascendente, que representa a fase de crescimento da epidemia e cujo grau de inclinação indica a velocidade de propagação da epidemia, a qual está associada ao modo de transmissão do agente e ao tamanho da população suscetível.

- O ponto máximo ou pico, que pode ser alcançado naturalmente ou interrompido por uma intervenção precoce.
- A curva descendente, que representa a fase de esgotamento da epidemia e cujo grau de inclinação descendente indica a velocidade de esgotamento da população suscetível, seja naturalmente, seja por efeito ou impacto das medidas de controle estabelecidas.

O padrão de dispersão da doença pode ser pontual, fonte comum ou propagada:

a. **Pontual** (Figura 9.1):
  - Inclinação acentuada para cima, seguida de inclinação gradual para baixo.
  - População exposta em um único ponto no tempo.
  - Depois do período mínimo de incubação, repentinamente ocorrem casos que continuam por um breve período de tempo relacionados com a variabilidade do período de incubação.
  - A menos que haja dispersão secundária do patógeno, o surto termina.

b. **Fonte comum** (Figura 9.2):
  - Exposição contínua ou intermitente dos indivíduos a uma fonte de infecção.
  - O período de exposição pode ser breve ou longo.
  - Casos aumentam repentinamente depois do período mínimo de incubação.
  - Exposição contínua frequentemente irá resultar em aumento gradual do número de casos – possivelmente para um platô, em vez de um pico.
  - Exposição intermitente frequentemente irá resultar em curva com picos irregulares que refletem o ritmo e a extensão da exposição.

c. **Fonte propagada** (Figura 9.3):
  - Transmissão geralmente ocorre através do contato pessoa a pessoa.
  - Pode durar mais que um surto por fonte comum e pode ter múltiplas ondas.
  - A curva epidêmica apresenta picos progressivamente mais altos, com a diferença entre eles de um período de incubação.
  - Como o período de incubação pode ser mais curto do que o período em que ocorre o declínio da taxa de ataque após a exposição inicial, surtos progressivos e surtos por fonte comum podem ser de difícil diferenciação somente com base em suas curvas epidêmicas.

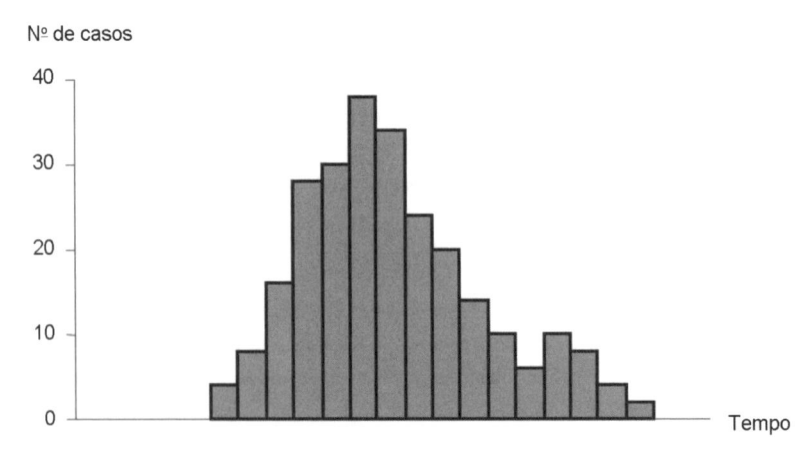

Figura 9.1 Gráfico-modelo de fonte pontual. (Modificada de: USP – Curso HEP0145; disciplina Epidemiologia Descritiva, 2012.)

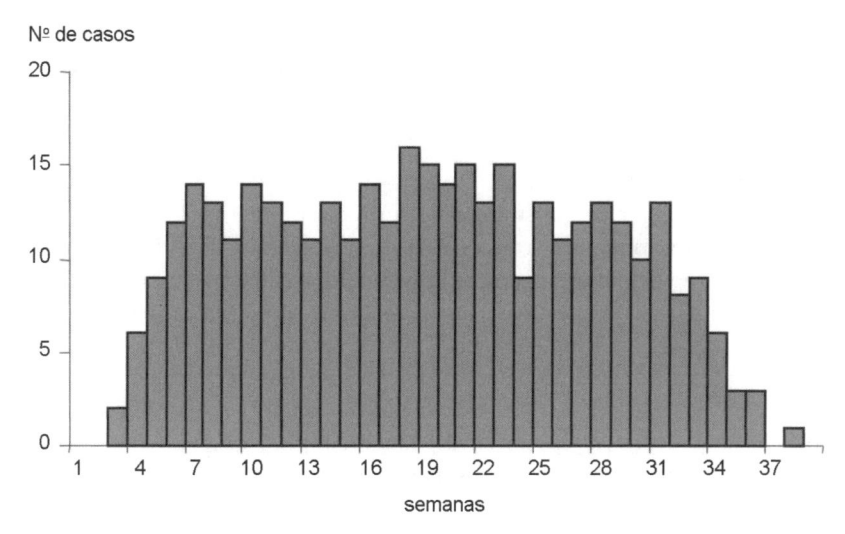

Figura 9.2 Gráfico-modelo de fonte comum com exposição contínua à fonte. (Modificada de: USP – Curso HEP0145; disciplina Epidemiologia Descritiva, 2012.)

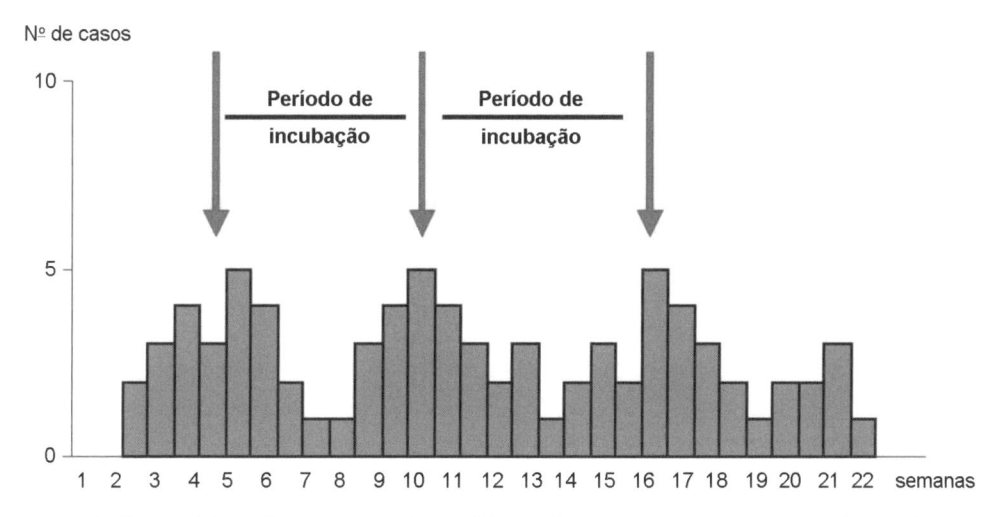

Figura 9.3 Gráfico-modelo de fonte propagada. (Modificada de: USP – Curso HEP0145; disciplina Epidemiologia Descritiva, 2012.)

INVESTIGAÇÃO AMBIENTAL

Quando indicado, a coleta de amostras ambientais (alimentos, água, bebidas, produtos, entre outros insumos) deve ser realizada o mais rápido possível, para evitar perdas ou mesmo adulteração. Como os testes laboratoriais de espécimes ambientais são caros e trabalhosos, é razoável armazenar o maior número possível de amostras (e conservá-las) e enviar para testes uma quantidade representativa. Deve ser sempre considerado o trabalho de coleta em conjunto com profissionais especializados nas áreas envolvidas no estudo, como engenheiros ambientais, engenheiros clínicos, representantes de organismos sanitários e outros.

O não encontro de potenciais microrganismos causadores do surto nas amostras coletadas não afasta conclusivamente a fonte como causa do surto. Deve-se considerar possível seleção inadequada e/ou manejo inadequado das amostras.

MEDIDAS DE CONTROLE

Um fator crítico em qualquer investigação de surto é a pronta implementação de medidas de controle apropriadas para minimizar a ocorrência de novos casos. Essa implementação deve ser guiada pelos resultados epidemiológicos e, se aplicável, pelos resultados obtidos da análise ambiental.

Contudo, até a conclusão dos testes de hipóteses, essas ações podem retardar a prevenção de exposição de outros indivíduos à fonte do surto, e pode ser inaceitável do ponto de vista de saúde pública. Entretanto, a implementação de ações de controle deve ser racional e não causar danos, muitas vezes irreparáveis, à sociedade. A decisão quanto à maneira e ao momento de implementação das ações de correção e das ações corretivas não é simples, devendo ser balanceada com a responsabilidade de prevenção de novos casos na população.

INTERAÇÕES COM A SOCIEDADE E A IMPRENSA

Na maioria das investigações de surto não há envolvimento da imprensa ou do público. Entretanto, esse deve ser um aspecto inerente aos processos de investigação. Ao longo de um estudo de surto pode ser necessário o compartilhamento de informações com a imprensa, com organismos oficiais e com a população afetada pelo evento.

Referências

Agência Nacional de Vigilância Sanitária. Gerência de Vigilância e Monitoramento em Serviços de Saúde (GVIMS). Gerência Geral de Tecnologia em Serviços de Saúde (GGTES). Série Segurança do Paciente e Qualidade em Serviços de Saúde. Investigação de Eventos Adversos em Serviços de Saúde. Brasília, DF, 2013.

Organização Pan-Americana da Saúde. Organização Mundial da Saúde – Representação Brasil. Módulo de Princípios de Epidemiologia para o Controle de Enfermidades (MOPECE). Vigilância em Saúde Pública. Brasília, DF, 2010.

Reingold AL. Outbreak investigations – A perspective. Emerging Infectious Diseases Jan-Marc 1998; 4(1).

Universidade de São Paulo. Faculdade de Saúde Pública. Epidemiologia. Curso HEP0145. Epidemiologia descritiva, 2012. Disponível em: http://disciplinas.stoa.usp.br/course/view.php?id=456. Acesso em: 06 set 2015.

Wendt C. Epidemics: identification and management. In: Wenzel RP. Prevention and control of nosocomial infections. Baltimore: Williams and WilKins, 1997:175-213.

ANEXO 1

Síntese da investigação de surtos

EPIDEMIA: Aumento estatisticamente significativo na taxa de certos eventos, acima do que foi notado anteriormente.

DINÂMICA

Formas de disseminação de patógenos:

A) INDIRETA:
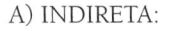

paciente
↓
mãos de profissionais
↓
paciente

B) DIRETA:

vírus/fômites contaminados
↓
paciente
↓
paciente

C) FONTE COMUM: animada ou inanimada

Ex.: Alimentos contaminados → salmonelose
Paciente com tuberculose não conhecida → *staff* e pacientes

D) FONTE COMUM CONTÍNUA:

Ex.: Água potável contaminada/Profissionais de saúde colonizados
com *Legionella* com *S. aureus

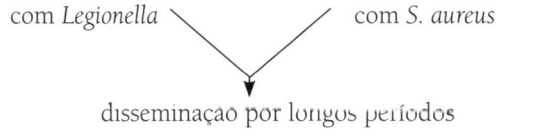

disseminação por longos períodos

E) POR VÁRIOS MODOS DE TRANSMISSÃO:

Ex.: Alimento contaminado → paciente → pessoa a pessoa

INVESTIGAÇÃO

A) Usar informações de várias fontes para detecção de surtos:
- Sistema de vigilância – Epidemiologia habitual.
- Laboratório.
- Profissionais de saúde.
- Outras instituições de saúde ou de saúde pública.

B) Definir caso:
- Determinar os critérios diagnósticos para se considerar um caso novo do evento estudado.
- Confirmar que existe um surto.
- Basear-se nos sinais e sintomas da infecção e/ou no agente etiológico (colonização? infecção?).
- Verificar:
  - Período de investigação.
  - Área geográfica ou a população em que ocorreu o problema.
- Identificar:
  - Todos os pacientes envolvidos.
- Calcular:
  - Taxa pré-epidêmica.
  - Taxa epidêmica.

Se houver aumento significativo da infecção

↓

INVESTIGAR O PROBLEMA

C) Existe um surto verdadeiro ou pseudossurto?

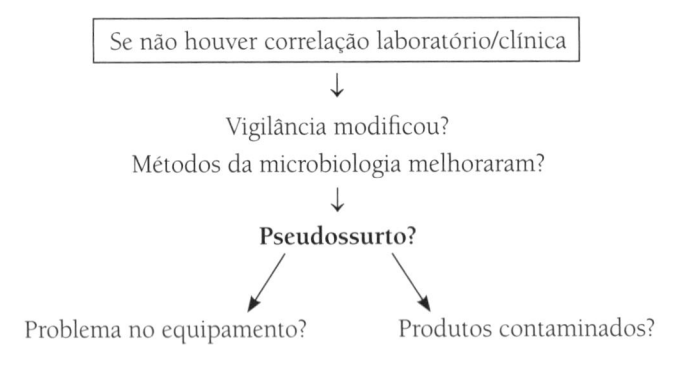

A identificação do problema:
- Previne terapêutica desnecessária.
- Melhora o cuidado com o paciente.
- Identifica problemas nos equipamentos que são de utilidade para outros serviços.

ANEXO 2

Pseudossurtos

CAUSAS

1. **Espécime contaminado:**
   - Durante a obtenção por clínicos.
   - Durante o transporte do material para o laboratório.
   - Durante o processamento no laboratório.

2. **Mudança na vigilância ou nos métodos do laboratório:**
   - Novo sistema de vigilância.
   - Mudança:
     – No método de vigilância.
     – Nas definições dos critérios de diagnóstico.
     – Introdução de novos testes diagnósticos.
     – Melhorias no laboratório.

CURVA EPIDÊMICA

- Confeccionar a curva com número de casos (y) / tempo (x); o intervalo no x dependerá das características do surto, incluindo o período de incubação e a duração do surto.
- Ajuda a identificar início do surto.
- Diferencia período pré-epidêmico de epidêmico.
- Pode confirmar um surto, ao demonstrar que a incidência de infecção é significativamente mais elevada no período epidêmico.
- Identifica:
  - **Disseminação pessoa a pessoa:** na curva, o número de casos aumenta lentamente e então diminui lentamente. O intervalo entre os casos iniciais pode sugerir a duração do período de incubação (p. ex., surto de escabiose).
  - **Fonte comum:** o número de casos aumenta e diminui rapidamente (p. ex., surto de salmonelose).
  - **Fonte comum com disseminação pessoa a pessoa:** dissemina-se por um período mais longo (p. ex., surto de hepatite A. Foi descoberto quando uma enfermeira tornou-se doente. Observou-se que recém-nascidos adquiriram hepatite A após terem recebido hemotransfusões de um mesmo doador 1 semana antes do surto. O surto continuou durante 1 ano porque numerosos pacientes, profissionais de saúde e familiares tornaram-se doentes por hepatite A, pois o vírus disseminou de pessoa a pessoa).
  - **Fonte comum contínua:** fonte contaminada dissemina-se esporadicamente por um período de tempo (p. ex., surto de foliculite por *Pseudomonas* ocorreu entre membros da equipe do hospital durante 3 semanas. Foram identificados fisioterapeutas que estavam contaminados com *Pseudomonas aeruginosa* do mesmo sorotipo).

COLETAR INFORMAÇÕES GERAIS

Dados do paciente: risco intrínseco e extrínseco. Alguns mais importantes:
- Idade.
- Doença de base.
- Procedimentos invasivos.
- Fatores de risco cirúrgico.
- Medicações e soluções endovenosas.
- Exposição a pessoas.

FORMULANDO A HIPÓTESE

Revisão da literatura:
- Reservatórios.
- Modos de transmissão.
- Fatores de risco importantes em outros surtos.

Hipótese do surto por sítio:
- Agente etiológico.
- Reservatório.
- Modo de transmissão.

Hipótese do surto por agente:
- Reservatório.
- Modo de transmissão.

TESTANDO A HIPÓTESE

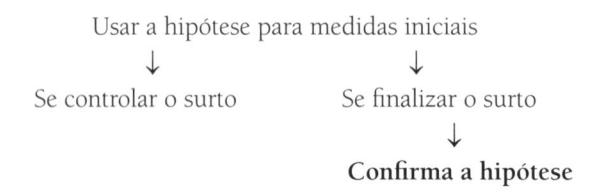

Usar a hipótese para medidas iniciais

↓   ↓

Se controlar o surto   Se finalizar o surto

↓

Confirma a hipótese

Pode-se confirmar o surto por estudo:
a) Epidemiológico analítico
b) Microbiológico
c) Molecular

A) Estudo epidemiológico analítico

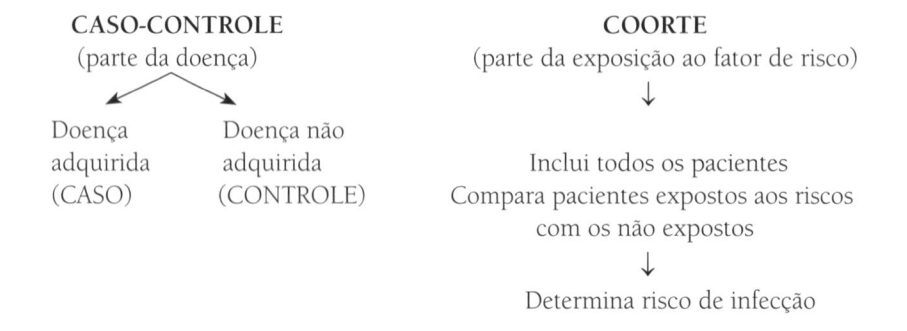

CASO-CONTROLE	COORTE
(parte da doença)	(parte da exposição ao fator de risco)

Doença adquirida (CASO) | Doença não adquirida (CONTROLE)

↓

Inclui todos os pacientes
Compara pacientes expostos aos riscos
com os não expostos

↓

Determina risco de infecção

B) Estudo microbiológico

Culturas randomizadas	**LIMITES:**
	– Custo alto
Culturas de ambiente	– Tempo consumido elevado e raramente define o agente etiológico
Culturas de pessoas	– Interpretação pode ser difícil: o agente comumente contaminante ou paciente afetado contamina o ambiente secundariamente

C) Estudo molecular
- Tipando organismos através de análise molecular (PCR, eletroforese pulsátil em gel).
- Identifica se o agente etiológico é da flora normal ou contaminante comum ambiental.
- Identifica se agentes isolados dos pacientes são idênticos aos isolados da fonte.

MEDIDAS DE CONTROLE

Identificar o surto
↓
Identificar o agente e a fonte
↓
Intervenções
↓
Medidas de controle imediatas
↓
Eliminar o reservatório

VIGILÂNCIA CONTINUADA
- Documentar a eficácia das medidas de controle: o agente etiológico pode ter mais de um reservatório ou pode disseminar-se por mais de um modo.
- Compromisso dos profissionais de saúde com o controle do surto.

EQUIPE DE INVESTIGAÇÃO
- Núcleo de Segurança do Paciente/CCIH.
- Enfermeiros.
- Médicos.
- Microbiologistas.
- Farmacêuticos.
- Nutricionistas.
- Engenheiros.

DOCUMENTAÇÃO DO SURTO

- Informar ao hospital.
- Se implicar produtos comerciais, informar SES.
- Avaliar a eficácia das medidas de controle.
- Descrever:
  - Extensão do surto
  - Resultados da investigação
  - Medidas que foram implementadas
  - Eficácia das medidas de controle
  - Encaminhar para setores apropriados
- Utilizar o surto como oportunidade para educar o pessoal em relação às medidas de controle de infecção.
- Publicar os resultados da investigação que poderão ajudar outras instituições.

ANEXO 3

Lista de verificação de investigação de um surto

1. Confirmar o diagnóstico.
2. Desenvolver definição do caso.
3. Mapear a curva epidêmica.
4. Provar que existe uma epidemia, mostrando que os índices atuais são mais elevados do que os pré-epidêmicos.
5. Realizar visita técnica, corrigindo problemas detectados.
6. Fazer revisão da literatura.
7. Comunicar as chefias do setor, diretor da microbiologia, administradores e diretor do serviço de saúde.
8. Solicitar que o pessoal proteja isolados bacterianos de pacientes de fontes suspeitas ou veículos.
9. Obter relatórios diários detalhados sobre a investigação.
10. Revisar relatos médicos de pacientes afetados e desenvolver uma lista de fatores de risco em potencial.
11. Formular a hipótese sobre reservatório e modo de transmissão.
12. Instituir medidas de controle temporárias.
13. Confirmar a hipótese por meio de estudo de caso-controle ou coorte.
14. Documentar o reservatório e o modo de transmissão microbiologicamente.
15. Demonstrar a plausibilidade biológica do reservatório suspeitado e do modo de transmissão.
16. Colocar em dia as medidas de controle.
17. Modificar a política e os procedimentos, se necessário.
18. Documentar a eficácia de medidas de controle por vigilância continuada.
19. Escrever o relato para pessoas apropriadas e para a comissão de controle de infecção.

Métodos de Mensuração e Gestão das Informações

CAPÍTULO 10

Epidemiologia dos Eventos Adversos Assistenciais

Renato Camargos Couto
Tania Moreira Grillo Pedrosa
Débora Borges do Amaral

INTRODUÇÃO

As infecções relacionadas com a assistência (IRA) se constituem em um problema tão antigo quanto a existência dos hospitais.

O contexto atual difere bastante da época da criação dos hospitais, e o entendimento do mecanismo de ocorrência e disseminação das infecções hospitalares só muito recentemente passou por modificações. Nos hospitais dos primeiros séculos os pacientes eram agrupados em galpões, e o que se adquiria nesses nosocômios eram o cólera, a difteria e a febre tifoide, ou seja, doenças em geral comunitárias causadas por agentes com grande capacidade de invasão.

No hospital moderno, os agentes causadores das infecções são germes oportunistas com baixíssima capacidade de invasão e que somente por condições especiais, ligadas à baixa de defesa do hospedeiro, conseguem invadir e multiplicar-se na intimidade dos tecidos. Essa diferença dos agentes determina uma mudança radical nas relações agente-meio-hospedeiro, o que faz da epidemiologia hospitalar um campo peculiar.

Somente em 1996, com a publicação do novo guia de isolamento do Centro de Controle de Doenças (CDC) dos EUA, esses conceitos se oficializaram e criaram as bases necessárias para a desmistificação e desritualização das inúmeras práticas de controle do problema, as quais se baseavam nas relações epidemiológicas das grandes endemias e epidemias das populações abertas.

As bases científicas para a indicação do uso da vigilância epidemiológica foram construídas no projeto SENIC (*Study on the Efficacy of Nosocomial Infection Control*), que mostrou que as medidas para redução da incidência de infecção eram: atividades de vigilância e controle organizadas, número adequado de pessoas na atividade e um sistema de retorno de taxas aos cirurgiões. O impacto produzido por essas ações, medido no SENIC, refletiu-se na redução de 5,7 infecções por 100 admissões, ou um terço das infecções. O retorno de taxas de infecção de sítio cirúrgico ao cirurgião reduz o problema, assim como o relato de ocorrência de estafilococo meticilino-resistente (MRSA) aos trabalhadores de um hospital diminui sua incidência. A vigilância serve ainda para detectar surtos, identificar fatores e populações de risco e indicar e avaliar a eficácia de medidas de controle das infecções.

Na década de 1980, o foco da epidemiologia hospitalar alargou-se para a identificação de trabalhadores de alto risco para aquisição de infecções hospitalares ocupacionais.

Na década de 1990, nova expansão se deu a partir da inclusão de outros eventos adversos e indesejáveis não infecciosos. Em 1991 foi publicado o trabalho referencial na área dos erros e eventos adversos relacionados com a assistência, o *Harvard Medical Practice Study*, coordenado por Brenann. Nesse estudo, realizado em 1984 no Estado de Nova York (EUA), em 30.195 revisões aleatórias de prontuários hospitalares que envolviam pacientes de todas as faixas etárias, foram encontrados 3,7% de pacientes vítimas de eventos adversos, com 13,6% de óbitos relacionados com essas ocorrências. Os eventos relacionados com medicamentos (19%), infecção de sítio cirúrgico (14%) e erros técnicos (13%) foram os mais frequentes, sendo quase metade desses eventos (48%) associada a erros na realização dos procedimentos. Outros achados relevantes desse estudo são:

- Os eventos ocorridos durante cirurgias estiveram menos associados à negligência (17%) do que os não cirúrgicos (37%).
- A proporção de eventos adversos relacionados com a negligência foi maior nos acidentes terapêuticos não invasivos (77%), diagnósticos (75%) e eventos ocorridos na emergência (70%).

    Como principais conclusões, os autores salientam que:

- A identificação de alta proporção de eventos associados a erros nos processos sugere que muitos outros são potencialmente preveníveis.
- A redução desses eventos exige a identificação de suas causas e o desenvolvimento de métodos preventivos de erros ou de minimização de seus efeitos.

    Estudos posteriores, realizados nos EUA, Austrália e Canadá, especialmente o de Foster, utilizando metodologia semelhante à de Harvard, identificaram eventos adversos que acometeram 2,9% a 16,6% dos pacientes internados em hospitais da rede pública e/ou privada.Também evidenciaram o potencial desses eventos em resultar em incapacidade permanente (até 13,7% dos pacientes expostos) ou em morte (letalidade de 4,9%) Entre os eventos adversos definidos nesses trabalhos, os mais frequentemente identificados foram os erros relacionados com medicamentos e as admissões/readmissões não planejadas.

    Em 2013, a RDC 36 da Agência Nacional de Vigilância Sanitária (ANVISA) instituiu o núcleo de segurança do paciente como obrigação das organizações de saúde e arrolou entre suas atribuições a vigilância epidemiológica dos eventos adversos infecciosos e não infecciosos hospitalares.

    À vigilância epidemiológica cumpre também outros papéis, como redução de custos, cumprimento das exigências legais e proteção das instituições e dos profissionais contra processos judiciais quando da ocorrência de IRA e outros eventos adversos da assistência.

VIGILÂNCIA EPIDEMIOLÓGICA

    Vigilância epidemiológica consiste na coleta, análise e interpretação sistemática de dados de saúde para o planejamento, a implementação e a avaliação de práticas que devem estar integradas com a disseminação das informações para todos que delas precisam. Os objetivos são: definir as taxas endêmicas dos eventos em estudo; identificar aumento das taxas e intervir; identificar fatores de risco e modificá-los; orientar o trabalhador para o risco ocupacional; avaliar a eficácia das medidas adotadas; detectar surtos e suas causas; definir racionalmente as prioridades; e detectar mudanças no perfil de ocorrência do evento estudado (predomínio de um ou outro sítio etc.) e seu agente etiológico (mudança do perfil de sensibilidade aos antimicrobianos).

    A vigilância pode se basear em eventos sentinelas, ou seja, pesquisa-se um evento e, caso ele ocorra, é indicativo de falha no controle de um(s) processo(s) de trabalho e merece investigação, verificando se o problema é real e qual a causa. Essa técnica é capaz de identificar os problemas mais graves e não deve ser a única maneira de se empregar a vigilância epidemiológica.

    A vigilância epidemiológica de população baseia-se no acompanhamento de pacientes com risco semelhante, podendo envolver parte ou todo o hospital.

A metodologia com maior experiência na literatura em IRA, e com os maiores bancos de dados, é a do CDC, pertencente ao projeto de pesquisa NNISS (*National Nosocomial Infection Surveillance System*). Em 2005, o CDC integrou o sistema NNISS ao *Dialysis Surveillance Networkers* (DSN) e ao *National Surveillance of Healthcare Workers* (NaSH), criando a *National Healthcare Safety Network* (NHSN) e definindo infecção hopitalar (HI) como infecção relacionada com a assistência (IRA). Periodicamente são publicados relatórios dos hospitais participantes da NHSN. Essas taxas são acessíveis aos serviços de controle de infecção hospitalar e são utilizadas como taxas de referência, com atualização periódica no endereço eletrônico: http://www.cdc.gov/nhsn/dataStat.html#AnnualReps.

Todos os princípios epidemiológicos desenvolvidos para IRA e descritos neste capítulo devem ser aplicados aos eventos adversos não infecciosos relacionados com a assistência.

A metodologia NNISS/NHSN pode envolver todo o hospital ou uma subpopulação específica. Quando envolve todo o hospital, no numerador encontram-se os dados coletados de todos os pacientes e de todos os sítios de infecção, e o denominador é o número de altas ou o número de dias de internação de todos os pacientes do período em estudo (pacientes/dia).

Há três protocolos de coleta, conhecidos como componentes, e que envolvem subpopulações específicas: CTI adulto e pediátrico, CTI neonatal e paciente cirúrgico. Todos os componentes contêm ajuste de risco, exceto o componente global do hospital. As infecções (numeradores das taxas) seguem um padrão de categorização em sítios maiores e específicos, com definições que incluem dados clínicos e laboratoriais, chamados critérios diagnósticos padrões.

Definição de caso

O primeiro passo em qualquer sistema de vigilância epidemiológica consiste em definir o que será considerado caso. Em epidemiologia da infecção hospitalar e outros eventos adversos da assistência, esse passo é mais conhecido como critério diagnóstico. Essa definição deve apresentar algumas características: ser de coleta simples; ter a maior sensibilidade e especificidade possível; e ser reprodutível, ou seja, diferentes coletores devem poder usá-la da mesma maneira. Deve ser mantida constante ao longo do tempo, de modo a possibilitar comparações. A incidência de um evento pesquisado variará com a definição. Por exemplo, se minha definição de caso de pneumonia for febre, leucocitose e escarro purulento, com imagem radiológica compatível com infecção, minha incidência será "x", mas se minha definição de caso for por cultura quantitativa de lavado broncoalveolar, a nova incidência representará um terço da encontrada com o primeiro critério.

A padronização torna possível a uniformização e, com isso, a realização de comparações. As definições do CDC utilizam dados clínicos e laboratoriais. A capacidade de identificação correta das infecções pelas definições do CDC, ou seja, quando usadas por muitas pessoas, alcançou 79% em hospitais que não participam do projeto NNISS e 86% em hospitais do projeto. Foram identificadas corretamente 93% das infecções do trato urinário, 86% das infecções cirúrgicas, 76% das infecções respiratórias e 78% das infecções do sistema circulatório. Essa reprodutibilidade é animadora, mas certamente aguarda melhorias, como já ocorreu no passado. As definições de caso do CDC são as melhores disponíveis na literatura, além de as mais usadas, o que possibilita comparações com maior número de serviços.

Métodos de coleta e fonte de dados em epidemiologia hospitalar

O padrão-ouro é constituído pela coleta prospectiva realizada por médico treinado, que examina o doente e lê o prontuário médico e o de enfermagem, além da folha de dados vitais, a prescrição e os exames microbiológicos com dupla coleta. A dupla coleta consiste em qualquer atividade realizada por dois coletores independentes, que terão seus dados confrontados posteriormente para verificação de discrepância. O valor dos dados será tanto maior quanto menor for a ocorrência de discrepância entre os coletores.

A sensibilidade e a especificidade das diversas fontes de dados e métodos de coleta são difíceis de avaliar e certamente variarão de instituição para instituição.

Todos os profissionais que trabalham com controle de infecção hospitalar terão de optar por uma ou mais fontes e métodos de coleta de dados para seus hospitais. Essa escolha deve ser avaliada quanto à sensibilidade e à especificidade em relação ao padrão-ouro, sempre levando em conta a relação custo (horas de trabalho)-benefício (informação obtida). Só uma análise objetiva tornará possível a escolha de uma opção correta. Uma técnica boa para um hospital não será necessariamente adequada para outro. Essa opção deve ser reavaliada ao longo do tempo (Tabela 10.1).

As visitas ao leito, assim como o plano de cuidados de enfermagem, são uma ótima pista. O exame inicial do plano de cuidados inclui: uso de antibiótico, troca de curativo de ferida, soroterapia, uso de nutrição parenteral, uso de sonda vesical, uso de cateter venoso ou central, readmissão e uso de ventilação mecânica. Essa técnica de análise do plano de cuidados de enfermagem determina o diagnóstico correto de 82% a 94% das infecções com economia de tempo.

Como o profissional de enfermagem identifica cerca de 68% das infecções, o profissional de controle de infecção deve perguntar (diretamente) a ele sobre novos casos de IRA.

A prescrição de antibióticos é muito frequente nos pacientes cirúrgicos infectados e hospitalizados. Essa exposição aos antibióticos é uma pista com sensibilidade e especificidade elevadas, podendo substituir a leitura de prontuário e o exame do paciente, que se constitui no padrão-ouro de vigilância.

Um aspecto não quantificado consiste na variação de instituição para instituição da qualidade dos registros em prontuários médicos, de enfermagem, prescrição e folhas de dados, o que influencia diretamente o valor da vigilância com a leitura dos prontuários.

A pista fornecida pelos resultados do laboratório depende da frequência do pedido de cultura e da qualidade do laboratório. Logo, suas sensibilidade e especificidade reais dependem do local e do momento. De maneira geral, trata-se de uma boa pista. Na presença de cultura positiva, é necessário consultar o prontuário para que se possa diferenciar infecção hospitalar de infecção comunitária e de colonização. Especialmente útil é a definição dos padrões locais de sensibilidade e resistência bacteriana, que variam não só de hospital para hospital, mas de mês a mês, de unidade para unidade, e são de grande interesse tanto para detecção de surtos como para terapêutica antibiótica empírica.

A incidência ou prevalência de infecção ou dos eventos não infecciosos variará com a sensibilidade do método adotado pelo serviço de controle de infecção. As variações artificiais das taxas poderão ser decorrentes da simples variação do tipo de método adotado. As condições estruturais de cada local determinarão o valor da técnica escolhida. Na comparação de períodos e instituições distintas, é necessário verificar a estratégia usada e seu valor (sensibilidade) no momento do uso, além de avaliar a qualidade do dado (especificidade).

Tabela 10.1 Avaliação das fontes de dados

	Sensibilidade %	Tempo HS*/500 leitos/semana
Relato espontâneo do médico	14 a 34	3
Avaliação de pacientes com febre	47 a 56	8
Avaliação de pacientes em uso de antibiótico	48 a 81	13,8
Avaliação de pacientes com febre em uso de antibiótico	70	13,4
Exame microbiológico positivo	33 a 84	23,2
Uso de pistas somadas**	82 a 94	35,7
Revisão de prontuário Prospectivo Retrospectivo	76 a 94 79	53,6 35,7
Com base nos resultados do laboratório	76 a 89	32
Com base na presença de fatores de risco	50 a 89	32
Seletiva com base no prontuário médico	79	–

* Horas de trabalho semanais para 500 leitos.

** Avaliação de pacientes em uso de antibiótico, com febre ou com exame microbiológico positivo.

Técnicas de vigilância

A escolha da técnica varia de acordo com os recursos e os objetivos. As técnicas de vigilância podem ser classificadas quanto ao tempo (prospectiva e retrospectiva) e quanto à fonte de dado (com base no paciente ou no laboratório, ou em outras estratégias de detecção de caso).

No método de vigilância passivo, qualquer membro da equipe de assistência (médico, técnico, enfermeiro) relata a ocorrência de infecção. Os pontos críticos e de maior falha consistem na identificação da infecção e outras condições adquiridas, na aplicação consistente do critério diagnóstico e na notificação. Isso leva às baixíssimas sensibilidade e especificidade dessa técnica, além da defasagem de tempo entre o evento ocorrido, sua análise e o retorno da informação à equipe assistencial. Há tentativas de melhorá-la com o envio de questionário para os cirurgiões e pacientes no período pós-alta, para detecção de infecção de sítio cirúrgico incisional e outros eventos adversos. O retorno é variável e a qualidade de informação, incerta. A experiência registrada na literatura revela que o cirurgião responde o questionário, mas suas respostas são frequentemente erradas quanto ao diagnóstico de IRA, subestimando-as. O paciente responde pouco, mas possibilita o diagnóstico certo de IRA. O método passivo identifica corretamente apenas 14% a 34% das infecções.

No método de vigilância ativo, uma pessoa treinada na definição de caso usa diversas fontes para obter informações. Esse método identifica corretamente de 85% a 100% dos episódios.

A vigilância prospectiva ou concorrente monitoriza o paciente para IRA durante sua permanência. Algumas populações que recebem alta no período de incubação das IRA e outros eventos adversos, como os pacientes cirúrgicos e neonatos, devem ser objeto de vigilância após a alta hospitalar.

A vigilância retrospectiva revê os dados após a alta hospitalar. Tanto o método prospectivo como o retrospectivo têm a mesma sensibilidade para pesquisa de IRA. O CDC encontrou sensibilidade de 76% para o prospectivo e de 74% para o retrospectivo, enquanto outros autores relataram sensibilidade de 79% para ambos.

O método prospectivo é caro, identifica epidemias mais facilmente e torna a equipe de controle de IRA mais visível e mais rápido o retorno das informações, enquanto no retrospectivo ocorre o oposto.

A estratégia de identificação de casos pode ser fundamentada no paciente ou no laboratório. Quando o foco é o paciente, diminui a ocorrência de falso-positivo, aumenta a visibilidade da equipe, procede-se à coleta simultânea de fatores de risco e avaliam-se procedimentos e práticas usadas, possibilitando sua notificação. A estratégia fundamentada no laboratório permite detectar patógenos endêmicos e detecta epidemias causadas por um germe específico.

Estratégia de vigilância epidemiológica quanto ao tempo

1. **Estudo de incidência:** casos novos de infecção e outros eventos adversos em determinado lugar e em certo período de tempo:
   - **Vantagens:** mede o risco de uma população, fornece uma visão geral (infecção – microbiota), identifica surtos precocemente, estabelece taxas basais e identifica fatores de risco.
   - **Desvantagens:** é caro, consome muito tempo, muitas das informações são provenientes de eventos não modificáveis e diminui o tempo para análise e intervenção. Para a resolução do problema relacionado com o tempo vêm sendo escolhidas pistas mais eficazes e menos trabalhosas.
2. **Estudo de prevalência:** casos de infecção e outros eventos adversos presentes em determinado lugar e em dado momento (casos novos e antigos não resolvidos):
   - **Vantagens:** barato e boa relação custo-benefício.
   - **Desvantagens:** promove superestimativa das taxas, é difícil de comparar, não se trata de uma medida de risco e não conta com as vantagens da incidência.

Os estudos de prevalência verificam a frequência de um evento em determinada população e em dado ponto no tempo. Neles são incluídos os novos e os antigos casos em tratamento; portanto, o valor absoluto é maior do que a incidência. Outra limitação consiste no erro de classificação em virtude da ausência de seguimento evolutivo do paciente. Esse tipo de estudo é especialmente útil para avaliação do padrão de uso de antibiótico, adesão às práticas de prevenção, monitorização de práticas de prevenção ou para uso em hospitais que contam com recursos limitados.

Há registros de tentativas de relacionar a prevalência com a incidência, de modo a tirar proveito máximo nos dois métodos de análise epidemiológica: prevalência = incidência × duração da doença. Nos locais em que os recursos são escassos, essa conversão apresenta grande utilidade.

Estratégia quanto à extensão da vigilância epidemiológica

1. **Vigilância epidemiológica de todo o hospital:** o CDC propõe a manutenção desse tipo de abordagem. Os estudos podem ser de incidência ou de prevalência. A grande desvantagem dessa abordagem é seu custo elevado ou, o que é mais comum, as pessoas do serviço de controle de infecção abandonam as outras atividades (análise e retorno dos dados, confecção de padrões e treinamento), dedicando-se quase que exclusivamente à coleta de dados. Essa opção leva ao risco de se ter um serviço que mede mas não consegue modificar a ocorrência das IRA e outros eventos adversos.

2. **Vigilância epidemiológica por objetivo ou prioridades:** Haley, principal pesquisador do projeto SENIC, propôs seu uso para compensar os limites da vigilância em todo o hospital. A vigilância passa a ter um objetivo: reduzir taxas.

   A vigilância é iniciada a partir de um objetivo ou problema real; é, portanto, baseada em prioridades. As prioridades devem se basear na literatura (SENIC, NNISS etc.) para definições quantitativas de ocorrência e suas repercussões (mortalidade atribuída, custos etc.). Por exemplo, a alta mortalidade atribuída à pneumonia e à bacteriemia faz desses sítios uma prioridade.

   Uma maneira de otimizar a vigilância é priorizando pacientes de alto risco. Esse tipo de paciente é determinado a partir de estudos probabilísticos com regressão logística múltipla. Usando esse método, Broderick e cols. encontraram como fatores de risco para infecção: idade, dias de uso de antibiótico, número de dias de internação e dia da hospitalização em que foram feitas culturas de urina e ferida. Com esse modelo, obtiveram sensibilidade de 81,6% e especificidade de 72,5% no diagnóstico das IRA.

3. **Vigilância epidemiológica por alvo:** pode-se escolher um determinado sítio (p. ex., infecção urinária), por unidade de internação (p. ex., CTI) ou rotativo, ou durante surtos. A diferença dessa técnica, em relação à centrada em objetivos, é que a opção não é baseada em dados e fatos, desejando-se atingir um objetivo, mas aleatória. A grande vantagem é o custo-benefício. Quando a base da vigilância epidemiológica é o sítio de infecção, devem ser priorizados os mais frequentes, como as infecções após a alta de pacientes cirúrgicos ou de neonatos.

   Quando o alvo é a unidade de internação, devem ser privilegiadas as de alto risco, como os centros de terapia intensiva (CTI) ou berçários ou unidades oncológicas. Alguns autores têm preconizado esse tipo de estratégia para a racionalização de recursos. Com essa técnica é detectada a maior parte dos problemas de IRA.

   Na vigilância epidemiológica rotativa/sistemática e periódica das unidades, o hospital pode ser totalmente avaliado de maneira sequencial. A vantagem desse método reside na contenção de custos e seu limite, na dificuldade de detecção de surtos.

   A vigilância com base na suspeita de surtos é muito limitada, pois necessita alto grau de suspeição da equipe assistencial que, em geral, não está preparada para isso e raras vezes relata espontaneamente problemas ao serviço de epidemiologia hospitalar.

   A cobertura de todo o hospital por um período de tempo limitado é uma opção de vigilância. Sua realização intermitente minimiza o risco de perda de surtos.

   Na tentativa de manter uma boa relação custo-benefício, a vigilância epidemiológica centrada em pacientes de alto risco é a melhor solução. Para chegar a essa população pode-se basear na localização do doente (CTI, unidade de queimado) e em modelos preditivos que identifiquem essa população. Infelizmente, não dispomos dessa ferramenta, e os escores SENIC e NNISS para cirurgia tiveram péssimo desempenho quanto a esse objetivo (mas continuam sendo úteis para o relato de taxas aos cirurgiões).

4. **Vigilância epidemiológica após alta hospitalar:** a busca das IRA e de outros eventos adversos relacionados com a assistência pode se restringir ao hospital ou pode prosseguir após a alta. O acompanhamento após a alta é essencial nos casos de infecções de incubação mais longa ou em pacientes com curta permanência hospitalar. Em berçário normal, é considerada infecção hospitalar aquela que surge nos primeiros 30 dias de vida e não se relaciona com a aquisição transplacentária. A maior parte dessa população permanece de 24 a 72 horas no hospital. Em estudo por nós realizado, encontramos sensibilidade de 16% para busca intra-hospitalar em comparação ao diagnóstico após a alta, através do contato com a mãe por telefone, no 30º dia após o parto (acompanhamento de 4.300 neonatos após alta, em 68% dos casos por telefone). A sensibilidade foi de 20% quando se comparou a busca intra-hospitalar com o ambulatório de egressos para retirada de pontos após cesariana como local para interrogatório da mãe e exame do neonato em busca de infecção.

As infecções cirúrgicas na ausência de prótese podem demorar 30 dias para surgir e as com prótese, até 1 ano. Em 36 mil cirurgias acompanhadas em nosso serviço após a alta por meio de contato telefônico (68% dos pacientes contatados), 85% das infecções de sítio cirúrgico foram diagnosticadas por esse método. Na experiência com 22 mil cirurgias acompanhadas após a alta, em ambulatório de nosso serviço, obtivemos 82% dos diagnósticos de infecção de sítio cirúrgico quando o paciente já se encontrava no domicílio.

O modo de coleta de dados, ou seja, a estratégia, tem sensibilidade e especificidade variáveis. Assim, para a comparação das taxas é necessário conhecer intimamente os limites e o alcance de cada tática e, de preferência, manter constante a mesma tática ao longo do tempo. Poderão ser detectadas pseudoepidemias pela simples mudança de tática (p. ex., intra-hospitalar para intra + extra-hospitalar). Logo, a cada variação de taxa deve-se questionar se a causa não é uma variação da tática ou mesmo da aplicação dessa tática ao longo do tempo (p. ex., "aumento de infecção" por melhoria do laboratório de microbiologia quando a tática de vigilância utiliza a pista "cultura positiva"). Definida a tática, devem ser estabelecidas as pistas a serem usadas, e essa opção deve levar em conta o custo-benefício; feita a escolha, deve-se mantê-la constante. Deve-se padronizar e manter constantes as definições diagnósticas. As mais usadas, para facilitar comparações, são as do CDC.

O uso do ambulatório para acompanhamento após a alta da infecção em pacientes cirúrgicos e neonatos normais é o método mais específico, mas o retorno da maioria dos pacientes é difícil. A isso se associa o custo elevado.

Questionários podem ser dirigidos ao cirurgião. A frequência de resposta dos cirurgiões é maior, mas as respostas apresentam alto índice de incorreções, o que diminui seu valor. As perguntas podem ser dirigidas ao paciente, cujas respostas são corretas, mas com baixo índice de retorno. Para compensar a baixa taxa de resposta dos pacientes, mantendo a qualidade da informação recebida, pode-se enviar o questionário mais de uma vez ao paciente ou usar o telefone para contatá-lo. Essas foram as conclusões de um estudo conduzido no hospital Birghman and Women, de Harvard, em Boston, que avaliou a qualidade das informações fornecidas por cirurgiões e pacientes.

Escolha dos denominadores para as taxas

A próxima etapa é: que denominadores usar? Eles devem quantificar a exposição ao risco. No denominador temos a quantidade de risco e no numerador, as consequências dessa exposição ao risco, os eventos adversos infecciosos e não infecciosos. Classicamente, usa-se o número de admissões ou altas. Para aumento da acurácia têm sido usados denominadores mais específicos, como pacientes em uso de ventilador, em uso de cateter venoso central etc. O CDC e outros investigadores vêm preconizando o uso de incidência com taxa ajustada para os fatores de risco (cateter-dias, ventilador-dias etc.), por sítio de infecção de determinada unidade hospitalar. A incidência mede o risco a que a população está exposta. No numerador pode ser usado o número de pacientes infectados ou o número de episódios de infecção. Essa opção é controversa: a maioria dos autores sugere o uso do número de episódios de infecção para não minimizar o problema, enquanto outros alegam que, como os riscos dos episódios subsequentes diferem daqueles do primeiro episódio de infecção, seria incorreto fundir tanto numerador como denominador nesses casos.

Validação dos dados

Não basta ter dados, é necessário que eles tenham qualidade, que representem a realidade da população em estudo. Dado incorreto, sem validade, é pior do que a ausência de informação, pois nos leva em direções inadequadas com a segurança de quem tomou o rumo em bases sólidas, com dados e fatos. Validar é comparar parte dos dados coletados com um padrão-ouro escolhido. Isso deve ser aplicado em parte da amostra coletada, comparando o padrão-ouro com a coleta habitual de dados. Dessa maneira, toma-se conhecimento das limitações das conclusões oriundas da análise que se realiza na base de dados. Um trabalho epidemiologicamente perfeito não existe, cabendo ao epidemiologista determinar a dimensão e a direção do erro para uma análise mais acurada dos dados. Como exemplo, poderíamos citar a validação do sistema de vigilância epidemiológica pelo enfermeiro epidemiologista. Cobrindo pelo menos 10% da população em estudo, o dado seria coletado pelo coletor "padrão-ouro", de preferência sem conhecimento do coletor habitual, e os dados dos dois seriam comparados para o dimensionamento das diferenças. Isso poderia ocorrer durante 1 mês a cada ano (8,3% da população anual). A diferença aceitável é de, no máximo, 10%. A validação é especialmente necessária quando o coletor não é do próprio serviço (p. ex., cirurgiões ou anestesistas coletando fatores de risco para pacientes cirúrgicos; folha de solicitação de antibióticos preenchida pelo médico e fornecida ao serviço de controle de infecção pela farmácia).

Análise dos dados

Após a escolha da técnica de vigilância, coleta e validação dos dados, é chegado o momento da análise. É necessário o uso da "lupa" da estatística para que se possa distinguir a variabilidade normal dos eventos biológicos da variação verdadeira. Avaliam-se as taxas endêmicas de infecção ou de qualquer evento que se deseje analisar. O primeiro passo consiste em avaliar os aspectos metodológicos. A amostra analisada, que corresponde a um período de tempo, é representativa daquele hospital, unidade hospitalar (p. ex., CTI) ou população (p. ex., pacientes cirúrgicos) em estudo? Houve algum viés de seleção? A perda de dados é grande? Perdas amostrais > 10% são perigosas e exigem esforço extra para o resgate de parte da população perdida. Somente após a comparação da população perdida com a população coletada, e não sendo detectadas diferenças, pode-se ter certeza de não se estar introduzindo um viés amostral. Um problema da epidemiologia hospitalar é o tamanho amostral, que é frequentemente esquecido. Sem amostras de bom tamanho, mesmo com a coleta metodologicamente correta dos dados e com dados de boa qualidade (validados), não é possível iniciar uma análise estatística. O trabalho com amostras inadequadas é o erro metodológico mais frequente em epidemiologia hospitalar. Surge uma nova questão: com que taxas comparar? Pode-se comparar com os referenciais da literatura. Surge uma nova dúvida: qual o valor dessa comparação?

A ocorrência de qualquer evento adverso, incluindo infecção, depende de três grupos de variáveis: estrutura (equipamento, número de pessoas etc.), processo de trabalho e condição biológica do paciente. Não basta detectar diferenças, é necessário determinar suas origens (estrutura, processo ou condição biológica do paciente) para que se possam introduzir modificações que levem à melhoria. Em infecção hospitalar, os métodos de trabalho e materiais se encontram padronizados (diretrizes do CDC), mas outros aspectos estruturais variam e não têm seu impacto adequadamente avaliado (p. ex., número de funcionários). Há ainda diferenças não mensuradas e não corrigidas, mesmo com bons tamanhos amostrais, entre populações assistidas por diferentes instituições. A comparação dentro da própria instituição ao longo do tempo corrige parte dessas distorções, pois são conhecidas a estrutura e suas modificações ao longo do tempo, e as variações ligadas às características do hospedeiro são mais bem pareadas. A determinação de taxas endêmicas médias da instituição é uma solução, e a determinação de limites superiores máximos aceitáveis de infecção a partir do qual se iniciaria a investigação é um bom caminho. Esse limite máximo se situaria no intervalo de confiança de 95% a partir da média (veja o Capítulo 11, *Estatística Aplicada à Segurança Assistencial*). Devemos lembrar que para se chegar à média é necessário tamanho amostral adequado, e os novos períodos com o qual será realizada a comparação devem apresentar, também, bom tamanho amostral. Essa técnica de larga aplicação em epidemiologia de grandes populações, que conta com grandes amostras em curto período (p. ex., sarampo no Estado de Minas Gerais), tem como limite o tamanho amostral em epidemiologia hospitalar. É erro básico a comparação de taxas de curto período – semanal, mensal – com os limites estabelecidos. Por exemplo, para uma taxa endêmica de 10%, para detecção do aumento de 20% de incidência com intervalo de confiança de 95%, sem erro determinado pelo pequeno tamanho amostral, são necessários 864 pacientes, o que é difícil arregimentar em 1 mês em um hospital ou em 6 meses em um CTI. Se a taxa encontrada for maior, com amostra pequena, ficará a dúvida: o achado é real ou se trata de um erro amostral?

Outro meio, tão bom quanto a determinação de taxas limites e muito mais simples, consiste no uso do teste "t" para comparação de médias e o Qui-quadrado para comparação de proporções.

O uso das taxas históricas endêmicas de uma instituição tem problemas quando elas são elevadas e este valor passa a ser a referência de qualidade institucional. As referências externas de excelência corrigem esse problema.

Relato de taxas

O retorno da informação é fator modificador de comportamento e determina queda das taxas de infecção. Esta é uma verdade demonstrada em estudos bem conduzidos, como o projeto SENIC. As taxas devem ser analisadas por cirurgião, por equipe cirúrgica e por equipe de trabalho (CTI, berçário etc.) de modo a introduzir melhorias. Em epidemiologia hospitalar, em virtude da dificuldade em se obter uma amostra de bom tamanho, é impossível um retorno semanal ou até mesmo mensal sem incorrer em erro metodológico primário: trabalhar com amostras insuficientes. Certos serviços, ansiosos por visibilidade, cometem esse erro primário regularmente.

CAUSAS DE ERRO EM EPIDEMIOLOGIA HOSPITALAR

Um trabalho epidemiologicamente perfeito jamais será realizado. O epidemiologista deve ser um especialista em erro, capaz de identificá-lo, definir sua direção e magnitude e decidir pelo efeito global dessas distorções.

As causas de erro vão desde as limitações econômicas para execução até enganos de desenho ocorridos no projeto.

Os erros podem ser classificados em randômicos ou sistemáticos. Os erros sistemáticos podem ser de seleção, informação e confusão. Já os erros randômicos são aqueles oriundos do tamanho amostral.

O erro sistemático de seleção é aquele em que a amostra não é representativa da população devido a um problema na escolha dos indivíduos que a compõem. Pacientes com diferentes características apresentam chances diferentes de participar do estudo. Deve-se diferenciar erro de limite, ou seja, em um estudo em que um grupo de pessoas é excluído por motivos éticos, estamos diante de um limite e não de um erro, já que a causa do problema de amostragem é incontrolável. Em epidemiologia hospitalar, esse é um tipo de erro incomum já que, em geral, estuda-se toda a população.

O erro sistemático de informação é o mais comum em epidemiologia hospitalar e é decorrente de problemas na técnica de coleta. Os sistemas passivo e ativo de vigilância são um bom exemplo das diferenças oriundas da técnica. Pode haver problemas na fonte de informações, que pode apresentar limitações próprias, como se observa nas diversas pistas de vigilância epidemiológica usadas na área de infecção hospitalar (Tabela 10.1). Outro erro de informação reside na classificação, como o uso inadequado dos critérios diagnósticos de infecção hospitalar, promovendo diagnósticos incorretos e erros de categorização. A omissão de quem coleta não deve ser esquecida, porém a fonte mais sutil de erros é aquela que se origina da falta de dados. A informação não pode ser obtida porque os dados clínico-laboratoriais não foram sequer coletados. Em situações como as do Brasil, com enorme precariedade de material, isso não é incomum. Durante o projeto SENIC, esse erro foi avaliado. Em pacientes febris, somente 28% das vezes em 1970 e 45% das vezes em 1975 pelo menos uma cultura foi adequadamente solicitada. As IRA em que a falta de dados mais comprometem a definição de caso foram: infecção urinária, pneumonia e bacteriemia.

Nos problemas multifatoriais, tão comuns na epidemiologia hospitalar, não é incomum o erro sistemático originado pela confusão entre as variáveis. Por exemplo, para se estudar a relação instrumentação-infecção urinária devemos anular a interferência do gênero e da idade. A essas variáveis de confusão conhecidas somam-se aquelas que não são nem conhecidas. A randomização e um bom tamanho amostral são o caminho para minimizar esse problema. Essas técnicas não são aplicáveis nos estudos observacionais. O uso de regressão logística múltipla é uma maneira de afastar as variáveis de confusão.

O erro randômico determinado pelo pequeno tamanho amostral é, sem dúvida, o mais comum em epidemiologia hospitalar. Em vista da eficácia do retorno das informações epidemiológicas para a redução das IRA, o serviço de controle de infecção se vê compelido a promover o retorno frequente de informações (semanal, mensal) e, com isso, comete esse erro frequentemente, produzindo informações inconsistentes na grande maioria das vezes. Essa "informação" pode determinar ações inadequadas.

RISCO EM INFECÇÕES HOSPITALARES

A taxa de incidência de infecção hospitalar depende da técnica de vigilância epidemiológica, dos critérios de diagnóstico e dos fatores de risco presentes em determinada população em dado momento (Figura 10.1).

Quando se analisa a variação de determinada taxa de incidência, deve-se ter em mente os determinantes da infecção de modo a detectar a origem provável das variações e dos erros.

Os fatores de risco (FR – Figura 10.2) podem ser divididos em FR intrínseco e FR extrínsecos. O risco intrínseco consiste na predisposição para infecção determinada pelo tipo e a gravidade da doença de base do hospedeiro. Sua modificação se faz pela terapêutica habitual da doença.

O risco extrínseco pode ser dividido em: (1) estrutura: conjunto de recursos materiais à disposição do trabalhador para que ele possa prestar assistência (máquinas, equipamentos, insumos, número de pessoas, área física); (2) agressões ao hospedeiro; em terapia intensiva, por exemplo, as agressões de importância epidemiológica são o cateter venoso central (CVC), a sonda vesical de demora (SVD) e os ventiladores mecânicos (VM); e (3) a qualidade do processo de trabalho ou a qualidade do cuidado dispensado ao paciente pela equipe de assistência. A estrutura à disposição é uma variável importante. Não encontramos na literatura uma definição exata sobre qual componente estrutural é importante e com que intensidade ele interfere nos resultados (p. ex., o tipo de material dos cateteres determina diferente risco de IRA). A quantidade de agressão é determinada pela necessidade propedêutica e terapêutica do paciente, não sendo, portanto, modificável. A qualidade do cuidado ou processo de trabalho com o paciente, com o meio e com os métodos invasivos é o único fator de risco sujeito à intervenção para modificação do risco dos eventos adversos relacionados com a assistência hospitalar.

A epidemiologia está sempre à procura da definição das causas de variação das taxas.

Quando nos deparamos com uma variação de incidência de infecção hospitalar, devemos nos perguntar: variou a técnica de vigilância epidemiológica? Variou o risco intrínseco? Variou algum componente do risco extrínseco – estrutura, quantidade de agressão, qualidade do processo de trabalho?

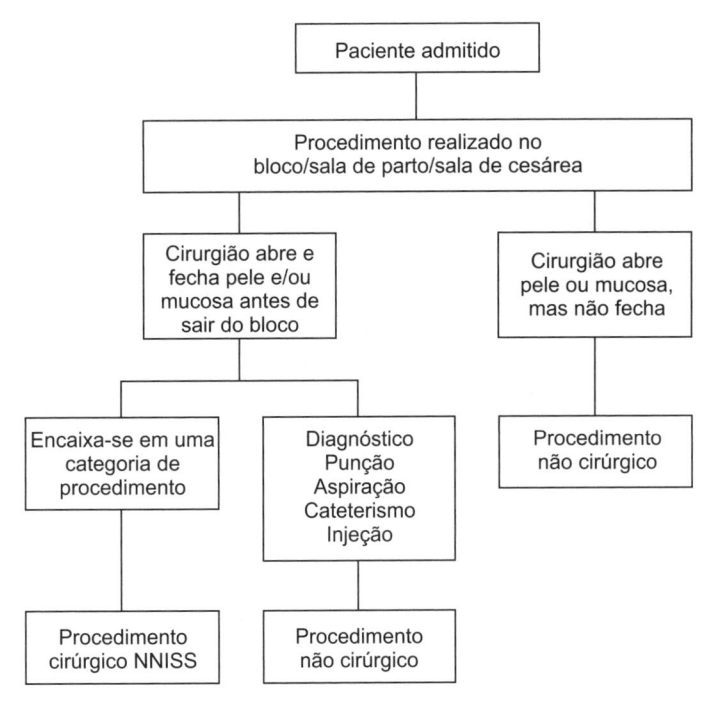

Figura 10.1 Técnica de vigilância epidemiológica + critérios de diagnóstico + fatores de risco (estrutura, processo, paciente, agressões) – Incidência de infecção hospitalar.

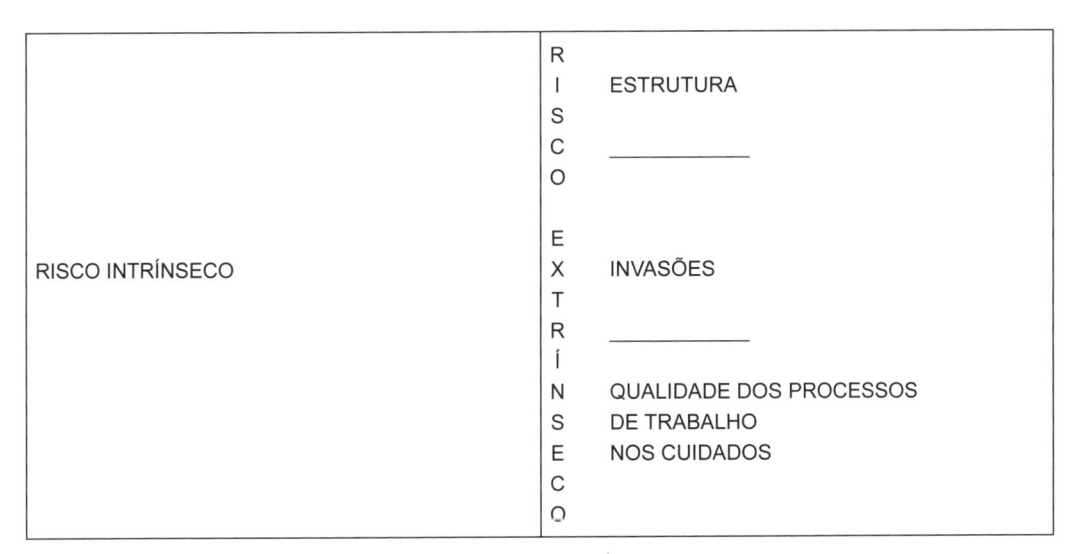

Figura 10.2 Fatores de risco.

Uma das primeiras tentativas de quantificação do risco intrínseco em IRA foi proposta pela National Academy of Sciences e o National Research Council dos EUA e validadas pelos estudos de Cruse & Foord em infecção de sítio cirúrgico. Esse estudo validou, no início dos anos 1980, a classificação da ferida cirúrgica em limpa, potencialmente contaminada, contaminada e infectada. Pela primeira vez foram levadas em conta as características do paciente na análise da ocorrência de infecção. Muito mais do que os benefícios de análise introduzidos pela nova metodologia, teve início uma nova linha de raciocínio. Foi na cirurgia que mais rapidamente se aprimorou o método epidemiológico de mensuração do risco intrínseco para infecção.

Na década de 1980, Haley e cols. desenvolveram uma escala para mensuração da predisposição para infecção de sítio cirúrgico no contexto do projeto SENIC, a qual ficou conhecida como escala SENIC. Os autores acompanharam prospectivamente 58.498 cirurgias, observando um conjunto de fatores de risco e ocorrência de infecção de sítio cirúrgico. Essas variáveis foram tratadas por análise multivariada. A ocorrência de infecção relacionou-se com pacientes que apresentavam três ou mais diagnósticos à internação, cirurgia abdominal ou com duração maior de 2 horas, cirurgia contaminada ou infectada. Cada característica conferia um ponto à escala de risco. A escala foi validada em outra amostra com 59.352 cirurgias. Nesse estudo, Haley mostrou os limites da antiga classificação por potencial de contaminação. Feridas cirúrgicas com determinado potencial de contaminação apresentavam incidência de infecção progressivamente maior à medida que aumentava o número de pontos da escala SENIC. As limitações da escala SENIC são determinadas pela dificuldade de coleta dos fatores de risco de todos os pacientes, em especial o número de diagnósticos à admissão, e pelo fato de ser somente aplicável a hospitais gerais que executem uma mistura de procedimentos semelhantes à da amostra de desenvolvimento, sendo inaplicável na avaliação de desempenho de um cirurgião.

Na década de 1990, Culver e cols. publicaram os primeiros resultados da medida de risco cirúrgico desenvolvida no projeto NNISS. Essa nova escala tenta resolver os limites da escala SENIC relacionados com a dificuldade de coleta de dados e com o fato de ser aplicável somente em hospitais gerais. Utiliza-se o caminho mais fácil, porém menos preciso, da adaptação das variáveis detectadas no projeto SENIC para novas variáveis. A presença de três ou mais diagnósticos à admissão é substituída pela gravidade 3 ou 4 segundo a Sociedade Americana de Anestesiologia (ASA), o tempo de duração de cirurgia > 2 horas é substituído pelo tempo maior que o percentil 75 de duração para determinado tipo de procedimento cirúrgico e são mantidas como fator de risco cirurgias contaminadas e infectadas. O fator de risco representado pela cirurgia abdominal foi excluído. Os procedimentos cirúrgicos foram divididos por categorias (p. ex., cesariana, outros procedimentos do aparelho cardiovascular etc.) e a presença de cada fator de risco conferia um ponto; portanto, o risco de aquisição de infecção de sítio cirúrgico apresentava quatro categorias de risco (0, 1, 2 e 3) progressivamente maior. Ao ser aplicada nos hospitais, seu uso revelou, infelizmente, a incapacidade de categorização nas faixas de risco inicialmente planejadas.

Em pacientes clínicos, Britt e cols. (1978) foram precursores no estudo da influência da gravidade na ocorrência de IRA.

Em 1981, estudando pacientes internados em CTI neonatal, Goldmann encontrou relação entre IRA e presença de ducto arterioso patente, baixo peso, administração de sangue, fração inspirada de oxigênio elevada, intubação traqueal, presença de nutrição parenteral, de cateter venoso central (CVC) umbilical e ocorrência de cirurgia. Esse trabalho reforça a importância dos dois grupos de fatores de risco, intrínseco e extrínseco, ressaltando a preponderância dos fatores de risco intrínseco mensurados pelo coeficiente de regressão a eles associado.

Em 1982, Donowitz & Wenzel documentaram o aumento de risco de aquisição de infecção dos pacientes internados no CTI em relação aos outros setores hospitalares e atribuíram essa diferença à gravidade dos problemas clínicos observados.

Em 1983, Craven e cols. estudaram os fatores de risco para o desenvolvimento de pneumonia em pacientes internados em CTI e submetidos à ventilação mecânica (VM). Foram avaliados diversos fatores de risco, incluindo variáveis validadas pelo APACHE II (*Acute Physiology and Chronic Health Disease*) relacionadas com a ocorrência de óbito em CTI para adultos. Os fatores associados ao desenvolvimento de pneumonia foram o uso de monitorização intracraniana e cimetidina e a troca de circuitos a cada 24 horas. Em 1988, os mesmos autores avaliaram a relação entre 23 variáveis e a ocorrência de infecção em 1.300 pacientes internados em CTI para adultos, utilizando regressão logística múltipla, e encontraram a relação entre infecção e o uso de sonda vesical (SV) por mais de 10 dias, internação em CTI por mais de 3 dias, aplicação de monitorização da pressão intracraniana, implantação de cateter arterial e presença de choque.

Em 1985, estudando fatores de risco para infecção em CTI neonatal, Hensey encontrou o peso como fator de risco.

Em 1989, Maki discutiu a gravidade do problema de IRA nos CTI, tanto em sua forma endêmica como epidêmica, e reforçou o conceito de que fatores de risco poderiam ser divididos em intrínsecos e extrínsecos, os primeiros talvez sendo de maior importância.

Nesse mesmo ano, Kotloff analisou 23 episódios de sepse neonatal hospitalar usando regressão logística múltipla e encontrou como fatores de risco: baixo peso, tempo de internação e gestação múltipla.

Em vista da elevada gravidade das pneumonias nos pacientes em VM, novos trabalhos tentaram definir fatores de risco para o problema, reforçando a dicotomia dos fatores de risco vislumbrada por Maki.

A década de 1980 foi fértil na determinação de fatores de risco e modelos preditivos para óbito em CTI de adulto e crianças. A década de 1990 iniciou com maior clareza sobre o que procurar como fator de risco. Em 1991, Bueno-Cavanillas discutiu a dificuldade de comparação das taxas de IRA em CTI devido à ausência de métodos comparativos entre a gravidade dos pacientes e a intensidade do uso de procedimentos invasivos para propedêutica e terapêutica. Esse autor avaliou a relação de diversas variáveis, incluindo o APACHE II e o *Therapeutic Intervention Score System* (TISS), com a ocorrência de IRA e utilizou regressão logística múltipla para essa análise. Descreveu somente a associação entre o TISS e a ocorrência de infecção. O APACHE II e o TISS são modelos preditivos para óbito em CTI; o primeiro deles analisa variáveis fisiológicas dos pacientes, enquanto o segundo quantifica o grau de uso de procedimentos invasivos. Bueno-Cavanillas não obteve um método capaz de medir a influência do tipo e da gravidade da doença de base na ocorrência da infecção, demonstrando que a quantidade de intervenções propedêuticas e terapêuticas se relaciona com a ocorrência de infecção e que o TISS é bom modelo preditivo de infecção, capaz de promover comparações mais acuradas das taxas entre as unidades, principalmente em relação à quantidade de intervenções. O TISS tem como limite a complexidade de coleta.

Em 1991, Pollock e cols. estabeleceram e criaram relações entre o PRISM (*Pediatric Risk of Mortality Score*) > 10 e a ocorrência de IRA. O PRISM é modelo preditivo para óbito em CTI pediátrico e contempla diversas variáveis fisiológicas do paciente à admissão nessas unidades. Os autores acreditam ter criado método que possibilita comparações mais precisas da incidência de IRA, já que o risco intrínseco das populações pode ser avaliado. Discutiram ainda a complementariedade entre seus achados e os de Bueno-Cavanillas, já que o TISS mede a quantidade de intervenções, um dos componentes do risco extrínseco.

Em 1991, estudando fatores de risco em 45 episódios de SPS por *S. epidermidis* em neonatos por meio de análise univariada, Freeman novamente encontrou o baixo peso como fator de risco.

Em 1992, a partir do trabalho de Joshi e cols., surgiu nova compreensão sobre a maneira de se medir o risco de IRA de determinada população de CTI: um modelo preditivo por sítio específico de IRA. As variáveis escolhidas para avaliação são as que provavelmente apresentam capacidade de medir os riscos intrínseco e extrínseco (quantidade de intervenções). Além desses avanços, sabendo que os riscos extrínsecos e intrínsecos variam de um sítio de infecção para outro, os autores escolheram a pneumonia como modelo por sua frequência e gravidade. As variáveis detectadas por análise multivariada foram idade > 60 anos, presença de doenças rápida ou tardiamente letais, intubação traqueal, alteração de consciência, uso de sonda nasogástrica, bloqueadores de receptores H_2 e realização de broncoscopia recente.

A partir desse estudo, diversas publicações abandonaram as adaptações e trabalharam com o desenvolvimento de modelos específicos para IRA, contemplando variáveis por sítio específico de IRA ligadas aos riscos intrínsecos e extrínsecos.

Em 1993, Salemi e cols. avaliaram o valor do APACHE II e do índice de gravidade desenvolvido por Gonnella para óbito na predição de pneumonia hospitalar de pacientes internados ou não em CTI. A pneumonia foi relacionada com idade, cirurgia, uso de inibidores de receptores H_2 e de sonda nasogástrica, além do índice de gravidade de Gonnella. A limitação desse trabalho foi o fato de incluir pacientes internados ou não em CTI, que se constituem em populações muito distintas.

Em 1994, Schwenzer e cols. não conseguiram, pelo APACHE II, relacionar a ocorrência de bacteriemia com a gravidade dos pacientes do CTI.

Em 1994, Beck-Saque analisou 42 episódios de sepse neonatal hospitalar primária e encontrou como fatores de risco: baixo peso, doença respiratória de base na admissão, uso de bloqueadores de receptores H_2 e uso de CVC por tempo prolongado.

Em 1995, trabalhando em CTI neonatal, Gray e cols. estabeleceram relação entre bacteriemia por estafilococo coagulase-negativo e a gravidade dos recém-nascidos medida pelo SNAP.

Nesse mesmo ano, foi realizado estudo de prevalência de IRA em 1 dia, envolvendo 17 países europeus e 1.417 UTI para adultos. Foram avaliados os seguintes fatores de risco: sexo, idade, pós-operatório ou não, doença de base, APACHE II à admissão, uso de CVC, ventilador, SV, drenos, diálise, nutrição parenteral, imunossupressores e profilaxia para úlcera péptica. Utilizando regressão logística múltipla, foram identificados os seguintes fatores de risco para o desenvolvimento de IRA: tempo de internação > 48 horas, usos de VM, cateteres na artéria pulmonar, CVC e urinário, diagnóstico de trauma e profilaxia para úlcera. O óbito foi relacionado com a ocorrência das seguintes infecções hospitalares: pneumonia e sepse primária, clínica e laboratorial.

Em 1996, Singh-Naz e cols. desenvolveram um modelo preditivo para ocorrência de IRA em CTI pediátrico, dando continuidade aos esforços do grupo iniciado em 1991. Utilizando variáveis que analisavam os riscos intrínseco e extrínseco, relacionaram a IRA com o estado operatório, a gravidade medida pelo PRISM já validado para óbito nessa população, a taxa de uso de métodos invasivos, o uso de antibióticos e nutrição parenteral e o tempo de internação hospitalar.

No mesmo ano, Kropec e cols. desenvolveram um modelo preditivo para pneumonia em CTI de adultos, tendo como variáveis estabelecidas por regressão logística múltipla a ausência de infecção à admissão na unidade e o uso de dreno de tórax, antiácidos e pressão arterial parcial de oxigênio > 100mmHg.

Cunnion, também em 1996, estudou fatores de risco para pneumonia em CTI, incluindo entre eles o APACHE III. Usando regressão logística múltipla, encontrou relação entre a ocorrência de pneumonia com o APACHE III e o tempo de ventilação.

Ainda em 1996, Johnson-Robbins encontrou como fator de risco para sepse por *S. epidermidis* em CTI neonatal o peso de nascimento < 1.000g. Moro avaliou 243 episódios de sepse neonatal hospitalar e encontrou, em análise univariada, os seguintes fatores de risco: uso de cateter umbilical ou ventilador por mais de 5 dias, enterocolite, peso < 2.500g, uso de sonda gástrica, administração de nutrição parenteral e transferência do paciente de outro hospital.

O CRIB (*Critical Risk Index for Babies*), desenvolvido para predizer óbito em neonatos criticamente enfermos, foi testado quanto à capacidade de predizer bacteriemia por *S. epidermidis*, revelando adequadas sensibilidade e especificidade.

Em 1997, Fernandez-Crehuet e cols. estudaram os fatores de risco em 280 infecções de 944 pacientes em terapia intensiva adulta. Como fatores de risco, encontraram o APACHE II, algumas categorias diagnósticas, coma, má nutrição, posição horizontal, traumatismo craniano e uso de CVC, criando um modelo matemático para predição de infecção nessas unidades com variáveis de riscos intrínseco e extrínseco.

Girou, em 1998, realizou estudo de caso-controle com amostra de 41 casos, avaliando o valor das escalas de gravidade de pacientes críticos já conhecidas, dentre elas o APACHE II, o TISS, o SAPS, a escala de McCabe & Jackson, que avalia comorbidades, o ODIN (*Organ Dysfunction and/or Infection*), que se baseia em disfunção orgânica, a escala de coma de Glasgow e o sistema conhecido como Ômega. Encontrou relação entre infecção e presença de falência neurológica ou respiratória após o terceiro dia de internação, uso de sondas nasogástrica ou urinária, sedativos e, no terceiro dia, a presença de SAPS ≥ 12 pontos, APACHE II ≥ 21 pontos e ODIN ≥ 3 pontos.

Em 1998, em coorte com 1.589 pacientes de CTI adulto na França, foi avaliada, por regressão logística múltipla, a participação de idade, gênero, procedência, presença de infecção na admissão, tempo de internação, SAPS II, escala Ômega, uso de métodos invasivos e ocorrência de IRA. Foi estabelecida a relação entre ausência de infecção à admissão, idade > 60 anos, tempo de permanência na unidade, uso de VM e ocorrência de IRA.

Cook, também em 1998, analisou fatores de riscos intrínseco e extrínseco para ocorrência de pneumonia em pacientes adultos submetidos à VM. Usou como variáveis provavelmente relacionadas: APACHE II, escala de disfunção orgânica múltipla, escala de Glasgow, diagnósticos, tabagismo, variáveis relacionadas com ventilação, nutrição, medicamentos usados e aspiração de conteúdo gástrico pulmonar. Os fatores de risco observados foram: paciente queimado, traumatizado, com doenças respiratória e cardíaca, em uso de CVC, ventilador e curare, e presença de aspiração pulmonar. Como fator protetor, foi identificado o uso de antibiótico.

Nesse mesmo ano, Couto e cols. avaliaram fatores de risco para IRA em 1.308 pacientes adultos em tratamento intensivo. Foram testados: APACHE II, SAPS e MPM (*Mortality Probability Model*). As escalas de óbito não demonstraram capacidade preditiva de IRA. Das cerca de 111 variáveis, somente uso de VM, hematócrito < 25%, presença de coma e uso de SV se relacionaram com a ocorrência de IRA.

Em 2000, em tese de Doutorado no Curso de Pós-Graduação em Medicina Tropical da UFMG, Couto analisou os fatores de risco de IRA em 1.044 neonatos em terapia intensiva.

As variáveis avaliadas foram: peso e idade gestacional ao nascimento, fração inspirada de O_2 (FiO_2) máxima e mínima nas primeiras 12 horas, presença de malformação com ou sem risco de morte, tempo de uso do CVC e VM. O tempo de uso do CVC foi relacionado com a ocorrência de sepse, o tempo de uso de VM com a ocorrência de pneumonia, e o tempo de uso de VM, o tempo de uso do CVC, o tempo de internação e a FiO_2 máxima com a ocorrência do conjunto de infecções. O peso e a idade gestacional não se mostraram de valor como medidas de risco intrínseco, como recomendado pelo CDC.

MENSURAÇÃO DA QUALIDADE DE CUIDADO
Uso das taxas ajustadas da metodologia NNISS/NHSN

Em 1970, o CDC criou o projeto NNISS (*National Nosocomial Infection Surveillance System*), congregando hospitais com mais de 500 leitos, para estudar as infecções hospitalares. Em 1986 foi iniciado um projeto de pesquisa que visava validar novas taxas, usando novos denominadores com o objetivo de medir os diversos fatores de risco de infecção. Seus primeiro resultados foram publicados em 1991.

O risco intrínseco – predisposição para infecção determinada pela gravidade e pelo tipo da doença de base – pode ser medido indiretamente a partir da permanência média do paciente no hospital. A permanência média reflete a gravidade do hospedeiro. O tempo de permanência média na UTI tem associação estatística significativa com as taxas de infecção hospitalar.

A influência da permanência média em CTI pode ser transferida para as taxas usando-se o denominador paciente-dias. Esse denominador representa a soma do tempo de permanência dos pacientes internados em uma unidade em determinado período. Ele transfere apenas parcialmente a influência da permanência média às novas taxas. Este fato pode ser verificado pela manutenção da associação estatisticamente significativa entre a permanência média e as novas taxas, com o denominador paciente-dias. Se a transferência da influência da permanência média fosse completa, essa associação desapareceria.

O tipo de unidade de CTI (clínico-cirúrgica, coronariana, trauma, neonatal etc.) congrega um conjunto nosológico específico que carrega consigo um risco intrínseco próprio. Nas unidades de recém-nascidos, as faixas de pesos de nascimento (< 1.000g, 1.001g a 1.500g, 1.501g a 2.500g, > 2.500g) possibilitam uma estratificação ainda melhor do risco intrínseco. Após a criação da NHSN, a estratificação de peso dos recém-nascidos ganhou nova categoria, dividindo-se a faixa de < 1.000g em de 751 a 1.000g e < 750g. Nas unidades neonatais, há dúvida em relação à necessidade de estratificação do risco intrínseco por faixa de peso quando se trata de pneumonia relacionada com VM; e, no caso da sepse relacionada com CVC, deve-se estratificar pelo menos em duas faixas de peso: ≤ 1.500g e > 1.500g.

A maneira encontrada para mensuração da quantidade de agressão em CTI foi a soma dos dias de uso de SV, CVC e VM em uma unidade, em determinado tempo. Passou-se a calcular a taxa de infecção relacionada com essas agressões: pneumonia relacionada com o uso da ventilação mecânica (PNM REL.VM), infecção do trato urinário relacionada com sonda vesical de demora (ITU REL. SVD) e septicemia relacionada com cateter venoso central (SEPSE REL. CVC), tendo como denominador o tempo de uso do método relacionado com aquele sítio de infecção. A essas novas taxas é transferida a influência da permanência média do método invasivo específico. Espera-se que, mantendo constantes a estratégia de vigilância epidemiológica e os critérios de diagnóstico de infecção hospitalar, ao se compararem unidades do mesmo tipo e de permanência média semelhantes, diferenças encontradas nas taxas de infecções relacionadas com os métodos invasivos (utilizando-se o denominador método invasivo-dias) só poderão ser atribuídas às diferenças na qualidade dos cuidados prestados. A incidência de infecção hospitalar, assim analisada, se transformou em item de Controle de Qualidade de Assistência.

Apenas como exemplo, vamos analisar a comparação da incidência de infecção de uma hipotética unidade em dois períodos diferentes de mesma duração (Tabela 10.2). Em cada período, teriam estado ali internados 100 pacientes. Cada um deles teria usado uma sonda vesical de demora. No primeiro período, a permanência de cada sonda teria sido de 1 dia e no segundo período, de 10 dias. Vamos supor que tivesse ocorrido uma infecção urinária relacionada com o uso da sonda vesical tanto no primeiro como no segundo período. Usando a metodologia clássica, as taxas dos dois períodos seriam iguais: 1% de episódios de infecção relacionada com o uso da sonda vesical. Como vimos anteriormente, é importante a relação entre o tempo de permanência do método invasivo e a ocorrência de infecção. Pelo método clássico isso não é levado em consideração no cálculo das taxas.

No segundo período, apesar de o risco a que os pacientes estiveram expostos ser maior em razão da maior exposição ao fator de risco (10 dias de uso da sonda vesical), a incidência foi igual à do primeiro período. Os denominadores introduzidos pelo projeto NNISS ajustam as taxas ao risco determinado pelo tempo de exposição ao método invasivo e com isso é possível detectar as diferenças ligadas aos outros determinantes da infecção hospitalar. Se calcularmos, em nosso exemplo hipotético, as taxas com os denominadores propostos pelo projeto NNISS, teremos, no primeiro período, 100 sonda vesical-dias e uma taxa de 10 infecções urinárias para 1.000 sonda vesical-dias e, no segundo período, 1.000 sonda vesical-dias e uma taxa de 1 infecção por 1.000 sonda vesical-dias. Desse modo, a taxa do primeiro período, quando ajustada, é maior, e isso não se deve à intensidade de exposição aos métodos invasivos, que já se encontra agora corrigida com os novos denominadores, mas a um dos outros determinantes do risco de infecção: o risco intrínseco ou um dos outros componentes do risco extrínseco (estrutura ou cuidados).

As taxas calculadas por sítio tornaram possível localizar melhor os problemas de infecção, ou seja, se há aumento de infecção, qual é sua origem? Ele se deve à quebra dos cuidados relacionados com a sondagem vesical, à ventilação mecânica, ao cateter venoso central etc.? Consegue-se, dessa maneira, fazer uma intervenção dirigida.

O projeto NNISS desenvolveu um escore para medir o risco de se ter infecção de sítio cirúrgico. Esse escore se baseia em variáveis que contemplam os riscos intrínseco e extrínseco. O escore de risco cirúrgico NNISS já foi utilizado na maior amostra de procedimentos cirúrgicos disponível na literatura. As variáveis de risco intrínseco são a classificação de risco anestésico da ASA e o potencial de contaminação da ferida cirúrgica. Pacientes com ASA = 3 ganham 1 ponto e os com ASA < 3 ganham 0 ponto. Pacientes com cirurgia contaminada ou infectada ganham 1 ponto e os pacientes com cirurgia limpa ou potencialmente contaminada ganham 0 ponto. A variável de risco extrínseco escolhida foi o tempo: para cada procedimento cirúrgico haveria um tempo ótimo que se situaria no percentil 75 de tempo para aquela cirurgia. Para procedimentos com duração acima do percentil 75 seria dado 1 ponto, para os no percentil 75 ou abaixo, 0 ponto (Tabela 10.3). Tome-se como exemplo uma cesariana cujo tempo do percentil 75 é 1 hora e que tenha sido executada em 2 horas, em uma paciente ASA = 3. Sendo a ferida potencialmente contaminada, essa paciente terá 1 ponto por passar o tempo do percentil 75, 1 ponto por ser ASA = 3 e 0 ponto pelo potencial de contaminação da ferida, ou seja, risco 2.

O risco NNISS para cirurgia varia de 0 a 3 para cada categoria de procedimentos distintos previamente classificados. A capacidade de estratificação de risco dessa metodologia não se mostrou progressiva, ou seja, risco 0 com taxa diferente e menor que a dos pacientes na faixa de risco 1, e assim sucessivamente, até o risco 3, que teria as maiores taxas. Faixas de risco podem se agrupar de acordo com a categoria de procedimento. No exemplo, a incidência de infecção em cesariana no risco 0 é igual ao risco 1, sendo 3 maior que 1 e 2. A estratificação em faixas de risco progressivo, inicialmente idealizada, não foi alcançada.

Os fatores de risco do escore SENIC foram adaptados para produzir o escore cirúrgico NNISS: com três diagnósticos ou mais, a alta tornou-se ASA > 3; tempo cirúrgico > 2 horas tornou-se tempo cirúrgico acima do percentil 75 de tempo para o procedimento. Foi mantido o risco de cirurgias contaminadas e infectadas, e não foi incluída cirurgia abdominal.

Limites da epidemiologia das infecções relacionadas com a assistência e outros eventos adversos

É necessário ter em mente os limites para interpretação adequada dos resultados da vigilância epidemiológica.

A definição de caso – critério diagnóstico do CDC – é um limite bem conhecido por todos que trabalham com a coleta de dados. Há limitações próprias de cada instituição, determinadas pela carência de métodos diagnósticos. O diagnóstico é tanto mais específico quanto maior o arsenal propedêutico usado (microbiologia, broncoscopia etc.), e isso depende de recursos materiais. Essa variação na especificidade diagnóstica entre instituições e ao longo do tempo limita as comparações (p. ex., pode ocorrer diminuição de incidência por uma aquisição tecnológica como o uso do lavado brônquico em toda suspeita de pneumonia no CTI). Há ainda problemas com critérios de sítios específicos (p. ex., pneumonia, sepse relacionada com CVC etc.) e especialmente com a população neonatal. Já foram realizadas modificações na definição de sítio cirúrgico e outras certamente ocorrerão.

Tabela 10.2 Comparação de taxas usando a densidade como denominador

	Período A	Período B
SVD usadas	100	100
Permanência média das SVD (dias)	1	10
ITU rel. SVD	1	1
SVD/dias	100	1.000
Incidência de ITU (%)	1%	1%
Incidência de ITU/1.000 SVD-dias	10	1

SVD: sonda vesical de demora; SVD-dias: sonda vesical-dias = soma de permanência das SVD utilizadas no período; ITU: infecção do trato urinário; ITU rel. SVD: infecção do trato urinário relacionada com SVD.

Tabela 10.3 Risco cirúrgico NNISS

ASA > 3	1 ponto
Percentil de tempo por procedimento > percentil 75	1 ponto
Cirurgia contaminada ou infectada	1 ponto

A fonte de dados e o método de coleta escolhido constituem um poderoso determinante das taxas. A fonte de dados e o método de coleta escolhido sempre se acompanham de maior ou menor perda de informação e de maior ou menor ocupação do tempo do serviço nessa atividade. O mais interessante é que uma fonte e um método de coleta de dados, quando comparados com o padrão-ouro, podem ser péssimos em um local e ótimos em outro local ou no mesmo hospital, por mudanças de características.

O mais correto é que cada local faça uma opção fundamentada na comparação com o método padrão-ouro, conhecendo a sensibilidade e a especificidade do método escolhido naquele local, naquele momento. Quando se comparam dados interinstitucionais ou, ao longo do tempo, no mesmo hospital, deve-se ter clareza quanto à sensibilidade e à especificidade da fonte de dados e da técnica de coleta usada naquela população a ser comparada para não fazer inferências erradas. É bom frisar que, mesmo que se opte por fonte e coleta consideradas padrão-ouro, elas devem ter sua sensibilidade e especificidade testadas periodicamente com dupla coleta.

A estratégia de coleta determina variações de sensibilidade e especificidade – ativo/passivo; prospectivo/retrospectivo; todo hospital/alvo; intra-hospitalar/após alta hospitalar; incidência/prevalência – que devem ser bem conhecidas e mensuradas ao longo do tempo. Para a comparação, é essencial que esse aspecto seja bem conhecido.

Ao se comparar, deve-se ter certeza de que o banco de dados tem consistência e qualidade, ou seja, foi validado.

Quando se informatizam os dados, outra fonte de erros é a digitação, o que pode ser minimizado usando dupla digitação com confrontação posterior. Alguns programas dispõem desse recurso (EPI--INFO®).

Em cirurgia, o risco pode ser estratificado pelo potencial de contaminação da ferida. Essa classificação é grosseira e não avalia bem todos os fatores de risco. Os escores de risco SENIC e NNISS mostraram claramente esse limite. Há ampla variabilidade de incidência de infecção em um mesmo potencial de contaminação, com a variação do risco cirúrgico SENIC ou NNISS (baixo, médio, alto).

O risco cirúrgico SENIC é um exemplo de boa técnica de desenvolvimento, mas a variável "número de diagnósticos na alta" é de difícil coleta. Outro aspecto é que ele não foi desenvolvido para cada categoria de procedimentos, e sim para um grande conjunto de todos os tipos de procedimentos, o que o torna ótimo para análise do conjunto de procedimentos de um hospital geral em um período de tempo, mas o uso por cirurgiões específicos, com um número restrito de tipos de procedimentos cirúrgicos, pode introduzir um viés de seleção.

O escore de risco cirúrgico NNISS, nas palavras de Culver, se trata de uma adaptação do escore SENIC. O processo de desenvolvimento, ao contrário do rigor metodológico e estatístico do escore SENIC, foi baseado no "bom senso" de especialistas. Embora na época já existisse o caminho de desenvolvimento elaborado por Haley durante o desenvolvimento do escore SENIC, optou-se pelo lugar-comum no desenvolvimento de escores do início da década de 1980. Esse consenso de especialistas providos de "bom senso" foi usado por Knaus e cols. na primeira versão do APACHE (*Acute Physiology on Chronic Health Evaluation*) e por Le Gallo e cols. no desenvolvimento da primeira versão do SAPS (*Simplified Acute Physiologic Score*), ambos para óbito em CTI de adultos. Como era de se esperar, os resultados não foram aqueles planejados pelo NNISS. Esperava-se que para cada categoria de procedimento (p. ex., cesariana) fossem conseguidas quatro faixas de risco (0, 1, 2, 3) com taxas progressivamente maiores. Quando se tentou validar o escore, detectou-se que a estratificação não era perfeita. As taxas de infecção das cesarianas do risco 0 e 1 eram iguais entre si, assim como as de risco 2 e 3, mas os novos extratos formados pela fusão de 0 com 1 e de 2 com 3 diferiam entre si. Isso ocorreu com praticamente todas as categorias de procedimentos. Na nossa experiência, o uso do escore de risco NNISS, em 62.700 cirurgias acompanhadas após alta por telefone ou ambulatório (cerca de 85% das infecções foram detectadas após a alta), encontramos extratos diferentes daqueles registrados pelo NNISS-CDC. O mesmo ocorreu com as cirurgias acompanhadas por Renato

Grimbaum em sua tese de mestrado na Escola Paulista de Medicina. Não sabemos ao certo a razão dessas diferenças, talvez atribuíveis ao acompanhamento após a alta ou às características populacionais distintas do Brasil e dos EUA. Provavelmente, o melhor caminho será a criação de escores para cada tipo de procedimento cirúrgico. Nesses escores, certamente encontraremos diferentes fatores de risco e variação de seu peso, dependendo do tipo de procedimento. O tratamento estatístico desses dados cirúrgicos encontra-se bem estabelecido e pode ser consultado no Capítulo 11.

Em terapia intensiva de adulto foi criada pelo NNISS, também a partir do "bom senso", uma medida de gravidade, o ASIS (*Average Severity Index Score*) que, como era de se esperar, em vista do método de desenvolvimento, jamais conseguiu ser validado, exceto por alguns relatos esporádicos fora dos EUA. O próprio CDC jamais publicou algo consubstanciando seu uso.

A grande introdução proporcionada pelo NNISS, em terapia intensiva, foram os denominadores de densidade (paciente-dias, cateter venoso central-dias [CVC-dias], ventilador-dias [VM-dias], sonda vesical de demora-dias [SVD-dias]) já discutidos anteriormente (esse tipo de denominador é usado há décadas em outros ramos da epidemiologia). Eles têm por objetivo transferir a influência da permanência média para as taxas, o que não deixam de fazer, mas a correção pela média tem limites; observe a Tabela 10.3: ambas as unidades usaram igual número de sondas vesicais (100), com igual permanência média (10 dias), perfazendo a mesma densidade de uso (1.000 cateter-dias). Isso significa que o risco de infecção é igual? Não. Na unidade A, as 1.000 SVD-dias são constituídas das seguintes unidades de risco: 50 unidades de 2 dias e 50 unidades de 18 dias. Na unidade B, 1.000 SVD-dias são constituídas de 100 unidades de 10 dias. Ou seja, nas duas unidades são 100 cateteres com permanência média de 10 dias, perfazendo 1.000 cateter-dias, mas constituídas de unidades de riscos distintas (apresentam riscos distintos). Essa é a limitação da correção produzida. No projeto de pesquisa NNISS, foi proposto que essas taxas, com denominadores de densidade, fossem corrigidas novamente para a permanência média – por exemplo: a taxa de pneumonia relacionada com ventilação por 1.000 ventilador-dias seria dividida pela permanência média do ventilador na unidade no período de estudo (ALOS – *Average Lenght of Stay*), ou seja, uma taxa já corrigida pela média (ao usar o denominador de densidade) dividida ou corrigida novamente pela média (ALOS). Não há o menor sentido nessa dupla correção, e talvez por isso esta proposta do projeto jamais tenha sido usada pelo CDC nas diversas publicações do NNISS.

A proposta de uso do peso para estratificação do risco em CTI neonatal e as diversas faixas escolhidas para tal (atualizadas para < 750; 751 a 1.000g; 1.001 a 1.500g; 1.501 a 2.500g; > 2.500g) também foram uma opção de "bom senso" dos especialistas do CDC, por isso mesmo fadadas a apresenta problemas. Em taxas que usam paciente-dias não há diferenças entre as faixas de peso, e a taxa de incidência não se altera com a variação do peso. Para pneumonia relacionada com ventilação, novamente não há diferença entre as faixas de peso. Para sepse relacionada com cateter, há dois extratos: os < 1.500g apresentam taxas menores que os > 1.500g.

Outra dúvida suscitada pela literatura consiste nos episódios repetidos de infecção. Sabe-se que há aumento do risco de episódios de infecção subsequentes ao primeiro episódio. Seria correto manter na população em estudo o paciente que já teve uma infecção? Não seria prudente criar uma nova população após a primeira infecção?

A metodologia de medida dos determinantes da infecção hospitalar desenvolvida no projeto NNISS trouxe contribuições importantes, especialmente por reforçar a concepção do mecanismo de ocorrência dessa infecção, que tem sua base na relação hospedeiro-agressões-estrutura e na qualidade do cuidado.

Em terapia intensiva, a qualidade do cuidado vem sendo medida somente a partir do evento final morte/vida por meio dos diversos escores preditivos criados. Esse modelo apresenta limitações importantes. Certamente os eventos mórbidos, durante a terapêutica, a qualidade da morte no hospital e da vida após a internação em um CTI podem ter importância não só quanto ao enfoque da prática médica, mas também econômica e técnica.

A avaliação da qualidade dos cuidados, por meio da medida da incidência de IRA e outros eventos adversos, cria um novo parâmetro para acompanhamento dos serviços.

Outros eventos indesejáveis e desejáves da prática assistencial precisam ser medidos para que também sejam usados como itens de controle de qualidade.

Um desses eventos é a incidência de escaras de decúbito em CTI. As escaras são produtos da ausência da mudança de decúbito que é função exclusiva da enfermagem. O aumento de sua incidência acompanha o aumento das IRA e, como tal, é também item de Controle de Qualidade de Assistência.

Os itens de controle de qualidade são os eventos de um processo escolhidos para monitorizá-lo. Se ocorre evidência de baixa qualidade medida em um dos itens, certamente todo o processo estará comprometido. Aumentarão não só as IRA e as escaras de decúbito, mas também os barotraumas, as sequelas traqueais da intubação, as desconexões acidentais de equipamento e, certamente, a mortalidade.

A atenção voltada para a qualidade de assistência será a linha de ação nas próximas décadas e trará uma dimensão bem mais ampla ao controle das infecções hospitalares.

O FUTURO

A busca por novas ferramentas que consigam distinguir a causa de uma variação de taxa é o desafio. Essas ferramentas têm de contemplar variáveis de três grandes grupos de causas de variação de taxas, além dos problemas ligados ao método epidemiológico: estrutura hospitalar, condições biológicas do paciente e qualidade do processo de trabalho. O caminho das opções de variáveis que a literatura atual mostra não se baseia no "bom senso" típico das décadas de 1970 e 1980, mas em modelamento matemático por regressão logística múltipla.

A revolução tecnológica vem tornando possível a assistência médica ao paciente em ambulatório ou em leitos de curta permanência (hospital-dia). Em 2000, 73% das cirurgias nos EUA eram realizadas nesses dois locais. Em vista da curta permanência e do longo período de incubação das infecções incisionais (30 dias), é prioritária a validação de técnicas de acompanhamento domiciliar que apresentem boa relação custo/benefício.

IRA E ÓBITO

A relação entre IRA e óbito foi estabelecida em 1860 pelo elegante trabalho de Semmelweis em enfermarias de obstetrícia. Seus achados foram reforçados por Lister, em 1867, quando analisou a ocorrência de óbito após a realização de amputações.

Em 1978, Splemger, em estudo de caso-controle, estabeleceu risco de óbito 14 vezes maior nos pacientes que adquiriam sepse laboratorial hospitalar.

Em 1981, Towsend estudou as consequências da sepse laboratorial na mortalidade em 49 casos e 49 controles em CTI neonatal. Após cuidadoso ajuste de diversas variáveis que influenciavam o óbito, e apesar da pequena amostra, foi estabelecida a relação entre os dois eventos.

Goldman e cols., em 1981 e posteriormente 1983, em extenso trabalho com 1.388 neonatos em CTI neonatal com a metodologia de comparação entre casos e controles, e após ajuste para diversas variáveis estudadas, encontraram associação entre IRA e óbito.

Em 1983, em estudo de caso-controle com 100 pacientes, Gross não encontrou relação entre óbito e infecção e atribuiu a diferença de mortalidade à diferença da gravidade dos pacientes na admissão hospitalar.

Constantini e cols., em 1987, também conseguiram estabelecer a relação entre os dois eventos em uma série de 859 pacientes internados em CTI de adulto.

Craven e cols., em 1988, analisaram 31 variáveis em 1.325 pacientes e sua relação com 415 óbitos, incluindo infecção urinária, bacteriemia, pneumonia, infecção do trato respiratório superior, infecção cirúrgica, peritonite e infecção do sistema nervoso central, só revelando associação entre infecção intra-abdominal e óbito.

Em 1990, Freeman e cols. estabeleceram relação inversa entre sepse laboratorial e peso e relação direta entre sepse e óbito.

Em 1991, Bjerke analisou 2.122 pacientes de CTI de adultos, usando como medida de gravidade o SAPS na admissão dos pacientes no CTI. A infecção determinou aumento da mortalidade, quando pareados caso e controle para a gravidade admissional, somente na faixa de risco intermediária.

Em 1994, após ajuste para gravidade usando o APACHE II e para risco extrínseco usando o TISS, Bueno-Cavanillas e cols. encontraram relação entre IRA e óbito em 279 pacientes internados em CTI de adultos.

Nesse mesmo ano, Jamulitrat estudou, em hospital geral, a relação entre sepse laboratorial e óbito, encontrando associação entre os dois eventos, assim como a ocorrência de maior número de comorbidades entre os pacientes com sepse laboratorial e envelhecimento e frequência elevada de neutropenia.

É improvável a relação entre infecção urinária e óbito. O risco de óbito aumenta com a maior permanência hospitalar e se modifica com o agente etiológico. Sua relação é mais intensa em pacientes com menor gravidade, já que nos mais graves o maior determinante do óbito é o quadro clínico de base.

Salemi, em 1995, estudou 1.427 casos de IRA, classificando os pacientes com pneumonia e sepse laboratorial quanto à gravidade da doença de base que antecedeu a infecção. Apesar dos limites da medida usada de gravidade, concluiu que o óbito apresentava relação com a gravidade da doença.

Também em 1995, Gray analisou em CTI a relação entre sepse neonatal tardia por estafilococo coagulase-negativo e óbito, controlando a influência da gravidade pelo SNAP (*Score for Neonatal Acute Physiology*). Os autores não detectaram relação entre os dois eventos.

Em 1996 foi avaliada a participação da sepse por *S. epidermidis* no óbito de neonato criticamente enfermo. Este é o principal agente de sepse nessa faixa etária. A influência da gravidade é controlada usando o CRIB, que é modelo preditivo para óbito. Os autores não conseguiram estabelecer associação entre os dois eventos.

No mesmo ano, o National Institute of Child Health dos EUA avaliou, em neonatos, a contribuição para o óbito da sepse laboratorial tardia. Foram analisados 1.696 episódios, sendo detectada relação entre óbito e infecção, mas não houve controle da gravidade na ocorrência do evento. Também ficou estabelecida relação entre óbito e tipo de agente infeccioso.

Girou e cols., em 1998, mediram a gravidade admissional em CTI de adultos usando critérios de McCabe & Jackson, as escalas *Organ Disfunction and for Infection* e a de coma de Glasgow. Mediram diariamente a gravidade usando o APACHE II, o SAPS e a atividade terapêutica com o TISS e a escala Ômega. A única variável relacionada com a ocorrência de infecção foi a falência neurológica. A IRA se relacionou com o óbito e o aumento do tempo de internação. Não houve diferença de casos e controles quanto às diversas variáveis intervenientes medidas.

Não foi possível correlacionar infecções urinárias em CTI com a ocorrência de óbito.

As infecções da corrente sanguínea se relacionaram com aumento da mortalidade. Alguns estudos sugeriram atribuir a mortalidade encontrada à sepse.

Fagon, em 1993, concluiu ser provável a relação entre pneumonia e óbito.

As pneumonias constituem o sítio de infecção com maiores evidências de relação com o óbito em CTI, entretanto, se a relação entre pneumonia e óbito é direta ou espúria, através de característica comum a quem morre e tem pneumonia no CTI, isto é, a gravidade intrínseca dos fenômenos, ainda precisa ser avaliada.

A associação entre infecções da corrente sanguínea, pneumonia e óbito é observada em vários estudos.

Os resultados contraditórios da relação entre IRA e óbito são nítidos. Associam-se a variações de sensibilidade e especificidade dos critérios usados para diagnóstico de IRA. Também se relacionam com a dificuldade de controle da variável gravidade da doença de base, que é fator determinante ou contribuinte para a ocorrência tanto do óbito como da IRA. A gravidade da doença de base, por seu turno, sofre agravamento com o surgimento das IRA, com a dificuldade de controle da abordagem terapêutica, com a precocidade do diagnóstico ou com a evolução da infecção adquirida, que, por sua vez, varia com o patógeno infectante.

Em 2000, Couto analisou, em tese de doutorado no Curso de Pós-Graduação em Medicina Tropical da UFMG, os fatores de risco para óbito em 1.044 neonatos em terapia intensiva. As variáveis avaliadas foram peso e idade gestacional ao nascimento, fração inspirada de O_2 (FiO_2) máxima e mínima nas primeiras 12 horas, presença de malformação com ou sem risco de morte, tempo de uso do CVC e VM e as infecções hospitalares adquiridas durante a internação. O autor relacionou o óbito dos neonatos com a idade gestacional, o excesso de base máxima, a FiO_2 mínima, a presença de malformações congênitas com e sem risco de morte, o uso e o tempo de uso do CVC, o uso de VM e a ocorrência de septicemia primária. O coeficiente de regressão logística da variável septicemia primária revelou ter muito menos influência no óbito do que todas as demais variáveis, exceto idade gestacional e excesso de base máxima. Na análise univariada que precedeu a análise por regressão logística múltipla utilizando a técnica de *step wise*, todos os sítios de infecção se relacionavam com o óbito. A partir do controle da gravidade da doença com o uso de variáveis para esse aspecto no modelo de regressão, somente a septicemia primária foi mantida. A gravidade da doença de base determina infecção hospitalar e óbito, podendo parecer, em análise superficial, que IRA e óbito tenham uma relação direta. A infecção hospitalar e a morte são manifestações da gravidade da doença de base naqueles pacientes com comprometimento orgânico múltiplo.

SISTEMA DE VIGILÂNCIA EPIDEMIOLÓGICA

Alvos

- Ocorrência de IRA e outros eventos adversos e sua distribuição no tempo, lugar e pessoa.
- Perfil de consumo de antibióticos profiláticos e terapêuticos ao longo do tempo.
- Patógenos das infecções hospitalares (tempo, lugar, sítio) e seu perfil de sensibilidade aos antibióticos.

Objetivos

- Construção do conhecimento da epidemiologia e controle das IRA e outros eventos adversos em nosso meio.
- Ferramenta da atividade de controle que se baseia no desenvolvimento e na implantação de padrões. Os dados dos serviços de epidemiologia avaliam a eficácia dos padrões e servem para o convencimento dos usuários quanto à necessidade de adesão. Deve influenciar pessoas no sentido da melhoria da qualidade de assistência.
- Detectar problemas na qualidade do cuidado, relativos ou não aos padrões instituídos para prevenção das infecções hospitalares.

Uso dos dados

- Verificar as taxas endêmicas.
- Monitorizar as tendências da incidência de infecção.
- Detectar surtos.
- Educar.
- Satisfazer necessidades administrativas e legais.
- Avaliar as medidas de controle de infecção hospitalar.
- Avaliar o consumo de antibióticos.
- Avaliar e acompanhar a microbiota hospitalar, possibilitando uma escolha racional de antibióticos para profilaxia e terapêutica.

Extensão

Todo hospital, dependendo do local, pode se restringir ao(s) grupo(s) de alto risco. O que determina a extensão é o retorno que o esforço para a cobertura de todo o universo trará para o trabalho de prevenção das infecções hospitalares.

Estratégia

- A padronização de definições, protocolos e da estratégia de vigilância é fundamental para que se entendam os limites dos dados e se realizem comparações.
- A qualidade dos dados é essencial para o estabelecimento de conclusões. Dados não confiáveis são piores do que a ausência de informação.
- Quanto maior o alcance do acompanhamento do paciente, mais confiável é a avaliação do controle implantado (pós-alta cirúrgica e de recém-nascido de berçário normal).
- A opção preferencial é pela vigilância com cobertura de todo o hospital e acompanhamento pós-alta dos pacientes cirúrgicos e neonatos de berçário de crianças normais. A maneira de fazer o acompanhamento depende das características de cada hospital.

Os componentes são:

- Crítico, subdividido em neonatal, pediátrico e adulto, com seus diversos subtipos.
- Cirúrgico.
- Clínico.

Dados a coletar

- Número de admissões e/ou paciente-dias, no período mensal de todo hospital e, se possível, por clínica.
- Consumo de antibióticos com as diversas características a serem especificadas.
- Biota microbiológica da infecções hospitalares.
- Número de pacientes operados com seus fatores de risco.
- Número de paciente-dias em terapia intensiva e número de dias de exposição aos fatores de risco (SVD, VM, CVC).
- As infecções ocorridas no período devidamente ligadas às características e aos fatores de risco do hospedeiro relatadas anteriormente.

Forma de coleta e validação dos dados

Cada hospital deve detalhar o exposto, adaptando-o à sua realidade.

A – Admissões e/ou paciente-dias do período em estudo

Se possível, por clínica. Deverá ser coletado no setor de internação e nas unidades e/ou por levantamento direto no banco de dados de hospitais informatizados.

- **Validação:** a informação recebida deve ser verificada pelo responsável pela coleta dos dados, refazendo o trabalho do fornecedor e checando a consistência (p. ex., n$^\circ$ de partos/n$^\circ$ de recém-nascidos, internação global/soma de todas as clínicas).
- **Intervalo:** todas as vezes em que coletar e ao final do mês.

B – Consumo de antibióticos

Coletado na farmácia ou no prontuário. O dado é fornecido pelo médico assistente ou faz parte da busca diária.

- **Validação:** quando usar fornecedor (farmácia) externo, fazer estudo de prevalência com busca ao prontuário, checando a consistência dos dados fornecidos.
- **Intervalo:** de acordo com as possibilidades locais.

C – Biota microbiológica das infecções hospitalares (IRA)

Coletado no laboratório, selecionando do conjunto de culturas aquelas referentes às IRA detectadas pela busca ativa.

- **Validação:** checar em cada local o valor do dado fornecido pelo laboratório por meio de estudo de prevalência de pedidos no prontuário, comparando-o com o dado fornecido pelo laboratório.
- **Intervalo:** de acordo com as possibilidades locais.

D – Denominador cirúrgico

Procedimento e fatores de risco coletados pelo serviço ou médico assistente (cirurgião, anestesista).

- **Validação:** o número de dados coletados e os censos de cirurgias dos blocos são confrontados. A qualidade da informação é obtida mediante estímulo ao fornecedor (cirurgião e anestesista). Os fatores de risco devem ser validados checando o dado mediante coleta direta do serviço no bloco em pelo menos 10% da amostra.
- **Intervalo:** no mínimo mensal.

E – Denominador de área crítica

Coletado mediante visita diária à unidade.

- **Validação:** pelo médico que faz auditoria, que verifica o dado do enfermeiro.

F – Infecções e eventos adversos não infecciosos

Serão obtidas de várias fontes:

1. Pedido de antibiótico.
2. Resultado de cultura.
3. Comunicação da equipe assistencial.
4. Contato com o paciente por telefone ou ambulatorial após alta.
5. Leitura do prontuário médico e de enfermagem.

- **Validação:** estudo verificando a diferença entre a estratégia adotada e o padrão-ouro.

Construção do banco de dados para as taxas

Há três grandes bancos:

- Microbiológico, com resultados de culturas.
- Antimicrobianos, com o consumo de antibiótico.
- IRA e outros eventos adversos não infecciosos.

As taxas desses bancos devem ser construídas com denominadores e numeradores. Essa construção poderá ser manual ou informatizada.

A – Banco de dados das infecções hospitalares

Denominador

- Áreas críticas: preenchimento do protocolo próprio por coleta diária na unidade (veja a Tabela 10.16).
- Áreas cirúrgicas: preenchimento do protocolo próprio pelo cirurgião, anestesista ou enfermeiro do Serviço de Controle de Infecção Hospitalar para cada cirurgia (veja a Tabela 10.12).
- Áreas clínicas: pelo registro dos pacientes admitidos com dados mínimos de nome e registro ou o total do mês de admissões globais, ou o total de admissões por clínica, ou o número de paciente-dias do período de todo o hospital ou por clínica.

Numerador

Preenchimento do protocolo de notificação de IRA/outros eventos adversos não infecciosos detectada na busca ativa.

A partir do tratamento desse numerador e dos denominadores são construídas as taxas de IRA/outros eventos adversos não infecciosos.

B – Banco de dados do consumo de antibióticos

Numerador e denominador se encontram na folha de auditoria de antibióticos chamada "Controle do Uso de Antibióticos" (Tabela 10.15).

C – Banco de dados dos resultados de culturas

Numerador e denominador de cultura encontram-se na folha "Resultado de Culturas".
Devem ser inseridas no programa de computação, se este for usado:

- Lista das clínicas existentes no hospital.
- Lista dos médicos, com registros no Conselho Regional de Medicina e especialidade, que trabalham no hospital.
- Lista de procedimentos cirúrgicos, lista de materiais para cultura, lista de sítios primários e específicos de infecção, lista de microrganismos e lista de antibióticos (veja as Tabelas 10.10 e 10.11).

Definições

As definições a seguir foram elaboradas pelo NNISS. Você poderá criar suas próprias definições, mas isso dificultará as comparações com a literatura.

A – Paciente admitido

É aquele paciente cujas datas de admissão e alta ocorreram em dias distintos, e o paciente não se inclui em:

a. Psiquiátrico, primariamente.
b. Reabilitação física, primariamente.
c. Cirurgia ambulatorial e hospital-dia.
d. Paciente externo de observação: terapia ou diagnóstico (diálise, quimioterapia, cateterismo cardíaco).

Esses grupos são excluídos em virtude do baixo risco de infecção. Com o avanço das técnicas anestésicas e operatórias, um grande número de procedimentos foi excluído. A maior parte das cirurgias tende a ocorrer no ambulatório ou hospital-dia. Dados recentes mostram que o risco desse grupo não é tão menor e seu acompanhamento nos parece justificável.

B – Paciente crítico

Paciente admitido na unidade de terapia intensiva.

C – Paciente cirúrgico

Paciente admitido e que sofreu abertura e fechamento de pele ou mucosa no bloco cirúrgico.

D – Infecção relacionada com a assistência

A que ocorreu em paciente admitido e preenche os critérios estabelecidos (veja o Capítulo 12).

E – Serviços/clínicas

Devem aglutinar pacientes com risco semelhante que estão sob cuidados de um grupo semelhante de assistência (médico, enfermagem). Segue uma sugestão, mas deverá ser feita a lista para cada hospital. No momento do agrupamento, deve ser lembrado que a informação da vigilância epidemiológica deve retornar a quem executa o serviço para que sejam avaliados os resultados de seu trabalho. Deve ser lembrado, também, que muitas divisões diminuem a amostra e dificultam a análise; portanto, tente sempre aglutinar:

- CLÍNICA MÉDICA – MED
- ONCOLOGIA – ONC
- QUEIMADO – QUE
- TRAUMA – TRA
- CIRURGIA CARDÍACA – CC
- OTORRINOLARINGOLOGIA – OT
- CIRURGIA GERAL – CG
- UROLOGIA – URO
- NEUROCIRURGIA – NC
- OFTALMOLOGIA – OFT
- CIRURGIA PLÁSTICA – PLS
- GINECOLOGIA – GIN
- PEDIATRIA – PED
- OBSTETRÍCIA – OB
- BERÇÁRIO NORMAL – BN
- CTI NEONATAL – CTI.N
- CTI ADULTO – CTI.A
- CTI PEDIÁTRICO – CTI.P
- BERÇÁRIO DE ALTO RISCO – BAR

Clínica médica

Inclui pacientes não cirúrgicos, exceto pediátricos e oncológicos.

Oncologia

Inclui pacientes com câncer de terapia não cirúrgica.

Queimado

Tratamento da condição aguda ou reconstrução.

Trauma

Inclui pacientes tratados em unidade específica; se não há essa unidade, o paciente é colocado na clínica cirúrgica que o trata.

Cirurgia cardíaca

Paciente operado nessa admissão ou readmitido por condição relacionada com cirurgia cardíaca pregressa.

Cirurgia geral

Inclui oncológica, transplante, torácica, vascular e digestiva. Poderia ser desmembrada ou rearranjada de acordo com a premissa inicial.

Outras clínicas

Paciente tratado pelo especialista correspondente – a clínica deverá ser especificada (p. ex., cardiologia, pneumologia).

Pediátrica

Se não se encaixa em outra clínica, tem idade ≥ 18 anos e é tratado por pediatra ou médico de família.

Berçário normal

Neonatos em berçário nível I e II, ou seja, sem cuidado intensivo.

CTI neonatal

Berçário nível III. Paciente criticamente enfermo, relação enfermagem/paciente alta, e o paciente tipicamente tem:

- Cateter venoso central ou de veia umbilical.
- Ventilação mecânica.
- Infecção grave.
- Cirurgia.
- Peso < 1.500g.

CTI neonatal é aquela unidade em que o neonato usa pelo menos ventilador ou monitor ou cateter venoso central ou de veia umbilical.

É considerada neonato a criança nos primeiros 28 dias de vida. Se a admissão ocorre nesse período no CTI, deve-se colocá-la no protocolo de CTI neonatal, onde permanecerá até a alta.

CTI adulto

Paciente criticamente enfermo dessa faixa etária.

Tipos de unidade: clínica, coronariana, clínico/cirúrgica, trauma, cirúrgica, queimado, mista.

CTI pediátrico

Paciente criticamente enfermo que, quando admitido, tinha idade > 28 dias e ≤ 18 anos.

Na área crítica, se pacientes de diferentes subgrupos ocupam a mesma área física, a coleta deve contemplar os diversos grupos separadamente (p. ex., em uma mesma área funciona CTI pediátrico e neonatal), coletam-se os dados como se fossem duas unidades distintas, por serem populações de risco diferenciado.

Berçário alto risco

Admite neonatos patológicos, mas que não necessitem de cuidados tão intensos quanto na UTI.

Obstetrícia

Pacientes admitidas para parto ou retirada de outros produtos da concepção, ou que apresentem condições clínicas relacionadas com a gravidez.

Componente cirúrgico

As categorias de procedimento cirúrgico agrupam procedimentos de risco e características semelhantes para possibilitar comparações.

A – Procedimento cirúrgico (Tabela 10.4)

Paciente admitido segundo a definição de que:

- é levado ao bloco;
- sofre incisão em pele ou mucosa (inclui endoscópica);
- fecha-se a incisão antes de deixar o bloco (excluir, por exemplo, desbridamento);
- e pode ser incluído em uma categoria de procedimentos.

Excluem-se os procedimentos diagnósticos, aspiração ou cateterização.

Tabela 10.4 Procedimentos cirúrgicos

Código	Procedimento	Descrição	Percentil 75 de tempo (h)
AMP	Amputação de membros	Amputação total ou parcial ou desarticulação de membro(s) inferior(es) e/ou membro(s) superior(es), incluindo dedo	1
APC	Apendicectomia	Remove apêndice. Não inclui a remoção que aproveita a laparotomia de outro procedimento	1
BILI	Fígado, via biliar, pâncreas	Excisão de via biliar (exceto vesícula) ou cirurgia sobre fígado ou pâncreas	4
CARD	Cirurgia cardíaca	Cirurgia de tórax aberto nas válvulas ou no septo. Não inclui revascularização miocárdica, cirurgia vascular, implante de marca-passo, transplante cardíaco	5
RVMP	Revascularização miocárdica com incisão no tórax e na perna	Cirurgia de tórax aberto com revascularização miocárdica usando safena	5
RVMT	Revascularização miocárdica com incisão apenas no tórax	Revascularização miocárdica com mamária apenas ou gastroepiploica	4
COL	Colecistectomia	Remoção de vesícula por laparotomia	2
COLO	Cirurgia de cólon	Incisão, ressecção ou anastomose. Inclui anastomose cólon-intestino delgado	3
CRAN	Craniotomia	Incisão para excisão, reparação ou exploração do encéfalo. Não inclui punções	5
CES	Cesárea	Parto por cesárea	1
FUSE	Fusão espinhal	Fusão espinhal	4
RAF	Redução aberta de fratura	Redução aberta de fratura ou deslocamento de ossos longos com fixação interna ou externa. Não inclui prótese articular	2
GAST	Cirurgia gástrica	Incisão ou excisão do estômago. Inclui vagotomia e piloroplastia	3
HER	Herniorrafia	Correção de hérnia inguinal, femoral, umbilical e da parede anterior do abdome; exclui qualquer outro tipo	2
CP	Cabeça e pescoço	Incisão ou excisão de laringe e traqueia e dissecção radical de pescoço	5
PROQ	Prótese de quadril	Artroplastia do quadril	2
HISTA	Histerectomia abdominal	Remoção do útero com ou sem tubas e ovários por incisão abdominal	2
PROJ	Prótese de joelho	Artroplastia de joelho	2
LAM	Laminectomia	Exploração ou descompressão da medula por incisão ou excisão das estruturas vertebrais	4

Tabela 10.4 Procedimentos cirúrgicos (*continuação*)

Código	Procedimento	Descrição	Percentil 75 de tempo (h)
MAST	Excisão de lesão ou tecido da mama, incluindo biópsia e mamoplastia	Mastectomia, biópsia, mamoplastia	2
NEF	Nefrectomia	Remoção total ou parcial do rim com ou sem estruturas adjacentes e relacionadas	3
PRST	Prostatectomia[1]	Remoção da próstata suprapúbica, retropúbica, perineal, incluindo transuretral	4
ID	Intestino delgado	Incisão ou excisão do intestino delgado. Não inclui anastomose delgado/cólon	3
EXP	Enxerto de pele	Inclui doador e receptor	2
ESPL	Esplenectomia	Retirada total ou parcial do baço	2
TOR	Cirurgia torácica	Cirurgia torácica não cardíaca, não vascular. Inclui pneumectomia e correção de hérnia hiatal e diafragmática.	3
TXO	Transplante de órgãos	Transplante de coração, fígado, pulmão, rins, pâncreas, baço. Não inclui córnea e medula	7
HISTV	Histerectomia vaginal	Retirada do útero e/ou colo, trompas ou ovários pela vagina ou incisão do períneo	2
PV	Parto vaginal	Parto natural	1
CV	Cirurgia vascular	Operação envolvendo artérias e veias. Inclui aneurisma da aorta. Cirurgia em carótida, ilíaca, femoral, poplítea	3
SV	*Shunt* ventricular	*Shunt* extracraniano ventricular. Inclui revisão e retirada	2
LAP	Laparotomia	Procedimento exploratório da cavidade abdominal	2
OLH	Outros procedimentos do sistema linfático e hematopoético		3
OCV	Outras do sistema cardiovascular		2
OONBF	Outras de orelhas, nariz, boca e faringe		2
OSE	Outras do sistema endócrino		3
OO	Outras do olho		2
OTGI	Outras do trato digestivo		3
OGU	Outras do sistema geniturinário		2
OME	Outras do sistema musculoesquelético		3
OSN	Outras do sistema nervoso		3
OPO	Outros procedimentos obstétricos		1
OART	Outras artroplastias diferentes de quadril e joelhos		2
OSR	Outros procedimentos do sistema respiratório		2
OST	Outros procedimentos do sistema tegumentar		2
V	Ao V segue-se o procedimento cirúrgico quando realizado por videolapararoscopia; a metodologia NNISS não diferencia a cirurgia clássica da realizada por vídeo		

[1]A ressecção transuretral não é considerada procedimento de risco e não é incluída na metodologia NNISS; nós optamos por sua inclusão.

B – Denominador cirúrgico (Tabela 10.5)

Para podermos comparar taxas, a predisposição para infecção dos pacientes operados deve ser medida. Por isso, vários dados do paciente são coletados.

Cálculo do escore de risco NNISS para cirurgia

Classifica a predisposição para infecção cirúrgica com maior precisão do que o uso isolado do potencial de contaminação. Existem quatro categorias (0, 1, 2, 3) com risco progressivamente maior, construídas pela soma dos pontos:

- 1 PONTO = cirurgia com duração acima do percentil 75 de tempo esperado para o procedimento, ou seja, 75% daquele tipo de procedimento duram menos que o tempo definido e 25% duram mais.
- 1 PONTO = feridas contaminadas ou infectadas.
- 1 PONTO = ASA 3, 4 ou 5.

Por exemplo, uma cesárea pode estar no risco 0, 1, 2 ou 3 com taxas progressivamente maiores.

Um cirurgião que só faz cesárea risco 3 deve ter suas taxas comparadas com esse nível e não com as de um cirurgião que só opera risco 0.

Os procedimentos de um hospital ou cirurgião devem ser comparados com o referencial do mesmo tipo classificado por faixa de risco para uma análise mais acurada. Quando as taxas de um hospital/cirurgião para um procedimento na faixa de risco encontram-se elevadas, isso indica que a causa é um problema relacionado com a qualidade do cuidado e não com o tipo de paciente (gravidade).

Classificação de gravidade do paciente (ASA)

PONTUAÇÃO

1 – Paciente hígido.
2 – Paciente com doença sistêmica controlada.
3 – Paciente com doença sistêmica grave que necessite assistência médica.
4 – Paciente com doença sistêmica extremamente grave com risco de morte.
5 – Paciente moribundo, sem possibilidade de terapêutica.

Tabela 10.5 Variáveis do denominador cirúrgico

Coletado	Objetivo
Nome e registro do paciente	Para conectar ao numerador correto as infecções detectadas
Nome e registro no conselho profissional do cirurgião	Para calcular a ocorrência de infecção nos procedimentos de um médico específico
Nome e registro no conselho do anestesista	Pneumonias pós-operatórias podem ser secundárias à manipulação anestésica ou à técnica de um profissional específico. Assim, há taxas de pneumonia por anestesista
Procedimento cirúrgico	O risco de infecção varia de acordo com ele; logo, só procedimentos semelhantes devem ser comparados. Por isso, devemos classificá-los
ASA	Avaliação de gravidade da Sociedade Americana de Anestesiologistas, que mede o risco anestésico. Mede também a predisposição para infecção do paciente
Tempo cirúrgico	Quanto maior o tempo cirúrgico, maior o risco de infecção. Há um tempo ótimo para cada procedimento, que se situa no percentil 75, e por isso ele é medido. O tempo considerado é aquele que vai da abertura ao fechamento da pele ou mucosa
Potencial de contaminação	O risco de infecção varia de acordo com ele; por isso ele é medido. Classifica-se em limpo, potencialmente contaminado, contaminado e infectado
Idade	É um fator de risco para infecção
Urgência, trauma, eletiva	O risco varia com essa condição, por isso é coletado
Anestesia geral/local/bloqueio	Risco de pneumonia se associa ao tipo de anestesia, por isso é coletado

Classificação da ferida quanto ao risco de infecção

1 – POTENCIAL DE CONTAMINAÇÃO

- **Limpa:**
  - Fechada primariamente, não drenada.
  - Não infectada.
  - Não encontrada inflamação.
  - Sem quebra da técnica asséptica.
  - Sem penetração nos tratos respiratório, gastrointestinal, geniturinário ou cavidade da orofaringe.
  - Se traumática, só se o trauma for fechado.
  - Na presença de dreno, o sistema deve ser fechado.
- **Potencialmente contaminada:**
  - Penetração controlada dos tratos respiratório, gastrointestinal ou geniturinário e sem contaminação não usual.
  - Apendicectomia (sem necrose ou perfuração).
  - Penetração em orofaringe; trato biliar; vagina sem evidência de infecção.
  - Quebras menores na técnica em cirurgias limpas.
  - Drenagem de cirurgia limpa com dreno aberto.
- **Contaminada:**
  - Ferida traumática, aberta, recente (< 6 horas).
  - Contaminação grosseira a partir do trato gastrointestinal.
  - Penetração em trato geniturinário ou trato biliar na presença de infecção.
  - Quebra maior na técnica asséptica.
- **Infectada:**
  - Ferida traumática, aberta, antiga (> 6 horas) ou com contaminação fecal.
  - Presença de pus no sítio cirúrgico ou víscera oca perfurada.

Denominador do componente crítico

Divide-se em adulto, pediátrico, neonatal e berçário de alto risco.

Os protocolos adulto e pediátrico (Tabela 10.6) são iguais, pois os fatores de risco são semelhantes; do mesmo modo, os de CTI neonatal e berçário de alto risco são semelhantes (Tabela 10.7).

Tabela 10.6 Variáveis do denominador crítico adulto/pediátrico

Coletado	Objetivo
Setor: UTI Adulta/UTI Pediátrica	Para diferenciar o tipo de unidade adulto/pediátrica
Hospital	Identificar o hospital a que pertence a unidade
Período	Mês em estudo para cálculo de taxas mensais
Data	Dia em estudo
Admissão	Paciente que tenha ficado na unidade pelo menos de um dia para o outro
Total de pacientes	Total de pacientes admitidos que se encontram internados no dia em estudo e que não tenham sido internados nesse mesmo dia
SVD	Número de sondas vesicais de demora que estão em uso nos pacientes admitidos e que não tenham sido instaladas nesse mesmo dia
CVC	Número de cateteres venosos centrais dissecados (D) ou puncionados (P) em uso nos pacientes admitidos e que não tenham sido instalados nesse mesmo dia
VAP	Número de ventilações assistidas prolongadas em uso nos pacientes admitidos e que não tenham sido iniciadas nesse mesmo dia
Novos SVD	Novas sondas vesicais de demora inseridas em pacientes admitidos
Novos CVC	Novos cateteres venosos centrais inseridos nos pacientes admitidos
Novos VAP	Novos ventiladores em uso nos pacientes admitidos

Nota: o dia em estudo inicia-se a 0 hora desse dia (p. ex., dia em estudo 01/01/2016 – início a 0 hora de 01/01/2016).

Tabela 10.7 Variáveis do denominador de área crítica neonatal/berçário de alto risco

Coletado	Objetivo
Setor: UTI neonatal/berçário de alto risco	Serve para diferenciar essas unidades
Hospital	Identificar o hospital a que pertence a unidade
Período	Mês em estudo para cálculo de taxas mensais
Faixa de peso	Estratifica os neonatos por faixa de peso e com isso se estratifica o risco de infecção. As faixas são ≤ 750g; 751 a 1.000g; 1.001 a 1.500g; 1.501 a 2.500g; > 2.500g
Admissões	Paciente que tenha ficado na unidade pelo menos de um dia para o outro
Total de pacientes	Total de pacientes admitidos que se encontram internados no dia em estudo e que não tenham sido internados nesse mesmo dia
Cateter umbilical (U)	O cateter umbilical é considerado como cateter venoso central puncionado, pois se assemelha em risco
Cateter venoso central (C)	Cateter venoso central dissecado (D) ou puncionado (P) em uso no paciente admitido que não tenha sido inserido nesse mesmo dia
Ventilação assistida prolongada (VAP)	Ventilação assistida prolongada em uso no paciente admitido que não tenha sido inserida nesse mesmo dia
Novos cateteres centrais e umbilicais (novos U/C)	Novos cateteres venosos centrais inseridos nos pacientes admitidos
Novos VAP	Novos ventiladores em uso nos pacientes admitidos

Taxas e sua análise

As taxas devem ser comparadas com as de unidades semelhantes. Esta é uma forma de ajustar o risco de IRA.

- **Adulto:** pelo tipo de unidade para adulto (Clínica/Cirúrgica/Trauma etc.).
- **Pediátrico.**
- **Neonatal:** por faixa de peso semelhante.
- **Berçário de alto risco:** por faixa de peso semelhante.

Isso possibilita um ajuste para a predisposição dos hospedeiros (risco intrínseco).

As taxas que merecem ser discutidas são:

$$\text{Global} = \frac{\text{N}^{\underline{o}} \text{ de infecções do período}}{\text{N}^{\underline{o}} \text{ de pacientes/dias do período}} \times 1.000$$

O denominador pacientes/dias possibilita a correção da taxa para a permanência média na unidade, mas apenas de maneira parcial. Multiplica-se por 1.000 para facilitar a leitura.

$$\text{Pneumonia relacionada a VM} = \frac{\text{N}^{\underline{o}} \text{ de pneumonias relacionadas com VAP}}{\text{N}^{\underline{o}} \text{ de VM/dias}} \times 1.000$$

Verifica a qualidade do cuidado com o método, pois já produz um ajuste para o grau de exposição ao agressor (dias de uso de ventilação mecânica [VM]). Multiplica-se por 1.000 para facilitar a leitura.

$$\text{Infecção urinária} = \frac{\text{N}^{\underline{o}} \text{ de infecções urinárias relacionadas com SVD}}{\text{SVD/dias}} \times 1.000$$
relacionada com SVD

Verifica a qualidade do cuidado com o método, pois já produz um ajuste para o grau de exposição ao agressor (dias de uso das sondas vesicais de demora [SVD]). Multiplica-se por 1.000 para facilitar a leitura.

$$\text{Sepse relacionada com CVC} = \frac{\text{N}^{\underline{o}} \text{ de sepses relacionadas com CVC}}{\text{N}^{\underline{o}} \text{ de CVC/dias}} \times 1.000$$

Verifica a qualidade do cuidado com o método, pois já produz um ajuste para o grau de exposição ao agressor (dias de uso do cateteres venosos centrais [CVC]). Multiplica-se por 1.000 para facilitar a leitura.

Denominador das outras áreas hospitalares

É construído a partir dos dados resgatados na inclusão de pacientes (número de admissões globais) ou a partir dos dados totalizados por clínica, seja em número de admissões ou paciente--dias.

Numerador

É constituído pelas IRA/outros eventos adversos não infecciosos diagnosticadas, que devem preencher os critérios definidos na Tabela 10.8.

Controle de uso de antibióticos

A coleta de dados visa conhecer o perfil de consumo de antibiótico profilático ou terapêutico por clínica, por potencial de contaminação da ferida cirúrgica e por sítio das infecçãos hospitalares e comunitárias. Esses dados avaliam a eficácia da auditoria (Tabela 10.9).

Tabela 10.8 Variáveis para notificação de IRA

Coletado	Objetivo
Nome do paciente	Identificar
Clínica do paciente	Identificar
Procedimento cirúrgico caso a clínica seja cirúrgica	Identificar
Registro do paciente	Identificar
Período	Mês de estudo a que pertence a infecção adquirida, para cálculo de taxas de infecção em um intervalo de tempo*
Peso	Se recém-nascido de CTI ou berçário de alto risco, para estratificação de risco de infecções
Data de admissão do paciente e data de alta do paciente	Para localizar o paciente no tempo
Sítios de infecção e outros eventos adversos da assistência	Registro do sítio de IRA
Método de detecção	Assinalar a fonte da informação. Este dado ajudará a escolha da melhor sistemática de busca ativa para o hospital

* No paciente cirúrgico, o mês de estudo a que pertence o paciente é o mês da execução do procedimento cirúrgico. Na área crítica, as infecções dos primeiros 2 dias de um mês pertencem ao mês anterior.

Tabela 10.9 Variáveis para solicitação de antimicrobianos

Coletado	Objetivo
Hospital	Identificação para localização
Nome do paciente	Identificação para localização
Registro do paciente	Identificação para localização
Leito	Identificação para localização
Idade	Identificação para localização e ajuda a orientar a escolha do antibiótico e da dose
Antibiótico	Saber o fármaco em uso
Posologia (dose, via, intervalo)	Conhecer a forma de uso
Tempo de uso	Conhecer a forma de uso e limitar o fornecimento pela farmácia
Indicação: profilático ou terapêutico	Objetivo da prescrição
Sítio de infecção	Avalia a adequação do uso e deve ser codificado no espaço próprio
Potencial de contaminação cirúrgica no caso de antibiótico profilático	Avalia a adequação do uso
Tipo de infecção (comunitária/hospitalar)	Avalia a adequação do uso Assinala se a opção é terapêutica
Médico, registro no CRM e data	Para uso pelo auditor na discussão do caso clínico

Resultado de cultura

Torna possível conhecer a microbiota prevalente e o perfil das infecções comunitárias ou hospitalares, por clínica, por sítio de infecção e por espécime microbiológico. Esses dados possibilitam o desenvolvimento de padrões para terapêutica empírica (Tabela 10.10).

Tabela 10.10 Variáveis do registro de culturas

Coletado	Objetivo
Nome do paciente	Identificação
Hospital	Identificação
Clínica do paciente conforme a classificação escolhida	Identificação para cálculo de taxas por clínica
Registro do paciente	Identificação
Material	Espécime microbiológico coletado segundo a Tabela 10.11 para fornecer taxas por espécime
Data da coleta	Para localização no tempo e para fornecer taxas de um período
Tipo de infecção	Optar por comunitária, hospitalar ou colonização, caso o paciente não esteja infectado
Sítio	Codificar o sítio de acordo com os sítios do numerador. Deve-se olhar o sítio de infecção relacionado com o espécime. Se não está relacionado, assinalar o sítio principal. Só preencher este campo caso a opção anterior seja infecção. Serve para fornecer a flora e o perfil de sensibilidade por sítio
Antibiograma	Assinala resistência (r) ou sensibilidade (s) aos antibióticos testados
Nº de colônias	Deve ser preenchido em caso de urina e ponta de cateter. Para se conhecer o critério diagnóstico usado
Germe isolado	Escrever o nome dos germes 1, 2 e 3. Para poder ter o perfil do germe

Tabela 10.11 Padronização de codificação de materiais para cultura

Nome do material de cultura	Código do material
Aspirado traqueal	AT
Biópsia (órgão/tecido/osso)	BP
Escarro expectorado	ES
Fezes/swab retal	FZ
Lavado/escovado broncoalveolar	AB
Líquido pleural	LP
Liquor	LQ
Outros espécimes clínicos	OE
Ponta cateter vascular	PC
Sangue	SG
Secreção cirúrgica órgão/cavidade	SO
Secreção ferida cirúrgica	SF
Secreção lesão cutaneomucosa	SC
Secreção ocular	OC
Secreções outras/não cirúrgicas	SNC
Swabs cutaneomucosos	SCM
Urina	UR

Tabela 10.12 Registro de denominadores cirúrgicos

Nome:	
Registro:	Idade:

CRM

Cirurgiões						
Anestesista						

Tipo de anestesia: ( ) Geral   ( ) Local   ( ) Bloqueio

Procedimentos cirúrgicos

(continua)

Tabela 10.12 Registro de denominadores cirúrgicos (*continuação*)

Tipo de cirurgia: ( ) Trauma   ( ) Urgência   ( ) Eletiva
Tempo de Cirurgia: _____ h_____min. Data:___/___/___. Risco cirúrgico: Asa _____
Tipo de ferida: ( ) Limpa   ( ) Potencialmente contaminada
( ) Contaminada   ( ) Infectada
( ) Infecção: Sítio _____ Contato telefônico: ( ) Sim   ( ) Não
Métodos de detecção: ( ) Telefone   ( ) Pedido de antibiótico
( ) Carta resposta   ( ) Busca ativa   ( ) Resultado de cultura
( ) Comunicação médico   ( ) Ambulat. egressos

Tabela 10.13 Registro de controle do uso de antibióticos

Nome:		Idade:
Clínica:	Registro:	Leito:
Antibióticos	Posologia (dose, via, intervalo)	Tempo de uso
Indicação: ( ) profilático ( ) terapêutico		

Tipo de ferida	Diagnósticos clínicos e/ou microbiológicos (sítios de infecção; denominação da cirurgia); justificativa
( ) Limpa ( ) Potencialmente contaminada ( ) Contaminada ( ) Infectada ( ) Profilaxia clínica	
	Infecção: ( ) hospitalar ( ) comunitária
Médico:	CRM: Data___/___/___

Tabela 10.14 Registro de resultado de cultura

Nome	
Hospital	
Registro	Clínica
Material	Data da coleta
Tipo de infecção: ( ) comunitária ( ) hospitalar ( ) colonização ( ) sem infecção	
Sítio:	
ANTIBIOGRAMA S = SENSÍVEL; R = RESISTENTE	

Exemplos	1	2	3	Exemplos	1	2	3
Ácido nalidíxico				Gentamicina			
Amicacina				Imipenem			
Amoxicilina				Nitrofurantoína			
Ampicilina				Amox. clavulanato			
Aztreonam				Teicoplanina			
Cefalexina				Norfloxacina			
Cefalotina				Ofloxacina			
Ceftazidima				Oxacilina			
Ceftriaxona				Perfloxacina			
Cefotaxima				Penicilina G			
Cefoxitina				Vancomicina			
Ciprofloxacina							
Clindamicina							
Cloranfenicol							
Eritromicina							

Microscopia

Nº de colônias/ml :
Germes isolados_____

Tabela 10.15 Registro de notificação de infecção

Nome	
Clínica	Procedimento
Registro	Período
Peso	Data de admissão

( ) Infecção do trato urinário

( ) IUA – assintomática   ( ) IUS – sintomática

( ) OIU   ( ) Outras infecções urinárias (abscesso perinefrético ou retroperitoneal, outras infecções do ureter, uretra e rins)

Relacionada com SVD ( ) Sim   ( ) Não

( ) Pneu – pneumonia

Relacionada com ventilação mecânica ( ) Sim   ( ) Não

( ) Sepse relacionada com o uso de cateter venoso central

( ) Dissecado   ( ) Puncionado/Umbilical

( ) INC – Sítio cirúrgico superficial (incisional)
( ) PROF – Sítio cirúrgico incisional profundo
( ) INT – Sítio cirúrgico interno (órgão ou cavidade – especificar)

( ) BRON – bronquite, traqueíte/ pneumonia, bronquiolite	( ) QU – queimadura	( ) EN – enterocolite necrosante
( ) PUL – abscesso de pulmão – empiema	( ) ONF – onfalite	( ) IAB – intra-abdominal não especificada
( ) OARE – outras infecções do aparelho respiratório inferior	( ) PUST – pústula	( ) TGI – trato gastrointestinal, exceto gastroenterite e apendicite
( ) OR – oral (língua, boca, gengiva)	( ) CIRC – circuncisão	( ) HEP – hepatite
( ) SEI – seio da face	( ) MM – abscesso da mama, mastite	( ) GE – gastroenterite
( ) VAS – faringite, laringite, epiglotite	( ) SPSL – septicemia primária laboratorial	( ) ENT – endometrite
( ) CONJ – conjuntivite	( ) SPSC – septicemia primária clínica	( ) EPIS – episiotomia
( ) OL – outras inf. do olho	( ) VASC – arterial ou venosa	( ) OUTRA – outras inf. apar. reprodutor
( ) OUE – otite externa	( ) ENDO – endocardite	( ) VAG – *cuff* vaginal
( ) OUM – otite média	( ) MIOC – miocardite ou pericardite	( ) OS – osteomielite
( ) OUI – otite interna	( ) MED – mediastinite	( ) IT – intervertebral
( ) MAST – mastóidea	( ) IC – intracraniana (abscesso)	( ) JB – junta ou bursa
( ) PEL – pele	( ) MEN – meningite, ventriculite	( ) IDS – infecção disseminada
( ) PM – partes moles (celulite, fasciite, gangrena, linfadenite, linfangite, miosite)	( ) AE – abscesso espinha s/men. do espaço epidural ou subdural s/acometer osso ou SNC	( ) NE – não especificado
( ) UD – úlcera de decúbito		

Sítios de infecção

Veja o Capítulo 12, *Critérios para o Diagnóstico de Eventos Adversos Assistenciais.*

Tabela 10.16 Registro de denominadores – áreas críticas

Setor: ( ) UTI neonatal ( ) Berçário de alto risco													
Hospital							Período						
Faixa de peso:							Faixa de peso:						
Data	Paciente admitido	Pacientes internados	CVC novos	CVC em uso	VM novos	VM em uso	Data	Paciente admitido	Pacientes internados	CVC novos	CVC em uso	VM novos	VM em uso
__/__/__	_____	_____	_____	_____	_ d _ p _	_ d _ p _	__/__/__	_____	_____	_____	_____	_ d _ p _	_ d _ p _
__/__/__	_____	_____	_____	_____	_ d _ p _	_ d _ p _	__/__/__	_____	_____	_____	_____	_ d _ p _	_ d _ p _
__/__/__	_____	_____	_____	_____	_ d _ p _	_ d _ p _	__/__/__	_____	_____	_____	_____	_ d _ p _	_ d _ p _
__/__/__	_____	_____	_____	_____	_ d _ p _	_ d _ p _	__/__/__	_____	_____	_____	_____	_ d _ p _	_ d _ p _
__/__/__	_____	_____	_____	_____	_ d _ p _	_ d _ p _	__/__/__	_____	_____	_____	_____	_ d _ p _	_ d _ p _
__/__/__	_____	_____	_____	_____	_ d _ p _	_ d _ p _	__/__/__	_____	_____	_____	_____	_ d _ p _	_ d _ p _
__/__/__	_____	_____	_____	_____	_ d _ p _	_ d _ p _	__/__/__	_____	_____	_____	_____	_ d _ p _	_ d _ p _
__/__/__	_____	_____	_____	_____	_ d _ p _	_ d _ p _	__/__/__	_____	_____	_____	_____	_ d _ p _	_ d _ p _
__/__/__	_____	_____	_____	_____	_ d _ p _	_ d _ p _	__/__/__	_____	_____	_____	_____	_ d _ p _	_ d _ p _
__/__/__	_____	_____	_____	_____	_ d _ p _	_ d _ p _	__/__/__	_____	_____	_____	_____	_ d _ p _	_ d _ p _
__/__/__	_____	_____	_____	_____	_ d _ p _	_ d _ p _	__/__/__	_____	_____	_____	_____	_ d _ p _	_ d _ p _
__/__/__	_____	_____	_____	_____	_ d _ p _	_ d _ p _	__/__/__	_____	_____	_____	_____	_ d _ p _	_ d _ p _

Tabela 10.16 Registro de denominadores – áreas críticas (*continuação*)

Protocolo de denominadores – áreas críticas	
Setor: ( ) UTI adulta ( ) UTI pediátrica	
Hospital	Período

Data	Paciente admitido	Pacientes internados	SVD novos	SVD em uso	VM novos	VM em uso	CVC novos	CVC em uso
__/__/__	_____	_____	_____	_____	_____	_____	_____	__ d __ p __
__/__/__	_____	_____	_____	_____	_____	_____	_____	__ d __ p __
__/__/__	_____	_____	_____	_____	_____	_____	_____	__ d __ p __
__/__/__	_____	_____	_____	_____	_____	_____	_____	__ d __ p __
__/__/__	_____	_____	_____	_____	_____	_____	_____	__ d __ p __
__/__/__	_____	_____	_____	_____	_____	_____	_____	__ d __ p __
__/__/__	_____	_____	_____	_____	_____	_____	_____	__ d __ p __
__/__/__	_____	_____	_____	_____	_____	_____	_____	__ d __ p __
__/__/__	_____	_____	_____	_____	_____	_____	_____	__ d __ p __
__/__/__	_____	_____	_____	_____	_____	_____	_____	__ d __ p __
__/__/__	_____	_____	_____	_____	_____	_____	_____	__ d __ p __

Taxas dos estudos de centros brasileiros citados no texto (Tabelas 10.17 a 10.52)

Tabela 10.17 Incidência de infecção co sítio cirúrgico e estratégias que contribuíram para sua detecção segundo a abordagem cirúrgica utilizada (1993-2006)

| Variável | Convencional | | Laparoscópica | | |
	N (%)	Incidência[a] (IC 95%)	N (%)	Incidência[a] (IC 95%)	P
Sítio de infecção					
Incisional superficial/ profunda	85/9 (82,5)	5,8 (4,4 a 7,5)	70/6 (80)	3,4 (2,6 a 4,3)	0,003[g]
Órgão/cavidade	20 (17,5)	0,3 (0,1 a 1)	19 (20)	0,3 (0,1 a 0,7)	1[h]
	114 (100)	6,1 (4,7 a 7,8)	95 (100)	3,7 (2,9 a 4,7)	0,004[g]
Estratégia de detecção					
Intra-hospitalar	63 (55,3)[c]	2,6 (2 a 3,4)[b]	30 (31,6)[e]	0,9 (0,6 a 1,3)[b]	< 0,001[g]
Extra-hospitalar	51 (44,7)[d]	5,2 (4 a 6,9)	65 (68,4)[f]	3,3 (2,5 a 4,2)	0,01[g]

Fonte: Biscione FM – Tese de Mestrado.

IC: intervalo de confiança.

[a]Baseada nos pacientes com os quais houve contato telefônico efetivo.

[b]Baseada no total de pacientes.

[c]Trinta e nove incisionais superficiais, quatro incisionais profundas, 20 órgão/cavidade.

[d]Quarenta e seis incisionais superficiais, cinco incisionais profundas.

[e]Oito incisionais superficiais, cinco incisionais profundas, 17 órgão/cavidade.

[f]Sessenta e dois incisionais superficiais, um incisional profunda, dois órgão/cavidade.

[g]Teste X^2.

[h]Teste exato de Fisher.

Tabela 10.18 Ocorrência de infecção do sítio cirúrgico, análise univariada (1993-2006)

Variável, N (%)	ISC (N = 209)		RR	
	Não	Sim	(IC 95%)	P[a]
Idade, anos				
< 60	4.413 (96,8)	147 (3,2)	1	0,007
> 60	1.226 (95,2)	62 (4,8)	1,5 (1,1 a 2)	
Sexo				
Feminino	3.903 (96,6)	137 (3,4)	1	0,260
Masculino	1.736 (96)	72 (4)	1,2 (0,9 a 1,6)	
Abordagem				
Convencional	2.282 (95,2)	114 (4,8)	1	< 0,001
Laparoscópica	3.357 (97,2)	95 (2,8)	0,6 (0,4 a 0,8)	
Duração da cirurgia, minutos				
< 120	4.611 (97,1)	136 (2,9)	1	< 0,001
> 120	1.028 (93,4)	73 (6,6)	2,3 (1,8 a 3,1)	
Escore da ASA				
1/2	5.314 (96,6)	185 (3,4)	1	0,001
3/5	325 (93,1)	24 (6,9)	2 (1,4 a 3,1)	
Grau de contaminação				
L/P-C	5.521 (96,6)	194 (3,4)	1	< 0,001
C/I	118 (88,7)	15 (11,3)	3,3 (2 a 5,5)	
Tipo de cirurgia				
Eletiva	5.202 (96,8)	173 (3,2)	1	< 0,001
Urgente	437 (92,4)	36 (7,6)	2,4 (1,7 a 3,3)	
Procedimentos adicionais				
Não	5.432 (96,5)	196 (3,5)	1	0,057
Sim	207 (94,1)	13 (5,9)	1,7 (1 a 2,9)	
Hospital				
A	3.278 (96)	135 (4)	1	0,004
B	865 (98,3)	15 (1,7)	0,4 (0,3 a 0,7)	
C	1.018 (95,8)	45 (4,2)	1,1 (0,8 a 1,5)	
D	153 (95)	8 (5)	1,3 (0,6 a 2,5)	
E	325 (98,2)	6 (1,8)	0,5 (0,2 a 1)	
Contato telefônico				
Não	2.875 (97,3)	79 (2,7)	1	< 0.001
Sim	2.764 (95,5)	130 (4,5)	1,7 (1,3 a 2,2)	
Cirurgião (risco)				
Baixo	2.148 (97,8)	49 (2,2)	1	< 0,001
Médio	1.613 (96,2)	63 (3,8)	1,7 (1,2 a 2,4)	
Alto	1.878 (95,1)	97 (4,9)	2,2 (1,6 a 3,1)	
Ano da cirurgia				
> 2000	3.677 (97,1)	109 (2,9)	1	< 0,001
< 2000	1.962 (95,2)	100 (4,8)	1,7 (1,3 a 2,2)	

Fonte: Biscione FM – Tese de Mestrado.

ISC: infecção do sítio cirúrgico; RR: risco relativo; IC: intervalo de confiança; ASA: American Society of Anesthesiologists; L: limpo; P-C: potencialmente contaminado; C: contaminado; I: infectado.

[a]Teste X^2.

Tabela 10.19 Incidência de infecção hospitalar em 6 UTIN estudadas de janeiro de 1993 a dezembro de 2002

Infecção hospitalar	CTI 1	CTI 2	CTI 3	CTI 4	CTI 5	CTI 6	TOTAL
Total de infecções	562	1.514	547	446	231	303	3603
Total de admissões	931	2.458	989	1.071	304	490	6.243
Total de paciente-dias	21.357	53.093	12.290	17.148	5.204	11.916	121.008
Taxa permanência média (dias)	22,94	21,60	12,43	16,01	17,12	24,32	19,38
Taxa global de infecções	60,37	61,59	55,31	41,64	75,99	61,84	57,71
Taxa infecção /pac.dias × 1.000	26,31	28,52	44,51	26,01	44,39	25,43	29,75
Total pneumonia	30	109	46	34	13	05	245
Total pneumonia relac. com VM	20	79	34	22	09	08	172
VM-dias	3656	19.586	4.750	6.234	2.159	3.552	39.937
Permanência média de VM	9,35	8,39	7,58	7,34	9,35	5,96	7,81
Taxa de pneumonia relac. VM × 1.000	5,47	4,03	7,16	3,53	4,17	2,25	4,31
Total sepse laboratorial + clínica	281	537	192	189	93	149	1.441
Total sepse lig. CVC puncionado	37	55	0	15	10	05	122
Total sepse lig. CVC dissecado	28	29	08	03	06	01	75
Total sepse lig. cateter umbilical	02	10	01	06	0	0	19
CVC puncionado-dias	6.002	28.519	2.511	10.187	1.985	6.488	55.692
CVC dissecado-dias	2.280	4.551	4.422	1.019	1.032	495	13.799
Permanência média CVC puncionado	7,19	9,81	4,56	8,78	8,31	2,45	8,22
Permanência média CVC dissecado	4,95	7,81	8,22	7,60	8,82	1,29	7,00
Taxa sepse relacionada CVC × 1.000	8,09	2,84	1,30	2,14	5,30	0,86	2,83

Fonte: Carvalho EA – Tese de Mestrado.

Tabela 10.20 Total de admissões e sua distribuição por faixa de peso ao nascimento em 6 UTIN estudadas de janeiro de 1993 a dezembro de 2003

Faixa peso (g)	CTI 1	CTI 2	CTI 3	CTI 4	CTI 5	CTI 6	TOTAL	%
< 1.000	106	331	59	109	20	58	683	10,94
1.001 a 1.500	163	521	155	173	30	83	1.125	18,02
1.501 a 2.500	311	882	438	395	76	199	2.301	36,86
> 2.500	351	724	337	394	178	150	2.134	34,18
Total	**931**	**2.458**	**989**	**1.071**	**304**	**490**	**6.243**	**100**

Fonte: Carvalho EA – Tese de Mestrado.

Tabela 10.21 Incidência de infecção hospitalar por sítio de infecção em 6 UTIN estudadas de janeiro de 1993 a dezembro de 2002

Infecções/Topografia	CTI 1			CTI 2			CTI 3			CTI 4			CTI 5			CTI 6			Total		
	N°	% Admissão	Incidência pac.-dias	N°	% Admissão	Incidência pac.-dias	N°	% Admissão	Incidência pac.-dias	N°	% Admissão	Incidência pac.-dias	N°	% Admissão	Incidência pac.-dias	N°	% Admissão	Incidência pac.-dias	N°	% Admissão	Incidência pac.-dias
Conjuntivite	90	9,67	4,21	193	7,85	3,6	39	4,34	3,17	54	5,04	3,15	20	6,58	3,84	41	8,37	3,44	437	7,00	3,63
Pele	14	1,50	0,66	152	6,18	2,86	89	9,00	7,24	31	2,90	1,81	29	9,54	5,57	27	5,42	2,24	342	5,47	2,82
Cavidade oral	14	1,50	0,66	33	1,34	0,62	77	7,79	6,27	07	0,65	0,41	14	4,61	2,69	05	1,00	0,42	150	2,40	1,24
Inf. urinária sintomática	09	0,97	0,42	26	1,06	0,49	19	1,92	1,55	13	1,21	0,76	08	2,63	1,54	–	–	–	086	1,38	0,71
Pneumonia	–	–	–	0,01	0,04	0,02	01	0,10	0,08	–	–	–	–	–	–	14	2,81	1,16	025	0,40	0,21
Enterocolite necrosante	07	0,75	0,32	81	3,30	1,53	13	1,31	1,05	24	2,24	1,40	04	1,32	0,77	11	2,21	0,91	141	2,26	1,17
Meningite/ventriculite	07	0,75	0,32	35	1,42	0,66	04	0,40	0,33	10	0,93	0,58	04	1,32	0,77	10	2,01	0,83	070	1,12	0,58
Partes moles	06	0,64	0,28	25	1,02	8,08	18	1,82	1,46	04	0,37	0,23	04	1,32	0,77	05	1,00	0,42	062	0,99	0,51
Arterial/venosa	06	0,64	0,28	72	2,93	1,36	10	1,01	0,81	20	1,87	1,17	11	3,62	2,11	23	4,62	1,91	142	2,27	1,16
Onfalite	05	0,54	0,23	41	1,67	0,77	15	1,52	2,22	21	1,96	1,22	08	2,63	1,54	03	0,60	0,25	093	1,49	0,77
Intra-abdominal não especificada	05	0,54	0,23	09	0,37	0,17	–	–	–	03	0,28	0,17	–	–	–	04	0,80	0,33	021	0,34	0,17
Trato gastrointestinal	–	–	–	07	0,28	0,13	01	0,10	0,08	01	0,09	0,06	–	–	–	01	0,20	0,08	012	0,19	0,08
Via aérea superior	01	0,10	0,05	22	0,90	0,41	1	0,10	0,08	04	0,37	0,23	–	–	–	–	–	–	028	0,45	0,23
Junta ou bursa	01	0,10	0,05	–	–	–	–	–	–	–	–	–	–	–	–	01	0,20	0,08	002	0,03	0,02
Infecção urinária assintomática	–	–	–	04	0,16	0,08	03	0,30	0,24	01	0,09	0,06	02	0,66	0,38	–	–	–	010	0,16	0,08
Outras ITU	01	0,10	0,05	05	0,20	0,09	01	0,10	0,08	02	0,19	0,12	–	–	–	–	–	–	09	0,14	0,07
Pústula	02	0,21	0,09	01	0,04	0,02	–	–	–	–	–	–	–	–	–	–	–	–	003	0,05	0,03
Pele e partes moles	–	–	–	02	0,08	0,04	–	–	–	–	–	–	–	–	–	–	–	–	002	0,03	0,02
Olho	–	–	–	–	–	–	04	0,40	0,33	–	–	–	–	–	–	–	–	–	004	0,06	0,03

Incisional	–	–	–	20	0,81	0,38	01	0,10	0,08	–	–	–	01	0,33	0,19	01	0,20	0,08	023	0,37	0,19
Seio	–	–	–	01	0,04	0,02	–	–	–	–	–	–	–	–	–	–	–	–	01	0,02	0,01
Outras ap. respiratório	–	–	–	05	0,20	0,09	–	–	–	–	–	–	–	–	–	–	–	–	005	0,08	0,04
Infecção disseminada	–	–	–	03	0,12	0,06	–	–	–	–	–	–	01	0,33	0,19	–	–	–	004	0,06	0,03
Outras infecções sem pneumonia	–	–	–	03	0,12	0,06	–	–	–	01	0,09	0,06	01	0,33	0,19	01	0,20	0,08	006	0,11	0,06
Hepatite	–	–	–	02	0,08	0,04	–	–	–	–	–	–	–	–	–	–	–	–	002	0,03	0,02
Abscesso/mastite	–	–	–	02	0,08	0,04	–	–	–	–	–	–	–	–	–	–	–	–	002	0,03	0,02
Gastroenterite	02	0,21	0,09	02	0,08	0,04	–	–	–	–	–	–	–	–	–	–	–	–	004	0,06	0,03
Endocardite	–	–	–	02	0,08	0,04	–	–	–	–	–	–	–	–	–	–	–	–	002	0,03	0,02
Outras infecções aparelho reprodutor	–	–	–	01	0,04	0,02	–	–	–	–	–	–	–	–	–	–	–	–	001	0,02	0,008
Queimadura	–	–	–	01	0,04	0,02	–	–	–	–	–	–	–	–	–	–	–	–	001	0,02	0,008
Cardiovascular (miocardite/pericardite)	–	–	–	01	0,04	0,02	–	–	–	–	–	–	–	–	–	01	0,20	0,08	002	0,03	0,02
Outras trato gastrointestinal	–	–	–	01	0,04	0,02	–	–	–	02	0,19	0,12	–	–	–	–	–	–	003	0,05	0,02
Intracraniana	–	–	–	01	0,04	0,02	–	–	–	–	–	–	–	–	–	–	–	–	001	0,02	0,008
Abscesso espinhal	–	–	–	01	0,04	0,02	–	–	–	–	–	–	–	–	–	–	–	–	001	0,02	0,008
Não especificado	–	–	–	01	0,04	0,02	01	0,10	0,08	–	–	–	–	–	–	–	–	–	002	0,03	0,02
Ouvido/mastoide	01	0,10	0,05	–	–	–	01	0,10	0,08	–	–	–	–	–	–	01	0,20	0,08	003	0,05	0,008
Mediastinite	–	–	–	–	–	–	–	–	–	01	0,09	0,06	–	–	–	–	–	–	001	0,02	0,008
Peritonite	–	–	–	09	0,37	0,17	–	–	–	–	–	–	01	0,33	0,19	–	–	–	010	0,16	0,08
Úlcera de decúbito	–	–	–	–	–	–	01	0,10	0,08	–	–	–	–	–	–	–	–	–	001	0,02	0,01
Interna	–	–	–	–	–	–	–	–	–	–	–	–	01	0,33	0,19	–	–	–	001	0,02	0,01
Bronquite/traqueíte sem pneumonia	–	–	–	09	0,37	0,17	–	–	–	–	–	–	01	0,33	0,19	01	0,20	0,08	11	0,18	0,09
Pneumonia lig. VM	20	2,15	0,94	79	3,21	1,48	34	3,44	2,77	22	2,05	1,28	09	2,96	1,73	08	1,63	0,67	172	2,76	1,42

(continua)

Tabela 10.21 Incidência de infecção hospitalar por sítio de infecção em 6 UTIN estudadas de janeiro de 1993 a dezembro de 2002 (*continuação*)

Infecções/Topografia	CTI 1			CTI 2			CTI 3			CTI 4			CTI 5			CTI 6			Total		
	Nº	% Admissão	Incidência pac.-dias	Nº	% Admissão	Incidência pac.-dias	Nº	% Admissão	Incidência pac.-dias	Nº	% Admissão	Incidência pac.-dias	Nº	% Admissão	Incidência pac.-dias	Nº	% Admissão	Incidência pac.-dias	Nº	% Admissão	Incidência pac.-dias
Pneumonia não lig. VM	10	1,07	0,47	30	1,22	0,57	12	1,21	0,98	12	1,12	0,70	04	1,32	0,77	05	1,02	0,42	73	1,17	0,60
Sepse lig. CVC puncionado	37	3,97	1,73	55	2,24	1,04	01	0,10	0,08	15	1,40	0,87	10	3,29	1,92	05	1,02	0,42	122	1,95	1,01
Sepse lig. CVC dissecado	28	3,01	1,31	29	1,18	1,18	08	0,81	0,65	03	0,28	0,17	06	1,97	1,15	01	0,20	0,08	75	1,20	0,62
Sepse laboratorial/ clínica	281	30,18	13,16	537	21,85	10,11	192	19,41	15,62	189	17,65	11,02	93	30,59	17,87	149	30,41	12,50	14,41	23,08	11,91
Sepse lig. cat. umbilical	02	0,21	0,09	10	0,04	0,41	–	–	–	06	0,56	0,35	–	–	–	–	–	–	19	0,3	0,16
ITU relac. SVD	01	0,11	0,05	–	–	–	–	–	–	–	–	–	–	–	–	–	–	–	01	0,02	0,01
Total	562	60,37	26,31	1514	61,59	28,52	547	55,31	44,51	446	41,64	26,01	231	75,99	44,39	303	61,84	25,43	3603	57,71	29,75

Fonte: Carvalho EA – Tese de Mestrado.

Tabela 10.22 Total de permanência média de VM* por faixa de peso ao nascer em 6 UTIN estudadas de janeiro de 1993 a dezembro de 2002

Faixa de peso (g)	CTI 1	CTI 2	CTI 3	CTI 4	CTI 5	CTI 6	Média
< 1.000	8,72	13,07	8,29	13,55	15,52	4,31	**10,06**
1001 a 1.00	9,81	7,71	7,47	6,93	13,00	47,78	**8,46**
1.501 a 2.500	6,32	6,12	6,75	5,20	7,68	4,00	**5,90**
> 2.500	6,96	7,38	8,55	6,07	7,84	11,75	**7,47**
Total	**9,35**	**8,39**	**7,58**	**7,34**	**9,35**	**5,96**	**7,81**

Fonte: Carvalho EA – Tese de Mestrado.
* VM-dias/Períodos de ventilação.

Tabela 10.23 Total de VM-dias por faixa de peso ao nascer em 6 UTIN estudadas de janeiro de 1993 a dezembro de 2002

Faixa de peso (g)	CTI 1	CTI 2	CTI 3	CTI 4	CTI 5	CTI 6	Total
< 1.000	1.029	6.811	406	2.059	388	1.497	**12.190**
1.001 a 1.500	814	4.703	934	1.352	416	759	**8.978**
1.501 a 2.500	964	3.981	1.734	1.337	438	745	**9.199**
> 2.500	849	4.091	1.676	1.486	917	551	**9.570**
Total	**3.656**	**19.586**	**4.750**	**6.234**	**2.159**	**3.552**	**39.937**

Fonte: Carvalho EA – Tese de Mestrado.

Tabela 10.24 Total de pneumonias relacionadas com VM e sua distribuição por faixa de peso ao nascer em 6 UTIN estudadas de janeiro de 1993 a dezembro de 2002

Faixa de peso (g)	CTI 1	CTI 2	CTI 3	CTI 4	CTI 5	CTI 6	Total	%
< 1.000	0	27	2	5	3	5	**42**	**24,42**
1.001 a 1.500	4	13	6	5	3	2	**33**	**19,19**
1.501 a 2.500	6	18	9	5	1	1	**40**	**23,26**
> 2.500	10	21	17	7	2	0	**57**	**33,14**
Total	**20**	**79**	**34**	**22**	**9**	**8**	**172**	**100**

Fonte: Carvalho EA – Tese de Mestrado.

Tabela 10.25 Incidência de pneumonia relacionada com VM/1.000 VM-dias* e sua média por faixa de peso ao nascer em 6 UTIN estudadas de janeiro de 1993 a dezembro de 2002

Faixa de peso (g)	CTI 1	CTI 2	CTI 3	CTI 4	CTI 5	CTI 6	Média
< 1.000	0	3,96	4,93	2,43	7,73	3,34	**3,45**
1.001 a 1.500	4,91	2,76	6,42	3,70	7,21	2,64	**3,68**
1.501 a 2.500	6,22	4,52	5,19	3,74	2,28	1,34	**4,35**
> 2.500	11,78	5,13	10,14	4,71	2,18	0	**5,96**
Total	**5,47**	**4,03**	**7,16**	**3,53**	**4,17**	**2,25**	**4,31**

* Nº de pneumonias relacionadas com VM/1.000 VM-dias.
Fonte: Carvalho EA – Tese de Mestrado.

Tabela 10.26 Total de pneumonias não relacionadas com VM e sua distribuição por faixa de peso ao nascer em 6 UTIN estudadas de janeiro de 1993 a dezembro de 2002

Faixa de peso (g)	CTI 1	CTI 2	CTI 3	CTI 4	CTI 5	CTI 6	Total	%
< 1.000	1	8	0	3	0	0	12	16,44
1.001 a 1.500	0	9	3	2	2	3	19	26,03
1.501 a 2.500	3	12	6	6	1	1	29	39,73
> 2.500	6	1	3	1	1	1	13	17,81
Total	10	30	12	12	4	5	73	100

Fonte: Carvalho EA – Tese de Mestrado.

Tabela 10.27 Total de cateteres venosos centrais dissecados e puncionados por faixa de peso ao nascer em 6 UTIN estudadas de janeiro de 1993 a dezembro de 2002

Faixa de peso (g)	CTI 1	CTI 2	CTI 3	CTI 4	CTI 5	CTI 6	Total
< 1.000g	310	708	59	207	38	539	1.861
1.001 a 1.500	242	914	214	294	55	73	1.792
1.501 a 2.500	463	1071	436	352	109	583	3.078
> 2.500	281	797	251	377	154	155	2.015
Total	1.296	3.490	960	1.294	356	2.350	8.746

Fonte: Carvalho EA – Tese de Mestrado.

Tabela 10.28 Permanência média de CVC dissecado e puncionado por faixa de peso ao nascer em 6 UTIN estudadas de janeiro de 1993 a dezembro de 2002

Faixa de peso (g)	CTI 1	CTI 2	CTI 3	CTI 4	CTI 5	CTI 6	Média
< 1.000	5,85	12,70	6,71	13,39	11,63	3,52	8,77
1.001 a 1.500	8,40	10,68	6,71	10,70	10,60	28,21	10,61
1.501 a 2.500	5,61	7,59	6,06	8,22	7,65	3,17	6,15
> 2.500	6,53	7,77	9,80	6,36	7,52	7,59	7,55
Total	6,39	9,48	7,22	8,66	8,47	5,17	7,95

Fonte: Carvalho EA – Tese de Mestrado.

Tabela 10.29 Total de CVC puncionado-dias + CVC dissecado-dias por faixa de peso ao nascer em 6 UTIN estudadas de janeiro de 1993 a dezembro de 2002

Faixa de peso (g)	CTI 1	CTI 2	CTI 3	CTI 4	CTI 5	CTI 6	Total
< 1.000	1.814	8.992	396	2.772	442	1.898	16.314
1.001 a 1.500	2.033	9.759	1.437	3.145	583	2.059	19.016
1.501 a 2.500	2.599	8.125	2.640	2.892	834	1.850	18.940
> 2.500	1.836	6.194	2.460	2.397	1.158	1.176	15.221
Total	8.282	33.070	6.933	11.206	3.017	6.983	69.491

Fonte: Carvalho EA – Tese de Mestrado.

Tabela 10.30 Total de sepses relacionadas com CVC puncionados e dissecados por faixa de peso ao nascer em 6 UTIN estudadas de janeiro de 1993 a dezembro de 2002

Faixa peso (g)	CTI 1	CTI2	CTI3	CTI4	CTI5	CTI6	Total
< 1000	9	22	0	3	1	3	38
1.001 a 1.500	16	20	1	6	2	1	50
1.501 a 2.500	23	18	4	3	6	1	55
> 2.500	17	20	3	6	7	1	54
Total	65	80	8	18	16	6	197

Fonte: Carvalho EA – Tese de Mestrado.

Tabela 10.31 Incidência de sepses relacionadas com cateteres dissecados e puncionados/Admissões (%) por faixa de peso ao nascer em 6 UTIN estudadas de janeiro de 1993 a dezembro de 2002

Faixa de peso (g)	CTI 1	CTI 2	CTI 3	CTI 4	CTI 5	CTI 6	Média
< 1.000	8,49	6,65	0	2,75	5,00	5,08	5,56
1.001 a 1.500	9,82	3,84	0,65	3,47	6,67	1,16	4,43
1.501 a 2.500	7,40	2,04	0,91	0,76	7,89	0,50	2,38
> 2.500	4,84	2,76	0,89	1,52	3,93	0,66	2,53
Total	6,98	3,25	0,81	1,68	5,26	1,20	3,09

Fonte: Carvalho EA – Tese de Mestrado.

Tabela 10.32 Incidência de sepses relacionadas com cateter × 1.000 cateter-dias e sua média por faixa de peso ao nascer em 6 UTIN estudadas de janeiro de 1993 a dezembro de 2002

Faixa de peso (g)	CTI 1	CTI 2	CTI 3	CTI 4	CTI 5	CTI 6	Média
< 1.000	4,96	3,00	0	1,44	2,26	1,58	2,33
1.001 a 1.500	7,87	2,66	1,39	2,23	3,43	0,49	2,63
1.501 a 2.500	8,85	2,58	1,52	1,73	7,19	0,54	2,90
> 2.500	9,80	3,23	1,22	3,34	6,04	0,85	3,55
Total	8,09	2,84	1,30	2,14	5,30	0,86	2,83

Fonte: Carvalho EA – Tese de Mestrado.

Tabela 10.33 Total de sepses relacionadas com CVC dissecados e puncionados por número de cateteres (%) por faixa de peso ao nascer em 6 UTIN estudadas de janeiro de 1993 a dezembro de 2002

Faixa de peso (g)	CTI 1	CTI 2	CTI 3	CTI 4	CTI 5	CTI 6	Total
< 1.000	2,90	3,11	0	1,45	2,63	0,56	2,04
1.001 a 1.500	6,61	2,19	0,47	2,04	3,64	1,37	2,79
1.501 a 2.500	4,97	1,68	0,92	0,85	5,50	0,17	1,79
> 2.500	6,05	2,51	1,20	1,59	4,55	0,65	2,73
Total	5,02	2,29	0,83	1,39	4,49	0,44	2,21

Fonte: Carvalho EA – Tese de Mestrado.

Tabela 10.34 Total de CVC dissecados por faixa de peso ao nascer em 6 UTIN estudadas de janeiro de 1993 a dezembro de 2002

Faixa de peso (g)	CTI 1	CTI 2	CTI 3	CTI 4	CTI 5	CTI 6	Total
< 1.000	106	79	15	14	6	69	289
1.001 a 1.500	105	115	105	23	10	28	386
1.501 a 2.500	158	139	203	36	38	115	689
> 2.500	92	250	86	61	63	54	606
Total	461	583	409	134	117	266	1.970

Fonte: Carvalho EA – Tese de Mestrado.

Tabela 10.35 Permanência média de CVC dissecados* por faixa de peso ao nascer em 6 UTIN estudadas de janeiro de 1993 a dezembro de 2002

Faixa de peso (g)	CTI 1	CTI 2	CTI 3	CTI 4	CTI 5	CTI 6	Média
< 1.000	3,58	7,38	13,73	9,07	10,33	2,35	5,26
1.001 a 1.500	5,47	8,54	8,32	8,96	10,90	4,35	7,42
1.501 a 2.500	4,28	8,41	7,80	6,78	7,50	1,00	5,91
> 2.500	7,05	7,27	8,18	7,25	9,14	1,77	8,81
Total	4,95	7,81	8,22	7,60	8,82	1,86	7,00

*Cateter dissecado-dias/total de cateteres dissecados.

Fonte: Carvalho EA – Tese de Mestrado.

Tabela 10.36 Total de CVC dissecado-dias por faixa de peso ao nascer em 6 UTIN estudadas de janeiro de 1993 a dezembro de 2002

Faixa de peso (g)	CTI 1	CTI 2	CTI 3	CTI 4	CTI 5	CTI 6	Total
< 1.000	380	583	206	127	62	163	1521
1.001 a 1.500	574	982	874	206	109	121	2866
1.501 a 2.500	677	1.169	1.583	244	285	115	4073
> 2.500	649	1.817	1.759	442	576	96	5339
Total	2.280	4.551	4.422	1.019	1.032	495	13799

Fonte: Carvalho EA – Tese de Mestrado.

Tabela 10.37 Total de sepses relacionadas com CVC dissecados por faixa de peso ao nascer em 6 UTIN estudadas de janeiro de 1993 a dezembro de 2002

Faixa de peso (g)	CTI 1	CTI 2	CTI 3	CTI 4	CTI 5	CTI 6	Total
< 1.000	3	3	0	0	0	1	7
1.001 a 1.500	11	10	1	0	0	0	22
1.501 a 2.500	8	6	4	2	2	0	22
> 2.500	6	10	3	1	4	0	24
Total	28	29	8	3	6	1	75

Fonte: Carvalho EA – Tese de Mestrado.

Tabela 10.38 Incidência de sepses relacionadas com CVC dissecados/número de cateteres (%) por faixa de peso ao nascer em 6 UTIN estudadas de janeiro de 1993 a dezembro de 2002

Faixa de peso (g)	CTI 1	CTI 2	CTI 3	CTI 4	CTI 5	CTI 6	Total
< 1.000	2,83	3,80	0	0	0	1,45	2,42
1.001 a 1.500	10,48	8,70	0,95	0	0	0	5,70
1.501 a 2.500	5,06	4,32	1,97	5,55	5,26	0	3,19
> 2500	6,52	4,00	3,49	1,64	6,35	0	3,96
Total	6,07	4,97	1,96	2,24	5,13	0,38	3,81

Fonte: Carvalho EA – Tese de Mestrado.

Tabela 10.39 Total de CVC puncionados por faixa de peso ao nascer em 6 UTIN estudadas de janeiro de 1993 a dezembro de 2002

Faixa de peso (g)	CTI 1	CTI 2	CTI 3	CTI 4	CTI 5	CTI 6	Total
< 1.000	204	629	44	193	32	470	1.572
1.001 a 1.500	137	799	109	271	45	45	1.406
1.501 a 2.500	305	932	233	380	71	468	2.839
> 2.500	189	547	165	316	91	101	1.409
Total	835	2.907	551	1.160	239	1.084	6.776

Fonte: Carvalho EA – Tese de Mestrado.

Tabela 10.40 Permanência média de CVC puncionados* por faixa de peso ao nascer em 6 UTIN estudadas de janeiro de 1993 a dezembro de 2002

Faixa de peso (g)	CTI 1	CTI 2	CTI 3	CTI 4	CTI 5	CTI 6	Total
< 1.000	7,03	13,35	4,32	13,70	11,88	3,69	9,41
1.001 – 1.500	10,65	10,98	5,17	10,85	10,53	43,17	11,49
1.501 – 2.500	6,30	7,46	4,54	6,97	7,73	3,71	6,22
> 2.500	6,28	8,00	4,25	6,19	6,40	10,69	7,01
Total	7,19	9,81	4,56	8,78	8,31	5,98	8,22

Fonte: Carvalho EA – Tese de Mestrado.
*Cateter puncionado-dias/N° de cateteres puncionados.

Tabela 10.41 Total de CVC puncionado-dias por faixa de peso ao nascer em 6 UTIN estudadas de janeiro de 1993 a dezembro de 2002

Faixa de peso (g)	CTI 1	CTI 2	CTI 3	CTI 4	CTI 5	CTI 6	Total
< 1.000	1.434	8.409	190	2.645	380	1.735	14.793
1.001 a 1.500	1.459	8.777	563	2.939	474	1.938	16.150
1.501 a 2.500	1.922	6.956	1.057	2.648	549	1.735	14.867
> 2.500	1.187	4.377	701	1.955	582	1.080	9.882
Total	6.002	28.519	2.511	10.187	1.985	6.488	55.692

Fonte: Carvalho EA – Tese de Mestrado.

Tabela 10.42 Total de sepses relacionadas com CVC puncionados por faixa de peso ao nascer em 6 UTIN estudadas de janeiro de 1993 a dezembro de 2002

Faixa de peso (g)	CTI 1	CTI 2	CTI 3	CTI 4	CTI 5	CTI 6	Total
< 1.000	6	19	0	3	1	2	31
1.001 a 1.500	5	14	0	6	2	1	28
1.501 a 2.500	15	12	0	1	4	1	33
> 2.500	11	10	0	5	3	1	30
Total	37	55	0	15	10	5	122

Fonte: Carvalho EA – Tese de Mestrado.

Tabela 10.43 Incidência de sepses relacionadas com CVC puncionados/número de cateteres (%) e sua média por faixa de peso ao nascer em 6 UTIN estudadas de janeiro de 1993 a dezembro de 2002

Faixa de peso (g)	CTI 1	CTI 2	CTI 3	CTI 4	CTI 5	CTI 6	Média
< 1.000	2,94	3,02	0	6,82	3,13	0,43	1,97
1.001 a 1.500	3,65	1,75	0	5,50	4,44	2,22	1,99
1.501 a 2.500	4,92	1,29	0	0,43	5,63	0,21	1,38
> 2.500	5,82	1,83	0	3,03	3,30	0,99	2,13
Total	4,43	1,89	0	1,29	4,18	0,46	1,80

Fonte: Carvalho EA – Tese de Mestrado.

Tabela 10.44 Incidência de sepse primária (clínica + laboratorial)/admissões (%) e sua média por faixa de peso ao nascer em 6 UTIN estudadas de janeiro de 1993 a dezembro de 2002

Faixa de peso (g)	CTI 1	CTI 2	CTI 3	CTI 4	CTI 5	CTI 6	Média
< 1.000	76,42	45,62	27,12	55,05	80	86,21	54,47
1.001 a 1.500	61,35	35,70	27,74	34,10	63,33	56,65	39,91
1.501 a 2.500	28,62	13,38	15,78	9,11	27,63	18,59	15,78
> 2.500	10,26	11,33	18,69	8,63	20,79	10,00	12,04
Total	32,87	21,85	19,51	17,65	30,60	30,41	23,08

Fonte: Carvalho EA – Tese de Mestrado.

Tabela 10.45 Distribuição de patógenos presentes nas hemoculturas positivas dos episódios de sepse em 3 UTIN estudadas de janeiro de 1993 a dezembro de 2002

Germes	CTI 2	CTI 4	CTI 5	Total	%
Gram-negativos					
Klebsiella pneumoniae	247	15	40	302	16,17
Klebsiella sp.	131	96	18	245	13,12
Klebsiella oxytoca	10	–	4	14	0,75
Klebsiella ozaenae	3	–	–	3	0,16
Pseudomonas sp.	84	12	11	107	5,73
Pseudomonas aeruginosa	47	14	16	77	4,12
Acinetobacter sp.	2	1	4	7	0,37
Acinetobacter calcoaceticus	4	–	1	5	0,27
Enterobacter sp.	43	6	1	50	2,68

(continua)

Tabela 10.45 Distribuição de patógenos presentes nas hemoculturas positivas dos episódios de sepse em 3 UTIN estudadas de janeiro de 1993 a dezembro de 2002 (*continuação*)

Germes	CTI 2	CTI 4	CTI 5	Total	%
Enterobacter cloacae	7	–	1	8	0,43
Enterobacter aglomerans	2	–	–	2	0,10
Enterobacter sakazakii	1	–	–	1	0,05
E. coli	98	13	5	116	6,21
Serratia sp.	50	1	4	55	2,94
Serratia marcescens	20	–	1	21	1,12
Alcaligenes sp.	17	–	2	19	1,02
Enterococcus	15	–	–	15	0,80
Citrobacter	–	–	1	1	0,05
Proteus mirabilis	45	–	3	48	2,57
Subtotal	**826**	**158**	**112**	**1.096**	**58,66**
Gram-positivos					
Staphylococcus epidermidis	147	93	9	249	13,33
Staphylococcus sp.	163	2	42	207	11,08
Staphylococcus aureus	108	38	14	160	8,57
Streptococcus	17	0	7	24	1,28
Subtotal	**435**	**133**	**72**	**640**	**34,26**
Candida sp.	132	–	–	132	7,07
Total	**1.393**	**291**	**184**	**1.868**	**100**

Fonte: Carvalho EA – Tese de Mestrado.

Tabela 10.46 Perfil de resistência dos patógenos presentes em hemoculturas positivas em 3 UTIN estudadas de janeiro de 1993 a dezembro de 2002

Patógeno/Resistência antimicrobiana	Nº germes isolados	Nº germes testados	Média resistência/ Índice resistência (%)
Enterobacter cloacae resistente a ceftazidima	8	8	49,96
Enterobacter cloacae resistente a cefalosporina	8	6	66,66
Enterobacter cloacae resistente a amicacina	8	8	37,53
Enterobacter cloacae resistente a carbopenem	8	8	Ø
Enterobacter cloacae resistente a quinolona	8	8	Ø
Klebsiella pneumoniae resistente a quinolona	302	290	0,66
Klebsiella pneumoniae resistente a cefalosporina de 3ª geração	302	289	64,19
Klebsiella pneumoniae resistente a amicacina	302	301	73,78
Klebsiella pneumoniae resistente a ceftazidima	302	293	33,48
Klebsiella pneumoniae resistente a carbapenem	302	293	Ø
E. coli resistente a amicacina	116	61	34,43
E. coli resistente a cefalosporina de 3ª geração	116	104	19,19
E. coli resistente a ceftazidima	116	53	23,82
E. coli resistente a quinolona	116	46	2,17
E. coli resistente a carbapenem	110	68	Ø
Enterococcus sp. resistente a amicacina	16	16	25
Enterococcus sp. resistente a cefalosporina de 3ª geração	16	15	53,32
Enterococcus sp. resistente a oxacilina	16	15	100,00
Enterococcus sp. resistente a vancomicina	16	16	Ø

(continua)

Tabela 10.46 Perfil de resistência dos patógenos presentes em hemoculturas positivas em 3 UTIN estudadas de janeiro de 1993 a dezembro de 2002 (*continuação*)

Patógeno/Resistência antimicrobiana	Nº germes isolados	Nº germes testados	Média resistência/ Índice resistência (%)
Acinetobacter sp. resistente a cefalosporina de 3ª geração	7	7	57,14
Acinetobacter sp. resistente a carbapenem	7	7	∅
Acinetobacter sp. resistente a amicacina	5	4	50
Acinetobacter sp. resistente a ceftazidima	7	7	71,43
Alcaligenes sp. resistente a cefalosporina de 3ª geração	19	16	43,75
Alcaligenes sp. resistente a ceftazidima	19	12	64,73
Alcaligenes sp. resistente a quinolona	19	12	16,66
Alcaligenes sp. resistente a carbapenem	19	14	0
Klebsiella sp. resistente a amicacina	245	226	71,25
Klebsiella sp. resistente a cefalosporina de 3ª geração	245	220	52,27
Klebsiella sp. resistente a ceftazidima	245	212	68,87
Klebsiella sp. resistente a carbapenem	245	204	∅
Klebsiella sp. resistente a quinolona	245	91	1,08
Klebsiella oxytoca resistente a cefalosporina de 3ª geração	14	13	38,43
Klebsiella oxytoca resistente a amicacina	14	13	53,86
Klebsiella oxytoca resistente a ceftazidima	14	13	38,43
Klebsiella oxytoca resistente a carbapenem	14	13	∅
Klebsiella oxytoca resistente a quinolona	14	13	∅
Pseudomonas aeruginosa resistente a amicacina	77	77	40,24
Pseudomonas aeruginosa resistente a cefalosporina de 3ª geração	77	73	87,63
Pseudomonas aeruginosa resistente a ceftazidima	77	71	23,94
Pseudomonas aeruginosa resistente a carbapenem	77	75	∅
Pseudomonas aeruginosa resistente a quinolona	77	66	6,05
Pseudomonas sp. resistente a cefalosporina de 3ª geração	107	90	73,15
Pseudomonas sp. resistente a ceftazidima	107	82	43,70
Pseudomonas sp. resistente a carbapenem	107	88	∅
Pseudomonas sp. resistente a quinolona	107	66	1,51
Pseudomonas sp. resistente a amicacina	107	90	52,24
Serratia sp. resistente a amicacina	55	52	92,26
Serratia sp. resistente a cefalosporina de 3ª geração	55	49	63,28
Serratia sp. resistente a ceftazidima	55	52	84,63
Serratia sp. resistente a quinolona	55	45	∅
Serratia sp. resistente a carbapenem	55	40	∅
Proteus mirabilis resistente a amicacina	8	7	28,60
Proteus mirabilis resistente a cefalosporina de 3ª geração	8	8	37,50
Proteus mirabilis resistente a ceftazidima	8	7	28,60
Proteus mirabilis resistente a quinolona	8	6	∅
Proteus mirabilis resistente a carbapenem	8	6	∅
Proteus sp. resistente a amicacina	11	5	20,00
Proteus sp. resistente a cefalosporina de 3ª geração	11	8	37,50

(continua)

Tabela 10.46 Perfil de resistência dos patógenos presentes em hemoculturas positivas em 3 UTIN estudadas de janeiro de 1993 a dezembro de 2002 (*continuação*)

Patógeno/Resistência antimicrobiana	Nº germes isolados	Nº germes testados	Média resistência/ Índice resistência (%)
Proteus sp. resistente a ceftazidima	11	4	Ø
Proteus sp. resistente a quinolona	11	4	Ø
Proteus sp. resistente a carbapenem	11	8	Ø
Serratia marcescens resistente a amicacina	21	21	19,06
Serratia marcescens resistente a cefalosporina de 3ª geração	21	21	19,06
Serratia marcescens resistente a ceftazidima	21	21	23,80
Serratia marcescens resistente a quinolona	21	20	88,30
Serratia marcescens resistente a carbapenem	21	21	Ø
Staphylococcus aureus resistente a amicacina	160	154	29,90
Staphylococcus aureus resistente a penicilina	160	139	87,03
Staphylococcus aureus resistente a quinolona	160	21	47,61
Staphylococcus aureus resistente a oxacilina	160	154	11,70
Staphylococcus aureus resistente a vancomicina	160	155	Ø
Staphylococcus epidermidis resistente a amicacina	149	128	60,93
Staphylococcus epidermidis resistente a penicilina	149	123	93,04
Staphylococcus epidermidis resistente a quinolona	149	29	58,62
Staphylococcus sp. resistente a oxacilina	149	147	66,64
Staphylococcus sp. resistente a vancomicina	123	144	Ø
Staphylococcus sp. resistente a amicacina	209	204	54,44
Staphylococcus sp. resistente a penicilina	209	203	76,83
Staphylococcus sp. resistente a quinolona	209	5	60,00
Staphylococcus sp. resistente a oxacilina	209	196	70,40
Staphylococcus sp. resistente a vancomicina	209	205	Ø
Streptococcus sp. resistente a amicacina	23	22	59,05
Streptococcus sp. resistente a penicilina	24	20	40,00
Streptococcus sp. resistente a quinolona	24	04	25,00
Streptococcus sp. resistente a oxacilina	24	18	66,64
Streptococcus sp. resistente a vancomicina	24	20	Ø

$$\text{Índice de resistência} = \frac{\text{nº de isolados resistentes}}{\text{nº de isolados testados}} \times 100$$

Cefalosporina de 3ª geração: cefotaxima ou ceftriaxona.

Fonte: Carvalho FA – Tese de Mestrado.

Tabela 10.47 Taxa de utilização de cateter venoso central por faixa de peso ao nascer* em 6 UTIN estudadas de janeiro de 1993 a dezembro de 2002

Faixa de peso (g)	CTI 1	CTI 2	CTI 3	CTI 4	CTI 5	CTI 6	
< 1.000	0,45	0,65	0,58	0,67	0,63	0,66	**0,63**
1.001 a 1.500	0,32	0,58	0,55	0,64	0,52	0,60	**0,54**
1.501 a 2.500	0,38	0,61	0,52	0,64	0,63	0,48	**0,54**
> 2.500	0,45	0,65	0,62	0,67	0,57	0,67	**0,61**
Total	**0,39**	**0,62**	**0,56**	**0,65**	**0,58**	**0,59**	**0,57**

Fonte: Carvalho EA – Tese de Mestrado.

* Número de cateter venoso central-dias

   Número de paciente-dias

Tabela 10.48 Taxa de utilização do ventilador por faixa de peso ao nascer* em 6 UTIN estudadas de janeiro de 1993 a dezembro de 2002

Faixa de peso (g)	CTI 1	CTI 2	CTI 3	CTI 4	CTI 5	CTI 6	Total
< 1.000	0,26	0,50	0,59	0,50	0,56	0,52	**0,47**
1.001 a 1.500	0,13	0,28	0,36	0,27	0,37	0,22	**0,25**
1.501 a 2.500	0,14	0,30	0,34	0,30	0,33	0,19	**0,26**
> 2.500	0,21	0,43	0,43	0,41	0,45	0,31	**0,39**
Total	**0,17**	**0,37**	**0,39**	**0,36**	**0,41**	**0,30**	**0,33**

Fonte: Carvalho EA – Tese de Mestrado.

* Número de ventilador-dias

   Número paciente-dias

Tabela 10.49 Total de CVC-dias + VM-dias por faixa de peso ao nascer em 6 UTIN estudadas de janeiro de 1993 a dezembro de 2002

Faixa de peso (g)	CTI 1	CTI 2	CTI 3	CTI 4	CTI 5	CTI 6	Total
< 1.000	2.843	15.803	802	4.831	830	3.395	**28.504**
1.001 a 1.500	2.847	14.462	2.371	4.497	999	2.818	**27.994**
1.501 a 2.500	3.563	12.106	4.374	4.229	1.272	2.595	**28.139**
> 2.500	2.685	10.285	4.136	3.883	2.075	1.727	**24.791**
Total	**11.938**	**52.656**	**11.683**	**17.440**	**5.176**	**10.535**	**109.428**

Fonte: Carvalho EA – Tese de Mestrado.

Tabela 10.50 Taxa de utilização de cateter venoso central e ventilador por faixa de peso* em 6 UTIN estudadas de janeiro de 1993 a dezembro de 2002

Faixa de peso (g)	CTI 1	CTI 2	CTI 3	CTI 4	CTI 5	CTI 6	Total
< 1.000	0,71	1,15	1,17	1,17	1,19	1,19	**1,09**
1.001 a 1.500	0,44	0,86	0,91	0,91	0,88	0,82	**0,79**
1.501 a 2.500	0,52	0,92	0,86	0,94	0,96	0,67	**0,81**
> 2.500	0,64	1,09	1,06	1,08	1,01	0,98	**1,00**
Total	**0,56**	**0,99**	**0,95**	**1,02**	**0,99**	**0,88**	**0,90**

Fonte: Carvalho EA – Tese de Mestrado.

* Número de CVC-dias + VM-dias

   Número de paciente-dias

Tabela 10.51 Incidência de infecção hospitalar em quatro CTI estudados (1995 a 2006)

Infecção hospitalar	CTI 1	CTI 2	CTI 3	CTI 4	Total
Total de infecções	1.336	430	242	1.649	3.657
Total de admissões	8.624	3.309	1.844	5.756	19.533
Total de paciente-dias	39.650	14.431	12.462	34.429	100.972
Taxa de permanência média (dias)	4,60	4,36	6,76	6,00	5,17
Taxa global de infecções	15,49	12,99	13,12	28,65	18,17
Taxa de infecção paciente-dias × 1.000	33,69	29,80	19,42	47,90	36,22
Total pneumonia	442	156	131	445	1.174
Total pneumonia relacionada com VM	350	126	122	389	987
VM-dias	16.187	4.174	7.699	20.720	48.780
Permanência média de VM	5,41	4,22	10,55	8,84	6,97
Taxa de pneumonia VM × 1.000	21,62	30.19	15,85	18,77	20,23
Total sepse laboratorial + clínica	84	30	47	542	703
Total sepse CVC puncionado	10	11	11	173	205
Total sepse CVC dissecado	0	4	0	0	4
CVC puncionado-dias	21.454	6.237	7.723	26.973	62.387
CVC dissecado-dias	1.101	752	121	23	1.997
Permanência média CVC puncionado	5,02	4,66	8,14	5,24	5,32
Permanência média CVC dissecado	5,19	5,30	4,03	2,56	5,11
Taxa sepse relacionada com CVC × 1.000	4,16	6,43	7,39	18,74	3,23
Total ITU	190	108	32	496	826
Total ITU/SVD	142	83	25	400	650
SV-dias	15.631	4.650	7.038	18.819	46.138
Permanência média de SVD-dias	3,81	4,22	7,74	5,22	4,80
Taxa ITU relacionada com SVD × 1.000	9,08	17,25	3,55	21,26	14,08
Taxa de uso de métodos invasivos	1,37	1,10	1,81	1,93	1,58

Fonte: Martins P – Tese de Mestrado.

Tabela 10.52 Incidência de infecção hospitalar por sítio de infecção em quatro CTI estudados (1995 a 2006)

Infecções/Topografia	CTI 1			CTI 2			CTI 3			CTI 4			Total		
	Nº	% Admissão	Incidência pac.-dias	Nºº	% Admissão	Incidência pac-dias	Nº	% Admissão	Incidência pac-dias	Nº	% Admissão	Incidência-dias	Nº	% Admissão	Incidência-dias
Aparelho reprodutor	04	0,05	0,10	02	0,06	0,14	0	0	0	09	0,16	0,26	15	0,08	0,15
Cuff vaginal	0	0	0	0	0	0	0	0	0	01	0,02	0,03	01	0,01	0,01
Outras ap. rep.	0	0,05	0,10	0	0,06	0,14	0	0	0	08	0,14	0,23	14	0,07	0,14
Boca/olho/ouvido/garganta	44	0,21	1,11	02	0,42	0,97	0	0	0	44	0,76	1,28	102	0,52	1,01
Cavidade oral	05	0,06	0,13	14	0,36	0,83	0	0	0	07	0,12	0,20	24	0,12	0,24
Conjuntivite	16	0,18	0,40	12	0,03	0,07	0	0	0	17	0,30	0,49	34	0,17	0,34
Mastóidea	0	0	0	01	0	0	0	0	0	01	0,02	0,03	02	0,01	0,02
Olho/não conjuntivite	0	0	0	0	0,03	0,07	01	0,05	0,08	06	0,10	0,17	07	0,03	0,07
Ouvido	03	0,03	0,07	0	0	0	0	0	0	01	0,02	0,03	04	0,02	0,04
Sinusite	20	0,23	0,50	0	0	0	0	0	0	12	0,21	0,35	32	0,16	0,32
Cardiovascular	279	3,24	7,03	43	1,30	2,97	0	0	0	11	0,19	0,32	333	1,70	3,30
Arterial/venosa	276	0,31	6,96	40	1,20	2,77	0	0	0	10	0,17	0,29	326	1,67	3,23
Endocardite	03	0,03	0,07	03	0,29	0,20	0	0	0	01	0,02	0,03	04	0,02	0,04
Gastrointestinal	19	0,22	0,48	06	0,18	0,42	08	0,43	0,64	20	0,35	0,58	53	0,27	0,52
Enterocolite necrosante	0	0	0	0	0	0,00	01	0,05	0,08	04	0,07	0,12	05	0,02	0,05
Gastroenterite	11	0,13	0,03	0	0	0,00	0	0	0	03	0,05	0,09	14	0,07	0,14
Trato gastrointestinal	04	0,05	0,10	05	0,15	0,35	01	0,05	0,08	08	0,14	0,23	18	0,10	0,18
Intra-abd. não especif.	04	0,05	0,10	01	0,03	0,07	06	0	0	05	0,09	0,15	16	0,08	0,16
Pele e partes moles	134	1,55	3,38	19	0,57	1,32	02	0,11	0,16	40	0,69	1,16	176	0,90	1,74
Partes moles	68	0,79	1,71	08	0,24	0,55	0	0	0	14	0,24	0,41	90	0,46	0,89
Pele	31	0,36	0,78	09	0,27	0,62	01	0,05	0,08	21	0,36	0,61	62	0,31	0,61
Queimadura	0	0	0	0	0	0	0	0	0	04	0,07	0,12	04	0,02	0,04
Úlcera decúbito	35	0,40	0,88	02	0,06	0,14	01	0,05	0,08	11	0,19	0,32	49	0,25	0,48

Óssea/articular	0	0	0,00	0	0	0,00	0	0	0	01	0,02	0,03	01	0,01	0,01
SNC	08	0,09	0,20	01	0,03	0,07	0	0	0	14	0,24	0,41	23	0,11	0,23
Meningite/Ventriculite	08	0,09	0,20	01	0,03	0,07	0	0	0	14	0,24	0,41	23	0,11	0,23
Incisional	03	0,03	0,08	05	0,15	0,35	0	0	0	0	0	0	08	0,04	0,08
Incisional	03	0,03	0,08	05	0,15	0,35	0	0	0	0	0	0	08	0,04	0,08
Peritonite	0	0	0	01	0,03	0,07	0	0	0	0	0	0	01	0,01	0,01
Profunda especificar sítio	02	0,02	0,05	0	0	0	0	0	0	0	0	0	02	0,01	0,02
Onfalite	01	0,01	0,03	0	0	0	0	0	0	0	0	0	01	0,01	0,02
Interna órgão/cavidad	02	0,01	0,03	0	0	0	0	0	0	0	0	0	02	0,01	0,02
Não especific.	03	0,03	0,08	01	0,1	0,07	07	0,32	0,56	0	0	0	11	0,06	0,11
Aparelho respiratório	520	6,02	13,11	175	5,29	12,13	134	7,75	11,54	462	8,03	13,42	1300	6,66	12,87
Pneumonia	442	5,13	11,15	156	4,71	10,81	131	7,10	10,51	445	7,73	12,92	1174	6,01	11,63
Pneumonia lig. VM	350	4,06	8,83	126	3,81	8,73	122	6,62	9,80	389	6,76	11,30	987	5,05	9,77
Pneumonia não lig VM	92	1,17	2,32	30	0,91	2,08	09	0,49	0,72	56	0,97	1,63	187	0,96	1,85
Bronquite/traqueíte sem PNM	59	0,68	1,50	13	0,39	0,90	03	0,16	0,24	05	0,09	0,15	80	0,41	0,79
Outras infecs sem PNM	19	0,22	0,48	06	0,18	0,42	0	0	0	12	0,21	0,35	37	0,19	0,37
Sepse lab/clínica	84	0,97	2,12	30	0,91	2,07	47	2,55	3,77	542	9,42	15,74	703	3,60	6,70
Sepse lig. CVC puncionado	10	0,12	0,27	11	0,33	0,76	11	0,60	0,88	173	3,00	5,02	205	1,05	2,03
Sepse lig. CVC dissecado	0	0	0	04	0,12	0,28	0	0	0	0	0	0	04	0,02	0,04
Total de ITU	190	2,20	5,14	108	3,26	7,50	32	1,74	0,26	496	8,62	14,41	826	4,23	8,18
ITU relac. SV	142	1,65	3,84	83	2,50	5,75	25	1,36	2,00	400	6,95	11,62	650	3,32	6,44
Outras infec. urinárias	48	0,57	0,13	25	0,76	1,73	07	0,38	0,56	96	1,68	2,79	176	0,90	1,74
Total	1.293	14,99	32,61	418	12,63	28,96	242	13,12	19,41	1649	28,64	47,89	3657	18,21	35,23

Fonte: Martins P – Tese de Mestrado.

% admissão = N/total de admissão × ¹ 00

$$\text{Incidência paciente-dias} = \frac{\text{N/total/dias} \times 1.000}{\text{N/paciente-dias} \times 1.000}$$

Referências

A.J.M. Proceedings of the Third Decennial Conference on Nosocomial Infections. 1991; 91(3B):S-1-S-329.

Biscione F. Risco de infecção do sítio cirúrgico em colecistectomia laparoscópica comparado ao risco em colecistectomia convencional utilizando a metodologia de ajuste de risco do sistema NNIS (National Nosocomial Infections Surveillance). Tese de Mestrado – UFMG – 2006.

Brennan TA, Leape LL, Laird NM et al. 1991 Results of the Harvard Medical Practice Study I. Incidence of adverse events and negligence in hospitalized patients.

Carvalho EA. Epidemiologia das infecções hospitalares em unidade de terapia intensiva neonatal. Tese de Mestrado – UFMG, 2003.

Castro Neto M, Couto RC et al. Análise das taxas de infecção de sítios cirúrgicos segundo IRIC com e sem vigilância pós-alta. Anais do Congresso Brasileiro de Infecção Hospitalar, Recife, 1994.

Castro Neto M, Leite AA, Couto RC. Fracasso da carta-resposta na vigilância de infecções hospitalares pós-alta de pacientes cirúrgicos. Anais do XXIX Congresso da Sociedade Brasileira de Medicina Tropical, Ceará, 1993; Anais do Sul-Encontro de Profissionais em Controle de Infecção Hospitalar, Porto Alegre, 1993; Anais da II Conferência Norte-Nordeste em Controle de Infecção Hospitalar, Belém, 1993; Anais do III Congresso Nacional de Cirurgia Experimental, Belo Horizonte, 1993; Anais do V Encontro de Pesquisa da Faculdade de Medicina da Universidade Federal de Minas Gerais, 1993.

Couto RC, Nogueira JM, Neto MC, Ratton JLA, Filho SV, Pedrosa TMG. Impact on nosocomial infections by the introduction of the CDC Guidelines in an Adult Intensive Care Unit. Sixth Annual Meeting of the Society for Healthcare Epidemiology of America – April 1996 – Washington (USA).

Couto RC, Nogueira JM, Pedrosa TMG, Lopes DRS, Neto MF. O uso do IRIC em 12831 cirurgias com acompanhamento ambulatorial após a alta. V Congresso Brasileiro de Infecção Hospitalar – 1996 – Rio de Janeiro.

Couto RC, Pedrosa TMG et al. Post discharge surgical nosocomial infection surveillance by telephone. Sixth Annual Meeting of the Society for Healthcare Epidemiology of America – April 1996 – Washington (USA).

Couto RC, Pedrosa TMG et al. Risk factors for Surgical Site Infections (SSI): analysis of 33.101 surgical procedures with post discharge surveillance. Seventh Annual Meeting of the Society for Hospital Epidemiology of America – April 1997 – Missouri (USA).

Couto RC, Pedrosa TMG et al. Role of nosocomial infections for the development of death among critically ill newborns. Seventh Annua Meeting of the Society for Hospital Epidemiology of America – April 1997 – Missouri (USA).

Couto RC, Pedrosa TMG, Macedo RM, Tupinambás U. Vigilância epidemiológica de pacientes cirúrgicos pós-alta por telefone. Experiência com 9573 cirurgias. V Congresso Brasileiro de Infecção Hospitalar – 1996 – Rio de Janeiro.

Couto RC, Pedrosa TMG, Nogueira JM et al. Impact of an audict system on the antibiotic use in a Third World hospital. Sixth Annual Meeting of the Society for Healthcare Epidemiology of America – April 1996 – Washington (USA).

Couto RC, Pedrosa TMG, Tupinambás U, Nogueira JM, Neto MC. Impact of some interventions during an outbreak of s. aureus in a level one nursery. Sixth Annual Meeting of the Society for Healthcare Epidemiology of America – April 1996 – Washington (USA).

Couto RC. Infecções hospitalares em centros de terapia intensiva. Tese de Mestrado – UFMG, 2000.

Grimbaum RS. Estudo de fatores de risco e dos índices calculados em vigilância de infecções de ferida cirúrgica em serviço de cirurgia vascular e de aparelho digestivo de dois hospitais brasileiros. Tese Mestrado – Escola Paulista de Medicina.

Macêdo RM, Couto RC, Pedrosa TMG, Tupimambás U. Em que momento no pós-operatório surge mais frequentemente a infecção incisional? V Congresso Brasileiro de Infecção Hospitalar – 1996 – Rio de Janeiro.

Macêdo RM, Couto RC, Pedrosa TMG, Tupinambás U. Valor da vigilância epidemiológica intra-hospitalar para detectar surtos epidêmicos em berçário de crianças normais. V Congresso Brasileiro de Infecção Hospitalar – 1996 – Rio de Janeiro.

Martins P. Epidemiologia das infecções hospitalares em Mayhall CG. Hospital epidemiology and infection control. William & Wilkins, 1996. 1273 p.

Neto MF, Couto RC, Nogueira JM, Lopes DRS, Pedrosa TMG. Sensibilidade da vigilância epidemiológica ambulatorial após alta. Experiência com 16.430 cirurgias. V Congresso Brasileiro de Infecção Hospitalar – 1996 – Rio de Janeiro.

Neto MF, Couto RC, Nogueira JM, Pedrosa TMG, Lopes DRS. Diagnóstico de infecção hospitalar neonatal após alta hospitalar a nível ambulatorial. Acompanhamento de 3370 neonatos. V Congresso Brasileiro de Infecção Hospitalar – 1996 – Rio de Janeiro.

Neto MF, Pedrosa TMB, Nogueira JM, Couto RC. Controle ambulatorial das infecções cirúrgicas em cesariana. Experiência com 1120 procedimentos. V Congresso Brasileiro de Infecção Hospitalar – 1996 – Rio de Janeiro.

Neto MF, Pedrosa TMG, Nogueira JM, Couto RC. Sensibilidade de vigilância epidemiológica ambulatorial após a alta em berçário. Experiência com 3086 neonatos. V Congresso Brasileiro de Infecção Hospitalar – 1996 – Rio de Janeiro.

Page RM. Basic epidemiological methods and biostatistics. Jones & Bartlett Publishers, 1995. 429 p.

Pedrosa TMG, Couto RC, Macedo RM, et al. Impact of the introduction of an infection control system in a neonatal intensive care unit. Sixth Annual Meeting of the Society for Healthcare Epidemiology of America – April 1996 – Washington (USA).

Timmreck TC. An introduction to epidemiology. Jones & Bartlett Publishers, 1994. 483 p.

Wenzel RP. Prevention and control of nosocomial infections. Williams & Wilkins, 1997. 1250 p.

CAPÍTULO 11

Estatística Aplicada à Segurança Assistencial

Ana Cláudia Couto de Abreu
Antônio Augusto da Silva Abreu

COLETA DE DADOS

Qualquer pesquisa deve ser iniciada com planejamento e a definição do modo de coleta de dados.

A coleta de dados baseia-se na definição clara das variáveis que devem ser medidas. Os dados obtidos serão transcritos para um instrumento de coleta que, no caso de um ambiente clínico, é denominado protocolo.

Na confecção do protocolo é necessário observar:

- Definição de todas as variáveis necessárias para a pesquisa.
- Espaço suficiente para anotação completa e clara da resposta observada em cada variável.
- Uma variável que deve estar presente em qualquer protocolo consiste no número de identificação do paciente, de preferência em posição destacada.
- Nos casos de variáveis contínuas (idade, temperatura etc.), deve-se procurar anotar o valor exato observado, evitando criar categorias (grupos). Dessa maneira evita-se a perda de informação (p. ex., em um grupo de idade de 10 a 15 anos, pode ser que uma pessoa de 10 anos se comporte diferente com relação a alguma variável de uma de 14 ou 15 anos).
- Nos casos de variáveis discretas (gênero, cor, tipo de tratamento etc.), deve-se procurar identificar no protocolo todas as possíveis respostas (p. ex., cor – a não definição pode acarretar várias respostas: moreno claro, mulato, moreno roxo, jambo etc.).
- Precisão do dado contínuo: o pesquisador deve definir a precisão necessária e suficiente para captar as diferenças que possam afetar as decisões (p. ex., peso ao nascer [g] – é necessário trabalhar com 2.750,342765g ou bastam 2.750g). Após a definição, o instrumento de medida é estabelecido.
- Evitar erros de medida que possam ser decorrentes dos instrumentos de medida (aferição) e/ou das pessoas que estão procedendo à coleta (treinamento).
- Uma maneira de minimizar os erros de medidas consiste em efetuar mais de uma medida e trabalhar com a média, quando possível.
- Evitar a omissão de dados, quando possível, uma vez que em determinadas análises um dado omitido implica a perda das demais informações sobre o paciente.
- Manter as mesmas condições para todos os pacientes.
- Devem ser observados os critérios de inclusão, evitando perda de tempo, gastos desnecessários etc. Em contrapartida, não se deve deixar de incluir pacientes que atendem aos critérios.

O protocolo apresentado na Figura 11.1 é um exemplo de instrumento de coleta de dados:

SERVIÇO DE CONTROLE DE INFECÇÃO HOSPITALAR

PROTOCOLO DE PACIENTES CIRÚRGICOS

Número do protocolo: _____ Número do registro: _____ Nome: _____

Sexo: ☐ 1. Masculino ☐ 2. Feminino Idade: _____ anos

Data de admissão: __/__/__ Data da alta: __/__/__ Data da cirurgia: __/__/__

Presença de infecção antes da cirurgia: ☐ 1. Sim ☐ 2. Não

Procedimento cirúrgico: _____

Anestesia: ☐ 1. Geral ☐ 2. Bloqueio ☐ 3. Local ASA: _____

Potencial de contaminação: ☐ 1. Limpa ☐ 2. Potencialmente contaminada

☐ 3. Contaminada ☐ 4. Infectada

Tipo de cirurgia: ☐ 1. Eletiva ☐ 2. Trauma ☐ 3. Urgência

Uso de antibiótico profilático: ☐ 1. Sim ☐ 2. Não

Qual(is): _____

Tempo de cirurgia: _____min Número de pessoas na sala de cirurgia: _____

Procedimentos invasivos na cirurgia: ☐ 1. SVD ☐ 2. SVA ☐ 3. CVC

Tipo de processamento de esterilização do instrumental:

☐ 1. Autoclave ☐ 2. Estufa ☐ 3. Óxido etileno ☐ 4. Formalina ☐ 5. Glutaraldeído

☐ 6. Desinfecção de alto nível em glutaraldeído

Infecção: ☐ 1. Sim ☐ 2. Não Sítio: _____

Óbito: ☐ 1. Sim ☐ 2. Não Relacionado com a infecção: ☐ 1. Sim ☐ 2. Não

Intercorrências: ☐ 1. Sim ☐ 2. Não

Quais: _____

_____

_____

Figura 11.1 Protocolo para pacientes cirúrgicos. (ASA: American Society of Anesthesiology; SVD: sonda vesical de demora; SVA: sonda vesical de alívio; CVC: cateter vascular central.)

AMOSTRAGEM

A coleção de todas as observações possíveis sobre determinado fenômeno constitui a população. Na maioria das situações não é possível a avaliação individual de todos os sujeitos da população de interesse em virtude do tempo e dos recursos econômicos limitados ou, até mesmo, em razão da própria natureza do estudo. Assim, o estudo por ser realizado com base em apenas uma amostra, constituída de um número menor de sujeitos extraídos de determinada população. A amostra é, por conseguinte, um conjunto da população, e é sobre os dados da amostra que são desenvolvidos os estudos que visam promover inferências sobre a população.

Os métodos de amostragem são utilizados para que todos os "indivíduos" da população tenham igual probabilidade (chance) de inclusão na amostra. Quando isso ocorre, diz-se que o método é a amostragem aleatória (casual); caso contrário, a amostragem é não aleatória, ou não casual.

O método da *amostra aleatória simples* consiste no sorteio de determinado número de indivíduos de modo que todos tenham a mesma probabilidade de escolha. Digamos que se queira extrair uma amostra de 100 alunos para representar 1.500 alunos de uma escola do ensino médio (população) com o objetivo de obter o peso médio desses alunos para inferir sobre a população. Poderíamos dar números a essas crianças de 1 a 1.500, colocar os respectivos números em uma urna, sortear entre os números 100 alunos e medir seus pesos. Pode-se, também, utilizar a tábua de números aleatórios (veja o Anexo 1) para fazer a escolha dos alunos. Muitas vezes, a natureza da variável já constitui, em sua coleta, uma amostra aleatória. Cite-se como exemplo o interesse em avaliar a aceitação de determinado produto pelo consumidor. A amostragem pode ser realizada em uma esquina movimentada da cidade, abordando-se aleatoriamente as pessoas que passam pelo local e perguntando sobre o produto em questão. Observa-se que as demais técnicas de amostragem constituem uma variação do procedimento de amostragem aleatória simples.

No procedimento de *amostragem sistemática* não é necessário sortear todos os "indivíduos", ou seja, não é necessário sortear um indivíduo por vez. Suponhamos que seja ordenada uma lista de 5.000 clientes de uma empresa e desejamos amostrar 50 clientes. Nesse caso, sorteamos um dos 100 primeiros clientes para iniciar a amostra (o 39º cliente, por exemplo) e para os demais bastaria "contar" 100 e selecionar os próximos (139º, 239º, 339º e assim sucessivamente, até completar os 50 clientes que comporão a amostra).

A *amostra estratificada* implica a formação de subgrupos (estrato) os mais homogêneos possíveis da população em estudo, pois a estratificação baseia-se na ideia de que um grupo homogêneo necessita de número menor de indivíduos amostrados em relação aos grupos heterogêneos. Para a coleta da amostra, cada estrato é tratado como se fosse uma população completa e, então, a amostra será extraída adotando-se o procedimento da amostragem aleatória simples ou amostragem sistemática. A amostra em cada estrato deverá corresponder exatamente à proporção que cada estrato representa na população, isto é, se um estrato representa 20% da população, desse estrato deverão ser extraídos 20% dos elementos da amostra a ser coletada.

Um critério de amostragem semelhante à estratificação é o *método de quotas*. Nesse caso, de posse da proporção destinada a cada subgrupo, coleta-se a amostra até o preenchimento da quota (proporção) determinada, porém selecionando-se os indivíduos de maneira aleatória.

Outro modo popular de amostragem aleatória, o *método de conglomerados*, é bastante usado para reduzir os custos de grandes pesquisas. Ao contrário da amostragem estratificada, espera-se que cada conglomerado seja o mais heterogêneo possível. No emprego do método de conglomerados, pelo menos dois níveis de amostragens são empregados:

1. A unidade primária de amostragem ou conglomerado, que corresponde a alguma área bem delineada onde se concentram características em toda a população (p. ex., estado, cidade, quarteirão, e assim por diante).
2. Os indivíduos amostrados dentre de cada conglomerado.

Em outras palavras, sorteiam-se os conglomerados e os indivíduos dentro de cada conglomerado.

Ressalte-se que o método de amostragem por conglomerado é muito utilizado em pesquisas sociais (pesquisa de opinião) para reduzir os custos da pesquisa.

Os métodos de amostragem deverão ser utilizados de acordo com as características de cada estudo. Não existe um método melhor ou pior, devendo ser usado o mais adequado a cada situação.

O tamanho da amostra deve ser determinado de modo que ela seja representativa da população. Para tanto, existem várias proposições para o cálculo amostral. No entanto, as diferenças observadas entre as diversas fórmulas podem ser desconsideradas. Serão apresentadas fórmulas que se baseiam no erro amostral, no tamanho amostral e no nível de confiança dos resultados.

Quando o interesse, no estudo, é a estimativa da *proporção* (p. ex., prevalência de alguma doença), utiliza-se a fórmula abaixo:

$$n \geq \frac{N}{\left\{ 1 + \dfrac{(N-1)}{PQ} \times \left(\dfrac{d}{Z_{\alpha/2}} \right)^{2} \right\}} \qquad \text{(BARNETT, 1982)}$$

Onde: N → tamanho populacional
P → proporção do evento em estudos similares (prevalência)
d → erro amostral da estimativa
$Z_{\alpha/2}$ → valor da tabela normal padrão
Q → (1 – p)
PQ → variância da proporção

O erro amostral deve ser determinado pelo pesquisador, e deve ser o erro máximo aceitável na estimativa obtida. Na maioria dos casos, não temos conhecimento a *priori* da proporção de interesse, o que seria possível caso outros pesquisadores tivessem realizado estudos similares. Quando não se conhece a proporção, o procedimento consiste em considerar a variabilidade (PQ) máxima, quando a população é dividida em iguais proporções de ocorrência ou não do evento, ou seja, p = 0,50. É fácil demonstrar que esse valor fornecerá a maior variabilidade (0,25):

P	Q	PQ
0,1	0,9	0,09
0,2	0,8	0,16
0,3	0,7	0,21
0,4	0,6	0,24
0,5	**0,5**	**0,25**
0,6	0,4	0,24
0,7	0,3	0,21
0,8	0,2	0,16
0,9	0,1	0,09

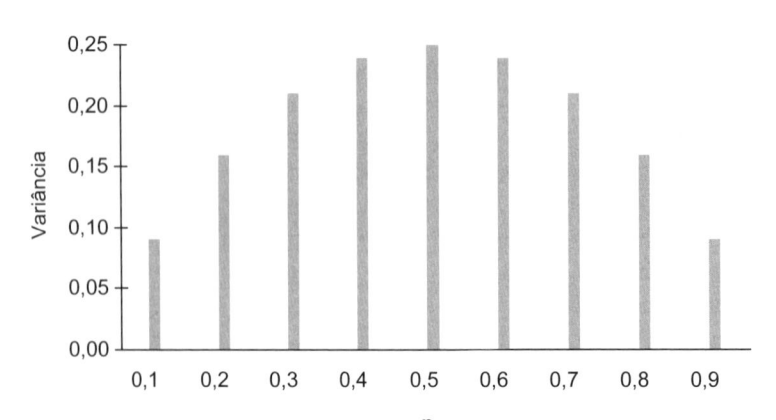

Suponhamos que se deseja estimar a proporção de pacientes com infecção hospitalar no hospital X, em determinado período. Sabe-se de estudos anteriores que a prevalência de infecção hospitalar é de aproximadamente 7% e que o total de pacientes atendidos no hospital no período foi 2.541. Desse modo, tem-se que:

$$n \geq \frac{2.541}{\left\{1 + \frac{(2.541 - 1)}{0,0651} \times \left(\frac{0,05}{1,96}\right)^2\right\}} \geq 96,25$$

Onde: N = 2.541
P = 0,07
d = 0,05 (5%)
$Z_{\alpha/2}$ = 1,96
Q = 0,93
PQ = 0,0651

então, **n** é, no mínimo, 97.

No caso de não se conhecer a prevalência (proporção), deve-se utilizar a variância máxima 0,25. Assim, o tamanho da amostra é o seguinte:

$$n \geq \frac{2.541}{\left\{1 + \frac{(2.541 - 1)}{0,25} \times \left(\frac{0,05}{1,96}\right)^2\right\}} \geq 333,82$$

Onde: PQ = 0,25

neste caso, **n** é, no mínimo, 334.

Para obtenção do tamanho da amostra, quando o objetivo é estimar uma média de alguma variável (p. ex., o tempo médio de internação dos pacientes em determinado hospital), é necessário conhecer a variabilidade (variância) da população. Na prática, nem sempre (pouco provável) essa variabilidade é conhecida, isto é, não se conhece a variância da população em estudo. Nesse caso, devemos estimar essa variância por meio de um estudo piloto ou por estudos semelhantes que apresentam a estimativa da variância populacional. A fórmula para calcular o tamanho da amostra para esse tipo de variável é semelhante ao cálculo da amostra para o caso da proporção, porém, no lugar de PQ, usa-se S^2 (variância estimada da população). Assim, a fórmula é a seguinte:

$$n \geq \frac{N}{\left\{1 + N\left(\frac{d}{Z_{\alpha/2 S}}\right)^2\right\}} \quad \text{(BARNETT, 1982)}$$

Onde: N → tamanho populacional
d → erro amostral da estimativa
$Z_{\alpha/2}$ → valor da tabela normal padrão
S → desvio-padrão de estudos similares ($\sqrt{S^2}$)

Um hospital deseja estimar o tempo médio de internação dos pacientes no período de 1 ano. Sabe-se que nesse período foram internados 18.043 pacientes. Em estudo-piloto para estimativa da variância dessa população foi amostrado o tempo de 30 pacientes escolhidos aleatoriamente e foi encontrada uma média igual a 10 dias, com S = 5,40. Assim, admitindo-se um erro de no máximo 1 dia em relação à média, temos o seguinte tamanho amostral:

$$n \geq \frac{18.043}{\left\{ 1 + 18.043 \left(\dfrac{1}{1,96 \times 5,4} \right)^2 \right\}} \geq 111,33$$

Onde: N = 18.043
   d = 1 dia
   $Z_{\alpha/2}$ = 1,96
   $S = \sqrt{29,16} = 5,40$

então, **n** deve ser, no mínimo, 112 pacientes.

No caso de se aceitar um erro de 2 dias, o tamanho da amostra é:

$$n \geq \frac{18.043}{\left\{ 1 + 18.043 \left(\dfrac{1}{1,96 \times 5,4} \right)^2 \right\}} \geq 27,96$$

Onde: N = 18.043
   d = 2 dias
   $Z_{\alpha/2}$ = 1,96
   $S = \sqrt{29,16} = 5,40$

então, **n** deve ser, no mínimo, 28 pacientes.

Assim, quanto menor o erro aceitável para a estimativa, maior será o tamanho da amostra calculado.

Ressalte-se que o erro estabelecido deve ser compatível com a variável em questão.

OBS.: existem outros métodos de cálculo de tamanho de amostra que dependem do tipo de variável (categórica, numérica, ordinal etc.) ou do tipo de estudo (caso-controle, coorte, experimental etc.), entre outros fatores. Para estimativa do tamanho de amostra para qualquer tipo de estudo analítico é importante formular a hipótese nula e alternativa e se o teste é bilateral ou unilateral; estabelecer um teste estatístico para análise dos dados com base nas variáveis preditoras/resposta/desfecho; caso seja necessário, estabelecer a magnitude de efeito e sua variabilidade (p. ex., desvio-padrão); e determinar *a priori* os valores adequados para os erros tipo I (α) e tipo II (β) do estudo. Em muitos casos, a amostra do estudo já foi selecionada. Com isso, com base na amostra existente, o pesquisador pode estimar a *magnitude do efeito* ou mesmo estimar o *poder estatístico*, que, em grande número de vezes, é de difícil cálculo. Portanto, pode-se afirmar que o planejamento do estudo é determinante para minimizar os erros com o menor tamanho de amostra possível. Na literatura encontram-se disponíveis várias bibliografias com maior profundidade referente ao tamanho de amostra, que não é objeto específico deste livro.

APRESENTAÇÃO DE DADOS

Para uma melhor compreensão dos dados coletados (dados brutos), antes de submetê-los a qualquer tipo de tratamento, é necessário transformá-los em um conjunto de mensurações, organizadas em tabelas e/ou gráficos.

Primeiramente devemos identificar o tipo de característica que está sendo avaliado. Em todos os estudos, cada característica é denominada variável, recebendo esse nome porque a medida pode variar em diferentes indivíduos, e o que caracteriza a variável é seu nível de mensuração:

1. O nível nominal de mensuração envolve simplesmente o ato de nomear ou rotular, ou seja, consiste em colocar "indivíduos" em categorias e contar a frequência em que estas ocorrem. Deve-se ter em mente que cada indivíduo deve ser colocado em apenas uma categoria. Além disso, as categorias devem ser suficientes, ou seja, deve existir uma opção para classificar todos os sujeitos (p. ex., gênero, raça, lateralidade, presença de infecção etc.)
2. O nível ordinal envolve a ordenação dos "indivíduos" em função de determinada característica. Esse nível de mensuração não indica a magnitude das diferenças entre os valores. Podemos citar, como exemplo, o potencial de contaminação cirúrgica, que pode ser classificada em: (1) limpa, (2) potencialmente contaminada, (3) contaminada e (4) infectada. No entanto, não há como afirmar que o estado de uma pessoa com ferida cirúrgica contaminada é três vezes mais grave do que o de uma pessoa com ferida limpa.
3. O nível intervalar também envolve ordenação das categorias, além de indicar a distância exata entre elas. Esse nível de mensuração implica unidades constantes de medida (graus centígrados, metros, minutos, anos etc.), as quais permitem estabelecer intervalos iguais entre os vários pontos da escala. Como exemplo, temos a temperatura, o peso, a altura, a idade de uma pessoa e a distância percorrida por um atleta em um período de tempo etc.

A apresentação de dados pode ser feita por meio de gráficos de setor, barra, coluna, linha, histograma e polígono de frequência. Certamente, para a construção dos gráficos é necessária a organização em tabelas de frequência, sem as quais não seria possível construí-los.

Gráfico de setor

Suponhamos que queremos representar a composição de um corpo clínico de um hospital. Por intermédio do departamento de pessoal sabe-se que o hospital conta com 97 médicos, 69 auxiliares de enfermagem, 21 técnicos de enfermagem e 26 chefes de enfermagem. Distribuindo esses dados em uma tabela de frequência (Tabela 11.1):

Tabela 11.1 Tabela de frequência

Grupo	Frequência	
	Absoluta	Porcentagem
Médicos	97	45,5
Auxiliares de enfermagem	69	32,4
Técnicos de enfermagem	21	9,9
Chefes de enfermagem	26	12,2
Total	**213**	**100,0**

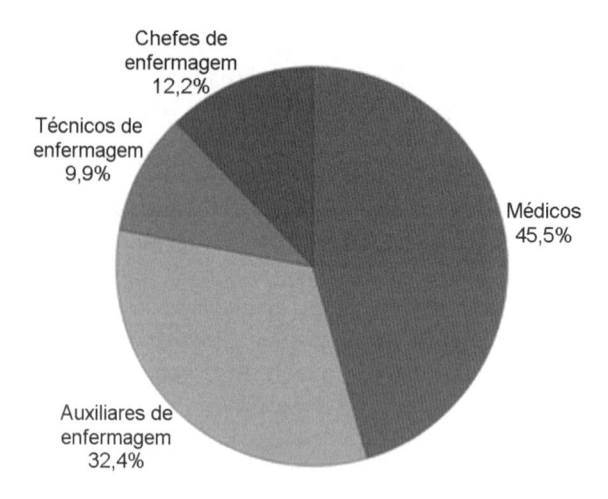

Gráfico de barra ou coluna

A distribuição anterior pode também ser representada em gráficos de barras ou colunas, como mostrado a seguir:

Gráfico de barra

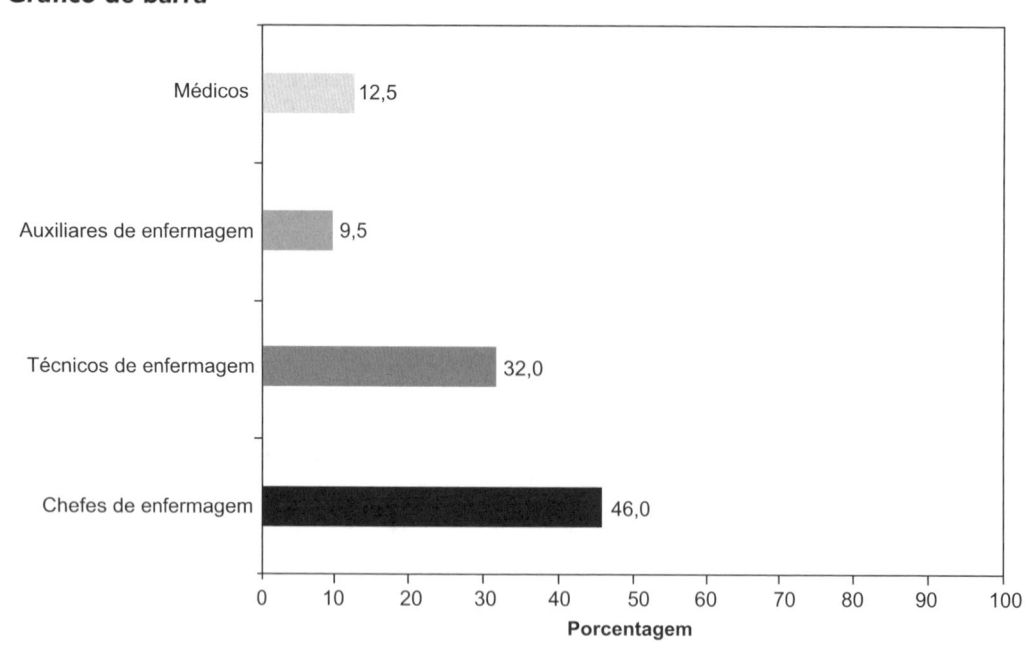

Gráfico de coluna

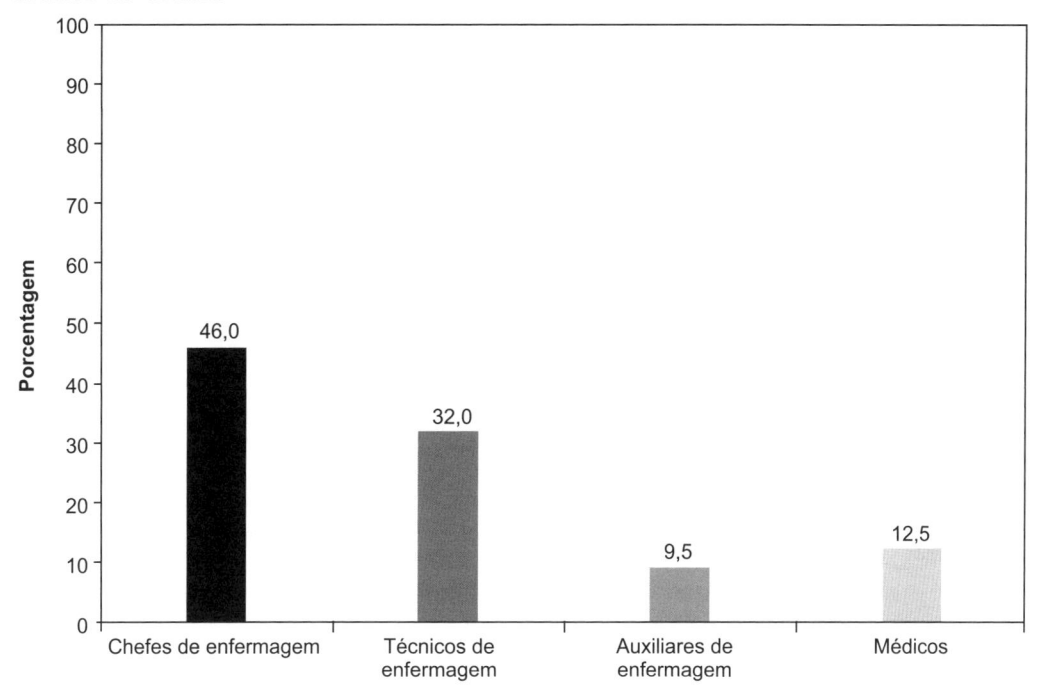

Gráfico de linha

Utiliza-se o gráfico de linha quando os dados são apresentados ao longo do tempo. A Tabela 11.2 mostra a distribuição dos óbitos por doenças redutíveis por imunização em Minas Gerais, no período de 1984 a 1989.

Tabela 11.2 Tabela de frequência

	Frequência absoluta		
Ano	Meningite meningocócica	Tétano neonatal	Difteria
1984	128	60	245
1985	111	44	253
1986	110	96	140
1987	109	22	144
1988	168	22	137
1989	221	11	136
Total	847	255	1.055

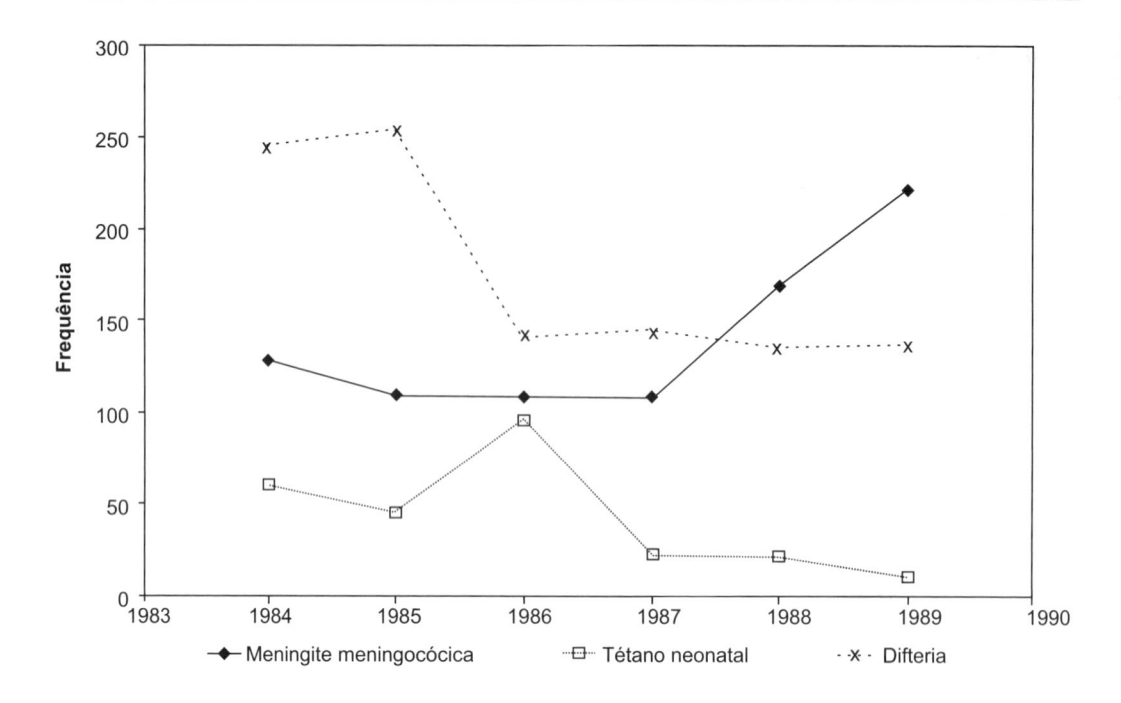

Histograma

Na construção do histograma é necessário apresentar, também, uma tabela de distribuição de frequência para dados agrupados (ordinais ou intervalares), ou seja, distribuídos em classes, para as quais existem algumas regras.

Suponhamos que desejamos distribuir um grupo de 30 atletas segundo a altura, em centímetros. Os dados brutos são:

168	172	170	181	169	173	164	175	182	177
176	173	170	186	183	170	168	166	169	180
175	164	181	179	172	169	174	171	178	166

Para a construção da tabela é necessário determinar o número de classes, a amplitude de cada classe e a amplitude total. Descreveremos a seguir os procedimentos.

Primeiramente os dados devem ser dispostos em ordem crescente. Desse modo, tem-se que:

164	164	166	166	168	168	169	169	169	170
170	170	171	172	172	173	173	174	175	175
176	177	178	179	180	181	181	182	183	186

Assim, o menor valor é igual a 164 e o maior, 186, tendo sido observados 30 valores.

O número de classes (K) da distribuição pode ser inicialmente definido pela fórmula de Sturges, que sugere a obtenção de K mediante a seguinte expressão:

$$K = 1 + 3{,}32 \times \log_{10} N$$

Nesse caso, teríamos K = 1 + 3,32 × 1,48 ≈ 5,9. Como necessitamos de um número inteiro, seriam estabelecidas seis classes.

Para a determinação da amplitude de cada classe basta dividir a amplitude total (diferença entre o maior e o menor valor) pelo número de classes determinado:

- **Amplitude total:** 186 – 164 = 22
- **Amplitude da classe:** 22/6 = 3,7

O tamanho da classe deve ter a mesma precisão dos dados; assim, estabeleceremos a amplitude de classe igual a 4.

Os limites de cada classe são obtidos somando-se o tamanho da classe ao limite superior da classe anterior. O limite da primeira classe é escolhido de modo que a menor observação esteja nele incluída. As classes são, por convenção, fechadas à esquerda e abertas à direita, ou seja, no intervalo o limite superior é excluído e o limite inferior é incluído. No nosso exemplo, iniciaremos o primeiro intervalo com o menor valor e determinaremos as classes (Tabela 11.3).

Onde x_i é chamado ponto médio da i-ésima classe (a média dos respectivos pontos extremos ou limites); n é o número total de observações; n_i é o número de observações ou frequência da i-ésima classe (que se supõem concentradas no respectivo ponto médio); f_i é a frequência relativa da classe (obtida dividindo-se n_i por n); N_i é a frequência acumulada até a i-ésima classe e indica o número de observações inferiores ao limite superior da classe; F_i é a frequência relativa acumulada. As colunas N_i e F_i são obtidas somando-se os valores das frequências, observadas e relativas, de todas as classes, desde a primeira até a de ordem i, inclusive.

O histograma é então construído com base nas colunas f_i e x_i ou n_i e x_i:

Tabela 11.3 Características das classes

Classes	n_i	f_i	N_i	F_i	x_i
164 |— 168	4	13,3	4	13,3	166
168 |— 172	9	30,0	13	43,3	170
172 |— 176	7	23,3	20	66,6	174
176 |— 180	4	13,3	24	79,9	178
180 |— 184	5	16,7	29	96,6	182
184 |— 188	1	3,4	30	100,0	186
Total	30	100,0	—	—	—

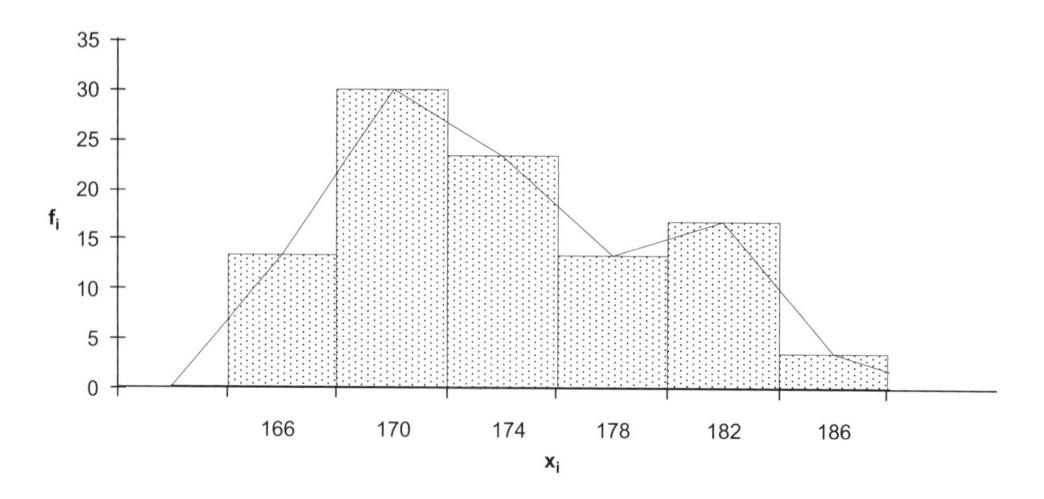

A linha traçada representa o polígono de frequência, que é a poligonal obtida ligando-se os pontos de coordenadas (x_i, f_i). Este gráfico pode ser apresentado separadamente.

Embora as regras descritas sejam adequadas na maioria das situações, devem ser modificadas pelo bom senso, caso necessário, para uma melhor representação gráfica dos dados. Citemos como exemplo o caso em que ocorrem classes com frequência nula, quando é necessário executar o mesmo procedimento com menos classes. Outra situação é exemplificada pelo caso em que os números que formam o intervalo da última classe são valores que não pertencem aos dados observados, o que acarreta menor chance para a última classe. Nesse caso, o primeiro intervalo deve ser iniciado com um valor menor do que o valor mínimo dos dados.

O histograma e o polígono de frequência somente são utilizados para apresentação das variáveis ordinais ou intervalares. Os demais gráficos ilustram, de modo fácil e rápido, dados que possam ser submetidos a categorias. No entanto, não se recomenda o gráfico de setores quando o número de categorias é superior a 5. Podem ocorrer ainda casos cuja apresentação gráfica não é adequada, quando se deve, então, apresentar uma tabela.

As maneiras disponíveis para conhecer, descrever e sintetizar um conjunto de dados consistem apenas em regras gerais. Para um bom estudo descritivo dos dados é preciso ter ainda alguma familiaridade com a área de onde vieram os dados, além de "criatividade".

ESTATÍSTICAS DESCRITIVAS

Existem várias técnicas para análise de dados, e a escolha dependerá:

- do propósito do estudo;
- do tipo de informação coletada;
- da escala de classificação utilizada;
- do número de "indivíduos" estudados.

A análise descritiva consiste em resumir adequadamente as informações, destacando as características importantes do grupo estudado. Se a variável for qualitativa (níveis nominal e ordinal), trabalha-se com taxas ou porcentagens.

No caso de variáveis quantitativas (nível intervalar), utilizam-se as medidas de tendência central (média, mediana, moda, quartis e percentis etc.) e as medidas de dispersão (desvio-padrão, coeficiente de variação e amplitude total).

Medidas de posição

São medidas utilizadas para sintetizar em um único número o conjunto de dados observado. Entre essas medidas encontram-se as de tendência central (média, moda e mediana), que representam o que é "médio" ou "típico" naquele conjunto de dados.

Média aritmética simples

Consiste na medida de tendência central mais utilizada em estatísticas mais avançadas. Em caso de necessidade de inferências, a média é utilizada na quase totalidade dos testes de comparação de tratamentos, como análise de variância, teste t de Student etc. Além disso, o conceito de média é o de mais fácil entendimento pelos pesquisadores.

A média aritmética simples consiste na soma das n observações de uma variável divididas pelo número de observações avaliadas. Isto é, se X é a variável estudada, então a média ($\overline{X}$) é calculada da seguinte maneira:

$$\overline{X} = \frac{X_1 + X_2 + \ldots + X}{n} = \sum_{i=1}^{n} \frac{X}{n}$$

onde X_i é a observação do indivíduo i.

Exemplo: seja X os pesos, em quilogramas, de dez recém-nascidos:

| 3,5 | 3,9 | 3,1 | 4,2 | 4,0 | 3,8 | 4,1 | 3,6 | 3,7 | 3,9 |

$$\overline{X} = \sum_{i=1}^{10} \frac{X_i}{n} = \frac{3,5 + 3,9 + 3,1 + 4,2 + 4,0 + 4,1 + 3,6 + 3,7 + 3,9}{10} = 3,78 \text{kg}$$

Média aritmética ponderada

Quando os dados a serem estudados apresentam graus de importância diferentes, deve-se utilizar a média ponderada. A média ponderada consiste na soma do produto entre a medida da variável e seu respectivo peso, sendo esse produto dividido pela soma dos pesos. Pode ser representado da seguinte maneira:

$$\overline{X}_p = \frac{X_1 p_1 + X_2 p_2 + \ldots + X_n p_n}{p_1 + p_2 + \ldots + p_n} = \frac{\sum_{i=1}^{n} X_i p_i}{\sum_{i=1}^{n} p_i}$$

Exemplo: suponhamos que, no vestibular, um candidato obtenha as seguintes notas: 70 em Português, 60 em Matemática, 40 em Física, 60 em Química e 80 em Biologia. Como o aluno é da área de Exatas, as matérias Matemática, Física e Química têm peso 3 e as demais disciplinas, peso 2. Então, a nota geral deste aluno será calculada da seguinte maneira: Seja X a nota do aluno e p os pesos de cada matéria – assim:

$$\overline{X}_p = \frac{70 \times 2 + 60 \times 3 + 40 \times 3 + 60 \times 3 + 80 \times 2}{2 + 3 + 3 + 3 + 2} = \frac{780}{13} = 60 \text{ pontos}$$

Mediana

A mediana, denotada por $\tilde{X}$, de um conjunto de n observações – $X_1, X_2, ..., X_n$ – é o valor, intuitivamente, que divide a amostra ao "meio", isto é, 50% da amostra estarão nele ou abaixo dele, desde que os dados estejam em ordem crescente. Se n é ímpar, a mediana é o valor que divide ao meio a amostra; caso n seja par, a mediana é a média aritmética simples dos dois valores centrais.

Exemplo 1: determinar a mediana dos pesos de recém-nascidos.

Dados em ordem crescente, n = 10:

3,1	3,5	3,6	3,7	**3,8**	**3,9**	3,9	4,0	4,1	4,2

$$\tilde{X} = \frac{3,8 + 3,9}{2} = 3,85$$

Exemplo 2: neste mesmo exemplo, sendo $n = 11$:

3,1	3,5	3,6	3,7	3,8	**3,9**	3,9	4,0	4,1	4,2	4,9

$$\uparrow$$
$$6^o$$

$$\tilde{X} = 3,9$$

A posição da mediana é definido por: $\dfrac{n+1}{2}$

No caso de n ser par, digamos 10, a posição é igual a 5,5, ou seja, a mediana está entre o 5° e o 6° valor. No caso de n ser ímpar, digamos 11, a posição é igual a 6, ou seja o 6° valor.

Percentis e quartis

O *percentil de ordem 100p* de um conjunto de valores dispostos em ordem crescente é um valor tal que pelo menos $(100p)\%$ das observações estão nele ou abaixo dele e pelo menos $100(1-p)\%$ estão nele ou acima dele.

Exemplo: suponhamos que queremos calcular o percentil de ordem 30 do seguinte conjunto de dados (em dias):

1	1	4	5	6	7	7	9	11

$$P_{p30} = \frac{30(10+1)}{100} = 3,3^o \text{ termo} \therefore$$

calcula-se a média do 3° e 4° termos da amostra: $P_{30} = \dfrac{4+5}{2} = 4,5$

Generalizando, temos que:

$$P_{pA} = \frac{A(n+1)}{100} \text{ termo}$$

onde: n → número de dados da amostra
A → percentil procurado

Os percentis de ordem 25, 50 e 75 são chamados quartis e são representados por Q_1, Q_2 e Q_3, respectivamente. Ressaltemos que $P_{50} = Q_2 = \tilde{X}$ de um conjunto qualquer de valores de uma amostra.

Moda

Moda é o valor mais frequente de uma tabela ou série. Para se obter a moda (M_o), basta localizar o escore ou a categoria de maior frequência em um conjunto qualquer de valores.

Exemplo: seja o conjunto de dados

| 1 | 1 | 3 | 3 | 1 | 2 | 4 | 3 | 5 | 3 | 3 |

A moda deste conjunto é 3.
Vale ressaltar que em um conjunto de dados pode existir mais de um valor modal.

Comparação entre moda, mediana e média

A decisão por uma ou outra medida de tendência central depende:

- do nível de mensuração;
- do aspecto ou da forma como distribui os dados;
- do objetivo da pesquisa.

Independente do nível de mensuração do conjunto de dados (nível nominal, ordinal ou intervalar), a moda necessita somente o conhecimento das frequências. A mediana exige uma ordenação dos dados de maneira crescente, só podendo ser obtida a partir de dados ordinais ou intervalares. Já a média está restrita a dados intervalares.

Deve ser ressaltado, ainda, que a média é fortemente influenciada pelos valores extremos de uma amostra, enquanto a mediana sofre pouca ou nenhuma influência de valores extremos. No caso de uma distribuição assimétrica, deve-se preferir a mediana como medida sintetizadora de uma amostra.

Média, mediana e percentis de dados agrupados

Sempre que possível, as medidas estatísticas devem ser calculadas antes de agrupadas. Quando isso não é possível, deve-se utilizar apenas a distribuição de frequência conhecida para o cálculo da média, da mediana e dos percentis. Utilizaremos a Tabela 11.4 para calcular essas estatísticas.

Tabela 11.4 Diâmetros de peças (cm)

Classes	x_i	n_i	N_i	f_i	F_i
1,810 ⊢ 1,822	1,816	7	7	0,14	0,14
1,822 ⊢ 1,834	1,828	14	21	0,28	0,42
1,834 ⊢ 1,846	1,840	18	39	0,36	0,78
1,846 ⊢ 1,858	1,852	7	46	0,14	0,92
1,858 ⊢ 1,870	1,864	4	50	0,08	1,00
Total	—	50	—	1,00	—

n = 50

A média de dados agrupados é nada menos que uma média ponderada, onde X_i é o ponto médio das classes e o peso é a frequência ou frequência relativa de cada classe. Assim, temos que:

$$\overline{X} = \frac{\sum_{i=1}^{k} X_1 n_1}{\sum_{i=1}^{n} n_1} = \frac{1,816 \times 7 + 1,828 \times 14 + \ldots + 1,864 \times 4}{50} = 1,837 \text{ ou}$$

$$\overline{X} = \frac{\sum_{i=1}^{k} X_1 f_1}{\sum_{i=1}^{n} f_1} = \frac{1,816 \times 0,14 + 1,828 \times 0,28 + \ldots + 1,864 \times 0,08}{1} = 1,837$$

Onde k é o número de classes.

A mediana $(\widetilde{X})$ é obtida por meio de uma regra de três simples. Para o exemplo anterior, sabemos que a mediana está entre o 25º e o 26º elemento e pertence à terceira classe, como pode ser verificado na coluna F_i. A 3ª classe contém 18 observações, cujo intervalo é de 0,012 (1,846 $\vdash$ 1,834), supondo que todas as classes são igualmente espaçadas. Para o cálculo do 25º elemento da amostra, temos que o intervalo de classe (0,012) está para a frequência de classe (18) assim como **x** está para o intervalo 25-21, onde 21 é a frequência acumulada da classe anterior. Então, temos que:

$$\frac{0,012}{18} = \frac{x}{25-21} \Rightarrow x = \frac{4 \times (0,012)}{18} = 0,0027 \therefore$$

O 25º elemento é igual a 1,834 + 0,0027 = 1,8367 = M_e
Onde 1,834 é o limite inferior da 3ª classe.

O 26º elemento é calculado de maneira semelhante:

$$\frac{0,012}{18} = \frac{x}{26-21} \Rightarrow x = \frac{5 \times (0,012)}{18} = 0,0033 \therefore$$

O 26º elemento é igual a 1,834 + 0,0033 = 1,8373

$$\therefore \widetilde{X} = (1,8367 + 1,8373) / 2 = 1,8370$$

Analogamente ao cálculo da mediana, podemos calcular, por exemplo, o percentil de ordem 30 (P_{30}). Para tanto, o número de ordem que deixa 30% dos valores nele ou abaixo dele é $(0,30 \times 50 = 15$º elemento). Então, o P_{30} pertence à 2ª classe. Assim, temos que :

$$\frac{0,012}{18} = \frac{x}{15-17} \Rightarrow x = \frac{8 \times (0,012)}{14} = 0,0069 \therefore$$

$$P_{30} = 1,822 + 0,0069 = 1,8289$$

Medidas de dispersão ou variabilidade

Uma medida de posição fornece apenas a visão incompleta de um conjunto de dados e, portanto, pode tanto confundir ou distorcer como esclarecer. É necessário avaliar a variação presente nos dados, e para tanto existem várias medidas de dispersão ou variabilidade. A seguir, serão apresentadas as principais.

Amplitude total

Uma medida de variabilidade simples e de cálculo rápido é a amplitude total (A), que consiste na diferença entre o maior e o menor valor da distribuição. A amplitude total é inteiramente dependente de apenas dois valores (mínimo e máximo da amostra), sendo, muitas vezes, um mero índice grosseiro da variabilidade de uma distribuição.

Desvio-padrão

Uma ideia para o cálculo de outra medida de dispersão dos dados seria, por exemplo, a diferença entre o conjunto de dados e sua média para, em seguida, tomarmos sua soma. Isto é:

$$(X_1 - \overline{X}) + (X_2 - \overline{X}) + \ldots\ldots + (X_n - \overline{X}) = 0$$

No entanto, se tomarmos a soma dos quadrados desses desvios $(X_i - \overline{X})$ e a dividirmos pelo número de observações do conjunto de dados, estabeleceremos uma medida de variabilidade conhecida como variância (S^2) e definida como:

$$S^2 = \frac{\sum_{i=1}^{n}(X_i - \overline{X})^2}{n}, \text{ ou}$$

$$S^2 = \frac{\sum_{i=1}^{n}(X_i - \overline{X})^2}{n-1}$$

Por motivos associados à inferência estatística, costuma-se utilizar, em vez de **n**, n – 1 no cálculo de S^2).

O desvio-padrão nada mais é que a raiz quadrada da variância, podendo ser assim representado:

$$S = \sqrt{\frac{\sum_{i=1}^{n}(X_i - \overline{X})^2}{n}}, \text{ ou}$$

$$S = \sqrt{\frac{\sum_{i=1}^{n}(X_i - \overline{X})^2}{n-1}}$$

Um cálculo simplificado da variância é: $S^2 = \dfrac{\sum_{i=1}^{n}(X_i)^2}{n} - \overline{X}^2$

Para o caso de dados agrupados, o cálculo da variância e do desvio-padrão é análogo à média. Assim, temos que:

$$S^2 = \frac{\sum_{i=1}^{k} X_i f_i}{\sum_{i=1}^{k} f_i} - \overline{X}^2 \Rightarrow S = \sqrt{\frac{\sum_{i=1}^{k} X_i^2 f_i}{\sum_{i=1}^{k} f_i} - \overline{X}^2}, \text{ ou}$$

$$S^2 = \frac{\sum_{i=1}^{k} X_i^2 n_i}{\sum_{i=1}^{k} n_i} - \overline{X}^2 \Rightarrow S = \sqrt{\frac{\sum_{i=1}^{k} X_i^2 n_i}{\sum_{i=1}^{k} n_i} - \overline{X}^2}$$

A interpretação física do desvio-padrão não é direta, ao contrário da ideia de média. Certamente, quanto maior o desvio-padrão, maior será a variabilidade dos dados. Além disso, trata-se de uma medida de variabilidade "confiável", utilizada em estatísticas avançadas, descritivas ou inferenciais.

Coeficiente de variação

O coeficiente de variação (CV) é uma medida que sintetiza a média e o desvio-padrão em uma única medida. Seu resultado é apresentado em porcentagem e é calculado da seguinte maneira:

$$CV = \frac{S}{\overline{X}} \times 100$$

Segundo uma interpretação direta, quanto menor o coeficiente de variação, mais homogêneo é o conjunto de dados.

O CV é muito utilizado na comparação de conjuntos de dados diferentes quanto à variabilidade.

Exemplo: suponhamos as medidas de batimento cardíaco de dois grupos de pessoas: um de fumante e o outro de não fumantes, ambos em repouso. A média e o desvio-padrão dos dois grupos encontram-se na tabela a seguir:

Contagem do batimento cardíaco de dois grupos de pessoas

Grupo	$\overline{X}$	S
Fumantes	88	15,0
Não fumantes	75	7,5

Nota: dados hipotéticos.

$$CV \text{ dos fumantes} = \frac{15}{18} \times 100 = 17,1\%$$

$$CV \text{ dos não fumantes} = \frac{7,5}{75} \times 100 = 10,0\%$$

Os resultados mostram que, além de o grupo de não fumante apresentar, em média, contagem de batimento cardíaco inferior à dos fumantes, também apresenta contagens mais estáveis, isto é, CV dos não fumantes < CV dos fumantes.

TESTES ESTATÍSTICOS

As técnicas estatísticas mais simples possibilitam a avaliação de diferenças entre dois ou mais grupos em relação aos fatores de interesse (p. ex., a comparação de grupos cirúrgicos quanto ao desenvolvimento de infecção hospitalar e quanto ao tempo de internação). É possível ainda avaliar se há relação entre duas variáveis: idade e tempo até a alta. Em cada situação será utilizado um teste estatístico adequado. Desse modo, os seguintes testes serão apresentados:

- Teste Qui-quadrado (x^2).
- Teste exato de Fisher.
- Teste t de Student.
- Análise de variância.
- Regressão linear.
- Correlação.

Em cada situação será avaliada uma hipótese com o objetivo de verificar se essa hipótese é verdadeira ou não. Por exemplo, um pesquisador tem interesse em avaliar se existe diferença entre um grupo de pacientes do sexo feminino e um do sexo masculino quanto à presença de infecção. Nesse caso, a hipótese formulada é: "existe diferença entre os dois grupos", que é chamada de hipótese alternativa (H_1), e a que contradiz essa hipótese, ou seja, "não existe diferença entre os dois grupos", é denominada hipótese nula (H_0).

Cada teste irá fornecer uma estatística e sua respectiva probabilidade de significância (p), e essa probabilidade permitirá concluir se H_0 é verdadeira ou não. O valor p indica a probabilidade de rejeição de H_0 quando na realidade essa hipótese é verdadeira, ou seja, o erro cometido ao afirmar que existe uma diferença quando na verdade não existe. Logicamente, deseja-se que esse erro seja o menor possível. Ressalte-se que essa probabilidade de significância é obtida pela comparação da estatística fornecida (valor observado) pelo teste com os valores da distribuição correspondente (valor crítico).

Em estudos ligados à saúde, geralmente utiliza-se um valor de comparação igual a 0,05, ou seja, o erro máximo permitido é de 5%. Assim, se nos testes estatísticos foi obtida uma probabilidade de significância inferior a 0,05, rejeitaremos a hipótese nula a favor da hipótese alternativa e concluiremos que as diferenças observadas são significativas.

Teste Qui-quadrado
Amostras independentes

O teste Qui-quadrado é utilizado para avaliar a associação entre duas variáveis categóricas, seja do nível nominal, seja do ordinal. Nesse caso, o primeiro passo consiste na construção de uma tabela com duas entradas, como mostrado na Tabela 11.5.

Tabela 11.5 Associação entre faixa etária e presença de infecção

Faixa etária	Presença de infecção		Total
	Sim	**Não**	
Até 40 anos	a = 152	b = 2.938	m_1 = 3.090
41 anos ou mais	c = 107	d = 1.319	m_2 = 1.426
Total	n_1 = 259	n_2 = 4.257	N = 4.516

Se não existe relação entre fator (faixa etária) e doença (infecção), a proporção de pessoas que têm a doença deve ser a mesma entre os níveis do fator. Então, a hipótese a ser testada é:

- H_0: não existe associação entre faixa etária e infecção.
- H_1: existe associação entre faixa etária e infecção.

Em todas as tabelas é possível determinar os valores observados (O) e os valores esperados (E), calculados pela multiplicação dos totais marginais, divididos pelo total geral. Na Tabela 11.5 teríamos:

$$E_a = (n_1 \times m_1) / N = (259 \times 3.090) / 4.516 = 177,22$$
$$E_b = (n_2 \times m_1) / N = (4.257 \times 3.090) / 4.516 = 2.912,78$$
$$E_c = (n_1 \times m_2) / N = (259 \times 1.426) / 4.516 = 81,78$$
$$E_d = (n_2 \times m_2) / N = (4.257 \times 1.426) / 4.516 = 1.344,22$$

Se a hipótese nula for verdadeira, a diferença entre os valores observados e os valores esperados deve ser pequena. Uma medida que avalia o grau de discrepância entre esses dois conjuntos de valores é dada por:

$$\chi^2 = \sum \frac{(O-E)^2}{E}$$

Quando se trata de uma tabela 2 × 2, essa fórmula pode ser simplificada em:

$$\chi^2 = \frac{N(ad-bc)^2}{m_1 m_2 n_1 n_2}$$

No exemplo teríamos: $\chi^2 = \dfrac{4.516(152\times1.319-2.938\times107)^2}{3.090\times1.426\times259\times4.297} = 11,94$

Para afirmarmos que esse valor indica uma diferença significativa, teremos de calcular a probabilidade de significância. Para tanto, deveremos comparar esse valor com os valores da distribuição χ^2 (veja o Anexo 2), ou seja, a distribuição desse teste. As tabelas que mostram a distribuição sempre serão limitadas, não sendo possível determinar a probabilidade de significância exata.

No caso dessa distribuição, existe apenas um parâmetro a ser determinado, o grau de liberdade (g.l.) que, em tabelas com r linhas e c colunas, é determinado por: g.l. = $(r-1)(c-1)$.

Assim, temos no nosso exemplo: g.l. = $(2-1)(2-1) = 1$.

Comparada com a distribuição, podemos observar que a probabilidade de significância é inferior a 0,01 (p < 0,01). Desse modo, concluímos que existe uma associação entre faixa etária e presença de infecção. Segundo os resultados descritos na Tabela 11.6, podemos observar que no grupo mais velho o percentual de pacientes que adquiriram infecção é maior do que no grupo mais jovem.

Tabela 11.6 Associação entre faixa etária e presença de infecção

Faixa etária	Presença de infecção		Total
	Sim	Não	
Até 40 anos	152 (4,9)	2.938 (95,1)	3.090
41 anos ou mais	107 (7,5)	1.319 (92,5)	1.426
Total	259	4.257	4.516

Nas tabelas 2 × 2, as fórmulas descritas não poderão ser usadas se algum dos valores esperados for superior a 10, pois, nesses casos, o valor do Qui-quadrado pode ser maior do que o real. No entanto, quando os valores esperados se encontram entre 5 e 10, pode-se aplicar a *correção de Yates*, que consiste na redução em meia unidade (0,5) de todas as diferenças entre cada frequência observada e a respectiva esperada. Essa correção pode ser realizada pela seguinte fórmula:

$$\chi^2 = \frac{N(|ad-bc|-N/2)^2}{m_1 m_2 n_1 n_2}$$

Nas situações em que mais de 25% dos valores esperados são inferiores a 5%, o teste Qui-quadrado não é válido. No entanto, quando se usa a tabela 2 × 2, pode-se lançar mão do teste exato de Fisher. Esse teste fornece apenas a probabilidade de significância e sua construção não é simples.

Em casos de tabelas com dimensões superiores a 2 × 2 e nos quais o teste se mostrou significativo, é necessário particionar essa tabela em tantas tabelas 2 × 2 quantos forem os graus de liberdade, e calcula-se o Qui-quadrado para cada uma dessas tabelas. O exemplo a seguir mostra como se trabalhar com o *particionamento*.

Exemplo

Objetivo: avaliar a sensibilidade dos antibióticos na detecção de um isolado de infecções hospitalares.

A Tabela 11.7 mostra o comportamento de três antibióticos, considerando-se o isolado *Escherichia coli*.

Entre os antibióticos selecionados, qual seria o mais indicado para esse tipo de isolado?

Avaliando a porcentagem de amostras com resultado positivo (Tabela 11.8), podemos supor que os antibióticos amicacina e estreptomicina são semelhantes e que este será o primeiro particionamento. Segundo os resultados apresentados na Tabela 11.9, podemos dizer que realmente esses dois antibióticos não diferem entre si.

Tabela 11.7 Dados referentes a três antibióticos em relação à sensibilidade para quatro tipos de isolados

Isolado	Antibiótico	Sensível	Resistente
	Amicacina	6	53
Escherichia coli	Cefotaxima	47	9
	Estreptomicina	7	22

Tabela 11.8 Comparação de três antibióticos em relação à sensibilidade na detecção do isolado *Escherichia coli*

Antibiótico	Resultado		Total
	Sensível	Resistente	
Amicacina	6 (10,2)	53 (89,8)	59
Cefotaxima	47 (83,9)	9 (16,1)	56
Estreptomicina	7 (24,1)	22 (75,9)	29
Total	60	84	144

Nota: χ^2 = 68,90 p < 0,01 g.l. = 2.

Tabela 11.9 Comparação de dois antibióticos em relação à sensibilidade na detecção do isolado *Escherichia coli*

Antibiótico	Resultado		Total
	Sensível	Resistente	
Amicacina	6 (10,2)	53 (89,8)	59
Estreptomicina	7 (24,1)	22 (75,9)	29
Total	60	84	144

Nota: $\chi^2 = 3,01$ $0,05 < p < 0,10$ g.l. = 1.

Dessa maneira, basta agrupar esses dois antibióticos e compará-los com a cefotaxima, sendo este o segundo particionamento (Tabela 11.10). Os resultados mostraram que existe realmente uma diferença, sendo possível concluir que a cefotaxima é o melhor antibiótico para esse isolado, quando comparada com a amicacina e a estreptomicina.

Amostras dependentes ou pareadas

Quando um estudo tem por objetivo avaliar a eficiência, por exemplo, em situações do tipo "antes" e "depois" de um tratamento clínico, ou seja, o indivíduo em estudo é seu próprio controle, utiliza-se o teste de McNemar (ou Qui-quadrado de McNemar). Esse teste, não paramétrico, é utilizado quando as amostras são relacionadas/pareadas e a variável estudada é do tipo nominal ou ordinal com duas categorias (p. ex., presente ou ausente; positivo ou negativo; normal ou alterado; sucesso ou fracasso etc.). Ressalte-se que esse teste pode ser utilizado em outros tipos de estudos pareados, como em estudo de caso-controle em que foi usado o pareamento dos dados.

Nesse caso, o primeiro passo consiste na construção de uma tabela com duas entradas, mostrado na Tabela 11.11.

O teste estatístico de McNemar costuma ser calculado da seguinte maneira:

$$\chi^2_{Mc} = \frac{(b-c)^2}{(b+c)} \quad (1)$$

Tabela 11.10 Comparação de três antibióticos em relação à sensibilidade na detecção do isolado *Escherichia coli*

Antibiótico	Resultado		Total
	Sensível	Resistente	
Amicacina + Estreptomicina	13 (14,8)	75 (85,2)	88
Cefotaxima	47 (83,9)	9 (16,1)	56
Total	60	84	144

Nota: $\chi^2 = 67,34$ $p < 0,01$ g.l. = 1.

Tabela 11.11 Avaliação do teste de adesão ao tratamento antes (1ª fase) e após (2ª fase) orientações e esclarecimentos sobre a importância dos benefícios do uso correto do medicamento

Adesão ao tratamento na 1ª fase	Adesão ao tratamento na 2ª fase		Total
	Sim (Y_i = Sim)	Não (Y_i = Não)	
Sim (X_i = Sim)	a = 31	b = 12	$m_1 = 43$
Não (X_i = Não)	c = 65	d = 15	$m_2 = 80$
Total	$n_1 = 96$	$n_2 = 27$	N = 123

Se $b + c \leq 2$, o subsequente teste estatístico de preferência é:

$$\chi^2_{Mc} = b \ (2)$$

Ressalte-se que (1) e (2) não dependem de a e d, pois esses valores representam o número de casos de empate, e os empates são descartados na análise porque não representam o interesse do estudo.

A distribuição para (1) é aproximadamente uma distribuição do Qui-quadrado com 1 grau de liberdade (g.l.) quando a soma de b e c (b + c) é grande (ou seja, b + c > 20). A distribuição exata de (2) é uma distribuição binomial (veja tabela no Anexo 6) com p = ½ (p = 0,50) e n = b + c.

Hipóteses para o exemplo apresentado:

H_0: P(X = "Sim", Y = "Não") = P(X = "Não", Y = "Sim") para todo i.
H_1: P(X = "Sim", Y = "Não") ≠ P(X = "Não", Y = "Sim") para todo i.

Como na Tabela 11.11 o valor de b + c > 20, o cálculo para o teste de McNemar é:

$$\chi^2_{Mc} = \frac{(b-c)^2}{(b+c)} = \frac{(12-65)^2}{(12+65)} = 36,5$$

Considerando a distribuição do Qui-quadrado, a região crítica para $\alpha = 0,05$ (5%) e 1 grau de liberdade é 3,841 e o valor do Qui-quadrado de McNemar calculado foi superior a este valor, então, rejeitamos a hipótese nula (H_0) em favor da hipótese alternativa (H_1). Em outras palavras, pode-se afirmar que o tratamento por meio de orientações e esclarecimentos da importância do uso correto de medicamento foi eficaz, pois 65 é significativamente maior do que 12 (c > b).

TESTE T DE STUDENT

O teste t de Student é um dos testes mais utilizados para comparação de médias de variáveis, como idade, peso, altura, tempo de internação, pressão arterial etc., entre duas amostras distintas (casos independentes) ou em uma mesma amostra (casos pareados), principalmente nas situações de pequeno tamanho amostral (n < 30). O nome dado a esse teste representa uma homenagem do autor, que não quis se identificar, aos estudantes da área. O teste tem como base a distribuição t de Student (veja o Anexo 3), cuja formato é bastante semelhante à curva normal padrão (formato de sino).

Em grandes amostras, a literatura propõe outro teste, o teste Z, da distribuição normal. No entanto, nos casos de grande tamanho amostral, os resultados das duas distribuições são praticamente iguais. Desse modo, por uma questão prática, e de acordo com os pacotes estatísticos, adotaremos o teste t de Student, descrito a seguir nas duas formas de comparação.

Amostras independentes

Nessas situações, dois grupos são separados por algum fator, como, por exemplo, tratamentos A e B, e deseja-se saber se as médias de uma variável de interesse diferem de um grupo para outro. A ideia é verificar, dada a variabilidade dos dois grupos em torno de suas médias, se é possível dizer que o comportamento de um grupo é significativamente diferente do outro quanto a essa variável.

O teste t de Student para amostras independentes adota como pressuposto básico que o comportamento da variável de interesse deve seguir a distribuição normal nas amostras selecionadas (verificação gráfica – histograma).

Para casos em que esse pressuposto não é verificado, encontram-se disponíveis testes alternativos, não paramétricos.

No teste para amostras independentes, as hipóteses a serem testadas são:

- H_0: as médias dos dois grupos são iguais.
- H_1: as médias são diferentes.

Suponhamos dois grupos de pacientes – X e Y – determinados pela presença ou ausência de infecção hospitalar e pelo tempo total de cirurgia. Deseja-se saber se há diferença no tempo médio de cirurgia, dada a presença de infecção. As observações de cada grupo, bem como as medidas descritivas, podem ser assim representadas:

- X representa o grupo de pacientes que não apresentaram infecção hospitalar.
- Y representa o grupo que apresentou a infecção.

$X_1, X_2, \ldots, X_n$ são os valores observados para o tempo de cirurgia dos pacientes do grupo X e sua média e variância são:

$$\overline{X} = \frac{X_1 + X_2 + \ldots + X_n}{n} = \sum_{i=1}^{n} \frac{X_i}{n}$$

$$S^2 = \frac{\sum_{i=1}^{n}(X_1 - \overline{X})^2}{n-1}$$

Analogamente:

$Y_1, Y_2, \ldots, Y_n$ são os valores observados para o tempo de cirurgia dos pacientes do grupo Y e sua média e variância são:

$$\overline{Y} = \frac{\overline{Y}_1 + \overline{Y}_2 + \ldots + \overline{Y}_n}{n} = \sum_{i=1}^{n} \frac{Y_i}{n}$$

$$S^2 = \frac{\sum_{i=1}^{n}(Y_i - \overline{Y})^2}{n-1}$$

O teste t de Student apresenta duas formulações, uma para variâncias diferentes ($S_X^2 \neq S_Y^2$) e outra para variâncias iguais ($S_X^2 = S_Y^2$). Para decidir se as variâncias são iguais ou diferentes, tem-se o teste de Bartlett para homogeneidade de variâncias. Entretanto, sua composição é mais complexa. Uma regra prática de decisão consiste em utilizar a fórmula para variâncias iguais se a razão S_X^2 / S_Y^2 for um valor entre 0,25 e 4. Caso contrário, utiliza-se a fórmula para amostras diferentes. Ambas as fórmulas estão descritas a seguir.

Para variâncias diferentes:

$$T = \frac{\overline{X} - \overline{Y}}{\sqrt{\dfrac{S_X^2}{n_X} + \dfrac{S_Y^2}{n_Y}}}$$

Para variâncias iguais:

$$T = \frac{\overline{X} - \overline{Y}}{S_{comb}\sqrt{\dfrac{1}{n_X} + \dfrac{1}{n_Y}}}, \text{ onde } S_{comb} = \sqrt{\frac{(n_X - 1)S_X^2 + (n_Y - 1)S_Y^2}{n_X + n_Y - 2}}$$

Para afirmarmos que esse valor indica uma diferença significativa, devemos calcular a probabilidade de significância. Para tanto, devemos comparar esse valor com os valores da distribuição obtidos com o teste t de Student. Do mesmo modo que para o teste Qui-quadrado, as tabelas que mostram a distribuição são limitadas, não sendo possível determinar a probabilidade de significância exata. Tendo como referência o valor de α = 0,05, nesse teste, que é chamado teste bilateral, é necessário encontrar na tabela o valor de $\alpha/2$, ou seja, 0,025, para que se tenha uma probabilidade de erro aceitável < 5%.

O parâmetro necessário para a obtenção do valor da tabela t é o grau de liberdade que, para a fórmula de variâncias diferentes, é dado pelo menor n entre as duas amostras menos 1 unidade e, para variâncias iguais, é obtido pela expressão $n_X + n_Y - 2$.

No exemplo, suponhamos que o tempo médio de cirurgia, em minutos, do grupo X seja 83,5 e a variância igual a 2 541,2 (n = 7.761), e no grupo Y esses valores são, respectivamente, 82,5 e 1.819,0 (n = 354). Aparentemente, essas médias não diferem, mas não se pode afirmar, antes de se utilizar o teste.

Rapidamente podemos verificar que a razão S_X^2 / S_Y^2 é igual a 1,40, o que sugere a utilização da fórmula para variâncias iguais. Sendo assim:

$$S_{comb} = \sqrt{\frac{(7.761-1)2.541,2+(354-1)1.819,0}{7.761+354-2}} = 50,10$$

$$T = \frac{83,5 - 82,5}{50,09\sqrt{\dfrac{1}{7.761} + \dfrac{1}{354}}} = 0,367$$

e temos, neste caso, g.l. = 7.761 + 354 – 2 = 8.113

Observando-se os valores da tabela t, para g.l. infinito (∞), e $\alpha/2$ = 0,025, o valor de comparação é 1,96. Como o T calculado foi 0,367, menor que 1,96, conclui-se que os tempos médios de cirurgia não diferem significativamente entre os pacientes com a presença e a ausência de infecção.

Amostras pareadas

Amostras pareadas são usadas quando se deseja avaliar diferenças de médias em um mesmo indivíduo em duas situações, como, por exemplo, antes e depois de um tratamento, ou seja, quando se quer verificar se a média antes de uma mudança qualquer difere da média observada depois dessa mudança. Um exemplo simples seria a mudança nas medidas de pressão arterial (PAS e PAD) antes e depois do uso de anticoncepcional por determinado período. Outro exemplo seria a mudança na média de batimentos cardíacos antes e depois de atividade física intensa.

Nesse teste, o pressuposto de normalidade é verificado na variável obtida pela diferença (D) entre a medida anterior e a posterior à mudança.

As hipóteses são:

- H_0: a média anterior à mudança é igual à posterior.
- H_1: a média anterior à mudança difere da posterior.

Seja X a medida de PAD de mulheres antes do uso de pílula anticoncepcional e Y a medida posterior a um período de uso igual a 6 meses, tem-se que $D_i = X_i - Y_i$. As medidas descritivas de D são:

$$\overline{D} = \frac{\sum_{i=1}^{n} D_i}{n} \quad e \quad S_D = \sqrt{\frac{\sum_{i=1}^{n} (D_i - \overline{D})^2}{n-1}}$$

A fórmula de T para amostras pareadas é única, dada por:

$$T = \frac{\overline{D}}{S_D / \sqrt{n}} = \frac{\overline{D} \times \sqrt{n}}{S_D}, \text{ com } n - 1 \text{ graus de liberdade}$$

A Tabela 11.12 mostra os valores de PAD de 15 mulheres usuárias de anticoncepcional.

Tabela 11.12 Pressão arterial diastólica (PAD) em mulheres antes e depois do uso de anticoncepcional oral

Paciente	PAD antes (X)	PAD depois (Y)	Diferença (X – Y)
1	70	68	2
2	80	72	8
3	72	62	10
4	76	70	6
5	76	58	18
6	76	66	10
7	72	68	4
8	78	52	26
9	82	64	18
10	64	72	- 8
11	74	74	0
12	92	60	32
13	74	74	0
14	68	72	– 4
15	84	74	10

$$\overline{D} = \frac{\sum_{i=1}^{n} D_i}{n} = \frac{132}{15} = 8,80 \quad e \quad S_D = 10,98 \quad T = \frac{8,80}{10,98 / \sqrt{15}} = 3,10$$

Observando-se o valor da tabela t, para n – 1 = 14 graus de liberdade e o valor para $\alpha/2 = 0,025$, encontramos o valor 2,15, que é inferior ao T calculado. Portanto, dado que $\overline{D}$ é positivo, podemos concluir que o uso de anticoncepcional levou à diminuição da PAD no período avaliado.

Análise de variância

No tópico anterior foi apresentado um teste estatístico simples com a finalidade de comparar médias de duas populações distintas ou de uma mesma população em dois momentos distintos. No entanto, quando várias médias (três ou mais) devem ser comparadas em relação a algum fator de interesse, são necessários métodos mais abrangentes. Para tanto, será apresentada neste tópico uma poderosa técnica estatística, chamada análise de variância (ANOVA), que permite analisar e interpretar observações de várias populações ou vários tratamentos distintos. Essa versátil ferramenta estatística tem como princípio o *particionamento* da variação total de um conjunto de dados de acordo com as fontes de variação presentes na avaliação. Na comparação de K populações (ou tratamentos), as duas fontes de variação são:

1. Diferenças *entre* médias de k populações.
2. Diferenças ou variações *dentro* de cada população (estrutura de erros).

Neste capítulo, a abordagem sobre ANOVA restringe-se a essas fontes de variação, apesar de a técnica se aplicar a situações mais complexas.

A Tabela 11.13 apresenta a estrutura dos dados que se aplicam ao chamado planejamento completamente aleatorizado com K tratamentos.

A partir da Tabela 11.13, mediante alguns desenvolvimentos algébricos, obtêm-se as somas de quadrados das fontes de variação de interesse nesse tipo de planejamento, que são a soma de quadrados dos tratamentos (SS_T), a soma de quadrados dos resíduos (SS_R) e a soma de quadrados total (SS_{TOT}), que possibilitarão a construção do teste F da análise de variância para comparação de K tratamentos.

O resíduo pode ser definido, de maneira simples, com a diferença de cada observação em relação à média geral do tratamento correspondente.

Então, é construída a tabela de análise de variância, que pode ser abreviada por tabela ANOVA (Tabela 11.14), para comparação de K tratamentos. Essa tabela contém a coluna adicional para os quadrados médios, associados a cada componente da variação. Os quadrados médios são, por definição:

$$\text{Quadrado médio} = \frac{\text{Soma de quadrado}}{\text{g.l.}}$$

Tabela 11.13 Estrutura de dados para planejamento completamente aleatorizado com K tratamentos

Tratamentos	Observações	Média	Soma de quadrados
Tratamento 1	$y_{11}, y_{12}, ..., y_{1n1}$	$\bar{y}_1$	$\sum_{j=1}^{n_1} (y_{1j} - \bar{y}_1)^2$
Tratamento 2	$y_{21}, y_{22}, ..., y_{2n2}$	$\bar{y}_2$	$\sum_{j=1}^{n_2} (y_{2j} - \bar{y}_2)^2$
.	.		.
.	.		.
Tratamento K	$y_{k1}, y_{k2}, ..., y_{knk}$	$\bar{y}_k$	$\sum_{j=1}^{n_k} (y_{kj} - \bar{y}_k)^2$

$$\text{Média geral: } \bar{y} = \frac{\text{soma de todas as observações}}{n_1 + n_2 + ... + n_k} = \frac{n_1\bar{y} + ... + n_{ky}y_k}{n_1 + ... + n_k}$$

Tabela 11.14 Tabela ANOVA para comparação de K tratamentos

Fonte de variação	Soma de quadrados	g.l.	Quadrado médio
Tratamento	$SS_T = \sum_{i=1}^{k} n_i(y_i - \bar{y})^2$	$k - 1$	$MS_T = \dfrac{SS_T}{k - 1}$
Resíduo	$SS_R = \sum_{i=1}^{k}\sum_{j=1}^{n_1} (y_{ji} - \bar{y}_i)^2$	$\sum_{i=1}^{k} n_i - k$	$MS_R = \dfrac{SS_R}{\sum_{i=1}^{k} n_i - k}$
Total	$SS_{TOT} = \sum_{i=1}^{k}\sum_{j=1}^{n_1} (y_{ji} - \bar{y}_i)^2$	$\sum_{i=1}^{k} n_i - 1$	

Observações sobre a ANOVA:

- O valor de SS_R é obtido pela subtração: $SS_{TOT} - SS_T$.
- O valor MS_R é a estimativa da variância global.

No caso da comparação de K tratamentos, as hipóteses a serem testadas são:

- H_0: as médias dos k tratamentos são iguais.
- H_1: pelo menos uma das k médias difere das demais.

A estatística de comparação é o teste F, cuja fórmula é a razão:

$$F = \frac{SS_T / k - 1}{SS_R / n - k}$$

Essa estatística é comparada com o valor da tabela da distribuição F (anexo) para $\alpha = 0,05$ com g.l. $= (\nu_1 = k - 1, \nu_1 = n - k)$, onde k é o número de tratamentos e n, é o tamanho amostral geral.

Exemplo: dados três procedimentos cirúrgicos para colecistectomia (convencional, minilaparotomia e videolaparoscopia), há o interesse em saber se há diferença nas médias do tempo de permanência hospitalar. As medidas descritivas observadas nos três procedimentos na avaliação de 300 pacientes submetidos à cirurgia estão descritas na Tabela 11.15.

A Tabela 11.16 mostra as somas de quadrados produzidas pela tabela ANOVA.

O valor de F calculado é:

$$F = \frac{327,53/2}{1582,86/297} = 30,73$$

Na tabela F, para $\alpha = 0,05$ com g.l. ($\nu_1 = 2$, $\nu_1 = 297$), o valor crítico é 3,00, muito menor que 30,73. Essa comparação permite rejeitar a hipótese Ho e dizer que há diferença nas médias de permanência hospitalar segundo os três procedimentos avaliados.

Tabela 11.15 Medidas descritivas para o tempo de permanência hospitalar em dias

Procedimento	N	Mínimo	Máximo	Média	DP	CV
Videolaparoscopia	100	1	8	2,9	1,0	34,5
Minilaparotomia	100	2	15	3,9	1,9	48,7
Convencional	100	2	23	5,5	3,3	60,0

DP: desvio-padrão.

Tabela 11.16 Tabela ANOVA para comparação de três procedimentos cirúrgicos para colecistectomia dado o fator tempo de permanência hospitalar

Fonte de variação	Soma de quadrados	g.l.	Quadrado médio
Tratamento	$SS_T = 327{,}53$	$k - 1 = 2$	$MS_T = 163{,}76$
Resíduo	$SS_R = 1582{,}86$	$\sum_{i=1}^{k} n_i - k = 297$	$MS_R = 5{,}33$
Total	$SS_{TOT} = 1910{,}39$	$\sum_{i=1}^{k} n_i - 1 = 299$	

Para saber a diferença observada, deve-se aplicar o teste LSD (diferença mínima significativa):

$$LSD = t_{\alpha/2, N-a} \sqrt{MS_R \left(\frac{1}{n_1} + \frac{1}{n_j} \right)}$$

Onde: a → número de tratamentos

n_i → tamanho amostral do grupo i

n_j → tamanho amostral do grupo j

Ressalte-se que, se o planejamento não é balanceado, é necessário o cálculo do LSD para cada par de grupos comparados.

Se o planejamento é balanceado (todos os grupos são do mesmo tamanho), a fórmula acima pode ser simplificada para:

$$LSD = t_{\alpha/2, N-a} \sqrt{\frac{2MS_R}{n}}$$

Para determinar se a diferença entre dois grupos é significativa, basta comparar o módulo da diferença de médias com o valor de LSD correspondente. Se $|\overline{X}_i - \overline{X}_j| > LSD$, concluímos que os dois grupos diferem.

Análise de correlação

O diagrama de dispersão é um gráfico que torna possível visualizar a relação existente entre duas variáveis X e Y, geralmente de naturezas contínuas ou discretas enumeráveis. Quando há uma relação, os pontos do gráfico sugerem faixas em torno de uma linha reta, porém existem variações e não se pode dizer, na maior parte dos casos, que a relação em questão é perfeita, ou seja, estritamente linear.

A análise de correlação tem como objetivo quantificar essa relação por meio de uma medida numérica chamada *coeficiente de correlação*, denotado pela letra grega ρ (rô). Por convenção, quando se trata de um cálculo obtido de uma amostra, esse coeficiente é denotado por *r* e denominado coeficiente de correlação amostral.

Características do coeficiente de correlação:

- *r* é um valor entre –1 e +1;
- um alto valor de *r* (negativo ou positivo, ou seja, próximo de –1 ou +1) representa uma forte relação linear, enquanto um valor próximo de zero mostra que a relação linear é fraca;
- *r* > 0 indica relação direta, ou seja, um aumento em X é acompanhado por um aumento em Y;
- *r* < 0 indica relação inversa, ou seja, um aumento em X é acompanhado por um decréscimo em Y;
- *r* = +1 indica uma relação linear direta perfeita.
- *r* = –1: indica uma relação linear indireta perfeita.

Cálculo do coeficiente de correlação

O valor de r é calculado de n pares de observações (x, y) de acordo com a fórmula:

$$r = \frac{S_{xy}}{\sqrt{S_{xx}}\,\sqrt{S_{yy}}}$$

Onde $S_{xy} = \sum_{i=1}^{n}(x_i - \bar{x})(y_i - \bar{y})$, $S_{xx} = \sum_{i=1}^{n}(x_i - \bar{x})^2$ e $S_{yy} = \sum_{i=1}^{n}(y_i - \bar{y})^2$

Exemplo: suponhamos dados de peso e altura de uma amostra de 17 adultos. O gráfico de dispersão tem a seguinte forma:

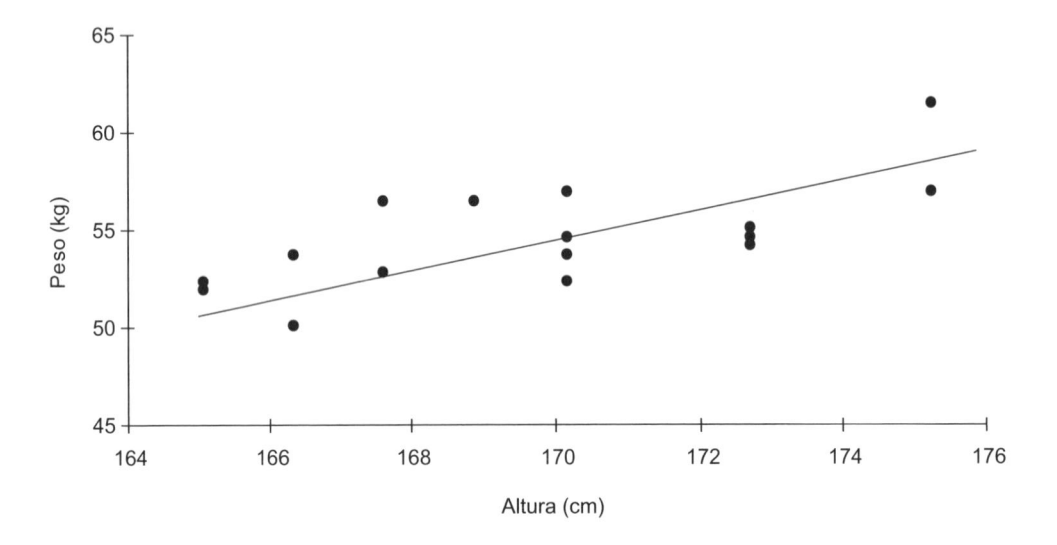

Pode-se observar que essa forma sugere uma forte relação linear, e o cálculo do coeficiente r forneceu o valor 0,687, que indica uma relação linear direta, ou seja, aumento da altura implica aumento do peso.

Regressão linear

A regressão é uma ferramenta estatística utilizada quando se deseja avaliar a relação entre uma resposta de interesse, cuja natureza é contínua ou discreta enumerável, e outras variáveis em que haja pelo menos a suspeita de que sejam possíveis preditoras, ou seja, possam de algum modo explicar o comportamento da variável resposta. O que se procura, na verdade, é estabelecer uma relação de causa e efeito, sendo o efeito a variável resposta ou variável dependente e a(s) causa(s) a variável preditora ou variável independente. A regressão pode ser simples ou múltipla:

- **Regressão linear simples:** uma resposta (variável dependente) e um fator preditor (variável independente).
- **Regressão linear múltipla:** uma resposta (variável dependente) e mais de um fator preditor (variáveis independentes).

De maneira geral, o modelo de regressão linear simples pode ser representado por $y = \beta_0 + \beta_1 x$, onde β_0 indica a interseção da reta com o eixo y, e por isso é denominado intercepto, e β_1 é a inclinação da reta, ou a mudança em y por acréscimo ou diminuição de uma unidade em x. Ambos são chamados coeficientes da regressão.

Para o cálculo dos coeficientes foi desenvolvido o método dos mínimos quadrados, que fornece as seguintes fórmulas:

$$\beta_0 = \overline{y} - \beta_1\overline{x} \text{ e } \beta_1 = \frac{S_{xy}}{S_{xx}}$$

A regressão linear múltipla tem os mesmos princípios da regressão simples, mas os cálculos dos coeficientes são complexos, devido à necessidade de se trabalhar com matrizes de ordem superior. Quanto mais variáveis preditoras no modelo, maior a ordem das matrizes de cálculo.

OUTROS MÉTODOS ESTATÍSTICOS

Regressão logística
- **Objetivo:** identificar fatores de risco de uma população global para determinada doença ou determinar um ponto de corte.
- **Variável resposta:** do tipo presença ou ausência.

Análise de sobrevivência
- **Objetivo:** comparar grupos de pacientes em relação a algum tipo de sobrevida ou identificar fatores de risco relacionados com a sobrevida.
- **Variável resposta:** tempo até a ocorrência de um evento (morte, recidiva, cura etc.).

Análise de conglomerados
- **Objetivo:** identificar os diferentes perfis no grupo de indivíduos segundo as variáveis de interesse. Nessa análise não existe variável resposta.

Análise de variância de medidas repetidas
- **Objetivo:** avaliar a influência do tempo e de um ou mais fatores em uma variável de interesse. Nessa análise, a variável de interesse deve ser observada em cada indivíduo diversas vezes.
- **Variável resposta:** do tipo contínua.

Equações de estimação generalizadas (GEE) e modelos de efeitos aleatórios
- **Objetivo:** esses métodos foram desenvolvidos para produzir estimativas mais eficientes e não viciadas para os parâmetros do modelo de regressão quando se lida com dados correlacionados.

Métodos não paramétricos
Esses métodos podem substituir os paramétricos, quando estes não podem ser aplicados.

Índice de concordância de Kappa Cohen ou Fleiss
- **Objetivo:** utilizado para avaliar a concordância entre dois ou mais avaliadores (juízes) em relação a uma variável de interesse ou mesmo avaliar a concordância entre dois ou mais métodos de avaliação de exames.

Teste de Kruskal-Wallis
- **Objetivo:** comparar dois ou mais grupos quanto a uma variável de interesse.

- **Teste paramétrico equivalente:** análise de variância e teste t de Student para amostras independentes.

Teste de Friedman

- **Objetivo:** comparar três ou mais fatores avaliados em um mesmo indivíduo.
- **Teste paramétrico equivalente:** não há.

Teste de Wilcoxon

- **Objetivo:** comparar dois fatores avaliados em um mesmo indivíduo.
- **Teste paramétrico equivalente:** teste t de Student para amostras pareadas.

Correlação de Spearman

- **Objetivo:** avaliar a relação entre duas variáveis.
- **Teste paramétrico equivalente:** correlação.

Avaliação da taxa de infecção quanto à taxa esperada

Através da metodologia NHSN (National Healthcare Safety Network – CDC/EUA) é possível calcular o número de infecções esperadas de acordo com o índice de risco (IRIC) dos pacientes de determinado hospital ou cirurgião. Assim, é possível avaliar se o número de infecções observadas para o cirurgião é diferente do esperado. A razão do número de infecções observado pelo número esperado é considerada pela metodologia NHSN como taxa de infecção estandardizada. Quando a taxa é diferente de 1, conclui-se que o número de infecções observadas para o cirurgião foi diferente do número esperado. Caso contrário, conclui-se que o número de infecções observadas para o cirurgião foi igual ao esperado. Desse modo, a hipótese a ser testada é:

- H_0: a taxa de infecção estandardizada é igual a 1.
- H_1: a taxa de infecção estandardizada é diferente da taxa esperada.

Nesse caso, a intenção é contestar (rejeitar) a hipótese H_0 e concluir que o número de infecções observadas para o cirurgião é diferente do esperado e, portanto, utilizam-se os seguintes cáculos e regra de decisão:

$$\text{Rejeita-se } H_0 \text{ se } \frac{(T-1)/100}{\sqrt{((T)/100)\,(1-T)/100)/N}} > \left| z_{1-\alpha/2} \right|$$

onde:

T é a taxa de infecção estandardizada.

$T(1 - T) / N$ é a variância da taxa de infecção estandardizada.

N é o número de pacientes no período avaliado.

$Z_{1-\alpha/2}$ é o valor da tabela normal padrão, que neste estudo será fixado em 1,96, o que corresponde a um nível de significância de 5% ($p^* < 0,05$).

Em termos práticos, serão necessários o cálculo do número de infecções esperadas, a obtenção do número de infecções observadas e a taxa de infecção estandardizada, no período estabelecido. As fórmulas apresentadas a seguir possibilitam esses cálculos.

O número de infecções esperadas deve ser calculado com base nas informações da NHSN, que fornecem a taxa de infecção para cada procedimento cirúrgico e para os níveis do risco (IRIC).

A taxa de infecção estandardizada é expressa pela fórmula abaixo:

$$T = \frac{\text{Número de infecções observadas entre os pacientes do período}}{\text{Número de infecções esperadas entre os pacientes do período}}$$

De posse desses valores, basta definir o período de interesse, obter as taxas e aplicar o teste descrito acima.

Exemplo: neste exemplo será avaliada a taxa de infecção para um cirurgião que realizou cirurgias cardíacas (100) e revascularização miocárdica (RVM) (300). Na Tabela 11.17 encontram-se as informações a respeito dessas cirurgias, bem como sobre as taxas esperadas.

Tabela 11.17 Infecções esperadas × observadas

Procedimento	Índice (IRIC)	Número de infecções	Número de cirurgias	Taxa NHSN	Nº de infecções esperadas
	0,1	3	80	2,2	1,8
Cirurgia cardíaca	2,3	3	20	5,7	1,1
	0	1	10	1,5	0,1
RVM	1	10	230	3,2	7,4
	2,3	5	60	5,6	3,4
Total		22	400		13,8

O número de infecções esperadas é calculado multiplicando-se a taxa NHSN pelo número de cirurgias dividido por 100.

Pode-se observar que o número de infecções observadas é igual a 22, enquanto o esperado é 13,8. Assim, a taxa de infecção estandardizada é 22/13,8 = 1,6.

$$\text{O teste consiste no seguinte: } \frac{(1,6-1,0)/100}{\sqrt{(1,6/100)(1-1,6/100)/100}} = \frac{0,006}{0,0063} = 0,9564$$

Como 0,9564 é menor que 1,96, não se rejeita H_0 e conclui-se que o número de infecções observadas para o cirurgião é igual ao número de infecções esperadas, com nível de significância de 5%.

TAXAS DE PACIENTES-DIA

Várias taxas levam em consideração o número de pacientes-dia e não o número de observações no período de interesse. Nesses casos, ainda não existem técnicas estatísticas que possibilitem a comparação de dois grupos ou dois períodos. No entanto, a NHSN propôs uma comparação com os percentis de um estudo realizado em vários hospitais americanos.

Se o serviço em questão apresenta taxas superiores ao percentil 75, podemos dizer que esse serviço está com taxas elevadas e que deve ser tomada alguma atitude para que ocorra melhora. Além disso, se um serviço apresenta uma taxa localizada entre o percentil 50 e o 75, o que será chamado de "zona de alerta", o serviço deve alertar para que a taxa não ultrapasse o percentil 75. O ideal é que o serviço mantenha suas taxas abaixo do percentil 50.

A Tabela 11.18 mostra os percentis de sepse por CVC (sepse/1.000 CVC-dia) avaliados em RN. Portanto, se o serviço apresentar uma taxa > 19,1 entre os RN com até 1.000g, alguma ação deverá ser adotada para que ocorra diminuição dessa taxa.

Tabela 11.18 Sepse/1.000 CVC*-dia em RN considerando-se o peso de nascimento

Peso de nascimento	Percentil				
	10%	25%	50%	75%	90%
Até 1.000g	3,6	8,1	13,0	19,1	24,8
De 1.001 a 1.500g	0,0	2,7	5,6	9,3	15,8
De 1.501 a 2.500g	0,0	2,0	5,1	8,9	13,8
> 2.500g	0,0	0,0	3,9	7,3	10,3

*CVC: cateter vascular central.

ANEXO 1

Tábua de números aleatórios

1	110097	479559	982226	077374	928142	207953	057806	337471
2	742890	944861	778192	671687	017730	994134	225736	183901
3	299019	107618	274053	960866	216264	266728	217014	987601
4	660460	452215	256678	108232	033043	341106	126786	450175
5	366065	526922	084715	529061	130333	638222	848232	271889
6	431060	865300	589315	132582	291646	777783	029051	986132
7	075994	162524	664403	572786	455776	222823	631353	266533
8	499266	315540	030390	598298	971990	852904	919118	316653
9	408201	442549	298765	787220	498779	613057	889772	581622
10	025776	318677	345599	402548	347360	632133	221494	702742
11	146991	834599	199832	318503	419997	016616	686742	842737
12	373845	324865	979007	812918	499586	077058	842703	342137
13	730602	608103	375906	614717	448256	632214	337935	767147
14	300072	012900	988228	839557	031965	026719	241881	893387
15	659320	612544	528540	944634	995686	339931	235153	673312
16	580124	567983	067539	079231	460787	491371	394102	163998
17	194758	997930	442341	903877	598331	421417	262697	499808 ,
18	344799	741256	292659	984599	791333	677104	837074	476017
19	099875	657033	582421	045889	916638	637945	634258	502073
20	484385	129186	802609	361177	579753	743093	282200	759124
21	548934	148193	326183	147071	469166	886586	274978	890464
22	644104	524093	772925	383858	645778	823231	372281	307995
23	599700	511651	615616	982300	722233	903831	535114	499395
24	962503	956372	951986	787446	279121	978832	889233	424429
25	761196	002303	093290	430756	890171	354046	154170	053596
26	105838	316660	786228	844490	271338	255728	271312	699532
27	129769	582516	278496	561274	917289	966027	913981	441434
28	221949	814501	811984	159203	661114	753348	247606	179247
29	643603	812574	498040	900424	639208	168548	950811	405830
30	450346	571756	255051	552987	900117	068436	851350	728145
31	293302	469079	880107	123379	617035	554547	418686	998083
32	662061	693192	113921	422387	197945	318376	335793	372072
33	844528	746027	240069	798384	743107	796959	974063	611825
34	516058	253333	008685	798012	888374	619824	757835	478129
35	832179	666648	085624	751475	046748	477967	729442	766181
36	026674	330949	702996	934435	843505	745931	180254	772642
37	334254	368644	874521	804422	438071	241308	531760	580300
38	945155	080435	315159	552741	758855	163493	470004	537518
39	712952	054349	394851	092578	856892	436642	750518	189730
40	119021	793588	356350	572300	111456	580265	814764	716268
41	877675	198449	543797	537501	932018	533092	845520	533512
42	709399	806094	974679	187629	502226	636525	690064	689006
43	674848	761774	834815	453635	778301	565575	258043	125811
44	355955	221761	351866	704395	287688	696897	255437	726326
45	494400	720180	983216	049401	960998	112103	929638	790753
46	800011	22479	901976	175160	124728	012931	204769	844084
47	001323	809837	747045	894959	591009	616388	596183	510535
48	165403	229641	380604	869873	876074	048546	522933	816897
49	675359	705087	575498	734148	509261	038229	366678	112177

Tábua de números aleatórios (*continuação*)

50	419836	135858	937240	768462	657664	528619	834700	022095
51	877268	164556	545450	509591	977110	319290	540647	945777
52	658482	569456	181298	698836	138754	911310	580930	222059
53	310190	182019	662249	354441	344234	913761	616285	757328
54	773741	752372	781186	305126	029288	220114	035671	666052
55	717584	046462	648222	140695	661036	514231	458904	256563
56	698066	807787	027692	'586840	629507	278863	362967	070320
57	258194	973311	461480	355010	688359	857895	370856	790000
58	274302	663869	684966	376293	044853	236849	357060	739028
59	287747	983603	620751	036687	606576	606175	632489	753520
60	968329	950390	593839	585862	822016	771859	061141	190050
61	041149	798778	229857	232702	752062	482400	642641	756233
62	143672	847275	732177	087704	007794	299941	330094	529126
63	958952	909380	522146	962992	974223	492584	261757	140718
64	868979	672452	268285	373950	777863	572962	719683	589791
65	622434	056442	535655	743745	232837	620202	960341	723814
66	804213	055237	956914	968125	104602	525308	042608	476755
67	526679	904631	614304	015624	075231	663553	325972	594430
68	834812	078879	787969	952961	403868	944175	746550	303797
69	351553	859844	496157	120107	483549	021832	318734	974621
70	944100	480483	019639	013350	443573	728969	841796	827662
71	012533	060419	454847	668781	446618	121067	224522	457796
72	566678	552429	855851	597605	827268	133334	065291	224520
73	834762	053642	981324	700674	408533	666798	161335	065022
74	345294	705209	665540	584306	066616	349725	166901	127808
75	161789	151102	192458	038286	327006	715576	862666	975950
76	223675	887711	057222	785776	875788	447011	833283	993781
77	959343	963912	152691	221946	473454	876353	160401	222562
78	917930	489061	086329	743247	181728	544085	050091	820226
79	741222	132677	791107	905853	715983	010665	261393	528277
80	652787	584633	888341	231631	497883	333102	674085	034592
81	598332	079100	042591	953817	235422	637803	260647	324033
82	791467	887560	323827	227127	427808	725390	580923	504168
83	933402	945003	478329	390866	475999	673764	615391	020952
84	675229	125365	791126	858264	499927	220459	923912	618998
85	403609	670626	890710	283028	490903	557370	489067	374747
86	451139	828186	338751	378512	362855	671220	133348	843389
87	392320	523242	343895	313938	356909	902528	668452	423632
88	040029	405257	986820	242233	613624	815978	556478	953952
89	003571	657087	352498	279141	703033	997199	559774	244025
90	446364	135936	062252	892629	879081	649927	971806	503105
91	795529	991971	781445	578675	885128	240883	475801	888183
92	441099	996362	680632	334341	641019	110341	475161	022832
93	137404	545276	078945	792567	127408	792588	395187	853959
94	175523	159527	868069	070820	926061	073458	398372	744932
95	940422	940925	508663	852540	757645	182229	796456	116541
96	552803	615656	582919	567549	705660	778568	557015	567567
97	100357	956993	864926	943615	207473	320992	626919	945895
98	544601	624138	115764	951915	934097	124009	364884	236900
99	075083	017315	470561	989438	762132	501155	610557	612523
100	385316	164364	820077	679817	266554	644325	319566	565346

ANEXO 2
Distribuição Qui-quadrado

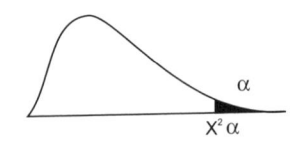

g.1.α	a 0,99	0,975	0,95	0,90	0,50	0,10	0,05	0,025	0,01
1	0,002	0,01	0,04	0,02	0,45	2,71	3,84	5,02	6,63
2	0,02	0,5	0,10	0,21	1,39	4,61	5,99	7,38	9,21
3	0,11	0,22	0,35	0,58	2,37	6,25	7,81	9,35	11,34
4	0,30	0,48	0,71	1,06	3,36	7,78	9,49	11,14	13,28
5	0,55	0,83	1,15	1,61	4,35	9,24	11,07	12,83	15,09
6	0,87	1,24	1,64	2,20	5,35	10,64	12,59	14,45	16,81
7	1,24	1,69	2,17	2,83	6,35	12,02	14,07	16,01	18,48
8	1,65	2,18	2,73	3,49	7,34	13,36	15,51	17,53	20,09'
9	2,09	2,70	3,33	4,17	8,34	14,68	16,92	19,02	21,67
10	2,56	3,24	3,94	4,87	9,34	15,99	18,31	20,48	23,21
11	3,05	3,81	4,57	5,58	10,34	17,28	19,68	21,92	24,72
12	3,57	4,40	5,23	6,30	11,34	18,55	21,03	23,34	26,22
13	4,11	5,01	5,89	7,04	12,34	19,81	22,36	24,74	27,69
14	4,66	5,62	6,57	7,79	13,34	21,06	23,68	26,12	29,14
15	5,23	6,26	7,26	8,55	14,34	22,31	25,00	27,49	30,58
16	5,81	6,90	7,96	9,31	15,34	23,54	26,30	28,85	32,00
17	6,41	7,56	8,67	10,09	16,34	24,77	27,59	30,19	33,41
18	7,01	8,23	9,39	10,86	17,34	25,99	28,87	31,53	34,81
19	7,63	8,90	10,12	11,65	18,34	27,20	30,14	32,85	36,19
20	8,26	9,59	10,85	12,44	19,34	28,41	31,41	34,17	37,57
21	8,90	10,28	11,59	13,24	20,34	29,62	32,67	35,48	38,93
22	9,54	10,98	12,34	14,04	21,34	30,81	33,92	36,78	40,29
23	10,20	11,69	13,09	14,85	22-34	32,01	35,17	38,08	41,64
24	10,86	12,40	13,85	15,66	23-34	33,20	36,42	39,36	42,98
25	11,52	13,11	14,61	16,47	24,34	34,38	37,65	40,65	44,31
26	12,20	13,84	15,38	17,29	25,34	35,56	38,89	41,92	45,64
27	12,88	14,57	16,15	18,11	26,34	36,74	40,11	43,19	46,96
28	13,56	15,30	16,93	18,94	27,34	37,92	41,34	44,46	48,28
29	14,26	16,04	17,71	19,77	28,34	39,09	42,56	45,72	49,59
30	14,95	16,78	18,49	20,60	29,34	40,26	43,77	46,98	50,89
40	22,16	24,42	26,51	29,05	39,34	51,81	55,76	59,34	63,69
50	29,71	32,35	34,76	37,69	49,33	63,17	67,50	71,42	76,15
60	37,48	40,47	43,19	46,46	59,33	74,40	79,08	83,30	88,38
70	45,44	48,75	51,74	55,33	69,33	85,53	90,53	95,02	100,43
80	53,54	57,15	60,39	64,28	79,33	96,58	101,88	106,63	112,33
90	61,75	65,64	69,13	73,29	89,33	107,57	113,15	118,14	124,12
100	70,06	74,22	77,93	82,36	99,33	118,50	124,34	129,56	135,81

ANEXO 3
Distribuição T

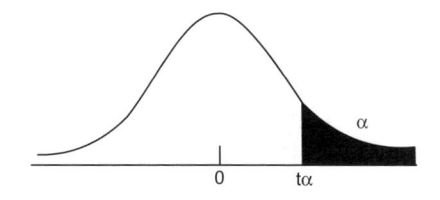

g.l. a	0,25	0,10	0,05	0,025	0,01	0,00833	0,00625	0,005
1	1,000	3,078	6,314	12,706	31,821	38.190	50,923	63,657
2	0,816	1,886	2,920	4,303	6,965	7,649	5,860	9,925
3	0,765	1,638	2,353	3,182	4,541	4,857	5,392	5,841
4	0,741	1,533	2,132	2,776	3,747	3,961	4,315	4,604
5	0,727	1,476	2,015	2,571	3,365	3,534	3,810	4,032
6	0,718	1,440	1,943	2,447	3,143	3,287	3,521	3,707
7	0,711	1,415	1,895	2,365	2,998	3,128	3,335	3,499
8	0,706	1,397	1,860	2,306	2,896	3,016	3,206	3,355
9	0,703	1,383	1,833	2,262	2,821	2,933	3,111	3,250
10	0,700	1,372	1,812	2,228	2,764	2,870	1,038	3,169
11	0,697	1,363	1,796	2,201	2,718	2,820	2,981	3,106
12	0,695	1,356	1,782	2,179	2,681	2,779	2,934	3,055
13	0,694	1,350	1,771	2,160	2,650	2,746	2,896	3,012
14	0,692	1,345	1,761	2,145	2,624	2,718	2,864	2,977
15	0,691	1,341	1,753	2,131	2,602	2,694	2,837	2,947
16	0,690	1,337	1,746	2,120	2,583	2,673	2,813	2,921
17	0,689	1,333	1,740	2,110	2,567	2,655	2,793	2,898
18	0,688	1,330	1,734	2,101	2,552	2,639	2,775	2,878
19	0,688	1,328	1,729	2,093	2,539	2,625	2,759	2,861
20	0,687	1,325	1,725	2,086	2,528	2,613	2,744	2,845
21	0,686	1,323	1,721	2,080	2,518	2,601	2,732	2,831
22	0,686	1,321	1,717	2,074	2,508	2,591	2,720	2,819
23	0,685	1,319	1,714	2,069	2,500	2,582	2,710	2,807
24	0,685	1,318	1,711	2,064	2,492	2,574	2,700	2,797
25	0,684	1,316	1,708	2,060	2,485	2,566	2,692	2,787
26	0,684	1,315	1,706	2,056	2,479	2,559	2,684	2,779
27	0,684	1,314	1,703	2,052	2,473	2,552	2,676	2,771
28	0,683	1,313	1,701	2,048	2,467	2,546	2,669	2,763
29	0,683	1,311	1,699	2,045	2,462	2,541	2,663	2,756
30	0,683	1,310	1,697	2,042	2,457	2,53 6	2,657	2,750
40	0,681	1,303	. 1,684	2,021	2,423	2,499	2,616	2,704
60	0,679	1,296	1,671	2,000	2,390	2,463	2,575	2,660
120	0,677	1,289	1,658	1,980	2,358	2,428	2,536	2,617
∞	0,674	1,282	1,645	1,960	2,326	2,394	2,498	2,576

ANEXO 4
Distribuição normal

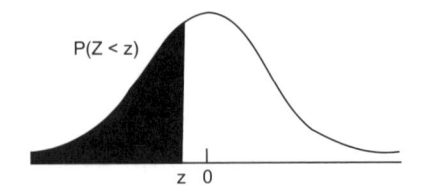

P(Z < z)

Z	0,00	0,01	0,02	0,03	0,04	0,05	0,06	0,07	0,08	0,09
−3,5	0,0002	0,0002	0,0002	0,0002	0,0002	0,0002	0,0002	0,0002	0,0002	0,0002
−3,4	0,0003	0,0003	0,0003	0,0003	0,0003	0,0003	0,0003	0,0003	0,0003	0,0002
−3,3	0,0005	0,0005	0,0005	0,0004	0,0004	0,0004	0,0004	0,0004	0,0004	0,0003
−3,2	0,0007	0,0007	0,0006	0,0006	0,0006	0,0006	0,0006	0,0005	0,0005	0,0005
−3,1	0,0010	0,0009	0,0009	0,0009	0,0008	0,0008	0,0008	0,0008	0,0007	0,0007
−3,0	0,0013	0,0013	0,0013	0,0012	0,0012	0,0011	0,0011	0,0011	0,0010	0,0010
−2,9	0,019	0,0018	0,0018	0,0017	0,0016	0,0016	0,0015	0,0015	0,0014	0,0014
−2,8	0,026	0,0025	0,0024	0,0023	0,0023	0,0022	0,0021	0,0021	0,0020	0,0019
−2,7	0,035	0,0034	0,0033	0,0032	0,0031	0,0030	0,0029	0,0028	0,0027	0,0026
−2,6	0,047	0,0045	0,0044	0,0043	0,0041	0,0040	0,0039	0,0038	0,0037	0,0036
−2,5	0,062	0,0060	0,0059	0,0057	0,0055	0,0054	0,0052	0,0051	0,0049	0,0048
−2,4	0,082	0,0080	0,0078	0,0075	0,0073	0,0071	0,0069	0,0068	0,0066	0,0064
−2,3	0,107	0,0104	0,0102	0,0099	0,0096	0,0094	0,0091	0,0089	0,0087	0,0084
−2,2	0,139	0,0136	0,0132	0,0129	0,0125	0,0122	0,0119	0,0116	0,0113	0,0110
−2,1	0,179	0,0174	0,0170	0,0166	0,0162	0,0158	0,0154	0,0150	0,0146	0,0143
−2,0	0,228	0,0222	0,0217	0,0212	0,0207	0,0202	0,0197	0,0192	0,0188	0,0183
−1,9	0,287	0,0281	0,0274	0,0268	0,0262	0,0256	0,0250	0,0244	0,0239	0,0233
−1,8	0,359	0,0351	0,0344	0,0336	0,0329	0,0322	0,0314	0,0307	0,0301	0,0294
−1,7	0,446	0,0436	0,0427	0,0418	0,0409	0,0401	0,0392	0,0384	0,0375	0,0367
−1,6	0,548	0,0537	0,0526	0,0516	0,0505	0,0495	0,0485	0,0475	0,0465	0,0455
−1,5	0,668	0,0655	0,0643	0,0630	0,0618	0,0606	0,0594	0,0582	0,0571	0,0559
−1,4	0,808	0,0793	0,0778	0,0764	0,0749	0,0735	0,0721	0,0708	0,0694	0,0681
−1,3	0,968	0,0951	0,0934	0,0918	0,0901	0,0885	0,0869	0,0853	0,0838	0,0823
−1,2	0,1151	0,1131	0,1112	0,1093	0,1075	0,1056	0,1038	0,1020	0,1003	0,0985
−1,1	0,1357	0,1335	0,1314	0,1292	0,1271	0,1251	0,1230	0,1210	0,1190	0,1170
−1,0	0,1587	0,1562	0,1539	0,1515	0,1492	0,1469	0,1446	0,1423	0,1401	0,1379
−0,9	0,1841	0,1814	0,1788	0,1762	0,1736	0,1711	0,1685	0,l660	0,1635	0, l6ll
−0,8	0,2119	0,2090	0,206l	0,2033	0,2005	0,1977	0,1949	0,1922	0,1894	0,1867
−0,7	0,2420	0,2389	0,2358	0,2327	0,2297	0,2266	0,2236	0,2206	0,2177	0,2148
−0,6	0,2743	0,2709	0,2676	0,2643	0,2611	0,2578	0,2546	0,2514	0,2483	0,2451
−0,5	0,3085	0,3050	0,3015	0,2981	0,2946	0,2912	0,2877	0,2843	0,2810	0,2776
−0,4	0,3446	0,3409	0,3372	0,3336	.0,3300	0,3264	0,3228	0,3192	0,3156	0,3121
−0,3	0,3821	0,3783	0,3745	0,3707	0,3669	0,3632	0,3594	0,3557	0,3520	0,3483
−0,2	0,4207	0,4168	0,4129	0,4090	0,4052	0,4013	0,3974	0,2936	0,3897	0,3859

Z	0,00	0,01	0,02	0,03	0,04	0,05	0,06	0,07	0,08	0,09
–0,1	0,4602	0,4562	0,4522	0,4483	0,4443	0,4404	0,4364	0,4325	0,4286	0,4247
–0,0	0,5000	0,4960	0,4920	0,4880	0,4840	0,4801	0,4761	0,4721	0,4681	0,4641
0,0	0,5000	0,5040	0,5080	0,5120	0,5160	0,5199	0,5239	0,5279	0,5319	0,5359
0,1	0,5398	0,5438	0,5478	0,5517	0,5557	0,5596	0,5636	0,5675	0,5714	0,5753
0,2	0,5793	0,5832	0,5871	0,5910	0,5948	0,5987	0,6026	0,6064	0,6103	0,6141
0,3	0,6179	0,6217	0,6255	0,6293	0,6311	0,6368	0,6406	0,6443	0,6480	0,6517
0,4	0,6554	0,6591	0,6628	0,6664	0,6700	0,6736	0,6772	0,6808	0,6844	0,6879
0,5	0,6915	0,6950	0,6985	0,7019	0,7054	0,7088	0,7123	0,7157	0,7190	0,7224
0,6	0,7257	0,7291	0,7324	0,7357	0,7389	0,7422	0,7454	0,7486	0,7517	0,7549
0,7	0,7580	0,7611	0,7642	0,7673	0,7703	0,7734	0,7764	0,7794	0,7823	0,7852
0,8	0,7881	0,7910	0,7939	0,7967	0,7995	0,8023	0,8051	0,8078	0,8106	0,8133
0,9	0,8159	0,8186	0,8212	0,8238	0,8264	0,8289	0,8315	0,8340	0,8365	0,8389
1,0	0,8413	0,8438	0,8461	0,8485	0,8508	0,8531	0,8554	0,8577	0,8599	0,8621
1,1	0,8643	0,8665	0,8686	0,8708	0,8729	0,8749	0,8770	0,8790	0,8810	0,8830
1,2	0,8849	0,8869	0,8888	0,8907	0,8925	0,8944	0,8962	0,8980	0,8997	0,9015
1,3	0,9032	0,9049	0,9066	0,9082	0,9099	0,9115	0,9131	0,9147	0,9162	0,9177
1,1	0,9192	0,9207	0,9222	0,9236	0,9251	0,9265	0,9279	0,9292	0,9306	0,9319
1,5	0,9332	0,9345	0,9357	0,9370	0,9382	0,9394	0,9406	0,9418	0,9429	0,9441
1,6	0,9452	0,9463	0,9474	0,9484	0,9495	0,9505	0,9515	0,9525	0,9535	0,9545
1,7	0,9554	0,9564	0,9573	0,9582	0,9591	0,9599	0,9608	0,9616	0,9625	0,9633
1,8	0,9641	0,9649	0,9656	0,9664	0,9671	0,9678	0,9686	0,9693	0,9699	0,9706
1,9	0,9713	0,9719	0,9726	0,9732	0,9738	0,9744	0,9750	0,9756	0,9761	0,9767
2,0	0,9772	0,9778	0,9783	0,9788	0,9793	0,9798	0,9803	0,9808	0,9812	0,9817
2,1	0,9821	0,9826	0,9830	0,9834	0,9838	0,9842	0,9846	0,9850	0,9854	0,9857
2,2	0,9861	0,9864	0,9868	0,9871	0,9875	0,9878	0,9881	0,9884	0,9887	0,9890
2,3	0,9893	0,9896	0,9898	0,9901	0,9904	0,9906	0,9909	0,9911	0,9913	0,9916
2,4	0,9918	0,9920	0,9922	0,9925	0,9927	0,9929	0,9931	0,9932	0,9934	0,9936
2,5	0,9938	0,9940	0,9941	0,9943	0,9945	0,9946	0,9948	0,9949	0,9951	0,9952
2,6	0,9953	0,9955	0,9956	0,9957	0,9959	0,9960	0,9961	0,9962	0,9963	0,9964
2,7	0,9965	0,9966	0,9967	0,9968	0,9969	0,9970	0,9971	0,9972	0,9973	0,9974
2,8	0,9974	0,9975	0,9976	0,9977	0,9977	0,9978	0,9979	0,9979	0,9980	0,9981
2,9	0,9981	0,9982	0,9982	0,9983	0,9984	0,9984	0,9985	0,9985	0,9986	0,9986
3,0	0,9987	0,9987	0,9987	0,9988	0,9988	0,9989	0,9989	0,9989	0,9990	0,9990
3,1	0,9990	0,9991	0,9991	0,9991	0,9992	0,9992	0,9992	0,9992	0,9993	0,9993
3,2	0,9993	0,9993	0,9994	0,9994	0,9994	0,9994	0,9994	0,9995	0,9995	0,9995
3,3	0,9995	0,9995	0,9995	0,9996	0,9996	0,9996	0,9996	0,9996	0,9996	0,9997
3,4	0,9997	0,9997	0,9997	0,9997	0,9997	0,9997	0,9997	0,9997	0,9997	0,9998
3,5	0,9998	0,9998	0,9998	0,9998	0,9998	0,9998	0,9998	0,9998	0,9998	0,9998

ANEXO 5

Distribuição F para um nível de significânca igual a 5%

v1\v2	1	2	3	4	5	6	7	8	9	10	12	15	20	25	30	40	60
1	161,5	199,5	215,7	224,6	230,2	234,0	236,8	238,9	140,5	241,9	243,9	246,0	248,0	249,3	250,1	251,1	252,2
2	18,51	19,00	19,16	19,25	19,30	19,33	19,35	19,37	19,38	19,40	19,41	19,43	19,45	19,46	19,46	19,47	19,48
3	10,13	9,55	9,28	9,12	9,01	8,94	8,89	8,85	8,81	8,79	8,74	8,70	8,66	8,63	8,62	8,59	8,57
4	7,71	6,94	6,59	6,39	6,26	6,16	6,09	6,04	6,00	5,96	5,91	5,86	5,80	5,77	5,75	5,72	5,69
5	6,61	5,79	5,41	5,19	5,05	4,95	4,88	4,82	4,77	4,74	4,68	4,62	4,56	4,52	4,50	4,46	4,43
6	5,99	5,14	4,76	4,53	4,39	4,28	4,21	4,15	4,10	4,06	4,00	3,94	3,87	3,83	3,81	3,77	3,74
7	5,59	4,74	4,35	4,12	3,97	3,87	3,79	3,73	3,68	3,64	3,57	3,51	3,44	3,40	3,38	3,34	3,30
8	5,32	4,46	4,07	3,84	3,69	3,58	3,50	3,44	3,39	3,35	3,28	3,22	3,15	3,11	3,08	3,04	3,01
9	5,12	4,26	3,86	3,63	3,48	3,37	3,29	3,23	3,18	3,14	3,07	3,01	2,94	2,89	2,86	2,83	2,79
10	4,96	4,10	3,71	3,48	3,33	3,22	3,14	3,07	3,02	2,98	2,91	2,85	2,77	2,73	2,70	2,66	2,62
11	4,84	3,98	3,59	3,36	3,20	3,09	3,01	2,95	2,90	2,85	2,79	2,72	2,65	2,60	2,57	2,53	2,49
12	4,75	3,89	3,49	3,26	3,11	3,00	2,91	2,85	2,80	2,75	2,69	2,62	2,54	2,50	2,47	2,43	2,38
13	4,67	3,81	3,41	3,18	3,03	2,92	2,83	2,77	2,71	2,67	2,60	2,53	2,46	2,41	2,38	2,34	2,30
14	4,60	3,74	3,34	3,11	2,96	2,85	2,76	2,70	2,65	2,60	2,53	2,46	2,39	2,34	2,31	2,27	2,22
15	4,54	3,68	3,29	3,06	2,90	2,79	2,71	2,64	2,59	2,54	2,48	2,40	2,33	2,28	2,25	2,20	2,16
16	4,49	3,63	3,24	3,01	2,85	2,74	2,66	2,59	2,54	2,49	2,42	2,35	2,28	2,23'	2,19	2,15	2,11
17	4,45	3,59	3,20	2,96	2,81	2,70	2,61	2,55	2,49	2,45	2,38	2,31	2,23	2,18	2,15	2,10	2,06
18	4,41	3,55	3,16	2,93	2,77	2,66	2,58	2,51	2,46	2,41	2,34	2,27	2,19	2,14	2,11	2,06	2,02
19	4,38	3,52	3,13	2,90	2,74	2,63	2,54	2,48	2,42	2,38	2,31	2,23	2,16	2,11	2,07	2,03	1,98
20	4,35	3,49	3,10	2,87	2,71	2,60	2,51	2,45	2,39	2,35	2,28	2,20	2,12	2,07	2,04	1,99	1,95
21	4,32	3,47	3,07	2,84	2,68	2,57	2,49	2,42	2,37	2,32	2,25	2,18	2,10	2,05	2,01	1,96	1,92
22	4,30	3,44	3,05	2,82	2,66	2,55	2,46	2,40	2,34	2,30	2,23	2,15	2,07	2,02	1,98	1,94	1,89
23	4,28	3,42	3,03	2,80	2,64	2,53	2,44	2,37	2,32	2,27	2,20	2,13	2,05	2,00	1,96	1,91	1,86

24	1,84	1,89	1,94	1,97	2,03	2,11	2,18	2,25	2,30	2,36	2,42	2,51	2,62	2,78	3,01	3,40	4,26
25	1,82	1,87	1,92	1,96	2,01	2,09	2,16	2,24	2,28	2,34	2,40	2,49	2,60	2,76	2,99	3,39	4,24
26	1,80	1,85	1,90	1,94	1,99	2,07	2,15	2,22	2,27	2,32	2,39	2,47	2,59	2,74	2,98	3,37	4,23
27	1,79	1,84	1,88	1,92	1,97	2,06	2,13	2,20	2,25	2,31	2,37	2,46	2,57	2,73	2,96	3,35	4,21
28	1,77	1,82	1,87	1,91	1,96	2,04	2,12	2,19	2,24	2,29	2,36	2,45	2,56	2,71	2,95	3,34	4,20
29	1,75	1,81	1,85	1,89	1,94	2,03	2,10	2,18	2,22	2,28	2,35	2,43	2,55	2,70	2,93	3,33	4,18
30	1,74	1,79	1,84	1,88	1,93	2,01	2,09	2,16	2,21	2,27	2,33	2,42	2,53	2,69	2,92	3,32	4,17
40	1,64	1,69	1,74	1,78	1,84	1,92	2,00	2,08	2,12	2,18	2,25	2,34	2,45	2,61	2,84	3,23	4,08
60	1,53	1,59	1,65	1,69	1,75	1,84	1,92	1,99	2,04	2,10	2,17	2,25	2,37	2,53	2,76	3,15	4,00
120	1,43	1,50	1,55	1,60	1,66	1,75	1,83	1,91	1,96	2,02	2,09	2,18	2,29	2,45	2,68	3,07	3,92
∞	1,32	1,39	1,46	1,51	1,57	1,67	1,75	1,83	1,88	1,94	2,01	2,10	2,21	2,37	2,61	3,00	3,84

ANEXO 6
Função Distribuição Cumulativa da Binomial

No corpo da tabela estão as probabilidades $P[X < x]$.

n	X	P									
		0.05	0.1	0.15	0.2	0.25	0.3	0.35	0.4	0.45	0.5
2	0	0.9025	0.8100	0.7225	0.6400	0.5625	0.4900	0.4225	0.3600	0.3025	0.2500
	1	0.9975	0.9900	0.9775	0.9600	0.9375	0.9100	0.8775	0.8400	0.7975	0.7500
	2	1.0000	1.0000	1.0000	1.0000	1.0000	1.0000	1.0000	1.0000	1.0000	1.0000
3	0	0.8574	0.7290	0.6141	0.5120	0.4219	0.3430	0.2746	0.2160	0.1664	0.1250
	1	0.9928	0.9720	0.9392	0.8960	0.8438	0.7840	0.7183	0.6480	0.5748	0.5000
	2	0.9999	0.9990	0.9966	0.9920	0.9844	0.9730	0.9571	0.9360	0.9089	0.8750
	3	1.0000	1.0000	1.0000	1.0000	1.0000	1.0000	1.0000	1.0000	1.0000	1.0000
4	0	0.8145	0.6561	0.5220	0.4096	0.3164	0.2401	0.1785	0.1296	0.0915	0.0625
	1	0.9860	0.9477	0.8905	0.8192	0.7383	0.6517	0.5630	0.4752	0.3910	0.3125
	2	0.9995	0.9963	0.9880	0.9728	0.9492	0.9163	0.8735	0.8208	0.7585	0.6875
	3	1.0000	0.9999	0.9995	0.9984	0.9961	0.9919	0.9850	0.9744	0.9590	0.9375
	4	1.0000	1.0000	1.0000	1.0000	1.0000	1.0000	1.0000	1.0000	1.0000	1.0000
5	0	0.7738	0.5905	0.4437	0.3277	0.2373	0.1681	0.1160	0.0778	0.0503	0.0312
	1	0.9774	0.9185	0.8352	0.7373	0.6328	0.5282	0.4284	0.3370	0.2562	0.1875
	2	0.9988	0.9914	0.9734	0.9421	0.8965	0.8369	0.7648	0.6826	0.5931	0.5000
	3	1.0000	0.9995	0.9978	0.9933	0.9844	0.9692	0.9460	0.9130	0.8688	0.8125
	4	1.0000	1.0000	0.9999	0.9997	0.9990	0.9976	0.9947	0.9898	0.9815	0.9688
	5	1.0000	1.0000	1.0000	1.0000	1.0000	1.0000	1.0000	1.0000	1.0000	1.0000
6	0	0.7351	0.5314	0.3771	0.2621	0.1780	0.1176	0.0754	0.0467	0.0277	0.0156
	1	0.9672	0.8857	0.7765	0.6554	0.5339	0.4202	0.3191	0.2333	0.1636	0.1094
	2	0.9978	0.9842	0.9527	0.9011	0.8306	0.7443	0.6471	0.5443	0.4415	0.3438
	3	0.9999	0.9987	0.9941	0.9830	0.9624	0.9295	0.8826	0.8208	0.7447	0.6562
	4	1.0000	0.9999	0.9996	0.9984	0.9954	0.9891	0.9777	0.9590	0.9308	0.8906
	5	1.0000	1.0000	1.0000	0.9999	0.9998	0.9993	0.9982	0.9959	0.9917	0.9844
	6	1.0000	1.0000	1.0000	1.0000	1.0000	1.0000	1.0000	1.0000	1.0000	1.0000
7	0	0.6983	0.4783	0.3206	0.2097	0.1335	0.0824	0.0490	0.0280	0.0152	0.0078
	1	0.9556	0.8503	0.7166	0.5767	0.4449	0.3294	0.2338	0.1586	0.1024	0.0625
	2	0.9962	0.9743	0.9262	0.8520	0.7564	0.6471	0.5323	0.4199	0.3164	0.2266
	3	0.9998	0.9973	0.9879	0.9667	0.9294	0.8740	0.8002	0.7102	0.6083	0.5000
	4	1.0000	0.9998	0.9988	0.9953	0.9871	0.9712	0.9444	0.9037	0.8471	0.7734
	5	1.0000	1.0000	0.9999	0.9996	0.9987	0.9962	0.9910	0.9812	0.9643	0.9375
	6	1.0000	1.0000	1.0000	1.0000	0.9999	0.9998	0.9994	0.9984	0.9963	0.9922
	7	1.0000	1.0000	1.0000	1.0000	1.0000	1.0000	1.0000	1.0000	1.0000	1.0000
8	0	0.6634	0.4305	0.2725	0.1678	0.1001	0.0576	0.0319	0.0168	0.0084	0.0039
	1	0.9428	0.8131	0.6572	0.5033	0.3671	0.2553	0.1691	0.1064	0.0632	0.0352
	2	0.9942	0.9619	0.8948	0.7969	0.6785	0.5518	0.4278	0.3154	0.2201	0.1445
	3	0.9996	0.9950	0.9786	0.9437	0.8862	0.8059	0.7064	0.5941	0.4770	0.3633
	4	1.0000	0.9996	0.9971	0.9896	0.9727	0.9420	0.8939	0.8263	0.7396	0.6367
	5	1.0000	1.0000	0.9998	0.9988	0.9958	0.9887	0.9747	0.9502	0.9115	0.8555
	6	1.0000	1.0000	1.0000	0.9999	0.9996	0.9987	0.9964	0.9915	0.9819	0.9648
	7	1.0000	1.0000	1.0000	1.0000	1.0000	0.9999	0.9998	0.9993	0.9983	0.9961
	8	1.0000	1.0000	1.0000	1.0000	1.0000	1.0000	1.0000	1.0000	1.0000	1.0000

n	X					P					
		0.05	0.1	0.15	0.2	0.25	0.3	0.35	0.4	0.45	0.5
9	0	0.6302	0.3874	0.2316	0.1342	0.0751	0.0404	0.0207	0.0101	0.0046	0.0020
	1	0.9288	0.7748	0.5995	0.4362	0.3003	0.1960	0.1211	0.0705	0.0385	0.0195
	2	0.9916	0.9470	0.8591	0.7382	0.6007	0.4628	0.3373	0.2318	0.1495	0.0898
	3	0.9994	0.9917	0.9661	'0.9144	0.8343	0.7297	0.6089	0.4826	0.3614	0.2539
	4	1.0000	0.9991	0.9944	0.9804	0.9511	0.9012	0.8283	0.7334	0.6214	0.5000
	5	1.0000	0.9999	0.9994	0.9969	0.9900	0.9747	0.9464	0.9006	0.8342	0.7461
	6	1.0000	1.0000	1.0000	0.9997	0.9987	0.9957	0.9888	0.9750	0.9502	0.9102
	7	1.0000	1.0000	1.0000	1.0000	0.9999	0.9996	0.9986	0.9962	0.9909	0.9805
	8	1.0000	1.0000	1.0000	1.0000	1.0000	1.0000	0.9999	0.9997	0.9992	0.9980
	9	1.0000	1.0000	1.0000	1.0000	1.0000	1.0000	1.0000	1.0000	1.0000	1.0000
10	0	0.5987	0.3487	0.1969	0.1074	0.0563	0.0282	0.0135	0.0060	0.0025	0.0010
	1	0.9139	0.7361	0.5443	0.3758	0.2440	0.1493	0.0860	0.0464	0.0233	0.0107
	2	0.9885	0.9298	0.8202	0.6778	0.5256	0.3828	0.2616	0.1673	0.0996	0.0547
	3	0.9990	0.9872	0.9500	0.8791	0.7759	0.6496	0.5138	0.3823	0.2660	0.1719
	4	0.9999	0.9984	0.9901	0.9672	0.9219	0.8497	0.7515	0.6331	0.5044	0.3770
	5	1.0000	0.9999	0.9986	0.9936	0.9803	0.9527	0.9051	0.8338	0.7384	0.6230
	6	1.0000	1.0000	0.9999	0.9991	0.9965	0.9894	0.9740	0.9452	0.8980	0.8281
	7	1.0000	1.0000	1.0000	0.9999	0.9996	0.9984	0.9952	0.9877	0.9726	0.9453
	8	1.0000	1.0000	1.0000	1.0000	1.0000	0.9999	0.9995	0.9983	0.9955	0.9893
	9	1.0000	1.0000	1.0000	1.0000	1.0000	1.0000	1.0000	0.9999	0.9997	0.9990
	10	1.0000	1.0000	1.0000	1.0000	1.0000	1.0000	1.0000	1.0000	1.0000	1.0000
11	0	0.5688	0.3138	0.1673	0.0859	0.0422	0.0198	0.0088	0.0036	0.0014	0.0005
	1	0.8981	0.6974	0.4922	0.3221	0.1971	0.1130	0.0606	0.0302	0.0139	0.0059
	2	0.9848	0.9104	0.7788	0.6174	0.4552	0.3127	0.2001	0.1189	0.0652	0.0327
	3	0.9984	0.9815	0.9306	0.8389	0.7133	0.5696	0.4256	0.2963	0.1911	0.1133
	4	0.9999	0.9972	0.9841	0.9496	0.8854	0.7897	0.6683	0.5328	0.3971	0.2744
	5	1.0000	0.9997	0.9973	0.9883	0.9657	0.9218	0.8513	0.7535	0.6331	0.5000
	6	1.0000	1.0000	0.9997	0.9980	0.9924	0.9784	0.9499	0.9006	0.8262	0.7256
	7	1.0000	1.0000	1.0000	0.9998	0.9988	0.9957	0.9878	0.9707	0.9390	0.8867
	8	1.0000	1.0000	1.0000	1.0000	0.9999	0.9994	0.9980	0.9941	0.9852	0.9673
	9	1.0000	1.0000	1.0000	1.0000	1.0000	1.0000	0.9998	0.9993	0.9978	0.9941
	10	1.0000	1.0000	1.0000	1.0000	1.0000	1.0000	1.0000	1.0000	0.9998	0.9995
	11	1.0000	1.0000	1.0000	1.0000	1.0000	1.0000	1.0000	1.0000	1.0000	1.0000
12	0	0.5404	0.2824	0.1422	0.0687	0.0317	0.0138	0.0057	0.0022	0.0008	0.0002
	1	0.8816	0.6590	0.4435	0.2749	0.1584	0.0850	0.0424	0.0196	0.0083	0.0032
	2	0.9804	0.8891	0.7358	0.5583	0.3907	0.2528	0.1513	0.0834	0.0421	0.0193
	3	0.9978	0.9744	0.9078	0.7946	0.6488	0.4925	0.3467	0.2253	0.1345	0.0730
	4	0.9998	0.9957	0.9761	0.9274	0.8424	0.7237	0.5833	0.4382	0.3044	0.1938
	5	1.0000	0.9995	0.9954	0.9806	0.9456	0.8822	0.7873	0.6652	0.5269	0.3872
	6	1.0000	0.9999	0.9993	0.9961	0.9857	0.9614	0.9154	0.8418	0.7393	0.6128
	7	1.0000	1.0000	0.9999	0.9994	0.9972	0.9905	0.9745	0.9427	0.8883	0.8062
	8	1.0000	1.0000	1.0000	0.9999	0.9996	0.9983	0.9944	0.9847	0.9644	0.9270
	9	1.0000	1.0000	1.0000	1.0000	1.0000	0.9998	0.9992	0.9972	0.9921	0.9807
	10	1.0000	1.0000	1.0000	1.0000	1.0000	1.0000	0.9999	0.9997	0.9989	0.9968
	11	1.0000	1.0000	1.0000	1.0000	1.0000	1.0000	1.0000	1.0000	0.9999	0.9998
	12	1.0000	1.0000	1.0000	1.0000	1.0000	1.0000	1.0000	1.0000	1.0000	1.0000

		P									
n	X	0.05	0.1	0.15	0.2	0.25	0.3	0.35	0.4	0.45	0.5
13	0	0.5133	0.2542	0.1209	0.0550	0.0238	0.0097	0.0037	0.0013	0.0004	0.0001
	1	0.8646	0.6213	0.3983	0.2336	0.1267	0.0637	0.0296	0.0126	0.0049	0.0017
	2	0.9755	0.8661	0.6920	0.5017	0.3326	0.2025	0.1132	0.0579	0.0269	0.0112
	3	0.9969	0.9658	0.8820	0.7473	0.5843	0.4206	0.2783	0.1686	0.0929	0.0461
	4	0.9997	0.9935	0.9658	0.9009	0.7940	0.6543	0.5005	0.3530	0.2279	0.1334
	5	1.0000	0.9991	0.9925	0.9700	0.9198	0.8346	0.7159	0.5744	0.4268	0.2905
	6	1.0000	0.9999	0.9987	0.9930	0.9757	0.9376	0.8705	0.7712	0.6437	0.5000
	7	1.0000	1.0000	0.9998	0.9988	0.9944	0.9818	0.9538	0.9023	0.8212	0.7095
	8	1.0000	1.0000	1.0000	0.9998	0.9990	0.9960	0.9874	0.9679	0.9302	0.8666
	9	1.0000	1.0000	1.0000	1.0000	0.9999	0.9993	0.9975	0.9922	0.9797	0.9539
	10	1.0000	1.0000	1.0000 '	1.0000	1.0000	0.9999	0.9997	0.9987	0.9959	0.9888
	11	1.0000	1.0000	1.0000	1.0000	1.0000	1.0000	1.0000	0.9999	0.9995	0.9983
	12	1.0000	1.0000	1.0000	1.0000	1.0000	1.0000	1.0000	1.0000	1.0000	0.9999
	13	1.0000	1.0000	1.0000	1.0000	1.0000	1.0000	1.0000	1.0000	1.0000	1.0000
14	0	0.4877	0.2288	0.1028	0.0440	0.0178	0.0068	0.0024	0.0008	0.0002	0.0001
	1	0.8470	0.5846	0.3567	0.1979	0.1010	0.0475	0.0205	0.0081	0.0029	0.0009
	2	0.9699	0.8416	0.6479	0.4481	0.2811	0.1608	0.0839	0.0398	0.0170	0.0065
	3	0.9958	0.9559	0.8535	0.6982	0.5213	0.3552	0.2205	0.1243	0.0632	0.0287
	4	0.9996	0.9908	0.9533	0.8702	0.7415	0.5842	0.4227	0.2793	0.1672	0.0898
	5	1.0000	0.9985	0.9885	0.9561	0.8883	0.7805	0.6405	0.4859	0.3373	0.2120
	6	1.0000	0.9998	0.9978	0.9884	0.9617	0.9067	0.8164	0.6925	0.5461	0.3953
	7	1.0000	1.0000	0.9997	0.9976	0.9897	0.9685	0.9247	0.8499	0.7414	0.6047
	8	1.0000	1.0000	1.0000	0.9996	0.9978	0.9917	0.9757	0.9417	0.88311	0.7880
	9	1.0000	1.0000	1.0000	1.0000	0.9997	0.9983	0.9940	0.9825	0.9574	0.9102
	10	1.0000	1.0000	1.0000	1.0000	1.0000	0.9998	0.9989	0.99G1	0.9886	0.9713
	11	1.0000	1.0000	1.0000	1.0000	1.0000	1.0000	0.9999	0.9994	0.9978	0.9935
	12	1.0000	1.0000	1.0000	1.0000	1.0000	1.0000	1.0000	0.9999	0.9997	0.9991
	13	1.0000	1.0000	1.0000	1.0000	1.0000	1.0000	1.0000	1.0000	1.0000	0.9999
	14	1.0000	1.0000	1.0000	1.0000	1.0000	1.0000	1.0000	1.0000	1.0000	1.0000
15	0	0.4633	0.2059	0.0874	0.0352	0.0134	0.0047	0.0016	0.0005	0.0001	0.0000
	1	0.8290	0.5490	0.3186	0.1671	0.0802	0.0353	0.0142	0.0052	0.0017	0.0005
	2	0.9638	0.8159	0.6042	0.3980	0.2361	0.1268	0.0617	0.0271	0.0107	0.0037
	3	0.9945	0.9444	0.8227	0.6482	0.4613	0.2969	0.1727	0.0905	0.0424	0.0176
	4	0.9994	0.9873	0.9383	0.8358	0.6865	0.5155	0.3519	0.2173	0.1204	0.0592
	5	0.9999	0.9978	0.9832	0.9389	0.8516	0.7216	0.5643	0.4032	0.2608	0.1509
	6	1.0000	0.9997	0.9964	0.9819	0.9434	0.8689	0.7548	0.6098	0.4522	0.3036
	7	1.0000	1.0000	0.9994	0.9958	0.9827	0.9500	0.8868	0.7869	0.6535	0.5000
	8	1.0000	1.0000	0.9999	0.9992	0.9958	0.9848	0.9578	0.9050	0.8182	0.6964
	9	1.0000	1.0000	1.0000	0.9999	0.9992	0.9963	0.9876	0.9662	0.9231	0.8491
	10	1.0000	1.0000	1.0000	1.0000	0.9999	0.9993	0.9972	0.9907	0.9745	0.9408
	11	1.0000	1.0000	1.0000	1.0000	1.0000	0.9999	0.9995	0.9981	0.9937	0.9824
	12	1.0000	1.0000	1.0000	1.0000	1.0000	1.0000	0.9999	0.9997	0.9989	0.9963
	13	1.0000	1.0000	1.0000	1.0000	1.0000	1.0000	1.0000	1.0000	0.9999	0.9995
	14	1.0000	1.0000	1.0000	1.0000	1.0000	1.0000	1.0000	1.0000	1.0000	1.0000
	15	1.0000	1.0000	1.0000	1.0000	1.0000	1.0000	1.0000	1.0000	1.0000	1.0000

n	X	0.05	0.1	0.15	0.2	0.25	0.3	0.35	0.4	0.45	0.5
16	0	0.4401	0.1853	0.0743	0.0281	0.0100	0.0033	0.0010	0.0003	0.0001	0.0000
	1	0.8108	0.5147	0.2839	0.1407	0.0635	0.0261	0.0098	0.0033	0.0010	0.0003
	2	0.9571	0.7892	0.5614	0.3518	0.1971	0.0994	0.0451	0.0183	0.0066	0.0021
	3	0.9930	0.9316	0.7899	0.5981	0.4050	0.2459	0.1339	0.0651	0.0281	0.0106
	4	0.9991	0.9830	0.9209	0.7982	0.6302	0.4499	0.2892	0.1666	0.0853	0.0384
	5	0.9999	0.9967	0.9765	0.9183	0.8103	0.6598	0.4900	0.3288	0.1976	0.1051
	6	1.0000	0.9995	0.9944	0.9733	0.9204	0.8247	0.6881	0.5272	0.3660	0.2272
	7	1.0000	0.9999	0.9989	0.9930	0.9729	0.9256	0.8406	0.7161	0.5629	0.4018
	8	1.0000	1.0000	0.9998	0.9985	0.9925	0.9743	0.9329	0.8577	0.7441	0.5982
	9	1.0000	1.0000	1.0000	0.9998	0.9984	0.9929	0.9771	0.9417	0.8759	0.7728
	10	1.0000	1.0000	1.0000	1.0000	0.9997	0.9984	0.9938	0.9809	0.9514	0.8949
	11	1.0000	1.0000	1.0000	1.0000	1.0000	0.9997	0.9987	0.9951	0.9851	0.9616
	12	1.0000	1.0000	1.0000	1.0000	1.0000	1.0000	0.9998	0.9991	0.9965	0.9894
	13	1.0000	1.0000	1.0000	1.0000	1.0000	1.0000	1.0000	0.9999	0.9994	0.9979
	14	1.0000	1.0000	1.0000	1.0000	1.0000	1.0000	1.0000	1.0000	0.9999	0.9997
	15	1.0000	1.0000	1.0000	1.0000	1.0000	1.0000	1.0000	1.0000	1.0000	1.0000
	16	1.0000	1.0000	1.0000	1.0000	1.0000	1.0000	1.0000	1.0000	1.0000	1.0000
17	0	0.4181	0.1668	0.0631	0.0225	0.0075	0.0023	0.0007	0.0002	0.0000	0.0000
	1	0.7922	0.4818	0.2525 '	0.1182	0.0501	0.0193	0.0067	0.0021	0.0006	0.0001
	2	0.9497	0.7618	0.5198	0.3096	0.1637	0.0774	0.0327	0.0123	0.0041	0.0012
	3	0.9912	0.9174	0.7556	0.5489	0.3530	0.2019	0.1028	0.0464	0.0184	0.0064
	4	0.9988	0.9779	0.9013	0.7582	0.5739	0.3887	0.2348	0.1260	0.0596	0.0245
	5	0.9999	0.9953	0.9681	0.8943	0.7653	0.5968	0.4197	0.2639	0.1471	0.0717
	G	1.0000	0.9992	0.9917	0.9623	0.8929	0.7752	0.6188	0.4478	0.2902	0.1662
	7	1.0000	0.9999	0.9983	0.9891	0.9598	0.8954	0.7872	0.6405	0.4743	0.3145
	8	1.0000	1.0000	0.9997	0.9974	0.9876	0.9597	0.9006	0.8011	0.6626	0.5000
	9	1.0000	1.0000	1.0000	0.9995	0.9969	0.9873	0.9617	0.9081	0.8166	0.6855
	10	1.0000	1.0000	1.0000	0.9999	0.9994	0.9968	0.9880	0.9652	0.9174	0.8338
	11	1.0000	1.0000	1.0000	1.0000	0.9999	0.9993	0.9970	0.9894	0.9699	0.9283
	12	1.0000	1.0000	1.0000	1.0000	1.0000	0.9999	0.9994	0.9975	0.9914	0.9755
	13	1.0000	1.0000	1.0000	1.0000	1.0000	1.0000	0.9999	0.9995	0.9981	0.9936
	14	1.0000	1.0000	1.0000	1.0000	1.0000	1.0000	1.0000	0.9999	0.9997	0.9988
	15	1.0000	1.0000	1.0000	1.0000	1.0000	1.0000	1.0000	1.0000	1.0000	0.9999
	16	1.0000	1.0000	1.0000	1.0000	1.0000	1.0000	1.0000	1.0000	1.0000	1.0000
	17	1.0000	1.0000	1.0000	1.0000	1.0000	1.0000	1.0000	1.0000	1.0000	1.0000
18	0	0.3972	0.1501	0.0536	0.0180	0.0056	0.0016	0.0004	0.0001	0.0000	0.0000
	1	0.7735	0.4503	0.2241	0.0991	0.0395	0.0142	0.0046	0.0013	0.0003	0.0001
	2	0.9419	0.7338	0.4797	0.2713	0.1353	0.0600	0.0236	0.0082	0.0025	0.0007
	3	0.9891	0.9018	0.7202	0.5010	0.3057	0.1646	0.0783	0.0328	0.0120	0.0038
	4	0.9985	0.9718	0.8794	0.7164	0.5187	0.3327	0.1886	0.0942	0.0411	0.0154
	5	0.9998	0.9936	0.9581	0.8671	0.7175	0.5344	0.3550	0.2088	0.1077	0.0481
	6	1.0000	0.9988	0.9882	0.9487	0.8610	0.7217	0.5491	0.3743	0.2258	0.1189
	7	1.0000	0.9998	0.9973	0.9837	0.9431	0.8593	0.7283	0.5634	0.3915	0.2403
	8	1.0000	1.0000	0.9995	0.9957	0.9807	0.9404	0.8609	0.7368	0.5778	0.4073
	9	1.0000	1.0000	0.9999	0.9991	0.9946	0.9790	0.9403	0.8653	0.7473	0.5927
	10	1.0000	1.0000	1.0000	0.9998	0.9988	0.9939	0.9788	0.9424	0.8720	0.7597

n	X	P									
		0.05	0.1	0.15	0.2	0.25	0.3	0.35	0.4	0.45	0.5
18	11	1.0000	1.0000	1.0000	1.0000	0.9998	0.9986	0.9938	0.9797	0.9463	0.8811
	12	1.0000	1.0000	1.0000	1.0000	1.0000	0.9997	0.9986	0.9942	0.9817	0.9519
	13	1.0000	1.0000	1.0000	1.0000	1.0000	1.0000	0.9997	0.9987	0.9951	0.9846
	14	1.0000	1.0000	1.0000	1.0000	1.0000	1.0000	1.0000	0.9998	0.9990	0.9962
	15	1.0000	1.0000	1.0000	1.0000	1.0000	1.0000	1.0000	1.0000	0.9999	0.9993
	16	1.0000	1.0000	1.0000	1.0000	1.0000	1.0000	1.0000	1.0000	1.0000	0.9999
	17	1.0000	1.0000	1.0000	1.0000	1.0000	1.0000	1.0000	1.0000	1.0000	1.0000
	18	1.0000	1.0000	1.0000	1.0000	1.0000	1.0000	1.0000	1.0000	1.0000	1.0000
19	0	0.3774	0.1351	0.0456	0.0144	0.0042	0.0011	0.0003	0.0001	0.0000	0.0000
	1	0.7547	0.4203	0.1985	0.0829	0.0310	0.0104	0.0031	0.0008	0.0002	0.0000
	2	0.9335	0.7054	0.4413	0.2369	0.1113	0.0462	0.0170	0.0055	0.0015	0.0004
	3	0.9868	0.8850	0.6841	0.4551	0.2631	0.1332	0.0591	0.0230	0.0077	0.0022
	4	0.9980	0.9648	0.8556	0.6733	0.4654	0.2822	0.1500	0.0696	0.0280	0.0096
	5	0.9998	0.9914	0.9463	0.8369	0.6678	0.4739	0.2968	0.1629	0.0777	0.0318
	6	1.0000	0.9983	0.9837	0.9324	0.8251	0.6655	0.4812	0.3081	0.1727	0.0835
	7	1.0000	0.9997	0.9959	0.9767	0.9225	0.8180	0.6656	0.4878	0.3169	0.1796
	8	1.0000	1.0000	0.9992	0.9933	0.9713	0.9161	0.8145	0.6675	0.4940	0.3238
	9	1.0000	1.0000	0.9999	0.9984	0.9911	0.9674	0.9125	0.8139	0.6710	0.5000
	10	1.0000	1.0000	1.0000	0.9997	0.9977	0.9895	0.9653	0.9115	0.8159	0.6762
	11	1.0000	1.0000	1.0000	1.0000	0.9995	0.9972	0.9886	0.9648	0.9129	0.8204
	12	1.0000	1.0000	1.0000	1.0000	0.9999	0.9994	0.9969	0.9884	0.9658	0.9165
	13	1.0000	1.0000	1.0000	1.0000	1.0000	0.9999	0.9993	0.9969	0.9891	0.9682
	14	1.0000	1.0000	1.0000	1.0000	1.0000	1.0000	0.9999	0.9994	0.9972	0.9904
	15	1.0000	1.0000	1.0000	1.0000	1.0000	1.0000	1.0000	0.9999	0.9995	0.9978
	16	1.0000	1.0000	1.0000	1.0000	1.0000	1.0000	1.0000	1.0000	0.9999	0.9996
	17	1.0000	1.0000	1.0000	1.0000	1.0000	1.0000	1.0000	1.0000	1.0000	1.0000
	18	1.0000	1.0000	1.0000	1.0000	1.0000	1.0000	1.0000	1.0000	1.0000	1.0000
	19	1.0000	1.0000	1.0000 '	1.0000	1.0000	1.0000	1.0000	1.0000	1.0000	1.0000
20	0	0.3585	0.1216	0.0388	0.0115	0.0032	0.0008	0.0002	0.0000	0.0000	0.0000
	1	0.7358	0.3917	0.1756	0.0692	0.0243	0.0076	0.0021	0.0005	0.0001	0.0000
	2	0.9245	0.6769	0.4049	0.2061	0.0913	0.0355	0.0121	0.0036	0.0009	0.0002
	3	0.9841	0.8670	0.6477	0.4114	0.2252	0.1071	0.0444	0.0160	0.0049	0.0013
	4	0.9974	0.9568	0.8298	0.6296	0.4148	0.2375	0.1182	0.0510	0.0189	0.0059
	5	0.9997	0.9887	0.9327	0.8042	0.6172	0.4164	0.2454	0.1256	0.0553	0.0207
	6	1.0000	0.9976	0.9781	0.9133	0.7858	0.6080	0.4166	0.2500	0.1299	0.0577
	7	1.0000	0.9996	0.9941	0.9679	0.8982	0.7723	0.6010	0.4159	0.2520	0.1316
	8	1.0000	0.9999	0.9987	0.9900	0.9591	0.8867	0.7624	0.5956	0.4143	0.2517
	9	1.0000	1.0000	0.9998	0.9974	0.9861	0.9520	0.8782	0.7553	0.5914	0.4119
	10	1.0000	1.0000	1.0000	0.9994	0.9961	0.9829	0.9468	0.8725	0.7507	0.5881
	11	1.0000	1.0000	1.0000	0.9999	0.9991	0.9949	0.9804	0.9435	0.8692	0.7483
	12	1.0000	1.0000	1.0000	1.0000	0.9998	0.9987	0.9940	0.9790	0.9420	0.8684

n	X					P					
		0.05	0.1	0.15	0.2	0.25	0.3	0.35	0.4	0.45	0.5
20	13	1.0000	1.0000	1.0000	1.0000	1.0000	0.9997	0.9985	0.9935	0.9786	0.9423
	14	1.0000	1.0000	1.0000	1.0000	1.0000	1.0000	0.9997	0.9984	0.9936	0.9793
	15	1.0000	1.0000	1.0000	1.0000	1.0000	1.0000	1.0000	0.9997	0.9985	0.9941
	16	1.0000	1.0000	1.0000	1.0000	1.0000	1.0000	1.0000	1.0000	0.9997	0.9987
	17	1.0000	1.0000	1.0000	1.0000	1.0000	1.0000	1.0000	1.0000	1.0000	0.9998
	18	1.0000	1.0000	1.0000	1.0000	1.0000	1.0000	1.0000	1.0000	1.0000	1.0000
	19	1.0000	1.0000	1.0000	1.0000	1.0000	1.0000	1.0000	1.0000	1.0000	1.0000
	20	1.0000	1.0000	1.0000	1.0000	1.0000	1.0000	1.0000	1.0000	1.0000	1.0000

Referências

Conover WJ. Practical Nonparatnetric Statistics. New York: John Wiley & Sons, 1980, 493p.
Everitt BS. The Analysis of Contingency Tables. London: Chapman and Hall, 1989, 128p.
Johnson R, Bhattacharyya G. Statistics Principles and Methods. New York: John Wiley & Sons, 1986, 578p.

CAPÍTULO 12

Critérios para o Diagnóstico de Eventos Adversos Assistenciais

---

PARTE A

Critérios para o Diagnóstico de Eventos Adversos Infecciosos Adotados pela ANVISA

Maria Aparecida Martins

INTRODUÇÃO

Uma das metas deste século, a segurança do paciente é utilizada como instrumento de avaliação da qualidade da assistência no Brasil. A Resolução RDC 36 da Agência Nacional de Vigilância Sanitária (ANVISA) do Ministério da Saúde, de 2013, institui ações para a segurança do paciente, dentre as quais a prevenção de eventos adversos.

Apesar de *segurança assistencial* ser um tema abordado com muita frequência na literatura, os termos utilizados nas diversas publicações apresentam considerável variação, dificultando a síntese e a interpretação dos dados. Além disso, um evento adverso não é um problema objetivo, e diferentes interpretações de um mesmo incidente são sempre possíveis.

Para minimizar essas dificuldades optou-se, neste capítulo, por adotar definições da ANVISA, descritas a seguir.

Define-se *segurança do paciente* como a redução, a um mínimo aceitável, do risco de dano desnecessário associado à atenção à saúde.

Os *eventos adversos* (EA) são incidentes que causam dano desnecessário ao paciente, decorrem dos cuidados assistenciais e não são atribuíveis à doença de base. Há incidentes denominados "*quase falhas*", danos potenciais que não chegam a atingir o paciente.

Com o avanço tecnológico, observou-se aumento na ocorrência de eventos adversos, principalmente em pacientes sob cuidados intensivos, que, além de mais graves, são comumente submetidos a procedimentos invasivos.

Os eventos adversos relacionados com a assistência à saúde podem ser didaticamente categorizados em *EA infecciosos,* nos quais estão incluídas as infecções relacionadas com a assistência à saúde (IRAS), e *EA não infecciosos*, como queda do leito, troca de lateralidade em cirurgias e reações à medicação, entre outros.

Cabe ressaltar que os eventos adversos que mais comumente repercutem na vida do paciente e de seus familiares, nos profissionais de saúde e na sociedade são as IRAS, as reações adversas graves aos medicamentos, os erros de diagnóstico, as falhas na comunicação entre os profissionais, a realização de cirurgias em pacientes trocados ou em partes do corpo erradas (lateralidade) e a retenção no organismo de corpos estranhos após uma cirurgia.

Estudo realizado em Unidade de Tratamento Intensivo Pediátrica identificou como eventos adversos mais frequentes as infecções relacionadas com a assistência, os eventos relacionados com o uso de medicação, o uso de cateteres intravasculares e os eventos relacionados com a assistência respiratória ao paciente.

Na análise das medidas para a segurança do paciente implementadas pelos gerentes de risco em cinco hospitais brasileiros verificou-se que eram monitorizadas prioritariamente a queda do leito (43%) e as IRAS (36%), enquanto as ações menos desenvolvidas eram as de tecnovigilância, hemovigilância e farmacovigilância. A maioria dos gerentes informou que se orienta pela ANVISA.

O controle de infecções hospitalares foi pioneiro em contribuir para a segurança dos pacientes, com estudos e recomendações de práticas que possibilitaram a redução dos danos relacionados com a assistência.

Em 1988, o Centers for Disease Control and Prevention (CDC) dos EUA publicou as definições de infecções hospitalares e posteriormente, em 1992, as definições de infecções de sítio cirúrgico modificadas. Em 2005 foi constituído a National Healthcare Safety Network (NHSN) do CDC, que reformulou os critérios de definição de infecção.

No Brasil, em 1983, foi publicada a primeira portaria (196/1983) do Ministério da Saúde (MS) com normas de prevenção e controle de infecção hospitalar, além de tornar obrigatória a constituição de comissões de controle de infecção nos hospitais.

A última Portaria do MS (2.616/1998) sobre o tema, publicada em 1998, contém normas e critérios diagnósticos de infecções hospitalares. De acordo com essa portaria, o diagnóstico das infecções hospitalares deverá se basear em: evidências clínicas, derivadas da observação direta do paciente ou da análise de seu prontuário, e resultados propedêuticos, como exames laboratoriais, métodos de imagem, endoscopia, biópsia, dentre outros.

A Portaria 2.616/98 definiu os critérios diagnósticos gerais de infecções hospitalares:

> "A infecção hospitalar é aquela adquirida após a admissão do paciente e que se manifesta durante a internação ou após a alta, quando puder ser relacionada com a internação ou procedimentos hospitalares."

> "Infecção hospitalar é toda manifestação clínica de infecção que se apresentar a partir de 72 (setenta e duas) horas após a admissão, quando se desconhece o período de incubação do microrganismo e não há evidência clínica e/ou dado laboratorial de infecção no momento da internação."

> "Os pacientes provenientes de outro hospital que se internam com infecção são considerados portadores de infecção hospitalar do hospital de origem "

> "As infecções do recém-nascido são hospitalares, com exceção das transmitidas de forma transplacentária e aquelas associadas a bolsa rota superior a 24 (vinte e quatro) horas."

De acordo com o Grupo Técnico da ANVISA encarregado de estabelecer critérios de vigilância para infecção no período neonatal, as IRAS em neonatologia abrangem tanto as infecções relacionadas com a assistência como aquelas relacionadas com a falha na assistência no que se refere a prevenção, diagnóstico e tratamento. A partir desses critérios, as infecções no período neonatal foram classificadas em três tipos:

- **Infecções congênitas:** infecções adquiridas via transplacentária (p. ex., rubéola).
- **Infecção precoce:** o neonato apresenta sinais e sintomas de infecção até 48 horas depois do nascimento e a mãe tem fator de risco para infecção. Se não houver risco materno de infecção e o recém-nascido (RN) foi submetido a procedimento invasivo, considerar como infecção precoce de origem hospitalar.
- **Infecção tardia:** manifestações clínicas no RN ocorrem 48 horas após o nascimento, sendo consideradas de origem provavelmente hospitalar.

Posteriormente, em 2013, a ANVISA considerou esses critérios e publicou os *Critérios Diagnósticos de Infecções Relacionadas com a Assistência à Saúde*, objetivando a padronização de definições e a prevenção dos agravos à saúde neonatal.

A partir de 2008, ampliou-se a expressão "infecções hospitalares" para as IRAS, definidas como condições sistêmicas ou localizadas resultantes de reações adversas a agentes infecciosos que não estavam presentes ou que se encontravam em período de incubação à admissão do paciente no ambiente assistencial.

É importante ressaltar que o tempo de vigilância de infecção hospitalar é variável, sendo de 48 horas após a alta da UTI, 30 dias após a realização de procedimento cirúrgico e, no caso de implante de prótese, até 1 ano.

A identificação, a prevenção e o controle das IRAS são fundamentais para promover a segurança do paciente nos serviços de saúde, evitando a ocorrência de eventos adversos infecciosos. Com o objetivo de uniformizar o diagnóstico de IRAS nos serviços de saúde, a ANVISA definiu critérios que possibilitam a identificação do perfil endêmico da instituição e da ocorrência de eventos.

As infecções relacionadas com a assistência mais frequentes são: pneumonias associadas à ventilação mecânica (PAV), infecção do trato urinário associada à sonda vesical de demora (ITU-SVD) e infecção primária da corrente sanguínea (IPCS). Todas essas infecções são responsáveis por cerca de 60% dos casos de IRAS hospitalares notificados nos EUA.

Considerando os tipos de IRAS mais frequentes e/ou de maior gravidade, a ANVISA publicou as definições para o diagnóstico dessas infecções com base em critérios clínicos, radiológicos e laboratoriais, que variam com a idade e o gênero do paciente e o sítio acometido. Esses critérios devem ser adotados por todos os serviços de saúde do país para a vigilância epidemiológica dessas infecções. As IRAS que serão abordadas neste capítulo estão listadas na Tabela 12.1.

Tabela 12.1 Tipos de infecções relacionadas com a assistência à saúde

1. Infecções do trato respiratório
2. Infecções do trato urinário
3. Infecções da corrente sanguínea
4. Infecções de sítio cirúrgico em geral e infecções em cirurgias específicas
4.1 Infecções de sítio cirúrgico em geral
4.2 Infecções em cirurgias endovasculares
4.3 Infecções em cirurgias com implantes/próteses
4.4 Infecções em implante mamário
4.5 Infecções em neurocirurgia
4.6 Infecções em ortopedia

INFECÇÕES DO TRATO RESPIRATÓRIO

Pelos critérios atuais, os principais componentes para detecção de pneumonia associada à ventilação mecânica são: sinais e sintomas (obrigatórios), radiografia de tórax (obrigatórios) e exames laboratoriais (opcionais). No entanto, discutem-se a subjetividade e a complexidade dessa abordagem, que é dificultada pela ausência de um padrão-ouro para o diagnóstico dessa infecção. Para minimizar essa questão, o CDC elaborou novos algoritmos e critérios para infecções do trato respiratório que estão sendo aplicados pelos hospitais americanos integrantes da National Healthcare Safety Network (NHSN), desde 2013.

No Brasil, a ANVISA optou por não efetuar mudanças nos algoritmos para a vigilância de pneumonia associada à ventilação mecânica até que novos estudos sejam publicados.

Para melhor compreensão dos critérios diagnósticos de infecções do trato respiratório optou-se por categorizar os critérios de acordo com a faixa etária e os tipos de pneumonia:

Infecções do trato respiratório inferior/pneumonia
No paciente adulto
Pneumonia associada à ventilação mecânica – PAV

Infecção diagnosticada após 48 horas de ventilação mecânica até sua suspensão. O diagnóstico baseia-se em critérios clínicos, radiológicos e laboratoriais, os quais dependem da concomitância ou não de uma doença de base no paciente, conforme descrito na Tabela 12.2.

Tabela 12.2 Critérios diagnósticos de pneumonia associada à ventilação mecânica – PAV

Critérios clínicos – sinais e sintomas	Radiológicos
Deve preencher pelo menos um dos critérios abaixo: Febre (temperatura axilar > 37,8°C), sem outra causa. Leucopenia (< 4.000 células/mm³) ou leucocitose (> 12.000 células/mm³) E pelo menos dois dos critérios abaixo: Surgimento de secreção purulenta ou mudança das características da secreção, ou aumento da secreção, ou aumento da necessidade de aspiração Piora da troca gasosa (piora da relação PaO_2/FiO_2 ou aumento da necessidade de oxigênio, ou aumento dos parâmetros ventilatórios)	Critérios dependem da concomitância ou não de uma doença de base no paciente **a) Com doença de base** Duas ou mais radiografias seriadas com um dos seguintes achados: Infiltrado persistente novo ou progressivo Opacificação Cavitação **b) Sem doença de base** Uma ou mais radiografias seriadas com um dos seguintes achados: Infiltrado persistente novo ou progressivo Opacificação Cavitação

⇩   ⇗
Pneumonia definida clinicamente
⇩

LABORATORIAIS
Pelo menos um dos critérios abaixo: Hemocultura positiva, sem outro foco de infecção Cultura positiva do líquido pleural Lavado broncoalveolar ≥ 10⁴ UFC/mL ou aspirado traqueal com contagem de colônias ≥ 10⁶ UFC/mL Exame histopatológico com evidência de infecção pulmonar Antígeno urinário ou cultura para *Legionella* spp Outros testes laboratoriais positivos para patógenos respiratórios (sorologia, pesquisa direta e cultura)

⇩
Pneumonia definida microbiologicamente

Pneumonia não associada à ventilação mecânica (Tabela 12.3)

Tabela 12.3 Critérios diagnósticos de pneumonia não associada à ventilação mecânica

Critérios clínicos – sinais e sintomas	Radiológicos

Pelo menos um dos critérios abaixo:
  Alteração do nível de consciência, sem outra causa, em pacientes com mais de 70 anos de idade
  Febre (temperatura axilar > 37,8°C) sem outra causa ou
  Leucopenia (< 4.000 células/mm³) ou leucocitose (> 12.000 células/mm³)
  Alteração do nível de consciência, sem outra causa, em pacientes com mais de 70 anos de idade
E pelo menos dois dos critérios abaixo:
  Surgimento de secreção purulenta ou mudança das características da secreção ou aumento da secreção
  Início ou piora da tosse, dispneia, taquipneia
  Aumento da necessidade de oferta de oxigênio
  Ausculta com roncos ou crepitações
	Critérios dependem da concomitância ou não de uma doença de base no paciente
	a) Paciente com doença de base:
	  Duas ou mais radiografias seriadas com um dos seguintes achados:
	  Infiltrado persistente novo ou progressivo
	  Opacificação
	  Cavitação
	  OBS: o diagnóstico pode ser difícil
	b) Sem doença de base:
	  *Uma ou mais radiografias seriadas com um dos seguintes achados:
	  Infiltrado persistente novo ou progressivo
	  Opacificação
	  Cavitação
	  *OBS.: ocasionalmente, o diagnóstico de pneumonia hospitalar pode ser muito claro com base nos sinais e sintomas e com uma única e definitiva radiografia torácica

Pneumonia definida clinicamente
⇩

LABORATORIAIS

Pelo menos um dos critérios abaixo:
  Hemocultura positiva, sem outro foco de infecção
  Cultura positiva do líquido pleural
  Lavado broncoalveolar ≥ 10⁴ UFC/mL ou aspirado traqueal (apenas para pacientes com traqueostomia) com contagem de colônias ≥ 10⁶ UFC/mL
  Exame histopatológico com evidência de infecção pulmonar
  Antígeno urinário ou cultura para *Legionella* spp
  Outros testes laboratoriais positivos para patógenos respiratórios (sorologia, pesquisa direta e cultura)

⇩
Pneumonia definida microbiologicamente

Pneumonia por bactérias ou fungos filamentosos (Tabela 12.4)

Tabela 12.4 Critérios diagnósticos de pneumonia por fungos filamentosos

Critérios clínicos – sinais e sintomas	Radiológicos

Pelo menos um dos seguintes critérios:
  Febre (> 38°C), sem outra causa
  Leucopenia (< 4.000 células/mm³) ou leucocitose
  (> 12.000 células/mm³)
  Para > 70 anos de idade: alteração do nível de
  consciência sem outra causa reconhecida
Associado a pelo menos um dos seguintes critérios:
  Surgimento de secreção pulmonar, ou mudança no
  aspecto, ou aumento da secreção pulmonar, ou
  aumento da necessidade de aspiração
  Início ou piora da tosse, ou dispneia, ou taquipneia
  Presença de crepitações ou roncos
  Piora da função respiratória com aumento da
  necessidade de oxigênio ou de suporte ventilatório
	Duas ou mais radiografias de tórax com pelo menos um
	dos seguintes achados:
	  Infiltrado pulmonar novo ou progressivo e persistente
	  Consolidação
	  Cavitação
	  Pneumatocele em criancas < 1 ano de idade
	
	OBS.: apenas uma radiografia é aceitável em pacientes
	sem doença pulmonar ou cardíaca de base (p. ex.,
	síndrome de desconforto respiratório agudo, displasia
	broncopulmonar, edema pulmonar ou doença
	pulmonar obstrutiva crônica)

LABORATORIAIS

Pelo menos um dos seguintes critérios:
  Hemocultura positiva não relacionada com outra fonte de infecção
  Cultura positiva de líquido pleural
  Cultura quantitativa positiva de secreção pulmonar obtida por procedimento com menor potencial de
  contaminação (aspirado traqueal, lavado broncoalveolar e escovado protegido)
  Bacterioscopia do lavado broncoalveolar: achado de > 5% de leucócitos e macrófagos contendo microrganismos
  (bactérias intracelulares)
  Exame histopatológico que evidencia um dos critérios abaixo:
    Formação de abscesso ou foco de consolidação com infiltrado de polimorfonucleares nos bronquíolos e alvéolos
    Cultura quantitativa positiva de parênquima pulmonar
    Evidência de invasão de parênquima pulmonar por hifas ou pseudo-hifas

⇩

Pneumonia por bactérias ou fungos filamentosos

Pneumonia por vírus, *Legionella*, *Chlamydia*, *Mycoplasma* ou outros agentes etiológicos atípicos

Deve preencher os critérios clínicos, radiológicos e laboratoriais (Tabela 12.5).

Tabela 12.5 Pneumonia por vírus, *Legionella*, *Chlamydia*, *Mycoplasma* ou outros agentes

Critérios clínicos – sinais e sintomas	Radiológicos

Pelo menos um dos seguintes critérios:
  Febre (> 38°C) sem outra causa
  Leucopenia (< 4.000 células/mm³) ou leucocitose (> 12.000 células/mm³)
  Para > 70 anos de idade: alteração do nível de consciência sem outra causa reconhecida
Associado a pelo menos um dos seguintes critérios:
  Aparecimento de secreção pulmonar, ou mudança no aspecto da secreção pulmonar, ou aumento da secreção pulmonar, ou aumento da necessidade de aspiração
  Aparecimento ou piora da tosse, ou dispneia, ou taquipneia
  Presença de crepitações ou roncos
  Piora da função respiratória com aumento da necessidade de oxigênio ou aumento da necessidade de suporte ventilatório
	Duas ou mais radiografias de tórax com pelo menos um dos seguintes achados:
	  Infiltrado pulmonar novo ou progressivo e persistente
	  Consolidação
	  Cavitação
	  Pneumatocele em crianças < 1 ano de idade
	
	OBS.: aceita-se apenas uma radiografia nos pacientes sem doença pulmonar ou cardíaca de base (síndrome de desconforto respiratório agudo, displasia broncopulmonar, edema pulmonar ou doença pulmonar obstrutiva crônica)

LABORATORIAIS

Pelo menos um dos seguintes critérios:
  Cultura positiva em secreção pulmonar para vírus ou *Chlamydia*
  Exames sorológicos: detecção de antígenos ou anticorpo viral em secreção respiratória (métodos: ELISA, imunofluorescência, PCR, *shell vial* cultura)
  Aumento de 4 vezes nos valores de IgG na sorologia para o patógeno (influenza, *Chlamydia*)
  PCR positivo para *Chlamydia* ou *Mycoplasma*
  Imunofluorescência positiva para *Chlamydia*
  Cultura ou imunofluorescência positiva para *Legionella* spp de tecidos ou secreção pulmonar
  Detecção de antígeno de *Legionella pneumophila* sorogrupo I na urina
  Aumento de 4 vezes nos valores de IgG na sorologia para *L. pneumophila* sorogrupo I titulada > 1:128 na fase aguda e de convalescença por imunofluorescência indireta
 	
OBS.: legionelose (período de incubação de 10 dias): *caso confirmado laboratorialmente* de infecção em paciente com sintomatologia após 10 dias de internação e *caso provável* entre 2 e 9 dias da internação

⇩

Pneumonia por vírus, *Legionella*, *Chlamydia*, *Mycoplasma* ou outros agentes etiológicos atípicos

Pneumonia em pacientes imunossuprimidos

Paciente imunocomprometido é aquele que apresenta neutropenia (absoluta de neutrofilos < 500/mm³), leucemia, linfoma, infecção pelo HIV *(human immunodeficiency virus)* com contagem de CD4 < 200 ou esplenectomizado, transplantado, em uso de quimioterapia citotóxica ou altas doses de corticoides ou outros imunodepressores diariamente por mais de 2 semanas (Tabela 12.6).

Tabela 12.6 Critérios diagnósticos de pneumonia em pacientes imunossuprimidos

Critérios clínicos – sinais e sintomas	Radiológicos
Pelo menos um dos critérios abaixo: Febre (temperatura axilar > 38°C) sem outra causa Surgimento de secreção purulenta ou mudança das características da secreção, ou aumento da secreção, ou aumento da necessidade de aspiração Aparecimento ou piora da tosse, ou dispneia, ou taquipneia Piora da função respiratória ou aumento da necessidade de oxigênio, ou aumento da necessidade de suporte ventilatório Presença de crepitações ou roncos Hemoptise Dor pleurítica Alteração do nível de consciência sem outra causa	Duas ou mais radiografias de tórax com pelo menos um dos seguintes achados: Infiltrado pulmonar novo ou progressivo e persistente Consolidação Cavitação Pneumatocele em crianças ≤ 1 ano de idade **OBS.:** apenas uma radiografia de tórax é aceitável em pacientes sem doença pulmonar ou cardíaca de base (p. ex., síndrome de desconforto respiratório agudo, displasia broncopulmonar, edema pulmonar ou doença pulmonar obstrutiva crônica)

⇖　　　⇗

Pneumonia em imunossuprimido definida clinicamente

⇩

LABORATORIAIS

Pelo menos um dos critérios abaixo:
Hemocultura positiva e cultura de secreção pulmonar positiva para *Candida* spp.
Evidência de fungo ou *Pneumocystis jiroveci* (antes *Pneumocystis carinii*) em secreção pulmonar obtida por aspirado traqueal, lavado broncoalveolar ou escovado protegido em bacterioscopia direta ou cultura positiva para esse fungo
Qualquer dos critérios laboratoriais definidos no algoritmo anterior (Tabela 12.5)

⇩

Pneumonia em imunossuprimido definida microbiologicamente

OBSERVAÇÕES IMPORTANTES

1. Condições não infecciosas (edema pulmonar compensado, insuficiência cardíaca congestiva) podem simular quadro de pneumonia. Recomenda-se a análise de radiografias seriadas; no caso de pneumonia, não se observa resolução rápida das imagens radiológicas, o que sugere outro diagnóstico não infeccioso (p. ex., atelectasia).
2. Devem ser observadas mudanças no aspecto do escarro durante o dia (se purulento ou amarelado, entre outras).
3. O aumento da frequência respiratória (taquipneia) é achado muito importante (alguns o consideram imprescindível) no diagnóstico de pneumonia e varia com a idade do paciente, conforme mostrado na Tabela 12.7.

Tabela 12.7 Valores da frequência respiratória que definem taquipneia de acordo com a faixa etária

Crianças	Adultos
Nascidas com < 37 semanas de gestação e até a 40ª semana: FR > 75 irpm < 2 meses de idade: FR > 60 irpm ≥ 2 meses ≤ 1 ano de idade: FR > 50 irpm >1 ano de idade: FR > 30 irpm	Qualquer faixa etária: FR > 25 irpm

FR: frequência respiratória; irpm: incursões respiratórias por minuto.

4. Recomenda-se cautela na determinação etiológica da pneumonia em pacientes com imagem radiológica e hemocultura positivas, com diapositivos (cateter urinário e vascular). Em geral, em pacientes imunocompetentes, hemoculturas positivas para estafilococos coagulase-positivos, contaminantes usuais da pele e leveduras, não definem o agente etiológico da pneumonia.

5. Em pacientes (exceto prematuros) com pneumonia viral ou por micoplasma, geralmente não se observa correspondência clinicorradiológica, com poucos sinais ou sintomas, e a radiografia apresenta infiltrados radiográficos significativos.

No paciente pediátrico

Período neonatal (até 28 dias de vida)

Os critérios diagnósticos de pneumonia estão descritos na Tabela 12.8.

Crianças após 28 dias de vida até 12 anos de idade

Os critérios diagnósticos de pneumonia estão descritos na Tabela 12.9.

OBSERVAÇÕES IMPORTANTES

1. Em pacientes sem ventilação mecânica, o diagnóstico de pneumonia relacionada com a assistência pode ser muito evidente com base no quadro clínico e com uma única e definitiva radiografia torácica. No entanto, em pacientes com outras doenças pulmonares ou cardíacas (insuficiência cardíaca congestiva, doença pulmonar intersticial, displasia broncopulmonar, edema pulmonar, entre outras), o diagnóstico de pneumonia é mais difícil.

    Nesses casos, a análise de radiografias torácicas seriadas pode ser útil, e a rápida resolução radiográfica sugere que o paciente não tem pneumonia.

Tabela 12.8 Critérios diagnósticos de pneumonia em neonatos

Critérios clínicos – sinais e sintomas	Radiológicos

Piora da troca gasosa (piora da relação PaO_2/FiO_2, aumento da necessidade de oxigênio ou aumento dos parâmetros ventilatórios)
Mais três dos critérios abaixo:
  Instabilidade térmica (temperatura axilar > 37,5°C ou < 36°C) sem outra causa conhecida
  Leucopenia ou leucocitose com desvio à esquerda (considerar leucocitose ≥ 25.000 ao nascimento ou ≥ 30.000 entre 12 e 24 horas ou > 21.000 ≥ 48 horas e leucopenia 5.000)
  Mudança no aspecto da secreção traqueal, aumento da secreção respiratória ou aumento da necessidade de aspiração e surgimento de secreção purulenta
Sibilância, roncos
Bradicardia (< 100bpm) ou taquicardia (>160bpm)
	a. Neonato com doença de base
	  Síndrome do desconforto respiratório
	  Edema pulmonar
	  Displasia broncopulmonar
	  Aspiração de mecônio
	
	  Realizar duas ou mais radiografias seriadas, uma delas apresentando pelo menos um dos seguintes achados:
	  Infiltrado persistente, novo ou progressivo
	  Consolidação
	  Cavitação
	  Pneumatocele
	
	b. Neonato sem doença de base
	  Neonato com uma ou mais radiografias seriadas apresentando um dos seguintes achados:
	  Infiltrado persistente, novo ou progressivo
	  Consolidação
	  Cavitação
	  Pneumatocele
	
	OBS.:
	1. Recomenda-se avaliação seriada de radiografias (comparar o exame realizado até 3 dias antes do diagnóstico e até 3 dias após)
	2. Alteração do aspecto da secreção traqueal em amostra isolada não deve ser considerada definitiva, devendo-se observar por mais de 24 horas

Tabela 12.9 Critérios diagnósticos de pneumonia em crianças de 28 dias a 12 anos de idade

Critérios clínicos – sinais e sintomas	Radiológicos
a. Crianças > 28 dias a 1 ano Piora da troca gasosa (piora da relação PaO_2/FiO_2, aumento da necessidade de oxigênio ou aumento dos parâmetros ventilatórios) Associado a três dos parâmetros abaixo: Instabilidade térmica (temperatura axilar > 37,5°C ou < 36°C) sem outra causa conhecida Leucopenia (<.4.000 células/mm³) ou leucocitose (15.000 células/mm³) e desvio à esquerda (10% bastonetes) Alteração do aspecto da secreção traqueal ou aumento da necessidade de aspiração ou surgimento de secreção purulenta Sibilância, roncos Bradicardia (< 100bpm) ou taquicardia (> 160bpm) **b. Crianças > 1 ano a 12 anos** Pelo menos três dos parâmetros abaixo: Febre (temperatura axilar > 38°C) ou hipotermia (< 36°C) sem outra causa conhecida Leucopenia (< 4.000 leucócitos/mm³) ou leucocitose (15.000 leucócitos/mm³) Mudança no aspecto da secreção traqueal, ou aumento da necessidade de aspiração, ou surgimento de secreção purulenta Sibilância, roncos Piora da troca gasosa (piora da relação PaO_2/FiO_2, aumento da necessidade de oxigênio ou aumento dos parâmetros ventilatórios)	**a. Criança com doença de base** Duas ou mais radiografias seriadas com um dos seguintes achados: Infiltrado persistente, novo ou progressivo Consolidação Cavitação Pneumatocele em 1 ano **b. Criança sem doença de base** Duas ou mais radiografias seriadas com um dos seguintes achados: Infiltrado persistente, novo ou progressivo Consolidação Cavitação Pneumatocele em 1 ano

2. Mudança no aspecto da secreção traqueal (coloração, consistência, odor, quantidade) em amostra isolada não deve ser considerada definitiva, devendo ser observada por mais de 24 horas.
3. Caso o paciente apresente pneumonia e infecção do trato respiratório baixo (abscesso ou empiema) concomitantemente com o mesmo microrganismo, considerar somente a pneumonia. Se não houver pneumonia associada, considerar como outra infecção.
4. Infecções como bronquite aguda, traqueíte, traqueobronquite ou bronquiolite, sem pneumonia associada, devem ser consideradas infecções brônquicas.

Infecções no trato respiratório inferior, exceto pneumonia

Bronquite, traqueobronquite, bronquiolite e traqueíte sem evidência de pneumonia

Na Tabela 12.10 encontram-se descritos os critérios diagnósticos dessas infecções.

Outras infecções do trato respiratório inferior

EMPIEMA ASSOCIADO A PNEUMONIA

Pacientes com pneumonia podem desenvolver derrame pleural infeccioso (Tabela 12.11). Se o derrame é purulento, é denominado *empiema*; caso não seja purulento, é chamado *derrame pleural parapneumônico complicado*. É importante salientar que este último apresenta características químicas que indicam que esse derrame evoluirá para um empiema.

Tabela 12.10 Bronquite, traqueobronquite, bronquiolite e traqueíte sem pneumonia

Critérios clínicos – sinais e sintomas	Radiológicos
O paciente tem pelo menos dois dos seguintes sinais e sintomas, sem nenhuma outra causa: Febre (temperatura axilar > 38°C) Tosse Aparecimento ou aumento da secreção Roncos Sibilos	Não há evidência clínica ou radiológica de pneumonia

↘   ↙

Bronquite, traqueobronquite, bronquiolite e traqueíte sem evidência de pneumonia definida clinicamente

⇩

LABORATORIAIS
Pelo menos um dos critérios abaixo: Cultura positiva em material obtido por aspirado traqueal ou broncoscopia Positividade na pesquisa de antígenos para patógenos em secreções respiratórias

⇩

Bronquite, traqueobronquite, bronquiolite e traqueíte sem evidência de pneumonia definida microbiologicamente

Tabela 12.11 Tipos de derrame associados a pneumonia

Derrame pleural parapneumônico complicado	Empiema
Aspecto do líquido: claro ou turvo Bioquímica: pH < 7,20; DHL > 1.000UI/L; glicose < 40mg/dL Bacterioscopia e/ou cultura podem ser positivas	Aspecto do líquido: purulento **OBS.:** o diagnóstico independe dos achados laboratoriais

EMPIEMA PRIMÁRIO

Com menos frequência, provavelmente se deve a uma pneumonia resolvida ou a uma infecção por disseminação hematogênica ou por complicação da manipulação da cavidade pleural para fins diagnósticos ou terapêuticos.

Critérios diagnósticos

Derrame purulento mais bacterioscopia e/ou cultura positivas e ausência de pneumonia associada.

ABSCESSO PULMONAR

Necrose do tecido pulmonar com a formação de uma cavidade > 2cm de diâmetro e que contém pus.

Critérios diagnósticos

Abscesso pulmonar visto na radiografia torácica ou durante procedimento cirúrgico.

Observações importantes

1. Quando houver empiema ou abscesso pulmonar concomitantemente à pneumonia, o caso será notificado como pneumonia.
2. Na ausência de pneumonia, quando há empiema ou abscesso pulmonar, deve-se notificar como outras infecções respiratórias.

Infecções do trato respiratório superior

Faringite, laringite e epiglotite em pacientes sem ventilação mecânica invasiva (Tabela 12.12)

Tabela 12.12 Critérios diagnósticos de faringite, laringite e epiglotite em pacientes sem ventilação mecânica invasiva

Critérios clínicos e laboratoriais
As infecções do trato respiratório superior devem apresentar pelo menos um dos seguintes critérios: 1. O paciente tem dois ou mais dos seguintes sinais e sintomas sem nenhuma outra causa associada: febre (temperatura axilar > 38°C), dor de garganta, tosse, rouquidão, eritema ou exsudato faríngeo purulento Associado a pelo menos um dos critérios abaixo: Cultura positiva de microrganismos do sítio de infecção Hemoculturas positivas Antígeno positivo no sangue ou em secreções faríngeas IgM positivo ou aumento de 4× IgG pareado para o patógeno Diagnóstico de infecção respiratória alta, estabelecido pelo médico assistente ou 2. O paciente tem um abscesso visto no exame direto durante cirurgia ou em exame histopatológico

Sinusite (Tabela 12.13)

Tabela 12.13 Critérios diagnósticos de sinusite

Critérios clínicos, laboratoriais e radiológicos
Deve preencher pelo menos um dos critérios: 1. O paciente tem pelo menos um dos seguintes sinais e sintomas, sem nenhuma outra causa: Febre (temperatura axilar > 38°C) Aumento da sensibilidade ou dor nos seios da face Cefaleia Obstrução nasal ou exsudato purulento 2. Cultura positiva de microrganismos em material purulento da cavidade sinusal Associado a pelo menos um dos seguintes critérios: 1. Transiluminação positiva (opacidade do seio maxilar visível após incidência direta de luz) 2. Exame de imagem positivo (radiografia, ultrassonografia, tomografia computadorizada)

INFECÇÕES DO TRATO URINÁRIO

Adultos

A infecção do trato urinário (ITU) é definida como qualquer infecção relacionada com procedimentos urológicos. Quando não relacionada com procedimentos urológicos, é definida como infecção diagnosticada após internação do paciente assintomático à admissão e fora do período de incubação da doença. De acordo com os critérios diagnósticos da ANVISA, a ITU pode ser classificada como:

- Infecção do trato urinário sintomática.
- Infecção do trato urinário assintomática (bacteriúria assintomática).

Infecção do trato urinário sintomática

Deve preencher pelo menos um dos seguintes critérios:

1. **O paciente apresenta pelo menos um dos seguintes sinais ou sintomas, sem outras causas reconhecidas:**
   - febre (> 38°C), urgência miccional, frequência miccional aumentada, disúria, dor suprapúbica ou lombar e
   - urocultura positiva com $\geq 10^5$ unidades formadoras de colônias por mL de urina (UFC/mL) de um uropatógeno (bactérias gram-negativas, *Staphylococcus saprophyticus* ou *Enterococcus* spp), com até duas espécies microbianas (veja na Tabela 12.14 a técnica de coleta de urina).

Tabela 12.14 Técnicas de coleta de urina para cultura

1. **Aspiração suprapúbica:** técnica mais confiável para identificação de bacteriúria, é técnica simples e segura e causa desconforto mínimo no paciente. Não deve ser realizada no lactente que acabou de urinar, que apresenta distensão abdominal, anormalidades mal definidas do trato urinário ou alterações hematológicas.
2. **Cateterismo vesical:** considerado método apropriado quando não pode ser realizada aspiração da urina por via suprapúbica.
3. **Saco coletor:** essa forma de coleta deve ser utilizada apenas para afastar o diagnóstico de infecção do trato urinário, considerando-se que um resultado negativo apresenta alto valor preditivo negativo. Não é adequada quando é necessário determinar o diagnóstico de maneira rápida e segura.

OBS.: como a cultura de *Candida* spp. não é quantitativa, considera-se qualquer crescimento do microrganismo.

2. **O paciente apresenta pelo menos dois dos seguintes sinais ou sintomas, sem outras causas reconhecidas**:
   • febre (> 38°C), urgência miccional, aumento da frequência micional, disúria, dor suprapúbica ou lombar, e pelo menos um dos seguintes:
     – presença de esterase leucocitária ou nitrito na análise da urina.
     – Presença de piúria em espécime urinário com ≥ 10 leucócitos/µL ou ≥ 10 leucócitos por campo em aumento de 400× (amostra centrifugada) ou ≥ 3 leucócitos por campo em aumento de 400× (urina não centrifugada).
     – Presença de microrganismos no Gram de gota de urina não centrifugada.
     – Pelo menos duas uroculturas com repetido isolamento do mesmo uropatógeno com ≥ 102 UFC/mL em urina não coletada por micção espontânea.
     – Isolamento de ≤ 105 UFC de um único uropatógeno em urocultura obtida de paciente sob tratamento com um agente efetivo para ITU.
     – Diagnóstico de ITU pelo médico assistente.
     – Terapia apropriada para ITU instituída pelo médico.

Infecção do trato urinário assintomática

Deve preencher pelo menos um dos seguintes critérios:

1. O paciente está ou esteve com cateter vesical (CV) em até 7 dias antes da urocultura e
   • apresenta urocultura positiva com ≥ 10^5 UFC/mL de até duas espécies microbianas e
   • não apresenta febre (> 38°C), urgência miccional, frequência miccional aumentada, disúria, dor suprapúbica ou lombar.
2. Paciente do sexo feminino que não utilizou CV nos 7 dias anteriores à coleta de urina e
   • apresenta duas uroculturas com ≥ 10^5 UFC/mL com isolamento repetido do mesmo microrganismo (até duas espécies microbianas) em urina coletada por micção espontânea ou
   • apresenta urocultura positiva com > 10^5 UFC/mL de até duas espécies microbianas em urina coletada por cateter vesical e
   • não apresenta febre (> 38°C), urgência miccional, aumento da frequência miccional, disúria, dor suprapúbica ou lombar.
3. Paciente do sexo masculino que não foi cateterizado nos 7 dias anteriores à coleta de urina e
   • apresenta urocultura positiva com > 10^5 UFC/mL de até duas espécies microbianas em urina coletada por micção espontânea ou por cateter vesical e
   • não apresenta febre (>38°C), urgência miccional, aumento da frequência miccional, disúria, dor suprapúbica ou lombar.

OBS.: as culturas de urina devem ser obtidas com a técnica adequada por meio de micção espontânea ou cateterização. No paciente cateterizado, a urina deve ser aspirada assepticamente do local próprio no circuito coletor e a cultura processada de maneira quantitativa.

Outras infecções do trato urinário relacionadas com a assistência à saúde

Compreendem as infecções de rim, ureter, bexiga, uretra e tecidos adjacentes ao espaço retroperitoneal e ao espaço perinefrético.

Essas infecções devem preencher os seguintes critérios:

1. O paciente apresenta isolamento de microrganismo de cultura de secreção ou fluido (exceto urina) ou tecido em um dos sítios listados acima.
2. O paciente tem abscesso ou outra evidência de infecção visualizada em exame direto durante cirurgia ou em exame histopatológico em um dos sítios listados.
3. O paciente tem pelo menos dois dos seguintes sinais ou sintomas sem outra causa reconhecida:
   - febre (>38°C), dor ou hipersensibilidade localizada em um dos sítios listados em pelo menos um dos seguintes critérios:
   - drenagem purulenta do sítio acometido;
   - presença no sangue de microrganismo compatível com o sítio de infecção suspeito, dentre os listados como;
   - evidência radiográfica (ultrassonografia, tomografia computadorizada, ressonância magnética ou cintilografia com gálio ou tecnécio) de infecção;
   - diagnóstico de infecção de rim, ureter, bexiga, uretra ou tecidos em torno do espaço retroperitoneal ou perinefrético.
4. Terapia apropriada para infecção de rim, ureter, bexiga, uretra ou tecidos em torno do espaço retroperitoneal ou perinéfretico instituída pelo médico.

Crianças
Infecção do trato urinário relacionada com assistência à saúde (ITU-RAS)
Lactentes (1 mês a 2 anos de idade)

Deve preencher um dos seguintes critérios:

1. Presença de um dos seguintes sinais e sintomas com início há 48 horas ou mais sem causa reconhecida:
   - febre, baixo ganho ponderal, vômitos, diarreia, urina de odor fétido, dor abdominal, incontinência urinária em lactentes que já controlavam esfíncteres (este sintoma é menos comum, pois geralmente não há controle de esfíncter nessa faixa etária) e urocultura positiva:
     - qualquer crescimento microbiano em amostras obtidas por punção suprapúbica, exceto *Staphylococcus* coagulase-negativo, para o qual o ponto de corte é >10^3 UFC/mL;
     - Crescimento microbiano de 10^4 UFC/mL em amostras obtidas por cateterismo vesical.
2. Presença de um dos seguintes sinais e sintomas com início há mais de 48 horas sem causa reconhecida:
   - febre, baixo ganho ponderal, vômitos, diarreia, urina com odor fétido, dor abdominal, incontinência urinária em lactentes que já controlavam esfíncteres e dois dos seguintes:
   - piúria (≥ 10 leucócitos/µL à microscopia automatizada de urina não centrifugada) ou esterase leucocitária positiva;
   - bacterioscopia positiva pelo Gram em gota de urina não centrifugada;
   - nitrito positivo.

Crianças entre 2 e 5 anos de idade

Os sintomas de aumento da frequência urinária, disúria e urgência miccional podem estar ausentes nesse grupo etário. A definição de ITU-RAS deve preencher um dos seguintes critérios:

1. Presença de um dos seguintes sinais e sintomas com início há 48 horas ou mais sem causa reconhecida:
   - febre, vômitos, urina de odor fétido, dor abdominal e/ou em flancos, aparecimento de incontinência urinária em pacientes que já controlavam esfíncteres, frequência urinária aumentada, disúria, urgência miccional e urocultura positiva:
     – qualquer crescimento em amostras obtidas por punção suprapúbica, exceto *Staphylococcus* coagulase-negativo, para o qual o ponto de corte é >10^3 UFC/mL;
     – crescimento microbiano de 10^4 UFC/mL em amostras obtidas por cateterismo vesical;
     – crescimento ≥ 10^4 UFC/mL em amostras obtidas através de jato médio em meninos;
     – crescimento ≥ 10^5 UFC/mL em amostras obtidas através de jato médio em meninas.

OBS.: nas meninas, o crescimento ≥ 10^4 UFC/mL em amostras obtidas através de jato médio pode significar infecção do trato urinário, devendo o exame ser repetido.

2. Presença de um dos seguintes sinais e sintomas com início há 48 horas ou mais sem causa reconhecida:
   - febre, vômitos, urina com odor fétido, dor abdominal e/ou em flancos, aparecimento de incontinência urinária em pacientes que já tinham controle esfincteriano, aumento da frequência urinária, disúria, urgência miccional e dois dos seguintes:
     – piúria (≥ 10 leucócitos/μL à microscopia automatizada de urina não centrifugada) ou esterase leucocitária positiva;
     – bacterioscopia positiva pelo Gram de gota de urina não centrifugada;
     – nitrito positivo.

Crianças com mais de 5 anos de idade

Nessas crianças, a ITU é acompanhada dos sinais e sintomas típicos desse tipo de infecção. A definição de ITU-RAS deve preencher um dos seguintes critérios:

1. Presença de um dos seguintes sinais e sintomas com início em 48 horas ou mais sem causa reconhecida:
   - febre, vômitos, urina de odor fétido, dor abdominal e/ou em flancos, incontinência urinária em pacientes que já controlavam esfíncteres, frequência urinária aumentada, disúria, urgência miccional e urocultura positiva:
     – qualquer crescimento em amostras obtidas por punção suprapúbica, exceto *Staphylococcus* coagulase-negativo, para o qual o ponto de corte é >10^3 UFC/mL;
     – crescimento < 10^4 UFC/mL em amostras obtidas por cateterismo vesical;
     – crescimento ≥ 10^4 UFC/mL em amostras obtidas através de jato médio em meninos;
     – crescimento ≥ 10^5 UFC/mL em amostras obtidas através de jato médio em meninas.

OBS.: nas meninas, o crescimento ≥ 10^4 UFC/mL em amostras obtidas através de jato médio pode significar infecção do trato urinário, devendo o exame ser repetido.

2. Presença de um dos seguintes sinais e sintomas com início há 48 horas ou mais sem causa reconhecida:
   - febre, vômitos, urina com odor fétido, dor abdominal e/ou em flancos, incontinência urinária em pacientes que já tinham controle esfincteriano, aumento da frequência urinária, disúria, urgência miccional e dois dos seguintes:
     – piúria (≥ 10 leucócitos/μL à microscopia automatizada de urina não centrifugada) ou esterase leucocitária positiva;
     – bacterioscopia positiva pelo Gram em gota de urina não centrifugada;
     – nitrito positivo.

INFECÇÕES EM CORRENTE SANGUÍNEA

Para melhor definição das infecções da corrente sanguínea (ICS) é importante agrupá-las em duas síndromes com critérios diagnósticos e aspectos preventivos próprios: infecções primárias da corrente sanguínea e infecções relacionadas com o acesso vascular.

Na infecção de corrente sanguínea secundária, a hemocultura é positiva ou observam-se sinais clínicos de sepse e de infecção em outro sítio (trato urinário ou sítio cirúrgico, entre outros), devendo ser notificado o foco primário. Os critérios diagnósticos de ICS, segundo a ANVISA, serão descritos a seguir.

Critérios diagnósticos

Infecções primárias da corrente sanguínea

As *infecções primárias da corrente sanguínea* (IPCS) são geralmente mais graves, com repercussões sistêmicas, não sendo possível identificar o foco primário nem determinar o envolvimento do cateter central em sua ocorrência.

Em adultos e crianças com mais de 28 dias de vida, podem ser subdivididas em IPCS laboratorial (hemocultura positiva) e IPCS clínica.

O diagnóstico de IPCS laboratorial é mais objetivo e possibilita a comparação de dados entre as instituições. Por outro lado, a sensibilidade das hemoculturas é baixa em pacientes em uso de antimicrobianos e varia de acordo com o método adotado.

Por outro lado, os critérios de definição de infecções clínicas são mais simples, mas subjetivos, não possibilitando portanto comparações.

As Tabelas 12.15 e 12.16 descrevem os critérios diagnósticos de IPCS laboratorial e IPCS clínica, conforme estabelecido pela ANVISA.

Tabela 12.15 Critérios laboratoriais de infecção primária de corrente sanguínea

Critérios utilizados em adultos	Critérios utilizados nas crianças > 28 dias e < 1 ano
Critério 1: paciente com uma ou mais hemoculturas positivas coletadas, preferencialmente, de sangue periférico, e o patógeno não está relacionado com infecção em outro sítio **Critério 2:** pelo menos um dos seguintes sinais ou sintomas: Febre (> 38°C), tremores, oligúria (volume urinário < 20mL/h), hipotensão (pressão sistólica < 90mmHg), os quais não estão relacionados com infecção em outro sítio, e Duas ou mais hemoculturas (em diferentes punções, com intervalo máximo de 48h) com contaminante comum de pele (p. ex., difteroides, *Bacillus* spp., *Propionibacterium* spp., estafilococos coagulase-negativos, micrococos)	**Critério 3:** pelo menos um dos seguintes sinais ou sintomas: Febre (> 38°C), hipotermia (< 36°C), bradicardia ou taquicardia (não relacionados com infecção em outro sítio) e Duas ou mais hemoculturas (em diferentes punções com intervalo máximo de 48h) com contaminante comum de pele (p. ex., difteroides, *Bacillus* spp., *Propionibacterium* spp., estafilococos coagulase-negativos, micrococos)

OBS.:
1. A coleta de hemocultura por meio de dispositivos endovenosos é de difícil interpretação.
2. A infecção em acesso vascular não é considerada infecção em outro sítio.

Tabela 12.16 Critérios de infecção primária de corrente sanguínea clínica

Critérios utilizados nos adultos	Critérios utilizados nas crianças >28 dias e <1ano
Critério 1: pelo menos um dos seguintes sinais ou sintomas: febre (>38°C), tremores, oligúria (volume urinário<20 mL/h), hipotensão (pressão sistólica < 90mmHg) ou não relacionados com infecção em outro sítio e *todos os seguintes:* Hemocultura negativa ou não realizada Nenhuma infecção aparente em outro sítio Médico institui terapia antimicrobiana para sepse	Pelo menos um dos seguintes sinais ou sintomas: Febre (> 38°C), hipotermia (< 36°C), bradicardia ou taquicardia, não relacionadas com infecção em outro sítio, e todos os seguintes: Hemocultura negativa ou não realizada Nenhuma infecção aparente em outro sítio Médico institui terapia antimicrobiana para sepse

Infecções relacionadas com acesso vascular

Consistem em infecções menos graves, sem repercussões sistêmicas, que ocorrem no sítio de inserção do cateter, principalmente relacionadas com acesso vascular central (IAVC) ou acesso vascular periférico. Os critérios para definição dessas infecções são:

- **Infecções relacionadas com acesso vascular central (IAVC):** sinais locais de infecção (secreção purulenta ou hiperemia) em pacientes sem diagnóstico concomitante de IPCS. A cultura de cateter tem baixa especificidade e não é necessária para o diagnóstico.
- **Infecções relacionadas com acesso vascular periférico (IAVP):** sinais locais de infecção (secreção purulenta ou celulite), com ou sem cordão inflamatório em pacientes sem diagnóstico concomitante de IPCS. A cultura de cateter tem baixa especificidade e não ajuda no diagnóstico de IAVC.

Convém lembrar que essas infecções podem indicar contaminação do sítio de inserção do dispositivo, revelando a necessidade de intervenção preventiva específica. Além disso, constituem indicadores de qualidade de assistência que podem ser aplicados dentro ou fora de ambientes críticos.

INFECÇÕES DE SÍTIO CIRÚRGICO EM GERAL E INFECÇÕES EM CIRURGIAS ESPECÍFICAS

Infecções de sítio cirúrgico em geral

As infecções de sítio cirúrgico (ISC) estão entre as principais IRAS e se constituem em complicações importantes na prática cirúrgica. As ISC acometem tecidos e órgãos incisados e cavidades manipuladas durante procedimentos cirúrgicos e ocorrem nos primeiros 30 dias de pós-operatório ou em até 1 ano, em caso de implante de prótese. Esses critérios para definição das ISC foram publicados pelo CDC e adotados pelo sistema de vigilância NNISS (National Nosocomial Infections Surveillance System).

As ISC são divididas em três categorias anatomicamente distintas: incisional superficial, incisional profunda e em órgãos e cavidades. Em 2005, a National Healthcare Safety Network (NHSN), do CDC, reformulou os critérios de ISC, subdividindo a categoria incisional superficial em incisional primária e secundária, assim como a profunda, em incisional primária e secundária.

Na década de 1990, o Ministério da Saúde (MS) do Brasil, por meio da Portaria 2.616, adotou os critérios de ISC propostos pelo CDC. Em 2009, a ANVISA elaborou o *Manual sobre o sítio cirúrgico*, seguindo as recomendações da NHSN/CDC.

No *manual* elaborado pela ANVISA encontram-se as definições do paciente cirúrgico passível de vigilância epidemiológica de rotina, as quais são descritas a seguir:

a. **Cirurgia em paciente internado em serviço de saúde:** paciente submetido a procedimento dentro do centro cirúrgico que consista em pelo menos uma incisão e uma sutura, em regime de internação > 24 horas, excluindo-se procedimentos de desbridamento cirúrgico, drenagem, episiotomia e biópsias que não envolvam vísceras ou cavidades.
b. **Cirurgia ambulatorial:** paciente submetido a procedimento cirúrgico em regime ambulatorial (hospital-dia) ou com permanência no serviço de saúde < 24 horas que consista em pelo menos uma incisão e uma sutura, excluindo-se procedimentos de desbridamento cirúrgico, drenagem e biópsias que não envolvam vísceras ou cavidades.
c. **Cirurgia endovascular:** paciente submetido a procedimento terapêutico realizado por acesso percutâneo, via endovascular, com inserção de prótese, exceto *stents*.
d. **Cirurgia endoscópica com penetração de cavidade:** paciente submetido a procedimento terapêutico por via endoscópica, com manipulação de cavidade ou víscera através da mucosa (cirurgias transgástricas e transvaginais, cirurgias urológicas e cirurgias transnasais).

Pacientes submetidos a procedimentos cirúrgicos devem ser acompanhados durante a internação e após a alta, uma vez que 12% a 84% das ISC são diagnosticadas fora do hospital, o que justifica a importância da vigilância após a alta hospitalar. Tudo indica que as taxas de ISC encontradas em estudos com seguimento de egressos são mais fidedignas.

A classificação das infecções cirúrgicas é feita de acordo com os planos anatômicos comprometidos, conforme demonstrado na Figura 12.1, adaptada de Horan (1992).

Na Tabela 12.17 são apresentados os critérios utilizados para diagnóstico de infecção cirúrgica de acordo com essa classificação.

Os sítios específicos de ISC/órgãos e cavidades são apresentados na Tabela 12.18.

A ANVISA publicou os critérios de definição de infecção cirúrgica nos diversos tipos de procedimentos cirúrgicos abordados a seguir.

Infecções em cirurgias endovasculares

Os critérios para definição são descritos a seguir.

Infecção do sítio de entrada

Ocorre nos primeiros 30 dias após a cirurgia e envolve apenas pele e subcutâneo do sítio de inserção percutânea da prótese endovascular. Apresenta pelo menos um dos seguintes achados:

- Drenagem purulenta da incisão superficial.
- Cultura positiva de secreção ou tecido da incisão superficial, obtido assepticamente (não considerar resultados de culturas coletadas por *swab*).

Associado a pelo menos um dos seguintes sinais ou sintomas:

- Dor ou aumento da sensibilidade, edema local, hiperemia ou calor e incisão superficial e deliberadamente aberta pelo cirurgião, *exceto* se a cultura for negativa.
- Diagnóstico de infecção superficial pelo médico assistente.

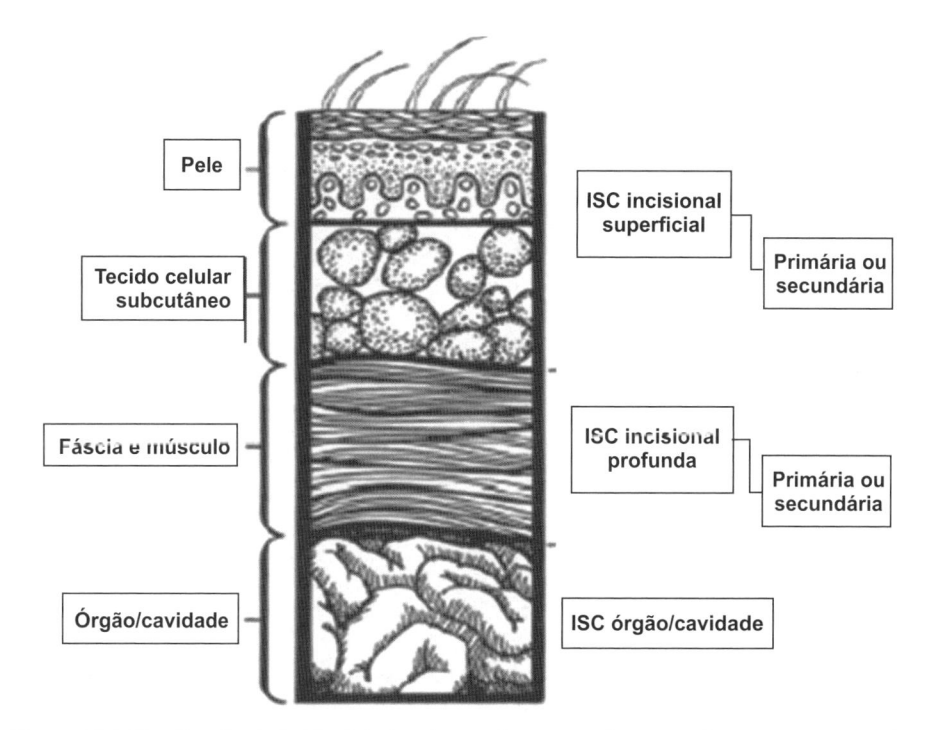

Figura 12.1 Classificação da ferida cirúrgica de acordo com os planos anatômicos comprometidos.

Tabela 12.17 Critérios diagnósticos de infecção cirúrgica

Incisional superficial	Incisional profunda – IP	Órgãos e cavidades – OC
Ocorre nos primeiros 30 dias após a cirurgia e envolve apenas pele e subcutâneo e pelo menos um dos seguintes: Drenagem purulenta da incisão superficial Cultura positiva de secreção ou tecido da incisão superficial, obtido assepticamente (desconsiderar as culturas obtidas por *swab*) Pelo menos um dos seguintes sintomas: dor, calor, rubor, edema local e incisão superficial aberta deliberadamente pelo cirurgião com cultura positiva ou não realizada. A cultura negativa exclui o diagnóstico Diagnóstico de infecção superficial feito pelo médico assistente **Tipos:** *Incisional superficial primária:* identificada na incisão primária em paciente com mais de uma incisão *Incisional superficial secundária:* identificada na incisão secundária em paciente com mais de uma incisão **OBS.:** • Em cirurgia oftalmológica, conjuntivite será definida como infecção incisional superficial • Não notificar mínima inflamação e drenagem de secreção limitada aos pontos de sutura	Ocorre nos primeiros 30 dias após a cirurgia ou até 1 ano, se houver colocação de prótese, e envolve tecidos moles profundos à incisão (fáscia e/ou músculos), com pelo menos um dos seguintes: Drenagem purulenta da incisão profunda, mas não de órgão e cavidade Deiscência espontânea profunda ou incisão feita pelo cirurgião, a cultura é positiva ou não foi realizada e o paciente apresenta pelo menos um dos seguintes sinais ou sintomas: Febre (temperatura ≥ 38°C), dor ou tumefação localizada Abscesso ou outra evidência de infecção envolvendo os planos profundos da ferida, identificada durante exame clínico, reoperação, por exame histopatológico ou de imagem Diagnóstico de infecção incisional profunda feito pelo médico assistente **Tipos:** *Incisional superficial primária:* identificada na incisão primária em paciente com mais de uma incisão *Incisional superficial secundária:* identificada na incisão secundária em paciente com mais de uma incisão	Ocorre nos primeiros 30 dias após a cirurgia ou até 1 ano, se houver colocação de prótese, e envolve qualquer órgão ou cavidade que tenha sido aberta ou manipulada durante a cirurgia com pelo menos um dos seguintes: Secreção purulenta de dreno colocado profundamente (não é necessariamente sinal de ISC) Cultura positiva de secreção ou tecido do órgão/cavidade obtidos assepticamente Abscesso ou outra evidência de infecção envolvendo os planos profundos da ferida, identificados em exame clínico, reoperação, histopatológico ou exame de imagem Diagnóstico de infecção de órgão/cavidade feito pelo médico assistente **OBS.:** • Sinais clínicos (febre, hiperemia, dor, calor, calafrios) ou laboratoriais (leucocitose, aumento de PCR ou de VHS) são inespecíficos, mas podem sugerir infecção • Osteomielite do esterno após cirurgia cardíaca ou endoftalmite são consideradas ISC-OC • Para cirurgias endoscópicas com penetração de cavidade, utilizam-se os mesmos critérios de ISC-OC • Ainda não há critérios que permitam separar infecção ascendente do trato urinário de infecção urinária como secundária de infecção em cirurgia urológica

Prótese: todo corpo estranho implantável (exceto dreno) não derivado de tecido humano.

Se a infecção envolver mais de um plano anatômico, notificar apenas o sítio de maior profundidade.

PCR: proteína C reativa; VHS: velocidade de hemossedimentação; ISC-OC: infecção de sítio cirúrgico – órgão/cavidade.

Infecção da prótese

Inserção percutânea de prótese endovascular até 1 ano após a inserção. Apresenta pelo menos um dos seguintes achados:

- Diagnóstico pelo cirurgião.
- Cultura positiva de secreção periprótese ou fragmento da prótese ou parede vascular.
- Exame histopatológico da parede vascular com evidência de infecção.
- Hemocultura positiva (duas amostras para patógenos da pele ou uma amostra para outros agentes, excluídas outras fontes).
- Evidência de infecção em exames de imagem (ultrassonografia, tomografia computadorizada, ressonância nuclear magnética, cintilografia ou tomografia por emissao de pósitrons [*PETscan*]).
- Êmbolos sépticos à distância, na ausência de outra fonte de infecção.

Tabela 12.18 Sítios específicos de infecção de sítio cirúrgico em órgãos e cavidades e as respectivas siglas

Osteomielite – osso
Mastite ou abscesso de mama– mama
Miocardite ou pericardite – card
Conjuntivite – conj
Espaço do disco – disc
Ouvido, mastoide– ovdo
Endometrite – edmt
Endocardite – endo
Olhos (exceto conjuntivite) – olho
Trato gastrointestinal – tgi
Intra-abdominal, não especificada em outro local – iab
Intracraniana, abscesso cerebral ou dura-máter – ic
Articulação ou bolsa – arti
Outras infecções do trato respiratório inferior – pulm
Mediastinite– med
Meningite ou ventriculite – men
Cavidade oral (boca, língua ou gengivas) – oral
Outras do aparelho reprodutor masculino ou feminino – orep
Outras infecções do trato urinário – oitu
Abscesso medular sem meningite – amed
Sinusite – sinu
Trato respiratório superior – trsu
Infecção arterial ou venosa – vasc
Cúpula vaginal – cupv

- Sinais clínicos e/ou laboratoriais de infecção associados a: fístula da prótese, hemorragia secundária, rompimento da prótese, trombose, fístula para pele com sangramento persistente, fístulas para outros órgãos ou pseudoaneurisma.

OBS.: sinais clínicos (febre, hiperemia, dor, calor, calafrios) ou laboratoriais (leucocitose, aumento de PCR quantitativa ou VHS) são inespecíficos, mas podem sugerir infecção.

Infecções em cirurgias com implantes/próteses

Considera-se produto médico implantável qualquer produto projetado para ser totalmente introduzido no corpo humano ou para substituir uma superfície epitelial ou ocular, por meio da intervenção cirúrgica, e destinado a permanecer no local após a intervenção.

Infecção cardiovascular (vascular/endocardite e vascular/arteriovenoso)
Critérios de infecção em prótese arterial e venosa

Infecção de sítio cirúrgico que ocorre em até 1 ano após implante de prótese arterial e/ou venosa com o paciente apresentando pelo menos um dos seguintes critérios:

- Paciente com crescimento de microrganismo em prótese arterial e/ou venosa removida durante cirurgia e hemocultura não realizada ou sem crescimento microbiano.
- Paciente com evidência de infecção em prótese arterial e/ou venosa diagnosticada durante cirurgia ou por exame histopatológico.
- Paciente apresenta pelo menos um dos seguintes sinais e sintomas sem outra causa reconhecida: febre (>38ºC); dor, eritema ou calor no sítio da cirurgia vascular, e a prótese retirada apresenta secreção purulenta com crescimento microbiano nesse material.
- Presença de abscesso junto à prótese vascular na ultrassonografia ou tomografia computadorizada do sítio cirúrgico e cultura positiva do material obtido por punção asséptica.

Critérios de endocardite em prótese valvar

Infecção que ocorre em até 1 ano após implante da valva cardíaca (biológica ou mecânica) com pelo menos um dos seguintes critérios:

- Paciente tem microrganismo isolado da prótese ou vegetação valvar ou
- Paciente apresenta pelo menos dois dos seguintes sinais ou sintomas sem outra causa reconhecida:
  - Febre (> 38°C).
  - Novo sopro cardíaco ou mudança nas características de sopro anterior.
  - Manifestações cutâneas (p. ex., petéquias), insuficiência cardíaca congestiva ou distúrbio de condução e pelo menos um dos critérios:
  - Microrganismo isolado em duas ou mais hemoculturas.
  - Presença de microrganismo na coloração de Gram da prótese retirada, ainda que a hemocultura seja negativa ou não tenha sido realizada.
  - Infecção na prótese valvar confirmada por exame histopatológico compatível com a presença de leucócitos, fibrina, plaquetas e microrganismos.
  - Evidência de nova vegetação na prótese valvar por ecocardiograma transtorácico ou transesofágico.

Critérios de endocardite relacionada com marca-passo (MP)

Critérios anatomopatológicos:
- Microrganismo demonstrado por cultura ou histologia na vegetação, êmbolo séptico, abscesso intracardíaco ou cabo do marca-passo.

Critérios clínicos: dois critérios maiores ou um maior e três menores:
- **Critérios maiores de endocardite:**
  - Uma hemocultura (HMC) positiva para os seguintes agentes frequentes em endocardite: microrganismos típicos: *Streptococcus viridans*, *S. bovis*, HACEK (sigla que identifica os seguintes microrganismos: *Haemophilus* spp., *Actinobacillus actinomycetemcomitans*, *Cardiobacterium hominis*, *Eikenella corrodens* e *Kingella* spp.), *Staphylococcus aureus* ou enterococo.
  - Hemocultura persistentemente positiva (duas HMC com intervalo de coleta de 12 horas ou três ou mais HMC com intervalo de 1 hora).
- **Evidência de envolvimento do endocárdio:**
  - Ecocardiograma positivo para endocardite (vegetação, abscesso).
  - Massa oscilante no cabo do marca-passo ou em estrutura do endocárdio em contato com o cabo do marca-passo.
  - Abscesso em contato com cabo do marca-passo.
- **Critérios menores de endocardite:**
  - Temperatura > 38°C.
  - Fenômenos vasculares: embolizações arteriais, infarto pulmonar séptico, aneurisma micótico.
  - Hemorragia intracraniana e lesões de Janeway.
  - Fenômenos imunológicos: glomerulonefrite, nódulos de Osler ou manchas de Roth.
  - Ecocardiograma sugestivo de endocardite, mas que não preenche critério maior.
  - Hemocultura positiva, mas que não preenche critério maior.

Definição de infecção da loja do marca-passo definitivo

Infecção que ocorre até 1 ano após implante do marca-passo definitivo com pelo menos um dos seguintes critérios:

- Drenagem purulenta pela incisão cirúrgica.
- Isolamento de microrganismo de tecido ou fluido coletado assepticamente de ferida superficial ou de coleção.
- Pelo menos dois dos seguintes sinais e sintomas: dor, calor, hiperemia em toda loja ou flutuação local.
- Deiscência da ferida operatória e pelo menos um dos seguintes sinais e sintomas: febre (> 38°C), dor, hiperemia de toda loja ou flutuação localizada ou diagnóstico de infecção feito pelo cirurgião ou médico clínico.

Infecções em implante mamário

A cirurgia para implante mamário é a terceira cirurgia plástica mais frequente, após a de nariz e a lipoaspiração. Como o posicionamento do implante mamário é retroglandular ou retromuscular, as infecções de sítio cirúrgico podem ser classificadas em ISC incisional superficial, profunda e de órgão e cavidade, abscesso mamário ou mastite.

Infecção de sítio cirúrgico após implante mamário incisional superficial

- Ocorre dentro de 30 dias após o procedimento e envolve apenas pele e tecido celular subcutâneo da incisão e pelo menos um dos seguintes sinais e sintomas:
  - Secreção purulenta da incisão superficial.
  - Agente isolado por método asséptico de cultura de secreção ou tecido da incisão superficial (cultura de *swab* de secreção é aceita como diagnóstico) e pelo menos um dos sinais e sintomas de infecção: dor, calor, rubor, tumefação localizada e acompanhada de abertura da incisão superficial pelo cirurgião com coleta de material e cultura positiva. Se a cultura for negativa, reavaliar o diagnóstico.
  - Diagnóstico de infecção incisional superficial feito pelo médico assistente:
    - **Incisional superficial primária:** identificada na incisão primária em paciente com mais de uma incisão.
    - **Incisional superficial secundária:** identificada na incisão secundária em paciente com mais de uma incisão.

Infecção de sítio cirúrgico após implante mamário incisional profundo

- Ocorre dentro de 30 dias após o procedimento até 1 ano após a inserção do implante, e a infecção pode estar relacionada com o procedimento cirúrgico, envolvendo tecidos profundos da incisão, como fáscia e musculatura, e pelo menos um dos seguintes sinais e sintomas:
  - Secreção purulenta da incisão profunda não originada de órgão/cavidade.
  - Deiscência espontânea profunda ou incisão aberta pelo cirurgião e com cultura positiva, quando o paciente apresentar pelo menos um dos sinais e sintomas: febre > 38°C, dor ou tumefação localizada.
  - Abscesso ou outra evidência de infecção envolvendo tecidos profundos durante exame direto, reoperação ou exame histopatológico.
  - Diagnóstico de infecção incisional profunda feito pelo médico assistente.

Infecção de sítio cirúrgico após implante mamário em órgão/cavidade

- Ocorre dentro de 30 dias após o procedimento e até 1 ano após a inserção do implante, e a infecção deve estar relacionada com procedimento cirúrgico e envolver qualquer parte do corpo, excluindo pele da incisão, fáscia e musculatura que é aberta durante a manipulação cirúrgica e pelo menos um dos seguintes sinais e sintomas:
  - Secreção purulenta de um dreno que é colocado cirurgicamente abaixo da fáscia muscular.
  - Microrganismo isolado de cultura obtido de maneira asséptica de fluido ou tecido de órgão/cavidade.

- Abscesso ou outra evidência de infecção envolvendo tecidos profundos abaixo da fáscia durante exame direto, reoperação ou exame histopatológico.
- Diagnóstico de infecção feito pelo cirurgião ou clínico que acompanha o paciente.

Abscesso mamário ou mastite

O diagnóstico de abscesso mamário ou mastite deve preencher pelo menos um dos critérios a seguir:

- Paciente com cultura positiva do tecido mamário afetado ou fluido obtido por incisão e drenagem ou aspiração por agulha.
- Paciente tem abscesso mamário ou outra evidência de infecção visualizada durante o ato cirúrgico, ou exame histopatológico, ou por meio de imagem (ecografia ou tomografia computadorizada da mama).
- Paciente tem febre (> 38°C) e sinais de inflamação local da mama.
- Diagnóstico clínico de abscesso feito pelo médico assistente.
- Diagnóstico de infecção feito pelo médico assistente.

Infecções em neurocirurgia
Infecções em derivações do sistema nervoso central e outros dispositivos

As infecções em derivações do sistema nervoso central são classificadas de acordo com o sítio de infecção nesse sistema. As derivações para drenagem de líquido cefalorraquidiano (LCR) são os implantes mais frequentes em neurocirurgia, sendo indicadas em casos de hidrocefalia, em cistos intracranianos ou em espaço subaracnóideo lombar. As porções terminais da derivação podem ser internas ou externas, conforme descrito a seguir:

- **Derivações internas:** mais frequentemente drenadas para o peritônio (ventriculoperitoneal) ou para o espaço vascular (ventriculoatrial).
- **Derivações externas:** dispositivos temporários utilizados para monitorizar a pressão intracraniana ou para administração de antibioticoterapia.

As infecções do sistema nervoso central são:

- Meningite ou ventriculite.
- Infecção intracraniana: abscesso cerebral, infecção subdural ou epidural e encefalite.
- Abscesso espinhal sem meningite.

As Figuras 12.2 a 12.4 apresentam os algoritmos elaborados pela ANVISA com os critérios diagnósticos de infecções do sistema nervoso central.

Infecções em ortopedia
Osteomielite

Deve preencher pelo menos um dos critérios:

- Cultura e identificação do patógeno no tecido ósseo.
- Evidência de osteomielite (OM) no exame direto do osso durante cirurgia ou exame histopatológico.

O paciente apresenta pelo menos dois dos seguintes sinais e sintomas sem outra causa reconhecível: febre > 38°C, tumefação, rubor, calor localizado ou drenagem do sítio suspeito de infecção óssea e pelo menos um dos seguintes critérios:

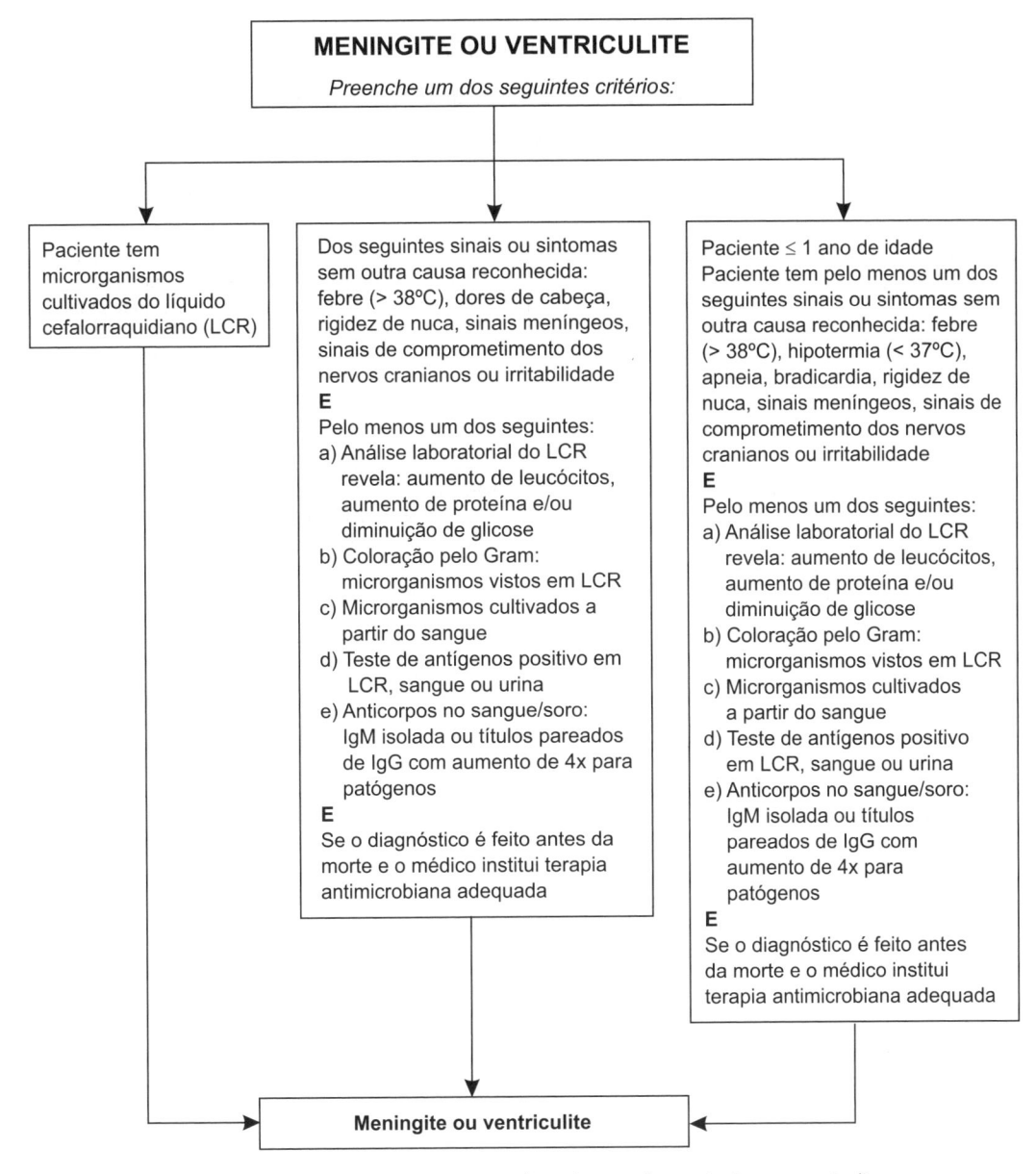

Figura 12.2 Algoritmo com os critérios diagnósticos de meningite ou ventriculite.

- Microrganismos identificados no sangue/teste sanguíneo positivo para antígenos (*Haemophilus influenzae, S. pneumoniae*) ou
- Evidência radiológica de infecção (radiografia, tomografia axial computadorizada, ressonância nuclear magnética, cintilografia, entre outros).

Articulação ou bursa – pioartrite ou bursite

Deve preencher pelo menos um dos seguintes critérios:

- Cultura e identificação de agente infeccioso no líquido articular ou biópsia sinovial.
- Evidência de pioartrite ou bursite no exame direto durante cirurgia ou exame histopatológico.

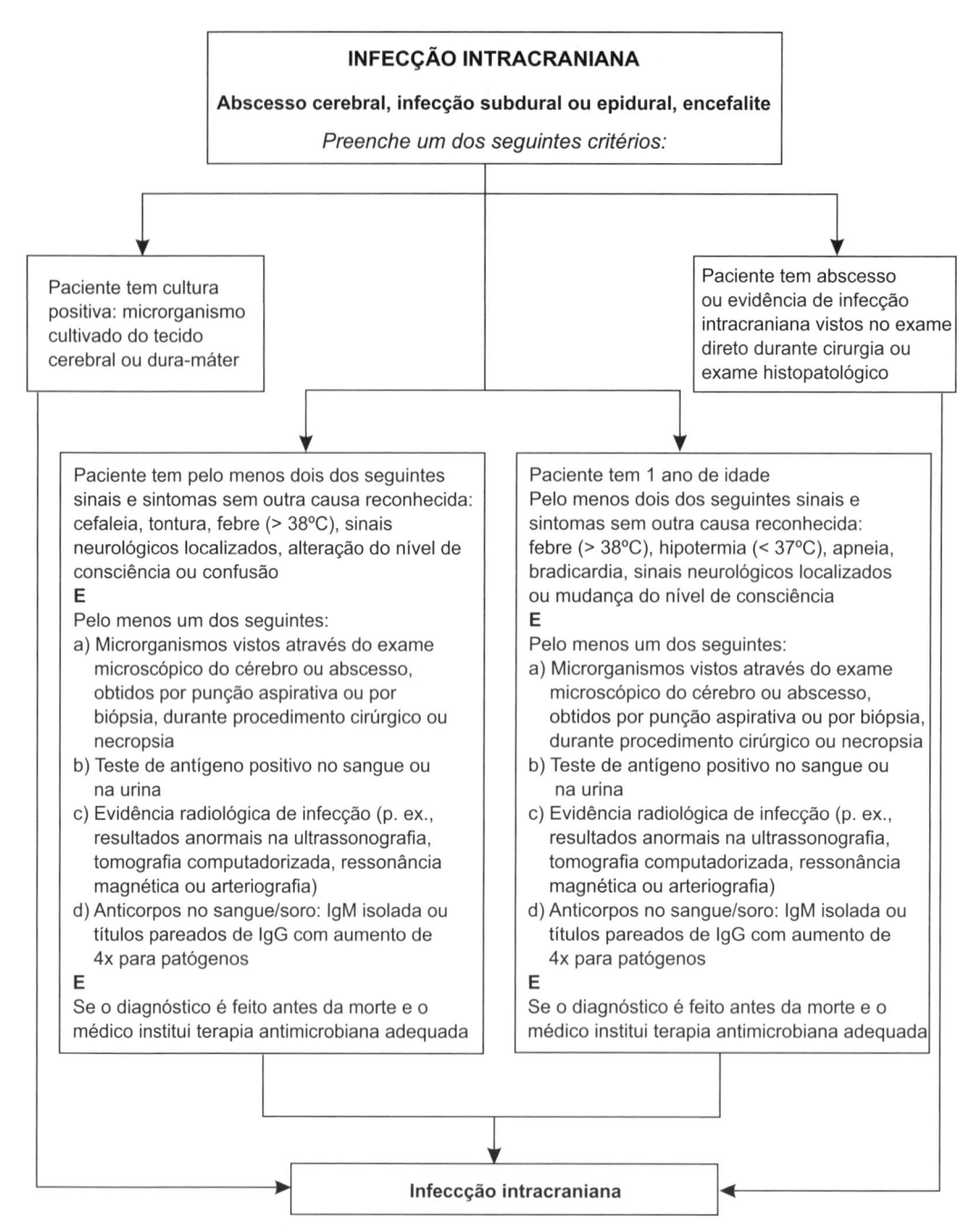

Figura 12.3 Algoritmo com os critérios diagnósticos de infecção intracraniana.

O paciente apresenta pelo menos dois dos seguintes sinais e sintomas sem outra causa reconhe-cível: dor articular, tumefação, rubor, calor localizado, evidência de derrame articular ou limitação de movimentação e pelo menos um dos seguintes critérios:

■ Microrganismos e leucócitos identificados durante exame direto e coloração pelo Gram do líqui-do articular.

■ Teste antígeno-positivo em sangue, urina ou líquido articular.

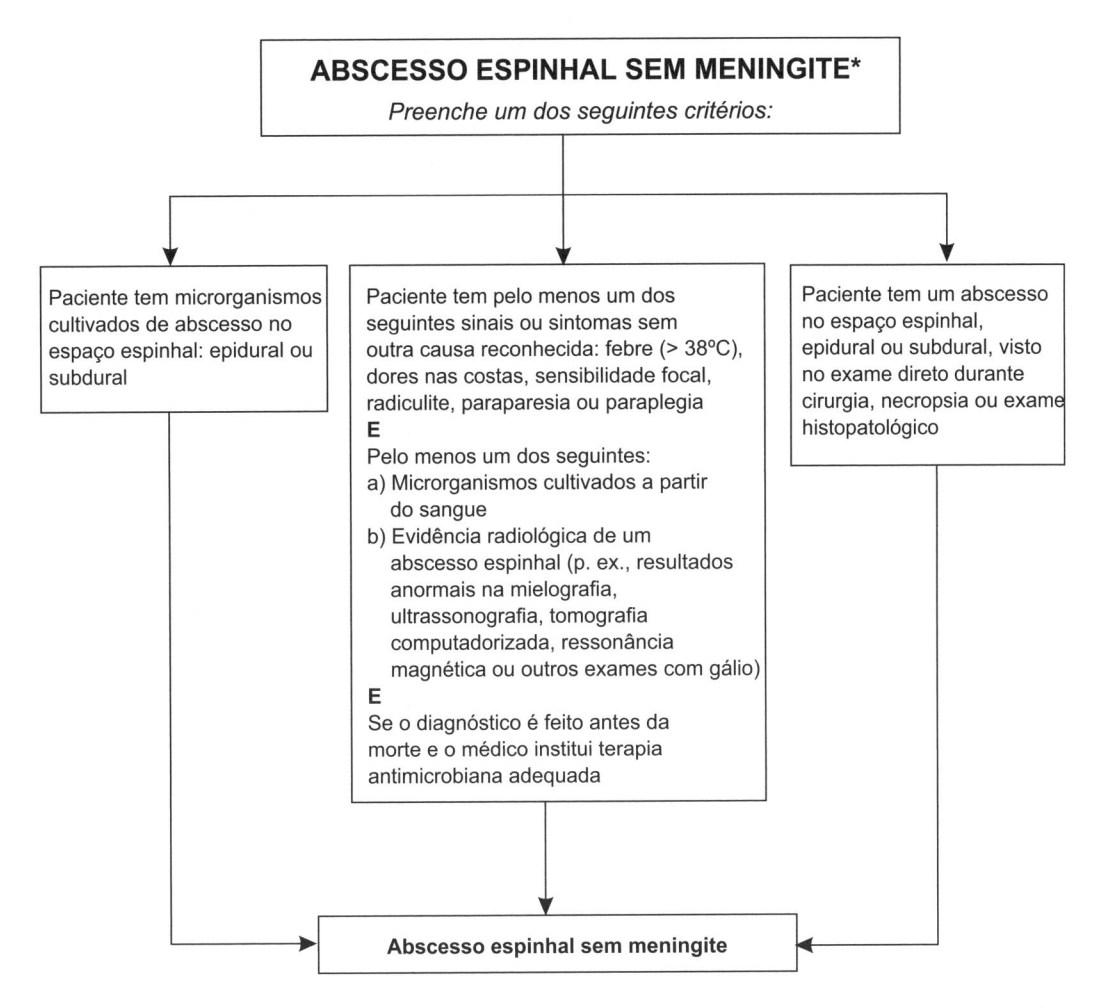

(*Inclui abscessos dos espaços epidural ou subdural sem envolvimento do LCR ou estruturas ósseas adjacentes.)

Figura 12.4 Algoritmo com os critérios diagnósticos de abscesso espinhal sem meningite.

- Perfil celular e bioquímico do líquido articular compatível com infecção e não explicado por doença reumatológica de base.
- Evidência radiológica de infecção (radiografia, tomografia axial computadorizada, ressonância nuclear magnética, cintilografia, entre outros).

Infecção em disco intervertebral

Deve preencher pelo menos um dos seguintes critérios:

- Cultura e identificação de agente no tecido de disco intervertebral obtido durante procedimento cirúrgico ou por meio de aspiração por agulha.
- Evidência de infecção no disco intervertebral no exame direto durante cirurgia ou exame histopatológico.
- Febre (> 38°C) sem outra causa reconhecível ou dor no disco intervertebral comprometido e evidência radiológica de infecção (radiografia, tomografia axial computadorizada, ressonância nuclear magnética, cintilografia, entre outros).
- Febre > 38°C sem outra causa reconhecível e teste do antígeno positivo no sangue e na urina (*H. influenzae, S. pneumoniae, Neisseria meningitidis* ou *Streptococcus* do grupo B).

Convém ressaltar a importância dos eventos adversos assistenciais, particularmente os infecciosos, pois constituem causa relevante de morbidade, mortalidade e aumento dos custos com a assistência. Compete às comissões/serviços de controle de infecção hospitalar a elaboração de um programa de controle de infecções que contenha ações sistematizadas visando à máxima redução dessas infecções. Dentre essas ações, a intervenção educacional se configura como uma das mais importantes. A educação constitui a principal ferramenta para prevenção e controle dos eventos assistenciais.

Referências

Brasil. Ministério da Saúde. Agência Nacional de Vigilância Sanitária. Resolução RDC 36, de 25 de julho de 2013, Brasília, 2013.

Brasil. Ministério da Saúde. Agência Nacional de Vigilância Sanitária – ANVISA. Série 2/2013. Segurança do Paciente e Qualidade em Serviços de Saúde.

Brasil. Ministério da Saúde. Agência Nacional de Vigilância Sanitária – ANVISA. Série 3/2013. Segurança do paciente e qualidade em serviços de saúde. Critérios diagnósticos de infecção relacionada à assistência à saúde – Neonatologia. Brasília, 2013.

Brasil. Ministério da Saúde. Agência Nacional de Vigilância Sanitária. Sítio Cirúrgico – Critérios Nacionais de Infecções Relacionadas à Assistência à Saúde. Brasília, 2009.

Brasil. Ministério da Saúde. Agência Nacional de Vigilância Sanitária. Resolução de Diretoria Colegiada 185, de 22 de outubro de 2012, Brasília, 2012.

Brasil. Ministério da Saúde. Portaria 196, de 24 de junho de 1983. Brasília: Diário Oficial da União, 1983.

Brasil. Ministério da Saúde. Portaria 2.616, de 12 de maio de 1998. Brasília: Diário Oficial da União, 1998.

Calil R. Definições e vigilância de infecções relacionadas à assistência à saúde (IRAS) em neonatologia. In: Richtmann R (Org.) Diagnóstico e prevenção de IRAS em neonatologia. São Paulo: APECIH – Associação Paulista de Estudos e Controle de Infecção Hospitalar, 2011:17-44.

Cárcamo Quezada C. Los eventos adversos: ¿objetivos o consensuados? Adverse events: objective or by consensus?/Os eventos adversos: objetivos ou consensos? Acta bioeth nov. 2012; 18(2):231-5.

Dudeck MA et al. National Healthcare Safety Network (NHSN) report, data summary for 2012, Device-associated module. Am J Infect Control 2013; 41:1.148-66.

Estados Unidos. CDC/NHSN. National Healthcare Safety Network (NHSN). Disponível em: www.cdc.gov/nhsn/pdfs/pscmanual/pcsmanual_current.pdf. Acesso em: 08 dez 2015.

Garner JS, Jarvis WR, Emori TG, Horan TC, Hughes JM. CDC definitions for nosocomial infections, 1988. Am J Infect Control 1988; 16:128-40.

Horan TC, Andrus M, Dudeck MA. CDC/NHSN surveillance definition of health care associated infection and criteria for specific types of infections in the acute care setting. Am Infect Control 2008; 36(5):309-32.

Horan TC, Gaynes RP, Martone WJ, Jarvis WR, Emori TG. CDC definitions of nosocomial surgical site infections, 1992: A modification of CDC definitions of surgical wound infections. Am J Infect Control 1992; 20: 271-4.

Mangram AJ, Horan TC, Pearson ML, Silver LC, Jarvis WR. Guideline for prevention of surgical site infection, 1999. Centers for Disease Control and Prevention (CDC) Hospital Infection Control Practices Advisory Committee. Am J Infect Control 1999; 27:97-132.

Martins MA, França E, Matos JC, Goulart EMA. Vigilância pós-alta das infecções de sítio cirúrgico em crianças e adolescentes em um hospital universitário de Belo Horizonte, Minas Gerais, Brasil. Cad Saúde Pública 2008; 24(5):1033-41.

Martins MA, Rezende EM. O processo educativo no controle de infecções relacionadas à assistência à saúde. In: Armond GA (Org.) Epidemiologia, prevenção e controle de infecções relacionadas à assistência à saúde. Belo Horizonte: Coopmed, 2013:11-21.

Pedrosa TMG, Couto RC. Vigilância de eventos adversos no controle de infecções relacionadas à assistência à saúde. In: Armond GA (Org.) Epidemiologia, prevenção e controle de infecções relacionadas à assistência à saúde. Belo Horizonte: Coopmed, 2013:97-112.

Souza RFF. Estudo exploratório das iniciativas acerca da segurança do paciente em hospitais do Rio de Janeiro/Exploratory study about patient safety imitiatives in hospitals of Rio de Janeiro [dissertação]. Rio de Janeiro: Universidade do Estado do Rio de Janeiro, 2014.

Ventura CMU, Alves JGB, Meneses JA. Eventos adversos em Unidade de Terapia Intensiva Neonatal. Rev Bras Enferm, Brasília, 2012 jan-fev; 65(1):49-55.

Watcher RM. Compreendendo a segurança do paciente. 2. ed. São Paulo: Artmed, 2013.

PARTE B

Critérios para o Diagnóstico de Eventos Adversos Infecciosos Adotados pelo CDC/NHSN*

Tania Moreira Grillo Pedrosa

DEFINIÇÃO DE INFECÇÃO RELACIONADA COM A ASSISTÊNCIA

O Centro de Controle e Prevenção de Doenças/NHSN* (CDC/NHSN – EUA) define como infecção relacionada com a assistência (IRA) aquela que não está presente nem incubando à admissão na instituição de assistência à saúde (*present on admission* – POA).

O diagnóstico da presença e da localização (sítio de infecção) da IRA é dado por um conjunto de dados clínicos e laboratoriais. Os sítios primários e secundários encontram-se descritos na Tabela 12.19.

De acordo com os critérios do CDC/NHSN 2014, os seguintes requisitos gerais devem ser observados para se caracterizar, ou não, o evento clínico como IRA:

1. Todos os elementos que compõem o(s) critério(s) diagnóstico(s) devem estar presentes em conjunto no ou a partir do terceiro dia de internação no hospital (sendo D1 o dia da admissão).
2. Os elementos devem se manifestar, no máximo, em intervalos de tempo de 1 dia entre eles.
3. Se todos os elementos dos critérios diagnósticos estão presentes até o D2 da transferência do paciente para outra unidade ou instituição, a infecção deve ser atribuída ao local de origem.
4. Da mesma maneira, se todos os elementos dos critérios diagnósticos estão presentes até o D2 da alta, a infecção deve ser atribuída ao local da alta (ou seja, se os elementos dos critérios diagnósticos surgirem a partir do terceiro dia da alta, o evento não deve ser mais considerado como IRA – esta definição não se aplica à infecção de sítio cirúrgico, evento associado à ventilação mecânica, nem a evento identificado pelo laboratório).
5. Para certos tipos de infecção, o diagnóstico por um médico ou cirurgião, originado da observação direta durante procedimento invasivo, exame endoscópico, outros estudos de diagnóstico ou avaliação clínica, pode ser um critério aceitável para IRA, a menos que existam provas convincentes do contrário. Por exemplo, um dos critérios para infecção de sítio cirúrgico é "diagnóstico médico ou do cirurgião". Entretanto, a menos que indicado explicitamente, o diagnóstico médico não é, isoladamente, um critério aceitável para qualquer tipo específico de IRA.
6. As infecções em recém-nascidos que resultam da passagem pelo canal do parto são consideradas IRA.
7. As seguintes infecções *não são consideradas* relacionadas com a assistência:
   a. Infecções associadas a complicações ou extensão de infecções já presentes à admissão do paciente, a menos que ocorram mudanças no patógeno ou sintomas que sugiram fortemente a aquisição de nova infecção.
   b. Infecções em recém-nascidos que foram adquiridas através da placenta (p. ex., herpes simples, toxoplasmose, rubéola, citomegalovírus ou sífilis) e se tornam evidentes no dia do nascimento ou no dia seguinte.
   c. A reativação de infecção latente (p. ex., herpes zoster, herpes simples, sífilis ou tuberculose).

---

*NHSN – National Healthcare Safety Network.

Tabela 12.19 Sítios primários e secundários – critérios diagnósticos – NHSN/CDC 2014

SÍTIO DE INFECÇÃO
1   **CORRENTE SANGUÍNEA – ICS**
ICSLC – INFECÇÃO DA CORRENTE SANGUÍNEA LABORATORIALMENTE CONFIRMADA (LCBI)
ICSLC-LBM – INFECÇÃO DA CORRENTE SANGUÍNEA LABORATORIALMENTE CONFIRMADA ASSOCIADA A LESÃO DE BARREIRA MUCOSA
2   **EVENTO ASSOCIADO À VENTILAÇÃO MECÂNICA – EAV**
CAV – CONDIÇÃO ASSOCIADA À VENTILAÇÃO MECÂNICA
ICAV – INFECÇÃO RELACIONADA COM A CONDIÇÃO ASSOCIADA À VENTILAÇÃO MECÂNICA
POSSÍVEL VAP – POSSÍVEL PNEUMONIA ASSOCIADA À VENTILAÇÃO MECÂNICA
PROVÁVEL PAV – PROVÁVEL PNEUMONIA ASSOCIADA À VENTILAÇÃO MECÂNICA
3   **OLHO, OUVIDO, NARIZ, GARGANTA OU BOCA – OONGB**
CONJ – CONJUNTIVITE
OU – INFECÇÃO DE OUVIDO OU MASTOIDE
OLHO – INFECÇÃO DO OLHO QUE NÃO CONJUNTIVITE
ORAL – INFECÇÃO DA CAVIDADE ORAL (BOCA, LÍNGUA OU GENGIVAS)
SINU – SINUSITE
ITRS – INFECÇÃO DO TRATO RESPIRATÓRIO SUPERIOR (FARINGITE, LARINGITE, EPIGLOTITE)
4   **ÓSSEA E ARTICULAR – OS**
OSSO – OSTEOMIELITE
DISC – INFECÇÃO NO ESPAÇO INTERVERTEBRAL
JNT – INFECÇÃO DA ARTICULAÇÃO OU DA BOLSA SINOVIAL (BURSA)
SÍTIO DE INFECÇÃO
PA – INFECÇÃO DE PRÓTESE ARTICULAR
5   **PELE E PARTES MOLES – PPM**
MAST – MASTITE OU ABSCESSO DE MAMA
QUEI – INFECÇÃO DE QUEIMADURA
CIRC – INFECÇÃO EM CIRCUNCISÃO DO RECÉM-NASCIDO
DECU – INFECÇÃO DE ÚLCERA DE DECÚBITO, INCLUINDO TANTO INFECÇÕES SUPERFICIAIS COMO PROFUNDAS
IMP – IMPETIGO
PELE – INFECÇÃO DA PELE
PM – INFECÇÃO DOS TECIDOS MOLES (FASCIITE NECROSANTE, GANGRENA INFECCIOSA, CELULITE NECROSANTE, MIOSITE INFECCIOSA, LINFADENITE OU LINFANGITE)
ONF – ONFALITE
6   **PNEUMONIA – PNEU**
PNEUMONIA CLINICAMENTE DEFINIDA (PNU1)
PNEUMONIA COM ACHADOS LABORATORIAIS ESPECÍFICOS (PNU2)
PNEUMONIA EM PACIENTES IMUNOCOMPROMETIDOS (PNU3)
7   **SISTEMA CARDIOVASCULAR – SCV**
CARD – MIOCARDITE OU PERICARDITE
ENDO – ENDOCARDITE
MED – MEDIASTINITE
VASC – INFECÇÃO ARTERIAL OU VENOSA
8   **SISTEMA NERVOSO CENTRAL – SNC**
9   IC – INFECÇÃO INTRACRANIANA (ABSCESSO CEREBRAL, INFECÇÃO SUBDURAL OU EPIDURAL, ENCEFALITE)
MEN – MENINGITE OU VENTRICULITE

(continua)

Tabela 12.19 Sítios primários e secundários – critérios diagnósticos – NHSN/CDC 2014 (*continuação*)

	SÍTIO DE INFECÇÃO
8	AS – ABSCESSO ESPINHAL SEM MENINGITE
9	**SISTÊMICA – SIS**
	ID – INFECÇÃO DISSEMINADA
10	**SÍTIO CIRÚRGICO – ISC**
	ISC/PPROF – INFECÇÃO PRIMÁRIA PROFUNDA DE SÍTIO CIRÚRGICO
	ISC/SPROF – INFECÇÃO SECUNDÁRIA PROFUNDA DE SÍTIO CIRÚRGICO
	SÍTIO DE INFECÇÃO
	ISC/ORCAV – INFECÇÃO DE SÍTIO CIRÚRGICO DE ÓRGÃO OU CAVIDADE SÍTIO-ESPECÍFICA
	ISC/PSUP – INFECÇÃO PRIMÁRIA SUPERFICIAL DE SÍTIO CIRÚRGICO
	ISC/SSUP - INFECÇÃO SECUNDÁRIA SUPERFICIAL DE SÍTIO CIRÚRGICO
11	**TRATO GASTROINTESTINAL – TGI**
	GE – GASTROENTERITE
	TGI – GASTROINTESTINAL
	HEP – HEPATITE
	IAB – INFECÇÃO INTRA-ABDOMINAL NÃO ESPECIFICADA EM OUTRO LOCAL
	EM – ENTEROCOLITE NECROSANTE
12	**TRATO REPRODUTIVO – REPR**
	END – ENDOMETRITE
	EPIS – INFECÇÃO DA EPISIOTOMIA
	OITR – OUTRAS INFECÇÕES DO TRATO REPRODUTIVO MASCULINO OU FEMININO
	CUPV – INFECÇÃO DA CÚPULA VAGINAL
13	**TRATO RESPIRATÓRIO INFERIOR SEM PNEUMONIA – ITRI**
	BRON – BRONQUITE, TRAQUEOBRONQUITE, BRONQUIOLITE, TRAQUEÍTE, SEM EVIDÊNCIA DE PNEUMONIA
	PUL – OUTRAS INFECÇÕES DO TRATO RESPIRATÓRIO INFERIOR
14	**TRATO URINÁRIO – ITU**
	IATU – INFECÇÃO ASSINTOMÁTICA DO TRATO URINÁRIO BACTERIÊMICA
	OITU – OUTRAS INFECÇÕES DO TRATO URINÁRIO (RIM, URETER, BEXIGA, URETRA, OU TECIDO EM TORNO DO RETROPERITÔNIO OU ESPAÇO PERINEFRÉTICO)
	ISTU – INFECÇÃO SINTOMÁTICA DO TRATO URINÁRIO

8. As seguintes condições *não* são infecções:
   a. Colonização, que significa a presença de microrganismos na pele, nas mucosas, em feridas abertas ou nas excreções ou secreções, mas que não estão provocando sinais clínicos adversos ou sintomas.
   b. Inflamação que resulta da resposta do tecido à lesão ou da estimulação por agentes não infecciosos, como produtos químicos.

No documento publicado pelo CDC/NHSN em 2013 e atualizado em 2014 (*CDC/NHSN Surveillance Definitions for Specific Types of Infections, 2014*) foram introduzidos novos conceitos:

1. Evento associado à ventilação mecânica:
   • Condição associada à ventilação mecânica (CAV): refere-se ao paciente em ventilação mecânica (VM) por pelo menos 2 dias que vem evoluindo com parâmetros ventilatórios (FiO_2 ou PEEP) estáveis ou decrescentes, e a partir do ou após o D3 de VM esses parâmetros começam a piorar (valores crescentes em relação aos de base).

- Infecção relacionada com condição associada à ventilação mecânica (ICAV): refere-se ao paciente que preenche critérios para CAV e que passa a apresentar sinais e sintomas sugestivos de infecção (hiper ou hipotermia, ou leucocitose ou leucopenia, e se inicia um novo agente antimicrobiano, que é mantido por, pelo menos, 4 dias).
- O paciente preenche critérios para ICAV e pode ter seu evento infeccioso definido como:
  – Possível pneumonia associada à ventilação mecânica (possível PAV).
  – Provável pneumonia associada à ventilação mecânica (provável PAV).

2. Conceito de "organismo correspondente" para classificação de hemocultura positiva como infecção secundária da corrente sanguínea (não aplicável aos eventos associados à VM) ou como representativa de infecção primária sanguínea (associada ou não a cateter vascular central).

3. Infecção primária de corrente sanguínea laboratorialmente confirmada, associada à lesão de barreira mucosa: refere-se ao paciente receptor alogênico de transplante de células-tronco hematopoéticas ou paciente neutropênico (definido como contagem absoluta de neutrófilos ou contagem total de leucócitos < 500 células/mm³), com hemocultura positiva para organismos intestinais, sem outro sítio de infecção evidente.

4. Passa a considerar infecção profunda ou de órgão/cavidade de sítio cirúrgico aquela que se manifesta em até 90 dias após a data de realização de um conjunto específico de procedimentos cirúrgicos:
   - *Bypass* vascular periférico
   - Cirurgia cardíaca
   - Cirurgia da mama
   - Cirurgia de marca-passo
   - Craniotomia
   - Fusão espinhal
   - Herniorrafia
   - Prótese de joelho
   - Prótese de quadril
   - Redução aberta de fraturas
   - Refusão espinhal
   - Revascularização miocárdica apenas com incisão torácica
   - Revascularização miocárdica com incisão torácica e no sítio doador
   - *Shunt* ventricular

5. Evento identificado pelo laboratório (LabID): refere-se a dados de testes laboratoriais que podem ser utilizados para diagnóstico de IRA sem a avaliação clínica do paciente, servindo como traçadores para infecções por microrganismos multidroga-resistentes e infecção pelo *Clostridium difficile*.

Infecção de corrente sanguínea – ICS

ICSLC – Infecção da corrente sanguínea laboratorialmente confirmada (LCBI)

Deve preencher um dos seguintes critérios:

- **Critério 1:** o paciente tem patógeno identificado em uma ou mais hemoculturas e o microrganismo obtido de hemocultura não está relacionado com infecção em outro sítio.
- **Critério 2:** o paciente tem pelo menos um dos seguintes sinais e sintomas: febre (> 38°C), calafrios ou hipotensão, e sinais, sintomas e resultados laboratoriais positivos não estão relacionados com infecção em outro sítio, e duas ou mais hemoculturas coletadas em ocasiões separadas são positivas para germes habituais de pele (ou seja, difteroides [*Corynebacterium* spp.], *Bacillus* spp. [não *B. anthracis*], *Propionibacterium* spp., estafilococo coagulase-negativo [incluindo *S. epidermidis*], estreptococos do grupo *viridans*, *Aerococcus* spp., *Micrococcus* spp.).

- **Critério 3:** o paciente ≤ 1 ano de idade tem, pelo menos, um dos seguintes sinais e sintomas: febre (> 38°C retal), hipotermia (< 37°C retal), apneia ou bradicardia, e sinais, sintomas e resultados laboratoriais positivos não estão relacionados com infecção em outro sítio, e duas ou mais hemoculturas coletadas em ocasiões separadas são positivas para germes habituais de pele (ou seja, difteroides [*Corynebacterium* spp.], *Bacillus* spp. [não *B. anthracis*], *Propionibacterium* spp., estafilococo coagulase-negativo [incluindo *S. epidermidis*], estreptococos do grupo *viridans*, *Aerococcus* spp., *Micrococcus* spp.).

ICSLC-LBM – Infecção da corrente sanguínea laboratorialmente confirmada associada à lesão de barreira mucosa

Ao relatar uma ICSLC (LCBI), é opcional indicar se o critério de ICSLC-LBM (MBI-LCBI) foi cumprido. No entanto, toda infecção da corrente sanguínea associada a cateter venoso central, se LCBI ou MBI-LCBI, deve ser reportada.

Deve preencher um dos seguintes critérios:

- **Critério 1:** o paciente, de qualquer idade, preenche o critério 1 para ICSLC (LCBI) com pelo menos uma hemocultura positiva para qualquer um dos seguintes microrganismos intestinais sem outros microrganismos isolados: *Bacteroides* spp., *Candida* spp., *Clostridium* spp., *Enterococcus* spp., *Fusobacterium* spp., *Peptostreptococcus* spp., *Prevotella* spp., *Veillonella* spp., ou gênero Enterobacteriaceae (*Citrobacter, Enterobacter, Escherichia, Klebsiella, Proteus, Providencia, Salmonella, Serratia, Shigella, Yersinia*), e o paciente preenche pelo menos um dos seguintes:
  - É receptor alogênico de transplante de células-tronco hematopoéticas realizado no ano anterior, com um dos seguintes critérios documentados durante a mesma internação em que a hemocultura foi positiva:
    - Doença do enxerto contra hospedeiro do trato gastrointestinal graus III ou IV (GVHD GI).
    - Diarreia ≥ 1 litro em 24 horas (ou ≥ 20mL/kg em 24 horas para pacientes < 18 anos de idade), com início em até 7 dias antes da data em que a hemocultura positiva foi coletada.
  - É neutropênico, definido como contagem absoluta de neutrófilos ou contagem total de leucócitos < 500 células/mm³ em 2 dias diferentes, coletados em até 3 dias antes da data em que a hemocultura positiva foi coletada (Dia 1) (veja a Tabela 12.20).
- **Critério 2:** o paciente, de qualquer idade, preenche o critério 2 para ICSLC (LCBI) com hemoculturas positivas apenas para estreptococos do grupo *viridans*, sem outros microrganismos isolados, e paciente preenche pelo menos um dos seguintes:
  - É receptor alogênico de transplante de células-tronco hematopoéticas no ano anterior, com um dos seguintes critérios documentados durante a mesma internação em que a hemocultura foi positiva:
    - Doença do enxerto contra hospedeiro do trato gastrointestinal graus III ou IV (GVHD GI).
    - Diarreia ≥ 1 litro em 24 horas (ou ≥ 20mL/kg em 24 horas para pacientes < 18 anos de idade), com início em até 7 dias antes da data em que a hemocultura positiva foi coletada.
  - É neutropênico, definido como contagem absoluta de neutrófilos ou contagem total de leucócitos < 500 células/mm³ em 2 dias diferentes, coletados em até 3 dias antes da data em que a hemocultura positiva foi coletada (Dia 1) (veja a Tabela 12.20).
- **Critério 3:** o paciente com ≤ 1 ano de idade preenche o critério 3 para ICSLC (LCBI) com hemoculturas positivas apenas para estreptococos do grupo *viridans*, sem outros microrganismos isolados, e o paciente preenche pelo menos um dos seguintes:
  - É receptor alogênico de transplante de células-tronco hematopoéticas realizado no ano anterior, com um dos seguintes critérios documentados durante a mesma internação em que a hemocultura foi positiva:
    - Doença do enxerto contra hospedeiro do trato gastrointestinal grau III ou IV (GVHD GI).

Tabela 12.20 Exemplos que ilustram os critérios de ICSLC-LBM (MBI-LCBI) para neutropenia

		DIA – 7	DIA – 6	DIA – 5	DIA – 4	DIA – 3	DIA – 2	DIA – 1	DIA 1*	DIA 2
Paciente A[1]	Leucócito total	100	800	400	300	NR	NR	320	400 1 amostra de HC+ com *Candida* spp.	230
Paciente B[2]	Neutrófilo total	NR	410	130	NR	NR	120	110	NR 2 amostras de HC+ com estrep. do grupo *viridans* e febre > 38°C	111

NR: não realizado; HC+: hemocultura positiva.

*Dia em que a hemocultura positiva foi coletada.

[1] O paciente A preenche o critério 1 de ICSLC-LBM (MBI-LCBI), subcritério 2: hemocultura positiva com microrganismo intestinal (*Candida* spp.) e neutropenia (2 dias diferentes com leucócito total < 500 células/mm³ ocorrendo na data em que a hemocultura positiva foi coletada [Dia 1, valor = 400] ou em até 3 dias antes dessa data [neste caso, o dia antes ou no dia –1, valor = 320]).

[2] O paciente B preenche o critério 2 de ICSLC-LBM (MBI-LCBI), subcritério 2: pelo menos duas hemoculturas positivas com estreptococos do grupo *viridans* e febre > 38°C e neutropenia (2 dias diferentes com neutrófilo total < 500 células/mm³ ocorrendo na data em que a hemocultura positiva foi coletada [Dia 1] ou em até 3 dias antes dessa data [neste caso, os 2 dias antes ou dias –1 e –2; valores = 110 e 120]).

- Diarreia ≥ 20mL/kg em 24 horas, com início em até 7 dias antes da data em que a hemocultura positiva foi coletada.
- É neutropênico, definido como contagem absoluta de neutrófilos ou contagem total de leucócitos < 500 células/mm³ em 2 dias diferentes, coletados em até 3 dias antes da data em que a hemocultura positiva foi coletada (Dia 1) (veja a Tabela 12.20).

Notas:

1. No critério 1 de ICSLC (LCBI), a expressão "uma ou mais hemoculturas" significa que pelo menos uma amostra de sangue coletada é identificada pelo laboratório com o crescimento de pelo menos um organismo (p. ex., hemocultura positiva).
2. No critério 1 de ICSLC (LCBI), a expressão "patógeno identificado" não deve incluir organismos considerados germes habituais de pele (veja critérios 2 e 3 para lista de germes habituais da pele). Alguns "patógenos identificados" são *S. aureus*, *Enterococcus* spp., *E. coli*, *Pseudomonas* spp., *Klebsiella* spp., *Candida* spp. etc.
3. Nos critérios 2 e 3 de ICSLC (LCBI), a expressão "duas ou mais hemoculturas coletadas em ocasiões separadas" significa:

   3.1 – que um intervalo de 2 dias entre as coletas de amostras (p. ex., amostras coletadas na segunda-feira e na terça-feira ou na segunda-feira e na quarta-feira) é aceito como ocasiões separadas, mas amostras coletadas na segunda-feira e na quinta-feira estão distantes demais para preencher critérios de infecção, e

   3.2 – que pelo menos uma amostra de cada sangue coletada será descrita pelo laboratório como apresentando crescimento do mesmo germe habitual de pele (hemocultura positiva) (veja a nota 4 para determinação da equivalência dos microrganismos).

   a) Por exemplo, um paciente adulto tem sangue coletado às 8h00 e, depois, às 8h15 no mesmo dia. O sangue de cada amostra é inoculado em dois tubos que serão incubados (total de quatro tubos). Se um tubo de cada amostra coletada mostra-se positivo para estafilococo coagulase-negativo, esta parte do critério está atendida.

   b) Por exemplo, um neonato tem sangue coletado para cultura na terça-feira e, depois, no sábado, e em ambas cresce o mesmo contaminante comum da pele. Como o tempo entre essas hemoculturas excede os 2 dias do período para coleta de sangue estipulados nos critérios 2 e 3 de ICSLC e de ICSLC-LBM, esta parte do critério não está atendida.

   c) Em pacientes pediátricos, uma hemocultura pode consistir em um único tubo coletado devido à restrição de volume sanguíneo. Desse modo, para preencher esta parte do critério, cada tubo das duas ou mais coletas deve ser positivo para o mesmo germe habitual da pele.

   d) A expressão "Ocasiões separadas" também significa amostras de sangue coletadas de sítios diferentes ou acessos distintos do mesmo local, como duas amostras coletadas de um cateter monolúmen ou amostras coletadas de diferentes lúmens de um cateter. Neste último caso, as amostras podem ser coletadas com intervalo de poucos minutos (isto é, apenas o tempo necessário para fazer antissepsia e coletar a amostra a partir de cada lúmen). Tome-se como exemplo um paciente com cateter central de triplo lúmen com amostra de sangue coletada de cada lúmen dentro de 15 minutos de um lúmen para outro. Cada uma delas é considerada uma coleta em ocasião separada.

4. Se um contaminante comum de pele for identificado no nível de espécie em uma cultura e a cultura concomitante for identificada apenas com o nome descritivo (isto é, para o nível de gênero), considera-se que os organismos são os mesmos. O organismo identificado com espécie deve ser notificado como o patógeno infectante (veja exemplos na Tabela 12.21).
5. Notifica-se o microrganismo enquanto gênero/espécie apenas uma vez e, se os dados do antibiograma estão disponíveis, notifica-se o resultado do microrganismo mais resistente.
6. Os critérios 1 e 2 de ICSLC e de ICSLC-LBM podem ser utilizados para pacientes de qualquer idade, incluindo aqueles ≤ 1 ano de idade.

Tabela 12.21 Critérios para notificação de cultura

Cultura	Cultura concomitante	Notificar como
Estafilococo coagulase-positivo	S. aureus	S. aureus
S. epidermidis	Estafilococo coagulase-negativo	S. epidermidis
Enterococcus spp.	E. faecium	E. faecium
Bacillus spp (não anthracis)	B. cereus	B. cereus
S. salivarius	Streptococcus viridans	S. salivarius

7. Idealmente, as amostras de sangue para cultura devem ser obtidas de duas a quatro coletas em sítios diferentes de venopunção e não através de cateteres vasculares. As coletas podem ser realizadas simultaneamente ou a intervalos curtos (dentro de poucas horas).
8. Doença do enxerto contra hospedeiro do trato gastrointestinal graus III ou IV (GVHD GI) é definida como:
   - Adultos: diarreia ≥ 1 litro em 24 horas ou íleo com dor abdominal.
   - Pacientes pediátricos: ≥ 20mL de diarreia/kg/dia.
9. Flebite purulenta confirmada por cultura semiquantitativa positiva de ponta de cateter, sem hemocultura positiva, é considerada SCV-VASC e não ICS.

Evento associado à ventilação mecânica – EAV

CAV – Condição associada à ventilação mecânica

- O paciente apresenta período inicial de estabilidade ou melhoria no ventilador, definida por ≥ 2 dias com valores de FiO_2 ou PEEP mínimos diários estáveis ou decrescentes. O período da linha de base é definido como 2 dias imediatamente antes do primeiro dia de aumento da PEEP mínima diária ou FiO_2 e, depois de um período de estabilidade ou melhoria no ventilador, o paciente apresenta pelo menos um dos seguintes indicadores de agravamento da oxigenação:
   1. Aumento da FiO_2 mínima diária ≥ 0,20 (20 pontos) sobre a FiO_2 mínima diária no período de referência, sustentado por ≥ 2 dias de calendário.
   2. Aumento de valores de PEEP mínima diária ≥ 3cmH$_2$O sobre a PEEP mínima diária no período de referência, sustentado por ≥ 2 dias de calendário.

ICAV – Infecção relacionada com a condição associada à ventilação mecânica

O paciente atende aos critérios para CAV e, no ou após o dia 3 do calendário de VM e no prazo de 2 dias antes ou depois do início do agravamento da oxigenação, o paciente satisfaz os seguintes critérios:

1. Temperatura > 38°C ou < 36°C, ou contagem de leucócitos ≥ 12.000 células/mm^3 ou ≤ 4.000 células/mm^3 e
2. Um novo agente antimicrobiano (s) (Tabela 12.22) é iniciado e continuado durante ≥ 4 dias de calendário.

Possível VAP – Possível pneumonia associada à ventilação

O paciente atende aos critérios para CAV e ICAV e, no ou após o dia 3 do calendário de VM e no prazo de 2 dias antes ou depois do início do agravamento da oxigenação, apresenta um dos seguintes critérios:

1. Secreção respiratória purulenta (a partir de uma ou mais amostras):
   a. Definidas como secreções dos pulmões, brônquios e traqueia as que contêm ≥ 25 neutrófilos e ≤ 10 células epiteliais escamosas por campo de baixa potência (LPF × 100).
   b. Se o laboratório apresentar resultados semiquantitativos, esses resultados devem ser equivalentes aos limites quantitativos supradescritos.

Tabela 12.22 Lista de agentes antimicrobianos elegíveis para ICAV, possível e provável PAV

Amantadina	Fidaxomicina
Amicacina	Fluconazol
Amoxicilina	Fosfomicina
Amoxicilina/clavulanato	Fidaxomicina
Anfotericina B	Fluconazol
Anfotericina B lipossomal	Fosfomicina
Ampicilina	Gemifloxacina
Ampicilina/sulbactam	Gentamicina
Anidulafungina	Imipenem/cilastatina
Azitromicina	Itraconazol
Aztreonam	Levofloxacina
Caspofungina	Linezolida
Cefaclor	Meropenem
Cefadroxil	Metronidazol
Cefazolina	Micafungina
Cefdinir	Minociclina
Cefditoren	Moxifloxacina
Cefepime	Nafcilina
Cefixima	Nitrofurantoína
Cefotaxima	Oseltamivir
Cefotetan	Oxacilina
Cefoxitina	Penicilina G
Cefpodoxima	Penicilina V
Cefprozil	Piperacilina
Ceftarolina	Piperacilina/tazobactam
Ceftazidima	Polimixina B
Ceftibuten	Posaconazol
Ceftizoxima	Quinupristina/dalfopristina
Ceftriaxona	Rifampicina
Cefuroxima	Rimantadina
Cefalexina	Sulfametoxazol/trimetoprima
Cloranfenicol	Sulfisoxazol
Ciprofloxacina	Telavancina
Claritromicina	Telitromicina
Clindamicina	Tetraciclina
Colistimetate	Ticarcilina/clavulanato
Daptomicina	Tigeciclina
Dicloxacilina	Tinidazol
Doripenem	Tobramicina
Doxiciclina	Vancomicina
Ertapenem	Voriconazol
Eritromicina	Zanamivir
Eritromicina/sulfisoxazol	

ICAV: infecção relacionada com condição associada à ventilação mecânica; PAV: pneumonia associada à ventilação mecânica.

2. Cultura positiva (qualitativa, quantitativa ou semiquantitativa) de expectoração*, aspirado endotraqueal e lavado broncoalveolar*, tecido pulmonar ou espécime protegido escovado*.

Provável PAV – Provável pneumonia associada à ventilação mecânica

O paciente atende aos critérios para CAV e ICAV e, no ou após o dia e do calendário de ventilação mecânica e no prazo de 2 dias antes ou depois do início do agravamento da oxigenação, apresenta um dos seguintes critérios:

1. Secreções respiratórias purulentas (a partir de um ou mais conjuntos de amostras e como definido para possível PAV) e uma das seguintes formas:
   a. Cultura positiva de aspirado endotraqueal** $\geq 10^3$ UFC/mL ou equivalente.
   b. Cultura positiva de lavagem broncoalveolar** $\geq 10^4$ UFC/mL ou equivalente.
   c. Cultura positiva do tecido pulmonar $\geq 10^4$ UFC/g ou mL equivalente.
   d. Cultura positiva de espécime protegido escova** $\geq 10^3$ UFC/mL ou equivalente.
2. Um dos seguintes itens (sem necessidade de secreção respiratória purulenta):
   a. Cultura do líquido pleural positiva (onde espécime foi obtido por toracocentese ou na colocação inicial de dreno de tórax, e não a partir de um tubo torácico já previamente inserido).
   b. Histopatologia pulmonar positiva.
   c. Teste de diagnóstico positivo para *Legionella* spp.
   d. Teste de diagnóstico positivo em secreções respiratórias para vírus influenza, vírus sincicial respiratório, adenovírus, parainfluenza, rinovírus, metapneumovírus humano, coronavírus.

Infecção de olho, ouvido, nariz, garganta ou boca – OONGB
CONJ – Conjuntivite

A conjuntivite deve atender a pelo menos um dos seguintes critérios:

1. O paciente tem patógenos cultivados a partir de exsudato purulento obtido a partir da conjuntiva ou de tecidos contíguos, como pálpebras, córnea, glândulas meibomianas ou glândulas lacrimais.
2. O paciente tem dor ou vermelhidão da conjuntiva ou ao redor dos olhos e pelo menos uma das seguintes opções:
   a. Leucócitos e microrganismos vistos na coloração de Gram de exsudato.
   b. Exsudato purulento.
   c. Teste laboratorial positivo de exsudato ou de raspado conjuntival (p. ex., testes de antígeno como ELISA ou IF para *Chlamydia trachomatis*, vírus herpes simples e adenovírus).
   d. Células gigantes multinucleadas vistas ao exame microscópico de exsudato ou de raspado conjuntival.
   e. Cultura viral positiva.
   f. Diagnóstico por titulação única de anticorpo (IgM) ou aumento de quatro vezes em soros emparelhados (IgG) para o agente patogênico.

---

* Exclui o seguinte:
- flora respiratória/oral normal, flora respiratória/oral mista ou equivalente
- espécies de *Candida* ou leveduras não especificadas
- espécies de *Staphylococcus* coagulase-negativos
- espécies de *Enterococcus*

**Mesmas exclusões de organismo como observado para possível PAV.

Instruções para registro

■ Relatar outras infecções do olho como olho.

■ Não relatar conjuntivite química causada pelo nitrato de prata ($AgNO_3$) como IRA.

■ Não relatar conjuntivite que ocorre como parte de doença viral disseminada (como sarampo, varicela, ou gripe) como IRA.

OU – Infecção de ouvido ou mastoide

As infecções de ouvido e mastoide devem atender a pelo menos uma das seguintes condições:

■ *Otite externa* deve atender no mínimo a um dos seguintes critérios:
  1. O paciente tem patógenos cultivados de drenagem purulenta do canal auditivo.
  2. O paciente tem pelo menos um dos seguintes sinais ou sintomas: febre (> 38°C), dor*, vermelhidão* ou drenagem do canal auditivo* e organismos vistos na coloração de Gram de drenagem purulenta.

■ *Otite média* deve atender pelo menos a um dos seguintes critérios:
  1. O paciente tem organismos cultivados a partir de fluidos do ouvido médio obtidos por timpanocentese ou por procedimento invasivo.
  2. O paciente tem pelo menos dois dos seguintes sinais ou sintomas: febre (> 38°C), dor no tímpano*, inflamação*, retração* ou diminuição da mobilidade da membrana timpânica* ou fluido atrás do tímpano*.

■ *Otite interna* deve atender no mínimo a um dos seguintes critérios:
  1. O paciente tem organismos cultivados a partir de fluidos do ouvido interno obtidos por procedimento invasivo.
  2. O paciente tem diagnóstico médico de infecção do ouvido interno.

■ *Mastoidite* deve atender no mínimo a um dos seguintes critérios:
  1. O paciente tem organismos cultivados de drenagem purulenta da mastoide.
  2. O paciente tem pelo menos dois dos seguintes sinais ou sintomas: febre (> 38°C), dor*, sensibilidade*, eritema*, dor de cabeça* ou paralisia facial* e pelo menos uma das seguintes opções:
     a. Organismos vistos na coloração de Gram de material purulento de mastoide.
     b. Teste laboratorial positivo no sangue.

OLHO – Infecção do olho que não conjuntivite

Infecção do olho que não seja conjuntivite deve satisfazer pelo menos a um dos seguintes critérios:

1. O paciente tem organismos cultivados a partir da câmara anterior ou posterior ou fluido vítreo.
2. O paciente apresenta pelo menos dois dos seguintes sinais ou sintomas sem outra causa reconhecida: dor nos olhos, perturbação visual ou hipópio e pelo menos uma das seguintes opções:
   a. Diagnóstico médico de infecção ocular.
   b. Teste laboratorial positivo no sangue (p. ex., testes de antígenos para *H. influenzae* ou *S. pneumoniae*).
   c. Hemocultura positiva.

---

*Sem nenhuma outra causa reconhecida.

ORAL – Infecção da cavidade oral (boca, língua ou gengivas)

Infecção da cavidade oral deve atender a pelo menos um dos seguintes critérios:

1. O paciente tem organismos cultivados a partir de material purulento de tecidos da cavidade oral.
2. O paciente apresenta evidência de abscesso ou outra de infecção da cavidade oral, vista em exame direto, durante procedimento invasivo ou durante exame histopatológico.
3. O paciente apresenta pelo menos um dos seguintes sinais ou sintomas sem outra causa reconhecida: abscesso, ulceração ou manchas brancas na mucosa inflamada, ou placas em mucosa oral, e pelo menos uma das seguintes opções:
   a. Teste laboratorial positivo em raspado das mucosas, secreções orais ou sangue (p. ex., coloração de Gram, coloração pelo KOH, raspados de mucosa com células gigantes multinucleadas, teste do antígeno em secreções orais, títulos de anticorpos).
   b. Diagnóstico médico de infecção e tratamento com terapia antifúngica apropriada.

Instrução para registro

Relatar infecção por herpes simples da cavidade oral como ORAL; infecções de herpes recorrentes não são IRA.

SINU – Sinusite

A sinusite tem de atender a pelo menos um dos seguintes critérios:

1. O paciente tem organismos cultivados em material purulento obtido a partir da cavidade sinusal.
2. O paciente tem pelo menos um dos seguintes sinais ou sintomas: febre (> 38°C), dor ou sensibilidade no seio envolvido*, dor de cabeça*, exsudato* ou obstrução nasal*, e pelo menos uma das seguintes opções:
   a. Transiluminação positiva.
   b. Exame de imagem positivo.

ITRS – Infecções do trato respiratório superior (faringite, laringite, epiglotite)

Infecções do trato respiratório superior devem atender a no mínimo um dos seguintes critérios:

1. O paciente tem pelo menos dois dos seguintes sinais ou sintomas: febre (> 38°C), eritema de faringe*, dor de garganta*, tosse*, rouquidão* ou exsudato purulento na garganta*, e pelo menos uma das seguintes opções:
   a. Organismos cultivados a partir do sítio específico.
   b. Hemocultura positiva.
   c. Teste laboratorial positivo no sangue ou em secreções respiratórias.
   d. Diagnóstico por titulação única de anticorpo (IgM) ou aumento de quatro vezes em soros emparelhados (IgG) para o agente patogênico.
   e. Diagnóstico médico de infecção do trato respiratório superior.
2. O paciente tem abscesso visto em exame direto durante procedimento invasivo ou durante exame histopatológico.
3. O paciente ≤ 1 ano de idade apresenta pelo menos dois dos seguintes sinais ou sintomas: febre (> 38°C – central), hipotermia (< 37°C – central), apneia*, bradicardia*, corrimento nasal* ou exsudato purulento na garganta*, e pelo menos uma das seguintes opções:
   a. Organismos cultivados a partir do sítio específico.
   b. Hemocultura positiva.

---

*Sem nenhuma outra causa reconhecida.

c. Teste laboratorial positivo no sangue ou em secreções respiratórias.
d. Diagnóstico por titulação única de anticorpo (IgM) ou aumento de quatro vezes em soros emparelhados (IgG) para o agente patogênico.
e. Diagnóstico médico de infecção do trato respiratório superior.

Infecção óssea e articular – OS

OSSO – Osteomielite

A osteomielite deve atender a no mínimo um dos seguintes critérios:

1. O paciente deve ter organismos cultivados a partir de osso.
2. O paciente deve apresentar evidência de osteomielite no exame direto do osso durante procedimento invasivo ou exame histopatológico.
3. O paciente deve apresentar pelo menos dois dos seguintes sinais ou sintomas: febre (> 38°C), inchaço localizado*, sensibilidade*, calor* ou drenagem no suposto local de infecção óssea*, e pelo menos uma das seguintes opções:
   a. Organismos cultivados a partir de sangue.
   b. Teste laboratorial positivo no sangue (p. ex., testes de antígenos para *H. influenzae* ou *S. pneumoniae*).
   c. Teste de imagem com evidência de infecção (p. ex., resultados anormais em raios X, na tomografia computadorizada, ressonância nuclear magnética ou cintilografia radioativa [gálio, tecnécio etc.]).

Instrução para registro

Relatar mediastinite após cirurgia cardíaca, que é acompanhada por osteomielite como ISC-MED em vez de ISC-OSSO.

DISC – Infecção no espaço intervertebral

Infecção no espaço intervertebral deve atender a no mínimo um dos seguintes critérios:

1. O paciente deve ter organismos cultivados a partir do tecido do espaço intervertebral obtido durante procedimento invasivo.
2. O paciente deve apresentar provas de infecção no espaço intervertebral vistas durante procedimento invasivo ou exame histopatológico.
3. O paciente deve ter febre (> 38°C) e dor no espaço intervertebral acometido* e teste de imagem com evidência de infecção (p. ex., resultados anormais em raios X, tomografia computadorizada, ressonância nuclear magnética e cintilografia radioativa).
4. O paciente tem febre (> 38°C) e dor no espaço do disco vertebral envolvido* e teste laboratorial positivo no sangue ou na urina (p. ex., testes de antígenos para *H. influenzae, S. pneumoniae, N. meningitidis* ou *Streptococcus* do grupo B).

JNT – Infecção da articulação ou da bolsa sinovial (bursa)

Infecção da articulação ou da bolsa sinovial (bursa) deve atender a pelo menos um dos seguintes critérios:

1. O paciente deve ter organismos cultivados a partir de líquido articular ou de biópsia sinovial.
2. O paciente tem evidência de infecção da articulação ou da bolsa sinovial vista durante procedimento invasivo ou exame histopatológico.

---

*Sem nenhuma outra causa reconhecida.

3. O paciente tem pelo menos dois dos seguintes sinais ou sintomas, sem outra causa reconhecida: dor nas articulações, inchaço, sensibilidade, calor, evidência de derrame ou limitação de movimento, e pelo menos uma das seguintes opções:
   - Organismos e células brancas do sangue corados pela coloração de Gram presentes no líquido articular.
   - Teste laboratorial positivo em sangue, urina ou fluido articular.
   - Perfil celular e químico de líquido articular compatível com infecção e não explicado por distúrbio reumatológico subjacente.
   - Teste de imagem com evidência de infecção (p. ex., resultados anormais em raios X, tomografia computadorizada, ressonância nuclear magnética e cintilografia radioativa).

PA – Infecção de prótese articular (quadril e joelho)

Infecção de prótese articular deve atender a pelo menos um dos seguintes critérios:

1. Duas culturas positivas periprotéticas com organismos idênticos (de tecido ou fluido).
2. Presença de trato sinusal se comunicando com a articulação.
3. Presença de três dos seguintes critérios menores:
   a. Proteína C reativa (> 100mg/L) e velocidade de hemossedimentação (> 30mm/h) elevadas.
   b. Leucocitose do líquido sinovial (> 10.000 células/mL) ou contagem de + + (ou superior) de leucócitos na tira de teste da esterase do líquido sinovial.
   c. Elevada porcentagem de neutrófilos polimorfonucleares no fluido sinovial (> 90%).
   d. Análise histológica positiva do tecido periprotético (> 5 neutrófilos/campo de alta resolução).
   e. Uma única cultura periprotética positiva (de tecido ou fluido).

Comentários

- A expressão "organismos idênticos" significa homogeneização em nível de gênero e espécie, mas não é obrigatória a presença de antibiogramas idênticos.
- Trato sinusal é definido como uma abertura estreita ou passagem por debaixo da pele, que pode se estender em qualquer direção através do tecido mole e no espaço morto, com potencial para formação de abscessos.
- A definição do NHSN para PA foi adaptada do Proceedings of the International Consensus Meeting on Periprosthetic Joint Infection, 2013.

Infecção de pele e partes moles – PPM
MAST – Mastite ou abscesso de mama

Abscesso na mama ou mastite deve atender a pelo menos um dos seguintes critérios:

1. O paciente tem cultura positiva de tecido da mama afetada ou fluido obtido por procedimento invasivo.
2. O paciente tem abscesso ou outra evidência de infecção vista durante procedimento invasivo ou exame histopatológico.
3. O paciente tem febre (> 38°C) e inflamação local da mama e diagnóstico médico de abscesso.

QUEI – Infecção de queimadura

Infecção por queimadura deve atender a pelo menos um dos seguintes critérios:

1. O paciente apresenta mudança na aparência ou nas características da ferida, como separação rápida das escaras ou descoloração marrom-escura, preta ou violácea da escara, ou edema na margem da ferida, e o exame histológico da biópsia da queimadura mostra invasão de organismos em tecido viável adjacente.

2. O paciente apresenta mudança na aparência ou nas características da ferida, como separação rápida das escaras ou descoloração marrom-escura, preta ou violácea da escara, ou edema na margem da ferida, e pelo menos uma das seguintes opções:
   a. Hemocultura positiva na ausência de outra infecção identificável.
   b. Isolamento do vírus herpes simples, identificação histológica de inclusões pela luz ou de microscopia eletrônica, ou visualização de partículas virais por microscopia eletrônica em biópsias ou raspagem da lesão.
3. O paciente com queimadura apresenta pelo menos dois dos seguintes sinais ou sintomas: febre (> 38°C) ou hipotermia (< 36°C), hipotensão*, oligúria* (< 20cc/h), hiperglicemia, quando comparada ao nível previamente tolerado em dieta de carboidratos*, ou confusão mental*, e pelo menos uma das seguintes opções:
   a. Exame histológico da biópsia da queimadura mostra invasão de organismos em tecido viável adjacente.
   b. Hemocultura positiva.
   c. Isolamento do vírus herpes simples, identificação histológica de inclusões pela luz ou de microscopia eletrônica, ou visualização de partículas virais por microscopia eletrônica em biópsias ou raspagem da lesão.

Comentários

- Pus isolado no local da ferida por queimadura não é adequado para diagnóstico de infecção por queimadura; secreção purulenta pode refletir tratamento incompleto da ferida.
- Febre isolada em doente queimado não é adequada para diagnóstico de infecção por queimadura. A febre pode ser o resultado de trauma do tecido ou o paciente pode ter infecção em outro local.
- Em centros de queimadura regionais que cuidam exclusivamente de pacientes com queimaduras o critério 1 podem ser necessário para diagnóstico de infecção por queimadura.
- Hospitais com centros de queimadura regionais podem ainda dividir o sítio de infecção por queimadura em: local da ferida, local do enxerto, área doadora e sítio doador. O NHSN, no entanto, codifica todos esses sítios como QUEI.

CIRC – Infecção em circuncisão de recém-nascido

Infecção em circuncisão em recém-nascidos (≤ 30 dias de idade) deve atender, no mínimo, a um dos seguintes critérios:

1. O recém-nascido apresenta drenagem purulenta no local da circuncisão.
2. O recém-nascido apresenta pelo menos um dos seguintes sinais ou sintomas sem outra causa reconhecida no local da circuncisão: eritema, inchaço ou sensibilidade, e patógeno cultivado a partir do local da circuncisão.
3. O recém-nascido apresenta pelo menos um dos seguintes sinais ou sintomas sem outra causa reconhecida no local da circuncisão: eritema, inchaço ou sensibilidade, e contaminante da pele (ou seja, difteroides [*Corynebacterium* spp.], *Bacillus* [não *B. anthracis*] spp., *Propionibacterium* spp., estafilococos coagulase-negativos [incluindo *S. epidermidis*], grupo *viridans* de estreptococos, *Aerococcus* spp., *Micrococcus* spp.) é cultivado a partir do local da circuncisão e diagnóstico médico de infecção ou terapia apropriada instituída pelo médico.

DECU – Infecção por úlcera de decúbito, incluindo infecções superficiais OU profundas

Infecções por úlcera de decúbito devem atender ao seguinte critério:

---

*Sem nenhuma outra causa reconhecida.

1. O paciente tem pelo menos dois dos seguintes sinais ou sintomas, sem outra causa reconhecida: vermelhidão, sensibilidade ou inchaço das bordas da ferida de decúbito, e pelo menos uma das seguintes opções:

    a. Organismos cultivados a partir de fluidos ou tecidos devidamente recolhidos (veja comentá-rios).

    b. Hemocultura positiva.

Comentários

- Drenagem purulenta por si só não é prova suficiente de infecção.
- Organismos cultivados a partir da superfície de uma úlcera de decúbito não são evidência suficiente de que a úlcera está infectada. Uma amostra devidamente coletada de uma úlcera de decúbito envolve aspiração com agulha de fluido ou biópsia de tecido a partir da margem da úlcera.

IMP – Impetigo

Impetigo em lactente (≤ 1 ano de idade) deve atender a pelo menos um dos seguintes critérios:

1. O lactente tem uma ou mais pústulas e diagnóstico médico de infecção da pele.
2. O lactente tem uma ou mais pústulas e o médico institui terapêutica antimicrobiana adequada.

Instrução para relato

Não relatar eritema tóxico e as causas não infecciosas de impetigo como IRA.

PELE – Infecção da pele

Infecção da pele deve atender a pelo menos um dos seguintes critérios:

1. O paciente apresenta drenagem purulenta, pústulas, vesículas ou furúnculos.
2. O paciente tem pelo menos dois dos seguintes sinais ou sintomas sem outra causa reconhecida: dor ou sensibilidade, inchaço localizado, vermelhidão ou calor, e pelo menos uma das seguintes opções:

    a. Organismos cultivados a partir de aspirado ou drenagem do local afetado; se os organismos compõem a microbiota da pele normal (ou seja, difteroides [*Corynebacterium* spp.], *Bacillus* [não *B. anthracis*] spp., *Propionibacterium* spp., estafilococos coagulase-negativos [incluindo *S. epidermidis*], *viridans* grupo estreptococos, *Aerococcus* spp., *Micrococcus* spp.), devem ser uma cultura pura.

    b. Hemocultura positiva.

    c. Teste laboratorial positivo realizado em tecido infectado ou sangue (p. ex., testes de antígeno para herpes simples, varicela-zóster, *H. influenzae* ou *N. meningitidis*).

    d. Células gigantes multinucleadas vistas ao exame microscópico do tecido afetado.

    e. Diagnóstico por titulação única de anticorpo (IgM) ou aumento de quatro vezes em soros emparelhados (IgG) para o agente patogênico.

Instruções para registro

- Relatar onfalite em crianças como ONF.
- Relatar infecções do local da circuncisão em recém-nascidos como CIRC.
- Relatar pústulas em crianças como IMP.
- Relatar úlceras de decúbito infectadas como DECU.
- Relatar queimaduras infectadas como QUEI.
- Relatar abscessos mamários ou mastite como MAST.
- Mesmo que haja sinais clínicos ou sintomas de infecção localizada em local de acesso vascular, mas nenhuma outra infecção possa ser encontrada, a infecção é considerada ICS primária.

PM – Infecções dos tecidos moles (fasciite necrosante, gangrena infecciosa, celulite necrosante, miosite infecciosa, linfadenite ou linfangite)

Infecções dos tecidos moles devem atender a pelo menos um dos seguintes critérios:

1. O paciente tem organismos cultivados a partir de tecido ou drenagem do local afetado.
2. O paciente apresenta drenagem purulenta no local afetado.
3. O paciente apresenta evidência de abscesso ou outra infecção vista durante procedimento invasivo ou exame histopatológico.
4. O paciente apresenta pelo menos dois dos seguintes sinais ou sintomas no local afetado sem outra causa reconhecida: dor ou sensibilidade localizada, vermelhidão, inchaço ou calor, e pelo menos uma das seguintes opções:
   a. Hemocultura positiva.
   b. Teste laboratorial positivo em sangue ou urina (p. ex., testes de antígenos para *H. influenzae*, *S. pneumoniae*, *N. meningitidis*, *Streptococcus* do grupo B ou *Candida* spp.).
   c. Diagnóstico por titulação única de anticorpo (IgM) ou aumento de quatro vezes em soros emparelhados (IgG) para o agente patogênico.

Instruções para registro

- Relatar úlceras de decúbito infectadas como DECU.
- Relatar infecção de tecidos pélvicos como OREP.
- Mesmo que haja sinais clínicos ou sintomas de infecção localizada em local de acesso vascular, mas nenhuma outra infecção possa ser encontrada, a infecção é considerada ICS primária.

ONF – Onfalite

Onfalite em recém-nascido (≤ 30 dias de idade) deve atender a no mínimo um dos seguintes critérios:

1. O paciente apresenta eritema e/ou drenagem serosa do umbigo e pelo menos uma das seguintes opções:
   a. Organismos cultivados de drenagem ou aspirado por agulha.
   b. Hemocultura positiva.
2. O paciente apresenta tanto eritema como a presença de pus no umbigo.

Instrução para relato

Relatar infecção da artéria umbilical ou veia relacionada com cateterismo umbilical como VASC, se hemocultura não realizada ou negativa.

PNEU – Pneumonia

Existem três tipos específicos de pneumonia: pneumonia clinicamente definida (PNU1), pneumonia com achados laboratoriais específicos (PNU2) e pneumonia em pacientes imunocomprometidos (PNU3). Encontram-se descritos a seguir os comentários gerais aplicáveis a todos os tipos específicos de pneumonia, juntamente com as abreviaturas utilizadas nos algoritmos e instruções relacionadas (Tabelas 12.23 a 12.25). A Tabela 12.26 mostra os valores definidos para os espécimes de cultura utilizados no diagnóstico epidemiológico da pneumonia.

Comentários gerais

1. O diagnóstico médico de pneumonia por si só não é critério aceitável para pneumonia relacionada com a assistência à saúde.
2. Embora critérios específicos sejam aplicáveis a lactentes e crianças, pacientes pediátricos podem apresentar quaisquer outros critérios de pneumonia.

3. Ao avaliar um paciente quanto à presença de pneumonia, é importante estabelecer a distinção entre as mudanças do estado clínico em virtude de outras condições, como infarto do miocárdio, embolia pulmonar, doenças respiratórias, síndrome da angústia respiratória, atelectasia, neoplasia maligna, doença pulmonar obstrutiva crônica, doença da membrana hialina, displasia broncopulmonar etc. Além disso, é preciso ter cuidado ao avaliar pacientes intubados para distinguir entre colonização traqueal, infecções do trato respiratório superior (p. ex., traqueobronquite) e pneumonia de início precoce. Finalmente, deve-se reconhecer que pode haver dificuldade em determinar pneumonia relacionada com a assistência à saúde em idosos, crianças e pacientes imunocomprometidos, uma vez que essas condições podem mascarar sinais ou sintomas característicos. Critérios alternativos específicos para idosos, crianças e pacientes imunocomprometidos foram incluídos nesta definição.

4. Pneumonia associada à assistência pode ser caracterizada por aparecimento precoce ou tardio. O início precoce ocorre durante os primeiros 4 dias de hospitalização e é frequentemente ocasionado por *Moraxella catarrhalis*, *H. influenzae* ou *S. pneumoniae*. Os agentes causadores de pneumonia de início tardio são, frequentemente, *S. aureus* ou bacilos gram-negativos, incluindo *S. aureus* resistente à meticilina. Os vírus (p. ex., influenza A e B ou vírus sincicial respiratório) podem causar pneumonia nosocomial de início precoce e tardio, enquanto leveduras, fungos, legionela e *Pneumocystis carinii* geralmente são patógenos da pneumonia tardia.

5. Pneumonia por aspiração maciça (p. ex., em caso de intubação na sala de emergência ou na sala de cirurgia) é considerada associada à assistência se atende a qualquer critério específico e se a infecção não estava claramente presente no momento da admissão no hospital.

6. Episódios de pneumonia de repetição associada à assistência podem ocorrer em pacientes criticamente doentes com longa permanência hospitalar. Ao se determinarem vários episódios de pneumonia associada à assistência em um único paciente, devem ser procuradas evidências de resolução da infecção inicial. A ocorrência ou alteração em patógeno por si só não é indicativa de novo episódio de pneumonia. São necessárias a combinação de novos sinais e sintomas e a evidência radiológica ou outros testes de diagnóstico.

7. Bacterioscopia positiva ao Gram para bactérias e coloração pelo KOH (hidróxido de potássio) para fibras de elastina e/ou hifas fúngicas a partir de amostras de expectoração adequadamente coletadas são importantes pistas que apontam para a etiologia da infecção. No entanto, amostras de escarro são frequentemente contaminadas com colonizantes das vias aéreas e, portanto, devem ser interpretadas com cautela. Em particular, *Candida* é achado comum, mas raramente causa pneumonia associada à assistência médica, especialmente em pacientes imunocompetentes.

Abreviaturas

1. BAL – Lavado broncoalveolar.
2. EIA – Imunoensaio enzimático.
3. FAMA – Coloração fluorescente com anticorpos para antígeno de membrana.
4. IFA – Anticorpo imunofluorescente.
5. LRT – Trato respiratório inferior.
6. PCR – Reação em cadeia da polimerase.
7. PMN – Leucócitos polimorfonucleares.
8. RIE – Radioimunoensaio.

Instruções gerais

■ Existe uma hierarquia de categorias específicas dentro do grande grupo das pneumonias (PNEU). Mesmo que um paciente preencha critérios para mais de um sítio específico, deve-se informar apenas um:
  • Se o paciente cumpre os critérios tanto para PNU1 como PNU2, informa-se PNU2.
  • Se o paciente cumpre os critérios tanto para PNU1 como PNU3, informa-se PNU3.
  • Se o paciente cumpre os critérios tanto para PNU2 como PNU3, informa-se PNU3.

- Informar a ocorrência de infecção concomitante do trato respiratório inferior (p. ex., abscesso ou empiema) e pneumonia pelo(s) mesmo(s) organismo(s) como PNEU.
- Abscesso pulmonar e empiema sem pneumonia são classificados como LUNG.
- Bronquite, traqueíte, traqueobronquite e bronquiolite sem pneumonia são classificados como BRON.

Tabela 12.23 Algoritmo específico para pneumonia definida clinicamente – PNEU1 (PNU1)

Radiologia	Sinais/Sintomas/Laboratório
Duas ou mais radiografias de tórax seriadas com pelo menos um dos seguintes: • infiltrado novo ou progressivo e persistente • consolidação • cavitação • pneumatoceles, em crianças ≤ 1 ano **Nota:** em pacientes sem doença pulmonar ou cardíaca de base (p. ex., síndrome de desconforto respiratório, displasia broncopulmonar, edema pulmonar ou doença pulmonar obstrutiva crônica), é aceitável uma radiografia de tórax definitiva.	**PARA QUALQUER PACIENTE**, pelo menos um dos seguintes: • febre (> 38°C) sem outra causa conhecida • leucopenia (<4.000 leucócitos/mm³) ou leucocitose (≥ 12.000 leucócitos/mm³) • para adultos > 70 anos, estado mental alterado, sem outra causa conhecida e pelo menos dois dos seguintes: – aparecimento de escarro purulento, ou mudança nas características do escarro, ou aumento das secreções respiratórias, ou aumento da necessidade de aspiração – aparecimento ou piora da tosse, ou dispneia ou taquipneia – crepitações ou sons de respiração bronquial – piora da troca gasosa (p. ex., dessaturações de O_2, aumento da demanda de oxigênio ou aumento da demanda de ventilação)
	CRITÉRIO ALTERNATIVO para crianças ≤ 1 ano: • Piora da troca gasosa (p. ex., dessaturações de O_2, aumento da demanda de oxigênio ou aumento da demanda de ventilação) e pelo menos três dos seguintes: – instabilidade de temperatura sem outra causa conhecida – leucopenia (< 4.000 leucócitos/mm³) ou leucocitose (> 15.000 leucócitos/mm³) e desvio para esquerda (≥ 10% de formas jovens) – aparecimento de escarro purulento, ou mudança nas características do escarro, ou aumento das secreções respiratórias, ou aumento da necessidade de aspiração – apneia, taquipneia, batimento nasal com retração da parede torácica ou estridor – sibilos, crepitações ou roncos – tosse – bradicardia (< 100bpm) ou taquicardia (> 170bpm)
	CRITÉRIO ALTERNATIVO para crianças > 1 ano ou < 12 anos de idade: Pelo menos três dos seguintes: • febre (38,4°C) ou hipotermia (36,5°C) sem outra causa conhecida • leucopenia (< 4.000 leucócitos/mm³) ou leucocitose (> 15.000 leucócitos/mm³) • aparecimento de escarro purulento, ou mudança nas características do escarro, ou aumento das secreções respiratórias, ou aumento de necessidade de aspiração • aparecimento ou piora da tosse, ou dispneia, ou taquipneia • crepitações ou sons de respiração bronquial • piora da troca gasosa (p. ex., dessaturações de O_2, aumento da demanda de oxigênio ou aumento da demanda de ventilação)

Tabela 12.24 Algoritmo específico para pneumonia com achados laboratoriais específicos – PNEU2 (PNU2)

Radiologia	Sinais/Sintomas	Laboratório
Duas ou mais radiografias de tórax seriadas com pelo menos um dos seguintes: • infiltrado novo ou progressivo e persistente • consolidação • cavitação • pneumatoceles em crianças ≤ 1 ano **Nota:** em pacientes sem doença pulmonar ou cardíaca de base (p. ex., síndrome de desconforto respiratório, displasia broncopulmonar, edema pulmonar ou doença pulmonar obstrutiva crônica), é aceitável uma radiografia de tórax definitiva	Pelo menos um dos seguintes: • febre (> 38°C) sem outra causa conhecida • leucopenia (< 4.000 leucócitos/mm³) ou leucocitose (≥ 12.000 leucócitos/mm³) • para adultos > 70 anos, estado mental alterado, sem outra causa conhecida e pelo menos um dos seguintes: – aparecimento de escarro purulento, ou mudança nas características do escarro, ou aumento das secreções respiratórias, ou aumento da necessidade de aspiração – aparecimento ou piora da tosse, ou dispneia, ou taquipneia – crepitações ou sons de respiração bronquial – piora da troca gasosa (p. ex., dessaturações de O_2, aumento da demanda de oxigênio ou aumento da demanda de ventilação)	Pelo menos um dos seguintes: • crescimento positivo em hemocultura sem nenhum outro sítio de infecção relatado • crescimento positivo em cultura de líquido pleural • cultura quantitativa positiva de espécimes minimamente contaminados (p. ex., BAL ou lavado protegido) • ≥ 5% de células obtidas por BAL contendo bactéria intracelular ou exame microscópico direto (p. ex., Gram) • exame histopatológico com pelo menos uma das seguintes evidências de pneumonia: – formação de abscesso ou loja de consolidação com intenso acúmulo de PMN em bronquíolos e alvéolos – cultura quantitativa positiva em parênquima pulmonar – evidência de invasão do parênquima pulmonar por fungos, hifas ou pseudo-hifas
Duas ou mais radiografias de tórax seriadas com pelo menos um dos seguintes: • infiltrado novo ou progressivo e persistente • consolidação • cavitação • pneumatoceles em crianças ≤ 1 ano. **Nota:** em pacientes sem doença pulmonar ou cardíaca de base (p. ex., síndrome de desconforto respiratório, displasia broncopulmonar, edema pulmonar ou doença pulmonar obstrutiva crônica), é aceitável uma radiografia de tórax definitiva.	Pelo menos, um dos seguintes: • febre (> 38°C) sem outra causa conhecida • leucopenia (< 4.000 leucócitos/mm³) ou leucocitose (≥ 12.000 leucócitos/mm³) • para adultos > 70 anos, estado mental alterado, sem outra causa conhecida e pelo menos um dos seguintes: – aparecimento de escarro purulento, ou mudança nas características do escarro, ou aumento das secreções respiratórias, ou aumento da necessidade de aspiração – aparecimento ou piora da tosse, ou dispneia, ou taquipneia – crepitações ou sons de respiração bronquial – piora da troca gasosa (p. ex., dessaturações de O_2, aumento da demanda de oxigênio ou aumento da demanda de ventilação)	Pelo menos um dos seguintes: • cultura positiva para vírus ou *Chlamydia* das secreções respiratórias • detecção de antígeno ou anticorpo viral das secreções respiratórias (EIA, FAMA, radioimunoensaio, PCR) • aumento de 4 vezes em sorologia pareada para patógeno (vírus influenza, *Chlamydia*) • PCR positiva para *Chlamydia* ou *Mycoplasma* • micro-IF positivo para *Chlamydia* • cultura positiva ou visualização por micro-IF de *Legionella* spp. de secreções ou tecidos respiratórios • detecção de antígenos de *Legionella pneumophila* sorogrupo 1 em urina por RIA ou EIA • aumento de 4 vezes no título de anticorpos por IFA indireta para *L. pneumophila* sorogrupo 1 para ≥ 1:128 em amostra pareada e soro convalescente

Tabela 12.25 Algoritmo específico para pneumonia em paciente imunocomprometido – PNEU3 (PNU3)

Radiologia	Sinais/Sintomas	Laboratório

Duas ou mais radiografias de tórax seriadas com pelo menos um dos seguintes:
• infiltrado novo ou progressivo e persistente
• consolidação
• cavitação
• pneumatoceles em crianças ≤ 1 ano
 	
Nota: em pacientes sem doença pulmonar ou cardíaca de base (p. ex., síndrome de desconforto respiratório, displasia broncopulmonar, edema pulmonar ou doença pulmonar obstrutiva crônica), é aceitável uma radiografia de tórax definitiva
	Pacientes imunocomprometidos têm pelo menos um dos seguintes:
	• febre (> 38°C) sem outra causa conhecida
	• para adultos > 70 anos, estado mental alterado, sem outra causa conhecida
	• aparecimento de escarro purulento, ou mudança nas características do escarro, ou aumento das secreções respiratórias, ou aumento da necessidade de aspiração
	• aparecimento ou piora da tosse, ou dispneia, ou taquipneia
	• crepitações ou sons de respiração bronquial
	• piora da troca gasosa (p. ex., dessaturações de O_2, aumento da demanda de oxigênio ou aumento da demanda de ventilação)
	• hemoptises
	• dor torácica pleurítica
		Pelo menos um dos seguintes:
		• cepas de culturas positivas em sangue e escarro para *Candida* spp.
		• evidência de fungo ou *Pneumocystis carinii* de espécimes minimamente contaminados (p. ex., BAL ou lavado protegido) de um dos seguintes:
		  – exame microscópico direto
		  – cultura positiva para fungo
		• qualquer um dos critérios laboratoriais definidos em PNEU2

Notas sobre os algoritmos

1. Ocasionalmente, em pacientes não ventilados, o diagnóstico de pneumonia associada à assistência pode ser bastante claro, com base em sintomas, sinais e em uma única radiografia de tórax definitiva. No entanto, em pacientes com doença pulmonar ou cardíaca (p. ex., doença intersticial pulmonar ou insuficiência cardíaca congestiva), o diagnóstico de pneumonia pode ser particularmente difícil. Outras condições não infecciosas (p. ex., edema pulmonar por insuficiência cardíaca congestiva descompensada) podem simular o quadro de pneumonia. Nesses casos mais difíceis, radiografias seriadas devem ser analisadas para ajudar a diferenciar processos infecciosos pulmonares dos não infecciosos. Para ajudar a confirmar casos difíceis, pode ser útil avaliar as radiografias no dia do diagnóstico, 3 dias antes do diagnóstico e de 2 a 7 dias após o diagnóstico. A pneumonia pode ter início e progressão rápidos, mas não se resolve rapidamente. Alterações radiográficas de pneumonia persistem por várias semanas. Assim, a rápida resolução radiológica sugere que o paciente não tem pneumonia, mas um processo não infeccioso, como atelectasia ou insuficiência cardíaca congestiva.

2. Há muitas formas de descrever a aparência radiográfica da pneumonia (p. ex., "doença parenquimatosa", "opacificação focal", "áreas irregulares de aumento densidade"). Embora talvez não sejam especificamente descritas como pneumonia pelo radiologista, na discussão clínica essas descrições devem ser seriamente consideradas como resultados potencialmente positivos.

3. O muco purulento é definido como secreções em pulmões, brônquios e traqueia que contêm ≥ 25 neutrófilos e ≤ 10 células epiteliais escamosas por campo de baixa potência (×100). Se o laboratório descreve esses achados qualitativamente (p. ex., "muitos glóbulos brancos" ou "alguns grumos"), certifique-se de que seus achados correspondem a essa definição de expectoração purulenta. Essa confirmação laboratorial é necessária porque a descrição clínica de purulência é altamente variável.

4. Um único registro de qualquer secreção purulenta ou mudança no aspecto do escarro não é significativo; registros repetidos ao longo de um período de 24 horas seriam mais indicativos do aparecimento de um processo infeccioso. Mudança nas características do escarro se refere à cor, à consistência, ao odor e à quantidade.

5. Em adultos, a taquipneia é definida como frequência respiratória > 25 respirações por minuto. Em pediatria, taquipneia é definida como:
   - Prematuros nascidos com < 37 semanas de gestação e até 40 semanas > 75 respirações.
   - Crianças < 2 meses de idade > 60 respirações por minuto.
   - Crianças dos 2 aos 12 meses de idade > 50 respirações por minuto.
   - Crianças > 1 ano de idade > 30 respirações por minuto.
6. Os estertores podem ser descritos como "crepitação".
7. A medida do índice de oxigenação arterial é definida como a relação entre a tensão arterial (PaO_2) e a fração inspirada de oxigênio (FiO_2).
8. Cuidados devem ser tomados para determinar a etiologia da pneumonia em paciente com hemoculturas positivas e evidência radiográfica de pneumonia, especialmente se usa dispositivos invasivos, como linhas intravasculares ou sonda vesical de demora. Em geral, em paciente imunocompetente, hemoculturas positivas para estafilococos coagulase-negativos, contaminantes comuns da pele e leveduras não são agentes etiológicos da pneumonia.
9. Consulte os valores definidos para os espécimes cultivados (Tabela 12.26). Um aspirado endotraqueal não é um espécime minimamente contaminado. Portanto, um aspirado endotraqueal não atende ao critério laboratorial para PNU2 ou PNU3.
10. Uma vez confirmada laboratorialmente uma pneumonia causada por vírus sincicial respiratório (RSV), adenovírus ou vírus influenza, identificados em hospital, o diagnóstico presumível de um médico em casos subsequentes com sinais clínicos e sintomas semelhantes é critério aceitável para indicação de infecção associada à assistência.
11. Expectoração escassa ou aquosa é comumente vista em adultos com pneumonia por vírus e *Mycoplasma*, embora, por vezes, a expectoração possa ser mucopurulenta. Em lactentes, pneumonia por RSV ou influenza apresenta escarro abundante. À exceção de recém-nascidos prematuros com pneumonia viral ou por micoplasma, os pacientes podem apresentar poucos sinais ou sintomas, mesmo com achado de infiltrado significativo no exame radiográfico.
12. Algumas bactérias podem ser vistas em esfregaços de secreções respiratórias de pacientes com pneumonia por *Legionella* spp., micoplasma ou vírus.
13. Pacientes imunocomprometidos incluem aqueles com neutropenia (contagem absoluta de neutrófilos < 500/mm³), leucemia, linfoma, HIV com contagem de CD4 < 200, esplenectomizados, imediatamente pós-transplante, em quimioterapia citotóxica ou com altas doses de esteroides (p. ex., > 40mg de prednisona ou equivalente [> 160mg de hidrocortisona, > 32mg de metilprednisolona, > 6mg de dexametasona, > 200mg de cortisona] diariamente, durante > 2 semanas).

Tabela 12.26 Valores definidos para espécimes cultivados utilizados nos critérios de pneumonia

Coleta de amostras/técnica	Valores
Parênquima pulmonar*	≥ 10^4 UFC/g de tecido
Espécimes broncoscopicamente (B) obtidos	
Lavado broncoalveolar (B-BAL)	≥ 10^4 UFC/mL
Lavado broncoalveolar protegido (B-PBAL)	≥ 10^4 UFC/mL
Espécime protegido obtido por escovação (B-PSB)	≥ 10^3 UFC/mL
Espécimes não broncoscopicamente obtidos (NB) (às cegas)	
NB-BAL	> 10^4 UFC/mL
NB-PSB	≥ 10^3 UFC/mL

UFC: unidades formadoras de colônias; g: grama; mL: mililitro.

* Biópsias a céu aberto e amostras *post-mortem* obtidas imediatamente por biópsia transtorácica ou transbrônquica.

14. Amostras de sangue e escarro devem ser coletadas dentro de intervalo não maior que 48 horas um do outro.
15. Culturas semiquantitativas ou não quantitativas de escarro obtido por tosse profunda, escarro induzido, aspiração ou lavagem são aceitáveis. Se os resultados da cultura quantitativa estão disponíveis, consulte a Tabela 12.26, que inclui esses achados laboratoriais específicos.

Infecção do sistema cardiovascular – SCV

CARD – Miocardite ou pericardite

Miocardite ou pericardite deve atender a pelo menos um dos seguintes critérios:

1. O paciente tem organismos cultivados a partir de tecido pericárdico ou fluido obtido durante procedimento invasivo.
2. O paciente tem pelo menos dois dos seguintes sinais ou sintomas: febre (> 38°C), dor no peito*, pulso paradoxal* ou aumento do tamanho do coração*, e pelo menos uma das seguintes opções:
   a. ECG anormal consistente com miocardite ou pericardite.
   b. Teste laboratorial positivo no sangue (p. ex., testes de antígenos para *H. influenzae* ou *S. pneumoniae*).
   c. Evidência de miocardite ou pericardite no exame histológico do tecido cardíaco.
   d. Aumento de quatro vezes no anticorpo específico para o tipo de microrganismo com ou sem isolamento do vírus a partir da faringe ou das fezes.
   e. Derrame pericárdico identificado por ecocardiograma, tomografia computadorizada, ressonância nuclear magnética ou angiografia.
3. Paciente ≤ 1 ano de idade com pelo menos dois dos seguintes sinais ou sintomas: febre (> 38°C – central) , hipotermia (< 37°C – central), apneia*, bradicardia*, pulso paradoxal* ou aumento do tamanho do coração*, e pelo menos uma das seguintes opções:
   a. ECG anormal consistente com miocardite ou pericardite.
   b. Teste laboratorial positivo no sangue (p. ex., testes de antígeno para *H. influenzae* ou *S. pneumoniae*).
   c. Exame histológico do tecido cardíaco mostra evidências de miocardite ou pericardite.
   d. Aumento de quatro vezes no anticorpo específico para o tipo de microrganismo com ou sem isolamento do vírus a partir da faringe ou das fezes.
   e. Derrame pericárdico identificado por ecocardiograma, tomografia computadorizada, ressonância nuclear magnética ou angiografia.

Comentário

- A maioria dos casos de pericardite pós-cirurgia cardíaca ou pós-infarto não é infecciosa.

ENDO – Endocardite

Endocardite de valva cardíaca natural ou prótese deve atender a no mínimo um dos seguintes critérios:

1. O paciente tem organismos cultivados de valva ou vegetação.
2. O paciente apresenta dois ou mais dos seguintes sinais ou sintomas: febre (> 38°C), alteração ou novo murmúrio valvar*, fenômenos embólicos*, manifestações cutâneas* (petéquias, áreas hemorrágicas, nódulos subcutâneos dolorosos), insuficiência cardíaca congestiva* ou anormalidade de condução cardíaca*, e pelo menos uma das seguintes opções:

---

*Sem nenhuma outra causa reconhecida.

a. Organismos cultivados a partir de duas ou mais hemoculturas.
b. Organismos vistos na coloração de Gram de valva quando a cultura é negativa ou não realizada.
c. Vegetação valvar vista durante procedimento invasivo ou necropsia.
d. Teste laboratorial positivo em sangue ou urina (p. ex., testes de antígenos para *H. influenzae, S. pneumoniae, N. meningitidis* ou *Streptococcus* do grupo B).
e. Evidência de nova vegetação ao ecocardiograma e, se o diagnóstico é feito antes da morte, instituição pelo médico de terapêutica antimicrobiana adequada.
3. O paciente ≤ 1 ano de idade apresenta dois ou mais dos seguintes sinais ou sintomas: febre (> 38°C – central), hipotermia (< 37°C – central) , apneia*, bradicardia*, novo ou mudança de murmúrio*, fenômenos embólicos*, manifestações cutâneas* (petéquias, áreas hemorrágicas, nódulos subcutâneos dolorosos), insuficiência cardíaca congestiva* ou anormalidade de condução cardíaca*, e pelo menos uma das seguintes opções:
a. Organismos cultivados a partir de duas ou mais hemoculturas.
b. Organismos vistos na coloração de Gram de valva quando a cultura é negativa ou não realizada.
c. Vegetação valvar vista durante procedimento invasivo ou necropsia.
d. Teste laboratorial positivo no sangue ou na urina (p. ex., testes de antígenos para *H. influenzae, S. pneumoniae, N. meningitidis* ou *Streptococcus* do grupo B).
e. Evidência de nova vegetação ao ecocardiograma e, se o diagnóstico é feito antes da morte, instituição pelo médico de terapêutica antimicroiana adequada.

MED – Mediastinite

Mediastinite deve atender a pelo menos uma das seguintes condições:

1. O paciente tem organismos cultivados a partir de tecido mediastinal ou líquido obtido durante procedimento invasivo.
2. O paciente apresenta evidência de mediastinite durante procedimento invasivo ou exame histopatológico.
3. O paciente tem pelo menos um dos seguintes sinais ou sintomas: febre (> 38°C), dor no peito* ou instabilidade do esterno*, e pelo menos uma das seguintes opções:
a. Secreção purulenta no mediastino.
b. Organismos cultivados a partir de sangue ou secreção mediastinal.
c. Alargamento do mediastino no exame de imagem.
4. Paciente ≤ 1 ano de idade tem pelo menos um dos seguintes sinais ou sintomas: febre (> 38°C – central), hipotermia (< 37°C – central), apneia*, bradicardia* ou instabilidade esternal*, e pelo menos uma das seguintes opções:
a. Secreção purulenta do mediastino.
b. Organismos cultivados a partir de sangue ou secreção mediastinal.
c. Alargamento do mediastino no exame de imagem.

Instrução para registro

Relatar mediastinite após cirurgia cardíaca que é acompanhada por osteomielite como ISC-MED em vez de ISC-OSSO.

VASC – Infecção arterial ou venosa

Infecção arterial ou venosa deve atender a no mínimo um dos seguintes critérios:

---

*Sem nenhuma outra causa reconhecida.

1. O paciente tem organismos cultivados a partir de artérias ou veias removidas durante procedimento invasivo e hemocultura não realizada ou negativa.
2. O paciente apresenta evidência de infecção arterial ou venosa durante procedimento invasivo ou exame histopatológico.
3. O paciente tem pelo menos um dos seguintes sinais ou sintomas: febre (> 38°C), dor*, eritema* ou calor no local vascular envolvido*, e mais de 15 colônias cultivadas a partir de ponta do cateter intravascular, utilizando cultura semiquantitativa, e hemocultura não realizada ou negativa.
4. O paciente apresenta drenagem purulenta no local vascular envolvido e hemocultura não realizada ou negativa.
5. O paciente ≤ 1 ano de idade tem pelo menos um dos seguintes sinais ou sintomas: febre (> 38°C – central), hipotermia (< 37°C – central), apneia*, bradicardia*, letargia* ou dor*, eritema* ou calor no local valvar envolvido*, e mais de 15 colônias cultivadas a partir de ponta do cateter intravascular utilizando cultura semiquantitativa e hemocultura não realizada ou negativa.

Instruções para registro

- Relatar infecção de enxerto arteriovenoso, *shunt* ou fístula, ou sítio de punção intravascular com hemocultura não realizada ou negativa como SCV-VASC.
- Relatar infecções intravasculares com hemocultura positiva como ICS-LC.

Infecção do sistema nervoso central – SNC
IC – Infecção intracraniana (abscesso cerebral, infecção subdural ou epidural, encefalite)

Infecção intracraniana deve atender a pelo menos um dos seguintes critérios:

1. O paciente apresenta organismos cultivados a partir de tecido cerebral ou dura-máter.
2. O paciente apresenta abscesso ou evidência de infecção intracraniana vista durante procedimento invasivo ou exame histopatológico.
3. O paciente apresenta pelo menos dois dos seguintes sinais ou sintomas: dor de cabeça*, tontura*, febre (> 38°C), sinais neurológicos focais*, mudança do nível de consciência* ou confusão mental*, e pelo menos uma das seguintes opções:
   a. Organismos observados no exame microscópico do cérebro ou abscesso em tecido obtido por aspiração com agulha ou por biópsia durante procedimento invasivo ou necropsia.
   b. Teste laboratorial positivo em sangue ou urina.
   c. Evidência de infecção em exame de imagem (p. ex., resultados anormais em ultrassonografia, tomografia computadorizada, ressonância nuclear magnética ou arteriografia).
   d. Diagnóstico por titulação única de anticorpo (IgM) ou aumento de quatro vezes em soros emparelhados (IgG) para o agente patogênico e, se o diagnóstico é feito antes da morte, instituição pelo médico de terapêutica antimicrobiana adequada.
4. Paciente ≤ 1 ano de idade apresenta pelo menos dois dos seguintes sinais ou sintomas: febre (> 38°C – central), hipotermia (< 37°C – central), apneia*, bradicardia*, sinais neurológicos focais* ou mudança do nível de consciência*, e pelo menos uma das seguintes opções:
   a. Organismos observados no exame microscópico do cérebro ou abscesso em tecido obtido por aspiração com agulha ou por biópsia durante procedimento invasivo ou necropsia.
   b. Teste laboratorial positivo em sangue ou urina.
   c. Evidência de infecção em exame de imagem (p. ex., resultados anormais em ultrassonografia, tomografia computadorizada, ressonância nuclear magnética ou arteriografia).

---

*Sem nenhuma outra causa reconhecida.

d. Diagnóstico sorológico pela titulação de IgM ou aumento de quatro vezes em soros emparelhados (IgG) para o agente patogênico e, se o diagnóstico é feito antes da morte, instituição pelo médico de terapêutica antimicrobiana adequada.

Instrução para registro

Se tanto meningite com abscesso cerebral estão presentes, relatar a infecção como IC.

MEN – Meningite ou ventriculite

Meningite ou ventriculite deve atender a no mínimo um dos seguintes critérios:

1. O paciente tem organismos cultivados a partir de líquido cefalorraquidiano (LCR).
2. O paciente tem pelo menos um dos seguintes sinais ou sintomas: febre (> 38°C), dores de cabeça*, torcicolo*, sinais meníngeos*, sinais de comprometimento de nervos cranianos* ou irritabilidade*, e pelo menos uma das seguintes opções:
   a. Aumento das células brancas, proteína elevada e diminuição da glicose no liquor.
   b. Organismos vistos na coloração de Gram do liquor.
   c. Hemocultura positiva.
   d. Teste laboratorial positivo em liquor, sangue ou urina.
   e. Diagnóstico por titulação única de anticorpo (IgM) ou aumento de quatro vezes em soros emparelhados (IgG) para o agente patogênico e, se o diagnóstico é feito antes da morte, instituição pelo médico de terapêutica antimicrobiana adequada.
3. Paciente ≤ 1 ano de idade com pelo menos um dos seguintes sinais ou sintomas: febre (> 38°C – central), hipotermia (< 37°C – central), apneia*, bradicardia*, torcicolo*, sinais meníngeos*, ou irritabilidade*, e pelo menos uma das seguintes opções:
   a. Aumento das células brancas, proteína elevada e diminuição da glicose no liquor.
   b. Organismos vistos na coloração de Gram do liquor.
   c. Hemocultura positiva.
   d. Teste laboratorial positivo em liquor, sangue ou urina.
   e. Diagnóstico por titulação única de anticorpo (IgM) ou aumento de quatro vezes em soros emparelhados (IgG) para o agente patogênico e, se o diagnóstico é feito antes da morte, instituição pelo médico de terapêutica antimicrobiana adequada.

Instruções para registro

- Relatar meningite no recém-nascido como IRA, a menos que haja provas convincentes indicando que a meningite foi adquirida via transplacentária (isto é, a menos que fosse aparente no dia do nascimento ou no dia seguinte).
- Infecção de *shunt* do SNC: relatar como ISC-MEN se ocorrer ≤ 1 ano após a implantação; se ocorrer mais tarde, ou após manipulação do *shunt*, relatar como SNC-MEN.
- Relatar meningoencefalite como MEN.
- Relatar abscesso espinhal com meningite como MEN.

AS – Abscesso espinhal sem meningite

Um abscesso epidural da medula ou no espaço subdural, sem o envolvimento de líquido cefalorraquidiano ou estruturas ósseas adjacentes, deve atender a pelo menos um dos seguintes critérios:

1. O paciente apresenta organismos cultivados de abscesso epidural na coluna vertebral ou no espaço subdural.

---

*Sem nenhuma outra causa reconhecida.

2. O paciente apresenta abscesso no espaço epidural ou subdural espinhal visto durante procedimento invasivo ou evidência da autópsia ou de abscesso durante exame histopatológico.
3. O paciente tem pelo menos um dos seguintes sinais ou sintomas: febre (> 38°C), dor nas costas*, sensibilidade focal*, radiculite*, paraparesia* ou paraplegia*, e pelo menos uma das seguintes opções:
   a. Hemocultura positiva.
   b. Evidência de abscesso vertebral em exame de imagem (p. ex., achados anormais na mielografia, ultrassonografia, tomografia computadorizada, ressonância nuclear magnética ou outros exames [gálio, tecnécio etc.]) e, se o diagnóstico é feito antes da morte, instituição pelo médico de terapêutica antimicrobiana adequada.

Instrução para relato

Relatar abscesso espinhal com meningite como MEN.

Infecção sistêmica – SIS
ID – Infecção disseminada

Infecção disseminada é infecção que envolve vários órgãos ou sistemas, sem um único local aparente de infecção, geralmente de origem viral, e com sinais ou sintomas sem outra causa e compatíveis com envolvimento infeccioso de múltiplos órgãos ou sistemas reconhecidos.

Instruções para registro

- Usar este código para infecções virais envolvendo múltiplos sistemas orgânicos (p. ex., sarampo, caxumba, rubéola, varicela, eritema infeccioso). Essas infecções podem ser frequentemente identificadas por meio de critérios clínicos. Não usar esse código para as infecções associadas aos cuidados de saúde com múltiplos sítios metastáticos, como a endocardite bacteriana. Apenas o local primário dessas infecções deve ser relatado.
- Não relatar febre de origem desconhecida (FOD) como ID.
- Relatar exantemas virais ou doença exantemática como ID.

Infecção de sítio cirúrgico – ISC
ISC/PROF – Infecção profunda de sítio cirúrgico

Infecção profunda de sítio cirúrgico deve preencher os seguintes critérios:

1. Infecção que ocorre até 30 ou 90 dias após o procedimento cirúrgico NHSN de acordo com a Tabela 12.27.
2. Envolve tecidos moles profundos da incisão (p. ex., fáscia e camadas musculares).
3. O paciente apresenta pelo menos um dos seguintes:
   a. Drenagem purulenta pela incisão profunda.
   b. Deiscência espontânea da incisão profunda ou esta é deliberadamente aberta pelo cirurgião e existe ou não cultura positiva, e o paciente apresenta pelo menos um dos seguintes sinais ou sintomas: febre (> 38°C), sensibilidade ou dor local. O achado de cultura negativa não faz parte deste critério.
   c. Abscesso, ou outra evidência de infecção incisional profunda, encontrado no exame direto, durante reoperação ou exame histopatológico ou de imagem.
   d. Diagnóstico de infecção incisional profunda feito pelo cirurgião ou médico assistente.

---

*Sem nenhuma outra causa reconhecida.

Comentários

Existem dois tipos específicos de ISC/PROF:

1. **ISC/PROF primária:** ISC profunda é identificada na incisão primária de um paciente que tenha apresentado uma ou mais incisões (p. ex., cesariana [uma incisão]; ou incisão torácica para RVM [duas incisões: uma no tórax, que é a primária, e outra na perna]).
2. **ISC/PROF secundária:** ISC profunda identificada em incisão secundária de um paciente que tenha sido submetido a uma cirurgia com mais de uma incisão (p. ex., área da perna doadora da safena em cirurgia de RVM).

Instruções para registro

- Classificar a infecção que envolve tanto estruturas superficiais como profundas como ISC/PROF.
- Classificar a infecção que envolve estruturas superficiais, profundas e de órgão/cavidade como ISC/PROF. É considerada complicação da incisão.

ISC/ORCAV – Infecção de sítio cirúrgico de órgão/cavidade

A infecção de sítio cirúrgico de órgão/cavidade deve preencher os seguintes critérios:

1. Infecção que ocorre em até 30 ou 90 dias após o procedimento cirúrgico NHSN, de acordo com a Tabela 12.27.
2. A infecção envolve qualquer parte do corpo que é aberta ou manipulada durante o procedimento cirúrgico, excluindo incisão da pele, fáscia ou camadas musculares.
3. O paciente apresenta pelo menos um dos seguintes:
   a. Drenagem purulenta através de dreno mantido no órgão/cavidade.
   b. Organismos isolados em cultura obtida de maneira asséptica ou de tecido de órgão/cavidade.
   c. Abscesso, ou outra evidência de infecção envolvendo órgão/cavidade, encontrado no exame direto, durante reoperação ou exame histopatológico ou de imagem.
   d. Diagnóstico de infecção de órgão/cavidade feito pelo cirurgião ou médico assistente que preenche pelo menos um dos critérios para infecção específica de órgão/cavidade listados na Tabela 12.28.

Comentários

Pelo fato de a infecção de órgão/cavidade envolver qualquer parte do corpo que é aberta ou manipulada durante o procedimento cirúrgico, excluindo incisão da pele, fáscia ou camadas musculares, os critérios de infecção nesses sítios corporais devem ser preenchidos em adição aos critérios de ISC/ORCAV. Por exemplo, uma apendicectomia com subsequente abscesso subdiafragmático deve ser registrada como ISC/ORCAV no sítio específico intra-abdominal (ISC/IAB) quando tanto os critérios de ISC/ORCAV como os de IAB são preenchidos. A Tabela 12.28 lista os sítios específicos que devem ser utilizados para diferenciar as ISC/ORCAV.

Instruções para registro

- Se um paciente tem ISC/ORCAV dentro dos 2 primeiros dias de pós-operatório e a incisão cirúrgica foi fechada primariamente, a continuação subsequente dessa infecção durante o período de vigilância epidemiológica é considerada ISC/ORCAV, se os critérios para órgão/cavidade e sítio específico foram preenchidos. Base racional: tanto a continuidade do risco como a possibilidade de nova infecção são consideradas mínimas quando o cirurgião se decide pelo fechamento primário da incisão.
- Registrar a mediastinite secundária à cirurgia cardíaca que é acompanhada por osteomielite como ISC/MED em lugar de ISC/OSSO.

Tabela 12.27 Período de vigilância epidemiológica para ISC profunda ou de órgão/cavidade secundária a procedimentos cirúrgicos NHSN selecionados

Categoria 30 dias de vigilância	
Reparo de aneurisma de aorta abdominal	Laminectomia
Amputação de membros	Transplante de fígado
Apendicectomia	Cirurgia do pescoço
Fístula arteriovenosa para diálise	Cirurgia renal
Cirurgias de ducto biliar, fígado ou pâncreas	Cirurgia ovariana
Endarterectomia da carótida	Cirurgia da próstata
Cirurgia da vesícula biliar	Cirurgia retal
Cirurgia do cólon	Cirurgia do intestino delgado
Cesariana	Cirurgia esplênica
Cirurgia gástrica	Cirurgia torácica
Transplante cardíaco	Cirurgia da tireoide e/ou paratireoide
Histerectomia abdominal	Histerectomia vaginal
Transplante renal	Laparotomia exploradora
Outros procedimentos cirúrgicos não incluídos nas categorias NHSN	
Categoria 90 dias de vigilância	
Cirurgia da mama	
Cirurgia cardíaca	
Revascularização miocárdica com incisão torácica e no sítio doador	
Revascularização miocárdica apenas com incisão torácica	
Craniotomia	
Fusão espinhal	
Redução aberta de fraturas	
Herniorrafia	
Prótese de quadril	
Prótese de joelho	
Cirurgia de marca-passo	
Bypass vascular periférico	
Refusão espinhal	
Shunt ventricular	

Tabela 12.28 Sítios específicos para ISC/ORCAV

Código NHSN	Sítio	Código NHSN	Sítio
OSSO	Osteomielite	JNT	Junta ou bursa
MAST	Abscesso mamário ou mastite	PUL	Outras infecções do aparelho respiratório
CARD	Miocardite ou pericardite	MED	Mediastinite
DISC	Espaço discal	MEN	Meningite ou ventriculite
OUV	Ouvido, mastoide	ORAL	Cavidade oral (boca, língua ou gengivas)
END	Endometrite	OREP	Outras infecções do trato reprodutor masculino ou feminino
ENDO	Endocardite	OUIT	Outras infecções do trato urinário
OLHO	Olho, outros que não conjuntivite	AS	Abscesso espinhal sem meningite
TGI	Trato gastrointestinal	SINU	Sinusite
HEP	Hepatite	ITRS	Trato respiratório superior
IAB	Intra-abdominal não especificada em outro local	VASC	Infecção arteriovenosa
IC	Intracraniana, abscesso cerebral ou dura-máter	CUPV	Cúpula vaginal

- Se meningite (MEN) e abscesso cerebral (IC) estão presentes conjuntamente após a cirurgia, registrar como ISC/IC.
- Registrar a infecção do sistema nervoso central pelo *shunt* (DVP) como ISC/MEN se ocorrer até 90 dias após a cirurgia de colocação do *shunt*; se ocorrer após esse período ou após manipulação/acesso, registrar como SNC/MEN e não relatar como ISC.
- Registrar abscesso espinhal com meningite como ISC/MEN secundária a cirurgia espinhal.

ISC/SUP – Infecção superficial de sítio cirúrgico

Infecção superficial de sítio cirúrgico deve preencher os seguintes critérios:

1. Infecção que ocorre em até 30 dias após qualquer procedimento cirúrgico NHSN, incluindo aqueles codificados na Tabela 12.27 como "OUTROS".
2. Envolve apenas pele e tecido celular subcutâneo.
3. O paciente apresenta pelo menos um dos seguintes:
   a. Drenagem purulenta pela incisão superficial.
   b. Organismos isolados em cultura obtida de maneira asséptica ou de tecido da incisão superficial.
   c. Deiscência espontânea da incisão superficial ou esta é deliberadamente aberta pelo cirurgião e existe ou não cultura positiva, e o paciente apresenta pelo menos um dos seguintes sinais ou sintomas: sensibilidade ou dor local, hiperemia ou calor. O achado de cultura negativa não faz parte deste critério.
   d. Diagnóstico de infecção incisional superficial feito pelo cirurgião ou médico assistente.

Comentários

Existem dois tipos específicos de ISC/SUP:

1. **ISC/SUP primária:** ISC superficial que é identificada na incisão primária de um paciente que tenha sofrido uma ou mais incisões (p. ex., cesariana [uma incisão]; ou incisão torácica para RVM [duas incisões: uma no tórax, que é a primária, e outra na perna]).
2. **ISC/SUP secundária:** ISC superficial identificada em incisão secundária de um paciente que tenha sido submetido a uma cirurgia com mais de uma incisão (p. ex., área da perna doadora da safena em cirurgia de RVM).

Instruções para registro

- Não registrar abscesso na sutura (inflamação mínima e drenagem restritas aos pontos de penetração da sutura) como infecção.
- Não registrar infecção restrita aos pinos externos de feridas como ISC. Deve ser considerada infecção de pele (PEL) ou de partes moles (PM), dependendo da profundidade da infecção.
- "Celulite", por si só, não preenche critérios para ISC/SUP.
- Registrar como ISC/PROF se a infecção envolve ou se estende para fáscia ou camadas musculares.
- Registrar como ISC/PROF se a infecção se estende para fáscia ou camadas musculares.
- Sítio de circuncisão infectado em neonato deve ser classificado como CIRC. Circuncisão não é um procedimento NHSN.
- Ferida de queimadura infectada deve ser classificada como QUEI.

Infecção do trato gastrointestinal – TGI

GE – Gastroenterite

Gastroenterite deve atender a no mínimo um dos seguintes critérios:

1. O paciente tem diarreia de início agudo (fezes líquidas por mais de 12 horas) com ou sem vômitos ou febre (> 38°C) e nenhuma causa provável não infecciosa (p. ex., preparação para exames diagnósticos, diarreia por uso de antimicrobianos, exacerbação aguda de uma condição crônica ou estresse psicológico). Nota: o critério 1 para GE é o único critério a ser utilizado para gastroenterite associada a *C. difficile*, uma vez que o critério 2 não inclui diarreia como sintoma. (Veja instruções para registro para obter informações adicionais.)
2. O paciente apresenta pelo menos dois dos seguintes sinais ou sintomas: náuseas*, vômitos*, dor abdominal*, febre (> 38°C) ou dor de cabeça*, e pelo menos uma das seguintes opções:
   a. Um patógeno entérico é cultivado a partir de fezes ou *swab* retal.
   b. Um patógeno entérico é detectado por meio de microscopia eletrônica ou de rotina.
   c. Um agente patogênico entérico é detectado por sorologia para antígeno ou anticorpo em sangue ou fezes.
   d. Evidência de agente patogênico entérico é detectada por alterações citopáticas em cultura de tecidos (ensaio de toxina).
   e. Diagnóstico por titulação única de anticorpo (IgM) ou aumento de quatro vezes em soros emparelhados (IgG) para o agente patogênico.

Instruções para registro

Os casos de ICD (p. ex., *C. difficile* identificado por resultado positivo da toxina, incluindo reação em cadeia da polimerase) que satisfaçam os critérios para IRA devem ser relatados como gastroenterite (critério GE 1) ou infecções do trato gastrointestinal (GI-GIT), conforme o caso. Relatar o patógeno como *C. difficile*. Se o paciente desenvolve tanto GE como TGI, relatar apenas TGI.

TGI – Gastrointestinal (esôfago, estômago, intestinos delgado e grosso e reto), excluindo gastroenterite e apendicite

Infecções do trato gastrointestinal, excluindo gastroenterite e apendicite, devem atender a pelo menos um dos seguintes critérios:

1. O paciente apresenta evidência de abscesso ou outra infecção durante procedimento invasivo ou exame histopatológico.
2. O paciente apresenta pelo menos dois dos seguintes sinais ou sintomas compatíveis com infecção do órgão ou tecido em questão: febre (> 38°C), náuseas*, vômitos*, dor abdominal* ou sensibilidade*, e pelo menos uma das seguintes opções:
   a. Organismos cultivados de drenagem, ou de tecido obtido durante procedimento invasivo ou endoscopia, ou de dreno colocado assepticamente.
   b. Organismos vistos em coloração pelo Gram ou KOH de células gigantes multinucleadas identificadas no exame microscópico de drenagem ou tecido obtido durante procedimento invasivo ou endoscopia, ou de dreno colocado assepticamente.
   c. Hemocultura positiva.
   d. Evidência de achados patológicos em exame de imagem.
   e. Evidência de achados patológicos no exame endoscópico (p. ex., esofagite ou proctite por *Candida*).

HEP – Hepatite

Hepatite deve atender ao seguinte critério:

1. O paciente tem pelo menos dois dos seguintes sinais ou sintomas: febre (> 38°C), anorexia*, náuseas*, vômitos*, dor abdominal*, icterícia* ou história de transfusão dentro dos 3 meses anteriores, e pelo menos uma das seguintes opções:

---

*Sem nenhuma outra causa reconhecida.

a. Teste laboratorial positivo para hepatite A, hepatite B, hepatite C ou hepatite delta.

b. Testes de função hepática anormais (p. ex., ALT/AST e bilirrubina elevadas).

c. Citomegalovírus (CMV) detectado na urina ou em secreções da orofaringe.

Instruções para registro

- Não relatar hepatite ou icterícia de origem não infecciosa (alfa-1-antitripsina etc.).
- Não relatar hepatite e icterícia que resultem da exposição a hepatotoxinas (hepatite alcoólica ou induzida por paracetamol etc.).
- Não relatar hepatite e icterícia que resultem de obstrução biliar (colecistite).

IAB – Infecção intra-abdominal não especificada em outra parte, incluindo vesícula, vias biliares, fígado (excluindo hepatite viral), baço, pâncreas, peritônio, espaço subfrênico ou subdiafragmático ou outro tecido intra-abdominal ou área não especificados em outra parte

Infecções intra-abdominais devem atender a pelo menos um dos seguintes critérios:

1. O paciente apresenta organismos cultivados a partir de material purulento do espaço intra-abdominal obtido durante procedimento invasivo.
2. O paciente apresenta abscesso ou outra evidência de infecção intra-abdominal durante procedimento invasivo ou exame histopatológico.
3. O paciente tem pelo menos dois dos seguintes sinais ou sintomas: febre (> 38°C), náuseas*, vômitos*, dor abdominal*, ou icterícia*, e pelo menos uma das seguintes opções:
   a. Organismos cultivados de drenagem a partir de um dreno colocado assepticamente (p. ex., sistema de sucção de drenagem, dreno aberto, dreno T-tubo fechado).
   b. Organismos vistos na coloração de Gram de drenagem ou tecido obtido durante procedimento invasivo ou a partir de dreno colocado assepticamente.
   c. Hemocultura positiva e exame de imagem com evidência de infecção (p. ex., resultados anormais em ultrassonografia, tomografia computadorizada, ressonância nuclear magnética ou radiomarcador [gálio, tecnécio etc.], ou em radiografia abdominal).

Instrução para registro

- Não relatar pancreatite (síndrome inflamatória caracterizada por dor abdominal, náuseas e vômitos, associados a níveis séricos elevados de enzimas pancreáticas), a menos que seja determinada sua origem infecciosa.

EM – Enterocolite necrosante

Enterocolite necrosante em lactentes (≤ 1 ano de idade) deve atender ao seguinte critério:

1. O lactente tem pelo menos um dos sinais clínicos e um dos achados de exames de imagem das listas abaixo:
   - Pelo menos um sinal clínico:
     a. Aspirado bilioso**.
     b. Vômitos.
     c. Distensão abdominal.
     d. Sangue oculto ou macroscópico nas fezes (sem fissura retal).
   - Pelo menos um achado em exame de imagem:

---

*Sem nenhuma outra causa reconhecida.

**Excluir aspirado bilioso como resultado de colocação transpilórica de sonda nasogástrica.

    a. Pneumatose intestinal.

    b. Gás no sistema hepatobiliar.

    c. Pneumoperitônio.

2. EN cirúrgica: o lactente apresenta pelo menos um dos seguintes achados cirúrgicos:

    a. Evidência cirúrgica de extensa necrose intestinal (> 2cm de intestino afetado).

    b. Evidência cirúrgica de pneumatose intestinal com ou sem perfuração intestinal.

Infecção do trato reprodutor – REPR

END – Endometrite

Endometrite deve atender a pelo menos um dos seguintes critérios:

1. A paciente apresenta organismos cultivados a partir de líquidos (incluindo o fluido amniótico) ou de tecido do endométrio obtido durante procedimento invasivo ou biópsia.
2. A paciente tem pelo menos dois dos seguintes sinais ou sintomas: febre (> 38°C), dor abdominal*, sensibilidade uterina* ou drenagem purulenta do útero*.

Instrução para registro

Relatar endometrite pós-parto como IRA, a não ser que o líquido amniótico esteja infectado no momento da admissão ou a paciente tenha sido admitida mais de 2 dias após a ruptura da membrana (dia 1 = dia da ruptura).

EPIS – Infecção da episiotomia

Infecção da episiotomia deve atender a pelo menos um dos seguintes critérios:

1. Paciente no pós-parto vaginal com drenagem purulenta da episiotomia.
2. Paciente no pós-parto vaginal com abscesso na episiotomia.

Comentário

- Episiotomia não é considerada procedimento cirúrgico pela NHSN.

OITR – Outras infecções do trato reprodutor masculino ou feminino (epidídimo, testículos, próstata, vagina, ovários, útero ou outros tecidos pélvicos, excluindo infecções endometrite ou cúpula vaginal)

Outras infecções do trato reprodutivo masculino ou feminino devem atender a pelo menos um dos seguintes critérios:

1. O(a) paciente tem organismos cultivados a partir de tecido ou fluido do local afetado.
2. O(a) paciente tem abscesso ou outra evidência de infecção do local afetado vista durante procedimento invasivo ou exame histopatológico.
3. O(a) paciente apresenta dois dos seguintes sinais ou sintomas: febre (> 38°C), náuseas*, vômitos*, dor*, sensibilidade* ou disúria*, e pelo menos uma das seguintes opções:

    a. Hemocultura positiva.

    b. Diagnóstico médico.

Instruções para registro

- Relatar endometrite como END.
- Relatar infecções da cúpula vaginal como CUPV.

---

*Sem nenhuma outra causa reconhecida.

CUPV – Infecção da cúpula vaginal

Infecção da cúpula vaginal deve atender a no mínimo um dos seguintes critérios:

1. A paciente pós-histerectomia apresenta drenagem purulenta a partir da cúpula vaginal.
2. A paciente pós-histerectomia tem abcesso na cúpula vaginal.
3. A paciente pós-histerectomia tem patógenos cultivados a partir de fluido ou tecido obtidos da cúpula vaginal.

Instrução para registro

- Relatar infecções da cúpula vaginal como ISC-CUPV.

Infecção de trato respiratório inferior sem pneumonia – ITRI

BRON – Bronquite, traqueobronquite, bronquiolite, traqueíte, sem evidência de pneumonia

Infecções traqueobrônquicas devem atender a no mínimo um dos seguintes critérios:

1. O paciente não apresenta evidências de pneumonia ao exame clínico ou de imagem e tem pelo menos dois dos seguintes sinais ou sintomas: febre (> 38°C), tosse*, produção ou aumento da expectoração*, roncos*, respiração ofegante*, e pelo menos uma das seguintes opções:
   a. Cultura positiva obtida por aspirado traqueal profundo ou broncoscopia.
   b. Teste laboratorial positivo em secreções respiratórias.
2. Paciente ≤ 1 ano de idade sem evidências de pneumonia ao exame clínico ou de imagem e que apresenta pelo menos dois dos seguintes sinais ou sintomas: febre (> 38°C – central), tosse*, produção ou aumento da expectoração*, roncos*, respiração ofegante*, dificuldade respiratória*, apneia* ou bradicardia*, e pelo menos uma das seguintes opções:
   a. Organismos cultivados a partir de material obtido por aspirado traqueal profundo ou broncoscopia.
   b. Teste laboratorial positivo para secreções respiratórias.
   c. Diagnóstico por titulação única de anticorpo (IgM) ou aumento de quatro vezes em soros emparelhados (IgG) para o agente patogênico.

Instrução para registro

Não relatar bronquite crônica em um paciente com doença pulmonar crônica como IRA, a menos que haja evidência de infecção secundária aguda, que se manifesta pela mudança no organismo.

PUL – Outras infecções do trato respiratório inferior

Outras infecções do trato respiratório inferior têm de atender a pelo menos um dos seguintes critérios:

1. O paciente tem organismos vistos em esfregaço ou cultura de tecido ou fluido do pulmão, incluindo líquido pleural.
2. O paciente apresenta abscesso pulmonar ou empiema vistos durante procedimento invasivo ou exame histopatológico.
3. O paciente apresenta abscesso cavitário visto em exame radiográfico de pulmão.

---

*Sem nenhuma outra causa reconhecida.

Instruções para registro

- Relatar infecção concorrente do trato respiratório e pneumonia com o(s) mesmo(s) organismo(s) como PNEU.
- Relatar abscesso pulmonar ou empiema sem pneumonia como PUL.

Trato urinário – ITU

IATU – Infecção assintomática do trato urinário bacteriêmica

O paciente com ou sem cateter vesical de demora não apresenta sinais ou sintomas de infecção, mas apresenta cultura de urina positiva $\geq 10^5$ UFC/mL com não mais do que duas espécies de microrganismos uropatogênicos* (veja nota de rodapé) e hemocultura positiva com pelo menos um correspondente ao uropatógeno da cultura de urina ou pelo menos duas culturas de sangue coletadas em ocasiões separadas, se o agente patogênico for um comensal comum da pele.

OITU – Outras infecções do trato urinário (rim, ureter, bexiga, uretra ou tecido em torno do espaço retroperineal ou perinefrético)

Outras infecções do trato urinário devem preencher pelo menos um dos seguintes critérios:

1. O paciente apresenta microrganismos isolados a partir de cultura de fluido (que não seja a urina) ou do tecido do local afetado.
2. O paciente apresenta evidência de abscesso ou outra infecção vista em exame direto, durante procedimento invasivo ou em exame histopatológico.
3. O paciente apresenta pelo menos dois dos seguintes sinais ou sintomas: febre (> 38°C), dor localizada** ou sensibilidade localizada no local envolvido**, e pelo menos uma das seguintes opções:
   a. Drenagem purulenta do local afetado.
   b. Microrganismos cultivados a partir de sangue que são compatíveis com o local da infecção suspeita.
   c. Evidência de infecção em exames de imagem (p. ex., ultrassonografia anormal, tomografia computadorizada, ressonância nuclear magnética ou *scan* radioativo [gálio, tecnécio]).
4. Paciente < 1 ano de idade apresenta pelo menos um dos seguintes sinais ou sintomas: febre (> 38°C – central), hipotermia (< 36°C – central), apneia*, bradicardia*, letargia* ou vômitos*, e pelo menos uma das seguintes opções:
   a. Drenagem purulenta do local afetado.
   b. Microrganismos cultivados a partir de sangue que são compatíveis com local da infecção suspeita.
   c. Evidência de infecção em exames de imagem (p. ex., ultrassonografia anormal, tomografia computadorizada, ressonância nuclear magnética ou *scan* radioativo [gálio, tecnécio]).

Instrução para registro

Relatar infecções da circuncisão em recém-nascidos como CIRC.

---

*O paciente manteve cateter vesical de demora no local por > 2 dias, sendo o dia da colocação do dispositivo o dia 1, e o cateter estava no local quando todos os elementos deste critério se apresentaram em conjunto.

*Uropatógenos: bacilos gram-negativos, *Staphylococcus* spp., leveduras, *Streptococcus* spp., β-hemolítico, *Enterococcus* spp., *G. vaginalis*, *Aerococcus urinae* e *Corynebacterium* (urease-positiva) Relatar *Corynebacterium* (urease-positiva) ou como espécie *Corynebacterium* não especificado (COS) ou como *C. urealyticum* (CORUR), se forem assim identificados.

**Sem nenhuma outra causa reconhecida.

ISTU – Infecção sintomática do trato urinário

Deve atender a pelo menos um dos seguintes critérios:

1. O paciente manteve cateter vesical de demora no local por > 2 dias, sendo o dia 1 o dia da colocação do dispositivo, e o cateter estava no local no momento em que todos os elementos deste critério se manifestaram em conjunto, além de pelo menos um dos seguintes sinais ou sintomas: febre (> 38°C), sensibilidade suprapúbica*, dor ou sensibilidade no ângulo costovertebral* e cultura de urina positiva ≥ 10^5 UFC/mL com não mais do que duas espécies de microrganismos, ou o paciente teve cateter vesical de demora inserido por > 2 dias, o qual foi retirado no dia ou 1 dia antes de todos os elementos deste critério se apresentarem juntos, além de pelo menos um dos seguintes sinais ou sintomas: febre (> 38°C), urgência*, frequência*, disúria*, sensibilidade suprapúbica*, dor ou sensibilidade no ângulo costovertebral* e cultura de urina positiva ≥ 10^5 UFC/mL com não mais do que duas espécies de microrganismos.
2. O paciente não tinha cateter vesical de demora inserido no momento ou 1 dia antes de todos os elementos deste critério se apresentarem em conjunto e apresenta pelo menos um dos seguintes sinais ou sintomas: febre (> 38°C) em paciente ≤ 65 anos de idade, urgência*, frequência*, disúria*, sensibilidade suprapúbica*, dor ou sensibilidade no ângulo costovertebral* e cultura de urina positiva ≥ 10^5 UFC/mL com não mais do que duas espécies de microrganismos.
3. O paciente teve cateter vesical de demora inserido por > 2 dias, sendo o dia 1 o dia da colocação do dispositivo, e o cateter estava no local quando todos os elementos deste critério se apresentaram em conjunto, além de pelo menos um dos seguintes sinais ou sintomas: febre (> 38°C), sensibilidade suprapúbica*, dor ou sensibilidade no ângulo costovertebral*, e pelo menos um dos seguintes achados:
   a. Teste positivo para esterase e/ou nitrito de leucócitos.
   b. Piúria (amostra de urina com ≥ 10 leucócitos/mm^3 de urina não centrifugada ou > 5 leucócitos por campo de grande aumento em urina centrifugada).
   c. Microrganismos vistos na coloração de Gram de urina não centrifugada e cultura de urina positiva entre ≥ 10^3 e < 10^5 UFC/mL com não mais do que duas espécies de microrganismos, ou paciente com cateter vesical de demora no lugar por > 2 dias e que foi retirado no dia ou 1 dia antes de todos os elementos deste critério se manifestarem em conjunto, além de pelo menos um dos seguintes sinais ou sintomas: febre (> 38°C), urgência*, frequência*, disúria*, sensibilidade suprapúbica*, dor ou sensibilidade no ângulo costovertebral*, e pelo menos um dos seguintes achados:
   • Teste positivo para esterase e/ou nitrito de leucócitos.
   • Piúria (amostra de urina com ≥ 10 leucócitos/mm^3 de urina não centrifugada ou > 5 leucócitos por campo de grande aumento em urina centrifugada).
   • Microrganismos vistos na coloração de Gram de urina não centrifugada e cultura de urina positiva entre ≥ 10^3 e < 10^5 UFC/mL com não mais do que duas espécies de microrganismos.
4. O paciente não tinha cateter vesical de demora inserido no momento ou 1 dia antes que todos os elementos deste critério se apresentassem em conjunto, e tem pelo menos um dos seguintes sinais ou sintomas: febre (> 38°C) em paciente ≤ 65 anos de idade, urgência*, frequência*, disúria*, sensibilidade suprapúbica*, dor ou sensibilidade no ângulo costovertebral*, e pelo menos um dos seguintes achados:
   a. Teste positivo para esterase e/ou nitrito de leucócitos.
   b. Piúria (amostra de urina com ≥ 10 leucócitos/mm^3 de urina não centrifugada ou > 5 leucócitos por campo de grande aumento de urina centrifugada).
   c. Microrganismos vistos na coloração de Gram de urina não centrifugada e cultura de urina positiva entre ≥ 10^3 e < 10^5 UFC/mL com não mais do que duas espécies de microrganismos.

---

*Sem nenhuma outra causa reconhecida.

5. Paciente ≤ 1 ano de idade com* ou sem cateter vesical de demora e com pelo menos um dos seguintes sinais ou sintomas: febre (> 38°C – central), hipotermia (< 36°C – central), apneia**, bradicardia**, disúria**, letargia**, vômito**, e cultura de urina positiva ≥ 10^5 UFC/mL com não mais do que duas espécies de microrganismos. Os elementos do critério devem ocorrer dentro de um prazo que não exceda o intervalo de 1 dia do calendário.

6. Paciente ≤ 1 ano de idade com* ou sem cateter vesical de demora e com pelo menos um dos seguintes sinais ou sintomas: febre (> 38°C – central), hipotermia (< 36°C – central), apneia**, bradicardia**, disúria**, letargia, vômito**, e pelo menos um dos seguintes achados:

   a. Teste positivo para esterase e/ou nitrito de leucócitos.

   b. Piúria (amostra de urina com ≥ 10 leucócitos/mm^3 de urina não centrifugada ou > 5 leucócitos por campo de grande aumento de urina centrifugada).

   c. Microrganismos vistos na coloração de Gram de urina não centrifugada e cultura de urina positiva entre ≥ 10^3 e <10^5 UFC/mL com não mais do que duas espécies de microrganismos.

Comentários

- Os elementos do critério devem ocorrer dentro de um prazo que não exceda o intervalo de 1 dia do calendário.
- Culturas relatadas como "microbiota mista" representam pelo menos duas espécies de microrganismos. Por conseguinte, um microrganismo adicional recuperado a partir da mesma cultura representaria mais do que duas espécies de microrganismos. Essa amostra não pode ser usada para satisfazer os critérios de ITU.
- Pontas de cateteres urinários não devem ser cultivadas e não são aceitáveis para o diagnóstico de infecção urinária.
- Culturas de urina devem ser obtidas por meio de técnica adequada, como coleta limpa ou cateterismo. As amostras de cateteres devem ser aspiradas através dos pontos de amostragem desinfetados.
- Em crianças, a cultura de urina deve ser obtida por cateterismo vesical ou punção suprapúbica; culturas de urina positivas de espécimes obtidos por bolsa coletora não são confiáveis e devem ser confirmadas por amostras assepticamente obtidas por cateterismo ou aspiração suprapúbica.
- Amostras de urina para cultura devem ser processadas o mais rapidamente possível, de preferência dentro de 1 a 2 horas. Se as amostras de urina não podem ser processadas dentro de 30 minutos após a coleta, devem ser refrigeradas ou inoculadas em meio de isolamento primário antes do transporte ou transportadas em conservante de urina apropriado. Amostras refrigeradas devem ser cultivadas dentro de 24 horas.
- Os rótulos da amostra de urina devem indicar se o paciente é sintomático.
- Relatar infecção da corrente sanguínea como secundária para todos os casos de bacteriemia de infecção assintomática do trato urinário (IATU).
- Relatar apenas patógenos em amostras de sangue e urina para IATU.
- Relatar *Corynebacterium* (urease-positivo) ou como espécie de *Corynebacterium* não especificada (COS) ou como *C. urealyticum* (CORUR), se especificada.

Referências

Centers for Disease Control and Prevention. National Healthcare Safety Network. Surveillance Definition of Healthcare-Associated Infection and Criteria for Specific Types of Infections in the Acute Care Setting. Disponível em: http://www.cdc.gov/nhsn/PDFs/pscManual/17pscNosInfDef_current.pdf. Acesso em: 11 jan 2014.

---

*O paciente teve cateter vesical de demora no local por > 2 dias, sendo o dia 1 o dia da colocação do dispositivo, e o cateter estava no local quando todos os elementos deste critério se apresentaram em conjunto.

**Sem nenhuma outra causa reconhecida.

PARTE C
Critérios Diagnósticos dos Erros e Eventos Adversos não Infecciosos

Tania Moreira Grillo Pedrosa

TERMOS E DEFINIÇÕES PARA ERRO E EVENTO ADVERSO

Apesar de a segurança assistencial (ou segurança do paciente) ser atualmente um dos temas mais abordados na literatura, os termos utilizados nas diversas publicações apresentam considerável variação, dificultando a síntese e a interpretação dos dados. A Agência de Qualidade em Saúde do Departamento de Saúde (AHRQ) do governo norte-americano identificou mais de 70 termos correlacionados, o que justifica a complexidade e a superposição das definições. Para minimizar esse fator dificultador, a AHRQ disponibiliza recomendações sugeridas por diferentes autores e organizações para a padronização dos termos.

As definições adotadas para "erro" e "evento adverso" são as seguintes:

- **Erro:** falha para que uma ação planejada seja completada como pretendido (erro de execução) ou uso de um planejamento errado para alcançar um objetivo (erro de planejamento).
- **Evento adverso:** dano causado durante o processo assistencial não determinado pelas condições clínicas de base do paciente. Um evento adverso atribuído a erro é um "evento adverso prevenível".

Provonost e cols. se utilizam das seguintes definições da AHRQ:

- **Segurança do paciente:** ausência de dano ao paciente relacionado com o processo assistencial, inclusive ausência de "risco" (potencial) de dano.
- **Erros assistenciais:** erros ocorridos durante o processo assistencial que resultam ou têm o potencial de resultar em dano para o paciente. Erro inclui falha para que uma ação planejada seja completada como pretendido ou o uso de um planejamento errado para que seja alcançado um objetivo.

Thomas & Petersen empregam os termos "erros" e "eventos adversos" de maneira abrangente. O termo "erro" inclui falhas, danos quase ocorridos (*close call*, *near misses*), erros efetivos e erros potenciais (latentes). A expressão "eventos adversos" inclui danos ao paciente, como lesão decorrente do processo assistencial, e danos por iatrogenia.

Neste capítulo utilizamos a expressão "erros e eventos adversos" como definição geral, contemplando todos os termos relacionados com a segurança do paciente. Os critérios diagnósticos e as definições a seguir foram extraídos de Pedrosa (2009).

ERROS/EVENTOS ADVERSOS NÃO INFECCIOSOS RELACIONADOS COM VENTILAÇÃO MECÂNICA (VM)*

Barotrauma

Definição

O barotrauma é definido como escape de ar para fora do espaço aéreo devido à ruptura da parede alveolar em consequência de elevada pressão transalveolar (durante o uso de VM). Se a ruptura se

---

VM: dispositivo para assistir ou controlar continuamente a respiração através de intubação endotraqueal ou traqueostomia. Estão excluídos dispositivos de pressão positiva intermitente ou pressão positiva contínua via nasal.

der diretamente para o espaço pleural, ocorrerá pneumotórax fechado. Quando a ruptura alveolar ocorre para a bainha broncovascular, o gás disseca através da bainha, causando desde pequenos cistos gasosos intraparenquimatosos até pneumomediastino:

- **Pneumomediastino:** presença de ar/gás na cavidade mediastinal.
- **Pneumotórax:** presença de ar/gás na cavidade pleural.
- **Enfisema subcutâneo:** infiltração do tecido celular subcutâneo por gases.
- **Enfisema intersticial:** ocorre quando o ar dos espaços aéreos atinge o espaço intersticial pulmonar.

Nome do indicador: Barotrauma

- **Numerador:** número de barotraumas no período. Descrição: número de pneumomediastino/pneumotórax/enfisema subcutâneo ou intersticial consequentes ao uso de VM, ocorridos durante o período.
- **Denominador:** número de VM-dia do período. Descrição: VM-dia consiste na utilização de VM invasiva (por tubo endotraqueal [TET] ou por traqueostomia [TQT]) que permaneça por no mínimo 24 horas. O início da contagem se dá no dia seguinte ao início do uso da VM e termina no dia da suspensão. Deverá ser somado o total dos dias em ventilação mecânica. Entretanto, se ocorrer erro/evento adverso nas primeiras 24 horas de uso de VM, o evento deverá ser contado e considerado pelo menos 1 VM-dia.
- **Multiplicar o resultado por 1.000.**
- **Unidade final:** nº de barotraumas/1.000 VM-dia.
- **Cálculo:** $\dfrac{\text{Número de barotraumas do período}}{\text{Número de VM-dia do período}} \times 1.000$
- **Intervalo de coleta:** mensal-anualizado (veja a Tabela 12.29).

Somam-se os eventos do numerador mês a mês até se completarem 12 meses; a partir daí exclui-se o mês inicial e inclui-se o mês atual. O denominador acompanha o mesmo período do denominador (p. ex., período de coleta iniciando em janeiro/15 e continuando até janeiro/16 – Tabela 12.29).

Extubação acidental

Definição

Extubação acidental (ou decanulação acidental, no caso de uso de traqueostomia) consiste na saída não programada do TET ou da cânula de TQT em paciente em VM, independentemente do motivo (sedação insuficiente, fixação inadequada, alfinete rasgou o tubo, entre outros).

Nome do indicador: Extubação acidental

- **Numerador:** número de extubações acidentais no período. Descrição: número de extubações acidentais ocorridas durante o período.
- **Denominador:** número de VM-dia do período. Descrição: VM-dia consiste na utilização de VM invasiva (por TET ou TQT) que permaneça por no mínimo 24 horas. O início da contagem se dá no dia seguinte ao início do uso da VM e termina no dia da suspensão. Deverá ser somado o total dos dias de pacientes em VM. Entretanto, se ocorrer erro/evento adverso nas primeiras 24 horas de uso de VM, o evento deverá ser contado e considerado pelo menos 1 VM-dia.
- **Multiplicar o resultado por 1.000.**
- **Unidade final:** número de extubações acidentais/1.000 VM-dia.
- **Cálculo:** $\dfrac{\text{Número de extubações acidentais do período}}{\text{Número de VM-dia do período}} \times 1.000$
- **Intervalo de coleta:** mensal-anualizado (veja a Tabela 12.29).

Tabela 12.29 Como calcular o intervalo de tempo mensal-anualizado

Mês	Nº de eventos: numerador	Nº de paciente-dias ou procedimento--dias: denominador	Cálculo do indicador para o período: (número de eventos/1.000 paciente-dias ou procedimento-dias) ou (percentual = [nº de pacientes com eventos/nº de pacientes] × 100) conforme o indicador que esteja sendo calculado
Janeiro/2015	2	150	(2) / (150) × 1.000 = 13,3
Fevereiro/2015	3	210	(2 + 3) / (150 + 210) × 1.000 = 13,8
Março/2015	4	142	(2 + 3 + 4) / (150 + 210 + 142) × 1.000 = 17,9
Abril/2015	1	168	...
Maio/2015	0	195	...
Junho/2015	0	215	...
Julho/2015	2	182	...
Agosto/2015	3	174	...
Setembro/2015	2	123	...
Outubro/2015	1	141	...
Novembro/2015	5	187	...
Dezembro/2015	1	201	(2+3+4+1+0+0+2+3+2+1+5+1+1) / (150+210+142+168+195+215+182+174+123+141+187+201) × 1.000 = 11,4
Janeiro/2016	1	198	(3+4+1+0+0+2+3+2+1+5+1+1+1) / (210+142+168+195+215+182+174+123+141+187+201+198) × 1.000 = 10,7

Repare que a partir de dezembro/2015, quando já há 12 meses somados no período, ao se inserir o mês de janeiro/2016, elimina--se o mês de janeiro/2015, e assim sucessivamente. Desse modo, a amostra sempre conterá 12 meses, corrigindo um dos mais frequentes problemas em epidemiologia e estatística, que é o tamanho amostral para pequenas populações. Ao final desses cálculos, estaremos obtendo, de fato, a curva de tendência.

Falha na extubação

Definição

Falha na extubação ocorre quando há necessidade de reintubação e/ou retorno à VM (por TET ou por TQT) dentro das primeiras 72 horas após extubação programada. A extubação programada consiste na retirada do paciente de maneira planejada e intencional da VM invasiva, independentemente do motivo e do tipo de acesso à via aérea, se TET ou TQT. Também independe do motivo: obstrução alta, atelectasia, apneia, entre outros.

Nome do indicador: Falha na extubação

- **Numerador:** número de falhas na extubação ocorridas no período. Descrição: número de pacientes com necessidade de reintubação e/ou retorno à VM dentro das primeiras 72 horas após extubação programada independentemente do motivo durante o período.
- **Denominador:** número de extubações programadas no período. Descrição: extubação programada consiste em novo paciente retirado de maneira planejada e intencional da VM invasiva por TET ou TQT.
- **Multiplicar o resultado por 100.**
- **Unidade final:** percentual de falhas de extubação.

- **Cálculo:**
$$\frac{\text{Número de falhas de extubação do período}}{\text{Número de extubações programadas realizadas no período}} \times 100$$
- **Intervalo de coleta:** mensal-anualizado (veja a Tabela 12.29).

Troca de tubo endotraqueal (TET)
Definição

Troca de TET consiste na necessidade de troca do TET por obstrução, intercorrências com o balonete, escape ou obstrução alta por rolha, entre outras. Estão excluídas as trocas eletivas do TET em razão do crescimento do recém-nascido e a troca eletiva da TQT.

Nome do indicador: Troca de TET

- **Numerador:** número de trocas de tubos endotraqueais ocorridas no período. Descrição: necessidade de troca do TET por obstrução, intercorrências com o balonete, escape, obstrução alta por rolha, troca em virtude de furo no balonete, entre outras.
- **Denominador:** número de VM-dia do período. Descrição: VM-dia consiste na utilização de VM invasiva (por TET ou TQT) que permaneça por no mínimo 24 horas. O início da contagem se dá no dia seguinte ao início do uso da VM e termina no dia da suspensão. Deverá ser somado o total dos dias de pacientes em VM. Entretanto, se ocorrer erro/evento adverso nas primeiras 24 horas de uso de VM, o evento deverá ser contado e considerado pelo menos 1 VM-dia. Exceção: troca eletiva do TET em recém-nascido durante o processo de crescimento e troca eletiva da TQT.
- **Multiplicar o resultado por 1.000.**
- **Unidade final:** número de trocas de TET ou TQT/1.000 VM-dia.
- **Cálculo:**
$$\frac{\text{Número de trocas de TET ou TAT do período}}{\text{Número de VM-dia do período}} \times 1.000$$
- **Intervalo de coleta:** mensal-anualizado (veja a Tabela 12.29).

Outros eventos adversos relacionados com o uso de TET
Definição

Outros eventos que não estão incluídos nos eventos anteriores e que estão relacionados com a VM:

- **Atelectasia:** colapso de um segmento, lobo ou de todo o pulmão, alterando a relação ventilação/perfusão e provocando *shunt* pulmonar*.
- **Lesão nasal:** necrose de aletas nasais ou columela.
- **Lesão de pele relacionada com a fixação de TET ou TQT.**
- **Edema de glote pós-extubação imediata:** diagnosticado por visualização direta ou sintomas e sinais clínicos.
- **Traqueomalacia:** perda da consistência do arcabouço da via aérea, levando a colapso de suas paredes e consequente redução do lúmen; diagnosticada por visualização direta ou exames de imagem.
- **Estenose da região traqueal ou subglótica:** diagnosticada por visualização direta.
- **Traumatismo de laringe e traqueia:** diagnosticado por visualização direta ou sintomas e sinais clínicos.
- **Hipoxia por intubação difícil:** queda da saturação de hemoglobina pelo oxigênio abaixo do mínimo de segurança para a faixa etária, determinada por complicações durante o processo de intubação traqueal.

---

*Atelectasia em paciente fora da VM: considerar como evento adverso não relacionado com procedimento invasivo.

- **Hipoxia por atelectasia sem obstrução de TET:** queda da saturação de hemoglobina pelo oxigênio determinada por atelectasia pulmonar parcial ou total em paciente em uso de TET, abaixo do mínimo de segurança para a faixa etária.

Nome do indicador: Outros eventos adversos relacionados com o uso de TET

- **Numerador:** número de outros eventos adversos relacionados com o uso de TET ocorridos no período. Descrição: somatório dos outros eventos pelo TET descritos acima ocorridos durante o período.
- **Denominador:** número de VM-dia do período. Descrição: VM-dia consiste na utilização de VM invasiva (por TET ou TQT) que permaneça por no mínimo 24 horas. O início da contagem se dá no dia seguinte ao início do uso da VM e termina no dia da suspensão. Deverá ser somado o total dos dias de pacientes em VM. Entretanto, se ocorrer erro/evento adverso nas primeiras 24 horas de uso de VM, o evento deverá ser contado e considerado pelo menos 1 VM-dia.
- **Multiplicar o resultado por 1.000.**
- **Unidade final:** número de outros eventos pelo TET ou TQT/1.000 VM-dia.
- **Cálculo:**

$$\frac{\text{Número de outros eventos adversos relacionados com o uso do TET no período}}{\text{Número de VM-dia do período}} \times 1.000$$

- **Intervalo de coleta:** mensal-anualizado (veja a Tabela 12.29).

ERROS/EVENTOS ADVERSOS NÃO INFECCIOSOS RELACIONADOS COM CATETER VASCULAR CENTRAL (CVC)*

Perda acidental de cateter vascular central (CVC)

Definição

Perda de CVC consiste em qualquer retirada não programada do cateter vascular central, independentemente do motivo (curativo solto, fixação inadequada, manipulação inadequada, quebra do canhão, perda por obstrução, perda por infiltração, perda por tracionamento, perda por flebite etc.).

Nome do indicador: Perda acidental de CVC

- **Numerador:** número de perdas acidentais de CVC ocorridas no período. Descrição: número de CVC perdidos e/ou retirados sem programação durante o período.
- **Denominador:** número de CVC-dia do período. Descrição: CVC-dia é todo cateter implantado em vaso central que permaneça por no mínimo 24 horas. O início da contagem se dá no dia seguinte ao implante e termina no dia da retirada. Deverá ser somado o total dos dias de uso do CVC**. Entretanto, se ocorrer erro/evento adverso nas primeiras 24 horas de uso de CVC, o evento deverá ser contado e considerado pelo menos 1 CVC-dia.
- **Multiplicar o resultado por 1.000.**
- **Unidade final:** número de perdas acidentais do CVC/1.000 CVC-dia.
- **Cálculo:**

$$\frac{\text{Número de perdas de CVC do período}}{\text{Número de CVC-dia do período}} \times 1.000$$

- **Intervalo de coleta:** mensal-anualizado (veja a Tabela 12.29).

---

*CVC: dispositivo para acesso vascular cuja porção distal se localiza próximo ao ou no coração ou em um dos grandes vasos intratorácicos. Cateter em artéria ou veia umbilical é considerado acesso central. Pode ser inserido por via percutânea diretamente em um grande vaso (veias subclávia, femoral ou jugular), por dissecção cirúrgica (é considerado acesso por dissecção aquele para o qual é feito corte na pele, com ou sem ligação do vaso) ou por acesso de veias periféricas através de cateter epicutâneo com posicionamento central.

**Se o paciente estiver com mais de um CVC, deve-se somar o total de dias de cada CVC.

Outros eventos adversos não infecciosos relacionados com o uso de CVC

Definição

Outros eventos que não estão incluídos na perda acidental de CVC e que estão relacionados com seu uso, dentre os quais: lesão de pele provocada pelo canhão ou por fixação, tracionamento, reconstituição, desobstrução do CVC, queimadura de pele por extravasamento de produto químico, hidrotórax, quilotórax, pneumotórax, cateter mal posicionado (perifericamente ou intracardíaco, ou que subiu para a jugular) por mais de 24 horas, infiltração de medicação na pele, procedimento para inserção prolongado (> 1 hora), hematoma (extravasamento de sangue para o tecido subcutâneo), necrose/isquemia, êmbolo etc.

Nome do indicador: Outros eventos adversos relacionados com o uso de CVC

- **Numerador:** número de outros eventos adversos relacionados com o uso do CVC ocorridos no período. Descrição: número de outros eventos relacionados com o CVC que não incluam a perda ou a infecção ocorridas durante o período.
- **Denominador:** número de CVC-dia do período. Descrição: CVC-dia é todo cateter implantado em vaso central que permaneça por no mínimo 24 horas. O início da contagem se dá no dia seguinte ao implante e termina no dia da retirada. Deverá ser somado o total dos dias de uso do CVC*. Entretanto, se ocorrer erro/evento adverso nas primeiras 24 horas de uso de CVC, o evento deverá ser contado e considerado pelo menos 1 CVC-dia.
- **Multiplicar o resultado por 1.000.**
- **Unidade final:** número de outros eventos adversos relacionados com o uso de CVC/1.000 CVC--dia.
- **Cálculo:** $\dfrac{\text{Número de outros eventos relacionados com o CVC do período}}{\text{Número de CVC-dia do período}} \times 1.000$
- **Intervalo de coleta:** mensal-anualizado (veja a Tabela 12.29).

ERROS/EVENTOS ADVERSOS NÃO INFECCIOSOS RELACIONADOS COM OUTROS PROCEDIMENTOS INVASIVOS

Sonda vesical de demora (SVD)**

Perda de SVD

Definição

A perda de SVD consiste em qualquer retirada não planejada da sonda vesical de demora, independentemente do motivo (fixação inadequada, manipulação inadequada, tração, perda por obstrução).

Nome do indicador: Perda de SVD

- **Numerador:** número de perdas de SVD ocorridas no período. Descrição: retiradas não planejadas da SVD.
- **Denominador:** número de SVD-dia do período. Descrição: SVD-dia é toda SVD introduzida na bexiga, através da uretra, que permaneça por no mínimo 24 horas. O início da contagem se dá no dia seguinte à introdução da sonda e termina no dia da retirada. Deverá ser somado o total de dias de pacientes em uso de SVD. Entretanto, se ocorrer erro/evento adverso nas primeiras 24 horas de uso de SVD, o evento deverá ser contado e considerado pelo menos 1 SVD-dia.

---

*Se o paciente estiver com mais de um CVC, deve-se somar o total de dias de cada CVC.

***SVD:** dispositivo para drenagem urinária, inserido na bexiga por via uretral e mantido nesta localização, conectado a um sistema coletor fechado. Está excluída a sondagem vesical de alívio ou intermitente.

- **Multiplicar o resultado por 1.000.**
- **Unidade final:** número de perdas de SVD/1.000 SVD-dia.
- **Cálculo:** Número de perdas de SVD do período

$$\frac{\text{Número de perdas de SVD do período}}{\text{Número de SVD-dia do período}} \times 1.000$$

- **Intervalo de coleta:** mensal-anualizado (veja a Tabela 12.29).

Outros eventos adversos relacionados com o uso de sonda SVD
Definição

Outros eventos que não incluam a perda de SVD e que estejam relacionados com o uso de SVD, como posicionamento inadequado, traumatismo e vazamento.

Nome do indicador: Outros eventos adversos relacionados com o uso de SVD

- **Numerador:** número de outros eventos relacionados com o uso de SVD ocorridos no período. Descrição: número de outros eventos que não incluam a perda de SVD e que estejam relacionados com o uso de SVD durante o período.
- **Denominador:** número de SVD/dia do período. Descrição: SVD-dia é toda SVD introduzida na bexiga, através da uretra, que permaneça por no mínimo 24 horas. O início da contagem se dá no dia seguinte à introdução da sonda e termina no dia da retirada. Deverá ser somado o total de dias de pacientes em uso de SVD. Entretanto, se ocorrer erro/evento adverso nas primeiras 24 horas de uso de SVD, o evento deverá ser contado e considerado pelo menos 1 SVD-dia.
- **Multiplicar o resultado por 1.000.**
- **Unidade final:** número de outros eventos relacionados com o uso de SVD/1.000 SVD-dia.
- **Cálculo:** Número de outros eventos relacionados com SVD do período

$$\frac{\text{Número de outros eventos relacionados com SVD do período}}{\text{Número de SVD-dia do período}} \times 1.000$$

- **Intervalo de coleta:** mensal-anualizado (veja a Tabela 12.29).

Eventos relacionados com o uso de sonda naso/orogástrica e naso/oroentérica (SG/SE)
Definição

Consistem nos eventos relacionados com o uso de SG/SE, como posicionamento inadequado (o posicionamento correto da SG é no estômago e o da SE, no intestino delgado), traumatismo nasal, perda acidental, traumatismo no TGI, distensão abdominal excessiva, comprometendo a respiração, aspiração pulmonar etc.

Nome do indicador: Eventos relacionados com SG/SE

- **Numerador:** número de eventos relacionados com o uso de SG/SE ocorridos no período. Descrição: número de eventos relacionados com o uso de SNG/SNE ocorridos durante o período.
- **Denominador:** número de SG/SE-dia do período. Descrição: SG/SE-dia é toda sonda introduzida no trato digestivo, pela narina ou pela orofaringe, e que permaneça por no mínimo 24 horas. O início da contagem se dá no dia seguinte à introdução da sonda e termina no dia da retirada. Deverá ser somado o total de dias dos pacientes em uso de SG/SE. Entretanto, se ocorrer erro/evento adverso nas primeiras 24 horas de uso de SG/SE, o evento deverá ser contado e considerado pelo menos 1 SG/SE-dia.
- **Multiplicar o resultado por 1.000.**
- **Unidade final:** número de outros eventos relacionados com o uso de SG/SE/1.000 SG/SE-dia.
- **Cálculo:** Número de eventos relacionados com SG/SE do período

$$\frac{\text{Número de eventos relacionados com SG/SE do período}}{\text{Número de SNG/SNE-dia do período}} \times 1.000$$

- **Intervalo de coleta:** mensal-anualizado (veja a Tabela 12.29).

Outros acessos vasculares não centrais

Perda acidental de cateter para monitorização da pressão intra-arterial (PIA)

Definição

Perda de cateter arterial para monitorização da pressão intra-arterial (PIA) consiste em qualquer retirada do cateter de PIA sem que esteja programada, independentemente do motivo (fixação inadequada, manipulação inadequada, tração, perda por obstrução/coagulação).

Nome do indicador: Perda acidental de PIA

- **Numerador:** número de perdas acidentais de PIA ocorridas no período. Descrição: número de retiradas do cateter de PIA sem que estejam programadas, independentemente do motivo, ocorridas durante o período.
- **Denominador:** número de PIA-dia do período. Descrição: PIA-dia é todo cateter de monitorização de PIA introduzido e que permaneça por no mínimo 24 horas. O início da contagem se dá no dia seguinte à introdução do cateter e termina no dia da retirada. Deverá ser somado o total de dias dos pacientes em uso de PIA. Entretanto, se ocorrer erro/evento adverso nas primeiras 24 horas de uso de PIA, o evento deverá ser contado e considerado pelo menos 1 PIA-dia.
- **Multiplicar o resultado por 1.000.**
- **Unidade final:** número de perdas acidentais de PIA/1.000 PIA-dia.
- **Cálculo:** $\dfrac{\text{Número de perdas acidentais de PIA do período}}{\text{Número de PIA-dia do período}} \times 1.000$
- **Intervalo de coleta:** mensal-anualizado (veja a Tabela 12.29).

Outros eventos relacionados com o uso de cateter para monitorização da pressão intra-arterial (PIA)

Definição

Outros eventos relacionados com a PIA incluem: hematoma, necrose, isquemia, celulite, êmbolo, flebite (hiperemia), trombose (obstrução do vaso), obstrução sem troca e danos do cateter de PIA sem troca (infiltração/reconstrução).

Nome do indicador: Outros eventos relacionados com o uso de PIA

- **Numerador:** número de outros eventos de PIA ocorridos no período. Descrição: número total de eventos de hematoma, necrose, isquemia, celulite, êmbolo, flebite (hiperemia), trombose (obstrução do vaso), obstrução sem troca, danos do cateter de PIA sem troca (infiltração/reconstrução) relacionados com o uso de PIA ocorridos durante o período.
- **Denominador:** número de PIA-dia do período. Descrição: PIA-dia é todo cateter de monitorização de PIA introduzido e que permaneça por no mínimo 24 horas. O início da contagem se dá no dia seguinte à introdução do cateter e termina no dia da retirada. Deverá ser somado o total de dias dos pacientes em uso de PIA. Entretanto, se ocorrer erro/evento adverso nas primeiras 24 horas de uso de PIA, o evento deverá ser contado e considerado pelo menos 1 PIA-dia.
- **Multiplicar o resultado por 1.000.**
- **Unidade final:** número de outros eventos relacionados com a PIA/1.000 PIA-dia.
- **Cálculo:** $\dfrac{\text{Número de outros eventos pela PIA do período}}{\text{Número de PIA-dia do período}} \times 1.000$
- **Intervalo de coleta:** mensal-anualizado (veja a Tabela 12.29).

Outros eventos relacionados com o uso de acesso venoso periférico (AVP)

Definição

Outros eventos relacionados com o uso do acesso venoso periférico incluem perda por tracionamento, obstrução e flebite (hiperemia), entre outros.

Nome do indicador: Outros eventos pelo AVP

- **Numerador:** número de outros eventos pelo AVP ocorridos no período. Descrição: número de perda por tracionamento, obstrução, flebite (hiperemia) relacionados com o uso de AVP durante o período.
- **Denominador:** número de AVP usados no período*.
- **Multiplicar o resultado por 100.**
- **Unidade final:** percentual de outros eventos relacionados com o uso de AVP.
- **Cálculo:** $\dfrac{\text{Número de outros eventos relacionados com o uso de AVP}}{\text{Número de AVP usados no período}} \times 100$
- **Intervalo de coleta:** mensal-anualizado (veja a Tabela 12.29).

EVENTOS NÃO RELACIONADOS COM PROCEDIMENTOS INVASIVOS

Lesão nasal pela ventilação não invasiva (VNI)

Definição

Consiste em toda lesão nasal provocada pela VNI: lesão de columela, lesão de aleta nasal etc.

Nome do indicador: Lesão nasal pela VNI

- **Numerador:** número de lesões nasais pela VNI ocorridas no período. Descrição: número de lesões de columela, lesões de aleta nasal, entre outras, relacionadas com o uso de VNI ocorridas durante o período.
- **Denominador:** número de VNI-dia do período. Descrição: VNI-dia é toda utilização de VNI que permaneça por no mínimo 24 horas. O início da contagem se dá no dia seguinte ao início da VNI e termina no dia da suspensão. Deverá ser somado o total de dias dos pacientes em uso de VNI. Entretanto, se ocorrer erro/evento adverso nas primeiras 24 horas de uso de VNI, o evento deverá ser contado e considerado pelo menos 1 VNI-dia.
- **Multiplicar o resultado por 1.000.**
- **Unidade final:** número de lesões nasais pela VNI/1.000 VNI-dia.
- **Cálculo:** $\dfrac{\text{Número de lesões nasais pela VNI do período}}{\text{Número de VNI-dia do período}} \times 1.000$
- **Intervalo de coleta:** mensal-anualizado (veja a Tabela 12.29).

Úlceras de pressão

Definição

Úlcera de pressão, conhecida também como escara ou úlcera de decúbito, é definida como qualquer lesão causada por pressão não aliviada que resulta em danos aos tecidos subjacentes (tecido subcutâneo, músculo, articulações, ossos).

As úlceras de pressão geralmente ocorrem nas regiões de proeminências ósseas e são graduadas em estágios de 1 a 4 para classificação do grau de danos observados nos tecidos.

---

*Se o paciente estiver com mais de um AVP, somar o número total de AVP em uso por paciente.

Estágios da úlcera de pressão

- **Estágio 1:** eritema da pele intacta que não embranquece após remoção da pressão. Em indivíduos de pele mais escura, a descoloração da pele, o calor, o edema ou o endurecimento também podem ser indicadores de danos.
- **Estágio 2:** perda parcial da pele envolvendo epiderme, derme ou ambas. A úlcera é superficial e apresenta-se como abrasão, bolha ou cratera rasa.
- **Estágio 3:** perda da pele em sua espessura total, envolvendo danos ou necrose do tecido subcutâneo que pode se aprofundar, não chegando até a fáscia muscular. A úlcera se apresenta clinicamente como cratera profunda.
- **Estágio 4:** perda da pele em sua espessura total com extensa destruição ou necrose dos músculos, ossos ou estruturas de suporte, como tendões ou cápsulas das articulações.

Nome do indicador: Úlceras de pressão

- **Numerador:** número de úlceras de pressão de grau ≥ 2 ocorridas no período. Descrição: número de qualquer úlcera, independentemente do grau da lesão de continuidade da pele – graus 2, 3 ou 4 – ocorridas durante o período.
- **Denominador:** número de pacientes-dia do período. Descrição: paciente-dia é todo paciente admitido que permaneça no mínimo por 24 horas após a admissão. O início da contagem se dá no dia seguinte à admissão do paciente e termina no dia da alta, óbito ou transferência. Deverá ser somado o total de dias dos pacientes internados.
- **Multiplicar o resultado por 1.000.**
- **Unidade final:** número de úlceras de pressão/1.000 pacientes-dia.
- **Cálculo:** $\dfrac{\text{Número de úlceras de pressão de grau} \geq 2 \text{ do período}}{\text{Número de pacientes-dia do período}} \times 1.000$
- **Intervalo de coleta:** mensal-anualizado (veja a Tabela 12.29).

Dermatite de contato

Definição

A dermatite de contato consiste em inflamação causada pelo contato com determinada substância. A erupção fica confinada a uma área específica e costuma ser bem delimitada. As substâncias que provocam dermatites de contato podem causar a inflamação da pele por um dentre dois mecanismos: irritação (dermatite irritativa) ou reação alérgica (dermatite alérgica).

A dermatite da área das fraldas trata de dermatite de contato por irritante primário na área da fralda. O aumento da temperatura e da umidade local provoca maceração da pele, que se torna mais suscetível à irritação ocasionada pelo contato prolongado com urina e fezes. Esse tipo de dermatite caracteriza-se por apresentar lesão eritematosa confluente, brilhante, que varia de intensidade ao longo do tempo. Pode manifestar-se por meio de pápulas eritematosas associadas a edema e leve descamação. Atinge, tipicamente, as regiões de maior contato com a fralda. As pregas são geralmente poupadas, e os locais mais acometidos são superfícies convexas das nádegas, coxas, parte inferior do abdome, púbis, grandes lábios e escroto.

A candidose é considerada a principal complicação da dermatite e, quando ocorre simultaneamente, o eritema se intensifica e surgem lesões papulopustulosas satélites. Quando o eritema começa a melhorar, a pele torna-se enrugada e adquire aspecto apergaminhado. Em crianças com menos de 4 meses de idade, a primeira manifestação pode ser um ligeiro eritema perianal.

Nome do indicador: Dermatite de contato

- **Numerador:** número total de episódios de processo inflamatório da pele* causado pelo contato no período. Descrição: número total de dermatites de contato ocorridas durante o período.
- **Denominador:** número de pacientes-dia no período. Descrição: paciente-dia é todo paciente admitido que permaneça por no mínimo 24 horas após a admissão. O início da contagem se dá no dia seguinte à admissão do paciente e termina no dia da alta, óbito ou transferência. Deverá ser somado o total de dias dos pacientes internados. Entretanto, se ocorrer erro/evento adverso nas primeiras 24 horas de internação, o evento deverá ser contado e considerado pelo menos 1 paciente-dia.
- **Multiplicar o resultado por 1.000.**
- **Unidade final:** número de dermatites de contato/1.000 pacientes-dia
- **Cálculo:** $\dfrac{\text{Número de dermatites de contato do período}}{\text{Número de pacientes-dia do período}} \times 1.000$
- **Intervalo de coleta:** mensal-anualizado (veja a Tabela 12.29).

Outras lesões de pele

Definição

Outras lesões de pele incluem lesão de pele por adesivos (esparadrapos) e por manguitos de pressão, entre outras. Devem ser excluídas as úlceras de pressão e as dermatites de contato.

Nome do indicador: Outras lesões de pele

- **Numerador:** número de outras lesões de pele ocorridas no período. Descrição: número total de outras lesões de pele ocorridas durante o período.
- **Denominador:** número de pacientes-dia do período. Descrição: paciente-dia é todo paciente admitido que permaneça por no mínimo 24 horas após a admissão. O início da contagem se dá no dia seguinte à admissão do paciente e termina no dia da alta, óbito ou transferência. Deverá ser somado o total de dias dos pacientes internados. Entretanto, se ocorrer erro/evento adverso nas primeiras 24 horas de internação, o evento deverá ser contado e considerado pelo menos 1 paciente-dia.
- **Multiplicar o resultado por 1.000.**
- **Unidade final:** número de outras lesões de pele/1.000 pacientes-dia.
- **Cálculo:** $\dfrac{\text{Número de outras lesões de pele do período}}{\text{Número de pacientes-dia do período}} \times 1.000$
- **Intervalo de coleta:** mensal-anualizado (veja a Tabela 12.29).

Retinopatia da prematuridade (ROP)

Definição

A ROP é uma doença vasoproliferativa, de etiologia multifatorial, que acomete a retina de recém-nascidos (RN) prematuros. Além do peso ao nascimento e da idade gestacional (IG), também são possíveis fatores associados à presença de ROP: níveis de oxigênio, pCO_2, pH, vitamina E e ferro, luminosidade excessiva, disponibilidade de antioxidantes na retina e hemorragia intraventricular.

Classificação internacional da retinopatia da prematuridade

Baseia-se na localização das lesões, na extensão e na fase do desenvolvimento:

---

*Se um paciente apresentar mais de uma topografia corporal com dermatite, deve ser considerado o total de topografias (p. ex., no períneo e no dorso em um mesmo paciente serão considerados dois episódios).

- **Estágio 1:** linha branca e plana que separa a retina vascular da avascular.
- **Estágio 2:** crista elevada entre a retina vascular e a avascular.
- **Estágio 3:** proliferação fibrovascular a partir da crista elevada.
- **Estágio 4:** descolamento de retina parcial:
  - **4a:** mácula colada;
  - **4b:** mácula descolada.
- **Estágio 5:** descolamento total de retina.
- **Doença limiar:** estágio 3, em zona I ou II, com pelo menos 5 horas de extensão contínuas ou 8 horas intercaladas, na presença de doença *plus* (definida: dilatação arterial e venosa).
- **Doença pré-limiar tipo 1:** qualquer estágio em zona I com *plus* ou estágio 3 em zona I sem *plus*, ou estágio 2 ou 3 em zona II com *plus*.
- **Doença pré-limiar tipo 2:** estágio 1 ou 2 em zona I sem *plus* ou estágio 3 em zona 2 sem *plus*.

Nome do indicador: Retinopatia da prematuridade (ROP)

- **Numerador:** número de RN < 37 semanas de IG com ROP de grau ≥ 3 ocorridos no período.
- **Denominador:** número de pacientes-dia de RN < 37 semanas de IG no período. Descrição: pacientes-dia é todo paciente admitido que permaneça por no mínimo 24 horas após a admissão. O início da contagem se dá no dia seguinte à admissão do paciente e termina no dia da alta, óbito ou transferência. Deverá ser somado o total de dias dos pacientes internados com < 37 semanas de IG. Prematuro é toda criança admitida após o nascimento e que tenha < 37 semanas de IG. Uma criança admitida como prematura assim permanecerá classificada até a alta.
- **Multiplicar o resultado por 1.000.**
- **Unidade final:** número de RN < 37 semanas de IG com ROP ≥ grau 3/1.000 pacientes-dia.
- **Cálculo:**

$$\frac{\text{Número de RN} < 37 \text{ semanas de IG com ROP} \geq \text{grau 3}}{\text{Número de pacientes-dia de RN} < 37 \text{ semanas de IG do período}} \times 1.000$$

- **Intervalo de coleta:** mensal-anualizado (veja a Tabela 12.29).

Hemorragia peri/intraventricular (HPIV)

Definição

Hemorragia peri/intraventricular (HPIV) do recém-nascido é um distúrbio característico que ocorre mais frequentemente em prematuros ou neonatos de muito baixo peso, caracterizando-se por hemorragia peri e/ou intraventricular nas primeiras 24 a 72 horas de vida. A lesão inicial consiste em infarto hemorrágico da substância branca periventricular que se rompe secundariamente para dentro dos ventrículos cerebrais.

Classificação da HPIV:

- **Grau 1:** hemorragia petequial, limitada à substância branca periventricular subependimária.
- **Grau 2:** hemorragia intraventricular sem ventriculomegalia.
- **Grau 3:** hemorragia intraventricular com ventriculomegalia.
- **Grau 4:** hematoma intracerebral com hemorragia intraventricular e ventriculomegalia.

Nome do indicador: Hemorragia peri/intraventricular (HPIV)

- **Numerador:** número total de HPIV do período. Descrição: serão consideradas como eventos adversos as ocorrências de HPIV de grau ≥ 2.
- **Denominador:** número de pacientes-dia de prematuros com IG < 37 semanas admitidos na unidade no período. Descrição: considerar como pacientes-dia apenas os recém-nascidos admitidos com IG < 37 semanas. O paciente será considerado prematuro até sua alta/óbito/transferência.

- **Multiplicar o resultado por 1.000.**
- **Unidade final:** número de RN < 37 semanas de IG com HPIV ≥ grau 2/1.000 pacientes-dia.
- **Cálculo:** Número de RN com IG < 37 semanas com HPIV ≥ grau 2

$$\frac{\text{Número de RN com IG} < 37 \text{ semanas com HPIV} \geq \text{grau 2}}{\begin{array}{c}\text{Número de pacientes-dia de RN com}\\ \text{IG} < 37 \text{ semanas do período}\end{array}} \times 1.000$$

- **Intervalo de coleta:** mensal-anualizado (veja a Tabela 12.29).

Aspiração pulmonar
Definição

Entrada de conteúdo gástrico ou outras substâncias no trato respiratório, podendo causar obstrução de vias aéreas e/ou inflamação química dos pulmões.

Nome do indicador: Aspiração pulmonar

- **Numerador:** número de aspirações pulmonares ocorridas no período. Descrição: número total de aspirações de conteúdo gástrico ou outras substâncias no trato respiratório ocorridas durante o período. O paciente não deve estar em ventilação mecânica*.
- **Denominador:** número de pacientes-dia do período. Descrição: paciente-dia é todo paciente admitido que permaneça por no mínimo 24 horas após a admissão. O início da contagem se dá no dia seguinte à admissão do paciente e termina no dia da alta, óbito ou transferência. Deverá ser somado o total de dias dos pacientes internados. Entretanto, se ocorrer erro/evento adverso nas primeiras 24 horas de internação, o evento deverá ser contado e considerado pelo menos 1 paciente-dia.
- **Multiplicar o resultado por 1.000.**
- **Unidade final:** número de aspirações pulmonares/1.000 pacientes-dia.
- **Cálculo:** Número de aspirações pulmonares do período

$$\frac{\text{Número de aspirações pulmonares do período}}{\text{Número de pacientes-dia do período}} \times 1.000$$

- **Intervalo de coleta:** mensal-anualizado (veja a Tabela 12.29).

Alterações iatrogênicas de temperatura corporal
Hipotermia
Definição

Hipotermia consiste na queda da temperatura corporal abaixo do mínimo de segurança para a faixa etária, conforme os limites descritos na Tabela 12.30. Excluem-se as hipotermias terapeuticamente induzidas.

Nome do indicador: Hipotermia

- **Numerador:** número de hipotermias ocorridas no período. Descrição: número total de queda da temperatura corporal abaixo do mínimo de segurança para a faixa etária de acordo com a Tabela 12.30 durante o período.

Tabela 12.30 Valores mínimos e máximos da temperatura axilar de acordo com a idade

Faixa etária	Temperatura axilar mínima	Temperatura axilar máxima
Neonatos	36,4°C	37,2°C
Lactentes	36°C	37°C
Crianças e adultos	35,5°C	37°C

---

*Se o paciente estiver em ventilação mecânica, o evento deverá ser classificado como Outros Eventos pelo TET – veja anteriormente.

- **Denominador:** número de pacientes-dia do período. Descrição: paciente-dia é todo paciente admitido que permaneça por no mínimo 24 horas após a admissão. O início da contagem se dá no dia seguinte à admissão do paciente e termina no dia da alta, óbito ou transferência. Deverá ser somado o total de dias dos pacientes internados. Entretanto, se ocorrer erro/evento adverso nas primeiras 24 horas de internação, o evento deverá ser contado e considerado pelo menos 1 paciente-dia.
- **Multiplicar o resultado por 1.000.**
- **Unidade final:** número de hipotermias/1.000 pacientes-dia.
- **Cálculo:** $\dfrac{\text{Número de hipotermias do período}}{\text{Número de pacientes-dia do período}} \times 1.000$
- **Intervalo de coleta:** mensal-anualizado (veja a Tabela 12.29).

Hipertermia

Definição

Aumento da temperatura corporal acima do limite máximo da normalidade para a faixa etária, conforme os limites apresentados na Tabela 12.30. Exclui-se febre* como sintoma secundário a processos infecciosos, inflamatórios ou por desregulação do SNC.

Nome do indicador: Hipertermia

- **Numerador:** número de hipertermias ocorridas no período. Descrição: número total de aumento da temperatura corporal acima do limite máximo da normalidade para a faixa etária, conforme limites constantes na Tabela 12.30, durante o período.
- **Denominador:** número de pacientes-dia do período. Descrição: paciente-dia é todo paciente admitido que permaneça por no mínimo 24 horas após a admissão. O início da contagem se dá no dia seguinte à admissão do paciente e termina no dia da alta, óbito ou transferência. Deverá ser somado o total de dias dos pacientes internados. Entretanto, se ocorrer erro/evento adverso nas primeiras 24 horas de internação, o evento deverá ser contado e considerado pelo menos 1 paciente-dia.
- **Multiplicar o resultado por 1.000.**
- **Unidade final:** número de hipertermias/1.000 pacientes-dia.
- **Cálculo:** $\dfrac{\text{Número de hipertermias do período}}{\text{Número de pacientes-dia do período}} \times 1.000$
- **Intervalo de coleta:** mensal-anualizado (veja a Tabela 12.29).

Erros/eventos adversos farmacológicos

Definição

Erros/eventos adversos farmacológicos são todos os erros e eventos não esperados relacionados com o uso de fármacos. Podem estar associados, principalmente, a:

- Troca de medicamento.
- Dose errada.
- Via de administração errada.
- Tempo de administração errado.
- Preparo com diluente errado.

---

*Hipertermia é diferente de febre. Usualmente, as hipertermias estarão relacionadas com causas ambientais, como descontrole de incubadoras, colchões aquecidos, excesso de vestimentas, ambiente excessivamente quente, entre outras. Febre é manifestação de processos infecciosos e inflamatórios ou secundária à desregulação do SNC (de causa primária ou secundária a traumas, efeitos farmacológicos etc.).

- Interação medicamentosa inadvertida (com ou sem manifestação de evento adverso)*. Estão excluídas as interações medicamentosas terapeuticamente indicadas.
- Efeito colateral não esperado.
- Efeito colateral esperado, mas que poderia ser evitado (p. ex., lesão renal por aminoglicosídeo).

Nome do indicador: Erros/eventos adversos farmacológicos

- **Numerador:** número de erros/eventos adversos farmacológicos ocorridos no período. Descrição: número total de erros/eventos adversos farmacológicos relacionados com troca de medicamento, dose errada, via de administração errada, tempo de administração errado, preparo com diluente errado, interação medicamentosa inadvertida, efeito colateral não esperado e efeito colateral esperado, mas que poderia ser evitado.
- **Denominador:** número de pacientes-dia do período. Descrição: paciente-dia é todo paciente admitido que permaneça por no mínimo 24 horas após a admissão. O início da contagem se dá no dia seguinte à admissão do paciente e termina no dia da alta, óbito ou transferência. Deverá ser somado o total de dias dos pacientes internados. Entretanto, se ocorrer erro/evento adverso nas primeiras 24 horas de internação, o evento deverá ser contado e considerado pelo menos 1 paciente-dia.
- **Multiplicar o resultado por 1.000.**
- **Unidade final:** número de erros/eventos adversos farmacológicos/1.000 pacientes-dia.
- **Cálculo:** $\dfrac{\text{Número de erros/eventos adversos farmacológicos do período}}{\text{Número de pacientes-dia do período}} \times 1.000$
- **Intervalo de coleta:** mensal-anualizado (veja a Tabela 12.29).

Outros erros/eventos adversos não infecciosos
Definição

Qualquer erro ou evento adverso não especificado anteriormente.

Nome do indicador: Outros eventos adversos

- **Numerador:** número de outros eventos adversos ocorridos no período. Descrição: número total de outros eventos adversos ocorridos durante o período.
- **Denominador:** número de pacientes-dia do período. Descrição: paciente-dia é todo paciente admitido que permaneça por no mínimo 24 horas após a admissão. O início da contagem se dá no dia seguinte à admissão do paciente e termina no dia da alta, óbito ou transferência. Deverá ser somado o total de dias dos pacientes internados. Entretanto, se ocorrer erro/evento adverso nas primeiras 24 horas de internação, o evento deverá ser contado e considerado pelo menos 1 paciente-dia.
- **Multiplicar o resultado por 1.000.**
- **Unidade final:** número de outros erros/eventos adversos/1.000 pacientes-dia.
- **Cálculo:** $\dfrac{\text{Número de outros erros/eventos adversos do período}}{\text{Número de pacientes-dia do período}} \times 1.000$
- **Intervalo de coleta:** mensal-anualizado (veja a Tabela 12.29).

---

*Algumas interações medicamentosas são inevitáveis no curso do tratamento de determinadas nosologias. Entretanto, são formalmente reconhecidas pelo médico assistente e pela farmácia clínica antes da primeira dose. Esses profissionais acompanham a ocorrência de possíveis efeitos colaterais para diagnóstico precoce e intervenção imediata.

Global de erros/eventos adversos não infecciosos
Definição
Consiste no somatório de todos os erros/eventos adversos não infecciosos.

Nome do indicador: Global de erros/eventos adversos não infecciosos

- **Numerador:** somatório de todos os erros/eventos adversos não infecciosos ocorridos no período. Descrição: número total de erros/eventos adversos não infecciosos ocorridos durante o período.
- **Denominador:** número de pacientes-dia do período. Descrição: paciente-dia é todo paciente admitido que permaneça por no mínimo 24 horas após a admissão. O início da contagem se dá no dia seguinte à admissão do paciente e termina no dia da alta, óbito ou transferência. Deverá ser somado o total de dias dos pacientes internados. Entretanto, se ocorrer erro/evento adverso nas primeiras 24 horas de internação, o evento deverá ser contado e considerado pelo menos 1 paciente-dia.
- **Multiplicar o resultado por 1.000.**
- **Unidade final:** número global de erros/eventos adversos/1.000 pacientes-dia.
- **Cálculo:** $\dfrac{\text{Número de global de erros/eventos adversos do período}}{\text{Número de pacientes-dia do período}} \times 1.000$
- **Intervalo de coleta:** mensal-anualizado (veja a Tabela 12.29).

Referências

Brennan TA, Leape LL, Laird NM et al. Incidence of adverse events and negligence in hospitalized patients. N Engl J Med [S. l.] 1991; 324(6):370-6.

Committee for the Classification of Retinopathy of Prematurity. An international classification of retinopathy of prematurity. Br J Ophthalmol 1984; 68:690-7.

OMS – Organização Mundial da Saúde. Thermal protection of the newborn: a practical guide. Disponível em: http://www.who.int/reproductive-health/publications/MSM_97_2_Thermal_protection_of_the_newborn/MSM_97_2_chapter2.en.html. Acesso em: 7 jun. 2009.

Papile LA, Burstein J, Burstein R, Koffler H. Incidence and evolution of subependymal and intraventricular hemorrhage: A study of infants with birth weight less than 1,500 gm. J Pediatr 1978; 92:529-34.

Pedrosa TMG. Erros e eventos adversos não infecciosos relacionados à assistência em terapia intensiva neonatal: epidemiologia e sua associação com a sepse primária laboratorial (Tese de Doutorado). Universidade Federal de Minas Gerais. Faculdade de Medicina, 2009. 135 p.

Pronovost PJ, Thompson DA, Holzmuller CG et al. Defining and measuring patient safety. Crit Care Med [S. l.] 2005; 21(1):1-19.

Sund-Levander M, Grodzinsky E, Loyd D et al. Normal oral, rectal, tympanic and axillary body temperature in adult men and women: a systematic literature review. Scandinavian Journal of Caring Sciences. June 2002; 16:122.

Takayama JI, Teng W, Uyemoto J, Newman TB, Pantell RH. Body temperature of newborns: what is normal? Clin Pediatr (Phila).2000; 39:503-10.

Thomas EJ, Petersen LA. Measuring errors and adverse events in health care. J Gen Intern Med [S. l.] 2003; 18(S. n):61-7.

Serviços de Apoio à Assistência

CAPÍTULO 13

Erros de Medicação e Segurança no Uso de Medicamentos

Mário Borges Rosa
Hessem Miranda Neiva
Maria Auxiliadora Parreiras Martins
Mariana Martins Gonzaga do Nascimento
Tânia Azevedo Anacleto

SEGURANÇA DO PACIENTE

A complexa combinação de processos, ambientes, tecnologias e ações humanas que fazem parte dos serviços de saúde contemporâneos pode promover vários benefícios aos pacientes, mas também envolve a potencial e efetiva ocorrência de eventos adversos. Assim, a visão contemporânea da saúde envolve a compreensão de que incidentes ocorrem em qualquer instituição – mesmo naquelas de excelência – e também a necessidade de implementação de intervenções sistêmicas para sua prevenção. Nessa perspectiva, a segurança do paciente se configura em um conjunto de ações para evitar, prevenir e minimizar os desfechos adversos ou danos evitáveis que têm origem nos processos de cuidado à saúde.

A temática não é nova para áreas como aviação comercial, instalações nucleares e fabricação de automóveis, que já trabalham com processos organizados de gerenciamento de risco há muitas décadas. Na área da saúde, estudos das décadas de 1950 e 1960 já documentavam a ocorrência de eventos adversos, porém se detinham primariamente em notificações de reações adversas a medicamentos. A segurança só começou a ser foco das discussões na área da saúde na década de 1990.

Os estudos *Harvard Medical Practice Study I e II*, marcantes e pioneiros na área de segurança do paciente, demonstraram que os eventos adversos relacionados com a assistência são comuns e inesperadamente altos em hospitais norte-americanos, acarretando danos permanentes e mortes. A partir desses dois estudos, estimou-se que cerca de 98 mil norte-americanos morrem por ano em decorrência de erros associados à assistência à saúde, sendo esses erros considerados uma das principais causas de mortes nos EUA. Nesse contexto, os erros envolvendo medicamentos foram destacados pelo *Harvard Medical Practice Study II* como frequentes, sendo considerada evitável uma importante parcela desses.

Em 1999, o Institute of Medicine (IOM) dos EUA, com a publicação *To Err Is Human: Building a Safer Health System*, aumentou os níveis de conhecimento e conscientização sobre os eventos adversos e acelerou as iniciativas governamentais para sua prevenção. Em 2007, o IOM, em outra importante publicação sobre erros de medicação, declarou que o nível e as consequências desses eventos são inaceitáveis. Essa publicação conclui, após análise de vários trabalhos publicados sobre erros de medicação, que cada paciente internado nos hospitais americanos está sujeito a um erro de medicação por dia. Outra importante constatação é que, quando as incidências de erros de medicação são sistematicamente medidas, são encontrados níveis inaceitavelmente altos e muitas vezes inesperados. Além disso, ressalta que cada etapa do processo de utilização de medicamentos – prescrição, dispensação, administração, monitoramento – é caracterizada por vários e graves problemas relacionados com a segurança e necessitam melhores e maiores estudos para evidenciar as falhas e determinar ações de prevenção. É importante considerar que, além das relevantes repercussões clínicas e sociais, os erros de medicação podem, ainda, impor custos adicionais ao sistema de saúde.

Nos últimos anos, observa-se aumento do número de estudos relacionados com a segurança do paciente e erros de medicação, o que tem levado ao maior conhecimento sobre o assunto, confirmando sua importância como um problema mundial de saúde pública. Em consonância com este preocupante quadro, a Organização Mundial da Saúde (OMS) lançou em 2004 a Aliança Mundial para a Segurança do Paciente. Trata-se de um programa permanente que conclama todos os países membros a tomarem medidas para assegurar a qualidade da assistência prestada nas unidades de saúde de todo o mundo. O Brasil aderiu à aliança em 2007, e ações vêm sendo desenvolvidas em articulação com outros países da América Latina para melhorar a segurança do paciente por meio de monitoramento em redes de vigilância, tradução e divulgação de matérias na área.

Coroando os esforços de diversas instituições na área de segurança do paciente, como Agência Nacional de Vigilância Sanitária (ANVISA), Rede Brasileira de Enfermagem e Segurança do Paciente (REBRAESNP), Fundação Oswaldo Cruz/Proqualis (FIOCRUZ /Proqualis) e Instituto para Práticas Seguras no Uso de Medicamentos (ISMP Brasil), em 2013 foi lançado pelo Ministério da Saúde o Programa Nacional de Segurança do Paciente (PNSP). O objetivo desse programa é "contribuir para a qualificação do cuidado em saúde em todos os estabelecimentos do território brasileiro" e tornar a segurança do paciente uma prioridade em âmbito nacional.

ESTUDO DOS ERROS HUMANOS

O estudo dos erros humanos é recente, e o sistema de saúde ainda está atrasado na aplicação desse novo saber. Não obstante esse atraso, a formação dos profissionais que lidam com vidas humanas é fortemente marcada pela busca da infalibilidade. Inicia-se aí a marcante dificuldade de médicos, enfermeiros, farmacêuticos e outros profissionais lidarem com o erro humano nas organizações de saúde.

Segundo o britânico James Reason, a visão e a análise sobre os erros humanos podem ser realizadas de duas maneiras: por meio da abordagem individual e da sistêmica. Esses dois tipos de abordagem são praticamente antagônicos e influenciam, diretamente, o entendimento das causas e consequências dos erros humanos.

Falhas ou erros humanos são apenas um dos fatores a serem levados em consideração quando da prevenção de eventos adversos. No entanto, o sistema de saúde, em geral, adota uma visão tradicional do erro, a qual supõe que este é decorrente de falhas humanas individuais, sendo o profissional que está prestando cuidados direto ao paciente (chamado de "ponta" do cuidado) normalmente acusado pelo erro ocorrido. A solução para esse problema, dentro dessa perspectiva, consiste na abordagem individual do erro, que investiga o indivíduo "culpado", sendo este responsabilizado e punido com medidas disciplinares proporcionais ao dano causado (de reprimendas orais à demissão). A investigação do erro é então encerrada quando o culpado é identificado e punido. Essa abordagem é caracterizada por "histórias" que explicam simploriamente o acidente, imputando aos fatores humanos sua principal causa. São as chamadas "primeiras histórias" ou "histórias com *sharp end.*"

A abordagem individual não possibilita o conhecimento detalhado da situação que levou ao erro, induzindo conclusões superficiais sobre a causa do acidente. Além disso, essa abordagem inibe a visão crítica por parte do profissional de saúde e da justiça e impossibilita a notificação e o aprendizado com os erros no ambiente de trabalho. A mensagem transmitida é que "coisas erradas acontecem com pessoas ruins".

Em contrapartida, a visão sistêmica dos erros considera que os seres humanos são falíveis e que todas as organizações, incluindo aquelas de excelência em segurança, irão conviver com certa taxa de erros. Essa abordagem destaca que os erros são consequências e não causas, dando assim grande importância à segurança dos sistemas e processos de trabalho. A visão sistêmica leva em consideração o caráter multifatorial e multiprofissional dos erros e propõe uma abordagem com análise detalhada das diversas falhas no sistema que possibilitaram sua ocorrência. Acredita-se que é melhor mudar o sistema e torná-lo mais seguro do que mudar as condições humanas. Quando ocorre um erro, procura-se conhecer e estudar as causas em todos os seus detalhes e não apenas saber quem foi o culpado e aplicar punições. A ilustração pelo *modelo do queijo suíço* (Figura 13.1), proposta por Reason, demonstra que um sistema efetivo de prevenção de erros deve conter várias camadas ou barreiras para preveni-los ou interceptá-los antes que atinjam o paciente.

Desse modo, a abordagem sistêmica do erro propõe uma análise das diferentes causas dos erros, e não só aquela mais aparente, ocorrida na ponta do processo. Envolve a chamada "segunda história" ou "história com *blunt end*", que é o produto de uma análise profunda de todos os fatores que interferiram no problema, levando à possibilidade de identificação de falhas latentes que, geralmente, se encontram presentes em várias etapas do processo e podem se tornar ativas, dependendo da situação.

O tipo de relação que a sociedade e a área da saúde estabelecem com os erros e com aqueles que erram é relevante, pois este é um dos maiores obstáculos ao conhecimento e à prevenção desses eventos. É necessário obter dados fidedignos e abrangentes sobre erros, abolindo a postura de fazer sempre como primeira pergunta "quem foi?", seguida então de medidas disciplinares. O foco sistêmico precisa ser adotado na área da saúde, mediante a construção de sistemas mais seguros, planejados, de modo a levar em conta as limitações humanas.

Dentre as principais iniciativas para melhorar a segurança do sistema de utilização de medicamentos nas instituições de saúde está o estabelecimento de um compromisso institucional de criar uma cultura de segurança, promovendo a notificação de erros em um ambiente não punitivo.

A cultura de segurança em saúde é um modelo integrado de comportamento individual e organizacional baseado em convicções e valores compartilhados e que procura continuamente minimizar o dano ao paciente que pode resultar dos processos de prestação de cuidados. Organizações com cultura de segurança devem apresentar as seguintes características:

1. Todos os trabalhadores, incluindo profissionais envolvidos no cuidado e gestores, assumem responsabilidade por sua própria segurança e pela segurança de seus colegas, pacientes e familiares.
2. Prioridade da segurança acima de metas financeiras e operacionais.
3. Encorajamento e recompensa da identificação, notificação e resolução de problemas relacionados com a segurança.

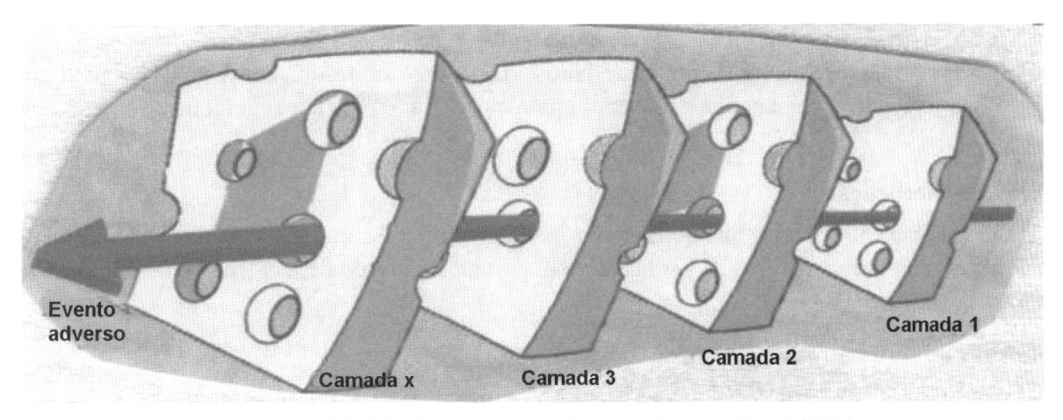

Figura 13.1 Modelo do queijo suíço, de James Reason. (Brasil, 2013.)

4. Promoção do aprendizado organizacional a partir da ocorrência de incidentes.
5. Disponibilização de recursos, estrutura e responsabilização para manutenção efetiva da segurança.

A promoção da cultura de segurança é uma consequência da divulgação e conscientização acerca da visão e abordagem sistêmica do erro e deve perpassar todas as iniciativas de prevenção de erros. Entretanto, deve-se ressaltar que um número reduzido de erros é provocado por escolhas comportamentais de risco e não apresenta perfil sistêmico. Diferentes dos erros humanos, que não são intencionais, escolhas comportamentais de risco representam uma ação intencional e consciente adotada pelas pessoas nas atividades diárias. Nesses casos, a denominada cultura justa propõe uma abordagem diferenciada que pode envolver medidas punitivas ou o afastamento do funcionário da função exercida. Um ambiente não punitivo não significa a tolerância quanto às ações intencionais de risco de profissionais que não seguem as regras de segurança de maneira proposital e/ou são reincidentes.

TERMINOLOGIA E CONCEITOS EM SEGURANÇA DO PACIENTE

Um dos obstáculos encontrados para estudo e prevenção de erros de medicação é a falta de padronização e na multiplicidade de termos utilizados para definição e classificação dos eventos. Essa característica dificulta a comparação entre os estudos sobre o tema e retarda o conhecimento epidemiológico sobre o assunto. O alinhamento de conceitos é importante para o adequado desenvolvimento de atividades no âmbito da segurança do paciente e prevenção de erros de medicação.

Em 2009, com o objetivo de reduzir as divergências conceituais, a OMS propôs uma classificação internacional sobre a segurança do paciente. Esse documento, traduzido para o português de Portugal em 2011, permite que as principais nomenclaturas na área sejam utilizadas com maior clareza, proporcionando melhor compreensão do panorama de segurança no uso de medicamentos.

Alguns termos são conceituados a seguir:

Incidente

Evento ou circunstância que poderia ter resultado, ou resultou, em dano desnecessário ao paciente. Divide-se em:

a. **Circunstância notificável:** incidente com potencial de causar dano (p. ex., ampolas de medicamentos com embalagem e nomes semelhantes).
b. *Near miss* (**ou quase erro**): incidente que não atingiu o paciente (p. ex., conectar um medicamento à via endovenosa do paciente errado, mas detectar o erro antes de iniciar a infusão).
c. **Incidente sem lesão (ou incidente sem danos):** incidente que atingiu o paciente, mas não causou dano (p. ex., administrar uma ampola de betametasona em vez de dexametasona ao paciente).
d. **Eventos adversos (ou incidente com danos):** incidente que resulta em dano ao paciente (p. ex., administração de heparina endovenosa para o paciente errado com consequente hemorragia grave).

Erro de medicação

Qualquer evento evitável que pode causar ou conduzir à utilização inadequada de medicamentos ou dano ao paciente. Erros de medicação são, portanto, um tipo de incidente, podendo ou não causar dano.

Reação adversa a medicamentos

A resposta nociva e não intencional a um produto medicinal, que ocorre em doses normalmente utilizadas no ser humano para profilaxia, diagnóstico ou tratamento da doença ou para restabelecimento, correção ou modificação da função fisiológica, está sempre associada à ocorrência de dano ao paciente.

Eventos adversos relacionados com medicamentos

Qualquer dano ou injúria proveniente de medicamentos, sendo provocado pelo uso ou pela falta deste, quando necessário. São classificados como eventos adversos relacionados com medicamentos todos aqueles erros de medicação que levam a dano ou injúria, além de todas as reações adversas a medicamentos.

Dano

Dano consiste no comprometimento da estrutura ou função do corpo e/ou qualquer efeito dele oriundo, incluindo doenças, lesão, sofrimento, morte, incapacidade ou disfunção, podendo, assim, ser físico, social ou psicológico.

CLASSIFICAÇÃO DOS ERROS DE MEDICAÇÃO

Didaticamente, os erros de medicação podem ser classificados de acordo com a etapa do processo de medicação: erro de prescrição, de transcrição (quando adotada a prática de transcrição de prescrições), dispensação ou administração. Não obstante, outras classificações podem ser adotadas concomitantemente.

A classificação de erros de medicação criada pelo National Coordinating Council for Medication Error Reporting and Prevention (NCCMERP) em 1998, por exemplo, é amplamente aplicada. A classificação divide os erros de medicação em nove categorias, de A a I, definidas em função da gravidade, considerando se houve ou não danos ao paciente, quais foram a duração e a extensão desse dano e se foi necessária alguma intervenção (Figura 13.2). Essa atualização serviu de base para uma investigação no Brasil, demonstrando boa adequação à nossa realidade.

Posteriormente, em 2002, um grupo de farmacêuticos hospitalares espanhóis, com a permissão da United States Pharmacopeia (USP) e sob a coordenação do ISMP Espanha, elaborou uma adaptação dessa classificação. Essa atualização foi publicada em 2008 (Tabela 13.1).

A elaboração dessa classificação levou em consideração outras utilizadas por sistemas de notificação de incidentes ocorridos após a realização da primeira versão, sugestões dos profissionais da saúde na primeira versão e a experiência gerada a partir da análise dos erros ocorridos nos hospitais espanhóis e notificados ao ISMP Espanha. É importante ressaltar que essa classificação dos erros não cria categorias excludentes. Uma mesma ocorrência pode ser classificada em mais de um tipo ou subtipo, devendo-se ter o cuidado para que este não seja computado mais de uma vez em uma avaliação epidemiológica. Além disso, deve ser considerada a incipiência da notificação de erros no Brasil e que não há informações suficientes que sustentem uma classificação adequada à realidade brasileira. Entretanto, acredita-se que a classificação espanhola possa contribuir para organização e aprimoramento das informações coletadas por instituições de saúde brasileiras que já trabalham com foco na segurança dos pacientes e na prevenção de erros.

CAUSAS DOS ERROS DE MEDICAÇÃO

A análise dos erros ocorridos nos EUA e reportados a sistemas de notificações como o *MedWatch Program*, da Food and Drug Administration (FDA), e o *Medication Errors Reporting*, criado pela USP e pelo ISMP EUA, mostra que suas causas são multifatoriais, muitas delas envolvendo circunstâncias similares. Dentre as principais causas estão: falta de conhecimento sobre os medicamentos; falta de informação sobre os pacientes; violação de regras; deslizes e lapsos de memória; erros de transcrição; falhas na interação com outros serviços; falhas na conferência das doses; problemas relacionados com bombas e dispositivos de infusão de medicamentos; inadequado monitoramento do paciente;

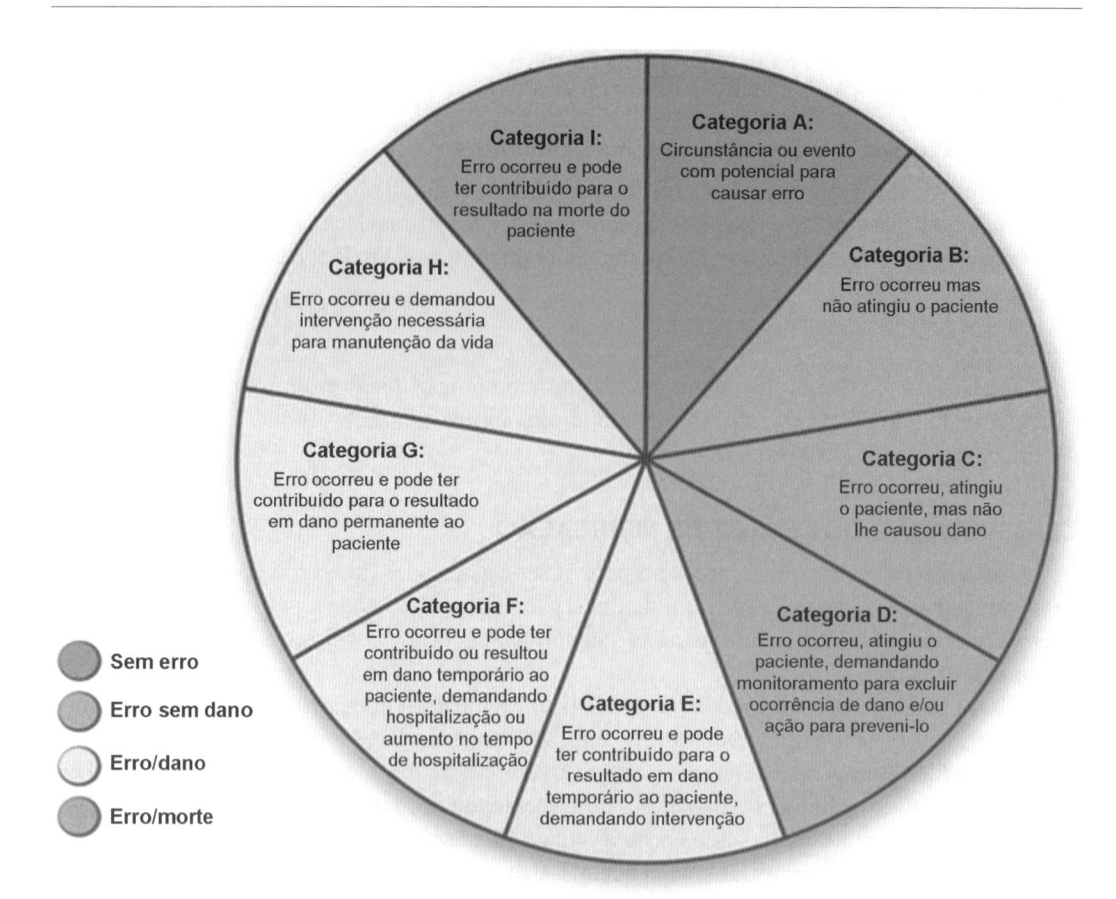

Figura 13.2 Classificação de erros de medicação de acordo com o National Coordinating Council for Medication Error Reporting and Prevention (NCCMERP). (Adaptada de: National Coordinating Council for Medication Error Reporting and Prevention, 2001.)

problemas no armazenamento e dispensação; erros de preparo e falta de padronização dos medicamentos.

O ISMP EUA identificou 10 elementos-chave que exercem grande influência no sistema de utilização de medicamentos. As causas dos erros de medicação podem estar diretamente relacionadas com pontos fracos e falhas nesses elementos, citados a seguir:

Informações sobre o paciente

Para orientação quanto à terapêutica adequada ao paciente, os profissionais da saúde necessitam ter pronto acesso às informações demográficas (p. ex., idade, sexo) e clínicas (p. ex., histórico de alergias, gravidez e outras) relacionadas com os pacientes, além dos dados para monitoramento dos medicamentos utilizados e da evolução da doença (p. ex., exames laboratoriais, sinais vitais e outros).

Informações sobre medicamento

Para minimizar o risco de erros, os profissionais da saúde devem ter acesso rápido à informação atualizada e em formato útil sobre os medicamentos que é levada em consideração ao prescrever, dispensar e administrar medicamentos, e durante a monitorização de seus efeitos.

Tabela 13.1 Classificação de erros de medicação de acordo com o ISMP Espanha

1. Medicamento errado
1.1 Prescrição inadequada do medicamento
1.1.1 medicamento não indicado/não apropriado para o diagnóstico que se pretende tratar
1.1.2 história prévia de alergia ou reação adversa similar
1.1.3 medicamento inadequado para o paciente por causa da idade, situação clínica etc.
1.1.4 medicamento contraindicado
1.1.5 interação medicamento-medicamento
1.1.6 interação medicamento-alimento
1.1.7 duplicidade terapêutica
1.1.8 medicamento desnecessário
1.2 Transcrição/dispensação/administração de um medicamento diferente do prescrito
2. Omissão de dose ou do medicamento
2.1. Falta de prescrição de um medicamento necessário
2.2. Omissão na transcrição
2.3 Omissão na dispensação
2.4 Omissão na administração
3. Dose errada
3.1 Dose maior
3.2 Dose menor
3.3 Dose extra
4. Frequência de administração errada
5. Forma farmacêutica errada
6. Erro de preparo, manipulação e/ou acondicionamento
7. Técnica de administração errada
8. Via de administração errada
9. Velocidade de administração errada
10. Horário errado de administração
11. Paciente errado
12. Duração do tratamento errada
12.1 Duração maior
12.2 Duração menor
13. Monitorização insuficiente do tratamento
13.1 Falta de revisão clínica
13.2 Falta de controles analíticos
14. Medicamento deteriorado
15. Falta de adesão do paciente
16. Outros tipos
17. Não se aplica

Fonte: Otero et al., 2008.

Prescrição e comunicação de informações sobre medicamentos

As falhas de comunicação são causas importantes de erros de medicação. As organizações de saúde devem promover a redução das barreiras de comunicação entre os profissionais da saúde, como, por exemplo, automatizar a prescrição e as demais informações sobre medicamentos para minimizar o risco de erros.

Rotulagem, embalagem e nomenclatura de medicamentos

Para facilitar a adequada identificação e o uso dos medicamentos, fabricantes, agências reguladoras, organizações de saúde e, especialmente, as farmácias devem assegurar que todos os medicamentos tenham rótulos claros e legíveis com identificação diferenciada para os medicamentos que apresentem nomes com som ou grafia semelhante. Além disso, todos os recipientes utilizados no preparo e na administração de medicamentos devem permanecer rotulados até o momento de sua administração.

Padronização, armazenamento e distribuição de medicamentos

Muitos erros podem ser prevenidos com a redução da disponibilidade dos medicamentos em certas áreas do hospital (p. ex., nos postos de enfermagem), restrição do acesso a *medicamentos potencialmente perigosos** e adoção de sistemas de dispensação que disponibilizem o medicamento no momento do uso. A redução no número de apresentações de medicamentos na instituição e a padronização de soluções injetáveis prontas para uso e com concentrações definidas também contribuem para a prevenção dos erros.

Aquisição, uso e monitoramento de dispositivos para preparo e administração de medicamentos

O *design* de alguns dispositivos e bombas utilizados para administração (infusão) dos medicamentos pode facilitar a ocorrência de erros. Desse modo, as instituições devem dar preferência à padronização de dispositivos seguros, como sondas e cateteres, de modo a promover a prevenção de erros de conexão e bombas de infusão inteligentes.

Fatores ambientais, fluxos de trabalho e recursos humanos

Fatores ambientais, como baixa luminosidade, espaços de trabalho desorganizados, barulho, distrações e interrupções, fluxo de trabalho inadequado e carga de trabalho excessiva podem contribuir para aumentar a taxa de erros.

Competências e treinamento dos profissionais

Embora a educação dos profissionais isoladamente não seja suficiente para reduzir os erros, ela tem papel importante quando associada às diversas estratégias adotadas pelas instituições para prevenção de erros. Dessa maneira, profissionais dos diversos níveis hierárquicos devem receber treinamento adequado e contínuo quanto às práticas seguras para o uso de medicamentos.

Educação do paciente

O paciente pode exercer papel importante na prevenção de erros, se receber informações sobre os medicamentos que utiliza e for encorajado a perguntar e buscar respostas satisfatórias relacionadas com seu tratamento. Pacientes que conhecem os nomes e as doses de seus medicamentos, o motivo de estarem usando cada um deles e como devem ser tomados estão em excelente posição para ajudar a reduzir a chance de ocorrência de erros.

Processos de qualidade de gestão de risco

As instituições de saúde necessitam de sistemas para identificar, relatar, analisar e reduzir os riscos de erros de medicação. A cultura de segurança não punitiva deve ser cultivada para encorajar a sincera divulgação de erros e oportunidades de erros, estimular a discussão produtiva e identificar efetivas soluções para os problemas do sistema. É importante que o gerenciamento de risco considere ações voltadas para as práticas seguras nos processos de prescrição, dispensação e administração de medicamentos.

PRÁTICAS SEGURAS NA PRESCRIÇÃO DE MEDICAMENTOS

Segundo Barber e cols., os erros de prescrição são os mais graves que podem ocorrer na utilização de medicamentos. Erro de prescrição com significância clínica é definido como erro de decisão ou de redação, não intencional, que pode reduzir a probabilidade de o tratamento ser efetivo ou aumentar o risco de lesão no paciente, quando comparado com as práticas clínicas estabelecidas e aceitas. Esse

---

*Medicamentos potencialmente perigosos (ou de alta vigilância):** são aqueles que apresentem risco aumentado de provocar danos significativos aos pacientes em decorrência de falha no processo de utilização. Devem ser alvos prioritários na implementação de medidas de prevenção de erros de medicação.

tipo de erro pode ocorrer, ainda, em virtude da falta de prescrição de um medicamento que seria necessário, conforme as condições clínicas do paciente.

O processo de prescrição deve apresentar barreiras de prevenção de erros de medicação tanto na etapa de decisão terapêutica como na de redação da prescrição.

Decisão terapêutica

O processo de decisão terapêutica deve contemplar a seleção do medicamento indicado, sua efetividade e segurança, a definição e o cálculo da dose desse medicamento e o estabelecimento da posologia e do modo de administração.

A decisão terapêutica se inicia pela adequada seleção do medicamento, que deve estar fundamentada em fontes de informação atualizadas sobre medicamentos e nos melhores níveis de evidência científica. O processo de utilização de medicamentos torna-se mais seguro quando o estabelecimento de saúde dispõe de uma lista de medicamentos selecionados/padronizados. A seleção e padronização de medicamentos proporcionam ao prescritor maior familiaridade com os medicamentos e apresentações disponíveis no hospital. É importante também que procedimentos para prescrição de medicamentos não padronizados sejam devidamente protocolados e restritos.

O desenvolvimento de protocolos de uso/indicação de medicamentos ou protocolos de tratamento também possibilita o direcionamento racional e científico da escolha terapêutica e é incentivado, sobretudo, para medicamentos potencialmente perigosos e doenças/agravos de alto risco. O histórico de alergias também deve ser sempre investigado junto ao paciente/acompanhante e devidamente registrado em todas as prescrições, bem como no prontuário, fornecendo à equipe de saúde informação para que esta possa atuar como barreira adicional de prevenção dos erros.

Além disso, a participação clínica do farmacêutico no processo de decisão terapêutica necessita também ser incentivada e considerado seu envolvimento na *conciliação medicamentosa**, contribuindo para a segurança no uso de medicamentos no processo de transição entre diferentes níveis de complexidade do cuidado.

Uma vez identificado o medicamento de escolha, a próxima etapa consiste em seleção e cálculo da dose do medicamento. Para tanto, o prescritor precisa estar familiarizado com o medicamento, além de contar com fontes de informação fidedignas sobre as doses usuais para as diferentes indicações terapêuticas e faixas etárias (sobretudo em pediatria, neonatologia e geriatria). Doses máximas de medicamentos potencialmente perigosos e de índice terapêutico estreito também devem estar disponíveis. Cálculos de dose dependentes de peso ou superfície corporal necessitam ser realizados com cautela e necessitam checagem dupla. Recomenda-se que o prescritor anote na prescrição o peso/superfície corporal do paciente ou que campos obrigatórios de preenchimento sejam criados em prescrições eletrônicas. Isso permite a conferência do cálculo por parte da farmácia e da enfermagem.

A determinação da dose adequada também deve levar em consideração a necessidade de ajuste de dose em casos de disfunção hepática ou renal e em casos de hemodiálise/diálise peritoneal. Para isso, o prescritor precisa ter acesso a informações sobre a necessidade de ajuste de dose e como executá-lo. O acesso a fontes de informação e a atuação clínica do farmacêutico, mais uma vez, são medidas importantes para a prevenção de erros.

Para medicamentos que necessitam ajuste de dose de acordo com sua dosagem plasmática (p. ex., vancomicina, aminoglicosídeos) ou parâmetros laboratoriais (p. ex., varfarina), os protocolos de monitoramento devem ser desenvolvidos, divulgados e acompanhados.

---

*Conciliação medicamentosa:** envolve a elaboração do histórico medicamentoso e a conciliação de todos os medicamentos utilizados pelo paciente. Deve ser realizada nos momentos de admissão e alta do paciente no serviço e nos demais pontos de transição do cuidado, sejam eles hospitalares (p. ex., entre leito, alas, unidades de internação, instituições) ou ambulatoriais (p. ex., entre níveis de atenção, clínicas).

Por último, a posologia deve ser selecionada de modo a proporcionar melhor comodidade ao paciente e ao serviço de enfermagem, melhorando a adesão ao tratamento e reduzindo o risco de erros de administração. É importante incentivar o uso de dose única diária, sempre que possível. Orientações sobre como utilizar o medicamento, bem como recomendações não farmacológicas e duração do tratamento, também devem estar devidamente descritas em prescrições ambulatoriais e adequadas ao grau de entendimento do paciente.

Para os medicamentos injetáveis, é necessário que os diluentes a serem utilizados (na reconstituição de pós liofilizados e diluição) sejam selecionados de acordo com o grau de compatibilidade farmacêutica. Os diluentes devem constar na prescrição, bem como o volume a ser utilizado ou concentração final da solução. Também é necessário constar na prescrição a velocidade de infusão de soluções parenterais, de modo a garantir sua efetividade e prevenir problemas com a instabilidade do fármaco em solução e incidentes com dano (p. ex., síndrome do homem vermelho). A via de administração, selecionada de acordo com o preconizado pelo fabricante do medicamento e o quadro clínico do paciente, deve estar descrita na prescrição.

Redação da prescrição

A redação da prescrição é etapa importante após a decisão terapêutica, pois torna possível a comunicação do modo de tratamento e viabiliza o processo de medicação propriamente dito. Todos os esforços devem ser colocados em prática por parte do prescritor e da instituição para melhorar a legibilidade das prescrições.

A adoção de prescrições digitadas, sistema de prescrição eletrônico ou formulários pode minimizar tal problema. A implantação da prescrição eletrônica pode ter forte impacto nos erros de prescrição, embora seu custo elevado possa ser considerado impeditivo por parte dos hospitais brasileiros. Recomenda-se a adoção de prescrição pré-digitada ou editada para evitar ao máximo as prescrições escritas à mão. Entretanto, é necessária a elaboração cuidadosa das prescrições pré-digitadas ou a utilização de editores de texto para a prescrição, no sentido de evitar o aparecimento de novos tipos de erros ou a simples transposição de antigos problemas para um novo modo de prescrever. No caso de adoção de formulários, estes não devem ser pautados, o que diminui o risco de as linhas passarem por cima de pontos e vírgulas e assim confundir a leitura das informações. Cópias carbonadas devem ser evitadas sempre que possível e, se adotadas, necessitam conferência quanto à legibilidade.

Toda prescrição deve ser datada e apresentar a identificação da instituição, do prescritor (nome completo e registro no conselho profissional) e do paciente (nome completo, número de registro/prontuário, leito, serviço, enfermaria, andar). Os medicamentos devem ser prescritos utilizando-se a denominação comum brasileira, evitando-se ao máximo o uso de siglas e abreviaturas, o que aumenta a ocorrência de erro de medicação.

Caso seja indispensável o uso de siglas em meio hospitalar, a instituição deve elaborar, formalizar e divulgar uma lista de abreviaturas padronizadas, de modo a promover a adequada comunicação entre os membros da equipe de saúde. Essa lista não deve conter abreviatura de "unidades" (U) e "unidades internacionais" (UI), utilização de fórmulas químicas (KCl, $NaCl$, $KMnO_4$ e outras) e nomes abreviados de medicamentos (p. ex., HCTZ, RIP, PEN BEZ, MTX, SMZ-TMP).

O uso das abreviaturas "U" e "UI", que significam "unidades" e "unidades internacionais", respectivamente, é considerado especialmente perigoso, pois pode levar à administração de doses 10 ou 100 vezes maiores do que a prescrita. Dessa maneira, deve-se abolir o uso das abreviaturas "U" e "UI", escrevendo a palavra "unidade" por extenso no lugar de "U" ou "unidade internacional" no lugar de "UI".

Caso exista padronização de abreviatura para via de administração, é preferencial o uso de "EV" (para endovenosa) em vez de IV (intravenosa), em razão do risco de erro de interpretação do "IV" como "IM", sobretudo quando associado a pouca legibilidade da prescrição.

*Medicamentos com grafia ou som semelhantes** devem ter a parte diferente da nomenclatura destacada em caixa alta (p. ex., DOPamina e DOBUTamina), em prescrições manuais ou eletrônicas. Para isso, é necessário que exista na instituição uma lista padronizada de medicamentos com grafia ou som semelhantes.

Doses devem ser expressas pelo sistema métrico, abolindo medidas como "colher", "ampola" ou "frasco". Números fracionados (p. ex., 2,5) ou com uso de zero antes de vírgula ou ponto (p. ex., 0,5 ou 0.5) devem ser evitados sempre que possível. É necessário, ainda, indicar a unidade de medida.

O uso de expressões vagas, como "usar como de costume", "a critério médico" e "uso contínuo", deve ser abolido das prescrições. No caso do uso da expressão "se necessário", devem ser definidas obrigatoriamente a dose, a posologia, a dose máxima e a condição que determina a interrupção do uso do medicamento.

Alterações no texto da prescrição devem ser realizadas em todas as vias e de maneira clara e legível, sem rasuras. Prescrições verbais devem ser restritas às situações de emergência. Sendo a ordem verbal absolutamente necessária, esta deve ser clara e o indivíduo que a recebeu deve repetir o que foi dito, a ser confirmado pelo prescritor.

PRÁTICAS SEGURAS NA DISPENSAÇÃO DE MEDICAMENTOS

As farmácias têm como importante função a dispensação dos medicamentos de acordo com a prescrição médica, nas quantidades e especificações solicitadas, de maneira segura e no prazo requerido, promovendo o uso seguro e correto de medicamentos. Assim, a organização e as práticas desenvolvidas na farmácia devem prevenir erros de dispensação e erros de administração que possam atingir os pacientes.

Falhas na dispensação significam o rompimento de um dos últimos elos na segurança do uso dos medicamentos. Mesmo considerando que uma parcela dos erros de dispensação não cause danos aos pacientes, essas falhas demonstram fragilidade no processo de trabalho e indicam, em uma relação direta, riscos maiores de ocorrência de acidentes graves.

Os erros de dispensação, definidos como desvio da interpretação da prescrição, cometidos pela equipe da farmácia quando da dispensação de medicamentos devem ser prevenidos com a adoção de fluxos de trabalho e ambiente adequados para o processo de dispensação de medicamentos, bem como estratégias de dispensação seguras.

Sistemas de dispensação

A causa mais comum de erros na dispensação está relacionada com os sistemas de dispensação de medicamentos; entretanto, muitas são as causas e fatores que possibilitam sua ocorrência. Sistemas de dispensação coletivos (dispensação por unidade de internação ou serviço mediante solicitação de enfermagem para todos os pacientes da unidade) devem ser abolidos, e deve-se encorajar a adoção do sistema individualizado (dispensação de medicamentos por paciente) e com o maior número de doses unitárias possível (distribuição do medicamento com dose pronta para uso de acordo com a prescrição). Isso melhora a qualidade do armazenamento de medicamentos e diminui o risco de erros de dispensação e administração.

Armazenamento e ambiente da farmácia

As *Boas Práticas de Armazenamento* devem enfocar a segurança da dispensação, buscando minimizar o risco de troca de medicamentos. Para isso, a farmácia deve contar com estrutura organizada,

---

*Nomes de medicamentos com grafia e som semelhantes podem gerar confusão e são causa comum de erros nas diversas etapas do processo de medicação. O emprego de letra maiúscula e em negrito para destacar partes diferentes de nomes semelhantes deve ser adotado em prescrições, sistemas informatizados, etiquetas e áreas de armazenamento de medicamentos. Para acesso à lista de nomes de medicamento com grafia e som semelhantes compilada pelo ISMP Brasil, recomenda-se o acesso ao seguinte endereço eletrônico: www.boletimismpbrasil.org.

limpa, bem-iluminada, com controle e registro de temperatura. O ambiente da farmácia deve garantir maior segurança ao processo de dispensação. O local da dispensação deve ser reservado, deve contar com fluxo restrito de pessoas e deve ser tranquilo, com o mínimo de fontes de interrupção e distração (p. ex., rádio, televisão, telefone fixo e celular).

O ordenamento dos medicamentos pode ser alfabético e/ou por fórmula farmacêutica. No entanto, recomenda-se que medicamentos com som e grafia semelhantes ou com rótulos e embalagens similares sejam armazenados distantes um do outro. Para identificação dos locais de armazenamento e das embalagens dos medicamentos, deve-se lançar mão de etiquetas coloridas para diferenciar medicamentos potencialmente perigosos e medicamentos com som e grafia semelhantes, que também devem ter as diferentes partes de seus nomes destacadas em caixa alta (p. ex., LAMIvudina e ZIDOvudina).

Dispensação segura

A dispensação segura de medicamentos também deve envolver a análise da prescrição pelo farmacêutico, sendo priorizadas aquelas que contêm antimicrobianos e medicamentos potencialmente perigosos. Nesse processo, o farmacêutico deve avaliar indicação, contraindicação, concentração, compatibilidade físico-química e farmacológica, dose, via, velocidade de infusão e horários de administração. Além disso, o profissional responsável deve triar duplicidades terapêuticas, alergias, interações medicamentosas que tenham significância clínica e alertas para nomes semelhantes. Intervenções farmacêuticas devem ser registradas adequadamente no prontuário do paciente. A análise farmacêutica da prescrição e as etapas subsequentes da dispensação devem estar devidamente descritas em procedimento operacional padrão.

A separação de prescrições pelo funcionário da farmácia deve ser realizada uma a uma, devendo ser conferida posteriormente, preferencialmente de maneira independente e com o auxílio de códigos de barras. Durante todo o processo de dispensação até a chegada ao paciente, os medicamentos devem estar devidamente separados em embalagens plásticas e/ou carros de medicação que dificultem a troca de prescrição de um paciente para outro.

A dispensação por meio de ordem verbal deve ser restrita exclusivamente a situações de urgência e emergência, devendo a prescrição do medicamento ser entregue na farmácia imediatamente após a normalização da situação que gerou a ordem. Nesses casos, o profissional da farmácia que ouviu a ordem verbal deverá repetir o que escutou para certificar-se da informação, procedendo à dispensação e registrando sua ocorrência em formulário específico.

PRÁTICAS SEGURAS NA ADMINISTRAÇÃO DE MEDICAMENTOS

A prevenção de erros de administração de medicamentos é etapa de grande importância para a promoção da segurança do paciente, pois representa a última barreira para evitar que o erro chegue ao paciente. Os erros de administração se referem ao erro decorrente de qualquer desvio no preparo e na administração de medicamentos de acordo com a prescrição médica, da não observância das recomendações ou guias do hospital ou das instruções técnicas do fabricante do produto. Considera-se, ainda, que não há erro se o medicamento for administrado de maneira correta, mesmo que a técnica utilizada contrarie a prescrição médica ou os procedimentos do hospital. Desse modo, a execução atenta e segura da administração de medicamentos é fundamental, sendo necessário seguir *os nove "certos" da administração de medicamentos:*

   I. **Paciente certo:** identificar o paciente por no mínimo dois identificadores e, sempre que possível, envolvê-lo no processo de medicação.
  II. **Medicamento certo:** conferir pelo menos três vezes o rótulo do medicamento com a prescrição e analisar o histórico de alergias do paciente.

III. **Via certa:** certificar-se da via de administração* prescrita e analisar se esta é tecnicamente recomendada para a administração do medicamento.

IV. **Hora certa:** verificar o horário e preparar o medicamento de modo a garantir sua administração na hora certa.

V. **Dose certa:** conferir atentamente a dose, a diluição e a velocidade de infusão prescritas e suas unidades de medida. Refazer cálculos e tirar dúvidas com o prescritor e o farmacêutico. Observar cuidadosamente doses com "zeros", "vírgulas", "pontos" e abreviaturas.

VI. **Registro certo:** registrar na prescrição o horário de administração do medicamento a cada dose, bem como adiamento, cancelamento, desabastecimento, recusa do paciente e eventos adversos.

VII. **Orientação correta:** orientar e instruir o paciente sobre o medicamento administrado, a indicação e os efeitos esperados.

VIII. **Forma certa:** checar se o medicamento apresenta a forma farmacêutica adequada às condições clínicas do paciente, sanando dúvidas com a equipe de saúde.

IX. **Resposta certa:** observar o paciente, identificando, sempre que possível, os efeitos desejados e indesejáveis do medicamento. Registrar em prontuário e informar ao prescritor.

Além disso, é importante instituir a prática de dupla checagem independente por dois profissionais para cálculo de dose, diluição, administração e programação de bombas de infusão, pelo menos dos medicamentos potencialmente perigosos. Assim como na farmácia, um ambiente adequado, iluminado, organizado e com o mínimo de interrupções também deve ser reservado para a realização de cálculos e o preparo de medicamentos, que deve seguir técnicas assépticas. Eletrólitos concentrados, especialmente o cloreto de potássio concentrado injetável, devem ser removidos dos estoques das unidades de internação e os medicamentos potencialmente perigosos só devem ser disponibilizados caso sejam absolutamente necessários. Sobras de medicamentos não administrados devem ser devolvidas à farmácia.

MEDICAMENTOS POTENCIALMENTE PERIGOSOS

É importante destacar a maior possibilidade de os medicamentos potencialmente perigosos provocarem danos significativos aos pacientes em decorrência de falha no processo de utilização. Sua definição derivou da denominação em inglês *High-Alert Medications*, dada pelo ISMP Estados Unidos, sendo posteriormente definidos em português como *Medicamentos Potencialmente Perigosos*. São também denominados medicamentos de alto risco e medicamentos de alta vigilância. Essa definição não indica que os erros com esses medicamentos sejam mais frequentes, mas que sua ocorrência pode provocar lesões mais graves, como lesões permanentes e a morte. Essa característica os torna medicamentos de alto risco e, portanto, merecem atenção especial durante o planejamento de medidas de prevenção e redução dos erros de medicação.

Estratégias de manejo seguro de medicamentos potencialmente perigosos incluem padronização da prescrição, armazenamento, dispensação, preparo e administração desses fármacos. Além disso, as informações sobre esses medicamentos devem estar disponibilizadas em formato útil e de fácil acesso. Os profissionais da saúde devem ter acesso restrito a esses medicamentos, e estratégias de diferenciação com rótulos auxiliares e alertas automatizados, bem como de dupla checagem independente, também devem ser implementadas.

A última lista de medicamentos potencialmente perigosos de uso hospitalar, lançada em 2014 pelo ISMP EUA, está dividida em classes terapêuticas e medicamentos específicos. Em 2011 foi

---

*__Via de administração:__ erros envolvendo a troca entre sondas enterais e cateteres vasculares são frequentes e com elevado potencial de dano. Recomenda-se, portanto, a implementação de medidas mais abrangentes para preveni-los, segundo descrito no *Boletim ISMP Brasil*, no seguinte endereço eletrônico: www.boletimismpbrasil.org.

publicada uma lista de medicamentos potencialmente perigosos de uso ambulatorial, tendo o ISMP Brasil publicado uma versão adaptada em 2013. A Tabela 13.2 relaciona os medicamentos potencialmente perigosos de uso hospitalar na versão adaptada pelo ISMP Brasil em 2013.

O uso de medicamentos é um processo multidisciplinar e, portanto, o desenvolvimento e a implantação de programas de prevenção de erros devem proporcionar a interação de todos os profissionais envolvidos, incluindo os pacientes. Todas as práticas adotadas para melhorar a segurança do uso dos medicamentos potencialmente perigosos e de outros medicamentos devem ser apoiadas em princípios básicos de segurança que visem minimizar a possibilidade de ocorrência de erros, bem como suas consequências. Essas práticas consistem, fundamentalmente, na simplificação e padronização de procedimentos e têm especial utilidade na prevenção de erros envolvendo medicamentos potencialmente perigosos. De acordo com normas adaptadas do programa do governo espanhol para promoção de práticas seguras no uso de medicamentos de alto risco, destacam-se as recomendações presentes na Tabela 13.3.

Tabela 13.2 Medicamentos potencialmente perigosos de acordo com o ISMP Brasil

Classes terapêuticas
• Agonistas adrenérgicos endovenosos (p. ex., epinefrina, fenilefrina, norepinefrina)
• Analgésicos opioides endovenosos, transdérmicos e de uso oral (incluindo líquidos concentrados e formulações de liberação imediata ou prolongada)
• Anestésicos gerais, inalatórios e endovenosos (p. ex., propofol, cetamina)
• Anfotericina na forma lipossomal e convencional (p. ex., anfotericina B lipossomal e anfotericina B desoxicolato)
• Antagonistas adrenérgicos endovenosos (p. ex., propranolol, metoprolol, labetalol)
• Antiarrítmicos endovenosos (p. ex., lidocaína, amiodarona)
• Antitrombóticos
– Anticoagulantes: varfarina, heparinas não fracionada e de baixo peso molecular (p. ex., enoxaparina, dalteparina, nadroparina)
– Inibidor do fator Xa (p. ex., fodaparinux, rivaroxabana)
– Inibidores diretos da trombina (p. ex., dabigatrana, lepirudina)
– Trombolíticos (p. ex., alteplase, tenecteplase)
– Inibidores da glicoproteína IIb/IIIa (p. ex., eptifibatide, tirofibana)
• Bloqueadores neuromusculares (p. ex., suxametônio, rocurônio, pancurônio, vecurônio)
• Contrastes radiológicos endovenosos
• Hipoglicemiantes orais
• Inotrópicos endovenosos (p. ex., milrinona)
• Insulina subcutânea e endovenosa (em todas as formas de administração)
• Medicamentos administrados por via epidural ou intratecal
• Quimioterápicos de uso parenteral e oral
• Sedativos de uso oral de ação moderada para crianças (p. ex., hidrato de cloral)
• Sedativos endovenosos de ação moderada (p. ex., dexmedetomidina, midazolam)
• Soluções cardioplégicas
• Soluções de diálise peritoneal e hemodiálise
• Soluções de nutrição parenteral
Medicamentos específicos
• Água estéril para inalação e irrigação em embalagens de 100mL ou volume superior
• Cloreto de potássio concentrado injetável
• Cloreto de sódio hipertônico injetável (concentração > 0,9%)
• Epoprostenol endovenoso
• Fosfato de potássio injetável
• Glicose hipertônica (concentração ≥ 20%)
• Metotrexato de uso oral
• Nitroprussiato de sódio injetável
• Oxitocina endovenosa
• Prometazina endovenosa
• Sulfato de magnésio injetável
• Tintura de ópio
• Vasopressina injetável

Fonte: ISMP Brasil, 2013.

Tabela 13.3 Práticas seguras no uso de medicamentos potencialmente perigosos

1. Introduzir barreiras que minimizem a possibilidade de ocorrência dos erros
- Empregar seringas especiais para administração de soluções orais com conexões que não se adaptem a sistemas de administração endovenosos
- Recolher ampolas de cloreto de potássio concentrado dos estoques das unidades assistenciais e identificar as ampolas com etiquetas de alerta, ressaltando que o medicamento pode ser fatal se injetado sem diluir

2. Adotar protocolos e padronizar a comunicação sobre os tratamentos
- Elaborar protocolos claros e detalhados para utilização dos medicamentos potencialmente perigosos, uniformizando os processos e reduzindo sua complexidade e variabilidade no sistema
- Difundir normas de prescrição com recomendações específicas para se evitar o uso de abreviaturas e prescrições ambíguas
- Adotar protocolos, especialmente em quimioterapia, considerando que os esquemas de tratamento são complexos e modificados com frequência
- Padronizar os medicamentos e doses que serão utilizadas, reduzindo a dependência da memorização e permitindo a execução segura de procedimentos com os quais funcionários inexperientes ou recém-admitidos no serviço ainda não estejam familiarizados

3. Fornecer e melhorar o acesso à informação
- Investir no treinamento dos profissionais de saúde envolvidos na cadeia de utilização de medicamentos
- Divulgar a lista de medicamentos potencialmente perigosos disponíveis na instituição
- Fornecer informações técnicas sobre os medicamentos, como as doses máximas permitidas dos medicamentos potencialmente perigosos
- Adotar rotinas de orientação de pacientes

4. Revisar continuamente a padronização de medicamentos potencialmente perigosos
- Revisar continuamente as especialidades de medicamentos potencialmente perigosos incluídas na padronização hospitalar para evitar erros decorrentes da semelhança de nomes, rótulos e embalagens
- Aplicar medidas corretivas ao identificar situações de risco, como retirar o medicamento da padronização ou substituí-lo por outra especialidade, armazená-lo em local diferente do habitual ou, ainda, usar etiquetas de alerta

5. Reduzir o número de alternativas terapêuticas
- Reduzir o número de apresentações farmacêuticas dos medicamentos potencialmente perigosos na padronização ou em determinada unidade assistencial. Pode-se, por exemplo, em vez de disponibilizar midazolam, solução injetável, em ampolas de 5mg, 15mg e 50mg, padronizar apenas uma ou duas apresentações, preferindo, quando possível, as de menor concentração

6. Centralizar os processos considerados com maior risco de erros
- Centralizar o preparo de misturas endovenosas contendo medicamentos potencialmente perigosos na farmácia hospitalar, uma vez que o preparo desses medicamentos pela enfermagem nas unidades assistenciais pode ocorrer com maior número de interrupções, erros de cálculo de doses e falta de padronização nas técnicas de preparo

7. Usar procedimentos de dupla conferência dos medicamentos
- Identificar os processos de maior risco no hospital e empregar a dupla checagem independente, na qual um profissional revisa o trabalho realizado por outro
- Empregar o uso de código de barras, que permite a dupla checagem automática

8. Incorporar alertas automáticos nos sistemas informatizados
- Implantar a prescrição eletrônica como medida de prevenção de erros
- Disponibilizar bases de informações integradas nos programas de prescrição e dispensação para alertar sobre situações de risco no momento da prescrição e dispensação
- Incluir, por exemplo, limites de dose, interações medicamentosas e histórico de alergia do paciente

9. Monitorizar o desempenho das estratégias de prevenção de erros
- Analisar o resultado das medidas de prevenção por meio de dados objetivos representados por indicadores medidos ao longo da execução dos processos
- Identificar pontos críticos do processo e direcionar os programas de prevenção. Dentre os indicadores para monitorizar os erros de dispensação, podem ser adotados o número de prescrições com erros e o número de medicamentos dispensados com erros

Fonte: Ministerio de Sanidad y Consumo, 2007.

A inclusão de procedimentos especiais e protocolos escritos poderá prevenir parte considerável dos erros com medicamentos potencialmente perigosos. Entretanto, pesquisas devem ser feitas em hospitais brasileiros para verificar o real impacto na implantação de protocolos de segurança e na prevenção de eventos relacionados com esses medicamentos em nossa realidade.

Em pesquisa realizada em hospital público de Minas Gerais, em 4.026 prescrições com medicamentos potencialmente perigosos em 2001, houve predomínio da prescrição escrita à mão (45,7%). Em 47% das prescrições escritas à mão, mistas e pré-digitadas ocorreram erros no nome do paciente, em 33,7% houve dificuldades na identificação do prescritor e 19,3% estavam pouco legíveis ou ilegíveis. No total de 7.148 medicamentos de alto risco prescritos, foram observados 3.177 erros, sendo mais frequente a omissão de informação (86,5%). Os erros se concentraram principalmente nos medicamentos heparina, fentanil e midazolam, e os setores de tratamento intensivo e a neurologia apresentaram maior número de erros por prescrição. Observou-se uso intensivo e sem padronização de abreviaturas. Quando computados todos os tipos de erros, foram verificados 3,3 por prescrição. A prescrição pré-digitada apresentou menor chance de erros do que as mistas ou as escritas à mão.

Os resultados encontrados nesse estudo e sua comparação com estudos internacionais evidenciam que os erros de medicação envolvendo os medicamentos potencialmente perigosos tendem a apresentar padrões definidos, fato importante para a tomada de decisões dirigidas a seu controle. Todavia, todo conhecimento dessa natureza, quando produzido em ambiente diverso, implica a necessidade de adaptação à realidade cultural onde se objetiva intervir e ao perfil dos problemas detectados em cada instituição.

MONITORAMENTO E INDICADORES

São muitos os fatores hoje conhecidos como determinantes da ocorrência dos erros de medicação. O diagnóstico e o conhecimento sobre eles tornam possível a elaboração de procedimentos operacionais para o desenvolvimento de práticas seguras. Nesse sentido, a utilização de indicadores de erros é imprescindível para possibilitar o conhecimento das falhas no sistema de medicação e nos processos de trabalho, permitindo o monitoramento dos resultados e o estabelecimento da melhoria contínua dos serviços prestados aos pacientes e à equipe de saúde, objetivando a redução e a prevenção dos erros.

A escolha dos indicadores e a periodicidade da coleta podem ser definidas de acordo com a capacidade operacional de cada farmácia para a coleta dos dados. Entretanto, é fundamental que estes sejam coletados continuamente e seus resultados monitorados no sentido de aprimorar os processos de trabalho, auxiliando o planejamento das mudanças necessárias. Como exemplo, são propostos os indicadores mínimos adotados pelo *Protocolo de Segurança na Prescrição, Uso e Administração de Medicamentos* publicado pelo Ministério da Saúde (Tabela 13.4) Estes devem ser avaliados periodicamente com o objetivo de propor o aperfeiçoamento do processo de medicação para melhorar seu desempenho.

No caso do indicador "taxa de erros na prescrição de medicamentos", os dados de "medicamentos prescritos com erro" e "total de medicamentos prescritos" devem ser coletados da própria prescrição. "Medicamentos prescritos com erro" seriam aqueles prescritos em que faltam dose, forma farmacêutica, via de administração, posologia, tempo de infusão, diluente, volume, velocidade de infusão ou com uso de abreviaturas contraindicadas. O monitoramento de outros fatores, como ilegibilidade da prescrição, falta de identificação do paciente/prescritor/instituição e falta de destaque nos nomes de medicamentos com som e grafia semelhantes, também deve ser feito. A coleta de dados para esse indicador pode ocorrer no momento de análise farmacêutica da prescrição, evitando trabalho duplo.

Para o indicador "taxa de erros na dispensação de medicamentos", o número de "medicamentos dispensados com erro" incluiria aqueles com erro de omissão (prescrito, mas não dispensado – nenhuma unidade ou um dado número de unidades a menos), de concentração/forma farmacêutica (quando o medicamento é dispensado na concentração ou forma farmacêutica diferente do prescrito) ou dispensação de medicamento errado (quando é prescrito um medicamento e dispensado outro). O cálculo desse numerador também deve restringir-se ao determinado no protocolo institucional e deve ser coletado verificando-se a prescrição separada e já conferida.

Por último, a "taxa de erros na administração de medicamentos" consiste na análise da proporção de "medicamentos administrados com erro de omissão", que seriam aqueles prescritos, mas não administrados. Este indicador deve ser calculado pelo enfermeiro.

Tabela 13.4 Indicadores do protocolo de segurança na prescrição, uso e administração de medicamentos

Sessão do protocolo	Indicador	Responsável pela coleta
Práticas seguras para prescrição de medicamentos	Taxa de erros na prescrição de medicamentos $\dfrac{\text{n}^{\text{o}} \text{ de medicamentos prescritos com erro}}{\text{n}^{\text{o}} \text{ total de medicamentos prescritos}} \times 100$	Farmacêutico
Práticas seguras para distribuição de medicamentos	Taxa de erros na dispensação de medicamentos $\dfrac{\text{n}^{\text{o}} \text{ de medicamentos dispensados com erro}}{\text{n}^{\text{o}} \text{ total de medicamentos dispensados}} \times 100$	Farmacêutico
Práticas seguras para administração de medicamentos	Taxa de erros na administração de medicamentos $\dfrac{\text{n}^{\text{o}} \text{ de medicamentos com erro de omissão}}{\text{n}^{\text{o}} \text{ total de medicamentos administrados}} \times 100$	Enfermeiro

Fonte: adaptada de: Brasil, 2013.

Os indicadores devem ser calculados, no mínimo, 1 dia por mês, sendo sugerido o cálculo dos indicadores adicionais, e periodicidades mais intensivas também podem ser estabelecidas nas instituições. Os indicadores propostos no protocolo são apenas uma exigência mínima do caminho a ser seguido no monitoramento de erros de medicação.

CONSIDERAÇÕES FINAIS

Como errar é humano, não existem sistemas livres de erros. No entanto, é possível desenvolver e implantar sistemas mais seguros que os atuais que possibilitem a redução da ocorrência de eventos adversos, a exemplo de outros setores de risco elevado, como na aviação e nas indústrias químicas e nucleares. Esses sistemas se baseiam na introdução de diferentes tipos de medidas direcionadas não só a prevenir, mas também a tornar os erros visíveis, ou seja, facilitar sua detecção e interceptação a tempo de impedir que atinjam as pessoas. Além disso, é necessário introduzir medidas que reduzam as possíveis consequências dos erros, caso as medidas anteriores falhem e os erros atinjam os pacientes.

Em todo o mundo, a utilização de medicamentos traz benefícios consideráveis à população. Entretanto, os problemas relacionados com esse uso têm causado prejuízos consideráveis à sociedade, sendo hoje considerados um problema de saúde pública mundial. A mobilização de todos os atores envolvidos no processo de assistência, inclusive os pacientes, é um desafio de fundamental importância para a efetiva promoção da segurança do paciente, atualmente regulamentada no Brasil pelo Programa Nacional de Segurança do Paciente. Para tanto, ressaltam-se a importância da constatação de que não se pode mais conviver com altas taxas de erros na assistência ao paciente, a necessidade de implementação da abordagem sistêmica dos erros em saúde e da qualificação e a conscientização dos profissionais que lidam direta ou indiretamente com os pacientes quanto à incorporação de práticas seguras no processo de assistência.

Referências

American Society of Healthy-System Pharmacists. Suggested definitions and relationships among medication misadventures, medication errors, adverse drug events, and adverse drug reactions. Am J Health-Syst Pharm; 1998 Jan; 55.

Anacleto TA, Perini E, Rosa MB, Cesar CC. Drug-dispensing errors in the hospital pharmacy. Clinics (Sao Paulo) 2006; 18:32-6.

Anacleto TA, Perini E, Rosa MB, Cesar CC. Medication errors and drug-dispensing systems in a hospital pharmacy. Clinics (Sao Paulo) 2005 Aug; 60(4):325-32.

Aspden P, Wolcott J, Bootman JL, Committee on Identifying and Preventing Medication Errors. Preventing medication errors. Washington: National Academies Press, 2007.

Barber N, Rawlins M, Dean FB. Reducing prescribing error: competence, control, and culture. Qual Saf Health Care 2003 Dec; 12 (Suppl 1):i29-i32.

Bates DW, Gawande AA. Error in medicine: what have we learned? Ann Intern Med 2000 May; 132(9):763-7.

Brasil. Ministério da Saúde, Anvisa, Fiocruz, Fhemig. ANEXO 03 da Portaria MS no 2.095 (24.09.2013) – Protocolo de Segurança na Prescrição, Uso e Administração de Medicamentos, 2013.

Brasil. Ministério da Saúde. Portaria no 529, de 1o de abril de 2013. Institui o Programa Nacional de Segurança do Paciente, 2013.

Brennan TA, Leape LL, Laird NM et al. Incidence of adverse events and negligence in hospitalized patients – Results of the Harvard Medical Practice Study I. N Engl J Med 1991 Feb; 324(6):370-6.

Cipriano SL. Desenvolvimento de um Modelo de Construção e Aplicação de um Conjunto de Indicadores de Desempenho na Farmácia Hospitalar com Foco na Comparabilidade. São Paulo: Universidade de São Paulo – Faculdade de Saúde Pública, 2009.

Cohen MR. Medication errors. 2. ed. Washington: American Pharmacists Association, 2006.

Cook RI, Woods DD, Miller C, National Patient Safety Foundation (U.S.). A tale of two stories: contrasting views on patient safety. Chicago: The Foundation, 1998.

Dean B, Barber N, Schachter M. What is a prescribing error? Qual Health Care 2000 Dec; 9(4):232-7.

Helmreich RL. On error management: lessons from aviation. BMJ 2000 Mar; 320(7237):781-5.

Institute for Safe Medication Practices. ISMP's list of high-alert medications in acute care settings. Huntingdon Valley (PA): ISMP, 2014. Disponível em: <http://www.ismp.org/tools/highalertmedications.pdf>. Acesso em: 21 jan 2015.

Instituto para Práticas Seguras no Uso de Medicamentos. Erros de conexão: práticas seguras e riscos na administração de soluções por sondas enterais e cateteres vasculares. Boletim ISMP Brasil 2013 Mar; 2(3):1-4. Disponível em: < http://www.boletimismpbrasil.org/boletins/pdfs/boletim_ISMP_18.pdf>. Acesso em: 21 jan 2015.

Instituto para Práticas Seguras no Uso de Medicamentos. Medicamentos potencialmente perigosos. Boletim ISMP Brasil 2013 Jan; 2(1):1-3. Disponível em: <http://www.boletimismpbrasil.org/boletins/pdfs/boletim_ISMP_13.pdf>. Acesso em: 21 jan 2015.

Instituto para Práticas Seguras no Uso de Medicamentos. Medicamentos potencialmente perigosos: uso ambulatorial. 2013 Feb; 2(2):1-2. Disponível em: <http://www.boletimismpbrasil.org/boletins/pdfs/boletim_ISMP_16.pdf>. Acesso em: 21 jan 2015.

Instituto para Práticas Seguras no Uso de Medicamentos. Nomes de medicamentos com grafia ou som semelhantes: como evitar os erros? Boletim ISMP Brasil 2014 Apr; 3(6):1-8. Disponível em: <http://www.boletimismpbrasil.org/boletins/pdfs/boletim_ISMP_23.pdf>. Acesso em: 21 jan 2015.

Kohn LT, Corrigan JM, Donaldson MS. To err is human: building a safer health system. Washington, D.C. – National Academy of the Institute of Medicine: National Academy Press, 1999.

Leape LL, Brennan TA, Laird N et al. The nature of adverse events in hospitalized patients – Results of the Harvard Medical Practice Study II. N Engl J Med 1991 Feb; 324(6):377-84.

Magalhães GF, Santos GBNC, Rosa MB, Noblat LACB. Medication reconciliation in patients hospitalized in a cardiology unit. PLoS ONE 2014; 9(12):e115491.

Ministério da Saúde. Documento de referência para o Programa Nacional de Segurança do Paciente. 1. ed. Brasília: Ministério da Saúde, 2013.

Ministerio de Sanidad Y Consumo GdE. Practicas para mejorar la seguridad de los medicamentos de alto riesgo, 2007.

National Coordinating Council for Medication Error Reporting and Prevention – NCC MERP. Index for categorizing medication errors, 2001.

Organização Mundial da Saúde. Estrutura conceitual da classificação internacional sobre segurança do doente. Organização Mundial da Saúde, 2011.

Organização Mundial da Saúde. Quality of care: patient safety. Genebra: Organização Mundial da Saúde, 2002.

Otero López MJ, Castaño Rodriguez B, Pérez Encinas M, Codina Jane C, Tamés Alonso MJ, Sánchez Muñoz T. Actualización de la clssificación de errores de medicación del grupo Ruiz-Jarabo 2000. Farm Hosp 2008; 32(1):38-52.

Otero MJ. Nuevas inciativas para mejorar la seguridad de la utilización de los medicamentos en los hospitales. Rev Esp Salud Publica 2004; 78(3):323-39.

Reason J. Human error. 1. ed. Cambridge: Cambridge University Press, 1990.

Rosa MB, Perini E, Anacleto TA, Neiva HM, Bogutchi T. Errors in hospital prescriptions of high-alert medications. Rev Saude Publica 2009 Jun; 43(3):490-8.

Rosa MB, Perini E. Medication errors: who is responsible? Rev Assoc Med Bras 2003 Jul; 49(3):335-41.

Rosa MB. Erros de medicação em um hospital de referência de Minas Gerais, 2001. Belo Horizonte: Universidade Federal de Minas Gerais – Escola de Veterinária, 2002.

Shekelle PG, Wachter RM, Pronovost PJ et al. Making health care safer II: an updated critical analysis of the evidence for patient safety practices. Rockville, MD: Agency for Healthcare Research and Quality 2013 Mar. Report No.: 211.

Wachter RM. Compreendendo a segurança do paciente. Porto Alegre: Artmed, 2010.

World Health Organization. World alliance for patient safety: forward programme 2006-2007. Geneva: World Health Organization, 2006.

Yu KH, Nation RL, Dooley MJ. Multiplicity of medication safety terms, definitions and functional meanings: when is enough enough? Qual Saf Health Care 2005 Oct; 14(5):358-63.

Zipperer L, Cushman S. Lessons in patient safety. 1. ed. Chicago: National Patient Safety Foundation, 2001.

CAPÍTULO 14

Gestão da Unidade Dietética e de Assistência Nutricional

Simone Chaves de Miranda Silvestre
Lívia Siqueira Campos Alves
Natália Quintão de Freitas

> "Seu alimento é seu remédio."
> *Hipócrates*

> "Só é gerenciado aquilo que se mede."
> *Kaoru Ishikawa*

INTRODUÇÃO

A assistência nutricional consiste em tratamento adjuvante para todas as doenças. Do mesmo modo que a cozinha e o ato de comer constituem o cerne de um lar, a dietoterapia e a nutroterapia são pilares essenciais para a recuperação de nossos pacientes. No entanto, o conceito de qualidade e gestão nessa área ainda é recente e há muito para se estabelecer. O fato de lidarmos com vidas humanas e com mitos alimentares fundamentados em raciocínios imperativos dificulta a execução de estudos randomizados prospectivos, direcionados a avaliar custo e desfechos clínicos diretamente relacionados com a assistência nutricional. Questões éticas, como a permissão de deixar pacientes sem terapia nutricional adequada para a avaliação de determinado desfecho, dificultam a mensuração dos impactos científicos, administrativos e financeiros reais do investimento nesse tratamento.

Assim, muitas vezes a assistência nutricional é encarada como custo adicional e mais raramente como recurso para diminuição de complicações, prevenção e redução da morbimortalidade. O administrador desconhece que, ao recusar um alimento, o paciente agrega à patologia-base outra doença: a desnutrição. Analisando estudos diversos, detecta-se aumento de mais de 100% na incidência de desnutrição durante o período de internação daqueles pacientes que permanecem mais de 10 dias hospitalizados, quando não recebem a intervenção nutricional adequada. Cerca de 48,1% dos pacientes se encontram desnutridos após 10 dias de internação, sendo 35,5% dianosticados com desnutrição moderada e 12,6% com desnutrição grave.

Sabe-se que a desnutrição está associada a cicatrização mais lenta de feridas, a uma taxa de infecção hospitalar aumentada, a maior tempo de internação, principalmente em pacientes de UTI, e a índices de reinternação mais elevados.

Outro estudo mostra que o custo total por paciente é duas vezes maior entre aqueles pacientes desnutridos: 56% dos pacientes em risco nutricional foram responsáveis por 72,5% do custo total para 100 doentes.

Na Grã-Bretanha, os custos adicionais estimados com o cuidado de pacientes desnutridos giram em torno de 7,3 bilhões de libras.

Há anos a desnutrição silente, não diagnosticada e não abordada como fator coadjuvante na morbimortalidade de nossos pacientes, era citada como o "esqueleto no armário" de nossos hospitais. Entretanto, a cada dia ratifica-se que esse "esqueleto" também tem impacto direto nas bases financeiras do sistema de saúde. Ao analisar-se o cenário exposto, torna-se primordial o gerenciamento da assistência nutricional.

No Brasil, a terapia nutricional (TN) foi estimulada pela publicação da Portaria 272, de 8 de abril de 1998, da Secretaria de Vigilância Sanitária (Ministério da Saúde), que aprovou o Regulamento Técnico para fixação dos requisitos mínimos exigidos para terapia de nutrição parenteral intra-hospitalar. Outros marcos significativos foram a definição e a instituição da equipe multidisciplinar de terapia nutricional (EMTN), da qual fazem parte, obrigatoriamente, médico, nutricionista, enfermeiro e farmacêutico. Em sequência, foi publicada a Resolução da Diretoria Colegiada (RDC) 63, em 6 de junho de 2000, que regulamenta a terapia nutricional enteral. Em 2005, novas portarias foram publicadas visando à regularização das unidades de assistência e centros de referência de alta complexidade em terapia nutricional, no âmbito do Sistema Único de Saúde (SUS), e em 2009 foi publicada a Portaria 120, que descaracteriza, para fins de ressarcimento, as dietas artesanais e semiartesanais em ambiente hospitalar, incentivando o uso dessas em domicílio, além de fixar o teto máximo de remuneração para cada procedimento. Em 2014, outra portaria foi aberta à consulta pública e está em análise. Essa portaria coloca como pré-requisito para o credenciamento no SUS a implantação de indicadores. Sua publicação é esperada para o ano corrente (Tabela 14.1 e Anexo 1).

CRIAÇÃO E ESCOLHA DE INDICADORES

*"As metas são estabelecidas para estreitar
a distância entre o real e o ideal."*
Katsuya Hosotani

A principal dificuldade para aqueles ainda não familiarizados com a linguagem da qualidade consiste em entender o que é um indicador, para que precisamos dele e no que este número poderá ajudar. Indicadores são utilizados para se medir determinado ponto de um processo. Por exemplo, um dos protocolos exigidos pela legislação brasileira é o de Triagem Nutricional. Para que saber se a EMTN tem conseguido triar todos os pacientes admitidos no hospital, verificam-se quantas internações ocorreram no dia e quantos pacientes foram triados naquele dia. Como exemplo, foi utilizado um dia da semana para cálculo:

$$\frac{\text{Número de pacientes triados na segunda-feira}}{\text{Número total de pacientes admitidos na segunda-feira}} \times 100$$

O motivo para essa medida é que para indicação de TN precisamos primeiramente detectar os pacientes que necessitarão dela, ou seja, precisamos triar os pacientes em risco nutricional ou desnutridos. Assim, quanto mais pacientes internados forem triados, menor será a possibilidade de algum paciente estar necessitando da TN e não ser detectado.

Uma definição acadêmica de indicador é medida usada para ajudar a descrever a situação atual de determinado fenômeno ou problema, fazer comparações, verificar mudanças ou tendências e avaliar a execução das ações planejadas durante um período de tempo, em termos de qualidade e quantidade das ações executadas.

Tabela 14.1 Principais pontos da legislação brasileira referentes à terapia nutricional

Mês	Portaria (ANVISA)	Assunto
8 de abril	272 MS/SVS	Aprova o Regulamento Técnico para fixar os requisitos mínimos exigidos para Terapia de Nutrição Parenteral constante do texto anexo desta Portaria

Ano 2000

Mês	Resolução Colegiada (ANVISA)	Assunto
6 de junho	RDC 63	Aprova o Regulamento Técnico para fixar os requisitos mínimos exigidos para Terapia de Nutrição Enteral

Ano 2005

Mês	Portaria	Assunto
1º de março	343 GM/MS	Institui no âmbito do SUS mecanismos para a implantação da assistência de alta complexidade em Terapia Nutricional
8 de março	131 SAS/MS	Define critérios/normas para credenciamento/habilitação de Unidades de Assistência de Alta Complexidade em Terapia Nutricional por intermédio de seus Serviços de Assistência de Alta Complexidade em Terapia Nutricional – Enteral e Serviços de Assistência de Alta Complexidade em Terapia Nutricional – Enteral/Parenteral e Centros de Referência de Alta Complexidade em Terapia Nutricional (Anexo V)
8 de março	135 SAS/MS	Define conceitos, classificação do CBO e normas para controle e avaliação na área de Terapia Nutricional

Ano 2009

Mês	Portaria	Assunto
14 de abril	120 SAS/MS	Aprova as Normas de Classificação e Credenciamento, Habilitação dos Serviços de Assistência de Alta Complexidade em Terapia Nutricional (TN) Enteral e Parenteral. Aprova o formulário de Vistoria do Gestor, a relação dos procedimentos em TN da Tabela do SUS, parâmetros para composição do teto financeiro em TN, relação dos hospitais habilitados. Define as Unidades de Assistência de Alta Complexidade em TN e centros de referência de Alta Complexidade em TN, suas competências e qualidades

A literatura referente aos indicadores no processo da assistência nutricional é relativamente recente e há ainda menos dados publicados sobre o impacto do uso dos indicadores na qualidade da TN. Inicialmente, a tendência é que se escolham diversos indicadores. No entanto, o melhor é começar com um ou dois indicadores, trabalhar o método, entender bem o significado dos resultados e, a seguir, aumentar seu número.

Para a escolha de indicadores, algumas perguntas simples podem ajudar:

1. Consigo coletar este indicador?

Para o cálculo de um indicador é necessário o registro de dados. Esse registro é feito a partir de eventos que possam ser contabilizados. Retomando o exemplo da triagem, a implantação do protocolo com o registro de cada paciente triado em planilhas possibilita saber quantos pacientes foram triados. Caso não seja registrada a triagem realizada ou se registrada em duplicidade, o resultado do indicador deixará de ser fidedigno e o propósito maior, que é saber se estamos avaliando, em média, todos os pacientes que devemos avaliar, não será alcançado na realidade. Por outro lado, a escolha de um indicador que necessite que todos os pacientes preencham um formulário a partir do qual seria gerada a triagem, mas sem nenhum artifício de cobrança desse formulário, terá grandes chances de não ser efetiva, pois, em geral, caso não seja recolhido pelos colaboradores, a possibilidade de perda desse formulário é alta, comprometendo os dados.

2. Há possibilidade de execução e registro?

Surge a ideia de criação de um indicador de diarreia em todos os pacientes em uso de TN com base no volume fecal total em 24 horas. No entanto, não há padronização quanto ao uso de sonda retal, uma vez que muitos pacientes são independentes e utilizam o vaso sanitário. Portanto, a variável primordial do indicador sugerido, que é o volume das fezes, é extremamente difícil de mensurar. Por outro lado, caso o indicador seja a determinação da diarreia em pacientes com ileostomia ou colostomia, serão possíveis a execução e o registro, ou seja, é muito importante verificar se o registro é exequível antes da criação e escolha de um indicador.

3. Qual a variável que posso medir?

O aumento da massa magra é um dos indicadores sugeridos para mensuração de resultado na TN. Esse aumento pode ser mensurado com certa fidedignidade via bioimpedanciometria (BIA). Um aparelho de BIA validado pela literatura tem custo elevado e vários hospitais não o disponibilizam para EMTN. Assim, opta-se pela antropometria. Entretanto, o resultado da antropometria não é confiável na presença de edema. Desse modo, o resultado do ganho ou perda de massa magra deve ser avaliado de maneira bastante crítica, não se recomendando um indicador focado em ganho de massa magra como parâmetro de eficácia da TN.

4. Quais os fatores que influenciam?

O uso do número de linfócitos já foi sugerido como parâmetro do estado nutricional. Entretanto, vários fatores influenciam essas células, como medicamentos, várias doenças e vírus. Em pacientes hospitalizados, a utilização dos linfócitos como parâmetro de desnutrição é equivocada, invalidando o uso de um indicador para avaliação do estado nutricional com base em seu número.

5. O que agrega?

Quando se escolhe um indicador, foca-se no que se quer diagnosticar no processo e como melhorá-lo. Citando novamente o indicador de triagem, o impacto esperado é a melhoria na detecção de pacientes em risco nutricional, possibilitando intervenção precoce, prevenindo ou tratando a desnutrição.

6. Realmente evidencia o trabalho da equipe?

Esta pergunta é fundamental na escolha de um indicador. Em alguns locais, sugere-se a utilização do aumento da albumina sérica como indicador de eficácia da terapia nutricional. Entretanto, por se tratar de uma proteína consumida rapidamente na vigência de inflamação sistêmica, a albumina diminui rapidamente. Seu aumento, por outro lado, é lento e dependente de vários outros fatores orgânicos que não refletem o trabalho da EMTN.

7. Fará modificar o processo?

Há algum tempo, em determinado serviço, não se conseguia atingir a meta com o indicador de obstrução de sonda nasoenteral (SNE). Optou-se por avaliar as medicações que os pacientes estavam recebendo, e mais de 90% dos pacientes estavam recebendo esomeprazol, um medicamento que exige cuidados específicos na diluição. O protocolo foi reformulado e os colaboradores da enfermagem foram treinados, o que levou à melhora do indicador.

8. O cálculo está correto?

Alguns indicadores, como a incidência de infecção de cateter, não são mensurados com base no percentual de pacientes com infecção. Se dois serviços distintos fossem calculados desse modo, ambos com 20 pacientes ao mês com acesso central e o mesmo número de pacientes com infecção, no primeiro serviço, com a média de 600 pacientes-dia de cateter, os pacientes permaneceriam 20 dias, em média, com o mesmo cateter e no segundo serviço, com cerca de 140 pacientes-dia, a infecção seria diagnosticada no sétimo dia pós-punção.

PROCESSO DE ASSISTÊNCIA NUTRICIONAL

O foco/objetivo da assistência nutricional é prevenir e/ou tratar a desnutrição. Partindo dessa premissa, deve-se conhecer, compreender e *apreender* o processo sob a luz da legislação vigente. Segundo Falconi, o "planejamento deve ser sempre feito dos fins para os meios, por meio da análise e da síntese".

Os primeiros questionamentos são:

- O que preciso executar para atingir meu objetivo?
- Quais as etapas do processo?
- O que preciso avaliar?
- Quais são os pontos passíveis de erro em cada etapa?
- Esta é a melhor maneira de realizar esse processo ou etapa?

A assistência nutricional pode ser dividida, didaticamente, em dois macroprocessos. O primeiro se refere à unidade dietética (UD), sob responsabilidade técnica da nutricionista, e o segundo é a terapia nutricional (TN), cujo responsável é a EMTN. Ambos são regidos por legislações específicas. Os dois macroprocessos interagem entre si, embora a TN atenda diretamente apenas parte da clientela da UD, ao passo que todos os clientes, internos e externos (pacientes, colaboradores, corpo clínico), são atendidos por esta última. Ressalte-se que, apesar de a EMTN atender diretamente os pacientes em TN, a responsabilidade técnica por todo o processo de TN enteral e parenteral é da equipe (Figura 14.1 – veja os Anexos 1 e 2).

O que preciso executar para atingir meu objetivo?

Como o objetivo da assistência nutricional é prevenir e/ou tratar a desnutrição, o fundamental é garantir que os pacientes recebam a quantidade adequada de nutrientes de acordo com sua idade, gênero, peso, altura, estado nutricional e patologias. O ponto crítico da assistência nutricional é como garantir essa oferta. Primeiramente, sabe-se que a resposta inflamatória sistêmica (SRIS) é inerente a todas as enfermidades. A SIRS tem como algumas de suas consequências o catabolismo proteico e anorexia importantes e diretamente proporcionais à gravidade da doença, ou seja, a patologia por si só direciona o organismo a um ambiente favorável à desnutrição. Alguns pacientes apresentam vômitos e diarreia, os quais impedem a ingestão do alimento, que não será absorvido e não contribuirá para evitar ou tratar a desnutrição.

Para atingir seu alvo, a unidade prestadora de serviços de saúde deverá estar preparada para receber o cliente. Essa preparação inicia-se com estrutura física, maquinário adequado, insumos,

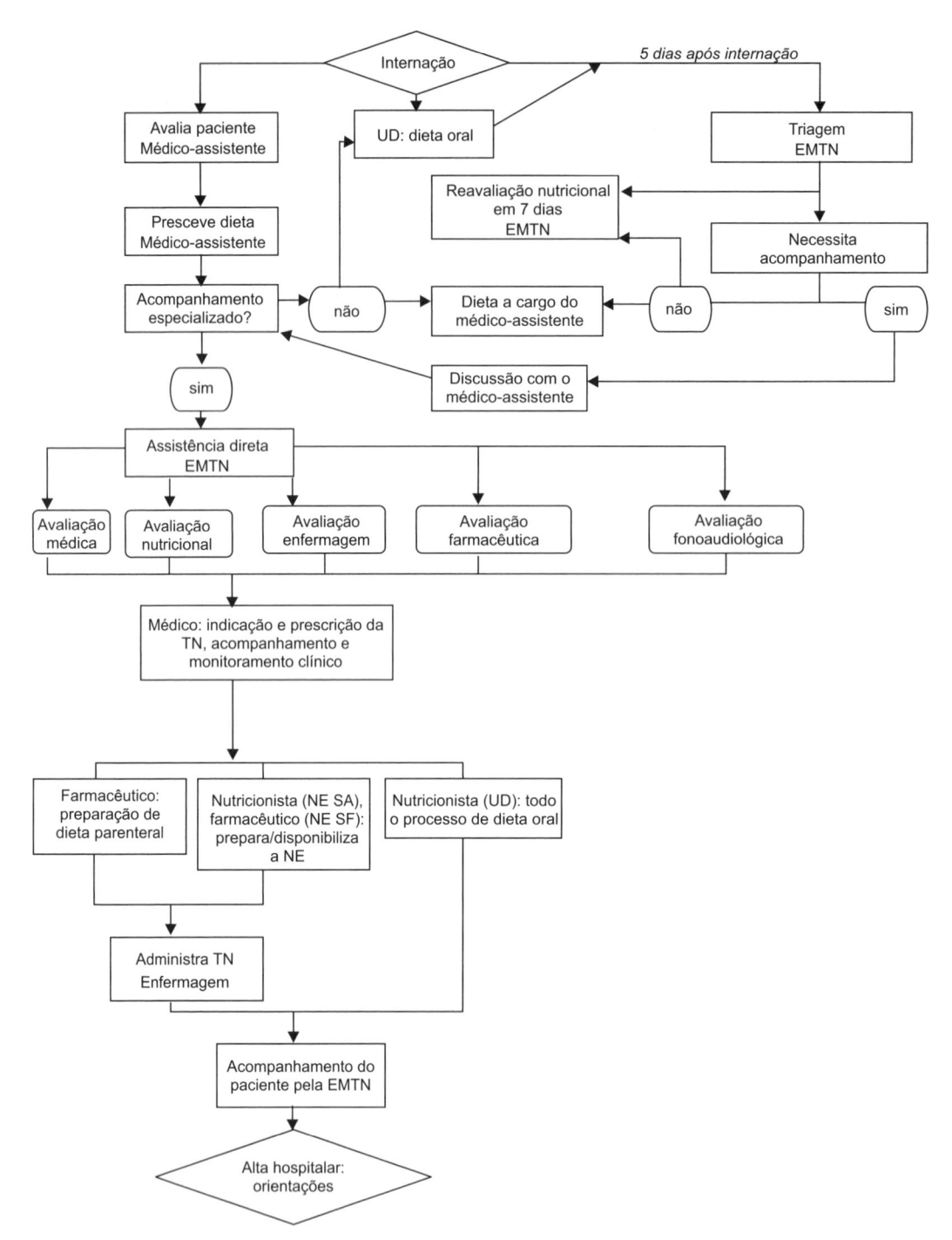

Figura 14.1 Assistência nutricional. (SA: sistema aberto; SF: sistema fechado.)

medicamentos, alimentos especiais (categoria das dietas enterais, incluindo suplementos fornecidos pela Agência Nacional de Vigilância Sanitária [ANVISA]), gêneros alimentícios e recursos humanos disponíveis. Existem legislações específicas que definem a estrutura física necessária para as UD. Quanto à terapia nutricional enteral e parenteral, a EMTN deve participar de todo o processo, desde a escolha dos fornecedores até a administração das dietas, e na assistência, desde a triagem do paciente até a alta hospitalar.

A EMTN consiste em um grupo formal, obrigatoriamente constituído de pelo menos um profissional médico, farmacêutico, enfermeiro, nutricionista, habilitados e com treinamento específico para a prática da TN. Em vários serviços o fonoaudiólogo também integra a equipe, uma vez que a capacidade de deglutição é fundamental para uma ingestão calórico-proteica adequada.

Uma unidade prestadora de serviços de saúde (UPSS) deve estar preparada para receber os clientes que necessitem da TN. Para tanto, o trabalho da equipe começa com a definição das dietas, desde os alimentos *in natura* até a nutrição parenteral. A escolha de fornecedores faz parte desse processo, assim como a checagem da situação desses fornecedores perante as instituições de vigilância sanitária municipal, estadual e federal.

Do ponto de vista clinicoassistencial, a assistência nutricional começa com a admissão do paciente/cliente. Em algumas situações seria desejável que tivesse início antes mesmo da internação, como nos casos de doenças oncológicas. Infelizmente, na grande maioria dos casos, não são possíveis a atuação e o controle do paciente antes da hospitalização.

Assim que o paciente/cliente é admitido, o trabalho da UD se inicia com a oferta adequada de alimentos, ajustada para o caso. Atualmente, algumas instituições contam com sua própria UD, enquanto outros terceirizam esse serviço. Uma das maiores dificuldades é o pressuposto de que "comida de hospital" não é palatável e que o paciente somente pode ingerir alimentos "leves" e de fácil digestão, o que leva à reduzida aceitação calórico-proteica.

As etapas da TN são:

A. *Definição das dietas e insumos para TN*

Deve ser especificamente realizada de acordo com os protocolos da EMTN e o histórico de problemas com relação aos produtos, se houver, e considerando-se o perfil dos pacientes da UPSS. A definição da dieta é analisada por toda a equipe. A análise dos custos de cada insumo e dieta também é muito importante, além da padronização de mais de uma opção, quando possível, o que facilita a gestão financeira para o setor comercial da instituição. Deve ser realizada a análise de rentabilidade. Preconiza-se o teste dos insumos antes de sua padronização.

O que preciso avaliar?

- Qualificação de fornecedores, histórico de desabastecimento, qualidade do produto e seu histórico na UPSS.
- Avaliar se foi aprovado em teste de acordo com os protocolos vigentes ou, se o produto ainda não foi avaliado, agendar o teste.
- Podem ser avaliados o custo e a rentabilidade. Mesmo que a decisão de compra não seja da EMTN, é bem-vinda uma discussão técnica sobre os benefícios de cada insumo com relação ao custo. Por exemplo, pode-se aumentar o desperdício de sondas nasoentéricas (risco financeiro) e a repassagem de novas sondas (risco assistencial) caso o insumo adquirido apresente rachaduras frequentes após poucos dias de uso. Isso foi detectado em um dos testes realizados pela equipe em determinado serviço e a compra foi contraindicada, uma vez que, apesar de se tratar de produto de custo menor, o volume de utilização seria maior, com aumento do custo para a instituição.

Quais são os pontos passíveis de erro nesta etapa?

- Falta de registro adequado de não conformidades prévias, positivando um histórico negativo do produto ou fornecedor.

- Padronização de produto sem teste, o qual cursa com problemas durante o uso, aumentando os riscos assistencial e financeiro.
- Desconhecimento de produtos novos no mercado, levando à não utilização da melhor tecnologia para o paciente.
- Desconhecimento da literatura com padronização de dietas inadequadas para o perfil de pacientes do hospital.

Esta é a melhor maneira de realizar esse processo ou etapa?

No início de funcionamento da EMTN em um serviço é comum a não participação da equipe no processo de padronização. Em geral, esta é uma decisão puramente administrativa, focada no menor custo. A análise de rentabilidade, de qualidade do item analisado, costuma ser feita pela EMTN. A decisão tomada em conjunto com todos os setores envolvidos determina menor possibilidade de erro, melhor gestão financeira, assistencial e, até mesmo, de risco jurídico.

B. Recebimento, armazenamento, manipulação e dispensação dos insumos e dietas

São de responsabilidade do farmacêutico, no que se refere à nutrição parenteral e à nutrição enteral em sistema fechado, e do nutricionista. A manipulação ou qualificação de fornecedores da nutrição parenteral é responsabilidade do farmacêutico, enquanto o nutricionista se responsabiliza por tudo o que se refere às dietas enterais, fórmulas lácteas e complementares. As funções de cada membro estão descritas no Anexo 1. Nas respostas às perguntas a seguir encontram-se alguns dos pontos mais críticos, seja por sua alta frequência, seja pelo grande impacto na TN.

O que preciso avaliar?

Recebimento:

- Checar produto entregue pelo fornecedor e confrontá-lo com pedido de compra.
- Realizar inspeção visual das embalagens, checando se estão íntegras, sem solução de continuidade ou amassadas.
- Temperatura de entrega da solução de nutrição parenteral (NP) nos serviços em que se utiliza a NP manipulada.

Armazenamento:

- Rotulagem correta, possibilitando rastreamento do produto, se necessário.
- Atentar para as instruções do fabricante quanto ao armazenamento.
- Armazenar no local previamente demarcado de acordo com os protocolos vigentes.
- Checar temperatura da geladeira e o registro em caso de NP.

Manipulação:

- Checar a integridade do produto antes da abertura de seu invólucro.
- Inspecionar visualmente as dietas enterais, visando à detecção de mudança de tonalidade, consistência, presença de grumos ou quaisquer outras anormalidades.

Dispensação dos insumos e dietas:

- Checar a congruência entre a prescrição médica e o insumo ou dieta a serem dispensados.
- Checar a integridade do produto no momento da dispensação.

Quais são os pontos passíveis de erro nesta etapa?

Recebimento:

- Receber produtos diferentes do que foi solicitado.
- Aceitar produtos com embalagens danificadas, que podem ter microfuros, permitindo a entrada de microrganismos e contaminando a dieta enteral.

Armazenamento:
- Armazenamento inadequado ou em temperatura inadequada.
- Não obedecer ao protocolo "primeiro a entrar, primeiro a sair".
- Rotulagem equivocada.

Manipulação:
- Lavagem incorreta das mãos com consequente contaminação da dieta.
- Higienização adequada de insumos.
- Rotulagem equivocada, não possibilitando rastreamento.

Dispensação dos insumos e dietas:
- Checar a congruência entre a prescrição médica e o insumo ou dieta a serem dispensados.
- Checar a integridade do produto no momento da dispensação.
- Troca de frascos de dieta ao serem dispensados na beira do leito (dietas de sistema aberto [SA]).

Esta é a melhor forma de realizar esta etapa?

Esta etapa pode ser controlada por meio de auditorias internas. Na RDC 63, de julho de 2000, encontra-se um roteiro para verificação periódica, assim como na Portaria 120, de 14 de abril de 2009 (veja o Anexo 1).

C. Indicação e prescrição médica (ambas de responsabilidade do médico)

A indicação deve ser precedida por avaliação cliniconutrológica do paciente e deve ser diária após a instituição da TN. Determinam-se a via de administração e a prescrição de acordo com o quadro clínico do paciente. Sempre que possível, deve-se utilizar o trato gastrointestinal (TGI) como via de nutrição.

O que preciso avaliar?
- Motivo da admissão.
- Doenças concomitantes.
- Estado nutricional antes da internação e atual.
- Tratamento proposto.
- Exames bioquímicos para definição da oferta mais adequada de macro e micronutrientes.
- Possibilidade do uso do TGI tanto sob o ponto de vista mecânico (excluir obstrução, por exemplo) como absortivo (diarreia profusa, doença inflamatória intestinal grave etc.) e contraindicações (pós-operatório imediato com enteroanastomose).

Quais são os pontos passíveis de erro nesta etapa?
- Inadequação da indicação em relação aos protocolos da EMTN.
- Inadequação da prescrição em relação à padronização do hospital.
- Prescrição incorreta da TN no que se refere a todas as patologias do paciente.
- Escolha incorreta da via a ser utilizada.
- Análise incorreta de exames bioquímicos e diagnóstico equivocado.

Esta é a melhor forma de realizar esta etapa?

Para monitorização dessa etapa, pode-se recorrer ao ciclo PDCA, analisando o resultado de indicadores e detectando as possíveis falhas no processo. Entre os indicadores que podem ser aplicados nessa etapa encontra-se o de frequência de conformidade de indicação da TNE, cuja fórmula para cálculo é:

$$\frac{\text{Número de pacientes em TNE indicada conforme diretrizes}}{\text{Número total de pacientes em TNE}} \times 100$$

Outra possibilidade consiste em monitorizar o número de prescrições da TN que precisaram ser modificadas após avaliação pela farmácia (NP e NE em sistema fechado) ou pelo lactário (NE em sistema aberto).

A análise incorreta de exames laboratoriais pode ser detectada pelo médico que fará a reavaliação posterior do paciente. Esta deverá ser registrada e analisada pela EMTN. A criação de um indicador com base nessa análise incorreta seria interessante; no entanto, como o quadro clínico dos pacientes é dinâmico, a coleta de dados e a interpretação são difíceis.

D. Preparação da solução

- **Nutrição parenteral (NP):** avaliação farmacêutica, manipulação, controle de qualidade, conservação e transporte são de responsabilidade do farmacêutico. A avaliação da solução de NP deve englobar adequação, concentração e compatibilidade físico-química de todos os nutrientes. Se for detectada alguma anomalia, é obrigatória a comunicação ao médico da equipe para que possa ser sanada. A manipulação deve ser realizada em área classificada como de grau A ou B (classe 100), circundada por área grau B ou C (classe 10.000). Devido ao risco de contaminação e precipitação de nutrientes, inspeção visual é necessária ao término da manipulação para detecção de possíveis alterações macroscópicas. O risco microbiológico é controlado mediante separação de amostras de cada solução preparada, conservadas à temperatura de 2°C a 8°C, durante 7 dias, após vencimento de sua validade. Com relação ao armazenamento, para conservação correta a solução deve ser mantida na mesma temperatura citada, em geladeira exclusiva para medicamentos. O transporte da solução deve ser feito mantendo-se a solução em temperatura que não ultrapasse 2°C a 20°C e não deve durar mais do que 12 horas, protegida de luz solar direta.
- **Nutrição enteral (NE):** a NE pode ser em sistema aberto ou fechado, para administração via sonda ou oral (suplementos). No sistema aberto (SA) ocorre algum tipo de manipulação antes da conexão do equipo ao frasco de dieta, como, por exemplo, acondicionamento de dieta líquida de latas para o frasco descartável que se adapta ao equipo. No sistema fechado (SF), a única ruptura ocorre quando o equipo é diretamente conectado ao frasco. Feita pelo nutricionista, a prescrição dietética deve contemplar o tipo e a quantidade dos nutrientes requeridos pelo paciente, de acordo com a diretriz da prescrição médica. Com o advento do SF e das dietas industrializadas, essa etapa de prescrição dietética é repetida muitas vezes na padronização das dietas da instituição. A avaliação da NE quanto a adequação, concentração e compatibilidade físico-química deve ser feita pelo nutricionista e compartilhada com o farmacêutico, se necessário. Para o gerenciamento de risco assistencial, de cada sessão de manipulação de NE preparada devem ser reservadas amostras, conservadas sob refrigeração (2°C a 8°C), para avaliação microbiológica. Outra possibilidade seria a validação do processo com culturas das diferentes etapas da manipulação, naqueles casos em que seja pequeno o volume de dietas manipuladas. As amostras devem ser conservadas sob refrigeração (2°C a 8°C) durante 72 horas após ter vencido seu prazo de validade.

O que preciso avaliar?

- Principalmente o controle microbiológico, que é o ponto crítico crucial do processo.

Quais são os pontos passíveis de erro nesta etapa?

- **Nutrição parenteral:**
  - Composição em desacordo com a prescrição médica.
  - Precipitação de eletrólitos por técnica inadequada.
  - Contaminação dos insumos utilizados na solução.
  - Contaminação durante a manipulação.
  - Identificação e rotulagem inadequadas.
- **Nutrição enteral:**
  - Contaminação das mãos e insumos.
  - Identificação e rotulagem inadequadas.

Esta é a melhor forma de realizar esta etapa?

Como o controle microbiológico monitoriza o principal risco dessa etapa, uma vez que qualquer fracasso pode acarretar dano ao paciente, as culturas devem ser solicitadas periodicamente, e qualquer positivação deve remeter à revisão de todo o processo. São imprescindíveis: treinamento dos colaboradores, controle microbiológico das mãos dos colaboradores e controle da água e dos fornecedores.

E. Administração ao paciente, sob supervisão do enfermeiro

- **Nutrição enteral:** a NE é inviolável a partir do momento em que o frasco é conectado ao equipo até o final de sua administração, não podendo ser transferida para outro tipo de recipiente. A SNE não é exclusiva da TN, podendo ser empregada para medicamentos, desde que sejam observadas as orientações do farmacêutico sobre interação droga-nutriente.
- **Nutrição parenteral:** nesse caso, o uso de via venosa deve ser exclusivo, devido ao risco de precipitação de nutrientes, assim como ao aumento da frequência de infecção.

O que preciso avaliar?

- Prescrição médica e administração correta com relação a dieta, velocidade de infusão e volume a serem administrados.
- Equipos dentro da tempo de validade (24 horas).
- Prazo de validade da dieta que está correndo.
- Conexão em via correta da gastrostomia (nas sondas que têm duas vias, sendo uma do balonete).
- Aspecto da ostomia.
- Conexão correta do equipo com o frasco da dieta.
- Sonda bem posicionada, pérvia.
- Cabeceira elevada a mais de 30 graus.
- Bomba de infusão com sensor de gotejamento ligado para infusão de NP.
- Acesso venoso com bom aspecto e exclusivo para NP periférica; via exclusiva para infusão de NP em veia central.
- Aspecto do curativo do acesso venoso.

Quais são os pontos passíveis de erro nesta etapa?

- Erro na administração tanto da própria dieta como do volume ou da velocidade.
- Ausência de data em equipo, podendo ser utilizado equipo vencido.
- Rotulagem errada do frasco da dieta, desde a identificação do paciente até o horário em que o frasco foi conectado ao equipo.
- Perda inadvertida da SNE ou outras sondas (de gastrostomia, jejunostomia).
- Perda de acesso venoso e infiltração em subcutâneo.
- Perda de acesso central.
- Entrada de ar no sistema de infusão da NP não detectada por uso de bomba de infusão inadequada à NP ou sensor de gotejamento desligado.
- Infecção de cateter central.

Esta é a melhor forma de realizar esta etapa?

A auditoria interna é uma das maneiras de vigilância da administração e alguns indicadores podem ser utilizados nessa etapa, como:

$$\text{Frequência de saída inadvertida de SNE em pacientes em TNE} = \frac{\text{Número de saída inadvertida de SNE}}{\text{Número total de pacientes em TNE} \times \text{Número de dias com SNE}} \times 100$$

Meta: < 5% nas unidades de terapia intensiva (UTI) e < 10% nas unidades de internação (UNI).

$$\text{Índice de obstrução de SNE em pacientes em TNE} = \frac{\text{Número de obstrução de SNE}}{\text{Número total de pacientes em TNE} \times \text{Número de dias com SNE}} \times 100$$

Meta: < 5% nas UTI e < 10% nas UNI.

$$\text{Frequência de infecção de CVC em pacientes com TNP} = \frac{\text{Número de infecções de CVC em pacientes com TNP}}{\text{Número total de dias de CVC em pacientes com TNP}} \times 1.000$$

Meta: < 10% sem bacteriemia e < 5% com bacteriemia.

F. Controle clínico e laboratorial

Compreende a avaliação do estado clínico e dos exames bioquímicos dos pacientes pelo médico e a avaliação do estado nutricional pelo nutricionista. Esse acompanhamento visa ao controle da eficácia e das possíveis complicações do tratamento instituído, clínicas e metabólicas, e engloba a quantidade de nutrientes ofertada, o uso de outros medicamentos concomitantes, alterações antropométricas e clínicas, entre outras.

O que preciso avaliar?

- Tolerância à TN, checando a presença de complicações clínicas da TN, como estase, vômitos, diarreia e hiperglicemia.
- Complicações da TN, como esteatose hepática, uremia, distúrbios hidroeletrolíticos, síndrome de Wernicke-Korsakoff, entre outras.
- Mudanças na composição corporal.

Quais são os pontos passíveis de erro nesta etapa?

- Falta de solicitação de exames laboratoriais.
- Descuido na avaliação clínica, quando não são detectadas complicações exemplificadas.
- Inacurácia na avaliação antropométrica.

Esta é a melhor forma de realizar esta etapa?

Nessa etapa, alguns indicadores podem ser usados para estimativa de aderência aos protocolos e correção da progressão da oferta calórico-proteica, e se está sendo realizada avaliação nutricional. Esses indicadores são:

$$\text{Frequência de diarreia em pacientes em TNE} = \frac{\text{Número de pacientes em TNE que apresentam diarreia}}{\text{Número total de pacientes em TNE}} \times 100$$

Meta: < 10%.

$$\text{Percentual de pacientes recebendo > 70\% das necessidades calóricas calculadas} = \frac{\text{Número de pacientes recebendo > 70\% das necessidades calóricas calculadas}}{\text{Número de pacientes em TNE}} \times 100$$

Meta: > 80%.

$$\text{Percentual de pacientes recebendo} > 70\% \text{ das necessidades proteicas calculadas} = \frac{\text{Número de pacientes recebendo} > 70\% \text{ das necessidades proteicas calculadas}}{\text{Número de pacientes em TNE}} \times 100$$

Meta: > 80%.

$$\text{Percentual de pacientes em TBE recebendo} > 70\% \text{ do volume prescrito} = \frac{\text{Número de pacientes com infusão} > 70\% \text{ do prescrito}}{\text{Número total de pacientes recebendo NE}} \times 100$$

Meta: > 80%.

$$\text{Frequência de aplicação da avaliação nutricional em pacientes em TN} = \frac{\text{Número de pacientes em TNE avaliados}}{\text{Número total de pacientes em TNE}} \times 100$$

G. Avaliação final

Realizada antes da suspensão da TN. Nesse momento, avalia-se a possibilidade de o paciente conseguir atingir suas necessidades nutricionais exclusivamente por via oral ou se é imprescindível a manutenção da via alternativa de alimentação.

O que preciso avaliar?

- Possibilidade de manutenção do estado nutricional mediante dieta via oral (VO).
- Indicação de manutenção de via alternativa de TN.
- Melhora do estado nutricional.
- Orientar para domicílio.

Quais são os pontos passíveis de erro nesta etapa?

- Retirada da via alternativa antes de certificar-se de que o paciente seja capaz de manter seu estado nutricional ou recuperá-lo somente com a dieta VO.
- O paciente ter alta hospitalar com via alternativa de TN sem receber orientação pela equipe.

Esta é a melhor forma de realizar esta etapa?

Protocolos para a retirada da via alternativa de TN preconizam ingestão VO > 70% das necessidades nutricionais por pelo menos 72 horas.

Outro ponto importante dessa etapa consiste na orientação para domicílio. A meta desse indicador deve ser 100%, uma vez que um paciente que receba alta hospitalar com via alternativa de TN sem orientações não conseguirá manter ou recuperar seu estado nutricional em domicílio, havendo alta probabilidade de reinternação precoce.

Este indicador pode ser calculado da seguinte maneira:

$$\text{Percentual de pacientes com TNE por VAA que receberam orientação domiciliar} = \frac{\text{Número de pacientes que receberam alta com TNE por VAA orientados}}{\text{Número total de pacientes que receberam alta com TNE com via alternativa}} \times 100$$

Meta: 100%.

PROTOCOLOS EXIGIDOS PELA LEGISLAÇÃO BRASILEIRA

Excetuando-se os dois últimos protocolos, que não são obrigatoriamente preenchidos pela EMTN, todos os outros são de responsabilidade da equipe.

Os protocolos exigidos são:

- Triagem e avaliação nutricional.
- Protocolo de indicação e acompanhamento nutricional.
- Evolução.
- Ficha de registro de infecção hospitalar.
- Sumário da alta hospitalar.

Apesar de ainda não ser citado o gerenciamento da terapia nutricional em 1998 e em 2000, os protocolos exigidos para credenciamento podem ser analisados dentro da ferramenta "Plan – Do – Check – Act" (PDCA). Na Portaria 151, de 8 de março de 2005, lê-se: "Oferecer assistência integral e especializada em nutrição enteral ou enteral/parenteral a pacientes em risco nutricional ou desnutridos, incluindo triagem e avaliação nutricional, indicação e acompanhamento nutricional, dispensação e administração da fórmula nutricional, podendo ainda ser responsável pela manipulação/fabricação." Na sequência: "... ter adequada estrutura gerencial capaz de zelar pela eficiência, eficácia e efetividade das ações prestadas".

Após o paciente ser admitido, devemos *planejar* a assistência nutricional. O primeiro passo consiste em determinar se o paciente está em risco nutricional ou não. Para isso, aplica-se o protocolo de triagem nutricional. A RDC 63 e a Portaria 151 não determinam prazo para execução do protocolo. Na literatura, recomenda-se a triagem nas primeiras 48 horas de internação (Figura 14.2).

Entretanto, há outras linhas, baseadas no perfil de cada instituição, segundo as quais a triagem é feita após a admissão, considerando-se o perfil do hospital e sua média de permanência, com base na efetividade do processo (possibilidade real de intervenção nutricional, benefício para o paciente, custo, recursos humanos). Em alguns serviços com média de permanência de cerca de 3 dias, por exemplo, a triagem nas primeiras 48 horas promove a detecção do risco nutricional, mas grande parte dos pacientes recebe alta hospitalar antes de uma real e eficaz intervenção nutricional. Por outro lado, uma instituição cuja média de permanência seja mais elevada, principalmente com perfil oncológico, ou para tratamento de doenças crônicas e reabilitação, por exemplo, triagem e intervenção nutricional precoces podem ter grande impacto na prevenção e no tratamento da desnutrição. Em outras palavras, antes da determinação do protocolo, é fundamental conhecer o perfil da instituição. Por ser o ponto de partida para a intervenção nutricional, diagnosticando os pacientes em risco, a triagem nutricional é um instrumento de grande valia, tornando-se um indicador recomendável – afinal, só pode ser tratado o que é evidenciado. Várias ferramentas se encontram descritas na literatura, como NRS 2002 e Mini-MAN para idosos, podendo ser usada, também, a Avaliação Subjetiva Global, produzida ou não pelo próprio paciente. Todas são de fácil aplicabilidade e registro. A fórmula de cálculo é simples:

$$\text{Indicador de triagem} = \frac{\text{Número de pacientes triados}}{\text{Número de internações}} \times 100$$

Quando se opta por uma triagem mais tardia, usa-se a seguinte fórmula:

$$\text{Indicador de triagem} = \frac{\text{Número de pacientes triados}}{\text{Número total de pacientes internados há xx* dias}} \times 100$$

*xx se refere ao dia determinado (p. ex., quarto dia de internação).

Qual é o problema mais importante?   Busque dados – Coletar

Há dados?   – Meta   Realize a mudança – Treinar, executar

Planeje um teste   – Método

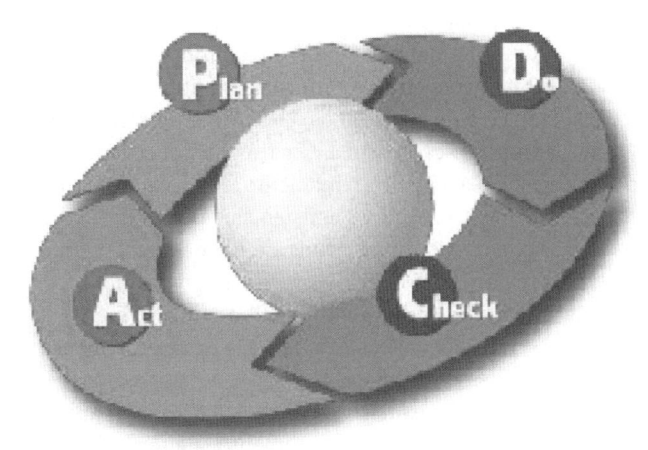

Estude os resultados. O que eles ensinam? – Ação corretiva

O que pode mudar? – Preventiva MELHORIA

Observe efeitos da alteração –

Checar meta × resultados

A

Coletar dados
Treinar
Executar

Meta   2. Prescrição

Método   3. Dispensação/Administração

1. Triagem/indicação

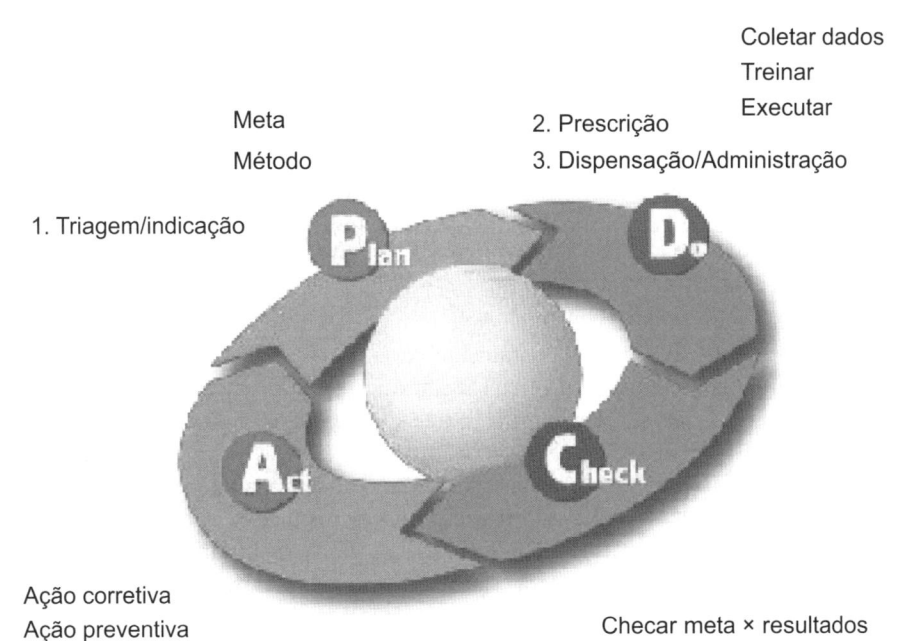

Ação corretiva
Ação preventiva
MELHORIA

5. Avaliação nutricional

6. Avaliação da capacidade funcional

Checar meta × resultados

4. Acompanhamento

B

Figura 14.2 Definições (**A**) e distribuição (**B**) dos protocolos de acordo com o PDCA.

O próximo protocolo exigido pela legislação brasileira é o de indicação da terapia nutricional. Há casos em que, apesar do diagnóstico de risco nutricional ou desnutrição, não há indicação de TN naquele momento. Por exemplo, uma das principais contraindicações de TN ocorre na vigência de instabilidade hemodinâmica grave.

Uma vez estabelecida a indicação de TN, o próximo passo consiste na determinação das necessidades calóricas e proteicas e na definição da terapia a ser instituída, dieta enteral por via oral (suplemento) ou por via alternativa enteral, ou nutrição parenteral, e da dieta mais adequada para cada paciente. A próxima etapa é a de *execução* da TN, com a prescrição desta. Para a "execução da prescrição" é necessária a administração correta, uma responsabilidade da equipe de enfermagem. O enfermeiro da equipe é responsável pelo treinamento dos colaboradores de acordo com os protocolos da EMTN. O gerenciamento de riscos assistenciais pode ser feito com indicadores ligados à administração das dietas, como saída inadvertida de sonda nasoentérica (SNE) e frequência de obstrução de SNE, citados previamente.

Com relação à terapia nutricional parenteral (TNP), o cuidado com o cateter central é um dos pontos críticos do processo, sendo a ocorrência de infecção de cateter venoso central (CVC) um bom indicador para monitoramento desse processo.

Iniciada a terapia nutricional, o próximo passo consiste no acompanhamento dos pacientes em TN, checando-se a adequação do processo. Nesse momento, alguns indicadores são sugeridos, como incidência de distúrbios eletrolíticos e frequência de pacientes com estase ou distensão abdominal. Entretanto, esses indicadores sofrem influências de múltiplos fatores, o que dificulta a visão global do trabalho da equipe. Outros indicadores que se constituem em ferramenta útil para o monitoramento de complicações e o trabalho da equipe são os de frequência de diarreia em pacientes em TNE, o percentual de pacientes recebendo > 70% das necessidades calóricas e proteicas calculadas e o percentual de pacientes recebendo > 70% de volume prescrito *versus* infundido.

A diarreia é uma das complicações mais comuns durante TNE, e a escolha dessa complicação para monitoramento do trabalho da equipe se explica pelo fato de a eficácia e a eficiência da terapia nutricional somente serem atingidas quando o nutriente administrado é absorvido. Quando um paciente evolui com diarreia, é obrigatório avaliar se a dieta enteral está sendo corretamente administrada e prescrita, não somente seguindo protocolos, mas, principalmente, acompanhando sua tolerância. Essa tolerância é afetada, entre outros, pelo diagnóstico de base, pelo uso de medicamentos e, sobretudo, pelo grau de desnutrição do indivíduo. Deve ser lembrado que na desnutrição pode ocorrer hipotrofia da mucosa intestinal, o que dificulta a absorção.

Em uma equipe experiente, a frequência de diarreia relacionada com a dieta enteral representa menos de 2% dos pacientes, aquém da meta encontrada na literatura. Portanto, a diarreia pode ser entendida como um indicador de qualidade técnica da equipe. Para o indicador da frequência de diarreia em pacientes em TNE primeiramente deve-se definir "diarreia", uma vez que há vários conceitos diferentes na literatura. Em geral, classificamos como diarreia um número maior que três evacuações ao dia ou 2 dias subsequentes com três evacuações ao dia, sem a administração concomitante de medidas laxativas.

Os dois outros indicadores a serem analisados com o de diarreia são os percentuais de pacientes recebendo > 70% das necessidades calóricas e proteicas calculadas, isto é, avalia-se a adequação da volume administrado às necessidades. Essa análise global é importante porque um resultado favorável do indicador de diarreia poderá estar relacionado com baixa oferta calórico-proteica. Esse indicador revela a atenção dada pela equipe à progressão e à adequação da TN. Em alguns serviços, verifica-se a permanência por dias do mesmo volume prescrito da dieta enteral, sem progressão da oferta, o que aumenta o risco assistencial e tem impacto negativo na eficácia da TN.

Outro indicador que pode ser analisado em conjunto com o indicador de diarreia é o percentual de pacientes recebendo > 70% de volume prescrito *versus* infundido, o qual avalia o percentual da dieta prescrita que foi realmente administrada ao paciente. Por outro lado, quando a EMTN foca somente nesse indicador, a frequência de diarreia pode aumentar e levar a uma baixa absorção de nutrientes. Se os nutrientes não são absorvidos, não há como esperar melhora do estado nutricional, ou seja, o fundamental de todo o processo de assistência nutricional está comprometido.

Com o acompanhamento adequado dos pacientes, espera-se que haja melhora do estado nutricional. Essa melhora é muito difícil de ser mensurada porque os parâmetros disponíveis na maioria das UPSS e com respaldo na literatura são limitados. Nessa fase, avaliam-se os resultados e implementam-se ações para melhora ou prevenção. O indicador com base no ganho de peso é muito questionado, pois espera-se que pacientes edemaciados ou que apresentam somente retenção hídrica percam peso durante a recuperação nutricional. Um indicador com base no aumento dos níveis séricos de abumina é preconizado em alguns artigos. No entanto, por se tratar de proteína de fase rápida, isto é, consumida precocemente em estados inflamatórios agudos inerentes à própria doença, e demorar a alcançar a melhora clínica, torna-se um indicador pouco contundente, com resultados questionáveis. O ganho de massa magra pode ser evidenciado tanto pela bioimpedanciometria (BIA) como pela antropometria. A mensuração da composição corporal pela BIA apresenta grande variação devido ao estado de hidratação.

Além disso, a modificação da composição corporal é lenta e, mesmo sendo acessível o custo do procedimento, o custo do maquinário validado na literatura é alto. Um dos instrumentos de avaliação da composição corporal, a antropometria, pode ser utilizado na avaliação nutricional, que consiste em um dos protocolos exigidos pela legislação brasileira. Um de seus objetivos é o acompanhamento da eficácia da TN, além de poder ser utilizada como indicador.

Em nosso serviço, optamos pela avaliação antropométrica periódica com as medidas das pregas cutâneas tricipital (PCT) e subescapular (SCE), quando possível, e das circunferências da panturrilha (CP) e do braço (CB), calculando a circunferência muscular do braço (CMB) por meio da fórmula:

$$CMB = CB - (PCT \times 0,314)$$

Essa avaliação é repetida periodicamente e analisada com parâmetros clínicos com o objetivo de adequação da TN. Em nossa experiência em serviço de referência, inicialmente o protocolo de avaliação foi desenhado para ser aplicado semanalmente. No entanto, a análise dos dados revelou pouca ou nenhuma diferença no intervalo de 7 dias. A análise dos dados com 14 dias de intervalo, por sua vez, demonstrou uma diferença mensurável, que poderia nortear melhor a terapia. Assim, modificamos o protocolo para avaliação a cada 14 dias. Como esse intervalo é longo, a avaliação antropométrica passou a ser utilizada como mais um parâmetro na análise da eficácia da TN. Desde aquele momento, definiu-se que a avaliação clínica diária e os exames bioquímicos determinariam a diretriz da terapia.

O trabalho intra-hospitalar da EMTN encerra-se com a alta do paciente. Este é um momento crítico do processo, uma vez que a continuidade da recuperação nutricional, que costuma se estender por meses, ocorrerá no domicílio do paciente. O indicador ideal para esse momento é o percentual de pacientes com TNE por via alternativa de alimentação (VAA) que receberam orientação domiciliar, citado anteriormente.

PAPEL DO NUTRICIONISTA CLÍNICO (ASSISTENCIAL)

O nutricionista clínico deve participar dos diversos setores dentro da instituição em que trabalha.

Em centros de atendimento em oncologia, por exemplo, a participação da nutrição como serviço de suporte é essencial, segundo a Portaria MS/GM 3.535, de 2 de setembro de 1998. Nesses locais, o nutricionista especializado poderá avaliar o paciente para definição do diagnóstico nutricional e, com isso, trabalhar as metas nutricionais. Existem na literatura modelos de protocolos de triagens e avaliações específicas para o paciente oncológico. A escolha do protocolo a seguir fica a critério da equipe assistente.

Em UTI, segundo a Portaria MS/GM 3.432, de 12 de agosto de 1998, é exigida a existência de um serviço de nutrição parenteral e enteral, seguindo as orientações da Secretaria de Vigilância Sanitária descritas na Portaria 272, de 8 de abril do mesmo ano, na qual é definida a EMTN. Segundo essa portaria, é função do nutricionista avaliar o estado nutricional dos pacientes, suas necessidades e requerimentos, o que torna fundamental o papel desse profissional ao realizar a avaliação antropométrica e alimentar e, em conjunto com os outros membros da EMTN, evidenciar com os membros da equipe intensivista a evolução nutricional do paciente. A presença do nutricionista é essencial, também, no acompanhamento dos pacientes alimentados pela via oral, mediante adequação dietética e quantificações alimentares de 24 horas, no acompanhamento da distribuição e armazenamento de dietas orais, na orientação familiar quanto à proposta de tratamento nutricional e na educação continuada por meio de treinamentos dos técnicos e enfermeiros no que se refere às rotinas do serviço de nutrição.

No atendimento ao paciente com insuficiência renal em centros de diálise é exigida a presença de um profissional de nutrição, segundo a Resolução GM/MS 154.

LACTÁRIO

Lactário é a unidade hospitalar do serviço de nutrição e dietética destinada a preparo, higienização e distribuição de fórmulas lácteas e complementares para recém-nascidos e demais pacientes da pediatria que, por algum motivo, estejam impossibilitados de alimentar-se ao seio materno.

Esse tipo de preparo deve ser bastante rigoroso, pois a população-alvo, além de apresentar maior suscetibilidade a enfermidades transmitidas pelos alimentos, pode estar imunologicamente debilitada.

Por isso, o planejamento desse setor deve ser realizado conforme a legislação em vigor, visando garantir uma alimentação láctea nutritiva e de qualidade microbiológica satisfatória.

O nutricionista é responsável pela coordenação técnica e operacional desse setor, pela padronização de normas e rotinas técnicas e pela implantação do Sistema de Análise de Perigos e Pontos Críticos de Controle (APPCC).

Localização

O lactário deve estar afastado das áreas de risco de contaminação, como enfermarias e centros cirúrgicos, e distante da área de circulação de pessoas, pacientes e visitantes. Deve estar localizado próximo ao berçário ou à unidade de alimentação e nutrição, favorecendo o supervisionamento da área e facilitando o acesso aos locais de consumo.

Organização

Para melhor distribuição do trabalho, menor risco de contaminação e eficiência máxima, o lactário deve ser composto pelas seguintes áreas:

Antessala

Destinada a paramentação, higiene e assepsia das mãos, conforme orientação do serviço de controle de infecção hospitalar, nessa área deve haver armários para acondicionar os uniformes limpos, toucas, máscaras e as pastas com os documentos e registros do lactário.

Além disso, deve existir um lavatório acionado por pedal, saboneteira com sabonete bactericida e álcool, escovas esterilizadas para higienização das mãos, papel-toalha descartável e lixeira com tampa.

Em caso de atividades administrativas serem executadas nessa área, deve-se controlar a circulação de pessoas, mantendo controle rigoroso de higiene e assepsia.

Área de higienização

Destina-se à higienização e/ou à desinfecção de mamadeiras, copinhos, arruelas, galheteiros, protetores e outros utensílios utilizados. Deve haver um funcionário exclusivo para essa área, responsável pelo recolhimento dos materiais nas unidades pediátricas e por encaminhá-los à área de higienização para dar início ao processo.

As principais atividades executadas nessa área são: remover os resíduos das mamadeiras/copinhos e enxaguar em água quente os materiais e imergir em solução de detergente; lavar item por item com escovinha própria, de modo a garantir a retirada total dos resíduos; enxaguar e proceder à desinfecção em solução de hipoclorito; deixar secar em temperatura ambiente; encaminhar as mamadeiras/copinhos para a área de manipulação, através do guichê, para esterilização desses materiais na autoclave. O funcionário deve seguir as diluições corretas dos materiais de limpeza e desinfecção para garantir a qualidade do processo.

A escovinha deverá ser exclusiva dessa área, higienizada após cada processo de lavagem e trocada periodicamente (a cada semana ou sempre que necessário).

Não se devem utilizar panos para secar os materiais.

É necessário um carrinho exclusivo para o recolhimento dos materiais nas unidades de internação.

Área de preparo

Destina-se ao preparo das fórmulas lácteas. Alguns cuidados são necessários na manipulação das fórmulas lácteas, como:

- Higienizar e desinfetar as bancadas com álcool a 70%, antes e após a manipulação das fórmulas lácteas.
- Separar todos os materiais esterilizados utilizados no preparo das fórmulas infantis.
- Pesar o leite em pó, diluir em água filtrada e fervida e acondicionar as fórmulas preparadas nas mamadeiras/copinhos, seguindo as diluições padronizadas e a prescrição médica. Autoclavar, resfriar e acondicionar as fórmulas infantis em refrigeradores.
- Comunicar-se com a área de distribuição através de um guichê ou *passthrough*.

Observações:

- Os funcionários da área de preparo devem ser exclusivos.
- A temperatura e a umidade da área de preparo devem ser monitoradas e registradas em impresso próprio, duas vezes ao dia.
- Os refrigeradores devem contar com termômetros que registrem as temperaturas mínima, atual e máxima (que deve permanecer entre 2°C e 8°C). A leitura deve ser realizada duas vezes ao dia e registrada em impresso próprio. Caso apresente não conformidades, comunicar ao responsável técnico para a adoção de medidas corretivas.
- As amostras para avaliação microbiológica devem ser estatisticamente representativas de uma sessão de manipulação, coletadas aleatoriamente durante o processo.
- Retirar amostras para contraprova de cada tipo de fórmula infantil manipulada e conservar sob refrigeração por 72 horas.
- Deve-se proceder ao controle microbiológico do ambiente e da água utilizada na manipulação.
- Realizar *swabs* periódicos das mãos dos funcionários.
- As mamadeiras/copinhos devem ser rotulados com o nome do paciente e o número do leito, o nome da fórmula láctea, o volume e a data de validade.
- Efetuar controle do lote de todos os materiais utilizados no processo, registrando diariamente os números em impresso próprio para rastreabilidade.
- Antes de abrir as latas de fórmulas infantis, borrifar com álcool a 70%.
- Identificar a data da abertura de todos os insumos, os quais têm validade de 4 semanas depois de abertos ou conforme a recomendação do fabricante.

Área de distribuição

Destina-se ao aquecimento das fórmulas lácteas e ao acondicionamento em carrinhos para distribuição nas unidades pediátricas.

As fórmulas lácteas produzidas antecipadamente e que permaneceram sob refrigeração devem ser aquecidas em banho-maria no momento da distribuição e direcionadas imediatamente para o consumo.

A água para o banho-maria não deve alcançar o nível do anel, devendo ser filtrada e trocada antes do aquecimento. Não é recomendado o aquecimento de fórmulas lácteas em forno de micro-ondas.

O banho-maria deve ser higienizado no final e no início de cada processo, e sua temperatura deve ser monitorada e registrada em impresso próprio. Não é permitido o aquecimento das fórmulas infantis nas unidades de internação, devido à falta de controle adequado.

Procedimentos importantes para controle da qualidade das atividades desenvolvidas no lactário

- Os procedimentos devem ser escritos, validados e monitorados.
- Deve ser cumprida a legislação estadual/federal vigente.
- Os funcionários devem utilizar uniformes completos, seguindo as normas de cada área do lactário.
- Teto, paredes e piso devem ser de fácil limpeza e desinfecção.
- O ralo da área de manipulação deve ser sifonado com tampa escamoteável.
- Treinamentos periódicos devem ser realizados e os registros arquivados.
- Os equipamentos devem ser higienizados de acordo com o manual padronizado, registrando as atividades realizadas.
- O cronograma de manutenção preventiva dos equipamentos deve ser elaborado juntamente com a área de manutenção hospitalar.
- A limpeza do lactário deve ser realizada por funcionários da higienização hospitalar com treinamento específico. Os acessórios e equipamentos utilizados devem ser exclusivos.
- O procedimento de lavagem das mãos e antebraços necessita validação e verificação sistemáticas.
- Devem-se estabelecer as especificações técnicas dos insumos necessários ao preparo das fórmulas lácteas.
- Os insumos devem ser armazenados de modo a preservar sua identidade e integridade, monitorando a temperatura do estoque.
- Antes e depois de cada sessão de manipulação, todas as superfícies de trabalho devem ser descontaminadas de acordo com os procedimentos padronizados e registradas em impresso próprio.
- Deve-se efetuar controle do processo de esterilização.
- Devem-se avaliar periodicamente as atividades realizadas no lactário, aplicando um *checklist* semanal, com a finalidade de garantir a qualidade das preparações de acordo com os procedimentos estabelecidos.

ENFERMAGEM

A assistência de enfermagem pode ser definida como um conjunto de ações que visam a promoção, prevenção e recuperação da saúde dos indivíduos. A enfermagem, assim como as demais profissões da área da saúde, subdivide-se em várias áreas. Neste capítulo voltaremos nossa atenção para a assistência de enfermagem no suporte nutricional.

Considerando a Resolução RDC 63/2000 da ANVISA e a Portaria 272/1998 do Ministério da Saúde, que fixam os requisitos mínimos, estabelecem as boas práticas e definem a obrigatoriedade de uma EMTN e as novas terminologias utilizadas, o Conselho Federal de Enfermagem aprovou uma nova norma técnica relativa à assistência de enfermagem em terapia nutricional: a Resolução COFEN 277/2003, que determina normas para os procedimentos a serem seguidos pelas equipes de enfermagem, estabelece os recursos humanos e técnicos necessários e revoga a Resolução COFEN 162/1993.

Segundo a Resolução COFEN 277/2003, "a competência do enfermeiro na terapia nutricional está relacionada às funções administrativas, assistenciais, educativas e de pesquisa, assumindo junto à equipe de enfermagem, privativamente, o acesso ao trato gastrointestinal (sonda com fio--guia introdutor e transpilórica) e/ou venoso pelo cateter central de inserção periférica (PICC). Ao técnico e/ou auxiliar de enfermagem poderá ser delegada a introdução de sonda nasogástrica sem o introdutor, administração e monitorização de infusão, sob orientação e supervisão do enfermeiro."

Com o objetivo de elucidar as normas que regulamentam a competência do enfermeiro, neste capítulo serão apresentadas as principais funções que norteiam a assistência de enfermagem, a partir da experiência de uma enfermeira, membro de uma EMTN.

Segundo a Resolução COFEN 277/2003, o enfermeiro deve: "assumir o acesso ao trato gastrointestinal (sonda com fio-guia introdutor e transpilórica), assegurando o posicionamento adequado por avaliação radiológica." Esta é uma ação privativa do enfermeiro, perante a enfermagem, ou do médico. A avaliação do posicionamento correto da sonda é realizada por meio de testes clínicos: ausculta do borborigmo em região epigástrica, quadrantes abdominais superior e inferior direitos, quadrante abdominal superior esquerdo; presença de bolhas de ar no copo com água na expiração e retorno de conteúdo gástrico. O padrão-ouro para verificação do posicionamento da SNE consiste, segundo a literatura, em sua visualização em radiografia. Após o posicionamento, é fornecido aos familiares um formulário com algumas orientações sobre a utilização da sonda e a nutrição enteral. Ainda segundo essa resolução, a introdução de "sonda nasogástrica sem introdutor" (sonda de Levine) poderá ser delegada ao técnico ou auxiliar de enfermagem, sob orientação e supervisão do enfermeiro.

Dentre as funções administrativas, é responsabilidade do enfermeiro "elaborar e padronizar os procedimentos de enfermagem relacionados à terapia nutricional enteral (TNE) e à terapia nutricional parenteral (TNP)".

A elaboração de protocolos operacionais padronizados é essencial para a organização do serviço, tendo como objetivo garantir, mediante a padronização, os resultados esperados em cada tarefa executada. A padronização consiste em uma maneira de garantir aos funcionários as normas corretas para execução das tarefas, o que facilita a cobrança quanto à sua correta realização. Por outro lado, oferece maior segurança aos colaboradores na execução de suas atividades diárias. A elaboração dos protocolos de enfermagem referentes às rotinas da TN fica a cargo do enfermeiro da EMTN.

Uma vez elaborados os protocolos, é essencial que o enfermeiro treine toda a equipe e faça uma análise diária da execução dos protocolos, a partir da corrida de leito, anotando as não conformidades e repassando aos colaboradores envolvidos. Só assim é possível analisar a aplicabilidade das rotinas estabelecidas, assim como a correção e a adequação dentro da realidade do serviço

Além da elaboração de protocolos, como função assistencial e administrativa, é essencial o planejamento da assistência de enfermagem pelo enfermeiro, o que é feito a partir de visitas diárias aos pacientes em acompanhamento pela EMTN. Assim, torna-se possível detectar falhas na execução das atividades e repassá-las ao enfermeiro responsável pela unidade, implementando imediatamente ações corretivas aos colaboradores envolvidos no processo, visando à redução de riscos e à potencialização dos resultados da TN.

Como ação assistencial/administrativa e instrumento de avaliação da assistência de enfermagem quanto às rotinas da TN, a auditoria interna é extremamente importante para que seja alcançada a excelência no atendimento, uma vez que a partir dela é possível o planejamento de ações com os pontos críticos que deverão ser abordados em treinamentos com a equipe de enfermagem. Os itens definidos para auditoria são referentes aos processos de administração de nutrição enteral e parenteral e consistem em:

1. Atraso na administração das dietas.
2. Ausência de data em equipo e equipo vencido.
3. Bomba de infusão desligada, bomba de infusão sem sensor e bomba de infusão com sensor desativado.
4. Dietas não oferecidas, desperdício de dietas, atraso na administração das dietas e administração errada, incluindo o não seguimento da prescrição médica.
5. Ausência de verificação de estase ou verificação incompleta ou de maneira incorreta.
6. SNE obstruída.
7. Falta de checagem no prontuário ou checagem errada.
8. Curativo de acesso venoso central sem troca.
9. Curativo de gastrostomia/jejunostomia sem troca.
10. Ausência de horário de conexão no frasco de dieta enteral em sistema fechado.
11. Ausência de troca de fixação de SNE.
12. Devolução incorreta da dieta em prescrição médica (NP).
13. Cabeceira do leito inclinada a menos de 30 graus.
14. Ausência no rótulo da bolsa do horário de retirada da NP da geladeira.

O treinamento da equipe deve estar relacionado com as ações educativas do enfermeiro, sendo realizado com todos os colaboradores recém-admitidos e repetido periodicamente. Além do treinamento, quando detectada alguma falha nas corridas diárias de leito, o funcionário deve ser orientado, de modo a se promover a educação continuada da equipe, garantindo a atualização dos colaboradores. Os temas abordados estão inseridos nos protocolos de enfermagem relacionados com a terapia nutricional enteral e parenteral, assim como as falhas cometidas pela equipe, relacionadas com a auditoria.

As famílias dos pacientes que recebem alta com nutrição enteral através de SNE, gastrostomia ou jejunostomia recebem orientações sobre os cuidados com a sonda, como deve ser feita a administração da dieta em domicílio, a administração de medicamentos pela sonda, os curativos da gastrostomia e jejunostomia e a higienização dos materiais, assim como sobre o período de troca. Essas orientações devem ser fornecidas pelo menos 48 horas antes da alta, possibilitando o contato dos cuidadores com os procedimentos devidos ainda dentro do hospital e o esclarecimento de dúvidas antes da alta. Eles recebem uma pasta com todas as orientações de nutrição e enfermagem por escrito, o que ajuda a reduzir a ansiedade e serve como material de consulta no domicílio. Além disso, recebem ainda o número de telefone da equipe para contato em caso de intercorrências ou dúvidas.

Segundo a Resolução RCD 63/2000, "o enfermeiro deve assegurar que todas as ocorrências e dados referentes ao paciente e à TNE sejam registrados de forma correta, garantindo a disponibilidade de informações necessárias à avaliação do paciente e eficácia do tratamento". Em nosso serviço, o enfermeiro e os estudantes de enfermagem fazem visitas e o acompanhamento diário da evolução de todos os pacientes, acompanhados pela equipe de nutrição enteral. A evolução é registrada em impresso próprio do serviço. Nos casos de pacientes em uso apenas de dieta por via oral, é preenchido o cadastro do paciente, porém a visita a esses pacientes é feita somente quando solicitado, os quais são acompanhados diariamente pela equipe médica.

A seleção e a aquisição de materiais estão entre os processos administrativos executados pelo enfermeiro e são essenciais para manutenção da qualidade dos produtos adquiridos. Em nosso serviço, antes da aquisição dos produtos que serão utilizados pela equipe de enfermagem na administração das fórmulas enterais e parenterais, o enfermeiro procede a um teste em que é feita análise da qualidade, praticidade e adequação às demandas do serviço; em seguida, é preenchida uma ficha de análise técnica com todos os dados, a qual será enviada ao fornecedor.

Portanto, os enfermeiros envolvidos na assistência de enfermagem direcionada ao suporte nutricional devem zelar pela manutenção e o controle das técnicas empregadas pelo serviço, além de fornecer apoio técnico e logístico ao restante do corpo de enfermagem e promover a educação continuada da equipe, uma vez que seu papel de liderança o torna potencial agente de mudanças diante da equipe de enfermagem, aumentando a qualidade da assistência.

Referências

Barent's Group-LLC – The clinical and cost-effectiveness of medical nutrition therapy: evidence and estimate of potential medicare savings from the use of selected nutrition interventions. Washington, 1996.

Brasil. ANVISA – Agência Nacional de Vigilância Sanitária. Portaria 343, de 7 de março de 2005. Diário Oficial da União, Poder Executivo, de 8 de março de 2005.

Brasil. ANVISA – Agência Nacional de Vigilância. Resolução RDC 63, de 6 de julho de 2000. Diário Oficial da União, Poder Executivo, de 7 de julho de 2000.

Brasil. Ministério da Saúde. Portaria 120, de 14 de abril de 2009. Diário Oficial da União, Poder Executivo, de 30 de abril de 2009.

Brasil. Ministério da Saúde. Portaria 131, de 8 de março de 2005. Diário Oficial da União, Poder Executivo, de 31 de março de 2005.

Brasil. Ministério da Saúde. Portaria 272, de 8 de abril de 1998. Diário Oficial da União de 15 de abril de 1999.

Corkins MR, Guenter P, DiMaria-Ghalili RA et al. American Society for Parenteral and Enteral Nutrition. Malnutrition diagnoses in hospitalized patients: United States, 2010. JPEN, 2014.

Falconi V. Análise de sistemas. In: Falconi V. O verdadeiro poder. Nova Lima: Editora Falconi, 2009:49-54.

Milte RK, Ratcliffe J, Miller MD, Crotty M. Economic evaluation for protein and energy supplementation in adults: opportunities to strengthen the evidence. Eur J Clin Nutr 2013.

Robinson G, Goldstein M, Levine GM. Impact of nutritional status on DRG length of stay. J Parent Ent Nutr 1987.

Rosen BS, Maddox PJ, Ray N. A position paper on how cost and quality reforms are changing healthcare in America: focus on nutrition. JPEN, 2013.

Waitzberg DL (coord) Indicadores de terapia nutricional: aplicação e resultados. São Paulo: Ed ILSI, 2010. 159 p.

Waitzberg DL, Caiaffa WT, Correia MITD. Inquérito Brasileiro de Avaliação Nutricional Hospitalar (IBRANUTRI). RBNC 1999.

Waitzberg DL, Enck CR, Miyahira NS et al. Projeto Diretrizes. Terapia nutricional: indicadores de qualidade. AMB e CFM. 2011.

ANEXO 1

Legislação brasileira – Pontos principais

Cada portaria ou resolução tem um enfoque próprio. A seguir, encontram-se descritas as principais características ou modificações com relação à anterior. Em sua maioria, elas se complementam e abrangem a atuação da EMTN em hospitais privados, universitários ou integrantes do Sistema Único de Saúde (SUS).

PONTOS PRINCIPAIS

Portaria 272, de 8 de abril de 1998

Aprova o Regulamento Técnico para fixar os requisitos mínimos exigidos para a terapia de nutrição parenteral (TNP), instituindo o conceito de equipe multidisciplinar de terapia nutricional (EMTN). Os requisitos exigidos vão desde as etapas da terapia nutricional (TN) até a estrutura física para manipulação da dieta parenteral. Também especifica as atribuições gerais e específicas de cada profissional da equipe, discriminando documentos e registros necessários ao controle da TN.

A portaria ressalta que as unidades hospitalares (UH) que contam com sala de manipulação de nutrição parenteral somente têm autorização de funcionamento caso tenham EMTN atuante. No caso de empresas prestadoras de bens e/ou serviços (EPBS), que atuam como fornecedores da solução de nutrição parenteral, exige-se o cumprimento das boas práticas de preparação de nutrição parenteral (BPPNP), que constam nos anexos da portaria, não se exigindo a formalização da EMTN, somente a presença do farmacêutico responsável pela manipulação.

Resolução RDC 63, de 6 de julho de 2000

Aprova o Regulamento Técnico para fixar os requisitos mínimos exigidos para a terapia de nutrição enteral. Apresenta definições claras sobre nutrição enteral, prescrição dietética, prescrição médica, entre outras. Também especifica as atribuições de todos os membros da EMTN, focalizando a atuação no cuidado ao paciente recebendo nutrição enteral. Nesta RDC, o maior cuidado em relação à estrutura física é com a sala de manipulação de dietas enterais. Como já citado com relação às EPBS que somente manipulam a NP, as EPBS que somente exercem atividades de preparação da NE estão dispensadas de contar com a EMTN, porém devem contar com uma UND sob a responsabilidade de um nutricionista.

Com a publicação desta, revogou-se a Portaria SVS/MS 337, de 14 de abril de 1999, que foi a primeira portaria relacionada com a terapia nutricional enteral, à qual muito se assemelha.

Tanto a Portaria 272 como a RDC 63 referem-se a todas as unidades hospitalares, sejam privadas ou estatais, participantes ou não do SUS.

Portaria 343, de 7 de março de 2005

Institui, no âmbito do SUS, mecanismos para implantação da assistência de alta complexidade em terapia nutricional, considerando que a terapia nutricional parenteral e enteral é fundamental para diminuição da morbimortalidade hospitalar e do tempo de permanência das internações. Cria as unidades de assistência e centros de referência, que devem proporcionar todas as condições adequadas à prestação de assistência hospitalar e especializada a pacientes em risco nutricional ou desnutridos. Os critérios de avaliação e de adequação das UH como unidades de assistência e/ou centros de referência são definidos na Portaria 131, de 8 de março de 2005.

A Portaria 343 cria o Banco de Dados dos Usuários de Terapia Nutricional, que é especificado na Portaria 131 (veja a seguir) e impõe como obrigatórios os seguintes protocolos:

- Triagem e avaliação nutricional.
- Indicação de terapia nutricional.
- Acompanhamento dos pacientes em terapia nutricional.

Portaria 131, de 8 de março de 2005

Define unidades de assistência de alta complexidade em terapia nutricional (TN) e centros de referência de alta complexidade em TN, suas aptidões e qualidades, no âmbito do SUS. Além disso, apresenta as alterações da Tabela de Procedimento do Sistema de Informações Hospitalares (SIH), relacionadas com TN de alta complexidade.

A unidade de assistência de alta complexidade em TN (UAAC) é a UH que apresenta todos os requisitos necessários à prestação de assistência integral e especializada em nutrição enteral ou enteral/parenteral a pacientes em risco nutricional ou com estado nutricional já comprometido. Rotineiramente, deve estar apta a executar triagem, avaliação, indicação e acompanhamento nutricionais e de oferecer as fórmulas nutricionais adequadamente. A UAAC pode ainda ser responsável pela manipulação/fabricação de dietas enterais ou parenterais.

Por centro de referência de alta complexidade em TN (CRAC) entende-se o estabelecimento de saúde que, além de todas as funções da UAAC, também é responsável por manipulação e fabricação de dietas, obrigatoriamente. É responsável por consultoria para outros estabelecimentos dentro de sua região, como também ao gestor, assessorando a implantação de protocolos e auxiliando a prescrição, o acompanhamento e a capacitação de outros profissionais. Do ponto de vista acadêmico, o CRAC deve ser hospital de ensino, com programas de pesquisa em TN, estando integrado ao SUS.

As UAAC podem prestar atendimento somente em TN enteral ou em TN enteral e parenteral. Nos prontuários dos pacientes acompanhados nas unidades devem constar:

a) Identificação;
b) Histórico clínico;
c) Triagem e avaliação nutricional;
d) Protocolo de indicação e acompanhamento nutricional;
e) Descrição do ato cirúrgico ou procedimento endoscópico, quando for o caso;
f) Descrição da evolução;
g) Ficha de registro de infecção hospitalar;
h) Sumário da alta hospitalar;
i) Evolução ambulatorial.

Outras exigências para credenciamento como UAAC são: existência de Laboratório de Análises Clínicas disponível 24 horas/dia, Serviço de Imagenologia, Hemoterapia disponível 24 horas/dia, por Agência Transfusional (AT) ou estrutura de complexidade maior e Unidade de Tratamento Intensivo cadastrada pelo SUS.

Portaria 120, de 14 de abril de 2009

Define as UAAC em TN e CRAC em TN, suas competências e qualidades.

UAAC em TN são as unidades hospitalares que apresentam condições técnicas, instalações físicas, equipamentos e recursos humanos adequados à prestação de assistência integral e especializada em nutrição enteral ou enteral/parenteral a pacientes em risco nutricional ou desnutridos, incluindo triagem e avaliação nutricional, indicação e acompanhamento nutricional e dispensação e administração da fórmula nutricional, podendo ainda ser responsáveis pela manipulação/fabricação.

CRAC em TN são as unidades hospitalares que, além dos critérios supracitados, executem ações de triagem e avaliação, indicação e acompanhamento nutricional, manipulação/fabricação, dispensação e administração da fórmula enteral e/ou parenteral necessária e que sejam hospital de ensino ou estejam integradas com o sistema local e regional do SUS que permita exercer o papel auxiliar, de caráter técnico, aos gestores na Política Nacional de Terapia Nutricional. Poderão também dispor de estrutura organizada de pesquisa e ensino, com programas e protocolos estabelecidos em terapia nutricional, ou contar com estrutura gerencial capaz de zelar pela eficiência, eficácia e efetividade das ações prestadas.

Define ainda que a nutrição enteral é aquela fórmula nutricional completa, administrada através de sondas nasoentérica, nasogástrica, de jejunostomia ou de gastrostomia, excluído qualquer tipo de dieta artesanal e semiartesanal.

Essa portaria revisa os procedimentos e a remuneração da tabela SUS relacionada com a TN.

PRINCIPAIS DEFINIÇÕES

As definições que constam na Portaria 272 e na RDC 63 são em parte idênticas, excetuando-se os termos específicos de nutrição parenteral, que estão na Portaria 272, e os exclusivos de nutrição enteral, descritos na RDC 63. As mais significativas para um bom entendimento da legislação são:

- "Equipe Multiprofissional de Terapia Nutricional (EMTN): grupo formal e obrigatoriamente constituído de pelo menos um profissional médico, farmacêutico, enfermeiro, nutricionista, habilitados e com treinamento específico para a prática da Terapia Nutricional (TN)."
- "Terapia Nutricional (TN): conjunto de procedimentos terapêuticos para manutenção ou recuperação do estado nutricional do paciente por meio da Nutrição Parenteral e ou Enteral."
- "Unidade Hospitalar (UH): estabelecimento de saúde destinado a prestar assistência à população na promoção da saúde e na recuperação e reabilitação de doentes."
- "Empresas Prestadoras de Bens e/ou Serviços (EPBS): Organização capacitada, de acordo com a legislação vigente, para oferecer bens e/ou serviços em Terapia Nutricional."

Relacionadas com a nutrição parenteral (Portaria 272, de 8 de abril de 1998)

- "Terapia de Nutrição Parenteral (TNP): conjunto de procedimentos terapêuticos para manutenção ou recuperação do estado nutricional do paciente por meio de NP."
- "Nutrição Parenteral (NP): solução ou emulsão, composta basicamente de carboidratos, aminoácidos, lipídios, vitaminas e minerais, estéril e apirogênica, acondicionada em recipiente de vidro ou plástico, destinada à administração intravenosa em pacientes desnutridos ou não, em regime hospitalar, ambulatorial ou domiciliar, visando à síntese ou manutenção dos tecidos, órgãos ou sistemas."

Relacionadas com a nutrição enteral (Resolução RDC 63, de 6 de julho de 2000)

- "Terapia de Nutrição Enteral (TNE): conjunto de procedimentos terapêuticos para manutenção ou recuperação do estado nutricional do paciente por meio de NE."
- "Nutrição Enteral (NE): alimento para fins especiais, com ingestão controlada de nutrientes, na forma isolada ou combinada, de composição definida ou estimada, especialmente formulada e elaborada para uso por sondas ou via oral, industrializado ou não, utilizada exclusiva ou parcialmente para substituir ou complementar a alimentação oral em pacientes desnutridos ou não, conforme suas necessidades nutricionais, em regime hospitalar, ambulatorial ou domiciliar, visando à síntese ou manutenção dos tecidos, órgãos ou sistemas."
- "Nutrição Enteral em Sistema Aberto: NE que requer manipulação prévia à sua administração, para uso imediato ou atendendo à orientação do fabricante."
- "Nutrição Enteral em Sistema Fechado: NE industrializada, estéril, acondicionada em recipiente hermeticamente fechado e apropriado para conexão ao equipo de administração."
- "Prescrição dietética da NE: determinação de nutrientes ou da composição de nutrientes da NE mais adequada às necessidades específicas do paciente, de acordo com a prescrição médica."
- "Prescrição médica da Terapia de Nutrição Enteral – TNE: determinação das diretrizes, prescrição e conduta necessárias para a prática da TNE, baseadas no estado clínico nutricional do paciente."
- "Sala de manipulação de NE: sala sanitizada, específica para a manipulação de nutrição enteral."
- "Unidade de Nutrição e Dietética (UND): unidade que seleciona, adquire, armazena e distribui insumos, produtos e NE industrializada ou não, produz bens e presta serviços, possuindo instalações e equipamentos específicos para a preparação da NE."

ORGANOGRAMA E ATRIBUIÇÕES DA EMTN

Antes da descrição das atribuições da EMTN, conforme registrado nas portarias e RDC, é importante lembrar que:

- Portaria 272 – *"4.12. É de responsabilidade da Administração da UH prever e prover os recursos humanos e materiais necessários à operacionalização da TNP."*
- RDC 63 – *"4.14. É de responsabilidade da Administração da UH e EPBS prever e prover os recursos humanos e materiais necessários à operacionalização da TNE."*

Assim, há que se prover a EMTN com os recursos humanos e materiais para que possa atuar de maneira eficiente e precisa, cumprindo as exigências legislativas.

As principais atribuições da EMTN e seu organograma serão descritos considerando uma unidade hospitalar na qual a TN englobe nutrição enteral (NE) e parenteral (NP). As atribuições gerais aplicam-se também a cada profissional isoladamente.

A EMTN deve ter um Coordenador Técnico-Administrativo (CTA) e um Coordenador Clínico (CC), ambos integrantes da equipe. O CC deve ser médico e deve possuir obrigatoriamente o título de especialista ou mestrado, doutorado ou livre-docência relacionado com TN. É recomendável que o CTA apresente título de especialista na área de TN, e é recomendável que todos os membros da equipe tenham treinamento específico em TN. O CC pode ocupar o cargo de CTA concomitantemente, se a equipe estiver de acordo.

Atribuições gerais da EMTN

- Estabelecer as diretrizes técnico-administrativas que devem nortear as atividades da equipe e suas relações com a instituição.
- Triagem e vigilância nutricional, em regime hospitalar, ambulatorial ou domiciliar.
- Avaliar o paciente, definindo indicação, acompanhamento e modificações que se fizerem necessárias para a recuperação nutricional.
- Zelar pelas boas condições e pelo cumprimento adequado de todas as etapas da terapia nutricional, minimizando os riscos.
- Promover capacitação de todos os profissionais envolvidos com registros adequados.
- Documentar todos os resultados do controle e da avaliação da TN visando à garantia de sua qualidade.
- Realizar auditorias periodicamente, de acordo com o roteiro para inspeção.
- Analisar os aspectos positivos e negativos com relação à indicação, à manutenção ou à suspensão da TN.
- Estabelecer protocolos de avaliação nutricional, indicação, prescrição e acompanhamento da TN.
- Desenvolver, rever e atualizar todos os protocolos e procedimentos assistenciais e operacionais da TN.

Coordenador técnico-administrativo

O CTA deve assegurar condições para funcionamento adequado da EMTN, incluindo o gerenciamento técnico-administrativo, representando-a no que for necessário. É seu dever incentivar o contínuo aprimoramento técnico-científico da equipe, incentivando a atualização profissional de cada um. Para melhor controle da assistência prestada, é importante a padronização de indicadores que possam retratar a qualidade do cuidado ao paciente.

Coordenador clínico

O CC é responsável pela implantação dos protocolos exigidos pela legislação e por observar e manter o cumprimento das diretrizes de qualidade. Deve, também, incentivar a atualização técnico-científica da EMTN, garantindo que a qualidade do atendimento seja soberana perante quaisquer outros aspectos.

Atribuições dos membros da EMTN

São atribuições de cada membro, nas particularidades de sua profissão, perante a instituição, o corpo clínico, os colaboradores e os pacientes:

- Orientar os pacientes e responsáveis quanto a quaisquer procedimentos relacionados com TN a serem executados.
- Registrar todas as informações relacionadas com evolução, intercorrências, sinais clínicos e sintomas do paciente acompanhado pela EMTN.
- Elaborar e padronizar os procedimentos relacionados com TN.
- Participar e promover atividades de treinamento operacional e de educação continuada.
- Participar do processo de seleção, padronização, licitação e aquisição de insumos para preparo da NE e/ou NP, equipamentos e materiais relacionados com TN, como também da NE industrializada. Essas atribuições não constam na legislação como sendo também do médico, porém, na prática diária, tem se mostrado profícua a contribuição de todos dentro da sua área de conhecimento.
- Qualificar fornecedores e assegurar que a entrega dos produtos seja acompanhada de certificado de análise emitido pelo fabricante.
- Desenvolver e atualizar regularmente as diretrizes e procedimentos relativos à TN.

A seguir, são descritas algumas das atribuições específicas de cada profissional.

Médicos

- Indicar e prescrever TN.
- Assegurar a via de acesso para a TN indicada, seja para TGI, seja para acesso venoso central.
- Registrar a evolução e os procedimentos médicos.

Os médicos que não integram a equipe multiprofissional, mas que queiram atuar na prática de TN, devem fazê-lo de acordo com as diretrizes traçadas pela EMTN.

Nutricionista

- Realizar avaliação do estado nutricional do paciente com base em protocolo preestabelecido.
- Avaliar qualitativa e quantitativamente as necessidades de nutrientes.
- Acompanhar a evolução nutricional do paciente em TN.
- Elaborar e adequar a prescrição dietética com base na prescrição médica.
- Se a dieta for artesanal, formulá-la, utilizando técnicas de preparação que assegurem a manutenção de suas características (organolépticas, bromatológicas e microbiológicas).
- Assegurar que nos rótulos da NE constem: nome do paciente, número do leito, registro hospitalar, composição qualitativa e quantitativa da NE, volume total, velocidade de administração, via de acesso, data e hora da manipulação, prazo de validade, número sequencial de controle e condições de temperatura para conservação, nome e número no Conselho Profissional responsável técnico pelo processo. Essas informações, acrescidas do nome do médico, devem ser devidamente registradas para controle de qualidade e rastreamento.
- Armazenar amostras da NE para análise microbiológica, as quais devem atender aos seguintes limites microbiológicos:
  - Microrganismos aeróbicos mesófilos $\leq 10^3$UFC/g, antes da administração.
  - *Bacillus cereus* $\leq 10^3$UFC/g.
  - Coliformes $\leq 10^3$UFC/g.
  - *Escherichia coli* $\leq 10^3$UFC/g.
  - *Listeria monocytogenes* – ausente.
  - *Salmonella* – ausente.

- *Sthaphylococcus aureus* ≤ 10^3UFC/g.
- *Yersinia enterocolitica* – ausente.
- *Clostridium perfringens* ≤ 10^3UFC/g.
- Orientar o paciente e os responsáveis quanto à preparação e à utilização da NE após alta hospitalar.

Enfermeiro

- Prescrever os cuidados de enfermagem na TN nos níveis hospitalar, ambulatorial e domiciliar, orientando o paciente.
- Proceder ou assegurar a colocação da sonda oro/nasogástrica ou do acesso venoso periférico, assegurando a perviabilidade da via.
- Efetuar e/ou supervisionar a troca do curativo do cateter venoso.
- Receber NE ou NP, procedendo à inspeção visual, e assegurar sua conservação até a administração completa, que deve ser feita de acordo com a prescrição médica e as informações presentes no rótulo.
- Registrar as informações de administração e evolução do paciente (peso, sinais vitais, tolerância digestiva e outros).
- Assegurar a infusão do volume prescrito, de preferência com uso de bomba de infusão, devendo zelar por seu perfeito funcionamento.
- Assegurar que qualquer outra droga e/ou nutriente prescritos não sejam infundidos na mesma via de administração da NP sem autorização formal da EMTN.

Farmacêutico

- Avaliar a formulação da prescrição médica quanto a sua adequação, concentração e compatibilidade físico-química de seus componentes e dosagem de administração, assim como interação droga-nutriente e nutriente-nutriente.
- Utilizar técnicas preestabelecidas de preparação da NP.
- Determinar o prazo de validade para cada NP padronizada.
- Informar nos rótulos da NP: nome do paciente, número do leito e registro hospitalar, composição qualitativa e quantitativa de todos os componentes, osmolaridade, volume total, velocidade da infusão, via de acesso, data e hora da manipulação, prazo de validade, número sequencial de controle e condições de temperatura para conservação e transporte, nome e CRF do farmacêutico responsável.
- Fazer o registro, que pode ser informatizado, constando no mínimo:
  a) data e hora de preparação da NP;
  b) nome completo do paciente e número de registro, quando houver;
  c) número sequencial da prescrição médica;
  d) número de doses preparadas por prescrição;
  e) identificação (nome e registro) do médico e do manipulador.
- Assegurar a correta amostragem da NP preparada para análise microbiológica e para o arquivo de referência.

ANEXO 2
Algumas leis que regem a unidade dietética

Legislação	EMENTA
RDC 50, de 21 de fevereiro de 2002	Dispõe sobre o Regulamento Técnico para planejamento, programação, elaboração e avaliação de projetos físicos de estabelecimentos assistenciais de saúde
Lei 8.080, de 19 de setembro de 1990	Dispõe sobre as condições para promoção, proteção e recuperação da saúde, organização e funcionamento dos serviços correspondentes, e dá outras providências
Lei 5.452, de 1º de maio de 1943	Aprova a Consolidação das Leis do Trabalho – CLT
NR 6	Equipamento de Proteção Individual
Portaria 518, de 25 de março de 2004	Estabelece os procedimentos e as responsabilidades relativos a controle e vigilância da qualidade da água para consumo humano e seu padrão de potabilidade, e dá outras providências
Resolução RDC 12, de 2 de janeiro de 2001	Ementa não oficial: aprova o Regulamento Técnico sobre padrões microbiológicos para alimentos
Portaria MS/GM 3.432, de 12 de agosto de 1998	Exige que exista um serviço de nutrição para atender às necessidades de nutrição enteral e parenteral dos pacientes encontrados no setor
Resolução RDC 275, de 21 de outubro de 2002	Dispõe sobre o Regulamento Técnico de Procedimentos Operacionais Padronizados aplicados aos Estabelecimentos Produtores/Industrializadores de Alimentos e a Lista de Verificação das Boas Práticas de Fabricação em Estabelecimentos Produtores/Industrializadores de Alimentos
RDC 307, de 14 de novembro de 2002	Altera a Resolução RDC 50, de 21 de fevereiro de 2002, que dispõe sobre o Regulamento Técnico para planejamento, programação, elaboração e avaliação de projetos físicos de estabelecimentos assistenciais de saúde

CAPÍTULO 15

Processamento de Materiais Médico-Hospitalares

Tania Moreira Grillo Pedrosa
Marina Abreu Santos
Márcio Almeida de Melo

ESTERILIZAÇÃO QUÍMICA LÍQUIDA E MÉTODOS DE DESINFECÇÃO RACIONAL

A limpeza, desinfecção e esterilização adequadas dos diversos artigos médico-hospitalares se constituem em alicerces essenciais na prevenção das infecções relacionadas com o uso desses itens. É fundamental que o profissional responsável pelo reprocessamento de materiais esteja habilitado a definir criteriosamente a que processo submeter cada tipo de artigo e a selecionar os desinfetantes específicos. Falhas nessas indicações implicam graves riscos não só para os pacientes, mas para os profissionais que entram em contato com os artigos e superfícies e também para o meio ambiente.

Definições

- **Esterilização:** destruição ou eliminação completa de todas as formas de vida microbiana.
- **Desinfecção:** processo que elimina a maioria ou todos os microrganismos patogênicos, exceto os esporos bacterianos de superfícies inanimadas. Esse processo se subdivide em três níveis:
  - **Desinfecção de alto nível:** destroi todos os microrganismos, exceto uma parte dos esporos.
  - **Desinfecção de médio nível:** inativa o bacilo da tuberculose, bactérias na forma vegetativa e a maioria dos vírus e fungos, exceto esporos bacterianos.
  - **Desinfecção de baixo nível:** mata a maioria das bactérias, alguns vírus e fungos, exceto microrganismos resistentes, como bacilo da tuberculose e esporos bacterianos.
- **Limpeza:** remoção de todo material estranho (p. ex., poeira, matéria orgânica) dos objetos. Deve preceder qualquer processo de esterilização ou desinfecção.
- **Germicida:** agente que destroi microrganismos.
- **Esterilizante químico:** agente químico que destroi toda forma de vida microbiana, inclusive fungos e esporos bacterianos. Usado por curto período de tempo, atua como desinfetante químico de alto nível.
- **Desinfetante:** germicida que inativa praticamente todos os microrganismos (exceto, por exemplo, esporos bacterianos) de objetos inanimados.
- **Antisséptico:** germicida químico para uso em pele ou tecidos orgânicos, não devendo ser usado em objetos inanimados.

Aspectos legais do reúso de materiais médico-hospitalares

A reutilização de dispositivos ou materiais indicados para uso único tem promovido uma série de controvérsias em torno da qualidade da limpeza, desinfecção, esterilização e integridade da matéria--prima após o reprocessamento.

Estudos recentes, com o objetivo de determinar a eficácia das técnicas de limpeza e esterilização de dispositivos de uso único em relação aos reutilizáveis, demonstraram que a limpeza dos dispositivos de uso único é mais difícil e que o material sofria destruição após o reprocessamento. Nenhum dos dispositivos de uso único analisados foi efetivamente limpo, desinfetado ou esterilizado, ao contrário dos reutilizáveis. Após o reprocessamento dos dispositivos de uso único houve destruição da camada lubrificante, facilitando a contaminação com matéria orgânica.

Os dispositivos de uso único não são destinados ou feitos para sofrer processos de limpeza e esterilização; essa tecnologia é ideal para os reutilizáveis, mas totalmente incompatível com dispositivos de uso único, que são mais complexos e sofisticados. A matéria-prima original usada na fabricação desses dispositivos não é suficientemente resistente para ser reprocessada. A ineficiência das técnicas empregadas e a sensibilidade da matéria-prima dos dispositivos aos produtos utilizados para limpeza e aos processos de desinfecção e esterilização levaram à criação de padrões de qualidade no reprocessamento pela Food and Drugs Administracion (FDA). Em agosto de 2001, a FDA estabeleceu que hospitais americanos poderiam reutilizar esses dispositivos, desde que o reprocessamento oferecesse a mesma garantia de qualidade e critérios de segurança do produto original.

Em 1985, nas *Guidelines for Handwashing and Hospital Environmental Control*, foram inseridas as seguintes recomendações:

- Não devem ser reprocessados itens ou dispositivos que não podem ser limpos, esterilizados ou desinfetados sem que ocorra alteração em sua integridade física.
- Deve ser evitado o reprocessamento de produtos que resultem em resíduos tóxicos ou comprometam a segurança total ou a eficácia dos itens ou dispositivos.

O reprocessamento dos dispositivos descartáveis por hospitais deve ser amplamente analisado. Devem ser levadas em consideração as complicações éticas e legais envolvidas no não cumprimento das exigências estabelecidas e o risco de contaminação cruzada que o uso dos dispositivos descartáveis reprocessados pode oferecer aos pacientes.

Em novembro de 2001, a Agência Nacional de Vigilância Sanitária (ANVISA), do Ministério da Saúde, publicou a Consulta Pública da Resolução que "relaciona produtos médicos de uso único, dispõe sobre o reprocessamento do grupo de produtos médico-hospitalares que especifica e dá providências correlatas".

Essa Resolução esteve em Consulta Pública até janeiro de 2002. Em fevereiro de 2006, a ANVISA publicou a RDC 30, sobre registro, rotulagem e reprocessamento de produtos médico-hospitalares, a qual foi substituída pelas seguintes normas: RDC 156, RE 2.605 e RE 2.606, todas publicadas em 11 de agosto de 2006.

Seus principais aspectos são:

Artigo 2º

II – Produto médico: produto para a saúde, tal como equipamento, aparelho, material, artigos ou sistema de uso ou aplicação médica, odontológica ou laboratorial, destinado a prevenção, diagnóstico, tratamento, reabilitação ou anticoncepção e que não utiliza meio farmacológico ou imunológico ou metabólico para realizar sua principal função em seres humanos, podendo, entretanto, ser auxiliado em suas funções por tais meios.

III – Reprocessamento de produto médico: processo de limpeza e desinfecção ou esterilização a ser aplicado a produtos médicos, que garanta a segurança na sua utilização, incluindo controle da qualidade em todas as suas etapas.

Artigo 3º – As disposições desta Resolução são aplicáveis aos fabricantes e importadores de produtos médicos, serviços de saúde e qualquer empresa que realize reprocessamento de produtos médicos.

Artigo 4º – Para os efeitos desta Resolução classificam-se os produtos médicos nos seguintes grupos:

I – Produtos com reprocessamento proibido.

II – Produtos passíveis de reprocessamento.

Parágrafo primeiro – Cabe à Agência Nacional de Vigilância Sanitária – ANVISA, mediante evidências científicas, enquadrar os produtos médicos em um dos grupos de que trata este artigo.

Parágrafo segundo – O enquadramento do produto será feito no ato do seu registro.

Parágrafo terceiro – Os fabricantes e importadores dos produtos podem propor o enquadramento dos produtos na solicitação do registro.

Parágrafo quarto – As proposições de enquadramento com produto com o reprocessamento proibido devem ser acompanhadas de documentação que fundamente a indicação.

Artigo 5º – O enquadramento de que trata o artigo anterior pode ser revisto, a critério da ANVISA, nas seguintes condições:

I – Solicitação de reenquadramento do produto, acompanhada de justificativa técnica, pelo detentor do registro.

II – Apresentação de evidências científicas ou resultados de investigação de eventos adversos.

Artigo 6º – Os produtos enquadrados no inciso I do artigo 4º devem apresentar no rótulo os dizeres "Proibido Reprocessar".

Artigo 7º – É vedada a utilização da expressão "Proibido Reprocessar" em rótulos e em instruções de uso de produtos enquadrados no inciso II do artigo 4º.

Artigo 8º – É proibido em todo território nacional, por qualquer tipo de empresa, ou serviço de saúde, público ou privado, o reprocessamento dos produtos quando:

I – Se enquadrarem no inciso I do artigo 4º desta Resolução, apresentando na rotulagem os dizeres "Proibido Reprocessar".

II – Constarem de resolução específica RE/ANVISA, que contém a relação dos produtos proibidos de serem reprocessados.

Artigo 9º – A segurança na utilização de produtos reprocessados é de responsabilidade dos serviços de saúde.

Artigo 10º – As empresas e serviços de saúde que realizam o reprocessamento devem adotar protocolos que atendam as diretrizes indicadas em Resolução Específica RE/ANVISA.

Parágrafo primeiro – Os serviços de saúde e as empresas reprocessadoras que optarem pela terceirização devem firmar contratos específicos, estabelecendo as responsabilidades em relação ao atendimento das especificações relativas a cada etapa do reprocessamento.

Parágrafo segundo – serviços de saúde e as empresas reprocessadoras que terceirizam o reprocessamento de produtos médicos devem auditar a empresa contratada.

Artigo 11º – É proibida a comercialização de produtos reprocessados.

Artigo 12º – As empresas reprocessadoras devem estar licenciadas pela autoridade sanitária competente, segundo legislação vigente.

Artigo 13º – Os serviços de saúde estão proibidos de realizar atividades comerciais de reprocessamento para outras instituições.

Artigo 14º – Os fabricantes e importadores de produtos médicos têm o prazo de trezentos e sessenta e cinco dias, a partir da data de publicação desta Resolução, para atender às disposições dos seus artigos 6º e 7º.

A RE/ANVISA 2.605, de 11 de agosto de 2006, em seu artigo 1º, estabelece a lista de 66 produtos médicos enquadrados como de uso único, cujo reprocessamento é proibido:

1. Agulhas com componentes plásticos não desmontáveis.
2. Aventais descartáveis.
3. Bisturi para laparoscopia com fonte geradora de energia, para corte ou coagulação com aspiração e irrigação.
4. Bisturis descartáveis com lâmina fixa ao cabo (funcionalidade).
5. Bolsa coletora de espécimes cirúrgicos.
6. Bolsas de sangue.
7. Bomba centrífuga de sangue.
8. Bomba de infusão implantável.
9. Campos cirúrgicos descartáveis.
10. Cânulas para perfusão, exceto as cânulas aramadas.
11. Cateter de balão intra-aórtico.
12. Cateter epidural.
13. Cateter para embolectomia, tipo Fogart.
14. Cateter para oxigênio.
15. Cateter para medida de débito por termodiluição.
16. Cateter duplo J, para ureter.
17. Cateteres de diálise peritoneal de curta e longa permanência.
18. Cateteres e válvulas para derivação ventricular.
19. Cateteres para infusão venosa com lume único, duplo ou triplo.
20. Cobertura descartável para mesa de instrumental cirúrgico.
21. Coletores de urina de drenagem aberta ou fechada.
22. Compressas cirúrgicas descartáveis.
23. Conjuntos de tubos para uso em circulação extracorpórea.
24. Dique de borracha para uso odontológico.
25. Dispositivo para infusão vascular periférica ou aspiração venosa.
26. Dispositivo linear ou circular, não desmontável, para sutura mecânica.
27. Drenos em geral.
28. Embalagens descartáveis para esterilização de qualquer natureza.
29. Equipos descartáveis de qualquer natureza, exceto as linhas de diálise, irrigação e aspiração oftalmológicas.
30. Esponjas oftalmológicas.
31. Expansores de pele com válvula.
32. Extensões para eletrodos implantáveis.
33. Equipos para bombas de infusão peristálticas e de seringas.

34. Extensores para equipos com ou sem dispositivo para administração de medicamentos.
35. Filtros de linha para sangue arterial.
36. Filtros para cardioplegia.
37. Filtros endovasculares.
38. Fios de sutura cirúrgica: fibra, natural, sintético ou colágeno, com ou sem agulha.
39. Geradores de pulso, implantáveis.
40. Hemoconcentradores.
41. Injetores valvulados (para injeção de medicamentos, sem agulha metálica).
42. Lâmina de Shaver com diâmetro interno < 3mm.
43. Lâminas descartáveis de bisturi, exceto as de uso oftalmológico.
44. Lancetas de hemoglicoteste.
45. Lentes de contato descartáveis.
46. Luvas cirúrgicas.
47. Luvas de procedimento.
48. Óleos de silicone oftalmológico e soluções viscoelásticas oftalmológicas.
49. Oxigenador de bolhas.
50. Oxigenador de membrana.
51. Pinças e tesouras não desmontáveis de qualquer diâmetro para cirurgias videoassistidas laparos-cópicas.
52. Produtos implantáveis de qualquer natureza, como cardíaca, digestiva, neurológica, odontoló-gica, oftalmológica, ortopédica, otorrinolaringológica, pulmonar, urológica e vascular.
53. *Punch* cardíaco plástico.
54. Reservatórios venosos para cirurgia cardíaca de cardioplegia e cardiotomia.
55. Sensor de débito cardíaco.
56. Sensores de pressão intracraniana.
57. Seringas plásticas, exceto de bomba injetora de contraste radiológico.
58. Sondas de aspiração.
59. Sondas gástricas e nasogástricas, exceto as do tipo *fouché*.
60. Sondas retais.
61. Sondas uretrais e vesicais, exceto para uso em urodinâmica.
62. Sugador cirúrgico plástico para uso em odontologia.
63. Registro multivias de plástico, exceto os múltiplos, tipo *manifold*.
64. Cúpulas isoladas para transdutores de pressão sanguínea.
65. Trocarte não desmontável com válvula de qualquer diâmetro.
66. Tubo de coleta de sangue.

A RE/ANVISA 2606 dispõe de diretrizes para elaboração, validação e implantação de protocolos de reprocessamento de produtos médicos. De acordo com essa norma, as empresas reprocessadoras e serviços de saúde que realizam reprocessamento de artigos críticos e semicríticos devem elaborar protocolos que incluam as seguintes etapas: avaliação da funcionalidade, esterilidade, rastreabilidade, condições de armazenamento e descarte de produtos.

1. Análise e pré-seleção dos produtos a serem reprocessados.
2. Elaboração de protocolo-teste.
3. Avaliação dos resultados do protocolo-teste.
4. Elaboração do protocolo oficial.
5. Capacitação da equipe.
6. Monitoramento de implantação do protocolo.
7. Monitoramento dos eventos adversos.
8. Monitoramento do descarte.
9. Revisão dos protocolos com suas atualizações.

Os produtos selecionados para inclusão no protocolo não poderão constar na lista da RE/ANVISA 2.605 e não deverão portar na embalagem "Proibido Reprocessar". Além disso, é recomendável uma análise de custo/benefício do reprocessamento desses produtos, com a análise das características do produto e da tecnologia aplicada e disponível na instituição.

A validação do protocolo deve ser documentada e assinada pelo responsável técnico do serviço de saúde ou empresa reprocessadora. Nesse documento deverão constar: descrição dos produtos, controle histórico do documento com data de redação, revisão, público-alvo, nome e assinatura dos responsáveis pela validação e responsável técnico, descrição dos métodos de reprocessamento, incluindo todas as etapas, desde a limpeza até o acondicionamento e descarte.

Os serviços de saúde devem elaborar métodos de vigilância quanto ao aparecimento de eventos adversos associados ao uso de produtos reprocessados. Essa notificação e o monitoramento servirão de base para a elaboração das revisões e adequações do próprio protocolo oficial de reprocessamento.

Em 3 de outubro de 2013, a ANVISA publicou a Nota Técnica 001/2013-GEMAT/GGTPS/ANVISA, em que descreve as informações de *rotulagem* de produtos para saúde, fruto dos muitos questionamentos sobre a interpretação correta dos conteúdos apresentados nos rótulos dos produtos para uso único em saúde disponíveis no mercado.

Seus principais aspectos são:

- Para melhor compreensão do assunto, faz-se necessário esclarecer algumas definições:
  a. O termo *reesterilização* deve ser entendido como processo de esterilização de artigos já esterilizados e não utilizados (Portaria Interministerial MS/TEM 482/99). Deve ser utilizado exclusivamente quando há dúvida quanto à segurança do processo ou ao resultado da esterilização inicial. Não pode ser utilizado como processo que venha alterar o prazo de validade de um artigo esterilizado e não utilizado no prazo definido pelo fabricante (Lei 6.360/76 art. 67, inciso IV).
  b. O termo *reprocessamento*, ou mais recentemente *processamento*, deve ser entendido como um conjunto de ações relacionadas com pré-limpeza, recepção, limpeza, secagem, avaliação da integridade e da funcionalidade, preparo, desinfecção ou esterilização, armazenamento e distribuição para as unidades consumidoras (RDC ANVISA 15/12).
  c. A expressão *produto de uso único*, definida pela RDC ANVISA 185/2001, deve ser entendida como qualquer produto médico destinado a ser usado na prevenção, diagnóstico, terapia, reabilitação ou anticoncepção, utilizável somente uma vez, segundo especificado pelo fabricante.
- Antes da publicação da RDC ANVISA 156/06, os produtos cujo reprocessamento era considerado proibido deveriam conter no rótulo a inscrição "PRODUTO DE USO ÚNICO".
- Com a publicação da RDC ANVISA 156/06, os rótulos para os produtos constantes da lista de produtos proibidos de reprocessamento constantes da RE ANVISA 2605/06 e aqueles cujo fabricante indica a impossibilidade de garantir a segurança do produto em seu processamento devem conter no rótulo os dizeres "PROIBIDO REPROCESSAR".
- O Banco de Dados da ANVISA para pesquisa de rotulagem e instrução de uso é alimentado no momento do registro do produto e quando ocorre alteração que implique mudança de rotulagem ou instrução de uso relacionada com o processamento do produto.
- Com intuito de esclarecer sobre a correta interpretação a ser dada ao conteúdo dos rótulos que estão no mercado, destacamos que:
  a. Os produtos que apresentam em seus rótulos, embalagens ou instruções de uso somente as expressões USO ÚNICO ou PRODUTO DE USO ÚNICO não estão em conformidade com o estabelecido na RDC 156/06, uma vez que o prazo estipulado para alteração dos rótulos já se encontra expirado há pelo menos 5 anos.

b. A inscrição "NÃO REESTERILIZAR" não deve ser levada em consideração, uma vez que esse procedimento é vetado de acordo com a Lei 6.360/76.

c. Sempre que o rótulo apresentar a inscrição "PROIBIDO REPROCESSAR", independente de qualquer outra informação constante do rótulo, esse produto não pode ser submetido a processamento após uso.

d. A inscrição "FABRICANTE RECOMENDA USO ÚNICO" é exclusiva para produtos considerados passíveis de processamento e não pode ser acompanhada de frases como "DESCARTAR APÓS O USO" ou "DESTRUIR APÓS O USO", que recomendam o uso como único.

- A RDC ANVISA 156/06 não determinou que os fabricantes e importadores comunicassem formalmente à ANVISA o cumprimento do artigo 14 da RDC ANVISA 156/06. As informações são incluídas no Banco de Dados na medida em que os processos são analisados no momento da renovação do registro.

- Por esse motivo, é possível a ocorrência de divergência na informação do conteúdo da rotulagem, quando pesquisado no endereço eletrônico da ANVISA, comparado com o rótulo aposto no produto que se encontra no mercado. Nesses casos, deverá ser sempre considerada a informação constante do rótulo, desde que atendidos os critérios dispostos no item 9 dessa Nota Técnica.

- Na ocorrência de rotulagem conforme descrito no item 9, alínea "a", o fato deverá ser informado à Vigilância Sanitária local para a adoção das medidas pertinentes.

Classificação de Spaulding

Com intuito de prover uma decisão racional sobre os processos de desinfecção e esterilização, Spaulding, ao final da década de 1960, elaborou uma classificação de todos os artigos médico-hospitalares. Essa classificação divide os artigos em três categorias de acordo com o grau de risco de infecção associado ao seu uso (Tabela 15.1):

A. **Artigos críticos:** artigos com alto risco de causar infecção se contaminados com qualquer tipo de microrganismo, inclusive esporo bacteriano. Trata-se de objetos que entram em contato com o sistema vascular ou com tecidos estéreis. Esses artigos devem ser esterilizados.

B. **Artigos semicríticos:** artigos que entram em contato com membranas mucosas intactas ou com pele lesionada. Habitualmente a mucosa intacta é resistente à infecção por esporos bacterianos comuns, mas é suscetível a outros microrganismos, como bacilo da tuberculose e vírus. Recomenda-se que artigos semicríticos sejam submetidos à desinfecção de alto nível (exceto banheiras de hidroterapia e termômetros usados em pacientes com pele lesionada, onde está indicada desinfecção de nível médio). Os artigos devem ser enxaguados em água estéril para se evitar contaminação com *Legionella* e micobactérias não tuberculosas.

C. **Artigos não críticos:** artigos que entram em contato apenas com a pele íntegra. A pele íntegra atua como barreira efetiva contra a maioria dos microrganismos. Os artigos não críticos podem ser apenas limpos ou submetidos a desinfecção de baixo nível.

Problemas associados aos processos de desinfecção e esterilização
Relativos à classificação de Spaulding

Um dos principais problemas da classificação de Spaulding é sua simplificação, muitas vezes levando à dificuldade de indicação do melhor processo para determinado risco de infecção do artigo em questão. Por exemplo, os artigos críticos termossensíveis, e que não podem ser submersos em soluções, devem ser encaminhados ao óxido de etileno que, por sua vez, consiste em um processo bastante demorado, o que limita seu uso em boa parte dos materiais.

Outros problemas incluem o período de exposição adequado e os desinfetantes a serem usados para cada artigo. As indicações para muitos artigos semicríticos são muito variadas, ocasionando certa confusão no momento da escolha (Tabela 15.2).

Tabela 15.1 Classificação de Spaulding

Artigos Classificação	Definição	Tipos de materiais	Processo a ser realizado
Críticos	Artigos que entram em contato com tecido estéril ou sistema vascular	Implantes/próteses Materiais cirúrgicos Cateteres cardíacos Transdutores Agulhas Laparoscópios Artroscópios	Esterilização
Semicríticos	Artigos que entram em contato com membranas mucosas e pele não intacta	Instrumentos de fibra óptica (broncoscópios, colonoscópios, endoscópios) Tubos endotraqueais Circuito de anestesia Circuito de terapia respiratória	Desinfecção de alto nível (para a grande maioria dos artigos desta classificação) ou Desinfecção de médio nível **Avaliar cada artigo individualmente**
Não críticos	Artigos que entram em contato com pele íntegra	Estetoscópios Otoscópios Utensílios de refeição Roupas Eletroencefalógrafos Muletas etc. Comadres Marrecos	Desinfecção de baixo nível, ou limpeza **Avaliar cada artigo individualmente**

Tabela 15.2 Métodos de reprocessamento e tempo de exposição

Método	Artigos	Métodos	Tempo de exposição
Esterilização	Artigos críticos	Calor (vapor saturado ou calor seco) Óxido de etileno Formaldeído Plasma	Conforme o material
		Glutaraldeído a 2%	8 a 10 horas
		Dióxido de cloro de liberação por demanda	6 horas
		Peróxido de hidrogênio a 6% Ácido peracético	6 horas
Desinfecção	Alto nível	Artigos semicríticos	Glutaraldeído a 2% Dióxido de cloro Peróxido de hidrogênio Ácido peracético Pasteurização a 75°C Hipoclorito de sódio 1.000ppm (0,1%)	≥ 20 minutos
Desinfecção	Médio nível	Artigos não críticos e alguns semicríticos	Hipoclorito de sódio 1.000ppm (0,1%) Álcool a 70% Derivado fenólico Iodóforo solução desinfetante	10 minutos
Desinfecção	Baixo nível	Artigos não críticos	Álcool 70% Derivado fenólico Iodóforo solução desinfetante Hipoclorito de sódio 100ppm (0,01%) Quaternário de amônio	10 minutos

Esterilizantes e desinfetantes químicos líquidos

Álcool

No ambiente hospitalar são utilizados dois tipos de álcool: o etílico e o isopropílico. De ação bactericida rápida contra formas bacterianas vegetativas, são também tuberculocidas, fungicidas e viruscidas, mas não são capazes de destruir esporos bacterianos. Não é estabelecida a concentração inativadora do etanol para o HBV (vírus da hepatite B); segundo Bond e cols., essa concentração seria de 80% a 82%. A atividade germicida cai rapidamente quando é diluído à concentração abaixo de 50%; a concentração germicida ótima situa-se entre 60% e 90% v/v. Seu mecanismo de ação germicida consiste em desnaturação proteica. Exerce seu efeito germicida em período mínimo de 10 segundos de contato, em concentrações > 60%.

Não está recomendado para esterilização de materiais, especialmente por não eliminar esporos e por sua incapacidade de penetrar materiais ricos em proteínas. Também não é desinfetante de alto nível porque, além de não eliminar esporos, não mata vírus hidrofílicos (p. ex., echovírus, coxsackievírus, vírus da pólio). Há dúvidas quanto à sua indicação como desinfetante de cabeça de transdutores reutilizáveis: o CDC o classifica como germicida alternativo nas situações em que o ambiente de uso do transdutor é controlado.

As desvantagens do uso de álcool são: opacificação de lentes, danos à borracha e a outros tipos de plástico com o uso prolongado, descolorimento do plástico e dano às pontas de tonômetros com deterioração da cola (os prismas de tonômetros umedecidos com álcool durante 4 dias se tornam ásperos, ocasionando risco de lesão da córnea). Além disso, o álcool é uma substância inflamável e evapora rapidamente, o que impede um tempo de contato mais prolongado, exceto se o artigo for submerso.

Cloro e compostos clorados

O composto clorado de uso mais comum é o hipoclorito, tanto na forma líquida (hipclorito de sódio) como na sólida (hipoclorito cálcico ou dicloroisocianurato sódico). Compostos alternativos são o dióxido de cloro de liberação por demanda e a cloramina-T. A vantagem desses compostos em relação aos hipocloritos é a retenção do cloro por tempo maior, exercendo efeito germicida mais prolongado. O provável mecanismo de ação germicida do cloro talvez consista em inibição de algumas reações enzimáticas essenciais, desnaturação de proteínas e inativação de ácidos nucleicos.

Concentrações baixas de cloro livre são ativas contra micoplasma (25ppm) e bactérias vegetativas (< 1ppm), na ausência de matéria orgânica. São necessárias concentrações mais altas (1.000ppm) para exercer ação tuberculocida. Cerca de 25 diferentes vírus, incluindo HIV, são inativados em 10 minutos na concentração de 200ppm. Para o vírus da hepatite B a concentração necessária é de 500ppm.

O cloro age como desinfetante dos três níveis conforme o tempo de exposição e a concentração do agente. Em concentrações de 0,1% (1.000ppm) com exposição por 20 minutos, sua ação é de nível alto; na mesma concentração, porém com exposição de 10 minutos, sua ação é de nível médio. Na concentração de 0,01% (100ppm), com exposição de 10 minutos, sua ação passa a ser de nível baixo. Usado como descontaminante e desinfetante de superfícies, sua ação é diminuída na presença de matéria orgânica. O cloro também é muito utilizado como desinfetante no tratamento da água: a hipercloração diminui consideravelmente a presença de *Legionella* no sistema de água.

As soluções de hipoclorito com pH de 8 ou mais são estáveis durante 1 mês, quando estocadas à temperatura ambiente de 23°C em recipientes de plástico opaco e fechados. Durante esse período, a concentração de cloro nesses recipientes diminui até, no máximo, 40% a 50% da concentração inicial. Quando em uso, se depositada em vasilhames para se proceder à desinfecção, a validade da solução passa a ser de apenas 24 horas (devido à volatização do cloro e à ação inativadora exercida pela luz ambiente).

O poder corrosivo do cloro limita sua utilização. Alumínio, cobre, bronze, aço inoxidável e cromo são definitivamente danificados com a exposição prolongada. Em concentrações maiores, o hipoclorito pode ocasionar quadro inflamatório de vias aéreas, quando inalado durante o manuseio.

Formaldeído

O formaldeído é desinfetante e esterilizante tanto na forma gasosa como líquida. A forma gasosa está descrita no subitem *Central de Material Esterilizado*. A solução aquosa, disponível como formaldeído a 37% p/p (formalina), é bactericida, tuberculocida, fungicida, viruscida e esporocida. Sua ação germicida baseia-se na alquilação de proteínas e purinas.

Apesar de ser esterilizante e desinfetante de alto nível, o uso hospitalar do formaldeído é bastante restrito em razão de seus importantes efeitos adversos. Carcinogênico em potencial, deve ser manuseado como tal, e a exposição máxima diária do funcionário é de 8 horas, em concentração de 0,75ppm. Produz fumos irritativos para as vias aéreas e odor muito intenso, mesmo em concentrações muito baixas (< 1ppm).

O formaldeído está indicado no preparo de vacinas virais (pólio, influenza), como agente em embalsamento e na preservação de peças anatômicas. Também é usado como desinfetante no reprocessamento de dialisadores (para minimizar os efeitos adversos do formaldeído, o dialisador deve ser exaustivamente enxaguado antes do uso), na concentração de 4%, com tempo mínimo de exposição de 24 horas.

Glutaraldeído

As soluções aquosas de glutaraldeído disponíveis no comércio são ácidas, não exercendo ação esporocida. Para se tornar esporocida a solução deve ser "ativada" (ou seja, tornar-se alcalina) por meio de agentes alcalinizantes até um pH de 7,5 a 8,5. Uma vez ativada, a vida média da solução é de 14 a 28 dias. A atividade germicida depende não só do tempo, mas das condições de uso, como diluição e contaminação orgânica. A solução alcalina exerce, além da ação antimicrobiana, propriedades anticorrosivas superiores às da solução ácida. A ação germicida do glutaraldeído é alcançada mediante alquilação de grupos sulfidrila, hidroxila e amina, alterando a síntese proteica.

Determinadas vantagens tornaram o glutaraldeído um dos germicidas de maior utilização em hospitais: excelentes propriedades microbicidas, atividade na presença de matéria orgânica, ação não corrosiva para metais e o fato de não alterar a estrutura de borrachas, plásticos ou lentes. Mesmo quando usado como desinfetante de alto nível, é capaz de inativar esporos de *Clostridium difficile*, sendo comumentemente empregado como desinfetante de alto nível para artigos como endoscópios, dispositivos respiratórios, dialisadores e transdutores, entre outros.

Em 2008, a ANVISA publicou a Nota Técnica 08/08/2008*, informando que do ano de 2003 até abril de 2008 haviam sido notificados 2.102 casos de infecções causadas por micobactérias de crescimento rápido (MCR), distribuídos por todas as regiões brasileiras e, segundo a ANVISA, "fortemente relacionados com falhas de limpeza, desinfecção e esterilização de produtos médicos". A maioria dos casos estava relacionada com procedimentos videocirúrgicos e cirurgias plásticas. Uma das suspeitas levantadas implicava possível resistência das MCR ao glutaraldeído. A partir desses dados foi reforçada a obrigatoriedade de todos os estabelecimentos de saúde seguirem rigorosamente as especificações técnicas contidas na RDC 156/06 e nas REs 2.605/06 e 2.606/06.

Um importante cuidado a ser observado com o uso do glutaraldeído é o fato de sua ação germicida efetiva mínima ocorrer na concentração de 1%. Durante o período de uso recomendado pelo fabricante, deve-se assegurar que a concentração do produto esteja dentro dos limites de 1% a 2%, uma vez que a solução em uso vai sendo diluída com o passar dos dias. O teste deve ser feito com fitas químicas fornecidas pelo fabricante, após a diluição do produto, em intervalos periódicos (deve

---

*Veja http://www.anvisa.gov.br/divulga/noticias/2008/080808_NotaTecnica_Micobacteria.pdf

ser estabelecido protocolo para essa finalidade, considerando-se a frequência de uso do produto diluído e o aspecto macroscópico em relação à presença de resíduos)*. Como desinfetante de alto nível, o tempo de contato requerido é de 20 minutos; quando empregado como esterilizante, o tempo de exposição deve ser de 8 a 10 horas.

O glutaraldeído é capaz de produzir quadro inflamatório de pele ou mucosas, quando permanecem resíduos do produto nos equipamentos; recomenda-se enxágue copioso para prevenção desse problema. No âmbito ocupacional, a área de manipulação do glutaraldeído deve ser bem ventilada, os recipientes devem ser bem lacrados e os funcionários devem usar luvas, óculos protetores e máscara facial específica para vapores. Epistaxe, dermatite de contato, asma e rinite são algumas das doenças ocupacionais relacionadas com o uso do glutaraldeído. Por esses motivos, esse germicida não é indicado para desinfecção de superfícies.

Peróxido de hidrogênio

Peróxido de hidrogênio é bactericida, viruscida, tuberculocida, esporocida e fungicida. Age por meio da produção de radicais livres que lesionam membranas lipídicas, DNA e outros componentes celulares essenciais.

Na concentração de 3% a 6%, é desinfetante de alto nível. Concentrações mais elevadas, entre 6% e 25%, apresentam propriedades esterilizantes. Entretanto, sua utilização no reprocessamento de artigos semicríticos ainda necessita maiores estudos, como recomendado pelo CDC. Tem sido empregado universalmente na desinfecção de lentes de contato; no reprocessamento de endoscópios, a preocupação reside no potencial efeito adverso das propriedades oxidantes em alguns componentes do equipamento.

Iodóforos

Iodo e compostos iodados são amplamente utilizados como antissépticos. Como desinfetantes, têm indicação no preparo de vidraria para meios de hemocultura, banheiras de hidroterapia, termômetros e endoscópios. O efeito letal do iodo resulta da ruptura da estrutura do ácido nucleico e da síntese proteica.

As soluções antissépticas não são recomendadas para desinfecção de superfícies rígidas devido à menor concentração de iodo livre do que nas soluções desinfetantes.

Fenóis

O fenol é um dos germicidas mais antigos, cujo uso inicial foi feito por Lister, em trabalho pioneiro sobre antissepsia cirúrgica, quase 150 anos atrás. Atualmente são empregados os compostos derivados, sendo o *ortho*-fenilfenol e o *ortho*-benzil-*para*-clorofenol os de uso mais comum. O mecanismo germicida dos fenóis varia conforme a concentração do produto: nas concentrações mais altas, promove destruição da parede plasmática e precipitação das proteínas celulares; nas mais baixas, inativa sistemas enzimáticos essenciais.

Os fenóis são bactericidas, fungicidas, viruscidas e tuberculocidas. Entretanto, existe grande variação na capacidade germicida entre os diferentes derivados. Por exemplo, derivados com 50% de cresol têm baixa ação viruscida e o *ortho*-fenilfenol a 12% não inativa vírus hidrofílicos. Nenhum fenol desempenha ação esporocida.

Os fenóis são absorvidos por materiais porosos, o que pode causar irritação tecidual por contato. Seu uso em unidades neonatais e pediátricas não é recomendável devido ao risco de indução de hiperbilirrubinemia.

Está habitualmente indicado como descontaminante ambiental (incluindo bancadas de laboratórios) e para artigos médicos não críticos. Não são recomendados como desinfetantes para artigos

---

*Veja http://www.anvisa.gov.br/servicosaude/controle/alertas/informe_tecnico_04.pdf

semicríticos em virtude da falta de uniformidade dos diversos trabalhos quanto à sua eficácia nas diferentes formulações e em razão dos resíduos remanescentes em materiais porosos, mesmo após enxágue copioso.

Quaternário de amônio

Os compostos de quaternário de amônio são derivados do cloreto de benzalcônio, introduzido para uso hospitalar em 1935. Atualmente são empregados os quaternários de amônio de terceira, quarta e até quinta gerações, com algumas apresentações desses produtos em associação à biguanida, e seu mecanismo de ação consiste em inativação de enzimas produtoras de energia, desnaturação de proteínas essenciais e ruptura da membrana celular.

São bactericidas, fungicidas e viruscidas para vírus lipofílicos (HBV, HIV); não são esporocidas ou tuberculocidas. São bons agentes para limpeza, mas têm sua capacidade germicida diminuída em materiais à base de algodão ou gaze (esses materiais absorvem os ingredientes ativos). Estão indicados como sanitizantes hospitalares para superfícies não críticas, como piso, mobiliário e paredes.

Novos agentes desinfetantes

Ortoftaldeído (OPA)

Agente desinfetante neutro (pH 7,5), contém 0,5% de OPA. Tem demonstrado excelente atividade germicida quando comparado ao glutaraldeído, mesmo que ainda com a presença de matéria orgânica. O tempo médio necessário para reduzir M. bovis na concentração de 0,21% foi de 6 minutos, comparado com 32 minutos usando-se glutaraldeído a 1,5%. Quando testado contra extensa variedade de microrganismos, incluindo micobactérias resistentes a glutaraldeído e esporos de Bacillus subtilis, o OPA mostrou boa atividade desinfetante, mas na concentração de 0,5% não foi esporocida depois de 270 minutos de exposição. O aumento do pH de 6,5 para 8 promove aumento da atividade esporocida.

O OPA não necessita ativação, pode ser irritante para o trato respiratório e os olhos, tem odor quase imperceptível e excelente estabilidade em variação extensa de pH (3 a 9), e não exige monitorização durante a exposição.

Para agir como desinfetante de alto nível/esterilizante, é necessário submeter o material ao contato com o produto por 12 minutos (Tabela 15.3).

Para descarte do OPA devem ser seguidas as recomendações governamentais locais. Caso seja necessária sua neutralização, pode ser usada glicina (25g/3,8 litros). Recomenda-se, também, sua utilização em local bem ventilado e em recipientes fechados.

A desvantagem do OPA é fixar proteínas que promovem a criação de biofilme, sendo necessários mais estudos sobre suas propriedades.

Surfacina

A surfacina, um novo agente antimicrobiano, pode ser usado em superfícies animadas e inanimadas. Não solúvel em água, é formada por um composto antimicrobiano (prata iodada) capaz de fazer o reconhecimento químico e interagir com as duplas camadas lipídicas das bactérias por meio de atração eletrostática. O estreito contato do microrganismo com a superfície resulta na transmissão do componente antimicrobiano (prata) para a camada em que se encontra o micror-

Tabela 15.3 Comparação do OPA com outros agentes desinfetantes

Desinfetante	Tempo de redução
1,5% glutaraldeído	28 a 36 minutos
2,5% glutaraldeído	14 a 18 minutos
0,21 ortoftaldeído	4,8 a 6,3 minutos

ganismo. É necessário certo tempo de exposição para que o agente antimicrobiano atinja os níveis de toxicidade adequados para a morte do microrganismo, comparado ao teste de controle (sem surfacina).

A contaminação de superfícies tem sido associada à transmissão de alguns patógenos nosocomiais, principalmente enterococos vancomicina-resistentes (VRE), *Staphylococus aureus* meticilina--resistente (MRSA) e *Clostridium difficile*. O uso de desinfetantes de superfícies sem efeito residual, como fenóis e compostos de quaternário de amônia, facilita a recontaminação.

A surfacina pode ser aplicada sobre superfícies animadas e inanimadas. A camada formada sobre a superfície não é fotorreduzida, não sofre degradação e não muda de cor, quando exposta a raios solares. Além disso, o agente antimicrobiano fica retido sobre a superfície, e também não é necessária a limpeza prévia do local a ser desinfetado. Como a camada aplicada na superfície contém baixos níveis de prata iodada, a surfacina não é tóxica para as células de mamíferos. Pode ser usada como desinfetante de superfícies (Tabela 15.4), dispositivos médicos, unguentos tópicos e antissépticos para as mãos.

Água superoxidada (Sterilox®)

A eletricidade salina é um agente atrativo porque os materiais básicos – eletricidade e água – são baratos e o produto (água) não é danoso ao meio ambiente. Seu modo de ação ainda não é bem definido, mas provavelmente está relacionado com a mistura de agentes oxidativos. O principal produto é o ácido hipocloroso, que libera radicais livres de cloro.

O equipamento responsável pela reação química, entretanto, apresenta custo mais alto por monitorizar parâmetros como pH, corrente elétrica e potencial de redução. A solução tem se mostrado não tóxica para tecidos biológicos e também não é corrosiva nem danifica endoscópios.

A atividade antimicrobiana desse novo esterilizante tem sido testada contra bactérias, vírus, fungos e esporos. Dados recentes mostraram que a água superoxidada foi efetiva contra todos esses patógenos (*Mycobacterium tuberculosis, M. chelonae,* poliovírus, HIV, MRSA, *Escherichia coli, Candida albicans, Enterococcus faecalis, Pseudomonas aeruginosa*) em menos de 2 minutos. No entanto, sua atividade antimicrobiana é reduzida na presença de matéria orgânica.

Glucoprotamina

A glucoprotamina é constituída por substância com multicomponentes, mistura de edutos e produtos-N (C12-14 alquil) propilenodiaminas e amidas, obtidos do óleo de coco natural, com atividade sinergística. Não volátil, facilmente dissolvido em água, não teratogênico, não mutagênico e biodegradável, não é corrosivo nem tóxico.

Exerce ação antimicrobiana nas concentrações de 0,5% a 1%, promovendo a desnaturação da parede e da membrana celular.

Obs.: sinergia antimicrobiana consiste na combinação de diferentes princípios ativos que proporcionam a otimização da atividade microbiana. Quando atuam juntos, as concentrações são menores, a atividade é maior e a toxicidade é menor, como, por exemplo, biguanida e quaternário; glucoprotamina e quaternário de amônia.

Tabela 15.4 Sobreviventes de VRE após o tratamento de superfícies com surfacina ao longo de alguns dias

Superfície	Intervenção	1º dia	6º dia	13º dia
Fórmica	Controle	50	95	120
	Tratamento	0 (100%)	0 (100%)	0 (100%)
	Tratamento e limpeza	0 (100%)	0 (100%)	0 (100%)

Reprocessamento de artigos médico-hospitalares em soluções químicas líquidas
Recomendações gerais

- Todo artigo, antes de ser reprocessado, deve ser rigorosamente limpo para eliminação de qualquer resquício de sujidade. A limpeza é feita com água e sabão ou, preferencialmente, com desincrostante enzimático, mediante imersão e fricção, ou em máquinas lavadoras. Artigos articulados devem ser desmontados. Artigos corrugados devem ser cuidadosamente limpos em todas as reentrâncias. Artigos que não possam ser submersos devem ser limpos com compressa embebida em água + sabão.
- Fatores que influenciam a eficácia da ação do germicida: princípio ativo, limpeza prévia do instrumental, enxágue adequado, tipo de sujidade, concentração, tempo de exposição, tipo de material e pH.
- Todo artigo reutilizável deve ser reprocessado nos intervalos de uso.
- Todo artigo utilizado no cuidado do paciente deve ser considerado contaminado.

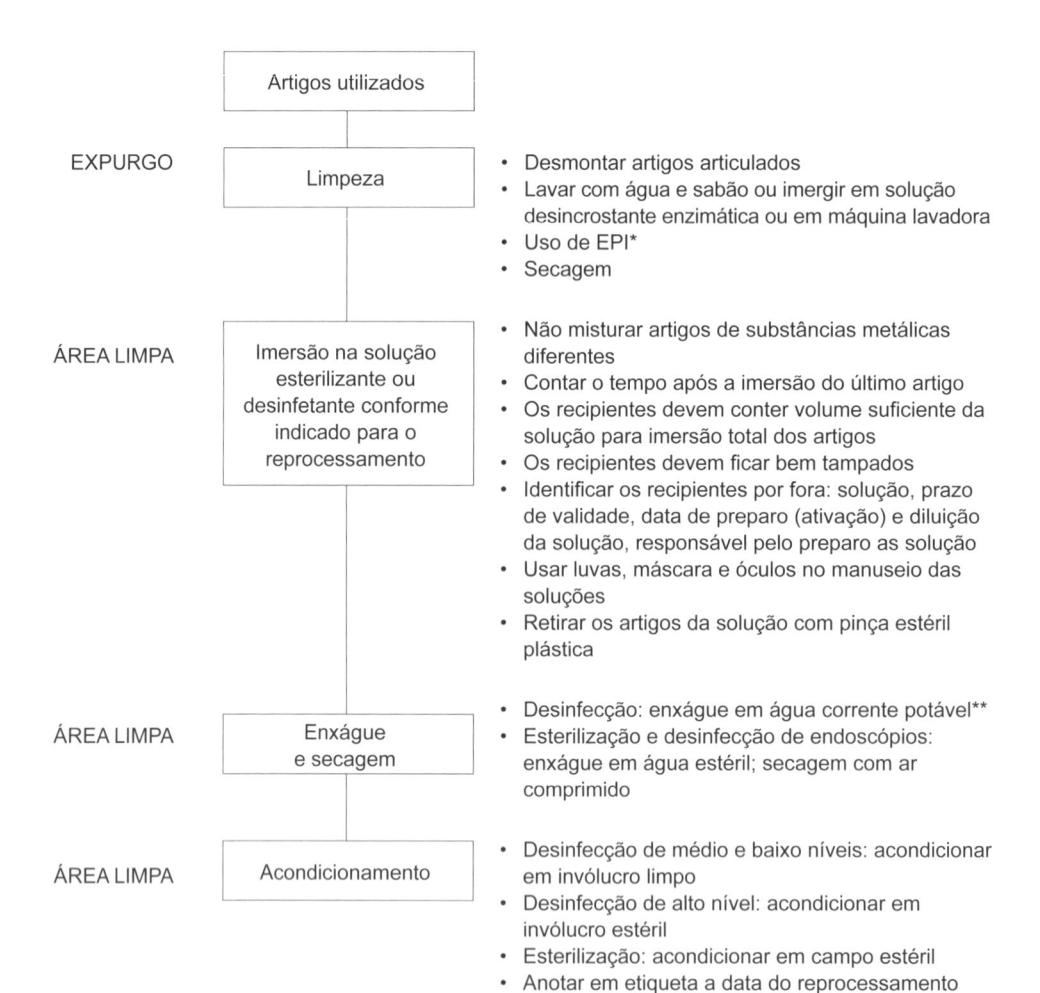

*Equipamento de Proteção Individual.

**Desinfecção de alto nível: enxágue em água estéril.

Figura 15.1 Fluxograma do processo.

- O germicida deve ser conservado em local com boa ventilação e em recipiente tampado, para evitar inalação de vapores tóxicos, bem identificado.
- Durante o reprocessamento, o funcionário responsável deve utilizar equipamento de proteção individual (EPI) indicado para a atividade a ser executada:
  - **Limpeza:** gorro, máscara antipartículas, avental impermeável de mangas longas, luvas de borracha grossa, cano alto e antiderrapantes, óculos protetores, sapato fechado impermeável.
  - **Desinfecção/esterilização química líquida:** gorro, máscara antigases, luvas de borracha grossa, cano alto e antiderrapantes, óculos protetores.
  - **Esterilização física e química gasosa:** veja *Central de material esterilizado*, mais adiante.
- Avaliar cuidadosamente o nível de criticidade do artigo a ser reprocessado (crítico, semicrítico ou não crítico) e sua constituição físico-química de modo a indicar o reprocessamento mais seguro, rápido, eficaz e com menor potencial de causar danos ao material (Tabela 15.5).
- Cada instituição hospitalar pode adaptar as recomendações de reprocessamento à possibilidade de trabalho, sempre assegurando o alto nível de qualidade e a segurança para os usuários (pacientes, funcionários, meio ambiente).
- Conforme alteração proposta pela RDC ANVISA 15, de 15 de março de 2012, em seu artigo 13, produtos para saúde utilizados na assistência ventilatória e inaloterapia não poderão ser submetidos à desinfecção por métodos de imersão química líquida com a utilização de saneantes à base de aldeídos. Seguem as recomendações quanto ao processo de desinfecção química de acordo com a RDC ANVISA 15 (2012):

> Seção VIII
>
> Da Desinfecção Química:
>
> Artigo 86 – O CME que realize desinfecção química deve dispor de uma sala exclusiva. Caso o serviço realize desinfecção ou esterilização química líquida automatizada, deve também dispor de área e condições técnicas necessárias para instalação do equipamento.
>
> Artigo 87 – Na sala de desinfecção química, o enxágue dos produtos para saúde deve ser realizado com água que atenda aos padrões de potabilidade definidos em normatização específica.
>
> Artigo 88 – O transporte de produtos para saúde submetidos à desinfecção de alto nível no CME deve ser feito em embalagem ou recipiente fechado.
>
> Artigo 89 – O CME deve adotar as medidas de segurança preconizadas pelo fabricante em relação ao uso de saneantes.
>
> Artigo 90 – O CME deve realizar a monitorização dos parâmetros indicadores de efetividade dos desinfetantes para artigo semicrítico, como concentração, pH ou outros, no mínimo 1 vez ao dia, antes do início das atividades.
>
> > §1º Os desinfetantes para artigo semicrítico devem ser utilizados de acordo com os parâmetros definidos no registro do produto.
> >
> > §2º Os parâmetros, inicial e subsequentes, dos desinfetantes para artigo semicrítico, devem ser registrados e arquivados pelo prazo mínimo de cinco anos.

As Tabelas 15.6 a 15.10 trazem recomendações gerais para o processamento de materiais médico-hospitalares.

Tabela 15.5 Relação dos produtos e atuação

Produto	Espectro de ação	Nível de desinfecção	Comentários	Efeitos adversos
Álcool a 70% (etílico e isopropílico)	Bactericida Viruscida Fungicida Tuberculocida Não destrói esporos	Médio e baixo níveis	Inflamável: deve ser estocado em área fresca e ventilada Volátil: evapora rapidamente; é necessária a imersão do artigo para se alcançar tempo maior de contato Ação diminuída na presença de proteínas	Danifica a camada superficial de lentes Deforma e endurece material de borracha com o uso repetido Descolore borracha e alguns plásticos Danifica componentes de tonômetros, podendo lesionar a córnea
Hipoclorito Líquido (hipoclorito de sódio) Sólido (hipoclorito de cálcio; dicloroisocianurato de cálcio) Dióxido de cloro de liberação por demanda	Bactericida Viruscida Fungicida Tuberculocida Destrói alguns esporos	Alto, médio e baixo níveis conforme concentração e tempo de contato Esterilização	Soluções em pH ≥ 8, estocadas a 23°C, em recipientes plásticos, opacos e fechados são estáveis por 1 mês. Ao se abrir o recipiente, a concentração cai a 40% a 50% da inicial ao final de 1 mês	Altamente corrosivos Podem se formar produtos tóxicos com contato com ácido ou formaldeído
Cloramina-T	Esporocida Bactericida Viruscida Fungicida Tuberculocida			
Formaldeído Aquoso (formalina: formaldeído a 37%) Gasoso	Bactericida Viruscida Fungicida Tuberculocida Esporocida	Esterilização Desinfecção de alto nível	Uso limitado devido aos efeitos adversos. Tempo máximo de manuseio pelo funcionário de 8 horas. Concentração máxima de 0,75ppm Uso praticamente exclusivo em preparo de peças anatômicas, em dialisadores e no preparo de vacinas Para dialisadores a concentração deve ser de 4% (sol. aquosa) com tempo de exposição ≥ 24 horas, à temperatura ambiente. Antes do uso, o dialisador deve ser enxaguado exaustivamente	Carcinogênico Produz gás com forte odor mesmo a concentrações < 1ppm

Produto	Ação	Nível	Observações	Toxicidade
Paraformaldeído (polímero sólido do formaldeído) "pastilhas de formol"	Semelhante ao formaldeído Ação esporocida questionada	Desinfecção de alto nível? Esterilização?	Para atuar é necessário ser vaporizado. Isto só é possível se for exposto ao calor + umidade + concentração adequados. Uso: 3g/100cm³ de recipiente metálico a 50°C por 4 horas na estufa, com umidade relativa de 100%, obtida com a colocação de chumaço de algodão molhado com água destilada (3 a 5mL). Enxaguar o artigo em água estéril imediatamente antes do uso e secá-lo assepticamente. Não estocar devido ao risco de recontaminação e da ação corrosiva do vapor produzido pelas pastilhas	Lesivo para mucosas, podendo ocasionar graves processos inflamatórios. Gás com forte odor irritante para as vias aéreas. Carcinogênico(?)
Glutaraldeído solução aquosa a 2%	Bactericida Viruscida Fungicida Tuberculocida Esporocida	Desinfecção de alto nível Esterilização	Solução aquosa (ácida) não é esporocida. Deve ser ativada adicionando-se agentes alcalinos até pH de 7,5 a 8,0. A solução se torna esporocida. Uma vez ativada, a validade é de 14 a 28 dias. É obrigatório o monitoramento periódico da concentração da solução por meio de fita indicadora, após a diluição, com o devido registro. Vantagens: não é corrosivo para metais; não danifica lentes, plásticos ou borrachas. Deve ser manuseado em local arejado; os recipientes devem ficar bem fechados; os funcionários devem usar luvas, óculos protetores e máscaras	Irritante para mucosas, ocasionando processos inflamatórios de conjuntiva, vias aéreas e demais mucosas onde houver contato. Epistaxe, dermatite de contato, asma e rinite no funcionário
Derivados fenólicos Orto-fenilfenol Orto-fenil-para-clorofenol	Bactericida Viruscida Fungicida Tuberculocida	Desinfecção de médio e baixo níveis	Uso restrito para descontaminação ambiental e artigos não críticos. Não deve ser usado em unidades neonatais nem em artigos de crianças	Absorvido por materiais porosos, podendo causar dano tecidual. Causa hiperbilirrubinemia no recém-nascido

(continua)

Tabela 15.5 Relação dos produtos e atuação (continuação)

Produto	Espectro de ação	Nível de desinfecção	Comentários	Efeitos adversos
Quaternário de amônio (composto de 1ª a 5ª gerações)	Bactericida Fungicida Viruscida para vírus lipofílicos Não é tuberculocida Não é esporocida	Desinfecção de baixo nível	Cada composto apresenta características antimicrobianas próprias Indicado basicamente para sanitização de superfícies não críticas (mobiliário, piso, parede) e alguns artigos não críticos (utensílios). Não apresenta efeito residual	—
Peróxido de hidrogênio	Bactericida Fungicida Viruscida Tuberculocida Esporocida	Desinfecção de alto nível Esterilização	Solução 3% por 2 a 3 horas: desinfecção de lentes de contato, tonômetro, ventiladores Solução 6% a 25% esterilizante	Lesão corneana se não for adequadamente enxaguado Enterite pseudomembranosa quando usado em endoscópio Possível ação oxidante em endoscópios
Ácido peracético	Bactericida Fungicida Viruscida Tuberculocida Esporocida	Desinfecção de alto nível Esterilização	Instável, especialmente quando diluído Associado ao peróxido de hidrogênio, tem sido usado em dialisadores	Corrosivo para cobre, prata, bronze, aço e ferro galvanizado
Iodóforos (iodo + agente solubilizante) solução desinfetante	Bactericida Viruscida Tuberculocida Necessita tempo prolongado de contato para matar alguns fungos e esporos	Desinfecção de médio e baixo níveis	Usado para desinfecção de frascos de hemocultura, banheiras de hidroterapia, termômetros e endoscópios	Sem descrição quando usados como solução desinfetante
Glucoprotamina	Germicida Bactericida Viruscida Fungicida Tuberculocida	Desinfecção de baixo nível	Exerce ação antimicrobiana nas concentrações de 0,5% a 1%, ocasionando desnaturação da parede e membrana celular	Não volátil, facilmente dissolvido em água, não teratogênico, não mutagênico, biodegradável. Não corrosivo e não tóxico

Tabela 15.6 Dispositivos respiratórios

Artigo	Reprocessamento	Como	Comentários
Ambu	Esterilização ou Desinfecção de alto nível	Óxido de etileno Termodesinfectadora Ácido peracético*	*Enxágue copioso em água estéril
Máscara de ventilação	Esterilização ou Desinfecção de alto nível	Óxido de etileno Termodesinfectadora Ácido peracético*	*Enxágue copioso em água estéril
Cânula orofaríngea	Esterilização ou Desinfecção de alto nível	Óxido de etileno Termodesinfectadora Ácido peracético*	*Enxágue copioso em água estéril
Circuitos de respiradores	Esterilização ou Desinfecção de alto nível	Óxido de etileno Termodesinfectadora Ácido peracético*	*Enxágue copioso em água estéril
Frascos de aspiração	Esterilização ou Desinfecção de alto nível	Autoclave a vapor Óxido de etileno	–
Lâmina de laringoscópio	Desinfecção de médio e baixo nível	Álcool a 70%	–
Cabo de laringoscópio	Desinfecção de médio e baixo nível	Álcool a 70%	–
Látex	Esterilização	Autoclave a vapor	–
Tubo endotraqueal	Esterilização ou Desinfecção de alto nível	Óxido de etileno Termodesinfectadora Ácido peracético*	* Enxágue copioso em água estéril
Cânula de traqueostomia (plástica)	Esterilização	Óxido de etileno	–
Cânula de traqueostomia (metálica)	Esterilização	Autoclave a vapor	–
Máscara de nebulização	Esterilização ou Desinfecção de alto nível	Óxido de etileno Termodesinfectadora Ácido peracético*	*Enxágue copioso em água estéril
Umidificador e nebulizador	Esterilização ou Desinfecção de alto nível	Óxido de etileno ou Autoclave a vapor (se termorresistente) Ácido peracético*	*Enxágue copioso em água estéril
CPAP nasal	Esterilização ou Desinfecção de alto nível	Óxido de etileno ou Autoclave a vapor (se termorresistente) Ácido peracético*	*Enxágue copioso em água estéril
Conexões de circuitos e tubos	Esterilização ou Desinfecção de alto nível	Óxido de etileno Termodesinfectadora Ácido peracético*	* Enxágue copioso em água estéril

Tabela 15.7 Dispositivos vasculares

Artigo	Reprocessamento	Como	Comentários
Cateter para hemodinâmica	Esterilização	Óxido de etileno	Exceto aqueles esterilizados primariamente com radiação gama/cobalto e os de PVC Veja rodapé*

* Pela Resolução ANVISA RE 2.605, de 11 de agosto de 2006, os seguintes dispositivos vasculares devem ser considerados de uso único, não devendo ser reprocessados: cateter de balão intra-aórtico, cateter para embolectomia tipo Fogarty, cateter para medida de débito por termodiluição, transdutores e conexões (tipo *tree-way*).

Tabela 15.8 Instrumental cirúrgico e outros artigos

Artigo	Reprocessamento	Como	Comentários*
Cirúrgico metálico Seringas de vidro Agulhas metálicas	Esterilização	Autoclave a vapor	–
Lâmina do eletrocautério	Esterilização	Óxido de etileno Autoclave a vapor	Verificar a resistência ao calor
Cabo do eletrocautério	Esterilização	Óxido de etileno	Verificar a resistência ao calor
Pontas de criocautério	Esterilização	Óxido de etileno	–
Tonômetro	Desinfecção de alto nível	Peróxido de hidrogênio a 3% ou Hipoclorito de sódio de 0,05% a 0,1% ou Álcool a 70%	Partes metálicas podem corroer com o hipoclorito e com peróxido. Álcool pode opacificar a lente O tempo de exposição ao desinfetante é de 5 a 10 minutos Enxaguar exaustivamente e secar antes do uso
Furadeira	Esterilização	Óxido de etileno	*
Espéculo vaginal (reutilizável)	Desinfecção de alto nível	Glutaraldeído a 2% ≥ 20 minutos	Empacotar individualmente
Comadres Marrecos Escarradeiras	Desinfecção de baixo nível	Fricção com álcool a 70% 3 vezes consecutivas ou quaternário de amônio	Empacotar individualmente em campo limpo
Termômetro	Desinfecção de baixo nível	Fricção com álcool a 70% 3 vezes consecutivas ou quaternário de amônio	Para uso entre pacientes com pele lesionada, imergir na solução de álcool a 70% por 1 minuto
Estetoscópio	Desinfecção de baixo nível	Fricção com álcool a 70% 3 vezes consecutivas ou quaternário de amônio	Para pacientes com pele lesionada, o uso deve ser individual
Esfigmomanômetro	Limpeza	Lavação do manguito	Para pacientes com pele lesionada, o uso deve ser individual
Almotolias	Limpeza	Água + sabão	Semanalmente
Banheiras	Desinfecção de baixo nível	Fricção com álcool a 70% 3 vezes consecutivas ou quaternário de amônio	Para pacientes com áreas de pele lesionada, considerar a banheira como artigo semicrítico e aumentar o tempo de exposição ao álcool

* Verificar indicação de alguns materiais para reprocessamento por esterilização em formaldeído a vapor a baixa temperatura ou esterilização por plasma (veja *Esterilização plasmática*, p. 485).

Tabela 15.9 Artigos de uso em recém-nascidos e lactentes

Artigo	Reprocessamento	Como	Comentários
Mamadeiras, bicos, chucas e chupetas	Desinfecção de baixo nível	Fervura durante 20 minutos (imersão completa)	Iniciar a contagem do tempo quando a água estiver em ebulição
		Hipoclorito de sódio a 0,01% por 10 minutos	Não é necessário enxágue Secagem ao ar livre ou com compressa estéril
Sondas para dieta enteral no mesmo paciente		Hipoclorito de sódio a 0,01% por 10 minutos	Preencher toda a luz da sonda com a solução Enxaguar com água fervida antes do uso A sonda deve ser descartada em, no máximo, 30 dias

Tabela 15.10 Reprocessamento de endoscópios, laparoscópios, artroscópios e retossigmoidoscópios

O quê	Quem	Quando	Com quê	Como	EPI
Endoscópio flexível: digestivo alto colonoscópio broncoscópio	Membro da enfermagem	Após o uso	Água e detergente enzimático Glutaraldeído 2% ou ácido peracético ou termoclavadoras Álcool a 70% Água estéril	Limpeza mecânica Submergir por 20 minutos Enxaguar em água estéril. Secar com ar comprimido Irrigar álcool a 70% se enxágue for em água corrente	Luvas Máscara Óculos
Laparoscópio	Membro da enfermagem	Após o uso	Água e detergente enzimático Esterilização plasmática	Limpeza mecânica Esterilização plasmática	Luvas Máscara Óculos
Retossigmoidoscópio	Membro da enfermagem	Após o uso	Água e sabão Autoclave a vapor	Limpeza mecânica Esterilização	Luvas
Pinça de biópsia	Membro da enfermagem	Após o uso	Água e sabão Autoclave a vapor	Limpeza mecânica Esterilização	Luvas
Parte óptica	Membro da enfermagem	Após o uso	Água e sabão Esterilização (se termorresistente: autoclave a vapor; se termossensível: plasmática)	Remover matéria orgânica Esterilização (se termorresistente: autoclave a vapor; se termossensível: plasmática)	Luvas Máscara Óculos
Escova de citologia	Membro da enfermagem	Após o uso	Água e sabão Autoclave a vapor	Limpeza mecânica Esterilização	Luvas
Aspirador	Membro da enfermagem	Após o uso	Água e sabão Autoclave a vapor	Limpeza mecânica Esterilização	Luvas
Cânula de Guedel	Membro da enfermagem	Após o uso	Água e sabão Glutaraldeído 2% ou óxido de etileno	Limpeza mecânica Submergir por 30 minutos Enxaguar em água estéril Se esterilização: óxido de etileno	Luvas Máscara Óculos

Fluxo de limpeza e desinfecção de endoscópio – padrão mínimo

Em 2003, a Sociedade Americana de Epidemiologia e Saúde (SHEA) publicou recomendações sobre as boas práticas de reprocessamento de endoscópios com base em evidências. Em 2011, algumas dessas recomendações passaram por revisão, as quais estão incluídas na Figura 15.2 e no texto a seguir:

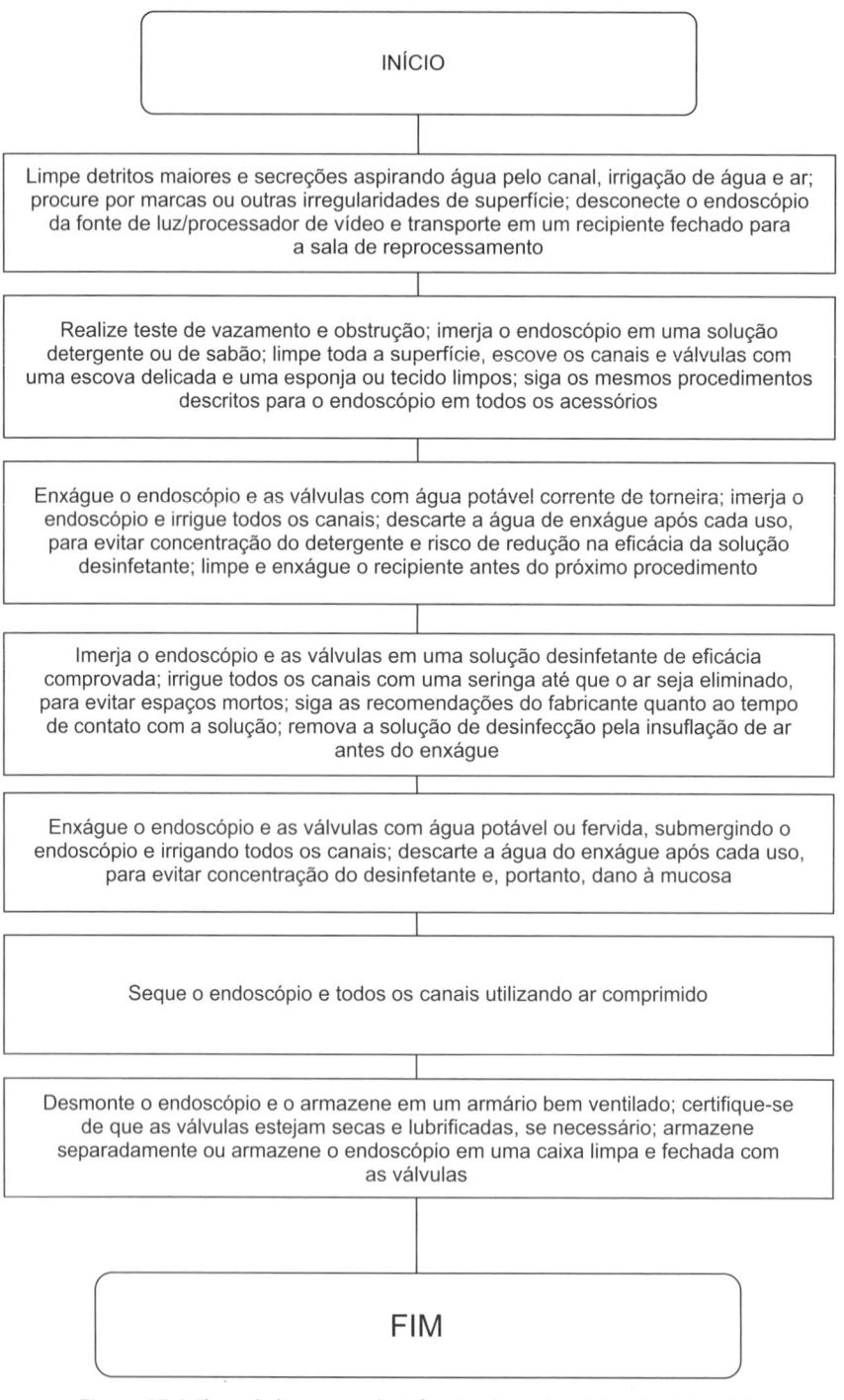

Figura 15.2 Fluxo de limpeza e desinfecção de endoscópio – Padrão mínimo.

- **Categorização das recomendações:**
  - **IA:** fortemente recomendada para implementação e fortemente embasada em estudos experimentais, clínicos ou epidemiológicos bem desenhados.
  - **IB:** fortemente recomendada para implementação e fortemente embasada em alguns estudos experimentais, clínicos ou epidemiológicos, e com base teórica forte.
  - **IC:** necessária devido a normas, regulamentos ou padrões estaduais ou federais (refere-se apenas aos EUA).
  - **II:** sugerida para implementação e fundamentada em estudos clínicos ou epidemiológicos sugestivos, ou em base teórica.
  - **Sem recomendação**; item não resolvido; prática para a qual a evidência é insuficiente ou não existe consenso referente à eficácia.

Boas práticas para o processamento de endoscópios – SHEA 2011

1. Todo o pessoal envolvido no manejo do endoscópio deve ser treinado quanto à adesão aos padrões de recomendação para o controle de infecção (p. ex., precaução padrão), incluindo aqueles que servem para proteger tanto os pacientes como os profissionais da saúde (*Categoria IA*).

2. Testes de pressão e vazamento deverão ser realizados após cada uso, de acordo com normas dos fabricantes (*Categoria IB*).

3. Componentes deverão ser desconectados e desmontados para possibilitar a completa imersão do endoscópio e componentes no detergente enzimático (*Categoria IB*).

4. Limpeza é a prioridade essencial para desinfecção manual ou automatizada. Limpeza meticulosa no interior do endoscópio, incluindo válvulas, canais, conectores e todas as partes separáveis com o detergente enzimático compatível com o endoscópio imediatamente após o uso, de acordo com orientações do fabricante. Lavação com pressão e escovação de todos os canais acessíveis para remoção de toda matéria orgânica (p. ex., sangue e tecidos etc.) e outros resíduos. Repetida atuação da limpeza das válvulas para facilitar o acesso a toda a superfície. Limpeza da superfície externa do endoscópio com escova macia e esponja (*Categoria I*).

5. Usar escovas de tamanho apropriado aos canais do endoscópio, partes, conectores e orifícios (as cerdas deverão ter contato com todas as superfícies) para limpeza. Os itens de limpeza deverão ser descartáveis e completamente limpos/esterilizados entre os usos (*Categoria II*).

6. Descartar o detergente enzimático após cada uso. Ele não é bactericida e não retardará o crescimento bacteriano (*Categoria IB*).

7. Acessórios reutilizável do endoscópio (p. ex., instrumentos de corte) que quebram a barreira da mucosa devem ser mecanicamente limpos conforme descrito na Figura 15.2 e esterilizados nos intervalos de uso (não é apropriada desinfecção de alto nível) (*Categoria IA*).

8. Limpeza ultrassônica para acessórios reutilizáveis do endoscópio pode ser usada para remoção de gordura e material orgânico de áreas de difícil acesso (*Categoria II*).

9. Endoscópios (acessórios) que têm contato com mucosas são classificados como itens semicríticos e devem receber no mínimo desinfecção de alto nível após uso em cada paciente (*Categoria IA*).

10. Usar produtos aprovados pela FDA para desinfecção de alto nível/esterilização (*Categoria IA*).

11. O tempo de exposição e a temperatura dos desinfetantes de alto nível liberados pela FDA para desinfecção de equipamentos médicos semicríticos variam. Seguir a recomendação das bulas autorizadas pela FDA, exceto se diversos estudos científicos experimentais consistentes, e endossados por sociedades científicas, demonstrarem que um tempo de exposição alternativo é efetivo para a desinfecção de artigos semicríticos. A FDA estabelece que para desinfecção de alto nível com glutaraldeído em concentração $\geq 2\%$, à temperatura de 25°C, o tempo de exposição varia de 20 a 90 minutos, dependendo do produto. Entretanto, muitos estudos científicos e organizações profissionais adotam a desinfecção de alto nível com glutaraldeído em concentração $\geq 2\%$, à temperatura de 20°C, com tempo de exposição de 20 minutos (*Categoria IA*).

12. Selecionar um desinfetante/esterilizante que seja compatível com o endoscópio. O uso de desinfetantes/esterilizantes específicos de alto nível deve ser evitado se o fabricante do endoscópio contraindicar esse uso devido ao risco de danos funcionais ao equipamento (com ou sem danos visuais) (*Categoria IB*).

13. A seleção e o uso de desinfetante no cuidado à saúde são dinâmicos, e podem vir a tornar-se disponíveis produtos que nem mesmo existiam durante a redação da diretriz. Novos desinfetantes podem se tornar disponíveis, e pessoas e comitês responsáveis pela seleção de desinfetantes para o reprocessamento de endoscópios gastrointestinais devem seguir as determinações do FDA e informações disponíveis na literatura científica (*Categoria II*).

14. A completa imersão do endoscópio e dos componentes no desinfetante de alto nível/esterilizante deve ser assegurada, além do preenchimento de todos os canais (*Categoria IB*).

15. Quando se utiliza lavadora/desinfectadora automática de endoscópios (AEWD), deve-se assegurar que todo o endoscópio e seus componentes sejam efetivamente reprocessados na máquina (*Categoria IB*).

16. Se for usada lavadora/desinfectadora automatizada, deve-se colocar o endoscópio e os componentes na máquina de modo que todos os canais e conexões tenham contato com a superfície interna com o desinfetante de alto nível/esterilizante (*Categoria IB*).

17. Se o ciclo da AEWD for interrompido, a desinfecção de alto nível/esterilização não poderá ser assegurada (*Categoria II*).

18. Em virtude do comprometimento de falhas de projetos na efetividade das AEWD, as comissões de infecção hospitalar devem revisar rotineiramente as orientações da FDA, os alertas dos fabricantes e a literatura científica quanto à prevenção de infecção (*Categoria II*).

19. Após a desinfecção de alto nível, enxaguar os canais com água estéril, filtrada ou água tratada para remoção do desinfetante. Descartar o enxágue com água após cada uso/ciclo. A secagem final possibilita a redução máxima da recontaminação pelo crescimento microbiano das gotículas (*Categoria IA*). A utilização de álcool a 70% durante o processo de secagem pode ser ignorada em caso de utilização de água estéril durante o enxágue. Caso seja usada água filtrada ou tratada, deve-se utilizar o método de injeção de álcool a 70% nos canais do endoscópio – IMPORTANTE: a secagem com álcool pode ser perigosa devido ao risco de explosão.

20. Para estocagem, o endoscópio deve ser colocado na posição vertical, para facilitar a secagem (*Categoria II*).

21. A estocagem dos endoscópios deve ser feita de maneira a protegê-los de contaminação (*Categoria II*).

22. Pelo menos uma vez ao dia, submeter à desinfecção de alto nível/esterilização os itens utilizados para o reprocessamento dos endoscópios (recipientes). Água estéril deve ser usada para preencher o recipiente de água (*Categoria IB*).

23. Manter identificados em cada reprocessamento: nome do paciente e do médico, registro do paciente, procedimento, endoscopista e número de identificação do endoscópio, para a eventualidade de investigação (*Categoria II*).

24. Testar rotineiramente o desempenho dos desinfetantes de alto nível/esterilizantes para assegurar a concentração mínima efetiva. Testar a solução no início de cada dia (ou mais frequentemente) e documentar os resultados. Se o indicador químico mostrar concentração abaixo do mínimo, a solução deverá ser descartada (*Categoria IA*).

25. Descartar o desinfetante de alto nível/esterilizante ao final da vida de uso (que deveria ser de uso único), sem levar em conta a concentração mínima. Em caso de adição de mais desinfetantes de alto nível/esterilizantes na máquina (AEWD) ou no recipiente, a vida de reuso deverá ser considerada a da primeira solução (*Categoria IB*).

26. Equipamentos de proeção coletiva (EPC) devem ser disponibilizados onde ocorram o uso e a desinfecção de endoscópios, para prover segurança ambiental e dos trabalhadores. Exaustores devem ser usados para minimizar a exposição dos trabalhadores aos efeitos tóxicos dos vapores

(p. ex., glutaraldeído). A concentração química do esterilizante não deverá ultrapassar os limites permitidos (*Categorias IB e IC*).

27. O pessoal designado para reprocessamento de endoscópios deve receber instruções específicas sobre reprocessamento, para assegurar adequada limpeza e desinfecção de alto nível/esterilização. Testes de competência para o pessoal designado para reprocessamento de endoscópios devem ser feitos com regularidade. Profissionais temporários não devem ser liberados para realização de reprocessamento de endoscópios até que seja garantida sua competência (*Categoria IA*).

28. Todo o pessoal que manipula substâncias químicas deve ser educado sobre os perigos químicos e biológicos presentes durante o procedimento de desinfecção (*Categoria IC*).

29. EPI (luvas, capotes, óculos e máscaras de proteção respiratória) deve estar disponível e ser usado apropriadamente para proteger trabalhadores da exposição a químicos, sangue e outros potenciais materiais infectantes (*Categoria IC*).

30. Protocolos devem ser desenvolvidos para assegurar que os usuários possam identificar rapidamente contaminação do endoscópio ou quando este está pronto para uso (*Categoria II*). Importante monitorizar a eficácia do procedimento de desinfecção a intervalos regulares, por meio de protocolos institucionais.

31. Uso rotineiro dos testes microbiológicos de modo a garantir a qualidade não definida (*sem recomendação*).

32. Se executado com técnicas padronizadas, o teste microbiológico poderá ser usado (*Categoria II*).

33. Em casos de surtos com suspeita de infecção ou etiologia química, amostras ambientais devem ser coletadas de acordo com padrões de investigações de surtos (*Categoria IA*).

34. Infecções relacionadas com endoscópios devem ser relatadas:
    A – à Comissão de Infecção Hospitalar
    B – à agência reguladora da saúde
    C – ao FDA
    D – ao CDC

35. Fabricante do endoscópio, fabricante do desinfetante/esterilizante e fabricante da máquina lavadora do endoscópio – AEWD (se necessário) (*Categorias IB e IC*).

Recomendações específicas

A. **Endoscópios:** está indicada desinfecção de alto nível, com imersão no glutaraldeído por 20 minutos, no mínimo, ou termodesinfecção, ou uso de ácido peracético (associado a anticorrosivo). A desinfecção deve ser precedida por limpeza meticulosa do equipamento, com desarticulação das peças móveis. Após o tempo necessário de exposição ao desinfetante, o enxágue deve ser feito com água estéril. As partes cortantes devem ser esterilizadas.

B. **Laparoscópios e artroscópios:** como esses equipamentos entram em contato com superfícies orgânicas estéreis, a esterilização é o processo indicado. Todas as partes cortantes devem ser esterilizadas.

C. **Tonômetros, instrumentos criocirúrgicos, anéis de ajuste de diafragmas:** as recomendações para desinfecção desses artigos semicríticos variam muito:
    1. **Tonômetros:** limpeza por fricção e desinfecção por 5 a 10 minutos com peróxido de hidrogênio a 3%, hipoclorito a 0,1% ou álcool a 70% (etílico ou isopropílico). Há limites e problemas com o uso de cada um desses desinfetantes (veja o texto). Após a desinfecção, o artigo deve ser exaustivamente enxaguado em água corrente e seco antes do uso.
    2. **Diafragmas, instrumentos criocirúrgicos, espéculos vaginais reutilizáveis:** até o momento não existem técnicas de desinfecção definidas. Esses artigos devem ser submetidos à desinfecção de alto nível.

Pasteurização

A pasteurização é um processo de inativação de todas as formas microbianas, exceto esporos bacterianos, através de aquecimento a temperaturas relativamente baixas, sendo um procedimento amplamente empregado na indústria alimentícia desde seu desenvolvimento, por Louis Pasteur. As condições reais de tempo e temperatura variam conforme o tipo de material a ser tratado. Para equipamentos de anestesia, recomenda-se o tempo de 10 minutos à temperatura de 75°C; para derivados do sangue, a exposição deve ser de 6 horas à temperatura de 60°C.

CENTRAL DE MATERIAL ESTERILIZADO (CME)

Em 15 de março de 2012, a ANVISA publicou a RDC 15, que estabelece novos critérios de área física e os processos de limpeza, desinfecção, esterilização e transporte dos materiais médico--hospitalares, conforme apresentado a seguir.

Para melhor compreensão da legislação, faz-se necessário esclarecer as classificações de modelos de CME existentes:

- A CME Classe I realiza o processamento de produtos para a saúde não críticos, semicríticos e críticos de conformação não complexa, passíveis de processamento.
- A CME Classe II realiza o processamento de produtos para a saúde não críticos, semicríticos e críticos de conformação complexa e não complexa, passíveis de processamento.

Área física da CME

Áreas de processamento

As áreas de reprocessamento devem ser fisicamente separadas e ter espaço adequado para o desempenho das funções (Figura 15.3 e Tabela 15.11):

- **Controle do tráfico de pessoal:** apenas o pessoal autorizado deve ser permitido nas áreas de processamento. Devem ser estabelecidos critérios para autorização da entrada com especificação do uso dos paramentos.
- As paredes e os pisos devem ser constituídos de material que suporte limpeza contínua e não libere partículas. Recomenda-se o uso de pisos vinílicos, por serem menos duros, de fácil conservação e limpeza.
- Garantir vazão mínima de ar total de $18m^3/h/m^2$. Manter um diferencial de pressão negativo entre os ambientes adjacentes, com pressão diferencial mínima de 2,5Pa. Prover exaustão forçada de todo o ar da sala com descarga para o exterior da edificação. O ar de reposição pode ser proveniente dos ambientes vizinhos.
- A temperatura em todas as áreas de trabalho deve ser mantida entre 18°C e 22°C.
- Dever haver iluminação adequada, conforme as Normas Técnicas Brasileiras (ABNT).
- Devem estar disponíveis pias para lavagem das mãos, de fácil acesso em todas as áreas.

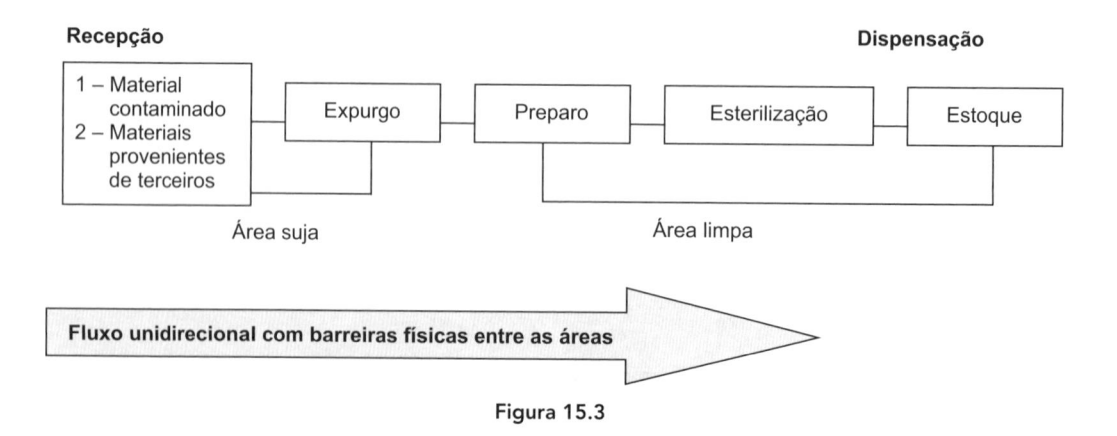

Figura 15.3

Tabela 15.11 CME – áreas de processamento

O quê	Por quê	Onde	Quem	Quando	Como	EPI
Expurgo	Receber, conferir o material e separar os danificados. Executar processos de limpeza, lavagem e secagem Bancada exclusiva para receber e conferir material proveniente de terceiros	Área suja	Membro da enfermagem	Conforme rotina	Lavação manual ou mecânica, utilizando água + sabão + desincrostante (conforme orientação do fabricante) ou detergente enzimático. Eliminar completamente sujidades utilizando escovas, se necessário. Nunca friccionar metais com buchas ou palha de aço. Manter abertas as articulações dos instrumentais	Luvas de borracha grossas, cano alto, antiderrapante Máscara antipartículas Óculos protetores Avental impermeável Botas impermeáveis Gorro
Preparo	Inspeção Empacotamento Identificação Controle químico	Área limpa	Membro da enfermagem	Conforme rotina	Acondicionamento do material em invólucros compatíveis com o processo esterilizante e com qualidade que garanta a esterilidade: algodão cru, musselina, papel grau cirúrgico, caixas metálicas, não tecido, crepado, filmes plásticos Etiquetar, identificando o material, o dia de reprocessamento, autoclave, lote e validade, executor Fixar fita de controle químico na face externa do pacote	–
Esterilização	Eliminação completa de todas as formas de vida microbiana do artigo submetido ao processo	Área limpa	Membro da enfermagem	Conforme rotina	a) Meio físico Calor seco Calor úmido sob pressão b) Meio químico gasoso Óxido de etileno Baixa temperatura/formaldeído c) Plasmática d) Radiação ionizante e) Meio químico líquido	Conforme o processo
Armazenamento	Garantir a esterilidade do material	Área limpa	Membro da enfermagem	Ao término da esterilização	Os pacotes devem estar íntegros e secos; resfriados naturalmente nas autoclaves (não resfriar em bancadas, pois ocorre a formação de umidade). Estocar, de preferência, em armários fechados, exclusivos, de acesso restrito. Materiais esterilizados em óxido de etileno devem passar por processo de "aeração" (eliminação dos resíduos tóxicos) antes do armazenamento	–

- Pisos e bancadas de trabalho devem ser limpos diariamente. As outras superfícies e equipamentos devem ser limpos em escala regular e quando necessário.
- Janelas amplas, altas e fechadas, quando a ventilação for feita por aparelho de ar-condicionado. Em caso de ventilação natural, as janelas devem ser teladas (telas de náilon, com orifícios os mais fechados possíveis) para evitar a entrada de insetos.

Transporte do material contaminado

Todo artigo que entra em contato com sangue ou fluidos corporais deve ser considerado potencialmente contaminado. Esses artigos devem ser coletados, armazenados e transportados para a CME, de modo a impossibilitar a contaminação do funcionário e do ambiente (Tabela 15.12).

O que muda com a RDC 15?

Seção XII

Do transporte:

Artigo 103 – O transporte de produtos para saúde processados deve ser feito em recipientes fechados e em condições que garantam a manutenção da identificação e a integridade da embalagem.

Artigo 104 – O transporte dos produtos para saúde a serem encaminhados para processamento nas empresas processadoras ou na CME de funcionamento centralizado deve ser feito em recipiente exclusivo para este fim, rígido, liso, com sistema de fechamento estanque, contendo a lista de produtos a serem processados e o nome do serviço solicitante.

Artigo 105 – Os produtos para saúde processados por empresa processadora ou no CME de funcionamento centralizado devem ser transportados para o serviço de saúde em recipientes fechados que resistam às ações de punctura e ruptura, de forma a manter a integridade da embalagem e a esterilidade do produto.

Parágrafo único. Os recipientes devem estar identificados com o nome da empresa processadora ou da CME de funcionamento centralizado, o nome do serviço a que se destina, e conter uma lista anexa com a relação de produtos processados.

Artigo 106 – Quando o transporte dos produtos para saúde for realizado pela empresa processadora, os veículos de transporte deverão ser de uso exclusivo para este fim.

Tabela 15.12 Transporte do material contaminado para a CME

O quê	Quem	Quando	Como	Onde	Por quê
Instrumental cirúrgico	Membro da enfermagem	Ao término da cirurgia	Acondicionar dentro da própria caixa de instrumental; atenção para "Precauções Padrões"	No local de uso	Evitar contaminação dos funcionários e do ambiente
Materiais perfurocortantes reprocessáveis		Conforme rotina do serviço; após o uso	No recipiente rígido onde o material já está depositado. Lacrar a tampa após encher 2/3		
Outros artigos (p. ex., plásticos, silicones, metais não cortantes etc.)		Conforme rotina do serviço; após o uso	Em saco plástico resistente. Rotular "contaminado"		

§1º – Quando o veículo de transporte de produtos para saúde for o mesmo para produtos processados e produtos ainda não processados, a área de carga do veículo deverá ser fisicamente dividida em ambientes distintos com acessos independentes e devidamente identificados.

§2º – Qualquer outra forma de transporte dos produtos para saúde processados deve ser submetida à aprovação prévia pelo órgão de vigilância sanitária emissor do licenciamento.

§3º – Quando o contrato entre o serviço de saúde e a empresa processadora envolver o transporte intermunicipal ou interestadual, a forma de transporte dos produtos para saúde deverá ser submetida à aprovação do órgão de vigilância sanitária responsável pela fiscalização da empresa processadora.

§4º – A CME de funcionamento centralizado e a empresa processadora devem estabelecer critérios para a higienização dos veículos de transporte.

Artigo 107 – O trabalhador responsável pelo transporte deve receber treinamento quanto à higienização das mãos e ao uso de equipamento de proteção individual.

Recepção dos produtos para saúde conforme RDC 15:

Seção V

Artigo 62 – Devem ser realizados a conferência e o registro de entrada de todos os produtos para saúde recebidos para processamento.

Parágrafo único. A empresa processadora deve registrar todos os produtos para saúde recebidos para processamento, na área de recepção da empresa.

Artigo 63 – O responsável pela CME Classe II, em situações de comprovada urgência, pode receber produtos para saúde não definidos pelo Comitê de Processamento de Produtos para Saúde, devendo proceder ao registro e, posteriormente, comunicar o fato ao Comitê.

Artigo 64 – Não é permitido o recebimento ou circulação na sala de recepção e limpeza da CME de têxteis limpos provenientes da unidade de processamento de roupas e que necessitam ser esterilizados antes de sua utilização.

Preparo do material para esterilização

As soluções detergentes aniônicas (ou não) são utilizadas na limpeza, sendo às vezes necessário o uso de enzima proteolítica para remoção de resíduos ressecados de sangue ou outros fluidos corporais. A solução de limpeza deve emulsificar gordura, dissolver sangue e ligar-se aos íons cálcio e magnésio encontrados na água e ao ferro originado de sistema de abastecimento de baixa qualidade; com isso, previne-se a deposição de camadas ou ferrugem dos instrumentos. O produto não deve corroer aço, titânio, tungstênio, bronze ou cobre. Deve ser compatível com borracha e plásticos.

As diversas fórmulas são caracterizadas pelo pH e a alcalinidade, na forma de hidróxido de sódio ou de potássio e silicatos. Produtos com pH neutro (7 a 9) e alcalinidade irrisória são seguros para uso na maioria dos metais, porém menos efetivos na remoção de resíduos orgânicos. Produtos com pH moderado (9 a 11) e baixa alcalinidade têm ação melhorada de limpeza, mas causam maior dano à camada protetora de óxido de crômio da superfície do aço; podem corroer alumínio, bronze e cobre, a menos que inibidores de corrosão sejam incluídos na fórmula ou usados separadamente. Produtos com pH alto e alta alcalinidade devem ser usados, com cautela, apenas na remoção de ferrugem e camadas de íons; o tempo de contato deve ser de apenas 10 minutos. Produtos com pH ácido, formulados com ácido fosfórico, são usados com o objetivo de remover ferrugem, mas não são capazes de interromper o processo ativo de corrosão; seu uso deve ser evitado, se possível, ou restrito a curto espaço de tempo.

Os detergentes enzimáticos contêm em sua fórmula enzimas como proteases, lipases e amilases, que promovem a limpeza pela ação da decomposição da matéria orgânica aderida ao instrumental. Esse tipo de detergente não apresenta incompatibilidade com os diversos artigos hospitalares. Do rótulo do produto devem constar as seguintes informações: nome do produto e sua finalidade, princípio ativo, modo de usar e restrições, informações toxicológicas, nome do técnico responsável e seu registro no conselho, nome, endereço e CIC do fabricante, lote, data de fabricação e prazo de validade do produto, além de origem e órgão distribuidor.

Os instrumentos articulados devem ser desmontados. A luz dos artigos deve ser completamente preenchida com a solução detergente. A limpeza do material tubular exige a disponibilidade de uma torneira com bicos apropriados e com água sob pressão, para remoção de toda sujidade. A secagem interna deve ser realizada com ar comprimido.

O método de limpeza do instrumental pode ser manual, entretanto, de acordo com a nova legislação vigente, em relação aos instrumentais de maior complexidade, a limpeza manual deve ser precedida pela limpeza por meio de máquinas lavadoras ultrassônicas, descontaminadoras de carga ou termodesinfectadoras, como cita o artigo 67 da legislação.

Importante ressaltar que esse processo deve envolver no mínimo seis etapas: (1) limpeza prévia, (2) descontaminação, (3) lavagem, (4) enxágue, (5) lubrificação e (6) secagem. Na fase de limpeza prévia, a água utilizada deve estar em temperatura < 45°C, pois temperaturas elevadas provocam a coagulação das proteínas e dificultam a remoção das incrustações no instrumental. Em hipótese alguma devem ser empregados palha de aço ou outros produtos abrasivos.

Após a última etapa da limpeza, o instrumental deve sofrer inspeção geral de caráter rigoroso e, se necessário, deve ser reiniciado o processo de limpeza. Em qualquer processo, as seguintes precauções devem ser tomadas para prevenir a transmissão de vírus veiculados pelo sangue ou acidentes de trabalho: uso de óculos protetores, luvas de borracha grossas, sapatos impermeáveis, máscara para partículas, avental impermeável, educação e treinamento continuados.

A qualidade da água é fator fundamental para limpeza e conservação do instrumental. A presença de certos íons na água pode ocasionar a incrustação de precipitados minerais, bem como provocar corrosão. A condutividade da água de enxágue, que expressa a concentração de íons, deve estar < 50µS/cm, conforme as normas da ABNT (idealmente < 10 – Tabela 15.13). Este nível de condutividade é conseguido mediante o uso de água destilada (0,4 a 2µS/cm) ou a instalação de filtros deionizadores. É fundamental que a saturação desses filtros seja frequentemente medida para que seja mantida sua eficiência.

Tabela 15.13 Normas da ABNT para água usada em CME

Contaminante	Valor limite
Resíduos de vapor	< 15mg/L
Silício	< 2mg/L
Ferro	< 0,2mg/L
Cádmio	< 0,005mg/L
Chumbo	< 0,05mg/L
Resíduos de metais pesados	< 0,1mg/L
Cloretos	< 3mg/L
Fosfato	< 0,5mg/L
Condutividade	< 50µS/cm
pH	De 6,5 a 8
Aparência	Incolor, límpida, sem sedimentos
Dureza	< 0,1mmol/L

Os instrumentais e outros equipamentos devem ser secos rapidamente, de modo a evitar ferrugem e manchas. Pode ser usado ar comprimido, ar quente ou secagem no processo final das máquinas lavadoras.

Informações importantes sobre os processos de limpeza dos produtos para saúde conforme a RDC 15

Seção VI

Artigo 65 – Os produtos para saúde passíveis de processamento, independente de sua classificação de risco, inclusive os consignados ou de propriedade do cirurgião, devem ser submetidos ao processo de limpeza, dentro da própria CME do serviço de saúde ou na empresa processadora, antes de sua desinfecção ou esterilização.

Parágrafo único. A limpeza de produtos para saúde não críticos pode ser realizada em outras unidades do serviço de saúde, desde que de acordo com Procedimento Operacional Padronizado – POP definido pela CME.

...

Artigo 67 – Na CME Classe II e na empresa processadora, a limpeza de produtos para saúde com conformações complexas *deve ser precedida de limpeza manual* e complementada por limpeza automatizada em lavadora ultrassônica ou outro equipamento de eficiência comprovada.

Parágrafo único. Para produtos para saúde cujo lúmen tenha diâmetro interno inferior a cinco milímetros é obrigatório que a fase automatizada da limpeza seja feita em lavadora ultrassônica com conector para canulados e que utilize tecnologia de fluxo intermitente.

Artigo 68 – O enxágue dos produtos para saúde deve ser realizado com água que atenda aos padrões de potabilidade definidos em normatização específica.

Parágrafo único. O enxágue final de produtos para saúde críticos utilizados em cirurgias de implantes ortopédicos, oftalmológicos, cirurgias cardíacas e neurológicas deve ser realizado com água purificada.

Artigo 69 – A CME Classe II e a empresa processadora devem utilizar pistola de água sob pressão para limpeza manual de produtos com lúmen e ar comprimido medicinal, gás inerte ou ar filtrado, seco e isento de óleo para secagem dos produtos.

Artigo 70 – A CME Classe I deve dispor de ar comprimido medicinal, gás inerte ou ar filtrado, seco e isento de óleo para secagem dos produtos.

Artigo 71 – Os produtos para saúde e o instrumental cirúrgico consignado e disponibilizado pelo distribuidor devem ser submetidos à limpeza por profissionais da CME do serviço de saúde, antes de sua devolução.

Artigo 72 – Antes de serem encaminhados para empresa processadora, os produtos para saúde devem ser submetidos à pré-limpeza no serviço de saúde.

Artigo 73 – É obrigatório o monitoramento, com periodicidade definida em protocolo elaborado pela CME ou pela Empresa Processadora, da limpeza dos produtos para saúde e dos equipamentos automatizados de limpeza dos produtos para saúde.

...

Artigo 75 – O descarte de material biológico e perfurocortante gerado na área de limpeza deve ser realizado em recipientes disponíveis no local.

Seção VII

Da Inspeção, Preparo e Acondicionamento dos produtos para saúde:

Artigo 76 – A limpeza dos produtos para saúde, seja manual ou automatizada, deve ser avaliada por meio da inspeção visual, com o auxílio de lentes intensificadoras de imagem com no mínimo oito vezes de aumento, complementada, quando indicado, por testes químicos disponíveis no mercado.

Artigo 77 – A CME e a empresa processadora devem utilizar embalagens que garantam a manutenção da esterilidade do conteúdo, bem como sua transferência sob técnica asséptica.

Artigo 78 – As embalagens utilizadas para esterilização de produtos para saúde devem estar regularizadas junto à ANVISA, para uso específico em esterilização.

Artigo 79 – Não é permitido o uso de embalagens de papel kraft, papel toalha, papel manilha, papel jornal e lâminas de alumínio, assim como as embalagens tipo envelope de plástico transparente não destinadas ao uso em equipamentos de esterilização.

Artigo 80 – A selagem de embalagens tipo envelope deve ser feita por termosseladora ou conforme orientação do fabricante.

Artigo 81 – Não é permitido o uso de caixas metálicas sem furos para esterilização de produtos para saúde.

Artigo 82 – A CME que utiliza embalagem de tecido de algodão deve possuir um plano contendo critérios de aquisição e substituição do arsenal de embalagem de tecido, mantendo os registros desta movimentação.

Parágrafo único. Não é permitido o uso de embalagens de tecido de algodão reparadas com remendos ou cerzidas, e sempre que for evidenciada a presença de perfurações, rasgos, desgaste do tecido ou comprometimento da função de barreira, a embalagem deve ter sua utilização suspensa.

Artigo 83 – É obrigatória a identificação nas embalagens dos produtos para saúde submetidos à esterilização por meio de rótulos ou etiquetas.

Artigo 84 – O rótulo dos produtos para saúde processados deve ser capaz de se manter legível e afixado nas embalagens durante esterilização, transporte, armazenamento, distribuição e até o momento do uso.

Artigo 85 – O rótulo de identificação da embalagem deve conter:

I – nome do produto;

II – número do lote;

III – data da esterilização;

IV – data limite de uso;

V – método de esterilização;

VI – nome do responsável pelo preparo.

Processos de esterilização

Esterilização é um processo que mata ou remove todos os tipos de microrganismos, incluindo esporos bacterianos resistentes. A esterilização é mais corretamente considerada um processo que provê probabilidade aceitavelmente baixa (uma chance em um milhão) de que algum microrganismo sobreviva ao processo. O processo de esterilização está indicado para todos os artigos médico-

-hospitalares que entrarão em contato direto com o sistema vascular, tecidos estéreis ou membranas mucosas delicadas, como, por exemplo, o trato urinário.

A CME é responsável por recepção, preparo, processamento, estoque e distribuição dos artigos médico-cirúrgicos e equipamentos necessários para assistência ao paciente. O reprocessamento dos artigos e equipamentos em CME apresenta maior eficiência operacional, com diminuição de custos e melhor controle de qualidade.

A CME deve prover material com garantia de qualidade de processamento, sob condições adequadamente monitorizadas e controladas, a todos os setores do hospital por ela servidos. As vantagens da centralização são:

- Instalação racional de equipamentos caros de limpeza e esterilização, de modo que possam ser plenamente utilizados, corretamente manuseados e submetidos a manutenção regular.
- Emprego de pessoal especialmente treinado, com supervisão do trabalho e operação dos equipamentos de esterilização.
- Padronização de técnicas de limpeza, empacotamento e reprocessamento dos artigos reutilizáveis, assegurando economia de recursos humanos, material e tempo.
- Distribuição dos artigos estéreis e supervisão das condições de estocagem.

Idealmente, a CME deve estar localizada próximo aos centros fornecedores (almoxarifado e lavanderia) e possibilitar comunicação e transporte fáceis para os centros recebedores (centros cirúrgico e obstétrico, UTI, pronto-socorro etc.).

Entre as diversas funções da CME, destacam-se:

- Recepção, limpeza e desinfecção de artigos contaminados.
- Preparação e empacotamento para esterilização.
- Esterilização utilizando processos disponíveis e próprios a cada tipo de artigo.
- Monitorização da eficiência da esterilização.
- Manutenção e reparo dos equipamentos de esterilização e limpeza.
- Estocagem e distribuição dos artigos esterilizados para os diversos setores hospitalares.

Além disso, devem ser estabelecidos protocolos de segurança, com supervisão constante. Todos os processos executados no setor devem ser adequadamente registrados.

Aspectos gerais

Alguns pré-requisitos essenciais devem ser observados nos processos de esterilização:

- Todo artigo deve estar livre de sujidades depois do processo correto de lavação e adequada secagem; as roupas (coberturas de algodão) devem estar limpas, secas e sem cerziduras.
- Equipamentos especializados em perfeitas condições de funcionamento e com todos os parâmetros (temperatura, umidade, tempo e processo) devidamente validados.
- Umidade relativa alta no interior das câmaras de esterilização, o que aumenta a eficiência germicida, por alterar a parede celular microbiana.
- Padronização das cargas, de modo que contenham o mesmo tipo de material (roupas, instrumentais, líquidos etc.), evitando falhas no processo final. Materiais de constituição diferente exigem padrões diferentes.
- Uso de embalagens adequadas para esterilização que possibilitem o contato do artigo com o agente esterilizante, bem como mantê-lo livre de microrganismos durante a estocagem.

O que diz a RDC 15 sobre o processo de esterilização:

Artigo 91 – É proibido o uso de autoclave gravitacional de capacidade superior a 100 litros.

Artigo 92 – Não é permitido o uso de estufas para esterilização de produtos para saúde.

Artigo 93 – É obrigatória a realização de teste para avaliar o desempenho do sistema de remoção de ar (Bowie & Dick) da autoclave assistida por bomba de vácuo no primeiro ciclo do dia.

Artigo 94 – Não é permitida alteração dos parâmetros estabelecidos na qualificação de operação e de desempenho de qualquer ciclo dos equipamentos de esterilização.

§1º – O ciclo de esterilização a vapor para uso imediato só pode ocorrer em caso de urgência e emergência.

§2º – O ciclo de esterilização a vapor para uso imediato deve ser documentado, contendo data, hora, motivo do uso, nome do instrumental cirúrgico ou produto para saúde, nome e assinatura do profissional responsável pela CME e identificação do paciente.

§3º – O registro do ciclo mencionado no §2º deve estar disponível para avaliação pela autoridade sanitária.

§4º – O instrumental cirúrgico e os produtos para saúde processados conforme o §1º devem ser utilizados imediatamente após o processo de esterilização.

§5º – O ciclo para uso imediato deve ser monitorizado por integrador ou emulador químico.

Artigo 95 – A água utilizada no processo de geração do vapor das autoclaves deve atender às especificações do fabricante da autoclave.

O empacotamento é item vital para a qualidade da esterilização.

Características das embalagens:

- Devem ser compatíveis com o material.
- Devem ser compatíveis e resistentes às condições físicas do processo de esterilização.
- Devem ser livres de ingredientes tóxicos.
- Devem evitar a liberação de partículas e fibras.
- Devem permitir fechamento ou selagem adequada e resistente.
- Devem permitir a penetração do agente esterilizante.
- Devem permitir a adequada remoção do ar de dentro da embalagem.
- Devem ser hidrorrepelentes.
- Devem proporcionar barreira microbiana.
- Devem proteger o conteúdo do pacote de danos físicos.
- Devem resistir a rasgos e punções.
- Devem ser livres de furos.
- Não devem oferecer resistência à prática de abertura asséptica.
- Devem ter custo-benefício positivo.
- Devem ser usadas de acordo com instruções escritas pelo fabricante.

TESTES DE VALIDAÇÃO

Todo processo de esterilização precisa ser validado mediante o emprego de testes físicos, químicos e biológicos, além de monitorização regular, durante as operações de rotina.

Testes físicos, químicos e biológicos são empregados para certificação do desempenho ideal do ciclo de esterilização e cumprimento das condições preestabelecidas para esterilização dentro da câmara e nos pontos mais críticos da carga. A responsabilidade pela execução desses testes deve ser compartilhada pelo operador dos equipamentos, o serviço de manutenção do hospital e, quando apropriado, o engenheiro especializado. A participação de um microbiologista pode ser necessária para execução e interpretação de testes biológicos.

Exemplo de protocolo de validação da etapa de esterilização:

- 1ª etapa: qualificação térmica da câmara.
- 2ª etapa: controle dos parâmetros físicos da esterilização, tempo, pressão e temperatura.
- 3ª etapa: utilização de indicadores químicos.
- 4ª etapa: monitorização biológica.
- 5ª etapa: treinamento contínuo do pessoal.

Testes físicos

- **Teste de temperatura e processo automático:** o desempenho das autoclaves a vapor e a gás é avaliado mediante observação da temperatura, pressão, medidores de vácuo e pelo tempo do ciclo com controle automático. Devem ser feitas, pelo menos, duas ou três leituras da temperatura e da pressão durante o ciclo de esterilização das autoclaves. As leituras devem ser registradas em gráficos e analisadas cuidadosamente durante todo o teste. Os medidores e indicadores automáticos devem ser calibrados por meio de instrumentos padrões.
- **Testes termométricos:** termostatos ou outros sensores de temperatura são utilizados para medir a temperatura em locais selecionados dentro da câmara e em cargas de estufas e de autoclaves a vapor ou a gás. Também podem ser aplicados a fornos de ar quente. Pelo menos dois termostatos são usados no teste; em autoclaves a vapor, um deles deve ser colocado no ponto de drenagem. O número de medidores a serem colocados na carga depende do número de pacotes e do tipo de material a ser testado. Esses medidores são a única maneira de determinar o tempo correto de penetração do calor em pacotes ou frascos na autoclave a vapor. Os termostatos são também utilizados para determinação da distribuição do calor em autoclaves a óxido de etileno e do tempo necessário para que a carga atinja a temperatura selecionada.
- **Testes de escape ou vazamento:** devem ser feitos semanalmente em autoclaves a vapor de pré-vácuo, após a exaustão. Normalmente o teste é realizado na fase de secagem, quando todas as partes da câmara estão quentes. A exaustão do vapor deve ser feita até uma pressão de 4kPa (40mbar) ou menos. Assim que o medidor de pressão se estabilizar, a pressão não deve aumentar mais do que 133Pa (1,3mbar) por minuto. Os equipamentos a óxido de etileno e os de baixa temperatura e formaldeído são testados de modo similar.
- **Medida da dose de irradiação:** o total de energia absorvida é o único parâmetro do processo de esterilização por irradiação. As doses esterilizantes são medidas em *kilogray* (kgry). Dosímetros são colocados em diversos pontos da câmara e realizada a análise em espectrofotômetro. A dosimetria deve ser repetida para monitorização das mudanças das doses que podem ocorrer quando há queda no fluxo da fonte de Co^{60}, ou quando materiais de diferentes densidades são esterilizados ao mesmo tempo.

Indicadores químicos

Os indicadores químicos podem ser sólidos ou líquidos, os quais sofrem mudança na consistência ou na cor quando expostos a um agente esterilizante específico. São colocados dentro ou na superfície externa dos pacotes. O principal objetivo é a detecção imediata de potenciais falhas no processo de esterilização; nenhum indicador químico pode comprovar uma esterilização correta. Deve-se adotar um critério no momento da seleção dos vários indicadores químicos disponíveis no comércio. O fabricante deve fornecer informações completas sobre a indicação de uso e a interpretação dos resultados obtidos.

- **Indicadores externos:** os indicadores externos têm o único objetivo de diferenciar os pacotes que passaram pelo ciclo de esterilização daqueles que ainda não foram esterilizados. Podem revelar falhas grosseiras no equipamento, mas não especificam as condições de esterilização dentro da câmara ou na carga. São comercializados na forma de tiras de papel ou combinações de papel e plástico, ou fitas adesivas com listras em diagonal, para uso em autoclaves a vapor ou a gás. Trazem um corante impresso em sua superfície que muda de cor quando exposto ao agente esterilizante. Existem indicadores específicos para cada tipo de processo de esterilização. Na esterilização por raios gama são usados discos adesivos que indicam apenas que o pacote foi irradiado, mas não a dose recebida. Em caso de coloração não homogênea da fita, recomenda-se não utilizar o material, porque pode ter havido falha no processo de esterilização ou na qualidade do produto (fita).
- **Indicadores internos:** esses indicadores são colocados dentro de pacotes que são posicionados em pontos críticos da câmara, onde é mais difícil o acesso do vapor. Devem ser usados somente em conjunto com termostatos e indicadores biológicos. Alguns exemplos de indicadores internos:
  - Tubos lacrados contendo esferas que se fundem e escurecem ou mudam de cor quando é alcançada a temperatura mínima especificada. Não há interferência do tempo na reação.
  - Tubos lacrados contendo líquido que muda de cor. Reação com interferência do tempo e da temperatura.
  - Tiras de papel impregnadas com o indicador que muda gradualmente de cor. Essa reação sofre a interferência do tempo e da temperatura.
  - Integradores: consistem em agentes químicos que sofrem mudança progressiva e visível ao longo de um mostrador. Esses indicadores multiparamétricos proveem uma reação integrada de temperatura, tempo de exposição e a presença do vapor. Podem mostrar graus de sub ou superexposição. Encontram-se disponíveis para processos a vapor ou a óxido de etileno; não são indicados para calor seco. Os integradores equivalem ou até mesmo se superpõem aos indicadores biológicos. Apesar das vantagens descritas, os integradores não devem ser usados isoladamente para comprovação do nível de esterilização. Entretanto, fornecem informações sobre diversas fontes potenciais de problemas.
- **Teste da remoção de ar (Bowie-Dick):** o teste de Bowie-Dick é aplicável apenas em autoclaves a vapor pré-vácuo (Norma ISO 11.140-4). Desenvolvido em 1963 por Bowie e cols. para demonstrar evidência de remoção completa de ar e entrada uniforme de vapor na câmara, não verifica a temperatura alcançada ou o tempo de permanência do nível de temperatura. Trata-se do teste mais sensível para detecção de ar residual, devendo ser realizado diariamente. Consiste na colocação de fita química (em formato de cruz ou diagonal) em uma folha de papel de ± 25 × 25cm; essa folha é colocada no meio de um pacote composto por compressas ou tolhas dobradas com altura aproximada de 25cm, largura de 30cm e profundidade de 23cm. O teste é feito *antes do primeiro ciclo do dia*. Deve ser feito um ciclo de 3,5 a 4 minutos a 134°C e omitida a secagem. Qualquer falha na coloração da fita demonstra a presença de ar residual em volume suficiente para interferir na esterilização; vazamento de ar de 1 a 2L /min pode produzir falhas no teste de Bowie-Dick ainda com o teste biológico negativo.
- **Indicadores de verificação:** são conhecidos como simuladores desenvolvidos para reagir a todos os parâmetros críticos, dentro de um intervalo específico de ciclos de esterilização. Esses indicadores tipo simuladores só deverão reagir depois de concluídos 95% do ciclo especificado de esterilização.

Indicadores biológicos

Os indicadores biológicos consistem em preparações padronizadas de esporos bacterianos em geral colocados em ampolas. Demonstram se a esterilização foi alcançada. O principal objetivo dos indicadores biológicos é a monitorização das condições de esterilidade dentro de pacotes-teste; o resultado obtido deve ser interpretado de acordo com a variabilidade inerente aos microrganismos vivos: resultados falso-positivos ou falso-negativos podem ser decorrentes do mau posicionamento das ampolas dentro dos pacotes, da conservação inadequada, não se obedecendo às condições de umidade e temperatura recomendadas pelo fabricante, da incorreção na incubação (a ampola de controle, não exposta à esterilização, deve mostrar crescimento com 24 horas de incubação, e a ampola exposta, até 72 horas após)* e do número de ampolas usadas no teste ao se monitorizar autoclave a óxido de etileno e formaldeído (em ambas, uma única ampola tem 10% de chance de mostrar crescimento mesmo sob condições ideais de esterilização; devem ser usadas 10 ampolas por ciclo até que o processo esteja plenamente confiável).

A classificação dos indicadores biológicos encontra-se listada na Tabela 15.14.

Esterilização química gasosa

Esterilização a óxido de etileno

Gás incolor, de alto poder viruscida, bactericida, fungicida e tuberculicida, o óxido de etileno é agente alquilante que age sobre os ácidos nucleicos microbianos. Difunde-se muito bem no meio. Facilmente inflamável, explosivo (em concentrações > 3% no ar), é altamente tóxico, além de carcinogênico, mutagênico e teratogênico. Pode ser absorvido ou reagir com materiais, o que altera sua estrutura química e ocasiona riscos à saúde. As instituições que contam com a esterilização a óxido de etileno devem obter autorização de funcionamento junto às Secretarias Estaduais de Saúde e obedecer às condições de instalação e operação especificadas na Portaria Interministerial 482, de 16 de abril de 1999.

O óxido de etileno costuma ser associado a um carreador. A mistura de gases consiste em 12% de óxido de etileno e 88% de freon (12/88 OE-CFC) e era, até pouco tempo atrás, o carreador mais utilizado mundialmente. Devido à banição do uso de freon (CFC), novas misturas vêm sendo estudadas e validadas, como 10% óxido de etileno e 90% hidroclorofluorcarboneto (10/90 OE-HCFC).

A Portaria Interministerial 482, de 16 de abril de 1999, define que:

> Art. 1º Aprovação do Regulamento Técnico e seus Anexos, contendo disposições sobre os procedimentos de instalações de Unidade de Esterilização por óxido de etileno e seu uso.

Tabela 15.14 Espécies de *Bacillus* formadores de esporos usados como indicadores biológicos

Processo	Espécie	Temperatura de incubação (ºC)	Importância no teste do programa
Vapor sob pressão	B. stearothermophilus	56	Baixa
Calor seco	B. subtilis niger	37	Baixa
Óxido de etileno	B. subtilis niger	37	Alta
Vapor de baixa temperatura e formaldeído	B. stearothermophilus	56	Alta
Radiação gama	B. pumilus E601	37	Baixa

Fonte: Gardner JF, Peel MM, 1991.

*Existem no mercado indicadores biológicos com tempo de crescimento da ampola exposta à esterilização inferior a 72 horas, o que otimiza os ciclos de esterilização.

...

Art. 3º Estabelecimento do Limite de Tolerância de concentração do gás óxido de etileno no ambiente de trabalho em 1,8mg/m³ (um miligrama e oito décimos por metro cúbico) ou 1ppm (uma parte por milhão) de concentração no ar, para um dia normal de oito horas.

Art. 4º Estabelecimento da concentração máxima permitida para exposição ao gás óxido de etileno para períodos de até 15 minutos diários, em 9mg/m³ (nove miligramas por metro cúbico) ou 5ppm (cinco partes por milhão).

Art. 5º Proibição de menores, gestantes e/ou mulheres em idade fértil exercerem atividades nas salas de esterilização, sala de aeração e depósito de recipientes de óxido de etileno e na área de tratamento do gás.

Itens do regulamento técnico da Portaria Interministerial de 16 de abril de 1999

Condições mínimas de área física, de instalações e de segurança ambiental

■ As unidades de esterilização devem conter no mínimo cinco ambientes distintos, com acesso restrito a pessoal autorizado: (a) área de comando, (b) sala de esterilização, (c) sala de aeração, (d) sala ou área de depósito de recipientes de óxido de etileno e (e) área de tratamento do gás. Além disso, deve contar com ambientes destinados exclusivamente a recepção, limpeza, desinfecção e preparo de materiais e artigos, independentes dos demais setores, além de sala de armazenagem de materiais de artigos já submetidos ao processo e aerados.

■ As salas de esterilização e de depósito de recipientes de óxido de etileno e de suas misturas explosivas devem ser construídas de modo a permitir o direcionamento adequado para expansibilidade dos gases em caso de acidente, através do teto ou de parede frágil.

■ A unidade de esterilização por óxido de etileno deve conter também: sistema de renovação de ar, independente dos demais setores, que garanta 25 trocas de ar por hora, nas salas de esterilização e aeração, bem como pressão negativa na sala de esterilização em relação à de aeração e desta em relação aos demais ambientes; dispositivos automáticos de proteção contra sobrecorrentes e sobretensão, conforme Norma Técnica Brasileira – NBR 5.410 – Instalações Elétricas de Baixa Tensão; instalações elétricas de acordo com a Portaria 5418, Instalações Elétricas em Atmosferas Explosivas, determinada na Portaria 121, de 24 de julho de 1996, do INMETRO, nas salas de esterilização, depósito de recipientes de óxido de etileno e área de tratamento do gás; sistema de proteção contra descargas atmosféricas de acordo com a Norma Técnica Brasileira NBR 5.419 – Proteção de Estrutura contra Descarga Atmosférica; porta exclusiva para emergência, localizada na sala de esterilização, com saída desbloqueada e sem possibilidade de ser trancada com chaves, sendo a abertura em sentido de fuga; lava-olhos e chuveiros de emergência posicionados em local de fácil acesso e visualização, fora das instalações sanitárias, próximo ao depósito de recipientes e a outros locais onde possam ocorrer acidentes com o óxido de etileno liquefeito; sistema de combate a incêndio compatível com as normas do Corpo de Bombeiros local, sendo indispensável a existência de extintores de dióxido de carbono (CO_2); sistema automático de alarme sonoro e luminoso para casos emergenciais de vazamento do gás; sinalização gráfica de fácil visualização, para identificação dos ambientes de esterilização, quarentena, depósito de recipientes de óxido de etileno e tratamento de gás; e equipamento de monitorização da concentração do óxido de etileno no ambiente de trabalho.

■ Os equipamentos de esterilização por óxido de etileno devem conter: sistema automático de admissão e remoção do gás na câmara e controle a distância dos parâmetros do processo: concentração de óxido de etileno, tempo de cada operação, temperatura, umidade relativa e pressão interna da câmara; sistema que impossibilite abertura de portas das câmaras após o início do ciclo até a conclusão do processo; sistema que garanta, obrigatoriamente, aeração mecânica dentro da própria câmara de esterilização com nitrogênio ou ar filtrado, mesmo que ocorra a interrupção do ciclo; sistema de geração de relatório gráfico e/ou alfanumérico do ciclo de esterilização; sistema que garanta tratamento de todos os resíduos líquidos que tenham mantido contato com óxido de etileno, inclusive os provenientes de bombas de vácuo de anel líquido, de modo a atender à legislação pertinente nos níveis federal, estadual e municipal; sistema de tratamento do óxido de etileno utilizado na esterilização por meio de processo catalítico ou borbulhamento em solução ácida com posterior neutralização dos resíduos, ou outro processo de tratamento do óxido de etileno que garanta a inocuidade do produto.

- O ponto de lançamento de resíduo de óxido de etileno para a atmosfera, oriundo da área de tratamento de gases, deve estar localizado em área de acesso restrito ao trabalhador autorizado e instalado fora do alcance de fontes de calor.

Condições mínimas para a eficácia do processo de esterilização de materiais e artigos médico-hospitalares

- Os estabelecimentos que mantêm unidade de esterilização por óxido de etileno para esterilização, reesterilização e/ou reprocessamento de materiais e artigos médico-hospitalares devem realizar o processo de esterilização de modo a garantir sua eficácia e repetibilidade, validar o processo, empregando como indicador biológico o *Bacillus subtilis*, variedade *niger*, na concentração de 10^5 a 10^7 esporos, por ocasião do início das atividades de esterilização, revalidar o processo periodicamente, pelo menos uma vez ao ano e sempre que ocorrerem mudanças nas condições do ciclo, alteração nas instalações, mudança do produto ou utilização de novos equipamentos, e comprovar a letalidade de cada ciclo de esterilização, empregando indicador biológico e realizando o teste de esterilidade em amostras de produtos que compõem a carga do ciclo, conforme a Farmacopeia Brasileira.

Condições mínimas de saúde e segurança ocupacional

- A empresa deve ter atualizado e implantado o Programa de Controle Médico de Saúde Ocupacional (PCMSO) e o Programa de Prevenção de Riscos Ambientais (PPRA).
- As empresas devem ainda elaborar rotina escrita disponível a todos os trabalhadores de todas as etapas do processo – inclusive recebimento e troca do recipiente de gás, descarte de resíduos líquidos e sólidos – dos procedimentos de emergência e de primeiros socorros; realizar treinamento técnico por ocasião da admissão e reciclagens semestrais para os trabalhadores da unidade de esterilização; realizar a monitorização passiva individual, para os trabalhadores envolvidos com o processo, durante as atividades de risco definidas no item anterior; possuir meios de monitorização contínua da concentração ambiental de óxido de etileno nas salas de esterilização, quarentena, depósito de recipientes de óxido de etileno e área de tratamento do gás, quando na presença de seres humanos; manter Prontuário da Unidade de Esterilização por Óxido de Etileno, contendo fluxograma do processo, conjunto de desenhos da instalação de equipamentos de esterilização, descrição de funcionamento da unidade de esterilização e dos dispositivos de segurança, livro de ocorrências e as especificações dos equipamentos, e garantir que o desenvolvimento das atividades de risco não ocorra em presença de somente um trabalhador.

Indicações para o uso de óxido de etileno

Esterilização de artigos termossensíveis e de artigos que não possam ser esterilizados por agentes químicos na forma líquida. Não é aplicável a líquidos ou artigos empacotados com invólucros impermeáveis. Também é contraindicado, devido à formação de produtos tóxicos, para esterilização de dietas e reprocessamento de artigos à base de cloreto de polivinil (PVC), ou que tenham sido originalmente esterilizados por irradiação e apresentem alterações físicas.

Instalações e sistemas de segurança

Por motivos de segurança, proteção dos funcionários e preservação ambiental, são necessárias pelo menos quatro áreas para instalação do equipamento (Tabela 15.15):

- **Antecâmara:** onde deve ficar o controle automático dos ciclos da autoclave. É separada da área de esterilização por um visor de vidro.
- **Área de esterilização:** onde são instaladas as autoclaves; o revestimento de parede, teto e piso deve ser de material impermeável ao gás e à prova de explosão; a área deve contar com sistema de pressão negativa e as portas de comunicação com as demais áreas devem dispor de um sistema automático de isolamento.
- **Área de armazenamento de cilindros:** deve ser utilizada exclusivamente para este fim, contendo um cilindro de reserva para cada duas autoclaves; deve ser bem arejada, telada, protegida das intempéries e afastada do trânsito de pessoas.
- **Área de aeração:** destinada ao armazenamento dos materiais esterilizados, após a aeração mecânica, para que se processe a desabsorção do gás; deve ser provida de prateleiras gradeadas e com pressão negativa.

Diversos sistemas e equipamentos de segurança são exigidos para utilização do óxido de etileno (Tabela 15.16). A lista completa encontra-se bem detalhada na Portaria 482. Recomenda-se que o *sistema de ventilação* geral seja independente de outros sistemas do hospital; os exaustores devem ser instalados próximo ao chão e a exaustão ser feita através do teto; o sistema deve funcionar com 25 trocas de ar/hora, com pressão negativa nas áreas de esterilização e de aeração; nos pontos críticos para vazamento do gás, deve haver um sistema local de ventilação. Deve ser prevista *porta de emergência* em todas as áreas críticas, com localização oposta à de entrada. Deve haver *chuveiro e lava-olhos* em local de fácil acesso e visualização, sem portas e de uso exclusivo para emergências. O *recolhimento do gás* usado na esterilização deve ser feito com aparelhos *scrubers*. O sistema de *combate a incêndios* deve consistir em extintores de dióxido de carbono (ABNT, NR 23) e *sprincklers*. Um *sistema de alarme* deve ser acionado nos casos de excesso de vazamento de gás, incêndio ou outro sinistro.

Tabela 15.15 Áreas mínimas destinadas ao centro de esterilização a óxido de etileno

Área	Função	Recomendações
Antecâmara/área de comando	Onde se localiza o controle automático dos ciclos do equipamento	Antecede a área de esterilização, da qual deve ser separada por parede com visor
Área de esterilização	Área onde se localizam as autoclaves	Parede, teto e piso deverão ser impermeáveis ao gás e à prova de explosão Área com pressão negativa Portas de comunicação com outras áreas deverão conter dispositivo automático de isolamento
Áreas de armazenamento de cilindros	Exclusivamente destinadas a receber os cilindros de gás de óxido de etileno	Admite-se 1 cilindro de reserva para cada 2 autoclaves Deve ser: contígua à esterilização arejada, telada, protegida do calor e intempéries fora do trânsito de pessoal bem sinalizada
Área de aeração	Destinada ao armazenamento dos materiais esterilizados a óxido de etileno, após a aeração mecânica, para que se processe a desabsorção do gás	Deve ser provida de prateleiras gradeadas Área com pressão negativa

Tabela 15.16 Sistemas e equipamentos de segurança

O quê	Recomendações
Sistema de ventilação	Todas as áreas da central de óxido de etileno devem ter sistema de ventilação geral independente de outros sistemas da instituição Exaustores devem estar próximo ao chão e a insuflação deve ser feita através do teto O sistema deverá prover 25 trocas de ar por hora e manter pressão negativa nas áreas de esterilização e aeração ambiental Nos pontos de maior possibilidade de vazamento do gás deve haver um sistema local de ventilação
Porta de emergência	Deve ser prevista em todas as áreas críticas e localizada em posição oposta à porta de entrada
Chuveiro e lava-olhos	Em local de fácil acesso e visualização, sem portas e de uso exclusivo para emergências
Recolhimento do óxido de etileno utilizado na esterilização	Aparelhos *scrubers*
Sistema de combate a incêndios	Colocação de extintores (segundo a norma da ABNT, NR 23 do MTE) de dióxido de carbono Uso de *sprinklers*
Sistema de alarme	Acionado nos casos de excesso de vazamentos do gás, incêndio ou outro sinistro
Equipamento de monitorização do óxido de etileno	Deve estar disponível no ambiente de trabalho
Dispositivo automático de proteção contra sobrecorrentes e sobretensão	NBR 5.410: Instalações elétricas de baixa tensão
Instalações elétricas em atmosfera explosiva	Portaria 121, de 24 de julho de 1996, do INMETRO
Sistema de proteção contra descargas elétricas	NBR 5.419: Proteção de estrutura contra descarga atmosférica

PROCESSO DE ESTERILIZAÇÃO

Preparação e empacotamento

Os artigos devem ser muito bem limpos antes do processo de esterilização. O enxágue deve ser feito com água destilada (não salina) ou deionizada, porque resíduos de cloro ou sal podem reagir com o óxido de etileno, produzindo substâncias tóxicas. A secagem é feita à temperatura ambiente para se evitar o ressecamento excessivo dos materiais. É imprescindível a inspeção cuidadosa do nível de limpeza e secagem. Um dos motivos para não se recomendar o reprocessamento desse tipo de material consiste na dificuldade de checagem de instrumentos corrugados e de tubos finos, como cateteres vasculares. Os artigos devem ser esterilizados logo após a limpeza e o empacotamento ou estocados em ambiente com umidade relativa do ar entre 40% e 60%. Os invólucros excessivamente ressecados absorvem porcentagem maior do esterilizante, desviando-o do material neles contido.

Embalagens

Os invólucros recomendados devem ser permeáveis ao gás óxido de estileno, à umidade e ao calor, devem ser resistentes e flexíveis, para moldagem do conteúdo, e devem promover a integridade da selagem e possibilitar a liberação de gases residuais após a esterilização. Os invólucros de papel grau cirúrgico ou filme plástico transparente são mais convenientes para uso em artigos pequenos. Os invólucros de papel crepe (crepado) ou algodão são indicados para cargas de endoscópios ou outros artigos maiores. Filmes de polietileno não devem ser usados porque, apesar de permeáveis ao óxido, tornam-se impermeáveis quando selados e apresentam risco de romper-se durante a fase de vácuo, devido à não remoção do ar.

O selamento é feito com termosselagem.

Ciclo da esterilização

O ciclo da esterilização compreende as seguintes fases (Tabela 15.17):

- **Fase 1:** vácuo inicial com remoção do ar do interior da câmara, com redução da pressão até 90kPa. Essa pressão subatmosférica possibilita uma penetração profunda do gás na carga.
- **Fase 2:** umidificação de até 100% e aquecimento de 45°C a 60°C. O objetivo da umidificação é manter o nível do gás quando a câmara for aquecida. Essa fase dura entre 30 e 60 minutos, dependendo da temperatura selecionada.
- **Fase 3:** admissão do gás regulada sob pressão; o volume de gás absorvido pela carga é automaticamente reposto.
- **Fase 4:** fase de exposição ao gás, com tempo de esterilização de 2 a 4 horas.
- **Fase 5:** é feita a exaustão do gás através de vácuo e injetando-se ar estéril dentro da câmara; nessa fase se inicia a remoção dos resíduos de óxido de etileno.
- **Fases da aeração:** a aeração é uma etapa imprescindível para remoção dos resíduos do óxido e para que sejam alcançados os níveis máximos tolerados (Tabela 15.18). A aeração dos pacotes à temperatura ambiente exige um período de 7 dias ou mais para que seja efetivada. Isso torna o processo praticamente inaplicável. A aeração mecânica, feita em aerador, utiliza aeração forçada através de injeção repetida de ar e de vácuo, à temperatura de 50°C a 60°C. O tempo de aeração é influenciado por diversos fatores, como:
  - composição, espessura, formato e peso do artigo e invólucro;
  - concentração do óxido, temperatura e tempo empregados no processo de esterilização;
  - temperatura e velocidade de fluxo do ar;
  - tamanho e organização dos pacotes dentro do aerador e quantidade de material de alta absorvência a ser aerado;
  - propósito de uso do material (externo ou prótese implantável) que determina o limite permissível de resíduos do óxido de etileno.

O tempo necessário para redução dos resíduos de óxido a um nível seguro, à temperatura de 50°C a 60°C, varia de 2 horas, para artigos metálicos ou de vidro, até mais de 12 horas, para outros materiais (Tabela 15.19). Alguns centros se utilizam de um aparelho que combina autoclave/aerador com radiação de micro-ondas, o qual reduz significativamente o tempo de aeração (em até quatro vezes o tempo necessário no aerador mecânico).

Riscos de aeração deficiente e exposição ocupacional

A exposição de pacientes e trabalhadores ao óxido de etileno pode desencadear reações agudas ou crônicas.

Os efeitos imediatos estão associados à inalação de amônia e incluem irritação dos olhos e do trato respiratório, cefaleia, náuseas, vômitos e tonteira. Pode ocorrer quando há escape anormal do gás, como, por exemplo, ao se abrir a porta da autoclave sem os procedimentos de precaução, ou vazamentos pelos cilindros, ou ainda na ausência de uso de equipamento de proteção individual (veja a Tabela 15.17). Apenas concentrações > 700ppm são perceptíveis ao olfato, mas concentrações > 1ppm já podem ser tóxicas.

O contato da pele e das mucosas com materiais absorvidos com óxido de etileno também pode resultar em efeitos adversos. O óxido evapora rapidamente na forma líquida, sendo menos propenso a causar queimaduras na pele; no entanto, o contato permanente com roupas, luvas, máscaras faciais, tubos endotraqueais e outros materiais não adequadamente aerados pode causar dermatite e mucosite nos pacientes e na equipe de assistência (Tabela 15.20). Além disso, podem ocorrer reações de hipersensibilidade imediata, caracterizadas por dispneia, urticária, *rash* cutâneo, cefaleia, hipertensão e, menos frequentemente, broncoespasmo e parada cardiorrespiratória.

Tabela 15.17 Processo de esterilização

O quê	Onde	Como	Por quê	EPI
Lavação Enxágue Secagem	Expurgo	Lavar com água e sabão e, após enxágue em água de torneira, enxaguar com água destilada não salina ou deionizada. Não utilizar solução salina **Obs.:** considerar que o material recebido deve ter sofrido pré-lavagem no setor de origem, de acordo com a RDC 15	Resíduos de cloro ou sais podem reagir com o gás óxido de etileno, formando substâncias tóxicas	Avental impermeável Luvas de borracha grossa Máscara Óculos protetores Botas
Embalagem	Preparo	Papel grau cirúrgico com ou sem filme plástico Identificação com etiqueta: lote, data esterilização, data de validade, material, responsável, número da autoclave Termosselagem	Permitir entrada do gás óxido de etileno e liberação dos gases residuais	–
Fase 1 da esterilização	Área de esterilização	Em autoclave. Vácuo inicial: retira o ar do interior da câmara	Reduz a diluição do gás esterilizante	Macacão, luvas, botas, gorro (todos de PVC) e máscara facial com filtro para gás óxido de etileno
Fase 2	Área de esterilização	Em autoclave. Pré-umidificação de até 100% de umidade relativa e 45°C a 60°C (atingida em 30 a 60 minutos)	Favorece ação esterilizante do gás	Macacão, luvas, botas, gorro (todos de PVC) e máscara facial com filtro para gás óxido de etileno
Fase 3	Área de esterilização	Em autoclave. Admissão do gás sob pressão (de acordo com a mistura utilizada)	Ação esterilizante	Macacão, luvas, botas, gorro (todos de PVC) e máscara facial com filtro para gás óxido de etileno
Fase 4	Área de esterilização	Em autoclave. Tempo de exposição: varia de 2 a 4 horas	Contato do óxido de etileno com toda a superfície dos artigos	Macacão, luvas, botas, gorro (todos de PVC) e máscara facial com filtro para gás óxido de etileno
Fase 5 – aeração	Área de esterilização	Em autoclave. Exaustão do gás: através de vácuo, injetando-se ar estéril; a seguir, o gás deve ser encaminhado a um tanque lavador	Remoção dos resíduos do óxido de etileno; mesmo assim, persistem alguns resíduos	Macacão, luvas, botas, gorro (todos de PVC) e máscara facial com filtro para gás óxido de etileno
Aeração natural*	Área de aeração ambiental	Em prateleiras gradeadas. Os artigos devem permanecer por até 7 dias. Próteses e implantes necessitam de 15 dias para aeração*	Remoção dos resíduos finais do óxido de etileno	Macacão, luvas, botas, gorro (todos de PVC) e máscara facial com filtro para gás óxido de etileno
Aeração mecânica*	Aerador	Aeração forçada através de injeção repetida de ar e vácuo, à temperatura de 50°C a 55°C. O tempo de aeração varia conforme o tipo de material*	Remoção dos resíduos finais do óxido de etileno	Macacão, luvas, botas, gorro (todos de PVC) e máscara facial com filtro para gás óxido de etileno

* Os artigos podem ser submetidos a um dos dois tipos de aeração.

Tabela 15.18 Limites máximos de resíduos (em ppm)

Artigos	Óxido de etileno	Etilenocloridrina	Etilenoglicol
Implantes:			
Pequenos (10g)	250	250	5.000
Médios (10 a 100g)	100	100	2.000
Grandes (> 100g)	25	25	500
Dispositivos intrauterinos	5	10	10
Lentes intraoculares	25	25	500
Artigos que entram em contato com mucosas	250	250	5.000
Artigos que entram em contato com sangue	25	25	250
Artigos que entram em contato com pele	250	250	5.000
Esponjas cirúrgicas	25	250	500

Fonte: Portaria Interministerial 482/99.

Tabela 15.19 Tempo de aeração

Material	Aeração natural 27°C – Tempo em horas	Aerador 50°C a 55°C Tempo em horas
Borracha	55	18
Látex	30	16
Polivinil	76	32

Tabela 15.20 Riscos da aeração deficiente

Material	Riscos
Tubos, sondas e cânulas endotraqueais	Traqueíte e necrose da traqueia
Máscara facial	Queimaduras de face
Botas e luvas	Queimaduras de pés e mãos
Dispositivos que entram em contato com o sistema circulatório	Hemólise e inativação da protrombina

A exposição ocupacional crônica a baixos níveis de óxido de etileno e a exposição ocasional a altos níveis são motivos de grande preocupação quanto aos potenciais mutagênico, teratogênico ou carcinogênico desse agente alquilante. Aberrações em DNA de linfócitos humanos e animais estão entre os indicadores mais sensíveis de exposição ao óxido de etileno. A associação entre óxido de etileno e neoplasia em humanos, como leucemia, não foi estabelecida por ainda não haver evidência epidemiológica estatisticamente significativa.

O limite de exposição humana permissível ao óxido de etileno é de 1ppm por 8 horas de jornada e de 10ppm em no máximo duas exposições ao dia de 15 minutos (Tabela 15.21). A monitorização ambiental é feita por meio de cromatografia gasosa. Todo trabalhador em central de óxido de etileno deve ser submetido a exame médico semestral com avaliação de hemograma, função hepática, plaquetas e urina-rotina.

Qualificação do processo

a. **Indicador biológico:** o uso de esporos de *B. subtilis* variedade *niger* se constitui no principal meio de monitoramento da eficiência da esterilização pelo óxido de etileno. O indicador é colocado em uma seringa com êmbolo vazio que, por sua vez, é envolta na prega de uma compressa limpa e é feito o pacote com invólucro apropriado. É desejável que o teste seja feito com dois indicadores

Tabela 15.21 Cuidados com o pessoal e com o ambiente

O quê	Recomendações
Pessoal	Exames médicos admissionais, periódicos (de 6/6 meses) e demissionais: Hemograma Transaminases LDH Plaquetas Urina rotina Treinamento continuado semestral
Ambiente	Monitorização através de cromatografia gasosa. Concentrações máximas permitidas nas salas de esterilização e aeração: 1 ppm/jornada de 8 horas 10 ppm/período de 15 minutos 1 ou 2 ×/dia

pelos motivos discutidos no tópico *Aspectos gerais*. O teste deve ser feito em uma carga que represente a carga habitual. As recomendações quanto à frequência do teste variam desde a cada carga até uma vez ao dia ou por semana. O teste é mandatório para cargas com próteses, as quais só podem ser liberadas após resultado negativo. Se os indicadores biológicos não forem removidos antes da fase de aeração, o pacote-teste deve ser aerado com o restante da carga (Tabela 15.22).

b. **Indicador químico:** os indicadores externos são fitas de papel impregnadas com o corante que muda de cor, do amarelo para o azul, e fitas adesivas que desenvolvem faixas coloridas ao contato com o óxido. Existem diferentes marcas de integradores internos para óxido de etileno, as quais fornecem informações mais precisas do que os indicadores biológicos.

c. **Parâmetros de esterilização:** mensuração da temperatura em locais selecionados da câmara e da carga é feita com os termostatos. Concentração, pressão e temperatura dos gases devem ser observadas no monitor e anotadas em gráfico. A umidade relativa é obtida através de sensor/controlador ou, na ausência deste, pode ser estimada pela diferença entre a temperatura das paredes e a da câmara de drenagem.

Prazo de validade da esterilização

Materiais acondicionados em papel grau cirúrgico e selados pelo calor permanecem estéreis enquanto o invólucro estiver íntegro.

ESTERILIZAÇÃO POR VAPOR DE BAIXA TEMPERATURA E FORMALDEÍDO

O método de esterilização por vapor de baixa temperatura e formaldeído (VBTF) é um processo físico-químico realizado em autoclaves específicas mediante a combinação de solução de formaldeído com vapor saturado à temperatura de 50°C a 60°C.

A combinação desses fatores, distribuídos uniformemente na câmara da autoclave, é essencial para o sucesso do processo, que é obtido através de pulsos alternados de vapor e vapor/formaldeído

Tabela 15.22 Teste biológico para óxido de etileno

O quê	Por quê	Quando	Onde	Quem	Como
Controle biológico	Qualificação do processo	Semanal e após manutenção. O ideal é que o teste seja feito a cada ciclo de esterilização	Câmara da autoclave	Enfermagem	Colocar o indicador dentro da seringa com êmbolo vazio Empacotar a seringa em invólucro apropriado Colocar o pacote no centro da câmara Carregar o aparelho

Indicador biológico: *Bacillus subtilis*, variedade *niger*, na concentração de 10^5 esporos/indicador.

e a reevaporização. Pelo vácuo fracionado, introduz o vapor úmido juntamente com o formaldeído como agente ativo em todos os pontos dos artigos submetidos ao processo de esterilização (Possari, 2003).

O formaldeído, também chamado formol ou formalina, é um gás incolor e inflamável, porém a concentração utilizada no processo de esterilização está abaixo da faixa explosiva e não é inflamável. A solução esterilizante é composta por 2% de formaldeído, 3% de etanol e 95% de água.

Indicações

Os materiais e equipamentos indicados para esse processo são semelhantes aos referentes ao óxido de etileno (Tabela 15.23). Todavia, alguns podem não suportar a temperatura recomendada para a operação como, por exemplo, marca-passos cardíacos, alguns transdutores e outros dispositivos eletrônicos. Materiais porosos com até 170kg/m³ de densidade podem passar por esse processo. Devem ser selecionados artigos sensíveis ao processo de esterilização a calor, exceto os que absorvem grande quantidade de formaldeído, como papel, papelão, látex e têxtil.

Processo de esterilização

Embalagem

O processo de limpeza e secagem assemelha-se ao empregado com óxido de etileno (veja previamente). Os invólucros podem ser de papel liso ou crepado, que é eficiente para a esterilização por vapor e óxido de etileno, flexível, apresenta facilidade de amoldar-se e resistência à ruptura, e é biodegradável e reciclável. A embalagem de papel grau cirúrgico deve conter indicador químico específico para esterilização por formaldeído. Já as caixas metálicas deverão ser perfuradas e recobertas com embalagens permeáveis ao formaldeído. A embalagem de não tecido confere ao material maleabilidade e resistência, além de funcionar como barreira microbiana repelente a líquidos. Quantidades excessivas de invólucros porosos reduzem o volume de vapor e formaldeído liberado para os artigos a serem esterilizados.

Posição do artigo, fechamento do pacote e identificação

O tamanho do artigo a ser esterilizado deve se adequar às embalagens; caso contrário, dificultará a saída de ar e a entrada do agente esterilizante. Não se deve permitir o deslizamento dentro da embalagem.

O pacote poderá ser fechado com fita adesiva, recomendada para embalagens de não tecido, ou por termosselagem, mais indicada para embalagens como papel grau cirúrgico e embalagens plásticas. A selagem deve ser resistente para não comprometer a esterilidade do produto.

O pacote deve ser identificado com nome completo do material, número do lote, data da esterilização, tipo de processo a que foi submetido, nome do colaborador e número do registro profissional.

Armazenamento dos artigos e validade da esterilização

Os artigos esterilizados deverão ser armazenados em locais adequados para evitar recontaminação, preferencialmente em armários fechados, identificados, sem contato com poeira, umidade ou calor excessivo.

O prazo de validade da esterilização, por sua vez, está diretamente ligado a eventos, e não ao tempo. Diante disso, cada serviço deve determinar o prazo de validade, considerando a qualidade da embalagem utilizada, as condições de armazenamento e transporte e o manuseio.

Ciclo da esterilização

O sucesso do processo de esterilização depende da temperatura, da umidade, da pressão, da concentração e da distribuição do formaldeído no interior da câmara e da capacidade do gás de penetrar em toda a câmara.

O processo ocorre em pressão subatmosférica. A câmara deve ser pré-aquecida, sendo o condensado formado drenado para prevenir a polimerização do formaldeído, o que prejudica sua penetração nos pacotes. O ciclo de esterilização pode ser dividido em sete fases:

- **Fase 1 – pré-aquecimento:** o ciclo inicia após as paredes da câmara atingirem a temperatura operacional pré-selecionada (de 50°C a 60°C), dependendo do tipo de artigo a ser esterilizado.
- **Fase 2 – remoção do ar:** realizada através de um sistema alternado de injeção de formaldeído e vácuo, o que assegura a penetração do vapor do formaldeído e promove condições úmidas de esterilização através dos pulsos, umedecendo os microrganismos e os tornando suscetíveis.
- **Fase 3 – esterilização:** ocorre uma mistura uniforme de vapor com formaldeído devido à temperatura adequada e aos pulsos de vapor alternados com vácuo. O formol tende a separar-se e permanecer na parte inferior da câmara. A atmosfera ideal se mantém através da alternância da admissão e evacuação da mistura de vapor com formaldeído.
- **Fase 4 – remoção do gás:** ocorre através de pulsos de vapor de água desmineralizada, que remove o formaldeído da carga e da câmara.
- **Fase 5 – secagem:** iniciada com o vácuo, após a remoção do gás, a fim de remover vestígios de umidade da carga. Ar filtrado é admitido na câmara para restauração da pressão no nível atmosférico.
- **Fase 6 – admissão de ar:** ar filtrado é admitido na câmara para restauração da pressão no nível atmosférico.
- **Fase 7 – aeração:** os níveis de resíduos de formaldeído nos materiais não são estabelecidos. Entretanto, recomenda-se que seja observada a mesma aeração usada para o óxido de etileno (veja previamente).

Toxicidade e riscos da exposição

Os efeitos adversos do formaldeído são semelhantes aos do óxido de etileno (veja previamente). O formaldeído é mais facilmente detectável pelo forte odor que emana mesmo em concentrações < 1ppm (limiar de odor de 0,025 a 0,05ppm). Exposição à concentração gasosa de até 10ppm causa irritação da conjuntiva, irritação da mucosa, cefaleia e fadiga; quando > 10ppm, provoca distúrbios da respiração, como pneumonia e edema pulmonar, além de hepatites tóxicas. Papel e tecidos são os materiais que mais retêm resíduos de formaldeído no processo a vapor. São necessárias mais pesquisas para determinação mais detalhada da quantidade de absorção e da taxa de desabsorção seguras para cada tipo de material.

O tempo de exposição ocupacional máxima permitida é de 8 horas, à concentração ambiental de 0,5ppm. Estudos retrospectivos, avaliando a exposição crônica ao formaldeído, mesmo em concentrações maiores do que a permitida, não conseguiram estabelecer sua relação com a ocorrência de câncer, mas estudos apontam a probabilidade de provocar câncer em seres humanos como categoria IIA.

Qualificação do processo

Devem ser feitos os testes de eficiência descritos no tópico *Aspectos gerais*: testes físicos, indicadores biológicos e indicadores químicos.

a. **Indicadores biológicos:** são usados os indicadores de *B. stearothermophilus* com 10^6 a 10^7 esporos. O teste biológico consiste no teste definitivo de eficiência da esterilização, sendo empregado também para avaliação da distribuição do formaldeído dentro da câmara. Pelo menos duas unidades de indicadores devem ser usadas em cada teste, já que uma única unidade pode revelar resultado tanto positivo como negativo, se o processo estiver no limite da eficiência; uma unidade deve ser colocada na porção anterior da câmara e a outra na posição distal.

b. **Indicadores químicos:** são recomendados os indicadores internos em uso conjunto com os indicadores biológicos. Não fornecem evidência de esterilização, mas a demonstração da concentração de formaldeído e do tempo adequado dentro do pacote, com mudança da cor do indicador de azul para verde. São também disponíveis os indicadores externos, que mudam a cor de azul para amarela quando em contato com o formaldeído. Os indicadores químicos internos e externos são recomendados como parte integrante da garantia da esterilidade dos artigos. Também é utilizado um integrador químico na extremidade de um dispositivo constituído de um cateter de teflon que simula artigos de maior dificuldade de esterilização, pois contém 1,5m de comprimento com 2mm de diâmetro interno e 0,5mm de parede. O indicador químico deverá ser examinado em relação à alteração completa e uniforme da coloração no fim do ciclo de esterilização para garantia de sua eficácia.

c. **Parâmetros da esterilização:** proceder aos testes físicos de temperatura e controle automático do processo, testes termométricos, teste de vazamento e teste de concentração do formaldeído. Os controles físicos investigam a integridade da câmara da autoclave, a capacidade para evacuar o ar da câmara e da carga e a capacidade de manter a temperatura uniforme.

Recomendações gerais

Em caso de suspeita de falhas no processo de esterilização, deve-se identificar e recolher os artigos médico-hospitalares processados. Caso o indicador biológico apresente resultado positivo, são necessárias as seguintes ações: interromper a utilização da autoclave; retornar os materiais processados para a CME e iniciar investigação; notificar a CCIH; revisar os registros do equipamento em relação à normalidade nos parâmetros físicos desde o último resultado negativo do indicador biológico; verificar se houve utilização correta do indicador; e repetir todo o processo, se necessário. Se o resultado for negativo, liberar o equipamento para uso; se for positivo, solicitar manutenção no equipamento e providenciar revalidação do processo, reprocessar os artigos, trocando os invólucros, e elaborar relatório das ocorrência e ações realizadas.

Esterilização física

ESTERILIZAÇÃO PELO CALOR ÚMIDO (VAPOR) SATURADO SOB PRESSÃO

A esterilização pelo calor úmido é fundamentada no uso de vapor saturado > 100°C, em geral com níveis de temperatura entre 121°C e 134°C. Consiste em vapor de água livre de qualquer outro gás. Trata-se do método mais comum de esterilização de artigos críticos, sendo especialmente indicado para o reprocessamento de materiais termorresistentes.

Uma das grandes vantagens da esterilização a vapor reside na ausência de resíduos tóxicos. No passado, era comum a prática de adição de aminas voláteis à água do ebulidor – que produz o vapor para esterilização – para se evitar corrosão. Entretanto, essa prática foi desestimulada porque essas substâncias podem se depositar nos artigos, causando reações tóxicas nos pacientes ao entrar em contato com o sistema vascular ou com soluções dietéticas. Outras impurezas que podem ser encontradas no vapor: fosfatos, soda cáustica, sulfitos e sais de ferro originados das tubulações enferrujadas. Essas substâncias podem danificar os artigos, manchando instrumentais e invólucros. A prevenção e o controle desses problemas são possíveis com a instalação de um sistema de filtros de vapor com capacidade de filtragem de 98% de partículas do tamanho de 0,1µ e com tempo de troca entre 6 e 8 semanas.

Processo de esterilização

Autoclave é um equipamento para esterilização que consiste em uma câmara metálica onde os artigos são expostos ao calor úmido (vapor) sob altas temperatura e pressão. Os dois tipos mais comuns de autoclaves são as gravitacionais e as pré-vácuo.

A autoclave gravitacional é de parede dupla, com espaço por onde circula o vapor, mantendo a câmara aquecida entre as fases de esterilização. O vapor é introduzido na porção superior da câmara e a preenche ao forçar o deslocamento do ar através da tubulação de saída, geralmente localizada na parte posterior. Essa característica torna o processo total mais lento do que nas autoclaves pré-vácuo.

Na autoclave pré-vácuo, o ar é removido por exaustão mecânica e só então o vapor é introduzido na câmara. Quando o vapor é admitido na câmara já evacuada, a penetração na carga é praticamente instantânea; desse modo, a carga é aquecida na mesma velocidade que a câmara, reduzindo bastante o tempo de esterilização. Os grandes avanços das autoclaves pré-vácuo são representados pela maior confiabilidade da penetração do vapor nas cargas e pela redução do processo total para 30 minutos ou menos, comparado com os 70 minutos das autoclaves gravitacionais.

Em ambos os tipos de autoclaves, um dispositivo localizado na tubulação de saída permite a evacuação do ar e da água (condensado) e retém o vapor dentro da câmara. Esse orifício pode ser do tipo fole ou uma constrição do lúmen da tubulação. A falha no funcionamento desse dispositivo resulta na permanência de ar e água dentro da câmara, reduzindo a capacidade de esterilização.

Preparo, embalagens e disposição da carga

Embora não seja essencial, é importante dar preferência ao enxágue dos materiais com água destilada ou deionizada, para evitar o depósito de determinados metais encontrados na água potável ou oriundos das tubulações, que podem enferrujar os artigos. Deve-se submeter a água deionizada à análise de condutividade periodicamente (ideal: 0,7 a 4µS/cm), para se certificar da qualidade ("saturação") do filtro deionizador.

Os invólucros devem ser de material poroso – tecido (algodão cru duplo com 56 fios/cm^2), papel grau cirúrgico, filme plástico ou malha sintética (não tecido) – de modo a permitir a entrada e a saída do vapor (Tabelas 15.23 e 15.24) e a promover boa barreira microbiana. Caixas metálicas – muito utilizadas para acondicionar instrumentais cirúrgicos – devem ser forradas com campo simples e colocadas semiabertas dentro da autoclave, se não possuírem escotilhas (orifícios vazados). Durante a montagem da caixa, os instrumentais mais pesados devem ser colocados na parte inferior da caixa e os mais delicados, como tesouras, podem permanecer na parte superior. As embalagens não devem ser muito justas. Papel *kraft* deve ser abandonado por constituir péssima barreira microbiana e produzir partículas.

Embora instrumentais e têxteis possam ser acondicionados juntos (na mesma carga ou pacote), há o risco de umedecimento dos pacotes em virtude da deposição de excesso de condensado sobre a superfície fria dos metais. Esse problema pode ser solucionado pelo ajuste da proporção de têxteis e metais na carga, e o não posicionamento dos pacotes com metais acima ou em contato com aqueles que contenham tecidos. Se houver persistência da umidade, recomenda-se a colocação de material absorvente (p. ex., tecidos de algodão) entre os pacotes que contenham artigos metálicos.

Os pacotes devem ter proporções máximas de 30 × 30 × 50cm nas autoclaves pré-vácuo. Nas autoclaves gravitacionais, as proporções máximas são de 30 × 30 × 45cm, com bandejas até 3kg e caixas de instrumentais até 7kg.

Nas autoclaves pré-vácuo, o empilhamento vertical dos pacotes com tecidos não é indispensável, mas é recomendável. Nas gravitacionais, por sua vez, a disposição dos pacotes é um ponto crítico para a eficiência da esterilização. Os pacotes devem ser dispostos de modo a possibilitar o livre fluxo do ar para a tubulação de saída. Os pacotes com material têxtil devem estar empacotados com invólucros de pano ou papel, não muito apertados; as camadas dos tecidos devem ser colocadas em posição horizontal dentro do pacote, mas orientadas na direção vertical, quando os pacotes forem dispostos dentro da câmara. Bandejas e outros recipientes vazios devem ser colocados nas laterais da câmara; as tampas devem ser acondicionadas separadamente. Se várias bandejas forem empacotadas juntas, deverão ser separadas com material absorvente. Deve-se observar o posicionamento correto dos pacotes com metais, de modo a evitar a condensação nos pacotes com têxteis. As caixas metálicas com instrumental cirúrgico, semiabertas e forradas com tecido absorvente, devem ser dispostas horizontalmente na câmara. Deve-se colocar material absorvente entre as dobras de capas ou lençóis plásticos a serem esterilizados. Seringas de vidro devem ser esterilizadas desmontadas, com o êmbolo e o corpo colocados no mesmo pacote. Circuitos e outras tubulações devem estar bem secos internamente e não devem ser empacotados muito enrolados.

Tabela 15.23 Tipos de embalagens e suas características

Tipo de embalagem	Matéria-prima	Apresentação	Característica física	Característica geral	Indicação de uso	Tipos de materiais
Tecido de algodão	Algodão cru 100% Algodão 33% e poliéster 67% Algodão 50% e poliéster 50%	Campos de algodão duplo em diversos tamanhos	Gramatura: 200g/m² Nº de fios: 56 fios/cm²	Utilizar tecido lavado e hidratado para esterilização e reesterilização Não utilizar quando estiver com desgaste, furos, cerzidos, remendos	Calor úmido	Tecidos, vidros, instrumentos e caixas metálicos, roupas, borrachas
Papel grau cirúrgico e filme plástico	Papel de celulose alvejado; o filme plástico é de polipropileno	Folha de papel ou envelope em diversas medidas	Isento de furos, rasgos ou orifícios, ausência de manchas e de cor branca	Porosidade: 65s (mínima) a 105s (máxima) Gramatura: 60g/m² para o papel e 54g/m² para o filme plástico	Calor úmido Oxido de etileno	Luvas, cautério, circuitos de respirador, copos de respirador e umidificação
Papel crepado	Celulose quimicamente tratada	Bobinas ou folhas	Isento de furos, rasgos ou orifícios, ausência de manchas	É feito por celulose quimicamente tratada	Calor úmido Óxido de etileno	
Não tecido	Fibra de celulose. Fibra de polipropileno em camadas triplas ou a combinação das duas	Folhas de diversas cores e tamanhos	Maciez, maleabilidade, repelência e fluidos	Os pacotes feitos com esse tipo de embalagem devem ser duplos; a barreira externa apenas mantém a esterilidade do pacote interno	Calor úmido Óxido de etileno Plasma de peróxido de hidrogênio	Tecidos, vidros, instrumentos e caixas metálicos, roupas, borrachas
Vidro	Vidro	Frascos de diversas medidas	É refratário		Calor úmido Calor seco	
Recipiente rígido	Liga de alumínio anodizado e/ ou aço inox	Caixas com diversas medidas e com tampa superior com furos	Pode conter válvula ou filtro (papel hidrófobo ou tela)	As caixas metálicas devem pesar no máximo 7,5kg e conter toalha absorvente em seu interior para evitar a formação de condensado de vapor	Calor úmido	Instrumentos metálicos

Ciclo de esterilização

O ciclo de esterilização é semelhante nos dois tipos de autoclaves, consistindo em quatro fases (Tabelas 15.24 e 15.25):

- **Autoclave pré-vácuo:**
  - **Fase 1:** evacuação do ar da câmara e da carga através de exaustão mecânica.
  - **Fase 2:** entrada do vapor sob pressão com tempo de esterilização de no mínimo 3 minutos a 134°C e intervalo de confiança máximo de 6 minutos.
  - **Fase 3:** remoção do vapor por exaustão mecânica e secagem da carga.
  - **Fase 4:** restauração da pressão no nível atmosférico pela admissão de ar filtrado.
- **Autoclave gravitacional:**
  - **Fase 1:** vapor é introduzido na câmara, deslocando o ar para a tubulação de saída; ao mesmo tempo, ocorre aquecimento da câmara.
  - **Fase 2:** esterilização por período mínimo de 30 minutos, incluindo 15 minutos de tempo para penetração e 15 minutos de sustentação da temperatura a 121°C. Não é recomendável o aumento da temperatura de esterilização > 121°C, uma vez que isso aumentará o tempo de penetração do calor até que a carga alcance a nova temperatura estipulada. Com isso, os efeitos lesivos das altas temperaturas se tornam mais evidentes.
  - **Fase 3:** secagem da carga através de vácuo parcial (com pressão negativa) auxiliado pelo calor emanado das paredes duplas.
  - **Fase 4:** restauração da pressão no nível atmosférico pela admissão de ar filtrado.

Além das autoclaves gravitacionais e das pré-vácuo, existem as autoclaves para esterilização de materiais não empacotados e aquelas para esterilização de líquidos:

a. **Materiais não empacotados:** esterilizados em autoclaves denominadas *flash*, consistem em artigos que necessitam ser usados imediatamente ou descontaminados após o uso. O tempo de esterilização é de 3 minutos a 134°C. O uso em hospitais deve ser limitado às unidades de emergência, sendo de maior aplicabilidade em clínicas odontológicas e laboratórios de microbiologia.
b. **Líquidos:** são os líquidos aquosos, incluindo água, soluções de irrigação, injeções, alguns desinfetantes e meios de cultura microbiológica. O tempo de esterilização costuma ser de 15 minutos a 121°C. Fatores que alteram esses parâmetros: *tipo de recipiente* (vidro é mau condutor de calor; recipientes de paredes mais grossas têm tempo de penetração mais longo do que os de parede mais fina), *viscosidade do líquido* (os mais viscosos necessitam mais tempo) e *volume do líquido* (veja a Tabela 15.25).

Qualificação do processo

Os princípios para qualificação do processo estão delineados no tópico *Aspectos gerais*, neste capítulo.

Testes para autoclave pré-vácuo

Testes físicos

- **Temperatura e controle do processo automático:** na câmara, deve ser mantida temperatura de 134°C durante pelo menos 3 minutos na fase de esterilização. O tempo não deve ultrapassar 6 minutos, e todo o ciclo deve ser completado em 30 minutos.
- **Teste de vazamento:** os controles da autoclave devem ser colocados na posição automática ou semiautomática. É feito o vácuo e as válvulas são fechadas. Assim que a pressão estabilizar em 40mbar A, observar por 10 minutos; a pressão não deve aumentar mais do que 1,3mbar (133Pa) por minuto.

Tabela 15.24 Processo geral de esterilização em autoclave a vapor

O quê	Onde	Quem	Como
Lavação, enxágue, secagem dos artigos **Obs.:** considerar que o material recebido deve ter sofrido pré-lavagem no setor de origem, de acordo com a RDC 15	Expurgo	Enfermagem	Com água e sabão ou desincrostante enzimático; desmontar equipamentos articulados; usar EPI (luvas, botas e avental impermeáveis; máscara e óculos protetores). Enxágue em água destilada ou deionizada
Empacotamento	Área de preparo	Enfermagem	Empacotar conforme indicado Etiquetar, identificando nº do lote, data de esterilização, data de validade, qual autoclave, o material e o responsável Fixar a fita do indicador químico
Disposição dos pacotes dentro das autoclaves	Área de esterilização	Enfermagem	Empilhamento vertical, inspecionando todos os pacotes quanto à qualidade dos invólucros Checar se as escotilhas das caixas e tambores estão abertas Carregar a autoclave sem ultrapassar 2/3 da capacidade da câmara e sem encostar nas paredes Caixas metálicas devem estar deitadas Objetos côncavos devem ser colocados de boca para baixo
Remoção	Câmara da autoclave	Enfermagem	Remoção do ar do interior da câmara e dos pacotes por gravidade ou vácuo/alto vácuo (conforme o tipo da autoclave). A exaustão do ar por gravidade é bem mais lenta do que por vácuo
Admissão do vapor – tempo de exposição*	Câmara da autoclave	Enfermagem	Após a exaustão do ar, ocorre a admissão do vapor; inicia-se a exposição dos materiais à esterilização quando a câmara atinge a temperatura previamente estabelecida. Compreende 3 fases: Tempo de penetração Tempo de esterilização Intervalo de confiança
Exaustão do vapor	Câmara da autoclave	Enfermagem	Após o período de exposição, inicia-se a exaustão do vapor, que é feita por uma válvula ou condensador. A exaustão de roupas e sólidos é rápida, enquanto a exaustão de líquidos deve ser a mais lenta possível (para evitar ebulição, extravasamento ou rupturas)
Secagem da carga	Câmara da autoclave	Enfermagem	É obtida pelo calor das paredes das câmaras em atmosfera rarefeita. Nas autoclaves por gravidade, a carga é seca com pressão negativa de 2 a 10mmHg por 15 a 45 minutos, nas a vácuo, a –50mmHg por 5 minutos. *Não secar os materiais em estufa ou em superfícies fora da autoclaves* Após o ciclo completo, abrir a porta lentamente e aguardar de 5 a 10 minutos na pré-vácuo e de 20 a 25 minutos na gravitacional

A coluna à esquerda indica: CICLOS DA ESTERILIZAÇÃO

*Veja a Tabela 15.25 para tempo mínimo de exposição.

Tabela 15.25 Tempo mínimo de exposição para esterilização pelo vapor de acordo com a temperatura

Temperatura / Material	Autoclave gravitacional 121°C	Gravitacional 132°C	Pré-vácuo 134°C	Acondicionamento
Roupas	30min	15min	4min	Campo de tecido de algodão cru duplo
Escovas de fibras sintéticas	30min	15min	4min	Campo de tecido de algodão cru duplo, papel grau cirúrgico, filme plástico ou malha sintética
Luvas, drenos, cateteres	20min	15min	4min	Campo de tecido de algodão cru duplo, papel grau cirúrgico, filme plástico ou malha sintética
Aço inox ou outro tipo de metal	30min	15min	4min	Campo de tecido de algodão cru duplo, papel grau cirúrgico, filme plástico ou malha sintética
Instrumentos metálicos em bandeja ou caixa metálica perfurada	30min	15min	4min	Campo de tecido de algodão cru duplo ou malha sintética
Agulhas ocas	30min	15min	4min	Montadas em tubos de vidro com tampa de algodão hidrófilo
Agulhas de sutura	30min	15min	4min	Montadas em gaze e embrulhadas em campo de tecido de algodão cru duplo ou caixa metálica
Seringas de vidro	30min	15min	4min	Desmontadas e embrulhadas individualmente em campo de tecido de algodão cru duplo, papel grau cirúrgico, filme plástico ou malha sintética
Lâminas de corte, tesouras e serras	30min	15min	4min	Embrulhadas individualmente ou acondicionadas em bandeja ou caixa metálica perfurada e envolta em campo de tecido de algodão cru duplo ou malha sintética
Frascos, tubos de ensaio	30min	15min	4min	Tampados com bucha de algodão hidrófilo e embrulhados em campo de tecido de algodão cru duplo
Líquidos em frascos Pirex® (cheios até a metade) 45 a 250mL 500 a 1.000mL 1.500 a 2.000mL	20min 30min 40min	–	–	–

Fonte: modificada de Costa AO, 1990.

- **Teste termométrico:** um termostato é colocado em um pacote-teste e outro junto ao dreno da câmara (veja *Aspectos gerais*).
- **Teste de Bowie-Dick:** o teste de Bowie-Dick (Tabela 15.26) foi desenvolvido para facilitar a avaliação diária das autoclaves, uma vez que o teste termométrico demanda equipamentos mais complexos para sua realização. Está indicado para autoclaves pré-vácuo e gravitacional, sendo o principal teste de rotina (associado ao teste de vazamento semanal) para monitorização desse tipo de autoclave. Se o teste demonstrar falha, a autoclave não deve ser usada até que o defeito seja identificado e solucionado. A técnica de Bowie-Dick encontra-se detalhada no tópico *Aspectos gerais*, neste capítulo.

Indicador biológico

Os indicadores biológicos indicados para autoclave a vapor são os esporos de *B. stearothermophilus* (Tabela 15.26) em ampolas. A recomendação de uso varia de diariamente a uma vez por semana;

Tabela 15.26 Qualificação do processo para autoclave a vapor

O quê	Por quê	Quem	Onde	Quando	Como
Indicador biológico	Qualificação do processo: comprova a eficiência da esterilização	Enfermagem	Câmara da autoclave	No mínimo semanal. O ideal é que seja diária, no 1º ciclo de esterilização, após manutenção. Toda carga com prótese deve ser testada	Acondicionar a ampola no interior de 1 pacote. Colocar o pacote próximo ao local de exaustão do vapor (válvula ou condensador)
Teste de Bowie-Dick (apenas para autoclave pré-vácuo)	Qualificação do processo: apenas mostra que houve contato com o vapor	Enfermagem	Câmara da autoclave	Diariamente	Colocar 2 fitas de indicador químico dispostas em × em uma folha de papel não encerado, de 30 × 30cm. Colocar essa folha entre 28 toalhas de pano passadas a ferro e dobradas em 8 partes (a folha deve ficar no meio). Essa pilha é empacotada e autoclavada de 134°C a 137°C por exatos 3 minutos e meio. Se as listas estiverem negras e uniformes, o ar do pacote foi removido e houve penetração do vapor

Indicador biológico: ampolas com esporos viáveis de *Bacillus stearothermophilus* com 0^5 a 10^6 esporos por ampola.

Tabela 15.27 Estoque e validade da esterilização a vapor

Invólucros	Condições de estoque	Prazo de validade (em dias)
Tecido de algodão simples (2 camadas costuradas nas pontas)	Armário aberto Armário fechado	3 a 14 14 a 21
Tecido de algodão duplo	Armário aberto Armário fechado	28 a 56 56 a 77
Papel crepado simples	Armário aberto Armário fechado	28 a 49 > 63
Tecido de algodão simples + papel simples	Armário aberto	77 a 98
Tecido de algodão simples + saco de polietileno	Armário aberto	> 9 meses

Fonte: modificada de Gardner JF, Peel MM. Introduction to sterilization, disinfection and infection control. 2. ed. Edinburgh: Churchill-Livingstone, 1991.

o uso mais frequente (p. ex., a cada ciclo) aumenta as chances de falso-positivos e provoca confusão. Outras causas de falso-positivos são: estoque e processamento inadequados das ampolas, contaminação do produto ou variação dos esporos quanto à resistência ao calor. O teste deve ser executado por profissional bem familiarizado com a técnica, visto que um resultado positivo tem forte impacto no fluxo de trabalho e nos cuidados com o paciente. Coloração pelo Gram e subcultura de um teste positivo podem determinar rapidamente se houve crescimento de contaminante. Teste pareado de indicadores de fabricantes diferentes pode demonstrar falha do produto. Embora não seja estabelecido, parece prudente realizar o teste biológico durante 1 semana após um resultado positivo para o qual não se tenha definido a causa.

Indicadores químicos

Diferentes indicadores químicos internos podem ser utilizados em conjunto com o indicador biológico, com a vantagem de se obter a informação imediata de erro grosseiro nas condições de esterilização. Indicadores externos, mais comumente na forma de fita adesiva, são utilizados apenas para diferenciar os pacotes que passaram pelo processo de esterilização daqueles que ainda não o fizeram; ocorre mudança da cor da fita, do tom amarelado para o escuro ou amarronzado (veja *Aspectos gerais*).

Testes para autoclave gravitacional

São indicados os mesmos testes para a autoclave pré-vácuo. Tecnicamente, não há indicação para o teste de vazamento.

Estoque e prazo de validade

Não há resposta única em relação ao tempo de validade da esterilização, uma vez que a eficiência do empacotamento, a intensidade de manuseio dos pacotes e as condições de transporte e estoque são mais importantes do que o tempo que se passou desde a data da esterilização. Estudos de Standard e cols. (1973) demonstraram que uma camada de papel crepado provê a mesma duração de esterilidade do que duas camadas de tecido e que a duração da esterilidade pode ser prolongada indefinidamente se for usado um invólucro impermeável à poeira (Tabela 15.27). Entretanto, para a segurança do uso hospitalar deve ser evitado estoque prolongado, e a distribuição dos artigos deve ser bem organizada de acordo com a demanda dos diversos setores.

A estocagem do material deve ser feita em local limpo, seco, longe de sistemas de encanamento e produtos químicos que possam desprender vapores corrosivos. Se possível, as bordas afiadas e as pontas dos instrumentais devem estar protegidas para impedir o dano ao próprio instrumental e a sua embalagem.

ESTERILIZAÇÃO PELO CALOR SECO

Forma de esterilização gerada em estufas elétricas, em temperaturas entre 140°C e 180°C. O aquecimento dos artigos é feito por irradiação do calor, que é menos penetrante e uniforme do que o calor úmido. Exige tempo de exposição mais prolongado e maiores temperaturas, sendo inadequada para tecidos e borrachas.

Indicações

A maior vantagem do calor seco é sua penetração em sólidos, líquidos não aquosos e cavidades fechadas. A ausência de corrosão também é importante na esterilização de metais não cromados e instrumentos com ponta de corte muito fina. As desvantagens são a alta temperatura e o longo período necessário para esterilização.

Vidros e metais para os quais a esterilização pelo calor seco é uma boa indicação incluem: instrumentos não cromados e com corte fino, seringas, agulhas ocas, tubos de ensaio e pipetas. O método também é indicado para pós estáveis ao calor, ceras e líquidos não aquosos (vaselina, parafina, bases e pomadas oftalmológicas, injeções oleosas, silicone e glicerol puro – o glicerol diluído em água está contraindicado devido ao risco de explosão) (Tabela 15.28).

Processo de esterilização

Embalagens

Os invólucros indicados para esterilização pelo calor seco em estufa encontram-se na Tabela 15.28.

Ciclo da esterilização

A estufa pode ser tanto pré-aquecida como aquecida já com a carga acondicionada. A estufa e seu sistema de aquecimento devem ser planejados de modo a alcançar a temperatura esterilizante de 160°C a 180°C dentro de um período de tempo especificado (p. ex., em 45 minutos, a contar do início, com a estufa fria). O ciclo de esterilização inclui três fases (Tabela 15.29):

- **Fase 1:** aquecimento da estufa à temperatura de esterilização preestabelecida.
- **Fase 2:** esterilização da carga, incluindo tempo de penetração do calor e tempo de exposição (Tabela 15.28).
- **Fase 3:** resfriamento da carga.

Tabela 15.28 Indicações, invólucros e tempo mínimo de exposição (em minutos) na esterilização pelo calor seco

Artigos	Temperatura	Tempo	Invólucros
Aço inox ou outro metal	170°C	120nin	Caixa metálica fechada
Agulhas ocas	170°C	120min	Tubos de vidro com bucha de algodão hidrófobo
Agulhas de sutura	170°C	120min	Caixa metálica fechada
Seringas de vidro	170°C	120min	Montadas e embrulhadas em lâmina de alumínio
Lâminas de corte, tesouras e serras	170°C	120min	Caixa metálica fechada
Frascos, balões e tubos de ensaio	170°C	120min	Tampados com bucha de algodão e embrulhados
Vaselina líquida e óleos em geral (em camadas de 0,5cm de altura)	160°C	120min	Frascos de boca larga fechados
Gazes vaselinadas em grupos de 10 gazes	160°C	150min	Caixa metálica fechada
Óxido de zinco em camadas de 0,5cm de altura	160°C	120min	Placa de Petri ou outro recipiente semelhante

Tabela 15.29 Processo de esterilização pelo calor seco

O quê	Onde	Quem	Como
Lavação Enxágue Secagem **Obs.:** considerar que o material recebido deve ter sofrido pré-lavagem no setor de origem, de acordo com a RDC 15	Expurgo	Enfermagem	Lavar os materiais com água e sabão ou desincrostantes; enxaguar em água corrente; secar Usar EPI: botas, luvas e avental impermeáveis; óculos protetores; máscara
Empacotamento	Área de preparo	Enfermagem	Invólucros adequados: caixa metálica; tubos de vidro; lâmina de alumínio; papel Etiquetar identificando: material, data da esterilização, data da validade, qual estufa, lote e responsável
Esterilização	Área de esterilização	Enfermagem	Aquecer a estufa à temperatura indicada (óleos e pós devem ser colocados na estufa fria) Carregar a estufa usando luvas de amianto Distribuir os pacotes *lado a lado* Não carregar mais de 2/3 da capacidade da estufa Evitar sobreposição de pacotes Fechar a porta e aguardar o termômetro marcar a temperatura desejada. A partir daí, marcar o tempo

Qualificação do processo

Indicadores biológicos preparados com esporos de *B. subtilis* subespécie *niger* são os recomendados para a estufa; entretanto, seu uso para validação ou controle de rotina geralmente é considerado desnecessário. Indicadores químicos externos são empregados para demonstrar que os pacotes foram processados (Tabela 15.30).

Validade da esterilização

Sem referências definidas quanto ao tempo confiável de esterilização. Recomenda-se o prazo de 7 dias de validade.

Esterilização por radiação ionizante

A esterilização por radiação consiste no tratamento por meio de raios gama, raios X ou elétrons acelerados. Exclui luz ultravioleta, que consiste em radiação não ionizante de baixa energia e com pouco poder de penetração.

As radiações ionizantes matam todos os tipos de microrganismos e normalmente têm energia suficiente para penetrar em sólidos e líquidos. Não aquecem ou umedecem os materiais. Pré-requisitos para o uso desse processo de esterilização incluem disponibilidade de espaço físico para as instalações

Tabela 15.30 Qualificação do processo de esterilização pelo calor seco

O quê	Quando	Como
Indicador químico	Em todo pacote	Fita fixada externamente ao pacote Ao término do processo, as listas devem estar marrom-escuras
Indicador biológico *B. subtilis* subesp. *niger*	No mínimo semanal e após manutenção	Ampolas embaladas em envelopes de papel Colocar o indicador dentro do maior pacote Carregar a estufa da maneira habitual

de equipamentos de grande porte, precauções de segurança e custo. Atualmente, encontram-se disponíveis modelos menores, que facilitam ainda mais a instalação.

O mecanismo de ação biocida consiste na alteração da molécula de DNA dos microrganismos, com quebra das sequências e lesão das bases nitrogenadas.

As indicações para esterilização por radiação são as mesmas adotadas para o óxido de etileno. Não é recomendável o uso em equipamentos eletrônicos, artigos e plásticos instáveis e em muitos produtos farmacêuticos e alimentícios.

ESTABILIDADE DOS MATERIAIS À RADIAÇÃO

Muitos dos materiais utilizados na manufatura de dispositivos médicos ou de seus invólucros são constituídos de polímeros sintéticos. Esses polímeros consistem em grandes moléculas que podem ser adversamente afetadas por pequenas alterações químicas durante ou após o processo de esterilização. Polipropileno e náilon, entre outros, sofrem degradação oxidativa. Polivinil clorídrico (PVC) gera hidrogênio clorídrico e o teflon gera hidrogênio fluorídrico, desintegrando-se em pó. Outros materiais sofrem alterações adversas, sendo recomendável o cuidado de verificar as orientações do fabricante antes da indicação do processo de radiação.

DOSE ESTERILIZANTE

A esterilização pela radiação ionizante envolve um único parâmetro, a dose mínima absorvida. Trata-se da quantidade de energia absorvida nos locais da carga onde ocorre a menor dose de radiação. O tempo de exposição necessário para liberação da dose depende do fluxo de radiação da fonte e da densidade do material em processamento. Materiais de diferentes densidades, como lâminas e curativos de algodão, não devem ser tratados com irradiação de elétrons ao mesmo tempo. Com a radiação gama, por sua vez, isso é possível se o peso total dos materiais em cada recipiente for o mesmo e se o tempo de irradiação for baseado no material de maior densidade.

A unidade de energia é o *kilogray* (kGy). A dose mínima esterilizante varia de 25 a 50kGy, dependendo do nível de esterilidade requerida para uso com segurança e do número de contaminantes inicialmente presentes. É de responsabilidade do fabricante fornecer o número de contaminantes: por exemplo, o fio categute pode conter até 10^3 microrganismos, incluindo esporos; dispositivos endovenosos podem ser mais pesadamente contaminados em virtude de seu tamanho e complexidade.

INSTALAÇÕES

A esterilização por radiação é praticamente limitada às indústrias, mas vem se tornando mais acessível aos hospitais em razão dos novos equipamentos de menor dimensão.

A instalação de radiação gama (^{60}Co) normalmente demanda uma câmara com paredes reforçadas de concreto com 2 metros de espessura e tanque para estocagem da fonte radioativa sob o solo, também de concreto, preenchido com água deionizada; uma fonte de ^{60}Co contida em tubos de metal ("hastes") e estocados no tanque; correntes transportadoras da carga a ser ionizada na câmara; e controles e precauções de segurança, consistindo em velocidade das esteiras, nível de água no tanque de estocagem, posição da fonte de ^{60}Co, sistemas de troca de ar e monitores de radiação dispersos por toda a instalação.

QUALIFICAÇÃO DO PROCESSO
Medida da dose

As doses devem ser monitorizadas rotineiramente por meio de dosímetros (veja *Aspectos gerais*). São também empregados discos indicadores com diversos tipos de corantes; as mudanças de cor vão do amarelo ao vermelho e do verde ao marrom, entre outras combinações. Todos esses discos mudam de cor com 10 a 20kGy, mas não especificam se a dose mínima de 25kGy foi alcançada. São usados apenas para distinguir os produtos processados dos não processados.

Indicadores biológicos

Os indicadores utilizados são os esporos de *B. pumilus* (E601), monitorizando-se a dose de 25kGy. Microrganismos mais resistentes, como o *E. faecium*, são indicados para doses > 25kGy.

Esterilização plasmática

O plasma é considerado o quarto estado da matéria. De maneira simplificada, pode ser definido como uma nuvem de íons, elétrons e partículas neutras. Um exemplo encontrado na natureza é a "aurora boreal". O plasma pode ser produzido pela exposição da matéria, na forma gasosa, a um forte campo elétrico ou magnético. São produzidos radicais livres capazes de interagir com componentes vitais da estrutura celular. Essa interação interrompe as funções dos microrganismos, sendo este o princípio esterilizante do gás plasmático. O gás utilizado para esse fim é o peróxido de hidrogênio.

INDICAÇÕES

De acordo com o fabricante, uma grande variedade de equipamentos e artigos médico-cirúrgicos podem ser esterilizados por esse meio, incluindo a maioria dos instrumentais atualmente esterilizados pelo óxido de etileno. As vantagens do processo incluem a compatibilidade com artigos termossensíveis, o ciclo de esterilização curto e a rapidez de reuso.

O risco de exposição ao peróxido de hidrogênio ou aos radicais livres é baixo, uma vez que não se pode entrar na câmara durante o processo.

CONTRAINDICAÇÕES

- Artigos que contenham tubulações longas (> 31cm) e estreitas (< 6mm) (p. ex., endoscópios flexíveis e alguns cateteres vasculares).
- Materiais que absorvam líquidos (p. ex., musselina, náilon e poliéster).
- Materiais que contenham fibras vegetais (p. ex., algodão e papel).

PROCESSO DE ESTERILIZAÇÃO

Como em qualquer outro processo de esterilização, os artigos devem estar rigorosamente limpos, o que se reveste de maior importância do que na esterilização pelo óxido de etileno. A presença de sais ou proteínas torna o processo menos eficiente.

O ciclo de esterilização consiste na injeção de vapor de peróxido de hidrogênio na câmara e na emissão de ondas de rádio, resultando em radicais livres (Tabela 15.31) que desnaturam proteínas microbianas, levando à morte celular.

QUALIFICAÇÃO DO PROCESSO

Indicador biológico

São utilizadas ampolas com os esporos de *B. subtilis*. A ampola deve ser colocada com a parte aberta voltada para o fundo da câmara e no nível superior das bandejas. Após esterilização, é retirada manualmente e enviada ao laboratório para cultura.

Indicadores químicos

Fornecidos pelo fabricante, indicam apenas exposição ao peróxido de hidrogênio.

Controle automático

O próprio equipamento monitoriza e controla o processo de esterilização por meio dos parâmetros de vácuo, injeção, difusão, plasma e temperatura.

Validade da esterilização

Provavelmente, enquanto os pacotes estão intactos.

Tabela 15.31 Processo de esterilização plasmática

O quê	Onde	Como	Por quê
Lavação, enxágue, secagem	Expurgo	Limpeza adequada com secagem rigorosa	Umidade interfere no processo de vácuo, abortando o ciclo. Presença de substância orgânica inativa a esterilização
Embalagem	Preparo	Com invólucros de polipropileno	Permitir entrada e saída adequadas do gás
Acondicionamento para esterilização	Área de esterilização	Dispor os pacotes no interior da câmara da autoclave, em bandejas próprias, rasas. É recomendada carga com itens metálicos e não metálicos	Proporcionar o contato do gás com todos os itens. Bandejas metálicas fundas bloqueiam o acesso do gás
1ª fase da esterilização: Vácuo	Área de esterilização	Fase de vácuo. A pressão da câmara atinge 0,3mmHg. Dura de 5 a 20 minutos e opera à temperatura ambiente	Facilitar a difusão do vapor
2ª fase da esterilização: Injeção	Área de esterilização	Injeção de solução de peróxido de hidrogênio a 58% vaporizado, no interior da câmara. Duração de 6 minutos	Permitir entrada do vapor na câmara
3ª fase da esterilização: Difusão	Área de esterilização	Difusão do vapor de peróxido de hidrogênio no interior da câmara, durante 50 minutos	Permitir contato do vapor com os artigos
4ª fase da esterilização: Plasma	Área de esterilização	Emissão de ondas de rádio no interior da câmara. Duração de 15 minutos	Gera campo plasmático com produção de radicais livres que são o princípio esterilizante
5ª fase da esterilização: Ventilação	Área de esterilização	Série de ciclos de ventilação com níveis de vácuo e de repressurização. Duração de 2 minutos	Restauração da câmara à pressão atmosférica para retirada dos pacotes. Não é necessário período de aeração

SEGURANÇA DO PROCESSO

- **Para os artigos:** provavelmente seguro para os artigos compatíveis com a geração de plasma.
- **Para o paciente:** não representa risco significativo.
- **Para os funcionários:** o contato direto com peróxido de hidrogênio concentrado causa irritação da pele e grave lesão ocular. É necessário o uso de luvas de látex ao manusear os recipientes com peróxido de hidrogênio concentrado. Se houver contato com a pele, lavar copiosamente.

Referências

Agência Nacional de Vigilância Sanitária. Resolução-RDC 15, de 15 de março de 2012. Dispõe sobre requisitos de boas práticas para o processamento de produtos para saúde e dá outras providências. Disponível em: <http://www.suvisa.rn.gov.br/contentproducao/aplicacao/sesap_suvisa/arquivos/gerados/resol_rdc_n%C2%BA15_mar%C3%A7o_2012.pdf>. Acesso em: 10 nov. 2014.

Agência Nacional de Vigilância Sanitária. Segurança do paciente em serviços de saúde: limpeza e desinfecção de superfícies. 2012.

Agência Nacional de Vigilância Sanitária. RDC 156 de agosto de 2006. RE 2605 e RE 2606.

Bond WW, Favero MS, Petersen NJ, Evert JW. Inactivation of hepatitis B virus by intermediate-to-high-level disinfection chemicals. J Clin Microbiol 1983; 18:535-8.

Bryce EA, Roberts FJ, Clements B et al. When the biological indicator is positive: Investigating autoclave failures. Infect Control Hosp Epidemiol 1997; 18(9):654-6.

CADAIS. Organização do Centro de Material e Noções de Esterilização. Secretaria de Estado da Saúde de São Paulo.

Costa AO, Cruz MSS, Massa NG. Esterilização e Desinfecção: fundamentos básicos, processos e controles. Cortez Editora, 1990.

Craig DB, Cowan S, Forsyth W, Parker S. Disinfection of anaesthesia equipment by a mechanical pasteurization method. Can Anaesth Soc J 1975; 22(2):219-23.

Crow S, Smith JH. Gas plasma sterilization – Applications of space – Age technology.

ESGE/ESGENA Technical Note on Cleaning and Desinfection. Endoscopy 2003.

Favero MS. Requiem for reuse of single-use devices in US hospitals. Infect Control Hosp Epidemiology 2001; 22:539-41.

Gardner JF, Peel MM (eds.) Introduction to sterilization, disinfection and infection control. 2. ed. Churchill Livingstone, 1991. 264p.

Graziano KU. Avaliação da atividade esterilizante do paraformaldeído. Dissertação de Mestrado. Escola de Enfermagem da Universidade de São Paulo, 1989.

Heeg P, Roth K, Reichl R, Cogdill CP, Bond WW. Decontaminated single-use devices: na oxymoron that may be placing patients at risk for cross-contamination. Infect Control Hosp Epidemiology 2001; 22:542-9.

Moura MLPA. Gerenciamento da central de material e esterilização para enfermeiros. Fundamentos teóricos, organizacionais e estruturais. São Paulo: SENAC, 1996. 75p.

Normas ISO: NBR – ISO 11.113-4 e ISO – CD – 11.140-4.

Portaria Interministerial 482, de 16 de abril de 1999.

Rutala WA et al. Guideline for disinfection and sterilization in healthcare facilities. Healthcare Infection Control Practices Advisory Committee (HICPAC), 2008.

Possari FJ. Esterilização por vapor de baixa temperatura e formaldeído. 1. Ed. São Paulo: Iátria, 2003.

Stier CJN. Rotinas em controle de infecção hospitalar. Curitiba: NETSUL Editora, 1995.

WGO-OMGE/OMED. Practice guideline endoscope desinfection. Munich. German: WGO, 2005.

CAPÍTULO 16

Processamento de Roupas

Tania Moreira Grillo Pedrosa

INTRODUÇÃO

Embora as fontes mais comuns de patógenos associados às complicações infecciosas relacionadas com a assistência sejam o próprio paciente, os equipamentos e os dispositivos médicos, o ambiente hospitalar e os profissionais da saúde, e sendo a transmissão pessoa a pessoa a via mais frequente, o papel do meio não deve ser ignorado. Nesse sentido, os produtos têxteis utilizados na assistência podem contribuir para a disseminação de agentes infectantes.

As roupas utilizadas nos serviços de saúde incluem lençóis, fronhas, cobertores, toalhas, colchas, cortinas, roupas de pacientes, compressas, campos cirúrgicos, propés, aventais e gorros, dentre outros artefatos. Esse material costuma conter um número elevado de microrganismos provenientes de substâncias corporais, incluindo sangue, pele, fezes, urina, vômito e outros tecidos e fluidos corporais. Ainda que roupas contaminadas possam ser fonte de um número substancial de microrganismos patogênicos, são poucos os relatos de doenças associadas à contaminação de tecidos. Portanto, o risco geral de transmissão de doenças é muito baixo. A despeito de estar livre de sujeira, a roupa processada não é estéril e, por isso, deve ser sempre considerada fonte potencial de contaminação em surtos sem causa evidente determinados por patógenos potencialmente veiculados por esse fômite.

O processamento de roupas tem duas funções principais: em primeiro lugar, exerce um papel não microbiológico, o de melhorar ou restaurar a aparência e impedir a deterioração; seu segundo papel é microbiológico, o de reduzir o número de microrganismos presentes, além de quaisquer substâncias que facilitem seu crescimento ou possam interferir no processo de desinfecção. Os microrganismos mais comumente encontrados em produtos têxteis hospitalares são bactérias gram-negativas, estafilococos coagulase-negativos, *Bacillus* sp. e a flora típica da pele.

A unidade de processamento da roupa (UPR) de serviços de saúde consiste em um setor de apoio que tem como finalidade coletar, pesar, separar, processar, confeccionar, reparar e distribuir roupas em condições de uso, higiene, quantidade, qualidade e conservação a todas as unidades.

Exerce atividade especializada, que pode ser própria ou terceirizada, devendo garantir o atendimento à demanda e a continuidade da assistência. As atividades executadas na UPR não se aplicam apenas às roupas provenientes de hospitais, mas também às de clínicas médicas e odontológicas e outros serviços que promovem atividades assistenciais.

EPIDEMIOLOGIA

Em interessante trabalho de revisão sobre o tema, publicado em 2012, Fijan & Turk buscam responder os seguintes questionamentos:

- Existe alguma publicação que aborde a sobrevivência de microrganismos na roupa hospitalar após o processo de lavação?
- Existe alguma publicação que indique a presença de microrganismos na roupa hospitalar durante o uso?
- Existe alguma publicação que ateste que as roupas hospitalares são possíveis fontes de contaminação para pacientes?
- Existe alguma publicação que comprove que roupas hospitalares são possíveis fontes de contaminação para trabalhadores na área da saúde?

Os principais pontos de conclusão desse trabalho de revisão foram: estudos acerca da sobrevida dos microrganismos em têxteis hospitalares após a lavagem são diversos e contraditórios. Diferentes publicações recomendam diferentes temperaturas de lavagem. É importante ressaltar que o sucesso de um processo de lavagem depende de quatro fatores principais, que atuam de maneira sinérgica:

1. Duração do processo de lavagem.
2. Ação mecânica do processo de lavagem.
3. Dosagem e tipo de detergentes adicionais e desinfetantes.
4. Temperatura.

Se um desses elementos é reduzido, como a temperatura, o nível ou a dose dos outros fatores deve ser aumentado para que seja alcançado o mesmo efeito de lavagem e desinfecção. Isso também explica as diferenças nas condições finais de lavagem encontradas nos trabalhos publicados. A combinação correta de todos os fatores mencionados é, portanto, fundamental para a garantia das condições ideais no processo de lavagem para higienização dos produtos têxteis hospitalares.

No processo de lavagem, estudos britânicos mostraram que muitos isolados de *Enterococcus faecium* sobreviveram à exposição a temperaturas de 60°C durante 10 minutos. Outros relatórios confirmaram a sobrevivência de certas cepas de enterococos em temperaturas tão elevadas quanto 71°C.

Outros relatos confirmaram não apenas a sobrevivência do *E. faecium*, mas também de *Staphylococcus aureus, Enterobacter aerogenes* e *Pseudomonas aeruginosa* a 60°C, mas nenhum desses microrganismos sobreviveu a temperaturas ≥ 75°C.

Por outro lado, outros estudos revelaram que o uso de detergentes e desinfetantes de alta tecnologia proporciona condições de desinfecção adequadas, mesmo com lavagem a temperaturas tão baixas quanto 30°C (estudos envolvendo cepas de *E. faecium* e *E. aerogenes*). Outros trabalhos na mesma linha chegaram às mesmas conclusões quanto ao uso de temperaturas < 30°C. Esses estudos sugerem que lavagens a baixas temperaturas, associadas à otimização do uso racional de detergentes e desinfetantes de baixo impacto ambiental, têm o mesmo poder de desinfecção dos processos em que são usadas altas temperaturas (o que reduz muito o consumo de energia).

Esporos de *Clostridium difficile* podem sobreviver à exposição a temperaturas mais baixas associadas ao tratamento químico, e a contaminação cruzada das roupas de cama por esses esporos pode ocorrer durante o ciclo de lavagem. Portanto, a prevalência hospitalar desse microrganismo deve ser considerada pelas equipes responsáveis pela UPR e a Comissão de Controle de Infecção Hospitalar (CCIH) na implementação de programas para lavagem de roupas contaminadas

A Tabela 16.1 sintetiza os trabalhos inseridos na revisão de Fijan & Turk (2012) quanto às condições de lavagem e sobrevivência de microrganismos-teste (cepas-desafio).

A Tabela 16.2 resume os trabalhos inseridos na revisão de Fijan & Turk (2012) quanto à presença de microrganismos em produtos têxteis hospitalares.

A Tabela 16.3 sumariza os trabalhos inseridos na revisão de Fijan & Turk (2012) quanto à presença de microrganismos em produtos têxteis hospitalares.

A Tabela 16.4 resume os trabalhos inseridos na revisão de Fijan & Turk (2012) quanto ao risco de contaminação de trabalhadores.

Tabela 16.1 Condições de lavagem e sobrevivência de microrganismos

Condições de lavagem	Uso de desinfetante	Microrganismos sobreviventes	Referências
10min a 60°C	Não	*Enterococcus faecium*	Wilcox & Jones, 1995
10min a 60°C ou 3min a 71°C	Não	Cepas de *Enterococcus faecalis* e *Enterococcus faecium*	Orr et al., 2002
< 10min a 60°C	3mL de ácido peracético/kg de roupa	*Enterococcus faecium, Staphylococcus aureus, Pseudomonas aeruginosa* e *Enterobacter aerogenes*	Fijan et al., 2007
20min a 30°C	10mL de hipoclorito de sódio/kg de roupa ou 12,5mL de ácido peracético/kg de roupa	*Enterococcus faecium* e *Enterobacter aerogenes*	Fijan et al., 2010
43min a 30°C	10mL de hipoclorito de sódio/kg de roupa	*Enterococcus faecium*	Fijan et al., 2010
13min a 49°C	Adicionou hipoclorito de sódio* (sem especificações)	*Staphylococcus aureus* e *Klebsiella pneumonia*	Walter et al., 1975
66°C	Adicionou hipoclorito de sódio* (sem especificações)	*Staphylococci, Klebsiella* e *Enterobacter* sp.	Smith et al., 1987
8min a 47,8°C	Hipoclorito de sódio* a 0,58%/kg	Predominantemente bactérias aeróbicas, *Staphylococci* e coliformes totais	Christian et al., 1983
8 min a 77,2°C	Hipoclorito de sódio* a 0,11%/kg	Predominantemente bactérias aeróbicas, *Staphylococci* e coliformes totais	Christian et al., 1983
22,2°C	Baixa temperatura com hipoclorito de sódio* (sem especificações)	Predominantemente Enterobacteriaceae, Pseudomonadaceae e *Staphylococcus* sp.	Blaser et al., 1984
71,1°C	Alta temperatura com hipoclorito de sódio* (sem especificações)	Predominantemente Enterobacteriaceae, Pseudomonadaceae e *Staphylococcus* sp.	Blaser et al., 1984
Programa padrão de processamento de roupa hospitalar	50ppm de cloro, 54ppm de ácido peracético, 100ppm de peróxido	Esporos de *Clostridium difficile*	Hellickson & Owens, 2007

*No original *chlorine bleach,* que corresponde à água sanitária utilizada no Brasil.

Fonte: adaptada de Fijan S, Turk SS. Review: hospital textiles, are they a possible vehicle for healthcare associated infections? Int J Environ Res Public Health 2012; 9:3330-43.

Tabela 16.2 Presença de microrganismos em produtos têxteis hospitalares I

Microrganismo sobrevivente	Roupa hospitalar	Tempo	Referência
Fungos	Lençóis e pijamas	Após uso pelo paciente	Bureau-Chalot et al., 2004
Staphylococci coagulase-negativos, Bacillus spp., Corynebacterium spp., bacilos gram-negativos saprofíticos	Lençóis, pijamas e uniformes	Após processamento pela lavanderia hospitalar	Fijan et al., 2005
Staphylococcus aureus, Clostridium difficile e enterococo vancomicina-resistente	Uniforme da enfermagem	Após turno de 24h	Perry et al., 2001
Acinetobacter baumannii	Roupas de cama e cortinas	Após uso	Hota et al., 2004
MRSA	Roupas de cama e uniformes	Após uso	Hota et al., 2004
Staphylococci coagulase-negativos, Corynebacterium spp., Micrococcus spp., Bacillus spp., Enterococcus spp., bacilos gram-negativos saprofíticos, fungos	Lençóis, pijamas e uniformes	Após processamento pela lavanderia hospitalar	Fijan et al., 2005
RNA de rotavírus	Lençóis, pijamas e uniformes	Após processamento pela lavanderia hospitalar	Fijan et al., 2008
Vírus parainfluenza	Capotes hospitalares	4h após inoculação	Brady et al., 1990
Enterococo vancomicina-resistente	Roupas de cama	11 semanas após inoculação	Hochmuth et al., 2005

Fonte: adaptada de Fijan S, Turk SS. Review: hospital textiles, are they a possible vehicle for healthcare associated infections? Int J Environ Res Public Health 2012; 9:3330-43.

Tabela 16.3 Presença de microrganismos em produtos têxteis hospitalares II

Microrganismo	Roupa hospitalar	Referência
Streptococcus pyogenes	Roupas de neonatos	Brunton, 1995
Bacillus cereus	Lençóis hospitalares limpos, babadores de neonatos limpos, toalhas reutilizáveis, roupas de cama	Barrie et al., 1994, 1992; Birch et al., 1981; Dohmae et al., 2008; Sasahara et al., 2011
MRSA	Roupas de cama, lençóis	Creamer & Humphreys, 2008; Shiomori et al., 2002
Pseudomonas aeruginosa	Roupas de pacientes e de cama	Panagea et al., 2005
Enterococo vancomicina-resistente	Protetores de colchões	Bonten et al., 1996
Staphylococcus aureus	Colchões	Ndawula & Brown, 1991
Coliformes antibiótico-resistentes	Cobertores e colchões	Kirby et al., 1956
Trichophyton interdigitale	Meias contaminadas	English et al., 1967

Fonte: adaptada de Fijan S, Turk SS. Review: hospital textiles, are they a possible vehicle for healthcare associated infections? Int J Environ Res Public Health 2012; 9:3330-43.

Tabela 16.4 Risco de contaminação para os trabalhadores

Microorganismo	Fonte	Equipe	Referência
Sarcoptes scabiei	Manuseio de roupa hospitalar suja	Pessoal da lavanderia	Thomas et al., 1987
Microsporum canis	Manuseio de roupa hospitalar suja	Equipe de saúde (sem especificação)	Shah et al., 1988
Salmonella typhimurium	Manuseio de roupa hospitalar suja	Pessoal da lavanderia	Datta & Pridie, 1960
Salmonella hadar	Manuseio de roupa hospitalar suja	Pessoal da lavanderia	Standaert et al., 1994
Vírus da hepatite A	Manuseio de roupa hospitalar suja	Pessoal da lavanderia e enfermagem	Borg & Portelli, 1999; Keeffe, 2004

Fonte: adaptada de Fijan S, Turk SS. Review: hospital textiles, are they a possible vehicle for healthcare associated infections? Int J Environ Res Public Health 2012; 9:3330-43.

BOAS PRÁTICAS DE FUNCIONAMENTO

Segue um resumo da resolução ANVISA RDC 6, de 30 de janeiro de 2012, que dispõe sobre as boas práticas de funcionamento para as unidades de processamento de roupas de serviços de saúde e fornece outras providências:

Aspectos gerais

Art. 4º – As unidades terceirizadas devem possuir licença atualizada de acordo com a legislação sanitária local, afixada em local visível ao público.

Art. 5º – As unidades intrasserviço só podem processar roupas provenientes de serviços de saúde.

Art. 6º – É permitido o processamento de roupas provenientes de outras atividades exclusivamente nas unidades terceirizadas, desde que realizado em ciclos separados daquelas provenientes de serviços de saúde.

Parágrafo único. O processamento de roupas provenientes de outras atividades deve estar especificado na licença sanitária.

Art. 7º – A terceirização do processamento de roupas de serviços de saúde deve ser comprovada por instrumento contratual específico, com vigência atualizada.

Parágrafo único. A terceirização do processamento de roupas não isenta o serviço de saúde contratante da responsabilidade pelo atendimento dos padrões sanitários mínimos estabelecidos por esta Resolução e demais instrumentos normativos aplicáveis.

Art. 8º – É proibido o processamento de roupas descartáveis.

Art. 9º – Os equipamentos, quando couber, e os produtos saneantes utilizados no processamento de roupas de serviços de saúde devem estar regularizados junto à ANVISA.

Art. 10 – Deve haver o registro de manutenção e monitoramento de todos os equipamentos da unidade.

Art. 11 – A lavagem das vestimentas dos trabalhadores da coleta e da sala de recebimento de roupa suja deve ser realizada na própria unidade de processamento de roupas.

Infraestrutura

Art. 14 – A unidade de processamento de roupas de serviços de saúde deve disponibilizar os insumos, produtos e equipamentos necessários para as práticas de higienização de mãos dos trabalhadores nos seguintes ambientes:

I – área de descarga de roupa suja;

II – sala de recebimento da roupa suja; e

III – sala de processamento da roupa limpa.

Parágrafo único. Na sala de processamento de roupa limpa deve ser disponibilizado dispensador com preparação alcoólica para as mãos.

Art. 15 – As lavadoras utilizadas na unidade de processamento de roupas de serviços de saúde devem ser do tipo com barreira.

Art. 16 – O serviço de saúde com unidade de processamento de roupas e a unidade terceirizada devem garantir a qualidade da água utilizada no processamento das roupas.

Processos operacionais

Art. 17 – O processamento de roupas de serviços de saúde deve seguir um fluxo direcionado da sala de recebimento da roupa suja para a sala de processamento da roupa limpa.

Art. 18 – A unidade de processamento de roupas de serviços de saúde deve possuir normas e rotinas padronizadas e atualizadas de todas as atividades desenvolvidas, que devem estar registradas e acessíveis.

Parágrafo único. As atividades de que trata o caput incluem as etapas do processamento das roupas desde a coleta da roupa suja até a distribuição da roupa limpa após o processamento; o uso dos produtos saneantes; a limpeza e desinfecção dos ambientes, dos equipamentos, dos carrinhos e dos veículos de transporte e do reservatório de água; o uso dos equipamentos de proteção individual; o manejo de resíduos e os procedimentos a serem adotados diante de acidentes de trabalho.

Art. 19 – É proibida a quantificação por contagem da roupa suja.

Art. 20 – A roupa limpa deve ser transportada separadamente da roupa suja.

Art. 21 – O transporte interno e externo de roupas de serviços de saúde deve ser realizado, respectivamente, em carrinho e veículo exclusivos para esta atividade.

§1º – O veículo utilizado no transporte externo deve possuir sua área de carga isolada da área do motorista e de outros ocupantes.

§2º – O transporte externo concomitante de roupa limpa e suja pode ocorrer se a área de carga do veículo for fisicamente dividida em ambientes distintos com acessos independentes e devidamente identificados.

Art. 22 – Quaisquer objetos, incluindo os perfurocortantes, ou peças anatômicas eventualmente encontradas junto com as roupas encaminhadas para a unidade de processamento de roupas devem ser segregados, acondicionados e devolvidos para o serviço de saúde gerador.

§1º – O acondicionamento deve ser feito em recipiente rígido, resistente a punctura e perfuração, com capacidade de contenção de líquidos e tampa vedante.

§2º – O recipiente deve possuir rótulo contendo identificação do material e do serviço de saúde gerador.

Art. 23 – Os sacos de tecido utilizados para transporte da roupa suja devem ser submetidos ao mesmo processo de lavagem da roupa antes de serem reutilizados.

Art. 24 – Os sacos descartáveis utilizados para transporte da roupa suja não podem ser reaproveitados, devendo ser descartados conforme regulamentação vigente.

Parágrafo único. Na unidade de processamento de roupas extrasserviço, os sacos devem ser acondicionados de forma segura e devolvidos ao serviço de saúde gerador para descarte.

PROCESSAMENTO DE ROUPAS

O processamento de roupas inclui desde a coleta, o transporte e a separação da roupa suja, até os processos de lavagem, secagem, calandragem, armazenamento e distribuição (Processamento de roupas de serviços de saúde: prevenção e controle de riscos. Série Tecnologia em Serviços de Saúde. ANVISA, 2009).

Coleta e transporte

Na retirada da roupa suja da unidade geradora deve haver o mínimo de agitação e manuseio. Devem ser adotadas as precauções padrões, independentemente da origem da roupa ou do paciente que a usou. Assim, reforça-se a prevenção de acidentes e a dispersão de microrganismos para ambiente, pacientes e trabalhadores. A roupa suja deverá ser transportada enrolada, da parte de maior para a de menor sujidade, e colocadas no centro do saco *hamper* as que estiverem molhadas ou mais sujas, evitando o vazamento de líquidos e a contaminação dos envolvidos. Ressalte-se que não há diferença no nível de contaminação de roupas provenientes de pacientes em isolamento, sendo desnecessário o uso de sacos duplos para a retirada desse tipo de roupa.

A roupa suja deve ser acondicionada no saco *hamper* (plásticos ou tecido), com qualidade para suportar o peso da roupa, o qual não deve ser preenchido com mais de 75% de sua capacidade. O local de armazenamento temporário na unidade geradora deve ser arejado e higienizado, para evitar o aparecimento de insetos. A coleta deve ser realizada em horário preestabelecido, de maneira que a roupa suja permaneça na unidade geradora o menor tempo possível. O transporte da roupa suja poderá ser feito por carrinho de uso exclusivo para este fim e de fácil higienização, com dreno para eliminação de líquidos.

O trabalhador responsável pelo transporte da roupa suja deve utilizar EPI no momento de recolhimento, devendo retirar as luvas ao abrir portas ou apertar o botão do elevador. Caso o serviço de saúde não conte com UPR internamente, deve dispor de uma sala específica para o armazenamento da roupa suja até sua coleta pela unidade de processamento externa.

Separação e classificação

Na área suja da UPR, a roupa deve ser classificada e pesada antes do início da lavagem. Convém promover o mínimo de agitação e manuseio das roupas. Na separação, as roupas que podem ser lavadas em conjunto são agrupadas de acordo com o grau de sujidade e suas características. As roupas devem ser abertas cuidadosamente para verificação e retirada de objetos estranhos, como instrumentais, artigos perfurocortantes etc.

As roupas são classificadas da seguinte maneira:

1. **Grau de sujidade:**
   * Pesada: roupa com sangue, fezes, vômitos e demais sujidades proteicas.
   * Leve: roupa sem presença de fluidos corpóreos, sangue e/ou produtos químicos.
2. **Coloração da roupa:**
   * Roupa branca e de cores claras.
   * Roupa de cores firmes.
   * Roupa de cores desbotáveis.
3. **Tipo de fibra têxtil.**
4. **Tecido, formato, tamanho e tipo de peça:**
   * Lisa: lençóis, fronhas, colchas e outros.
   * Tecidos felpudos: toalhas, roupões e outros.
   * Roupas cirúrgicas: campos operatórios, capotes e outros.
   * Uniformes e demais roupas: camisas, camisolas, pijamas e outros.
   * Roupas especiais: cobertores e outros.
   * Absorventes: compressas cirúrgicas, fraldas e outros.

Lavagem

O processo de lavagem da roupa consiste na eliminação da sujeira, reduzindo ao mínimo o nível bacteriológico. O ciclo completo de lavagem consiste nas seguintes fases: umectação, enxágues, pré-lavagem, lavagem, alvejamento, enxágues, acidulação e amaciamento. Em geral, o ciclo completo é destinado às roupas muito sujas. O ciclo inicia-se na etapa de lavagem para as roupas com sujidade leve.

A lavagem tem princípios físicos (ação mecânica, temperatura da água e tempo) e químicos (detergência, alvejamento, acidulação e amaciamento).

Os principais produtos químicos utilizados no processamento de roupas são: sabão, detergente (com aditivo alcalino, condicionador de água, branqueadores óticos, agentes antirredepositantes, enzimas), agentes alvejantes (hipoclorito de sódio, peróxido de hidrogênio, perborato de sódio, ácido peracético), acidulantes/neutralizantes e amaciantes.

Ressalte-se que a água utilizada na UPR deve atender aos parâmetros estabelecidos pela Portaria/MS 518, de 25 de março de 2004.

Após a lavagem, a roupa deve passar pelos processos de centrifugação, secagem e/ou calandragem e/ou prensagem, realizados na área limpa da UPR:

- **Centrifugação:** remove o excesso de água. Seu uso dependerá do tipo de tecido ou peça de roupa e da fase do processo de acabamento em que será realizada.
- **Secagem:** retira a umidade das roupas que não podem ser submetidas ao processo de calandragem (uniforme de centro cirúrgico, toalhas, cobertores e roupas felpudas).
- **Calandragem:** operação em que as roupas classificadas como lisas (lençóis, colchas leves, roupas de linhas retas, sem botões e elásticos) são secadas e passadas simultaneamente à temperatura de 120°C a 180°C.
- **Prensagem:** é efetuada em peças que não podem ser processadas na calandra ou que apresentem detalhes como vincos e pregas.

Todas as roupas que entram em contato com a área cirúrgica devem ser esterilizadas.

Estoque e armazenamento da roupa

A centralização em um único local torna possível o controle eficiente da roupa limpa, do estoque e de sua distribuição adequada em qualidade e quantidade. Não há padronização quanto ao tempo máximo para a estocagem das roupas.

O local de armazenamento deve ser exclusivo para essa atividade, limpo e sem umidade, sendo proibida a alimentação no local. Poderão ser utilizados armários, estantes e carrinhos-armários, entre outros, desde que fechados e passíveis de limpeza.

Transporte e distribuição da roupa limpa

A distribuição de roupas nos setores dos serviços de saúde depende do consumo e do tempo de estocagem na rouparia central, devendo ser feita em carrinhos de transporte fechados ou, em caso de roupas embaladas em sacos plásticos, em carrinhos abertos, de preferência exclusivamente para esse fim.

A roupa limpa não deve ser transportada manualmente, pois poderá ser contaminada pelos microrganismos presentes nas mãos ou nas roupas dos profissionais.

PREVENÇÃO E CONTROLE DE INFECÇÃO

O risco de transmissão de doenças é quase inexistente quando as roupas são manipuladas e processadas adequadamente. No processo de lavagem, a combinação dos fatores mecânicos, químicos e térmicos promove a ação antimicrobiana. A diluição e a agitação da roupa removem uma quantidade considerável de microrganismos. Os detergentes também exercem ação antimicrobiana. A temperatura elevada da água e o uso de alvejantes também contribui para a destruição de microrganismos. Na etapa de neutralização, a mudança do pH de 12 para 5 e as etapas de secagem e calandragem também promovem ação antimicrobiana.

Para a garantia da prevenção e não disseminação de patógenos entre os trabalhadores, além da recontaminação da roupa, é extremamente importante a adesão às precauções padrões e ao adequado descarte de perfurocortantes.

Precauções padrões

Compreendem a higienização das mãos e o uso de EPI. Estão indicadas para manejo de artigos, equipamentos e roupas provenientes de todos os pacientes, independente da patologia. Evitam a exposição dos profissionais aos materiais contaminados com fluidos corporais, auxiliando a prevenção. As infecções porventura adquiridas pelos trabalhadores na UPR estão relacionadas, principalmente, com a falta de adesão às precauções padrões, que são:

- **Higienização das mãos:** as mãos constituem a principal via de transmissão dos microrganismos, e a higienização consiste na medida mais simples e eficaz para prevenção e controle das infecções. As mãos devem ser higienizadas com água e sabão sempre que estiverem visivelmente sujas; no início e no término do turno de trabalho; antes e após a retirada de luvas; após o contato com roupas ou superfícies contaminadas; antes e após o uso de sanitários; e antes e após a alimentação. Preparações alcoólicas podem substituir a higienização das mãos sempre que não estiverem visivelmente sujas.
- **Equipamentos de proteção individual (EPI):** deverão ser usados sempre que houver risco de contato ou aspersão de fluidos corpóreos durante a execução dos procedimentos. Na UPR, são utilizados:
  - **Luvas:** luvas de borracha e cano longo. Uma das luvas deve ser sempre removida para tocar em maçanetas e no elevador.
  - **Máscara cirúrgica e proteção ocular:** deverão ser usadas sempre que houver a possibilidade de aspersão de fluidos corporais ou sangue, contaminando as mucosas (olhos, nariz e boca).
  - **Gorro:** de pouca importância para a prevenção de infecções, serve para a proteção dos cabelos dos profissionais em casos que envolvem sangue e fluidos corporais.
  - **Avental:** protege contra o risco de contaminação de sangue e fluidos corporais. Deverá ser impermeável e de manga longa nas áreas sujas. Caso não seja descartável, deve ser lavado diariamente.
  - **Botas:** de uso individual, deverão ser lavadas diariamente, ao final de cada plantão. Seu uso é obrigatório nas áreas sujas e nas áreas limpas, quando não houve a disponibilidade ou o uso de lavadora extratora.

Limpeza e desinfecção das áreas e equipamentos da UPR

A UPR deve adotar rotinas de higienização para todas as áreas e equipamentos. Em caso de extravasamento de matéria orgânica, o excesso deverá ser retirado com material absorvente e, logo em seguida, realizadas a lavagem e a desinfecção da superfície.

O carrinho de transporte interno deve ser submetido diariamente a limpeza com água e sabão, seguida de desinfecção, assim como o veículo de transporte de roupa suja, em caso de processamento externo ao serviço de saúde.

Os EPI não descartáveis deverão ser higienizados e submetidos a desinfecção diariamente e armazenados secos. Utilizam-se água e sabão para limpeza, e para desinfecção pode ser utilizado hipoclorito de sódio a 1%. Após a desinfecção, os EPI devem ser abundantemente enxaguados para retirada do resíduo do saneante.

Referências

Agência Nacional de Vigilância Sanitária. Processamento de roupas de serviços de saúde: prevenção e controle de riscos. Série Tecnologia em Serviços de Saúde. Brasília, 2009.

Brasil. RDC 6, de 30 de janeiro de 2012. Dispõe sobre as Boas Práticas de Funcionamento para as Unidades de Processamento de Roupas de Serviços de Saúde e dá outras providências.

Fijan S, Turk SS. Review: hospital textiles, are they a possible vehicle for healthcare associated infections? Int J Environ Res Public Health 2012; 9:3330-43.

CAPÍTULO 17

Gestão de Equipamentos Biomédicos e Segurança Assistencial

Fabrício Cheab Gonçalves Penna

INTRODUÇÃO

A gestão de equipamentos biomédicos em um estabelecimento de saúde de acordo com a legislação vigente contribui consideravelmente para a segurança assistencial ao garantir a segurança e a confiabilidade quanto aos equipamentos disponíveis no parque tecnológico da instituição.

A engenharia biomédica visa propiciar um ambiente seguro em âmbito hospitalar, considerando os equipamentos médicos e os riscos relacionados com sua utilização e objetivando a segurança do paciente e do operador.

A implementação de um sistema de gestão de equipamentos biomédicos teve início em meados da década de 1960, nos EUA, em resposta ao aumento da complexidade dos equipamentos usados nas instituições hospitalares. Com isso buscou-se aumentar a segurança na utilização desses equipamentos, de modo a garantir o uso seguro da tecnologia. No Brasil, a iniciativa ocorreu em meados da década de 1980, mais expressivamente na de 1990, quando aumentou a pressão pela gestão mais "enxuta" dos equipamentos, uma vez que os gastos relacionados com a manutenção eram muito altos, tornando necessária uma gestão específica que, além de garantir a segurança e a utilização dos equipamentos, buscasse a redução dos custos associados às tecnologias utilizadas.

O engenheiro clínico aplica e desenvolve os conhecimentos de engenharia e prática gerenciais às tecnologias de saúde, de modo a melhorar os cuidados dispensados ao paciente (definição do American College of Clinical Engineering).

Dentre as áreas de atuação do engenheiro clínico, podem ser destacados:

- Controle do patrimônio referente aos equipamentos médicos-hospitalares.
- Auxílio para aquisição de novas tecnologias.
- Treinamento de operadores e técnicos em manutenção.
- Execução de serviços de manutenção corretiva e preventiva.
- Gerenciamento de contratos com terceiros.
- Gerenciamento do ciclo de vida dos equipamentos médico-hospitalares no estabelecimento de saúde.
- Promoção da segurança hospitalar e dos equipamentos médico-hospitalares.
- Consultoria para implementação de um sistema de gestão de equipamentos médico-hospitalares de acordo com a legislação vigente, bem como atendendo aos requisitos para certificações hospitalares.

Atualmente, a RDC 2, de 25 de janeiro de 2010 – Gerenciamento de Tecnologias em Saúde em Estabelecimentos de Saúde, estabelece os critérios mínimos para o gerenciamento das tecnologias, desde a entrada no estabelecimento até o destino final, garantindo rastreabilidade, qualidade, eficácia, efetividade, segurança e, no que couber, seu desempenho. Dentre os principais pontos abordados nessa resolução, pode-se salientar que:

- A elaboração e implantação do plano de gerenciamento deverá ser realizada por profissional com curso superior e registro ativo no conselho de classe.
- Todas as etapas do plano de gerenciamento deverão ser registradas.
- O responsável pelo plano deverá realizar análises anuais, e essas análises deverão estar disponíveis para a consulta de todos os profissionais envolvidos.
- Deverá ser elaborado um plano de educação continuada relacionado com os equipamentos para os profissionais envolvidos.
- O estabelecimento de saúde deve adotar um sistema de monitoramento e gerenciamento dos riscos das tecnologias de saúde, visando à redução dos eventos adversos.

Mais informações encontram-se disponíveis no *site* da ANVISA (www.anvisa.gov.br).

Antes da implantação do plano de gerenciamento dos equipamentos biomédicos, é indispensável a elaboração de um inventário do parque tecnológico que contenha informações importantes, como a quantidade e a qualidade do parque tecnológico. Devem ser levantadas, também, as marcas, os modelos e os números de série, para garantir a rastreabilidade das manutenções, de acordo com o modo de registro estabelecido pelo setor (planilhas ou *software*).

Alguns conceitos importantes devem ser destacados:

- **Manutenção corretiva:** implantada após a ocorrência de falha ou defeito que prove a interrupção do funcionamento de um equipamento médico-hospitalar.
- **Manutenção preventiva:** visa prever defeitos que possam ocasionar a interrupção parcial ou a falha dos equipamentos médicos-hospitalares.
- **Calibração:** conjunto de operações que estabelecem, sob condições específicas, a relação entre os valores das grandezas das medidas indicados por um equipamento médico-hospitalar, ou sistema de medição dos valores representados por uma medida materializada ou um material de referência, ou os correspondentes das grandezas estabelecidas por padrões rastreáveis.
- **Teste de segurança elétrica:** conjunto de operações que estabelecem as condições específicas para verificar o isolamento das partes externas dos equipamentos e acessórios, assegurando a proteção aos usuários e aos pacientes contra choques elétricos.

A manutenção dos equipamentos deverá ser registrada em ordens de serviço, de modo a garantir o histórico do equipamento. Nas ordens de serviços constam os seguintes dados: equipamento, identificação, setor, solicitante da manutenção, descrição do serviço realizado, técnico responsável pelo serviço, tempo gasto para a manutenção e as assinaturas do responsável pelo recebimento do serviço e do técnico executante.

O setor de manutenção biomédica (engenharia biomédica ou engenharia clínica) deverá disponibilizar o cronograma de manutenções programadas para os envolvidos, sempre atualizado, para que a assistência proceda ao acompanhamento das programações.

É indispensável a participação da assistência na disponibilização dos equipamentos médico--hospitalares conforme o cronograma de manutenções programadas, para que o setor de manutenção biomédica proceda à programação e garanta a confiabilidade e a segurança dos equipamentos.

A assistência participa efetivamente no plano de gerenciamento não só com o trabalho proativo de encaminhamento dos equipamentos com suspeita de defeitos e/ou danificados, mas mediante o acionamento do setor de manutenção biomédica, caso algum equipamento médico-hospitalar apresente suspeita de evento adverso.

Segundo o *Manual da Tecnovigilância – ANVISA*, evento adverso relacionado com equipamento médico consiste em qualquer agravo à saúde de um usuário ou paciente durante o uso rotineiro de um equipamento médico, realizado nas condições e parâmetros estabelecidos pelo fabricante.

A tecnovigilância é realizada pelo setor de manutenção biomédica e consiste no monitoramento dos alertas da tecnovigilância no *site* da ANVISA e dentro da instituição, em eventos adversos relacionados com equipamento médico-hospitalar. Em caso de problema com equipamento no estabelecimento de saúde, a manutenção biomédica enviará o alerta aos setores envolvidos e programará a ação a ser realizada (recolhimento do equipamento para um *recall* ou até mesmo troca, dependendo da complexidade do defeito). Quando o evento adverso estiver relacionado com equipamento médico dentro do estabelecimento de saúde, a manutenção biomédica, juntamente com os responsáveis, procederá à notificação junto ao notivisa (sistema de notificações de eventos adversos no *site* da ANVISA).

Os principais equipamentos envolvidos em acidentes ou eventos adversos são: aparelhos de anestesia, unidades eletrocirúrgicas (bisturis eletrônicos), eletrocardiógrafos, desfibriladores, incubadoras para recém-nascidos e máquinas de hemodiálise. Os principais riscos desses equipamentos serão descritos a seguir:

APARELHOS DE ANESTESIA

- **Hipoxemia:** complicação causada pela baixa concentração de oxigênio no sangue, pode causar a morte ou lesões sérias, dependendo do tipo de complicação. Os aspectos que envolvem a hipoxemia geralmente estão relacionados com fatores como ausência ou falha no suprimento de oxigênio por problemas em tubos, cilindros de alimentação ou com o próprio equipamento.

- **Hipercapnia:** complicação causada pela remoção inadequada de carbono pelo processo de respiração. Os aspectos que a envolvem estão ligados à falha de absorção ou do absorvente e à falta de passagem pelo absorvedor, o que provoca retenção do dióxido de carbono nos pulmões.

- **Hipoventilação:** a ventilação inadequada ou de baixa qualidade do paciente pode levá-lo a reter dióxido de carbono ou a apresentar um episódio de hipoxemia, o que, em poucos minutos, poderá acarretar vários eventos adversos. O procedimento mais confiável para avaliar a qualidade da ventilação consiste na análise dos gases sanguíneos e no monitoramento do dióxido de carbono exalado, bem como de seu volume. Vários fatores podem causar hipoventilação, como falha no equipamento e na alimentação dos gases, entre outros.

- **Hiperventilação:** caracteriza-se pelo acréscimo do volume pré-ajustado a ser liberada para o paciente. Pode ser causada por furo no fole do equipamento, valores ajustados erroneamente ou por defeitos de fabricação do fole e/ou do equipamento.

- **Pressão excessiva:** pressão liberada ao paciente acima do pré-ajustado. Pode causar barotraumas, embolia cerebral e danos ao sistema cardiovascular. Causada por ajuste errado dos valores pré-programados para o paciente e nos alarmes de alta pressão ou obstrução do ramo expiratório.

- **Aspiração de substâncias estranhas:** consiste na inalação de resíduos do absorvente, os quais podem estar acumulados no *canister* do equipamento de anestesia. Pode ser evitada mediante limpeza constante do *canister* ou troca da cal sodada.

- ***Overdose* de agente anestésico:** a *overdose* de agente anestésico pode causar arritmias, hipotensão e ataques cardíacos. A gravidade depende do tempo de exposição do paciente, bem como do excedente de inalado, podendo ser evitado mediante verificação dos vaporizadores, calibrações dos vaporizadores nos prazos apropriados e operação adequada destes.

- **Subdose do agente anestésico:** caracteriza-se pela liberação de um volume menor do que o necessitado, o que pode ser decorrente de falha na entrega do agente anestésico, falha no vaporizador, vazamentos e fluxômetros descalibrados.

- **Fogo e explosões na sala de cirurgia:** essas intercorrências podem ser evitadas mediante a não utilização de gases anestésicos inflamáveis na sala uma vez que, em conjunto com as fontes oxidantes presentes na sala e um ponto de ignição, podem causar explosões e/ou início de incêndio na sala de cirurgia.

UNIDADES ELETROCIRÚRGICAS (BISTURIS)

O princípio de funcionamento dos bisturis baseia-se na utilização de altas frequências e correntes, o que pode ocasionar faíscas e interferências eletromagnéticas durante sua utilização. Assim, há riscos tanto para o operador como para o paciente.

Os operadores estão sujeitos a choques elétricos, incêndios e explosões. O paciente, por sua vez, está sujeito a queimaduras e paradas cardíacas, além dos riscos inerentes aos operadores.

O uso adequado de placas de retorno, de acordo com as orientações do fabricante, pode diminuir ou eliminar o risco de queimaduras no paciente, atentando-se para seu posicionamento no corpo do paciente e área de contato. Devem ser usadas placas de retorno descartáveis que garantem maior aderência e contato com a pele do paciente, e evitadas as metálicas antigas. Além disso, deve-se verificar a integridade do cabo de interligação da placa e dos demais acessórios. A unidade cirúrgica deverá passar por calibrações periódicas para comprovação de conformidade dos valores de corrente e frequência, de modo a garantir a entrega do valor previamente selecionado.

ELETROCARDIÓGRAFOS (ECG)

Utilizado para diagnóstico preciso e específico de doenças de origem cardíaca, esses equipamentos necessitam manutenções frequentes, uma vez que costumam ser manipulados por muitas pessoas/operadores. Os danos mais comuns estão relacionados com a bobina de papel e, principalmente, com o cabo ligado ao paciente. Na maioria dos casos, um cabo de ECG danificado pode causar interferências no sinal ou a não captação de determinadas derivações.

O equipamento de ECG deve ser calibrado periodicamente para a garantia de um sinal de qualidade, de acordo com as definições da American Heart Association (AHA). Além disso, a limpeza dos eletrodos também pode causar risco de interferências no equipamento. Com o tempo, ocorre acúmulo de gel nas perinhas ou nos eletrodos das abraçadeiras. Ao ressecarem, os resíduos alteram a resistência do conjunto, o que poderá gerar interferências no sinal do ECG. Uma rede elétrica de qualidade também é importante, pois fontes externas ligadas ao circuito podem ocasionar interferências no sinal do equipamento.

O equipamento deverá ser utilizado por pessoas previamente treinadas, capazes de interpretar e posicionar corretamente os eletrodos e a ligação do cabo de ECG, a fim de evitar interferências e sinais incondizentes com a prática.

Como uma grande quantidade de pelos também pode ocasionar interferências no sinal, eles devem ser removidos antes do exame.

DESFIBRILADOR/CARDIOVERSOR

Os riscos relacionados com os desfibriladores estão quase sempre associados a erros na operação do equipamento. Algumas falhas podem ser decorrentes do mau funcionamento ou manutenção ineficaz, mas o operador continua sendo o grande vilão. Assim, é muito importante a capacitação e reciclagem dos envolvidos na utilização e operação do equipamento nos diversos modos de operação. A operação indevida poderá ocasionar falhas no equipamento, choques elétricos ou mau funcionamento.

A desfibrilação consiste na aplicação de corrente não sincronizada no músculo cardíaco e está indicada em casos de fibrilação ventricular e taquicardia ventricular sem pulso.

A cardioversão, por sua vez, visa à restauração do ritmo sinusal e pode ser realizada através de choque elétrico ou quimicamente, por meio de medicamentos. Está indicada em casos de fibrilação atrial, taquicardia atrial por reentrada e *flutter* (um tipo de arritmia supraventricular) atrial.

Os equipamentos devem passar por manutenções e calibrações periódicas, além de teste diário pela enfermagem de carga e descarga, visando à garantia de seu funcionamento correto e seguro.

INCUBADORAS PARA RECÉM-NASCIDOS

Equipamento essencial à vida, a incubadora promove aquecimento de modo a manter a temperatura do corpo dos recém-nascidos.

As falhas mais comumente relatadas são:

- Falhas nos termostatos, causando superaquecimento ou hipertermias.
- Funcionamento inadequado, o que pode causar choques elétricos e/ou até incêndios.
- Erros de operação e manuseio devido à falta de conhecimento dos operadores.

Por isso, é importante a manutenção e calibração periódicas, de modo a garantir a conformidade de todos os parâmetros (ruído, temperatura, porcentagem de oxigênio, quando aplicável) e para a segurança de operadores e recém-nascidos.

UNIDADES DE HEMODIÁLISE

As unidades de hemodiálise são utilizadas para remover impurezas, sais e água do organismo dos pacientes com função renal parcial ou totalmente debilitada.

Muitos são os riscos relacionados com esses equipamentos, a começar pela água a ser utilizada na diluição do dialisado, que deve ser tratada separadamente e cujos parâmetros devem estar de acordo com a RDC 154 e as portarias que determinam a potabilidade adequada. Qualquer contaminação nesse processo poderá ser repassada ao paciente, causando intoxicações que, a depender do estado de saúde do paciente, podem ocasionar complicações graves.

Outro risco importante está relacionado com a operação do equipamento. Os operadores devem receber capacitação específica sobre o uso do equipamento, bem como sobre o monitoramento do paciente, uma vez que todo o processo de hemodiálise exige cuidados e atenção especial durante o tempo de realização.

A limpeza dos equipamentos deverá ser feita conforme orientações dos manuais dos fabricantes, a fim de evitar a contaminação e a disseminação de infecções hospitalares. A preocupação deve ser contínua, contando com o apoio do setor de controle de infecção hospitalar da unidade, que orientará sobre os produtos a serem utilizados na limpeza de modo a garantir a eficácia do processo.

O conjunto de atividades contribuirá de maneira importante para a segurança assistencial, garantindo equipamentos seguros e confiáveis e evitando danos aos operadores e aos pacientes.

Referências

Agência Nacional de Vigilância Sanitária. Manual de Tecnovigilância: abordagens de vigilância sanitária de produtos para a saúde comercializados no Brasil. Brasília, 2010 Disponível em: < http://portal.anvisa.gov.br/wps/wcm/connect/378e9d00 474587af9170d53fbc4c6735/manual_tecnovigilancia.pdf?MOD=AJPERES> Acesso em: 28/12/14.

Agência Nacional de Vigilância Sanitária. Boletim informativo de tecnovigilância. Segurança e Equipamentos médico--hospitalares. Brasília, setembro de 2004. Disponível em: < http://www.anvisa.gov.br/divulga/public/tecnovigilancia/ bit/2004/01_04.pdf > Acesso em: 04/01/15.

Aspectos Ambientais e a Segurança Assistencial

CAPÍTULO 18

Higienização Ambiental

Mariana Lisboa Machado

INTRODUÇÃO

A higienização hospitalar tem como principal objetivo evitar a disseminação de microrganismos por meio de técnicas adequadas, contando com apoio do controle de infecção hospitalar na indicação do saneante apropriado, de acordo com o perfil microbiológico da unidade. As infecções relacionadas com a assistência à saúde representam um risco substancial à segurança do paciente em serviços de saúde. Falhas nos processos de limpeza e desinfecção de superfícies podem ter como consequências a disseminação e a transferência de microrganismos nos ambientes dos serviços de saúde, colocando em risco a segurança dos pacientes e dos profissionais de saúde que atuam nesses serviços.

A higienização rigorosa do ambiente hospitalar evidencia-se pela importância como medida de prevenção e controle das infecções hospitalares.

CLASSIFICAÇÃO DAS ÁREAS HOSPITALARES

O objetivo da classificação das áreas dos serviços de saúde é orientar as complexidades, a minuciosidade e o detalhamento dos procedimentos a serem executados nesses setores, de modo que o processo de limpeza e desinfecção de superfícies seja adequado ao risco.

Áreas críticas

As áreas críticas podem ser definidas como os ambientes onde são realizados procedimentos envolvendo maior risco de transmissão de infecções, ou onde é prestada assistência a pacientes suscetíveis aos agentes infecciosos.

São exemplos de áreas críticas: centro cirúrgico, centro obstétrico, unidade de terapia intensiva, unidade de diálise, laboratório de análises clínicas, banco de sangue, setor de hemodinâmica, unidade de transplante, unidade de queimados, unidades de isolamento, berçário de alto risco, central de material e esterilização, lactário, serviço de nutrição e dietética, farmácia e área suja da lavanderia.

Áreas semicríticas

Incluem todos os compartimentos ocupados por pacientes com doenças infecciosas de baixa transmissibilidade e doenças não infecciosas. São exemplos desse tipo de área: enfermarias e apartamentos, ambulatórios, banheiros, postos de enfermagem, elevadores e corredores.

Áreas não críticas

São todos os demais compartimentos dos estabelecimentos de saúde não ocupados por pacientes e onde não se realizam procedimentos de risco. São exemplos desse tipo de área: vestiário, copa, áreas administrativas, almoxarifados, secretaria e sala de costura.

PROCESSOS QUE ENVOLVEM A HIGIENIZAÇÃO

A higienização é feita mediante remoção de sujeiras, detritos indesejáveis e microrganismos presentes no ambiente organizacional, por meio de processo mecânico ou químico. Esses processos englobam limpeza, desinfecção e descontaminação do ambiente.

Limpeza

A limpeza consiste na remoção das sujidades depositadas nas superfícies por meios mecânicos (fricção), físicos (temperatura) ou químicos (saneantes), em determinado período de tempo. As superfícies que estiverem com matéria orgânica em áreas semicríticas e não críticas deverão sofrer processo de desinfecção ou descontaminação localizada e, posteriormente, deverá ser realizada limpeza com água e sabão em todas as superfícies, com ou sem auxílio de máquinas.

Desinfecção

Consiste em processo físico ou químico que destrói microrganismos patogênicos de objetos inanimados e superfícies, exceto os esporos bacterianos. Tem a finalidade de destruir microrganismos das superfícies dos serviços de saúde, utilizando-se solução desinfetante. Esse processo é executado após limpeza de superfícies que tiveram contato com matéria orgânica. Definem-se como matéria orgânica sangue e fluidos corporais.

Segundo os Centers for Disease Control and Prevention (CDC), o tratamento de superfícies que contenham matéria orgânica difere de acordo com o local e o volume do derramamento, sendo dividido em duas técnicas de desinfecção, segundo pequena ou grande quantidade de matéria orgânica (CDC, 2003).

Sempre que houver a presença de matéria orgânica em superfícies, esta deverá ser removida. Em seguida, deve-se realizar a limpeza e, posteriormente, a desinfecção.

Descontaminação

Tem por finalidade eliminar, total ou parcialmente, a carga microbiana.

TIPOS DE HIGIENIZAÇÃO HOSPITALAR

Limpeza concorrente

Esse procedimento é realizado diariamente em todas as unidades dos estabelecimentos de saúde com a finalidade de limpar e organizar o ambiente, repor os materiais de consumo diário (p. ex., sabonete líquido, papel higiênico, papel toalha e outros) e recolher os resíduos, de acordo com sua classificação. Nesse procedimento está incluída a limpeza de todas as superfícies horizontais, mobiliários e equipamentos, portas e maçanetas, parapeitos de janelas, piso e instalações sanitárias.

Ressalte-se que a unidade de interação do paciente é composta por cama, criado mudo, painel de gases, painel de comunicação, suporte de soro, mesa de refeição, cesta para lixo e outros mobiliários que podem ser utilizados durante a assistência prestada nos serviços de saúde.

Segundo a Organização Mundial da Saúde (OMS), uma assistência limpa é uma assistência mais segura. O ambiente de assistência é definido como todo elemento que componha o ambiente de assistência (objetos, equipamentos médicos e pessoas presentes no hospital, incluindo clínica ou ambulatório).

Em superfícies ambientais, onde é maior o contato com as mãos, recomendam-se aumento da frequência da limpeza e, em casos específicos (precaução de contato), a limpeza seguida de desinfecção (Tabela 18.1).

Tabela 18.1 Frequência de limpeza concorrente

Classificação das áreas	Frequência mínima
Áreas críticas	3×/dia, com data e horário preestabelecidos e sempre que necessário
Áreas não críticas	1×/dia, com data e horário preestabelecidos e sempre que necessário
Áreas semicríticas	2×/dia, com data e horário preestabelecidos e sempre que necessário
Áreas comuns	1×/dia, com data e horário preestabelecidos e sempre que necessário
Áreas externas	2×/dia, com data e horário preestabelecidos e sempre que necessário

Limpeza concorrente das salas cirúrgicas

Deve ser realizada diariamente entre cirurgias para limpeza das superfícies dos mobiliários e dos equipamentos e para recolhimento de roupas e lixo, além de limpeza do piso.

Limpeza preparatória

Procedimento de limpeza realizado especificamente nas salas de cirurgia e parto, se o local estiver sem uso por mais de 12 horas antes do início das cirurgias do dia, mesmo tendo sido realizada limpeza terminal no dia anterior, tem como objetivo remover as partículas de poeira eventualmente depositadas nas superfícies horizontais dos equipamentos e mobiliários, após a limpeza terminal do dia anterior, seguida da utilização do álcool a 70%.

Limpeza operatória

Consiste no procedimento de limpeza imediato da matéria orgânica extravasada nas superfícies durante o procedimento cirúrgico.

Todas as salas de cirurgia devem ser limpas com o mesmo rigor, independente do tipo de cirurgia realizada.

Limpeza terminal

Trata-se de limpeza mais completa e minuciosa, incluindo todas as superfícies horizontais e verticais, internas e externas. É realizada na unidade do paciente após alta hospitalar, transferências, óbitos (desocupação do local) ou nas internações de longa duração (programada). As programadas devem ser realizadas no período máximo de 15 dias, nas áreas críticas. Em áreas semicríticas e não críticas, o período máximo é de 30 dias.

O procedimento inclui a limpeza de paredes, pisos, teto, painel de gases, equipamentos, todos os mobiliários, como camas, colchões, macas, mesas de cabeceira, mesas de refeição, armários, bancadas, janelas, vidros, portas, peitoris, luminárias, filtros e grades de ar-condicionado.

A limpeza terminal do centro cirúrgico deverá ser realizada diariamente, após o término de todas as cirurgias programadas ou conforme orientação da Comissão de Controle de Infecção Hospitalar (CCIH) (Tabela 18.2).

Em casos de surtos, recomenda-se o uso de desinfetantes por toda a extensão da superfície da área onde esteja ocorrendo o surto.

Tabela 18.2 Frequência e limpeza terminal programada

Classificação das áreas	Frequência
Áreas críticas	Semanal (data, horário e dia da semana preestabelecidos)
Áreas não críticas	Mensal (data, horário e dia da semana preestabelecidos)
Áreas semicríticas	Quinzenal (data, horário e dia da semana preestabelecidos)

PRINCIPAIS PRODUTOS UTILIZADOS NA LIMPEZA DE SUPERFÍCIES

Formulado à base de sais alcalinos e ácidos graxos, associados ou não a outros tensoativos, o sabão é usado para lavagem e limpeza doméstica. É o produto da reação natural por saponificação de um álcali (hidróxido de sódio ou potássio) e uma gordura vegetal ou animal.

O detergente é destinado à limpeza de superfícies e tecidos por meio da diminuição da tensão superficial. Os detergentes têm efetivo poder de limpeza, principalmente por causa do surfactante presente em sua composição. Este modifica as propriedades da água, diminuindo a tensão superficial, de modo a facilitar sua penetração nas superfícies, dispersando e emulsificando a sujidade.

Os detergentes têm como função a remoção tanto de sujeira hidrossolúvel como não solúvel em água.

PRINCIPAIS PRODUTOS UTILIZADOS NA DESINFECÇÃO DE SUPERFÍCIES

Álcool

Os álcoois etílico e isopropílico são os principais desinfetantes utilizados em serviços de saúde, podendo ser aplicados em superfícies ou artigos por meio de fricção:

- **Características:** bactericida, viruscida, fungicida e tuberculicida. Não é esporocida. De fácil aplicação e ação imediata.
- **Indicação:** mobiliário em geral.
- **Mecanismo de ação:** desnaturação das proteínas que compõem a parede celular celular dos microrganismos.
- **Desvantagem:** inflável, volátil, opacifica acrílico, resseca plásticos e borrachas, e também a pele.

Compostos liberadores de cloro ativo

Inorgânicos

Os compostos mais utilizados são os hipocloritos de sódio, cálcio e lítio:

- **Características:** bactericida, viruscida, fungicida, tuberculicida e esporocida, dependendo da concentração de uso. Apresentação líquida ou em pó. Amplo espectro. Ação rápida e baixo custo.
- **Indicação:** desinfecção de superfícies fixas.
- **Mecanismo de ação:** o mecanismo de ação exato ainda não está completamente esclarecido.

Compostos quaternários de amônio

O espectro de ação dos compostos quaternários de amônio (maior ou menor atividade germicida) depende da concentração da fórmula do composto, do tempo de exposição, do pH e da geração do composto (que compreende desde a primeira, tendo como representantes os cloretos de alquildimetilbenzilamônio, até a quarta geração, o cloreto de dialquildimetiamônio):

- **Características:** grande desempenho biocida. Em geral, exerce pouca ação sobre micobactérias, vírus não envelopados e esporos. Costumam estar associados a detergentes. Recomenda-se enxágue com água para a retirada completa do produto.
- **Indicação:** desinfecção de superfícies fixas, incluindo os setores de nutrição e neonatologia (sem a presença de neonatos).
- **Mecanismo de ação:** inativação de enzimas produtoras de energia, desnaturação de proteínas e quebra da membrana celular.
- **Desvantagem:** podem ser inativados em presença de matéria orgânica, por sabões e tensoativos aniônicos.

Monopersufato de potássio

- **Características:** de amplo espectro, é ativo na presença de matéria orgânica; não corrosivo para metais.
- **Indicação:** desinfetante de superfícies.
- **Desvantagem:** só reduz a contagem micobacteriana (em 2 a 3 log) após 50 minutos de exposição à concentração de 3%.

Biguanida polimérica

- **Características:** agente antimicrobiano com amplo espectro de ação (superior às biguanidas monoméricas), bactericida (gram-positivo e gram-negativo) e viruscida. Sua atividade é mantida na presença de matéria orgânica. Apresenta alta solubilidade em água, baixa corrosividade, baixa toxicidade e baixa formação de espuma.
- **Indicação:** superfícies fixas, incluindo o setor de nutrição.
- **Mecanismo de ação:** ruptura da membrana citoplasmática e precipitação das substâncias celulares.

Glucoprotamina

- **Características:** substância multicomponente, mistura de edutos e produtos –N (C12-14alquil) propilenodiaminas e amidas, obtidos do óleo de coco natural, com atividade sinérgica. Não volátil, é facilmente dissolvido em água. Não teratogênico, não mutagênico e biodegradável. Não corrosivo e não tóxico.
- **Indicação:** usado em superfícies fixas.
- **Mecanismo de ação:** atividade biocida (bactérias e fungos) por meio da destruição da parede e membrana celulares.

Oxidantes

Ácido peracético

- **Características:** desinfetante de superfícies fixas, age por desnaturação das proteínas, alterando a permeabilidade da parede celular e oxidando as ligações sulfidrilas e sulfúricas em proteínas e enzimas. Tem ação bastante rápida sobre os microrganismos, inclusive esporos bacterianos, em baixas concentrações (0,001% a 0,2%). Efetivo na presença de matéria orgânica. Apresenta baixa toxicidade.
- **Indicação:** desinfetante para superfícies fixas.
- **Desvantagens:** instável, principalmente quando diluído, corrosivo para metais (cobre, latão, bronze, ferro galvanizado), e sua atividade é reduzida pela modificação do pH. Causa irritação nos olhos e no trato respiratório.

MÉTODOS DE HIGIENIZAÇÃO

As superfícies de todos os ambientes assistenciais de saúde devem ser revestidas de materiais laváveis e resistentes a desinfetantes. No entanto, determinadas superfícies (principalmente as metálicas) de alguns equipamentos podem sofrer oxidação em virtude do uso de produtos químicos.

Dependendo do tipo de sujidade (p. ex., matéria orgânica incrustada), torna-se necessário o uso de produtos que possibilitem a dissolução dessa matéria orgânica.

Os métodos de higienização deverão contemplar necessidades específicas, que incluem manter o ambiente seco e livre de poeira e sujidade. Sabe-se que as áreas que permanecem úmidas ou molhadas têm mais chances de albergar e reproduzir germes gram-negativos e fungos, enquanto as áreas empoeiradas podem albergar germes gram-positivos e micobactérias, entre outros microrganismos.

HIGIENIZAÇÃO COM PANO ÚMIDO

Consiste na utilização de pano umedecido em soluções detergentes e desinfetantes para fricção da superfície em sentido unidirecional. A higienização manual úmida é mais frequentemente utilizada para limpeza de paredes, mobiliários e equipamentos de grande porte. No piso, usa-se o pano umedecido com água e sabão, associado à ação mecânica.

HIGIENIZAÇÃO POR MEIO DA LAVAGEM

Consiste em esfregar a superfície com solução detergente, utilizando-se escovas ou máquinas lavadoras, e no enxágue com água, que deverá ser escoada em ralos. Essa técnica é utilizada para a higienização de pisos com sujidade acumulada, sendo sua frequência determinada pelas necessidades do serviço.

HIGIENIZAÇÃO A SECO

Procedimento indicado para a retirada de poeira e pó das superfícies por meio de varredura, aspirador de pó e panos secos. Entretanto, a varredura seca não é permitida em ambiente hospitalar em razão da suspensão de partículas que poderão depositar-se em outras superfícies. A varredura seca em ambiente hospitalar somente é recomendada em áreas não críticas externas.

ASPECTOS IMPORTANTES PARA O BOM DESEMPENHO DO SERVIÇO DE HIGIENIZAÇÃO

- Estabelecer treinamento periódico das rotinas do serviço de higienização.
- Orientar e estimular os colaboradores do serviço de higienização quanto à necessidade do uso correto dos equipamentos de proteção individual (EPI).
- Orientar os colaboradores quanto à importância da lavagem das mãos e dos aspectos que a envolvem, à prevenção de acidentes de trabalho com material biológico e às recomendações para precauções e isolamento de pacientes em hospitais.
- Orientar os funcionários sobre a coleta, o transporte e o armazenamento do lixo de acordo com o Plano de Gerenciamento dos Resíduos dos Serviços de Saúde (PGRSS) da organização.
- Orientar os colaboradores do serviço de higienização quanto à necessidade da varredura úmida no ambiente hospitalar, evitando, assim, a suspensão de microrganismos.
- Nos diversos ambientes hospitalares, iniciar a higienização a partir da área menos contaminada para a mais contaminada.
- Guardar todo o material utilizado no serviço de higienização em local apropriado, após limpeza.
- Usar solução desinfetante após a limpeza.
- Recomendar aos colaboradores do serviço de higienização que, para a limpeza dos corredores, seja sempre deixado um lado livre para o trânsito das pessoas, enquanto se processa a limpeza do outro lado.
- Na higienização de banheiros, deve-se lavar por último o vaso sanitário, onde deverá ser desprezada a água suja.
- Não abrir ou fechar portas com mãos enluvadas. As luvas devem ser lavadas antes de retiradas e sempre ao término dos procedimentos.
- Os baldes devem ser lavados e secos antes de nova utilização.
- A revisão da limpeza deve ser feita nos três períodos: manhã, tarde e noite.

Veja na Tabela 18.3 a síntese das recomendações.

Tabela 18.3 Limpeza e desinfecção de superfícies em serviços de saúde

Equipamentos	Técnica	Atuação
Unidade do paciente: cama (colchão, pés e cabeceira), suporte de soro, lixeira, biombos, braçadeira e escada	Limpeza e/ou desinfecção	Realizar a limpeza com água e sabão ou detergente. Friccionar com álcool a 70% ou outro desinfetante indicado pela CCIH, após alta do paciente. Recomenda-se a utilização de luvas de cores diferentes para a limpeza de piso e mobiliários
Paredes	Limpeza e/ou desinfecção	Realizar a limpeza com água e sabão ou detergente. Utilizar movimentos unidirecionais (de cima para baixo)
Lixeiras	Limpeza e/ou desinfecção	Realizar a limpeza com água e sabão ou detergente
Escada	Limpeza e/ou desinfecção	Realizar a limpeza com água e sabão ou detergente
Teto	Limpeza/varredura úmida	Utilizar pano úmido para a retirada do pó
Piso	Limpeza e/ou desinfecção	Diariamente: varredura úmida, ensaboar, enxaguar e secar (sempre iniciando pelos cantos e conduzindo de modo a não atrapalhar o trânsito) Semanalmente: lavar com máquina, utilizando sabão ou detergente. Encerar com cera acrílica e polir conforme a necessidade Notas: na presença de matéria orgânica, retirar o excesso com papel toalha ou com auxílio de rodo e pá; realizar a limpeza e proceder à técnica de desinfecção. Máscara e óculos de proteção devem ser utilizados
Janelas, vidraças, portas e luminárias	Limpeza e/ou desinfecção	Realizar a limpeza com água e sabão ou detergente
Telefone	Limpeza e/ou desinfecção	Na presença de sujidade, limpar com pano úmido em água limpa e secar. Friccionar com álcool a 70% ou utilizar outro desinfetante definido pela CCIH
Saboneteira	Limpeza e/ou desinfecção	Interior e exterior: realizar a limpeza com água e sabão e/ou detergente. Friccionar com álcool a 70% ou utilizar outro desinfetante definido pela CCIH
Papeleiras	Limpeza e/ou desinfecção	Realizar a limpeza com água e sabão ou detergente. Enxaguar e secar. Friccionar com álcool a 70% ou utilizar outro desinfetante definido pela CCIH
Bancadas e prateleiras	Limpeza e/ou desinfecção	Realizar a limpeza com água e sabão ou detergente. Enxaguar e secar. Friccionar com álcool a 70% ou utilizar outro desinfetante definido pela CCIH
Expurgo	Limpeza e/ou desinfecção	Lavar no final do expediente com água e sabão ou detergente. Enxaguar, secar e finalizar com solução desinfetante. Manter organizado
Armários e escaninhos	Limpeza e/ou desinfecção	Realizar a limpeza com água e sabão ou detergente. Enxaguar e secar. Friccionar com álcool a 70% ou utilizar outro desinfetante definido pela CCIH
Geladeiras	Limpeza	Realizar a limpeza das partes interna e externa com água e sabão ou detergente. Secar bem com pano limpo
Berço acrílico e berço fixo	Limpeza e/ou desinfecção	Realizar a limpeza com água e sabão ou detergente. Enxaguar e secar. Friccionar com álcool a 70% ou utilizar outro desinfetante definido pela CCIH
Incubadora	Limpeza e/ou desinfecção	Realizar a limpeza com água e sabão ou detergente. Enxaguar e secar. Friccionar a parte metálica e o revestimento do colchão com álcool a 70% ou utilizar outro desinfetante definido pela CCIH Nota: não utilizar álcool no acrílico
Proteção bate-maca	Limpeza	Realizar a limpeza com água e sabão ou detergente. Enxaguar e secar

(continua)

Tabela 18.3 Limpeza e desinfecção de superfícies em serviços de saúde (*continuação*)

Equipamentos	Técnica	Atuação
Lavatórios/pias	Limpeza	Lavar com água e sabão ou detergente. Enxaguar e secar
Contêiner	Limpeza e/ou desinfecção	Levar o contêiner para uma área externa própria para lavagem. Lavar externa e internamente com água e sabão ou detergente. Enxaguar e realizar desinfecção
Tanque	Limpeza e/ou desinfecção	Lavar com água e sabão ou detergente. Enxaguar e realizar desinfecção
Abrigo de lixo	Limpeza e/ou desinfecção	Lavar externa e internamente com água, sabão ou detergente. Enxaguar e realizar desinfecção
Elevador	Limpeza	Paredes: realizar limpeza com água e sabão ou detergente, utilizando movimento unidirecional, de cima para baixo Piso: realizar limpeza com água e sabão ou detergente. Enxaguar e secar
Foco de luz	Limpeza	Realizar limpeza com pano úmido
Mesa cirúrgica	Limpeza e/ou desinfecção	Retirar excesso de secreção. Acondicionar no lixo conforme PGRSS. Realizar limpeza com água e sabão ou detergente. Enxaguar e secar. Friccionar a parte metálica e o colchão com álcool a 70% ou utilizar outro desinfetante definido pela CCIH
Bebedouro	Limpeza e/ou desinfecção	Realizar limpeza com água e sabão ou detergente. Enxaguar e secar. Friccionar com álcool a 70% ou utilizar outro desinfetante definido pela CCIH

Referências

ANVISA. Segurança do paciente em serviços de saúde: limpeza e desinfecção de superfícies. Brasília, 2010.

Rutala WA, Weber DJ and the Healthcare Infection Control Practices Advisory Committee (HICPAC). Guideline for disinfection and sterilization in healthcare facilities. Centers for Disease Control and Prevention, 2008.

CAPÍTULO 19

Gerenciamento de Resíduos de Serviços de Saúde

Noil Amorim de Menezes Cussiol
João Alberto Ferreira
Liséte Celina Lange

INTRODUÇÃO

Apesar de representarem uma pequena parcela do total dos resíduos sólidos produzidos em uma comunidade, os resíduos dos serviços de saúde são particularmente importantes tanto para a segurança ocupacional dos funcionários que os manuseiam como para a saúde pública e a qualidade do meio ambiente, quando mal gerenciados.

A adoção de condutas seguras para manuseio, acondicionamento, armazenamento, transporte, tratamento e disposição final dos resíduos evita acidentes e reduz o impacto ambiental. Portanto, é necessária a implantação de estratégias cuidadosamente planejadas mediante a elaboração de um programa de gerenciamento de resíduos.

Embora os resíduos dos serviços de saúde sejam considerados, nos aspectos legal e gerencial, diferentes dos resíduos domiciliares, é muito difícil para as unidades localizadas em cidades de pequeno e médio porte o equacionamento de seu sistema de gerenciamento desvinculado da gestão dos resíduos municipais. Particularmente no que se refere à disposição final dos resíduos, as soluções individuais são caras e exigem um nível de capacitação técnica muitas vezes fora do alcance das unidades de saúde localizadas nesses municípios.

O objetivo deste capítulo é fornecer subsídios técnico-operacionais, legais e normativos aos responsáveis pela elaboração e implantação do Plano de Gerenciamento de Resíduos de Serviços de Saúde (PGRSS), exigido legalmente dos estabelecimentos que prestam serviços de saúde. As informações foram sistematizadas de modo a possibilitar visão sucinta sobre o tema. As definições dos termos utilizados neste capítulo constam do Anexo 1 e os dispositivos legais e normalizadores encontram-se no Anexo 2.

ORIGEM DOS RESÍDUOS DE SERVIÇOS DE SAÚDE

Os resíduos de serviços de saúde (RSS) são gerados em todos os serviços que prestam atendimento à saúde humana ou animal, durante o cuidado, o diagnóstico e o tratamento de pacientes, inclusive nos programas de assistência domiciliar, além dos produzidos durante a pesquisa médica e farmacêutica, como hospitais, clínicas e ambulatórios médicos e odontológicos, serviços veterinários destinados ao tratamento da saúde animal, serviços de atendimento radiológico, de medicina nuclear e de radioterapia, serviços de tratamento quimioterápico, serviços de hemoterapia e unidades de produção de hemocomponentes e hemoderivados, laboratórios de análises clínicas e de anatomia patológica, laboratórios analíticos de produtos para a saúde, necrotérios, funerárias e serviços onde se realizem atividades de embalsamamento (tanatopraxia e somatoconservação), serviços de medicina legal, drogarias e farmácias (inclusive as de manipulação), estabelecimentos de ensino e pesquisa na área da saúde, centros de controle de zoonoses, distribuidores de produtos farmacêuticos, importadores, distribuidores e produtores de materiais e controles para diagnóstico *in vitro*, unidades móveis de atendimento à saúde, serviços de acupuntura e serviços de tatuagem, entre outros similares.

CLASSIFICAÇÃO DOS RESÍDUOS DE SERVIÇOS DE SAÚDE

O principal objetivo da classificação é conhecer melhor as especificidades dos resíduos. Dessa maneira, torna-se possível a definição de estratégias de gerenciamento que visem à preservação da saúde ocupacional, pública e ambiental.

No âmbito federal, os instrumentos legais que merecem destaque dentro do tema são as Resoluções do Conselho Nacional de Meio Ambiente (CONAMA), o órgão consultivo e deliberativo do Sistema Nacional do Meio Ambiente (SISNAMA), vinculados ao Ministério do Meio Ambiente, as Resoluções da Diretoria Colegiada (RDC), da Agência Nacional de Vigilância Sanitária (ANVISA), uma autarquia sob regime especial vinculada ao Ministério da Saúde, além da Política Nacional de Resíduos Sólidos (Lei 12.305/10).

Em trabalho inédito, as antigas resoluções do CONAMA (Resolução 283/2001) e da ANVISA (RDC 33/2003) que versavam sobre o tema foram revistas concomitantemente por um grupo de trabalho instituído pela Câmara Técnica de Saúde, Saneamento Ambiental e Gestão de Resíduos do CONAMA por apresentarem aspectos conflitantes, sobretudo com relação à classificação e à disposição final.

Em decorrência desse trabalho, a ANVISA editou, em dezembro de 2004, a RDC 306, classificando os resíduos dos serviços de saúde de acordo com o risco de manejo de cada um e, em maio de 2005, o CONAMA publicou a Resolução 358, adotando a mesma classificação, visando à unificação das ações desenvolvidas pelo governo. As duas resoluções foram harmonizadas e contemplam o gerenciamento dos resíduos nas fases intra e extraestabelecimento de saúde.

A seguir é apresentada a classificação dos RSS por essas resoluções.

Classificação segundo a RDC ANVISA 306/2004 e a Resolução CONAMA 358/2005
Grupo A

Resíduos com a possível presença de agentes biológicos que, por suas características de maior virulência ou concentração, podem determinar risco de infecção.

Cabe ressaltar que a lista de classificação dos agentes etiológicos humanos e animais de classe de risco IV foi revisada pela Comissão de Biossegurança em Saúde (CBS) do Ministério da Saúde e publicada na Portaria 1.608, de 5 de julho de 2007. A lista atual inclui, preponderantemente, agentes biológicos com risco para os seres humanos e para a saúde pública, entre os quais se encontram alguns com potencial zoonótico. Embora a presente classificação seja similar às internacionais, há variações em virtude de fatores regionais específicos que influenciam a sobrevivência e a endemicidade do agente biológico.

A lista atual de classificação dos agentes etiológicos humanos e animais de classe de risco IV e as normas de biossegurança para essa classe de risco constam, respectivamente, dos Anexos 3 e 4.

O Grupo A contém os seguintes subgrupos:

Subgrupo A1
- Culturas e estoques de microrganismos; resíduos de fabricação de produtos biológicos, exceto os hemoderivados; descarte de vacinas com microrganismos vivos ou atenuados; meios de cultura e instrumentos utilizados para transferência, inoculação ou mistura de culturas; resíduos de laboratórios de manipulação genética.

- Resíduos resultantes da atenção à saúde de indivíduos ou animais com suspeita ou certeza de contaminação biológica por agentes da classe de risco IV, microrganismos com relevância epidemiológica e risco de disseminação ou causadores de doença emergente que se torne epidemiologicamente importante ou cujo mecanismo de transmissão seja desconhecido.
- Bolsas transfusionais contendo sangue ou hemocomponentes rejeitadas por contaminação ou por má conservação, ou com prazo de validade vencido, e aquelas oriundas de coleta incompleta.
- Sobras de amostras de laboratório contendo sangue ou líquidos corporais, recipientes e materiais resultantes do processo de assistência à saúde, contendo sangue ou líquidos corporais na forma livre.

Subgrupo A2

Carcaças, peças anatômicas, vísceras e outros resíduos provenientes de animais submetidos a processos de experimentação com inoculação de microrganismos, bem como suas forrações, e os cadáveres de animais sob suspeita de serem portadores de microrganismos de relevância epidemiológica e com risco de disseminação, que foram submetidos ou não a estudo anatomopatológico ou confirmação diagnóstica.

Subgrupo A3

Peças anatômicas (membros) do ser humano; produto de fecundação sem sinais vitais, com peso < 500g ou estatura < 25cm ou idade gestacional menor que 20 semanas, que não tenha valor científico ou legal e não tenha sido requisitado pelo paciente ou por familiares.

Subgrupo A4

- *Kits* de linhas arteriais, endovenosas e dialisadores, quando descartados.
- Filtros de ar e gases aspirados de área contaminada; membrana filtrante de equipamento médico--hospitalar e de pesquisa, entre outros similares.
- Sobras de amostras de laboratório e seus recipientes contendo fezes, urina e secreções provenientes de pacientes que não contenham e não sejam suspeitos de conter agentes da classe de risco IV nem apresentem relevância epidemiológica e risco de disseminação, ou microrganismo causador de doença emergente, que se torne epidemiologicamente importante ou cujo mecanismo de transmissão seja desconhecido ou com suspeita de contaminação com príons*.
- Resíduos de tecido adiposo proveniente de lipoaspiração, lipoescultura ou outro procedimento de cirurgia plástica que gere esse tipo de resíduo.
- Recipientes e materiais resultantes do processo de assistência à saúde que não contenham sangue ou líquidos corporais na forma livre.
- Peças anatômicas (órgãos e tecidos) e outros resíduos provenientes de procedimentos cirúrgicos ou de estudos anatomopatológicos ou de confirmação diagnóstica.
- Carcaças, peças anatômicas, vísceras e outros resíduos provenientes de animais não submetidos a processos de experimentação com inoculação de microrganismos, bem como suas forrações.
- Bolsas transfusionais vazias ou com volume residual pós-transfusão.

Subgrupo A5

Órgãos, tecidos, fluidos orgânicos, materiais perfurocortantes ou escarificantes e demais materiais resultantes da atenção à saúde de indivíduos ou animais com suspeita ou certeza de contaminação com príons.

---

*Estrutura proteica alterada relacionada com o agente etiológico das diversas formas de encefalite espongiforme.

Grupo B

- Resíduos contendo substâncias químicas que podem apresentar risco à saúde pública ou ao meio ambiente, dependendo de suas características de inflamabilidade, corrosividade, reatividade e toxicidade.
- Produtos hormonais e produtos antimicrobianos; citostáticos; antineoplásicos; imunossupressores; digitálicos; imunomoduladores; antirretrovirais, quando descartados por serviços de saúde, farmácias, drogarias e distribuidores de medicamentos ou apreendidos, e os resíduos e insumos farmacêuticos dos medicamentos controlados pela Portaria MS 344/98 e suas atualizações.
- Resíduos de saneantes, desinfetantes, desinfestantes; resíduos contendo metais pesados; reagentes para laboratório, inclusive os recipientes contaminados por estes.
- Efluentes de processadores de imagem (reveladores e fixadores).
- Efluentes dos equipamentos automatizados utilizados em análises clínicas.
- Demais produtos considerados perigosos, conforme classificação da NBR 10.004 da ABNT (tóxicos, corrosivos, inflamáveis e reativos).

Grupo C

Quaisquer materiais resultantes de atividades humanas que contenham radionuclídeos em quantidades superiores aos limites de eliminação especificados nas normas da CNEN e para os quais a reutilização é imprópria ou não prevista.

Enquadram-se nesse grupo quaisquer materiais resultantes de laboratórios de pesquisa e ensino na área da saúde, laboratórios de análises clínicas e serviços de medicina nuclear e radioterapia que contenham radionuclídeos em quantidade superior aos limites de eliminação.

Grupo D

- Resíduos que não apresentem risco biológico, químico ou radiológico à saúde ou ao meio ambiente, podendo ser equiparados aos resíduos domiciliares.
- Papel de uso sanitário e fralda, absorventes higiênicos, peças descartáveis de vestuário, resto alimentar de paciente, material utilizado em antissepsia e hemostasia de venóclises, equipo de soro e similares não classificados como A1.
- Sobras de alimentos e do preparo de alimentos.
- Resto alimentar de refeitório.
- Resíduos provenientes das áreas administrativas.
- Resíduos de varrição, flores, podas e jardins.
- Resíduos de gesso provenientes de assistência à saúde.

Grupo E

Materiais perfurocortantes ou escarificantes, como lâminas de barbear, agulhas, escalpes, ampolas de vidro, brocas, limas endodônticas, pontas diamantadas, lâminas de bisturi, lancetas; tubos capilares; micropipetas; lâminas e lamínulas; espátulas; e todos os utensílios de vidro quebrados no laboratório (pipetas, tubos de coleta sanguínea e placas de Petri) e similares.

ASPECTOS LEGAIS E NORMALIZADORES

Além das constituições estaduais e federal, o Brasil conta uma legislação ampla, com leis, decretos e portarias que, por si só, não conseguiu solucionar o problema do gerenciamento dos resíduos.

Em virtude da grande diversidade do país, em razão de sua extensão geográfica e do variado nível econômico da população, as políticas, regras e regulamentos devem ser específicos às necessidades e compatíveis com a realidade econômica de cada região.

São citados a seguir – alguns brevemente comentados – os principais instrumentos legais e normativos de interesse para o tema. Ressalte-se que, além da federal, também as legislações estaduais, municipais e do Distrito Federal devem ser atendidas, vigorando sempre a mais restritiva. Uma lista contendo todo o aparato legal e normalizador consta no Anexo 2.

A Constituição Federal, promulgada em 1988, estabelece em seu artigo 23, inciso VI, que "compete à União, aos Estados, ao Distrito Federal e aos Municípios proteger o meio ambiente e combater a poluição em qualquer das suas formas".

No artigo 24, estabelece a competência da União, dos Estados e do Distrito Federal em legislar concorrentemente sobre "... proteção do meio ambiente e controle da poluição" (inciso VI) e, no artigo 30, incisos I e II, estabelece que cabe ainda ao poder público municipal "legislar sobre os assuntos de interesse local e suplementar a legislação federal e a estadual no que couber."

A Portaria MINTER 53, de 1º de março de 1979, foi a primeira legislação federal a abordar os resíduos hospitalares e indicar a obrigatoriedade de sua incineração. Essa portaria foi alterada pela Resolução 006/91, do Conselho Nacional de Meio Ambiente (CONAMA), que desobrigou a incineração ou qualquer outro tratamento de queima dos resíduos sólidos provenientes dos estabelecimentos de saúde.

A Lei de Crimes Ambientais (Brasil, 9.605, de fevereiro de 1998) dispõe sobre as sanções penais e administrativas derivadas de condutas e atividades lesivas ao meio ambiente e dá outras providências. Em seu artigo 54, parágrafo 2º, inciso V, penaliza o lançamento de resíduos sólidos, líquidos ou gasosos em desacordo com as exigências estabelecidas em leis ou regulamentos. No parágrafo 3º do mesmo artigo, a lei penaliza quem deixar de adotar, quando assim o exigir a autoridade competente, medidas de precaução em caso de risco de dano ambiental grave ou irreparável.

Vale a pena destacar também o artigo 56, no que tange a transporte, armazenamento, guarda, depósito ou uso de produtos ou substâncias tóxicas, perigosas ou nocivas à saúde humana ou ao meio ambiente, em desacordo com as exigências estabelecidas em leis ou em seus regulamentos, incluindo, nas mesmas penas, quem abandona os produtos ou substâncias referidos ou os utiliza em desacordo com as normas.

A Política Nacional de Resíduos Sólidos (PNRS) foi instituída pela Lei 12.305, de 2 de agosto de 2010, regulamentada pelo Decreto 7.404, de 23 de dezembro de 2010, e contém instrumentos importantes para permitir o avanço necessário ao país no enfrentamento dos principais problemas ambientais, sociais e econômicos decorrentes do manejo inadequado dos resíduos sólidos.

Estão sujeitas à observância dessa lei as pessoas físicas ou jurídicas, de direito público ou privado, responsáveis, direta ou indiretamente, pela geração de resíduos sólidos e as que desenvolvam ações relacionadas com a gestão integrada ou o gerenciamento de resíduos sólidos. Essa lei não se aplica aos rejeitos radioativos, que são regulados por legislação específica.

Aplicam-se aos resíduos sólidos, além do disposto na Lei 12.305/10, as Leis 11.445, de 5 de janeiro de 2007, 9.974, de 6 de junho de 2000, e 9.966, de 28 de abril de 2000, além das normas estabelecidas pelos órgãos do Sistema Nacional do Meio Ambiente (SISNAMA), do Sistema Nacional de Vigilância Sanitária (SNVS), do Sistema Unificado de Atenção à Sanidade Agropecuária (SUASA) e do Sistema Nacional de Metrologia, Normalização e Qualidade Industrial (SINMETRO).

Entre os conceitos introduzidos pela PNRS estão a prevenção e a redução na geração de resíduos, tendo como proposta a prática de hábitos de consumo sustentáveis e um conjunto de instrumentos para propiciar o aumento da reciclagem e da reutilização dos resíduos sólidos (aquilo que tem valor econômico e pode ser reciclado ou reaproveitado) e a destinação ambientalmente adequada dos rejeitos (aquilo que não pode ser reciclado ou reutilizado); institui a responsabilidade compartilhada dos geradores de resíduos: dos fabricantes, importadores, distribuidores, comerciantes, o cidadão e titulares de serviços de manejo dos resíduos sólidos urbanos na *logística reversa* dos resíduos e embalagens pré-consumo e pós-consumo; cria metas importantes que irão contribuir para a eliminação dos lixões e institui instrumentos de planejamento nos níveis nacional, estadual, microrregional, intermunicipal e metropolitano e municipal, além de impor que os particulares elaborem seus Planos de Gerenciamento de Resíduos Sólidos.

A logística reversa é um dos principais pontos da PNRS. Ela prevê a responsabilidade compartilhada na gestão dos resíduos sólidos, envolve governos, fabricantes, comerciantes, distribuidores, importadores e os demais cidadãos, porém a atribuição de cada membro da sociedade ainda não parece clara para muitas pessoas. O objetivo maior da logística reversa é o de desviar ao máximo os resíduos dos aterros e enterrar o mínimo, o que reduziria os impactos negativos para o meio ambiente e para a saúde.

De acordo com a PNRS, a logística reversa até o momento é obrigatória nas seguintes cadeias produtivas: agrotóxicos, seus resíduos e embalagens; pilhas e baterias; pneus; óleos lubrificantes, seus resíduos e embalagens; lâmpadas fluorescentes, de vapor de sódios e mercúrio e de luz mista; produtos eletroeletrônicos e seus componentes, além de produtos comercializados em embalagens plásticas, metálicas e de vidro.

Para viabilizar e ampliar o procedimento vêm sendo feitos outros acordos setoriais, que consistem em atos contratuais firmados entre o poder público e os fabricantes, importadores, distribuidores ou comerciantes, tendo em vista a implantação da responsabilidade compartilhada pelo ciclo de vida do produto.

Para isso, o Governo Federal instalou, em 2011, o Comitê Orientador para Implementação de Sistemas de Logística Reversa. Formado pelos Ministérios do Meio Ambiente, da Saúde, da Fazenda, da Agricultura, Pecuária e Abastecimento e do Desenvolvimento, Indústria e Comércio Exterior, o Comitê tem por finalidade a definição das regras para devolução dos resíduos (aquilo que tem valor econômico e pode ser reciclado ou reutilizado) à indústria para reaproveitamento em seu ciclo ou em outros ciclos produtivos.

O Grupo Técnico de Assessoramento (GTA), que funciona como instância de assessoramento para instrução das matérias a serem submetidas à deliberação do Comitê Orientador, criou cinco Grupos Técnicos Temáticos, que discutem a logística reversa para cinco cadeias identificadas inicialmente como prioritárias, a saber: descarte de medicamentos; embalagens em geral; embalagens de óleos lubrificantes e seus resíduos; lâmpadas fluorescentes, de vapor de sódio e mercúrio e de luz mista, e eletroeletrônicos. Os grupos têm por finalidade elaborar propostas de modelagem da logística reversa e subsídios para o edital de chamamento para o acordo setorial com a indústria.

Para o descarte correto de medicamentos, o grupo deverá efetuar um estudo de viabilidade técnica e econômica, assim como a avaliação dos impactos sociais para a implantação da logística reversa.

O setor de embalagens é objeto de implementação de logística reversa de maneira prioritária, seja pela previsão legal, seja pelo fato de se tratar de um dos maiores geradores, em volume, de resíduos que são dispostos inadequadamente no país.

A logística reversa de óleos lubrificantes é realizada no país desde os anos 1950 e seu aperfeiçoamento tem se dado com as Resoluções Normativas da Agência Nacional do Petróleo, Gás Natural e Biocombustíveis (ANP), com as Portarias Interministeriais MMA/MME e com a Resolução CONAMA 362/2005. Para as embalagens contaminadas com óleos lubrificantes não existe a estruturação de logística reversa em âmbito nacional, à exceção de experimentos voluntários de produtores de óleos lubrificantes, localizados em alguns municípios.

Com relação aos eletroeletrônicos, a logística reversa deve levar em consideração o Plano de Gerenciamento de Resíduos Sólidos Perigosos do município e definir e avaliar mecanismos específicos voltados para a descontaminação de áreas órfãs. Portanto, há que se considerar o grau e a extensão do impacto à saúde pública e ao meio ambiente gerado pelos resíduos eletrônicos quando destinados de maneira inadequada.

Quanto às lâmpadas fluorescentes, de vapor de sódio e mercúrio e de luz mista, vale destacar que as empresas fabricantes dessas lâmpadas tornaram-se, praticamente, importadoras, o que causa preocupação maior, pois não existe legislação brasileira que estabeleça limites de concentração de mercúrio nas lâmpadas e, portanto, sua composição ainda não é controlada. O mercúrio é um metal líquido volátil à temperatura ambiente e perigoso quando inalado, ingerido ou em contato, causando irritação na pele, nos olhos e nas vias respiratórias. Como a destinação final inadequada das referidas lâmpadas pode causar danos à saúde dos seres vivos, é necessário devolvê-las ao fabricante para tratamento.

Enfim, a PNRS coloca o Brasil em patamar de igualdade aos principais países desenvolvidos no que concerne ao marco legal e inova com a inclusão de catadores de materiais recicláveis e reutilizáveis, tanto na logística reversa como na coleta seletiva.

Outros instrumentos legais que merecem destaque dentro do tema são: a Resolução CONAMA 24/94, que determina a obrigatoriedade da anuência prévia da Comissão Nacional de Energia Nuclear (CNEN) para importação ou exportação de rejeitos radioativos; a RDC ANVISA 306/2004, que dispõe sobre o Regulamento Técnico para gerenciamento de resíduos de serviços de saúde; e a Resolução CONAMA 358/2005, que dispõe sobre o tratamento e a disposição final dos resíduos dos serviços de saúde e dá outras providências. Com relação às duas últimas citações, cabe destacar os principais avanços decorrentes da compatibilização das resoluções dos órgãos da saúde e do meio ambiente, a saber:

- A **segregação** como medida de redução do volume de resíduos que necessitam manejo diferenciado agora tem sentido porque a exigência de tratamento passou a ser somente sobre a fração dos resíduos que realmente necessita ser tratada. Na extinta Resolução CONAMA 283/2001 havia a exigência de tratamento da maior parte dos resíduos gerados no estabelecimento. Do grupo A, os subgrupos A1 e A2 devem ser obrigatoriamente submetidos a tratamento prévio em equipamento que promova redução de carga microbiana compatível com o nível III de inativação microbiana, antes de serem encaminhados para disposição final. Os resíduos do subgrupo A5 devem ser sempre submetidos a tratamento específico orientado pela ANVISA – na RDC 306/2004 consta a incineração. Os resíduos pertencentes ao grupo B com características de periculosidade (inflamabilidade, corrosividade, reatividade e toxicidade) devem ser pré-tratados e/ou dispostos em aterro industrial classe I, se no estado sólido.
- A **disposição final em local licenciado** (aterro sanitário ou outro) de resíduos dos subgrupos A1 e A2 (ambos pré-tratados) e A4 (sem necessidade de tratamento prévio), sob o ponto de vista ambiental e de saúde pública, agora tem respaldo técnico, científico e legal. Assim, deve-se favorecer a implantação de aterros sanitários em municípios ou consórcios de municípios, a fim de resolver a problemática da disposição final inclusive dos resíduos sólidos urbanos. Com a devida fiscalização dos órgãos competentes pode-se, inclusive, investir na melhoria de sistemas de disposição final inadequados. Ainda dentro do tema, chama-se a atenção que, pela RDC 306/2004 da ANVISA, os resíduos A4 podem ser encaminhados diretamente, sem tratamento, para o local licenciado de disposição final; pela resolução do CONAMA, fica a critério dos órgãos ambientais estaduais e municipais a exigência do tratamento prévio, considerando os critérios, as especificidades e as condições ambientais locais.

Em cidades com até 30 mil habitantes que não tenham aterro sanitário, é permitida a disposição final dos resíduos dos serviços de saúde em célula especial licenciada, construída de acordo com os parâmetros descritos no anexo I da Resolução 358/2005 do CONAMA. Embora essa solução tenha surgido como alternativa para viabilizar a disposição dos RSS em localidades onde os resíduos urbanos são dispostos em lixões, na prática sua implementação é muito difícil em municípios onde a limpeza urbana não seja bem estruturada.

Cabe destacar, também, a Resolução 404/2008 do CONAMA, que estabelece critérios e diretrizes para licenciamento ambiental de aterro sanitário de pequeno porte de resíduos sólidos urbanos. Em seu artigo 3º consta que nos aterros sanitários de pequeno porte abrangidos por essa Resolução é admitida a disposição final de resíduos sólidos domiciliares, de resíduos de serviços de limpeza urbana, de resíduos de serviços de saúde, bem como de resíduos sólidos provenientes de pequenos estabelecimentos comerciais, industriais e de prestação de serviços.

No primeiro parágrafo do artigo 3º da resolução consta que podem ser aterrados em aterro sanitário de pequeno porte de resíduos sólidos urbanos os resíduos de serviços de saúde que não exijam tratamento prévio à disposição final e aqueles que, por sua classificação de risco, necessitam tratamento prévio à disposição final, de acordo com a regulamentação técnica dos órgãos de saúde e de meio ambiente, conforme a RDC 306/2004 da ANVISA e a Resolução 358/2005 do CONAMA.

O terceiro parágrafo complementa a informação e estabelece que não podem ser dispostos nos aterros sanitários de que trata a referida resolução os resíduos perigosos que, em função de suas características de inflamabilidade, corrosividade, reatividade, toxicidade, carcinogenicidade, teratogenicidade, mutagenicidade e perfurocortantes, apresentem risco à saúde pública e ao meio ambiente, bem como os resíduos da construção civil, os provenientes de atividades agrossilvopastoris, dos serviços de transportes, de mineração, de serviço de saúde classificados na RDC 306/2004 da ANVISA e na Resolução 385/05 do CONAMA com exigência de destinação especial.

Na atualidade, quando se fala nos consórcios para construção de aterros sanitários, a Resolução 404/2008 do CONAMA tem importância fundamental, uma vez que poderá viabilizar a disposição final ambientalmente correta dos resíduos de serviços de saúde em aterro licenciado para resíduos sólidos urbanos.

As resoluções dos órgãos da saúde e do meio ambiente estabelecem que cabe ao responsável legal pelo serviço de saúde a responsabilidade pelo gerenciamento dos resíduos, desde a geração até a disposição final, de modo a atender aos requisitos ambientais e de saúde pública, sem prejuízo da responsabilidade civil solidária, penal e administrativa de outros sujeitos envolvidos, em especial os transportadores e depositários finais.

Ressalte-se, ainda, que a Resolução 358/2005 do CONAMA revoga a Resolução 283/01 e cessa os efeitos da Resolução 05/93 para os serviços de saúde em seu artigo 1º.

Outros aparatos legais que merecem destaque dentro do tema são:

- Brasil: Ministério da Justiça, Portaria 1274, de 25 de agosto de 2003. Regulamenta o controle e a fiscalização sobre as operações de compra, venda, transporte, utilização, dentre outras, contidas na Lei 10.357/2001, quanto aos produtos químicos utilizados na produção, fabricação, preparação de entorpecentes e substâncias psicotrópicas, como também qualquer transação que envolva esses produtos.
- Brasil: Ministério da Saúde, Portaria 344, de 12 de maio de 1998 (Versão Republicada em 1º de fevereiro de 1999). Aprova o Regulamento Técnico sobre substâncias e medicamentos sujeitos a controle especial.

A principal Norma Regulamentadora do Ministério do Trabalho e Emprego é a NR 32, norma específica que tem por finalidade estabelecer as diretrizes básicas para implementação de medidas de proteção à segurança e à saúde dos trabalhadores dos serviços de saúde, bem como daqueles que exercem atividades de promoção e assistência à saúde em geral. Para fins de aplicação dessa NR entende-se por serviços de saúde qualquer edificação destinada à prestação de assistência à saúde da população, além de todas as ações de promoção, recuperação, assistência, pesquisa e ensino em saúde, em qualquer nível de complexidade.

As atividades envolvidas no gerenciamento de rejeitos radioativos gerados na pesquisa e nos centros de medicina nuclear devem estar de acordo com o disposto nas normas da Comissão Nacional de Energia Nuclear.

Embora não sejam de aplicação obrigatória, as normas da Associação Brasileira de Normas Técnicas (ABNT) podem ser pesquisadas a fim de auxiliar a implantação de alguma etapa no gerenciamento dos resíduos. As normas da ABNT de caráter compulsório ligadas ao tema constam também do Anexo 2.

COMPOSIÇÃO E TAXA DE GERAÇÃO DE RESÍDUOS

A complexidade do estabelecimento (hospital, clínica, posto médico etc.) determina a composição qualitativa dos resíduos gerados. Estes, normalmente, são constituídos de uma mescla de componentes de origem biológica, química e inertes. Uma amostra desses resíduos pode conter a mistura de papel, papelão, plástico, restos de alimentos, vidro, metais, objetos perfurantes e cortantes, fraldas descartáveis, absorventes higiênicos, sangue, resíduos patológicos, pequenas peças anatômicas, restos de vacinas ou de medicamentos com prazo de validade vencido e muitos outros tipos de materiais.

A taxa de geração de RSS depende dos tipos de serviços prestados no estabelecimento, do número de atendimentos, dos recursos humanos e da porcentagem de leitos ocupados, entre outros fatores. Um dos fatores que afetam a quantidade desses resíduos é o uso crescente de materiais descartáveis.

De acordo com a Organização Pan-Americana de Saúde, na América Latina a taxa varia de 1 e 4,5kg/leito-dia, estimando-se que de 10% a 40% podem ser classificados como resíduos perigosos.

No Brasil, estudos apontam para a taxa de 3 a 6kg/leito-dia, com 60% de resíduo comum, principalmente constituído pelas sobras de preparo e restos de alimentos provenientes do serviço de nutrição e dietética.

Em artigo publicado em 2014*, os autores encontraram taxa média de geração de resíduos do Grupo A de 2,68kg/leito ocupado-dia. Com a segregação dos resíduos do Grupo D misturados aos de Grupo A, a taxa de geração passou a ser de 1,15kg/leito ocupado-dia, resultando em 58% de redução nos custos com incineração. Com a segregação dos Grupos B, D e E e do subgrupo A4 (que não precisa ser tratado), a taxa de geração do Grupo A passou a ser de 0,18kg/leito ocupado-dia, com redução de cerca de 93% nos custos com incineração.

Os resíduos de serviços de saúde compreendem menos de 1% do volume total dos resíduos municipais, inclusive em países industrializados.

POTENCIAL DE RISCO

A simples presença de patógenos vivos nos resíduos de serviços de saúde não significa que esses resíduos possam transmitir doença sem que haja uma via de transmissão e um meio de entrada (inalação, ingestão, absorção por membrana mucosa ou injeção). A imunização e a suscetibilidade do hospedeiro também precisam ser consideradas.

Obviamente, esse potencial de risco aumenta quando os resíduos são manuseados de maneira inadequada ou não são apropriadamente descartados e acondicionados, especialmente naquelas situações que favoreçam a penetração de agentes infectantes no organismo.

Na comunidade científica é consenso que os resíduos infectantes representam potencial de risco maior à saúde ocupacional, seja do pessoal ligado à assistência médica ou médico-veterinária, seja do pessoal ligado ao setor de limpeza intra e extraestabelecimento de saúde e de tratamento.

O impacto na percepção pública quanto aos perigos dos resíduos provenientes de serviços de saúde deve-se à associação que as pessoas fazem entre esse tipo de estabelecimento e doenças e morte, bem como aos aspectos estéticos e de desconforto visual, quando lançados de maneira imprópria no meio ambiente.

O risco de transmissão de doenças pelos resíduos infectantes por meio da contaminação ambiental é uma possibilidade bastante remota na maioria dos casos, desde que sejam tomadas precauções básicas e cumpridas as normas de segurança para cada processo, inclusive com relação aos resíduos urbanos e domiciliares gerados em um município.

---

*Aduan SA et al. Avaliação dos resíduos de serviços de saúde do Grupo A em hospitais de Vitória (ES). Eng Sanit Ambient abr/jun 2014; 19(2):133-41.

Risco ocupacional

Os riscos ocupacionais a que estão expostos os trabalhadores das áreas de limpeza e tratamento e que podem causar danos à saúde ou à integridade física são decorrentes:

- da falta de condições para a coleta (p. ex., quando os resíduos estão mal acondicionados ou armazenados, podendo causar perfurações ou cortes no trabalhador e resultando ou não em infecção);
- do levantamento e transporte manual de cargas, causando transtornos musculoarticulares diversos;
- de acidentes de trabalho durante a utilização de contêineres danificados, podendo causar lesões;
- da exposição aos bioaerossóis formados na operação de coleta de resíduos em caminhão compactador, podendo, teoricamente, causar infecção, alergias e intoxicação;
- da exposição a temperaturas extremas durante o abastecimento manual das unidades de tratamento térmico;
- da exposição a radiação ionizante, quando os rejeitos radioativos são mal acondicionados e armazenados para decaimento;
- da exposição a resíduos químicos perigosos (teratogênicos, mutagênicos, tóxicos) mal acondicionados ou submetidos a tratamento em instalações inadequadas e a agentes químicos utilizados na desinfecção de resíduos.

O odor dos resíduos e a exposição a ruídos também podem afetar a saúde dos trabalhadores.

A manutenção periódica dos carros de coleta interna de resíduos e dos contêineres de acondicionamento na etapa de armazenamento, a utilização dos EPI, a escolha de metodologias adequadas para o tratamento, a boa operação dos sistemas de tratamento e a adoção de condutas seguras no manuseio, descarte, acondicionamento e armazenamento reduzem muito tanto o risco de contaminação biológica, especialmente nas situações que favoreçam a penetração de agentes infecciosos no organismo, como os demais riscos (químico, físico, mecânico e de excesso de esforço).

Risco à saúde pública

Estudos efetuados pela Associação Paulista de Controle de Infecção Hospitalar indicam que a ocorrência de infecção hospitalar em usuários dos serviços de assistência médica tem as seguintes causas e taxas de incidência:

- 50% são ocasionados pelo desequilíbrio da flora bacteriana do paciente, já debilitado pela doença e pelo estresse decorrente do meio em que está inserido;
- 30% são devidos ao despreparo dos profissionais que prestam assistência médica;
- 10% são provocados pelas instalações inadequadas que propiciam curto-circuito no fluxo operacional, entre outros fatores que possibilitam a contaminação ambiental;
- 10% são causados pelo mau gerenciamento de resíduos, entre outras causas.

A partir dessas informações, conclui-se que parte das causas de infecções associadas à assistência médica pode ser prevenida com a adoção de medidas adequadas de precaução. Para o público em geral, o potencial de risco que os RSS têm de transmitir infecção é idêntico aos dos resíduos domiciliares.

Risco ambiental

O risco de transmissão de agentes patogênicos por meio da contaminação ambiental pelos resíduos infectantes é uma possibilidade bastante remota na maioria dos casos, pois não há evidências científicas de que esses resíduos aumentem significativamente a contaminação de águas subterrâneas ou do solo se dispostos adequadamente, quando comparados aos resíduos domiciliares. Não há, portanto, justificativa para exigir o tratamento de todas as frações de RSS nem há necessidade de coleta e transporte segregados e disposição final em aterro sanitário de modo especial e/ou separada dos resíduos domiciliares. Contudo, é difícil a situação dos responsáveis pelas unidades de serviços de saúde, na medida em que os órgãos de controle ambiental e o Ministério Público atuam com base em legislações que, às vezes, determinam a gestão diferenciada destes resíduos.

Vale ressaltar que a coleta e a disposição final diferenciadas dos RSS não evitarão os agravos à saúde pública e ao meio ambiente, caso os resíduos urbanos, semelhantes e em maior volume, continuem sendo dispostos em lixões.

A implantação de aterros sanitários, dada a realidade econômica do país, no mínimo combateria as doenças decorrentes da falta de saneamento, o que representaria um salto significativo na qualidade da saúde pública e ambiental.

GERENCIAMENTO DOS RESÍDUOS DE SERVIÇOS DE SAÚDE

Denomina-se gerenciamento de resíduos o conjunto de atividades técnicas e administrativas aplicáveis ao manuseio, à minimização da geração, à segregação, à coleta, ao acondicionamento, ao transporte, ao armazenamento, ao tratamento, ao controle, ao registro e à disposição final dos resíduos.

O gerenciamento dos RSS tem como objetivos: assegurar a proteção da saúde humana e a qualidade do meio ambiente contra possíveis riscos associados à natureza diversa desse resíduo e reduzir os custos que possam advir de sua geração, principalmente nas operações de tratamento e disposição final.

Um sistema de gerenciamento dos RSS engloba duas fases distintas:

- Fase intraestabelecimento de saúde, relativa às etapas cumpridas desde o ponto de geração até a colocação dos resíduos para a coleta externa.
- Fase extraestabelecimento de saúde, relativa aos procedimentos de coleta externa, transbordo, se houver, e disposição final.

Em ambas as fases, todos os envolvidos, incluindo os funcionários responsáveis pela limpeza interna e a coleta externa, devem usar os EPI exigidos por lei e outros que se mostrarem necessários.

Legalmente, cabe aos proprietários ou responsáveis pelo estabelecimento a responsabilidade de gerenciar seus resíduos desde a geração até a disposição final. Vale ressaltar que essa responsabilidade não se exime mesmo quando o serviço de coleta, o tratamento e a disposição final dos resíduos sejam executados pela administração pública ou por empresas privadas, ou seja, a figura jurídica da corresponsabilidade estará sempre presente.

Ainda sob o ponto de vista legal, é exigido da administração do estabelecimento um Plano de Gerenciamento de Resíduos de Serviços de Saúde (PGRSS). Esse plano deve contemplar as ações de manejo nas fases intra e extraestabelecimento, assim como a indicação de um responsável técnico com registro ativo junto a seu conselho de classe para implantação e supervisão das ações de gerenciamento dos resíduos.

O PGRSS deve ser elaborado por profissional de nível superior, habilitado por seu conselho de classe, com apresentação de Anotação de Responsabilidade Técnica (ART), Certificado de Responsabilidade Técnica ou documento similar, quando couber.

Mesmo que o estabelecimento seja composto por mais de um serviço com alvarás sanitários individualizados, o PGRSS deverá ser único e contemplar todos os serviços existentes sob a responsabilidade técnica do estabelecimento.

O estabelecimento deve manter cópia do PGRSS disponível para consulta mediante solicitação da autoridade sanitária ou ambiental competente, dos funcionários, dos pacientes e do público em geral.

Cabe aos órgãos ambientais competentes dos estados, do Distrito Federal e dos municípios a fixação de critérios para determinação dos serviços que serão objeto de licenciamento ambiental, do qual deverá constar o PGRSS. Se necessário, o órgão ambiental pode solicitar informações adicionais ao PGRSS.

A seguir, são apresentadas as diversas etapas que compõem um sistema de gerenciamento de resíduos. No Anexo 7 é apresentada uma síntese com as principais etapas do gerenciamento dos resíduos do grupo A.

Geração

A geração de resíduos em um estabelecimento é determinada pela complexidade e pela frequência dos serviços que oferta e pela eficiência que alcançam os responsáveis pelos serviços no desenvolvimento de suas tarefas, assim como pela tecnologia usada.

Um dos princípios fundamentais do gerenciamento de resíduos é que a geração deve ser mantida em níveis mínimos praticáveis de volume, o que, além de minimizar os riscos de exposição a agentes perigosos presentes em algumas frações, promove a redução dos custos para seu gerenciamento.

Minimização

A minimização da geração de resíduos se constitui em estratégia muito importante no gerenciamento. Baseia-se na adoção de técnicas que possibilitem a redução do volume e da toxicidade dos resíduos e, consequentemente, da carga poluidora.

Embora a política de minimização deva ser prioritária em qualquer sistema de gerenciamento de resíduos, deve-se ter em mente que essa alternativa não é aplicável a todos os tipos de resíduos e nem sempre é uma opção prática, necessitando ser avaliada de maneira cuidadosa cada possibilidade de sua aplicação.

A minimização traz como consequência principal a redução dos custos de tratamento e de disposição final. Entre as medidas para reduzir a geração de resíduos, podem ser destacadas:

- Centralização e otimização dos pedidos de compras por meio da descrição técnica minuciosa do produto desejado, a fim de que sejam adquiridos somente aqueles com as características que realmente venham a atender às necessidades. Desse modo, evitam-se os desperdícios decorrentes do encalhe, a subutilização ou o gasto excessivo e desnecessário do produto.
- Redução da variedade de produtos utilizados, optando por aqueles que atendam às necessidades de maneira mais ampla, sem comprometer os aspectos de qualidade e segurança (p. ex., detergentes, desinfetantes e soluções limpadoras de modo geral).
- Substituição de produtos por outros que gerem menos resíduos e/ou de menor periculosidade. Como exemplo, podem ser citados: a adoção dos sistemas intravenosos sem agulha, o que reduz o uso de agulhas e diminui a exposição dos profissionais aos patógenos de veiculação sanguínea; a substituição dos compostos halogenados pelos não halogenados, hidrocarbonetos de petróleo (p. ex., tolueno e xileno) por álcoois simples e cetonas e, sempre que possível, o uso de reagentes que promovam menos impacto ao meio ambiente (de base aquosa e os biodegradáveis).
- Implantação do sistema de prescrição eletrônica e dose unitária de medicamentos, que evitam sobra e desperdício do produto.
- Controle de inventário por meio da compra de quantidades mínimas e quando necessário, para evitar a expiração do prazo de validade do produto.
- Centralização do setor de dispensação de medicamentos e produtos químicos diversos, incluindo os de higienização.
- Manutenção preventiva de equipamentos e utensílios.
- Adoção de boas práticas, com o objetivo de limitar a geração desnecessária de resíduos decorrente da intervenção humana ou pela falta dela.
- Segregação de resíduos por grupo e subgrupos, estado físico e fórmula química.

- Reutilização de produtos e recipientes como bombonas e outros recipientes plásticos e metálicos, desde que não haja riscos em razão do material que contenham.
- Reciclagem de produtos é boa alternativa para itens como papéis, caixas de papelão e produtos feitos com alumínio, que têm maior valor agregado no mercado.

A substituição de itens descartáveis, de grande aceitação por eliminar a necessidade de instalações locais de reprocessamento de materiais, por itens reutilizáveis torna necessária a avaliação cuidadosa dos seguintes fatores: necessidade de reprocessar; controle de qualidade da operação; biossegurança com relação aos agentes usados no reprocessamento; risco de causar infecção; praticabilidade; capacitação do pessoal envolvido nas atividades de reprocessamento; e custo comparativo de itens reutilizáveis e descartáveis. Ressalte-se ainda que o custo total de itens reutilizáveis é de difícil averiguação, porque inclui o custo de disposição, do reprocessamento, do trabalho e do espaço de estocagem. Na realidade, ainda não há consenso quanto ao custo relativo de itens descartáveis e reutilizáveis.

A Tabela 19.1 mostra exemplos de opções práticas de redução de resíduos em estabelecimentos prestadores de serviço de saúde.

Cabe salientar que nenhum programa de redução ou minimização atingirá os resultados desejados sem as devidas sensibilização, conscientização, envolvimento e comprometimento do pessoal que o conduzirá, o que deve ser obtido mediante a capacitação adequada em todos os níveis e setores do estabelecimento.

Manuseio

O manuseio é a operação mais importante sob o ponto de vista de higiene e segurança do trabalho e permeia todas as etapas da gerência. Essa operação envolve risco potencial de acidente, principalmente para os profissionais que atuam na coleta, no transporte, no tratamento e na destinação final dos resíduos.

Os fatores de risco a que os profissionais de limpeza e coleta intra e extraestabelecimento de saúde estão sujeitos podem ser do tipo: mecânico (p. ex., lesão da pele com objeto perfurocortante ou escarificante); biológico (p. ex., contaminação com microrganismos patogênicos); químico (p. ex., inalação de vapores e gases, contato da pele com líquidos irritantes); físico (p. ex., exposição a radiação ou contaminação por material radioativo); ergonômico (p. ex., exigência de postura inadequada, esforço físico intenso); falta de conforto e higiene (p. ex., a falta de produtos de higiene pessoal, como sabonete líquido e toalha descartável, nos lavatórios; ausência de água potável para consumo; não fornecimento de uniformes; ausência de vestiários com armários para a guarda de pertences; falta de local apropriado para lanches ou refeições; falta de proteção contra chuva), e podem ter características mistas também.

As medidas de proteção devem ser adotadas a partir do resultado da avaliação feita no Programa de Prevenção de Riscos Ambientais (PPRA) do estabelecimento. Segundo a NR 32, todo profissional dos serviços de saúde deve ser vacinado gratuitamente contra tétano, difteria, hepatite B e outras vacinas estabelecidas no PCMSO.

Com o objetivo de proteger as áreas do corpo expostas ao contato com os resíduos, os funcionários devem obrigatoriamente usar EPI, conforme previsto na NR 6 do *Manual de Segurança e Medicina do Trabalho*. Cabe ao empregador dispor de equipamentos de proteção que se adaptem ao tipo físico do funcionário. A adequação do peso da embalagem transportada com o biotipo do funcionário é fundamental para evitar, principalmente, carga biomecânica excessiva.

De maneira geral, os seguintes EPI podem ser recomendados para os funcionários que trabalham com limpeza e coleta de resíduos:

- Uniforme composto por calça comprida e camisa com manga (no mínimo 3/4), de tecido resistente e cor clara.

Tabela 19.1 Métodos de minimização de resíduos em estabelecimentos de saúde

Categoria do resíduo	Método de minimização
Quimioterapia e antineoplásicos	Reduzir o volume usado da droga Otimizar o tamanho do recipiente na compra Retornar ao fabricante, quando possível, as drogas com o prazo de validade expirado Centralizar o local de quimioterapia Minimizar os resíduos de cobertura do recinto e de limpeza Providenciar *kits* de limpeza para derramamentos Segregar os resíduos Diminuir a concentração das soluções de formaldeído Reduzir os resíduos da limpeza de equipamentos de diálise e unidades de osmose reversa Usar osmose reversa para tratar a água, reduzindo a demanda de limpeza do equipamento de diálise Recolher os resíduos de formaldeído e avaliar a possibilidade de reusá-lo em laboratórios de patologia e necropsia
Reagentes fotográficos	Retornar ao fabricante a solução reveladora gasta Cobrir os tanques de revelação e fixação para reduzir a evaporação e oxidação Recuperar a prata de maneira eficiente Reciclar os filmes e papéis Usar um rodo de borracha (*squeegees*) para reduzir perdas no banho Usar lavagem por contra corrente
Radionuclídeos	Controlar efetivamente o material radioativo existente em todas as etapas por que passa: aquisição, recepção, distribuição, uso e eliminação Manusear com cuidado o material radioativo para evitar a ocorrência de incidentes como derramamentos Evitar, sempre que possível, o uso de isótopos de meia-vida longa Usar líquidos de cintilação biodegradáveis em substituição aos coquetéis de cintilação à base de solventes orgânicos tóxicos (tolueno, xileno) Para os rejeitos biológicos, otimizar a atividade administrada e considerar a substituição de radionuclídeos Minimizar o volume de soluções utilizadas na limpeza de materiais e áreas contaminadas Evitar a geração de rejeitos mistos (mistura de rejeitos radioativos e químicos ou biológicos) Segregar e rotular apropriadamente o rejeito radioativo e estocar os de meia-vida curta em locais exclusivos para decaimento e posterior disposição final como resíduo comum
Solventes	Substituir os limpadores à base de solvente por agentes de limpeza menos perigosos Reduzir o volume requerido nas análises Usar *kits* pré-mistos para testes envolvendo fixação por solventes Segregar os resíduos de solventes Recuperar os solventes por destilação para reúso
Mercúrio	Substituir os aparelhos com mercúrio por aqueles com sensores eletrônicos Providenciar *kits* de limpeza de derramamento de mercúrio e capacitar o pessoal para sua utilização Reciclar os resíduos de mercúrio não contaminado usando metodologia segura
Resíduos de gases anestésicos	Empregar boas práticas de trabalho para reduzir a proporção de escape Adquirir equipamentos que proporcionem baixo escape Fazer manutenção no equipamento para evitar escapes
Produtos tóxicos, corrosivos e outros	Inspeção e manutenção apropriada de equipamentos de esterilização por óxido de etileno Substituir os produtos tóxicos e agentes de limpeza Reduzir os volumes utilizados nos experimentos Retornar os recipientes para reuso. Usar tambores recicláveis Neutralizar os resíduos ácidos com os resíduos básicos Usar dispositivos mecânicos em tambores para reduzir derramamentos Usar sistemas automatizados para os produtos químicos da lavanderia Usar métodos físicos de limpeza em vez de químicos

Fonte: adaptada por Cussiol NAM da US Environmental Protection Agency. Guides to pollution prevention selected hospital waste streams, 1990 (EPA/625/-20/009).

- Luvas de borracha (serviço de limpeza) ou de PVC (serviço de coleta), antiderrapantes e de cano longo.
- Sapatos impermeáveis e resistentes ou botas de PVC (serviço de coleta), com solados antiderrapantes.
- Gorro de proteção dos cabelos.
- Avental de PVC, impermeável e de comprimento médio (serviço de coleta).

Deverá ainda ser avaliada a necessidade de utilização dos seguintes itens pelo pessoal envolvido na coleta dos resíduos e na higienização dos contêineres e recipientes:

- Óculos de plástico resistente e armação flexível, incolor, com lente panorâmica, proteção lateral e válvulas de ventilação.
- Máscara respiratória tipo semifacial e impermeável ou mesmo máscara N95, dependendo do tipo de risco ambiental a que o trabalhador é submetido durante a execução de suas tarefas. O uso da máscara N95 está indicado para proteção das vias respiratórias contra a presença de aerodispersoides e bacilos da tuberculose. Cabe ressaltar que todas essas máscaras devem ser de uso único e individual.

As instruções, limitações de uso e informações sobre os cuidados gerais quanto aos EPI devem ser repassadas aos usuários.

Alguns dos principais cuidados que o gerador do resíduo e o funcionário da limpeza devem ter para evitar acidentes durante o manuseio são:

- Nunca reencapar, entortar ou desconectar as agulhas usadas do corpo da seringa.
- Nunca exceder o limite de enchimento do recipiente de acondicionamento do resíduo.
- Retirar os objetos perfurocortantes da roupa que será encaminhada para a lavanderia.
- Utilizar os EPI indicados para a execução do trabalho.
- Higienizar diariamente, quando indicado, e guardar os EPI não descartáveis em local apropriado.
- Lavar sempre as mãos antes de calçar, retirar e ter retirado as luvas.

As características dos riscos com substâncias químicas estão contidas na Ficha de Informações de Segurança de Produtos Químicos (FISPQ), conforme a NBR 14.725 da ABNT e o Decreto/PR 2657/98, as quais devem ser pesquisadas antes de iniciado qualquer trabalho, a fim de providenciar os EPI e os equipamentos de proteção coletiva necessários e mais adequados para execução das tarefas que envolvam manuseio de produtos químicos.

Segregação na origem

A segregação dos resíduos na origem é de suma importância para o gerenciamento, principalmente para as etapas de tratamento e disposição final.

Os objetivos da segregação são: impedir a contaminação de grande quantidade de resíduo, evitar exposições desnecessárias do trabalhador, facilitar a ação em caso de acidentes ou emergências, racionalizar os custos com o tratamento e a disposição final, além de contribuir para o aumento da qualidade dos resíduos que possam ser reutilizados ou reciclados.

É importante que a segregação esteja de acordo com os métodos de tratamento e de disposição final, pois não é permitida a separação posterior. Esse procedimento deve ser executados no próprio ponto de geração e de acordo com as características físicas, químicas, biológicas e radiológicas do resíduo, o estado físico (sólido e líquido) e a forma química (aquosos e orgânicos).

No Anexo 5 consta uma lista para auxiliar a segregação dos resíduos do grupo A em função das exigências estabelecidas pelas resoluções vigentes.

Com relação aos resíduos químicos, deve-se sempre observar as exigências de compatibilidade química (Anexo 8), para evitar acidentes.

Logo, as seguintes perguntas preliminares e básicas devem ser respondidas com a finalidade de segregar, acondicionar e armazenar os resíduos químicos de modo seguro e adequado e verificar a maneira de descarte ou tratamento mais indicada para cada caso:

- O resíduo químico é: sólido ou líquido? Aquoso ou orgânico?
- Qual é o pH da solução?
- O resíduo contém: cianeto, nitrila e/ou geradores de cianeto? Enxofre e/ou compostos de enxofre? Metais pesados? Quais? Compostos nitrogenados? Cloro e/ou compostos clorados?

Para o descarte em rede de esgoto, o pH da solução deve estar entre 6,5 e 8. Soluções contendo cianeto, nitrila e/ou geradores de cianeto devem ser segregadas e ter o pH elevado a 8, no mínimo.

As embalagens primárias de produtos químicos perigosos devem ser segregadas de acordo com o risco químico do produto propriamente dito.

Os seguintes resíduos de substâncias químicas, quando não fizerem parte de mistura química, deverão ser obrigatoriamente segregados e acondicionados isoladamente: líquidos inflamáveis, ácidos, bases, oxidantes, compostos orgânicos não halogenados, compostos orgânicos halogenados, óleos, materiais reativos ao ar, materiais reativos à água, mercúrio e compostos de mercúrio, brometo de etídio, formalina ou formaldeído, mistura sulfocrômica, resíduo fotográfico, soluções aquosas, corrosivas, explosivas, venenos, carcinogênicas, mutagênicas e teratogênicas, ecotóxicas, sensíveis ao choque, criogênicas, asfixiantes, de combustão espontânea, gases comprimidos e metais pesados.

Os rejeitos radioativos devem ainda ser segregados de acordo com a meia-vida do radionuclídeo presente. Rejeitos de meia-vida curta (p. ex., elementos de meia-vida < 100 dias) devem ser coletados separadamente dos de meia-vida longa (elementos de meia-vida > 100 dias) e anotadas a data de geração e a concentração de atividade no momento da geração, para os rejeitos de meia-vida curta, entre outras diretrizes estabelecidas pela CNEN.

Para a segregação na origem são necessários recipientes exclusivos para acondicionar cada tipo de resíduo e sua sinalização clara, para o perfeito entendimento dos geradores e de quem faz o trabalho de coleta. As etiquetas de sinalização devem não só identificar, mas advertir sobre os cuidados necessários durante o manuseio.

A implantação de práticas adequadas de separação dos resíduos na origem possibilita destinar boa parte como resíduo comum, reservando os manejos especiais somente para aquela porção que realmente oferece risco.

Acondicionamento

O acondicionamento consiste na preparação do resíduo para manuseio/coleta, transporte, armazenamento e disposição final seguros, por meio de sua colocação em embalagens adequadas.

O acondicionamento tem como objetivos principais: possibilitar a segregação por tipo de resíduo, para atender às operações de tratamento ou de disposição final exigida; minimizar o risco de exposição dos trabalhadores aos resíduos perigosos; facilitar o manuseio, o transporte e o armazenamento seguros; e possibilitar a identificação imediata dos resíduos.

O tamanho e o número de recipientes devem ser adequados à quantidade de resíduo gerada naquele ambiente (sala, enfermaria, consultório etc.). Deve-se levar em conta, também, a frequência da coleta interna.

É importante que cada recipiente seja claramente identificado para facilitar a segregação. No Anexo 9 constam os rótulos (símbolos e expressões) que deverão ser utilizados para a identificação dos diversos tipos de recipientes, carros de coleta, salas e abrigos de resíduos. As normas NBR 7.500 e NBR 14.725 da ABNT devem ser consultadas para maiores detalhes quanto à sinalização.

A escolha do recipiente apropriado para um caso específico irá depender basicamente das características do resíduo, das quantidades geradas, do tipo de transporte a ser utilizado, da necessidade ou não de tratamento e do modo de disposição final a ser adotado. Normalmente, os recipientes devem ser estanques, de material compatível com os resíduos, e apresentar resistência física a pequenos choques, durabilidade e compatibilidade com o equipamento de transporte em termos de formato, volume e peso. Os sacos plásticos, por exemplo, devem ser preenchidos somente até 2/3 de sua capacidade, e não se admite despejar o conteúdo de um saco em outro.

Em linhas gerais, são exigidos os seguintes tipos de acondicionamento:

Resíduo potencialmente infectante

Os resíduos do grupo A que devem ser obrigatoriamente submetidos a tratamento dentro da unidade geradora são os pertencentes ao subgrupo A1 (culturas e estoques de microrganismos, entre outros) e ao subgrupo A2 que contenha microrganismos com alto risco de transmissibilidade e alto potencial de letalidade (classe de risco IV). Esses resíduos devem ser inicialmente acondicionados de maneira compatível com processo de tratamento utilizado no estabelecimento.

Os resíduos que podem ser tratados fora da unidade geradora, mas em instalações situadas ainda dentro do estabelecimento (alguns tipos do subgrupo A1 [exceto resíduos de laboratórios] e os do subgrupo A2 que **não** contenham microrganismos com alto risco de transmissibilidade e alto potencial de letalidade e não sejam da classe de risco IV) ou externas a ele (subgrupo A1 – vacinas de campanha, bolsas de sangue rejeitadas ou com coleta incompleta e resíduos de atenção à saúde com microrganismos da classe de risco IV, com relevância epidemiológica e risco de disseminação ou causadores de doença emergente que se torne epidemiologicamente importante ou cujo mecanismo de transmissão seja desconhecido) devem ser acondicionados sempre em saco plástico vermelho, com o intuito de comunicar a obrigatoriedade de seu tratamento, alertar quanto à periculosidade do resíduo e aumentar a barreira de proteção. Nesse caso, o transporte dos resíduos até o local de tratamento deve ser feito com as embalagens (sacos plásticos contendo os resíduos) colocadas dentro de recipiente identificado, rígido, resistente a punctura, ruptura e vazamento, com tampa provida de controle de fechamento, de modo a garantir o transporte seguro até o local de tratamento. O resíduo A2 deve ainda receber a inscrição "PEÇAS ANATÔMICAS DE ANIMAIS", a data e o nome da unidade geradora.

Os resíduos dos subgrupos A3 e A4 não precisam ser tratados, mas devem ser encaminhados para disposição final acondicionados em saco branco leitoso identificado, a fim de evitar seu manuseio indevido. Se eles forem encaminhados para sistema de tratamento, devem ser acondicionados em saco vermelho e o resíduo A3 identificado com a inscrição "PEÇAS ANATÔMICAS", além da data e do nome da unidade geradora.

Os resíduos do subgrupo A5, de origem humana e animal, com suspeita ou certeza de contaminação com príons devem ser acondicionados em dois sacos vermelhos. Todo o manejo dos resíduos do subgrupo A5 deve obedecer às normas de biossegurança para a classe de risco IV.

Os resíduos já tratados, dentro ou fora da unidade geradora, devem ser reacondicionados segundo o seguinte critério: havendo descaracterização física das estruturas, podem ser acondicionados como resíduos do grupo D; se não houver descaracterização física das estruturas, devem ser acondicionados em saco branco leitoso identificado. Entende-se como descaracterização da estrutura qualquer modificação que ocorra na aparência original do resíduo, não necessitando, desse modo, submetê-lo a outros métodos de desfiguração, como trituração, por exemplo.

Os sacos plásticos devem estar contidos em recipientes de material lavável, resistentes a punctura, ruptura e vazamento, com tampa provida de sistema de abertura sem contato manual, com cantos arredondados, e devem ser resistentes ao tombamento. Os recipientes de acondicionamento existentes nas salas de cirurgia e nas salas de parto não precisam de tampa para vedação.

Resíduo químico

Os resíduos químicos devem ser acondicionados em recipientes estanques, de material compatível com o resíduo, devidamente rotulados quanto ao conteúdo e sinalizados com o símbolo internacional de presença do respectivo risco (corrosividade, inflamabilidade, combustibilidade, toxicidade). Os símbolos são aqueles estabelecidos na NBR 7.500 e NBR 14.725 da ABNT. É prudente manter o recipiente dentro de uma bandeja de material inquebrável, profunda o suficiente para conter o volume total do resíduo, em caso de vazamento.

Resíduos inorgânicos tóxicos, sais de metais pesados e soluções salinas podem ser acondicionados em recipientes de plástico ou vidro.

Os resíduos sólidos orgânicos podem ser acondicionados em recipientes de plástico ou papelão resistente e os resíduos sólidos inorgânicos, em recipientes de plástico.

Vidro, metal e plásticos, colunas e cartuchos para HPLC podem ser acondicionados em caixas de plástico ou papelão.

Mercúrio e restos de amálgamas devem ser acondicionados em frasco de plástico com tampa hermética, preenchido com glicerina ou água, para conter a evaporação.

Compostos combustíveis tóxicos e solventes devem ser acondicionados em embalagens metálicas ou de vidro. Quando acondicionados em embalagens de plástico incompatíveis, podem causar ruptura devido ao ressecamento que causam nas paredes do recipiente. Devem ser segregados e identificados como "Solvente Halogenado" e "Solvente não Halogenado", em função da presença ou não de halogênio em sua composição.

Os resíduos gerados pelos programas de assistência domiciliar devem ser acondicionados, identificados e recolhidos pelos próprios agentes de atendimento, ou por pessoa treinada para a atividade, e encaminhados ao estabelecimento de saúde de referência. Aqueles gerados por usuário domiciliar podem ser descartados em esgoto sanitário com sistema de tratamento ou junto aos resíduos sólidos urbanos, se forem sólidos.

Rejeitos radioativos

Os rejeitos radioativos e os químicos radioativos devem ser acondicionados nas embalagens originais, em sacos plásticos ou em recipientes com características apropriadas a cada tipo de rejeito, conforme estabelecido no Plano de Radioproteção aprovado pela CNEN para o estabelecimento. Deve-se utilizar recipiente exclusivo para os resíduos perfurocortantes contaminados com material radioativo.

As embalagens devem estar devidamente rotuladas como "Rejeito Radioativo", sinalizadas com o símbolo internacional de presença de radiação e com indicação da categoria de rejeito para as quais foram preparadas. Blindagens adicionais devem ser usadas em função das características radiológicas do rejeito (atividade, tipo e energia da radiação emitida). Os níveis de contaminação superficial dos recipientes devem ser mantidos abaixo dos níveis estabelecidos na norma CNEN-NE-8.01 – Gerência de Rejeitos Radioativos de Baixo e Médio Níveis de Radiação.

Os rejeitos biológicos radioativos, como carcaças de animais e peças anatômicas, devem ser embrulhados em papel não absorvente, acondicionados em sacos plásticos brancos leitosos (classe II) fortemente enrolados e presos com fita forte e resistente à umidade, colocados dentro de caixas de papelão rotuladas como rejeito radioativo e sinalizadas com o símbolo internacional de presença de radiação e conservados em *freezer*.

Os cadáveres de pacientes de iodoterapia devem ser envolvidos em plástico e colocados em caixão adequadamente lacrado. Caso a taxa de dose a 1 metro do caixão seja > $50\mu Sv/h$, não deve haver velório nem cremação.

Resíduos com características dos domiciliares e recicláveis

Os resíduos do grupo D devem ser acondicionados de acordo com as orientações dos serviços locais de limpeza urbana, utilizando-se sacos resistentes e impermeáveis, contidos em recipientes, e receber as devidas identificações.

Os resíduos destinados à reciclagem devem ser acondicionados em recipientes e contêineres com identificação, simbologia e cor correspondente a cada tipo de material reciclável (Resolução CONAMA 275/2001), a saber: cor azul para os papéis; amarela para os metais; verde para os vidros; vermelha para os plásticos; marrom para os resíduos orgânicos; preta para restos de madeira. A cor cinza é reservada para os rejeitos propriamente ditos (veja o Anexo 9).

São admissíveis outras formas de segregação, acondicionamento e identificação dos recipientes desses resíduos para fins de reciclagem, de acordo com as características específicas das rotinas de cada serviço, devendo estar contempladas no PGRSS. Caso não exista processo de segregação para reciclagem, não há a exigência de padronização de cor desses recipientes.

Os cadáveres de animais podem ter acondicionamento e transporte diferenciados, de acordo com o porte do animal, desde que submetidos à aprovação pelo órgão de limpeza urbana, responsável pela coleta, transporte e disposição final desse tipo de resíduo.

As normas da ABNT sobre sinalização e recipientes para o acondicionamento (NBR 7.500, NBR 9.191, NBR 14.725 e NBR 13.853) e as da CNEN devem ser consultadas antes do início de qualquer trabalho, para obtenção de maiores detalhes.

Resíduos perfurocortantes e escarificantes, contaminados ou não

Os resíduos do grupo E devem ser acondicionados em recipiente rígido, inquebrável, reforçado, estanque e sinalizado com o símbolo internacional de presença de risco biológico, acrescido da inscrição "PERFUROCORTANTE", além da indicação dos riscos adicionais, químicos ou radiológicos. Após o preenchimento até o nível preestabelecido, o recipiente deve ser fechado com segurança. Aconselha-se que o recipiente já fechado seja acondicionado em saco plástico branco leitoso (classe II), regulamentado para resíduo infectante, para evitar vazamento e derramamento de seu conteúdo, em caso de falha no fechamento ou na coleta, e para aumentar a segurança de quem vai coletá-lo.

As seringas contaminadas com material radioativo devem ser colocadas em recipiente separado das seringas contaminadas com material não radioativo.

Os resíduos do grupo E gerados pelos serviços de assistência domiciliar devem ser acondicionados e recolhidos pelos próprios agentes de atendimento ou por pessoa treinada para a atividade e encaminhados ao estabelecimento de saúde de referência.

Coleta e transporte internos

Consistem nas operações de recolhimento dos resíduos nos pontos de geração e em sua transferência até o local de armazenamento externo. Têm como objetivos principais evitar o acúmulo local de resíduos e prevenir acidentes ou incidentes.

A coleta intra hospitalar depende do tamanho e da atividade do estabelecimento, podendo ser dividida em coletas I e II.

A coleta I consiste no recolhimento do resíduo diretamente do ponto de geração e em sua remoção até a sala de resíduos para armazenamento interno temporário.

A coleta interna II consiste na operação de transferência das embalagens da sala de resíduo para o abrigo de resíduo ou diretamente para tratamento.

No ato da coleta I, deve-se: tirar os sacos plásticos das lixeiras; retirar o excesso de ar de dentro deles com o cuidado de não inspirar o fluxo de ar; torcer e fechar a abertura com dispositivo para fechamento tipo lacre. Embora não seja exigido pelas resoluções da ANVISA e do CONAMA, é aconselhável que os recipientes contendo resíduos perfurocortantes e escarificantes, após seguramente fechados, sejam reacondicionados em sacos plásticos sinalizados de acordo com o risco para evitar a absorção de umidade externa, o que poderá danificar o recipiente, dependendo do tipo de coletor usado. As embalagens devem ser coletadas e levadas para a sala de resíduos ou diretamente para o abrigo de resíduo, conforme descrito no PGRSS do estabelecimento.

No caso de deslocamento manual, o recipiente com o resíduo não deve ultrapassar o volume de 20 litros. Caso ultrapasse esse volume, é obrigatório o uso do carro de coleta interna. Em linhas gerais, esse equipamento deve ser estanque, lavável, ter os cantos arredondados e ser dotado de tampa. Deve ser identificado quanto ao tipo de resíduo que está transportando (infectante, químico, radioativo, comum ou reciclável) e ser de uso exclusivo para a coleta de resíduos.

Tanto a coleta I como a coleta II são executadas pelo pessoal contratado para o serviço de limpeza, segundo a programação de limpeza e higienização e de acordo com as necessidades referentes à frequência. Como medida de segurança, as embalagens devem ser coletadas e transportadas distantes do corpo, e os funcionários devem estar usando EPI certificados pelo INMETRO.

O recolhimento dos rejeitos radioativos deve ser feito por mão de obra especialmente capacitada e, sempre que necessário, em recipientes blindados, de modo a minimizar a exposição dos trabalhadores às radiações ionizantes. O meio de transporte utilizado na coleta do rejeito radioativo deve ser monitorado imediatamente após o recolhimento e, caso indicado, deve-se efetuar eventual descontaminação. Apenas os rejeitos com o formulário "Controle de Rejeito Radioativo" devidamente preenchido e assinado devem ser coletados.

O transporte interno dos resíduos de qualquer tipo não deve coincidir com os horários de circulação de medicamentos, alimentos (inclusive de mamadeiras), roupas limpas e visitas. As rotas devem ser preestabelecidas, sempre com o menor percurso e no mesmo sentido.

Armazenamento

O armazenamento consiste na contenção temporária de resíduos em área específica que atenda às condições básicas de segurança. O objetivo é manter a integridade das embalagens até sua remoção pela coleta intra e extra-hospitalar.

No armazenamento temporário, o resíduo coletado é levado para a sala de resíduos, localizada na própria unidade geradora. Depois, os resíduos são transportados e levados para o local de armazenamento externo, onde a guarda é feita no abrigo de resíduo, dentro de contêineres.

Para os pequenos geradores, a sala de resíduos é facultativa, podendo os recipientes ser encaminhados diretamente para o abrigo de resíduos, à exceção dos estabelecimentos com atividades de internação.

O armazenamento deve ser feito de acordo com o tipo do resíduo, conforme a segregação previamente executada e de maneira ordenada.

A sala de resíduos deve ter pisos e paredes lisas e laváveis, pontos de fornecimento de água e de iluminação artificial e espaço suficiente para armazenar no mínimo dois carros coletores, para o traslado posterior até o abrigo externo. A sala pode ser compartilhada com a sala de utilidades. Nesse caso, deverá dispor de área exclusiva de no mínimo $2m^2$, de modo a armazenar dois recipientes coletores para traslado posterior até a área de armazenamento externo. Quando for exclusiva para armazenamento temporário de resíduos, deve ser identificada como "Sala de Resíduos".

O abrigo de resíduos deve, em linhas gerais, ser construído em alvenaria, ter dimensões para armazenar a produção de 3 dias, ser dotado de aberturas teladas equivalentes a, preferencialmente, 1/10 da área do piso, para ventilação, ter piso e paredes revestidos com material liso, resistente, lavável e impermeável, ter pontos de luz, água, esgoto com ralo sifonado e conter área específica de higienização para limpeza e desinfecção simultânea dos recipientes coletores e demais equipamentos utilizados na coleta dos RSS. Deve ser higienizado após a coleta externa e sempre que ocorrer derramamento. Os resíduos dos grupos A e E podem ser armazenados no mesmo abrigo. Os resíduos do grupo D também podem ser armazenados no mesmo abrigo do grupo A, porém em ambientes separados, salvo o prescrito nas normas e legislações estaduais, municipais ou do Distrito Federal. O local deve ser identificado com a legenda "Abrigo de Resíduos".

A adoção de contêiner como forma de armazenamento não exclui a necessidade do abrigo. Não deve haver empilhamento excessivo de embalagens no contêiner, uma vez que este deve ser mantido com a tampa fechada.

Como medida de segurança, é importante observar a necessidade da manutenção dos contêineres, pois o pessoal da coleta externa necessita manobrá-los até o veículo coletor e acoplá-los para bascular seu conteúdo. Um contêiner com as roldanas danificadas, por exemplo, oferece risco potencial de acidente em caso de tombamento, com a possibilidade de sérios danos físicos ao operador.

Os resíduos do grupo A de fácil putrefação devem ser armazenados sob refrigeração ou submetidos a outro método de conservação, caso venham a ser coletados por período superior a 24 horas.

O abrigo de resíduos químicos (grupo B) deve ser exclusivo e atender à norma da ABNT referente à estocagem de produtos perigosos (NBR 12.235). Deve ser dimensionado de acordo com o volume de geração e a frequência da destinação, prevendo-se capacidade adicional para ocasiões de emergência. Deve conter ainda equipamento de lava-olhos, chuveiro automático, sistemas de tanques e drenos de piso para a coleta de líquidos provenientes de derramamentos e de descontaminação, EPI, extintor de incêndio compatível com os riscos existentes e instalação elétrica à prova de explosão (Portaria 121/96 do INMETRO).

Os rejeitos radioativos (grupo C) devem ser armazenados de modo exclusivo e longe de materiais não radioativos, especialmente materiais explosivos, inflamáveis ou tóxicos. O depósito deve estar sinalizado com o símbolo internacional de presença de radiação, identificado como área restrita e situado longe das áreas de trabalho, mas em local de fácil acesso para a transferência dos rejeitos. Caso necessário, deve ser providenciada blindagem para assegurar que a taxa de exposição em qualquer ponto acessível fora do depósito não exceda os limites de dose para indivíduos do público estabelecidos em norma da CNEN (CNEN-NN-3.01).

O rejeito radioativo deverá estar devidamente acondicionado e identificado quanto a radionuclídeo, atividade, taxa de exposição, data da monitorização e, caso seja armazenado para decaimento, a data prevista em que ocorrerá a isenção ou eliminação controlada. Os resíduos de fácil putrefação devem ser mantidos sob refrigeração.

Dependendo da quantidade de rejeito a ser armazenada, pode-se usar um cofre blindado dentro do próprio laboratório ou, até mesmo, uma sala preparada e exclusiva para o armazenamento de rejeitos radioativos.

Coleta e transporte externos

A coleta e transporte externos (fase extraestabelecimento) consistem nas operações de remoção e transporte das embalagens do abrigo de resíduos para as instalações de tratamento e/ou para disposição final. Esses procedimentos podem ser executados tanto pela administração pública como pela iniciativa privada.

O transporte externo deve ser feito em veículo coletor licenciado e que atenda às exigências da ABNT. Os profissionais que fazem a coleta devem estar devidamente paramentados com os EPI apropriados e em boas condições de uso.

Os rejeitos radioativos contendo radionuclídeos de meia-vida longa (> 100 dias), acima dos limites de eliminação, devidamente acondicionados em embalagens rotuladas e qualificadas, podem ser encaminhados aos institutos da CNEN cumprindo, no transporte, a Norma CNEN-NE-5.01 e as diretrizes do Ministério dos Transportes.

A Ficha com Dados de Segurança de Resíduos químicos (FDSR) e o rótulo são documentos normalizados pela ABNT na NBR 16.725, obrigatória desde 6 de julho de 2012.

A FDSR e o rótulo são documentos de suma importância para que o gerador de resíduos químicos disponibilize informações indispensáveis sobre os resíduos gerados, de modo que o usuário/

receptor possa tomar as medidas cabíveis para a disposição adequada, favorecendo a proteção, a segurança, a saúde e o meio ambiente.

O documento é dividido em 13 seções obrigatórias e se aplica aos resíduos químicos perigosos classificados conforme a NBR 10.004 da ABNT (Classificação de Resíduos Sólidos) e/ou Regulamentações de Transporte de Produtos Perigosos (Resolução 420 da ANTT). Aplica-se também a materiais contaminados com produtos ou resíduos químicos, como embalagens, filtros etc.

A elaboração da FDSR corrobora o cumprimento da Portaria 227/2011 do Ministério do Trabalho e Emprego, que atualizou a NR 25, que trata de resíduos industriais.

Cabe lembrar a corresponsabilidade do estabelecimento pela qualidade do serviço prestado por suas contratadas.

Transbordo

Transbordo ou estações de transferência são pontos intermediários onde os resíduos coletados dos estabelecimentos são transferidos de veículos coletores de médio porte para outros de maior porte, com capacidade para transportar volumes muito maiores de resíduos até o local de destinação final. Não há beneficiamento algum ou tratamento do resíduo nessa operação.

O principal objetivo do transbordo é aperfeiçoar o uso dos veículos de coleta com redução do percurso de transporte e, consequentemente, do custo.

As estações de transbordo são recomendadas quando é grande a distância a ser percorrida pelos resíduos até o ponto de destinação final.

Tratamento

O tratamento dos resíduos de serviços de saúde refere-se aos processos que de algum modo modificam os resíduos antes da disposição final.

Os resíduos do grupo A – potencialmente infectantes, dependendo da subdivisão a que pertencem – devem ser tratados obrigatoriamente no próprio local de geração ou em outra unidade situada no próprio estabelecimento, ou podem ser enviados para tratamento externo. Sempre que houver a necessidade de transporte de resíduo, devem ser observadas as condições de segurança para o transporte entre o local gerador e o de tratamento.

Para facilitar a comunicação e manter a segregação previamente feita, o acondicionamento também é diferenciado quanto à cor do saco plástico, dependendo da destinação a ser dada, se para tratamento ou para disposição final, como frisado anteriormente.

Em linhas gerais, os resíduos do grupo A que necessitam tratamento prévio antes da disposição final – subgrupos A1 e A2 – devem ser submetidos a processo físico de tratamento ou a outros processos que venham a ser validados para redução ou eliminação da carga microbiana em equipamento compatível com o nível III de inativação microbiana (veja o Anexo 4).

Os seguintes resíduos do subgrupo A1 devem ser obrigatoriamente tratados no próprio local de geração: compostos por culturas e estoques de microrganismos; resíduos de fabricação de produtos biológicos, exceto os hemoderivados; descarte de vacinas de microrganismos vivos ou atenuados; meios de cultura e instrumentais utilizados para transferência, inoculação ou mistura de culturas; resíduos de laboratórios de manipulação genética.

Os resíduos do subgrupo A2 contendo microrganismos com alto risco de transmissibilidade e alto potencial de letalidade (classe de risco IV) devem ser obrigatoriamente tratados no local de geração e, após tratamento prévio, devem ser encaminhados para tratamento térmico por incineração.

Os resíduos do subgrupo A2 que não contenham microrganismos com alto risco de transmissibilidade e alto potencial de letalidade (classe de risco IV) podem ser tratados fora do local gerador, porém em equipamento situado dentro do próprio estabelecimento.

Após o tratamento prévio, esses resíduos (subgrupo A2) devem ser reacondicionados em saco branco leitoso identificado e contendo a inscrição de "PEÇAS ANATÔMICAS DE ANIMAIS", podendo ser encaminhados para aterro sanitário ou outro local devidamente licenciado para disposição final de RSS, ou ainda para sepultamento em cemitério de animais.

Os resíduos do subgrupo A3, após registro no local de geração, devem ser encaminhados para aterramento em cemitério, desde que com autorização do órgão competente do município, estado ou Distrito Federal, ou para sistemas de tratamento térmico por incineração ou cremação, em equipamentos devidamente licenciados para esse fim.

Os resíduos sólidos do subgrupo A4 podem ser dispostos, sem tratamento prévio, em local devidamente licenciado para disposição final de RSS (aterro sanitário ou outro local), e os resíduos líquidos devem ser despejados diretamente no sistema de coleta de esgotos, salvo disposição contrária do órgão ambiental competente do estado, município ou Distrito Federal.

Os resíduos do grupo A5, de origem humana e animal, com suspeita ou comprovação de contaminação com príons devem ser sempre encaminhados a sistema de incineração, de acordo com o definido na RDC ANVISA 305/2002.

Os sistemas de tratamento dos resíduos de serviços de saúde devem ser objeto de licenciamento ambiental e são passíveis de fiscalização e controle pelos órgãos de vigilância sanitária e meio ambiente, de acordo com a Resolução CONAMA 237/1997.

O processo de autoclavagem, aplicado em laboratórios para redução de carga microbiana de culturas e estoques de microrganismos, está dispensado de licenciamento ambiental, ficando sob a responsabilidade dos serviços que utilizarem autoclaves a garantia da eficácia dos equipamentos, mediante controles químicos e biológicos periódicos devidamente registrados.

A escolha do processo de tratamento depende dos objetivos que se deseja alcançar, como:

- **Desinfecção:** processo que elimina grande parte dos microrganismos, exceto esporos, como ocorre na desinfecção química ou térmica (autoclavagem por calor úmido) e na irradiação por micro-ondas.
- **Esterilização:** processo que destrói todas as formas de vida microbiana, como ocorre nos tratamentos por autoclavagem com vapor e micro-ondas, autoclavagem com encapsulamento, radiação ionizante, plasma e na incineração.
- Redução do volume a fim de aproveitar melhor o espaço de estocagem e reduzir os gastos na coleta e no transporte, como na compactação e no enfardamento.
- Tornar irreconhecíveis alguns tipos de resíduos, como na trituração, por exemplo.
- Neutralizar ou tornar um resíduo de maior periculosidade ou toxicidade em outro de menor risco, no caso do tratamento de resíduos químicos.

O tratamento reduz os riscos no manuseio, no transporte, na armazenagem e na disposição final dos resíduos com alto potencial de periculosidade (principalmente os resíduos especiais) e pode impedir o uso inadequado dos artigos recicláveis (p. ex., a destruição de seringas e agulhas).

Entretanto, um projeto inadequado ou a operação incorreta dos sistemas de tratamento podem causar problemas de contaminação ambiental e de saúde ocupacional e do público em geral, sendo importante prevenir essas possibilidades mediante a seleção correta da tecnologia e da capacitação do pessoal responsável pela operação.

O tratamento pode ser feito no estabelecimento gerador, em uma das fases de seu processamento interno ou em plantas centralizadas situadas em local próximo às instalações do sistema de disposição final, sempre privilegiando plantas maiores, em razão da extensão dos benefícios para a comunidade e da maior facilidade de controle da eficiência da operação.

São várias as tecnologias disponíveis no mercado, mas quase todas apresentam alguns inconvenientes, tanto do ponto de vista ambiental como econômico.

Os resíduos após tratamento passam a pertencer ao grupo D (RDC 306/2004), podendo ser coletados e destinados pelo serviço de limpeza urbana, da mesma maneira que os resíduos domiciliares, se descaracterizados. Entende-se por descaracterização qualquer modificação física visível em relação à apresentação original do resíduo. Um material que derreteu durante o tratamento já está descaracterizado, não necessitando ser submetido a processo de trituração, por exemplo.

Durante a revisão da RDC 306/2004 (submetida à consulta pública em março de 2015), o grupo de discussão revelou a tendência de não considerar mais os resíduos tratados do grupo A como do grupo D, após tratamento. Portanto, após o tratamento dos resíduos que necessitam ser tratados, eles deverão ser reacondicionados em sacos brancos leitosos e coletados e transportados, com disposição final como subgrupo A4, e não mais como grupo D.

A seguir são descritas, em linhas gerais, as características de algumas das tecnologias de tratamento disponíveis no mercado. A maioria é aplicável ao tratamento dos resíduos do grupo A – com risco biológico, com exceção da incineração e do plasma, que estão indicados para tratamento, também, dos resíduos do grupo B – químicos.

Desinfecção química

Consiste na adição de produtos (normalmente oxidantes fortes, como compostos clorados, sais de amônio, aldeídos e compostos fenólicos) ao resíduo, a fim de matar ou inativar os microrganismos. Mais indicada para tratamento de resíduos líquidos biologicamente contaminados, não é aplicável aos resíduos dos grupos B – químicos – e C – rejeitos radioativos:

- **Vantagens:** é de fácil operação, bastando estabelecer um protocolo; não consome energia.
- **Desvantagens:** exposição ocupacional aos riscos químicos dos produtos utilizados; espaço e tempo necessários para atuação do produto; aumenta o volume do resíduo; exige tratamento especial do efluente gerado.

Autoclavagem por calor úmido

Nessa forma de tratamento, os resíduos são expostos a altas temperaturas mediante injeção de vapor e alta pressão por tempo suficiente para destruir os microrganismos. Para ser eficiente, o vapor deve penetrar toda a massa de resíduo, sendo necessário o reacondicionamento das embalagens primárias em sacos plásticos resistentes à temperatura e com boa permeabilidade de vapor, próprios para autoclavagem.

Mais utilizado em laboratórios de análises clínicas, anatomopatológicos e em bancos de sangue, o ideal é que o equipamento seja instalado anexo à unidade geradora. Não é aplicável aos resíduos do grupo B – químicos – e do grupo C – rejeitos radioativos:

- **Vantagens:** tecnologia bem conhecida; de fácil manuseio; baixo custo de investimento; não necessita grandes áreas para instalação.
- **Desvantagens:** alto custo e dificuldade de aquisição dos sacos plásticos especiais (polietileno e poliamida) para autoclavagem; provoca odores durante o processamento; não diminui a massa nem o volume dos resíduos; dependendo da embalagem primária, é difícil a penetração do vapor, comprometendo a eficiência do processo; é imprópria para grandes quantidades de resíduos em cada ciclo em virtude da dificuldade de penetração de vapor e de condução do calor por todo o material.

Micro-ondas

Nesse tipo de tratamento, os resíduos são colocados em um contêiner de carga e descarregados em uma tremonha localizada no topo do equipamento. O ar interior é tratado com vapor a alta temperatura, aspirado e filtrado, com o objetivo de eliminar os microrganismos presentes. Em seguida, os resíduos são triturados, para assegurar a absorção uniforme de calor, umedecidos com vapor d'água a alta temperatura e impulsionados através de uma câmara, onde são expostos às micro-ondas. Não é aplicável aos resíduos do grupo B – químicos – e do grupo C – rejeitos radioativos:

- **Vantagens:** o resíduo fica irreconhecível; a descarga de efluentes é insignificante; trata grandes volumes de resíduos.
- **Desvantagens:** apresenta o risco de liberar material tóxico volátil durante o processo de tratamento; o triturador está sujeito a falhas mecânicas, principalmente se a segregação não for bem feita (presença de pinças, por exemplo); não deve haver peças metálicas; não ocorre a destruição de todos os parasitas nem dos esporos das bactérias; possivelmente, tem alto custo de operação e manutenção, principalmente se comparado com um aterro sanitário bem operado.

Autoclavagem com vapor e micro-ondas

Trata-se de um tipo de autoclave que se utiliza de uma combinação de múltiplos estágios de vácuo e vaporização, tornando o resíduo uniformemente umidificado e expondo-o constantemente à irradiação por micro-ondas.

O equipamento pode ser instalado dentro do abrigo de resíduos e tratar toda a fração de resíduos infectantes do estabelecimento, inclusive cobaias de pequeno porte, antes da coleta externa. Também necessita de saco plástico apropriado para autoclavagem. Não é aplicável aos resíduos dos grupos B – químicos – e C – rejeitos radioativos:

- **Vantagens:** reduz em 20% o volume do resíduo, podendo chegar a 80%, quando agregado a um triturador; a irradiação por micro-ondas penetra a massa de resíduo, o que garante aquecimento completo.
- **Desvantagens:** custo de investimento altíssimo; alto custo dos sacos plásticos especiais para autoclavagem.

Autoclavagem com solidificação

O equipamento constitui-se em uma estufa vertical cilíndrica, feita de aço inox. Os princípios básicos de funcionamento são a fusão, a 250°C, do próprio coletor especial, juntamente com os materiais plásticos do resíduo, e a redução do volume por prensagem, resultando em um bloco compacto e sólido com as partes metálicas do resíduo inseridas no plástico fundido. Cada aparelho atende um hospital de até 120 leitos. Não é aplicável aos resíduos do grupo B – químicos – e do grupo C – rejeitos radioativos:

- **Vantagens:** processo hermético, não desprende gases; reduz em até cinco vezes o volume do resíduo; necessita pouco espaço físico; utiliza a própria embalagem primária (coletor de resíduos perfurantes e cortantes) no tratamento; descontamina luvas, curativos, seringas, agulhas, lâminas etc.; de fácil limpeza; não exige operadores especializados.
- **Desvantagens:** investimento elevado, principalmente quando se considera o volume de resíduo que pode ser tratado a cada ciclo (dois coletores de 2,7L ou um coletor de 7L); o fornecedor do refil coletor é o próprio fabricante do equipamento, não havendo concorrência.

Desativação eletrotérmica – ETD

O sistema de desativação eletrotérmica faz a desinfecção dos resíduos. Inicialmente a carga é despejada em um fosso, de onde é retirada e transferida para um sistema de dupla trituração. Em seguida, é feita a injeção de vapor a 150°C e aplicado um campo elétrico de alta potência gerado por ondas eletromagnéticas de baixa frequência em todo o resíduo. O material absorve a energia do campo e suas moléculas entram em vibração, resultando em rápido aquecimento, à temperatura média de 95°C, inativando os microrganismos. Os resíduos são então compactados e destinados ao aterro sanitário para disposição final:

- **Vantagens:** processo hermético; sem emissões líquidas ou gasosas; a dupla trituração e compactação reduz o volume de resíduos > 70%; possibilita a reciclagem de materiais plásticos, desde que com a autorização do órgão de meio ambiente local.

- **Desvantagens:** processo ineficaz na destruição de microrganismos resistentes a temperaturas mais altas; investimento elevado; possivelmente, alto custo de operação e manutenção, principalmente se comparado com um aterro sanitário bem operado.

Óleo térmico

O sistema de tratamento por óleo térmico promove a desinfecção dos resíduos. Durante o transporte, pela rosca de aquecimento, dos resíduos pré-triturados, a água vaporiza as paredes da carcaça aquecida por meio de óleo térmico e, após sua condensação, transfere o calor de vaporização para a massa de resíduo seguinte, ainda fria. Por condensação e convecção, a temperatura do resíduo sólido aumenta até 95°C no final da rosca de aquecimento. Durante o transporte, o resíduo sólido é compactado.

Os líquidos residuais são bombeados para tanques com revestimento duplo contendo óleo térmico aquecido e barras aquecidas eletricamente. A temperatura de operação, nesse caso, é de 115°C:

- **Vantagens:** a trituração e a compactação reduzem o volume de resíduos; processo programável monitorizado e comandado automaticamente.
- **Desvantagens:** processo ineficaz na destruição de microrganismos resistentes a temperaturas mais altas do que as alcançadas pelo processo; destinação do óleo térmico gasto; investimento elevado; possivelmente, alto custo de operação e manutenção, principalmente se comparado com um aterro sanitário bem operado.

Digestor de hidrólise alcalina

Trata-se de um equipamento que se utiliza de hidrólise alcalina a uma temperatura elevada para converter tecido animal, humano e microbiano em uma solução aquosa estéril e neutra, em condições para o lançamento na rede de esgoto sanitário, segundo o fornecedor. Como subprodutos têm-se os minerais derivados dos ossos e dentes dos vertebrados, que são facilmente esmagados e recuperados como pó de fosfato de cálcio (farinha de osso estéril).

O digestor consiste em uma câmara pressurizada feita de aço inoxidável, com fechamento hermético, manual ou hidráulico, da tampa. Dentro do digestor há uma cesta para conter os ossos remanescentes.

Durante a operação, base alcalina e água são adicionadas em quantidades proporcionais ao peso carregado. A câmara é pressurizadamente travada, o conteúdo é aquecido, e a solução digestora é recirculada continuamente por meio de sistema hidráulico. O tempo padrão do ciclo digestor depende da temperatura, sendo de aproximadamente 3 horas a 150°C:

- **Vantagens:** esteriliza e digere em uma única operação; há opções quanto à capacidade de processamento; não libera emissões para a atmosfera; reduz o volume do resíduo e o peso em mais de 97%; solubiliza carcaças embalsamadas ou rígidas e destrói os estabilizantes; custo operacional menor do que o de um incinerador; neutraliza agentes fixadores tóxicos, citotóxicos e outros compostos químicos, além de outras vantagens descritas pelo fornecedor do equipamento.
- **Desvantagens:** investimento elevado; necessita sala exclusiva, que deve ser construída de acordo com parâmetros preestabelecidos, em função da capacidade do equipamento; possivelmente, alto custo de operação e manutenção, principalmente se comparado com um aterro sanitário bem operado.

Radiação ionizante

Corresponde a uma tecnologia avançada de esterilização, que usa radiação gama emitida pelo cobalto 60 para promover a morte dos microrganismos por radiólise. Trata-se de um processo efetivo, pois demonstra boa capacidade de penetração. Os resíduos do grupo B – químicos – não são tratados nem interferem no processo. Não há contraindicações ao tratamento da característica infectante dos rejeitos biológicos radioativos:

- **Vantagens:** trata resíduos sólidos e pastosos; não aquece a embalagem nem o resíduo; baixo consumo de energia; baixo custo de operação.
- **Desvantagens:** alto custo de implantação; a operação exige mão de obra especializada; não há redução de massa nem de volume dos resíduos; necessita licença especial da CNEN; alto custo de operação e manutenção, principalmente se comparado com um aterro sanitário bem operado.

Plasma

O plasma consiste em uma forma especial de material gasoso (gás ionizado) que conduz eletricidade. Quando aplicado sobre os resíduos, promove a dissociação das ligações moleculares destes, produzindo componentes atômicos elementares. Desse processo resultam duas fases líquidas (cerâmica e férrea) que, quando resfriadas, se tornam sólidos inertes vitrificados, e gases combustíveis, que serão posteriormente oxidados na câmara de combustão.

Quando os resíduos têm alto poder calorífico, o sistema pode ter um balanço energético positivo, possibilitando a recuperação de energia em quantidade superior à desprendida no processo. Caso contrário, isso não acontece.

No processo de tratamento via plasma não há combustão dos resíduos. Essa tecnologia está especialmente indicada para o tratamento de resíduos industriais perigosos, em que são necessários altos gradientes de temperatura para evitar a formação de subprodutos ainda ou mais perigosos. Devido ao alto custo, o uso do processo deve ser restrito aos resíduos do grupo B – químicos – principalmente os citostáticos e antineoplásicos:

- **Vantagens:** trata todos os tipos de resíduos, independentemente do estado físico; os produtos vitrificados são inertes, possibilitando a eliminação da disposição final em aterros, se forem aproveitados para algum fim; redução extremamente elevada de massa e volume de resíduo.
- **Desvantagens:** alto custo de implantação, operação e manutenção; a operação exige mão de obra especializada.

Converter®

De origem italiana, o Converter® é um equipamento projetado para esterilizar os resíduos infectantes de serviços de saúde à temperatura de 150°C, de acordo com informações do fabricante. Não se utiliza de fonte de calor externa, mas gera calor diretamente para os resíduos mediante a transformação da energia mecânica do rotor, durante a moagem dos resíduos, em energia térmica. Não há necessidade de injetar pressão ou vapor.

O processo é realizado de maneira simples e automática, de acordo com os seguintes passos:

1. Triturar o resíduo para aumentar sua temperatura de atrito.
2. Evaporar a umidade.
3. Esterilizar à temperatura de 150°C com injeção de água e produção de vapor saturado.
4. Resfriamento e descarga dos sólidos triturados.

O material tratado não apresenta extremidades afiadas e cortantes, porque o vidro é pulverizado e objetos cortantes de metal são reduzidos a partículas com o mesmo tamanho dos outros grânulos (dimensões de cerca de 3mm) devido à ação do rotor.

O produto final é considerado resíduo sólido urbano, podendo ser disposto em aterro sanitário ou como material combustível para produzir energia (Poder Calorífico Inferior [PCI] de cerca de 6.000 a 7.000kcal/kg):

- **Vantagens:** instalação rápida e fáceis manutenção e reparação das peças; não são necessárias obras em alvenaria (tanques, fundações etc.); não há problema de compatibilidade electromagnética; esteriliza a partir de qualquer nível de contaminação bacteriana; redução média de 70% do volume inicial e de 30% em peso pela retirada da umidade; o processo não deixa líquido poluente e não libera vapores e odores; o resultado final é um produto seco, estável ao longo do tempo e não fermentável, adequado para ser armazenado por mais tempo e transportado sem risco de vazamento de líquidos; o produto tratado pode ser manuseado sem riscos, não contém partes cortantes ou perfurantes e não necessita ser embalado em recipiente especial; o produto é completamente inerte, pode ser facilmente eliminado e é dotado de elevado poder calorífico, utilizável para a produção de energia; pode também ser disposto em aterro sanitário para resíduos sólidos urbanos, o que diminui os custos com a destinação.
- **Desvantagens:** investimento elevado; os resíduos desidratados não diminuirão a carga orgânica dentro do aterro, pois nesse meio eles serão naturalmente reidratados e aumentarão a carga poluidora; faltam informações de usuários que possam atestar as afirmações do fabricante.

Pirólise pela tecnologia Termolix®

A tecnologia de termovalorização de resíduos Termolix® degrada uma grande variedade de materiais de origem carbonácea – perigosos ou não perigosos – em um ambiente virtualmente livre de oxigênio e a temperaturas de 500°C a 600°C. Não são transformados em carvão materiais inorgânicos, como metais, vidro, solos e outros. Processos de pirólise que geram cinzas resultantes do processo não podem ser considerados pirólise, mas incineração.

Segundo o fabricante, o sistema de alimentação é em fluxo contínuo – para resíduos sólidos ou líquidos simultaneamente – o que representa ganhos não só na produção, mas também no processo, com o reaproveitamento energético dos gases gerados, os quais apresentam considerável poder calorífico, durante a degradação térmica. A parte excedente dos gases do processo é encaminhada a uma câmara onde ocorre a termo-oxidação a temperaturas de 850°C e 950°C, sendo, posteriormente, encaminhada a dois sistemas de tratamento de efluentes gasosos.

O PCI típico do carvão proveniente da tecnologia Termolix® é de cerca de 6.600kgCal/kg, podendo variar em função dos resíduos termovalorizados. Ante a grande necessidade do produto, uma vez que o Brasil não contém reservas significativas para atender a todo o mercado, empresas dos setores siderúrgico e termoelétrico, indústrias químicas, ceramistas e empresas que possuem caldeiras de biomassa são potenciais clientes para a utilização do carvão proveniente do processo Termolix®:

- **Vantagens:** sistema totalmente automatizado e supervisionado, viabilizando com eficácia a redução dos custos operacionais; redução do volume (95%) e da massa do resíduo (60%); possibilidade de comercialização do carvão – também conhecido como biocarvão ou carvão de pirólise, de alto poder calorífico – o que pode gerar receitas; elevada capacidade produtiva (5.000kg/dia) com baixo consumo energético.
- **Desvantagens:** investimento elevado; custo de operação e manutenção possivelmente alto, principalmente se comparado com aterro sanitário bem operado; dependendo da magnitude do equipamento, a operação e a manutenção podem ser muito complexas; alto potencial de contaminação (metais pesados, dioxinas e furanos) se mal operado, o que, no caso de falhas na fiscalização, represente um risco significativo.

Incineração

Trata-se de um processo de combustão controlada na presença de oxigênio, resultando em cinzas, resíduos incombustíveis e gases. As cinzas produzidas normalmente são de classe II – não inertes, conforme classificação pela NBR 10.004 da ABNT. A disposição final dessas cinzas, previamente ensacadas, é normalmente permitida no aterro sanitário municipal, porém com custo diferenciado de aterramento.

Os incineradores de pequeno porte são de operação extremamente difícil dentro de padrões que satisfaçam as exigências de proteção do meio ambiente. O custo de manutenção da temperatura, > 850°C para resíduos infectantes e > 1.200°C para resíduos químicos perigosos, é elevado, pois exige a injeção permanente de combustível.

A utilização de separadores a seco e filtros de tecido funciona com sucesso no controle de particulados e gases ácidos em incineradores de grande porte (2.000 toneladas/dia). Entretanto, essa combinação não tem sucesso quando aplicada a incineradores de menor capacidade (10 a 20 toneladas/dia):

- **Vantagens:** redução do volume e da massa do resíduo; possibilidade de recuperação de energia para gerar vapor ou eletricidade.
- **Desvantagens:** alto custo de implantação, operação e manutenção, principalmente se comparado com aterro sanitário bem operado; dependendo da magnitude do equipamento, a operação e a manutenção podem ser muito complexas; alto potencial de contaminação (metais pesados, dioxinas e furanos) se for mal operado, o que, no caso de falhas na fiscalização, representa um risco significativo.

Os sistemas de tratamento térmico por incineração devem obedecer ao estabelecido na Resolução CONAMA 316/2002.

A técnica mais conhecida e aplicada para o tratamento de alguns resíduos do grupo A é a autoclavagem a vapor. Algumas considerações merecem ser feitas quanto às tecnologias de tratamento emergentes no momento atual, especificamente o plasma e a incineração.

A viabilidade de um equipamento de plasma ou de um incinerador depende de cada caso. São especialmente indicados para os resíduos do grupo B – químicos – e os industriais, porém nunca serão a opção mais econômica.

Para os resíduos dos grupos A – potencialmente infectantes – e D – comuns – constituem-se em boas alternativas os aterros sanitários muito bem construídos e bem operados, juntamente com um bom programa de coleta seletiva, outro de redução de geração de resíduos na fonte e alguns outros programas de destinação alternativos, como, por exemplo, de destinação de lixo industrial e comercial ou de coleta pelos fabricantes responsáveis por resíduos especiais (pilhas, baterias, lâmpadas, pneumáticos inservíveis etc.), ou seja, um plano de gerenciamento integrado e bem implantado.

Ademais, é necessária uma legislação ou regulamento de resíduos sólidos claro, de fácil aplicação e no mínimo compatível com a realidade econômica do país. Isso poderá mudar a situação sanitária do país, onde predominam os lixões, o que seria muito mais útil do que qualquer alternativa tecnológica mais elaborada.

Os processos de queima dos resíduos de serviços de saúde implicam a quase eliminação da coleta seletiva, pois são justamente os recicláveis que têm maior valor calorífero. Cerca de 60% do lixo brasileiro são compostos por matéria orgânica (restos de preparo e sobras de alimento), material muito úmido, o que leva ao consumo de mais energia na operação do incinerador. Em contrapartida, a separação dos recicláveis tem como benefício o comprometimento do cidadão com a gestão dos resíduos no município.

Portanto, ao ser selecionada uma alternativa de tratamento, é necessária uma análise comparativa dos parâmetros mais relevantes de cada processo, assim como a revisão das regulamentações vigentes, da facilidade de operação, da necessidade de pessoal capacitado, dos riscos ocupacionais e ambientais, dos custos, entre outros parâmetros. É necessário considerar as vantagens e desvantagens de cada um dos processos e buscar o que melhor se adapte às necessidades particulares de cada estabelecimento.

Deve-se solicitar às empresas prestadoras de serviços terceirizados a apresentação de licença de operação, inclusive as condicionantes, caso existam, emitida pelo órgão ambiental para tratamento de resíduos de serviços de saúde.

As diretrizes estabelecidas pela ANVISA na RDC 306/2004 quanto à destinação de resíduos e produtos químicos não servíveis são:

- Resíduos químicos que não apresentam risco à saúde ou ao meio ambiente não necessitam tratamento e podem ser submetidos a processo de reutilização, recuperação ou reciclagem, inclusive suas embalagens primárias e secundárias. Os produtos ou insumos farmacêuticos que, em função de seu princípio ativo e forma farmacêutica, não oferecem risco à saúde e ao meio ambiente também não necessitam tratamento.
- Resíduos sólidos e líquidos que não apresentam risco à saúde ou ao meio ambiente quando não submetidos a reutilização, recuperação ou reciclagem devem, quando no estado sólido, ser encaminhados para sistemas de disposição final de resíduos domiciliares licenciados e, quando no estado líquido, podem ser lançados na rede coletora de esgoto ou em corpo receptor, desde que atendam, respectivamente, às diretrizes estabelecidas pelos órgãos ambientais e aos gestores de recursos hídricos e de saneamento competentes.
- Resíduos químicos que representam risco à saúde ou ao meio ambiente, ou seja, perigosos, quando não encaminhados para reutilização, recuperação ou reciclagem, devem ser submetidos a tratamento ou disposição final específicos, sempre em instalações licenciadas pelos órgãos competentes, inclusive suas embalagens primárias. As embalagens secundárias contaminadas devem ser destinadas do mesmo modo que o produto químico perigoso.

De acordo com as características químicas e a disponibilidade local de processos de tratamento, esses resíduos podem ser tratados quimicamente por mão de obra qualificada, incinerados ou ter disposição final em aterros industriais de classe I (específicos para resíduos sólidos perigosos). É vedado o encaminhamento de resíduos líquidos para disposição final em aterros.

A seguir, são fornecidas algumas formas de eliminação de alguns tipos de resíduos do grupo B:

- Resíduos de produtos e insumos farmacêuticos especificados na Portaria MS 344/98 e suas atualizações devem atender à legislação sanitária em vigor, pois são sujeitos a controle especial.
- Resíduos gerados pelos serviços de assistência domiciliar devem ser acondicionados, identificados e recolhidos pelos próprios agentes de atendimento ou por pessoa treinada para a atividade e encaminhados ao estabelecimento de saúde de referência.
- Resíduos resultantes de atividades de imunização em massa, incluindo frascos de vacinas vazios com restos do produto, agulhas e seringas, quando não puderem ser submetidos ao tratamento preliminar em seu local de geração, devem ser recolhidos e devolvidos às Secretarias de Saúde responsáveis pela distribuição, para tratamento e disposição final, respeitadas as condições de acondicionamento.
- Resíduos líquidos provenientes de esgoto e de águas servidas de estabelecimento de saúde devem ser tratados antes do lançamento no corpo receptor ou na rede coletora de esgoto, sempre que não houver sistema de tratamento de esgoto coletivo atendendo a área onde está o serviço, conforme definido na RDC 50/2002 da ANVISA.
- Fármacos citostáticos e antineoplásicos nunca devem ser diluídos e descartados no esgoto. Podem ser submetidos a tratamento químico, incinerados ou aterrados em aterros industriais de classe I, para resíduos perigosos. A incineração deve ser feita somente em equipamentos que operem à temperatura $\geq 1.200°C$, devido à diversidade desses fármacos. Abaixo da temperatura apropriada de incineração não ocorre a destruição de alguns desses produtos e há ainda o risco de propagação da contaminação química no entorno das instalações, caso o equipamento não conte

com os aparatos adequados de captação e lavagem dos efluentes gasosos ou haja falha durante a operação.

- Mercúrio e prata: encaminhar para recuperação desses metais em empresas especializadas.
- Glutaraldeído: trata-se de produto biodegradável. Para o descarte seguro, deve-se adicionar solução de hidróxido de amônio ou cristais de sulfato de amônio, até que o pH da solução fique neutro ou levemente básico, e dispor a solução resultante em esgoto.
- Brometo de etídio: (a) disposição final da solução: para um volume de solução aquosa de brometo de etídio (10mg/mL), adicionar um volume de solução de permanganato de potássio (0,5M) e um volume de solução de ácido clorídrico (2,5M). Agitar a mistura por 2 horas à temperatura ambiente. Neutralizar com hidróxido de sódio (2,5M) e descartar diretamente na pia sob água corrente; (b) descontaminação de superfícies contaminadas com brometo de etídio: umedecer a superfície a ser descontaminada com álcool e polvilhar com carvão ativado a superfície ainda úmida. O carvão ativado embebido pela solução alcoólica de brometo de etídio deve ser retirado com papel absorvente e acondicionado em saco plástico. O destino final desse material é a incineração; (c) disposição final dos equipamentos de proteção contaminados com brometo de etídio: os equipamentos descartáveis de proteção individual, assim como o gel corado, devem ser acondicionados em embalagem vedada para posterior encaminhamento para o processo de incineração.
- Reveladores de chapas de raios X: ajustar o pH da solução para o valor entre 7 e 9 e lançar na rede coletora de esgoto ou em corpo receptor, desde que atendam às diretrizes estabelecidas pelos órgãos ambientais, gestores de recursos hídricos e de saneamento competentes.
- Fixadores de chapas de raios X: encaminhar para recuperação da prata ou tratamento. A disposição final em aterro de resíduos perigosos classe I só pode ser feita se modificado o estado físico. O tratamento e a disposição final devem ocorrer em instalações licenciadas. Para descarte dos resíduos líquidos, devem ser obedecidas as orientações dos órgãos ambientais locais.
- Recipientes pressurizados devem ser destinados a aterros industriais, porém nunca devem ser queimados ou destruídos mecanicamente. Recomenda-se consulta ao fabricante quanto à possibilidade de receber os recipientes pressurizados de volta para tratamento.
- Resíduos de produtos cosméticos, quando descartados por farmácias, drogarias e distribuidores, ou quando apreendidos, devem ser manuseados de acordo com a substância química de maiores risco e concentração existentes em sua composição, independente da forma farmacêutica.
- Resíduos químicos dos equipamentos automáticos de laboratórios clínicos e dos reagentes de laboratórios clínicos, quando misturados, devem ser avaliados de acordo com o maior risco ou conforme as instruções contidas na FISPQ e tratados, ou não, em conformidade com a classificação na qual se enquadrem.
- Resíduos de produtos hormonais e produtos antimicrobianos, citostáticos, antineoplásicos, imunossupressores, digitálicos, imunomoduladores ou antirretrovirais, quando descartados por serviços assistenciais de saúde, farmácias, drogarias e distribuidores de medicamentos ou apreendidos, devem ser manuseados como resíduos perigosos.
- Excretas de pacientes tratados com quimioterápicos antineoplásicos podem ser eliminadas no esgoto, desde que haja sistema de tratamento de esgotos na região onde se encontra o serviço. Caso não exista tratamento de esgoto, devem ser submetidas a tratamento prévio no próprio estabelecimento.
- Resíduos sólidos contendo metais pesados podem ser submetidos a tratamento ou encaminhados para disposição final em aterro classe I, ou de acordo com as orientações do órgão local de meio ambiente, em instalações licenciadas para esse fim. Os resíduos líquidos desse grupo devem seguir orientações específicas dos órgãos ambientais locais. O descarte de pilhas, baterias e acumuladores de carga contendo chumbo (Pb), cádmio (Cd) e mercúrio (Hg) e seus compostos deve ser feito de acordo com a Resolução 401/2008 do CONAMA e a logística reversa estabelecida pela PNRS.

Atenção especial deve ser dispensada quando da necessidade de descarte de algum produto químico controlado, para que desvios sejam evitados. As listagens desses produtos constam na Portaria 1.274, de 25 de agosto de 2003, do Ministério da Justiça, referente ao controle e à fiscalização de produtos químicos pela Polícia Federal.

Os resíduos comuns (grupo D), compostos por materiais orgânicos, flores, podas de árvores e jardinagem, sobras de alimento e de pré-preparo desses alimentos, restos alimentares de refeitórios e de outros que não tenham mantido contato com secreções, excreções ou outro fluido corpóreo, podem ser encaminhados ao processo de compostagem. Os restos e sobras de alimentos só poderão ser utilizados como ração animal se submetidos a processo de tratamento que garanta a inocuidade do composto, devidamente avaliado e comprovado por órgão competente da Agricultura e de Vigilância Sanitária do município, estado ou do Distrito Federal.

Os resíduos perfurocortantes (grupo E), se contaminados com agente biológico classe de risco IV, microrganismos com relevância epidemiológica e risco de disseminação ou causador de doença emergente que se torne epidemiologicamente importante ou cujo mecanismo de transmissão seja desconhecido, devem ser submetidos a tratamento prévio, utilizando-se processo físico ou outros processos que venham a ser validados para redução ou eliminação da carga microbiana, em equipamento compatível com nível III de inativação microbiana (veja o Anexo 4).

Dependendo da concentração e do volume residual de contaminação por substâncias químicas perigosas, os resíduos do grupo E devem ser submetidos ao mesmo tratamento destinado à substância contaminante.

Os resíduos contaminados com radionuclídeos devem ser submetidos no mesmo tempo de decaimento do material que o contaminou.

As seringas e agulhas utilizadas em processos de assistência à saúde, inclusive as usadas na coleta laboratorial de amostra de paciente, e os demais resíduos perfurocortantes não necessitam tratamento.

Disposição final

No Brasil, a PNRS estabeleceu o mês de agosto de 2014 como prazo final para que todos os lixões fossem substituídos por aterros sanitários; entretanto, infelizmente, não foi o que aconteceu, e o modo predominante de disposição final dos resíduos sólidos continua sendo os diversos lixões existentes no território nacional. Muitos municípios esperam alcançar essa meta organizando-se sob a forma de consórcios, a fim de viabilizar a construção de aterros sanitários regionais.

A seguir, são brevemente apresentadas as diferentes formas existentes de disposição final de resíduos sólidos, corretas e não corretas.

O aterro industrial é apropriado para os resíduos químicos sólidos perigosos (grupo B – químicos). Pode ser de classe I ou II, em função da classificação do resíduo pela NBR 10.004 da ABNT. Deve ser construído segundo padrões rígidos de engenharia, de modo a não causar danos ao meio ambiente e à saúde pública. Há carência desse tipo de instalação no Brasil.

No lixão, também conhecido como vazadouro ou lixeira, entre outras denominações, o resíduo é simplesmente descarregado na superfície do solo, a céu aberto, constituindo-se em metodologia de disposição altamente prejudicial à saúde pública e ao meio ambiente. Infelizmente, apesar de acarretar poluição e contaminação dos corpos de água subterrâneos e superficiais e possibilitar a proliferação de enfermidades veiculadas por vetores, esse ainda é o método mais utilizado no Brasil e em muitos outros países em desenvolvimento.

No aterro controlado, as recomendações técnicas e as exigências para proteção ambiental são mais simplificadas, comparativamente ao aterro sanitário. Não é prevista a implantação de sistemas de coleta e tratamento de líquidos lixiviados e tampouco de drenagem de gases. Esse método não deve ser considerado solução definitiva para o equacionamento correto da disposição final de resíduos sólidos, uma vez que é grande seu potencial de provocar impacto ambiental, notadamente no que se refere à poluição das águas superficiais e subterrâneas.

As valas sépticas consistem em células exclusivas para o aterramento da fração infectante dos RSS. Trata-se de uma vala escavada em local isolado no aterro, revestida (muitas vezes não) por material impermeável, normalmente uma manta sintética, denominada geotêxtil. Os resíduos não podem ser compactados e recebem uma cobertura de solo para evitar a proliferação de vetores. Esse método aumenta significativamente os custos do aterro e impõe a necessidade de coleta diferenciada para esses resíduos, aumentando também os custos da coleta.

Para os municípios ou associações de municípios com população urbana até 30 mil habitantes que não disponham de aterro sanitário licenciado, a Resolução 358/2005 do CONAMA admite, de maneira excepcional e tecnicamente motivada, e com a devida aprovação do órgão de meio ambiente, a disposição final em solo, obedecendo aos critérios mínimos estabelecidos no anexo II da resolução, apresentados a seguir:

I – Quanto à seleção de área
a) Não apresentar restrições quanto ao zoneamento ambiental (afastamento de Unidades de Conservação ou áreas correlatas);
b) Respeitar as distâncias mínimas estabelecidas pelos órgãos ambientais competentes de ecossistemas frágeis, recursos hídricos superficiais e subterrâneos.

II – Quanto à segurança e sinalização
a) Sistema de controle de acesso de veículos, pessoas não autorizadas e animais, sob vigilância contínua; e
b) Sinalização de advertência com informes educativos quanto aos perigos envolvidos.

III – Quanto aos aspectos técnicos
a) Sistemas de drenagem de águas pluviais;
b) Coleta e disposição adequada dos percolados;
c) Coleta de gases;
d) Impermeabilização da base e taludes; e
e) Monitoramento ambiental.

IV – Quanto ao processo de disposição final de resíduos de serviços de saúde
a) Disposição dos resíduos diretamente sobre o fundo do local;
b) Acomodação dos resíduos sem compactação direta;
c) Cobertura diária com solo, admitindo-se disposição em camadas;
d) Cobertura final; e
e) Plano de encerramento.

A implantação da célula especial de disposição final dos RSS deve ser feita por meio do Termo de Ajuste de Conduta (TAC) com cronograma definido das etapas de implantação e no prazo máximo de 3 anos. Muitos municípios não conseguiram implantá-la em virtude de seu alto custo de construção.

O aterro sanitário é executado segundo critérios e normas de engenharia (escolha da área apropriada, impermeabilização do fundo, sistemas de drenagem e tratamento de líquido percolado e de gases etc.), que visam atender aos padrões de segurança e de preservação do meio ambiente. Quando bem operado, evita a proliferação de moscas, o aparecimento de roedores, baratas e urubus, o estabelecimento de catadores na área, o espalhamento de lixo pelas redondezas devido à ação do vento, a criação e engorda de animais e a poluição das águas subterrâneas e superficiais.

A disposição em aterro sanitário ou local licenciado dos resíduos dos subgrupos A1 e A2 (após tratamento prévio) e do subgrupo A4 (sem exigência de tratamento) é técnica segura e viável.

De acordo com o artigo 18 da Resolução 358/2005 do CONAMA, os resíduos do grupo A4 podem ser encaminhados sem tratamento prévio para local devidamente licenciado para disposição final de RSS. Em seu parágrafo único, deixa a critério dos órgãos ambientais estaduais e municipais a exigência do tratamento prévio, considerando os critérios, as especificidades e as condições ambientais locais.

Dentro desse contexto, a Fundação Estadual do Meio Ambiente de Minas Gerais (FEAM) foi pioneira ao publicar a Portaria 361/2008, que aprova parecer que "dispõe sobre transporte e disposição em aterros sanitários dos resíduos de serviços de saúde (RSS) no Estado de Minas Gerais, e dá outras providências". Essa Portaria foi revogada e substituída pela Deliberação Normativa COPAM 171/2011, que estabelece diretrizes para sistemas de tratamento e disposição final adequada dos RSS no Estado de Minas Gerais. Tanto a extinta portaria como a DN permitem que os resíduos A4 sejam dispostos sem tratamento em aterros sanitários de resíduos sólidos urbanos licenciados.

Em 2008 foi publicada a Resolução 404 do CONAMA, que estabelece critérios e diretrizes para o licenciamento ambiental de aterro sanitário de pequeno porte de resíduos sólidos urbanos. Para efeito dessa resolução são considerados aterros sanitários de pequeno porte aqueles com disposição diária de até 20 toneladas de resíduos sólidos urbanos.

No artigo 3º da Resolução 404/2008 do CONAMA consta que é admitida a disposição final, também, de RSS nos aterros sanitários de pequeno porte abrangidos por essa Resolução. No primeiro parágrafo desse artigo consta que os RSS que não necessitam tratamento prévio à disposição final e aqueles que por sua classificação de risco necessitam tratamento prévio à disposição final, de acordo com a regulamentação técnica dos órgãos de saúde e de meio ambiente, conforme a RDC 306/2004 da ANVISA e a Resolução 358/2005, do CONAMA, podem ter disposição final nos referidos aterros. Só não podem ser dispostos nos aterros sanitários de que trata essa resolução os resíduos perigosos que, em virtude de suas características de inflamabilidade, corrosividade, reatividade, toxicidade, carcinogenicidade, teratogenicidade, mutagenicidade e perfurocortantes, apresentem risco à saúde pública e ao meio ambiente, bem como os de serviço de saúde classificados na RDC 306/2004 da ANVISA e na Resolução 385/05 do CONAMA com exigência de destinação especial.

A Resolução 404/2008 do CONAMA foi considerada um grande avanço para os municípios. Infelizmente, nenhum se beneficiou dela, que, ainda hoje, é desconhecida pela grande maioria, senão por todos os que poderiam se beneficiar dessa resolução.

Apesar de ainda ser motivo de polêmicas em alguns meios, o aterro sanitário permanece como destinação mais segura e compatível economicamente para os RSS do grupo A. O que não é mais admissível, sob hipótese alguma, é que os resíduos, de qualquer procedência (domiciliar, de estabelecimentos de saúde, entre outras), continuem sendo despejados em lixões, onde podem ser livremente manuseados.

A implantação e a boa operação de um aterro sanitário são suficientes para minimizar os riscos de qualquer natureza, tanto dos resíduos domiciliares como dos RSS, sobre o meio ambiente e na saúde pública, representando enorme avanço na qualidade da disposição dos resíduos sólidos no Brasil.

É desejável que o município conte, também, com um programa de coleta seletiva, outro de redução de geração de resíduos na fonte e alguns outros programas de destinação alternativa, como, por exemplo, de resíduos industriais/comerciais e de coleta dos resíduos especiais (pilhas, baterias, lâmpadas, pneumáticos inservíveis, entre outros) pelos fabricantes, o que pode ser conseguido por meio de um bom programa de gerenciamento integrado.

Outras formas de disposição final vigentes para resíduos especiais (subgrupo A3) são:

- Produtos de fecundação sem sinais vitais com < 20 semanas ou < 500g de peso ou < 25cm de estatura: fazer registro em livro próprio e encaminhar para sepultamento em cova rasa, aterro sanitário ou crematório, devidamente acondicionados.

- Fetos com > 20 semanas ou < 500g de peso ou < 25cm de estatura não são considerados resíduos. Deve-se providenciar atestado de óbito e liberar para sepultamento ou cremação.
- Órgãos e membros amputados devem ser encaminhados para sepultamento em cemitério de órgãos ou crematório, devidamente acondicionados, verificando antes os aspectos culturais e religiosos do paciente.

Deve-se solicitar às empresas prestadoras de serviços, públicas e privadas, responsáveis pela execução de coleta, transporte e disposição final dos RSS, documentação que identifique a conformidade com as orientações dos órgãos de meio ambiente.

PROGRAMA DE MANEJO DE RESÍDUOS

O estabelecimento prestador de serviços de saúde deve inicialmente estruturar seu Programa de Manejo de Resíduos (PMR) a fim de facilitar a elaboração e a implantação do Plano de Gerenciamento dos Resíduos de Serviços de Saúde (PGRSS).

O PMR deve estar de acordo com os aspectos legais e normativos estabelecidos pelos órgãos de vigilância sanitária e meio ambiente (federal, estadual, municipal ou do Distrito Federal).

Inicia-se o PMR com a formulação dos objetivos e o planejamento das ações. É importante a elaboração de um programa de segurança e controle da qualidade do sistema de gestão, e que estejam de acordo com o programa de gestão de resíduos.

O PMR deve envolver três fases: desenvolvimento de políticas e procedimentos, implantação do programa e verificação com vistas à melhoria constante.

Os delineamentos técnicos e de política deverão ser de aplicação prática e direta, com fundamentos e objetivos claros e etapas-chave para que sejam alcançadas as metas propostas.

Em resumo, um PMR deverá considerar, entre outros, os seguintes aspectos:

- Objetivos.
- Responsabilidades.
- Identificação dos problemas na gestão de resíduos.
- Avaliação da geração e composição dos resíduos.
- Definição da estrutura do manejo.
- Elaboração do Plano de Contingência para enfrentar situações de emergência e acidentes envolvendo resíduos.
- Elaboração e desenvolvimento do PGRSS, que deve, no mínimo, instituir as responsabilidades, ser aprovado pelo administrador da organização, ser implantado e ser verificado quanto ao cumprimento do estabelecido.

A partir das necessidades levantadas, a instituição deve ser provida de todas as instalações e equipamentos para que as atividades sejam realizadas de maneira segura e eficaz.

Caracterização dos resíduos

Para planejamento do sistema de gestão de resíduos é necessário caracterizar apropriadamente todos os tipos de resíduos gerados no estabelecimento, tanto sob o aspecto qualitativo como quantitativo.

A caracterização é ferramenta indispensável para a obtenção de dados não só sobre a composição e a quantidade de cada grupo ou tipo de resíduo, mas, também, para a detecção de possibilidades de minimizar a taxa de geração, identificar não conformidades e inventariar as necessidades.

Caracterização qualitativa

A caracterização qualitativa tem por objetivo a classificação dos resíduos segundo a lei ou norma vigente. Normalmente, é estabelecida em função da origem. No entanto, recomenda-se obedecer aos seguintes passos:

- Percorrer todas as dependências do estabelecimento para verificar a composição dos resíduos em função das fontes de geração. Registrar as informações em formulário próprio.
- Classificar os resíduos por unidade geradora ou ponto de geração, conforme a resolução vigente da ANVISA ou do CONAMA.
- Assinalar em planta-baixa os grupos de resíduos gerados nos respectivos pontos ou unidades geradoras, bem como o caminho percorrido por cada um no estabelecimento, usando códigos de cor e/ou alfanuméricos conforme estipulado na regulamentação local vigente.
- Anotar as não conformidades detectadas no decorrer da caracterização, como mistura de resíduos de grupos diferentes, constatação de desperdício, uso de recipientes de modelo ou capacidade inadequadas etc. Essas informações darão subsídios à etapa de identificação de problemas na gestão dos resíduos.

Caracterização quantitativa

A caracterização quantitativa tem os seguintes objetivos principais: conhecer a quantidade de resíduos gerados por grupo, estimar a taxa diária de geração de resíduos e estimar a quantidade diária de resíduos gerados por leito ocupado.

Esses dados serão úteis para verificar quantas salas e abrigos de resíduos são necessários construir e em quais dimensões, melhorar a frequência da coleta, dar subsídios para a aquisição adequada dos contêineres para o armazenamento externo, entre diversos outros aspectos.

A caracterização quantitativa pode ser feita em termos de massa ou de volume. Entretanto, a medida de resíduos por volume é muito imprecisa, logo, sempre que possível, a caracterização deve ser em massa.

A operação de quantificação deve ser executada durante 7 dias consecutivos, devido à possível variação na quantidade de resíduos, em função da dieta da cozinha e das atividades de assistência médica. O tamanho da amostra deve ser representativo do universo do estabelecimento, devendo-se proceder a amostras em todas as ocasiões em que haja a coleta interna. Usa-se, de preferência, balança com precisão de ±100g para a pesagem.

Os resíduos de construção devem ser excluídos por serem de geração atípica e não serem coletados pelo serviço especial de coleta, e sim por firma particular contratada. Se esses resíduos forem considerados, os resultados serão distorcidos.

Inicialmente, deve-se checar se os resíduos estão sendo devidamente segregados nos pontos de geração e coletados da maneira correta. Caso contrário, as lixeiras devem ser identificadas quanto ao tipo de resíduo que acondicionam (comum, reciclável, infectante) e o pessoal da limpeza e coleta interna deve ser treinado antes de dar início à operação.

Os resíduos devem ser quantificados por unidade geradora e os dados registrados em formulários próprios previamente elaborados. Calcula-se a média diária de geração somando a massa total encontrada por grupo de resíduo e dividindo por 7.

Os materiais recicláveis (papel, papelão, vidro, plásticos e metais) devem ser pesados separadamente. As lâmpadas fluorescentes, os termômetros de mercúrio e as baterias, automotivas ou não, devem ser pesados e inventariados, assim como outros resíduos eletroeletrônicos.

Identificação de problemas na gestão de resíduos

A pessoa ou equipe responsável pelo trabalho deve iniciar fazendo visitas e inspeções técnicas com o objetivo de conhecer melhor o estabelecimento, seu funcionamento, identificar os problemas em cada etapa do gerenciamento e inventariar as necessidades.

Os dados recolhidos devem ser registrados de maneira ordenada e analisados para avaliação de formas de atender cada necessidade inventariada no diagnóstico, segundo as normas e a legislação vigentes.

É recomendado o registro fotográfico das não conformidades detectadas para que se possa, posteriormente, proceder à comparação da evolução do projeto, mostrando as melhorias implantadas à comunidade interna do estabelecimento.

As não conformidades detectadas que possam resultar em algum tipo de acidente e na necessidade de implantação de algum tipo de melhoria ou adequação que não dependam do término do trabalho (p. ex., substituição de recipientes danificados, necessidade de treinamento, sinalizações, entre outros) devem ser implantadas imediatamente, no decorrer do trabalho.

A identificação dos problemas de gestão de resíduos e a avaliação qualitativa podem ser executadas concomitantemente.

Instruções de trabalho

Para suprir a falta de informação e orientar e normalizar as operações que envolvam resíduos, o estabelecimento deve manter instruções de trabalho documentadas e atualizadas temporariamente.

Essas instruções de trabalho devem conter os seguintes campos: título, objetivo, campo de aplicação, referências, definições e siglas, requisitos de pessoal, rotina (materiais e atividades), cuidados, disposições finais, quadro de controle e anexos, quando necessário.

A seguir, são sugeridas algumas instruções de trabalho:

- **Especificação de sacos plásticos para acondicionamento de resíduos:** contém a descrição técnica de sacos plásticos para acondicionamento de resíduos comuns e infectantes, que deverá constar do pedido de compra e ser exigido do fornecedor.
- **Distribuição diária de sacos plásticos para acondicionamento de resíduos:** contém as diretrizes para o processo de distribuição diária básica de sacos plásticos para acondicionamento de resíduos comuns e infectantes, para efeito de férias, falta ou substituição das pessoas encarregadas pela limpeza.
- **Fluxo de materiais:** contém as diretrizes a serem aplicadas à circulação de medicamentos, alimentos, roupa limpa, roupa suja e resíduos.
- **Acondicionamento e armazenamento interno de resíduos:** contém as diretrizes a serem aplicadas ao acondicionamento e ao armazenamento temporário correto dos resíduos dos grupos A, B, D e E. Anexar relação dos tipos de resíduos com a indicação dos tipos de sacos plásticos e recipientes a serem utilizados, por ponto de geração.
- **Coleta, transporte interno e armazenamento de resíduos:** contém a metodologia e diretrizes a serem aplicadas nas operações de coleta, transporte interno e armazenamento de resíduos dos grupos A, B, D e E, inclusive informações sobre a higienização dos equipamentos de transporte e locais de armazenagem.
- **Descarte de medicamentos:** contém as diretrizes a serem aplicadas ao descarte de medicamentos alterados, deteriorados ou com prazo de validade expirado, inclusive vacinas.
- **Descarte de citostáticos e antineoplásicos:** contém as diretrizes a serem aplicadas ao descarte de agentes citostáticos e antineoplásicos e materiais descartáveis contaminados por eles.
- **Descarte de chapas veladas de raios X e soluções, reveladora e fixadora, gastas:** contém as diretrizes a serem aplicadas ao descarte de chapas veladas de raios X e soluções gastas.
- **Limpeza de manutenção:** contém a metodologia e as diretrizes a serem aplicadas no processo de limpeza de manutenção (limpeza diária). Dar ênfase à questão da segurança no manuseio dos resíduos e nos cuidados necessários durante a limpeza.
- **Descarte de lâmpadas fluorescentes, de vapor de sódio e mercúrio e de luz mista:** esses materiais são altamente tóxicos e não podem ser jogados no lixo comum. A instrução de trabalho deverá contemplar ações de prevenção de riscos durante o manuseio dos resíduos de lâmpadas, incluindo esclarecimentos junto ao pessoal da troca e da coleta interna, para evitar a quebra dos bulbos durante o transporte interno e o armazenamento, além de como ser efetivada a logística reversa prevista pela Lei 12.305/2010 (PNRS).
- **Descarte de óleos lubrificantes gastos:** atender às Resoluções do CONAMA 362/2005 e 450/2012. Contém a metodologia e as diretrizes a serem aplicadas para descarte de óleos lubrificantes usados, proveniente das operações de manutenção da frota automotiva, de equipamentos

etc. É importante saber que o óleo usado, quando não submetido ao rerrefino ou à reciclagem, deverá ser acondicionado em tambores para disposição em aterros industriais próprios para resíduos tóxicos e que a incineração do óleo deve ser precedida de uma etapa de extração de metais, para o atendimento dos padrões legais de emissões atmosféricas. A legislação brasileira obriga a coleta de todos os óleos usados por empresas credenciadas pela Agência Nacional do Petróleo (ANP) e devidamente licenciadas pelos órgãos de proteção ambiental do estado onde são gerados. É crime ambiental não só descartá-los no meio ambiente, mas também comercializar, fornecer, transportar, queimá-los ou dar outro destino que não a reciclagem por meio do rerrefino.

- **Descarte de pilhas e baterias:** atender à Resolução 257/1999 do CONAMA, que estabelece que pilhas e baterias que contenham em suas composições chumbo, cádmio, mercúrio e seus compostos sejam submetidas aos procedimentos de reutilização, reciclagem, tratamento ou disposição final ambientalmente adequados.
- **Descarte de pneus:** atender à Resolução 416/2009 do CONAMA. Verificar se no município já foi implantado o ponto de coleta para encaminhamento dos pneus trocados. Articular com os fabricantes e os importadores para verificar o procedimento de repasse dos pneumáticos inservíveis, visando implantar a coleta e a destinação final adequada.

Plano de contingência

A comunidade do estabelecimento e o pessoal incumbido do manuseio do sistema de limpeza devem estar capacitados para enfrentar situações de emergência e implantar, a tempo, as medidas previstas. Instruções e procedimentos que visem minimizar ou eliminar as consequências dessas situações deverão constar de um plano de contingência que deve incluir, mas não se limitar a:

- Procedimentos de limpeza e antissepsia e de proteção pessoal.
- Isolamento da área em emergência e notificação à autoridade responsável.
- Reembalagem em caso de ruptura de sacos e de recipientes.
- Identificação do produto ou resíduo perigoso.
- Alternativas para armazenamento e tratamento dos resíduos em casos de falhas no equipamento respectivo de pré-tratamento.
- Elaboração de relatório detalhado dos fatos e procedimentos adotados.

Aspectos de recursos humanos

Para o desenvolvimento das atividades do PMR, o estabelecimento deve contar com profissional responsável pela elaboração e implantação do PGRSS, com registro ativo junto a seu Conselho de Classe, com apresentação de Anotação de Responsabilidade Técnica (ART), ou Certificado de Responsabilidade Técnica, ou documento similar, quando couber, e outro responsável pela coordenação da execução do PGRSS. Quando a formação profissional não abranger os conhecimentos necessários, esses profissionais poderão ser assessorados por equipe de trabalho que detenha as qualificações correspondentes. Os serviços que geram rejeitos radioativos devem contar com supervisor de radioproteção devidamente registrado pela CNEN.

Os dirigentes ou responsáveis técnicos dos serviços de saúde podem ser responsáveis pelo PGRSS, desde que atendam aos requisitos exigidos. O responsável técnico dos serviços de atendimento individualizado pode ser o responsável pela elaboração e implantação do PGRSS.

As responsabilidades de todos os envolvidos (setores, trabalhadores etc.) nas questões relativas ao gerenciamento de resíduos devem estar claramente definidas e documentadas.

Os serviços geradores de RSS devem manter um programa de capacitação e de educação continuada, independente do vínculo empregatício existente, que deve contemplar, dentre outros temas:

1. Sistema adotado para o gerenciamento dos RSS.
2. Prática de segregação dos RSS.

3. Símbolos, expressões, padrões de cores adotadas para o gerenciamento de RSS.
4. Localização dos ambientes de armazenamento dos RSS.
5. Ciclo de vida dos materiais.
6. Regulamentação ambiental, de limpeza pública e de vigilância sanitária, relativas aos RSS.
7. Definições, tipo, classificação e risco no manejo dos resíduos.
8. Sistema de gerenciamento dos resíduos adotado internamente.
9. Formas de reduzir a geração de resíduos e aumentar a reutilização de materiais.
10. Responsabilidades pelas tarefas.
11. Identificação dos grupos de resíduos.
12. Utilização dos veículos de coleta dos resíduos.
13. Uso de EPI e equipamentos de proteção coletiva (EPC).
14. Biossegurança.
15. Orientações quanto à higiene pessoal e dos ambientes.
16. Orientações especiais e treinamento em proteção radiológica, quando houver rejeitos radioativos.
17. Providências a serem tomadas em caso de acidentes e situações emergenciais.
18. Visão básica do gerenciamento dos resíduos sólidos no município.
19. Noções básicas de controle de infecção e de contaminação química.

Os programas de capacitação devem abranger todos os profissionais que trabalham no serviço, e mesmo os que atuam temporariamente ou não estejam diretamente envolvidos nas atividades de gerenciamento de resíduos, incluindo os setores geradores, de higienização e limpeza, o Serviço de Epidemiologia e Controle de Infecção Hospitalar (SECIH), o Serviço Especializado em Controle de Infecção Hospitalar, as Comissões Internas de Biossegurança, os Serviços de Engenharia de Segurança e Medicina no Trabalho (SESMT) e a Comissão Interna de Prevenção de Acidentes (CIPA), quando existente.

O pessoal envolvido com a limpeza deve ser capacitado e integrado às atividades da instituição na ocasião de sua admissão, devendo ser mantida a educação continuada quanto ao sistema de gerenciamento de resíduos.

Recomenda-se, pelo menos, a abordagem dos seguintes tópicos no programa inicial de capacitação: tópicos sobre a legislação vigente; generalidades sobre microrganismos patogênicos – informação sobre infecções, formas de transmissão de doenças, vias de acesso de microrganismos e primeiros socorros; utilização dos EPI – uniforme, luvas, avental impermeável, máscara, botas e óculos de segurança específicos a cada atividade, bem como a necessidade de mantê-los em perfeita higiene e estado de conservação; etapas do gerenciamento dos resíduos e como executá-las; riscos de operação; aplicação do plano de contingência; e higiene pessoal e segurança ocupacional.

Segurança ocupacional

Quanto aos aspectos de segurança ocupacional, há ainda as seguintes exigências consideradas importantes pela RDC 306/2004:

- O pessoal envolvido diretamente com os processos de higienização, coleta, transporte, tratamento e armazenamento de resíduos deve ser submetido a exame médico admissional, periódico, de retorno ao trabalho, de mudança de função e demissional, conforme estabelecido no PCMSO da Portaria 3.214 do MTE ou em legislação específica para o serviço público.
- Os trabalhadores devem ser imunizados em conformidade com o Programa Nacional de Imunização (PNI), devendo ser obedecido o calendário previsto nesse programa ou naquele adotado pelo estabelecimento.

- Os trabalhadores imunizados devem realizar controle laboratorial sorológico para avaliação da resposta imunológica.
- Os exames a que se refere o item anterior devem ser realizados de acordo com as NR do MTE.

Essas exigências são particularmente importantes para que se possam evitar os passivos ocupacionais, devido à natureza das tarefas desenvolvidas por esses profissionais, as quais exigem o manuseio constante dos resíduos.

Chama-se atenção para a necessidade, também, de um programa de melhoria do ambiente do trabalho, que poderá ser obtido com a implantação da qualidade total. Ele deverá atender a todos os recursos humanos do estabelecimento, incluindo o pessoal que faz residência, pesquisadores, bolsistas, estagiários e terceirizados.

A princípio, esse programa deverá ter os seguintes objetivos:

- Melhorar o relacionamento interpessoal para que as mudanças necessárias sejam menos impactantes e encontrem menos resistências.
- Melhorar o entendimento da equação "ambiente de trabalho × segurança", alcançando, assim, as mudanças de condutas consideradas ocupacional e ambientalmente nocivas.
- Motivar os indivíduos para que cada um se identifique com suas responsabilidades.

PLANO DE GERENCIAMENTO DE RESÍDUOS DE SERVIÇOS DE SAÚDE

O PGRSS é o documento que aponta e descreve as ações relativas ao manejo dos resíduos.

A elaboração do PGRSS deve obedecer a critérios técnicos, à legislação ambiental, às normas de coleta e transporte dos serviços locais de limpeza urbana e às outras orientações contidas na RDC 306/2004 da ANVISA. O PGRSS deve conter, no mínimo, as seguintes informações:

- Identificação do estabelecimento e de sua direção.
- Descrição da equipe e do estabelecimento.
- Responsabilidade legal e técnica.
- Identificação dos locais de geração por grupo de resíduos, assinalado em planta baixa, bem como o fluxo/rota dos resíduos no estabelecimento.
- Dados da avaliação quantitativa dos resíduos sólidos, em kg/mês ou L/mês ou m³/mês, de acordo com o tipo do resíduo.
- Descrição dos procedimentos operacionais e administrativos relativos ao gerenciamento (aspectos referentes a geração, segregação, acondicionamento, coleta, armazenamento, transporte, fluxo, tratamento interno e externo, transbordo, disposição final e reciclagem, além da descrição do sistema de registros para controle dos resíduos especiais).
- Medidas preventivas e corretivas de controle integrado de insetos e roedores.
- Cópia do programa de capacitação dos trabalhadores.
- Cópia do Programa de Controle de Saúde Ocupacional (PCMSO).
- Cópia do Programa de Prevenção de Riscos Ambientais (PPRA).
- Cópia do Plano de Contingência.
- Anexos ao PGRSS: planta baixa de cada abrigo de resíduo com as respectivas identificações; fluxo dos resíduos potencialmente infectantes, químicos, comuns e rejeitos radioativos, desde a unidade geradora até o abrigo de resíduos; cópia do empenho e nota de pagamento às empresas prestadoras de serviços em resíduos (reciclagem, coleta especial e comum, tratamento e disposição final).

Cabe lembrar que o estabelecimento deve manter registro atualizado de operação de venda ou doação dos resíduos destinados à reciclagem ou à compostagem.

A administração do estabelecimento deverá apresentar o PGRSS junto às autoridades sanitária e ambiental para fins de registro, aprovação ou licenciamento ambiental, de acordo com a regulamentação local vigente (do estado, município ou Distrito Federal). Qualquer alteração no conteúdo do PGRSS deverá ser comunicada aos órgãos competentes, que poderão optar por ratificar ou submeter o plano a uma nova análise.

Caso o estabelecimento seja composto por mais de um serviço com alvarás sanitários individualizados, o PGRSS deverá ser único e contemplar todos os serviços existentes, sob a responsabilidade técnica do estabelecimento.

Visando facilitar a elaboração do PGRSS, a ANVISA publicou e colocou à disposição na internet o *Manual de Gerenciamento de Resíduos de Serviços de Saúde*, um instrumento operacional que orienta a implantação de um plano de gerenciamento.

O manual contém uma sequência de passos sobre como elaborar e implantar o PGRSS. Ao final de cada passo há a descrição sucinta do resultado esperado.

Há, também, o modelo de formulários para o registro das informações necessárias para o PGRSS. São os seguintes os formulários sugeridos:

1. Dados gerais do estabelecimento.
2. Componentes da equipe de elaboração do PGRSS.
3. Caracterização do estabelecimento.
4. Organograma do estabelecimento.
5. Caracterização das atividades e serviços do estabelecimento.
6. Tipos de resíduos gerados.
7. Informações sobre coleta e transporte externo.
8. Tipos de tratamento interno e externo dos resíduos.
9. Informações sobre a disposição final dos resíduos.
10. Responsabilidades e qualificações das equipes de CCIH, CIPA, SESMT e Comissão de Biossegurança.
11. Capacitação da equipe de implantação do PGRSS.
12. Indicadores indispensáveis para avaliação do PGRSS.
13. Equipamentos e obras necessárias e recursos financeiros correspondentes para aquisição, além de previsão de recursos humanos.

O manual da ANVISA pode ser baixado integralmente da internet no endereço: www.anvisa.gov. br/servicosaude/manuais/manual_gerenciamento_residuos.pdf.

Ressalte-se a necessidade de atender e incluir no PGRSS as exigências estabelecidas na NR 32 do MTE.

INDICADORES

Segundo a RDC 306/2004 da ANVISA, "compete ainda ao gerador de RSS monitorar e avaliar seu PGRSS, considerando o desenvolvimento de instrumentos de avaliação e controle, incluindo a construção de indicadores claros, objetivos, autoexplicativos e confiáveis, que permitam acompanhar a eficácia do PGRSS implantado".

A Resolução 358/2005 do CONAMA, no artigo 6º, determina que os geradores dos RSS deverão apresentar aos órgãos competentes, até o dia 31 de março de cada ano, declaração, referente ao ano civil anterior, subscrita pelo administrador principal da empresa e pelo Responsável Técnico (RT), devidamente habilitado, acompanhada da respectiva ART, relatando o cumprimento das exigências previstas na citada resolução.

Posteriormente, a PNRS (Lei Federal 12.305/2010) estabelece, no artigo 8º, item II, "os inventários e o sistema declaratório anual de resíduos sólidos". Considerando os instrumentos da PNRS e de acordo com a política de gestão de RSS que os estabelecimentos deverão adotar a fim de cumprir os requisitos impostos pela PNRS, o monitoramento, a avaliação e o controle são primordiais para efetivar um bom gerenciamento dos RSS, em parceria com o PGRSS.

Pela RDC 306/2004, para o monitoramento e a avaliação do PGRSS devem ser levados em conta, no mínimo, os seguintes indicadores:

- Taxa de acidentes com resíduo perfurocortante.
- Variação da geração de resíduos.
- Variação da proporção de resíduos do grupo A.
- Variação da proporção de resíduos do grupo B.
- Variação da proporção de resíduos do grupo D.
- Variação da proporção de resíduos do grupo E.
- Variação do percentual de reciclagem.

Os indicadores devem ser produzidos no momento da implantação do PGRSS e, posteriormente, com frequência anual.

A Prefeitura de Belo Horizonte, por meio da Comissão de Apoio ao Gerenciamento de Resíduos de Serviço de Saúde (COPAGRESS), publicou o *Manual de Regulamento Orientador para a Construção dos Indicadores de Monitoramento, Avaliação e Controle de Plano de Gerenciamento de Resíduos de Serviços de Saúde de Belo Horizonte – MG*, a fim de auxiliar os quem têm dúvidas sobre como executar essa tarefa.

O referido manual comtemplou os indicadores compulsórios previstos na RDC 306/2004 da ANVISA e recomendou a construção de indicadores facultativos, que possibilitam uma avaliação mais criteriosa das estratégias para o alcance das metas pretendidas pelos estabelecimentos de saúde.

CONSIDERAÇÕES FINAIS

A gestão dos RSS pode ser muito dificultada para instituições localizadas em municípios onde a limpeza urbana não seja bem estruturada e, principalmente, onde não exista um sistema de destinação final adequado para os resíduos urbanos, como é o caso de grande parte dos municípios brasileiros, mesmo tendo alcançado o prazo de aplicação da Lei 12.305/2010, que instituiu a PNRS.

Ao gestor da unidade geradora de RSS cabe procurar atender ao estabelecido na legislação da melhor maneira possível. Com bom senso, buscando estabelecer parcerias e envolver as autoridades locais, ele certamente poderá contribuir para melhores resultados.

Mesmo que as proposições apresentadas neste capítulo possam parecer relativamente complexas, particularmente para aplicação em instituições de menor porte e com pequena disponibilidade de recursos econômicos e humanos, a elaboração de um PGRSS (mesmo com falhas e omissões) é sempre um instrumento de melhoria na gestão dos resíduos ali gerados.

Uma atividade relativamente simples, que pode evitar sérios problemas aos responsáveis pelas instituições, consiste na avaliação cuidadosa da situação jurídica, econômica e técnica das empresas prestadoras dos serviços e das tarifas oferecidas.

Finalmente, uma instituição voltada para a preservação da saúde tem a obrigação de cuidar para que seus resíduos não promovam impactos no meio ambiente e na saúde pública, produzindo novos usuários de seus serviços e estabelecendo um perverso círculo vicioso.

Referências

Aduan AS, Braga FS, Zandonade E, Salles D, Cussiol NAM, Lange LC. Avaliação dos resíduos de serviços de saúde do Grupo A em hospitais de Vitória (ES). Eng Sanit Ambient abr/jun 2014; 19(2):133-41. Disponível em: <http://www.scielo.br/pdf/esa/v19n2/1413-4152-esa-19-02-00133.pdf>. Acesso em: 22/12/2014.

Belo Horizonte. Prefeitura Municipal. COPAGRESS. Manual de Regulamento Orientador para a Construção dos Indicadores de Monitoramento, Avaliação e Controle de Plano de Gerenciamento de Resíduos de Serviços de Saúde de Belo Horizonte-MG. Belo Horizonte, COPAGRESS, 2011. 57 p. (Publicações COPAGRESS.)

Carvalho PR. Boas práticas químicas em biossegurança. Editora Interciência, 1999.

Centro Pan-Americano de Engenharia Sanitária e Ciências do Ambiente (Cepis). Guia para o manejo interno de resíduos sólidos em estabelecimentos de saúde. Trad. Carol Castillo Arguello. Brasília: Organização Pan-Americana da Saúde, 1997.

Cussiol NAM. Disposição final de resíduos potencialmente infectantes de serviços de saúde em célula especial e por co-disposição com resíduos sólidos urbanos. Tese de doutorado. Belo Horizonte: Universidade Federal de Minas Gerais, 2005. 134p. Disponível em: <http://www.web-resol.org/textos/TeseDoutorado_Noil-UFMG.pdf>. Acesso em: 22/07/2007.

Cussiol NAM. Sistema de gerenciamento interno de resíduos sólidos de serviços de saúde: estudo para o Centro Geral de Pediatria de Belo Horizonte. Dissertação de mestrado. Belo Horizonte: Universidade Federal de Minas Gerais, 2000. 135p.

Ferreira JA. Lixo hospitalar e domiciliar: semelhanças e diferenças. Estudo de caso no município do Rio de Janeiro: Tese doutorado. Rio de Janeiro: Fundação Oswaldo Cruz, Escola Nacional de Saúde Pública, 1997:218.

Figuerêdo DV. Manual para gestão de resíduos químicos perigosos de instituições de ensino e de pesquisa. CRQ de Minas Gerais, 2006 (para aquisição: debora.vallory@yahoo.com.br).

Fortes CBB, Samuel SMW. Avaliação de meios para armazenagem de resíduos de amálgama de prata. Ver Fac Odontol 1999; 40:36-40.

Fundação Estadual do Meio Ambiente. Manual de gerenciamento de resíduos de serviços de saúde/Fundação Estadual do Meio Ambiente. – Belo Horizonte: Feam, 2008. 88p.; il. Disponível em: <http://www.feam.br/images/stories/rafael/cartilha_rss_2011.pdf>.

Grist NR. Manual de biossegurança para o laboratório. 2. ed. Rio de Janeiro: Livraria Editora Santos, 1995.

Johannssen LM, Dijkman M, Bartone C, Hanrahan D, Boyer MG, Chandra C. Health care waste management guidance note. HNP discussion paper series. Washington, DC: World Bank, 2000. Disponível em: <http://documents.worldbank.org/curated/en/2000/05/1614781/health-care-waste-management-guidance-note>.

Lunn G, Sansone EB. Destruction of hazardous chemicals em the laboratory. 2. ed., 1994 – "A Wiley-Intercience publication".

Prado FAR, Santos ATPST, Cardarelli P. Proposta de disposição final do brometo de etídio pela CIBio/INCQS. In: II Encontro Nacional das Comissões Internas de Biossegurança, 2004, Rio de Janeiro. II Encontro Nacional das Comissões Internas de Biossegurança, 2004:31.

Rede Global de Hospitais Verdes e Saudáveis. Agenda Global Hospitais Verdes e Saudáveis. Oferece um referencial abrangente aos hospitais e sistemas de saúde em todo o mundo para que possam funcionar de um modo mais sustentável, contribuindo para melhorar a saúde pública e ambiental. Disponível em: http://greenhospitals.net/wp-content/uploads/2012/03/GGHHA-Portugese.pdf.

Reinhardt PA, Gordon J, Alvarado CJ. Medical waste management. In: Mayhall CG ed. Hospital epidemiology and infection control. Baltimore: Williams & Wilkins, 1996:1099-108.

Reinhardt PA, Leonard KL, Ashbrook PC. Pollution prevention and a waste minimization in laboratories. Boca Ratton: Lewis Publishers, 1995; 480 p.

Segurança e Medicina do Trabalho. Lei 6.514, de 22 de dezembro de 1977; normas regulamentadoras (NR) aprovadas pela portaria 3.214, de 8 de junho de 1978, normas regulamentadoras rurais (NRR) aprovadas pela portaria 3.067, de 12 de abril de 1988, índices remissivos. 50. ed. São Paulo: Atlas, 2000:375. (Manuais de legislação – Atlas, 16).

Silva EMP, Cussiol NAM. Gerência de rejeitos radioativos de serviços de saúde. Belo Horizonte: Centro de Desenvolvimento da Tecnologia Nuclear, 1999 (CDTN-857/99).

University of Florida. Chemical Waste Management Guide. University of Florida. Division of Environmental Health & Safety. United States of America, 2001.

Sites recomendados

www.anvisa.gov.br/servicosaude/manuais/manual_gerenciamento_residuos.pdf

http://www2.epa.gov/science-and-technology

http://www.resol.com.br/site/bibliografia2.php?id=38&categ=Resíduos de Serviços de Saúde

http://www.hospitaissaudaveis.org

https://saludsindanio.org

https://noharm-global.org

http://www.atsdr.cdc.gov/stories/index.html

http://www.unep.org/ietc/OurWork/WasteManagement/tabid/56239/Default.aspx

http://www.cetesb.sp.gov.br/gerenciamento-de-riscos/emergencias-quimicas/258-manual-de-produtos-quimicos

http://www.cempre.org.br

ANEXO 1

Definições

- **Abrigo de resíduos:** local destinado ao armazenamento temporário de resíduos de serviços de saúde no aguardo da coleta externa.
- **Acondicionamento:** consiste na preparação do resíduo para coleta, armazenamento, transporte e disposição final seguros, por meio de sua colocação em embalagens sem vazamento e que resistam às ações de punctura e ruptura.
- **Agente etiológico:** é a denominação dada ao agente biológico causador de uma doença.
- **Armazenamento:** confinamento de resíduos em ambiente exclusivo e por um período definido de tempo, até a realização da coleta externa para destinação.
- **Aterro sanitário:** técnica de destinação final de resíduos sólidos urbanos no solo por meio de confinamento em camadas cobertas com material inerte, segundo normas específicas, de modo a evitar danos ou riscos à saúde e à segurança, minimizando os impactos ambientais.
- **Cadáveres de animais:** são os animais mortos. Não oferecem risco à saúde humana e à saúde animal ou promovem impactos ambientais por estarem impedidos de disseminar agentes etiológicos de doenças.
- **Carcaças de animais:** são produtos de retaliação de animais, provenientes de estabelecimentos de tratamento de saúde animal, centros de experimentação, de universidades e unidades de controle de zoonoses e outros similares.
- **Classe de risco IV** (elevado risco individual e elevado risco para a comunidade): condição de um agente biológico que representa grande ameaça para o ser humano e para os animais, representando grande risco para quem o manipula e tendo grande poder de transmissibilidade de um indivíduo a outro, não existindo medidas preventivas e de tratamento para esses agentes.
- **Coleta seletiva:** recolhimento diferenciado de resíduos sólidos previamente selecionados nas fontes geradoras, com intuito de encaminhá-los para reutilização, reaproveitamento, reciclagem, compostagem, tratamento ou disposição final adequada.
- **Contêiner** (grafia em português para a forma inglesa *container*, adotada pelos autores): equipamento fechado, dotado de tampa articulada, rodas giratórias e dispositivos para elevação ou basculamento, com capacidade de carga igual ou superior a 1m³, utilizado para coleta mecanizada de resíduos e com a finalidade de conter resíduos devidamente acondicionados de acordo com suas características.
- **Decaimento radioativo:** processo pelo qual a atividade de um material radioativo decai com o tempo.
- **Deposição:** colocação de rejeitos radioativos em local determinado pela CNEN, sem a intenção de removê-los.
- **Destinação final ambientalmente adequada:** destinação de resíduos que inclui a reutilização, a reciclagem, a compostagem, a recuperação e o aproveitamento energético ou outras destinações admitidas pelos órgãos competentes do SISNAMA, do SNVS e do SUASA, entre elas a disposição final, observando normas operacionais específicas de modo a evitar danos ou riscos à saúde pública e à segurança e a minimizar os impactos ambientais adversos.
- **Disposição final ambientalmente adequada:** distribuição ordenada de rejeitos em aterros, observando normas operacionais específicas de modo a evitar danos ou riscos à saúde pública e à segurança e a minimizar os impactos ambientais adversos.
- **Dosímetro:** equipamento ou dispositivo utilizado em dosimetria, para medição de grandezas radiológicas.
- **Eliminação (ou descarte):** liberação planejada e controlada de rejeito radioativo para o ambiente. Essa liberação deve atender às restrições impostas pelos órgãos regulamentadores.
- **Embalagem primária:** acondicionamento que está em contato direto com o produto e que pode se constituir em recipiente, envoltório ou qualquer outra forma de proteção, removível ou não,

destinado a envasar ou manter, cobrir ou empacotar matérias-primas, produtos semielaborados ou produtos acabados (ANVISA RDC 214, de 12 de dezembro de 2006).

- **Embalagem secundária:** protege a embalagem primária para transporte, armazenamento, distribuição e dispensação (ANVISA RDC 214, de 12 de dezembro de 2006), sem entrar em contato direto com o medicamento.
- **Fonte não selada:** fonte radioativa em que o material radioativo não está encerrado de maneira selada.
- **Fonte selada:** fonte radioativa encerrada hermeticamente em uma cápsula, ou ligada totalmente a material inativo envolvente, de modo que não possa haver dispersão da substância radioativa em condições normais e severas de uso.
- **Forma livre:** consiste na saturação de um líquido em um resíduo que o absorva ou o contenha, de modo que possa produzir gotejamento, vazamento ou derramamento espontaneamente ou sob compressão mínima (ANVISA RDC 306, de 7 de dezembro de 2004).
- **Gerador de resíduos sólidos (ou gerador):** pessoas físicas ou jurídicas, de direito público ou privado, que geram resíduos sólidos por meio de suas atividades, nelas incluído o consumo.
- **Gerenciamento de resíduos:** constitui-se em um conjunto de procedimentos de gestão, planejados e implementados a partir de bases científicas e técnicas, normativas e legais, com o objetivo de minimizar a geração de resíduos e proporcionar aos resíduos gerados um encaminhamento seguro, de maneira eficiente, visando à proteção dos trabalhadores e à preservação da saúde pública, dos recursos naturais e do meio ambiente.
- **Instalação radiativa:** estabelecimento onde se produzem, processam, manuseiam, utilizam, transportam ou se armazenam fontes de radiação. Excetuam-se desta definição as Instalações Nucleares definidas na Norma "Licenciamento de Instalações Nucleares" (CNEN-NE-1.04) e os veículos transportadores de fontes de radiação.
- **Licenciamento ambiental:** atos administrativos pelos quais o órgão de meio ambiente aprova a viabilidade do local proposto para uma instalação de tratamento ou destinação final de resíduos, permitindo sua construção e operação, após verificar a viabilidade técnica e o conceito de segurança do projeto.
- **Limites de eliminação:** valores estabelecidos pelo Órgão Regulamentador e expressos em termos de concentrações de atividade e/ou atividade total, em ou abaixo do qual determinada corrente de rejeito pode ser liberada pelas vias convencionais, sob os aspectos de segurança radiológica.
- **Logística reversa:** instrumento de desenvolvimento econômico e social caracterizado por um conjunto de ações, procedimentos e meios destinados a viabilizar a coleta e a restituição dos resíduos sólidos ao setor empresarial, para reaproveitamento, em seu ciclo ou em outros ciclos produtivos, ou outra destinação final ambientalmente adequada.
- **Meia-vida física ($t_{1/2}$ ou período de semidesintegração):** tempo que um elemento químico radioativo leva para ter sua atividade inicial reduzida à metade.
- **Plano de radioproteção (PR):** documento exigido para fins de licenciamento, que descreve o sistema de radioproteção implantado em uma instalação radioativa.
- **Ponto de geração:** local onde é gerado e acondicionado o resíduo.
- **Radiofármacos:** preparações farmacêuticas com finalidade diagnóstica ou terapêutica que, quando prontas para uso, contêm um ou mais radionuclídeos (ANVISA, RDC 64/2009).
- **Reciclagem:** processo de transformação dos resíduos sólidos que envolve a alteração de suas propriedades físicas, físico-químicas ou biológicas, com vistas à transformação em insumos ou novos produtos, observadas as condições e os padrões estabelecidos pelos órgãos competentes do SISNAMA e, se couber, do SNVS e do SUASA.
- **Recipiente:** objeto capaz de acondicionar resíduos sólidos e líquidos, como saco plástico, galão, caixa, bombona e tambor, entre outros. Sacos de qualquer outro tipo de material não são considerados recipientes.

- **Recipiente rígido:** receptáculo resistente e estanque, indicado para o acondicionamento de resíduos perfurocortantes e escarificantes, entre outros.
- **Rejeito:** resíduo sólido que, depois de esgotadas todas as possibilidades de tratamento e recuperação por processos tecnológicos disponíveis e economicamente viáveis, não apresente outra possibilidade que não a disposição final ambientalmente adequada.
- **Rejeito de meia-vida curta (RBMN VC):** rejeitos de baixo e médio níveis de radiação, emissores beta/gama, com meia-vida inferior ou da ordem de 30 anos e com concentração de radionuclídeos emissores alfa de meia-vida longa limitada em 3.700kBq/kg em volumes individuais e com valor médio de 370kBq/kg para o conjunto de volumes.
- **Rejeito de meia-vida muito curta (RVMC):** rejeito com meia-vida inferior ou da ordem de 100 dias, com níveis de atividade ou de concentração em atividade superiores aos respectivos níveis de dispensa e que podem atender, em um período de até 5 anos, aos critérios de dispensa.
- **Rejeito radioativo:** qualquer material resultante de atividades humanas que contenha radioisótopos em quantidades superiores aos limites de isenção especificados na Norma CNEN-NN-6.02 – Licenciamento de Instalações Radiativas, e para o qual a reutilização não é prevista ou é imprópria.
- **Resíduo comum:** resíduo de serviço de saúde que não apresenta risco potencial adicional à saúde pública, assemelhando-se ao resíduo domiciliar.
- **Resíduo de serviço de saúde:** resíduo resultante de atividades exercidas por estabelecimento gerador, resultante do atendimento à saúde humana ou animal, durante o cuidado, o diagnóstico e o tratamento, e aqueles gerados durante a pesquisa biomédica e farmacêutica que, por suas características, necessitam processos diferenciados em seu manejo, exigindo ou não tratamento prévio a sua disposição final.
- **Resíduo infectante:** resíduos de serviço de saúde que, por suas características de maiores virulência, infectividade e concentração de patógenos, apresentam risco potencial adicional à saúde pública.
- **Resíduo perigoso (classe I):** aquele que, em razão de suas características de inflamabilidade, corrosividade, reatividade, toxicidade, patogenicidade, carcinogenicidade, teratogenicidade e mutagenicidade, representam risco significativo à saúde pública ou à qualidade ambiental, de acordo com lei, regulamento ou norma técnica.
- **Resíduo sólido (ou resíduo):** material, substância, objeto ou bem descartado resultante de atividades humanas em sociedade, a cuja destinação final se procede, se propõe proceder ou se está obrigado a proceder, no estado sólido ou semissólido, bem como gases contidos em recipientes e líquidos cujas particularidades tornem inviável seu lançamento na rede pública de esgotos ou em corpos d'água, ou exijam, para isso, soluções técnicas ou economicamente inviáveis, em face da melhor tecnologia disponível.
- **Resíduos de equipamentos elétricos e eletrônicos (REEE):** componentes de subconjuntos e materiais consumíveis necessários para o pleno funcionamento dos equipamentos elétricos e/ou eletrônicos que estejam obsoletos e/ou inservíveis.
- **Resíduos de serviço de saúde (RSS):** todo resíduo gerado em estabelecimentos listados no capítulo II – Abrangência da Resolução ANVISA RDC 306, de 7 de dezembro de 2004, ou outro instrumento legal que venha substituí-la. Segundo essa resolução, são todos aqueles resultantes de atividades que, por suas características, necessitam processos diferenciados em seu manejo, exigindo ou não tratamento prévio a sua disposição final.
- **Resíduos especiais:** são aqueles cuja geração diária exceda volume ou peso fixados para a coleta regular ou os que, por sua composição qualitativa e/ou quantitativa, necessitem cuidados especiais em pelo menos uma das fases do gerenciamento (acondicionamento, coleta, transporte, tratamento e disposição final). São exemplos: pilhas e baterias, eletroeletrônicos, pneus, óleos diversos, lâmpadas fluorescentes e de vapor misto, resíduos da construção e demolição, entre outros.

- **Resíduos perfurocortantes:** resíduos de serviço de saúde dos grupos A, B e/ou C que apresentam propriedades perfurantes ou cortantes ou que contenham materiais facilmente quebráveis. Esses resíduos são classificados como RSS grupo E (ANVISA RDC 306, de 7 de dezembro de 2004).
- **Responsabilidade compartilhada pelo ciclo de vida dos produtos:** conjunto de atribuições individualizadas e encadeadas dos fabricantes, importadores, distribuidores e comerciantes, dos consumidores e dos titulares dos serviços públicos de limpeza urbana e de manejo dos resíduos sólidos, para minimizar o volume de resíduos sólidos e rejeitos gerados, bem como para reduzir os impactos causados à saúde humana e à qualidade ambiental decorrentes do ciclo de vida dos produtos, nos termos da Lei 12.305/2010, da Presidência da República.
- **Responsável pela radioproteção:** profissional de nível superior responsável pelo cumprimento do Plano de Radioproteção do serviço de saúde.
- **Reutilização:** processo de aproveitamento dos resíduos sólidos sem sua transformação biológica, física ou físico-química, observadas as condições e os padrões estabelecidos pelos órgãos competentes do SISNAMA e, se couber, do SNVS e do SUASA.
- **Sala de resíduo:** elemento destinado ao armazenamento temporário dos resíduos.
- **Segregação:** consiste na separação dos resíduos, no momento e local de geração, de acordo com suas características físicas, químicas, biológicas e radiológicas, estado físico (sólido e líquido), fase química (aquosa e orgânica) e característica de periculosidade (reatividade, corrosividade, inflamabilidade, toxicidade e patogenicidade).
- **Supervisor credenciado pela CNEN:** profissional de nível superior com certificação de qualificação pela CNEN como supervisor de radioproteção nas áreas de saúde ou física médica, de acordo com a Norma CNEN-NN-7.01 – Certificação da Qualificação de Supervisores de Proteção Radiológica, ou outra que venha substituí-la.
- **Transporte externo:** movimentação de resíduos ou rejeitos realizada em área fora dos limites do estabelecimento gerador. Abrange o traslado feito a partir do local de armazenamento externo até as instalações de tratamento ou de disposição final ambientalmente adequada do resíduo.
- **Transporte interno:** movimentação de resíduos ou rejeitos realizada dentro dos limites do estabelecimento gerador. Abrange o traslado feito do ponto de geração do resíduo até o local de armazenamento externo.
- **Tratamento:** qualquer operação que modifique as características do resíduo (p. ex., redução de volume, neutralização, desinfecção, esterilização, mudança de composição, de toxicidade etc.).
- **Tratamento de resíduos elétricos e eletrônicos:** qualquer atividade realizada após a entrega dos REEE em instalação para fins de reaproveitamento, desmontagem, recuperação, trituração, reciclagem e/ou processos destinados à redução de massa, volume, periculosidade ou potencial poluidor, que envolva alteração das propriedades físicas, químicas ou biológicas de maneira compatível com a proteção da saúde pública e do meio ambiente e a sustentabilidade econômica dos recursos naturais.
- **Unidade geradora:** conjunto de elementos (pontos de geração) funcionalmente agrupados onde são gerados, acondicionados e armazenados os resíduos de serviços de saúde.
- **Veículo coletor:** veículo utilizado para coleta externa e transporte dos resíduos.

ANEXO 2

Dispositivos legais e normas técnicas

Os seguintes dispositivos legais, regulamentares e normas técnicas relacionados com o tema deverão ser consultados em suas últimas edições, além de outros que venham a ser publicados.

Leis, decretos, portarias e instruções normativas

- Brasil. Agência Nacional de Transportes Terrestres. **Resolução 420, de 12 de fevereiro de 2004.** Aprova as instruções complementares ao regulamento do transporte terrestre de produtos perigosos. Alterada pela Resolução ANTT 0701, de 25/08/2004. Alterada pela Resolução ANTT 1.644, de 26/09/2006. Alterada pela Resolução ANTT 2.657, de 15/04/2008. Alterada pela Resolução ANTT 2.975, de 18/12/2008. Alterada pela Resolução ANTT 3.383, de 20/01/2010. Alterada pela Resolução ANTT 3.632, de 09/02/2011. Alterada pela Resolução ANTT 3.648, de 16/03/2011. Alterada pela Resolução ANTT 3.763, de 26/01/2012. Alterada pela Resolução ANTT 3.887, de 06/09/2012. Alterada pela Resolução ANTT 3.763, de 08/02/12. Alterada pela Resolução ANTT 4.081, de 11/04/2013.

- Brasil. Agência Nacional de Vigilância Sanitária. **Cartilha de Proteção Respiratória contra Agentes Biológicos para Trabalhadores de Saúde.** Agência Nacional de Vigilância Sanitária – Brasília: Anvisa, 2009. Disponível em: <http://portal.anvisa.gov.br/wps/wcm/connect/48b0da0047458 8939240d63fbc4c6735/tecnovigilanca_cartilha_protecao_respiratoria.pdf?MOD=AJPERES>. Acesso em: 15/12/2014.

- Brasil. Câmara dos Deputados. **Lei Ordinária (Congresso Nacional) 9.605, de 12 de fevereiro de 1998.** Dispõe sobre as sanções penais e administrativas derivadas de condutas e atividades lesivas ao meio ambiente, e dá outras providências;

- Brasil. Casa Civil. **Decreto Federal 6.686, de 10 de dezembro de 2008.** Altera e acresce dispositivos ao Decreto 6.514/2008, que dispõe sobre as infrações e sanções administrativas ao meio ambiente e estabelece o processo administrativo federal para apuração destas infrações.

- Brasil. Casa Civil. **Decreto Federal 7.602, de 7 de novembro de 2011.** Dispõe sobre a Política Nacional de Segurança e Saúde no Trabalho – PNSST.

- Brasil. Casa Civil. **Decreto Federal 96.044, de 18 de maio de 1988.** Aprova o regulamento para transporte rodoviário de produtos perigosos e dá outras providências.

- Brasil. Casa Civil. **Decreto Federal 5.940, de 25 de outubro de 2006.** Institui a separação dos resíduos recicláveis descartados pelos órgãos e entidades da administração pública federal direta e indireta, na fonte geradora, e sua destinação às associações e cooperativas dos catadores de materiais recicláveis, e dá outras providências.

- Brasil. Casa Civil. **Decreto Federal 6.514, de 22 de julho de 2008.** Dispõe sobre as infrações e sanções administrativas ao meio ambiente, estabelece o processo administrativo federal para apuração dessas infrações, e dá outras providências.

- Brasil. Casa Civil. **Decreto 7.404, de 23 de dezembro de 2010.** Regulamenta a Lei 12.305, de 2 de agosto de 2010, que institui Política Nacional de Resíduos Sólidos, cria o Comitê Interministerial da Política Nacional de Resíduos Sólidos e o Comitê Orientador para a Implantação dos Sistemas de Logística Reversa, e dá outras providências.

- Brasil. Casa Civil. **Decreto 7.405, de 23 de dezembro de 2010.** Institui o Programa Pró-Catador, denomina Comitê Interministerial para Inclusão Social e Econômica dos Catadores de Materiais Reutilizáveis e Recicláveis o Comitê Interministerial da Inclusão Social de Catadores de Lixo criado pelo Decreto de 11 de setembro de 2003, dispõe sobre sua organização e funcionamento, e dá outras providências.

- Brasil. Casa Civil. **Lei Complementar 140, de 8 de dezembro de 2011**. Fixa normas, nos termos dos incisos III, VI e VII do caput e do parágrafo único do artigo 23 da Constituição Federal, para a cooperação entre a União, os Estados, o Distrito Federal e os Municípios nas ações administrativas decorrentes do exercício da competência comum relativas à proteção das paisagens naturais notáveis, à proteção do meio ambiente, ao combate à poluição em qualquer de suas formas e à preservação das florestas, da fauna e da flora; e altera a Lei 6.938/1981, de 31 de agosto de 1981.

- Brasil. Casa Civil. **Lei 10.165, de 27 de dezembro de 2000**. Altera a Lei 6.938, de 31 de agosto de 1981, que dispõe sobre a Política Nacional do Meio Ambiente, seus fins e mecanismos de formulação e aplicação, e dá outras providências.

- Brasil. Casa Civil. **Lei 12.305, de 2 de agosto de 2010**. Institui a Política Nacional de Resíduos Sólidos; altera a Lei 9.605, de 12 de fevereiro de 1998; e dá outras providências (Publicado no DOU 147, de 3 de agosto de 2010, p. 3-6. ISSN 1677-7042).

- Brasil. Casa Civil. **Lei 6.938, de 31 de agosto de 1981**. Dispõe sobre a Política Nacional do Meio Ambiente, seus fins e mecanismos de formulação e aplicação, e dá outras providências.

- Brasil. Casa Civil. **Lei 7.804, de 18 de julho de 1989**. Altera a Lei 6.938, de 31 de agosto de 1981, que dispõe sobre a Política Nacional do Meio Ambiente, seus fins e mecanismos de formulação e aplicação.

- Brasil. Ministério da Justiça. **Portaria 1.274, de 25 de agosto de 2003**. Submete a controle e fiscalização, nos termos desta Portaria, os produtos químicos relacionados nas Listas I, II, III, IV e nos seus respectivos Adendos, constantes do Anexo I da referida Portaria.

- Brasil. Ministério da Saúde. Agência Nacional de Vigilância Sanitária. **Portaria 344, de 12 de maio de 1998** e suas atualizações. Aprova o Regulamento Técnico sobre substâncias e medicamentos sujeitos a controle especial. Publicada no **DOU** de 19 de maio de 1998. Atualizada pela Resolução RDC 249, de 5 de setembro de 2002, publicada no **DOU** de 6 de setembro de 2002. Revogada parcialmente pela Resolução RDC 201, de 18.07.2002. Alterada pela Resolução RDC 249, de 5 de setembro de 2002. Atualizado o anexo I pela Resolução 7, de 26 de fevereiro de 2009, publicada no **DOU** de 27 de fevereiro de 2009.

- Brasil. Ministério da Saúde. **Portaria 1.914, de 9 de agosto de 2011**. Aprova a Classificação de Risco dos Agentes Biológicos elaborada em 2010, pela Comissão de Biossegurança em Saúde (CBS), do Ministério da Saúde. **DOU** de 11 de agosto de 2011 (nº 154, Seção 1, pág. 74).

- Brasil. Ministério da Saúde. Secretaria de Ciência, Tecnologia e Insumos Estratégicos. **Diretrizes gerais para o trabalho em contenção com material biológico.** Ministério da Saúde, Secretaria de Ciência, Tecnologia e Insumos Estratégicos – Brasília: Ministério da Saúde, 2004. 60 p.: il. – (Série A. Normas e Manuais Técnicos).

- Brasil. Ministério do Meio Ambiente. Instituto Brasileiro do Meio Ambiente e dos Recursos Naturais Renováveis – IBAMA. **Instrução Normativa 31, de 3 de dezembro de 2009:** as pessoas físicas e jurídicas descritas no Anexo I dessa Instrução Normativa são obrigadas ao registro no Cadastro Técnico Federal de Instrumentos de Defesa Ambiental, instituído pelo artigo 17, inciso I, da Lei 6.938, de 31 de agosto de 1981.

- Brasil. Ministério do Meio Ambiente. Instituto Brasileiro do Meio Ambiente e dos Recursos Naturais Renováveis – IBAMA. **Instrução Normativa 13, de 18 de dezembro de 2012:** publica a Lista Brasileira de Resíduos Sólidos, a qual será utilizada pelo Cadastro Técnico Federal de Atividades Potencialmente Poluidoras ou Utilizadoras de Recursos Ambientais, pelo Cadastro Técnico Federal de Atividades e Instrumentos de Defesa Ambiental e pelo Cadastro Nacional de Operadores de Resíduos Perigosos, bem como por futuros sistemas informatizados do IBAMA que possam vir a tratar de resíduos sólidos. Publicação DOU 21, de 30 de janeiro de 2013, Seção 01, páginas 82, 83 e 84.

- Brasil. Ministério do Meio Ambiente. Instituto Brasileiro do Meio Ambiente e dos Recursos Naturais Renováveis – IBAMA. **Instrução Normativa 01, de 25 de janeiro de 2013:** regulamenta o Cadastro Nacional de Operadores de Resíduos Perigosos (CNORP), estabelece sua integração com o Cadastro Técnico Federal de Atividades Potencialmente Poluidoras ou Utilizadoras de Recursos Ambientais (CTF-APP) e com o Cadastro Técnico Federal de Atividades e Instrumentos de Defesa Ambiental (CTF-AIDA), e define os procedimentos administrativos relacionados com o cadastramento e a prestação de informações sobre resíduos sólidos, inclusive os rejeitos e os considerados perigosos. Publicação DOU 21, de 30 de janeiro de 2013, Seção 01, páginas 82, 83 e 84.

- Brasil. Ministério do Meio Ambiente. Instituto Brasileiro do Meio Ambiente e dos Recursos Naturais Renováveis – IBAMA. **Instrução Normativa 06, de 15 de março de 2013**: regulamenta o Cadastro Técnico Federal de Atividades Potencialmente Poluidoras e Utilizadoras de Recursos Ambientais – CTF/APP, nos termos dessa Instrução Normativa. Publicação DOU 69, de 11 de abril de 2013, Seção 01, páginas 75 a 81.

- Brasil. Ministério do Meio Ambiente. Instituto Brasileiro do Meio Ambiente e dos Recursos Naturais Renováveis – IBAMA. **Instrução Normativa 10, de 27 de maio de 2013**: regulamenta o Cadastro Técnico Federal de Atividades e Instrumentos de Defesa Ambiental – CTF/AIDA, nos termos dessa Instrução Normativa. Publicação DOU 101, de 28 de maio de 2013, Seção 01, páginas 63 a 71.

- Brasil. Ministério do Trabalho e Emprego. **Portaria 485, de 11 de novembro de 2005**. Aprova a Norma Regulamentadora 32 (Segurança e Saúde no Trabalho em Estabelecimentos de Saúde).

- Brasil. Ministério do Trabalho e Emprego. **Portaria 1.748, de 30 de agosto de 2011**. Altera o subitem 32.2.4.16 da Norma Regulamentadora 32; aprova o Anexo III da Norma Regulamentadora 32 – Plano de Prevenção de Riscos de Acidentes com Materiais Perfurocortantes, com redação dada pelo Anexo dessa Portaria; estipula prazo para o empregador elaborar e implantar o Plano de Prevenção de Riscos de Acidentes com Materiais Perfurocortantes.

- Companhia de Saneamento de Minas Gerais – COPASA. **Norma Técnica T.187/4**: estabelece condições e critérios para o lançamento de efluentes líquidos não domésticos na rede pública coletora de esgotos da COPASA.

- Minas Gerais. Conselho Estadual de Política Ambiental – COPAM. **Deliberação Normativa COPAM 171, de 22 de dezembro de 2011**: estabelece diretrizes para sistemas de tratamento e disposição final adequada dos resíduos de serviços de saúde no Estado de Minas Gerais, altera o anexo da Deliberação Normativa COPAM 74, de 9 de setembro de 2004, e dá outras providências.

- São Paulo. Secretaria de Estado da Saúde. Coordenadoria de Controle de Doenças. Centro de Vigilância Sanitária. DIVISÃO TÉCNICA DE AÇÕES SOBRE MEIO AMBIENTE. **Portaria CVS 21, de 10 de setembro de 2008**. Dispõe sobre a aprovação da "Norma Técnica sobre Gerenciamento de Resíduos Perigosos de Medicamentos em Serviços de Saúde".

Resoluções do CONAMA

Brasil. Ministério do Meio Ambiente. Conselho Nacional do Meio Ambiente – CONAMA

- **Resolução 358, de 29 de abril de 2005**. Dispõe sobre o tratamento e a disposição final dos resíduos dos serviços de saúde e dá outras providências. Diário Oficial [da] República Federativa do Brasil, Brasília, DF, 4 de maio de 2005.

- **Resolução 357, de 17 de março de 2005**. Dispõe sobre a classificação dos corpos d'água e diretrizes ambientais para o seu enquadramento, bem como estabelece as condições e os padrões de lançamento de efluentes, e dá outras providências. Publicada no **DOU** 053, de 18 de março de 2005, páginas 58 a 63. Alterada pela **Resolução 410, de 4 de maio de 2009**, e **Resolução 430, de 13 de maio de 2011**.

- **Resolução 430, de 13 de maio de 2011**. Dispõe sobre as condições e os padrões de lançamento de efluentes, complementa e altera a Resolução 357, de 17 de março de 2005, do Conselho Nacional do Meio Ambiente – CONAMA.

- **Resolução 362, de 23 de junho de 2005**. Todo óleo lubrificante usado ou contaminado deverá ser recolhido, coletado e ter destinação final, de modo que não afete negativamente o meio ambiente e propicie a máxima recuperação dos constituintes nele contidos, na forma prevista nessa Resolução. Publicação **DOU**, de 27 de junho de 2005, Seção 01, páginas 128, 129 e 130, Edição Número 121.

- **Resolução 450, de 6 de março de 2012**. Altera os artigos 9º, 16, 19, 20, 21 e 22, e acrescenta o artigo 24-A à **Resolução 362, de 23 de junho de 2005**, do Conselho Nacional do Meio Ambiente – CONAMA, que dispõe sobre recolhimento, coleta e destinação final de óleo lubrificante usado ou contaminado. Publicação **DOU** 46, de 7 de março de 2012, página 61.

- **Resolução 401, de 4 de novembro de 2008**. Estabelece os limites máximos de chumbo, cádmio e mercúrio para pilhas e baterias comercializadas no território nacional e os critérios e padrões para seu gerenciamento ambientalmente adequado, e dá outras providências. Publicação DOU 215, de 5 de novembro de 2008, páginas 108 e 109. Alterada pela **Resolução 424, de 22 de abril de 2010**: revoga o parágrafo único do artigo 16 da Resolução CONAMA 401/2008.

- **Resolução 416, de 30 de setembro de 2009**. Sobre a prevenção à degradação ambiental causada por pneus inservíveis e sua destinação ambientalmente adequada, e dá outras providências. Publicação DOU 188, de 1 de outubro de 2009, páginas 64 e 65.

- **Resolução 316, de 29 de outubro de 2002**. Dispõe sobre procedimentos e critérios para o funcionamento de sistemas de tratamento térmico de resíduos. Artigo 18 alterado pela **Resolução CONAMA 386/06, de 27 de dezembro de 2006**.

- **Resolução 237, de 22 de dezembro de 1997**. Regulamenta os aspectos de licenciamento ambiental estabelecidos na Política Nacional do Meio Ambiente. Publicada no DOU de 22 de dezembro de 1997.

- **Resolução 6, de 19 de setembro de 1991**. Dispõe sobre a incineração de resíduos sólidos provenientes de estabelecimentos de saúde, portos e aeroportos. Publicação no DOU de 30 de outubro de 1991.

- **Resolução 264/1999, de 26 de agosto de 1999**. Licenciamento de fornos rotativos de produção de clínquer para atividades de coprocessamento de resíduos. Publicada no DOU de 20 de março de 2000.

- **Resolução 275, de 25 de abril de 2001**. Estabelece código de cores para os diferentes tipos de resíduos, a ser adotado na identificação de coletores e transportadores, bem como nas campanhas informativas para a coleta seletiva. Publicada no DOU nº 117, de 19 de junho de 2001.

- **Resolução 306/2002, de 5 de julho de 2002**. Estabelece os requisitos mínimos e o termo de referência para realização de auditorias ambientais. Publicada no DOU nº 138, de 19 de julho de 2002. Alterada pela Resolução 381, de 2006.

- **Resolução 348, de 16 de agosto de 2004**. Altera a Resolução CONAMA 307, de 5 de julho de 2002, incluindo o amianto na classe de resíduos perigosos. Publicada no DOU nº 158, de 17 de agosto de 2004, página 070.

- **Resolução 404, de 11 de novembro de 2008**. Estabelece critérios e diretrizes para o licenciamento ambiental de aterro sanitário de pequeno porte de resíduos sólidos urbanos. Publicada no DOU nº 220, de 12 de novembro de 2008, página 93.

Resoluções da ANVISA

Brasil. Ministério da Saúde. Agência Nacional de Vigilância Sanitária. Resolução da Diretoria Colegiada

- **RDC 63, de 28 de novembro de 2011**, publicada no DOU de 28 de novembro de 2011. Dispõe sobre as Boas Práticas de Funcionamento para os Serviços de Saúde (BPF).

- **RDC 189, de 18 de julho de 2003**, publicada no DOU de 21 de julho de 2003. Dispõe sobre a regulamentação dos procedimentos de análise, avaliação e aprovação dos projetos físicos de estabelecimentos de saúde no Sistema Nacional de Vigilância Sanitária, altera o Regulamento Técnico aprovado pela RDC 50, de 21 de fevereiro de 2002, e dá outras providências.
- **RDC 302, de 13 de outubro de 2005**, publicada no DOU de 14.10.2005. Dispõe sobre Regulamento Técnico para funcionamento de Laboratórios Clínicos.
- **RDC 306, de 7 de dezembro de 2004**, publicada no DOU de 10 de dezembro de 2004. Dispõe sobre o Regulamento Técnico para o gerenciamento de resíduos de serviços de saúde.
- **RDC 307, de 14 de novembro de 2002**, publicada no DOU de 18 de novembro de 2002. Altera a RDC 50, de 21 de fevereiro de 2002, que dispõe sobre o Regulamento Técnico para planejamento, programação, elaboração e avaliação de projetos físicos de estabelecimentos assistenciais de saúde.
- **RDC 50, de 21 de fevereiro de 2002**, publicada no DOU de 20 de março de 2002. Dispõe sobre o Regulamento Técnico para planejamento, programação, elaboração e avaliação de projetos físicos de estabelecimentos assistenciais de saúde. Essa resolução foi alterada pela RDC 189, de 18 de julho de 2003, atualizada pela RDC 307, de 14 de novembro de 2002, e substitui a Portaria MS 1.884, de 11 de novembro de 1994.

Normas Regulamentadoras do Ministério do Trabalho e Emprego (MTE)

- NR 01: Disposições Gerais.
- NR 02: Inspeção Prévia.
- R 03: Embargo ou Interdição.
- NR 04: SESMT – Serviços Especializados em Engenharia de Segurança e Medicina do Trabalho.
- NR 05: CIPA – Comissão Interna de Prevenção de Acidentes.
- NR 06: EPI – Equipamentos de Proteção Individual.
- NR 07: PCMSO – Programa de Controle Médico de Saúde Ocupacional.
- NR 08: Edificações.
- NR 09: PPRA – Programa de Prevenção de Riscos Ocupacionais.
- NR 15: Atividades e Operações Insalubres.
- NR 17: Ergonomia e Análise Ergonômica.
- NR 23: Proteção contra Incêndios.
- NR 24: Condições Sanitárias e de Conforto nos Locais de Trabalho.
- NR 26: Sinalização de Segurança.
- NR 32: Segurança e Saúde no Trabalho em Serviços de Saúde.

Normas da Comissão Nacional de Energia Nuclear (CNEN)

Algumas normas da CNEN foram revogadas e substituídas, havendo em alguns casos mudança de numeração, e outras surgiram após a publicação da RDC 306/2004. Objetivando facilitar o entendimento do leitor, as normas revistas foram citadas em primeira posição e as normas antigas na segunda posição, dentro do mesmo item.

- CNEN-NN-3.01 – Diretrizes Básicas de Proteção Radiológica: aprovada pela Resolução CNEN 164/2011, publicada no DOU de 11 de março de 2014. O objetivo dessa norma é estabelecer os requisitos básicos de proteção *radiológica* das pessoas em relação à exposição à *radiação ionizante*. Essa norma revogou e substituiu a norma CNEN-NN-3.01 – Diretrizes Básicas de Radioproteção, aprovada pela Resolução CNEN 27/2005, DOU de 1º de janeiro de 2005, com retificação em 26 de janeiro de 2005.
- CNEN-NE-3.02 – Serviços de Radioproteção: aprovada pela Resolução CNEN 10/88 e publicada no DOU de 1º de agosto de 1988. O objetivo dessa norma é estabelecer os requisitos relativos à implantação e ao funcionamento de *Serviços de Radioproteção*.

- CNEN-NN-7.01 – Certificação da Qualificação de Supervisores de Proteção Radiológica: aprovada pela Resolução CNEN 146/13 e publicada no DOU de 25 de março de 2013, dispõe sobre a certificação da qualificação de supervisores de proteção radiológica. Essa norma revogou e substituiu a norma CNEN-NN-3.03 – Certificação da Qualificação de Supervisores de Radioproteção, aprovada pela Resolução CNEN 12/99, DOU de 21 de setembro de 1999.
- CNEN-NN-3.05 – Requisitos de Segurança e Proteção Radiológica para Serviços de Medicina Nuclear: aprovada pela Resolução CNEN/CD 159/13, DOU de 23 de dezembro de 2013, dispõe sobre os requisitos de segurança e proteção radiológica em Serviços de Medicina Nuclear *in vivo*. Essa norma revogou e substituiu a norma CNEN-NN-3.05 – Requisitos de Radioproteção e Segurança para Serviços de Medicina Nuclear, aprovada pela Resolução CNEN 10/96, publicada no DOU de 19 de abril de 1996.
- Resolução CNEN 130/2012 – Requisitos de Segurança e Proteção Radiológica para Serviços de Radioterapia: publicada no DOU de 4 de junho de 2012, dispõe sobre os requisitos necessários para segurança e proteção radiológica em Serviços de Radioterapia.
- CNEN-NE-5.01 – Transporte de Materiais Radioativos: aprovada pela Resolução CNEN 13/88 e publicada no DOU de 1º de agosto de 1988.
- CNEN-NN-5.04 – Rastreamento de Veículos de Transporte de Materiais Radioativos: aprovada pela Resolução CNEN 148/2013 e publicada no DOU de 25 de março de 2013, dispõe sobre o rastreamento de veículos de transporte de materiais radioativos, conforme expresso na resolução.
- CNEN-NN-6.01 – Requisitos para Registro de Pessoas Físicas para Preparo, Uso e Manuseio de Fontes Radioativas: aprovada pela Resolução CNEN 005/99 (Referenda a Portaria 125/98), publicada no DOU de 1º de março de 1999. O objetivo dessa norma é regular o processo de *registro* de profissionais de nível superior habilitados para o preparo, o uso e o manuseio de *fontes radioativas*.
- CNEN-NN-6.02 – Licenciamento de Instalações Radioativas: aprovada pela Resolução CNEN 166/14, DOU de 29 de abril de 2014, dispõe sobre o licenciamento de instalações radioativas que utilizam fontes seladas, fontes não seladas, equipamentos geradores de radiação ionizante e instalações radioativas para produção de radioisótopos. Essa norma revogou e substituiu a norma CNEN-NE-6.02 – Licenciamento de Instalações Radiativas, aprovada pela Resolução CNEN 05/98, DOU de 8 de junho de 1998.
- CNEN-NN-8.01 – Gerência de Rejeitos Radioativos de Baixo e Médio Níveis de Radiação: aprovada pela Resolução CNEN 167/14, DOU de 5 de maio de 2014, estabelece os critérios gerais e requisitos básicos de segurança e proteção radiológica relativos à gerência de rejeitos radioativos de baixo e médio níveis de radiação, bem como de rejeitos radioativos de meia-vida muito curta. Essa norma revogou e substituiu a norma CNEN-NE-6.05 – Gerência de Rejeitos Radioativos em Instalações Radiativas, aprovada pela Resolução CNEN 19/85, DOU de 17 de dezembro de 1985.
- CNEN-NN-7.01 – Certificação da Qualificação de Supervisores de Proteção Radiológica: aprovada pela Resolução CNEN 146/2013, DOU de 25 de março de 2013, dispõe sobre a certificação da qualificação de supervisores de proteção radiológica. Essa norma revogou e substituiu a norma CNEN-NN-7.01 – Certificação da Qualificação de Supervisores de Proteção Radiológica, aprovada pela Resolução CNEN 111/11, DOU de 5 de setembro de 2011.
- Posição Regulatória 5.01/001, Rev. 00, Set/2006 – Transporte de material radioativo por motocicletas em todo o território nacional, DOU de 20 de setembro de 2006. Esta Posição Regulatória refere-se à interpretação do termo veículo constante no Capítulo 3 da norma CNEN-NE-5.01, assim definido: "Veículo: veículo rodoviário (incluindo veículo articulado, isto é, combinação de trator e semirreboque), carro ou vagão ferroviário. Cada vagão deve ser considerado como veículo separado." Esta definição não inclui a possibilidade de transporte de material radioativo por motocicleta.

Código	Título	Objetivo
NBR 7.500/2013	Identificação para transporte terrestre, manuseio, movimentação e armazenamento de produtos	Essa norma estabelece a simbologia convencional e seu dimensionamento para identificar produtos perigosos, a ser aplicada nas unidades de transporte e nas embalagens/volumes, a fim de indicar os riscos e os cuidados a serem tomados no transporte terrestre, manuseio, movimentação e armazenamento
NBR 7.501/2011	Transporte terrestre de produtos perigosos – Terminologia	Essa norma define os termos empregados no transporte terrestre de produtos perigosos
NBR 9.191/2008	Sacos plásticos para acondicionamento de lixo – Requisitos e métodos de ensaio	Essa norma estabelece os requisitos e métodos de ensaio para sacos plásticos destinados exclusivamente ao acondicionamento de lixo para coleta
NBR 10.004/2008	Resíduos sólidos – Classificação	Essa norma classifica os resíduos sólidos quanto a seus riscos potenciais ao meio ambiente e à saúde pública, para que possam ser gerenciados adequadamente
NBR 10.005/2008	Procedimento para obtenção de extrato lixiviado de resíduos sólidos	Essa norma fixa os requisitos exigíveis para obtenção de extrato lixiviado de resíduos sólidos, visando diferenciar os resíduos classificados pela NBR 10.004 como classe I – perigosos – e classe II – não perigosos
NBR 10.006/2008	Procedimento para obtenção de extrato solubilizado de resíduos sólidos	Essa norma fixa os requisitos exigíveis para obtenção de extrato solubilizado de resíduos sólidos, visando diferenciar os resíduos classificados na NBR 10.004 como classe IIA – não inertes – e classe IIB – inertes
NBR 10.007/2004	Amostragem de resíduos sólidos	Essa norma fixa os requisitos exigíveis para amostragem de resíduos sólidos
NBR 11.174/1990	Armazenamento de resíduos classes II – não inertes – e III – inertes – Procedimento	Essa norma fixa as condições exigíveis para obtenção das condições mínimas necessárias ao armazenamento de resíduos classes II – não inertes – e III – inertes – de modo a proteger a saúde pública e o meio ambiente
NBR 12.235/1992	Armazenamento de resíduos sólidos perigosos	Essa norma fixa as condições exigíveis para o armazenamento de resíduos sólidos perigosos de modo a proteger a saúde pública e o meio ambiente
NBR 12.807/2013	Resíduos de serviços de saúde – Terminologia	Essa norma define os termos empregados em relação aos resíduos de serviços de saúde
NBR 12.808/1993	Resíduos de serviços de saúde – Classificação	Essa norma classifica os resíduos de serviços de saúde quanto aos riscos potenciais ao meio ambiente e à saúde pública, para que tenham gerenciamento adequado
NBR 12.809/2013	Resíduos de serviços de saúde – Gerenciamento de resíduos de serviços de saúde intraestabelecimento	Essa norma estabelece os procedimentos necessários ao gerenciamento intraestabelecimento de resíduos de serviços de saúde os quais, por seus riscos biológicos e químicos, exigem formas de manejo específicas, a fim de garantir condições de higiene, segurança e proteção à saúde e ao meio ambiente
NBR 12.810/1993	Coleta de resíduos de serviços da saúde – Procedimento	Essa norma fixa os procedimentos exigíveis para coleta interna e externa dos resíduos de serviços de saúde, sob condições de higiene e segurança
NBR 13.230/2008	Embalagens e acondicionamento plásticos recicláveis – Identificação e simbologia	Essa norma estabelece os símbolos para identificação das resinas termoplásticas utilizadas na fabricação de embalagens e acondicionamento plásticos, visando auxiliar a separação e a posterior reciclagem dos materiais de acordo com sua composição

NBR 13.463/1995	Coleta de resíduos sólidos	Essa norma classifica a coleta de resíduos sólidos urbanos dos equipamentos destinados a essa coleta, dos tipos de sistema de trabalho, do acondicionamento desses resíduos e das estações de transbordo
NBR 13.853/1997	Coletores para resíduos de serviços de saúde perfurantes ou cortantes – Requisitos e métodos de ensaio	Essa norma fixa as características de coletores destinados ao descarte de resíduos de serviços de saúde perfurantes ou cortantes, tipo A.4, conforme a ABNT NBR 12.808
NBR 14.474/2000	Filmes plásticos – Verificação da resistência à perfuração estática – Método de ensaio	Essa norma estabelece o método para verificação da resistência de filmes plásticos (como os usados na produção de sacos, sacolas e materiais de envolvimento) à perfuração por uma carga estática concentrada
NBR 14.652/2013	Implementos rodoviários – Coletor-transportador de resíduos de serviços de saúde – Requisitos de construção e inspeção	Essa norma estabelece os requisitos mínimos de construção e inspeção dos coletores transportadores de resíduos de serviço de saúde
NBR 14.725-1/2009 Versão Corrigida: 2010 Essa versão corrigida da ABNT NBR 14.725-1/2009 incorpora a Errata 1, de 26 de janeiro de 2010. Confirmada em 28 de julho de 2014	Produtos químicos – Informações sobre segurança, saúde e meio ambiente Parte 1: Terminologia	Essa norma define os termos empregados no sistema de classificação de perigo de produtos químicos, na rotulagem de produtos químicos perigosos e na ficha de informações de segurança de produtos químicos (FISPQ)
NBR 14.725-2/2009 Errata 1:2010	Produtos químicos – Informações sobre segurança, saúde e meio ambiente Parte 2: Sistema de classificação de perigo	Essa Errata 1, de 26 de julho de 2010, corrige a ABNT NBR 14.725-2/2009
NBR 14.725-2/2009 Versão Corrigida:2010	Produtos químicos – Informações sobre segurança, saúde e meio ambiente Parte 2: Sistema de classificação de perigo	Essa parte da NBR 14.725 estabelece critérios para o sistema de classificação de perigos de produtos químicos, sejam eles substâncias ou misturas, de modo a fornecer ao usuário informações relativas à segurança, à saúde humana e ao meio ambiente
NBR 14.725-3/2012 Errata 1:2012	Produtos químicos –Informações sobre segurança, saúde e meio ambiente Parte 3: Rotulagem	Essa Errata 1, de 16 de agosto de 2012, corrige a ABNT NBR 14.725-3/2012
NBR 14.725-3/2012 Errata 2:2013	Produtos químicos – Informações sobre segurança, saúde e meio ambiente Parte 3: Rotulagem	Essa Errata 2, de 14 de maio de 2013, corrige a ABNT NBR 14.725-3/2012. Essa Errata 2 necessita impressão colorida
NBR 14.725-3/2012 Versão Corrigida 2:2013 Essa versão corrigida 2 da ABNT NBR 14.725-3/2012 incorpora a Errata 1, de 16 de agosto de 2012, e a Errata 2, de 14 de maio de 2013	Produtos químicos – Informações sobre segurança, saúde e meio ambiente Parte 3: Rotulagem	Essa parte da ABNT NBR 14.725 estabelece as informações de segurança relacionadas a produto químico perigoso a serem incluídas na rotulagem, não definindo um formato fixo

(continua)

Código	Título	Objetivo
NBR 14.725-4/2014	Produtos químicos – Informações sobre segurança, saúde e meio ambiente Parte 4: Ficha de informações de segurança de produtos químicos (FISPQ)	Essa parte da ABNT NBR 14.725 apresenta informações para elaboração de uma ficha de informações de segurança de produto químico (FISPQ). Essa parte da ABNT NBR 14.725 define especificamente: o modelo geral de apresentação da FISPQ; as 16 seções obrigatórias; a numeração e sequência das seções; as informações a serem preenchidas na FISPQ e as condições de sua aplicabilidade ou utilização. Essa parte da ABNT NBR 14.725 não define um formato fixo para a FISPQ
NBR 15.911-1/2010	Contentor móvel de plástico Parte 1: Requisitos gerais	Essa parte da ABNT NBR 15.911 especifica os requisitos gerais, de segurança, saúde e ergonomia para contentores móveis de plástico para acondicionamento de resíduos de acordo com a ABNT NBR 15.911-3 e a ABNT NBR 15.911-3
NBR 15.911-1/2010 Errata 1:2011	Contentor móvel de plástico Parte 1: Requisitos gerais	Essa Errata 1, de 16 de junho de 2011, corrige a ABNT NBR 15.911-1/2010
NBR 15.911-1/2010 Versão Corrigida: 2011	Contentor móvel de plástico Parte 1: Requisitos gerais	Essa Errata 1, de 16 de junho de 2011, corrige a ABNT NBR 15.911-1/2010
NBR 15.911-1/2010 Versão Corrigida: 2011	Contentor móvel de plástico Parte 1: Requisitos gerais	Essa parte da ABNT NBR 15.911 especifica os requisitos gerais, de segurança, saúde e ergonomia para contentores móveis de plástico para acondicionamento de resíduos de acordo com a ABNT NBR 15.911-3 e a ABNT NBR 15.911-3
NBR 15.911-2/2010 Errata 1: 2011	Contentor móvel de plástico Parte 2: Contentor de duas rodas, com capacidade de 120L, 240L e 360L, destinado à coleta de resíduos sólidos urbanos (RSU) e de saúde (RSS) por coletor compactador	Essa Errata 1, de 17 de junho de 2011, corrige a ABNT NBR 15.911-2/2010
NBR 15.911-2/2010 Versão Corrigida: 2011	Contentor móvel de plástico Parte 2: Contentor de duas rodas, com capacidade de 120L, 240L e 360L, destinado à coleta de resíduos sólidos urbanos (RSU) e de saúde (RSS) por coletor compactador	Essa parte da ABNT NBR 15.911 especifica as dimensões, os volumes e as capacidades de carga para o contentor móvel de plástico de duas rodas, com capacidade de 120L, 240L e 360L, destinado ao acondicionamento de resíduos sólidos urbanos (RSU) e de saúde (RSS)
NBR 15.911-3/2010	Contentor móvel de plástico Parte 3: Contentor de quatro rodas com capacidade de 660L, 770L e 1.000L, destinado à coleta de resíduos sólidos urbanos (RSU) e de saúde (RSS) por coletor compactador	Essa parte da ABNT NBR 15.911 especifica as dimensões, os volumes e as capacidades de carga para o contentor móvel de plástico de quatro rodas, com capacidade de 660L, 770L e 1.000L, destinado ao acondicionamento de resíduos sólidos urbanos (RSU) e de saúde (RSS)

NBR 15.911-3/2010 Errata 1:2011	Contentor móvel de plástico Parte 3: Contentor de quatro rodas com capacidade de 660L, 770L e 1.000L, destinado à coleta de resíduos sólidos urbanos (RSU) e de saúde (RSS) por coletor compactador	Essa Errata 1, de 17 de junho de 2011, corrige a ABNT NBR 15.911-3/2010
NBR 15.911-3/2010 Versão Corrigida:2011	Contentor móvel de plástico Parte 3: Contentor de quatro rodas com capacidade de 660L, 770L e 1.000L, destinado à coleta de resíduos sólidos urbanos (RSU) e de saúde (RSS) por coletor compactador	Essa parte da ABNT NBR 15.911 especifica as dimensões, os volumes e as capacidades de carga para o contentor móvel de plástico de quatro rodas, com capacidade de 660L, 770L e 1.000L, destinado ao acondicionamento de resíduos sólidos urbanos (RSU) e de saúde (RSS)
NBR 15.911-4/2010	Contentor móvel de plástico Parte 4: Métodos de ensaio	Essa parte da ABNT NBR 15.911 especifica os métodos de ensaio para os contentores plásticos construídos de acordo com a ABNT NBR 15.911-2 e a ABNT NBR 15.911-3.
NBR 15.911-4:2011	Contentor móvel de plástico Parte 4: Métodos de ensaio	Essa parte da ABNT NBR 15.911 especifica os métodos de ensaio para os contentores plásticos construídos de acordo com a ABNT NBR 15.911-2 e a ABNT NBR 15.911-3
NBR 16.725:2014	Resíduo químico – Informações sobre segurança, saúde e meio ambiente – Ficha com dados de segurança de resíduos químicos (FDSR) e rotulagem	Essa norma apresenta informações para a elaboração do rótulo e da ficha com dados de segurança de resíduos químicos (FDSR)

Nota: as normas da série NBR 14.725 encontram-se disponíveis gratuitamente somente em formato eletrônico.

ANEXO 3
Classes de risco

Classe de risco I	Nenhum ou baixo risco individual e comunitário. Microrganismo que tenha pouca probabilidade de causar enfermidades em humanos e em animais (p. ex., *Bacillus subtilis, Lactobacillus casei*)
Classe de risco II	Risco individual moderado e risco comunitário limitado. A exposição ao agente patogênico pode provocar doença em humanos ou em animais, porém dispõe-se de medidas eficazes de tratamento e prevenção, sendo limitado o risco de propagação (p. ex., *Clostridium tetani, Staphylococcus aureus, Candida albicans, Schistosoma mansoni, Plasmodium* etc.)
Classe de risco III	Risco individual elevado e risco comunitário limitado. A exposição pode causar doenças graves no ser humano e propagar-se de uma pessoa infectada para outra; entretanto, existe profilaxia e/ou tratamento (p. ex., *Bacillus anthracis, Brucella, Mycobacterium tuberculosis, Histoplasma, Toxoplasma gondii, Trypanossoma cruzi*, vírus da hepatite, HIV)
Classe de risco IV	Elevado risco individual e comunitário. Os agentes patogênicos representam grande ameaça para as pessoas e os animais, com fácil propagação de um indivíduo para outro, direta e indiretamente, não existindo profilaxia nem tratamento (p. ex., vírus de febres hemorrágicas, vírus Ebola, certos arbovírus etc.)
Classe de risco V	Risco elevado de causar doença animal e disseminação no meio ambiente. Aplica-se a agentes de doença animal, não existentes no país e que, embora não sejam patógenos de importância para o ser humano, podem ocasionar graves perdas econômicas. Os agentes devem ter sua importação proibida e ser manipulados em laboratório de contenção máxima NB-4

Fonte: Brasil. Agência Nacional de Vigilância Sanitária Manual de Microbiologia Clínica para o Controle de Infecção Relacionada à Assistência a Saúde. Módulo 1: Biossegurança e Manutenção de Equipamentos em Laboratório de Microbiologia Clínica/ Agência Nacional de Vigilância Sanitária. Brasília: ANVISA, 2013. 46p.: il. 9 volumes.

ANEXO 4
Níveis de inativação microbiana

Nível	Inativação de
I	Bactérias vegetativas, fungos e vírus lipofílicos com redução $\geq 6Log_{10}$
II	Bactérias vegetativas, fungos, vírus lipofílicos e hidrofílicos, parasitas e micobactérias com redução $\geq 6Log_{10}$
III	Bactérias vegetativas, fungos, vírus lipofílicos e hidrofílicos, parasitas e micobactérias com redução $\geq 6Log_{10}$, e inativação de esporos do *B. stearothermophilus* ou do *B. subtilis* com redução $\geq 4Log_{10}$
IV	Bactérias vegetativas, fungos, vírus lipofílicos e hidrofílicos, parasitas e micobactérias e inativação de esporos do *B. stearothermophilus* com redução $\geq 4Log_{10}$

Fonte: Technical Assistance Manual: State Regulatory Oversight of Medical Waste Treatment Technologies – State and Territorial Association on Alternate Treatment Technologies – abril de 1994.

ANEXO 5

Classificação de agentes etiológicos humanos e animais: classe de risco IV

Para a classificação de agentes etiológicos humanos e animais de classe de risco IV foi considerada a Portaria 1.914, de 9 de agosto de 2011, que aprova a Classificação de Risco dos Agentes Biológicos, elaborada em 2010 pela Comissão de Biossegurança em Saúde (CBS) do Ministério da Saúde, por ser mais atual.

Bactérias	Nenhuma
Fungos	Nenhum
Parasitas	Nenhum
Vírus e príons	Arenavírus – Guanarito, Junin, Lassa, Machupo, Sabiá Filovírus – incluindo vírus Marburg, Ebola e outros relacionados Flavivírus – Hanzalova, Hypr, Kumlinge, Kyasanur Forest Disease, Omsk Hemorrhagic Fever, Russian Spring-Summer Encephalitis, Tick-borne Encephalitis (Encefalite Europeia do Carrapato) Herpesvírus – Cercopithecine Herpesvirus 1 ou Herpevirus Simiae ou B-Virus Nairovírus – Crimean Congo Hemorrhagic Fever Virus Poxvírus – vírus da varíola, Camelpox (varíola do camelo)

Nota 1: os microrganismos emergentes que venham a ser identificados deverão ser classificados nesse nível até que os estudos estejam concluídos.

Nota 2: na ocasião da publicação da RDC 306/2004 foram referenciadas a Instrução NORMATIVA CTNBio 7, de 6 de junho de 1997, e as Diretrizes Gerais para o Trabalho em Contenção com Material Biológico – Ministério da Saúde – 2004.

Nota 3: a Portaria 485, de 11 de novembro de 2005 (DOU de 16 de novembro de 2005 – seção 1), anexo I – Norma Regulamentadora 32 (NR 32) – "Segurança e Saúde no Trabalho em Serviços de Saúde" – do Ministério do Trabalho e Emprego, lista outros agentes biológicos nessa classe de risco.

ANEXO 6

Quadro resumo das normas de biossegurança para a classe de risco IV

Agentes	Práticas	Equip. Segurança Barreiras primárias	Instalações Barreiras secundárias
Agentes exóticos ou perigosos que impõem alto risco de doenças que ameaçam a vida, infecções laboratoriais transmitidas via aerossol ou relacionadas com agentes com risco desconhecido de transmissão	Práticas padrões de microbiologia Acesso controlado Avisos de risco biológico Precauções com objetos perfurantes e cortantes Manual de biossegurança que defina qualquer descontaminação de dejetos ou normas de vigilância médica Descontaminação de todo o resíduo Descontaminação da roupa usada no laboratório antes de ser lavada Amostra sorológica Mudança de roupa antes de entrar Banho de ducha na saída Todo material descontaminado na saída das instalações	Todos os procedimentos conduzidos em Cabines de classe III ou classe I ou II, juntamente com macacão de pressão positiva com suprimento de ar	Edifício separado ou área isolada Porta de acesso dupla com fechamento automático Ar de exaustão não recirculante Fluxo de ar negativo dentro do laboratório Sistema de abastecimento e escape, a vácuo, e de descontaminação

Fonte: Biossegurança em Laboratórios Biomédicos e de Microbiologia – CDC-NIH. 4. ed., 1999.

Síntese para o gerenciamento dos resíduos do grupo A

Exigência	Tratamento obrigatório no EAS, dentro da unidade geradora	Tratamento obrigatório no EAS, dentro ou fora da unidade geradora	Tratamento externo (fora do EAS), em sistemas licenciados	Sem tratamento obrigatório, mas com destinação diferenciada	Sem exigência de qualquer tipo de tratamento	Obrigatório incinerar em sistemas licenciados
Segregação dos resíduos	**Subgrupo A1:** Culturas e estoques de microrganismos; resíduos de fabricação de produtos biológicos, exceto os hemoderivados; descarte de vacinas de microrganismos vivos ou atenuados; meios de cultura e instrumentais utilizados para transferência, inoculação ou mistura de culturas; resíduos de laboratórios de manipulação genética	**Subgrupo A1:** Resíduos resultantes de atividades de vacinação com microrganismos vivos ou atenuados, incluindo frascos de vacinas com expiração do prazo de validade, com conteúdo inutilizado, vazios ou com restos do produto, agulhas e seringas Resíduos resultantes da atenção à saúde de indivíduos ou animais, com suspeita ou certeza de contaminação biológica por agentes classe de risco IV, microrganismos com relevância epidemiológica e risco de disseminação ou causadores de doença emergente que se torne epidemiologicamente importante ou cujo mecanismo de transmissão seja desconhecido	**Subgrupo A1:** Resíduos provenientes de campanha de vacinação e atividade de vacinação em serviço público de saúde, quando não puderem ser submetidos ao tratamento em seu local de geração Bolsas transfusionais contendo sangue ou hemocomponentes rejeitadas por contaminação ou por má conservação, ou com prazo de validade vencido, e aquelas oriundas de coleta incompleta	**Subgrupo A3:** Peças anatômicas (membros) do ser humano; produto de fecundação sem sinais vitais, com peso < 500g ou estatura < 25cm ou idade gestacional < 20 semanas, que não tenham valor científico ou legal e não tenha havido requisição pelo paciente ou seus familiares	**Subgrupo A4:** *Kits* de linhas arteriais, endovenosas e dialisadores, quando descartados Filtros de ar e gases aspirados de área contaminada; membrana filtrante de equipamento médico-hospitalar e de pesquisa, entre outros similares Sobras de amostras de laboratório e seus recipientes contendo fezes, urina e secreções, provenientes de pacientes que não contenham nem sejam suspeitos de conter agentes classe de risco IV, e não apresentem relevância epidemiológica e risco de disseminação, ou microrganismo causador de doença emergente que se torne epidemiologicamente importante ou cujo mecanismo de transmissão seja desconhecido ou com suspeita de contaminação com príons	**Subgrupo A5:** Órgãos, tecidos, fluidos orgânicos, materiais perfurocortantes ou escarificantes e demais materiais resultantes da atenção à saúde de indivíduos ou animais com suspeita ou certeza de contaminação com príons

Subgrupo A2: Carcaças, peças anatômicas, vísceras e outros resíduos provenientes de animais submetidos a processos de experimentação com inoculação de microrganismos com alto risco de transmissibilidade e alto potencial de letalidade (classe de risco IV), bem como suas forrações, e os cadáveres de animais suspeitos de serem portadores de microrganismos de relevância epidemiológica e com risco de disseminação, que foram submetidos ou não a estudo anatomopatológico ou confirmação diagnóstica (1) Após pré-tratamento, esse resíduo deve ser ainda incinerado	**Subgrupo A2:** Carcaças, peças e cadáveres de animais inoculados ou suspeitos de contaminação com microrganismos que não sejam da classe de risco IV, com relevância epidemiológica e risco de disseminação ou causadores de doença emergente que se torne importante epidemiologicamente ou cujo mecanismo de transmissão seja desconhecido) (1) Bolsas transfusionais contendo sangue ou hemocomponentes rejeitadas por contaminação ou por má conservação, ou com prazo de validade vencido, e aquelas oriundas de coleta incompleta Sobras de amostras de laboratório contendo sangue ou líquidos corpóreos, recipientes e materiais resultantes do processo de assistência à saúde, contendo sangue ou líquidos corpóreos na forma livre (2)	Resíduos resultantes da atenção à saúde de indivíduos ou animais com suspeita ou certeza de contaminação biológica por agentes classe de risco 4, microrganismos com relevância epidemiológica e risco de disseminação ou causadores de doença emergente que se torne epidemiologicamente importante ou cujo mecanismo de transmissão seja desconhecido	Resíduos de tecido adiposo proveniente de lipoaspiração, lipoescultura ou outro procedimento de cirurgia plástica que gere esse tipo de resíduo Recipientes e materiais resultantes do processo de assistência à saúde que não contenha sangue ou líquidos corpóreos na forma livre Peças anatômicas (órgãos e tecidos) e outros resíduos provenientes de procedimentos cirúrgicos ou de estudos anatomopatológicos ou de confirmação diagnóstica Carcaças, peças anatômicas, vísceras e outros resíduos provenientes de animais não submetidos a processos de experimentação com inoculação de microrganismos, bem como suas forrações Bolsas transfusionais vazias ou com volume residual pós-transfusão

Exigência	Tratamento obrigatório no EAS, dentro da unidade geradora	Tratamento obrigatório no EAS, dentro ou fora da unidade geradora	Tratamento externo (fora do EAS), em sistemas licenciados	Sem tratamento obrigatório, mas com destinação diferenciada	Sem exigência de qualquer tipo de tratamento	Obrigatório incinerar em sistemas licenciados
Acondicionamento	Acondicionar o resíduo conforme método de tratamento interno. Reacondicionar o rejeito em saco branco leitoso rotulado e identificado. Os rejeitos do subgrupo A2 devem ter a inscrição "Peças Anatômicas de Animais" (3)	Acondicionar o resíduo conforme método de tratamento interno. Fazer o deslocamento do resíduo para tratamento fora da unidade geradora, em recipiente tampado e identificado com a inscrição "Resíduo para Tratamento Interno". Reacondicionar o rejeito em saco branco leitoso rotulado e identificado. Os rejeitos do subgrupo A2 devem ter a inscrição "Peças Anatômicas de Animais" (3)	Vacinas e bolsas de sangue: acondicionar em recipiente rígido resistente a punctura, ruptura e vazamento, rotulado e identificado. Resíduos de atenção à saúde: acondicionar em saco vermelho rotulado e identificado	Para sepultamento e cremação, acondicionar conforme normas locais. Para incineração, os resíduos devem ser acondicionados em sacos vermelhos e identificados com a inscrição "Peças Anatômicas"	Saco branco rotulado e identificado	Dois sacos plásticos vermelhos, rotulados e identificados, bem vedados
Coleta e transporte externo	Veículo específico para transportar resíduo do grupo A, até o local de disposição final	Veículo específico para transportar resíduo do grupo A até o local de disposição final	Veículo específico para transportar resíduo do grupo A até o local de tratamento	Coleta especial de acordo com o tipo de destinação	Veículo específico para transportar resíduo do grupo A até o local de disposição final	Veículo específico para transportar resíduo do grupo A até o local de tratamento
Destinação final	Local licenciado: aterro sanitário ou célula exclusiva	Local licenciado: aterro sanitário ou célula exclusiva	Local licenciado: aterro sanitário ou célula exclusiva	Sepultamento em cova rasa em cemitério ou cremação ou incineração	Local licenciado: aterro sanitário ou célula exclusiva	Disposição final ambientalmente correta

Notas:

(1) Quando houver necessidade de outra solução, em função do porte do animal, deve haver autorização prévia dos órgãos de saúde e ambiental competentes.

(2) Sobras de amostras de laboratório contendo sangue ou líquidos corpóreos podem ser descartadas diretamente no sistema de coleta de esgotos, desde que atendam, respectivamente, às regras estabelecidas pelos órgãos ambientais e pelos serviços de saneamento competentes.

(3) Os rejeitos do subgrupo A2 devem ter a inscrição "Peças Anatômicas de Animais".

ANEXO 8

Tabela de incompatibilidade entre as principais substâncias químicas usadas em laboratórios

Substância	Incompatibilidade com
Acetileno	Cloro, bromo, flúor, cobre, prata, mercúrio
Acetona	Mistura de ácidos sulfúrico e nítrico concentrados, peróxido de hidrogênio
Ácido acético	Ácido crômico, ácido perclórico, peróxidos, permanganatos, ácido nítrico, etilenoglicol
Ácido crômico	Ácido acético, naftaleno, cânfora, glicerol, turpentine, álcool, outros líquidos inflamáveis
Ácido hidrociânico	Ácido nítrico, álcalis
Ácido fluorídrico anidro, fluoreto de hidrogênio	Amônia (aquosa ou anidra)
Ácido nítrico concentrado	Ácido cianídrico, anilinas, óxido de cromo VI, sulfeto de hidrogênio, líquidos e gases combustíveis, ácido acético, ácido crômico
Ácido oxálico	Prata e mercúrio
Ácido perclórico	Anidrido acético, álcoois, bismuto e suas ligas, papel, madeira
Ácido sulfúrico	Cloratos, percloratos, permanganatos e água
Alquil alumínio	Água
Amônia anidra	Mercúrio, cloro, hipoclorito de cálcio, iodo, bromo, ácido fluorídrico
Anidrido acético	Compostos contendo hidroxil, como etilenoglicol, ácido perclórico
Anilina	Ácido nítrico, peróxido de hidrogênio
Azida sódica	Chumbo, cobre e outros metais
Bromo e cloro	Benzeno, hidróxido de amônio, benzina de petróleo, hidrogênio, acetileno, etano, propano, butadienos, pós-metálicos
Carvão ativo	Dicromatos, permanganatos, ácido nítrico, ácido sulfúrico, hipoclorito de sódio
Cianetos	Ácidos e álcalis
Cloratos, percloratos, clorato de potássio	Sais de amônio, ácidos, metais em pó, matérias orgânicas particuladas, combustíveis
Cloro	Amônia, acetileno, butadieno, butano, outros gases de petróleo, hidrogênio, carbeto de sódio, turpentine, benzeno, metais finamente divididos, benzinas e outras frações do petróleo
Cobre metálico	Acetileno, peróxido de hidrogênio, azidas
Dióxido de cloro	Amônia, metano, fósforo, sulfeto de hidrogênio
Flúor	Isolado de tudo
Fósforo	Enxofre, compostos oxigenados, cloratos, percloratos, nitratos, permanganatos
Halogênios	Amoníaco, acetileno e hidrocarbonetos
Hidrazida	Peróxido de hidrogênio, ácido nítrico e outros oxidantes
Hidrocarbonetos (butano, propano, tolueno)	Ácido crômico, flúor, cloro, bromo, peróxidos
Iodo	Acetileno, hidróxido de amônio, hidrogênio
Líquidos inflamáveis	Ácido nítrico, nitrato de amônio, óxido de cromo VI, peróxidos, flúor, cloro, bromo, hidrogênio
Mercúrio	Acetileno, ácido fulmínico, amônia
Metais alcalinos	Dióxido de carbono, tetracloreto de carbono, outros hidrocarbonetos clorados
Nitrato de amônio	Ácidos, pós metálicos, líquidos inflamáveis, cloretos, enxofre, compostos orgânicos em pó
Nitrato de sódio	Nitrato de amônio e outros sais de amônio

(continua)

Substância	Incompatibilidade com
Óxido de cálcio	Água
Óxido de cromo VI	Ácido acético, glicerina, benzina de petróleo, líquidos inflamáveis, naftaleno
Oxigênio	Óleos, graxas, hidrogênio, líquidos, sólidos e gases inflamáveis
Perclorato de potássio	Ácidos
Permanganato de potássio	Glicerina, etilenoglicol, ácido sulfúrico
Peróxido de hidrogênio	Cobre, cromo, ferro, álcoois, acetonas, substâncias combustíveis
Peróxido de sódio	Ácido acético, anidrido acético, benzaldeído, etanol, metanol, etilenoglicol, acetatos de metila e etila, furfural
Prata e sais de prata	Acetileno, ácido tartárico, ácido oxálico, compostos de amônio
Sódio	Dióxido de carbono, tetracloreto de carbono, outros hidrocarbonetos clorados
Sulfeto de hidrogênio	Ácido nítrico fumegante, gases oxidantes

Fonte: Hirata MH, Mancini FJ. Manual de biossegurança. São Paulo: Editora Manole, 2002.

ANEXO 9

Simbologia, expressões e cores padronizadas para identificação de resíduos

Resíduos potencialmente infectantes – Grupo A

Identificar os sacos plásticos e recipientes de acondicionamento, carro de coleta interna, contêineres e abrigo de resíduos. Usar rótulo de fundo branco, desenho e contornos pretos, contendo o símbolo internacional de risco biológico e a inscrição "RESÍDUO INFECTANTE".

RESÍDUO INFECTANTE

Resíduos químicos – Grupo B

Identificar os recipientes de acondicionamento (bombona, frasco, saco plástico, caixa etc.), carro de coleta interna, contêineres e abrigo de resíduos químicos. Usar rótulo de fundo branco, desenho e contornos pretos, contendo o pictograma de acordo com o perigo, preconizado pela ABNT NBR 7.500 e a NBR 14.725, em vigor, e a inscrição "RESÍDUO QUÍMICO".

  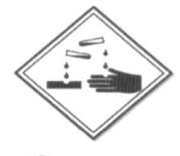 

Explosivo   Inflamável   Tóxico   Corrosivo   Comburente

Perigoso para a saúde

Nocivo para à saúde

Nocivo ao meio ambiente

Rejeitos radioativos – Grupo C

Identificar os sacos plásticos e recipientes de acondicionamento, carro de coleta interna e os locais de armazenamento para decaimento. Usar rótulo de fundo amarelo com o símbolo internacional de presença de radiação – trifólio de cor púrpura em fundo amarelo, na seguinte posição:

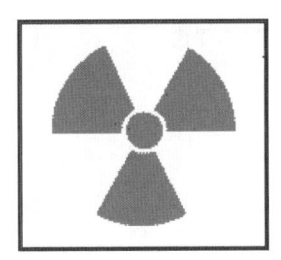

REJEITO RADIOATIVO

Resíduos comuns – Grupo D

O grupo D deve ser identificado conforme definido pelo órgão de limpeza urbana. Caso seja feita a coleta seletiva, usar recipiente (lixeira) ou contêiner na cor marrom para os RESÍDUOS ORGÂNICOS, cor preta para os resíduos de MADEIRA e cor cinza para o REJEITO (lixo propriamente dito), ou seja, o resíduo que não tem mais utilidade.

Resíduos recicláveis – Grupo D

Identificar recipientes (lixeiras), contêineres e o abrigo de resíduos recicláveis, se houver. Usar rótulos com fundo da cor correspondente ao material, contornos e símbolos pretos e expressão de acordo com o material reciclável armazenado, quais sejam: azul para PAPÉIS, amarelo para METAIS, verde para VIDROS, vermelho para PLÁSTICOS.

PAPEL
Fundo azul

PLÁSTICO
Fundo vermelho

VIDRO
Fundo verde

METAL
Fundo amarelo

Resíduos perfurantes, cortantes e abrasivos – Grupo E

Identificar os recipientes de acondicionamento (coletores rígidos exclusivos para resíduos perfurantes e cortantes), carro de coleta interna, contêineres e abrigo de resíduos. Usar rótulo com desenho e contornos pretos, contendo o símbolo internacional de risco biológico e a inscrição "RESÍDUO INFECTANTE".

RESÍDUO PERFUROCORTANTE

PERFUROCORTANTE

CAPÍTULO 20

Controle de Vetores

Márcio Almeida de Melo
Nívea Quirino
Tatiane Fernandes da Silveira Jales

INTRODUÇÃO

Considerando a questão do saneamento um fator primordial na promoção da saúde e bem-estar da população, é importante destacá-lo também como um dos principais auxiliares da medicina preventiva, tendo por objetivo melhorar as condições ambientais necessárias à qualidade de vida e à proteção da saúde.

Este capítulo aborda a influência dos vetores no ambiente hospitalar como agentes disseminadores de doenças e a necessidade de instituição de medidas para seu controle e erradicação, visando à manutenção de um ambiente limpo e seguro para a prestação de serviços de saúde.

Entendendo um pouco mais sobre os vetores

Os vetores são seres vivos capazes de veicular agentes infecciosos. Em saúde pública, considerando o ambiente hospitalar, importância maior é dada a alguns artrópodes e roedores.

Artrópodes

Esses animais invertebrados contêm membros articulados e corpo coberto de quitina. O filo artrópode agrupa mais de 800 mil espécies, número que supera o de todos os demais filos reunidos. Além disso, merece citação a grande diversidade de espécies com características bem definidas, como:

- Boa adaptação a diferentes ambientes.
- Vantagens na competição com outras espécies.
- Excepcional capacidade reprodutora.
- Resistência a substâncias tóxicas.

Existem cinco principais classes de artrópodes: insetos, crustáceos, aracnídeos, diplópodes ("patas duplas" em grego, sendo o mais conhecido dessa espécie o piolho de cobra) e quilópodes ("várias patas", como as lacraias e centopeias). Atenção especial será dada aos insetos, por sua real importância como vetores no âmbito hospitalar.

Insetos

A maior classe de artrópodes é a dos insetos, com cerca de 700 mil espécies, cuja característica básica consiste na presença de três pares de pernas. Os insetos de interesse sanitário são as moscas, os mosquitos e as baratas.

MOSCAS

Em busca de alimentos, as moscas são encontradas nos mais diversos locais; pousam e passeiam sobre alimentos, lixo acumulado, estrume de animais etc.

Em virtude da conformação de seu aparelho bucal, podem sugar somente alimentos líquidos. Quando encontram alimentos sólidos (p. ex., açúcar), regurgitam sobre eles para liquefazê-los.

Ao pousarem e passearem sobre materiais fecais ou materiais contaminados, as moscas podem ingerir germes patogênicos ou retê-los em suas pernas e pelos. Consequentemente, esses germes podem ser transportados mecanicamente para alimentos, utensílios, pacientes ou, até mesmo, para lesões abertas, como ferimentos, úlceras e ostomias, entre outras. Nesses casos, portanto, a contaminação ocorre pelo contato das pernas da mosca com os alimentos, pela regurgitação e por meio das fezes.

O ciclo biológico da mosca, desde a desova até o estado adulto, tem a duração aproximada de 12 dias. A vida média de uma mosca é de 2 a 3 semanas, e o número de posturas varia de quatro a seis, cada uma com aproximadamente 120 a 150 ovos.

As moscas são vetores de doenças como febre tifoide, diarreia infantil, cólera, disenteria bacilar e poliomielite.

Medidas de controle

- **Permanentes:** consistem na eliminação de meios favoráveis à procriação das moscas, como a disposição sanitária do lixo e dejetos hospitalares e a limpeza de lotes vagos adjacentes. Inclui-se aqui a proteção de determinadas áreas (Serviço de Nutrição e Dietética [SND], lactário, refeitório) com telas nas janelas e molas nas portas para fechamento automático, rotina de limpeza do ambiente bem estabelecida e proteção direta dos alimentos para impedir o acesso das moscas.
- **Temporárias:** a desinsetização consiste no envenenamento das larvas e das pupas nos montes de estercos, no lixo e nas fezes depositadas em lotes vagos próximos ao hospital e em todos os locais onde as moscas possam procriar. Dois tipos de veneno são usados para esse fim: um composto de arsênio e o bórax, ambos extremamente tóxicos ao ser humano e aos demais animais. A água fervente é usada com bons resultados em pequenos focos.

MOSQUITOS

Mosquitos são insetos dípteros, isto é, têm um par de asas. Os mais importantes, sob o ponto de vista sanitário, são:

- **Gênero *Culex* (pernilongo, muriçoca ou carapanã):** transmite a filariose.
- **Gênero *Aedes*:** transmite a febre amarela urbana, a dengue e a febre Chikungunya.
- **Gênero *Anopheles*:** transmite a malária.
- **Gênero *Phlebotomus*:** transmite a leishmaniose.

As fêmeas são hematófagas e necessitam do repasto sanguíneo para a maturação dos ovos. Têm, em média, cinco posturas, cada uma podendo conter até 400 ovos.

Medidas de controle

- **Permanentes:** eliminação de meios favoráveis à procriação de mosquitos (água parada), limpeza de lotes vagos adjacentes e utilização de telas protetoras em janelas.
- **Temporárias:** pulverização periódica das áreas adjacentes onde há infestação de mosquitos.

Em epidemias de dengue ou outras doenças cujos vetores são mosquitos, recomenda-se o uso de cortinados para recobrir o leito dos pacientes internados com dengue ou outras doenças, para evitar que o *Aedes* promova a transmissão intra-hospitalar.

BARATAS

As baratas são insetos de hábitos noturnos, extremamente vorazes, destruidores e ofensivos ao senso estético. Pousam e vivem nas imundícies, contaminando os alimentos por onde passam.

As espécies de importância sanitária são a germânica, a oriental, a marrom e a americana.

As baratas assumem grande importância na transmissão de doenças gastrointestinais, seja por meio do transporte mecânico de bactérias e parasitas para os alimentos, seja pela eliminação de fezes infectadas.

Medidas de controle

- **Permanentes:** manter rotina rigorosa de higiene e limpeza do ambiente. Instituir rotina de acondicionamento e recolhimento de lixo. Manter ralos de esgoto e caixas de gordura sifonados e bem vedados.
- **Temporárias:** usar produtos químicos para extermínio. Entretanto, é importante atentar para a resistência desses insetos aos inseticidas.

PULGAS E FORMIGAS

Insetos hematófagos na fase adulta, as pulgas vivem na superfície cutânea dos animais que parasitam. Dentre outras doenças, são responsáveis pela transmissão da peste bubônica entre ratos e para o próprio ser humano. As fêmeas produzem de 15 a 20 ovos por dia, alcançando 400 ovos durante sua vida média.

Além de servirem como vetores para certas doenças, como a varíola, as formigas são altamente perigosas para os animais domésticos por albergarem várias formas transitórias de parasitas, como a *Raillietina*, ou tênia das aves. No ambiente hospitalar, as formigas podem veicular microrganismos patogênicos pessoa a pessoa através de suas patas. Em um estudo, Zarzuzela e cols. (2002) encontraram 10 espécies de formigas habitando unidades hospitalares.

Em seus estudos, Alekseev e cols. (1972), Hughes e cols. (1989) e Eicheler (1990) relataram que os gêneros mais comumente observados em hospitais foram: *Streptococcus*, *Enterococcus*, *Micrococcus*, *Proteus*, *Alcaligenes*, *Serratia*, *Citrobacter*, *Enterobacter*, *Yersinia* e *Pasteurella*. Recentemente, Pesquero e cols. (2008) revelaram que a *Escherichia coli* foi o microrganismo de maior incidência, seguida por *Staphylococcus* spp., *Enterococcus* spp., *Klebsiella* spp. e *Aeromonas* spp.

Medidas de controle

- **Permanentes:** manter rigorosa rotina de higiene e limpeza do ambiente. Instituir rotina de acondicionamento e recolhimento de lixo. Deve-se atentar para o risco de manter alimentos, principalmente doces, em ambientes destinados à assistência de saúde – setores semicríticos e críticos – pois eles atraem esses insetos.
- **Temporárias:** desinsetização periódica em pontos estratégicos com produtos de eficácia comprovada para destruição das colônias de formigas.

ESCORPIÕES

Embora não sejam vetores de doença, os escorpiões são abordados pelo saneamento em virtude da importância dos acidentes envolvendo seres humanos, principalmente crianças e idosos, uma vez que o veneno inoculado por ocasião da ferroada de certas espécies pode ser fatal.

No Brasil existem três espécies de escorpiões: o *Tityus serrulatus*, ou escorpião-amarelo, de hábito domiciliar e considerado o mais venenoso; o *Tityus bahiensis*, ou escorpião-marrom, que tem preferência por campos, cerrados e matas pouco densas; e o *Tityos stigmurus*, cujo veneno tem pouca importância. O veneno do escorpião-amarelo e do escorpião-marrom apresenta características neurotóxicas, e os sintomas são variados, podendo ocorrer desde tonturas, cefaleias, náuseas, vômitos, até complicações mais graves, como aumento da pressão arterial, insuficiência cardíaca e edema pulmonar agudo.

Os escorpiões adotam como esconderijos naturais locais quentes e úmidos, porém aproximam-se e penetram os domicílios e outros estabelecimentos com condições de higiene precárias, como lixo acumulado e amontoados de pedras, madeiras, tijolos, telhas etc.

De hábitos noturnos, alimentam-se de insetos, principalmente baratas. Como têm a necessidade constante de ingerir água, são encontrados com frequência nas redes de esgoto. No entanto, em condições excepcionais, podem ficar até 30 dias sem água e alimento.

Medidas de controle

Ao contrário do que se acredita, a aplicação de inseticidas não é a medida mais importante para controle ou combate aos escorpiões. Trata-se, no máximo, de medida paliativa que não os elimina definitivamente. Além disso, pode causar intoxicação e danos ao ambiente.

Devem ser adotadas as seguintes medidas preventivas:

- Tornar o ambiente desfavorável aos escorpiões, mantendo limpas e sem entulhos a área em questão e as vizinhas.
- Eliminar desses locais latas, garrafas ou objetos que possam acumular água.
- Observar as redes elétrica e telefônica, que devem estar totalmente cobertas.
- Manter a rotina de higiene e limpeza do local.
- Manter ralos sinfonados fechados.

Roedores

Os roedores mais importantes, do ponto de vista sanitário, são os ratos e, especialmente, as ratazanas. De hábitos noturnos e olfato, tato e audição muito desenvolvidos, os ratos têm hábitat diversificado e roem alimentos, madeiras, alumínio, concreto de baixa qualidade, plásticos e asfalto. Podem cavar, subir, pular, mergulhar e nadar com bastante facilidade.

A presença de ratos em um ambiente revela a existência de condições sanitárias precárias, provocadas, na maioria das vezes, pelo próprio ser humano (terrenos baldios com lixo, entulhos, mato, canaletas e reservatórios abertos).

Importância sanitária

O estudo dos roedores visa à prevenção e ao controle de moléstias nas quais eles estão implicados:

- **Leptospirose:** transmitida pela urina dos ratos.
- **Salmonelose:** transmitida pelas fezes dos ratos.
- **Tifo:** transmitida pelas fezes da pulga dos ratos.
- **Peste bubônica:** transmitida de um rato a outro pela pulga e desta ao ser humano.

Vale ressaltar que a mordedura de ratos causa lesões e feridas de difícil cicatrização.

Medidas de controle

- **Permanentes:** visam às mudanças no ambiente, eliminando os meios de sobrevivência ou criando condições desfavoráveis (limpeza de terrenos, remoção de entulhos, arranjo ordenado de materiais, acondicionamento de lixo, fechamento com lâminas de metal de vãos e buracos com mais de 6mm, armazenamento adequado dos alimentos e controle de restos alimentares mediante limpeza sistemática antes do anoitecer).
- **Temporárias:** menos eficazes, podem ser definidas como coadjuvantes no processo de desratização (uso de ratoeiras e iscas raticidas de ação prolongada que tenham como princípio ativo os derivados da cumarina, um agente anticoagulante).

USO DE INSETICIDAS PARA CONTROLE DOS ARTRÓPODES

Todos os praguicidas usados atualmente em saúde pública são produtos orgânicos e atuam sobre o sistema nervoso central do inseto e, também, do organismo humano. Agem sobre o ser humano quando utilizados de maneira incorreta e sem o uso de equipamento de proteção individual (EPI).

Requisitos para um bom inseticida
- Baixa toxicidade para humanos e animais.
- Biodegradável.
- Eficácia no combate à grande variedade de insetos no mesmo hábitat ou hospedeiros comuns.
- Ação residual de longa duração.
- Facilidade de utilização.
- Efetividade em baixas doses.
- Resistência à umidade, à temperatura e à luz.
- Ter registro no Ministério da Saúde.

Tipos de inseticidas
- **Quanto à toxicidade:** tóxicos pelas vias respiratória e digestiva e por contato.
- **Quanto à composição química:**
  - **Derivados do cloro:** não são mais comercializados em razão de sua alta toxicidade, pois deixam resíduos nos seres humanos e no ambiente por até 5 anos (não são biodegradáveis).
  - **Derivados do fósforo (organofosforados):** sua ação se dá mediante contato e ingestão pela inibição das enzimas colinesterases, causando bloqueio dos impulsos nervosos e podendo ocasionar a morte. São biodegradáveis, lipossolúveis e quase sempre usados em áreas externas, devido à alta toxicidade e ao excelente poder residual. Podem ser neutralizados com antídotos específicos. Disponíveis no mercado.
  - **Carbamatos:** derivados do ácido carbâmico com ação por contato e ingestão, são também inibidores de colinesterases. Há antídoto disponível em caso de intoxicação aguda. Embora sejam compostos lipossolúveis, não apresentam ação cumulativa nos mamíferos.
  - **Piretroides:** produtos sintéticos semelhantes à piretrina natural, derivados do ácido crisantêmico, são muito eficientes em animais de sangue frio (baratas, moscas, mosquitos) e recomendados para ambientes que necessitam critérios especiais e cuidados na aplicação, como o ambiente hospitalar (áreas internas). De baixa toxicidade, oferecem bastante segurança. Em caso de intoxicação aguda, o tratamento é sintomático. São hidrossolúveis.

Formulações
- Pós secos e pós molháveis (específicos para formigas e baratas).
- Iscas granuladas e parafinadas (específicas para roedores).
- Soluções aquosas e concentradas (específicas para áreas externas).
- Concentrados microencapsulados (específicos para escorpiões).

A escolha do produto químico e do tipo de formulação e a frequência de aplicação dependem diretamente do tipo de infestação, das cepas presentes e das formas do ciclo de evolução encontradas.

Formas de aplicação
- **Pulverização ou aspersão:** técnica de aplicação de solução inseticida efetuada com equipamento manual que consiste na aspersão, por alta pressão, de pequenas partículas. Representa 80% das técnicas utilizadas para aplicação de inseticidas.
- **Atomização:** aplicação da solução inseticida em volume ultrabaixo.

- **Termonebulização:** liberação do produto químico em forma de fumaça, após a queima de um comburente, como o óleo mineral. Excelente método quando se trata de insetos voadores.
- **Injeção ou gotejamento:** aplicação do produto com auxílio de seringa veterinária para tratamento contra cupins e brocas (injeções direcionadas a pequenos orifícios e frestas).
- **Polvilhamento:** utilização de produtos à base de pós secos para tratamento de motores, equipamentos, conduítes e fundos falsos de armários.
- **Iscagem:** distribuição estratégica de iscas e atrativos alimentícios e hormonais, os quais atraem insetos, que morrem aderidos ao substrato. Se a oferta de alimentos for muito grande, esse processo isolado não resolverá o problema.
- **Aplicação de gel e massa:** tratamento complementar, principalmente nas áreas que concentram alimentos, arquivos e gavetas. Específicos para baratas; são comestíveis e matam pela digestão.

REQUISITOS BÁSICOS PARA EMPRESAS PRESTADORAS DE SERVIÇOS

Segundo a RDC 18 da ANVISA, de fevereiro de 2000, são requisitos básicos:

- Contar com responsável técnico (químico, biólogo, bioquímico ou veterinário).
- Registro no Conselho Regional e alvará de licença do órgão de Vigilância Sanitária.
- Pessoal técnico e habilitado.
- Bom padrão de qualidade, com preservação do meio ambiente.
- Uso de métodos físicos e biológicos aliados aos procedimentos convencionais de aplicativos químicos no controle de pragas urbanas.
- Oferecer serviço de manutenção periódica.

ASSISTÊNCIA TÉCNICA

1. O trabalho é avaliado em relação ao grau de infestação.
2. A periodicidade de aplicação é maior nas áreas do SND, expurgos, ralos e caixas, uma vez que a desinsetização não extermina, somente elimina os focos. Em condições normais, a desinsetização será feita a cada 90 dias e a desratização, sempre que aparecerem roedores no local.
3. Normalmente é feito um contrato e, após o primeiro trabalho, a firma prestadora de serviço deverá emitir relatórios e visitar mensalmente o hospital, para garantir o serviço realizado.

A assistência técnica deverá incluir um trabalho de orientação sobre medidas preventivas e palestras educativas para os funcionários diretamente envolvidos.

DESINSETIZAÇÃO HOSPITALAR

- Para o sucesso do processo, é necessário definir os locais que serão desinsetizados e proceder à preparação do ambiente hospitalar.
- Deixar vazios armários, gavetas e outros móveis.
- Afastar todos os móveis da parede, o suficiente para a passagem de uma pessoa.
- Proteger adequadamente, com sacos plásticos, medicamentos, material médico-cirúrgico, material de trabalho e utensílios gerais do SND. Quando possível, é melhor retirá-los do local.
- Proteger todos os produtos alimentícios, inclusive enlatados.
- Iniciar a desinsetização no último andar até chegar ao primeiro piso.

Recomendações importantes

- O produto deve ser manipulado e/ou aplicado com uso de EPI adequado (calçados e luvas impermeáveis, avental de manga comprida e máscara com filtro). A limpeza do local deverá ser feita com varredura úmida e, sempre que possível, retardada ao máximo para que se obtenha um melhor efeito residual. Deve-se evitar a limpeza junto aos rodapés.

- Materiais e vasilhames só poderão ser utilizados após higienização adequada.
- Repetir a operação a cada 6 meses (atentar para a frequência de ocorrência de vetores, utilizando planilha de acompanhamento por setor – veja o Anexo – para a tomada de decisões).

Uma operação de desinsetização só mostrará bons resultados em um hospital se forem acatadas as seguintes recomendações:

- Manter lixeira com saco plástico e tampa em todos os setores.
- Recolher lixo regularmente.
- Manter vedados caixas de esgoto e ralos.
- Fiscalizar regularmente todas as embalagens que entram no hospital.
- Dispensar atenção especial a portas, janelas, vãos, áreas mortas e depósitos de sucatas.
- Armazenar gêneros alimentícios sobre estrados e distantes da parede (40cm).
- Proceder à vigilância constante nas dependências do SND e do lactário, cujas janelas deverão ser teladas.
- Dar ao lixo hospitalar o destino adequado, de acordo com as exigências do órgão de Vigilância Sanitária local.
- Proceder à educação continuada de funcionários, pacientes e visitantes.
- Manter sempre bom nível de limpeza e higiene.

Acompanhamento do processo de desinsetização

O trabalho de desinsetização nos ambientes hospitalares e em outros ambientes que prestam assistência à saúde deve ser bem acompanhado e envolver a adesão de profissionais de diversos setores, como Serviço de Controle de Infecção Hospitalar, hotelaria, coordenadores de setores de internação, CTI, unidades neonatais e SND, entre outros.

Os responsáveis pelos serviços devem atentar para as medidas básicas (permanentes) citadas neste capítulo de modo a trabalhar para a prevenção da ocorrência de vetores. As medidas específicas e temporárias deverão ser mais voltadas para o reforço das medidas básicas do que para a resolução do problema. Entretanto, muitas instituições de saúde no Brasil ocupam imóveis antigos, em muitos casos estruturas que não funcionam como barreiras contra vetores. Além disso, costumam estar localizados próximo a matas e rios, o que dificulta o processo de controle dos vetores. Por isso, medidas específicas e temporárias são extremamente importantes.

O modelo de planilha apresentada no Anexo pode contribuir para nortear as ações de desinsetização nos serviços de saúde. A ideia é inserir cada setor, coordenação e colaboradores no processo de prevenção e ação contra a presença de vetores no ambiente de trabalho, além de direcionar as ações permanentes (básicas) e temporárias: desinsetização ou desratização, entre outras.

Referências

Alekseev AN, Bibiovka VA, Brinkman T, Kantarbaeva K. The persistence of viable plague microbes on the epidermis and in the alimentary tract of Monomorium pharaonis in experimental conditions. Med Parasitol 1972; 41:237-9.

Controle de Vetores – Coletânea de dados. Coordenadoria de Controle de Zoonoses. Secretaria Municipal de Saúde – Prefeitura Municipal de Contagem, 2000.

Controle de vetores: procedimentos de segurança, manual do supervisor de campo. Fundação Nacional de Saúde. Ministério da Saúde, Brasília, 2001.

Dias MB, Filho AA, Campolina D. Escorpionismo. In: Andrade Filho A et al. Toxicologia na prática clínica. Belo Horizonte: Folium, 2001:155-66.

Eicheler W. Health aspects and control of Monomorium pharaonis. In: Vander Meer RKK et al. (eds.) Applied myrmecology: a world perspective. Westview Press, Bouder, 1990:671-5.

Hughes DE, Kassim OO, Gregory J, Stupart M, Austin L, Duffield R. Spectrum of bacterial pathogens transmitted by Pharao's ants. Lab Anim Sci 1989; 39:167-8.

Ministério da Saúde. Portal da saúde. Febre Chikungunya. Disponível em: http://portalsaude.saude.gov.br/index.php/o-ministerio/principal/leia-mais-o-ministerio/197-secretaria-svs/14825-chikungunya-informacoes-e-atualizacoes. Acesso em: 03/12/2014.

Normas Operacionais de Centros de Controle de Zoonoses. Ministério da Saúde, Brasília, 1993.

Pesquero MA, Elias Filho J, Carneiro LC, Feitosa SB, Oliveira MAC, Quintana RC. Formigas em ambiente hospitalar e seu potencial como transmissoras de bactérias. Neotropical Entomology 2008; 37(4):472-7.

Saneamento Básico – Manual de Saneamento. 2. ed. Ministério da Saúde, 1981.

Zarzuela MFM, Ribeiro MCC, Campos-Farinha AEC. Distribuição de formigas urbanas em um hospital da Região Sudeste do Brasil. Arq Inst Biol São Paulo 2002; 69(1):85-7.

ANEXO

Modelo de ficha de acompanhamento setorial de controle de pragas e vetores

NOTIFICAÇÃO DE OCORRÊNCIA E CONTROLE DE PRAGAS E VETORES/CCIH – SESMT Setor: CTI 2 .... Mês: Setembro/14				
DATA	OCORRÊNCIA	AÇÃO IMEDIATA	PLANEJAMENTO	ASSINATURA
9/9/2014	Presença de formigas nos locais de internação do paciente Boxes 1, 2, 3	1. Retirar do local de internação do paciente possíveis alimentos ou produtos que sirvam como atrativos para formigas 2. Solicitar equipe de limpeza para reforçar higiene local 3. Comunicar ao SESMT/CCIH	1. Intensificar na desinsetização ações contra formigas em todo CTI: tomadas, cantos de rodapé etc. Q. Restringir ao máximo a presença de alimento nos boxes dos pacientes	

CAPÍTULO 21

Controle de Qualidade do Ar e da Água em Organizações de Saúde

---

PARTE A
Controle de Qualidade do Ar

Elaine Alvarenga de Almeida
Tania Moreira Grillo Pedrosa

INTRODUÇÃO

Há pelo menos duas décadas surgem indicativos de que o ambiente hospitalar pode representar importante fonte de patógenos nosocomiais para os pacientes de alto risco. Nessa categoria estão incluídos ar, água e superfícies como pisos, paredes, leitos e cadeiras, entre outros.

A aquisição de patógenos nosocomiais depende da interação entre hospedeiro, patógeno e ambiente. Na avaliação do papel do ambiente nas infecções hospitalares, o reservatório deve ser diferenciado de fonte do agente infeccioso. O reservatório pode ser humano, animal ou inanimado, enquanto a fonte consiste na maneira pela qual o agente infeccioso (patógeno) pode ser levado até o hospedeiro. Entre as fontes estão os ambientes hospitalares inanimado e animado (paciente e equipe hospitalar).

Em um hospital, o sistema de ventilação deve propiciar condições seguras de condicionamento de ar para o paciente e o corpo clínico (além de fornecer um ambiente confortável em termos de temperatura e umidade). Alguns pacientes são suscetíveis a infecções por transmissão aérea, enquanto outros funcionam como fontes de infecção, colocando em risco os que o cercam.

Assim, para a estruturação de um sistema de ventilação hospitalar é fundamental conhecer as características físicas e biológicas dos agentes que causam infecções nosocomiais.

Os patógenos podem disseminar-se de um reservatório ambiental para o paciente por um ou mais meios: ar, veículo comum, contato ou vetores. Neste capítulo serão descritos especificamente os reservatórios ambientais e os patógenos transmitidos pelo ar. Os reservatórios de agentes infecciosos no ambiente cuja transmissão se dá pelo ar ou por inalação encontram-se listados na Tabela 21.1. Para determinação de uma estratégia de controle para esses agentes é necessário:

- Estimar o que constitui uma dose infectante.
- Determinar o sistema de ventilação que irá reduzir as concentrações do patógeno a um nível seguro ou não infectante.

Tabela 21.1 Reservatório de agentes infecciosos no ambiente

Reservatório	Patógeno associado	Transmissão	Significância
Filtros de ar	Aspergillus	Ar	Moderada
Tubos de transporte	Pseudomonas Staphylococcus	Ar	Baixa
Forros falsos	Rhizopus	Ar	Baixa
Materiais à prova de fogo	Aspergillus	Ar	Baixa
Umidificadores	Acinetobacter	Ar	Alta
Nebulizadores	Legionella	Partículas maiores	
Construção	Rhizopus Arpergillus	Ar	Alta
Torre de resfriamento de ar condicionado	Legionella	Ar	Alta
Chuveiros	Legionella	Inalação	Moderada
Fezes de pombo	Aspergillus	Ar	Baixa
Ventiladores	Pseudomonas	Inalação	Moderada

Obs.: a microbiologia do ar de toaletes hospitalares mostra que o ar contém 27% (<10UFC/mL) de bactérias fecais, ou seja, um nível baixo, que não assume importância.

PRINCÍPIOS GERAIS DE VENTILAÇÃO

Embora consista em uma mistura gasosa, o ar se comporta de acordo com os princípios da dinâmica dos fluidos. Ele se move em resposta à pressão. Enquanto para os líquidos a fonte mais comum de pressão é a gravidade, para os gases a mais comum é a temperatura.

O sistema global de movimento do ar é "energizado" pelos raios solares.

Para a estruturação de um sistema de ventilação, a pressão é proporcionada por um ventilador que impulsiona ou puxa o ar.

De modo sucinto, os conceitos básicos mais importantes são:

1. A norma básica de fluxo aéreo em um sistema de ductos consiste na equalização do ar no interior/no exterior.
2. A velocidade de pressão equivale à velocidade de movimento do ar.
3. A pressão estática é a pressão exercida pelo ar no continente (no caso, sistema de ductos).
4. A pressão aérea total é igual à soma da velocidade de pressão e da pressão estática.

Assim, como o ar se move através de um sistema de ductos em resposta à pressão gerada por um ventilador, a pressão total do sistema diminui devido às perdas que ocorrem com a fricção do ar em movimento nas paredes dos ductos.

Esses conceitos são importantes para a elaboração de um sistema de ventilação. Em um modelo de recirculação, o ventilador produz pressão positiva suficiente para forçar a passagem do ar através dos ductos e produz pressão negativa para retirar o ar das salas e fazê-lo retornar ao sistema de ductos e depois ao ventilador, completando o ciclo. A pressão produzida pelo ventilador deve ser suficiente para superar a perda energética ocasionada pela fricção do ar na parede dos ductos.

O controle desse sistema é facilitado pelo fechamento da sala, o que tornará possível a entrada do ar e seu escapamento somente através das aberturas presentes nos ductos.

SISTEMAS DE VENTILAÇÃO HOSPITALAR

Os sistemas de ventilação hospitalar mais comuns são:

- Sistema de condicionamento central de ar.
- Sistema duplo de ductos/proteção contra incêndio.
- Filtração.

Sistema de condicionamento central de ar

O ar livre é misturado com recirculador, filtrado com o ar exterior, condicionado para temperatura e umidade adequadas e, então, distribuído para os diversos setores com o grau de filtragem específico para cada ambiente.

Suas vantagens são a simplicidade e o baixo custo, enquanto sua desvantagem é a necessidade de aquecimento e resfriamento diferentes nas diversas áreas de hospitais maiores, dificultando o condicionamento do ar.

Sistema duplo de ductos

Nesse caso, um sistema central produz separadamente ar frio e ar quente, que seguem por ductos paralelos. Cada sala contém uma caixa onde ocorre a mistura (quente/frio). Isso permite o controle dos termostatos e volumes específicos para os diversos ambientes.

Embora mais caro e de instalação mais difícil, esse sistema possibilita uma grande variedade de microclimas, sem a adição de equipamentos. Uma desvantagem desse sistema é o ruído criado pela velocidade do fluxo nos pequenos ductos (o que aumenta o custo, pois exige cuidados adicionais para o controle dos ruídos).

Nesse sistema, os cuidados com a água são imprescindíveis para o controle de alérgenos e patógenos associados ao crescimento de microrganismos em materiais de isolamento fibrosos.

Todos os projetos de sistemas de ventilação exigem cuidados operacionais e de manutenção para a prevenção de infecções nosocomiais a eles associadas. Por exemplo, o uso de sistema de resfriamento é comum em determinadas áreas do hospital que necessitam climatização especial; se o projeto não prever a purificação do ar, ou se não for executada a manutenção adequada, o sistema passará a funcionar como reservatório de fungos e outros patógenos.

Filtração

Por meio de técnicas apropriadas de filtração, um sistema hospitalar de controle do ar ambiental pode entregar um ar virtualmente livre de partículas aos locais em que está indicado esse tipo de proteção. O principal problema com esse tipo de sistema é o gasto energético necessário para produzir uma pressão capaz de manter suficiente velocidade de ar nos ductos para ultrapassar o filtro.

A filtragem do ar é um dos componentes dos sistemas AVAC (aquecimento, ventilação e ar condicionado), com o objetivo de prover ar com níveis aceitáveis de contaminantes particulados ao interior de uma instalação. O grau de pureza do ar depende da correta utilização de filtros nas UTA, nos ductos de abastecimento e retorno e também na tomada de ar exterior. O dimensionamento correto do sistema de filtragem é determinante para o estabelecimento de padrões de limpeza das áreas e para a redução de partículas no ar a níveis aceitáveis.

De acordo com a NBR 164.01-3, a classificação dos filtros no Brasil é fundamentada na norma europeia EN 779:2012, que divide os filtros em duas categorias: grossos e finos. A eficiência dos filtros grossos (G) é determinada por ensaio gravimétrico com poeira padronizada (Eg), enquanto filtros finos (F) apresentam eficiência de retenção de partículas de 0,4µm (Ef). A EN 779:2012 inclui a categoria de filtros médios (M), classificados entre os G e os F como M5 e M6, excluindo as categorias F5 e F6. A Tabela 21.2 mostra as classes de filtros e suas respectivas eficiências.

Os dois testes mais utilizados para avaliação da eficiência dos filtros são: dioctil ftalato (DOP) e Dust Spot. Assim, um filtro que é capaz de deter 99,97% de partículas DOP é referido como de alta eficiência (*high-efficiency particulate air* – HEPA). O teste colorimétrico *Dust Spot*, por sua vez, é utilizado para avaliação de filtros menos eficientes e mede a capacidade de redução da carga de sujeira de uma corrente de ar.

A filtragem do ar ocorre em três momentos. O primeiro estágio deve ser instalado na entrada do condicionador, de modo a pré-filtrar todo o ar a ser tratado, exteriorizado e recirculado. O segundo estágio deve ser instalado no lado presssurizado do ducto, a jusante de umidificadores. O terceiro estágio também deve ser instalado no lado pressurizado do ducto, o mais perto possível do ambiente tratado, preferencialmente no terminal do insuflamento. Um manômetro deve medir a perda de carga do ar que passa pelo filtro no segundo e terceiro estágios. Os filtros provenientes de coifas de exaustão e cabines de biossegurança (materiais infecciosos ou radioativos ou de ambientes de isolamento de pacientes com infecção transmissível pelo ar) devem ser instalados no lado de aspiração do exaustor. A umidade relativa do ar nos filtros não deve exceder a 90%.

A distribuição do ar livre de partículas oferece proteção adicional naquelas áreas em que há risco aumentado de contaminação por patógenos aéreos.

TRATAMENTO DE AR

A instalação de tratamento de ar em hospitais exige requisitos mínimos estabelecidos pela Associação Brasileira de Normas Técnicas (ABNT).

A norma técnica aplica-se a novas instalações ou à instalação em áreas modificadas, modernizadas ou ampliadas de estabelecimentos de saúde já existentes. As medidas para tratamento do ar, embora importantes, são apenas um complemento às medidas de controle de infecção hospitalar.

As instalações devem ser projetadas, construídas e mantidas de modo a minimizar o risco de incêndio e para que não se tornem causa e fonte de contaminação. Os projetos exigem controle das condições termoigrométricas ambientais, favorecendo umidade e/ou temperatura adequadas para a operação de equipamentos especiais e umidade alta para impedir a proliferação de microrganismos.

Os ambientes são classificados quanto aos riscos para a saúde, e todos eles exigem filtragem mínima de ar e renovação do ar ambiente (vazão mínima de ar total), para garantir a movimentação adequada do ar, e acelerar o transporte dos poluentes internamente até os filtros. Estes retêm partículas com alta eficiência, e os absolutos devem ter meio filtrante repelente à umidade (veja a Tabela 21.4).

Tabela 21.2 Recomendações para aplicações de filtro de ar

Classe do filtro	Eficiência (%)	Características
G$_1$	≥ 50 a < 65	Alta eficiência para pó sintético padrão Ashrae 52.1
G$_2$	≥ 65 a < 80	Arrestance
G$_3$	≥ 80 a < 90	
G$_4$	≥ 90	
F$_5$	≥ 40 a < 60	Eficiência para partículas de 0,4μm
F$_6$	≥ 60 a < 80	
F$_7$	≥ 80 a < 90	
F$_8$	≥ 90 a <95	
F$_9$	≥ 95	
A$_1$	≥ 85 a 94,9	Eficiência para partículas de 0,3μm (teste "DOP")
A$_2$	≥ 95 a 99,96	
A$_3$	≥ 99,97	

G: grossos; F: finos; A: absolutos (classificados de acordo com a EN 779:2012); E$_{dop}$: eficiência de acordo com a norma U.S.Military Standard 282 (Teste DOP).

Os riscos ambientais à saúde podem ser classificados da seguinte maneira:

- **Nível 0:** área onde o risco não excede àquele encontrado em ambientes de uso público e coletivo.
- **Nível 1:** área onde não foi constatado risco de ocorrência de agravos à saúde relacionados com a qualidade do ar, porém algumas autoridades, organizações ou investigadores recomendam que o risco seja considerado.
- **Nível 2:** área onde existem fortes evidências de risco de ocorrência de agravos à saúde relacionados com a qualidade do ar, de seus ocupantes ou dos pacientes que utilizarão produtos manipulados nessas áreas, com base em estudos experimentais, clínicos ou epidemiológicos bem delineados.
- **Nível 3:** área onde existem fortes evidências de alto risco de ocorrência de agravos sérios à saúde relacionados com a qualidade do ar, de seus ocupantes ou dos pacientes que utilizarão produtos manipulados nessas áreas, com base em estudos experimentais, clínicos ou epidemiológicos bem delineados.

Além dos filtros, os condicionadores de ar também são considerados requisitos técnicos dos sistemas de ar e são compostos de gabinetes, ventiladores, resfriadores e aquecedores. Aqueles que ocupam ambientes que apresentam níveis de risco 2 e 3 devem ter parede dupla tipo "sanduíche" (isolamento térmico entre as duas paredes metálicas protegidas contra a corrosão). As bandejas de recolhimento de condensados devem ser instaladas com drenagem adequada a jusante da serpentina. O escoamento de condensados deve ter selo hídrico de pelo menos 100mm, impedindo qualquer tipo de contaminação do sistema de esgotos.

ÁREAS QUE EXIGEM VENTILAÇÃO ESPECIAL

Salas de cirurgia

Por sua própria natureza, as cirurgias são procedimentos invasivos que expõem os tecidos ao ambiente externo. Nas salas de cirurgia, o sítio cirúrgico e os instrumentais são considerados a área mais limpa, e os esforços para controle de infecção devem ser direcionados para a proteção adicional por meio de sistema de ventilação apropriado.

Técnicas assépticas e antibioticoprofilaxia constituem medidas de proteção de primeira linha contra a infecção do sítio cirúrgico. No entanto, a remoção de bactérias e fungos do ar das salas de cirurgia ajuda a minimizar o problema, visto que essas infecções são quase que exclusivamente adquiridas nesse local.

Grande parte das bactérias transportadas pelo ar na sala de cirurgia provém da pele da equipe de assistência e do paciente, embora muitas delas sejam provenientes de fontes externas. Em salas de cirurgia ventiladas da maneira convencional, a maioria das bactérias é aeróbica, como *Staphylococcus* coagulase-negativo e *Micrococcus*, os quais apresentam baixa virulência, mas podem causar infecção de ferida cirúrgica, particularmente em casos de implantes. Os microrganismos dispersos no ar contaminam a ferida por deposição por gravidade. A cada hora de cirurgia, cada uma das pessoas presentes no procedimento pode desprender 106 partículas que podem carrear bactérias e infectar o sítio cirúrgico.

O paciente também é fonte de contaminação do ar na sala de cirurgia, mediante a produção de aerossóis durante o uso de cautério e *laser*. Apesar de ser mínimo o risco de transmissão de agentes infecciosos por esse mecanismo, dispositivos de varredura podem ser usados para minimizá-lo ainda mais, além de reduzir os odores desagradáveis no ambiente cirúrgico. Por exemplo, sistemas de exaustores e filtração são usados para capturar os aerossóis produzidos durante a remoção de lesões tuberculosas extrapulmonares.

Para procedimentos que envolvam a inserção de prótese, nos quais é desejável um ambiente com ar ultralimpo, o desprendimento pode ser reduzido por meio de pressão negativa. Microrganismos oportunistas presentes no ambiente, como *Clostridium perfringens* ou *Aspergillus*, podem ter sua quantidade reduzida na sala de cirurgia. Esses microrganismos são retidos nos orifícios dos filtros utilizados nos sistemas de ventilação, sendo a falta de manutenção um problema por promover um reservatório para os microrganismos no sistema de distribuição de ar.

Ventilação nas salas de cirurgia

Embora infecções transmitidas pelo ar não exerçam papel importante na cirurgia em geral, a contribuição do ar para a ocorrência de infecção de ferida cirúrgica é muito relevante em alguns procedimentos limpos.

Uma série de microrganismos resgatados nas amostras de ar sugere que o uso de barreiras previne o desprendimento inadvertido de microrganismos de áreas expostas, como boca e cabelo.

O sistema da ventilação aumenta a limpeza das áreas cirúrgicas e é essencial para proteger o sítio cirúrgico, mediante o deslocamento dinâmico das partículas na direção apropriada, purificando o ar em movimento. A troca de ar deve ser ≥ 15 trocas/hora, com três ou mais trocas de ar fresco.

Os objetivos de um sistema de ventilação nas salas de cirurgia são:

- Propiciar ar limpo no ambiente.
- Remover a contaminação produzida no ambiente.
- Fornecer um ambiente de trabalho confortável para a equipe.

O sistema de ventilação padrão adotado nas salas de cirurgia, chamado sistema de ventilação pleno, consiste no fornecimento de ar por pressão positiva, o que dificulta o ingresso de ar de áreas contíguas e, consequentemente, de algumas bactérias transportadas pelo ar. O movimento de ar deve ser sempre da área estéril para a área limpa e da área limpa para a área de proteção, isto é, das áreas mais limpas para as menos limpas. O controle de ar nessa direção só é possível com a retirada ou a vedação de todas as janelas da sala de cirurgia.

As portas devem permanecer fechadas, exceto para a movimentação ocasionalmente necessária, uma vez que seu uso está associado a mudanças de pressão e movimentos não controlados de ar.

Ainda há controvérsia se sistemas adicionais de ventilação – fluxo laminar ou sistema de ar ultra-limpo – são necessários para a execução de procedimentos cirúrgicos limpos.

Fluxo laminar

O fluxo laminar consiste em um sistema de ar unidirecional, horizontal ou vertical, sobre uma parede, se horizontal, ou sobre o forro, se vertical. Esse sistema é equipado com filtros HEPA, assegurando ar livre de partículas < 0,3μm (99,97% de remoção) e removendo todas as bactérias e todos os fungos, até mesmo alguns vírus maiores. Esse tipo de filtração assegura ar essencialmente estéril, o que é sempre recomendado.

Grandes volumes de ar filtrado através dos filtros de alta eficiência podem ser proporcionados por painéis posicionados no teto. A força do ar para baixo promove difusão, o que confere uma área de ventilação localizada ao redor do sítio cirúrgico que é constantemente lavada por alto fluxo de ar limpo. Cada partícula nesse sistema se moverá da mesa de cirurgia para as laterais da sala.

O fluxo aéreo deve ser deslocado do filtro entregue de modo que partículas infectantes desprendidas da equipe que opera sejam varridas para retornar aos ductos e não recirculem nas imediações de onde o procedimento está sendo realizado. Um sistema de fluxo vertical, desenhado para possibilitar o fluxo do ar para baixo, acima do sítio cirúrgico, aumenta a troca de ar na zona mais limpa.

Salas ventiladas com fluxo laminar através de filtros HEPA têm sido usadas em cirurgias ortopédicas para prevenir complicações infecciosas.

A distribuição horizontal de ar não promove benefícios porque os equipamentos e as pessoas posicionados no mesmo sentido do fluxo provocam turbulência e podem levar partículas "problemáticas" para o sítio cirúrgico. O fluxo vertical é preferido para manejo do espaço, bem como para controle de infecções.

Charnley estudou a influência do ar na ocorrência de infecção em um protótipo de recinto de ar filtrado que foi construído para conter menos da metade de um corpo humano e três cirurgiões na equipe. Nesse sistema, o ar filtrado foi contido no ponto alto do recinto e os cirurgiões usavam respiradores através dos quais o ar era exalado para prevenir a mistura com o ar filtrado do recinto. Nesse sistema, a contagem bacteriana no ar foi < 1 bactéria carreada por partículas (bcp)/m^3, enquanto na sala ventilada da maneira convencional espera-se em torno de 50bcp/m^3. Foi demonstrada redução de 9,5% (sistema convencional) para 1,1% (sistema fechado) nas infecções de feridas cirúrgicas. A maioria dos pacientes não recebeu antibiótico profilático.

Resultados de estudos recentes controlados, duplo-cegos, de artroplastia confirmaram a redução na incidência de sepse em salas de cirurgia equipadas com sistema de fluxo laminar. No entanto, níveis baixos de infecção também podem ser obtidos com a ventilação convencional normal quando antibióticos profiláticos são administrados rotineiramente. Permanece a questão se a combinação de fluxo laminar com antibiótico profilático pode reduzir significativamente o índice de infecção de ferida cirúrgica, quando comparada à adoção dessas medidas preventivas isoladamente. Quando ambas as intervenções foram usadas em combinação, a incidência de infecção de sítio cirúrgico diminuiu de 3,4% para 0,7%. Esses dados sugerem que tanto o ar ultralimpo como a profilaxia anti-microbiana podem reduzir a incidência de infecções de sítios cirúrgicos após implantes ortopédicos, mas a antibioticoprofilaxia mostra-se mais eficaz do que o uso de ar ultralimpo.

Em estudo no National Research Council, os investigadores demonstraram que a irradiação ultravioleta de salas de cirurgia reduziu em 51% a 63% o número de bactérias transportadas pelo ar. Isso foi associado à redução de 3,8% para 2,9% das infecções de feridas cirúrgicas em procedimentos cirúrgicos limpos. Entretanto, esse índice foi igual tanto em salas irradiadas como em salas não irradiadas para cirurgias não limpas.

Salas de pressão positiva

Pacientes oncológicos e transplantados

A supressão imunológica necessária para prevenir a rejeição do órgão transplantado coloca o hospedeiro sob risco de adquirir infecções oportunistas. Patógenos ambientais que causam legionelose ou aspergilose são comuns, e para as pessoas com proteção humoral e celular adequada esses organismos ambientais não representam ameaça importante.

Como abordado anteriormente, o *Aspergillus fumigatus* é um fungo de 2 a 3,5µm de diâmetro comumente encontrado no ar. Termotolerante, representa risco por sua habilidade em alcançar alvéolos pulmonares e crescer a 37°C. Pode causar pneumonia através da inalação, de difíceis diagnóstico e tratamento. Infecções oportunistas por fungos parecem ser menos responsivas aos antimicrobianos convencionais.

Um sistema de filtração/ventilação adequado e o controle das atividades locais são os melhores métodos para a prevenção de infecções por esporos fúngicos. Como alguns pacientes permanecem imunocomprometidos por vários meses, é necessário, também, minimizar a contaminação ambiental.

Nesse tipo de estabelecimento, a ventilação básica deve proporcionar um sistema de ventilação positiva em que a quantidade de ar filtrado (HEPA) exceda a quantidade de ar exaurido em no mínimo 10%. O difusor de ar pode estar localizado no tubo e posicionado de modo a arremessar o ar para baixo, dentro da sala, para assegurar o deslocamento e a mistura das partículas.

No ambiente com sistema de ventilação protetora, o fluxo de ar limpo filtrado pode ser direcionado do paciente vulnerável para o corredor. Esse fluxo de ar (do limpo para o sujo) possibilita o movimento de ar que pode prevenir a inalação de esporos fúngicos pelo paciente.

Unidade de transplante de medula

A ventilação positiva propriamente dita pode não oferecer proteção suficiente. Os pacientes que necessitam de transplante medular costumam ser alojados em salas com fluxo laminar (FL), as quais são projetadas com uma parede inteira de filtro HEPA. Os ventiladores sopram a alta velocidade (100 a 150 pés/min) e retornam para os ductos da parede oposta. Nessas condições, o uso da expressão fluxo laminar não é apropriado. As partículas lançadas nessa corrente de ar serão varridas para o outro lado da sala, paralelamente ao chão, e retornarão aos ductos. São necessárias ≥ 12 trocas de ar/hora.

A alta velocidade do fluxo de ar promove barulho excessivo, o que dificulta a longa permanência dos pacientes nesse ambiente.

Devido ao alto custo e ao acesso limitado, esse sistema não se torna disponível a todos os pacientes imunocomprometidos, sendo recomendados, então, sistemas de controle menos elaborados.

Construções e reformas em hospitais estão entre os principais determinantes da contaminação do ar nesses ambientes. A filtração do ar e o aumento das trocas de ar podem ajudar a prevenir a ocorrência de infecção nas áreas adjacentes à construção. Os pacientes podem ser confinados a essas salas para sua total proteção.

Controle de doenças infecciosas de transmissão aérea

Isolamento com pressão negativa

O profissional que cuida do paciente com infecções de transmissão aérea está exposto ao risco de se contaminar (p. ex., tuberculose). Assim, durante a fase de contágio, o paciente transmite infecção por meio de tosse, espirro ou fala. As gotículas infectantes podem secar no ar e formar núcleos de gotículas de < 5μm que flutuam por longos períodos, aumentando a probabilidade de inalação.

Dessa maneira, a tuberculose e outras doenças disseminadas pelo ar exigem isolamento com a adoção de um sistema especial de ventilação (Tabela 21.3). Embora não haja registro de transmissão aérea de febre hemorrágica viral, como o Ebola, o paciente deve ser colocado em isolamento para redução da exposição ocupacional durante a fase final da doença (com base em estudos epidemiológicos).

No desenho do sistema de ventilação para esse tipo de isolamento, a área do paciente infectado é considerada "suja". A estratégia consiste na criação de pressão negativa em relação ao ar exterior para ventilar a sala com escape 15% maior do que o abastecimento. O ar da sala escapa para o ar livre ou retorna para ser reutilizado, podendo ser filtrado através de filtro HEPA. Isso previne a contaminação do ar e reduz a concentração de bacilos dentro da sala.

A velocidade de troca para a remoção de partículas deve ser ≥ 12 trocas de ar/hora para quartos reformados ou construções novas (após 2001) e ≥ 6 trocas de ar/hora para quartos já existentes. O controle do fluxo de ar depende da manutenção do sistema e da prevenção contra o acúmulo de sujeira.

A instalação do sistema de pressão negativa é mais trabalhosa do que a do sistema de pressão positiva, pois a pressão negativa é mais sensível à infiltração de ar e deve-se ter atenção com o fechamento de ductos, portas e janelas da sala.

A aplicação do sistema de exaustão em áreas de baixa concentração de partículas infectantes apresenta algumas dificuldades: os filtros de ar devem ser instalados no lado de aspiração do exaustor, para minimizar o comprimento da área contaminada do ducto, e a manipulação desses filtros deve ser feita com dispositivos especiais e de acordo com os procedimentos de segurança.

Medidas adicionais são necessárias para tornar o ambiente seguro para os pacientes infectados, sendo importantes medidas de controle como máscaras para os pacientes, local de ventilação de saída próxima à cabeça do paciente e proteção respiratória para os funcionários.

Tabela 21.3 Doenças que exigem sistema de ventilação especial

Herpes-zóster disseminado
Tuberculose pulmonar ou laríngea
Varicela
Sarampo
Nota para o vírus Ebola: veja no texto

A luz ultravioleta (UV) também é capaz de reduzir a concentração de bactérias no ar. No entanto, deve ser lembrado que tanto a luz UV como os filtros portáteis aumentam a troca de ar, mas não satisfazem quanto à necessidade de ar fresco.

Especificidades relativas ao vírus Ebola

De acordo com as recomendações vigentes, o vírus Ebola pode ser transmitido por contato, gotículas ou aerossóis, o que leva a sua inclusão na categoria de microrganismo transmitido pelo ar. O paciente hospitalizado deve ser admitido em quarto privativo (um paciente por quarto) com banheiro e a porta sempre fechada, não podendo apresentar fechamento inadequado (com frestas, sem maçanetas etc.).

Os fatores ambientais são controlados para minimizar a transmissão de agentes infecciosos geralmente veiculados pessoa a pessoa por tosse ou pela dispersão em aerossol de fluidos contaminados.

O sistema de climatização deve fornecer pressão negativa (de modo que o ar flua sob a abertura da porta até o quarto) e escape de ar direto do quarto para o exterior do edifício ou a recirculação do ar através de um filtro HEPA, antes de retornar para a circulação.

A Tabela 21.4 apresenta os requisitos de ventilação para as principais áreas assistenciais.

Tabela 21.4 Requisitos de ventilação para algumas áreas de assistência ao paciente

Espaço funcional	Pressão relativa à área adjacente	Troca mínima de ar com ar exterior/hora	Troca mínima total de ar/hora	Todo ar exaurido para o exterior	Ar recirculado dentro da área	Umidade relativa %	Temperatura ambiente °C
Centro cirúrgico e cuidados críticos							
Sala de cirurgia (sistema de ar recirculante)	Positiva	5	25	—	Não	45 a 55	17 a 26,5
Sala de cistoscopia cirúrgica	Positiva	5	25	—	Não	45 a 55	20 a 23
Sala de parto	Positiva	5	25	—	Não	45 a 55	20 a 23
Recuperação pós-anestésica	*	2	6	—	Não	45 a 55	24 ± 1
Unidade de terapia intensiva e cuidados críticos	*	2	6	—	Não	30 a 60	21 a 24
Unidade de terapia intensiva neonatal	*	2	6	—	Não	30 a 60	22 a 25,5
Salas de procedimentos terapêuticos	*	6	—	—	—	30 a 60	24
Berçário	Positiva	5	12	—	Não	30 a 60	24 a 26,5
Sala de trauma	Positiva	5	12	—	Não	45 a 55	17 a 26,5
Área de armazenamento de gases anestesiológicos	Negativa	—	8	Sim	—	—	—
Endoscopia digestiva	Negativa	2	6	—	Não	30 a 60	20 a 23
Broncoscopia	Negativa	2	12	Sim	Não	30 a 60	20 a 23
Sala de espera da emergência	Negativa	2	12	Sim	—	30 a 60	23 ± 1
Triagem	Negativa	2	12	Sim	—	—	21 a 24
Sala de espera da radiologia	Negativa	2	12	Sim	—	—	21 a 24

*Caso não seja exigido controle direcional contínuo, as variações devem ser minimizadas; em nenhum caso a falta de controle direcional deve permitir a propagação de infecção a partir de uma área para outra. Nos limites entre as áreas funcionais (enfermarias ou departamentos) deve ser adotado controle direcional.

Fonte: adaptada de American Institute of Architects/Facility Guideline Institute – 2010.

OUTRAS MODALIDADES DE CLIMATIZAÇÃO: VENTILADORES, APARELHOS DE JANELA, *SPLITS* E *MINISPLITS*

Na Nota Técnica de 16 de abril de 2009 – *Importância dos Projetos de Sistemas de Climatização em Estabelecimentos Assistenciais de Saúde (EAS)*, a ANVISA esclarece os seguintes pontos referentes a outras modalidades de climatização:

- Um dos erros mais comuns em climatização em EAS, principalmente em consultórios e clínicas, consiste na instalação de equipamentos de ar-condicionado de janela e *minisplits*. Esses equipamentos não possibilitam a renovação de ar exterior e a manutenção dos níveis de pressão necessários para uma boa qualidade do ar interior, conforme preconizado na Portaria GM/MS 3.523, de 1998, e na RE/ANVISA 9, de 2003.
- A instalação de ventiladores portáteis ou modelos de teto em ambientes críticos não é permitida pelos mesmos motivos. Ressaltamos que um ventilador portátil ou de teto apenas movimenta o ar ambiente por meio de uma "corrente de ar", que pode inclusive carrear material particulado indesejável.
- A instalação de ventiladores, *minisplits* ou aparelhos de ar-condicionado de janela em áreas não críticas e semicríticas de EAS pode ser efetuada sob determinadas condições. Uma alternativa viável para esses ambientes seria a instalação complementar de um sistema de ventilação/exaustão ao equipamento condicionador de ar, de modo a efetuar a renovação do ar ambiente e a manutenção dos parâmetros de conforto.
- A instalação de ventiladores com aspersão de água (resfriamento evaporativo) somente é permitida nas áreas não críticas do EAS. A aspersão de partículas de água no ambiente aumenta a umidade relativa do ar e reduz em alguns graus a temperatura ambiente. No entanto, essa aspersão de partículas de água no ambiente também pode ser prejudicial, pois essas partículas tornam-se um meio de transporte para microrganismos e demais contaminantes particulados.
- Deve ser observada a necessidade de controle da umidade relativa do ar no ambiente climatizado. Caso esta seja necessária, não será permitida a climatização do ambiente pelo processo de resfriamento evaporativo. Portanto, a instalação desses ventiladores somente pode ser efetuada nas áreas não críticas do EAS, como áreas administrativas, refeitórios, salas de espera, recepções, circulações, entre outras.

A instalação de *minisplits* ou aparelhos de ar-condicionado de janela em áreas críticas de EAS nunca foi permitida, porém em muitos estabelecimentos de saúde esses equipamentos estão instalados nessas áreas, em desacordo com a legislação e as normas técnicas vigentes.

PLANO DE MANUTENÇÃO, OPERAÇÃO E CONTROLE DO SISTEMA DE CLIMATIZAÇÃO – PMOC

Os projetos sofisticados de um sistema de ventilação hospitalar devem incluir no orçamento uma rotina de manutenção contínua. Quando um sistema de ar é projetado, todos os componentes devem dispor de acesso fácil para inspeção e manutenção. De maneira esquemática, a Tabela 21.5 mostra os principais problemas que podem ocorrer em um sistema de ventilação, suas consequências e as possíveis soluções.

A execução dos serviços de limpeza e manutenção de sistemas de climatização depende de uma série de fatores, como qualidade do ar externo, capacidade da instalação, tipo de equipamento, ambiente climatizado e tempo de utilização dos equipamentos, entre outros.

Os procedimentos de limpeza e manutenção dos equipamentos e acessórios que compõem o sistema de climatização são fundamentais para a garantia de seu funcionamento correto e de uma boa qualidade do ar interior no ambiente climatizado.

A limpeza e a manutenção de equipamentos de menor porte, como aparelhos de janela e *minisplits*, costumam ser feitas de acordo com as recomendações do fabricante. A manutenção de

Tabela 21.5 Riscos dos problemas de ventilação

Problema	Consequência	Soluções possíveis
Dano no material contendo água	Infiltração e favorecimento do desenvolvimento de microrganismos que crescem em lugares úmidos	Incorporar fungistáticos nos materiais utilizados em áreas com problema de umidade Substituir material danificado
Filtro	Filtração do ar exige resistência ao fluxo. Se houver aberturas, a filtração poderá não ocorrer adequadamente	Uso de calibradores de pressão Selecionar filtros que facilitem a manutenção e a instalação Treinamento do pessoal responsável pela manutenção
Instalação imprópria de ventilador	O ar deve ser distribuído de modo a manter as pressões balanceadas	Monitorizar rotineiramente o fluxo aéreo e o balanceamento de pressões em toda a parte crítica do sistema
Desconexões de ductos	Vazamentos nos tubos podem se espalhar por áreas não visíveis. O balanceamento de pressão será interrompido e material infectado poderá entrar no hospital pelo abastecimento de ar	Projetar um sistema de ductos que seja de fácil inspeção e manutenção Treinar pessoal para monitorizar regularmente o volume de fluxo aéreo e o balanceamento de pressão em todo o sistema
Resistência ao fluxo aéreo	Entulhos, falhas estruturais ou ajuste inadequado do abafador podem impedir o fluxo	Projeto e orçamento que facilitem a inspeção, a manutenção e o conserto Limpeza regular nos exaustores
Janelas abertas	Janelas abertas podem alterar pressão induzida pelo ventilador e levar o fluxo de ar da área suja para a limpa	Projetar sistema de ventilação que promove a distribuição de ar livre Uso de janelas fechadas Monitorizar níveis de CO_2 em todas as áreas ocupadas para assegurar o suprimento de ar fresco
Entrada do ar impuro através da janela	Sujeira, umidade e fezes de pássaros podem contaminar o ar que entra pela janela e ocasionar a introdução de material infectante no hospital	Planejar mecanismos externos de proteção por ocasião de construções novas
Filtração inadequada	Partículas infectantes passam através do filtro nas áreas de pacientes vulneráveis	Filtros apropriados Assegurar que os ventiladores do sistema forneçam a pressão necessária para o sistema de filtros
Transtornos na manutenção	O uso dos ventiladores é interrompido e os filtros ficam carregados de contaminação, que passa para o fluxo de ar	Programa de manutenção rigoroso Desenho que facilite a manutenção Treinamento contínuo do pessoal que trabalha na manutenção
Contaminação dos ductos	Liberação de ar contaminado durante a manutenção	Descontaminação Utilização de isolamento no exterior dos ductos Colocar filtro no final do ducto próximo ao difusor

equipamentos e sistemas de maior capacidade deve ser sempre efetuada sob a supervisão de engenheiro mecânico (Responsável Técnico) habilitado pelo Conselho Federal de Engenharia, Arquitetura e Agronomia (CONFEA) para este fim, conforme legislações vigentes.

A responsabilidade técnica pelos serviços de manutenção de sistemas de climatização pode ser exercida por engenheiro mecânico pertencente ao quadro funcional do EAS ou por engenheiro mecânico pertencente ao quadro funcional de uma empresa de engenharia ou autônomo. No primeiro caso, o profissional gerenciará uma equipe própria do EAS; no segundo, o engenheiro gerenciará uma equipe terceirizada nas atividades de manutenção do sistema de climatização.

Independentemente do tipo de vínculo com o EAS, é atribuição do responsável técnico a elaboração do Plano de Manutenção, Operação e Controle (PMOC), informando a periodicidade e os procedimentos necessários para a manutenção do sistema de climatização.

A Tabela 21.6 exibe as recomendações básicas de periodicidade de limpeza e manutenção dos principais componentes do sistema de climatização.

Tabela 21.6 Periodicidade dos procedimentos de limpeza e manutenção dos componentes do sistema

Componente	Periodicidade
Tomada de ar externo	Limpeza mensal ou quando descartável até sua obliteração (máximo 3 meses)
Unidades filtrantes	Limpeza mensal ou quando descartável até sua obliteração (máximo 3 meses)
Bandeja de condensado	Mensal*
Serpentina de aquecimento	Desencrustação semestral e limpeza trimestral
Serpentina de resfriamento	Desencrustação semestral e limpeza trimestral
Umidificador	Desencrustação semestral e limpeza trimestral
Ventilador	Desencrustação semestral e limpeza semestral
Plenum de mistura/casa de máquinas	Desencrustação semestral e limpeza mensal

*Exceto na vigência de tratamento químico contínuo, quando se passa a respeitar a periodicidade indicada pelo fabricante do produto utilizado.

Fonte: RE ANVISA 09/2003.

Na resolução número 9 de 2003, a ANVISA estabeleceu as orientações técnicas sobre os padrões de qualidade do ar interior. Segue uma síntese dessa resolução:

Agência Nacional de Vigilância Sanitária
RE 09/2003

Orientação Técnica elaborada por Grupo Técnico Assessor sobre Padrões Referenciais de Qualidade do Ar Interior em ambientes climatizados artificialmente de uso público e coletivo.

I – HISTÓRICO

O Grupo Técnico Assessor de estudos sobre Padrões Referenciais de Qualidade do Ar Interior em ambientes climatizados artificialmente de uso público e coletivo constituiu a Agência Nacional de Vigilância Sanitária (ANVISA), instituída por membros das seguintes instituições: Sociedade Brasileira de Meio Ambiente e de Qualidade do Ar de Interiores (BRASINDOOR), Laboratório Noel Nutels, Instituto de Química da UFRJ, Ministério do Meio Ambiente, Faculdade de Medicina da USP, Organização Panamericana de Saúde (OPAS), Fundação Oswaldo Cruz (FIOCRUZ), Fundação Jorge Duprat Figueiredo de Segurança e Medicina do Trabalho (FUNDACENTRO/MTb), Instituto Nacional de Metrologia Normalização e Qualidade Industrial (INMETRO), Associação Paulista de Estudos e Controle de Infecção Hospitalar (APECIH) e Serviço de Vigilância Sanitária do Ministério da Saúde/RJ, Instituto de Ciências Biomédicas (ICB/USP) e Agência Nacional de Vigilância Sanitária.

II – ABRANGÊNCIA

O Grupo Técnico Assessor elaborou a seguinte Orientação Técnica sobre Padrões Referenciais de Qualidade do Ar Interior em ambientes climatizados artificialmente de uso público e coletivo, no que diz respeito à definição de valores máximos recomendáveis para contaminação biológica, química e parâmetros físicos do ar interior, à identificação das fontes poluentes de natureza biológica, química e física, métodos analíticos (Normas Técnicas 001, 002, 003 e 004) e às recomendações para controle (Quadros I e II).

Recomendou que os padrões referenciais adotados por esta Orientação Técnica sejam aplicados aos ambientes climatizados de uso público e coletivo já existentes e aqueles a serem instalados. Para os ambientes climatizados de uso restrito, com exigências de filtros absolutos ou instalações especiais, tais como os que atendem a processos produtivos, instalações hospitalares e outros, sejam aplicadas as normas e regulamentos específicos.

III – DEFINIÇÕES

Para fins desta Orientação Técnica são adotadas as seguintes definições, complementares às adotadas na Portaria GM/MS 3.523/98:

a) **Aerodispersoides:** sistema disperso, em um meio gasoso, composto de partículas sólidas e/ou líquidas. O mesmo que aerosol ou aerossol.

b) **Ambiente aceitável:** ambientes livres de contaminantes em concentrações potencialmente perigosas à saúde dos ocupantes ou que apresentem um mínimo de 80% dos ocupantes destes ambientes sem queixas ou sintomatologia de desconforto.

c) **Ambientes climatizados:** são os espaços fisicamente determinados e caracterizados por dimensões e instalações próprias, submetidos ao processo de climatização, através de equipamentos.

d) **Ambiente de uso público e coletivo:** espaço fisicamente determinado e aberto à utilização de muitas pessoas.

e) **Ar condicionado:** é o processo de tratamento do ar, destinado a manter os requerimentos de Qualidade do Ar Interior do espaço condicionado, controlando variáveis como temperatura, umidade, velocidade, material particulado, partículas biológicas e teor de dióxido de carbono (CO_2).

f) **Padrão Referencial de Qualidade do Ar Interior:** marcador qualitativo e quantitativo de qualidade do ar ambiental interior, utilizado como sentinela para determinar a necessidade da busca das fontes poluentes ou das intervenções ambientais

g) **Qualidade do Ar Ambiental Interior:** condição do ar ambiental do interior, resultante do processo de ocupação de um ambiente fechado, com ou sem climatização artificial.

h) **Valor Máximo Recomendável:** valor limite recomendável que separa as condições de ausência e presença do risco de agressão à saúde humana.

IV – PADRÕES REFERENCIAIS

Recomenda os seguintes Padrões Referenciais de Qualidade do Ar Interior em ambientes climatizados de uso público e coletivo:

1 – O Valor Máximo Recomendável para contaminação microbiológica deve ser < 750UFC/m³ de fungos, para a relação I/E < 1,5, onde I é a quantidade de fungos no ambiente interior e E é a quantidade de fungos no ambiente exterior.

Quando este valor for ultrapassado ou a relação I/E for > 1,5, é necessário fazer um diagnóstico de fontes para uma intervenção corretiva.

É inaceitável a presença de fungos patogênicos e toxigênicos.

2 – Os Valores Máximos Recomendáveis para contaminação química são:

2.1 – < 1.000ppm de dióxido de carbono (CO_2), como indicador de renovação de ar externo, recomendado para conforto e bem-estar.

2.2 – < 80µg/m³ de aerodispersoides totais no ar, como indicador do grau de pureza do ar e limpeza do ambiente climatizado.

3 – Os valores recomendáveis para os parâmetros físicos de temperatura, umidade, velocidade e taxa de renovação do ar e de grau de pureza do ar deverão estar de acordo com a NBR 6.401 – Instalações Centrais de Ar Condicionado para Conforto – Parâmetros Básicos de Projeto da ABNT (Associação Brasileira de Normas Técnicas).

3.1 – A faixa recomendável de operação das Temperaturas de Bulbo Seco, nas condições internas para verão, deverá variar de 23°C a 26°C, com exceção de ambientes de arte, que deverão operar entre 21°C e 23°C. A faixa máxima de operação deverá variar de 26,5°C a 27°C, com exceção das áreas de acesso, que poderão operar até 28°C. A seleção da faixa depende da finalidade e do local da instalação. Para condições internas para inverno, a faixa recomendável de operação deverá variar de 20ºC a 22ºC.

3.2 – A faixa recomendável de operação da Umidade Relativa, nas condições internas para verão, deverá variar de 40% a 65%, com exceção de ambientes de arte, que deverão operar entre 40% e 55% durante todo o ano. O valor máximo de operação deverá ser de 65%, com exceção das áreas de acesso, que poderão operar até 70%. A seleção da faixa depende da finalidade e do local da instalação. Para condições internas para inverno, a faixa recomendável de operação deverá variar de 35% a 65%.

3.3 – A faixa recomendável de operação da Velocidade do Ar, no nível de 1,5m do piso, deverá variar de 0,025m/s a 0,25m/s. Estes valores são considerados médios quando medidos com instrumento de alta sensibilidade.

3.4 – A Taxa de Renovação do Ar adequada de ambientes climatizados será, no mínimo, de $27m^3$/hora/pessoa, exceto no caso específico de ambientes como lojas, centros comerciais, bancos e outros, onde a taxa de ocupação de pessoas por m^2 é crítica. Nestes casos, a Taxa de Renovação do Ar mínima será de $17m^3$/hora/pessoa, não sendo admitido em qualquer situação que os ambientes possuam uma concentração de CO_2 maior ou igual à estabelecida nesta Orientação Técnica como Valor Máximo Recomendável.

Os padrões referenciais adotados complementam as medidas básicas definidas na Portaria GM/MS 3.523/98, de 28 de agosto de 1998, para efeito de reconhecimento, avaliação e controle da Qualidade do Ar Interior nos ambientes climatizados. Deste modo poderão subsidiar as decisões do responsável técnico pelo gerenciamento do sistema de climatização, quanto à definição de periodicidade dos procedimentos de limpeza e manutenção dos componentes do sistema, desde que asseguradas as frequências mínimas para os seguintes componentes, considerados como reservatórios, amplificadores e disseminadores de poluentes:

Componente	Periodicidade
Tomada de ar externo	Mensal
Unidade filtrante	Mensal
Serpentina de aquecimento	Mensal
Serpentina de resfriamento	Mensal
Umidificador	Mensal
Ventilador	Semestral
Plenum de mistura/casa de máquinas	Semestral
Inspeção	Semestral

V – FONTES POLUENTES

Recomenda que sejam adotadas para fins de pesquisa e com o propósito de levantar dados sobre a realidade brasileira, assim como para avaliação e correção das situações encontradas, as possíveis fontes de poluentes informadas nos Quadros I e II:

Quadro I Possíveis fontes de poluentes biológicos

Agentes biológicos	Principais fontes em ambientes interiores	Principais medidas de correção em ambientes interiores
Bactérias	Reservatórios com água estagnada, torres de resfriamento, bandejas de condensado, desumidificadores, umidificadores, serpentinas de condicionadores de ar e superfícies úmidas e quentes.	Realizar a limpeza e a conservação das torres de resfriamento; higienizar os reservatórios e bandejas de condensado ou manter tratamento contínuo para eliminar as fontes; eliminar as infiltrações; higienizar as superfícies.
Fungos	Ambientes úmidos e demais fontes de multiplicação fúngica, como materiais porosos orgânicos úmidos, forros, paredes e isolamentos úmidos; ar externo, interior de condicionadores e dutos sem manutenção, vasos de terra com plantas.	Corrigir a umidade ambiental; manter sob controle rígido vazamentos, infiltrações e condensação de água; higienizar os ambientes e componentes do sistema de climatização ou manter tratamento contínuo para eliminar as fontes; eliminar materiais porosos contaminados; eliminar ou restringir vasos de plantas com cultivo em terra, ou substituir pelo cultivo em água (hidroponia); utilizar filtros G1 na renovação do ar externo.
Protozoários	Reservatórios de água contaminada, bandejas e umidificadores de condicionadores sem manutenção.	Higienizar o reservatório ou manter tratamento contínuo para eliminar as fontes.
Vírus	Hospedeiro humano.	Adequar o número de ocupantes por m^2 de área com aumento da renovação de ar; evitar a presença de pessoas infectadas nos ambientes climatizados.
Algas	Torres de resfriamento e bandejas de condensado.	Higienizar os reservatórios e bandejas de condensado ou manter tratamento contínuo para eliminar as fontes.
Pólen	Ar externo.	Manter filtragem de acordo com NBR 6.401 da ABNT.
Artrópodes	Poeira caseira.	Higienizar as superfícies fixas e mobiliário, especialmente os revestidos com tecidos e tapetes; restringir ou eliminar o uso desses revestimentos.
Animais	Roedores, morcegos e aves.	Restringir o acesso, controlar os roedores, os morcegos, ninhos de aves e respectivos excrementos.

Quadro II Possíveis fontes de poluentes químicos

Agentes químicos	Principais fontes em ambientes interiores	Principais medidas de correção em ambientes interiores
CO	Combustão (cigarros, queimadores de fogões e veículos automotores).	Manter a captação de ar exterior com baixa concentração de poluentes; restringir as fontes de combustão; manter a exaustão em áreas em que ocorre combustão; eliminar a infiltração de CO proveniente de fontes externas; restringir o tabagismo em áreas fechadas.
CO_2	Produtos de metabolismo humano e combustão.	Aumentar a renovação de ar externo; restringir as fontes de combustão e o tabagismo em áreas fechadas; eliminar a infiltração de fontes externas.
NO_2	Combustão.	Restringir as fontes de combustão; manter a exaustão em áreas em que ocorre combustão; impedir a infiltração de NO_2 proveniente de fontes externas; restringir o tabagismo em áreas fechadas.
O_3	Máquinas copiadoras e impressoras a *laser*	Adotar medidas específicas para reduzir a contaminação dos ambientes interiores, com exaustão do ambiente ou enclausuramento em locais exclusivos para os equipamentos que apresentem grande capacidade de produção de O_3.

(continua)

Quadro II Possíveis fontes de poluentes químicos (*continuação*)

Agentes químicos	Principais fontes em ambientes interiores	Principais medidas de correção em ambientes interiores
Formaldeído	Materiais de acabamento, mobiliário, cola, produtos de limpeza domissanitários	Selecionar os materiais de construção, acabamento e mobiliário que possuam ou emitam menos formaldeído; usar produtos domissanitários que não contenham formaldeído.
Material particulado	Poeira e fibras.	Manter filtragem de acordo com NBR 6.402 da ABNT; evitar isolamento termoacústico que possa emitir fibras minerais, orgânicas ou sintéticas para o ambiente climatizado; reduzir as fontes internas e externas; higienizar as superfícies fixas e mobiliários sem o uso de vassouras, escovas ou espanadores; selecionar os materiais de construção e acabamento com menor porosidade; adotar medidas específicas para reduzir a contaminação dos ambientes interiores (vide biológicos); restringir o tabagismo em áreas fechadas.
Fumo de tabaco	Queima de cigarro, charuto, cachimbo etc.	Aumentar a quantidade de ar externo admitido para renovação e/ou exaustão dos poluentes; restringir o tabagismo em áreas fechadas.
COV	Cera, mobiliário, produtos usados em limpeza e domissanitários, solventes, materiais de revestimento, tintas, colas etc.	Selecionar os materiais de construção, acabamento, mobiliário; usar produtos de limpeza e domissanitários que não contenham COV ou que não apresentem alta taxa de volatilização e toxicidade.
COS-V	Queima de combustíveis e utilização de pesticidas.	Eliminar a contaminação por fontes pesticidas, inseticidas e a queima de combustíveis; manter a captação de ar exterior afastada de poluentes.

COV: compostos orgânicos voláteis.

COS-V: compostos orgânicos semivoláteis.

Observações: os poluentes indicados são aqueles de maior ocorrência nos ambientes de interior, de efeitos conhecidos na saúde humana e de mais fácil detecção pela estrutura laboratorial existente no país. Outros poluentes que venham a ser considerados importantes serão incorporados aos indicados, desde que atendam ao disposto no parágrafo anterior.

VI – AVALIAÇÃO E CONTROLE

Recomenda que sejam adotadas para fins de avaliação e controle do ar ambiental interior dos ambientes climatizados de uso coletivo as seguintes Normas Técnicas: 001, 002, 003 e 004.

Na elaboração de relatórios técnicos sobre qualidade do ar interior, é recomendada a NBR 10.719 da ABNT (Associação Brasileira de Normas Técnicas).

Norma Técnica 001

Qualidade do Ar Ambiental Interior. Método de Amostragem e Análise de Bioaerossol em Ambientes Interiores.

Método Analítico

OBJETIVO: pesquisa, monitoramento e controle ambiental da possível colonização, multiplicação e disseminação de fungos em ar ambiental interior.

DEFINIÇÕES

BIOAEROSSOL: suspensão de microrganismos (organismos viáveis) dispersos no ar.

MARCADOR EPIDEMIOLÓGICO: elemento aplicável à pesquisa, que determina a qualidade do ar ambiental.

APLICABILIDADE: ambientes de interior climatizados, de uso coletivo, destinados a ocupações comuns (não especiais).

MARCADOR EPIDEMIOLÓGICO: fungos viáveis.

MÉTODO DE AMOSTRAGEM: amostrador de ar por impactação com acelerador linear.
PERIODICIDADE: Semestral.
FICHA TÉCNICA DO AMOSTRADOR:

Amostrador: Impactador de 1, 2 ou 6 estágios. Meio de cultivo: ágar extrato de malte, ágar Sabouraud dextrose a 4%, ágar batata dextrose ou outro, desde que cientificamente validado. **Taxa de vazão:** 25 a 35L/min; recomendado: 28,3L/min. Tempo de amostragem: 10 min. Em áreas altamente contaminadas pode ser recomendável um tempo de amostragem menor. **Volume mínimo:** 140L. **Volume máximo:** 500L. Embalagem: rotina de embalagem para proteção da amostra com nível de biossegurança 2 (recipiente lacrado, devidamente identificado com símbolo de risco biológico): transporte: rotina de embalagem para proteção da amostra com nível de biossegurança 2 (recipiente lacrado, devidamente identificado com símbolo de risco biológico)	
Calibração: Semestral	**Exatidão:** ± 0,02L/min.
	Precisão: ± 99,92%

ESTRATÉGIA DE AMOSTRAGEM

Selecionar 1 amostra de ar exterior localizada nas proximidades da entrada da tomada de ar externo na altura de 1,50m do solo.

Selecionar ao menos 1 amostra de ar interior por andar ou de cada área servida por um equipamento condicionador de ar. Para grandes áreas recomenda-se:

Área construída (m²)	Número mínimo de amostras
3.000 a 5.000	8
5.000 a 10.000	12
10.000 a 15.000	15
15.000 a 20.000	18
20.000 a 30.000	21
Acima de 30.000	25

O amostrador deve estar localizado na altura de 1,50m do solo, no centro do ambiente ou em zona ocupada.

PROCEDIMENTO LABORATORIAL: método de cultivo e quantificação segundo normatizações universalizadas. Tempo mínimo de incubação de 7 dias a 25°C, permitindo o total crescimento dos fungos.

Norma Técnica 002

Qualidade do Ar Ambiental Interior. Método de Amostragem e Análise da Concentração de Dióxido de Carbono em Ambientes Interiores.

Método Analítico

OBJETIVO: pesquisa, monitoramento e controle do processo de renovação de ar em ambientes climatizados.
APLICABILIDADE: ambientes interiores climatizados, de uso coletivo.
MARCADOR EPIDEMIOLÓGICO: dióxido de carbono (CO_2).
MÉTODO DE AMOSTRAGEM: equipamento de leitura direta.
PERIODICIDADE: semestral.

FICHA TÉCNICA DO AMOSTRADOR:

Amostrador: leitura direta por meio de sensor infravermelho não dispersivo ou célula eletroquímica.	
Calibração: anual ou de acordo com especificação do fabricante.	**Faixa:** de 0 a 5.000ppm.
	Exatidão: ± 50ppm + 2% do valor medido

ESTRATÉGIA DE AMOSTRAGEM:

- Selecionar 1 amostra de ar exterior localizada nas proximidades da entrada da tomada de ar externo na altura de 1,50m do solo.
- Selecionar ao menos 1 amostra de ar interior por andar ou de cada área servida por um equipamento condicionador de ar. Para grandes áreas recomenda-se:

Área construída (m²)	Número mínimo de amostras
3.000 a 5.000	8
5.000 a 10.000	12
10.000 a 15.000	15
15.000 a 20.000	18
20.000 a 30.000	21
Acima de 30.000	25

O amostrador deve estar localizado na altura de 1,50m do solo, no centro do ambiente ou em zona ocupada.

PROCEDIMENTO DE AMOSTRAGEM: as medidas deverão ser realizadas em horários de pico de utilização do ambiente.

Norma Técnica 003

Qualidade do Ar Ambiental Interior. Método de Amostragem. Determinação da Temperatura, Umidade e Velocidade do Ar em Ambientes Interiores.

Método Analítico

OBJETIVO: pesquisa, monitoramento e controle do processo de climatização de ar em ambientes climatizados.

APLICABILIDADE: ambientes interiores climatizados, de uso coletivo.

MARCADORES:

- Temperatura do ar (°C)
- Umidade do ar (%)
- Velocidade do ar (m/s).

MÉTODO DE AMOSTRAGEM: equipamentos de leitura direta. Termo-higrômetro e termo-anemômetro.

PERIODICIDADE: semestral.

FICHA TÉCNICA DOS AMOSTRADORES:

Amostrador: leitura direta termo-higrômetro.	
Princípio de operação: sensor de temperatura do tipo termorresistência. Sensor de umidade do tipo capacitivo ou por condutividade elétrica.	
Calibração: Anual	**Faixa:** 0°C a 70°C de temperatura 5% a 95% de umidade
	Exatidão: ± 0,8°C de temperatura ± 5% do valor medido de umidade

Amostrador: leitura direta termoanemômetro.	
Princípio de operação: sensor de velocidade do ar do tipo fio aquecido ou fio térmico.	
Calibração: Anual	**Faixa:** de 0 a 10m/s
	Exatidão: ± 0,03m/s ± 4% do valor medido

Norma Técnica 004

Qualidade do Ar Ambiental Interior. Método de Amostragem e Análise de Concentração de Aerodispersoides em Ambientes Interiores.

Método Analítico

OBJETIVO: pesquisa, monitoramento e controle de aerodispersoides totais em ambientes interiores climatizados.

APLICABILIDADE: ambientes de interior climatizados, de uso coletivo, destinados a ocupações comuns (não especiais).

MARCADOR EPIDEMIOLÓGICO: poeira total ($\mu g/m^3$).

MÉTODO DE AMOSTRAGEM: coleta de aerodispersoides por filtração (MB-3422 da ABNT).

PERIODICIDADE: semestral.

FICHA TÉCNICA DO AMOSTRADOR:

Amostrador: unidade de captação constituída por filtros de PVC, diâmetro de 37mm e porosidade de 5μm de diâmetro de poro específico para poeira total a ser coletada; suporte de filtro em disco de celulose; porta-filtro em plástico transparente com diâmetro de 37mm. **Aparelhagem:** bomba de amostragem que mantenha ao longo do período de coleta a vazão inicial de calibração com variação de 5%. **Taxa de vazão:** 1,0 a 3,0L/min; recomendado: 2,0L/min. **Volume mínimo:** 50L. **Volume máximo:** 400L. **Tempo de amostragem:** 50L → 17min; 400L → 133min. **Embalagem:** rotina. **Transporte:**	
Calibração: em cada procedimento de coleta	**Exatidão:** ± 5% do valor medido

PROCEDIMENTO DE COLETA: MB 3.422 da ABNT.
PROCEDIMENTO DE CALIBRAÇÃO DAS BOMBAS: NBR 10.562 da ABNT
PROCEDIMENTO LABORATORIAL: NHO 17 da FUNDACENTRO

VII – INSPEÇÃO

Recomenda-se que os órgãos competentes de Vigilância Sanitária, com o apoio de outros órgãos governamentais, organismos representativos da comunidade e dos ocupantes dos ambientes climatizados, utilizem esta Orientação Técnica como instrumento técnico referencial na realização de inspeções e de outras ações pertinentes nos ambientes climatizados de uso público e coletivo.

VIII – RESPONSABILIDADE TÉCNICA

Recomenda que os proprietários, locatários e prepostos de estabelecimentos com ambientes ou conjunto de ambientes dotados de sistemas de climatização com capacidade igual ou superior a 5 TR (15.000kcal/h = 60.000BTU/h) devam manter um responsável técnico com as seguintes atribuições:

a) realizar a avaliação biológica, química e física das condições do ar interior dos ambientes climatizados;

b) proceder à correção das condições encontradas, quando necessária, para que estas atendam ao estabelecido no Art. 4º desta Resolução;

c) manter disponível o registro das avaliações e correções realizadas; e

d) divulgar aos ocupantes dos ambientes climatizados os procedimentos e resultados das atividades de avaliação, correção e manutenção realizadas.

É considerado como responsável técnico o profissional que tem competência legal para exercer as atividades descritas nas análises preconizadas, em conformidade com a regulamentação profissional vigente no país.

A responsabilidade técnica pelas análises laboratoriais realizadas deverá estar desvinculada da responsabilidade técnica pela realização dos serviços de limpeza e manutenção do sistema de climatização.

Referências

Associação Brasileira de Normas Técnicas. NBR 16.401: instalações de ar condicionado – sistemas centrais e unitários – parte 3 (qualidade do ar interior). Rio de Janeiro, 2008.

Associação Brasileira de Normas Técnicas. NBR 7.256: tratamento de ar em unidades médico-assistenciais. Rio de Janeiro, 2005.

Brasil. Agência Nacional de Vigilância Sanitária. Guia da Qualidade para Sistemas de Tratamento de Ar e Monitoramento Ambiental na Indústria Farmacêutica. Brasília, 2013.

Brasil. Agência Nacional de Vigilância Sanitária. Medidas de precaução e controle a serem adotadas na assistência a pacientes suspeitos de infecção por Ebola. Nota técnica de 13 de novembro de 2014.

Brasil. Agência Nacional de Vigilância Sanitária. Resolução – RE 9, de 16 de janeiro de 2003. Orientação Técnica elaborada por Grupo Técnico Assessor, sobre Padrões Referenciais de Qualidade do Ar Interior, em ambientes climatizados artificialmente de uso público e coletivo, em anexo.

Brasil. Ministério da Saúde. Portaria 3.523, de 28 de agosto de 1998. Regulamento Técnico contendo medidas básicas referentes aos procedimentos de verificação visual do estado de limpeza, remoção de sujidades por métodos físicos e manutenção do estado de integridade e eficiência de todos os componentes dos sistemas de climatização, para garantir a Qualidade do Ar de Interiores e prevenção de riscos à saúde dos ocupantes de ambientes climatizados.

Estados Unidos. Centers for Disease Control and Prevention. Guidelines for Environmental Infection Control in Health-Care Facilities. Recommendations of CDC and the Healthcare Infection Control Practices Advisory Committee (HICPAC). MMWR. 52(RR10);1-42. June 6, 2003.

Estados Unidos. Centers for Disease Control and Prevention. Infection prevention and control recommendations for hospitalized patients under investigation (PUIs) for Ebola Virus Disease (EVD) in U.S. Hospitals. August 1, 2014.

Estados Unidos. Centers for Disease Control and Prevention. Guideline for isolation precautions: preventing transmission of infectious agents in healthcare setting. 2007.

Estados Unidos. The American Institute of Architects and the Facilities Guidelines Institute. Guidelines for design and construction of hospital and health care facilities, 2001. Washington, DC: American Institute of Architects Press, 2001.

Kuster FC. Os edifícios e a saúde humana: breves notas sobre alguns problemas de saúde relacionados com edifícios. Rev. Por. Sau. Amb. vol. 19, n. 1, p29-41. Janeiro/junho 2001.

Steling T, Collet C, Rumel D. A epidemiologia dos "edifícios doentes". Rev Saude Pub S. Paulo, 1991; 25:56-63.

PARTE B
Controle de Qualidade da Água de Consumo em Estabelecimentos de Assistência à Saúde

Tania Moreira Grillo Pedrosa

INTRODUÇÃO

As bases atuais para o gerenciamento da qualidade da água de consumo no Brasil encontram-se disponíveis no manual *Vigilância e Controle de Qualidade da Água para Consumo Humano*, publicado em 2006 pelo Ministério da Saúde, e na Portaria MS 2.914, de 2011, que dispõe sobre os procedimentos de controle e vigilância da qualidade da água para consumo humano e seu padrão de potabilidade.

O texto a seguir é uma síntese dos pontos de interesse para os estabelecimentos de saúde. O leitor é convidado a consultar as duas normas citadas para obter o conteúdo na íntegra.

DOENÇAS TRANSMITIDAS PELO CONSUMO DE ÁGUA

A Tabela 21.7 apresenta a relação dos principais patógenos e seuas respectivas características. De modo geral, os vírus, cistos e oocistos de protozoários e ovos de helmintos não se reproduzem na água. Entretanto, algumas bactérias e até mesmo algumas amebas podem se multiplicar, ainda que temporariamente, em condições favoráveis, como em caso de disponibilidade de nutrientes e elevadas temperaturas e, na rede de distribuição, baixos teores de cloro residual. Exemplos desses organismos são as amebas *Naegleria fowleri* (meningoencefalite amebiana) e *Acanthamoeba* spp. (meningite amebiana) e as bactérias patógenas oportunistas *Pseudomonas aeruginosa* e *Aeromonas*.

A Tabela 21.8 lista outras manifestações patogênicas relacionadas com o consumo de água não adequadamente tratada.

Tabela 21.7 Organismos patogênicos presentes na água e transmitidos por via oral e sua importância para o abastecimento

Agente patogênico	Importância para a saúde	Persistência na água	Resistência ao cloro	Dose infecciosa relativa	Reservatório animal importante
Bactérias					
Campylobacter jejuni, C. coli	Considerável	Moderada	Baixa	Moderada	Sim
Escherichia coli enteropatogênica	Considerável	Moderada	Baixa	Alta	Sim
Salmonella typhi	Considerável	Moderada	Baixa	Alta	Não
Outras salmonelas	Considerável	Prolongada	Baixa	Alta	Sim
Shigella spp.	Considerável	Breve	Baixa	Moderada	Não
Vibrio cholerae	Considerável	Breve	Baixa	Alta	Não
Yersinia enterocolitica	Considerável	Prolongada	Baixa	Alta (?)	Sim
Pseudomonas aeruginosa	Moderada	Podem multiplicar-se	Moderada	Alta (?)	Não
Aeromonas spp.	Moderada	Podem multiplicar-se	Baixa	Alta (?)	Não

(continua)

Tabela 21.7 Organismos patogênicos presentes na água e transmitidos por via oral e sua importância para o abastecimento (continuação)

Agente patogênico	Importância para a saúde	Persistência na água	Resistência ao cloro	Dose infecciosa relativa	Reservatório animal importante
Vírus					
Adenovírus	Considerável	?	Moderada	Baixa	Não
Enterovírus	Considerável	Prolongada	Moderada	Baixa	Não
Hepatite A	Considerável	?	Moderada	Baixa	Não
Hepatite transmitida por via entérica, vírus da hepatite não A, não B, hepatite E	Considerável	?	?	Baixa	Não
Vírus de Norwalk	Considerável	?	?	Baixa	Não
Rotavírus	Considerável	?	?	Moderada	Não (?)
Vírus pequenos e redondos	Moderada	?	?	Baixa (?)	Não
Protozoários					
Entamoeba hystolitica	Considerável	Moderada	Alta	Baixa	Não
Giardia intestinalis	Considerável	Moderada	Alta	Baixa	Sim
Cryptosporidium parvum	Considerável	Prolongada	Alta	Baixa	Sim

Fonte: Ministério da Saúde. Manual de Vigilância e Controle de Qualidade da Água para Consumo Humano, 2006.

Tabela 21.8 Doenças relacionadas com o consumo de água inadequadamente tratada

Sinais e sintomas	Contaminantes
Anemia	Alumínio, cloraminas, cobre, zinco
Doença óssea	Alumínio, flúor
Hemólise	Cloraminas, cobre, nitratos
Hipertensão	Cálcio, sódio
Hipotensão	Bactérias, endotoxinas, nitratos
Acidose metabólica	pH, baixo, sulfatos
Fraqueza muscular	Cálcio, magnésio
Náuseas, vômitos	Bactérias, cálcio, cobre, endotoxinas, pH baixo, magnésio, nitratos, sulfatos, zinco
Deterioração neurológica e encefalopatia	Alumínio

Fonte: adaptada de Amaral, 2007.

CARACTERÍSTICAS BIOLÓGICAS

A transmissão de enfermidades é um problema particularmente importante quando se trata de águas de abastecimento, as quais devem passar por tratamento adequado, incluindo desinfecção. No entanto, a determinação individual da eventual presença de cada um dos microrganismos patogênicos em uma amostra de água não pode ser feita rotineiramente, uma vez que envolveria a preparação de diferentes meios de cultura, tornando o procedimento complexo e financeiramente inviável.

Na prática, procede-se à utilização de organismos facilmente identificáveis, cuja ocorrência na água está correlacionada com a presença de organismos patogênicos, ou seja, são usados os chamados organismos indicadores. As bactérias coliformes são os mais importantes organismos indicadores.

Microrganismos de importância sanitária

Bactérias coliformes

As bactérias do grupo coliforme habitam normalmente o intestino humanos e de animais, servindo portanto como indicadoras da contaminação de uma amostra de água por fezes. Como a maior parte das doenças associadas à água é transmitida por via fecal, ou seja, os organismos patogênicos, ao serem eliminados pelas fezes, atingem o ambiente aquático, podendo contaminar as pessoas que se abasteçam de maneira inadequada dessa água, conclui-se que as bactérias coliformes podem ser usadas como indicadoras dessa contaminação.

Quanto maior a população de coliformes em uma amostra de água, maior é a chance de contaminação por organismos patogênicos. Uma grande vantagem no uso de bactérias coliformes como indicadoras de contaminação fecal é sua presença em grandes quantidades nos esgotos domésticos, já que cada pessoa elimina bilhões dessas bactérias diariamente. Assim, havendo contaminação da água por esgotos domésticos, é muito grande a chance de que coliformes sejam encontrados em qualquer parte e em qualquer amostra de água, o que não acontece, por exemplo, no caso de metais pesados, que se diluem bastante na massa líquida e, muitas vezes, não são detectados nas análises de laboratório. Além disso, a identificação de coliformes é feita facilmente, pois as bactérias pertencentes a esse grupo fermentam a lactose do meio de cultura, produzindo gases que são observados nos tubos de ensaio.

Coliformes totais (bactérias do grupo coliforme)

Bacilos gram-negativos, aeróbios ou anaeróbios facultativos, não formadores de esporos, oxidase-negativos, capazes de desenvolver-se na presença de sais biliares ou agentes tensoativos que fermentam a lactose com produção de ácido, gás e aldeído a $35,0°C \pm 0,5°C$ em 24 a 48 horas e que podem apresentar atividade da enzima β-galactosidase. A maioria das bactérias do grupo coliforme pertence aos gêneros *Escherichia*, *Citrobacter*, *Klebsiella* e *Enterobacter*, embora vários outros gêneros e espécies pertençam ao grupo:

- **Coliformes termotolerantes:** subgrupo das bactérias do grupo coliforme que fermentam a lactose a $44,5°C \pm 0,2°C$ em 24 horas, tendo como principal representante a *Escherichia coli*, de origem exclusivamente fecal.
- ***Escherichia coli:*** bactéria do grupo coliforme que fermenta a lactose e o manitol, com produção de ácido e gás a $44,5°C \pm 0,2°C$ em 24 horas, produz indol a partir do triptofano, oxidase-negativa, não hidrolisa a ureia e apresenta atividade das enzimas β-galactosidase e β-glucoronidase, sendo considerada o mais específico indicador de contaminação fecal recente e de eventual presença de organismos patogênicos.

As bactérias do grupo coliforme estão presentes no intestino humano e de animais de sangue quente e são eliminadas nas fezes em números elevados (106 a 108/g). Entretanto, a partir da definição anterior, o grupo dos coliformes inclui bactérias não exclusivamente de origem fecal, podendo ocorrer naturalmente no solo, na água e em plantas.

Tradicionalmente, considerava-se que o grupo coliforme incluía bactérias dos gêneros *Escherichia*, *Citrobacter*, *Enterobacter* e *Klebsiella*. Entretanto, a classificação taxonômica mais recente revela que o grupo é mais heterogêneo. Compreende, por exemplo, espécies como *Enterobacter cloacae* e *Citrobacter freundii*, encontradas tanto em fezes como em águas ricas em nutrientes, solos e matéria orgânica em decomposição; ou ainda espécies como *Serratia fonticola*, *Rahnella aquatilis* e *Buttiauxella agrestis*, raramente encontradas em fezes, porém capazes de multiplicar-se em águas tratadas de qualidade razoável.

Por isso, na avaliação da qualidade de águas naturais, os coliformes totais têm valor sanitário limitado. Sua aplicação restringe-se praticamente à avaliação da qualidade da água tratada, na qual sua presença pode indicar falhas no tratamento, uma possível contaminação após o tratamento ou ainda a presença de nutrientes em excesso, por exemplo, nos reservatórios ou nas redes de distribuição.

Coliformes fecais

O grupo dos coliformes fecais compreende o gênero *Escherichia* e, em menor extensão, espécies de *Klebsiella*, *Citrobacter* e *Enterobacter*. Apesar da denominação, o grupo acaba por incluir também bactérias de origem não exclusivamente fecal, embora em proporção bem menor que a do grupo dos coliformes totais.

Portanto, a utilização dos coliformes fecais na avaliação da qualidade de águas naturais, principalmente em países de clima tropical, também tem sido questionada, e a tendência atual é a de se referir ao grupo como coliformes termotolerantes. Apesar disso, e com base no fato de que entre os cerca de 106 e 108 coliformes fecais/100mL usualmente presentes nos esgotos sanitários predomina a *Escherichia coli* (bactéria de origem fecal), esses organismos ainda têm sido largamente utilizados como indicadores de poluição de águas naturais.

Bactérias heterotróficas

A expressão bactérias heterotróficas inclui todas as bactérias que usam nutrientes orgânicos para seu crescimento. Essas bactérias estão universalmente presentes em todos os tipos de água, alimento, solo, vegetação e ar. A contagem de bactérias heterotróficas representa diversos microrganismos isolados a partir de um método particular, incluindo algumas variáveis, como meio de cultura, tempo e temperatura de incubação, e a forma de inoculação no meio.

Para serem consideradas um risco à saúde, as bactérias heterotróficas devem estar presentes em altas concentrações para que sejam capazes de infectar uma pessoa suscetível. Considerando que essas bactérias podem se desenvolver rapidamente em águas, inclusive quando tratadas por deionização, destilação e osmose reversa, esses microrganismos podem ser responsáveis pela ocorrência de bacteriemias e endotoxemias em hemodiálises.

Como alguns estudos mostram que contagens de bactérias heterotróficas entre 500 e 1.000UFC/mL em águas potáveis podem interferir nas análises de coliformes, a Portaria 518 do Ministério da Saúde estabelece que deve ser efetuada a contagem de bactérias heterotróficas em 20% das amostras mensais para análise de coliformes totais nos sistemas de distribuição. Uma vez excedidas 500UFC/mL, devem ser providenciadas imediata recoleta, inspeção local e outros procedimentos cabíveis.

A determinação da contagem de bactérias heterotróficas é usada para monitorizar a eficácia dos processos de tratamento de água potável e verificar mudanças indesejáveis na qualidade durante sua distribuição e estoque, mas não em razão do risco para a saúde, exceto em populações suscetíveis, como pacientes em tratamento hemodialítico.

Outros microrganismos

Enterococos, estafilococos, *Pseudomonas aeruginosa*, *Clostridium perfringens* e leveduras são outros microrganismos epidemiologicamente importantes como contaminantes da água.

CARACTERÍSTICAS FÍSICAS

Temperatura

Os ambientes aquáticos brasileiros apresentam, em geral, temperaturas na faixa de 20°C a 30°C. Em relação às águas para consumo humano, temperaturas elevadas aumentam as perspectivas de rejeição ao uso. Águas subterrâneas captadas a grandes profundidades frequentemente necessitam unidades de resfriamento para adequá-las ao abastecimento.

Sabor e odor

Para consumo humano e usos especializados em laboratórios e indústria farmacêutica, o padrão de potabilidade exige que a água seja completamente inodora. Substâncias altamente deletérias aos organismos aquáticos, como metais pesados e alguns compostos organossintéticos, não conferem nenhum sabor ou odor à água.

Cor

A determinação da intensidade da cor da água é feita comparando-se a amostra com um padrão de cobalto-platina, sendo o resultado fornecido em unidades de cor, também chamadas uH (unidade Hazen). As águas naturais apresentam, em geral, intensidades de cor variando de 0 a 200 unidades.

Para efeito de caracterização de águas para abastecimento, distingue-se a cor aparente, na qual se consideram as partículas suspensas, da cor verdadeira. A determinação da segunda é realizada após centrifugação da amostra. Para atender ao padrão de potabilidade, a água deve apresentar intensidade de cor aparente < 5uH.

Turbidez

A turbidez é uma medida do grau de interferência à passagem da luz através do líquido. A alteração à penetração da luz na água decorre da presença de material em suspensão, sendo expressa por meio de unidades de turbidez (também denominadas unidades de Jackson ou nefelométricas).

A turbidez natural das águas está geralmente compreendida na faixa de 3 a 500 unidades. Para fins de potabilidade, a turbidez deve ser > 1 unidade. Essa restrição fundamenta-se na influência da turbidez nos processos usuais de desinfecção, atuando como escudo contra os microrganismos patogênicos e, assim, minimizando a ação do desinfetante.

Sólidos

Sólidos em suspensão são partículas passíveis de retenção por processos de filtração. Sólidos dissolvidos são constituídos por partículas de diâmetro > 10-3µm e que permanecem em solução mesmo após a filtração. A entrada de sólidos na água pode ocorrer de maneira natural (processos erosivos, organismos e detritos orgânicos) ou antropogênica (lançamento de lixo e esgotos).

O padrão de potabilidade refere-se apenas aos sólidos totais dissolvidos (limite: 1.000mg/L), já que essa parcela reflete a influência de lançamento de esgotos, além de comprometer a qualidade organoléptica da água.

Condutividade elétrica

A condutividade elétrica da água revela sua capacidade de transmitir a corrente elétrica em função da presença de substâncias dissolvidas que se dissociam em ânions e cátions. Quanto maior a concentração iônica da solução, maior é a oportunidade para a ação eletrolítica e, portanto, maior a capacidade de conduzir corrente elétrica.

A condutividade elétrica da água é expressa em unidades de resistência (S – Siemens) por unidade de comprimento (geralmente em centímetros). Enquanto as águas naturais apresentam teores de condutividade na faixa de 10 a 100µS/cm, em ambientes poluídos por esgotos domésticos ou industriais os valores podem alcançar até 1.000µS/cm.

CARACTERÍSTICAS QUÍMICAS

pH

O potencial hidrogeniônico (pH) representa a intensidade das condições ácidas ou alcalinas do meio líquido por meio da medição da presença de íons hidrogênio (H^+). É calculado em escala antilogarítmica, abrangendo a faixa de 0 a 14 (< 7: condições ácidas; > 7: condições alcalinas). O valor do pH influi na distribuição das formas livre e ionizada de diversos compostos químicos, além de contribuir para o maior ou menor grau de solubilidade das substâncias e definir o potencial de toxicidade de vários elementos.

As alterações de pH podem ter origem natural (dissolução de rochas, fotossíntese) ou antropogênica (despejos domésticos e industriais). Em águas de abastecimento, baixos valores de pH podem contribuir para sua corrosividade e agressividade, enquanto valores elevados aumentam a possibilidade de incrustações.

O intervalo de pH para águas de abastecimento está entre 6,5 e 9,5. Esse parâmetro objetiva minimizar os problemas de incrustação e corrosão das redes de distribuição.

Dureza

A dureza demonstra a concentração de cátions multivalentes em solução na água. Os cátions mais frequentemente associados à dureza são os de cálcio e magnésio (Ca^{2+}, Mg^{2+}) e, em menor escala, ferro (Fe^{2+}), manganês (Mn^{2+}), estrôncio (Sr^{2+}) e alumínio (Al^{3+}). A dureza pode ser classificada como dureza carbonato ou dureza não carbonato, dependendo do ânion ao qual ela está associada. A primeira corresponde à alcalinidade, estando portanto em condições de indicar a capacidade de tamponamento de uma amostra de água. A dureza não carbonato refere-se à associação aos demais ânions, à exceção do cálcio e do magnésio. A origem da dureza das águas pode ser natural (p. ex., dissolução de rochas calcáreas, ricas em cálcio e magnésio) ou antropogênica (lançamento de efluentes industriais). A dureza da água é expressa em mg/L de equivalente em carbonato de cálcio ($CaCO_3$).

Águas de elevada dureza reduzem a formação de espuma, o que implica maior consumo de sabões e xampus, além de provocar incrustações nas tubulações de água quente, caldeiras e aquecedores, em virtude da precipitação dos cátions em temperaturas elevadas. Para águas de abastecimento, o padrão de potabilidade estabelece o limite de $CaCO_3$ em 500mg/L.

Ferro e manganês

Muito embora esses elementos não apresentem inconvenientes à saúde nas concentrações normalmente encontradas nas águas naturais, podem provocar problemas de ordem estética (manchas em roupas, vasos sanitários e superfícies metálicas) ou prejudicar determinados usos industriais da água.

Desse modo, o padrão de potabilidade das águas determina valores máximos de 0,3mg/L para o ferro e 0,1mg/L para o manganês. Deve ser destacado que as águas de muitas regiões brasileiras, como é o caso de Minas Gerais, por exemplo, em função das características geoquímicas das bacias de drenagem, apresentam naturalmente teores elevados de ferro e manganês, que podem, até mesmo, superar os limites fixados pelo padrão de potabilidade.

Altas concentrações desses elementos são também encontradas em situações de ausência de oxigênio dissolvido, como, por exemplo, em águas subterrâneas ou nas camadas mais profundas dos lagos. Em condições de anaerobiose, o ferro e o manganês apresentam-se em sua forma solúvel (Fe^{2+} e Mn^{2+}), voltando a precipitar-se quando em contato com o oxigênio (oxidação a Fe^{3+} e Mn^{4+}).

Outros elementos indicadores da qualidade do ambiente aquático

Outros elementos são vitais para o equilíbrio do ambiente aquático e, em situações especiais, tornam-se itens do controle da qualidade da água de uso e de efluentes em organizações de saúde:

- **Oxigênio dissolvido:** para a manutenção da vida aquática aeróbia são necessários teores mínimos de oxigênio dissolvido de 2 a 5mg/L, de acordo com o grau de exigência de cada organismo.
- **Demandas química e bioquímica de oxigênio (DQO e DBO):** a concentração média da DBO – que é, entre os dois, o parâmetro normalmente mais utilizado – em esgotos domésticos é da ordem de 300mg/L, o que implica a necessidade de 300mg de oxigênio para estabilizar, em um período de 5 dias e a 20°C, a quantidade de matéria orgânica biodegradável contida em um litro da amostra.
- **Série nitrogenada:** além de ser fortemente encontrado na natureza, na forma de proteínas e outros compostos orgânicos, o nitrogênio tem origem significativamente antropogênica, principalmente em decorrência do lançamento, em corpos d'água, de despejos domésticos, industriais e de criatórios de animais, assim como de fertilizantes. A forma reduzida do nitrogênio, íon amônio (NH^{4+}), é encontrada em condições de anaerobiose e serve como indicador do lançamento de esgotos de elevada carga orgânica.

- **Fósforo:** a presença de fósforo na água está relacionada com processos naturais (dissolução de rochas, carreamento do solo, decomposição de matéria orgânica, chuva) ou antropogênicos (lançamento de esgotos, detergentes, fertilizantes, pesticidas). Em águas naturais não poluídas, as concentrações de fósforo situam-se na faixa de 0,01 a 0,05mg/L.

- **Micropoluentes:** nessa categoria destacam-se os metais pesados (arsênio, cádmio, cromo, cobre, chumbo, mercúrio, níquel, prata, zinco), cianetos e o flúor. Entre os compostos orgânicos tóxicos estão os defensivos agrícolas, alguns detergentes e uma ampla gama de novos produtos químicos elaborados artificialmente para uso industrial (compostos organossintéticos). Além de sua difícil biodegradabilidade, muitos desses compostos apresentam características carcinogênicas (geração de câncer), mutagênicas (influências nas células reprodutoras) e, até mesmo, teratogênicas (geração de fetos com graves deficiências físicas).

INDICADORES DE QUALIDADE DA ÁGUA DISTRIBUÍDA

Mesmo que o tratamento seja adequado, a água pode deteriorar-se bastante ao longo do processo de distribuição. O isolamento de *E. coli* no sistema de distribuição é um sinal de recontaminação fecal e, por medida de segurança, assim também deve ser interpretada a detecção de coliformes termotolerantes. Já o isolamento de coliformes totais, embora não guarde relação exclusiva com recontaminação de origem fecal, serve como indicador da integridade do sistema de distribuição.

Águas insuficientemente tratadas (p. ex., sem a garantia de cloro residual, ou infiltrações) podem permitir o acúmulo de sedimentos e de matéria orgânica e promover o desenvolvimento de bactérias, incluindo aquelas do grupo coliforme que não *E. coli* ou termotolerantes. Por isso, na avaliação da qualidade da água distribuída, em geral, tolera-se a detecção eventual de coliformes totais, mas é necessária a ausência sistemática de *E. coli* ou coliformes termotolerantes.

Os teores de cloro residual mantidos no sistema de distribuição são também indicadores da qualidade da água e da segurança sanitária do sistema de distribuição, uma vez que os valores usualmente exigidos (0,2mg/L) são considerados suficientes para a inativação bacteriana.

Outro indicador comumente empregado consiste na contagem de bactérias heterotróficas, que assume papel semelhante e auxiliar ao dos coliformes totais: indicação de possível deterioração da qualidade da água no sistema de distribuição por infiltração e o desenvolvimento de biofilmes.

COLETA DE ÁGUA PARA AMOSTRAGEM NA REDE DE DISTRIBUIÇÃO (ANA – AGÊNCIA NACIONAL DAS ÁGUAS, 2011)

A proteção do sistema de distribuição é essencial para assegurar a qualidade da água de consumo humano. Os sistemas de distribuição, por incluírem longas extensões de tubulações, reservatórios de estocagem, interconexões, e por estarem sujeitos a adulteração e vandalismo, são vulneráveis à contaminação química e microbiológica. Quando o suprimento de água é intermitente, a baixa pressão de água resultante possibilita o ingresso de água contaminada no sistema através de fraturas, fendas, juntas e furos presentes na tubulação. Apesar de não desejável, a intermitência no suprimento de água é muito comum e o controle de água nessa situação é um desafio, uma vez que os riscos de infiltração e refluxo aumentam significativamente.

Os microrganismos naturalmente presentes na água (amebas de vida livre, bactérias heterotróficas, fungos), sob condições favoráveis, podem colonizar o sistema de distribuição, formando biofilmes. Não há evidência de que os microrganismos normalmente presentes nos biofilmes constituam risco para a saúde da população em geral, com algumas exceções, como é o caso da *Legionella*, que coloniza tubulações de edifícios, bem como da população de indivíduos seriamente imunocomprometidos (OMS, 2003).

A água que entra no sistema de distribuição deve ser microbiologicamente segura e biologicamente estável. O sistema de distribuição por si só deve fornecer uma barreira segura para evitar a contaminação da água no sistema de distribuição durante o transporte até o consumidor. É importante manter um residual de desinfetante no sistema de distribuição para proteger contra a contaminação e limitar problemas de crescimento bacteriano (OMS, 2011). Fenômenos naturais, como enchentes, seca e movimentos sismológicos, e atividades antrópicas, como tráfego pesado e obras civis, podem afetar significativamente as tubulações de água dos sistemas de distribuição e levar ao aparecimento de epidemias.

Medidas específicas e imediatas devem ser tomadas para prevenção de doenças na população, incluindo o aumento da frequência de amostragem. O monitoramento operacional de sistemas de distribuição canalizados deve incluir parâmetros como cloro residual, indicadores bacterianos de contaminação fecal (*E. coli*, coliformes termotolerantes), coliformes totais, bactérias heterotróficas, pH, fluoreto, cor e turbidez.

A escolha dos pontos de amostragem dependerá de cada sistema de abastecimento. As amostragens para análises microbiológicas e seus parâmetros associados, como cloro residual, são realizadas em maiores frequências e em pontos de coleta dispersos. Atenção especial deve ser dada, também, aos pontos de coleta e frequência de amostragem para constituintes químicos provenientes de tubulações e soldas e que não são controlados diretamente pela legislação e por constituintes que podem ser formados no sistema de distribuição como tri-halometanos (THM).

Procedimento de coleta na rede de distribuição

A retirada de amostra para ensaio da água contida na rede de distribuição geralmente é feita em torneira próxima ao hidrômetro da edificação ou em outra que receba água diretamente da rede de abastecimento público:

- Abrir a torneira e deixar escoar por 2 a 3 minutos, ou o tempo suficiente para eliminar a água estagnada na tubulação. A torneira não deverá ter aeradores ou filtros nem apresentar vazamento.
- É necessário ter certeza de que a água seja proveniente da rede de distribuição e não de caixas ou reservatórios internos, por meio do teste de cavalete. Esse teste consiste em fechar o registro de entrada de água da rede de distribuição e abrir a torneira indicada para a coleta; se não houver escoamento de água pela torneira, conclui-se que a água é realmente proveniente da rede de distribuição.
- Se necessário, a torneira pode ser desinfetada com a aplicação de solução de hipoclorito de sódio (100mg/L). Nesse caso, o excesso de hipoclorito de sódio deve ser removido antes da coleta. A desinfecção da torneira ou o uso de balde e cordas estéreis somente é necessário para coleta de ensaio microbiológico.
- Abrir a torneira a meia secção, para que o fluxo seja pequeno e não haja respingos, e deixar escoar por aproximadamente 1 a 2 minutos.
- Posicionar o frasco de maneira que não tenha contato com a torneira, para evitar possíveis contaminações. No momento da coleta deve ser realizada a determinação de cloro residual livre.

        Portaria MS 2.914 de 2011
        As tabelas de referência encontram-se ao final do texto.

CAPÍTULO V
DO PADRÃO DE POTABILIDADE

        Art. 27. A água potável deve estar em conformidade com padrão microbiológico, conforme disposto no Anexo I e demais disposições desta Portaria.

        §1º – No controle da qualidade da água, quando forem detectadas amostras com resultado positivo para coliformes totais, mesmo em ensaios presuntivos, ações corretivas devem ser adotadas e novas amostras devem ser coletadas em dias imediatamente sucessivos, até que revelem resultados satisfatórios.

§2º – Nos sistemas de distribuição, as novas amostras devem incluir no mínimo uma recoleta no ponto onde foi constatado o resultado positivo para coliformes totais e duas amostras extras, sendo uma a montante e outra a jusante do local da recoleta.

§3º – Para verificação do percentual mensal das amostras com resultados positivos de coliformes totais, as recoletas não devem ser consideradas no cálculo.

§4º – O resultado negativo para coliformes totais das recoletas não anula o resultado originalmente positivo no cálculo dos percentuais de amostras com resultado positivo.

§5º – Na proporção de amostras com resultado positivo admitidas mensalmente para coliformes totais no sistema de distribuição, expressa no Anexo I a esta Portaria, não são tolerados resultados positivos que ocorram em recoleta, nos termos do §1º deste artigo.

§6º – Quando for violado o padrão microbiológico estabelecido no Anexo a esta Portaria, os responsáveis pelos sistemas e soluções alternativas coletivas de abastecimento de água para consumo humano devem informar à autoridade de saúde pública as medidas corretivas tomadas.

§7º – Quando houver interpretação duvidosa nas reações típicas dos ensaios analíticos na determinação de coliformes totais e *Escherichia coli*, deve-se fazer a recoleta.

Art. 28. A determinação de bactérias heterotróficas deve ser realizada como um dos parâmetros para avaliar a integridade do sistema de distribuição (reservatório e rede).

§1º – A contagem de bactérias heterotróficas deve ser realizada em 20% (vinte por cento) das amostras mensais para análise de coliformes totais nos sistemas de distribuição (reservatório e rede).

§2º – Na seleção dos locais para coleta de amostras devem ser priorizadas pontas de rede e locais que alberguem grupos populacionais de risco à saúde humana.

§3º – Alterações bruscas ou acima do usual na contagem de bactérias heterotróficas devem ser investigadas para identificação de irregularidade e providências devem ser adotadas para o restabelecimento da integridade do sistema de distribuição (reservatório e rede), recomendando-se que não se ultrapasse o limite de 500UFC/mL.

Art. 29. Recomenda-se a inclusão de monitoramento de vírus entéricos no(s) ponto(s) de captação de água proveniente(s) de manancial(is) superficial(is) de abastecimento, com o objetivo de subsidiar estudos de avaliação de risco microbiológico.

Art. 30. Para a garantia da qualidade microbiológica da água, em complementação às exigências relativas aos indicadores microbiológicos, deve ser atendido o padrão de turbidez expresso no Anexo II e devem ser observadas as demais exigências contidas nesta Portaria.

Quadro I Tabela de padrão microbiológico da água para consumo humano

Tipo de água		Parâmetro	VMP(1)
Água para consumo humano		*Escherichia coli* (2)	Ausência em 100mL
Água tratada	Na saída do tratamento	Coliformes totais (3)	Ausência em 100mL
	No sistema de distribuição (reservatórios e rede)	*Escherichia coli*	Ausência em 100mL
		Coliformes totais (4) Sistemas ou soluções alternativas coletivas que abastecem menos de 20.000 habitantes	Apenas uma amostra, entre as amostras examinadas no mês, poderá apresentar resultado positivo
		Sistemas ou soluções alternativas coletivas que abastecem a partir de 20.000 habitantes	Ausência em 100mL em 95% das amostras examinadas no mês

NOTAS:

(1) Valor máximo permitido.

(2) Indicador de contaminação fecal.

(3) Indicador de eficiência de tratamento.

(4) Indicador de integridade do sistema de distribuição (reservatório e rede).

Quadro II Tabela de padrão de turbidez para água pós-filtração ou pré-desinfecção

Tratamento da água	VMP(1)
Desinfecção (para águas subterrâneas)	1,0uT (2) em 95% das amostras
Filtração rápida (tratamento completo ou filtração direta)	0,5 (3) uT (2) em 95% das amostras
Filtração lenta	1,0 (3) uT (2) em 95% das amostras

NOTAS

(1) Valor máximo permitido.

(2) Unidade de turbidez.

(3) Este valor deve atender ao padrão de turbidez de acordo com o especificado no §2º do art. 30.

Quadro III Tabela de metas progressivas para atendimento ao valor máximo permitido de 0,5 uT para filtração rápida e de 1,0 uT para filtração lenta

Filtração rápida (tratamento completo ou filtração direta)		
Período após a publicação da Portaria	**Turbidez ≤ 0,5uT**	**Turbidez ≤ 1,0uT**
Final do 1º ano	Em no mínimo 25% das amostras mensais coletadas	No restante das amostras mensais coletadas
Final do 2º ano	Em no mínimo 50% das amostras mensais coletadas	
Final do 3º ano	Em no mínimo 75% das amostras mensais coletadas	
Final do 4º ano	Em no mínimo 95% das amostras mensais coletadas	
Filtração lenta		
Período após a publicação da Portaria	**Turbidez ≤ 1,0uT**	**Turbidez ≤ 2,0uT**
Final do 1º ano	Em no mínimo 25% das amostras mensais coletadas	No restante das amostras mensais coletadas
Final do 2º ano	Em no mínimo 50% das amostras mensais coletadas	
Final do 3º ano	Em no mínimo 75% das amostras mensais coletadas	
Final do 4º ano	Em no mínimo 95% das amostras mensais coletadas	

Quadro IV Tempo de contato mínimo (minutos) a ser observado para a desinfecção por meio da cloração, de acordo com a concentração de cloro residual livre, com a temperatura e o pH da água(1)

C (2)	Temperatura = 5°C							Temperatura = 10°C							Temperatura = 15°C						
	Valores de pH							Valores de pH							Valores de pH						
	≤6,0	6,5	7,0	7,5	8,0	8,5	9,0	≤6,0	6,5	7,0	7,5	8,0	8,5	9,0	≤6,0	6,5	7,0	7,5	8,0	8,5	9,0
≤0,4	38	47	58	70	83	98	114	27	33	41	49	58	70	80	19	24	29	35	41	48	57
0,6	27	34	41	49	59	69	80	19	24	29	35	41	49	57	13	17	20	25	29	34	40
0,8	21	26	32	39	46	54	63	15	19	23	27	32	38	45	11	13	16	19	23	27	31
1,0	17	22	26	32	38	45	52	12	15	19	23	27	32	37	9	11	13	16	19	22	26
1,2	15	19	23	27	32	38	45	11	13	16	19	23	27	32	7	9	11	14	16	19	22
1,4	13	16	20	24	28	34	39	9	11	14	17	20	24	28	7	8	10	12	14	17	20
1,6	12	15	18	21	25	30	35	8	10	13	15	18	21	25	6	7	9	11	13	15	17
1,8	11	13	16	19	23	27	32	7	9	11	14	16	19	22	5	7	8	10	11	14	16
2,0	10	12	15	18	21	25	29	7	8	10	12	15	17	20	5	6	7	9	10	12	14
2,2	9	11	14	16	19	23	27	6	8	10	12	14	16	19	5	6	7	8	10	11	13
2,4	8	10	13	15	18	21	25	6	7	9	11	13	15	17	4	5	6	8	9	11	12
2,6	8	10	12	14	17	20	23	5	7	8	10	12	14	16	4	5	6	7	8	10	12
2,8	7	9	11	13	15	19	22	5	6	8	9	11	13	15	4	4	5	7	8	9	11
3,0	7	9	10	13	15	18	20	5	6	7	9	11	12	14	3	4	5	6	8	9	10

NOTAS:

(1) Valores intermediários aos constantes na tabela podem ser obtidos por interpolação.

(2) C: residual de cloro livre na saída do tanque de contato (mg/L).

Tempo de contato mínimo (minutos) a ser observado para a desinfecção por meio da cloração, de acordo com a concentração de cloro residual livre, com a temperatura e o pH da água(1)

C (2)	Temperatura = 20°C							Temperatura = 25°C							Temperatura = 30°C						
	Valores de pH							Valores de pH							Valores de pH						
	≤6,0	6,5	7,0	7,5	8,0	8,5	9,0	≤6,0	6,5	7,0	7,5	8,0	8,5	9,0	≤6,0	6,5	7,0	7,5	8,0	8,5	9,0
≤0,4	14	17	20	25	29	34	40	9	12	14	18	21	24	28	6	8	10	12	15	17	20
0,6	10	12	14	17	21	24	28	7	8	10	1	15	17	20	5	6	7	9	10	12	14
0,8	7	9	11	14	16	19	22	5	6	8	10	11	13	16	3	5	6	7	8	10	11
1,0	6	8	9	11	13	16	18	4	5	6	8	9	11	13	3	4	5	6	7	8	9
1,2	5	7	8	10	11	13	16	4	5	5	7	8	10	11	3	3	3	5	6	7	8
1,4	5	6	7	9	10	11	14	3	4	5	6	7	8	10	2	3	3	4	5	6	7
1,6	4	5	6	8	9	11	12	3	4	4	5	6	7	9	2	3	3	4	4	5	6
1,8	4	5	6	7	8	10	12	3	3	4	5	6	7	8	2	2	3	3	4	5	6
2,0	3	4	5	6	7	9	10	2	3	4	4	5	6	7	2	2	3	3	4	4	5
2,2	3	4	5	6	7	8	9	2	3	3	4	5	6	7	2	2	2	3	3	4	5
2,4	3	4	4	5	6	8	9	2	3	3	4	4	5	6	2	2	2	3	3	4	4
2,6	3	3	4	5	6	7	8	2	2	3	3	4	5	6	1	2	2	3	3	4	4
2,8	3	3	4	5	6	7	8	2	2	3	3	4	5	5	1	2	2	2	3	3	4
3,0	2	3	4	4	5	6	77	2	2	3	3	4	4	5	1	2	2	3	3	3	4

NOTAS:

(1) Valores intermediários aos constantes na tabela podem ser obtidos por interpolação.

(2) C: residual de cloro livre na saída do tanque de contato (mg/L).

Quadro V Tempo de contato mínimo (minutos) a ser observado para a desinfecção por meio de cloraminação, de acordo com a concentração de cloro residual combinado (cloraminas) e com a temperatura da água, para valores de pH da água entre 6 e 9 (1)

C (2)	Temperatura (°C)					
	5	10	15	20	25	30
≤ 0,4	923	773	623	473	323	173
0,6	615	515	415	315	215	115
0,8	462	387	312	237	162	87
1,0	369	309	249	189	130	69
1,2	308	258	208	158	108	58
1,4	264	221	178	135	92	50
1,6	231	193	156	118	81	43
1,8	205	172	139	105	72	39
2,0	185	155	125	95	64	35
2,2	168	141	113	86	59	32
2,4	154	129	104	79	54	29
2,6	142	11	9 96	73	50	27
2,8	132	11	0 89	678	46	25
3,0	123	103	83	63	43	23

NOTAS:

(1) Valores intermediários aos constantes na tabela podem ser obtidos por interpolação.

(2) C: residual de cloro combinado na saída do tanque de contato (mg/L).

Quadro VI Tempo de contato mínimo (minutos) a ser observado para a desinfecção com dióxido de cloro, de acordo com a concentração de dióxido de cloro e com a temperatura da água, para valores de pH da água entre 6 e 9 (1).

C (2)	Temperatura (°C)					
	5	10	15	20	25	30
≤ 0,4	13	9	8	7	6	6
0,6	9	6	5	6	4	4
0,8	7	5	4	4	3	3
1,0	5	4	3	3	3	2
1,2	4	3	3	3	2	2
1,4	4	3	2	2	2	2
1,6	3	2	2	2	2	1
1,8	3	2	2	2	1	1
2,0	3	2	2	2	1	1
2,2	2	2	2	1	1	1
2,4	2	2	1	1	1	1
2,6	2	2	1	1	1	1
2,8	2	1	1	1	1	1
3,0	2	1	1	1	1	1

NOTAS:

(1) Valores intermediários aos constantes na tabela podem ser obtidos por interpolação.

(2) C: residual de dióxido de cloro na saída do tanque de contato (mg/L).

Quadro VII Tabela de padrão de potabilidade para substâncias químicas que representam risco à saúde

Parâmetro	CAS(1)	Unidade	VMP(2)
Inorgânicas			
Antimônio	7440-36-0	mg/L	0,005
Arsênio	7440-38-2	mg/L	0,01
Bário	7440-39-3	mg/L	0,7
Cádmio	7440-43-9	mg/L	0,005
Chumbo	7439-92-1	mg/L	0,01
Cianeto	57-12-5	mg/L	0,07
Cobre	7440-50-8	mg/L	2
Cromo	7440-47-3	mg/L	0,05
Fluoreto	7782-41-4	mg/L	1,5
Mercúrio	7439-97-6	mg/L	0,001
Níquel	7440-02-0	mg/L	0,07
Nitrato (como N)	14797-55-8	mg/L	10
Nitrito (como N)	14797-65-0	mg/L	1
Selênio	7782-49-2	mg/L	0,01
Urânio	7440-61-1	mg/L	0,03
Orgânicas			
Acrilamida	79-06-1	µg/L	0,5
Benzeno	71-43-2	µg/L	5
Benzo[a]pireno	50-32-8	µg/L	0,7
Cloreto de vinila	75-01-4	µg/L	2
1,2 Dicloroetano	107-06-2	µg/L	10
1,1 Dicloroeteno	75-35-4	µg/L	30
1,2 Dicloroeteno (cis + trans)	156-59-2 (cis) 156-60-5 (trans)	µg/L	50
Diclorometano	75-09-2	µg/L	20
Di(2-etilhexil)ftalato	117-81-7	µg/L	8
Estireno	100-42-5	µg/L	20
Pentaclorofenol	87-86-5	µg/L	9
Tetracloreto de carbono	56-23-5	µg/L	4
Tetracloroeteno	127-18-4	µg/L	40
Triclorobenzenos	1,2,4-TCB (120-82-1) 1,3,5-TCB (108-70-3 1,2,3- TCB (87-61-6)	µg/L	20
Tricloroeteno	79-01-6	µg/L	20
Agrotóxicos			
2,4 D + 2,4,5 T	94-75-7 (2,4 D) 93-76-5 (2,4,5 T)	µg/L	30
Alaclor	15972-60-8	µg/L	20
Aldicarbe + aldicarbessulfona +aldicarbesulfóxido	116-06-3 (aldicarbe) 1646-88-4 (aldicarbessulfona) 1646-87-3 (aldicarbe sulfóxido)	µg/L	10
Aldrin + dieldrin	309-00-2 (aldrin) 60-57-1 (dieldrin)	µg/L	0,03
Atrazina	1912-24-9	µg/L	2
Carbendazim + benomil	10605-21-7 (carbendazim) 17804-35-2 (benomil)	µg/L	120
Carbofurano	1563-66-2	µg/L	7

(continua)

Quadro VII Tabela de padrão de potabilidade para substâncias químicas que representam risco à saúde (*continuação*)

Parâmetro	CAS(1)	Unidade	VMP(2)
Clordano	5103-74-2	µg/L	0,2
Clorpirifós + clorpirifós-oxon	2921-88-2 (clorpirifós) 5598-15-2 (clorpirifós-oxon)	µg/L	30
DDT+DDD+DDE	p, p'-DDT (50-29-3) p, p'-DDD (72-54-8) p, p'-DDE (72-55-9)	µg/L	1
Diuron	330-54-1	µg/L	90
Endossulfan (α, β e sais) (3)	115-29-7; I (959-98-8); II (33213-65-9); sulfato (1031-07-8)	µg/L	20
Endrin	72-20-8	µg/L	0,6
Glifosato + AMPA	1071-83-6 (glifosato) 1066-51-9 (AMPA)	µg/L	500
Lindano (γ-HCH) (4)	58-89-9	µg/L	2
Mancozebe	8018-01-7	µg/L	180
Metamidofós	10265-92-6	µg/L	12
Metolacloro	51218-45-2	µg/L	10
Molinato	2212-67-1	µg/L	6
Parationa metílica	298-00-0	µg/L	9
Pendimentalina	40487-42-1	µg/L	20
Permetrina	52645-53-1	µg/L	20
Profenofós	41198-08-7	µg/L	60
Simazina	122-34-9	µg/L	2
Tebuconazol	107534-96-3	µg/L	180
Terbufós	13071-79-9	µg/L	1,2
Trifluralina	1582-09-8	µg/L	20
Desinfetantes e produtos secundários da desinfecção(5)			
Ácidos haloacéticos – total	(6)	mg/L	0,08
Bromato	15541-45-4	mg/L	0.01
Clorito	7758-19-2	mg/L	1
Cloro residual livre	7782-50-5	mg/L	5
Cloraminas – total	0599-903	mg/L	4,0
2,4,6 Triclorofenol	88-06-2	mg/L	0,2
Tri-halometanos – total	(7)	mg/L	0,1

NOTAS:

(1) CAS é o número de referência de compostos e substâncias químicas adotado pelo Chemical Abstract Service.

(2) Valor máximo permitido.

(3) Somatório dos isômeros alfa, beta e os sais de endossulfan, como exemplo o sulfato de endossulfan.

(4) Esse parâmetro é usualmente e equivocadamente conhecido como BHC.

(5) Análise exigida de acordo com o desinfetante utilizado.

(6) Ácidos haloacéticos: ácido monocloroacético (MCAA) – CAS = 79-11-8, ácido monobromoacético (MBAA) – CAS = 79-08-3, ácido dicloroacético (DCAA) – CAS = 79-43-6, ácido 2,2-dicloropropiônico (DALAPON) – CAS = 75-99-0, ácido tricloroacético (TCAA) – CAS = 76-03-9, ácido bromocloroacético (BCAA) – CAS = 5589-96-3, 1,2,3, tricloropropano (PI) – CAS = 96-18-4, ácido dibromoacético (DBAA) – CAS = 631-64-1, e ácido bromodicloroacético (BDCAA) – CAS = 7113-314-7.

(7) Tri-halometanos: triclorometano ou clorofórmio (TCM) – CAS = 67-66-3, bromodiclorometano (BDCM) – CAS = 75-27-4, dibromoclorometano (DBCM) – CAS = 124-48-1, tribromometano ou bromofórmio (TBM) – CAS = 75-25-2.

Quadro VIII Tabela de padrão de cianotoxinas da água para consumo humano

CIANOTOXINAS		
Parâmetro(1)	Unidade	VMP(2)
Microcistinas	µg/L	1,0 (3)
Saxitoxinas	µg equivalente STX/L	3,0

NOTAS:

(1) A frequência para o controle de cianotoxinas está prevista no Quadro XI.

(2) Valor máximo permitido.

(3) O valor representa o somatório das concentrações de todas as variantes de microcistinas.

Quadro IX Tabela de padrão de radioatividade da água para consumo humano

Parâmetro(1)	Unidade	VMP
Rádio-226	Bq/L	1
Rádio-228	Bq/L	0,1

NOTA: (1) sob solicitação da Comissão Nacional de Energia Nuclear, outros radionuclídeos devem ser investigados.

Quadro X Tabela de padrão organoléptico de potabilidade

Parâmetro	CAS	Unidade	VMP(1)
Alumínio	7429-90-5	mg/L	0,2
Amônia (como NH$_3$)	7664-41-7	mg/L	1,5
Cloreto	16887-00-6	mg/L	250
Cor aparente (2)		uH	15
1,2 diclorobenzeno	95-50-1	mg/L	0,01
1,4 diclorobenzeno	106-46-7	mg/L	0,03
Dureza total		mg/L	500
Etilbenzeno	100-41-4	mg/L	0,2
Ferro	7439-89-6	mg/L	0,3
Gosto e odor (3)		Intensidade	6
Manganês	7439-96-5	mg/L	0,1
Monoclorobenzeno	108-90-7	mg/L	0,12
Sódio	7440-23-5	mg/L	200
Sólidos dissolvidos totais		mg/L	1.000
Sulfato	14808-79-8	mg/L	250
Sulfeto de hidrogênio	7783-06-4	mg/L	0,1
Surfactantes (como LAS)		mg/L	0,5
Tolueno	108-88-3	mg/L	0,17
Turbidez (4)		uT	5
Zinco	7440-66-6	mg/L	5
Xilenos	1330-20-7	mg/L	0,3

NOTAS:

(1) Valor máximo permitido.

(2) Unidade Hazen (mgPt-Co/L).

(3) Intensidade máxima de percepção para qualquer característica de gosto e odor com exceção do cloro livre, nesse caso por ser uma característica desejável em água tratada.

(4) Unidade de turbidez.

Quadro XI Frequência de monitoramento de cianobactérias no manancial de abastecimento de água

Quando a densidade de cianobactérias (células/mL) for:	Frequência
≥ 10.000	Mensal
> 10.000	Semanal

Quadro XII Tabela de número mínimo de amostras e frequência para o controle da qualidade da água de sistema de abastecimento, para fins de análises físicas, químicas e de radioatividade, em função do ponto de amostragem, da população abastecida e do tipo de manancial

Parâmetro	Tipo de manancial	Saída do tratamento		Sistema de distribuição (reservatórios e redes)					
		Nº de amostras	Frequência	Número de amostras			Frequência		
				População abastecida					
				<50.000 hab.	50.000 a 250.000 hab.	>250.000 hab.	<50.000 hab.	50.000 a 250.000 hab.	>250.000 hab.
Cor	Superficial	1	A cada 2 horas	10	1 para cada 5.000 hab.	40 + (1 para cada 25.000 hab.)	Mensal		
	Subterrâneo	1	Semanal	5	1 para cada 10.000 hab.	20 + (1 para cada 50.000 hab.)	Mensal		
Turbidez, cloro residual livre(1), cloraminas(1), dióxido de cloro(1)	Superficial	1	A cada 2 horas	Conforme § 3º do art. 41			Conforme § 3º do art. 41		
	Subterrâneo	1	2 vezes por semana						
pH e fluoreto	Superficial	1	A cada 2 horas	Dispensada a análise			Dispensada a análise		
	Subterrâneo	1	2 vezes por semana						
Gosto e odor	Superficial	1	Trimestral	Dispensada a análise			Dispensada a análise		
	Subterrâneo	1	Semestral						
Cianotoxinas	Superficial	1	Semanal quando nº de cianobactérias ≥ 20.000 células/mL	Dispensada a análise			Dispensada a análise		
Produtos secundários da desinfecção	Superficial	1	Trimestral	1 (2)	4 (2)	4 (2)	Trimestral		
	Subterrâneo	Dispensada a análise	Dispensada a análise	1 (2)	1 (2)	1 (2)	Anual	Semestral	Semestral
Demais parâmetros (3)(4)	Superficial ou subterrâneo	1	Semestral	1 (5)	1 (5)	1 (5)	Semestral		

NOTAS:

(1) Análise exigida de acordo com o desinfetante utilizado.

(2) As amostras devem ser coletadas, preferencialmente, em pontos de maior tempo de detenção da água no sistema de distribuição.

(3) A definição da periodicidade de amostragem para o quesito de radioatividade será definido após o inventário inicial, realizado semestralmente no período de 2 anos, respeitando a sazonalidade pluviométrica.

(4) Para agrotóxicos, observar o disposto no §5º do art. 41.

(5) Dispensada análise na rede de distribuição quando o parâmetro não for detectado na saída do tratamento e/ou no manancial, à exceção de substâncias que possam ser introduzidas no sistema ao longo da distribuição.

Quadro XIII Número mínimo de amostras mensais para o controle da qualidade da água de sistema de abastecimento, para fins de análises microbiológicas, em função da população abastecida

Parâmetro	Saída do tratamento (número de amostras por unidade de tratamento)	Sistema de distribuição (reservatórios e rede)			
		População abastecida			
		< 5.000 hab.	5.000 a 20.000 hab.	20.000 a 250.000 hab.	> 250.000 hab.
Coliformes totais *Escherichia coli*	Duas amostras semanais (1)	110	1 para cada 500	30 + (1 para cada 2.000 hab.)	105 + (1 para cada 5.000 hab.) Máximo de 1.000

NOTA:
(1) Recomenda-se a coleta de, no mínimo, quatro amostras semanais.

Quadro XIV Tabela de número mínimo de amostras mensais para o controle da qualidade da água de sistema de abastecimento, para fins de análises microbiológicas, em função da população abastecida

Parâmetro	Saída do tratamento (número de amostras por unidade de tratamento)	Sistema de distribuição (reservatórios e rede)			
		População abastecida			
		< 5.000 hab.	5.000 a 20.000 hab.	20.000 a 250.000 hab.	> 250.000 hab.
Coliformes totais *Escherichia coli*	Duas amostras semanais (1)		1 para cada 115.000 hab.	30 + (1 para cada 2.000 hab.)	105 + (1 para cada 5.000 hab.) Máximo de 1.000

NOTA:
(1) Recomenda-se a coleta de, no mínimo, quatro amostras semanais.

Quadro XV Tabela de número mínimo de amostras e frequência mínima de amostragem para o controle da qualidade da água de solução alternativa coletiva, para fins de análises físicas, químicas e microbiológicas, em função do tipo de manancial e do ponto de amostragem

Parâmetro	Tipo de manancial	Saída do tratamento (para água canalizada)	Número de amostras retiradas no ponto de consumo (para cada 500 hab.)	Frequência de amostragem
Cor, turbidez, pH e coliformes totais (1) e (2)	Superficial	1	1	Semanal
	Subterrâneo	1	1	Mensal
Cloro residual livre (1)	Superficial ou subterrâneo	1	1	Diário

NOTAS:
(1) Para veículos transportadores de água para consumo humano, deve ser realizada uma análise de cloro residual livre em cada carga e uma análise, na fonte de fornecimento, de cor, turbidez, pH e coliformes totais com frequência mensal, ou outra amostragem determinada pela autoridade de saúde pública.
(2) O número e a frequência de amostras coletadas no sistema de distribuição para pesquisa de *Escherichia coli* devem seguir o determinado para coliformes totais.

COMENTÁRIOS QUANTO À ESPECIFICIDADE DO CONTROLE DE QUALIDADE DA ÁGUA EM ORGANIZAÇÕES DE SAÚDE

Pontos de coleta e periodicidade

Quanto aos pontos de coleta, estes devem ser definidos pela organização de saúde, desde que contemplem os pontos críticos de maior risco de complicações em caso de qualquer alteração nos parâmetros de qualidade. Algumas RDC especificam a obrigatoriedade do controle de qualidade da água em seus processos-fim como, por exemplo, a RDC 15/2012 (CME): *Art. 68 O enxágue dos produtos para saúde deve ser realizado com água que atenda aos padrões de potabilidade definidos em normatização específica.* O mesmo se encontra nas respectivas portarias e RDC para boas práticas de produção de alimentos e produtos farmacêuticos, entre outras.

Por isso, é recomendável o controle semestral da qualidade da água nos pontos críticos como caixa d'água, CME, bloco cirúrgico, unidades de pacientes críticos, farmácia de manipulação, SND e outros pontos de atendimento ou produção de itens críticos identificados pela instituição.

Ainda há o desafio dos pontos de água que servem de abastecimento para as máquinas de hemodiálise à beira do leito. Até a conclusão deste capítulo, não havia legislação que especificasse a periodicidade da coleta. Esta deve ser uma decisão multi e interdisciplinar, envolvendo as equipes assistenciais, o serviço de manutenção, o serviço de epidemiologia e a alta direção, entre outros. Contudo, é obrigatório que o hospital se responsabilize pelo acompanhamento dos testes de qualidade da água pós-osmose das máquinas dialíticas à beira do leito. O leitor deve consultar o Capítulo 30, *Terapia Renal Substitutiva,* para detalhamento da qualidade da água nesse ambiente.

É importante alertar para a possibilidade de controles a intervalos menores quando da validação de processos. Por exemplo, em caso de troca do deionizador na CME, o teste pode ser feito a intervalos diários, se necessário, até a estabilização do processo (nesse caso, realiza-se o controle do parâmetro de condutividade; o microbiológico se mantém semestral).

Água com tratamento diferenciado para usos especiais

Em organizações de saúde, particularmente em hospitais, processos diversos incorporam a água como elemento crítico na realização do produto. Entre eles destacam-se o processamento de materiais, a manipulação de fármacos e os processos analíticos de laboratórios.

Tipos de água e sua aplicabilidade estabelecidos na Farmacopeia Brasileira:

- **Água potável:** limpeza em geral e fonte de alimentação de sistemas de tratamento.
- **Água reagente:** lavagem de material, abastecimento de equipamentos, autoclaves, banho-maria, histologia, usos diversos.
- **Água purificada:** produção de medicamentos e cosméticos em geral, farmácias, lavagem de material, preparo de soluções reagentes, meios de cultura, tampões, diluições, microbiologia em geral, análises clínicas, técnicas por ELISA, radioimunoensaio, aplicações diversas na maioria dos laboratórios, principalmente em análises qualitativas ou quantitativas menos exigentes (em %).
- **Água para injetáveis:** como veículo ou solvente de injetáveis, fabricação de princípios ativos de uso parenteral, lavagem final de equipamentos, tubulação e recipientes usados em preparações parenterais. Usada como diluente de preparações parenterais.
- **Água ultrapurificada:** como veículo ou solvente de injetáveis, fabricação de princípios ativos de uso parenteral, lavagem final de equipamentos, tubulação e recipientes usados em preparações parenterais. Usada como diluente de preparações parenterais.

O processo de purificação da água para uso farmacêutico é fundamentado na eliminação de impurezas físico-químicas, biológicas e microbianas até a obtenção de níveis preestabelecidos em compêndios oficiais aprovados pelas autoridades sanitárias. O controle da contaminação da água para uso farmacêutico é fundamental, uma vez que a água apresenta grande suscetibilidade para agregar compostos diversos e para sofrer recontaminação, mesmo após a etapa de purificação.

A tecnologia a ser empregada na purificação da água depende do tipo de água que se pretende obter. De maneira genérica, pode-se dizer que os métodos mais comuns e confiáveis para obtenção de água purificada (AP ou PW) são a troca iônica, a osmose reversa e a ultrafiltração. Para obtenção de água para injetáveis (API ou WFI) utiliza-se o processo de destilação ou outro método de tecnologia igual ou superior a esta.

Os parâmetros de qualidade da água encontram-se na Tabela 21.9.

Tabela 21.9 Tipos de água para uso farmacêutico e parâmetros de qualidade

Tipo de água	Características	Parâmetros críticos sugeridos	Exemplos de aplicação
Água potável	Obtida de mananciais ou da rede de distribuição	Conta com legislação específica	Limpeza em geral e fonte de alimentação de sistema de tratamento
Água reagente	Água potável tratada por deionização ou outro processo. Apresenta baixa exigência de pureza	Condutividade de 1 a 5µS/cm a 25°C ± 0,5°C (resistividade >0,2MΩ-cm); COT <0,20mg/L	Lavagem de material, abastecimento de equipamentos, autoclaves, banho-maria, histologia, usos diversos
Água purificada	Níveis variáveis de contaminação orgânica e bacteriana. Exige cuidados de modo a evitar a contaminação química e microbiológica. Pode ser obtida por osmose reversa ou por uma combinação de técnicas de purificação a partir da água potável ou da reagente	Condutividade de 0,1 a 1,3µS/cm a 25°C ± 0,5°C (resistividade >1,0MΩ-cm); COT <0,50mg/L. Contagem total de bactérias <100UFC/mL. Ausência de *Pseudomonas* e outros patógenos	Produção de medicamentos e cosméticos em geral, farmácias, lavagem de material, preparo de soluções reagentes, meios de cultura, tampões, diluições, microbiologia em geral, análises clínicas, técnicas por ELISA, radioimunoensaio, aplicações diversas na maioria dos laboratórios, principalmente em análises qualitativas ou quantitativas menos exigentes (em %). Em CLAE (em %)
Água para injetáveis	Água purificada tratada por destilação ou processo similar	Atende aos requisitos químicos da água purificada e exige controle de endotoxina, partículas e esterilidade. Contagem microbiológica <10UFC/100mL. Endotoxinas <0,25UI de endotoxina/mL; COT <0,50mg/mL	Como veículo ou solvente de injetáveis, fabricação de princípios ativos de uso parenteral, lavagem final de equipamentos, tubulação e recipientes usados em preparações parenterais. Usada como diluente de preparações parenterais
Água ultrapurificada	Para análises que exigem mínima interferência e máxima precisão e exatidão. Baixa concentração iônica, baixa carga microbiana e baixo nível de carbono orgânico total. Água purificada tratada por processo complementar	Condutividade de 0,055 a 0,1µS/cm a 25°C ± 0,5°C (resistividade >18,0MΩ-cm); COT <0,05mg/L (alguns casos <0,003mg/L). Contagem total de mesófilos <1UFC/100mL (se utilizada para fins farmacêuticos)	Dosagem de resíduos minerais ou orgânicos, endotoxinas, preparações de calibradores, controles, SQR, espectrometria de absorção atômica, ICP/IOS, ICP/MS, espectrometria de massa, procedimentos enzimáticos, cromatografia a gás, CLAE (ppm ou ppb), biologia molecular e cultivo celular etc. Eventualmente em preparações farmacêuticas que exijam água de alta pureza

Fonte: adaptada de ANVISA – Farmacopeia Brasileira, 2010.

Limpeza de caixa d'água

A ANVISA dispõe de cartilha informativa para limpeza de caixas d'água, cujas principais orientações são:

- A limpeza deve ser semestral.
- Procedimento recomendado:
  - Fechar o registro e retirar toda a água da caixa d'água.
  - Fechar a saída de água da caixa d'água.
  - Retirar a sujeira.
  - Lavar as paredes e o fundo da caixa d'água com água e sabão. Os utensílios, como vassoura, escova, rodo e pano, devem ser de uso exclusivo.
  - Abrir a saída de água e retirar todo o sabão com água corrente.
  - Fechar a saída de água.
  - Preparar a solução desinfetante, diluindo 1 litro de água sanitária em 5 litros de água. Este volume é apropriado para uma caixa d'água de 1.000 litros.
  - Espalhar a solução nas paredes e fundo da caixa d'água com uma broxa ou pano. Aguardar por 30 minutos.
  - Enxaguar a caixa d'água com água corrente, retirando todo o resíduo de desinfetante.
  - Esgotar toda a água acumulada.
  - Encher a caixa d'água.

Raferências

Amaral ALP. Microrganismos indicadores de qualidade de água. Monografia. Instituto de Ciências Biológicas da Universidade Federal de Minas Gerais. Belo Horizonte, 2007.

Brasil. Agência Nacional de Águas. Guia nacional de coleta e preservação de amostras: água, sedimento, comunidades aquáticas e efluentes líquidos. Companhia Ambiental do Estado de São Paulo; Organizadores: Carlos Jesus Brandão [et al.]. São Paulo: CETESB; Brasília: ANA, 2011.

Brasil. Agência Nacional de Vigilância Sanitária. Farmacopeia brasileira. 1:2010. Disponível em: http://www.anvisa.gov.br/hotsite/cd_farmacopeia/pdf/volume1.pdf. Acesso em: 21 out 2013.

Brasil. Agência Nacional de Vigilância Sanitária. Guia de qualidade para sistemas de purificação de água para uso farmacêutico. Brasília, 2013.

Brasil. Ministério da Saúde. Portaria GM/MS 2.914, de 12 de dezembro de 2011, que dispõe sobre os procedimentos de controle e de vigilância da qualidade da água para consumo humano e seu padrão de potabilidade.

CAPÍTULO 22

Construções e Reformas em Unidades de Saúde, Controle de Infecção e Segurança do Paciente

Luciana Teodoro de Rezende Lara

INTRODUÇÃO

O controle de infecções em estabelecimentos assistenciais de saúde (EAS) inicia-se por meio de processos de construções intrinsecamente relacionados com o desenvolvimento de ações efetivas de segurança para o paciente. Conceitualmente, o Ministério da Saúde define EAS como "qualquer edificação destinada à prestação de assistência à saúde à população, que demande acesso de pacientes, em regime de internação ou não, qualquer que seja seu nível de complexidade".

As reformas também são incluídas nesse escopo, acrescidas da importância da prevenção de transmissão de infecções durante a execução de obra em EAS simultaneamente à assistência aos pacientes. A transmissão de doenças aos pacientes já internados e seus visitantes ou familiares e aos trabalhadores envolvidos nos processos assistenciais e de execução da obra deve ser considerada para que sejam implantadas medidas de controle em todas as etapas de execução do projeto.

Objetivamos iniciar a discussão sobre os valores e a efetividade do olhar do Serviço de Controle de Infecções (SCI) nas etapas referentes ao processo de construções em unidades de saúde, bem como reformas e adequações na estrutura física, principalmente no que tange à perspectiva da segurança do paciente.

Em 2003, o Centers for Disease Control and Prevention (CDC) publicou as recomendações para controle de infecções em ambientes hospitalares, as quais determinam algumas diretrizes sobre o manejo de reformas, construções, reparos, consertos e demolições no que se refere à prevenção de infecções relacionadas com a assistência à saúde (IRAS).

No Brasil, diversas ações determinadas pela Agência Nacional de Vigilância Sanitária (ANVISA) e pelo Ministério da Saúde têm sido implantadas com o objetivo de melhorar as condições referentes às estruturações de serviços de saúde. É importante destacar a instituição do Programa Nacional de Segurança do Paciente (PNSP) pelo Ministério da Saúde em 2013, o qual descreve ações de prevenção e redução da incidência de eventos adversos relacionados com a assistência nos serviços de saúde. A legislação vigente referente à estruturação de unidades de assistência à saúde também tem abordado o escopo da segurança do paciente, definindo como foco a prevenção e a diminuição de riscos que envolvam todas as etapas de projetos físicos dessas unidades. A ANVISA aprovou as Resoluções de Diretoria Colegiada (RDC) 50, em 21 de fevereiro de 2002, e 51, em 6 de outubro de 2011, que dispõem sobre regulamentos técnicos para planejamento, programação, elaboração e avaliação de projetos físicos de estabelecimentos assistenciais de saúde, sendo recomendada sua leitura.

PAPEL DO CONTROLE DE INFECÇÕES NA ELABORAÇÃO DE PROJETOS

Para que se possa exercer com efetividade o controle de infecção durante reformas e construções hospitalares, é fundamental destacar o mecanismo de transmissão das IRAS, as quais podem ocorrer a partir do contato direto de pessoas contaminadas (trabalhadores da área de saúde, visitantes etc.) com pacientes vulneráveis ou por condições físicas que, durante o processo de construção ou reformas, podem favorecer a transmissão por via aérea, água ou umidade.

Reforçando o conceito de vulnerabilidade dos pacientes, algumas condições clínicas determinam por si a deficiência do sistema imune, como em portadores de doenças crônicas, transplantados, pacientes em tratamento com agentes imunossupressores (quimioterápicos, corticosteroides, imunossupressores etc.), idosos, neonatos e portadores de doenças imunossupressoras, como neoplasias e AIDS, entre outras. Algumas situações clínicas aumentam o risco de aquisição de infecções em instituições de saúde, mesmo que o sistema imune do paciente esteja capacitado a reagir com eficiência. Por exemplo, o uso de dispositivos invasivos, como ventilação mecânica, cateteres centrais e sondas de demora, e a presença de lesões de pele aumentam o risco e a vulnerabilidade do paciente às infecções em serviços de saúde. Em geral, os riscos de infecção em reformas e construções referem-se a infecções transmitidas pelo ar, pela água ou pela contaminação do ambiente.

Ressalte-se a importância do controle da contaminação do ambiente por microrganismos durante construções ou reformas de estabelecimentos de saúde, visando a oferecer segurança ao paciente. Agentes contaminantes e infecciosos que figuram em atividades de construção podem estar presentes no ar ambiente, além de intimamente ligados à água e a condições de umidade. A ocorrência de IRAS transmitidas nessa situação foi descrita em estudos citados na Tabela 22.1.

O Departamento de Saúde e Serviços Humanos dos EUA, juntamente com a Academia de Arquitetura para a Saúde, vinculada ao American Institute of Architects (AIA), orientam projetos e construções em hospitais e unidades de saúde por meio do planejamento de projetos com base no conhecimento do processo de controle de infecções. Considera-se novo elemento a ser incorporado junto aos projetos, denominado Avaliação de Risco de Controle de Infecção (ARCI), o qual objetiva integrar o serviço de controle de infecção e epidemiologia ao planejamento e constitui a primeira etapa a ser cumprida na fase inicial dos projetos e durante esquemas de revisões posteriores desses. A avaliação consiste no estudo da prevalência das doenças transmissíveis na comunidade, suas variações e distribuição de acordo com a região geográfica, e na consideração das necessidades de instituições especializadas no tratamento de doenças infecciosas transmissíveis, principalmente em pacientes gravemente imunocomprometidos. O profissional deverá atuar ativamente tanto durante o projeto e a execução quanto depois da conclusão da obra, mantendo importante relacionamento com os administradores, arquitetos e engenheiros. É descrita a oficialização da atuação do profissional do controle de infecções por meio contratual, podendo haver pagamento de multas, caso suas orientações não sejam seguidas pela equipe executora. A partir da ARCI, o risco de pacientes suscetíveis e a necessidade de interrupção de serviços essenciais à assistência são avaliados precocemente.

A integração de profissionais do controle de infecção à equipe envolvida no projeto facilitará a avaliação e possibilitará a elaboração de estratégias para identificar e atenuar fontes de microrganismos, visando à prevenção da transmissão de infecções em construções, desde o projeto arquitetônico. A equipe deverá ser multidisciplinar, envolvendo trabalhadores da área de saúde e membros da administração da obra. O profissional do controle de infecções deverá visitar a obra frequentemente e manter-se envolvido com todo o projeto.

A monitorização por profissionais do controle de infecção durante a fase de construção consiste em etapa a ser cumprida precocemente, objetivando a identificação da estrutura de suporte necessária para prevenir e controlar contaminações aéreas, da água e do ambiente, evitando, consequentemente, reformas caras ou novos projetos.

Tabela 22.1 Eventos relacionados com infecções nosocomiais e associados à dispersão de microrganismos em construções e reformas

Ano/autor	Microrganismo	População	Fatores epidemiológicos
Ar			
1976 Aisner et al.	*Aspergillus* spp.	Leucemia aguda	Isolamento à prova de fogo
1982 Lentino et al.	*Aspergillus* spp.	Transplantado (medula renal)	Condicionadores de ar
1985 Krasinski et al.	*Rhizopus, Aspergillus*	Neonatal	Forrações de tetos
1987 Streifel et al.	*Penicillium* spp.	Transplantados (medula renal)	Armários com madeira apodrecida
1987 Weems et al.	*Rhizopus, Mucor* sp.	Leucêmicos	Construções em atividade
1990 Fox et al.	*Penicillium* sp., *Cladosporium* sp.	Blocos cirúrgicos	Isolamento respiratório com ductos de fibra de vidro
1991 Arnow et al.	*Aspergillus* sp.	Melanoma	Telhas, filtros de ar
1993 Flynn et al.	*Aspergillus terreus*	UTI	Reformas em UTI, elevadores
1994 Gerson et al.	*Aspergillus* sp.	Geral	Tapetes e carpetes
1995 Alvarez et al.	*Scedosporium prolificans* (*inflatum*)	Neutropênicos	Construções; supostamente ambiental
1996 Pitter et al.	*Aspergillus* sp.	DPOC	Substituições de filtros de ar
Água			
1976 Haley et al.	*Legionella* spp.	Imunossuprimidos	Solo, água
1980 Dondero et al.	*Legionella* spp.	Adultos, funcionários	Torres de resfriamento
1980 Crane et al.	*Pseudomonas paucimobilis*	UTI	Água potável utilizada para enxágue de garrafas
1985 Claesson et al.	*Streptococcus* do grupo A	Maternidades	Banhos de chuveiros
1993 Sniadeck et al.	*Mycobacterium xenopi*	Endoscópios	Água potável
1997 Dearborn et al.	*Stachybotrys atra*	Crianças	Instalações hidráulicas danificadas
1997 Fridkin et al.	*Acremonium kiliense*	Cirurgias ambulatoriais	Sistema de ar umidificado

Fonte: Bartley et al. The 1997, 1998 and 1999 APIC Committees.

UTI: unidade de tratamento intensivo; DPOC: doença pulmonar obstrutiva crônica.

PLANEJAMENTO

A avaliação do risco por profissionais do controle de infecção é operacionalizada por meio de política abrangente que assegure o entendimento entre as gerências e especifique participantes indispensáveis. O projeto bem executado assegura notificações oportunas para o profissional do controle de infecções, bem como para os outros membros da equipe. No planejamento de construções e reformas, o SCI é convidado a avaliar o projeto gerencial, desde sua concepção até a conclusão, mantendo uma abordagem sistemática desse projeto, que deverá ser aprovado pela equipe e revisto e aprovado periodicamente.

Elementos relacionados com o planejamento, o projeto e o gerenciamento dos processos de construções ou reformas devem contemplar coordenação interna de demolição e preparação da construção, de operações e manutenções dentro da obra e de conclusão e gerenciamento do projeto de limpeza desta.

Nessa etapa, o profissional do controle de infecções determina a interdição temporária das unidades hospitalares, bem como participa do planejamento apropriado dos sistemas de ar, água e esgoto. São necessários a avaliação de áreas de risco para cuidados com pacientes e o estabelecimento de critérios de emergência referentes às necessidades de interrupção dos trabalhos da obra, bem como a padronização da circulação de pacientes, trabalhadores da área de saúde e visitantes.

Ações de educação continuada com as equipes da assistência em saúde e da construção civil poderão ser desenvolvidas com o objetivo de divulgar o planejamento e a prevenção da transmissão de IRAS e doenças ocupacionais.

Deverão ser aprovados os planos para remoção e transporte de resíduos da obra, bem como um plano de contingência a ser executado na vigência de eventuais falhas no controle de infecções, incluindo responsabilidades.

O planejamento de construções e reformas deverá assegurar investimentos contínuos no controle de infecção dentro do projeto estrutural, a fim de identificar apropriada e oportunamente as falhas nas práticas do controle de infecção. O planejamento deverá exigir a apresentação rotineira da listagem de projetos pelos gerentes da obra ao SCI, de modo a antecipar as necessidades de controle de infecção.

É de fundamental importância a aprovação do projeto pelo SCI por meio de lista ou questionário que se destinem a auxiliar os funcionários na avaliação de riscos e na identificação de estratégias de prevenção.

A necessidade de intervenções do SCI dependerá da complexidade do projeto em relação à geração de poeira, da duração das atividades, do tipo de pacientes em relação ao risco de infecção e da presença de procedimentos invasivos, os quais deverão ser descritos em documento com a assinatura de todas as partes, determinando-lhes responsabilidades mútuas.

IMPLICAÇÕES DO SERVIÇO DE CONTROLE DE INFECÇÃO EM CONSTRUÇÕES E REFORMAS

Planejamento, projeto e pré-construção

A participação do SCI é crítica no planejamento inicial e em reuniões de aprovação, durante a fase de projetos. Os temas frequentemente discutidos incluem orçamento, limitações de espaço, incluindo áreas de armazenamento e limpeza de equipamentos, unidades de tratamento de ar, instalações para lavagem das mãos, acabamento adequado, uso de produtos específicos relacionados com infecção e regras aplicáveis a esse uso.

Os profissionais do SCI deverão ser preparados para sustentar suas posições e recomendações em citações publicadas, quando possível, especialmente quando a recomendação não é considerada neutra no orçamento. Eles frequentemente trabalham com especialistas durante a fase de planejamento, incluindo empresas de construção e arquitetura, em um processo de parceria. A consulta a um especialista em controle ambiental pode também ser necessária, se o tamanho e a complexidade da construção oferecem risco considerável a pacientes altamente suscetíveis devido à localização da obra, ao tempo prolongado de execução, à condução do trabalho com turnos contínuos e a interrupções frequentes em sistemas de ar. Essas variáveis aumentam os riscos dos pacientes e dos funcionários e devem ser administradas.

Projeto e construção

O SCI deverá assegurar que os principais componentes do projeto sejam apropriadamente detacados por meio de orientações relevantes, padronizadas, codificadas e regulamentadas. Entre esses componentes, listamos os considerados necessários pelas recomendações da AIA 1996-1997:

- Projeto que mantenha as práticas de controle de infecção.
- Projeto, número e tipos de isolamentos de precaução.
- Sistemas de aquecimento, ventilação e condicionamento de ar, inclusive recomendando esquemas de filtração de ar (Plano de Manutenção, Operação e Controle [PMOC]).
- Número, tipo e localização de pias para lavagem das mãos, com dispensadores de sabão e de papel toalha.
- Local de armazenamento de material perfurocortante.

- Local de armazenamento de equipamentos de proteção individual.
- Superfícies revestidas (teto, paredes, bancadas, pisos e mobília).
- Sala de utilidades: limpeza e resíduos; destinada a processar materiais de trabalho.
- Armazenamento de móveis e equipamentos.

Preparação para demolição e construção

A equipe de projetos fornece assistência no planejamento e execução da obra, preparação da área, demolição, construção, limpeza, preparação para retorno das atividades e revisão final do projeto. Antes do início da obra, a principal medida será o isolamento da área de construção ou reforma.

Tipo e extensão da obra

A complexidade do projeto varia de acordo com a duração, o número de trabalhadores, o número de turnos trabalhados, a competência, o grau de atividades (com geração de pouco ou muito pó) e a proximidade do paciente aos vários graus de risco de infecção. Reformas em ambientes internos podem exigir considerações semelhantes a reformas de ambientes externos. As áreas de internação que não possam ser fechadas ou adjacentes à reforma necessitam planejamento especial, justificando o gerenciamento ambiental, além de inspeção visual para detecção de aumento na contaminação do ar e planejamento de intervenções. Escavações externas são idealmente realizadas fora do horário de trabalho da instituição, devendo ser fechados e selados os aparelhos de ar, com o objetivo de impedir a penetração de pó. Treinamentos relacionados com a segurança ocupacional e a saúde, dirigidos tanto aos trabalhadores como aos pacientes, necessitam ser ministrados.

Controle de poeiras e escombros

Recipientes com materiais médicos (perfurocortantes ou outros resíduos hospitalares) devem ser removidos antes do início da obra. Sistemas de barreira deverão garantir o isolamento da área, conforme determina o projeto. Em obras pequenas, de curta duração, que produzem pouca poeira, pode-se usar plástico, desde que seja selado até o teto em altura e com pelo menos 50cm de sobra para acesso à entrada. Qualquer projeto que produza índices moderados ou altos de poeira exige isolamento rígido à prova de pó. Nesse caso, é necessário um ambiente para troca de roupas e armazenamento de ferramentas na entrada do setor. Barreiras seladas podem ser mantidas pela extensão e nas frestas das paredes. Uma barreira provisória de plástico pode ser necessária para proteger a área de poeiras, enquanto uma parede impermeável rígida é construída. O processo de remoção terminal deve ser planejado de modo a minimizar a dispersão da poeira.

Controle de tráfego

Devem ser definidos procedimentos de entrada e saída. Os caminhos deverão estar livres de escombros e os elevadores designados para atender à obra deverão ser utilizados durante o tempo programado, com exclusividade. Somente pessoas autorizadas podem entrar na área de construção. A sinalização deve direcionar o tráfego de pessoas e materiais para fora da área de construção.

Demolições

Os escombros deverão ser removidos em carrinhos cobertos, usando as rotas de tráfego designadas. Esforços deverão ser feitos para otimizar o uso de elevadores para transporte durante períodos de menor atividade. Os escombros deverão ser removidos todos os dias, em horários acordados previamente. Se os escombros são retirados através de rampas externas, deverão ser usados filtros de ar de alta eficiência (99% das partículas com 3μ) em máquinas com pressão negativa de ar, e a abertura da rampa deverá ser tampada quando não estiver em uso. Os filtros deverão ser embalados e selados antes de transportados para fora da área de construção.

Janelas externas

Deverão ser seladas para minimizar a infiltração de pó proveniente dos escombros.

Monitorização visual

De acordo com a manutenção da barreira, os operários devem ser educados no sentido de monitorizar visualmente a obra em relação ao acúmulo de poeira, janelas e portas abertas, evidenciando a presença de insetos, moscas etc.

Controle ambiental e de ventilação

O sistema de fluxo de ar deverá ser determinado, se por meio do uso de ar fresco ou recirculado; convém instalar filtros ou vedar as aberturas com plástico, para evitar a disseminação da sujidade. O ar deve fluir da área limpa para a suja. A pressão do ar na área de construção deve ser negativa em relação às áreas adjacentes e sem interrupção do sistema de ar nessas áreas. Essa pressão negativa constante deve ser monitorizada por meio de um alarme, o qual é manuseado pelo pessoal da construção. O uso de exaustores poderá ser implementado, direcionando o fluxo de ar para a área externa, sem a recirculação deste. Caso o exaustor esteja acoplado a um sistema de ar condicionado, um pré-filtro de alta eficiência (95%) deverá ser utilizado antes do exaustor, a fim de prevenir a contaminação dos ductos. As áreas adjacentes à obra deverão estar bem vedadas, e a integridade dos tetos também deve ser verificada. Quanto à razão da troca de ar e sua relação com a pressão, deverá ser mantida uma relação eficiente na velocidade de troca de ar em áreas adjacentes à obra; deve-se assegurar que o ar não esteja sendo recirculado sem filtração; testes de pressão do ar deverão ser executados durante a obra.

Vibrações

Furadeiras e outras fontes de vibração têm o potencial de deslocar o ar suspenso. Por outro lado, as vibrações perdem o efeito corrosivo quando colocadas em canos com água. Desse modo, a aspiração dessas áreas afetadas por vibrações, bem como a remoção dos escombros dos sistemas de água, deverá ser realizada antes da reocupação do local.

Temperatura e umidade

Especificações de níveis de temperatura e umidade deverão ser registradas e adequadas aos limites apropriados. A administração deverá considerar os riscos de mau funcionamento ou de inutilização completa de equipamentos. O tipo e a frequência de monitoramento, a avaliação dos resultados e o acompanhamento das funções designadas são essenciais no planejamento da obra.

Contaminação de quartos de pacientes, dispensas, equipamentos e áreas afins

As roupas de proteção deverão ser retiradas antes da saída da área de trabalho. Ferramentas e equipamentos deverão ser limpos com água antes de sua entrada e na saída das áreas de trabalho, devendo ser armazenados adequadamente. As áreas de cuidados com pacientes deverão ser protegidas e isoladas por barreiras. Portas de quartos adjacentes à construção deverão permanecer fechadas, com controle apropriado do tráfego. Os materiais de construção devem ser armazenados em locais designados. A limpeza da obra deverá ser realizada e mantida pelos funcionários mediante varredura ou aspiração diária, ou mais frequentemente, se necessário. O uso de tapetes (capachos) poderá minimizar a disseminação de sujeira pesada e pó provenientes da área de construção. A responsabilidade pela limpeza deverá ser claramente especificada nos contratos, os quais deverão descrever a rotina da limpeza diária, bem como a rotina de limpeza terminal ao final da obra.

Construções em andamento e o papel do controle de infecção

Uma vez iniciada a construção ou a reforma, o profissional do controle de infecções deverá estar disponível para orientar quanto ao cumprimento das ações de prevenção de disseminação de microrganismos. A frequência de intervenções ou reuniões dependerá do âmbito e das necessidades do projeto. Atenções específicas são dispensadas a cada projeto e incluem a prática do controle de infecção, treinamentos e gerenciamento.

Visitas à construção

Visitas às construções devem fazer parte do programa de controle de infecções. Nessas visitas, o profissional do SCI pode utilizar *checklists* com base nos itens citados previamente. O pessoal do SCI poderá orientar ou participar das visitas, que deverão ser planejadas de acordo com o necessário e incluir uma variedade de itens, como barreiras, sinalizações, fluxo de ar e projeto da obra, entre outros. Durante o planejamento da obra, poderão ser necessárias visitas em horários fora do padrão ou em finais de semana.

Impacto em áreas especiais

O isolamento respiratório deverá receber monitorização intensa, a fim de assegurar pressão negativa efetiva. Pacientes potencialmente suscetíveis a adquirir infecção deverão ser deslocados para áreas distantes da obra, a partir da elaboração de um plano de intervenção. Dessa maneira, pacientes imunossuprimidos em unidades de transplantados de medula, em ambientes de isolamento ou em unidades de cuidado intensivo exigem atenção especial. O objetivo é minimizar a exposição do paciente às atividades da construção. A admissão eletiva de pacientes deverá ser evitada durante os períodos de maior escavação.

Acomodação e transporte dos pacientes

A equipe de saúde deverá planejar as atividades de cuidados ao paciente internado, a fim de diminuir sua exposição às áreas de construção, como descrito previamente. Estudos comprovam que o transporte de pacientes criticamente enfermos e em ventilação mecânica para procedimentos diagnósticos ou terapêuticos constitui fator de risco para o desenvolvimento de pneumonias relacionadas com a ventilação mecânica. A fim de diminuir o risco de exposição desses pacientes durante os períodos de construção, as seguintes medidas deverão ser observadas:

- Promover o tratamento dos pacientes dentro da unidade de internação.
- Transportá-los por rotas alternativas.
- Planejar o transporte ou procedimentos durante períodos de atividade mínima na obra.
- Diminuir o tempo de espera e a duração dos procedimentos em áreas próximas à obra.
- Estabelecer barreiras de acordo com as condições clínicas do paciente (máscaras respiratórias, cobertura de feridas etc.).

Interrupção dos serviços de manutenção

A interrupção desse serviço poderá ocorrer em qualquer tipo de obra. Contaminações do sistema de ar ou de água poderão ocorrer após interrupções planejadas ou não. O profissional do SCI deverá estar atento no sentido de diminuir os riscos potenciais de contaminação nesses casos de emergência. Por exemplo, durante a manutenção de um sistema de filtração de ar, a dispersão de partículas poderá transmitir agentes alergênicos ou infecciosos, como *Aspergillus* sp., para os pacientes ou funcionários. O SCI deverá avaliar o tempo necessário para descontaminação do ar para que uma área de procedimentos invasivos possa voltar a ser utilizada com segurança, assim como a qualidade da água no local.

Avaliação de riscos ocupacionais e treinamentos

A avaliação do risco ocupacional será determinada de acordo o tipo de construção e com o potencial de exposição dos funcionários. O planejamento dos treinamentos deverá incluir os programas e designar o profissional a ministrá-los. Desse modo, os trabalhadores que fazem a manutenção do sistema de ar deverão ser alertados quanto ao potencial de contaminação do ar por esporos de microrganismos, a fim de se protegerem antes do início de suas tarefas com o uso de máscaras apropriadas e a interrupção do funcionamento dos ventiladores. Os trabalhadores de sistemas de detritos sépticos e sanitários e bombeiros hidráulicos, dentre outros, deverão ser alertados quanto aos riscos de contaminação pela umidade, principalmente por fungos. Contratos deverão ser apropriadamente elaborados de modo a conter proteções ocupacionais, vacinações e avaliações de exposição à tuberculose (com testes de PPD) aos trabalhadores da obra. Os treinamentos deverão ser ministrados antes do início das obras, e a necessidade de treinamentos posteriores vai variar de acordo com o risco ambiental e a proximidade do trabalhador em relação à população de pacientes.

Documentação dos treinamentos em questões de saúde

Essa documentação comprova que os trabalhadores receberam proteção apropriada, como relatado previamente, e os registros deverão incluir as informações de controle de exposição do funcionário à infecção, produtos químicos e segurança do trabalho, como solicitar socorro e relatar acidentes e exposições e uso de equipamentos de proteção individual.

Prevenção de riscos em situações inesperadas

Os funcionários deverão ser convencidos da importância dos treinamentos que visam ao controle de infecção de pacientes, funcionários e de si próprios.

Conclusão e limpeza da obra

Revisão do projeto

A lista de itens identificados no início do projeto deverá ser revista e verificada antes da liberação da área para funcionamento normal.

Contratos de conclusão

Os contratos de limpeza, regulagem do ar, troca de filtros e lavagem do sistema hidráulico e a revisão de outros serviços deverão ser estabelecidos na fase inicial de planejamento do projeto, como discutido previamente. Esses incluem, no mínimo:

- Contrato de limpeza que inclua remoção da sujeira, clareamento e descontaminação do local.
- Limpeza depois da remoção das divisórias ao redor da área construída, minimizando a produção de poeira.
- Rotina para limpeza terminal antes da liberação da área para funcionamento.
- Previsão do tempo para revisão após a conclusão do projeto.
- Revisão sistemática dos resultados, realizada pelo contratante ou pela comissão de construção, juntamente com os trabalhadores da obra.
- Limpeza e substituição dos filtros e outros equipamentos danificados que poderiam ser responsáveis pela contaminação do ar ou do sistema hidráulico.

Algumas etapas deverão ser revistas antes da ocupação da área construída, entre as quais:

- Pias bem localizadas e prontas para utilização, inclusive em unidades de atendimento a pacientes críticos.
- Dispensadores de sabão e papel toalha cheios e funcionantes.
- Áreas de serviço com superfícies adequadas para uso, com pias lisas, não porosas e resistentes à água.
- Regulação completa do ar de acordo com as especificações.
- Fluxo de ar de áreas negativas para áreas positivas.

Gerenciamento das atividades durante a execução da obra

A vigilância focada no paciente em áreas próximas à obra deve fazer parte da avaliação do risco em controle de infecção, incluindo patologias respiratórias compatíveis com aspergiloses e legioneloses, assim como outras medidas de controle já mencionadas, que também precisam ser continuamente monitorizadas.

Quando a construção é associada à ocorrência ou a suspeitas de surtos, devem ser testados os sistemas de água e ar. É imprescindível estabelecer uma hipótese com objetivos claros e mensuráveis. Procedimentos de cultura ou testes poderão ser definidos inicialmente, como para fungos, asbestos ou outras partículas, para a produção de dados para posterior interpretação. Entre os patógenos mais associados a infecções em atividades de construção estão *Aspergillus* sp., *Legionella* sp., *Candida* sp., *Mucor* sp., *Cryptococcus* sp., *Zygomycetes* sp., *Rhizopus* sp., *Scedosporium profilicans* e *Sporothrix cyanescens*.

EMERGÊNCIAS AMBIENTAIS E SOLUÇÕES

Emergências ambientais poderão ocorrer durante o processo de construção. Alguns dos principais tipos de contaminação ambiental serão descritos a seguir.

Contaminação da ventilação em blocos cirúrgicos e outras áreas críticas

Interrupção da entrada de ar

Em casos de escavações ou perfurações próximas a locais em que são realizados procedimentos cirúrgicos, é importante checar o isolamento da sala, a fim de reduzir o potencial de vazamento e escape de ar e água. Como nos centros cirúrgicos os sistemas de filtração de ar costumam ser independentes, a quantidade de ar deverá ser localizada e quantificada para a determinação da necessidade de proteção adicional ou de vedação dos aparelhos durante os períodos de maior atividade na construção.

Aparelhos de ar, tubulações e filtros

Se os aparelhos de ar são substituídos, as tubulações antigas também devem ser substituídas ou limpas, e essa medida deverá ser considerada fundamental no orçamento do projeto. Tubulações contaminadas relacionadas com surtos foram descritas em alguns trabalhos. As experiências variam, mas é importante estabelecer uma rotina de limpeza das tubulações, que poderão conter escombros ou partículas provenientes da construção, visualizadas durante inspeções, especialmente nas tubulações de retorno do ar. Recomenda-se a inspeção semestral dos aparelhos e da integridade dos filtros, com periodicidade de limpeza definida de maneira preventiva.

Contaminação da água

As estratégias de prevenção e risco de contaminação da água são dirigidas a múltiplas fontes. O controle de infecção deverá enfocar a dinâmica de manutenção de fluxo da água, de maneira personalizada em cada instituição, e condições críticas, como procedimentos de diálise, devem ser consideradas e avaliadas com muito rigor. Bactérias gram-negativas, que induzem o desenvolvimento de biofilmes, têm sido relacionadas com surtos causados por contaminações das tubulações de água. Após um período de interrupção do fluxo da água, seja por defeitos na tubulação ou durante a realização de obras, quando válvulas domésticas reiniciam seu funcionamento, grande parte de partículas poderá soltar-se da tubulação e ser lançada no fluxo de água.

Para efetiva descontaminação da água é necessária a lavação sistemática das instalações hidráulicas, de modo a auxiliar a remoção de partículas, sejam elas liberadas através de abalos ou trepidações. A Organização Mundial da Saúde (OMS), em diretriz publicada em 2011, recomenda que estabelecimentos de assistência à saúde desenvolvam o Plano de Segurança da Água, objetivando a redução do número de profissionais da saúde infectados por microrganismos transmitidos pela água, reduzindo, consequentemente, as infecções e aumentando o processo de segurança do paciente:

- **_Legionella_ sp.:** têm sido propostos vários métodos efetivos de descontaminação do sistema hidráulico e que garantam a ausência dessas bactérias. A cloração da água, a lavação do sistema com água quente e o tratamento com ionização cobre-prata constituem alguns exemplos. O último método citado apresenta vantagens sobre os anteriores devido à penetração de biofilmes, que promovem a redução da corrosão entre os canos. Entretanto, preocupações quanto ao acúmulo de metais pesados nas tubulações (íons de prata) exigem novos estudos.
- **Fungos:** muitas sugestões para detecção e tratamento de águas contaminadas com fungos têm sido propostas, uma vez que estudos relatam a disseminação desses através de fontes úmidas. Algumas situações emergenciais aumentam o desafio que é impedir o crescimento de fungos, como a ocorrência de inundações e infiltrações. Entretanto, a abordagem básica consiste na identificação da umidade, seguida de minuciosas limpeza e secagem.

Procedimentos básicos após a contaminação da água

Essa abordagem visa prevenir o crescimento de fungos em construções, na vigência de enchentes, goteiras, vazamentos de vapor e infiltrações, e deverão ser adaptadas de acordo com a extensão dos danos:

- Relação das áreas danificadas, incluindo materiais e móveis, prestando atenção em tapetes e carpetes, debaixo de armários e outros móveis.
- Uso de medidores de umidade, a fim de identificar a extensão do problema.
- Remoção dos materiais danificados em 24 a 48 horas após o ocorrido.
- Descontaminação com hipoclorito de sódio a 1%, seguida de secagem.
- Ajuste da ventilação, para reduzir o fornecimento de ar, ocasionando pressão negativa na área, fechando-a com fitas e checando o fluxo de ar.
- Checagem das paredes com abertura das regiões úmidas para secagem.
- Descontaminação das paredes de áreas abertas com composto de quinolinolato de cobre, na diluição 1:9, usando bomba pressurizadora.
- Remoção da sujeira do chão com detergente, seguido do uso de desinfetante.
- Aspiração dos tetos com aspirador com filtro de alta eficiência e dos acabamentos das paredes e tetos com material padronizado, após secagem completa da área.

Superfícies
Projeto

Em geral, o projeto das superfícies inclui facilidade de limpeza. Problemas poderão ser evitados se as áreas próximas a encanamentos forem lisas, não porosas e resistentes à água. Blocos cirúrgicos, áreas de isolamento e áreas de processamento de material esterilizado também necessitam ter superfícies lisas, livres de fissuras ou juntas abertas e fendas que retenham ou possibilitam infiltrações ou acúmulo de umidade. Após a remoção de revestimentos e superfícies, cuidados deverão ser tomados para evitar infiltrações e atenção deverá ser dada à reparação correta da área.

Inundações

Em casos de grandes vazamentos provenientes de áreas externas, são necessárias limpeza e descontaminação das superfícies atingidas.

Ladrilhos, telhas e materiais porosos

Vazamentos ou inundações encharcam materiais acústicos ou à prova de fogo, podendo produzir reservatórios de esporos fúngicos. Se o vazamento for grande, esses materiais deverão ser retirados em 24 a 48 horas. Se são impermeáveis, ou se a umidade é resultado de pequenos vazamentos de vapor, as telhas poderão ser limpas com hipoclorito diluído e secas no ambiente antes de recolocadas.

Paredes

Independentemente do material a ser utilizado, as paredes devem ter superfícies lisas e de fácil higienização. O potencial efeito antibacteriano das pinturas com tintas produzidas à base de cobre tem sido descrito em várias publicações recentes, as quais relatam o efeito bactericida desse metal e seu potencial como medida coadjuvante no controle de infecções hospitalares e apontam para a necessidade de mais pesquisas para definição de critérios de indicação desse tipo de material.

Revestimentos de vinil têm problemas de condensação, o que pode facilitar o crescimento de fungos. A limpeza das paredes em diferentes condições é fundamentada no protocolo descrito a seguir:

- Danos detectados em menos de 24 horas: revestimentos de vinil devem ser retirados e examinados com medidor de umidade para determinação da extensão do dano e avaliação da necessidade de limpeza.
- Danos detectados entre 24 e 48 horas: em caso de inundação de grande monta, e se o material não for removido cm 24 a 48 horas, aumenta a probabilidade de danos, levando ao crescimento bacteriano e tornando necessários maiores esforços.
- A remoção deverá ser feita sob condições controladas (locais vedados e sob pressão de ar negativa).
- Superfícies de empoçamento de água devem ser removidas aproximadamente 12cm acima da marca da água e descartadas.
- Superfícies duras serão limpas com solução diluída de água sanitária.
- A área deverá ser borrifada do topo à superfície com um composto de uma diluição de quinolinolato de cobre.

Pisos

As características mais desejáveis dos pisos são a facilidade de limpeza e a resistência. Superfícies submetidas com frequência a métodos úmidos de limpeza não deverão ser afetadas fisicamente por desinfetantes germicidas. As superfícies sujeitas a tráfego quando molhadas não podem ser constituídas de materiais escorregadios, devendo ser resistentes a alimentos ácidos, objetivando evitar descoloração, e seus perímetros devem ser bem delimitados e isolados.

Tapetes

Embora tapetes não estejam normalmente associados à infecção hospitalar, seu uso deve ser desencorajado em áreas com maior potencial de contaminação. Além disso, são suscetíveis a manchas e odores, prejudicando sua função estética, Tapetes podem se tornar reservatórios de fungos quando expostos ao acúmulo de água. Tapetes ou carpetes expostos a detritos devem ser descartados e a área desinfetada com solução de hipoclorito diluída. Se for molhado com vapor ou água empoçada por mais de 24 a 48 horas, estará potencialmente contaminado com fungos e deverá ser descartado. Se o tempo de exposição for inferior a 24 horas, o protocolo de limpeza e desinfecção exige: remover os móveis, extrair a sujeira com água e detergente diluído, deixar de molho em solução de hipoclorito (1:10), enxaguar posteriormente com água para removê-la e secar dentro de 12 a 24 horas, usando ventiladores para auxiliar o processo.

Móveis e equipamentos

Móveis

Mobílias modulares, de difícil deslocamento para limpeza, deverão ser instaladas em plataformas suspensas para que fiquem a no mínimo 15 a 30cm do chão, de modo a possibilitar a limpeza adequada por baixo. Atenção deverá ser dada a unidades com conexões elétricas e computadores. Móveis estofados deverão ser cuidados do mesmo modo que tapetes e carpetes, como descrito previamente. Deverão ser inutilizados em casos de encharcamento e contaminação, porém, se forem molhados apenas com vapor úmido, poderão ser secos e reaproveitados. Madeiras com laminados deverão ser limpas e desinfetadas com hipoclorito diluído. Móveis fabricados com madeiras prensadas ou lâminas de madeira que vierem a se encharcar deverão ser descartados.

Pias

A colocação de pias deverá ser planejada desde o projeto da obra com base nas medidas de controle de infecção hospitalar, inclusive a da manutenção dos sistemas hidráulicos e de esgoto. As pias deverão ser compostas de superfície não porosa, para evitar o crescimento de fungos, e deverão estar 30cm distantes dos leitos e equipadas com dispositivos antirrespingos. Áreas abaixo das pias não deverão ser aproveitadas para armazenamento de materiais devido à proximidade da rede de esgoto e ao risco de rompimento ou vazamento de água. Somente materiais de limpeza poderão ser ali armazenados, e os armários deverão ser feitos de material não poroso e resistente ao crescimento de fungos.

Expurgo/sala de utilidades

As pias nesse local geralmente recebem material contaminado com fluidos e excreções de pacientes. Portanto, o uso de equipamento de proteção individual (EPI) deverá ser enfatizado e deverão ser consideradas a contaminação e a umidade frequentes do local.

Arejadores

Consistem em orifícios de saída fenestrados presentes em algumas torneiras, sendo usados para reter impurezas maiores. Quando localizados perto dos pacientes, principalmente em unidades de cuidados intensivos, podem representar risco em virtude da propensão ao crescimento de microrganismos que se desenvolvem e são transmitidos através da água. Os arejadores têm sido identificados como reservatório e possível fonte de infecção em serviços de saúde. Pias próprias, projetadas nas dimensões adequadas para diminuir os respingos, reduzem os riscos de contaminação. Recomenda-se maior atenção ao gerenciamento de arejadores de torneiras em serviços de saúde, uma vez que a relação entre a contaminação de profissionais de saúde em ambiente hospitalar e a incidência de infecções tem sido relatada em estudos recentes.

Piscinas e banheiras de hidroterapia

A limpeza da região interna de banheiras de hidroterapia deverá ser realizada com água e sabão, seguida do uso de desinfetante à base de hipoclorito de sódio, logo após o uso de cada paciente. O risco de contaminação também está presente na tubulação de banheiras, as quais são constituídas de longos encanamentos, com sifões altos, e propiciam o acúmulo de água contaminada após o esvaziamento aparente. A água retida poderá refluir no próximo uso, contaminando a banheira e o paciente que nela estiver. A limpeza e a desinfecção das tubulações deverão seguir as orientações dos fabricantes, que determinam inclusive o tipo de produto e as diluições específicas a serem utilizadas. O procedimento deverá ser acrescido de sequências de drenagem e fluxo, a cada uso de pacientes.

Lava-olhos

A água proveniente de lavadores de olhos pode constituir-se em reservatório potencial de patógenos. O programa de limpeza e desinfecção deve seguir as recomendações de lavagem com água corrente de todo o sistema por 3 minutos a cada semana.

Localização de recipientes rígidos para armazenagem de material perfurocortante

Esses recipientes deverão ser alocados em locais de fácil visibilidade, horizontalizados e de fácil alcance ao usuário. Deverão ser lacrados com segurança e facilmente substituíveis. Os locais para armazenamento dos recipientes cheios deverão ser planejados nos projetos.

CONTROVÉRSIAS

O papel do SCI continua se expandindo e interagindo cada vez mais com as funções de segurança e saúde ocupacional. Estudos sobre a qualidade do ar, da água e do ambiente hospitalar vêm sendo desenvolvidos nos últimos anos e se mostram de grande importância na prática diária.

Embora não estejam totalmente esclarecidos, alguns itens relatados ao longo deste capítulo devem ser considerados, como:

- **Contaminação da sala de cirurgia:** muitas questões continuam sem resposta e exigem estudos mais aprofundados, incluindo a eficácia do fluxo laminar, a irradiação germicida ultravioleta e a maneira adequada de lidar com o *Mycobacterium tuberculosis* ou outros patógenos aéreos na sala de cirurgia. Novos projetos de salas de cirurgia para controle de todas as fontes de contaminação são alvos de pesquisas, assim como sala de cirurgias ambulatoriais, principalmente em casos de pacientes mais suscetíveis.
- O uso do cobre em superfícies de contato em ambientes hospitalares tem sido estudado como adjuvante às medidas de prevenção e controle de infecções nosocomiais.
- **Sistemas de ar condicionado em sala cirúrgica:** a frequência de teste dos filtros de ar de alta eficiência e o balanceamento da pressão do ar precisam ser mais bem determinados em estudos.
- **Ventiladores:** o uso de ventiladores em áreas críticas em estabelecimentos de saúde permanece contraindicado por ser considerado alto o risco de disseminação de infecção.
- **Manutenção preventiva dos sistemas de encanamento:** métodos mais eficientes para redução ou eliminação da contaminação por *Legionella* sp. em sistemas de água potável seriam de grande utilidade na prática do controle de infecções em serviços de saúde.

O SCI tem sido considerado fundamental na atuação junto às equipes envolvidas em construções e reformas de estabelecimentos de saúde. As ações desenvolvidas para prevenção e controle de infecções têm se constituído em grande desafio e demonstram cada vez mais sua natureza multidisciplinar. A integração e a interação de esforços com outras disciplinas tornam possíveis a prevenção de doenças e a manutenção dos cuidados e serviços prestados aos pacientes durante as construções, garantindo assim o objetivo maior, que é a segurança do paciente.

Referências

Aramburo F, García AD. Prevenció de la infecció nosocomial relacionada amb el desenvolupament d'obres als centres sanitaris. In: Recomanacions per a la prevenció de la infecció als centres sanitaris. Departament de Salut. Generalitat de Catalunya. Barcelona, setembre 2007, 83 p.

Araújo EP, Azevedo ACP. Aspectos arquitetônicos em estabelecimentos de saúde: Uma avaliação crítica. Revista de la Construccion, 2006; 5(1):71-80.

Associação Brasileira de Normas Técnicas ABNT. NBR 14679: 2001. Dispõe sobre Sistemas de condicionamento de ar e ventilação – Execução de serviços de higienização. 1. ed. 30 de maio de 2001. ABNT: Rio de Janeiro, RJ. 5 páginas.

Associação Brasileira de Normas Técnicas ABNT. NBR 7256: 2005. Dispõe sobre o tratamento de ar em estabelecimentos assistenciais de saúde (EAS) – Requisitos para projeto e execução das instalações. 2. ed. – 29 de abril de 2005. ABNT: Rio de Janeiro, RJ. 22 páginas.

Bartley JM. APIC State-of-the-art report: The role of infection control during construction in health care facilities. The 1997, 1998 and 1999 APIC Guidelines Committees, 28(2):156-69.

Bartley JM, Olmsted RN, Haas J. Current views of health care design and construction: Practical implications for safer, cleaner environments. *Am J Infect Control* 2010 June; 38:S1-12.

Brasil. ANVISA. Agência Nacional de Vigilância Sanitária. Resolução RDC 50. Dispõe sobre o Regulamento Técnico para planejamento, programação, elaboração e avaliação de projetos físicos de estabelecimentos assistenciais de saúde. Brasília, 21 de fevereiro de 2002.

Brasil. ANVISA. Agência Nacional de Vigilância Sanitária. Resolução RDC 51. Dispõe sobre os requisitos para aprovação de projetos físicos de estabelecimentos de saúde. Brasília, 6 de outubro de 2011.

Brasil. ANVISA. Agência Nacional de Vigilância Sanitária. Resolução RDC 36. Dispõe sobre o Regulamento Técnico para funcionamento dos serviços de atenção obstétrica e neonatal. Brasília, 3 de junho de 2008.

Brasil. ANVISA. Agência Nacional de Vigilância Sanitária. Resolução RDC 15. Dispõe sobre requisitos de boas práticas de funcionamento para os serviços de Saúde. Brasília, 15 de março de 2012.

Brasil. ANVISA. Agência Nacional de Vigilância Sanitária. Resolução RDC 306. Dispõe sobre o Regulamento Técnico para o gerenciamento de resíduos em serviços de saúde. Brasília, 7 de dezembro de 2004.

Brasil. ANVISA. Agência Nacional de Vigilância Sanitária. Resolução RDC 33. Dispõe sobre o Sistema de Tratamento e Distribuição de água para hemodiálise. Brasília, 3 de junho de 2008.

Brasil. ANVISA. Agência Nacional de Vigilância Sanitária. Resolução RDC 45. Dispõe sobre o Regulamento Técnico de boas práticas de utilização das soluções parenterais em Serviços de Saúde. Brasília, 12 de março de 2003.

Brasil. ANVISA. Agência Nacional de Vigilância Sanitária. Resolução RDC 06. Dispõe sobre as boas práticas de funcionamento para as unidades de processamento de roupas de serviços de saúde. Brasília, 30 de janeiro de 2012.

Brasil. ANVISA. Agência Nacional de Vigilância Sanitária. Resolução RDC 11. Dispõe sobre os requisitos para as boas práticas de funcionamento para os serviços de diálise e dá outras providências. Brasília, 13 de março de 2014.

Brasil. ANVISA. Agência Nacional de Vigilância Sanitária. Resolução RDC 306. Dispõe sobre o Regulamento Técnico para o gerenciamento de resíduos de serviços de saúde. Brasília, 7 de dezembro de 2004.

Brasil. Ministério da Saúde. Gabinete do Ministro. Portaria 2.914. Dispõe sobre os procedimentos de controle e de vigilância da qualidade da água para consumo humano e seu padrão de potabilidade. Brasília, 12 de dezembro de 2011. Disponível em: http://www.saude.gov.br/bvs.

Brasil. Ministério da Saúde. Gabinete do Ministro. Portaria 3.523. Aprova Regulamento Técnico e determina medidas específicas referentes a padrões de qualidade do ar em ambientes climatizados de uso coletivo e dá outras providências. Brasília, 28 de agosto de 1998. Disponível em: http://www.saude.gov.br/bvs.

Brasil. Ministério da Saúde. Gabinete do Ministro. Portaria 529. Institui o Programa Nacional de Segurança do Paciente (PNSP). Diário Oficial da União, em 2 de abril de 2013. Brasília, 1º de abril de 2013.

Brasil. Ministério da Saúde. Secretaria de Atenção à Saúde. Departamento de Regulação, Avaliação e Controle. Manual do Cadastro Nacional de Estabelecimentos de Saúde – Versão 2. Brasília, outubro/2006. Disponível em: http://www.saude. gov.br/bvs.

Brasil. Ministério do Trabalho e do Emprego. Gabinete do Ministro. Portaria GM 485. Dispõe sobre a Norma Regulamentadora NR 32 – Segurança e Saúde no Trabalho em Serviços de Saúde. Brasília, 11 de novembro de 2005.

Brasil. Ministério do Trabalho e do Emprego. Gabinete do Ministro. Portaria GM 1.748. Dispõe sobre o Plano de Prevenção de Riscos de acidentes com materiais Perfurocortantes, complementar à Norma Regulamentadora NR 32 – Segurança e Saúde no Trabalho em Serviços de Saúde na forma de Anexo III. Brasília, 30 de agosto de 2011.

Center for Disease Control and Prevention. Guidelines for environmental infection control in health-care facilities: recommendations of CDC and the Healthcare Infection Control Practices Advisory Committee (HICPAC). MMWR, June 6 2003; 52(RR-10):1-42.

Center for Disease Control and Prevention. Guidelines for Preventing Health-care-Associated Pneumonia. MMWR, March 26 2004; 53(No. RR03):1-36.

Center for Disease Control and Prevention. Guidelines for Preventing the Transmition of Mycobacterium tuberculosis in Health-care Settings. MMWR, December 30 2005; 54(No. RR-17):1-144.

Cristina ML, Spagnolo AM, Casini B et al. The impact of aerators on water contamination by emerging Gram-negative opportunists in at-risk hospital departments. Infect Control Hosp Epidemiol 2014; 35(2):122-9.

Grass G, Rensing C, Solioz M. Metallic copper as an antimicrobial surface. Appl Environ Microbiol March 2011; 77(5):1541-7.

Noskin GA, Peterson LR. Engineering Infection Control through facility design. Emerging Infectious Diseases. 2001 March--April; 7 (2)354-7.

Prado JV, Vidal AR, Duran TC. Aplicación de la capacidad bactericida del cobre em la práctica médica. Rev Mèd Chile 2012; 140:1325-32.

Siu MC, Streifel AJ. Infection control considerations during construction activities: Land excavation and demolition. Am J Infect Control 2001 October; 29 (Issue 5):321-8.

Souli M, Galani I, Plachouras D et al. Antimicrobial activityof copper surfaces against carbapenemase-producing contemporary Gram-negative clinical isolates. J Antimicrob Chemother 2013; 68(4):852-7.

Weinstein RA, Humphreys H. Self-disinfecting and microbiocide-impregnated surfaces and fabrics:What potential in interrupting the spread of healthcare-associated infection? Clin Infect Dis 2014; 58(6):848-853.

World Health Organization. Guidelines for drinking-water quality. 4. ed. Geneva: WHO, 2011; 1:564.

Prevenção de Eventos Adversos em Grandes Sítios

CAPÍTULO 23

Pneumonia Nosocomial

Sílvio Augusto Corsini Menicucci

DEFINIÇÃO

A pneumonia nosocomial consiste na inflamação do parênquima pulmonar causada por agentes infecciosos não presentes ou em incubação no momento da admissão hospitalar, ocorrendo em 48 a 72 horas após a internação. Histologicamente, caracteriza-se pelo acúmulo de neutrófilos nos bronquíolos distais, nos alvéolos e no interstício.

A pneumonia associada à ventilação é definida pelos Centers for Disease Control and Prevention (CDC) como pneumonia em pessoas que necessitaram suporte ventilatório continuamente através de traqueostomia ou intubação endotraqueal por pelo menos 48 horas antes do surgimento da infecção.

EPIDEMIOLOGIA

A pneumonia nosocomial é, atualmente, a segunda causa mais comum de infecção nosocomial nos EUA (aproximadamente 300 mil casos por ano) e a principal infecção nas unidades de terapia intensiva (25% dos casos). É responsável por 50% dos antimicrobianos prescritos no ambiente hospitalar.

Estudos de vigilância epidemiológica hospitalar, utilizando definições clínicas ou epidemiológicas, identificaram taxa de incidência de 0,8 caso por 1.000 pacientes/dia. Essa taxa tende a ser maior em pacientes idosos, sendo substancialmente maior em pacientes submetidos a cirurgia abdominal ou torácica e naqueles em terapia intensiva. Em pacientes em ventilação mecânica, a taxa é seis a 20 vezes maior.

A pneumonia nosocomial está associada a elevada mortalidade. Nos EUA, estima-se que as pneumonias nosocomiais sejam uma causa primária ou contribuinte de 20 mil a 30 mil mortes por ano. A taxa de mortalidade bruta por pneumonia nosocomial varia de 24% a 50% e pode chegar a 76%, quando a infecção é causada por microrganismos de alto risco. A taxa é menor para pacientes fora da ventilação mecânica, intermediária para aqueles em ventilação mecânica e sem síndrome da angústia respiratória aguda (SARA) e maior para aqueles em ventilação mecânica e com SARA. Taxas de mortalidade aumentadas encontram-se associadas a bacteriemia (especialmente por *Pseudomonas aeruginosa* e *Acinetobacter* sp.), presença de doenças de base e tratamento com esquema antimicrobiano inadequado. A pneumonia associada à ventilação causada por *Pseudomonas* ou *Acinetobacter*, por si só, também está associada a maior mortalidade. A doença está associada a elevada morbidade, com relatos de bacteriemia secundária em 4% a 38% e de empiema em 5% a 8% dos pacientes com a infecção.

A ocorrência de pneumonia nosocomial aumenta os custos de internação, que variam de US$5.800 a US$20.000 por cada episódio de infecção, e o tempo de internação em 7 a 9 dias por paciente.

Os pacientes com pneumonia associada à ventilação mecânica apresentam morbidade aumentada e estão sujeitos a aumento no tempo de internação, tanto hospitalar como no CTI, e a maior período de ventilação mecânica. Há, compreensivelmente, aumento dos custos da internação atribuíveis à pneumonia associada à ventilação mecânica, com estimativas entre US$12.000 e US$57.000.

Kollef e cols. estudaram 2.144 pacientes com pneumonia associada à ventilação e os compararam a 2.144 pacientes sem a doença, relatando aumento do tempo de ventilação mecânica (21,8 *versus* 10,3 dias), da permanência no CTI (20,5 *versus* 11,6 dias) e da hospitalização (32,6 *versus* 19,5 dias) no grupo com a infecção. Houve, também, aumento do custo da internação em US$39.828 quando os dois grupos foram comparados.

As taxas de incidência de pneumonia associada à ventilação em pacientes em terapia intensiva dependem do tipo de UTI avaliada, da gravidade da doença dos pacientes estudados e dos critérios diagnósticos utilizados, ocorrendo em 8,6% a 64,7% dos pacientes intubados. Nos pacientes em terapia intensiva, aproximadamente 90% dos episódios de pneumonia nosocomial ocorrem quando estes se encontram em ventilação mecânica.

De acordo com o NHSN (National Healthcare Safety Network – CDC), em dados de 2012, analisados e publicados em julho de 2013, foram encontradas taxas de pneumonia associada à ventilação mecânica nos EUA de 3,9 (P-90) por 1.000 dias de ventilação mecânica em CTI clínico-cirúrgicos de ensino, 3,6 (P-90) por 1.000 dias de ventilação mecânica em CTI clínico-cirúrgicos e 9,4 (P-90) por 1.000 dias de ventilação em CTI de trauma.

O risco diário de desenvolvimento de pneumonia associada à ventilação mecânica decresce após a primeira semana de ventilação mecânica. Esse risco é maior no período inicial da internação hospitalar e é estimado em 3% ao dia nos primeiros 5 dias de ventilação, 2% ao dia nos 5 dias seguintes e 1% ao dia depois disso. Aproximadamente metade dos episódios de pneumonia associada à ventilação mecânica ocorre nos primeiros 4 dias de ventilação mecânica.

A pneumonia nosocomial e a pneumonia associada à ventilação mecânica precoces, definidas pela ocorrência dentro dos 4 primeiros dias de internação hospitalar, costumam apresentar melhor prognóstico e são mais comumente causadas por bactérias pouco resistentes a antimicrobianos. A pneumonia nosocomial e a pneumonia associada à ventilação mecânica tardias, definidas pela ocorrência a partir do quinto dia de internação, são mais comumente causadas por patógenos multirresistentes e estão associadas a mortalidade e morbidade elevadas.

Os fatores de risco para pneumonia associada à ventilação mecânica podem ser divididos em modificáveis e não modificáveis (Tabela 23.1). É importante quantificar o aumento no risco de pneumonia associada à ventilação mecânica em relação a cada um desses fatores, uma vez que a modificação desses fatores de risco raramente é fácil e está frequentemente associada a custos significativos. O custo pode ser avaliado em termos do uso aumentado do sistema de saúde ou no que se refere a aceitar outros riscos (p. ex., o desenvolvimento de resistência) para minimizar o risco de pneumonia associada à ventilação mecânica.

O principal fator de risco para a pneumonia nosocomial é a intubação orotraqueal com ventilação mecânica, que aumenta o risco em três a 21 vezes. A duração do procedimento cirúrgico, o comprometimento do estado nutricional, o uso de terapia imunossupressora, a aspiração de grande volume de secreção, a dificuldade em mobilizar secreções e as doenças neuromusculares também são considerados fatores de risco.

ETIOLOGIA

A pneumonia nosocomial e a pneumonia associada à ventilação mecânica podem ser causadas por amplo espectro de bactérias. Podem ser polimicrobianas, e raramente são causadas por vírus ou fungos em pacientes imunocompetentes.

Observa-se uma mudança na prevalência dos microrganismos causadores da pneumonia nosocomial. Até recentemente, as bactérias gram-negativas, incluindo *Pseudomonas aeruginosa, Enterobacter*

Tabela 23.1 Fatores de risco para pneumonia associada à ventilação mecânica

Fator de risco	Risco relativo estimado (risco relativo ou *odds ratio*)
Modificável	
Profilaxia de úlcera de estresse	2,5 a 20
Trocas frequentes do circuito do ventilador	2,3
Nutrição enteral	0,40 a 1,67
Sinusite	Aumentado com intubação nasal
Posição supina	2,8
Aspiração de secreção subglótica	0,46 a 0,61
Pressão de *cuff* do tubo endotraqueal baixa	4,2
Reintubação	5,94
Não modificável	
Doença pulmonar obstrutiva crônica	1,9 a 18,3
Gravidade da doença	10,2
Idade > 60 anos	5,1
Gênero (masculino)	2
Traumatismo craniano	5,2
Coma	40
SARA	9,7
Tipo de cirurgia (abdome superior ou torácica)	2,16 a 10

SARA: síndrome de angústia respiratória aguda.

sp., *Acinetobacter* sp. e enterobactérias, eram responsáveis por 55% a 85% dos casos. De acordo com dados do NHSN, entre 2006 e 2007, o patógeno mais comumente causador de pneumonia nosocomial foi o *Staphylococcus aureus* (24%), seguido por *Pseudomonas aeruginosa* (16%), *Enterobacter* sp. (8%), *Acinetobacter baumannii* (8%) e *Escherichia coli* (5%). Bactérias multirresistentes causaram 24% dos casos de infecção, sendo a *Pseudomonas aeruginosa* e o *Acinetobacter* sp. os agentes causais mais frequentes.

A pneumonia nosocomial precoce é comumente causada por *Haemophilus influenzae*, *Streptococcus pneumoniae* ou *Staphylococcus aureus* meticilina-sensível. A pneumonia nosocomial tardia é comumente causada por bastonetes gram-negativos aeróbios (*Pseudomonas aeruginosa*, enterobactérias ou *Acinetobacter* sp.) ou *Staphylococcus aureus* meticilina-resistente. A *Pseudomonas aeruginosa*, o *Acinetobacter* sp. e o *Staphylococcus aureus* meticilina-resistente são responsáveis por 30% a 71% dos casos.

Em pacientes criticamente enfermos, em ventilação mecânica prolongada em terapia intensiva, a *Pseudomonas aeruginosa* e o *Acinetobacter* (*calcoaceticus* e *baumannii*), resistentes a vários antimicrobianos, são responsáveis por 30% a 50% das pneumonias nosocomiais.

O isolamento de *Staphylococcus* coagulase-negativo, *Enterococcus* sp., *Neisseria* sp. ou *Streptococcus viridans* ainda não tem significado conhecido. Em geral, os dois primeiros agentes não são considerados infectantes.

As taxas de infecção polimicrobiana variam amplamente (entre 40% e 60% dos casos), mas parecem estar se elevando, sendo especialmente altas em pacientes com SARA.

A pneumonia nosocomial envolvendo anaeróbios pode ocorrer após a aspiração em pacientes não intubados, mas é rara em pacientes com pneumonia associada à ventilação mecânica. São necessários novos estudos para melhor definição do papel dos anaeróbios na pneumonia nosocomial.

Os pacientes idosos que residem em asilos ou outras unidades de cuidado apresentam espectro de patógenos semelhante ao dos pacientes com pneumonia nosocomial tardia ou pneumonia associada à ventilação mecânica.

A pneumonia nosocomial causada por fungos, como as espécies de *Candida* ou *Aspergillus fumigatus*, pode ocorrer em pacientes submetidos a transplante de órgãos ou imunocomprometidos, mas é incomum em pacientes imunocompetentes. O isolamento de *Candida albicans* e de outras espécies de *Candida* de aspirados endotraqueais é comum, mas costuma representar colonização das vias aéreas e não pneumonia, raramente necessitando terapia antifúngica.

A incidência de pneumonia nosocomial causada por vírus também é baixa em pacientes imunocompetentes. Foram relatados surtos de pneumonia nosocomial por influenza, parainfluenza, adenovírus, sarampo e vírus sincicial respiratório. Adenovírus, influenza, parainfluenza e vírus sincicial respiratório são responsáveis por 70% dos casos de pneumonia nosocomial de etiologia viral, sendo o influenza A o principal agente.

Mais recentemente foram relatadas infecções pulmonares pelo *Herpes simplex*, o *Cytomegalovirus* e o vírus Epstein-Barr em pacientes imunocompetentes em ventilação mecânica sob terapia intensiva, tanto como agentes primários de pneumonia quanto como agentes presentes em infecções polimicrobianas. A *Legionella pneumophila* pode ser agente de pneumonia nosocomial principalmente quando há colonização da água quente do hospital.

A distribuição de microrganismos e clones resistentes responsáveis pela pneumonia associada à ventilação difere em pacientes que receberam e em pacientes que não receberam antimicrobianos previamente. A presença de *Streptococcus pneumoniae*, *Haemophilus influenzae*, *Escherichia coli* ou *Staphylococcus aureus* meticilina-sensível é pouco comum em pacientes em uso de antibióticos por 48 horas. Já o *Staphylococcus aureus* meticilina-resistente é encontrado em pacientes em uso de antimicrobianos. A administração de antibióticos também propicia infecções por *Pseudomonas aeruginosa* (a principal causadora de morte por ventilação mecânica), *Klebsiella* sp. e *Serratia* sp.

Nas últimas décadas foi registrado aumento importante na resistência aos antimicrobianos e, de acordo com dados do NNISS (National Nasocomial Infection Surveillance System), alguns patógenos, como *Acinetobacter* sp., *Staphylococcus aureus* meticilina-resistente e *Enterobacter* sp., tornaram-se importantes agentes infecciosos no CTI, enquanto a prevalência de outros (*Klebsiella pneumoniae* e *Pseudomonas aeruginosa*) manteve-se estável ou diminuiu.

Dados do sistema de vigilância de infecção nosocomial alemão mostram que 16% das infecções nosocomiais em CTI são causadas por *Staphylococcus aureus* e que a prevalência de *Staphylococcus aureus* meticilina-resistente vem aumentando rapidamente, passando de 8% em 2004 para 35% em 2008. Em estudo conduzido naquele país, a pneumonia nosocomial causada por esse microrganismo acarretou aumento de 17.282 euros no custo da internação, além de aumento na mortalidade, quando comparada à pneumonia nosocomial causada pelo *Staphylococcus aureus* meticilina-sensível.

Em outro estudo, que avaliou 134 casos de pneumonia associada à ventilação por *Staphylococcus aureus*, sendo 65 deles causados por *Staphylococcus aureus* meticilina-resistente, a resistência à meticilina não se associou significativamente a recorrência da infecção, ocorrência de superinfecção ou sepse grave ou a aumento da mortalidade em pacientes com a doença causada por esse patógeno.

Em qualquer hospital, a prevalência epidemiológica dos agentes causadores de pneumonia nosocomial é alterada de tempos em tempos, com a possibilidade de ocorrência de surtos. Estes usualmente ocorrem no CTI, em pacientes mantidos em ventilação mecânica. Os bastonetes gram-negativos multirresistentes, assim como *Staphylococcus aureus* meticilina-resistente, são agentes frequentes. A *Burkholderia cepacia* e a *Stenotrophomonas maltophilia* são novos agentes que aparecem nesse cenário. Com relação a este último patógeno, um estudo avaliou 163 pacientes graves internados em CTI de trauma e definiu como fatores de risco para pneumonia causada por ele a presença de traqueostomia e o uso de cefepime, assim como o escore de gravidade da lesão e a presença de contusão pulmonar.

PATOGÊNESE

Os microrganismos patogênicos inicialmente colonizam o trato respiratório superior e, posteriormente, chegam ao pulmão, onde se multiplicam, conseguindo sobrepujar as defesas do hospedeiro (filtração e umidificação do ar nas vias aéreas superiores, reflexo da epiglote e da tosse, transporte ciliar pelo epitélio respiratório, fagócitos e opsoninas no pulmão e as imunidades humoral e sistêmica mediada por células) e causando a infecção.

A fonte do microrganismo agressor pode ser endógena (colonização nasal, sinusite, secreção da orofaringe, traqueia ou estômago) ou exógena (profissionais da área da saúde, circuito de ventilação mecânica, nebulizadores, tubo endotraqueal recoberto por biofilme).

A aspiração de conteúdo gástrico e da orofaringe é a principal causa da pneumonia nosocomial. Os microrganismos também podem chegar ao pulmão por inalação (especialmente o *Aspergillus fumigatus*), por disseminação hematogênica ou por reativação de infecção latente (*Mycobacterium tuberculosis* ou *Cytomegalovirus*), em pacientes imunocomprometidos.

DIAGNÓSTICO

Os critérios epidemiológicos recomendados para o diagnóstico da pneumonia associada à assistência estão descritos no Capítulo 12.

A pneumonia associada à ventilação mecânica é uma infecção comum no CTI. Apesar disso, seu diagnóstico permanece desafiador e há uma deficiência da padronização diagnóstica. Um dos principais fatores que dificultam a melhora do diagnóstico da pneumonia associada à ventilação mecânica é o fato de não haver um padrão-ouro para diagnóstico contra o qual possam ser comparadas as técnicas diagnósticas.

Clinicamente, o diagnóstico presuntivo da pneumonia associada à ventilação mecânica é estabelecido quando um paciente desenvolve um novo infiltrado pulmonar à radiografia, acompanhado de febre, leucocitose e secreção traqueal purulenta, podendo ser notados, também, sinais de consolidação pulmonar. A anamnese, com o relato de dispneia, tosse ou dor pleurítica, pode ser deficiente em decorrência do comprometimento neurológico ou da gravidade da doença de base do paciente.

O uso isolado dos critérios clínicos para o diagnóstico de pneumonia associada à ventilação mecânica apresenta alta sensibilidade, porém baixa especificidade, levando à superestimativa da incidência da infecção em decorrência da inclusão de processos não infecciosos (definidos então como infecção).

Em 1972, Johanson e cols. propuseram a definição de pneumonia com base em quatro critérios: o surgimento de novo infiltrado pulmonar ou a progressão de um infiltrado preexistente, febre, leucocitose e secreção traqueobrônquica purulenta. Por muitos anos, a pneumonia associada à ventilação mecânica tem sido diagnosticada com a utilização desses critérios, os quais são inespecíficos.

No paciente em ventilação mecânica, a febre pode ser causada por reação medicamentosa, infecção extrapulmonar, hemotransfusão ou inflamação extrapulmonar. Os infiltrados pulmonares podem ser decorrentes de hemorragia pulmonar, aspiração química, derrame pleural, insuficiência cardíaca congestiva ou tumor. Tanto a febre como o infiltrado pulmonar ocorrem na fase fibroproliferativa da SARA, na atelectasia e na embolia pulmonar, assim como na pneumonia associada à ventilação mecânica. As culturas de aspirado traqueal não são muito úteis para o estabelecimento do agente causal da pneumonia associada à ventilação mecânica. Embora essas culturas sejam muito sensíveis, sua especificidade é baixa mesmo quando é realizada cultura quantitativa.

A pneumonia associada à ventilação mecânica pode ser diagnosticada com acurácia por meio de um dos seguintes critérios: exame histopatológico de tecido pulmonar obtido através de biópsia aberta, cavitação rápida de infiltrado pulmonar na ausência de câncer ou tuberculose, cultura de derrame pleural positiva, isolamento de um mesmo microrganismo em hemocultura e em cultura de secreção respiratória sem outra fonte identificada de bacteriemia e exame histopatológico do tecido pulmonar à necropsia. Entretanto, esses critérios são fundamentados em procedimentos invasivos para a obtenção de tecido pulmonar ou em manifestações ou complicações incomuns da pneumonia associada à ventilação mecânica.

Embora não existam testes de referência universalmente aceitos para o diagnóstico da pneumonia associada à ventilação mecânica, as evidências atuais recomendam a obtenção de culturas quantitativas ou semiquantitativas de amostras de material do trato respiratório inferior.

As amostras devem ser coletadas através de lavado broncoalveolar (BAL) ou escovado protegido (PSB), com ou sem fibrobroncoscopia, para definição da presença de pneumonia e sua etiologia, minimizando o uso desnecessário de antimicrobianos. O diagnóstico é estabelecido quando ocorre crescimento na cultura acima do valor de corte de cada método (> 10^4 UFC/mL no BAL e > 10^3 UFC/mL no escovado protegido).

Quando pacientes com pneumonia já se encontram recebendo antimicrobianos no momento em que a amostra de secreção do trato respiratório inferior é coletada, a cultura pode ser negativa ou a concentração bacteriana pode se encontrar abaixo do ponto de corte. Quando o paciente adquire pneumonia enquanto recebe antimicrobianos para tratamento de infecções em outros sítios que não o pulmonar, os microrganismos causadores dessa nova infecção são resistentes aos antimicrobianos em uso e o valor de corte para a cultura (PSB ou BAL) não se altera.

Estudos sugerem que a sensibilidade do PSB e do BAL para o diagnóstico de pneumonia associada à ventilação mecânica não se altera em pacientes que adquirem a pneumonia enquanto se encontram em uso de antimicrobianos há mais de 72 horas para tratamento de outro foco infeccioso. Desse modo, esses pacientes devem ser submetidos a coleta de secreção pulmonar para cultura quantitativa e exame microscópico antes que se proceda a alterações no esquema antimicrobiano atualmente em uso.

A pneumonia associada à ventilação mecânica é mais comum em pacientes com SARA e naqueles com outras causas de insuficiência respiratória. Ocorre mais tardiamente e é causada por microrganismos mais resistentes. O diagnóstico de pneumonia associada à ventilação mecânica é mais difícil nesses pacientes, uma vez que a SARA e a pneumonia associada à ventilação mecânica têm manifestações clínicas semelhantes. Em virtude da gravidade da doença em pacientes com SARA, particularmente quando complicada por pneumonia associada à ventilação mecânica, e da grande dificuldade em se diferenciar a pneumonia associada à ventilação mecânica da SARA com base em critérios clínicos e radiológicos, a abordagem mais eficaz para o diagnóstico de pneumonia associada à ventilação mecânica no paciente com SARA consiste em cultura quantitativa e exame microscópico da secreção do trato respiratório inferior.

O encontro de mais de 5% de neutrófilos ou macrófagos com microrganismos intracelulares na coloração de Wright-Giemsa de um esfregaço de amostra do lavado broncoalveolar centrifugado também confirma o diagnóstico de pneumonia associada à ventilação mecânica. Uma vantagem da determinação dos microrganismos intracelulares é não ser influenciada pelo uso recente de antimicrobianos.

O valor da procalcitonina na infecção pulmonar permanece indefinido, e estudos que tentaram estabelecer um ponto de corte para o diagnóstico de pneumonia associada à ventilação mostraram resultados contraditórios. Kook e cols. avaliaram o impacto da dosagem da procalcitonina em pacientes adultos hospitalizados e concluíram que a implementação do exame não alterou o início dos antimicrobianos, mas se associou a redução estatisticamente significativa do tempo de tratamento com essas medicações.

Pugin e cols. combinaram temperatura corporal, contagem de leucócitos, volume e aparência da secreção traqueal, oxigenação (PAO_2/FiO_2), radiografia de tórax e cultura de aspirado de secreção traqueal em um escore clínico de infecção pulmonar (CPIS) como uma ferramenta para o diagnóstico de pneumonia associada à ventilação mecânica. O escore varia de 0 a 12 pontos, e um CPIS > 6 está associado a alta probabilidade de pneumonia, com sensibilidade de 93% e especificidade de 100%.

Mais recentemente, Singh e cols. utilizaram um CPIS modificado (Tabela 23.2) na tentativa de reduzir o uso desnecessário de antibióticos nos pacientes com suspeita de pneumonia associada à ventilação mecânica. Nesses pacientes, a permanência do escore modificado < 6 no primeiro dia de tratamento e 72 horas após o início do tratamento tornou possível a suspensão do esquema antimicrobiano com segurança. Desse modo, esses pesquisadores utilizaram o escore para ajudar na

Tabela 23.2 CPIS modificado

Critérios \ Pontos	0	1	2
Secreção traqueal	Escassa	Abundante	Abundante e purulenta
Infiltrado à radiografia de tórax	Sem infiltrado	Difuso	Localizado
Temperatura (°C)	≥ 36,5 e ≤ 38,4	≥ 38,5 e ≤ 38,9	≥ 39,0 ou ≤ 36,0
Número global de leucócitos (/mm³)	≥ 4.000 e ≤ 11.000	< 4.000 ou > 11.000	< 4.000 ou > 11.000 com bastões ≥ 500
PAO_2/FiO_2 (mmHg)	> 240 ou SARA	–	≤ 240 e sem SARA
Microbiologia	Negativa	–	Positiva

decisão de quais pacientes, entre aqueles que apresentavam baixa suspeita de pneumonia, poderiam ter a terapia antimicrobiana empírica suspensa.

Em estudo conduzido por Fartoukh e cols., o CPIS modificado com base nos critérios clínicos isolados coletados no dia da suspeita clínica de pneumonia levou à classificação incorreta de aproximadamente metade dos pacientes com suspeita clínica de pneumonia e foi somente um pouco mais acurado que o diagnóstico clínico de rotina. Desse modo, o CPIS não deve ser utilizado na decisão sobre quais pacientes devem começar a receber terapia antimicrobiana empírica. Quando se acrescenta o resultado de cultura ao CPIS, há aumento de sua sensibilidade.

Nas diretrizes de 2005 da Sociedade Torácica Americana e da Sociedade de Doenças Infecciosas da América, CPIS modificado no terceiro dia ≤ 6 é critério usado para selecionar pacientes de baixo risco para a suspensão precoce da terapia empírica inicial para pneumonia nosocomial. Nas diretrizes da Sociedade Britânica para Quimioterapia Antimicrobiana de 2008, o CPIS é útil para a seleção de pacientes para terapia de curto prazo. Já a diretriz da Associação de Microbiologia Médica e Doenças Infecciosas do Canadá (2008) orienta que o CPIS deva ser calculado para aumentar a sensibilidade e a especificidade do diagnóstico de pneumonia nosocomial e pneumonia associada à ventilação mecânica.

Em setembro de 2009, a Agência Nacional de Vigilância Sanitária (ANVISA) publicou os critérios nacionais de infecção relacionada com a assistência à saúde abordando o trato respiratório, contemplando a pneumonia associada à ventilação mecânica e a pneumonia relacionada com a assistência à saúde em paciente sem ventilação mecânica. Esses critérios avaliam parâmetros radiológicos, clínicos e laboratoriais e, de acordo com esses parâmetros, a pneumonia será definida clínica ou microbiologicamente.

PREVENÇÃO

A prevenção da pneumonia nosocomial é extremamente importante em razão das altas taxas de morbidade e mortalidade e do aumento dos custos de internação dos pacientes que a desenvolvem. O conceito de "infecção zero" vem sendo discutido, mas, segundo Bonten, em decorrência da patogênese da doença, é muito difícil imaginar que qualquer intervenção irá prevenir completamente a pneumonia associada à ventilação.

Em geral, as abordagens não farmacológicas para prevenção da pneumonia nosocomial são mais facilmente aplicadas, quando comparadas às abordagens farmacológicas, e são menos dispendiosas. Além disso, as abordagens não farmacológicas têm como alvo a prevenção da aspiração, enquanto as abordagens farmacológicas voltam-se para a prevenção da colonização por bactérias patogênicas.

Entre as intervenções possíveis, a redução do tempo de duração da ventilação mecânica e a disponibilização de medidas para prevenir a aspiração de secreções contaminadas parecem ser as mais importantes.

Estudos recentes demonstram redução das taxas de pneumonia associada à ventilação mecânica após a adoção de programas educativos voltados aos profissionais da área de saúde, com quedas de até 59% nos episódios de infecção.

Medidas de prevenção de pneumonia relacionada com a assistência à saúde – ANVISA, 2013

Medidas gerais fortemente recomendadas

- Realizar a vigilância de pneumonia associada à ventilação (PAV) com definições padronizadas em UTI, assim como calcular taxas de PAV, dar retorno desses índices para a equipe de saúde e, sobretudo, associar essas taxas às medidas de prevenção pertinentes. Esse indicador pode tornar-se um importante aliado na avaliação da qualidade da assistência. Para tanto, a vigilância deve ser efetuada por equipe treinada com conceitos de epidemiologia e critérios definidos de pneumonia.
- Educação da equipe de saúde e seu envolvimento na prevenção de infecções relacionadas com a a assistência (IRAS), de acordo com o nível de responsabilidade do profissional. Alguns estudos observaram importante impacto de programas educacionais na redução de PAV.
- A higiene das mãos deve fazer parte de todas as campanhas educativas, fortalecendo tanto os conceitos da periodicidade como os da técnica. Muitos estudos recomendam a utilização de sabonete líquido com antissépticos como a clorexidina em locais onde é frequente a presença de bactérias multirresistentes como uma prática para diminuição da transmissão cruzada. A utilização de preparação alcoólica para as mãos deve ser estimulada em todas as áreas do serviço de saúde, principalmente no ponto de assistência/tratamento. Recomenda-se implantar e manter estratégias para melhor adesão à higiene das mãos conforme as diretrizes publicadas pela ANVISA.
- Treinamento da equipe multiprofissional que presta assistência a pacientes em ventilação mecânica. As estratégias devem ser, de preferência, multimodais, ou seja, envolvendo metodologias variadas: treinamento por meio de aula presencial, *e-learning*, aula prática e com simulações, discussão da prática à beira do leito, *feedback* de indicadores com discussão de medidas preventivas e outros.
- Rotina de visitas multidisciplinares com a participação dos médicos da unidade, farmacêutico, enfermeiro, fisioterapeuta, nutricionista, médico e/ou enfermeiro da Comissão de Controle de Infecção Hospitalar (CCIH), entre outros profissionais envolvidos diretamente na assistência aos pacientes internados na UTI. Essas visitas à beira do leito possibilitam a identificação de não conformidades dos processos assistenciais, auxiliam o gerenciamento de medidas de prevenção e facilitam o relacionamento entre os profissionais.
- **Profilaxia da úlcera de estresse:** a profilaxia de úlcera de estresse deve ser indicada apenas para pacientes que apresentam alto risco de sangramento: úlcera gastroduodenal ativa sangrante, sangramento digestivo prévio, traumatismo cranioencefálico, uso de ventilação mecânica, politrauma, coagulopatia e uso de corticosteroides.
- **Profilaxia da trombose venosa profunda (TVP):** a profilaxia de TVP está indicada para pacientes com fatores de risco para essa patologia, como obesos, idosos, história de estase venosa profunda, imobilização prolongada, cirurgias de grande porte e doenças vasculares e pulmonares prévias.

Embora não estejam diretamente associadas à prevenção de PAV, as duas últimas são importantes medidas de qualidade assistencial e têm impacto na diminuição da mortalidade hospitalar e do tempo de internação. É fortemente recomendável que a unidade desenvolva protocolos e processos para medir a aderência a essas práticas, como, por exemplo, avaliando se as prescrições incluem medicamentos específicos para esse fim naqueles pacientes que apresentam indicação para essas profilaxias.

Medidas específicas fortemente recomendadas para prevenção de pneumonia

As medidas apresentadas a seguir são fundamentais e devem ser gerenciadas em conjunto com as anteriormente citadas para prevenção das pneumonias hospitalares e da mortalidade relacionada com a ventilação mecânica:

- **Decúbito elevado (30 a 45 graus):** a manutenção dos pacientes em posição semirrecumbente, ou seja, com elevação da cabeceira em 30 a 45 graus, salvo em caso de contraindicação, está associada a risco reduzido de aspiração pulmonar. O decúbito elevado reduz o risco de aspiração do conteúdo gastrointestinal ou orofaríngeo e de secreção nasofaríngea. Por esse motivo, diminui a incidência de PAV, especialmente em pacientes recebendo nutrição enteral. Outro motivo para adoção dessa intervenção é a melhoria dos parâmetros ventilatórios quando na posição semirrecumbente. Por exemplo, os pacientes nessa posição apresentam maior volume corrente quando ventilados com pressão de suporte e redução no esforço muscular e na taxa de atelectasia. Segundo o Instituto para Melhoria do Cuidado à Saúde (Institute for Helthcare Improvement – IHI), inúmeras dicas podem ser seguidas para facilitar a implantação dessa intervenção, como sua inclusão na folha de controle da enfermagem e o estímulo à notificação clínica caso a cama pareça não estar na posição adequada.
- **Interrupção diária da sedação e evitar o uso de agentes paralisantes:** a interrupção diária da sedação e a avaliação da prontidão do paciente para extubação são parte integrante do *Ventilator Bundle* e têm sido relacionadas com redução no tempo de ventilação mecânica e, portanto, na taxa de PAV. Apesar dos benefícios ocasionados pela interrupção diária da sedação, essa intervenção pode apresentar alguns riscos, como, por exemplo, extubação acidental, aumento do nível de dor e ansiedade e possibilidade de assincronia com a ventilação, o que pode promover períodos de dessaturação. É importante implantar um protocolo de avaliação diária da sedação, avaliar a prontidão neurológica para extubação e incluir precauções para evitar a extubação acidental, como maior monitorização e vigilância, avaliação diária multidisciplinar e implementação de uma escala a fim de evitar aumento da sedação.
- **Aspirar a secreção subglótica rotineiramente:** o acúmulo de secreção no espaço subglótico é uma variável associada ao maior risco de desenvolvimento de PAV. Essa secreção acumulada torna-se colonizada pela microbiota da cavidade oral. Em pacientes submetidos à ventilação mecânica em uso de antimicrobianos, essa microbiota é composta principalmente de bacilos gram--negativos e é importante fonte de bactérias resistentes aos antimicrobianos. A rotina de aspiração deve ser prescrita de acordo com a necessidade de cada paciente, em razão da maior ou menor produção de secreção, e realizada com técnica estéril.
- **Higiene oral com antissépticos (clorexidina veículo oral):** o entendimento de que a PAV é propiciada pela aspiração do conteúdo da orofaringe amparou a lógica de se tentar erradicar a colonização bacteriana dessa topografia com o objetivo de reduzir a ocorrência de PAV. Diversos estudos têm demonstrado diminuição das PAV quando a higiene oral é realizada com clorexidina veículo oral (0,12% ou 0,2%). Muitos protocolos preconizam a higiene da cavidade oral com clorexidina oral, formulação de 0,12%, com uma pequena esponja, evitando lesões da cavidade, três a quatro vezes ao dia. O profissional deve ficar atento a alergias, irritação da mucosa ou escurecimento transitório dos dentes.

Outras medidas de prevenção

- **Circuito do ventilador:** a frequência da troca do circuito do ventilador não influencia a incidência de PAV. Recomenda-se a troca de circuito entre os atendimentos e quando houver sujidade ou mau funcionamento do equipamento.
- **Umidificadores:** umidificadores passivos ou filtros trocadores de calor e umidade (HME) ganharam ampla aceitação nos cuidados da prática clínica; no entanto, não existe consenso sobre sua superioridade em termos de prevenção de PAV, tempo de internação e mortalidade, em comparação com umidificadores ativos (umidificadores aquecidos). A preferência pelo sistema passivo de umidificação das vias respiratórias em pacientes mecanicamente ventilados deve-se à facilidade de manuseio e à ausência de condensados nos circuitos, além do relativo baixo custo. Os umidificadores aquecidos podem ser a preferência em pacientes com grande quantidade de secreções respiratórias, hemoptise abundante, ou naqueles com maior suscetibilidade a atelectasias; no

entanto, a água e os condensados formados são possíveis fontes de microrganismos. Não se recomenda a troca dos umidificadores passivos antes de 48 horas. O manual canadense de prevenção de pneumonia recomenda a troca a cada 5 a 7 dias.

- **Sistema de aspiração:** em relação ao sistema de aspiração de secreções das vias respiratórias de pacientes mecanicamente ventilados, não houve diferença na incidência de PAV quando foram comparados os sistemas de sucção aberto e fechado. Existe uma possível vantagem do sistema fechado em relação à manutenção da pressão positiva das vias aéreas. Além disso, esse tipo de sistema de aspiração pode ser útil em pacientes infectados com patógenos multirresistentes, como *Staphylococcus aureus* ou *Mycobacterium tuberculosis*. Recomenda-se a troca do sistema fechado de aspiração em caso de sujidade ou mau funcionamento.

- **Aspiração de secreção subglótica contínua:** a presença do tubo endotraqueal em pacientes em ventilação mecânica contribui para o desenvolvimento de pneumonia. O tubo endotraqueal facilita a colonização bacteriana da árvore traqueobrônquica e predispõe aspiração da secreção contaminada em virtude da diminuição do reflexo de tosse, do acúmulo de secreção acima do balonete e da própria contaminação do tubo. A utilização da cânula orotraqueal com um sistema de aspiração de secreção subglótica contínua ou intermitente é recomendada para pacientes que irão permanecer sob ventilação mecânica por mais de 48 horas.

- **Evitar extubação não programada (acidental) e reintubação:** a reintubação está associada a risco de PAV devido ao aumento da possibilidade de aspiração de patógenos da orofaringe para as vias aéreas baixas. O risco de desenvolvimento de PAV aumenta com o tempo de ventilação mecânica; portanto, recomenda-se que o tubo endotraqueal seja removido assim que as condições clínicas se estabeleçam, e a duração da intubação pode ser reduzida por protocolos de sedação e aceleração do desmame, utilização da ventilação não invasiva e monitorização da frequência de extubações acidentais (eventos/100 dias de tubo endotraqueal).

- **Monitorizar pressão de *cuff*:** é essencial a manutenção da correta pressão de *cuff* (Pcuff) nos pacientes submetidos à ventilação mecânica. Pressão excessiva pode comprometer a microcirculação da mucosa traqueal e causar lesões isquêmicas, porém, se a pressão for insuficiente, pode haver dificuldade na ventilação com pressão positiva e vazamento da secreção subglótica por entre o tubo e a traqueia. A pressão do *cuff* do tubo orotraqueal ou da traqueostomia deve ser suficiente para evitar vazamento de ar e a passagem de secreção (microaspiração) localizada acima do balonete. Recomenda-se, portanto, que essa pressão permaneça entre 20 e 25cmH$_2$O.

- **Utilização de ventilação mecânica não invasiva:** o uso de ventilação mecânica não invasiva (VMNI) tem demonstrado reduzir a incidência de PAV em pacientes com falência respiratória, comparada com a ventilação mecânica invasiva. A VMNI tem sido uma alternativa efetiva para os pacientes com insuficiência respiratória em decorrência de edema agudo pulmonar cardiogênico ou doença pulmonar obstrutiva crônica, e para o desmame da ventilação mecânica. A VMNI não está recomendada para pacientes comatosos.

- **Traqueostomia precoce:** não existe diferença na incidência de PAV entre traqueostomia precoce e tardia; portanto, não se recomenda traqueostomia precoce para prevenção de PAV.

- **Sonda enteral na posição gástrica ou pilórica:** o refluxo gastroesofágico pode contribuir para aspiração de conteúdo colonizado para vias aéreas inferiores e consequente aumento no risco de PAV. Apesar disso, alguns pacientes se beneficiariam da sonda em posição pós-pilórica, como aqueles que necessitam manter-se em posição prona para ventilação, queimados e pacientes com lesão cerebral grave e pressão intracraniana elevada.

- **Intubação orotraqueal ou nasotraqueal:** a intubação nasotraqueal aumenta o risco de sinusite, o que pode, consequentemente, aumentar o risco de PAV; portanto, recomenda-se intubação orotraqueal.

- **Inaladores:** o manual de prevenção de pneumonia publicado em 2003 pelo CDC recomenda a troca de inaladores a cada procedimento e a utilização do processo de desinfecção estabelecido em sua instituição, além de só utilizar líquidos estéreis para inalação. Essas recomendações estão embasadas, principalmente, na possibilidade de transmissão de *Legionella* spp. pelo resíduo de líquido acumulado nos inaladores entre os procedimentos. Na prática, as instituições de saúde criaram rotinas de troca de inaladores, que variam de 24 a 48 horas, quando esses dispositivos estão sendo utilizados no mesmo paciente. Aparentemente, a utilização de água e medicamentos estéreis, a cada inalação, inviabiliza a contaminação do líquido pela *Legionella* spp. Uma recomendação importante consiste em dar preferência às medicações em aerossol em dose única.

- **Nebulizadores:** o cuidado com nebulizadores está diretamente relacionado com a manipulação do dispositivo e a água utilizada. As recomendações oficiais não são muito claras, pois não existem trabalhos criteriosos que tenham analisado essa questão. Segundo o manual de prevenção de pneumonia publicado em 2004 pelo CDC, nebulizadores, tendas e reservatórios usados no mesmo paciente deveriam sofrer processo de desinfecção de baixo nível ou de nível intermediário diariamente. Por outro lado, no mesmo manual, a orientação de que não há rotina para troca desses dispositivos, a não ser quando trocados entre pacientes, é citada como assunto não resolvido.
- **Outros dispositivos:** respirômetros, sensores de oxigênio e outros dispositivos devem ser desinfetados a cada paciente.
- **Descontaminação digestiva seletiva (DDS):** a colonização da orofaringe tem sido identificada como fator de risco independente para PAV. A DDS inclui a aplicação de antibióticos tópicos em orofaringe e trato gastrointestinal e a administração parenteral. Não há recomendação para DDS utilizando antibióticos tópicos ou endovenosos.
- **Prevenção de administração de antibiótico endovenoso:** a administração prolongada de antibióticos tem sido associada a alto risco de PAV. Devido ao desenvolvimento de resistência microbiana, não se recomenda a administração preventiva de antibióticos endovenosos.

O processamento de equipamentos de assistência respiratória está detalhado no Capítulo 15.

Medidas preventivas recomendadas por SHEA, IDSA, AHA, APIC e Joint Commission (2014)

Em agosto de 2014 foi publicada uma atualização das estratégias para prevenção da pneumonia associada à ventilação elaborada por membros da Society for Healthcare Epidemiology of America (SHEA), da Infectious Diseases Society of America (IDSA), da American Hospital Association (AHA), da Association for Professionals in Infection Control and Epidemiology (APIC) e da Joint Comission.

De acordo com a publicação, fazem parte das recomendações que diminuem o risco de infecção, com pouco risco de causar danos: usar ventilação não invasiva sempre que possível; diminuir a sedação (manter os pacientes em ventilação sem sedação sempre que possível, interromper a sedação uma vez por dia em pacientes sem contraindicações, avaliar a possibilidade de extubação uma vez por dia em pacientes sem contraindicações, combinar a suspensão da sedação com o momento de avaliação da possibilidade de extubação); manter e melhorar a condição física do paciente (fornecer exercícios e mobilização precoces); diminuir o acúmulo de secreção abaixo do *cuff* do tubo endotraqueal (fornecer tubos endotraqueais com possibilidade de drenagem de secreção subglótica para pacientes com perspectiva > 48 a 72 horas de intubação, elevar a cabeceira do leito entre 30 e 45 graus e cuidar do circuito de ventilação).

As recomendações que diminuem o risco de infecção, porém com algum risco de dano, ou que não dispõem de dados suficientes para determinação de seu impacto são: descontaminação seletiva da orofaringe para diminuir a microbiota do trato aerodigestivo; realizar higiene oral com clorexidina; administrar probióticos profiláticos; utilizar *cuffs* do tubo endotraqueal de poliuretano ultrafino; utilizar controle automatizado da pressão do *cuff* do tubo endotraqueal; instilar solução salina antes da aspiração traqueal; e realizar a escovação dos dentes.

Em geral, não se recomendam o uso de tubos endotraqueais cobertos por prata, o uso de leitos móveis e a posição prona para prevenção da pneumonia associada à ventilação. Profilaxia de úlcera de estresse, traqueostomia precoce, monitoramento de resíduos gástricos e nutrição parenteral precoce são medidas não indicadas. A síntese das recomendações pode ser encontrada nas Tabelas 23.3 e 23.4.

Tabela 23.3 Recomendações para prevenção de PAV em adultos – SHEA, APIC, AHA, IDSA, JC (2014)

Recomendação	Racional	Intervenção	Qualidade da evidência
Práticas básicas	Boa evidência de que a intervenção reduz o tempo da ventilação mecânica, o tempo de internação, a mortalidade e/ou os custos; os benefícios superam os riscos	Uso de ventilação com pressão positiva não invasiva em pacientes selecionados	Alta
		Manejo de pacientes sem sedação, sempre que possível	Moderada
		Interrupção diária da sedação	Alta
		Avaliação diária da possibilidade de extubação	Alta
		Realizar tentativas de ventilação espontânea durante a suspensão diária de sedativos	Alta
		Incentivar mobilização precoce	Moderada
		Utilizar tubos endotraqueais com drenagem de secreção subglótica em pacientes com expectativa de permanência em VM > 48 a 72 horas	Moderada
		Trocar o circuito do ventilador apenas se estiver visivelmente sujo ou malfuncionante	Alta
		Elevar a cabeceira do leito em 30 a 45 graus	Baixa
Abordagens especiais	Boa evidência de que a intervenção melhora o desfecho clínico, mas dados são insuficientes para determinação de possíveis riscos	Descontaminação oral ou digestiva seletiva	Alta
	Podem reduzir as taxas de PAV, mas os dados disponíveis são insuficientes para determinar impacto na duração da VM, tempo de permanência ou mortalidade	Uso oral regular de clorexidina	Moderada
		Probióticos profiláticos	Moderada
		Balonetes de poliuretano ultrafino	Baixa
		Controle automatizado da pressão do balonete	Baixa
		Instilação de solução salina antes da aspiração do tubo	Baixa
		Escovação mecânica dos dentes	Baixa
Geralmente não recomendadas	Reduz as taxas de PAV, mas várias publicações sugerem que não há impacto na duração da VM, da permanência nem na mortalidade	Tubos endotraqueais cobertos com prata	Moderada
		Camas cinéticas	Moderada
		Posição prona	Moderada
	Sem impacto na redução das taxas de PAV, na duração da VM, da permanência, nem na mortalidade	Profilaxia de úlcera gástrica de estresse	Moderada
		Traqueostomia precoce	Alta
		Monitoramento de volume de resíduos gástricos	Moderada
		Nutrição parenteral precoce	Moderada
Não recomendadas	Sem impacto na redução das taxas de PAV e em outros desfechos; custos incertos	Sistema fechado de aspiração endotraqueal	Moderada

Tabela 23.4 Recomendações para prevenção de PAV em neonatos prematuros – SHEA, APIC, AHA, IDSA, JC (2014)

Recomendação	Racional	Intervenção	Qualidade da evidência
Práticas básicas	Pode reduzir as taxas de PAV com baixo risco de danos; os benefícios superam os riscos	Uso de ventilação com pressão positiva não invasiva em pacientes selecionados	Alta
		Minimizar o tempo de VM	Alta
		Avaliação diária da possibilidade de extubação	Baixa
		Manejo de pacientes sem sedação sempre que possível	Baixa
		Evitar extubação acidental	Baixa
		Higiene oral diária com água estéril	Baixa
		Evitar rupturas no circuito de ventilação	Baixa
		Trocar o circuito do ventilador apenas se estiver visivelmente sujo ou malfuncionante	Baixa
Abordagens especiais	Impacto desconhecido na redução das taxas de PAV, mas os riscos de danos são mínimos; considerar no caso de manutenção de altas taxas a despeito das práticas básicas	Posicionamento lateral reclinado	Baixa
		Posição de Trendelenburg reversa	Baixa
		Aspiração endotraqueal contínua	Baixa
Geralmente não recomendadas	Impacto desconhecido nas taxas de PAV e sem dados suficientes sobre danos ao paciente	Cuidado oral regular com antissépticos	Baixa
		Antagonistas de receptor H_2	Moderada
		Antibióticos profiláticos de amplo espectro	Moderada
	Pode causar danos ao paciente; risco-benefício não favorece a indicação da prática, exceto se indicada por outros motivos que não os infecciosos	Tentativas diárias de ventilação espontânea	Baixa
		Interrupção diária da sedação	Baixa
		Probióticos ou simbióticos profiláticos	Baixa
	Não recomendada porque os produtos indicados não estão aprovados para esta população	Tubos endotraqueais com drenagem subglótica	Não disponível
		Tubos endotraqueais cobertos com prata	Não disponível

TRATAMENTO

Para definição correta do tratamento a ser instituído é necessária a avaliação do risco de infecção por microrganismos multirresistentes. Muitos pacientes podem estar sob risco de colonização por patógenos multirresistentes independentemente do tempo entre sua internação e o surgimento da infecção. Eles devem ser tratados como pacientes com infecção nosocomial se: residirem ou forem pacientes de instituições de cuidados de longo prazo (asilos, hemodiálise etc.), tiverem história de hospitalização por mais de 2 dias nos últimos 3 meses ou estiverem recebendo tratamento endovenoso no domicílio.

O médico que presta assistência ao doente deve considerar a presença de comorbidades quando for estruturar o esquema antimicrobiano adequado para o tratamento da pneumonia associada à ventilação mecânica. Por exemplo, o *Staphylococcus aureus* é mais frequente em pacientes comatosos ou neurocirúrgicos, vítimas de trauma ou em uso de esteroides. Os pacientes portadores de doença pulmonar obstrutiva crônica apresentam risco maior de infecção por *Haemophilus influenzae*, *Moraxella catarrhalis* e *Streptococcus pneumoniae*. Os pacientes imunocomprometidos encontram-se sob risco aumentado de infecções oportunistas (por *Candida* sp. e *Aspergillus fumigatus*, por exemplo).

A escolha da terapia empírica inicial para a pneumonia associada à ventilação mecânica deve ser influenciada pelos fatores de risco apresentados pelo paciente para patógenos multirresistentes, por sua estabilidade cardiorrespiratória, pelos padrões de resistência bacteriana da instituição e por qual antimicrobiano o paciente recebeu recentemente.

Se o paciente foi exposto recentemente a um antibiótico para uma infecção prévia e posteriormente desenvolveu pneumonia associada à ventilação mecânica, o esquema antimicrobiano empírico inicial deve conter um agente de classe diferente da previamente utilizada. A maior parte das falhas de tratamento vem sendo associada à seleção inicial inadequada de antimicrobianos, os quais não cobrem microrganismos multirresistentes.

O tratamento adequado depende não só do uso do antimicrobiano correto, mas também da dose e da via de administração corretas para que sejam assegurados níveis teciduais adequados da medicação no local da infecção.

Uma vez que o esquema antimicrobiano empírico foi escolhido, é imperativo administrá-lo imediatamente, não se devendo retardar seu início em decorrência da dificuldade para a obtenção de culturas, especialmente se o paciente se apresentar hemodinamicamente instável.

A escolha do esquema antimicrobiano depende do perfil da microbiota local e das condições do paciente (veja a Tabela 23.5). O Capítulo 36 aborda o detalhamento da terapêutica das infecções.

O acompanhamento clínico e radiológico concomitante é importante enquanto se aguarda o resultado das culturas, o que geralmente demora de 2 a 3 dias. Para os pacientes com cultura negativa, pode não ser possível efetuar o descalonamento. Se esses pacientes se encontrarem instáveis e continuarem a exibir sinais de infecção, devem ser procurados sítios extrapulmonares de infecção. Pacientes estáveis ou em processo de melhora, porém com culturas negativas, podem ter os antimicrobianos suspensos com segurança. Aqueles pacientes considerados de baixo risco para pneumonia associada à ventilação mecânica (CPIS ≤ 6) podem ter os antimicrobianos suspensos no terceiro dia de tratamento, levando à redução do uso de antibióticos e dos custos e à diminuição da indução de resistência.

O descalonamento da terapia inicial deve ser efetuado mediante avaliação da eficácia ou da possibilidade de estreitamento da terapia inicial empírica com base nos resultados das culturas do trato respiratório inferior.

O tempo de tratamento da pneumonia associada à ventilação mecânica não deve ser maior do que 8 dias, a não ser que a infecção seja causada por gram-negativos não fermentadores, quando o tempo de tratamento deverá ser de 14 dias. O tratamento também pode prolongar-se por mais de 8 dias nos pacientes imunocomprometidos, nos pacientes com bacteriemia e naqueles cujo tratamento inicial não foi adequado para o agente causador da infecção.

Tabela 23.5 Fatores de risco para patógenos multirresistentes

Uso de antimicrobianos nos últimos 90 dias
Hospitalização atual por mais de 5 dias ou hospitalização por mais de 2 dias nos últimos 90 dias
Alta resistência aos antimicrobianos na comunidade ou na instituição
Moradores de asilos ou outras unidades de cuidado de longo prazo
Pacientes recebendo terapia endovenosa domiciliar ou em cuidado domiciliar de ferida
Paciente em diálise nos últimos 30 dias
Parente comprovadamente infectado ou colonizado por microrganismo multirresistente
Paciente imunossuprimido

Referências

Agência Nacional de Vigilância Sanitária. Medidas de prevenção de infecção relacionada à assistência à saúde. Brasília, 2013.

Agência Nacional de Vigilância Sanitária. Trato respiratório: critérios nacionais de infecções relacionadas à assistência à saúde. Brasília, 2009. Disponível em: <http://www.anvisa.gov.br/servicosaude/controle/criterios_infeccao_trato_respiratorio.pdf>.Acesso em: 20 out. 2014.

American Thoracic Society, Infectious Diseases Society of America. Guidelines for the management of adults with hospital-acquired, ventilator-associated, and healthcare-associated pneumonia. Am J Respir Crit Care Med 2005; 171:388-416.

Amin A. Clinical and economic consequences of ventilator-associated pneumonia. Clin Infect Dis 2009; 49:S36-43.

Apisarnthanarak A, Pinitchai U, Thongphubeth K et al. Effectiveness of an educational program to reduce ventilator-associated pneumonia in a tertiary care center in Thailand: a 4 year study. Clin Infect Dis 2007; 45:704-11.

Berenholtz SM, Pham JC, Thompson DA et al. Collaborative cohort study of an intervention to reduce ventilator-associated pneumonia in the intensive care unit. Infect Control Hosp Epidemiol 2011; 32(4):305-14.

Bergmans DCJJ, Bonten MJM. Healthcare-associated pneumonia. In: Mayhall CG (ed.). Glen Hospital epidemiology and infection control. 4. ed. Lippincott Williams & Wilkins, 2012.

Bonten MJM. Ventilator-associated pneumonia: preventing the inevitable. Clin Infect Dis 2011; 52(1):115-21.

Bouadma L, Mourvillier B, Deiler V et al. Long-term impact of a multifaceted prevention program on ventilator-associated pneumonia in a medical intensive care unit. Clin Infect Dis 2010; 51(10):1115-22.

Chastre J, Fagon JY. Ventilator-associated pneumonia. Am J Resp Crit Care Med 2002; 165:867-903.

Chastre J, Wolff M, Fagon JY et al. Comparison of 8 vs 15 days of antibiotic therapy for ventilator-associated pneumonia in adults: a randomized trial. JAMA 2003; 290:2588-98.

Chastre J, Wyt CE, Comber A et al. Use of quantitative cultures and reduced duration of antibiotic regimens for patients with ventilator-associated pneumonia to decrease resistance in the intensive care unit. Clin Infect Dis 2006; 43:S75-81.

Diaz O, Diaz E, Rello J. Risk factors for pneumonia in the intubated patient. Infect Dis Clin N Am 2003; 17:696-705.

Fagon JY et al. Mortality due to ventilator-associated pneumonia or colonization with Pseudomonas or Acinetobacter species: assessment by quantitative culture of samples obtained by a protected specimen brush. Clin Infect Dis 1996; 23:538-42.

Fartoukh M, Maître B, Honoré S, Cerf C, Zahar J, Bruisson C. Diagnosing pneumonia during mechanical ventilation – the clinical pulmonary infection score revisited. Am J Respir Crit Care Med 2003; 168:173-9.

File TMJ. Recommendations for treatment of hospital-acquired and ventilator-associated pneumonia: review of recent international guidelines. Clin Infect Dis 2010; 51(S1):S42-S47.

Florescu DF, Qiu F, McCartan MA et al. What is the efficacy and safety of colistin for the treatment of ventilator-associated pneumonia? A systematic review and meta-regression. Clin Infect Dis 2012; 54(5):670-80.

Hanes SD, Demirkan K, Tolley E et al. Risk factors for late-onset nosocomial pneumonia caused by Stenotrophomonas maltophilia in critically ill trauma patients. Clin Infect Dis 2002; 35:228-35.

Klompas M, Branson R, Eichenwald EC et al. Strategies to prevent ventilator-associated pneumonia in acute care hospitals: 2014 update. Infect Control Hosp Epidemiol 2014; 35(8):915-36.

Kollef M. Appropriate empirical antibacterial therapy for nosocomial infections: getting it right the first time. Drugs 2003; 63:2157-68.

Kollef MH. Prevention of hospital-associated pneumonia and ventilator-associated pneumonia. Crit Care Med 2004; 32(6):1396-402.

Kollef MH, Hamilton CW, Ernest FR et al. Economic impact of ventilator-associated pneumonia in a large matched cohort. Infect Control Hosp Epidemiol 2012; 33(3):250-6.

Kook JL, Chao SR, Le J et al. Impact of the use of procalcitonin assay in hospitalized adult patients with pneumonia at a community acute care hospital. Infect Control Hosp Epidemiol 2012; 33(4):424-6.

Leong J, Huang D. Ventilator-associated pneumonia. Surg Clin N Am 2006; 86:1409-29.

Lynch III, J. Hospital-acquired pneumonia risk factors, microbiology, and treatment. Chest 2001; 119(2):373S-84S.

Mayhall C. Ventilator-associated pneumonia or not? Contemporary diagnosis. Emerging Infectious Diseases 2001; 7(2):200-4.

National Healthcare Safety Network (NHSN) report, data summary for 2012, Device-associated module. American Journal of Infection Control 2013.

Ott E, Bange FC, Reichardt C et al. Costs of nosocomial pneumonia caused by meticillin-resistant Staphylococcus aureus. J Hosp Infect 2010; 76:300-3.

Shulman L, Ost D. Managing infection in the critical care unit: how can infection control make the ICU safe? Crit Care Clin 2005; 21:111-28.

Starusbaugh L. Nosocomial respiratory infections. In: Mandell, Douglas and Bennet's Principles & Practice of Infectious Diseases 5. ed. 200 Churchill Livingstone, 2000.

CAPÍTULO 24

Eventos Adversos Associados à Sondagem Vesical – Infecção do Trato Urinário

Renato Camargos Couto
Marina Nogueira Andrade
Marcela Pinheiro de Araujo
Henrique Perez de Carvalho

INTRODUÇÃO

As infecções do trato urinário (ITU) constituem o tipo mais comum de infecção associada aos cuidados de saúde, respondendo por mais de 30% dos casos relatados por hospitais de pronto atendimento. Praticamente todas as ITU associadas aos cuidados de saúde são causadas pela instrumentação do trato urinário, sendo conhecidas como infecções do trato urinário associadas a cateter (ITUAC). Elas têm sido relacionadas com aumento da morbidade, da mortalidade, dos custos hospitalares e do tempo de internação. Além disso, a bacteriúria frequentemente provoca o uso desnecessário de antibióticos e sistemas de drenagem urinária são, muitas vezes, reservatórios para bactérias multirresistentes e fontes de transmissão para outros pacientes.

DEFINIÇÕES

- O cateter urinário de demora consiste em um tubo de drenagem inserido no interior da bexiga através da uretra, deixado no local, e que permanece ligado a um sistema de recolhimento fechado. Métodos alternativos de drenagem urinária podem ser empregados em alguns pacientes.
- O cateterismo intermitente (*in-and-out*) envolve a breve inserção de um cateter na bexiga através da uretra para drenar a urina a intervalos determinados.
- Cateter externo é um dispositivo de contenção de urina que se encaixa sobre ou adere aos órgãos genitais e é ligado a um saco de drenagem urinária. O cateter externo utilizado com mais frequência consiste em uma bainha macia e flexível que se encaixa sobre o pênis (cateter "condom").
- O cateter suprapúbico é inserido cirurgicamente na bexiga através de uma incisão acima do púbis.

Embora as ITU relacionadas com sistemas alternativos de drenagem urinária sejam consideradas associadas ao dispositivo, as taxas de ITUAC reportadas à National Healthcare Safety Network (NHSN) referem-se apenas aos casos associados a cateteres urinários de demora. A NHSN revisou recentemente os critérios de definição de vigilância de ITU. Entre as mudanças estão a remoção da bacteriúria assintomática (BAS) e o refinamento dos critérios para definição de ITU sintomática (ITUS). O prazo para acompanhamento após a remoção do cateter também foi reduzido de 7 dias para 48 horas para se alinhar com outras infecções associadas a dispositivos. Os novos critérios de ITU, que entraram em vigor em janeiro de 2009, podem ser encontrados no Capítulo 12.

As limitações e a heterogeneidade das definições de ITUAC utilizadas em vários estudos representam um grande desafio para a avaliação da qualidade das evidências sobre ITUAC na literatura. Os investigadores têm usado definições diferentes para ITUAC, variando de bacteriúria simples em uma gama de concentrações a, menos comumente, infecção sintomática definida por combinações de bacteriúria e vários sinais e sintomas. Além disso, a maioria dos estudos que se utilizaram das definições do CDC/NHSN para a UTIAC não faz distinção entre ITUS e BAS em suas análises. A heterogeneidade das definições de ITUAC pode reduzir a qualidade das evidências para dada intervenção e, muitas vezes, pode impedir a realização de metanálises.

O significado clínico da BAS em pacientes com sondas é indefinido. Cerca de 75% a 90% dos pacientes com BAS não desenvolvem resposta inflamatória sistêmica ou outros sinais e sintomas que sugiram infecção. O monitoramento e o tratamento de BAS também não se constituem em medidas de prevenção eficazes contra ITUS, já que a maioria dos casos de ITUS não é precedida de bacteriúria por mais de 1 dia. O tratamento de BAS não demonstrou ser clinicamente benéfico e está associado à seleção de organismos resistentes a antimicrobianos.

EPIDEMIOLOGIA

Entre 15% e 25% dos pacientes hospitalizados podem receber cateter urinário de demora por curto prazo. Muitas vezes, os cateteres são colocados com indicações inadequadas e, frequentemente, os profissionais de saúde desconhecem que seus pacientes têm cateteres, levando ao uso prolongado e desnecessário. Em relatório de hospitais de cuidados agudos para o NHSN em 2012, a média agrupada de índices de utilização de cateter urinário em áreas de CTI e não CTI variou de 0,23 a 0,91 cateter urinário-dias/paciente-dias. Apesar de o número de unidades relatado ter sido pequeno, as maiores taxas foram registradas em CTI de trauma e as menores em enfermarias de internação médicas/cirúrgicas. A prevalência geral de uso por longo tempo de cateterismo uretral de demora é desconhecida. A prevalência do uso de cateter urinário em residentes em instituições de longa permanência nos EUA é da ordem de 5%, o que representa cerca de 50 mil residentes com cateteres, em determinado período. Esse número parece estar diminuindo ao longo do tempo, provavelmente devido ao mandato federal que determina medidas de qualidade de enfermagem. No entanto, a alta prevalência de cateteres urinários em pacientes transferidos para centros de saúde sugere que os hospitais de cuidados agudos deveriam concentrar mais esforços na remoção de cateteres desnecessários antes da transferência dos pacientes.

As taxas sobre a ocorrência de ITU em pacientes com cateteres urinários variam substancialmente. Os dados nacionais do NHSN a partir de hospitais de cuidados agudos em 2012 mostraram um intervalo de médias agrupadas de ITUAC de 3,1 a 7,5 infecções por 1.000 cateter-dia. As taxas mais elevadas foram em CTI, seguidos de enfermarias de internação e CTI neurocirúrgicos, embora esses locais também tenham apresentado o menor número de relatórios. As menores taxas foram registradas em CTI clínicos/cirúrgicos.

Embora a morbidade e a mortalidade por ITUAC sejam consideradas relativamente baixas em comparação com outras infecções hospitalares, a alta prevalência de uso de cateter urinário leva a uma grande carga cumulativa de infecções que resulta em complicações infecciosas e mortes. Uma estimativa da incidência anual de infecções hospitalares e mortalidade em 2002, fundamentada em ampla pesquisa de hospitais dos EUA, apontou que as ITU constituíam o maior número de infecções (> 560 mil) em comparação com outras infecções hospitalares e mortes atribuíveis à ITU, as quais foram estimadas em mais de 13 mil (taxa de mortalidade de 2,3%).

Enquanto menos de 5% dos casos de bacteriúria desenvolvem bacteriemia, ITUAC é a principal causa de infecção nosocomial secundária hematogênica; cerca de 17% das bacteriemias adquiridas em hospitais são de origem urinária, com mortalidade associada de aproximadamente 10%. Em asilos para idosos, bacteriemias são mais comumente causadas por ITUS, a maioria relacionada com cateter.

Estima-se que de 17% a 69% das ITUAC podem ser prevenidas por meio das medidas de controle de infecção recomendadas, o que significa que até 380 mil infecções e 9.000 óbitos relacionados com ITUAC poderiam ser evitados por ano.

PATOGÊNESE E MICROBIOLOGIA

A fonte de microrganismos que causam ITUAC pode ser endógena, geralmente via meatal, retal ou por colonização vaginal, ou exógena, como através das mãos contaminadas da equipe de saúde ou equipamentos. Patógenos microbianos podem entrar no trato urinário ou por via extraluminal, através de migração ao longo do exterior do cateter na bainha de muco periuretral, ou por via intraluminal, através do movimento ao longo do lúmen interno do cateter a partir de uma bolsa de coleta contaminada ou na junção entre o cateter e o tubo de drenagem. A contribuição relativa de cada rota na patogênese da ITUAC não é bem conhecida. A reconhecida redução no risco de bacteriúria com a introdução do sistema fechado de drenagem urinária nos anos 1960 sugere a importância da via intraluminal. No entanto, mesmo com o sistema de drenagem fechado, a bacteriúria inevitavelmente ocorre ao longo do tempo, seja por meio de quebras no sistema estéril, seja através das vias extraluminais. O risco diário de bacteriúria com cateterismo é de 3% a 10%, aproximando-se de 100% após 30 dias, que é considerado o limite entre o cateterismo de curto e o de longo prazo.

A formação de biofilmes por patógenos urinários na superfície do sistema de cateter e drenagem ocorre universalmente com a duração prolongada do cateterismo. Com o tempo, o cateter urinário torna-se colonizado por microrganismos que vivem em estado séssil dentro do biofilme, tornando-os resistentes aos antimicrobianos e às defesas do hospedeiro e praticamente impossibilitando sua erradicação sem a remoção do cateter. O papel das bactérias dentro de biofilmes na patogênese da ITUAC é desconhecido, o que exige maior número de pesquisas.

Em 2012, os patógenos mais frequentemente associados a ITUAC (combinando BAS e ITU) em relatórios de hospitais para o NHSN foram *Escherichia coli* (21,4%) e *Candida* spp. (21,0%), seguidos por *Enterococcus* spp. (14,9%), *Pseudomonas aeruginosa* (10,0%), *Klebsiella pneumoniae* (7,7%) e *Enterobacter* spp. (4,1%). Uma proporção menor foi causada por outras bactérias gram-negativas e *Staphylococcus* spp.

A resistência dos patógenos urinários aos antimicrobianos é um problema cada vez maior. Cerca de 25% das *E. coli* isoladas e 35% das *P. aeruginosa* isoladas de casos de ITUAC eram resistentes às fluoroquinolonas. A resistência de patógenos gram-negativos a outros agentes, incluindo cefalosporinas de terceira geração e carbapenêmicos, também foi substancial. Os percentuais de organismos multirresistentes, definidos pela não susceptibilidade a todos os agentes em quatro classes, foram: 4% de *P. aeruginosa*, 9% de *K. pneumoniae* e 21% de *Acinetobacter baumannii*.

RECOMENDAÇÕES DO HEALTHCARE INFECTION CONTROL PRACTICES ADVISORY COMMITTEE (HICPAC) PARA PREVENÇÃO DE INFECÇÃO URINÁRIA

Categorização dos níveis de evidência das recomendações (Tabela 24.1)

Tabela 24.1 Esquema de categorização das recomendações (modificado do HICPAC)

Categoria IA	Recomendação fortemente apoiada por evidências de alta a moderada qualidade, sugerindo benefícios ou prejuízos clínicos globais
Categoria IB	Recomendação fortemente apoiada por evidências de baixa qualidade, sugerindo benefícios ou prejuízos clínicos globais, ou uma prática aceita (p. ex., técnica asséptica), apoiada por evidências de baixa a muito baixa qualidade
Categoria IC	Recomendação fortemente exigida por regulamentação governamental
Categoria II	Recomendação fracamente apoiada por evidência de qualquer qualidade, sugerindo vantagens clínicas apesar de riscos eventuais
Nenhuma recomendação/questão não resolvida	Questão não resolvida para a qual há evidência de baixa a muito baixa qualidade com relação incerta entre benefícios e prejuízos clínicos

Uso adequado de cateter urinário

A. Inserir cateteres apenas quando houver indicações apropriadas (veja Tabela 24.2 para orientação) e mantê-los apenas pelo tempo necessário (*Categoria IB*).

1. Minimizar o uso e a duração do uso de cateter urinário em todos os pacientes, particularmente naqueles sob maior risco de ITUAC ou de mortalidade por cateterismo, como mulheres, idosos e pacientes com imunidade comprometida (*Categoria IB*).

2. Evitar o uso de cateteres urinários em pacientes e pessoas institucionalizadas para tratamento da incontinência (*Categoria IB*).
   a. Mais pesquisas são necessárias sobre a periodicidade (p. ex., à noite), o uso de cateteres externos (p. ex., cateter preservativo), o uso de cateteres em pacientes incontinentes ou pessoas institucionalizadas, e sobre a utilização de cateteres para evitar lesões na pele (*nenhuma recomendação/questão não resolvida*).

3. Utilizar cateteres urinários em pacientes cirúrgicos apenas quando necessário, em vez de rotineiramente (*Categoria IB*).

4. Para pacientes cirúrgicos com indicação de cateter urinário, remover o cateter logo que possível após a cirurgia, de preferência dentro de 24 horas, a menos que haja indicações apropriadas para uso continuado (*Categoria IB*).

B. Considerar o uso de alternativas para cateterismo uretral de demora em pacientes selecionados, quando apropriado.

1. Considerar o uso de cateteres urinários externos como alternativa a cateteres internos em pacientes cooperativos do sexo masculino sem retenção urinária ou obstrução da saída da bexiga (*Categoria II*).

2. Considerar alternativas para cateteres permanentes, tais como cateterismo intermitente, em pacientes com lesão medular (*Categoria II*).

3. O cateterismo intermitente é preferível aos cateteres uretral ou suprapúbico em pacientes com esvaziamento disfuncional da bexiga (*Categoria II*).

4. Considerar cateterismo intermitente em crianças com mielomeningocele e bexiga neurogênica para reduzir o risco de deterioração do trato urinário (*Categoria II*).

Tabela 24.2 Indicações para uso de cateter urinário

A. Exemplos de indicações para uso adequado de cateter urinário interno
O paciente tem retenção urinária aguda ou obstrução na saída da bexiga
Necessidade de medições precisas do débito urinário em pacientes críticos
Uso perioperatório para procedimentos cirúrgicos selecionados: • Pacientes submetidos a cirurgia urológica ou outra cirurgia em estruturas contíguas do trato geniturinário • Prevista duração prolongada da cirurgia • Pacientes com previsão de receber infusões de grande volume ou diuréticos durante a cirurgia • Necessidade de monitorização intraoperatória do débito urinário
Para auxiliar a cicatrização de feridas sacrais ou perineais abertas em pacientes incontinentes
O paciente necessita imobilização prolongada (p. ex., coluna torácica ou lombar potencialmente instável; múltiplas lesões traumáticas, como fraturas da pelve)
Para melhorar o conforto em cuidados paliativos, se necessário
B. Exemplos de uso inadequado dos cateteres
Como substituto para cuidados de enfermagem em pacientes ou pessoas institucionalizadas com incontinência
Como meio de obtenção de urina para cultura ou outros testes diagnósticos, quando o paciente pode urinar voluntariamente
Para uso pós-operatório prolongado, sem indicações apropriadas (p. ex., reparo estrutural da uretra ou de estruturas contíguas, efeito prolongado da anestesia epidural etc.)

Nota: estas indicações são fundamentadas, principalmente, em consensos entre os especialistas.

5. Mais pesquisas são necessárias para determinar as vantagens do uso de *stent* uretral como alternativa ao cateterismo vesical em pacientes selecionados com obstrução da saída da bexiga (*nenhuma recomendação/questão não resolvida*).

6. Mais pesquisas são necessárias sobre os riscos e benefícios do cateter suprapúbico como alternativa aos cateteres urinários internos em pacientes selecionados que necessitam cateterismo a curto ou longo prazo, particularmente quanto a complicações relacionadas com a inserção do cateter ou a localização do cateter (*nenhuma recomendação/questão não resolvida*).

Técnicas adequadas para inserção de cateter urinário

A. Proceder à higienização das mãos imediatamente antes e depois da inserção ou de qualquer manipulação do local ou do cateter (*Categoria IB*).

B. Certificar-se de que apenas as pessoas devidamente treinadas (p. ex., a equipe do hospital, membros da família ou os próprios pacientes) que conhecem a técnica correta de inserção asséptica e manutenção do cateter tenham essa responsabilidade (*Categoria IB*).

C. No ambiente hospitalar de cuidados intensivos, inserir cateteres urinários internos usando técnica asséptica e equipamento estéril (*Categoria IB*).

  1. Usar luvas estéreis, cortina, esponjas, uma solução antisséptica ou estéril apropriada para limpeza periuretral e um pacote de uso único de lubrificante em gel para inserção (*Categoria IB*).

  2. Não é necessário o uso rotineiro de lubrificantes antissépticos (*Categoria II*).

  3. São necessárias mais pesquisas sobre o uso de soluções antissépticas em vez de água esterilizada ou salina para limpeza periuretral antes da inserção do cateter (*nenhuma recomendação/questão não resolvida*).

D. No contexto dos cuidados não agudos, a técnica limpa (ou seja, não estéril) para cateterismo intermitente é alternativa aceitável e mais prática em relação à técnica estéril para pacientes que necessitam de cateterismo intermitente por tempo prolongado (*Categoria IA*).

  1. São necessárias mais pesquisas sobre métodos de limpeza e armazenamento ideais para cateteres utilizados em cateterismo intermitente limpo (*nenhuma recomendação/questão não resolvida*).

E. Cateteres urinários devem ser devidamente presos após a inserção, para impedir movimentação e tração uretral (*Categoria IB*).

F. Salvo em caso de indicação clínica, considerar o uso do cateter com menor calibre possível consistente com uma boa drenagem, para minimizar o traumatismo do colo da bexiga e da uretra (*Categoria II*).

G. Se for utilizado cateterismo intermitente, realizá-lo em intervalos regulares para evitar a hiperdistensão da bexiga (*Categoria IB*).

H. Considerar o uso de ultrassom portátil para avaliar o volume de urina em pacientes submetidos a cateterismo intermitente a fim de reduzir inserções desnecessárias de cateteres (*Categoria II*).

  1. Se forem usados aparelhos de ultrassom de bexiga, garantir que as indicações para uso estejam claramente expressas, a equipe de enfermagem seja treinada para sua utilização e que o equipamento seja limpo e desinfetado adequadamente (*Categoria IB*).

Técnicas adequadas para manutenção de cateter urinário

A. Após inserção asséptica do cateter urinário, manter um sistema de drenagem fechado (*Categoria IB*).

  1. Se ocorrer contaminação, desconexão ou vazamento, substituir o cateter e o sistema coletor, utilizando técnica asséptica e material estéril (*Categoria IB*).

  2. Considerar o uso de sistema de sonda vesical pré-conectado ao sistema de drenagem e selado (*Categoria II*).

B. Manter o fluxo da urina desobstruído (*Categoria IB*).

  1. Manter o cateter e o coletor livres de torção (*Categoria IB*).

  2. Manter o saco coletor sempre abaixo do nível da bexiga. Não colocá-lo no chão (*Categoria IB*).

3. Esvaziar o saco coletor regularmente usando um recipiente de coleta limpo e separado para cada paciente; evitar respingos e o contato da torneira de drenagem com o saco coletor não estéril (*Categoria IB*).

C. Utilizar precauções padrões, incluindo o uso de luvas e paramentação conforme o caso, durante qualquer manipulação do cateter ou sistema coletor (*Categoria IB*).

D. Sistemas complexos de drenagem urinária (utilizando mecanismos para reduzir a entrada de bactérias, como cartuchos de liberação antisséptica na porta de drenagem) não são necessários para uso rotineiro (*Categoria II*).

E. Não é recomendada a troca rotineira dos cateteres urinários ou sacos coletores em intervalos fixos. Em vez disso, sugere-se a troca de cateteres e sacos coletores com base em indicações clínicas, como infecção, obstrução, ou quando o sistema fechado está comprometido (*Categoria II*).

F. A menos que existam indicações clínicas (p. ex., em pacientes com bacteriúria durante a remoção do cateter após cirurgia urológica), não usar antimicrobianos sistêmicos rotineiramente para prevenir ITUAC em pacientes que necessitam sondagem vesical de curto ou longo prazo (*Categoria IB*).

1. São necessárias mais pesquisas sobre o uso de antissépticos urinários (p. ex., metenamina) para evitar ITU em pacientes que necessitam sondagem vesical de curto prazo (*nenhuma recomendação/questão não resolvida*).

G. Não limpar a área periuretral com antissépticos para evitar ITUAC quando o cateter estiver bem posicionado. Uma rotina de higiene (p. ex., a limpeza da superfície meatal durante o banho diário) é adequada (*Categoria IB*).

H. A menos que a obstrução seja prevista (p. ex., devido a sangramento após cirurgia da próstata ou bexiga), não é recomendada a irrigação da bexiga (*Categoria II*).

1. Se a obstrução for prevista, recomenda-se interromper a irrigação contínua para evitar obstrução (*Categoria II*).

I. Não é recomendada irrigação rotineira da bexiga com antimicrobianos (*Categoria II*).

J. Não é recomendado uso rotineiro de soluções antissépticas ou antimicrobianos em sacos coletores (*Categoria II*).

K. Não é necessário clampar o cateter urinário antes de sua remoção (*Categoria II*).

L. São necessárias mais pesquisas sobre o uso de interferência bacteriana (ou seja, a inoculação de bactéria não patogênica na bexiga) para evitar infecção urinária em pacientes que necessitam sondagem vesical de demora (*nenhuma recomendação/questão não resolvida*).

Materiais de constituição dos cateteres

M. Se a taxa de ITUAC não estiver diminuindo após a implementação de estratégia global para reduzir as taxas de ITUAC, considerar o uso de cateteres impregnados com antimicrobianos/antissépticos. A estratégia global deverá incluir, no mínimo, as recomendações de alta prioridade para uso de cateter urinário, inserção asséptica e manutenção (*Categoria IB*).

1. São necessárias mais pesquisas sobre o efeito de cateteres impregnados com antimicrobianos/antissépticos na redução do risco de ITU sintomática, sua inclusão entre as intervenções primárias e nas populações de pacientes com maior probabilidade de se beneficiarem desses cateteres (*nenhuma recomendação/questão não resolvida*).

N. Cateteres urinários hidrofílicos podem ser preferíveis a cateteres padrões para pacientes que necessitam cateterismo intermitente (*Categoria II*).

O. Silicone pode ser preferível a outros materiais de cateteres para reduzir o risco de entupimento a longo prazo em pacientes com obstruções frequentes (*Categoria II*).

P. Mais pesquisas são necessárias para esclarecer o benefício de válvulas de cateter em reduzir o risco de ITUAC e outras complicações urinárias (*nenhuma recomendação/questão não resolvida*).

Manuseio da obstrução

Q. Se ocorrer obstrução e o material do cateter estiver possivelmente contribuindo para a obstrução, alterar o cateter (*Categoria IB*).

R. São necessárias mais pesquisas sobre o benefício em se irrigar o cateter com soluções acidificantes ou o uso oral de inibidores da urease em cateterismos de longo prazo que apresentam obstrução frequente do cateter (*nenhuma recomendação/questão não resolvida*).

S. São necessárias mais pesquisas sobre o uso de ultrassom portátil para avaliar a obstrução do cateter em pacientes com cateterismo urinário e baixa produção de urina (*nenhuma recomendação/ questão não resolvida*).

T. São necessárias mais pesquisas sobre o uso de metenamina para evitar obstruções em pacientes que necessitam cateterismo urinário crônico e que apresentam alto risco de obstrução (*nenhuma recomendação/questão não resolvida*).

Coleta de espécime

U. Obter as amostras de urina em condições assépticas (*Categoria IB*).

   1. Se for necessária pequena quantidade de urina fresca para exame (p. ex., análise de urina ou cultura), aspirar a urina a partir da porta de amostragem com um adaptador de seringa/cânula estéril sem agulha, após limpeza da porta com desinfetante (*Categoria IB*).

   2. Usar o saco coletor para obtenção asséptica de grandes volumes de urina para análises especiais (exceto cultura) (*Categoria IB*).

Separação espacial de pacientes cateterizados

V. São necessárias mais pesquisas sobre os benefícios da separação espacial dos pacientes em uso de cateterismo urinário para prevenir a transmissão de patógenos que colonizam os sistemas de drenagem urinários (*nenhuma recomendação/questão não resolvida*).

Programas de melhoria da qualidade

A. Implementar programas ou estratégias de melhoria da qualidade de modo a aprimorar o uso adequado de cateteres urinários e para reduzir o risco de ITUAC com base em avaliação de risco por unidade assistencial (*Categoria IB*).

   Os objetivos dos programas de melhoria da qualidade devem ser: (1) garantir a utilização adequada dos cateteres; (2) identificar e remover cateteres que não são mais necessários (p. ex., revisão diária da necessidade contínua); e (3) garantir a adesão à higienização das mãos e os cuidados adequados com os cateteres. Exemplos de programas que demonstraram eficácia incluem:

   1. Sistema de alertas ou avisos para identificar todos os pacientes com cateteres urinários e avaliar a necessidade de continuação do uso desses cateteres.

   2. Diretrizes e protocolos para remoção de cateteres urinários desnecessários diretamente pela enfermagem.

   3. Educação e *feedback* de desempenho em relação ao uso adequado, à higienização das mãos e aos cuidados com o cateter.

   4. Diretrizes e algoritmos para manuseio adequado de cateter perioperatório, como:

      a. Orientações de procedimentos específicos para colocação do cateter e remoção do cateter pós-operatório.

      b. Protocolos para abordagem de retenção urinária pós-operatória, como uso de cateterismo intermitente e de aparelhos de ultrassom da bexiga dirigido por enfermeiros.

Infraestrutura administrativa

A. **Fornecimento de diretrizes:**
1. Fornecer e implementar diretrizes fundamentadas em evidências que abordam o uso, a inserção e a manutenção de cateteres (*Categoria IB*).
   a. Considerar a monitorização da adesão aos critérios das unidades assistenciais para utilização de cateter urinário (*Categoria II*).

B. **Educação e treinamento:**
1. Certificar-se de que a equipe de saúde e outras pessoas responsáveis pelo cuidado dos cateteres recebam formação periódica em campo sobre técnicas e procedimentos para inserção, manutenção e remoção de cateter urinário interno. Fornecer educação sobre ITUAC, outras complicações do cateterismo urinário e alternativas para cateteres (*Categoria IB*).
2. Quando factível, considerar fornecer *feedback* de desempenho a essa equipe sobre a proporção dos cateteres por ela inseridos que atingiu os critérios definidos pela instituição e outros aspectos relacionados com a manutenção e os cuidado com os cateteres (*Categoria II*).

C. **Recursos:**
1. Certificar-se de que os recursos necessários para a técnica asséptica de inserção do cateter estão prontamente disponíveis (*Categoria IB*).

D. **Sistema de documentação:**
1. Considerar a implementação de um sistema para documentar os seguintes dados no prontuário do paciente: indicações para inserção do cateter, data e hora da inserção do cateter, indivíduo que inseriu o cateter e data e hora da remoção do cateter (*Categoria II*).
   a. Garantir que a documentação esteja disponível no prontuário do paciente e esteja gravada em formato padrão para a coleta de dados e para fins de melhoria da qualidade. É preferível documentação eletrônica que possa ser consultada (*Categoria II*).

E. **Recursos de vigilância:**
1. Se há vigilância para ITUAC, garantir a disponibilidade de recursos humanos e tecnológicos suficientes para apoiar a vigilância do uso de cateteres urinários e os resultados dessa utilização (*Categoria IB*).

Vigilância

A. Considerar vigilância para ITUAC quando indicado pela avaliação de risco da instituição (*Categoria II*).
1. Identificar os grupos ou unidades de pacientes para vigilância com base na frequência de uso dos cateteres e no risco potencial de ITUAC.

B. Usar metodologia padronizada para a vigilância contra ITUAC (*Categoria IB*).
1. Exemplos de números que devem ser utilizados para vigilância contra ITUAC incluem:
   a. Número de ITUAC por 1.000 cateteres-dia.
   b. Número de infecções sistêmicas secundárias a ITUAC por 1.000 cateteres-dia.
   c. Taxa de utilização do cateter (dias de cateteres urinários/pacientes-dia) × 100.
2. Usar os critérios do CDC/NHSN para identificar pacientes com ITU sintomática (ITUS) (dados do numerador).
3. Para mais informações sobre números, consultar U.S. Department of Health & Human Services (HHS) Action Plan to Prevent Healthcare-Associated Infections: http://www.hhs.gov/ophs/initiatives/hai/infection.html.

C. O *screening* de rotina dos pacientes cateterizados para bacteriúria assintomática não é recomendado (*Categoria II*).

D. Ao realizar vigilância contra ITUAC, considerar o fornecimento regular (p. ex., trimestral) de *feedback* com as taxas específicas sobre ITUAC para a equipe de saúde (*Categoria II*).

Implementação e auditoria

Priorização das recomendações

Nesta seção as recomendações consideradas essenciais para *todas* as unidades de saúde que cuidam de pacientes que necessitam sondagem vesical são organizadas em módulos, a fim de fornecer mais orientações aos serviços na implementação dos protocolos. As recomendações de alta prioridade foram escolhidas por um consenso de especialistas com base na força da recomendação, bem como de acordo com o provável impacto da estratégia na prevenção de ITUAC. Além disso, programas de melhoria da qualidade devem ser implementados como uma abordagem ativa para a efetivação dessas recomendações e quando as metas de processo e resultado não estiverem sendo atingidas.

RECOMENDAÇÕES PRIORITÁRIAS PARA USO ADEQUADO DO CATETER URINÁRIO (MÓDULO 1)

- Inserir cateteres apenas quando houver indicações apropriadas (veja a Tabela 24.2) e mantê-los apenas pelo tempo necessário (*Categoria IB*).
- Evitar o uso de cateteres urinários em pacientes e pessoas institucionalizadas para tratamento da incontinência (*Categoria IB*).
- Para pacientes cirúrgicos com indicação de cateter urinário interno, remover o cateter o mais rápido possível após a cirurgia, de preferência dentro de 24 horas, a menos que haja indicações apropriadas para uso continuado (*Categoria IB*).

RECOMENDAÇÕES PRIORITÁRIAS PARA INSERÇÃO ASSÉPTICA DE CATETERES URINÁRIOS (MÓDULO 2)

- Certificar-se de que apenas as pessoas devidamente treinadas (p. ex., a equipe do hospital, membros da família ou os próprios pacientes), que conhecem a técnica correta de inserção asséptica e manutenção do cateter, tenham essa responsabilidade (*Categoria IB*).
- No ambiente hospitalar de cuidados intensivos, inserir cateteres urinários internos usando técnica asséptica e equipamento estéril (*Categoria IB*).

RECOMENDAÇÕES PRIORITÁRIAS PARA MANUTENÇÃO DE CATETERES URINÁRIOS (MÓDULO 3)

- Após a inserção asséptica do cateter urinário, manter um sistema de drenagem fechado (*Categoria IB*).
- Manter o fluxo da urina desobstruído (*Categoria IB*).

Medidas de desempenho

A. **Relatórios internos:** considerar o uso de relatórios sobre o processo e os resultados para a administração, as equipes médica e de enfermagem e os médicos que cuidam de pacientes com risco de ITUAC (*Categoria II*).
  1. Exemplos de medidas de processo:
     a. Conformidade com o programa educacional: calcular a porcentagem das pessoas que têm formação adequada:
        - Numerador: número de pessoas que inserem cateteres urinários e têm formação adequada.
        - Denominador: número de pessoas que inserem cateteres urinários.
        - Fator padronizado: 100 (ou seja, multiplicar por 100 para que a medida seja expressa em porcentagem).
     b. Conformidade com documentação de datas de inserção e remoção de cateter: conduzir auditorias aleatórias de unidades selecionadas e calcular taxa de adesão:
        - Numerador: número de pacientes cateterizados na unidade com documentação adequada sobre data de inserção e remoção do cateter.
        - Denominador: número de pacientes cateterizados na unidade em algum momento da internação.

- Fator de padronização: 100 (isto é, multiplicar por 100 para que a medida seja expressa em porcentagem).
  c. Conformidade com documentação de indicação de cateterismo: conduzir auditorias aleatórias em unidades selecionadas e calcular taxa de adesão:
  - Numerador: número de pacientes cateterizados na unidade e documentação adequada da indicação.
  - Denominador: número de pacientes cateterizados na unidade.
  - Fator de padronização: 100 (isto é, multiplicar por 100 para que a medida seja expressa em porcentagem).
2. Medidas de resultados recomendadas:
   a. Taxas de ITUAC: usar as definições do NHSN. A mensuração das taxas promove a estimativa do impacto longitudinal da implementação de estratégias de prevenção:
   - Numerador: número de ITUAC em cada local monitorizado.
   - Denominador: número total de cateteres urinários-dias para todos os pacientes que têm cateter de demora em cada local monitorizado.
   - Fator de padronização: multiplicar por 1.000 para que a medida seja expressa em casos por 1.000 cateteres-dias.
   b. Taxa de infecção sistêmica secundária a ITUAC: usar definições da NHSN para infecções sistêmicas confirmadas laboratorialmente.
   - Numerador: número de episódios de infecções sistêmicas secundárias a ITUAC.
   - Denominador: número total de cateteres urinários-dias para todos os pacientes que têm cateter de demora em cada local monitorizado.
   - Fator de padronização: multiplicar por 1.000 para que a medida seja expressa em casos por 1.000 cateteres-dias.
B. Relatórios externos: definições atuais da NHSN para ITUAC foram desenvolvidas para monitoramento das taxas dentro de uma instituição. No entanto, os relatórios das taxas de ITUAC para comparação entre instituições podem ser solicitados por exigências estaduais e iniciativas externas de qualidade.

Referências

Dudeck MA, Weiner LM, Allen-Bridson. National Healthcare Safety Network (NHSN) Report, data summary for 2012. Am J Infect Control 2013; 41:1148-66.

Guideline for Prevention of Catheter-associated Urinary Tract Infections. HICPAC, 2009.

Huang W, Wann S, Lin S et al. Catheter-associated urinary tract infections in intensive care units can be reduced by prompting physicians to remove unnecessary catheters. Infect Control Hosp Epidemiol 2004; 25(11):974-8.

Liu H, Mulholland G. Appropriate antibiotic treatment of genitourinary infections in hospitalized patients. Am J Med 2005; 118(7A):14S-20S.

Saint S, Chenoweth C. Biofilms and catheter-associated urinary tract infections. Infect Dis Clin N Am 2003; 17:411-32.

Tambyah P, Knasinski V, Maki D. The direct costs of nosocomial catheter-associated urinary tract infection in the era of managed Care. Infect Control Hosp Epidemiol 2002; 23(1):27-31.

CAPÍTULO 25

Eventos Adversos Associados aos Dispositivos Intravasculares – Infecção Associada ao Cateter Vascular

Elisa Caroline Pereira Assad

INTRODUÇÃO

Os dispositivos intravasculares são indispensáveis na assistência à saúde. Esses dispositivos têm uma variedade de aplicações terapêuticas, como monitorização hemodinâmica, administração de fluidos, fármacos, hemoderivados e nutrição parenteral.

De acordo com os Centers for Disease Control and Prevention (CDC), metade dos pacientes internados em unidades de terapia intensiva (UTI) dos EUA usa algum tipo de cateter venoso central (CVC), resultando no montante de 15 milhões de cateteres por ano.

Apesar das vantagens de seu uso, há riscos associados, como a ocorrência de eventos adversos infecciosos e não infecciosos. As infecções da corrente sanguínea relacionadas com cateter central (ICS-RC) destacam-se como a principal complicação resultante do uso desses dispositivos e estão associadas a aumento do tempo de hospitalização e dos custos hospitalares.

TERMINOLOGIA E ESTIMATIVA DE RISCO

Um cateter pode ser caracterizado pelo tipo de vaso que ocupa (periférico, central ou arterial), pelo tempo de permanência (temporário ou de curta permanência [< 30 dias], ou permanente ou de longa permanência [> 30 dias]), pelo sítio de inserção (subclávia, femoral, jugular interna e central inserido perifericamente), pela via a partir da pele até o vaso (tunelizado ou não tunelizado), pelo comprimento (longo ou curto), ou por algumas características especiais (com balonete, impregnado com heparina, antibióticos ou antissépticos, e número de lúmens). Para a definição mais precisa de um tipo específico de cateter, todos esses aspectos devem ser levados em conta (Tabela 25.1).

Dispositivos para acesso de curta permanência (≤ 30 dias)

- **Cateter venoso periférico:** é o mais frequentemente utilizado, sendo a flebite (processo mais físico-químico do que infeccioso) a complicação mais comum. Raramente é causa de infecção sistêmica, provavelmente em razão de sua curta permanência. Fatores associados à infecção: (1) material de que é constituído o cateter; (2) inserção em membros inferiores (adultos); (3) inserção de emergência; (4) solução com pH baixo.
- **Cateter arterial periférico:** associado a menor risco de infecção do que o cateter venoso, possivelmente em virtude de sua exposição à pressão vascular mais alta. Fatores que predispõem

Tabela 25.1 Cateteres utilizados para acesso venoso e arterial

Tipo de cateter	Sítio de entrada	Comprimento	Comentários
Venoso periférico (curto)	Usualmente inserido em veias do antebraço ou da mão	< 7,6cm	Flebite com uso prolongado; raramente associado a infecção sistêmica
Arterial periférico	Usualmente inserido na artéria radial; pode ser colocado nas artérias femorais, braquiais ou tibiais posteriores	< 7,6cm	Baixo risco de infecção; raramente associado a infecção sistêmica
Linha média	Inserido em veia da fossa antecubital; não penetra em veia central; trata-se de cateteres periféricos	7,6 a 20cm	Reação anafilactoide com cateter feito de hidrogel elastomérico; menor risco de flebite em relação ao cateter periférico curto
Central não tunelizado	Inserido percutaneamente em veia central (subclávia, jugular interna ou femoral)	8cm ou mais, dependendo do tamanho do paciente	Responsável pela maioria das ICS-RC
Artéria pulmonar	Inserido através de um introdutor de Teflon® em veia central (subclávia, jugular interna ou femoral)	30cm ou mais, dependendo do tamanho do paciente	Usualmente lavado com heparina; taxas de ICS-RC similares às dos cateteres venosos centrais; subclávia é preferida para reduzir o risco de infecção
Central inserido perifericamente (epicutâneo)	Inserido pela veia cefálica, basílica ou braquial, entra na veia cava superior	20cm ou mais, dependendo do tamanho do paciente	Menor taxa de infecção do que os venosos centrais não tunelizados
Central tunelizado	Implantado na veia subclávia, jugular interna ou femoral	8cm ou mais, dependendo do tamanho do paciente	Balonete inibe a migração de microrganismos para o trajeto do cateter; menor taxa de infecção do que com venosos centrais não tunelizados
Totalmente implantável	Tunelizado sob a pele, tem entrada acessível por agulha; implantado na veia subclávia ou jugular interna	8cm ou mais, dependendo do tamanho do paciente	Apresenta o menor risco de ICR-RC; melhora a autoimagem do paciente; sem necessidade de cuidado local com o sítio; necessária cirurgia para remoção
Umbilical	Inserido em veia ou artéria umbilical	6cm ou menos, dependendo do tamanho do paciente	Risco de ICR-RC semelhante tanto para inserção em veia como em artéria

Fonte: Guideline for the Prevention of Intravascular Catheter-Related Infections. CDC, 2011.

infecção são: (1) inflamação no sítio de inserção do cateter; (2) cateterismo > 4 dias, e (3) inserção por dissecção.

- **Cateteres de linha média (ou mediana):** cateteres de 8 a 20cm inseridos perifericamente (por veia antecubital), mas que não penetram em veia central, usados como alternativa ao cateterismo central.
- **Cateter venoso central não tunelizado (CVC):** cateter central mais usado, é inserido de modo percutâneo em veia central. Os fatores de risco para infecção incluem: (1) múltiplos lúmens, que aumentam o trauma no sítio de inserção e a manipulação; (2) inserção em veia jugular interna,

que apresenta maior risco de complicações infecciosas do que a veia subclávia; (3) cateterismo repetido; (4) infecção em outro foco; (5) duração do cateterismo.

- **Cateter arterial central (artéria pulmonar):** os fatores de risco para infecção são: (1) cateterismo > 5 dias; (2) colonização cutânea no sítio de inserção; (3) inserção sem o uso de "precauções de barreira" adequadas (máscara, capote, gorro, luvas e campo amplo); (4) provavelmente, o risco é maior quando a inserção é feita pela veia jugular interna.
- **Cateter venoso central inserido perifericamente (epicutâneo):** inserido no átrio direito através de acesso pela veia cefálica ou basílica. O risco de infecção é menor do que com o CVC.

Dispositivos para acesso de longa permanência (> 30 dias)

- **Cateter venoso central tunelizado:** implantado cirurgicamente no átrio direito (inclui Hickman, Broviac, Groshong e Quinton), tem uma porção tunelizada e um *cuff* de Dracon® no sítio de saída, que impede a migração de microrganismos da pele para o trajeto do cateter. Apresenta risco menor de infecção do que o cateter não tunelizado.

Dispositivo intravascular totalmente implantável (DiTi)

- Também tunelizado, contém um reservatório subcutâneo, auto-oclusivo, acessível à punção por agulha. Entre os cateteres de longa permanência, é o que apresenta menor risco de infecção.

A ICS-RC é uma definição clínica usada para diagnóstico e tratamento dos pacientes e exige a realização de testes laboratoriais específicos, que identificam o cateter como a fonte da infecção da corrente sanguínea. Para a vigilância epidemiológica, utiliza-se o critério diagnóstico da NHSN (National Healthcare Safety Network) do CDC, que define infecção da corrente sanguínea associada ao cateter central (ICS-AC) como aquela em que o paciente está ou esteve em uso de CVC até 48 horas antes do início do evento infeccioso, cuja propedêutica demonstre nexo causal. Para intervalos maiores que 48 horas, deve existir forte evidência de relação entre o processo infeccioso e o uso do dispositivo. O critério diagnóstico de ICR-AC definido pela Agência Nacional de Vigilância Sanitária (ANVISA) é o mesmo estabelecido pelo NHSN-CDC.

MICROBIOLOGIA

Os microrganismos que causam infecção da corrente sanguínea variam de acordo com o tipo de acesso e a fonte de contaminação. As infecções da corrente sanguínea relacionadas com cateter de curta permanência são causadas principalmente, em ordem de prevalência, por *Staphylococcus* coagulase-negativo, *Staphylococcus aureus*, *Candida* spp. e bacilos gram-negativos entéricos. Para os cateteres de longa permanência e cateteres inseridos perifericamente, *Staphylococcus* coagulase-negativo, bacilos gram-negativos entéricos, *Staphylococcus aureus* e *Pseudomonas aeruginosa* são os agentes etiológicos mais comuns.

PATOGÊNESE

A patogênese da ICS-RC é multifatorial e complexa. Os dispositivos intravasculares podem ser colonizados a partir de quatro fontes:

1. **Migração de microrganismos da pele no sítio de inserção ao longo da superfície do cateter com a colonização da ponta do cateter:** esta é a via de infecção mais comum para cateteres de curta permanência. Nesse caso, a contaminação é preferencialmente extraluminal e, geralmente, a infecção ocorre pouco tempo após a inserção do cateter.
2. **Contaminação direta do cateter ou do *hub* do cateter por contato com as mãos da equipe que manuseia o sistema:** neste caso, a contaminação envolve, principalmente, a luz interna do cateter, e a bacteriemia resultante é mais tardia, de 10 a 14 dias após a inserção.

3. **Por via hematogênica, a partir de infecções em outros sítios:** menos comum que as anteriores.
4. **A partir da administração de soluções contaminadas** (raramente).

Os determinantes na patogênese da ICS-RC são: (1) o material de composição do dispositivo; (2) fatores relacionados com o hospedeiro, que consistem em proteínas de adesão, como fibrina e fibronectina, que formam uma bainha em torno do cateter; e (3) fatores de virulência intrínsecos ao microrganismo infectante, como a produção de um polissacarídeo extracelular capaz de formar biofilme.

A colonização do cateter se dá através do mecanismo de aderência microbiana: *S. aureus* adere às proteínas do paciente presentes no cateter (p. ex., fibronectina), e os *Staphylococci* coagulase--negativos (SCoN) aderem mais facilmente à superfície polimérica do cateter do que outros microrganismos. Além disso, SCoN, *S. aureus*, *Pseudomonas aeruginosa* e espécies de *Candida* são capazes de produzir um polissacarídeo extracelular que forma o biofilme, estrutura multicelular que potencializa sua patogenicidade por inibir a atuação dos mecanismos de defesa e dos antimicrobianos. Estudos demonstram que certas espécies de *Candida*, na presença de soluções que contenham glicose, também produzem biofilme, o que pode explicar a incidência aumentada de infecções fúngicas associadas à nutrição parenteral. Estudos *in vitro* mostram que cateteres de polivinil ou polietileno são menos resistentes à aderência microbiana do que cateteres feitos de Teflon®, silicone ou poliuretano.

DIAGNÓSTICO

O diagnóstico é fundamentado em critérios clínicos e/ou laboratoriais, ambos com importantes limitações.

A ICS-RC é caracterizada por febre resultante da passagem de microrganismos dos dispositivos intravasculares para a circulação sistêmica. Pode haver, ou não, sinais inflamatórios no sítio de inserção.

Quando o cateter é retirado para cultura, a coleta deve ser feita de 5 a 7cm distais do cateter. Se um cateter de artéria pulmonar for retirado por suspeita de infecção, deve-se realizar a cultura do introdutor. Para o cateter totalmente implantado, quando este é retirado em virtude da suspeita de infecção, deve-se enviar o reservatório para cultura qualitativa, além da ponta do cateter.

A cultura do cateter se faz pela técnica semiquantitativa (técnica de Maki ou de rolamento) ou quantitativa. A técnica de maior sensibilidade é a quantitativa. Nesse método, o segmento do cateter é imerso no caldo de cultura e sofre processo de sonificação, que libera os microrganismos aderidos às luzes interna e externa do cateter. Crescimento de ≥ 15UFC (unidades formadoras de colônia) na cultura semiquantitativa ou cultura quantitativa com crescimento de ≥ 100UFC é indicativo de colonização do cateter.

Os critérios definidores de ICR-RC são: (1) isolamento do mesmo microrganismo em pelo menos uma amostra de hemocultura periférica e em ponta de cateter (crescimento ≥ 15UFC em cultura semiquantitativa ou ≥ 100UFC em cultura quantitativa); (2) cultura quantitativa da amostra de sangue refluído do cateter com crescimento três vezes maior que o valor da cultura quantitativa da amostra de sangue periférico; ou (3) crescimento do microrganismo na amostra do sangue refluído do cateter que ocorre 2 horas ou mais antes do crescimento detectado na amostra de sangue periférico. Estes dois últimos métodos são bem estudados para os cateteres de longa permanência, faltando ainda a demonstração definitiva de sua acurácia nos cateteres de curta permanência.

Nos casos em que o acesso venoso é imprescindível, mas não há possibilidade de mudança de local ou troca por fio-guia, recomenda-se a coleta de cultura pareada de sangue refluído pelo cateter e de hemocultura obtida por venopunção em outro sítio. Se não for possível a coleta de sangue periférico, devem ser coletadas duas ou mais amostras de diferentes lúmens do cateter.

MANEJO GERAL DAS INFECÇÕES RELACIONADAS COM CATETER

Com frequência, a terapia antimicrobiana para as ICR-RC é iniciada empiricamente e deve contemplar a cobertura para bactérias gram-positivas e bacilos gram-negativos (com base no perfil de suscetibilidade antimicrobiana da instituição e na gravidade da doença). Pacientes neutropênicos, portadores de sepse grave ou sabidamente colonizados por bacilos gram-negativos resistentes devem receber tratamento empírico, visando cobrir esses patógenos.

A vancomicina é o antimicrobiano recomendado em instituições em que há elevada prevalência de *S. aureus* meticilina-resistente (MRSA). A terapia empírica para os bacilos gram-negativos pode ser feita utilizando cefalosporina de quarta geração, carbapenêmicos ou betalactâmicos associados a inibidores de betalactamases.

A terapia empírica para cobertura de fungos deve ser iniciada em pacientes sépticos na presença de um dos seguintes fatores de risco: uso de nutrição parenteral total, uso prolongado de antimicrobiano de largo espectro, neoplasias hematológicas, receptor de transplante de medula ou de órgão sólido, presença de cateter femoral ou colonização por *Candida* spp. em múltiplos sítios.

As abordagens diagnóstica e terapêutica de pacientes com suspeita de infecção da corrente sanguínea relacionada com cateter venoso central ou cateter arterial de curta permanência estão descritas nas Figuras 25.1 e 25.2. Esses cateteres devem ser removidos e enviados para cultura nos quadros de sepse sem foco definido, eritema ou purulência no local de inserção do cateter, ou de infecções de corrente sanguínea por *S. aureus*, bacilos gram-negativos, *Enterococcus*, fungos e micobactérias. Para os pacientes com febre inexplicável nos quais o cateter foi removido e trocado sobre fio-guia, que apresentem hemocultura positiva e ponta de cateter com crescimento significativo, o cateter deve ser removido e um novo cateter inserido em outro sítio.

Na Figura 25.3 está descrito o manejo de pacientes com suspeita de infecção relacionada com cateteres de longa permanência. Esses cateteres devem ser removidos nas seguintes situações: sepse grave, tromboflebite supurativa, endocardite associada, hemoculturas positivas após 72 horas de tratamento ou infecções por *S. aureus*, *P. aeruginosa*, *Enterococcus*, fungos e micobactérias. Diante de microrganismos menos virulentos e de difícil erradicação (*Bacillus*, *Micrococcus* ou *Propionibacteria*), em geral o cateter deve ser retirado após a exclusão contaminação da amostra.

Em ICR-RC não complicadas envolvendo cateteres de longa permanência, causadas por outros patógenos, exceto os descritos acima, o tratamento pode ser tentado sem a remoção do cateter, utilizando-se a terapia antimicrobiana sistêmica associada à terapia *in lock*. Em situações extremas, em que é impossível a remoção do cateter, deve ser administrado antimicrobiano sistêmico por ≥ 4 semanas, em associação à terapia *in lock*. As hemoculturas devem ser repetidas após 72 horas de tratamento nos pacientes nos quais os cateteres foram mantidos, e estes devem ser removidos caso as hemoculturas se mantenham positivas.

MEDIDAS DE PREVENÇÃO

A repercussão da ICS-RC é tão relevante que o Institute for Healthcare Improvement (IHI) dos EUA listou-a como uma das seis principais iniciativas nas campanhas direcionadas a salvar 100 mil vidas e, posteriormente, 5 milhões de vidas, visando melhorar os cuidados prestados aos pacientes e prevenindo mortes mediante a adoção de medidas simples, eficazes e de fácil implementação.

Relatórios recentes sugerem que muitos casos de infecção relacionada com a assistência à saúde podem ser evitados por meio da implantação de "melhores práticas" baseadas em evidências. Alguns esforços recentes de melhoria envolveram a implantação simultânea de várias melhorias nas práticas (pacotes de medidas ou *bundles*). Um exemplo de agrupamento de intervenções consiste na implantação simultânea de várias práticas focadas na prevenção de infecções associadas a cateter central, o que tem sido associado a melhorias nas taxas de ICS em estudos multicêntricos ou isolados.

O pacote de medidas para prevenção das ICS-AC compreende cinco componentes:

1. Higienização das mãos.
2. Precauções de barreira máxima: higienização das mãos, uso de gorro, máscara, avental e luvas estéreis, e campos estéreis grandes que cubram o paciente.

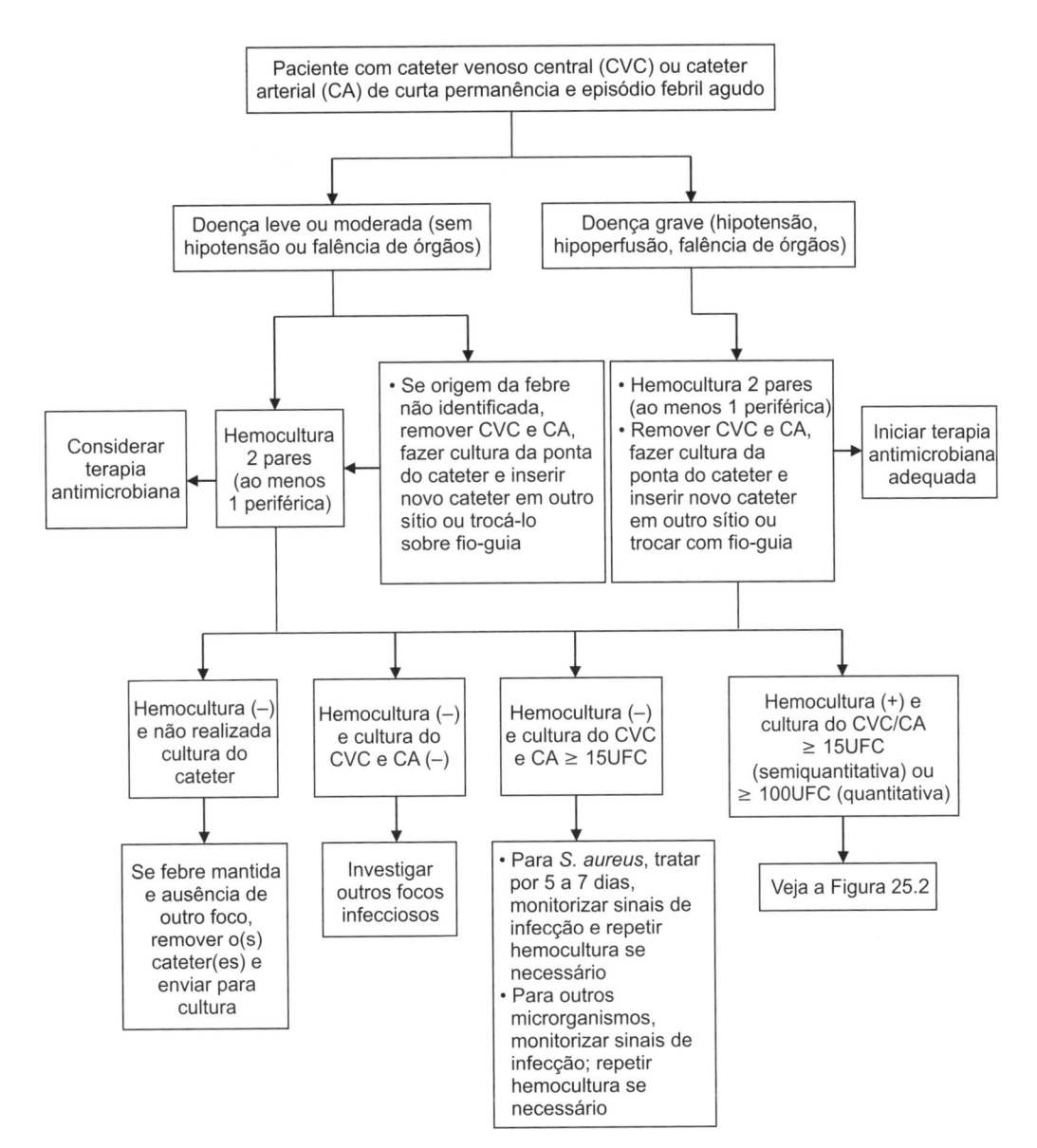

Figura 25.1 Métodos para diagnóstico de quadro febril agudo em paciente com suspeita de infecção da corrente sanguínea relacionada com CVC ou cateter arterial de curta permanência.

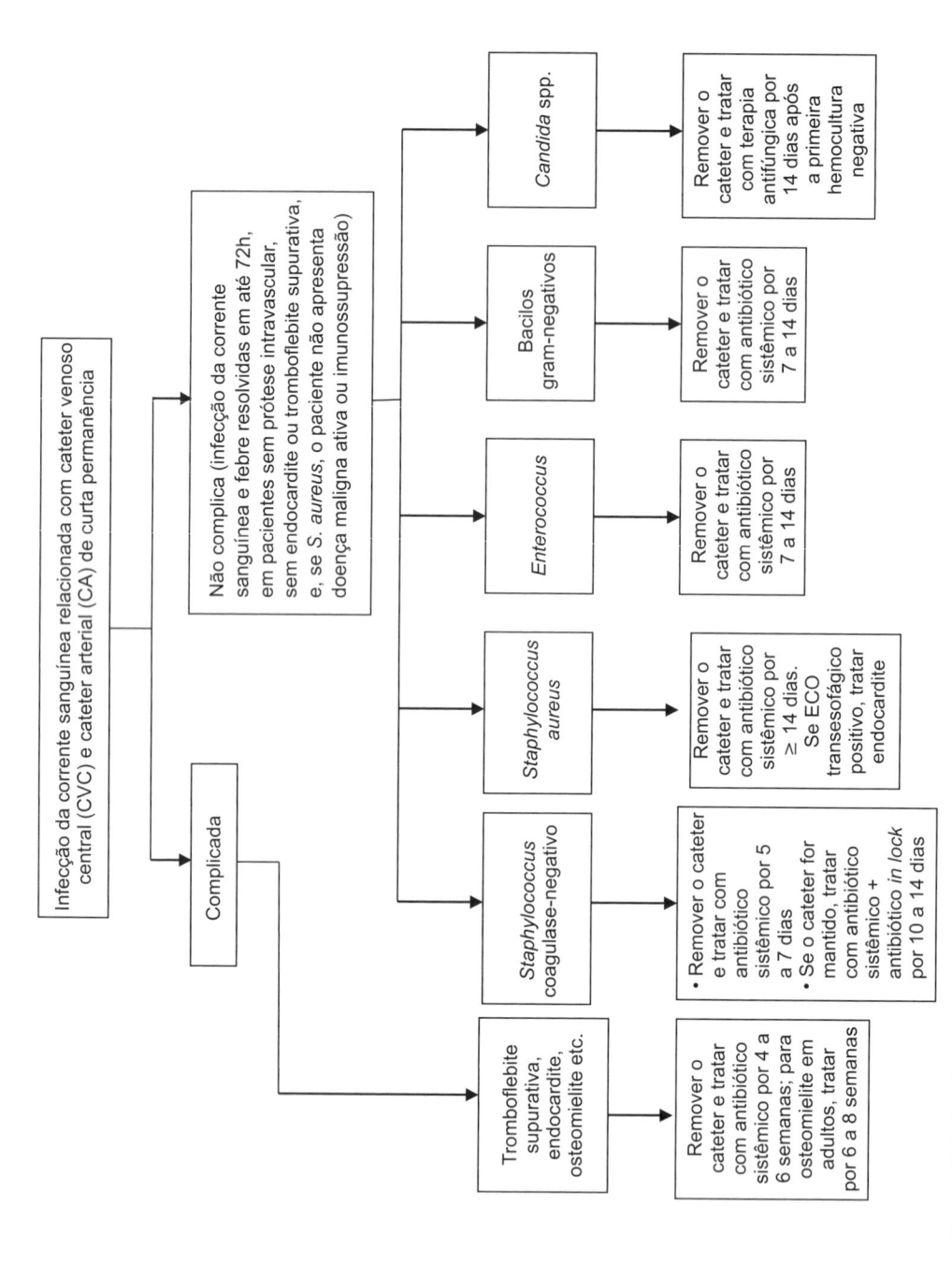

Figura 25.2 Abordagem aos pacientes com infecção da corrente sanguínea relacionada com CVC e cateter arterial de curta permanência.

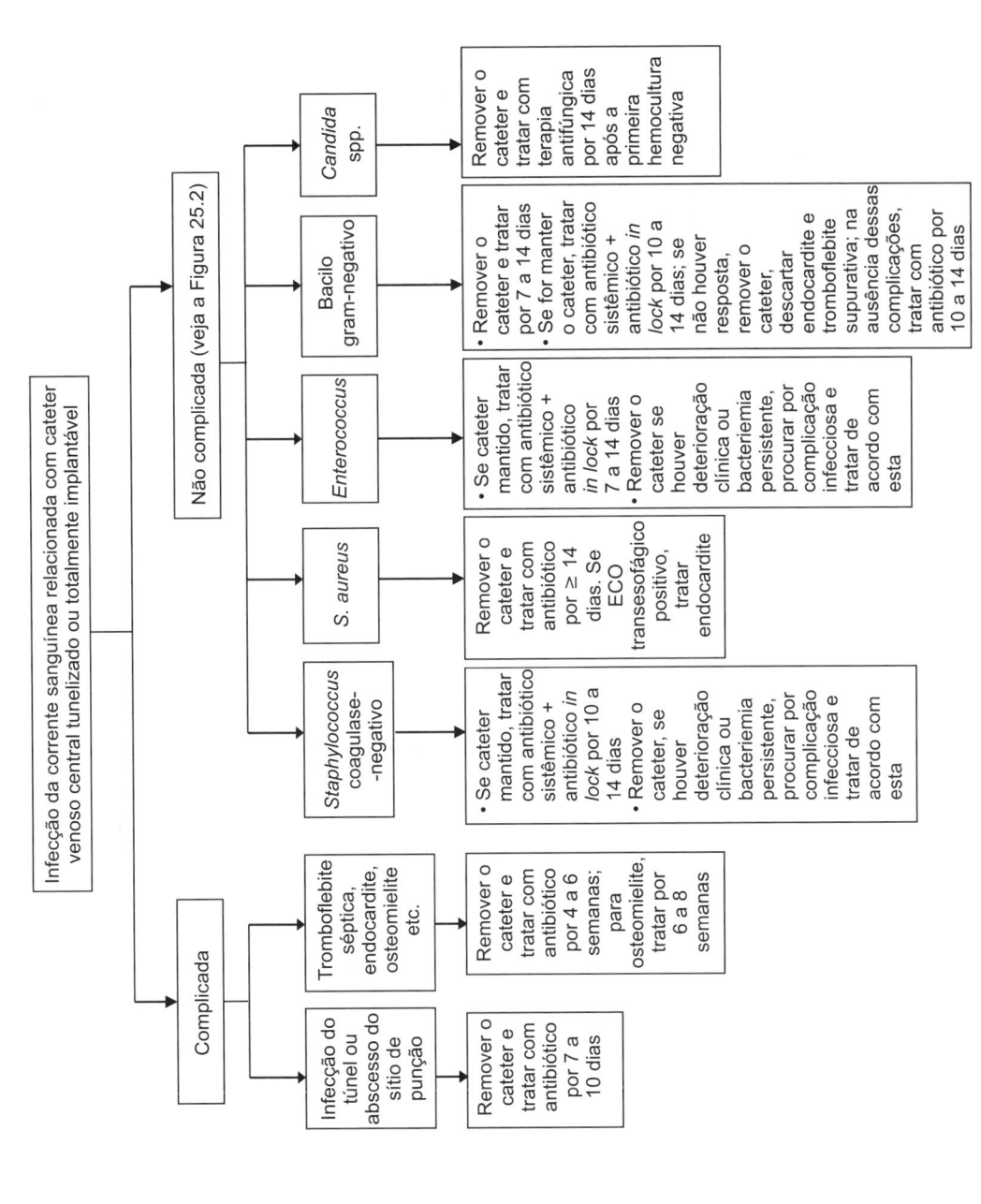

Figura 25.3 Abordagem aos pacientes com infecção da corrente sanguínea relacionada com CVC tunelizado ou totalmente implantável.

3. Preparo da pele com gluconato de clorexidina.
4. Seleção do sítio de inserção de CVC: utilização da veia subclávia como sítio preferencial para CVC não tunelizado.
5. Revisão diária da necessidade de permanência do CVC com pronta remoção quando não houver indicação.

Recomenda-se a adoção do formulário contendo os cinco componentes a fim de avaliar a adesão a essas práticas e instituir medidas corretivas antes do início do procedimento de instalação do cateter. A adesão ao *bundle* é medida pela documentação de adesão a todos os elementos do pacote. Se todos os elementos foram realizados, ou se um elemento foi documentado como contraindicação médica, o *bundle* é contado como completo para esse paciente. Se qualquer um dos elementos está ausente na documentação, o pacote está incompleto. A meta estabelecida pelo IHI é de 95% ou mais de adesão ao *bundle*.

Em 2011, o CDC atualizou as recomendações das *Guidelines for the Prevention of Intravascular Catheter-related Infections*, descritas em 2002. Essas diretrizes têm como objetivo enfatizar recomendações práticas em formato conciso, a fim de auxiliar os hospitais na implantação e tendo como prioridade esforços na prevenção de ICS-AC.

Recomendações para prevenção das infecções relacionadas com cateteres intravasculares em pacientes adultos e pediátricos – HICPAC (Healthcare Infection Control Practices Advisory Committee)/CDC, 2011

Categorização das recomendações

- **IA:** fortemente recomendada para implementação e fortemente embasada em estudos experimentais, clínicos ou epidemiológicos bem desenhados.
- **IB:** fortemente recomendada para implementação e fortemente embasada em alguns estudos experimentais, clínicos ou epidemiológicos, e com base teórica forte.
- **IC:** necessária devido a normas, regulamentos ou padrões estaduais ou federais (refere-se apenas aos EUA).
- **II:** sugerida para implementação e fundamentada em estudos clínicos ou epidemiológicos sugestivos, ou em base teórica.
- **Sem recomendação:** item não resolvido: prática para a qual a evidência é insuficiente ou não existe consenso referente à sua eficácia.

Educação e treinamento dos profissionais

a. Educar os profissionais da saúde nas indicações de uso de cateteres intravasculares, procedimentos adequados para inserção e manutenção desses dispositivos e medidas apropriadas de controle de infecção para prevenir as IRC (*Categoria IA*).
b. Determinar a competência e a adesão aos protocolos das equipes que inserem e manuseiam os cateteres periodicamente (*Categoria IA*).
c. Designar somente pessoal qualificado que demonstre competência para inserção e manutenção de cateteres vasculares centrais e periféricos (*Categoria IA*).
d. Assegurar número adequado na relação enfermagem-paciente nos centros de terapia intensiva (*Categoria IB*).

Seleção do sítio de inserção do cateter

Cateteres venosos periféricos e de linha média

a. Nos adultos usar, preferencialmente, as extremidades superiores para inserção de cateteres. Trocar o cateter inserido em membro inferior para o membro superior assim que possível (*Categoria II*).

b. Em pacientes pediátricos, a mão, o dorso do pé ou o couro cabeludo podem ser usados como sítio de inserção (*Categoria II*).
c. Selecionar os cateteres com base na indicação e duração de uso, nas complicações conhecidas (p. ex., flebite e infiltração) e na experiência individual de quem for manusear (*Categoria IB*).
d. Evitar o uso de agulhas de aço para administração de fluidos e medicamentos que possam causar necrose tecidual se ocorrer extravasamento (*Categoria IA*).
e. Usar cateter de linha média ou cateter central de inserção periférica quando a duração esperada da terapia endovenosa for > 6 dias (*Categoria II*).
f. Avaliar o sítio de inserção do cateter diariamente, palpando através do curativo para identificar desconforto ou dor, ou através de inspeção, quando utilizar curativo transparente. Gazes e curativos opacos não devem ser removidos se o paciente não apresentar sinais clínicos de infecção. Se o paciente apresentar dor local ou sinais clínicos de possível infecção de corrente sanguínea relacionada com cateter, o curativo opaco deverá ser removido, e deve-se inspecionar visualmente o sítio de inserção (*Categoria II*).
g. Retirar o cateter periférico se o paciente apresentar sinais de flebite (calor, dor, eritema, cordão venoso palpável), infecção ou mau funcionamento do cateter (*Categoria IB*).

Cateteres venosos centrais

a. Determinar os riscos e benefícios entre inserir um cateter em dado sítio a fim de reduzir riscos infecciosos e os riscos de complicações mecânicas (p. ex., pneumotórax, punção de artéria subclávia, laceração ou estenose de veia subclávia, hemotórax, trombose, embolia gasosa, posicionamento incorreto do cateter) ao se definir por um sítio de inserção (*Categoria IA*).
b. Em adultos, evitar o uso de veia femoral para inserção do CVC (*Categoria IA*).
c. Em adultos, utilizar a veia subclávia (em vez da jugular ou femoral) como sítio de inserção do CVC não tunelizado para minimizar riscos infecciosos (*Categoria IA*).
d. Para os CVC tunelizados, nenhuma recomendação pode ser feita em relação ao sítio preferencial de punção para minimizar o risco de infecção (*assunto não resolvido*).
e. Evitar punção da veia subclávia em pacientes em hemodiálise e pacientes com doença renal avançada, para evitar estenose desta (*Categoria IA*).
f. Usar fístula ou enxerto como acesso permanente para diálise em vez de CVC (*Categoria IA*).
g. Fazer punção de CVC guiada por ultrassom (se esta tecnologia estiver disponível) para reduzir o número de tentativas de punção e de complicações mecânicas. O ultrassom deve ser usado por profissionais treinados (*Categoria IB*).
h. Usar um CVC com número mínimo essencial de entradas e lúmens para o manejo do paciente (*Categoria IB*).
i. Nenhuma recomendação pode ser feita em relação ao uso de um lúmen designado para a nutrição parenteral (*assunto não resolvido*).
j. Remover qualquer cateter intravascular que já não seja necessário (*Categoria IA*).
k. Trocar todo cateter inserido em situação de emergência dentro de 48 horas, quando a técnica asséptica não pôde ser assegurada (*Categoria IB*).

Higienização das mãos e técnica asséptica

a. Executar higienização das mãos da maneira apropriada, utilizando sabões antissépticos e água ou álcool em gel. Higienizar as mãos antes e após a palpação dos sítios de inserção, assim como antes e após inserir, substituir ou realizar curativo do cateter vascular. A palpação do sítio de inserção do cateter não deve ser realizada após a aplicação do antisséptico, a menos que a técnica asséptica seja mantida (*Categoria IB*).
b. Manter técnica asséptica para inserção e cuidados com os cateteres intravasculares (*Categoria IB*).
c. Usar luvas limpas em vez de luvas estéreis para inserção de cateteres periféricos se o sítio de punção não for tocado após a aplicação do antisséptico (*Categoria IC*).

d. Luvas estéreis devem ser utilizadas para inserção de cateteres arteriais, venosos centrais e de linha média (*Categoria IA*).

e. Usar nova luva estéril antes de manusear o novo cateter, quando a troca é realizada sobre fio-guia (*Categoria II*).

f. Usar luvas limpas ou estéreis para troca de curativos (*Categoria IC*).

Barreiras máximas de precaução estéreis

a. Usar barreira máxima de precaução estéril, que inclui o uso de gorro, máscara, capote estéril, luvas estéreis e um campo estéril amplo para inserção de CVC, CVC de inserção periférica ou troca por fio-guia (*Categoria IB*).

b. Usar capa externa estéril para proteger o cateter de artéria pulmonar durante a inserção (*Categoria IB*).

Preparo da pele

a. Desinfetar a pele limpa com antisséptico (álcool a 70%, tintura de iodo, um iodóforo [PVP-I] ou gluconato de clorexidina) antes da inserção de cateteres venosos periféricos (*Categoria IB*).

b. Desinfetar a pele limpa com clorexidina alcoólica > 0,5% antes da inserção de cateter venoso, cateter arterial periférico e durante as trocas de curativo. Em caso de contraindicação ao uso de clorexidina, podem ser usados, como alternativa, álcool a 70%, tintura de iodo ou um iodóforo (PVP-I) (*Categoria IA*).

c. Nenhuma comparação foi feita entre o uso de preparações de clorexidina com álcool e iodo-povidina em álcool para preparar a pele limpa (*assunto não resolvido*).

d. Não existe recomendação sobre a segurança e a eficácia da clorexidina em crianças com menos de 2 meses de idade (*assunto não resolvido*).

e. Manter o antisséptico no sítio de inserção e deixar secar de acordo com a recomendação do fabricante, antes de inserir o cateter (*Categoria IB*).

Curativo do sítio de inserção do cateter

a. Usar gaze estéril ou curativo transparente semipermeável estéril para cobrir o sítio de inserção do cateter (*Categoria IA*).

b. Usar gaze estéril preferencialmente, em pacientes sudoréticos, ou em caso de sítio sangrante ou drenante (*Categoria II*).

c. Trocar o curativo se este estiver úmido, sujo ou fora do lugar (*Categoria IB*).

d. Não usar antibiótico tópico (unguentos ou cremes) no sítio de inserção, exceto para cateteres de diálise, devido ao risco de promover infecção fúngica e resistência antimicrobiana (*Categoria IB*).

e. Não submergir o cateter em água. É permitido banho se forem tomadas precauções para reduzir o risco de introdução de microrganismos no cateter (uso de cobertura impermeável do cateter e sistema intravascular) (*Categoria IB*).

f. Trocar o curativo de CVC de curta permanência a cada 2 dias quando utilizar gaze (*Categoria II*).

g. Trocar o curativo de CVC de curta permanência a cada 7 dias quando utilizar curativo transparente, exceto em pacientes pediátricos, nos quais o risco de deslocamento do cateter é maior que o benefício da troca do curativo (*Categoria IB*).

h. Trocar curativos de CVC tunelizado ou implantado no máximo a cada 7 dias (a menos que esteja sujo ou fora do lugar) até que o sítio esteja cicatrizado (*Categoria II*).

i. Não há recomendação sobre a necessidade de uso de curativos em sítios de inserção cicatrizados de CVC com balonete ou tunelizados de longa permanência (*assunto não resolvido*).

j. Certificar-se de que o cuidado local do cateter é compatível com o material do cateter (*Categoria IB*).

k. Usar luva estéril para todos os cateteres de artéria pulmonar (*Categoria IB*).

l. Usar curativo de esponja impregnada com clorexidina para cateteres de curta permanência em pacientes com mais de 2 meses de idade, se a taxa de ICS-RC não está diminuindo apesar da adoção de medidas de prevenção básicas, incluindo educação e treinamento, uso adequado de clorexidina para antissepsia da pele e barreira máxima de precaução estéril (*Categoria IB*).

m. Avaliar o sítio de inserção do cateter, palpando através do curativo para identificar desconforto ou dor, ou por meio de inspeção, quando utilizar curativo transparente. Se o paciente apresentar dor local ou sinais clínicos de possível infecção de corrente sanguínea relacionada com cateter, o curativo deverá ser removido para permitir o exame minucioso do local (*Categoria IB*).

n. Encorajar os pacientes a relatarem quaisquer mudanças no local de inserção do cateter ou qualquer novo desconforto (*Categoria II*).

Limpeza do paciente

Realizar banho diário com toalhas impregnadas com clorexidina a 2% para reduzir ICR-RC (*Categoria II*).

Dispositivos de segurança dos cateteres

Usar dispositivos de fixação dos cateteres intravasculares sem sutura para reduzir o risco de infecção (*Categoria II*).

Cateteres e balonetes impregnados com antibióticos ou antissépticos

Usar CVC impregnado com clorexidina/sulfadiazina de prata ou minociclina/rifampicina em pacientes cujo cateter deverá permanecer no local por > 5 dias se, após a implementação bem-sucedida de uma estratégia global para reduzir as taxas de ICS-AC, a taxa não estiver diminuindo. A estratégia global deverá incluir pelo menos os três componentes seguintes: educar os profissionais que inserem e mantêm cateteres, uso de máximas precauções de barreiras estéreis e antissepsia da pele com preparação de clorexidina alcoólica > 0,5% durante a inserção do CVC (*Categoria IA*).

Profilaxia com antibióticos sistêmicos

Não administrar profilaxia com antimicrobiano sistêmico rotineiramente antes da inserção ou durante o uso de um cateter intravascular para prevenir a colonização do cateter ou infecção de corrente sanguínea (*Categoria IB*).

Unguentos antissépticos e antimicrobianos

Usar unguentos de iodo-povidina ou de bacitracina/gramicidina/polimixina B no sítio de inserção do cateter de hemodiálise, após a inserção do cateter e no final de cada sessão de diálise, somente se este unguento não apresentar interação com o material do cateter de hemodiálise de acordo com a recomendação do fabricante (*Categoria IB*).

Selante profilático com antibiótico

Usar profilaxia antimicrobiana de bloqueio (por meio do preenchimento do lúmen do cateter com o antimicrobiano) em pacientes com cateter de longa permanência que apresentam história de múltiplas ICS-RC, apesar de aderência máxima à técnica asséptica (*Categoria II*).

Anticoagulantes

Não usar rotineiramente terapia anticoagulante para reduzir o risco de infecção relacionada com cateter (*Categoria II*).

Troca dos cateteres periféricos e de linha média

a. Não é necessário trocar cateteres periféricos a cada 72 a 96 horas com o propósito de diminuir o risco de infecção e flebite em adultos (*Categoria IB*).

b. Substituir cateteres periféricos em crianças somente quando clinicamente indicado (*Categoria IB*).

c. Substituir cateteres de linha média apenas quando houver uma indicação específica (*Categoria II*).

Troca dos CVC, cateteres de hemodiálise e cateter venoso central de inserção periférica

a. Não trocar rotineiramente CVC, epicutâneos, cateteres de hemodiálise ou cateteres de artéria pulmonar com o objetivo de prevenir infecção (*Categoria IB*).

b. Não retirar o cateter venoso central ou o epicutâneo apenas devido à febre. Usar o julgamento clínico para definir a necessidade de remoção do cateter se houver outro foco de infecção ou razão não infecciosa para a febre (*Categoria II*).

c. Não trocar rotineiramente cateteres não tunelizados com fio-guia a fim de prevenir infecções (*Categoria IB*).

d. Não trocar rotineiramente cateteres não tunelizados com fio-guia a fim de substituir um cateter com suspeita de infecção (*Categoria IB*).

e. Usar a troca com fio-guia para substituir um cateter não tunelizado malfuncionante, se não houver evidência de infecção (*Categoria IB*).

f. Usar um novo par de luvas estéreis para manusear o novo cateter ao realizar a troca com fio-guia (*Categoria II*).

Cateteres umbilicais

a. Cateteres de artéria umbilical devem ser removidos e não devem ser reposicionados se existe qualquer sinal de infecção de corrente sanguínea relacionada com cateter, insuficiência vascular ou trombose (*Categoria II*).

b. Cateteres de veia umbilical devem ser removidos e não devem ser reposicionados se existe qualquer sinal de infecção de corrente sanguínea relacionada com cateter ou trombose (*Categoria II*).

c. Não há recomendação de tratamento através de cateter de veia umbilical com suspeita de infecção (*assunto não resolvido*).

d. Limpar o sítio de inserção do cateter umbilical com antisséptico antes da inserção do cateter. Evitar o uso de tintura à base de iodo devido ao risco potencial de efeitos na glândula tireoide do neonato. Outros produtos contendo iodo (p. ex., povidina) podem ser usados (*Categoria IB*).

e. Não usar antibiótico tópico (unguentos ou cremes) no sítio de inserção devido ao risco de promover infecção fúngica e resistência antimicrobiana (*Categoria IA*).

f. Adicionar baixas doses de heparina (0,25 a 1,0U/mL) ao fluido infundido através da artéria umbilical (*Categoria IB*).

g. Retirar o cateter umbilical tão logo não seja mais necessário ou ao observar qualquer sinal de insuficiência vascular em membros inferiores. Idealmente, o cateter de artéria umbilical não deve permanecer por mais de 5 dias (*Categoria II*).

h. Cateter de veia umbilical deve ser removido tão logo não seja mais necessário, mas pode ser mantido por até 14 dias, se manuseado assepticamente (*Categoria II*).

i. Cateteres de veia umbilical devem ser reposicionados apenas se houver mau funcionamento mecânico do cateter (*Categoria II*).

Cateteres arteriais periféricos e dispositivos de monitorização pressórica em pacientes adultos e pediátricos

a. Em adultos, o uso das artérias radial, braquial ou pediosa é preferido em relação aos sítios de inserção femoral ou axilar para reduzir o risco de infecção (*Categoria IB*).

b. Nas crianças, o sítio braquial não deve ser usado. O uso das artérias radial, pediosa e tibial posterior é preferido em relação aos sítios de inserção femoral ou axilar (*Categoria II*).

c. Gorro, máscara, luvas estéreis e campo fenestrado estéril pequeno devem ser utilizados durante a inserção de cateter arterial (*Categoria IB*).

d. Durante a inserção de cateter em artéria axilar ou femoral, devem ser utilizadas precauções máximas de barreira estéreis (*Categoria II*).

e. Substituir cateteres arteriais apenas quando houver indicação clínica (*Categoria II*).

f. Remover o cateter arterial assim que não for mais necessário (*Categoria II*).

g. Não trocar rotineiramente cateteres arteriais periféricos com intuito de prevenir infecções relacionadas com cateter (*Categoria II*).

h. Trocar o transdutor descartável ou reutilizado a cada 96 horas. Trocar outros componentes do sistema, incluindo equipos, dispositivo de irrigação contínua e a solução de irrigação, no mesmo momento da troca do transdutor (*Categoria IB*).

i. Manter estéreis todos os componentes do sistema (incluindo os dispositivos de calibração e solução de irrigação) (*Categoria IA*).

j. Minimizar o número de manipulações e de entradas no sistema de monitorização pressórica. Para manter o cateter de monitorização pressórica desobstruído, usar sistema de irrigação fechado (sistema contínuo) em vez do sistema aberto (que exige uma seringa e *tree-way*) (*Categoria II*).

k. Friccionar o diafragma com antisséptico apropriado antes de manipular o sistema, quando o sistema de monitorização for acessado através de diafragma e não através do *tree-way* (*Categoria IA*).

l. Não administrar soluções que contenham glicose ou nutrição parenteral através do circuito de monitorização pressórica (*Categoria IA*).

m. Esterilizar transdutores reutilizáveis de acordo com as recomendações do fabricante se o uso de transdutor descartável não for possível (*Categoria IA*).

Troca dos dispositivos intravasculares (extensões, equipos e tree-ways)

a. Em pacientes que não estiverem recebendo sangue, hemoderivados ou emulsões lipídicas, substituir o sistema de infusão continuamente utilizado a intervalos não maiores que 96 horas (*Categoria IA*).

b. Nenhuma recomendação pode ser feita em relação à frequência de substituição do sistema de infusão usado intermitentemente (*assunto não resolvido*).

c. Nenhuma recomendação pode ser feita em relação à frequência de substituição de agulhas para acessar o reservatório de cateteres totalmente implantáveis (*assunto não resolvido*).

d. Trocar os equipos utilizados para infusão de sangue, hemoderivados ou emulsões lipídicas (aquelas combinadas com aminoácidos e glicose na proporção de 3 para 1 ou infundidas separadamente) dentro de 24 horas do início da infusão (*Categoria IB*).

e. Substituir o equipo utilizado para infusão de propofol a cada 6 ou 12 horas, dependendo de seu uso e das recomendações do fabricante (*Categoria IA*).

f. Nenhuma recomendação pode ser feita em relação ao tempo que a agulha usada para acesso ao reservatório de cateteres totalmente implantáveis pode permanecer no lugar (*assunto não resolvido*).

Dispositivos intravasculares sem agulha

a. Trocar os componentes sem agulha na mesma frequência do sistema de infusão. Não há benefícios em trocar esses cateteres com frequência > 72 horas (*Categoria II*).

b. Trocar as proteções (tampas) a cada 72 horas ou de acordo com a recomendação do fabricante (*Categoria II*).

c. Minimizar a ocorrência de vazamentos ou quebras do sistema, assegurando que todos os componentes do sistema sejam compatíveis (*Categoria II*).

d. Minimizar o risco de contaminação utilizando antisséptico (clorexidina, povidina, iodóforo, álcool a 70%) na entrada do circuito e acessando o circuito apenas com dispositivos estéreis (*Categoria IA*).

EVENTOS ADVERSOS NÃO INFECCIOSOS ASSOCIADOS AOS DISPOSITIVOS INTRAVASCULARES

Erros e eventos adversos assistenciais envolvem extenso espectro de erros e complicações, além das complicações infecciosas.

Em 1999, o Instituto de Medicina (IOM) dos EUA publicou seu relatório "Errar é Humano" (EUA, 2000). Nesse relatório, foi estimado que cerca de 44 mil a 98 mil mortes anuais nos EUA foram decorrentes de falhas na assistência médico-hospitalar. Aproximadamente um milhão de pacientes admitidos nos hospitais norte-americanos ao ano foram vítimas de eventos adversos assistenciais, mais da metade em decorrência de erros que poderiam ter sido prevenidos. As mortes resultantes desses episódios representaram, então, a quarta maior causa de mortalidade naquele país, excedendo, por exemplo, as mortes atribuíveis aos acidentes automobilísticos (43.458), ao câncer de mama (42.297) ou à síndrome da imunodeficiência adquirida (16.516).

Além do aumento da morbimortalidade hospitalar, os eventos adversos geram custos sociais expressivos. Nos EUA, os custos nacionais totais relacionados com erros assistenciais preveníveis (perda na produção, incapacidade e custos do sistema de saúde) foram estimados – ao final dos anos 1990 – em US$37,6 bilhões e US$50 bilhões ao ano.

No Brasil, um marco importante na atenção à saúde foi a instituição do Programa Nacional de Segurança do Paciente pela Portaria 529, de 1º de abril de 2013, cujo objetivo é prevenir e reduzir a incidência de eventos adversos relacionados com a assistência nos serviços de saúde. Esses eventos apresentam o potencial de causar danos aos pacientes e prejuízos associados aos cuidados à saúde, decorrentes de processos ou estruturas da assistência. A atitude para a segurança do paciente repensa os processos assistenciais com o intuito de identificar a ocorrência das falhas antes que causem danos aos pacientes na atenção à saúde. Assim, é importante conhecer os processos mais críticos e, portanto, com maior probabilidade de falhas, para que seja possível desenvolver ações eficazes de prevenção.

Os equipamentos e dispositivos para a saúde podem representar uma fonte de risco para a ocorrência de erros e eventos adversos. Estudo realizado no Brasil, em terapia intensiva neonatal, por Pedrosa (2009), apontou a ocorrência de 45,07% de erros/eventos adversos não infecciosos relacionados com CVC, correspondendo a 22,62 eventos/1.000 CVC-dias. O erro/evento adverso mais frequente foi a perda acidental do cateter (39,62%), seguido por danos ao CVC sem troca (19,62%) e posicionamento inadequado (15,24%).

Estudo semelhante realizado por Assad (2011), em terapia intensiva de adulto, detectou 1.712 erros/eventos adversos não infecciosos, correspondendo a 114,0 eventos/1.000 paciente-dias. Destes, 5,4% foram relacionados com CVC, correspondendo a 13,3 eventos/1.000 CVC-dias. O erro/evento adverso mais frequente foi a perda acidental (44,1%), seguida por pneumotórax (39,8%).

O procedimento invasivo mais frequentemente utilizado em terapia intensiva neonatal é o cateterismo intravascular, o que pode determinar complicações potencialmente letais. O estudo de Hermansen & Hermansen (2006) mostrou que os eventos adversos epidemiologicamente significativos são:

- **Eventos tromboembólicos:** 0,3% a 1% de obstrução vascular grave em recém-nascido (RN) em uso de cateter umbilical arterial; isquemia "silenciosa" foi observada com frequência muito maior em estudos de necropsia (59% dos RN que usaram cateter umbilical arterial). Trombose venosa assintomática foi identificada por venografia em 30% dos RN que utilizaram cateter venoso umbilical. Muitos estudos sugerem que a formação de trombo não estaria relacionada com o tempo de permanência do cateter.
- **Infecções:** risco maior foi associado aos CVC. As taxas apresentadas nessa revisão variaram de 3,7 a 10 infecções/1.000 CVC-dias.

- **Cateter venoso umbilical:** as complicações com esse tipo de cateter foram usualmente relacionadas com mau posicionamento. A posição ideal seria a localização na veia cava inferior, fora das câmaras cardíacas. As complicações mais graves relacionadas com cateter venoso umbilical ocorreram quando a ponta estava localizada em um dos átrios e causou perfuração do miocárdio com consequente tamponamento cardíaco. A mortalidade associada variou de 8% a 75%, a menor delas em virtude da intervenção cirúrgica precoce. O posicionamento do cateter no sistema porta pode resultar em grave dano hepático, enterocolite necrosante e perfuração do cólon.
- **Cateter central inserido perifericamente ("epicutâneo"):** as complicações foram semelhantes às causadas por cateter venoso umbilical. Tamponamento cardíaco foi observado em 0,2% dos neonatos, com mortalidade de 35%. A causa mais comum foi o posicionamento da ponta desse cateter no átrio direito. A posição ideal seria na veia cava superior ou inferior.
- **Cateter endovenoso periférico:** complicações incluíram hematomas, flebites, infecção e eventos tromboembólicos, além de extravasamento de infusão com soluções cáusticas e medicamentos com necrose de pele. Pelo menos um desses eventos foi observado em 3,8% dos RN em uso desse tipo de cateter.

O estudo de revisão de McGee & Gould (2003) mostrou que os eventos epidemiologicamente significativos relacionados com CVC em terapia intensiva de adulto foram:

- **Eventos mecânicos:** ocorreram em 5% a 19% dos pacientes que usaram CVC. Punção arterial, hematoma e pneumotórax constituem as principais complicações.
- **Eventos infecciosos:** ocorreram em 5% a 26% dos pacientes que usaram CVC.
- **Eventos trombóticos:** ocorreram em 2% a 26% dos pacientes que usaram CVC.

Todos esses estudos sugerem que os eventos adversos não infecciosos relacionados com dispositivos intravasculares são comuns e podem determinar complicações potencialmente letais. Para que se alcance um cenário de segurança é necessário que os serviços adotem um comportamento de aprendizagem contínua, em que a notificação dos eventos e a análise de suas causas atuem como elementos disparadores da melhoria dos processos assistenciais de modo a evitar a recorrência das situações indesejadas e de danos aos pacientes.

Referências

ANVISA. Medidas de prevenção de infecção relacionada à assistência à saúde. Série Segurança do Paciente e Qualidade em Serviços de Saúde, 2013. Disponível em: http://portal.anvisa.gov.br/wps/content/Anvisa+Portal/Anvisa/Inicio/Servicos+de+Saude/Assunto+de+Interesse/Aulas+Cursos+Cartazes+Publicacoes+e+Seminarios/Controle+de+Infeccao+em+Servicos+de+Saude/Manuais.

ANVISA. Critérios Diagnósticos de Infecção Relacionada à Assistência com a Saúde. Série Segurança do Paciente e Qualidade em Serviços de Saúde, 2013. Disponível em: http://portal.anvisa.gov.br/wps/content/Anvisa+Portal/Anvisa/Inicio/Servicos+de+Saude/Assunto+de+Interesse/Aulas+Cursos+Cartazes+Publicacoes+e+Seminarios/Controle+de+Infeccao+em+Servicos+de+Saude/Manuais

ANVISA. Assistência segura: uma reflexão teórica aplicada à prática. Série Segurança do Paciente e Qualidade em Serviços de Saúde, 2013. Disponível em: http://portal.anvisa.gov.br/wps/content/Anvisa+Portal/Anvisa/Inicio/Servicos+de+Saude/Assunto+de+Interesse/Aulas+Cursos+Cartazes+Publicacoes+e+Seminarios/Controle+de+Infeccao+em+Servicos+de+Saude/Manuais.

Assad ECP. Epidemiologia dos eventos adversos não infecciosos e infecciosos relacionados à assistência em unidade de terapia intensiva de adulto. 2011. 105f Tese (Mestrado em Ciências da Saúde: Infectologia e Medicina Tropical) – Faculdade de Medicina, Universidade Federal de Minas Gerais.

CDC. Centers for Disease Control and Prevention. 2011 Guidelines for the prevention of intravascular catheter-related infections. Disponível em: http://www.cdc.gov/hicpac/BSI/BSI-guidelines-2011.html.

EUA. IHI: Institute for Healthcare Improvement. How-to Guide: Prevent Central Line-Associated Bloodstream Infections, 2012. Disponível em: http://www.ihi.org/knowledge/Pages/Tools/HowtoGuidePreventCentralLineAssociatedBloodstreamInfection.aspx.

EUA. Institute of Medicine. Errors in health care: a leading cause of death and injury. In. To err is human. Building a safer health system. Washington DC: National Academy Press, 2000. Cap. 2.

Farr BM. Nosocomial infections related to use of intravascular devices inserted for short-term vascular access. In: Mayhall CG, editor. Hospital epidemiology and infection control. Baltimore: Williams & Wilkins, 2004:231-40.

Hermansen MC, Hermansen MG. Intravascular catheter complications in the neonatal intensive care unit. Clin Perinatol [S. l.] 2005. 32 (S. n.):142-55.

Marschall J, Mermel LA, Fakih M et al. Strategies to prevent central line-associated bloodstream infections in acute care hospitals: 2014 update. Infect Control Hosp Epidemiol 2014 Sep;35 Suppl 2:S89-107.

McGee DC, Gould MK. Preventing complications of central venous catheterization. N Engl J Med [S. l.], 2003. 348(12):1123-33.

Mermel LA, Allon M, Bouza E et al. Clinical practice guidelines for the diagnosis and management of intravascular catheter-related infection: 2009 Update by the Infectious Diseases Society of America. Clin Infect Dis 2009 Jul 1; 49(1):1-45.

Pedrosa TMG. Erros e eventos adversos não infecciosos relacionados à assistência em terapia intensiva neonatal: epidemiologia e sua associação com a sepse primária laboratorial. 2009. 115f Tese (Doutorado em Ciências da Saúde: Infectologia e Medicina Tropical) – Faculdade de Medicina, Universidade Federal de Minas Gerais.

CAPÍTULO 26

Eventos Adversos Associados aos Procedimentos Cirúrgicos – Infecção Pós-operatória e Outros Eventos Não Infecciosos

Fernando Martín Biscione

INTRODUÇÃO

Nas últimas décadas, testemunhamos mudanças profundas no modo como os sistemas de saúde proveem os serviços médicos e como o público consumidor faz uso desses sistemas. O reconhecimento de que os usuários dos serviços de saúde são expostos a erros evitáveis de processo potencialmente danosos e o crescimento vertiginoso dos custos da saúde deram forma a uma atmosfera efervescente caracterizada pelo incremento na demanda por informação sobre o desempenho hospitalar e por programas de garantia da qualidade hospitalar, por parte dos órgãos governamentais e do público consumidor. A real magnitude e as consequências dos erros de processo assistencial que causam, ou podem causar, dano à saúde do paciente foram reconhecidas há relativamente pouco tempo.

Muito embora o conceito de mensuração e monitoramento de eventos adversos associados aos cuidados da saúde tenha surgido há mais de três décadas, a expressão "evento adverso" só a partir de 1991 ganhou popularidade, com a publicação do impactante *Harvard Medical Practice Study I* (HMPS-I), por Brennan e cols. Esse foi o primeiro estudo em grande escala a mensurar e quantificar com rigor científico a incidência de eventos adversos e negligência médica em pacientes hospitalizados. No estudo HMPS-I, mais de 30 mil prontuários médicos de pacientes não psiquiátricos internados em 1984 em 51 hospitais de agudos do estado de Nova York foram escolhidos por amostragem aleatória e examinados minuciosamente à procura de evidências de eventos adversos e negligência médica durante a internação.

Evento adverso foi definido como qualquer lesão ou dano causado pelos cuidados à saúde prestados ao paciente (e não decorrente da doença de base) e que prolongou a permanência hospitalar, ocasionou incapacidade no momento da alta, ou ambos. Considerou-se negligência a provisão de cuidados médicos que não atingissem o padrão mínimo necessário esperado de acordo com os conhecimentos científicos da época. Os autores identificaram incidência de eventos adversos de 3,7%, 27,6% dos quais oriundos de negligência. Embora 70,5% dos eventos adversos levassem a incapacidade funcional transitória leve ou moderada, 2,6% causaram incapacidade total permanente e 13,6% ocasionaram a morte do paciente.

Uma década mais tarde, a comunidade médica internacional foi novamente estremecida pela publicação do relatório *To Err is Human: Building a Safer Health System* ("Errar é humano: construindo um sistema de saúde mais seguro") pelo US Institute of Medicine. Esse relatório identificou que erros médicos graves e evitáveis ocorriam com frequência em hospitais estadunidenses e de outras partes do mundo, incorrendo em custos anuais bilionários, prolongamento da permanência hospitalar e sequelas físicas graves e permanentes nos pacientes. O relatório estimou que cerca de 7% dos pacientes hospitalizados eram expostos a erros de medicação que poderiam levar a danos à saúde e até 17% dos pacientes internados em unidades de terapia intensiva poderiam eventualmente sofrer algum evento adverso grave. Tomando como base o estudo HMPS-1, o número de mortes atribuíveis a eventos adversos evitáveis em hospitais estadunidenses foi conservadoramente estimado entre 44 mil e 98 mil ao ano, excedendo o número de mortes por acidentes de carro, câncer de mama ou AIDS.

Os pacientes submetidos a procedimentos cirúrgicos são frequentemente expostos a erros de processo assistencial que podem causar eventos adversos. Em revisão sistemática mais recente, publicada por Anderson e cols., que compilaram evidências de nove países entre 1984 e 2005, 14,4% dos pacientes cirúrgicos apresentaram eventos adversos pós-operatórios e 38% dos eventos adversos foram catalogados como potencialmente evitáveis. Os eventos mais frequentes foram transtornos da ferida cirúrgica, geniturinários, cardiovasculares e gastrointestinais. Erros nos cuidados pós-operatórios foram 3,5 vezes mais frequentes como causas de eventos adversos do que os erros na técnica cirúrgica. Dos pacientes com eventos adversos, 3,6% tiveram desfecho fatal, 18,3%, consequências clinicamente graves, e 35,3%, consequências clinicamente moderadas.

Após a publicação do relatório *To Err is Human*, ganharam força as recomendações de expansão dos sistemas de divulgação de eventos adversos graves e erros médicos, até mesmo de maneira compulsória. Iniciativas em favor da publicação compulsória de indicadores de desempenho hospitalar foram catalisadas pela demanda dos consumidores, sob a argumentação de que os usuários do sistema de saúde têm o direito de conhecer acerca dos eventos adversos e do desempenho dos prestadores de serviços.

Até 2002, sistemas de divulgação compulsória de eventos adversos hospitalares encontravam-se em atividade em 20 estados dos EUA. Entre 2002 e 2004, os estados de Illinois, Pennsylvania, Missouri e Flórida promulgaram legislação que obrigou os hospitais a divulgarem publicamente as taxas de infecção associada aos cuidados à saúde (IACS), incluindo as infecções do sítio cirúrgico (ISC). Em março de 2006, esse número havia aumentado para sete e, quase no fim de 2006, já havia atingido 15 estados.

No Reino Unido, a publicação das taxas de ISC detectadas durante a permanência hospitalar é mandatória para os hospitais do serviço nacional de saúde. O propósito específico dessa estratégia não é outro senão a comparação do desempenho entre instituições. De fato, comparações das taxas de IACS entre países são usadas com frequência crescente para derivar conclusões acerca da qualidade assistencial e da eficácia dos programas de controle das IACS. Não existem, entretanto, evidências conclusivas sobre a efetividade da divulgação pública de indicadores de desempenho dos hospitais. Revisão sistemática sugeriu que a divulgação pública desses indicadores de desempenho hospitalar estimularia positivamente atividades de melhoria da qualidade dos cuidados, mas não encontrou associação consistente com a melhoria nos indicadores de resultados clínicos e de segurança assistencial.

EVENTOS ADVERSOS PÓS-OPERATÓRIOS COMO INDICADORES DE QUALIDADE ASSISTENCIAL

A introdução de programas de gestão e garantia da qualidade dos cuidados à saúde promoveu intensa pesquisa sobre métodos e indicadores que permitissem a comparação dos resultados assistenciais entre instituições. Assim, a partir da década de 1990, os eventos clínicos adversos começaram a ser incorporados como indicadores de qualidade assistencial. As IACS são consideradas, desde longa data, o principal risco que o ambiente hospitalar inflige ao paciente. A vigilância e o controle das IACS são, consequentemente, componentes críticos e indispensáveis dos programas de garantia da segurança assistencial. Os eventos adversos pós-operatórios, em especial as taxas de ISC após procedimentos cirúrgicos específicos, ganharam popularidade como indicadores da qualidade assistencial na década de 1980. Encontram-se, atualmente, entre os indicadores de qualidade assistencial mais utilizados no mundo.

Outros desfechos pós-operatórios e processos assistenciais comumente propostos como medidas de qualidade dos cuidados cirúrgicos incluem a mortalidade perioperatória, a sobrevida em médio ou longo prazo, o estado funcional e a qualidade de vida relacionada com o procedimento, o vazamento das anastomoses, a trombose venosa profunda, a satisfação do paciente, a duração da permanência hospitalar, os custos e o acesso aos serviços ambulatoriais. Evidência robusta mostra que programas de melhoria contínua da qualidade dos cuidados cirúrgicos, fundamentados no monitoramento de indicadores de qualidade com retorno periódico às pessoas envolvidas no processo assistencial e gerencial, podem ser muito eficazes em reduzir as complicações pós-operatórias, a mortalidade dos pacientes e os custos médico-hospitalares.

Para a saúde pública, a relevância de um evento adverso e a necessidade de manter esse evento sob estrita vigilância epidemiológica são determinadas por critérios qualitativos e quantitativos, quais sejam:

a. A frequência com que esse evento ocorre na população.
b. A gravidade da incapacidade que inflige ao paciente (medida, entre outros, pelo prolongamento da permanência hospitalar, a taxa de mortalidade, as incapacidades transitórias ou permanentes, a piora na qualidade de vida etc.).
c. O grau em que o evento pode ser evitado ou mitigado, atendendo ao cumprimento de recomendações e práticas cientificamente validadas, ou, em outras palavras, até que ponto o evento pode ser mais ou menos diretamente atribuído a um erro ou omissão no processo assistencial.
d. Os custos diretos e indiretos associados a sua ocorrência.
e. O interesse público.
f. A disponibilidade de método de detecção precisa e oportuna.
g. Quando utilizado como medida de desempenho assistencial de hospitais ou profissionais de saúde, a disponibilidade de método acurado para o ajuste das diferenças na distribuição dos fatores que determinam o risco de os pacientes apresentarem o evento.

Embora não exista indicador de qualidade assistencial que preencha plenamente todos esses critérios, as taxas de ISC após procedimentos cirúrgicos selecionados e as taxas de infecção da corrente sanguínea associada ao cateter venoso central atendem à maior parte dos requisitos delineados. Por esse motivo, a mensuração e o monitoramento da ocorrência dessas duas IACS, bem como da aderência dos prestadores de saúde às práticas recomendadas para prevenir essas infecções (p. ex., práticas de inserção dos cateteres venosos centrais, profilaxia antibiótica cirúrgica etc.), devem ser considerados prioritários. Alguns autores argumentam, porém, que a incerteza sobre a "fração evitável" das IACS (ou seja, até que ponto as taxas de infecção podem ser reduzidas com os esforços de prevenção máximos) e as atuais limitações empíricas nos métodos de ajuste do risco de infecção tornam questionável seu uso como reflexo do grau de adesão dos hospitais ou profissionais às medidas de prevenção. De fato, um estudo de Umscheid e cols. estimou que até 55% das ISC são evitáveis quando são atendidas as recomendações fundamentadas em evidências.

Dentre os eventos adversos pós-operatórios não infecciosos, as limitações quanto à validade e à reprodutibilidade das definições e escores de ajuste de risco são ainda maiores. O programa *Health Technology Assessment*, do sistema nacional de saúde do Reino Unido, indica a trombose venosa profunda, o vazamento das anastomoses e a mortalidade pós-operatória como os principais candidatos para vigilância sistemática da segurança e qualidade assistencial no paciente cirúrgico. No tópico *Iniciativas para melhoria da qualidade dos cuidados perioperatórios,* neste capítulo, são mostrados outros indicadores de processo e resultado preconizados por outras entidades.

IMPACTO DAS INFECÇÕES DO SÍTIO CIRÚRGICO

Apesar dos avanços no entendimento da patogenia, dos fatores de risco e da prevenção das ISC nas últimas décadas, essas infecções ainda são complicações prevalentes da evolução pós-operatória. De acordo com dados levantados pelos hospitais participantes do *National Nosocomial Infections Surveillance System* (NNISS), as ISC eram a terceira causa isolada mais frequente de IACS em 1984 e a segunda entre 1993 e 1995, representando cerca de 18,7% de todas as infecções adquiridas no hospital e perdendo em frequência apenas para as infecções do trato urinário, responsáveis por 27,2% das infecções. Em 2002, Klevens e cols. estimaram em 290.485 o número de ISC diagnosticadas nos EUA, perfazendo 16,7% de todas as IACS e consolidando-se em frequência após a infecção do trato urinário (32,3%).

Em anos mais recentes, as ISC parecem ter assumido o primeiro lugar naquele país, afetando globalmente 2% dos pacientes cirúrgicos e representando 36% de todas as IACS detectadas no hospital. Esse cenário não é exclusivo dos hospitais estadunidenses. Em outras partes do mundo, a prevalência de ISC nos pacientes internados em hospitais de agudos varia entre 0,7% e 2,7%, com frequências que oscilam entre 10,7% e 25% de todas as IACS, colocando as ISC entre a primeira e terceira causas de IACS em hospitais de agudos.

No Brasil, levantamentos epidemiológicos em grande escala das IACS nos pacientes cirúrgicos têm sido escassos, mas a situação parece ser similar ao referido na literatura internacional. Em Belo Horizonte, Starling e cols. divulgaram dados coletados prospectivamente entre 1991 e 1995 em quatro hospitais de agudos (Hospital Vera Cruz, Hospital São Francisco de Assis, Hospital Felício Rocho e Hospital da Baleia) e na Maternidade Odete Valadares, revelando que as ISC foram as IACS com maior incidência nos pacientes hospitalizados (1,25%, ou 2,24/1.000 paciente-dias). As ISC foram as IACS mais frequentemente diagnosticadas, perfazendo 24,3% dessas infecções, seguidas pela infecção do trato urinário (17,5%).

Em estudo de prevalência pontual de IACS conduzido em 1992 em 11 hospitais gerais de Belo Horizonte, 2,6% dos pacientes apresentavam uma ISC no momento do levantamento, colocando as ISC como a segunda causa mais prevalente de IACS (19,2%), com frequência só levemente inferior à de pneumonia (19,5%). Especificamente em pacientes cirúrgicos, estudo de coorte histórica conduzido na Santa Casa de Misericórdia de Porto Alegre, sobre 4.451 pacientes operados entre 1992 e 1993, revelou que as ISC foram as IACS mais frequentes nesses pacientes (43,3%), seguidas por infecções do trato urinário (23,5%) e do trato respiratório (15,1%).

As ISC estão associadas a aumento substancial na morbidade, na mortalidade, nos custos e na permanência hospitalar do paciente cirúrgico, apesar de variar consideravelmente com o procedimento cirúrgico, o hospital ou o país de estudo, a profundidade da infecção (ou seja, incisional superficial, incisional profunda ou órgão/cavidade) e as comorbidades dos pacientes.

O desenvolvimento de uma ISC prolonga a permanência hospitalar, em média, em 7 a 10 dias, oscilando amplamente com a categoria de procedimento cirúrgico e a profundidade da infecção. Levado a termos relativos, significa prolongar o período de internação entre 48% e 310% (média de 176%). Há ainda que se considerar a permanência durante a readmissão hospitalar decorrente do desenvolvimento da ISC, estimada em cerca de 5 dias por Kirkland e cols.

Em estudo de caso-controle pareado, o risco de readmissão hospitalar (risco relativo [RR] = 5,5; IC95% = 4-7,7) e de admissão em centro de terapia intensiva (RR = 1,6; IC95% = 1,3-2) até 30 dias após a cirurgia foi significativamente maior em pacientes que apresentaram uma ISC. Em outro estudo, a chance ajustada de readmissão hospitalar em até 30 dias depois da cirurgia também foi maior em pacientes com ISC (*odds ratio* [OR] = 3,6; IC95% = 2,7-4,9). O desenvolvimento de uma ISC aumentou em quase três vezes o risco de readmissão hospitalar do paciente até 8 semanas após a cirurgia (34% *vs.* 12%, RR = 2,8).

Além de ocasionarem significativo sofrimento físico e psíquico nos pacientes, as ISC são também causas bem documentadas de morte. Nos EUA, a Society for Healthcare Epidemiology of America

(SHEA) estimou entre 2.133 e 4.431 o número de mortes por ISC evitáveis todos os anos. Em estudo francês multicêntrico, cerca de 0,4% de todas as mortes de pacientes hospitalizados e 14,5% de todas as mortes de pacientes que apresentaram uma IACS foram atribuídos a uma ISC após rigorosa apreciação clínica. As ISC contribuíram para 1,9% das mortes e foram causa direta de 0,6% das mortes dos pacientes internados em hospitais do NNISS entre 1990 e 1992. De todas as mortes de pacientes com ISC, 77% foram produzidas direta ou indiretamente pela infecção, sendo 93% infecções de órgão/cavidade. Em 2002, as ISC causaram ou contribuíram para a morte de 8.205 pessoas nos EUA, representando 8,3% de todas as mortes por IACS. Em estudo de caso-controle pareado conduzido entre 1991 e 1995 no Hospital Regional de Durham, nos EUA, o risco de morte dos pacientes que apresentaram uma ISC foi de 4,3%, mais de duas vezes superior ao risco de morte dos pacientes não infectados (RR = 2,2; IC95% = 1,1-4,5). Mais recentemente, Astagneau e cols. comunicaram que 38% das mortes de pacientes cirúrgicos da rede francesa de vigilância *Surveillance de l'incidence des infections du site operatoire* (INCISO) que apresentaram uma ISC foram atribuídos à infecção, representando uma taxa de ataque ajustada de 2,2%. As infecções de órgão/cavidade se associam a mortalidade significativamente maior que as infecções incisionais para a maioria dos procedimentos. As infecções incisionais, entretanto, também podem ser causa de morte dos pacientes cirúrgicos.

O impacto econômico das ISC no hospital e na comunidade foi relatado em inúmeros estudos, mas a interpretação desses dados apresenta limitações em função das diferenças na estrutura das economias dos países, das mudanças no perfil das casuísticas ao longo do tempo e da heterogeneidade dos componentes incluídos na equação dos custos. Os custos hospitalares das ISC decorrem, essencialmente, do aumento na permanência hospitalar do paciente, do tempo gasto pela equipe profissional e da utilização de recursos diagnósticos e terapêuticos, e aumentam de 34% a 226% (média de 115%) nos pacientes com ISC. De acordo com estudo de Zimlichman e cols., as ISC contribuem com 34% de todos os custos hospitalares com IACS. Nos EUA, nos anos 1990, Kirkland e cols. calcularam em US$3.089 os custos hospitalares incorridos por cada ISC, e dados de 1992 do NNISS mostraram que cada ISC acresceu os custos hospitalares em US$3.152, em média. Na França, dados mais recentes estimaram esses custos em € 1.814, os quais, em hospitais ingleses, oscilaram entre £ 182 e £ 6.103 por cada ISC, com amplas variações segundo o procedimento cirúrgico e a profundidade anatômica da infecção.

Vários estudos quantificaram a necessidade de cuidados pós-hospitalares nos pacientes com ISC. Em estudo conduzido na Austrália, Graves e cols. observaram que, do total dos custos com que as ISC oneram o sistema de saúde, 33% são incorridos na comunidade quando não são consideradas as perdas de dias produtivos dos pacientes. Quando essas perdas são incorporadas na equação, 69% dos custos são incorridos na comunidade. O grau e a magnitude desses custos não são captados por programas de vigilância limitados apenas ao âmbito hospitalar, mas devem ser considerados se as IACS forem abordadas como problema de saúde pública. Perencevich e cols. analisaram o perfil de utilização dos serviços de saúde, até 8 semanas após a cirurgia, por pacientes diagnosticados com uma ISC após a alta hospitalar. Constataram que os pacientes infectados precisaram, com frequência significativamente maior que os controles não infectados, de visitas domiciliares por um profissional de saúde, atendimentos ambulatoriais e em pronto-socorro, realização de exames radiológicos e cuidados especializados de enfermagem. O custo gerado pelo uso de antibióticos pelos pacientes com uma ISC diagnosticada após a alta hospitalar foi quatro vezes maior que o dos controles sem infecção. Herwaldt e cols. comunicaram incidência de uso de antimicrobianos pós-alta hospitalar oito vezes superior em pacientes com ISC, até 30 dias após a cirurgia.

A mortalidade, os custos e o prolongamento da permanência hospitalar são significativamente maiores em procedimentos complexos, como cirurgia ortopédica com colocação de prótese, cirurgia cardíaca ou vascular central, cirurgia torácica ou cirurgia digestiva. Quando consideradas as infecções incisionais profundas ou de órgão/cavidade, a magnitude desses desfechos negativos também é significativamente maior, independentemente da categoria de procedimento cirúrgico considerado.

Em estudo suíço, o incremento médio no custo hospitalar atribuído ao desenvolvimento de uma ISC foi de 60,6% globalmente, sendo de 121% para as infecções de órgão/cavidade, 13,5% para as infecções incisionais profundas e 7,9% para as infecções incisionais superficiais. Na cirurgia cardíaca, por exemplo, as infecções incisionais profundas e de órgão/cavidade (p. ex., mediastinite, endocardite etc.) podem estar associadas a excesso de internação hospitalar de até 30 dias, mortalidade atribuível de até 21% e custos adicionais no primeiro ano após a cirurgia próximos de US$ 19.000 por infecção.

NECESSIDADE DE AJUSTE DAS TAXAS DE INFECÇÃO DO SÍTIO CIRÚRGICO

A identificação de grupos de pacientes com riscos diferentes de desenvolver ISC serve a dois propósitos distintos. Em primeiro lugar, a estratificação dos pacientes de acordo com o risco de desenvolver ISC aumenta a eficiência dos programas de vigilância epidemiológica, ao identificar os pacientes de alto risco e possibilitar o direcionamento dos esforços de vigilância nesse grupo. Em segundo lugar, torna possível comparações relevantes das taxas de ISC entre instituições, cirurgiões ou através do tempo.

Prever se um paciente desenvolverá ISC é tarefa difícil. Com frequência, pacientes com vários fatores de risco presentes no momento da cirurgia não desenvolvem qualquer ISC, e aqueles nos quais o desenvolvimento de uma ISC não se encontrava entre os desfechos mais esperados eventualmente desenvolvem a infecção. O risco de desenvolver ISC é influenciado pela interação complexa de fatores presentes antes, durante ou, ainda, após a cirurgia. Esses fatores representam características inerentes à cirurgia, ao ambiente cirúrgico e aos processos de cuidados hospitalares (os chamados fatores extrínsecos ao paciente) ou ao próprio paciente (os chamados fatores intrínsecos). Inúmeros fatores influenciam o risco de ISC, quer aumentando-o, quer diminuindo-o. Dependendo da presença e da interação entre fatores de risco para infecção conhecidos ou desconhecidos, dois ou mais hospitais ou cirurgiões podem vir a apresentar diferentes taxas de ISC por razões que não dizem respeito à qualidade dos cuidados cirúrgicos proporcionados aos pacientes. Portanto, para que uma taxa de ISC possa ser considerada indicador válido da qualidade assistencial, é essencial o ajuste apropriado da taxa pela composição de fatores de risco da casuística.

Entende-se por ajuste do risco o processo pelo qual os efeitos das diferenças na composição dos fatores de risco das amostras são corrigidos por meio de métodos estatísticos. Sem esse ajuste, a comparação de taxas brutas de ISC pode levar a conclusões errôneas e potencialmente enganosas sobre a qualidade dos cuidados médicos dispensados por um prestador de saúde. O maior impedimento para o desenvolvimento de taxas de ISC com validade externa (ou seja, que possam ser usadas para comparação entre cirurgiões e/ou instituições) tem sido, precisamente, a falta de método adequado de ajuste do risco de ISC. Organizações como a SHEA, a Association for Professionals in Infection Control and Epidemiology (APIC) e o Healthcare Infection Control Practices Advisory Committee (HICPAC) recomendam que, para propósitos de divulgação pública, sejam relatadas apenas as taxas de IACS corrigidas pelo risco de infecção.

MÉTODOS DE AJUSTE DO RISCO DE INFECÇÃO DO SÍTIO CIRÚRGICO

A vigilância das ISC com retorno periódico das taxas aos cirurgiões demonstrou ser um importante componente das estratégias para redução do risco de ISC. Um programa bem estruturado de vigilância das ISC inclui o uso de definições válidas e padronizadas, métodos eficientes de busca, ferramentas de ajuste das taxas pelo risco de infecção e retorno periódico das taxas aos profissionais envolvidos. Até 2011, a SHEA, a APIC e o HICPAC preconizavam o ajuste do risco de ISC pelo índice básico NNISS, que foi a metodologia de ajuste do risco de ISC mais extensamente usada no mundo.

Descrito em 1991 por Culver e cols., o índice NNISS é composto por três fatores de risco para ISC: o estado físico pré-operatório do paciente ≥ 3, de acordo com o escore da American Society of

Anesthesiologists (ASA); a classificação do sítio cirúrgico como contaminado ou infectado, logo após terminada a cirurgia; e a duração da operação superior a *T* horas, onde *T* é o percentil 75 da duração do procedimento cirúrgico considerado, arredondado para o número inteiro de horas mais próximo. Para colecistectomia, cirurgia do cólon, apendicectomia e cirurgia gástrica, a abordagem cirúrgica (ou seja, aberta ou laparoscópica) também compõe o índice. O índice de risco NNISS é específico de procedimento, o que significa que os estratos de risco de ISC são calculados dentro de categorias de procedimentos cirúrgicos predefinidas. Cada um dos fatores mencionados presentes no paciente conta um ponto e a soma de pontos determina a faixa de risco de ISC em que o paciente é alocado: de 0 a 4 para colecistectomia, cirurgia do cólon, apendicectomia e cirurgia gástrica e de 0 a 3 para todos os demais procedimentos cirúrgicos.

Apesar de sua simplicidade, o índice de risco NNISS nunca foi extensamente validado fora dos EUA, e críticas ao método de desenvolvimento foram levantadas pela comunidade científica. No Brasil, Biscione e cols. avaliaram o desempenho do índice NNISS em hospitais de Belo Horizonte e observaram baixa discriminação, inadequada calibração e predições com alta variabilidade. Provaram que a recategorização das variáveis do índice, mediante a definição de pontos de corte específicos para cada procedimento cirúrgico, melhora a calibração e a discriminação do índice. Outra limitação do índice NNISS é sua sensibilidade ao grau de completude da vigilância pós-alta hospitalar das ISC, pois, nesse índice, pacientes que não apresentam ISC durante a hospitalização e que não recebem vigilância extra-hospitalar são contados como não infectados.

O índice NNISS foi desenvolvido em uma época em que a condução de vigilância das ISC pós-alta hospitalar não era uma prática disseminada. De fato, a validação original do índice NNISS foi feita em uma amostra de hospitais em que apenas 30% tinham algum tipo de estratégia de busca de ISC pós-alta hospitalar. Biscione e cols. observaram o profundo impacto que a condução da vigilância pós-alta hospitalar provoca no desempenho do índice NNISS. Os autores notaram que o ajuste das taxas de ISC e do índice NNISS a partir da incorporação de um indicador de vigilância extra-hospitalar melhora significativamente o desempenho do índice como método de ajuste das taxas de ISC.

Após 20 anos de uso, o National Healthcare Safety Network (NHSN), antigo sistema NNISS, abandonou o índice de risco NNISS e passou a ajustar o risco de ISC através do cálculo da razão de infecção padronizada (RIP), calculada como a razão entre o número observado de ISC e o número esperado de ISC. O número esperado de ISC é calculado usando as probabilidades de infecção estimadas por modelos de regressão logística múltipla construídos a partir de grandes bases de dados do NHSN. Esses modelos de regressão usam, além dos fatores presentes no índice NNISS, outras variáveis de ajuste do risco de ISC: sexo, idade, cirurgia em caráter de urgência, cirurgia por trauma, uso de anestesia geral, número de leitos do hospital, cirurgia em hospital-dia e vínculo do hospital com instituição de ensino. Diferentemente do índice NNISS, as variáveis foram categorizadas determinando-se pontos de corte específicos para cada procedimento, melhorando o poder de predição. Ao mesmo tempo, reconhecendo o impacto das ISC diagnosticadas após a alta hospitalar, bem como a dificuldade em conduzir vigilância pós-alta hospitalar completa, o NHSN desenvolveu dois modelos de ajuste separados: um modelo para todas as ISC (incisionais superficiais, incisionais profundas e de órgão/cavidade) identificadas durante a hospitalização, readmissão hospitalar ou por vigilância pós-alta hospitalar, e outro modelo para ISC complexas (incisionais profundas e de órgão/cavidade) identificadas durante a hospitalização ou readmissão no mesmo hospital. Este último é o modelo utilizado para publicação anual dos resultados do NHSN ajustados pela RIP.

PREVENÇÃO DAS INFECÇÕES DO SÍTIO CIRÚRGICO

Dentre a multiplicidade de guias e recomendações para prevenção das ISC publicadas na literatura, duas destacam-se por sua abrangência e rigor fundamentado em evidências:

A. As últimas recomendações do National Institute for Health and Clinical Excellence (NICE), do Reino Unido, publicadas em 2008 e atualizadas em 2013.
B. As recomendações publicadas em 2014, patrocinadas pela SHEA e elaboradas em um esforço cooperativo da SHEA, da Infectious Diseases Society of America (IDSA), do American Hospital Association (AHA), da APIC e da Joint Commission (JC).

Este tópico resume os principais pontos do último documento, que categoriza as recomendações em: (1) medidas básicas (MB) que devem ser adotadas irrestritamente por todos os hospitais e em todas as populações (as MB são recomendações em que o impacto da intervenção no risco de ISC supera amplamente o risco de efeitos adversos ou indesejados); e (2) medidas especiais (ME) que devem ser consideradas para uso em locais e/ou populações nas quais o hospital não consegue controlar as ISC satisfatoriamente pelo uso das MB (as ME são recomendações em que a intervenção tem o potencial de reduzir o risco de ISC, mas existem preocupações com relação ao risco de eventos adversos decorrentes, a qualidade da evidência que apoia a intervenção é baixa, ou há evidência de eficácia apenas em situações ou populações específicas [p. ex., durante surtos]). Os hospitais podem priorizar os esforços inicialmente implementando as MB e, quando a vigilância das ISC ou outra avaliação de risco indicar ainda oportunidades para melhoria, considerar a adoção de algumas ou todas as ME. Estas podem ser implementadas em locais, clínicas ou populações específicas ou em todo o hospital, dependendo da avaliação do risco e da infraestrutura necessária.

Cada recomendação apresentada foi avaliada quanto à qualidade da evidência (QE) que apoia seu uso, de acordo com a escala *Grades of Recommendation, Assessment, Development and Evaluation* e a *Canadian Task Force on Preventive Health Care* (Tabela 26.1).

Medidas básicas (MB)

1. Administrar antibioticoprofilaxia de acordo com critérios e recomendações fundamentados em evidências (QE alta):
   a. Começar a administração do antibiótico até 1 hora antes da primeira incisão de modo a maximizar a concentração tecidual. Alguns estudos demonstraram que a administração entre 0 e 30 minutos antes da incisão é superior em eficácia, quando comparada com a administração entre 30 e 60 minutos antes da incisão.
      i. Administração 2 horas antes da incisão é permitida para vancomicina e fluoroquinolonas.
      ii. Alguns especialistas recomendam que os antibióticos sejam administrados antes da insuflação de torniquetes em procedimentos que usam técnicas exangues, apesar de os dados serem insuficientes para apoiar esta recomendação.

Tabela 26.1 Avaliação da qualidade da evidência

Qualidade da evidência	Definição
Alta	Alto grau de confiança de que o efeito observado da intervenção será muito próximo do esperado em magnitude e sentido. A eficácia da medida de prevenção é apoiada em múltiplos estudos de boa qualidade, sem limitações metodológicas maiores, com pequena variação entre os estudos e na magnitude e sentido do efeito preventivo
Moderada	Espera-se que o efeito observado da intervenção seja próximo do esperado em magnitude e sentido, mas existe a possibilidade de que seja significativamente diferente. A eficácia da medida de prevenção é apoiada em poucos estudos, alguns dos quais apresentam limitações metodológicas, mas sem vieses maiores, com variação moderada entre os estudos ou na magnitude ou sentido do efeito preventivo
Baixa	O efeito observado da intervenção pode ser significativamente diferente do esperado em magnitude e/ou sentido. A eficácia da medida de prevenção é apoiada em estudos com vieses metodológicos maiores, com variação significativa entre os estudos, ou na magnitude ou sentido do efeito preventivo, ou não existem estudos que apoiem a medida, apenas consenso de especialistas

Fonte: Anderson et al.

    b. Selecionar o(s) antibiótico(s) mais apropriado(s) de acordo com o procedimento cirúrgico, os patógenos mais comuns para esse procedimento e recomendações publicadas.

    c. Interromper a antibioticoprofilaxia até 24 horas após a cirurgia:

       i. Embora diversos protocolos publicados recomendem a interrupção até 24 horas após a cirurgia, não existe evidência de que a administração de antibióticos após o fechamento da ferida agregue eficácia; entretanto, contribui para aumentar a resistência microbiana e o risco de doença por *Clostridium difficile.*

    d. Ajustar a dose do(s) antibiótico(s) de acordo com o peso do paciente, por exemplo:

       i. Cefazolina: 30mg/kg de peso para pacientes pediátricos, 2g para pacientes com peso entre 80 e 119kg e 3g para pacientes com 120kg ou mais.

       ii. Vancomicina: 15mg/kg de peso.

       iii. Gentamicina: 5mg/kg de peso para adultos e 2,5mg/kg de peso para crianças. Para pacientes com obesidade mórbida, o peso usado para o cálculo deve ser o peso ideal acrescido de 40% do excesso de peso.

    e. Administrar dose intraoperatória de antibiótico(s) em intervalo de duas meias-vidas, medido desde o momento da dose pré-operatória, em cirurgias que excedem essa duração ou com perda excessiva de sangue durante o procedimento.

    f. Usar combinação de antibióticos endovenosos e enterais em cirurgias colorretais:

       i. O benefício da preparação mecânica do cólon na redução do risco de ISC não foi demonstrado, mas os dados que apoiam o uso de antibióticos orais foram levantados em estudos que combinavam essas duas intervenções.

       ii. A preparação mecânica do cólon sem uso concomitante de antibióticos orais não reduz o risco de ISC.

         Um guia detalhado sobre uso racional de antibióticos profiláticos em pacientes cirúrgicos, elaborado em conjunto pela American Society of Health-System Pharmacists, a IDSA, a Surgical Infection Society e a SHEA, pode ser consultado em Bratzler e cols. e no Capítulo 36 deste livro.

2. Não realizar tricotomia no local da pele que sofrerá incisão, a menos que a presença de cabelos interfira com a técnica cirúrgica. Em caso de realizar tricotomia, não usar lâmina (QE moderada):

    a. Se a tricotomia for necessária, realizá-la fora da sala cirúrgica com máquina para tricotomia cirúrgica (*clipper*) ou depilação.

3. Controlar a glicemia durante o pós-operatório imediato de cirurgia cardíaca (QE alta) e não cardíaca (QE moderada):

    a. Manter a glicemia no pós-operatório em 180mg/dL ou menor:

       i. A recomendação de manter a glicemia < 200mg/dL às 6 horas da manhã no primeiro e segundo dias pós-operatórios está sendo substituída. Em 2014, essa medida foi reformulada, sendo recomendado manter a glicemia em 180mg/dL ou menos no pós-operatório de cirurgia cardíaca no período de 18 a 24 horas após o fim da anestesia.

    b. O controle intensivo da glicemia pós-operatória (níveis < 110mg/dL) não demonstrou reduzir o risco de ISC e pode aumentar o risco de acidente vascular encefálico e morte.

4. Manter o paciente em normotermia (temperatura ≥ 35,5°C) durante o período perioperatório (QE alta):

    a. Mesmo a hipotermia moderada pode aumentar o risco de ISC. A hipotermia pode prejudicar de maneira direta a função dos neutrófilos ou, indiretamente, ao provocar vasoconstrição subcutânea e hipoxia tecidual.

    b. Estudos clínicos randomizados demonstraram os benefícios da normotermia pré-operatória e intraoperatória na redução do risco de ISC e da perda de sangue intraoperatória.

5. Otimizar a oxigenação tecidual administrando oxigênio suplementar durante ou imediatamente após procedimentos cirúrgicos com uso de anestesia geral e ventilação mecânica (QE alta).

   a. A suplementação com oxigênio é mais efetiva se combinada com outras estratégias que melhoram a oxigenação tecidual, como a manutenção da normotermia e a reposição apropriada de volume intravascular. A evidência disponível advém de pacientes submetidos a cirurgia com anestesia geral e ventilação mecânica.

   b. Metanálise de cinco estudos randomizados concluiu que a oxigenoterapia perioperatória reduziu em 25% o risco de ISC.

6. Realizar a antissepsia pré-operatória da pele com produtos que contenham álcool, a menos que exista contraindicação (QE alta):

   a. O álcool é fortemente bactericida e efetivo para antissepsia pré-operatória da pele, mas não exerce ação persistente quando usado sozinho. Antissepsia rápida, persistente e cumulativa pode ser conseguida mediante combinação de álcool com gluconato de clorexidina ou um composto iodóforo (preparação contendo iodo em agente solubilizante):

      i. O álcool está contraindicado em certos procedimentos, incluindo aqueles em que o antisséptico pode se acumular ou não secar adequadamente (p. ex., quando envolve cabelos), implicando risco de combustão se exposto a fontes de calor. Pode, ainda, estar contraindicado em procedimentos que envolvem mucosas, córnea ou ouvido.

   b. Ainda é incerto qual seria o desinfetante mais efetivo (clorexidina ou iodo) para combinar com álcool:

      i. Na ausência de álcool, o gluconato de clorexidina parece apresentar vantagens sobre a iodo-povidina, incluindo atividade residual mais prolongada e atividade em presença de sangue ou plasma sanguíneo.

      ii. Seguir as orientações do fabricante para garantir a aplicação correta do antisséptico.

7. Usar protetores de ferida cirúrgica de plástico impermeável nas cirurgias gastrointestinais e do trato biliar (QE alta).

   a. O protetor de ferida cirúrgica consiste em uma bainha de plástico que retrai as bordas da ferida cirúrgica de maneira circunferencial, facilitando a exposição do sítio cirúrgico e dispensando a necessidade de outros tipos de retração mecânica.

   b. Metanálise recente estimou que o uso de protetores plásticos da ferida cirúrgica reduz em 45% o risco de ISC em pacientes submetidos a cirurgia gastrointestinal ou biliar:

      i. Nessa metanálise, houve tendência estatisticamente não significativa de maior efeito dos protetores de anel duplo em relação aos de anel único.

8. Usar *checklist* com base no elaborado pela Organização Mundial da Saúde (OMS), de modo a garantir a adesão às melhores práticas de segurança do paciente cirúrgico (QE alta):

   a. O *checklist* de cirurgia segura da OMS contém 19 itens de boas práticas para segurança do paciente cirúrgico, dividido em três momentos: antes da indução anestésica, antes do início da cirurgia e após a cirurgia e antes de o paciente deixar a sala cirúrgica. Os itens do *checklist* podem ser consultados em referência específica.

   b. Metanálise publicada em 2014 constatou que o uso do *checklist* da OMS esteve associado a redução da taxa de complicações cirúrgicas (RR = 0,59; IC95% = 0,47-0,74), incluindo ISC (RR = 0,57; IC95% = 0,41-0,79) e morte (RR = 0,77; IC95% = 0,60-0,98).

9. Conduzir vigilância epidemiológica das ISC (QE moderada):

   a. Identificar procedimentos cirúrgicos de alto risco de ISC e alto volume para realizar vigilância das ISC.

   b. Identificar, coletar, armazenar e analisar os dados necessários para o programa de vigilância das ISC:

      i. Estruturar uma base de dados para armazenar os dados de vigilância coletados.

      ii. Implementar um sistema para coletar os dados clínicos e microbiológicos necessários para identificar as ISC. Coletar os seguintes dados: nome do paciente, identificação do prontuário, data, procedimento, identificação do(s) cirurgião(ões), identificação do(s) anestesiologista(s), hora da incisão, hora do fechamento, classificação do sítio cirúrgico (limpo, limpo-contaminado, contaminado, infectado), escore da ASA e presença de ISC. Idealmente, complementar com dados do processo de cuidado, incluindo antibioticoproxilaxia (agente, dose, hora de administração). Nos pacientes com ISC diagnosticada, coletar data do diagnóstico, tipo de infecção, microrganismo envolvido e suscetibilidade aos antibióticos. Outros dados podem ser úteis em procedimentos específicos, incluindo tipo de anestesia usado, cirurgia em caráter de emergência, cirurgia por trauma, índice de massa corporal e diagnóstico de *diabetes mellitus*.

iii. Preparar relatórios periódicos de vigilância das ISC (a periodicidade dependerá das necessidades do hospital e do volume de procedimentos sujeitos a vigilância).

iv. Coletar dados do denominador cirúrgico de todos os pacientes submetidos a um procedimento sujeito a vigilância, de modo a calcular taxas de ISC para cada tipo de procedimento.

v. Desenvolver um sistema de análise rotineiro dos dados para detectar incrementos significativos ou surtos de ISC e para detectar áreas em que possa ser necessário investir em recursos adicionais para reduzir as taxas de ISC. Analisar os dados em busca de tendências (p. ex., das taxas de ISC, dos patógenos causadores das ISC etc.). Determinar o número de ISC potencialmente evitáveis, definido como o somatório de ISC que ocorreram em procedimentos em que foram usadas menos de 100% das medidas recomendadas.

c. Usar as definições de ISC atualizadas do NHSN.

d. Conduzir vigilância indireta das ISC para os procedimentos sujeitos a vigilância.

e. Conduzir vigilância das ISC até 30 dias após a cirurgia; estender a vigilância até 90 dias para procedimentos específicos.

f. A vigilância das ISC deve também ser conduzida nos pacientes readmitidos no hospital.

10. Usar dados automatizados para detectar as ISC e aumentar a eficiência da vigilância das ISC (QE moderada):

a. Implementar método para transferência eletrônica de dados microbiológicos, operatórios, de processos e cadastrais para facilitar o cálculo do denominador cirúrgico e das taxas de ISC.

b. Se os recursos de infraestrutura e tecnologia da informação estiverem disponíveis, desenvolver método para captura automática de dados para detecção das ISC através de códigos de diagnósticos e procedimentos, resultados microbiológicos, dispensação de antibióticos e readmissão hospitalar.

c. Métodos automatizados de captura de dados podem aumentar a sensibilidade da vigilância das ISC.

11. Retornar de maneira periódica e contínua as taxas de ISC à equipe cirúrgica e às lideranças do hospital (QE moderada):

a. Retornar confidencialmente as taxas de ISC aos cirurgiões individuais, à equipe cirúrgica, aos chefes de departamento e às lideranças do hospital.

i. Para cada tipo de procedimento, reportar as taxas de ISC ajustadas pelo risco de infecção.

ii. Proporcionar a cada cirurgião comparações das taxas de ISC próprias com relação às de outros cirurgiões, anonimamente, ajustadas por procedimento e risco de infecção.

12. Retornar de maneira periódica e contínua as taxas de adesão aos processos de cuidados recomendados à equipe cirúrgica e às lideranças do hospital (QE baixa):

a. Retornar confidencialmente as taxas de adesão aos processos de cuidados recomendados aos cirurgiões individuais, à equipe cirúrgica, aos chefes de departamento e às lideranças do hospital.

13. Educar os cirurgiões e a equipe cirúrgica acerca das medidas de prevenção das ISC (QE baixa):

a. Incluir nessa educação fatores de risco para ISC, desfechos associados às ISC, epidemiologia local (p. ex., taxas de ISC por procedimento, infecções por *Staphylococcus aureus* resistente à meticilina [MRSA] e medidas básicas de prevenção).

14. Implementar políticas e procedimentos alinhados com padrões baseados em evidências (p. ex., Centers for Disease Control and Prevention [CDC]):
    a. Reduzir a circulação desnecessária de pessoas na sala de cirurgia (QE baixa).
    b. Aderir aos princípios padrões de assepsia na sala cirúrgica (QE baixa).
    c. Realizar manutenção apropriada do ambiente da sala cirúrgica: manuseio do ar e ventilação. Seguir as recomendações do American Institute of Architects para o manuseio apropriado do ar na sala cirúrgica (QE baixa). No Brasil, os requisitos para tratamento do ar em estabelecimentos de saúde, incluindo temperatura, pressão do fluxo de ar, troca de ar e climatização, são regulamentados pela norma NBR 7.256:2005 da Associação Brasileira de Normas Técnicas e pelo Regulamento Técnico para Planejamento, Programação, Elaboração e Avaliação de Projetos Físicos de Estabelecimentos Assistenciais de Saúde da Agência Nacional de Vigilância Sanitária (ANVISA – RDC 50/2002), que dispõe sobre os requerimentos do projeto físico dos estabelecimentos de saúde no país.
    d. Realizar manutenção apropriada do ambiente da sala de cirurgia: limpeza e desinfecção de equipamentos e superfícies. Usar um desinfetante hospitalar aprovado pela Environmental Protection Agency para limpar superfícies e equipamentos visivelmente sujos (QE baixa). Consultar as recomendações da ANVISA para limpeza e desinfecção de superfícies em serviços de saúde.
    e. Esterilização de instrumental cirúrgico: esterilizar o instrumental cirúrgico seguindo recomendações publicadas (QE moderada). O Capítulo 15 trata especificamente das boas práticas de reprocessamento de materiais médico-hospitalares.
15. Tratar ou evitar fatores de risco de ISC antes da cirurgia, sempre que possível (Tabela 26.2).
16. Usar antissépticos apropriados para lavagem das mãos e antebraços da equipe cirúrgica. Para a maioria dos antissépticos, 2 a 5 minutos são suficientes (QE moderada). Recomendações sobre a técnica de lavagem e os antissépticos mais apropriados podem ser consultadas em referências específicas. Os procedimentos recomendados pela Association of periOperative Registered Nurses (AORN) para escovação cirúrgica tradicional e esfregação das mãos com álcool são mostrados na Tabela 26.3.

Medidas especiais (ME)

1. Pesquisar colonização por *S. aureus* e descolonizar com agente antiestafilocócico apropriado no pré-operatório de pacientes que serão submetidos a procedimentos de alto risco, incluindo alguns procedimentos ortopédicos e cardiotorácicos (QE moderada):
    a. Não existe recomendação formal para pesquisa de colonização ou para descolonização. A maioria dos protocolos recomenda a descolonização com gluconato de clorexidina para a pele e mupirocina intranasal.
    b. Revisão sistemática da Cochrane concluiu que mupirocina isoladamente pode ser efetiva, especialmente em cirurgias ortopédicas e cardiotorácicas.
    c. Guia elaborado conjuntamente pela IDSA, a Surgical Infection Society e a SHEA recomenda o uso de mupirocina intranasal em todos os pacientes com colonização documentada por *S. aureus* que serão submetidos a procedimentos cardíacos e ortopédicos, especialmente artroplastias totais e redução aberta de fratura de quadril com fixação interna.
    d. Permanece incerta a eficácia da pesquisa de colonização por *S. aureus* acoplada a descolonização com mupirocina intranasal e banho de clorexidina na redução do risco de ISC e outras infecções pós-operatórias em procedimentos menos selecionados.
    e. Fatores que têm impacto na decisão de implementar o rastreamento da colonização por *S. aureus* e a descolonização incluem o grau de adesão às medidas básicas de prevenção das ISC, as taxas endêmicas de ISC por *S. aureus*, a presença de fatores de risco individuais para aquisição de ISC por *S. aureus*, a disponibilidade de recursos para implementar o protocolo etc.

Tabela 26.2 Fatores de risco selecionados e recomendações para prevenção das infecções do sítio cirúrgico

Fator de risco	Recomendação	Qualidade da evidência
Idade avançada	Sem recomendação formal. Evidência inconclusiva sobre influência da idade no risco de ISC	Não aplicável
Antecedente de irradiação	Sem recomendação formal. Antecedente de irradiação no sítio cirúrgico aumenta o risco de ISC devido a dano tecidual e isquemia da ferida	Não aplicável
Antecedente de infecção de pele e tecidos moles	Sem recomendação formal	Não aplicável
Controle glicêmico	Controlar a glicemia em todos os pacientes cirúrgicos, mesmo nos pacientes não diabéticos. Nos pacientes diabéticos, reduzir a glicoemoglobina A1c a menos de 7% antes da cirurgia, se possível	Alta
Obesidade	Ajustar a dose do antibiótico profilático em pacientes com obesidade mórbida	Alta
Tabagismo	Encorajar cessação do tabagismo pelo menos 30 dias antes da cirurgia	Alta
Medicação imunossupressora	Evitar medicação imunossupressora no período perioperatório, se possível	Baixa
Hipoalbuminemia	Sem recomendação formal. Apesar de ser um conhecido fator de risco para ISC, não postergar a cirurgia para administrar nutrição parenteral total	Não aplicável
Infecções pré-operatórias	Identificar e tratar infecções remotas (p. ex., infecção do trato urinário) antes da cirurgia eletiva. Não tratar colonização ou contaminação rotineiramente	Moderada
Transfusão de sangue	A transfusão de sangue aumenta o risco de ISC ao prejudicar a função dos macrófagos. Reduzir a perda sanguínea e a necessidade de transfusão tanto quanto possível	Moderada
Técnica cirúrgica	Manusear os tecidos com cuidado e evitar espaços mortos	Baixa
Duração da cirurgia	Reduzir ao máximo a duração da cirurgia sem sacrificar a técnica e a assepsia	Alta

Fonte: Anderson et al.

Tabela 26.3 Procedimentos recomendados para assepsia cirúrgica das mãos

Recomendação	Escovação tradicional	Esfregação com álcool
Retirar das mãos e pulsos as bijuterias e colocar a máscara cirúrgica	X	X
Lavar as mãos com água e sabão, com antimicrobiano ou não, para assegurar que estejam limpas no início da jornada; repetir o procedimento sempre que ficarem visivelmente sujas	X	X
Remover detritos debaixo das unhas usando palito ou escova de unhas e água corrente no início da jornada	X	X
Assegurar que as mãos estejam secas após a lavagem com água e sabão		X
Aplicar o antisséptico com álcool nas mãos de acordo com recomendações do fabricante; usualmente, são suficientes 2 ou 3 aplicações de 2mL cada		X
Esfregar as mãos até secarem completamente antes de colocar as luvas cirúrgicas; não limpar o antisséptico com toalha estéril		X
Após a lavagem com água e sabão, molhar as mãos e os antebraços com água corrente e aplicar o agente antisséptico usando uma esponja macia não abrasiva, de acordo com as recomendações do fabricante; em geral, o tempo requerido é de 3 a 5 minutos	X	
Visualizar cada dedo, mão e antebraço como tendo 4 faces; lavar as 4 faces de maneira efetiva, mantendo as mãos elevadas. Repetir o processo na extremidade contralateral	X	
Enxaguar mãos e antebraços com água corrente em um único sentido, da ponta dos dedos em direção aos cotovelos	X	
Manter as mãos por cima dos cotovelos e apartadas da vestimenta cirúrgica	X	X
Na sala cirúrgica, secar as mãos e os antebraços com toalha estéril	X	

Fonte: Ellingson et al.

f. A descolonização pré-operatória rotineira com mupirocina, sem rastreamento prévio, não é recomendada.

i. Resistência de *S. aureus* à mupirocina já foi documentada.

2. Realizar irrigação antisséptica da ferida cirúrgica (QE moderada).

a. A irrigação antisséptica da ferida é prática comum, embora a solução usada varie entre os cirurgiões.

b. Metanálise recente concluiu que a irrigação da ferida cirúrgica com iodo-povidina diluída reduz o risco de ISC (RR = 0,64; IC95% = 0,51-0,82).

3. Mapear os processos hospitalares que têm impacto no risco de ISC (QE baixa):

a. Constituir uma equipe multidisciplinar (p. ex., chefe de equipe cirúrgica, administrador hospitalar, serviço de gestão da qualidade e controle de infecções) para identificar falhas de processo, melhorar o desempenho, medir a observância aos protocolos, avaliar o impacto das intervenções e dar retorno às equipes.

b. Determinar as taxas endêmicas de ISC por especialidade cirúrgica, procedimento e cirurgião para direcionar de maneira mais assertiva as avaliações e intervenções.

4. Observar e auditar os processos assistenciais na sala de cirurgia (QE baixa):

a. Auditar a equipe assistencial, por observação direta, para avaliar os processos assistenciais na sala de cirurgia e identificar não conformidades nas medidas de controle de infecções (p. ex., antibioticoprofilaxia, tricotomia, antissepsia cirúrgica pré-operatória, técnica operatória, vestimentas cirúrgicas, circulação de pessoas etc.):

i. A equipe a ser auditada inclui cirurgiões, instrumentadores cirúrgicos, anestesiologistas, enfermeiras circulantes, residentes, estudantes, *trainees* etc.

b. Auditar, por observação direta, as práticas de limpeza e desinfecção da sala de cirurgia, esterilização de instrumental cirúrgico e instalações de armazenamento:

i. Auditar processamento de instrumentais e relatórios de esterilização.

ii. Auditar relatórios de manutenção dos sistemas de climatização, ventilação, ar condicionado e pressão positiva do ar, testes de temperatura e umidade relativa.

c. Retornar os resultados da auditoria e revisar as medidas de controle de infecções junto à equipe cirúrgica.

5. Observar e auditar os processos assistenciais na unidade de cuidados pós-anestésicos, unidade de cuidados intensivos e enfermaria cirúrgica (QE moderada).

a. Auditar, por observação direta, as práticas de lavagem das mãos da equipe assistencial com contato direto com os pacientes.

b. Avaliar as práticas de cuidado com a ferida cirúrgica.

c. Auditar, por observação direta, as práticas de limpeza das superfícies e dos ambientes.

d. Retornar os resultados da auditoria e revisar as medidas de controle de infecções junto às equipes que atuam nos cuidados pós-operatórios.

Medidas que não devem ser consideradas práticas rotineiras para prevenção das infecções do sítio cirúrgico

1. Não usar rotineiramente vancomicina para antibioticoprofilaxia cirúrgica (QE moderada).

a. Vancomicina não deve ser usada rotineiramente para antibioticoprofilaxia cirúrgica, mas pode ser apropriada para uso em circunstâncias clínicas específicas, como surto comprovado de ISC por MRSA; altas taxas endêmicas de ISC por MRSA; procedimentos em pacientes específicos com alto risco de ISC por MRSA, incluindo cirurgia cardiotorácica e idosos com *diabetes mellitus*; procedimentos de alto risco de ISC por MRSA com colocação de implante:

i. Não existe critério consagrado para definir como alta a taxa endêmica de ISC por MRSA.

ii. Os estudos de eficácia da antibioticoprofilaxia cirúrgica com vancomicina foram publicados antes da emergência do MRSA adquirido na comunidade.

b. Como a vancomicina não exerce atividade contra bactérias gram-negativas e pode ser menos ativado que os betalactâmicos contra *S. aureus* sensível à meticilina, alguns especialistas recomendam agregar vancomicina ao regime profilático padrão nas circunstâncias clínicas específicas em que o uso de vancomicina esteja indicado.

2. Não postergar a cirurgia para administrar nutrição parenteral total (QE alta).

   a. Não foi demonstrado que a administração pré-operatória de nutrição parenteral total reduza o risco de ISC.

   b. Duas metanálises recentes demonstraram redução de complicações infecciosas pós-operatórias em pacientes que receberam dieta enteral com glutamina e/ou arginina antes ou depois do procedimento.

3. Não usar rotineiramente fio cirúrgico impregnado com antisséptico como medida para prevenir as ISC (QE moderada).

4. Não usar rotineiramente membranas adesivas antissépticas aplicadas na ferida operatória como medida para prevenir as ISC (QE alta).

Medidas com eficácia ainda incerta

1. Banho pré-operatório com produtos contendo clorexidina:

   a. O banho pré-operatório com antissépticos como gluconato de clorexidina a 4% reduz a colonização bacteriana da pele, mas não existe comprovação de que isso reduza o risco de ISC. Novas estratégias, como o banho com panos pré-impregnados com gluconato de clorexidina a 2%, mostram-se promissoras, mas os dados de eficácia são ainda insuficientes para recomendar seu uso.

2. Descolonização nasal e faríngea com clorexidina em pacientes submetidos a procedimento cardiotorácico:

   a. Embora dados de um estudo randomizado sustentem o enxague bucal com loção de clorexidina a 0,12% associado à aplicação nasal de creme com clorexidina, esta última ainda não foi aprovada pela Food and Drug Administration (FDA).

3. Uso de esponjas de colágeno impregnadas com gentamicina:

   a. Os resultados de estudos randomizados em pacientes submetidos a procedimentos colorretais e cardiotorácicos têm sido conflitantes. Metanálise mostrou redução do risco de infecção incisional profunda (esternal) com o uso de esponjas de colágeno impregnadas com gentamicina em procedimentos cardiotorácicos (RR = 0,62; IC95% = 0,39-0,97). Outra metanálise recente, não analisada nas recomendações de Anderson e cols., observou redução significativa do risco de ISC em cirurgias limpas (OR = 0,53; IC95% = 0,33-0,87) e potencialmente contaminadas (OR = 0,43; IC95% = 0,20-0,93);

   b. O uso de esponjas de colágeno impregnadas com gentamicina ainda não está aprovado pela FDA.

INICIATIVAS PARA MELHORIA DA QUALIDADE DOS CUIDADOS PERIOPERATÓRIOS

Este tópico descreve brevemente algumas iniciativas destinadas a melhorar a qualidade e os resultados dos cuidados cirúrgicos que se destacam por seu impacto nos resultados. Os indicadores de processo e de resultado propostos por essas iniciativas podem servir como fonte inspiradora para hospitais e gestores de saúde interessados em melhorar a qualidade assistencial e os resultados de saúde dos pacientes cirúrgicos.

Projeto *Surgical Infection Prevention* (SIP)

Criado em 2002 pelo Centers for Medicare & Medicaid Services (CMS), em colaboração com o CDC, o Projeto SIP tinha como objetivo reduzir a morbidade e a mortalidade das ISC, incentivando a antibioticoprofilaxia adequada, com foco em sete procedimentos cirúrgicos: histerectomia abdominal, histerectomia vaginal, artroplastia de quadril, artroplastia de joelho, cirurgia cardíaca, cirurgia vascular e cirurgia colorretal. Especialistas do Projeto SIP escolheram três indicadores de desempenho para implementação de vigilância em nível nacional: (a) proporção de pacientes com início da antibioticoprofilaxia parenteral até 1 hora antes da incisão (ou até 2 horas para vancomicina ou fluoroquinolonas); (b) proporção de pacientes que recebem o antibiótico recomendado no protocolo; e (c) proporção de pacientes nos quais o antibiótico é descontinuado até 24 horas após a cirurgia. A coleta efetiva dos indicadores do Projeto SIP pelos hospitais iniciou em julho de 2004. Estudos sugerem que a adesão ao projeto aumentou o percentual de cumprimento dos indicadores de qualidade e reduziu o risco de ISC nos hospitais participantes.

Projeto *Surgical Care Improvement* (SCI)

A necessidade de ampliação do escopo do Projeto SIP motivou a criação do Projeto SCI em 2003, mediante uma colaboração nacional do CMS e do CDC junto a outras instituições fundadoras, como o Veterans Health Administration (VHA), a JC, o American College of Surgeons, a ASA, a Agency for Healthcare Research and Quality e o Institute for Healthcare Improvement. A missão do Projeto SCI é a prevenção de complicações e mortalidade pós-operatórias em cinco grandes áreas em que a incidência e o custo das complicações cirúrgicas são altos e existe ampla oportunidade para prevenção: (a) infecção do sítio cirúrgico; (b) infecção urinária associada a sonda vesical; (c) trombose venosa profunda e tromboembolismo pulmonar; (d) complicações cardíacas; (e) complicações respiratórias. A coleta efetiva dos indicadores do Projeto SCI teve início em julho de 2006. Os indicadores de processo e de resultados desse programa, separados por categoria, são apresentados na Tabela 26.4.

O Projeto SCI é assessorado por um painel de especialistas técnicos que se reúne há 4 meses de modo a garantir a atualização contínua com base em evidências. Assim, após a proposta inicial, atualizações foram realizadas e continuam sendo incorporadas.[105] Evidência mostra que a adesão dos hospitais aos indicadores individuais de processo para prevenção das ISC é variável e que não existe redução significativa do risco de infecção pós-operatória pela adesão a um desses indicadores isoladamente. Entretanto, a adesão simultânea ao conjunto dos indicadores reduz significativamente o risco de infecção pós-operatória.

Programa *National Surgical Quality Improvement* (NSQIP)

O NSQIP é um programa extensamente validado, fundamentado em evidências e indicadores de resultado assistencial ajustados pelo risco, inicialmente implementado nos hospitais da VHA em 1991. A partir da coleta de dados clínicos pré e intraoperatórios, o NSQIP calcula a taxa esperada para vários desfechos clínicos ajustados pelo risco até 30 dias após a alta, possibilitando a emissão de relatórios comparativos com a razão entre o risco observado e o risco esperado para cada evento clínico. O programa pressupõe o retorno periódico dos resultados para o hospital e o cirurgião e inclui, também, ferramentas para autoavaliação e material de educação médica, dentre outros recursos. Os resultados dos indicadores são retornados ao hospital e ao cirurgião junto com resultados anônimos de outros cirurgiões e hospitais participantes, em nível nacional, regional ou local. Desde a implementação desse programa nos hospitais da VHA, a mortalidade e a morbidade até 30 dias após a cirurgia caíram 27% e 45%, respectivamente.

O significativo sucesso desse programa nos hospitais da VHA levou ao desenvolvimento de uma versão para hospitais privados em parceria com o American College of Surgeons, com resultados igualmente expressivos em termos de redução de mortalidade e morbidade pós-operatórias, tornando-se, finalmente, um produto comercial (ACS NSQIP©). O ACS NSQIP© é atualmente a ferramenta mais disseminada nos EUA para mensuração e vigilância de desfechos clínicos pós-cirúrgicos, sendo utilizado por quase 10% dos hospitais desse país.

Tabela 26.4 Indicadores de processo e resultado do Projeto *Surgical Care Improvement*

Categoria	Indicadores de processo de cuidado	Indicadores de resultados
Prevenção de infecção do sítio cirúrgico	Indicadores do Projeto *Surgical Infection Prevention* (proporção de pacientes com início da antibioticoprofilaxia parenteral até 1 hora antes da incisão ou até 2 horas para vancomicina ou fluoroquinolonas; proporção de pacientes que recebem o antibiótico recomendado no protocolo; proporção de pacientes nos quais o antibiótico é descontinuado em até 24 horas após a cirurgia); controle glicêmico adequado no pós-operatório de cirurgia cardíaca*; tricotomia pré-cirúrgica de acordo com recomendações; manutenção da normotermia perioperatória**	Infecção do sítio cirúrgico diagnosticada durante a hospitalização inicial
Prevenção de infecção urinária associada a sonda vesical	Retirada da sonda vesical no dia 1 ou 2 do pós-operatório	Infecção urinária associada a sonda vesical
Prevenção de trombose venosa profunda e tromboembolismo pulmonar	Prescrição de profilaxia da trombose venosa profunda de acordo com recomendações, com base no risco e no tipo de procedimento; início de profilaxia da trombose venosa profunda até 24 horas antes ou depois da cirurgia	Tromboembolismo pulmonar intra ou pós-operatório diagnosticado até 30 dias após a cirurgia; trombose venosa profunda intra ou pós-operatória diagnosticada até 30 dias após a cirurgia
Prevenção de complicações cardíacas	Administração de betabloqueadores perioperatórios em pacientes com uso pregresso crônico por doença arterial coronariana, hipertensão ou arritmia	Infarto agudo do miocárdio intra ou pós-operatório diagnosticado até 30 dias após a cirurgia
Prevenção de complicações respiratórias	Elevação da cabeceira da cama a pelo menos 30 graus em pacientes em ventilação mecânica; profilaxia da úlcera de estresse em pacientes em ventilação mecânica; documentação de protocolo padrão de desmame em pacientes em ventilação mecânica	Pneumonia associada a ventilação mecânica pós-operatória diagnosticada durante a hospitalização inicial
Desempenho global		Mortalidade ajustada pelo risco até 30 dias após a cirurgia; readmissão hospitalar ajustada pelo risco até 30 dias após a cirurgia

Fonte: Bratzler et al. e Joint Commission.

* De acordo com a última atualização, glicemia ≤ 180mg/dL medida entre 18 e 24 horas após a finalização da anestesia.

** Na proposta original do projeto, este indicador era referente apenas a pacientes submetidos a cirurgia colorretal.

Campanha *5 Million Lives* do Institute for Healthcare Improvement

O Institute for Healthcare Improvement, instituição sem fins lucrativos com sede em Cambridge (Massachusetts), criou esse projeto nacional com a missão de promover a melhoria da qualidade dos cuidados operatórios e reduzir significativamente a taxa de complicações pós-operatórias a partir da implementação efetiva das recomendações do Projeto SCI (veja previamente). Para tanto, esse instituto preconiza práticas de governança, trabalho em equipe e controle de processos, que podem ser consultados em documento específico.

Hospital Compare

O *Hospital Compare* foi criado pelo CMS junto a organizações representantes de consumidores, hospitais, médicos, empregadores, agências de acreditação e órgãos oficiais, como a JC, o National Quality Forum e a Agency for Healthcare Research and Quality. O *Hospital Compare* é parte da Iniciativa de Qualidade Hospitalar do CMS, que tem por objetivo estimular os processos de melhoria da qualidade dos cuidados dispensados pelos hospitais mediante a divulgação pública de dados sobre desempenho e qualidade hospitalar, além dos objetivos, sendo de fácil entendimento para o público consumidor.

No tocante à qualidade e à segurança assistencial do paciente cirúrgico, o *Hospital Compare* divulga os indicadores de processo e resultado do Projeto SCI (veja previamente), assim como outros, dentre os quais: (a) indicador composto de complicações após artroplastia total eletiva de quadril ou joelho; (b) deiscência da sutura cirúrgica; (c) indicador composto de complicações pós-operatórias graves; (d) indicador composto de mortalidade por complicações pós-operatórias graves tratáveis. A efetividade da divulgação pública dos indicadores do *Hospital Compare* sobre os resultados assistenciais dos hospitais do *Medicare* ainda é incerta.

Referências

Anderson DJ, Podgorny K, Berríos-Torres SI et al. Strategies to prevent surgical site infections in acute care hospitals: 2014 update. Infect Control Hosp Epidemiol 2014; 35(6):605-27.

Anderson DJ, Pyatt DG, Weber DJ, Rutala WA and the North Carolina Department of Public Health HAI Advisory Group. Statewide costs of health care-associated infections: estimates for acute care hospitals in North Carolina. Am J Infect Control 2013; 41(9):764-8.

Anderson O, Davis R, Hanna GB, Vincent CA. Surgical adverse events: a systematic review. Am J Surg 2013; 206(2):253-62.

Asensio A, Torres J. Quantifying excess length of postoperative stay attributable to infections: a comparison of methods. J Clin Epidemiol 1999; 52(12):1249-56.

Association for Professionals in Infection Control and Epidemiology. Mandatory public reporting of healthcare-associated infections. APIC; Washington, DC, 2007.

Astagneau P, Rioux C, Golliot F, Brücker G; INCISO Network Study Group. Morbidity and mortality associated with surgical site infections: results from the 1997-1999 INCISO surveillance. J Hosp Infect 2001; 48(4):267-74.

Bergs J, Hellings J, Cleemput I et al. Systematic review and meta-analysis of the effect of the World Health Organization surgical safety checklist on postoperative complications. Br J Surg 2014; 101(3):150-8.

Biscione FM, Couto RC, Pedrosa TM. Accounting for incomplete post discharge follow-up during surveillance of surgical site infection by use of the National Nosocomial Infections Surveillance system's risk index. Infect Control Hosp Epidemiol 2009; 30(5):433-9.

Biscione FM, Couto RC, Pedrosa TM. In the search of alternative cut-off points for the variables of the National Nosocomial Infections Surveillance system's surgical site infection risk index. Biostatistics, Bioinformatics and Biomathematics 2011; 2(2):67-82.

Biscione FM, Couto RC, Pedrosa TM. Performance, revision, and extension of the National Nosocomial Infections Surveillance System's risk index in Brazilian hospitals. Infect Control Hosp Epidemiol 2012; 33(2):124-34.

Boyce JM, Pittet D. Guideline for Hand Hygiene in Health-Care Settings: recommendations of the Healthcare Infection Control Practices Advisory Committee and the HICPAC/SHEA/APIC/IDSA Hand Hygiene Task Force. Infect Control Hosp Epidemiol 2002; 23(S12):S3-S40.

Brasil. Agência Nacional de Vigilância Sanitária. Segurança do paciente em serviços de saúde: limpeza e desinfecção de superfícies/Agência Nacional de Vigilância Sanitária. Brasília: ANVISA, 2010.

Bratzler DW, Dellinger EP, Olsen KM et al. Clinical practice guidelines for antimicrobial prophylaxis in surgery. Am J Health Syst Pharm 2013; 70(3):195-283.

Bratzler DW, Hunt DR. The surgical infection prevention and surgical care improvement projects: national initiatives to improve outcomes for patients having surgery. Clin Infect Dis 2006; 43(3):322-30.

Brennan TA, Leape LL, Laird NM et al. Incidence of adverse events and negligence in hospitalized patients: results of the Harvard Medical Practice Study I. N Engl J Med 1991; 324(6):370-6.

Broex EC, van Asselt AD, Bruggeman CA, van Tiel FH. Surgical site infections: how high are the costs? J Hosp Infect 2009; 72(3):193-201.

Bruce J, Russell EM, Mollison J, Krukowski ZH. The measurement and monitoring of surgical adverse events. Health Technol Assess 2001; 5(22):1-194.

Burke JP. Infection control – A problem for patient safety. N Engl J Med 2003; 348(7):651-6.

Centers for Medicare & Medicaid Services. Measures displayed on Hospital Compare. Disponível em: http://www.medicare.gov/hospitalcompare/Data/Measures-Displayed.html. Acesso em: 1 nov. 2014.

Chang WK, Srinivasa S, MacCormick AD, Hill AG. Gentamicin-collagen implants to reduce surgical site infection: systematic review and meta-analysis of randomized trials. Ann Surg 2013; 258(1):59-65.

Chassin MR, Galvin RW; the National Roundtable on Health Care Quality. The urgent need to improve health care quality: Institute of Medicine National Roundtable on Health Care Quality. JAMA 1998; 280(11):1000-5.

Christensen M, Jepsen OB. Reduced rates of hospital-acquired UTI in medical patients. Prevalence surveys indicate effect of active infection control programmes. J Hosp Infect 2001; 47(1):36-40.

Coello R, Charlett A, Wilson J, Ward V, Pearson A, Borriello P. Adverse impact of surgical site infections in English hospitals. J Hosp Infect 2005; 60(2):93-103.

Condon RE, Schulte WJ, Malangoni MA, Anderson-Teschendorf MJ. Effectiveness of a surgical wound surveillance program. Arch Surg 1983; 118(3):303-7.

Culver DH, Horan TC, Gaynes RP et al. Surgical wound infection rates by wound class, operative procedure and patient risk index. Am J Med 1991; 91(Suppl 3B):S152-157.

Daley J, Henderson WG, Khuri SF. Risk-adjusted surgical outcomes. Annu Rev Med 2001; 52:275-87.

Defez C, Fabbro-Peray P, Cazaban M, Boudemaghe T, Sotto A, Daurès JP. Additional direct medical costs of nosocomial infections: an estimation from a cohort of patients in a French university hospital. J Hosp Infect 2008; 68(2):130-6.

Delgado-Rodríguez M, Gómez-Ortega A, Llorca J et al. Nosocomial infection, indices of intrinsic risk and in-hospital mortality in general surgery. J Hosp Infect 1999; 41(3):203-11.

Dellinger EP, Hausmann SM, Bratzler DW et al. Hospitals collaborate to decrease surgical site infections. Am J Surg 2005; 190(1):9-15.

Dimick JB, Chen SL, Taheri PA, Henderson WG, Khuri SF, Campbell Jr DA. Hospital costs associated with surgical complications: a report from the Private-Sector National Surgical Quality Improvement Program. J Am Coll Surg 2004; 199(4):531-7.

DiPiro JT, Martindale RG, Bakst A, Vacani PF, Watson P, Miller MT. Infection in surgical patients: effects on mortality, hospitalization and postdischarge care. Am J Health Syst Pharm 1998; 55(8):777-81.

Ellingson K, Haas JP, Aiello AE et al. Strategies to prevent healthcare-associated infections through hand hygiene. Infect Control Hosp Epidemiol 2014; 35(8):937-60.

Emori TG, Gaynes RP. An overview of nosocomial infections, including the role of the microbiology laboratory. Clin Microbiol Rev 1993; 6(4):428-42.

Eriksen HM, Iversen BG, Aavitsland P. Prevalence of nosocomial infections in hospitals in Norway, 2002 and 2003. J Hosp Infect 2005; 60(1):40-5.

Facility Guidelines Institute (FGI) Guidelines. ANSI/ASHRAE/ ASHE Standard 170: Ventilation of Health Care Facilities. Dallas: FGI, 2010. Disponível em: http://www.fgiguidelines.org/guidelines2010.php. Acesso em 22 out. 2014.

Fowler VG Jr, O'Brien SM, Muhlbaier LH, Corey GR, Ferguson TB, Peterson ED. Clinical predictors of major infections after cardiac surgery. Circulation 2005; 112(Suppl. 9):S358-S365.

Fung CH, Lim YW, Mattke S, Damberg C, Shekelle PG. Systematic review: the evidence that publishing patient care performance data improves quality of care. Ann Intern Med 2008; 148(2):111-23.

Gastmeier P. Nosocomial infection surveillance and control policies. Curr Opin Infect Dis 2004; 17(4):295-301.

Gaynes RP, Culver DH, Horan TC, Edwards JR, Richards C, Tolson JS; the National Nosocomial Infections Surveillance System. Surgical site infection (SSI) rates in the United States, 1992-1998: the National Nosocomial Infections Surveillance system basic SSI risk index. Clin Infect Dis 2001; 33(Suppl 2):S69-77.

German RR, Lee LM, Horan JM, Milstein RL, Pertowski CA, Waller MN. Guidelines Working Group Centers for Disease Control and Prevention (CDC). Updated guidelines for evaluating public health surveillance systems: recommendations from the Guidelines Working Group. MMWR Recomm Rep 2001; 50(RR13):1-35.

Graves N, Halton K, Doidge S, Clements A, Lairson D, Whitby M. Who bears the cost of healthcare-acquired surgical site infection? J Hosp Infect 2008; 69(3):274-82.

Graves N, Nicholls TM, Wong CG, Morris AJ. The prevalence and estimates of the cumulative incidence of hospital-acquired infections among patients admitted to Auckland District Health Board hospitals in New Zealand. Infect Control Hosp Epidemiol 2003; 24(1):56-61.

Grover FL, Cleveland JC, Shroyer LW. Quality improvement in cardiac care. Arch Surg 2002; 137(1):28-36.

Haley RW, Culver DH, White JW et al. The efficacy of infection surveillance and control programs in preventing nosocomial infections in US hospitals. Am J Epidemiol 1985; 121(2):182-205.

Hannan EL, Kilburn H Jr, Racz M, Shields E, Chassin MR. Improving the outcomes of coronary artery bypass surgery in New York State. JAMA 1994; 271(10):761-6.

Herwaldt LA, Cullen JJ, Scholz D et al. Prospective study of outcomes, healthcare resource utilization and costs associated with postoperative nosocomial infections. Infect Control Hosp Epidemiol 2006; 27(12):1291-8.

Hollenbeak CS, Murphy DM, Koenig S, Woodward RS, Dunagan WC, Fraser VJ. The clinical and economic impact of deep surgical site infections following coronary artery bypass graft surgery. Chest 2000; 118(2):397-402.

Horan TC, White JW, Jarvis WR et al. Nosocomial infection surveillance, 1984. MMWR CDC Surveill Summ 1986; 35(1):17-29.

Institute for Healthcare Improvement. 5 Million Lives Campaign. Getting Started Kit: Reduce Surgical Complications How--to Guide. Cambridge, MA: Institute for Healthcare Improvement, 2008. Disponível em: www.ihi.org. Acesso em: 1 nov. 2014.

Institute of Medicine. Crossing the quality chasm: a new health system for the twenty-first century. Washington, DC: National Academies Press, 2001.

Institute of Medicine. Statement on Quality of Care. Donaldson MS, ed. Washington, DC: National Academies Press; 1998.

Institute of Medicine. To Err Is Human: Building a Safer Health System. Kohn LT, Corrigan JM, Donaldson MS, eds. Washington, DC: National Academies Press, 2000.

Kamp-Hopmans TE, Blok HE, Troelstra A et al. Surveillance for hospital-acquired infections on surgical wards in a Dutch university hospital. Infect Control Hosp Epidemiol 2003; 24(8):584-90.

Kaoutar B, Joly C, L'Hériteau F et al. Nosocomial infections and hospital mortality: a multicentre epidemiological study. J Hosp Infect 2004; 58(4):268-75.

Kasatpibal N, Thongpiyapoom S, Narong MN, Suwalak N, Jamulitrat S. Extra charge and extra length of postoperative stay attributable to surgical site infection in six selected operations. J Med Assoc Thai 2005; 88(8):1083-91.

Khuri SF, Daley J, Henderson W et al. The Department of Veterans Affairs' NSQIP. The first national, validated, outcome--based, risk-adjusted and peer-controlled program for the measurement and enhancement of the quality of surgical care. Ann Surg 1998; 228(4):491-507.

Khuri SF, Daley J, Henderson WG. The comparative assessment and improvement of quality of surgical care in the Department of Veterans Affairs. Arch Surg 2002; 137(1):20-7.

Khuri SF, Daley J, Henderson WG. The comparative assessment and improvement of quality of surgical care in the Department of Veterans Affairs. Arch Surg 2002; 137(1):20-7.

Khuri SF, Henderson WG, Daley J et al. Successful implementation of the Department of Veterans Affairs' National Surgical Quality Improvement Program in the private sector: the Patient Safety in Surgery study. Ann Surg 2008; 248(2):329-36.

Kirkland KB, Briggs JP, Trivette SL, Wilkinson WE, Sexton DJ. The impact of surgical-site infection in the 1990s: attributable mortality, excess length of hospitalization and extra costs. Infect Control Hosp Epidemiol 1999; 20(11):725-30.

Klavs I, Bufon Luznik T, Skerl M et al. Slovenian Hospital-Acquired Study Group. Prevalence of and risk factors for hospital--acquired infections in Slovenia-results of the first national survey, 2001. J Hosp Infect 2003; 54(2):149-57.

Klevens RM, Edwards JR, Richards CL Jr et al. Estimating health care-associated infections and deaths in U.S. hospitals, 2002. Public Health Rep 2007; 122(2):160-6.

Lanini S, Jarvis WR, Nicastri E et al. Healthcare-associated infection in Italy: annual point-prevalence surveys, 2002-2004. Infect Control Hosp Epidemiol 2009; 30(7):659-65.

Larson E, Oram LF, Hedrick E. Nosocomial infection rates as an indicator of quality. Med Care 1988; 26(7):676-84.

Leape LL. Reporting of adverse events. N Engl J Med 2002; 347(20):1633-8.

Lyytikäinen O, Kanerva M, Agthe N, Möttönen T, Ruutu P; Finnish Prevalence Survey Study Group. Healthcare-associated infections in Finnish acute care hospitals: a national prevalence survey, 2005. J Hosp Infect 2008; 69(3):288-94.

Malpiedi PJ, Peterson KD, Soe MM et al. 2011 National and State Healthcare-Associated Infection Standardized Infection Ratio Report. Published February 11, 2013. Disponível em: http://www.cdc.gov/hai/pdfs/SIR/SIR-Report_02_07_2013. pdf. Acesso em: 12 out. 2014.

Mangram AJ, Horan TC, Pearson ML, Silver LC, Jarvis WR; the HICPAC. Guideline for the prevention of surgical site infection, 1999. Infect Control Hosp Epidemiol 1999; 20(4):247-80.

Martone WJ, Jarvis WR, Culver DH, Haley RW. Incidence and nature of endemic and epidemic nosocomial infections. In: Bennett JV, Brachman PS. (eds.). Hospital infections. 4. ed. Philadelphia: Lippincott Williams & Wilkins, 1998:577-96.

McKibben L, Horan TC, Tokars JI et al.; the Healthcare Infection Control Practices Advisory Committee. Guidance on public reporting of healthcare-associated infections: recommendations of the Healthcare Infection Control Practices Advisory Committee. Infect Control Hosp Epidemiol 2005; 26(6):580-7.

Medeiros AC, Aires-Neto T, Azevedo GD, Vilar MJ, Pinheiro LA, Brandão-Neto J. Surgical site infection in a University Hospital in Northeast Brazil. Braz J Infect Dis 2005; 9(4):310-4.

Monge Jodra V, Sainz de Los Terreros Soler L, Diaz-Agero Perez C, Saa Requejo CM, Plana Farras N. Excess length of stay attributable to surgical site infection following hip replacement: a nested case-control study. Infect Control Hosp Epidemiol 2006; 27(12):1299-303.

Mu Y, Edwards JR, Horan TC, Berrios-Torres SI, Fridkin SK. Improving risk-adjusted measures of surgical site infection for the National Healthcare Safety Network. Infect Control Hosp Epidemiol 2011; 32(10):970-86.

Munday GS, Deveaux P, Roberts H, Fry DE, Polk HC. Impact of implementation of the Surgical Care Improvement Project and future strategies for improving quality in surgery. Am J Surg 2014 Jul 1. pii: S0002-9610(14)00279-7.

National Healthcare Safety Network. Surgical Site Infection (SSI) Event. Atlanta: Centers for Disease Control and Prevention, 2013. Disponível em: http://www.cdc.gov/nhsn/PDFs/pscManual/9pscSSIcurrent.pdf. Acesso em: 20 out. 2014.

National Institute for Health and Clinical Excellence (NICE). Surgical Site Infection: Prevention and Treatment of Surgical Site Infection. London: NICE, 2008. Disponível em: https://www.nice.org.uk/guidance/cg74. Acesso em: 26 out. 2014.

National Institute for Health and Clinical Excellence (NICE). Surgical Site Infection: Evidence Update June 2013. A summary of selected new evidence relevant to NICE clinical guideline 74 'Prevention and treatment of surgical site infection' (2008). London: NICE, 2013. Disponível em: https://www.evidence.nhs.uk/evidence-update-43. Acesso em: 26 out. 2014.

National Nosocomial Infections Surveillance (NNIS) System Report, data summary from January 1992 through June 2004, issued October 2004. Am J Infect Control 2004; 32(8):470-85.

National Nosocomial Infections Surveillance (NNIS) System. National Nosocomial Infections Surveillance (NNIS) System semiannual report, May 1995. Am J Infect Control 1995; 23(6):377-85.

O'Connor GT, Plume SK, Olmstead EM et al. A regional intervention to improve the hospital mortality associated with coronary artery bypass graft surgery. The Northern New England Cardiovascular Disease Study Group. JAMA 1996; 275(11):841-6.

OMS. Lista de verificação de segurança cirúrgica. Disponível em: http://proqualis.net/sites/proqualis.net/files/2169_Chelist. pdf. Acesso em: 15. nov. 2014.

Pellizzer G, Mantoan P, Timillero L et al. Prevalence and risk factors for nosocomial infections in hospitals of the Veneto region, north-eastern Italy. Infection 2008; 36(2):112-9.

Perencevich EN, Sands KE, Cosgrove SE, Guadagnoli E, Meara E, Platt R. Health and economic impact of surgical site infections diagnosed after hospital discharge. Emerg Infect Dis 2003; 9(2):196-203.

Pittet D, Allegranzi B, Boyce J. The World Health Organization Guidelines on Hand Hygiene in Health Care and their consensus recommendations. Infect Control Hosp Epidemiol 2009; 30(7):611-22.

Plowman R, Graves N, Griffin MA et al. The rate and cost of hospital-acquired infections occurring in patients admitted to selected specialties of a district general hospital on England and the national burden imposed. J Hosp Infect 2001; 47(3):198-209.

Reilly J, Allardice G, Bruce J, Hill R, McCoubrey J. Procedure-specific surgical site infection rates and postdischarge surveillance in Scotland. Infect Control Hosp Epidemiol 2006; 27(12):1318-23.

Reilly J, Twaddle S, McIntosh J, Kean L. An economic analysis of surgical wound infection. J Hosp Infect 2001; 49(4):245-9.

Reilly JS, Baird D, Hill R. The importance of definitions and methods in surgical wound infection audit. J Hosp Infect 2001; 47(1):64-6.

Rezende EM, Couto BR, Starling CE, Módena CM. Prevalence of nosocomial infections in general hospitals in Belo Horizonte. Infect Control Hosp Epidemiol 1998; 19(11):872-6.

Roy MC, Perl TM. Basics of surgical-site infection surveillance. Infect Control Hosp Epidemiol 1997; 18(9):659-68.

Sands K, Vineyard G, Platt R. Surgical site infection occurring after hospital discharge. J Infect Dis 1996; 173(4):963-70.

Sax H, Pittet D. The Swiss-NOSO Network. Interhospital differences in nosocomial infection rates: importance of case-mix adjustment. Arch Intern Med 2002; 162(21):2437-42.

Schulgen G, Kropec A, Kappstein I, Daschner F, Schumacher M. Estimation of extra hospital stay attributable to nosocomial infections: heterogeneity and timing of events. J Clin Epidemiol 2000; 53(4):409-17.

Shekelle PG, Wachter RM, Pronovost PJ et al. Making Health Care Safer II: An Updated Critical Analysis of the Evidence for Patient Safety Practices. Comparative Effectiveness Review No. 211. AHRQ Publication No. 13-E001-EF. Rockville, MD: Agency for Healthcare Research and Quality. March 2013. Disponível em: http://www.ahrq.gov/research/findings/evidence-based-reports/services/quality/ptsafetyII-full.pdf. Acesso em: 16 nov. 2014.

Smyth ET, McIlvenny G, Enstone JE et al. Four country healthcare associated infection prevalence survey 2006: overview of the results. J Hosp Infect 2008; 69(3):230-48.

Starling CEF, Couto BRG, Pinheiro SMC. Applying the Centers for Disease Control and Prevention and National Nosocomial Infections Surveillance system methods in Brazilian hospitals. Am J Infect Control 1997; 25(4):303-11.

Stulberg JJ, Delaney CP, Neuhauser DV, Aron DC, Fu P, Koroukian SM. Adherence to surgical care improvement project measures and the association with postoperative infections. JAMA 2010; 303(24):2479-85.

Teutsch SM, Thacker SB. Planning a public health surveillance system. Epidemiol Bull 1995; 16(1):1-6.

The Joint Commission. Specifications Manual for National Hospital Inpatient Quality Measures. [Version 4.3b, 4/30/2014]. Disponível em: http://www.jointcommission.org/specifications_manual_for_national_hospital_inpatient_quality_measures.aspx. Acesso em: 1 nov. 2014.

Tokars JI, Richards C, Andrus M et al. The changing face of surveillance for health care-associated infections. Clin Infect Dis 2004; 39(9):1347-52.

Umscheid CA, Mitchell MD, Agarwal R, Williams K, Brennan PJ. Mortality from reasonably-preventable hospital-acquired infections. 2008. Disponível em: <http://www.shea-online.org/Assets/files/0408_Penn_Study.pdf>. Acesso em: 10 out. 2014.

Umscheid CA, Mitchell MD, Doshi JA, Agarwal R, Williams K, Brennan PJ. Estimating the proportion of healthcare-associated infections that are reasonably preventable and the related mortality and costs. Infect Control Hosp Epidemiol 2011; 32(2):101-14.

van Rijen M, Bonten M, Wenzel R, Kluytmans J. Mupirocin ointment for preventing Staphylococcus aureus infections in nasal carriers. Cochrane Database Syst Rev 2008; (4):CD006216.

Vandenbroucke-Grauls C, Schultsz C. Surveillance in infection control: are we making progress? Curr Opin Infect Dis 2002; 15(4):415-9.

Vegas A, Jodra VM, García ML. Nosocomial infection in surgery wards: a controlled study of increased duration of hospital stays and direct costs of hospitalization. Eur J Epidemiol 1993; 9(5):504-10.

Villas Bôas PJ, Ruiz T. Ocorrência de infecção hospitalar em idosos internados em hospital universitário. Rev Saude Publica 2004; 38(3):372-8.

Wagner MB, da Silva NB, Vinciprova AR, Becker AB, Burtet LM, Hall AJ. Hospital-acquired infections among surgical patients in a Brazilian hospital. J Hosp Infect 1997; 35(4):277-85.

Weber WP, Zwahlen M, Reck S et al. Economic burden of surgical site infections at a European university hospital. Infect Control Hosp Epidemiol 2008; 29(7):623-9.

Whitehouse JD, Friedman ND, Kirkland KB, Richardson WJ, Sexton DJ. The impact of surgical-site infections following orthopedic surgery at a community hospital and a university hospital: adverse quality of life, excess length of stay and extra cost. Infect Control Hosp Epidemiol 2002; 23(4):183-9.

Wilson J, Ramboer I, Suetens C; HELICS-SSI working group. Hospitals in Europe Link for Infection Control through Surveillance (HELICS). Inter-country comparison of rates of surgical site infection – opportunities and limitations. J Hosp Infect 2007; 65(Suppl 2):S165-170.

Wong ES, Rupp ME, Mermel L et al. Public disclosure of healthcare associated infections: the role of the Society for Healthcare Epidemiology of America. Infect Control Hosp Epidemiol 2005; 26(2):210-2.

Zimlichman E, Henderson D, Tamir O et al. Health care–associated infections: a meta-analysis of costs and financial impact on the US health care system. JAMA Intern Med 2013; 173(22):2039-46.

Prevenção de Eventos Adversos Associados à Assistência em Serviços e Populações Especiais

CAPÍTULO 27

Procedimentos Anestesiológicos

Tania Moreira Grillo Pedrosa

INTRODUÇÃO

Em 2011, a American Society of Anesthesiologists (ASA) publicou a terceira edição de suas Recomendações para Controle de Infecção para a Prática Anestesiológica (Recommendations for Infection Control for the Practice of Anesthesiology – 3rd edition). Com base nesse documento, serão discutidos a contribuição e o impacto dos procedimentos anestesiológicos na ocorrência e prevenção das infecções relacionadas com a assistência (IRA).

O ambiente cirúrgico congrega diversos aspectos que agem como fatores de risco para a ocorrência de IRA (p. ex., preparo inadequado das equipes multiprofissionais e do campo operatório; imunossupressão do paciente; falhas no uso e reúso de equipamentos e insumos; profilaxia antimicrobiana incorreta; higienização ambiental, entre outros).

Este fato, combinado à evidência de que a anestesia geral está associada à imunossupressão, sugere que a prática anestésica em seu ambiente intraoperatório poderia ter participação na ocorrência de IRA. O ambiente intraoperatório inclui tanto as partículas aerossolizadas como os equipamentos e insumos utilizados na área de trabalho do anestesista.

O mecanismo pelo qual esses fatores desencadeariam IRA ainda não estava bem elucidado. Entretanto, era alta a probabilidade de contaminação do paciente durante a prática anestésica devido ao rápido cuidado com o paciente, associado ao contato frequente com fontes potenciais de transmissão bacteriana. Essa lacuna de evidências objetivas levou à crença de que a área de trabalho do anestesista e a prática anestésica não contribuíam para as IRA ou para a disseminação de microrganismos multirresistentes.

Contudo, no estudo de Loftus e cols. (2008) ficou definitivamente demonstrado que microrganismos multirresistentes são efetivamente disseminados durante os procedimentos anestesiológicos tanto para a área de trabalho do anestesista como para os sistemas de infusão e injeção endovenosa, em especial para as conexões. A área de trabalho do anestesista torna-se significativamente colonizada por microrganismos patogênicos, incluindo enterococo resistente à vancomicina (VRE), em até 4 minutos. A transmissão precoce desses microrganismos, tanto diretamente para o paciente como para os sistemas de injeção, ocorre secundariamente à contaminação das mãos do anestesista após a indução anestésica.

Um achado muito interessante no trabalho de Loftus e cols. (2008) foi a identificação de mortalidade pós-operatória aumentada no grupo de pacientes que apresentaram os sistemas de infusão e injeção contaminados durante o procedimento anestesiológico.

Outra complicação infecciosa relacionada com a prática anestésica é a contaminação pós-inserção de cateteres epidurais usados para analgesia pós-operatória ou para anestesia regional. *Staphylococcus* coagulase-negativo é a bactéria infectante mais comum. À semelhança dos cateteres vasculares centrais, a via mais comum de colonização de cateter epidural consiste na migração bacteriana ao longo do pertuito formado pelo cateter a partir da porta de entrada na pele. Desse modo, a garantia de esterilidade da pele em torno do sítio de inserção, mediante a aderência estrita às práticas assépticas, é fator crítico para a prevenção de complicações infecciosas graves e com risco de morte, como meningite bacteriana secundária à baixa aderência às medidas preventivas.

Em 2008, o governo norte-americano divulgou o Plano de Ação para Prevenção de IRA, estabelecendo metas para redução dessas complicações. Os eventos infecciosos nos quais os anestesiologistas exercem papel fundamental são:

- Infecções por *Staphylococcus aureus* resistente à meticilina (MRSA).
- Infecção de sítio cirúrgico.
- Infecções primárias de corrente sanguínea associadas ao cateter vascular central.
- Pneumonia associada à ventilação mecânica.
- Adesão às práticas de inserção de acessos centrais.

Esse plano é avaliado e revisado regularmente. Em 2010 foram incluídas recomendações para vacinação dos trabalhadores na área da saúde, e continuamente são feitas atualizações das recomendações das práticas de prevenção desses eventos infecciosos.

Este capítulo explora com mais detalhes as especificidades da área da anestesiologia. O leitor é convidado a dirigir-se aos capítulos que abordam os aspectos gerais de prevenção de IRA e que são integralmente aplicáveis aos procedimentos anestesiológicos:

- Processamento de materiais médico-hospitalares.
- Higienização das mãos.
- Prevenção da disseminação de microrganismos multidroga-resistentes.
- Prevenção de pneumonia associada à ventilação mecânica.
- Prevenção de infecção associada ao cateter vascular central.
- Prevenção de infecção de sítio cirúrgico.

PREVENÇÃO DA OCORRÊNCIA DE INFECÇÃO RELACIONADA COM A ASSISTÊNCIA

Higienização das mãos

As bases da higienização das mãos são discutidas no Capítulo 7.

Pontos críticos para a prática anestésica (ASA Task Force on Infection Control)

Evidências recentes sugerem uma correlação direta entre contaminação das superfícies ambientais da sala operatória e culturas positivas da luz interna das conexões e circuitos de infusão endovenosa. Pacientes com cultura positiva das conexões para injeção apresentam maior incidência de infecção e mortalidade pós-operatórias. Culturas positivas são mais comuns na válvula limitadora de ajuste de pressão (APL) e no *dial* do agente anestésico.

A intensificação da higienização das mãos dos anestesistas de 0,15 vez/h para 7 a 8 vezes/h resulta em redução da contaminação das conexões de 32,8% para 7,5%. O uso de luvas não substitui a higienização das mãos.

Prevenção de contaminação de medicamentos e fluidos

Pontos críticos para a prática anestésica (ASA Task Force on Infection Control)

Práticas para injeção segura – Recomendações

1. Técnica asséptica:
   a. Usar técnica asséptica para evitar contaminação no equipamento estéril de injeção (*Categoria IA*).

2. Seringas, agulhas e cânulas:
   a. Não administrar medicações de uma seringa para múltiplos pacientes, mesmo que a agulha ou cânula da seringa seja trocada.
   b. Agulhas, cânulas e seringas são estéreis, itens de uso único.
      i. Não reutilizar para nenhum outro paciente ou para aspirar medicamento ou solução (*Categoria IA*).
3. Frascos de dose única:
   a. Usar frascos de dose única em lugar de múltiplas doses para medicação parenteral sempre que possível.
   b. Não administrar medicação de frascos de dose única ou ampolas para múltiplos pacientes nem manter o conteúdo residual para administração posterior (*Categoria IA*).
4. Frascos de múltiplas doses:
   a. Se frascos de múltiplas doses forem utilizados:
      i. Tanto a agulha ou cânula como a seringa utilizadas para o acesso do frasco de múltiplas doses devem ser estéreis.
   b. Não estocar frascos de múltiplas doses para uso em múltiplos pacientes na área imediata de tratamento (sala de cirurgia ou de procedimentos onde anestesia é realizada e qualquer carro de medicação anestésica é utilizado).
      i. Estocar de acordo com as recomendações do fabricante.
      ii. Descartar se a esterilidade for comprometida ou questionável (*Categoria IA*).
5. Fluidos de infusão e conjunto de administração (p. ex., bolsas de infusão endovenosa, equipos, conectores):
   a. Usar para apenas um paciente e descartar corretamente após o uso.
   b. Considerar uma seringa ou agulha/cânula contaminada assim que tiver sido utilizada para penetrar ou conectar ao sistema de infusão endovenoso ou conjunto de administração.
   c. Não usar bolsas de solução endovenosa como fonte comum para múltiplos pacientes (*Categoria IB*).

Medicação e fluidos utilizados na área imediata de tratamento

- Seguir as recomendações de práticas de injeção seguras.
- Usar técnica asséptica e higienização de mãos.
- Todos os medicamentos e fluidos são de uso para um único paciente (incluindo: frascos de dose única, frascos de múltiplas doses, ampolas, seringas, bolsas, substâncias controladas).
- Usar técnica asséptica, incluindo uso de álcool ou desinfetante apropriado, para limpar a borracha dos frascos antes de perfurá-la.
- Limpar o pescoço das ampolas de vidro com álcool e deixar secar antes de abrir.
- Quando qualquer frasco ou solução são acessados, tanto a seringa como a agulha/cânula devem estar estéreis.
- É necessário adotar precauções de segurança de dupla camada (*double layer of safety precautions*): (1) usar seringa e agulha/cânula estéreis cada vez que medicação ou solução é aspirada e (2) não usar medicação ou solução para múltiplos pacientes na área imediata de tratamento. O CDC determina especificamente que os prestadores de assistência à saúde nunca devem reutilizar uma agulha ou seringa entre um paciente e outro para aspirar medicação de frasco. Seringas, agulhas e cânulas são estéreis e de uso único, e não devem ser reutilizadas para acessar medicação ou solução.
- Se uma medicação (ou solução) não estiver disponível na forma de dose única e um frasco de múltiplas doses tiver de ser utilizado (p. ex., neostigmina, succinilcolina), descartar o frasco de múltiplas doses após uso único no paciente.
- As seringas devem ser encapadas quando não estiverem em uso.

- Descartar todos os frascos utilizados ou abertos até o fim do procedimento anestésico. Exceção: bolsas/frascos conectados ao acesso vascular do paciente.
- Ampolas de dose única abertas devem ser imediatamente descartadas e não devem ser armazenadas por qualquer período de tempo.
- Descartar agulhas/seringas usadas em recipiente próximo para perfurocortantes logo após o uso ou até o fim do procedimento anestésico.
- Armazenar seringas, agulhas e insumos relacionados que não tiverem sido utilizados em área limpa para evitar contaminação cruzada de insumos utilizados.
- Armazenar medicações e soluções de acordo com as recomendações do fabricante e descartar se a esterilidade estiver comprometida.

Prevenção de infecção de sítio cirúrgico

As bases da prevenção de infecção de sítio cirúrgico são discutidas no Capítulo 26.

Pontos críticos para a prática anestésica (ASA Task Force on Infection Control)

- Paramentação:
  - **Recomendação:** usar máscara cirúrgica cobrindo nariz e boca e gorro/capuz cobrindo completamente os cabelos, sempre que estiver no ambiente cirúrgico com material estéril aberto e durante todo o procedimento cirúrgico.
  - **Bases:** a cobertura de mucosas e pelos é fundamental como barreira contra a disseminação de microrganismos da flora colonizadora da equipe assistencial.
- Assepsia e técnica cirúrgica:
  - **Recomendação:** aderir aos princípios de assepsia quando implantar dispositivos intravasculares e cateteres espinhais ou epidurais, ou quando administrar soluções endovenosas.
  - **Bases:** rigorosa aderência à técnica asséptica é a base para a prevenção de infecção de sítio cirúrgico. A equipe de anestesia tem sido identificada como fonte de microrganismos em infecções de sítio cirúrgico. Falta de aderência aos princípios de assepsia, incluindo reúso de seringas, bombas de infusão contaminadas e anestésicos endovenosos contaminados, tem sido associada a infecções pós-operatórias, incluindo as do sítio cirúrgico (veja itens anteriores: higienização das mãos e práticas seguras de injeção de medicamentos).
- Normotermia:
  - **Recomendação:** manter o paciente normotérmico.
  - **Bases:** hipotermia (temperatura central < 36°C) tem sido associada a aumento do risco de infecção de sítio cirúrgico devido a vasoconstrição, baixa oferta de oxigênio para a ferida operatória e função fagocítica leucocitária comprometida.

Prevenção de infecção associada ao cateter vascular central

As bases da prevenção de infecção associada ao cateter vascular central são discutidas no Capítulo 25. O documento ASA Task Force on Infection Control não traz pontos críticos diferenciados para a prática anestésica.

Prevenção de pneumonia associada à ventilação mecânica

As bases da prevenção de pneumonia associada à ventilação mecânica são discutidas no Capítulo 23. O documento ASA Task Force on Infection Control não traz pontos críticos diferenciados para a prática anestésica.

Prevenção de infecção associada aos procedimentos neuroaxiais

Embora raras, as complicações infecciosas da anestesia neuroaxial (particularmente abscesso epidural e meningite) podem ter consequências catastróficas. A incidência estimada de abscesso epidural é de 1 para 145 mil, estando principalmente associada à anestesia epidural, enquanto a ocorrência de meningite varia de 0,2 a 1,3 a cada 10 mil procedimentos e está mais associada à punção lombar.

Os agentes etiológicos mais comuns nas infecções neuroaxiais pós-anestésicas são os estreptococos *viridans* (49%). Espécies de *Staphylococcus*, *Pseudomonas* e *Enterococcus* foram identificadas em 11% dos casos, e nos 40% restantes não houve identificação de microrganismos.

A meningite pós-punção lombar se manifesta entre 6 e 36 horas após o procedimento, usualmente se apresentando por meio de intensa cefaleia, que pode ser confundida com eventos de menor gravidade, como a cefaleia pós-raquianestesia, mas evolui rapidamente para rigidez de nuca, febre, náusea, vômito, confusão mental e letargia. A morte pode ocorrer em até 24 horas.

As complicações infecciosas após anestesia epidural podem ter tempo diferenciado para a manifestação clínica, que usualmente se apresenta secundariamente à disseminação axial e à compressão da medula espinhal: febre, dor lombar irradiada, parestesia e paralisia.

As bases da prevenção de infecção neuroaxial são exatamente as mesmas para prevenção dos demais sítios de infecção, no que se refere às técnicas assépticas, à higienização das mãos ao uso seguro de medicações injetáveis.

Pontos críticos para a prática anestésica (ASA Task Force on Infection Control)

Técnica asséptica deve ser sempre utilizada em procedimentos neuroaxiais e inclui:

- Remoção de joias e bijuterias.
- Higienização das mãos antes do procedimento e imediatamente após.
- Usar gorro, máscara cirúrgica (que deve ser trocada a cada 15 minutos) e luvas estéreis (não há recomendação para uso de aventais estéreis).
- Usar *kits* individuais para preparo da pele do paciente (preferencialmente clorexidina ou solução alcóolica).
- Usar campo estéril e realizar curativo oclusivo estéril no sítio de inserção do cateter.
- Retirar o cateter o mais breve possível, assim que não houver mais indicação de uso (não há definição do prazo máximo de segurança para permanência do cateter).

Prevenção da transmissão de microrganismos multidroga-resistentes

As bases da prevenção de transmissão de microrganismos são discutidas no Capítulo 6. O documento ASA Task Force on Infection Control não traz pontos críticos diferenciados para a prática anestésica.

Considerações para pacientes pediátricos

- Atenção a potenciais efeitos tóxicos ou lesivos da absorção de antissépticos pela pele do neonato. Soluções alcoólicas podem causar queimaduras e as iodadas podem determinar supressão da tireoide. Portanto, devem se evitadas nessa faixa etária.
- Pacientes portadores de fibrose cística são usualmente colonizados por *Staphylococcus aureus*, *Haemophilus influenza* e *Pseudomonas aeruginosa*. No entanto, *Burkholderia cepacia complex*, *Stenotrophomonas maltophilia*, *Achromobacter xylosoxidans*, *Aspergillus*, micobactérias não tuberculosas e vírus respiratórios são outros importantes patógenos.
- Portanto, as recomendações de precauções de contato e gotículas devem ser adotadas desde a admissão até a alta desse grupo de pacientes.
- A recuperação pós-anestésica deve ser feita preferencialmente em quarto individual.
- Trata-se da faixa etária com maior chance de apresentar doenças infectocontagiosas, como varicela-zóster, sarampo e *pertussis*.
- Evitar realizar cirurgias eletivas na vigência de um desses quadros infecciosos.
- Em caso de urgência, aplicar as recomendações de isolamento e precauções estabelecidas no Capítulo 8.

Desinfecção de equipamentos

As bases para reprocessamento de material médico-hospitalar são discutidas no Capítulo 15. O documento ASA Task Force on Infection Control não traz pontos críticos diferenciados para a prática anestésica.

PREVENÇÃO DA TRANSMISSÃO OCUPACIONAL DE INFECÇÕES AOS ANESTESIOLOGISTAS

O Capítulo 37, *Prevenção das infecções nosocomiais ocupacionais*, aborda em detalhes a prevenção da transmissão ocupacional de infecções aos trabalhadores da área da saúde, assim como as medidas a serem adotadas após a exposição.

Referências

Couto RC, Pedrosa TMG. Infecção relacionada à assistência (infecção hospitalar) e outras complicações não infecciosas: rotinas e procedimentos. 3. ed. Rio de Janeiro: MedBook, 2012.

Loftus RW, Koff MD, Burchman CC et al. Transmission of pathogenic bacterial organisms in the anesthesia work area. Anesthesiology 2008; 109:399-40.

Stackhouse RA, Beers R, Brown D et al. Recommendations for Infection Control for the Practice of Anesthesiology. ASA Committee on Occupational Health Task Force on Infection Control. 3. ed. 2011.

CAPÍTULO 28

Terapia Intensiva de Adultos

Nilton Brandão da Silva
Maria de Lourdes Ravanello

INTRODUÇÃO

As unidades de tratamento intensivo (UTI) são desenvolvidas para o atendimento dos pacientes criticamente doentes por meio do suporte clínico e tecnológico de vida, organizado pelo trabalho em equipe multidisciplinar na execução prática de uma medicina de alta complexidade e dinâmica. Nesse contexto, as UTI representam, hoje, de 10% a 15% dos leitos hospitalares, cuja demanda irá aumentar progressivamente nas próximas décadas, correspondente a uma tendência também crescente na complexidade dos pacientes internados em hospitais. As UTI caracterizam-se pela alta especialização e tecnologia sofisticada, com manutenção dispendiosa, que devem ser direcionadas aos pacientes com possibilidade de recuperação e não àqueles com doenças terminais. As UTI, por outro lado, são essenciais para viabilizar a execução de procedimentos médicos sofisticados, como as cirurgias de grande porte, intervenções hemodinâmicas invasivas em pacientes de alto risco e transplantes de órgãos.

No entanto, como decorrência natural da assistência intensiva aos pacientes mais graves, aumenta também a probabilidade de eventos adversos importantes, como as iatrogenias e as infecções nosocomiais. As infecções são as complicações mais prevalentes nos pacientes internados em UTI e contabilizam 20% a 30% de todos os casos hospitalares. Os pacientes graves, além de mais vulneráveis intrinsecamente à infecção, são frequentemente expostos a fatores que agridem os sistemas e mecanismos de defesa naturais do organismo, como os procedimentos invasivos e cirúrgicos, as medicações imunossupressoras, além do uso intenso de antimicrobianos, que modificam a flora bacteriana comensal residente.

Na fisiopatogenia dessas infecções, o evento inicial preponderante é a colonização bacteriana dos epitélios orgânicos e das próteses invasivas de monitorização e manejo clínico que, nas UTI, ocorrerá preferentemente com patógenos selecionados e resistentes a partir de reservatórios endógenos e exógenos, o que influirá no tipo e no prognóstico da(s) infecção(ões) subsequente(s).

Os fatores de risco mais importantes para a infecção hospitalar foram identificados na década de 1970/1980 pelo estudo SENIC (*Study on the Efficacy of Nosocomial Infection Control*), conduzido pelo Centers for Disease Control (CDC), onde foram estabelecidas as atuais estratégias e as medidas de controle preventivo.

Infecção e sepse são problemas persistentes em UTI, associados a alta morbi/mortalidade e elevados custos hospitalares. Embora estudos randomizados, controlados e novas terapias potenciais sejam vitais para a indicação de opções terapêuticas avançadas, o desenvolvimento de respostas efetivas ao problema da infecção e da sepse sempre recai na avaliabilidade de dados epidemiológicos suficientes e atualizados sobre a incidência da doença, os tipos de pacientes afetados e as características específicas das doenças, assim como os tipos de agentes causadores e os desfechos clínicos. Essas informações contribuem para conhecimento do impacto da infecção e auxiliam o desenvolvimento de políticas locais e internacionais para diagnóstico e tratamento que facilitem a alocação de recursos adequados e apropriados e a realização de estudos intervencionistas.

EPIDEMIOLOGIA

A incidência de infecção nosocomial em pacientes de UTI varia conforme o tipo de unidade considerada e a população atendida. O Estudo Internacional sobre a Prevalência e os Desfechos de Infecções em UTI (EPIC II – *Extended Prevalence of Infection in Intensive Care*), publicado no JAMA em 2009, foi conduzido em 1.265 UTI de 75 países e incluiu 14.414 pacientes adultos. Foram avaliados dados epidemiológicos, demográficos, fisiológicos, bacteriológicos e terapêuticos de maneira ampla e abrangente, além da realidade recente de vários países. Na população avaliada, 7.087 pacientes (51%) foram considerados infectados e 71% estavam recebendo antibióticos. As infecções predominantes eram de origem respiratória (64%) e as culturas microbiológicas foram positivas em 70% dos casos, sendo 62% por bacilos gram-negativos, 47% por cocos gram-positivos e 19% por fungos.

Os pacientes com permanência prolongada na UTI apresentaram taxas maiores de infecção, especialmente em decorrência de patógenos resistentes (*Staphylococcus*, *Acinetobacter*, *Pseudomonas* e *Candida*). A taxa de mortalidade dos pacientes infectados foi duas vezes maior do que a dos não infectados (25% vs. 11%, respectivamente; p < 0,001). Do mesmo modo, a mortalidade hospitalar foi superior (33% vs. 15%) naqueles que adquiriram infecção, promovendo risco independente de mortalidade hospitalar em OR = 1,51 (IC95% = 1,36-1,68; p < 0,001). Um subestudo do EPIC II, sobre a prevalência da infecção somente nos pacientes das UTI brasileiras que participaram do estudo, incluiu 1.235 pacientes hospitalizados em 90 UTI brasileiras. No Brasil, 61,6% dos pacientes estavam infectados e 71,2% das infecções tinham o trato respiratório como principal topografia. Metade dos pacientes apresentou culturas positivas, com predominância de gram-negativos em 72% dos casos. A mortalidade na UTI foi de 28,4%, sendo maior entre os pacientes infectados (42%), contra somente 17% dos não infectados.

A presença de infecção contribui para o prolongamento do tempo de permanência e os custos em UTI. Os pacientes internados em UTI antes do dia do estudo apresentavam risco 5 a 10 vezes maior de adquirir infecção do que os de outras unidades gerais do hospital. Os motivos para o predomínio das infecções do trato respiratório estão relacionados com a gravidade da doença básica, a restrição dos pacientes no leito, o uso frequente de sedação e as alterações no estado de consciência, e os múltiplos procedimentos invasivos nas vias respiratórias. Surtos epidêmicos de infecção também são mais frequentes nessas unidades, representando até 75% dos casos de surtos hospitalares, segundo Pittet, em revisão da literatura em língua inglesa.

Vários outros fatores atuam como preditores independentes de mortalidade e precisam ser levados em consideração. A idade influencia, uma vez que cada vez mais pacientes idosos são internados no hospital e em UTI de adultos, onde a média de idade se situa em torno de 69 anos, dependendo do tipo de UTI (médico-cirúrgica, cirúrgica somente, cardiológica, trauma etc.). No estudo EPIC II, 5% dos pacientes tinham mais de 85 anos de idade, 19,8% estavam entre os 75 e os 84 anos e 57,4% tinham mais de 45 anos de idade. A mortalidade hospitalar foi significativamente mais elevada na grupo com mais de 85 anos, sendo este um fator independente de risco com infecção. Os demais fatores de risco associados a maior mortalidade em UTI estão listados na Tabela 28.1, retirada do estudo EPIC I.

Nas UTI brasileiras, na avaliação por análise multivariada, foram considerados fatores relevantes na predição de risco de infecção: cirurgia emergencial (OR = 2,89; IC95% = 1,72-4,86), ventilação mecânica (OR = 2,06; IC95% = 1,5-2,82) e escore SAPS II (OR = 1,04; IC95% = 1,03-1,06), e os fatores de risco preditores de mortalidade por infecção foram: classe funcional III/IV (OR = 3,0; IC95% = 1,51-5,98), ventilação mecânica (OR = 1,87; IC 95% = 1,19-2,95), cirrose (OR = 4,62; IC95% = 1,47-14,5), hemodiálise (OR = 1,98; IC95% = 1,05-3,75) e SAPS II (OR = 1,08; IC95% = 1,06-1,10).

Tabela 28.1 Fatores de risco com predição independente de mortalidade em UTI (estudo EPIC I)

Preditor	OR	IC 95%
Infecção da corrente circulatória	1,73	1,25 a 2,41
Pneumonia	1,91	1,60 a 2,29
Sepse clínica	3,75	1,71 a 7,18
APACHE II > 20	15,60	9,30 a 26,0
Permanência ≥ 21 dias	**2,52**	**1,99 a 3,18**
Idade > 70 anos	2,08	1,31 a 3,31
Câncer	1,48	1,23 a 1,79
Falência orgânica à admissão	1,68	1,45 a 19,5

QUESTÕES RELACIONADAS COM OS FATORES DE RISCO PARA INFECÇÃO EM UTI

1. **Gravidade da doença de base:** a gravidade da doença de base é sempre citada como fator importante, havendo uma contínua variação direta entre o grau de disfunção orgânica e o acometimento do sistema de defesas naturais, embora a disfunção orgânica isolada ou múltipla estabeleça maior vulnerabilidade para o desenvolvimento de complicações infecciosas. Entre os exemplos estão os pacientes urêmicos, ou os pacientes em choque circulatório e com má perfusão tecidual, o que favorece a adesão bacteriana aos epitélios e a colonização por bactérias resistentes e oportunistas, que irão causar infecção secundária à medida que o paciente não se estabiliza. A ocorrência de evento infeccioso aumenta a morbimortalidade do paciente com doença crítica e a resolução da infecção dependerá, também, da estabilização da doença de base. Os escores mais usados de predição da gravidade em UTI, como APACHE II e SAPS II e III, servem para caracterizar os substratos de pacientes que apresentam diferente comprometimento orgânico, mas ainda não foram suficientemente validados para estabelecer de maneira independente o risco infeccioso. Vários outros critérios têm sido apontados, como idade avançada do hospedeiro, estado de sedação prolongada, disfunção neurológica, grandes queimaduras, desnutrição e imunodepressão. Embora todos sejam a seu modo atuantes e citados em trabalhos individuais, são menos úteis quando considerados dentro de uma visão sistêmica e integrada de gravidade pois, além de atuarem separadamente, não foram suficientemente estudados para determinação do risco de infecção.
2. **Procedimentos invasivos:** os sistemas de monitorização e tratamento por meio de dispositivos invasivos, usados na maioria dos pacientes de UTI, criam condições ideais para colonização e posterior invasão dos microrganismos na intimidade dos tecidos. Segundo o estudo SENIC, a eficacia preventiva das medidas de controle de infecções recomendadas é maior quando dirigidas aos cuidados na instalação e manutenção dos procedimentos médicos invasivos, implicados na gênese de mais de 65% das infecções hospitalares em UTI. Assim, o cateterismo vesical é o principal fator de risco em 90% das infecções urinárias; os cateteres vasculares centrais originam risco de 1,9 a 4 vezes maior de infecção da corrente circulatória (OR = 4,6; IC95% = 3,12-6,81) e o uso da intubação traqueal e ventilação mecânica é responsável por 16% a 45% das pneumonias em UTI (OR = 1,75; IC95% = 1,51-2,03). A medicina moderna, não podendo prescindir desses procedimentos, deve adequar as indicações mais prudentes e judiciosas a seu emprego, além de aperfeiçoar os materiais, a técnica de instalação e os cuidados de manutenção.

3. **Tempo de permanência em UTI:** nos estudos EPIC I e II, a permanência foi considerada fator de risco independente (OR = 1,73; IC95% = 1,31-2,14), e o risco de infecção aumenta com o tempo de permanência na UTI, assim como o tempo de permanência maior em ventilação mecânica influencia o risco de pneumonia associada à ventilação mecânica (OR = 1,75; IC95% = 1,51-2,03). A permanência prolongada inclui outros fatores relacionados que, no entanto, não foram avaliados de maneira rigorosa, como aspectos relacionados com a estrutura física e organizacional das unidades, quadro funcional, qualidade do cuidado assistencial e a cultura de segurança do paciente, além da superlotação da unidade. Estudo de Sakr e cols. (2015) avaliou, em uma coorte internacional, a importância da relação numérica entre a enfermagem e o paciente, demonstrando seu impacto decisivo na incidência de infecções. Quanto maior a relação entre a enfermagem e o paciente (> 1:1,5), menor o risco de infecção.

4. **Uso excessivo e inapropriado de antibióticos:** este é um problema constante e de difícil controle em UTI. A perda da eficiência dos antimicrobianos tem levado à necessidade de impor medidas restritivas ao uso como modo de tentar minimizar o problema. A inadequação do uso dos antibióticos ocorre em mais de 50% das prescrições e é determinante na seleção de patógenos resistentes. Na UTI, os antibióticos são frequentemente iniciados antes da identificação da etiologia com agentes de largo espectro em combinação para início do tratamento empírico em casos de sepse. Em avaliação recente sobre a prescrição de antibióticos em nossa UTI (unidade médico-cirúrgica e corpo clínico aberto, dados pessoais), em um período de 8 meses, o uso foi empírico em 54,4% das vezes e orientado por etiologia somente em 27,8% dos casos. O uso empírico deriva de diversas causas, como dificuldade em evidenciar a etiologia em casos com "sepse clínica", atitude imediatista de prescrever antibióticos antes da obtenção de culturas em pacientes instáveis e falta de critérios na escolha do tratamento empírico. A inadequação na nossa avaliação, dentro de um critério mais rigoroso, atingiu até 66,4% das prescrições, como mostra a Tabela 28.2.

As infecções causadas por microrganismos resistentes aos esquemas iniciais de antibióticos, como *Staphylococcus aureus* resistente à meticilina (MRSA), enterococo resistente à vancomicina (VRE) e gram-negativos ESBL (produtores de betalactamase estendida), além de mais difíceis de tratar, aumentam a mortalidade e a permanência na UTI. O sucesso do controle da resistência depende de várias ações direcionadas para a observância das normas de controle de infecção, das orientações

Tabela 28.2 Avaliação do uso e adequação dos antibióticos em UTI (Hospital Moinhos de Vento, período jan-out 2000 – dados pessoais)

Modo de uso	Nº de casos	%
Empírico	49	54,4
Etiologia definida	25	27,8
Adequação		
Adequado	42	33,6
Inadequado	83	66,4
Causas de inadequação		
Escolha	44	52
Sem ajuste pós-teste	13	15
Dose/intervalo	9	15
Associação	8	10
Discordância com protocolos	5	6
Superinfecção	3	4
Duração	2	2

para evitar o uso inadequado de antibióticos e das medidas restritivas para uso de alguns fármacos, como cefalosporinas indutoras de ESBL, carbapenêmicos, quinolonas e vancomicina, liberados com a anuência do Controle de Infecções. Auxilia a divulgação periódica dos índices de resistência local aos antibióticos.

ETIOLOGIA

As UTI concentram em um único local do hospital os pacientes com ampla utilização de antibióticos, e considera-se que a pressão contínua e intensiva de antibióticos exerça forte influência para o desenvolvimento de resistência. Atualmente, os principais agentes etiológicos de infecções hospitalares em UTI são: MRSA, *Pseudomonas aeruginosa* resistente às quinolonas, VRE, bacilos aeróbios gram-negativos ESBL e *Candida* resistente ao fluconazol.

Os cocos gram-positivos exercem papel relevante nas infecções da corrente sanguínea, respondendo por 57% dos casos, e nas infecções cirúrgicas (39% dos casos). As taxas de resistência dos estafilococos coagulase-negativos à oxacilina aproximam-se de 70% e as dos MRSA, 50%. Os VRE têm incidência menor nos hospitais brasileiros (13% dos isolados), comparada à relatada em hospitais norte-americanos e europeus, possivelmente em virtude das conhecidas dificuldades na identificação correta por nossos laboratórios.

Os bacilos aeróbios gram-negativos são os principais agentes em 40% das infecções do trato respiratório e em mais de 80% das infecções do trato urinário, participando também nas infecções pós-operatórias abdominais e infecções da corrente sanguínea. A *P. aeruginosa* é o agente etiológico mais prevalente em infecções respiratórias, aparecendo também em infecções urinárias e cutâneas, com taxas de resistência à ceftazidima em torno de 25% das cepas e ao imipenem, em 20%. Logo a seguir estão o *Enterobacter* sp. e a *K. pneumoniae*, com taxas de resistência às cefalosporinas de terceira geração em torno de 40% das cepas.

As bactérias anaeróbias têm participação menor nas estatísticas, provavelmente pela dificuldade de isolamento, mas estão implicadas em infecções cavitárias intra-abdominais, pneumonias aspirativas e nas infecções mistas da pele e tecido celular subcutâneo, como abscessos e fasciítes necrosantes.

Os fungos, liderados pela *Candida* sp., estão relacionados, principalmente, com infecções da corrente sanguínea e com infecções mucocutâneas em pacientes imunossuprimidos, pacientes em uso continuado de antibióticos e naqueles que se utilizam de nutrição parenteral total. No estudo EPIC II, a prevalência de infecções da corrente circulatória por *Candida* foi de 6,9/1.000 pacientes, sendo a *C. albicans* a espécie preponderante em 70 de 99 casos. Os pacientes que desenvolveram infecção por *Candida* foram principalmente aqueles com tumores sólidos e com tempo maior de permanência na UTI (média de 33 [18 a 44] dias). Pacientes com infecções da corrente circulatória por *Candida*, em comparação com aquelas causadas por patógenos gram-positivos e gram-negativos, apresentaram taxas maiores de mortalidade (42,6%, 25,3% e 29,1%, respectivamente). Nesse estudo, a maioria dos casos de *Candida* era suscetível ao fluconazol, ao contrário dos casos causados por *Candida krusei* e *glabrata*, geralmente resistentes a esse antifúngico.

A Tabela 28.3 exibe a distribuição dos patógenos mais prevalentes dos quatro principais sítios de infecção em UTI (da década de 1980 até 2004) em dados obtidos por meio do NNISS, cuja distribuição não difere basicamente do que foi relatado em serviços brasileiros.

SEPSE – A GRANDE VILÃ DAS UTI

Responsável pela maiores taxas de morbimortalidade na UTI, a sepse pode ser definida como infecção grave, e até certo ponto associada à disfunção de órgãos, que atinge uma proporção grande de pacientes críticos e, mesmo observando-se que os desfechos clínicos têm melhorado nas últimas décadas, a mortalidade geral permanece acima de 20% a 30%, chegando a 40% quando o choque está presente.

Tabela 28.3 Distribuição dos agentes etiológicos de infecções em UTI por topografia (NNISS)

Corrente sanguínea

Patógenos	Nº	%
CoNS	8,432	33,5
S. aureus	3,381	13,4
Enterococcus sp.	3,161	12,8
C. albicans	1,467	5,8
Enterobacter sp.	1,301	5,2
Outros	7,410	29,3
Total	**25,152**	**100**

Pneumonia

Patógenos	Nº	%
P. aeruginosa	8,307	17,4
S. aureus	8,292	17,4
Enterobacter sp.	5,446	11,4
K. pneumoniae	3,195	6,7
H. influenzae	2,346	4,9
Outros	20,195	42,2
Total	**47,781**	**100,0**

Sítio cirúrgico

Patógenos	Nº	%
Enterococcus sp.	2,649	15,3
CoNS	2,190	12,6
S. aureus	1,951	11,2
P. aeruginosa	1,788	10,3
Enterobacter sp.	1,656	9,5
Outros	7,127	41,1
Total	**17,361**	**100**

ITU

Patógenos	Nº	%
E. coli	8,119	19,2
C. albicans	6,092	14,4
Enterococcus sp.	5,975	14,1
P. aeruginosa	4,757	11,2
K. pneumoniae	2,47	5,8
Outros	14,942	35,3
Total	**42,355**	**100**

CoNS: *Staphylococcus* coagulase-negativo; ITU: infecção do trato urinário.

Não existem tratamentos efetivos e específicos antissepse, e o manejo dos pacientes com sepse consiste em seu reconhecimento precoce, o que enseja a instituição de medidas terapêuticas rápidas e imediatas, incluindo a administração, tão precoce quanto possível, de antimicrobianos apropriados, identificação e controle do foco de infecção, quando possível, e em estratégias de "ressuscitação" volêmica com soluções e agentes vasoativos, quando indicados.

Terapias adicionais, como o uso de corticosteroides ou agentes imunomoduladores, têm papel ainda limitado e evidências fracas de eficácia. A estabilização hemodinâmica rápida e completa e o manejo apropriado precoce com antibióticos são medidas capazes de melhorar os desfechos clínicos.

A habilidade em diagnosticar de maneira acurada a sepse tão logo seja possível adquire importância fundamental, mesmo que no início seja difícil identificar o(s) agente(s) etiológico(s), visto que os exames laboratoriais são positivos em somente 50% dos casos. Uma ferramenta ainda usada para reconhecimento consiste nos critérios da síndrome da resposta inflamatória sistêmica (SIRS) através de sinais clínicos simples presentes desde o início, embora se questione sua especificidade, na medida em que muitos pacientes com doença crítica sem sepse apresentam os mesmos sinais de maneira estereotipada. Nesses casos, exames de imagem, biomarcadores de infecção e técnicas microbiológicas de identificação precoce têm sido pesquisados, mas ainda sem validação definitiva na prática, e muitas pesquisas têm sido realizadas na tentativa de facilitar o diagnóstico.

Talvez seja mais útil, atualmente, focar no reconhecimento da disfunção orgânica como maneira de valorizar o quadro clínico e sua gravidade, como, por exemplo: disfunção cardiovascular: hipotensão, aumento do lactato sérico; respiratória: hipoxemia, necessidade de oxigenoterapia; neurológica: desorientação, confusão mental; renal: oligúria, aumento da creatinina sérica; hematológica: plaquetopenia; hepática: icterícia, aumento da bilirrubina. Todos esses critérios são usados para estabelecer o escore SOFA (*Sequencial Organ Failure Assessment*), que quantifica a disfunção orgânica e a correlaciona à presença de bacteriemia na chegada, à probabilidade de morte e à resposta ao tratamento. Escores progressivos sugerem piora da condição clínica.

Em um esforço internacional pela redução da mortalidade relacionada com a sepse (*Survival Sepsis Campaign*), sociedades internacionais de medicina intensiva (CCS nos EUA e EISICM na Europa), apoiadas no Brasil pelo Latin American Sepsis Institute, desenvolveram esforços contínuos para conscientização e implementação de medidas e intervenções clínicas com base em evidências médicas, cuja aplicação tem contribuído para a melhoria dos desfechos clínicos. O número de estudos clínicos e experimentais sobrepuja o de qualquer outra patologia no momento, no sentido de engajar as pessoas encarregadas do atendimento aos pacientes (emergências médicas, UTI, unidades hospitalares e mesmo na atenção primária) no reconhecimento precoce da sepse e na adoção, desde o início, das medidas de manejo clínico para conter sua evolução.

CONTROLE E PREVENÇÃO DE INFECÇÕES

Observa-se, atualmente, o aumento da consciência e do conhecimento sobre os riscos intrínsecos associados à hospitalização. Sabe-se que, nos EUA, o risco de eventos graves (capazes de causar dano e morte) relacionados com a hospitalização pode representar de 40% ou 50% das 37 milhões de admissões, o que representa 14,8 a 15,8 milhões de eventos ao ano. Essa é uma questão não somente grave, mas epidemiologicamente muito relevante, porém nem sempre reconhecida pelos que trabalham em hospitais e clínicas de prestação de serviços médico-assistenciais.

A campanha internacional sobre a segurança do paciente, liderada pelo IHI (Institute of Helthcare Improvement) e pelas agências de acreditação hospitalar, cita como ponto mais relevante para avaliação da qualidade dos serviços hospitalares as ações que consistem em assegurar a prevenção e reduzir os eventos adversos graves, zelando pela segurança das ações assistenciais. Entre os riscos mais conhecidos e frequentes estão as infecções hospitalares, principalmente as infecções cirúrgicas, as respiratórias associadas à ventilação mecânica e as associadas ao uso de cateteres intravasculares, todas passíveis de prevenção. Nesse sentido, os grupos hospitalares mais importantes adotam a qualidade e segurança do paciente como missão e obrigação de todos os envolvidos na assistência e na manutenção da estrutura hospitalar. Essa conscientização demanda grande investimento na Cultura de Segurança como o objetivo principal de cada instituição.

Nesse contexto, as medidas tradicionais de prevenção, simples ou trabalhosas, permanecem como o eixo fundamental da estratégia de controle das infecções, devendo ser sobretudo incentivadas. As ações devem ser instituídas a partir do conhecimento dos dados gerados pelo processo de vigilância epidemiológica, adequando-as às necessidades específicas de cada caso ou característica do serviço.

No ambiente complexo das UTI, as ações preventivas de controle de infecção devem ser mais rigorosas, tendo em vista o tipo de paciente e a intensidade dos procedimentos de risco.

As medidas gerais básicas consistem em:

- **Vigilância epidemiológica:** é fundamental para o sucesso dos Programas de Controle de Infecção, pois permite identificar e compreender as infecções relacionadas com a assistência à saúde, detectar problemas a partir do aumento das taxas de infecção (taxas de infecções observadas/infecções esperadas) e monitorar a colonização bacteriana e os patógenos prevalentes, bem como investigar os surtos. Possibilita, ainda, a intervenção necessária com base nos dados obtidos. A vigilância eficiente necessita investimentos em pessoas habilitadas e envolve estrutura, método para coleta de dados, tabulação, análise e intervenção, com treinamento epidemiológico e conhecimento da literatura médica. Os critérios e os conceitos das infecções devem ser bem definidos e compreendidos pela equipe de saúde. A divulgação sistemática dos dados epidemiológicos locais e dos setores é o fator isolado mais efetivo para mudança de atitude e o conhecimento da realidade local. Por outro lado, motiva a equipe, o que resulta em maior adesão às medidas de controle e prevenção.

- **Higienização das mãos:** é a medida mais simples e menos dispendiosa para prevenir a propagação das infecções relacionadas com a assistência à saúde, especialmente a transmissão entre pacientes. Envolve a lavagem das mãos e a higienização antisséptica. Recomenda-se que as mãos sejam lavadas sempre que estiverem visivelmente sujas ou contaminadas com sangue e fluidos corporais, secreções, excreções, mucosas e pele não íntegra, ao iniciar o turno de trabalho, após ir ao banheiro, antes do preparo e manipulação de medicamentos e antes e após manipular o paciente e os equipamentos a ele conectados. Quando as mãos não estiverem visivelmente sujas, estará indicado o uso de preparação alcoólica. Constituem situações em que a higienização das mãos é obrigatória: antes e após contato com o paciente; antes de realizar procedimentos assistenciais e manipular dispositivos invasivos; após risco de exposição a fluidos corporais; ao mudar de um sítio corporal contaminado para outro limpo no cuidado ao paciente; após contato com objetos e superfícies próximas ao paciente; antes e após o uso de luvas. Por outro lado, antes de iniciar procedimentos invasivos, é sempre indicada a higienização das mãos com produto antisséptico.

  Segundo a OMS, é imprescindível a lavagem das mãos em cinco momentos, quais sejam: antes do contato com o paciente; imediatamente antes da realização de procedimento limpo/asséptico; imediatamente após situação de risco de exposição a fluidos corporais; após contato com o paciente, e após contato com as áreas próximas ao paciente.

  As características dos sabões e antissépticos indicados para lavagem das mãos são estabelecidas pela Comissão de Controle de Infecção Hospitalar (CCIH), devendo ser conhecidas para maior adesão da equipe assistencial. Embora não exista um antisséptico ideal, este deve ter espectro de ação antimicrobiana, ação rápida e duradoura, não ser tóxico ou alergênico e ter baixo custo. Como a lavagem frequente das mãos pode ressecá-las ou causar lesões na pele, aumentando o risco de colonização das mãos com patógenos hospitalares, recomenda-se o uso de loções hidratantes para prevenir essas situações.

- **Precauções padrões:** constituem-se em um conjunto de medidas para prevenir a transmissão de patógenos entre os pacientes e a equipe assistencial. Elaboradas pelo CDC, devem ser utilizadas como estratégia primária de controle de infecções. O uso apropriado dessas medidas fornece proteção adequada à equipe assistencial e aos pacientes em diferentes situações de risco. Devem ser adotadas no atendimento de todos os pacientes, independentemente do diagnóstico:

  - **Uso de luvas:** além de prevenir a contaminação grosseira das mãos, evita também que microrganismos presentes nas mãos dos profissionais sejam transmitidos aos pacientes durante o atendimento ou a realização de procedimentos. As luvas devem ser trocadas sempre que estiverem contaminadas, no atendimento entre pacientes e na manipulação de um mesmo paciente, entre um sítio contaminado e outro não contaminado. As luvas devem ser removidas e descartadas logo após o uso e as mãos imediatamente lavadas.

  - **Máscaras e óculos de proteção:** são indicadas para proteção adequada das mucosas e devem cobrir o nariz, a boca e os olhos, recomendando-se seu uso sempre que houver risco de contaminação ou exposição a sangue, secreções e excreções eliminados pelos pacientes por meio de tosse, espirro ou esguichos de sangue e secreções contaminadas. São de uso individual e devem ser retirados ao término do procedimento.

  - **Aventais:** são recomendados para prevenir a contaminação da roupa e proteger a pele dos profissionais em procedimentos em que ocorre exposição a sangue e fluidos corporais.

  - **Higiene respiratória/etiqueta da tosse:** consiste na educação dos profissionais de saúde quanto à importância da adoção de medidas para prevenir a transmissão de patógenos de infecções respiratórias, especialmente em casos de surtos de infecções respiratórias virais. Para higiene respiratória, recomenda-se cobrir a boca e o nariz ao tossir e espirrar, usando lenços de papel descartáveis e colocando-os em recipientes próprios, como lixeiras com tampa acionada por pedal. Após contato com secreções respiratórias, deve ser realizada a higienização das mãos. Cartazes com essas orientações devem ser colocados em locais estratégicos para orientação do público, pacientes e profissionais de saúde. Dispensadores de álcool gel devem estar disponíveis nos locais onde não haja pias disponíveis.

Essas recomendações devem ser implementadas quando os pacientes e acompanhantes apresentam sinais e sintomas de infecção respiratória, para conter essas secreções. As medidas devem ser adotadas desde a entrada do paciente no hospital e em locais em que ocorre o contato entre várias pessoas, como salas de triagem, recepção, salas de espera em serviços de emergência, ambulatórios e consultórios.

- **Prática segura de injeção:** consiste na adoção de medidas indicadas para administração de injeções endovenosas no que se refere à utilização de agulhas, cânulas e sistemas endovenosos. Recomenda-se o uso de técnica asséptica para evitar a contaminação dos materiais estéreis. Não administrar medicamentos de uma seringa a múltiplos pacientes, mesmo que a agulha seja trocada. Materiais como seringas, agulhas e cânulas são de uso único, não podendo ser reusadas em outro paciente nem para acessar medicação ou solução que possa ser usada em outro paciente. As soluções para infusão, bem como equipos e conexões, devem ser de uso único e descartadas adequadamente após a utilização. A seringa e a agulha são consideradas contaminadas quando usadas uma vez, mesmo que para acessar o frasco de soro ou equipo do paciente. Recomenda-se também, sempre que possível, o uso de medicação endovenosa de dose unitária, mas não para múltiplos pacientes ou para aproveitamento posterior. Se o frasco da medicação for usado para múltiplas doses, a seringa e a agulha devem ser estéreis e descartadas após o uso. Não é indicado o uso de bolsas ou frascos de soro como fonte de suprimento para vários pacientes.
- **Medidas de controle de infecção para procedimentos de punção lombar:** recomenda-se o uso de máscara cirúrgica para colocação de cateter ou injeção de soluções e medicações em canal medular ou espaço subdural, como em procedimentos de punção lombar, anestesia subdural e durante mielograma.
- **Materiais perfurocortantes:** responsáveis por muitos acidentes ocupacionais, devem ser manipulados com atenção e cuidado. Recomenda-se a substituição de seringas, agulhas e cateteres de venopunção por materiais com dispositivos de segurança. Os materiais perfurocortantes devem ser descartados em recipientes de paredes rígidas, resistentes à perfuração, e as agulhas não devem ser recapadas nem desconectadas das seringas.

- **Medidas de isolamento:** além das precauções padrões recomendadas para o atendimento a todos os pacientes, são indicadas medidas de isolamento para pacientes portadores ou com suspeita de infecções causadas por patógenos altamente transmissíveis ou epidemiologicamente importantes. As recomendações são fundamentadas nas formas de transmissão de infecções, quais sejam: transmissão por contato direto ou indireto, transmissão por gotículas e transmissão por aerossóis. Os pacientes com precauções de isolamento devem ficar em boxes ou quartos individuais ou, quando isso não é possível, devem ficar agrupados no mesmo ambiente, se estiverem infectados com o mesmo microrganismo (*coorte*), principalmente em casos de surto. O transporte do paciente deve ser limitado, e somente poderá ocorrer quando necessário, sempre observando as medidas de precaução.
- **Precauções de contato:** são recomendadas para prevenir a transmissão de patógenos de pacientes infectados ou colonizados para outros pacientes ou para o ambiente em que se encontra o paciente, por meio de contato direto ou indireto. É preferível colocar o paciente em quarto privativo e adotar as medidas de bloqueio epidemiológico, como usar luvas e avental em qualquer interação de contato com o paciente ou ambiente contaminado por ele, especialmente se carreia patógeno que possa estar associado a contaminação ambiental (*C. difficile*, VRE, *Klebsiella* produtora de carbapenemase [KPC], *Acinetobacter* multirresistente, *Norovirus*).
- **Precauções com gotículas:** essas medidas devem ser adotadas para prevenir a transmissão de agentes infecciosos através de gotículas > 5µ, expelidas por tosse, espirro ou fala, e em procedimentos como aspiração e broncoscopia. Essas gotículas são lançadas ao ar a curta distância, não

se mantendo suspensas no ar. Além das precauções padrões, recomendam-se quarto individual para o paciente, uso de máscaras cirúrgicas ao entrar no quarto e evitar o transporte do paciente. Se for inevitável, o paciente deverá usar máscara durante todo o tempo em que estiver fora do quarto.

- **Precauções com aerossóis:** trata-se de medidas adotadas para reduzir o risco de transmissão de agentes infecciosos pela disseminação de partículas < 5μ contendo o patógeno. Essas partículas podem permanecer suspensas no ar por longos períodos e podem ser disseminadas a longas distâncias. Além das precauções padrões, recomenda-se a intervenção do paciente em quarto individual com sistema de ar com pressão negativa e com sistema de filtração de alta eficiência (HEPA). A porta do quarto deve permanecer sempre fechada. Deve ser usada máscara com filtro N95 para entrar no quarto. O transporte do paciente deve ser evitado, mas, se for necessário, ele deve usar máscara cirúrgica durante todo o período em que estiver fora do quarto.

- **Medidas de proteção ambiental:** consistem em medidas para a proteção de pacientes imuno-deprimidos submetidos a transplante alogênico de medula óssea. As recomendações se referem a controles ambientais e consistem em: uso de filtros de alta eficiência (HEPA) para ar-condicionado; quartos com pressão positiva em relação ao corredor e trocas de ar no mínimo 12 vezes por hora; quartos bem fechados, impedindo a entrada de ar externo; superfícies não porosas do quarto, de modo a possibilitar limpeza adequada sem retenção de umidade, sem rachaduras ou reentrâncias que possibilitem a limpeza e não acumulem sujidades; não usar carpetes ou tapetes nos boxes do paciente e nas áreas adjacentes; são proibidas flores e plantas, bem como locais com umidade próximo à área de internação dos pacientes; o paciente deve permanecer o menor tempo possível fora de seu boxe; se precisar realizar exames e procedimentos em outra área, não são necessárias precauções de barreira, como uso de máscaras e aventais para o cuidado do paciente, mas deve ser observada a adoção das precauções padrões, quando indicado. Se o paciente desenvolver infecção que exija a instalação de medidas de isolamento, estas devem ser implementadas.

- **Materiais e equipamentos:** sempre que uma análise tipo custo-benefício permitir, é preferível o uso de dispositivos descartáveis, os quais reduzem o risco de transmissão de microrganismos de materiais inadequadamente reprocessados. A manipulação de artigos e equipamentos contaminados deve ser realizada de maneira a não contaminar o ambiente e a roupa da equipe assistencial e a não entrar em contato com pele e mucosas, evitando a transmissão de patógenos hospitalares.

- **Higienização do ambiente:** a limpeza da unidade deve prever a remoção da sujidade, bem como a descontaminação de superfícies. O uso de desinfetante está indicado em alguns locais ou situações especiais em que haja a presença de sangue, fluidos corporais e matéria orgânica, e também para situações em que o paciente é infectado com patógenos especiais e multirresistentes, como VRE, KPC, *C. difficile* e *Acinetobacter* multirresistente. Os produtos germicidas usados no hospital devem ser determinados pela CCIH, bem como a frequência e a rotina da limpeza.

- **Identificação de reservatório de bactéria multirresistente:** devido à alta morbimortalidade relacionada com infecções causadas por microrganismos multirresistentes, é imprescindível a detecção dos portadores desses patógenos, especialmente MRSA, VRE, KPC e *Acinetobacter* multirresistente, evitando-se a transmissão cruzada e sua disseminação. Recomenda-se a pesquisa de colonização/infecção por MRSA, VRE, KPC e *Acinetobacter* multirresistente, principalmente, em pacientes internados há mais de 7 dias em UTI, transferidos de outras instituições de saúde, provenientes de domicílio porém com tratamentos hospitalares habituais, ou em uso de antibióticos e acamados. São coletadas amostras para exames de lesões de pele e material de sítios com dispositivos invasivos, *swab* nasal para pesquisa de MRSA, *swab* retal para pesquisa de VRE e KPC, *swab* de orofaringe para *Acinetobacter* multirresistente, bem como *swab* de pele das regiões frontal e inguinal para pesquisa do mesmo patógeno. Instala-se isolamento de contato preventivo até o resultado dos exames laboratoriais, o qual é liberado quando os resultados dos exames são negativos ou é mantido em caso positivo. Se for identificado paciente colonizado por MRSA, a descolonização deve ser realizada com banhos com clorexidina e aplicação de pomada de mupirocina nas fossas nasais, axilas e na região inguinal.

- **Antibioticoterapia:** o uso indiscriminado de antibióticos tem sido apontado como o principal determinante da resistência microbiana e necessita medidas eficazes e a adoção de estratégias que limitem e orientem o uso desses medicamentos. Com esse objetivo, o sistema de prontuários eletrônicos consiste em ferramenta muito útil para controle das prescrições e orientação do uso por meio dos "sistemas de apoio à prescrição", embora no Brasil a maioria dos sistemas existentes não esteja configurada para essa tarefa, necessitando adaptações para atender ao controle de prescrição, as quais serão solicitadas pelo próprio serviço de controle de infecções. Um sistema automatizado, localizado na farmácia hospitalar, facilita o monitoramento da utilização, a criação de barreiras para as prescrições inadequadas e o bloqueio de antibióticos considerados ineficientes. São propostos: restrição da prescrição de alguns antimicrobianos, reciclagem de agentes, protocolos para uso profilático, bem como padronização pela instituição de produtos de acordo com a orientação da CCIH. O conhecimento do perfil de resistência dos patógenos da unidade, obtido a partir de exames laboratoriais e computados periodicamente, torna possível estipular o uso criterioso desses medicamentos, sem criar problemas éticos com o médico.
- **Estrutura física adequada:** o tipo de estrutura e organização da UTI tem impacto na capacidade de prevenção de infecções. Deve prevenir a entrada de microrganismos no ambiente da UTI, impedir o crescimento bacteriano e facilitar a prevenção de infecções. Recomenda-se a adoção de boxes ou quartos individualizados como barreira física ou, pelo menos, a unidade deve contar com quartos de isolamento com antessala para artigos de paramentação. As unidades com plantas abertas, sem a separação física dos pacientes e sem quartos de isolamento, favorecem a infecção cruzada e a inobservância das medidas de controle de infecção, praticamente inviabilizando o controle da multirresistência. Pias devem estar disponíveis em número suficiente e estrategicamente posicionadas de modo a facilitar a higienização das mãos. Deve contar, também, com ar--condicionado com filtragem e número de trocas adequado.
- **Rotinas e padronização:** recomendam-se a implantação de rotinas escritas e treinadas com orientações para a segurança do paciente e a instituição de visitas clínicas diárias para planejamento e discussão interdisciplinar sobre a condução dos casos clínicos. A ausência dessas medidas promove desestruturação, atitudes individuais aleatórias e práticas assistenciais defasadas e sem embasamento científico. A relação entre a enfermagem e o paciente deve ser ajustada de acordo com a complexidade dos casos e o uso de isolamento.
- **Treinamento:** consiste em uma das ferramentas mais eficazes para melhorar a qualidade da assistência e é a ação isolada mais importante na organização da unidade. O investimento em "educação-educação-educação" permanente de toda a equipe constitui-se em estratégia decisiva para assegurar a execução correta das rotinas, garantir o uso adequado de técnicas assépticas e a prevenção da iatrogenia, por meio de programas de atualização e educação continuada destinados à prevenção de eventos adversos, estimulando a criação da cultura de segurança assistencial do paciente. O treinamento da equipe deve contemplar a educação formal e informal, usando os recursos disponíveis e adotando princípios de educação para adultos, como *workshops*, leituras, discussões ou ensino direto individual.

O uso de listas de checagem é muito útil como ferramenta focada na revisão das recomendações e no planejamento diário dos trabalhos. As listas de checagem são direcionadas à adoção de condutas fundamentadas em evidências sobre os pontos de cuidado críticos: sedação, lavagem das mãos, cuidados com cateteres, sondas, posição do leito, prevenção de complicações, como trombose de veias profundas, erros de medicação, assegurar a identificação correta do paciente e do uso de medicamentos (paciente certo, medicamento certo, via e dose corretas) antes de sua administração e cuidados na utilização de medicações e soluções de alto risco.

Não se pode esquecer da educação dos pacientes, familiares e visitantes sobre os métodos de prevenção e controle de infecções, os quais estão diretamente envolvidos e cuja colaboração é importante para a manutenção das medidas recomendadas.

- **Protocolos de prevenção das principais infecções:** detalhamento por escrito das rotinas de prevenção das infecções respiratórias, urinárias, da corrente sanguínea, de ferida operatória, bem como da prevenção e cuidado das úlceras de pressão:
  - **Prevenção de infecção de corrente sanguínea relacionada com cateter central:** procedimento muito frequente e diário em UTI, o uso de cateteres intravasculares é o principal fator de risco para a ocorrência dessas infecções. As recomendações referem-se à indicação, à técnica de inserção, à manutenção e ao tempo de permanência do cateter. Segundo estudos observacionais, um grande número de pacientes atendidos por cada profissional de enfermagem está associado a infecção de corrente sanguínea, demonstrando que o número de pessoal nas UTI deve ser adequado. Outros fatores, menos importantes, incluem o material de fabricação do cateter e o tipo de cateter. As medidas preventivas incluem técnica asséptica no preparo de soluções usadas nas linhas venosas centrais e o uso de linha ou lúmen exclusivo para administração de nutrição parenteral total.

    Para eliminação do risco de infecções da corrente circulatória associadas aos cateteres intravasculares (CR-BSI), a melhoria da qualidade da equipe se ampara em cinco intervenções que apresentam a capacidade de praticamente eliminá-las, conforme demonstrado pela equipe da UTI dos hospitais da Johns Hopkins e expandidas por todo os EUA. São elas: educação do *staff*; criação de uma rotina para inserção do cateter; questionar diariamente os cuidadores quando poderá ser removido o cateter; implantar uma lista de checagem para assegurar a aderência às recomendações na prevenção de infecções da corrente circulatória associadas ao cateter; e empoderar a enfermagem para interromper procedimentos de inserção de cateteres quando ocorrem violação das diretrizes.

    Como resultado, a taxa de CR-BSI durante a intervenção caiu de 11.3/1.000 cateter-dias para 0/1.000 cateter-dias. A aplicação dos cinco itens de prevenção impediu 43 CR-BSI e oito mortes e economizou US$ 1.945.922 em custos adicionais por ano de estudo. A melhoria da qualidade no seguimento das recomendações e na mudança de cultura mostrou a possibilidade de praticamente eliminar infecções da corrente circulatória associadas a cateteres nas UTI do estudo. As intervenções incluíram também a higienização das mãos e o uso de precauções de barreira durante a inserção dos cateteres (uso de gorro e máscara cirúrgica, avental e luvas estéreis, uso de grande campo cirúrgico estéril cobrindo o corpo do paciente), higiene e antissepsia da pele com clorexidina, evitar a via femoral, quando possível, e remoção imediata dos cateteres desnecessários. A estratégia técnica e cultural de adaptação da intervenção foi desenvolvida a partir do engajamento, da educação e da avaliação rigorosa dos resultados. Nesse sentido, foi criada a ferramenta de checagem da equipe para engajar as chefias em seu compromisso de assegurar o cumprimento das regras. O estudo demonstrou que as taxas de infecções se mantiveram quase zeradas a implementação 4 anos após das rotinas.
  - **Prevenção de pneumonias relacionadas com o uso de respirador:** os principais fatores de risco são a intubação traqueal e o uso prolongado de ventilação mecânica. Também são referidos como fatores de risco: contaminação dos equipamentos e das soluções usadas em terapia ventilatória; condições favoráveis à aspiração de conteúdos gástricos e da via respiratória superior para o trato inferior, como posição baixa da cabeceira no leito e presença de sondas e cânulas; uso de medicações que promovem a colonização do estômago (bloqueadores da bomba de prótons gástrico e ranitidina); diminuição do nível de consciência; cirurgia torácica ou abdominal alta, entre outros. As medidas de prevenção incluem indicação precisa do uso de respirador, interrupção diária da sedação, desinfecção de alto nível ou esterilização, controle da pressão do balonete do tubo traqueal, técnica asséptica de aspiração de tubo traqueal ou uso de sistema de aspiração fechado, manutenção de cabeceira elevada (30 a 45 graus) para evitar

refluxo e aspiração, preservação da acidez gástrica, higiene oral com solução de clorexidina e uso preferencial da ventilação não invasiva, quando indicada e possível (p. ex., pacientes imunodeprimidos). Em pacientes submetidos a grandes cirurgias fisioterapia respiratória está recomendada no pós-operatório, bem como em pacientes acamados.

- **Prevenção de infecções urinárias:** o uso de cateter vesical é o principal fator de risco, o qual aumenta com o tempo prolongado de uso. Além disso, a abertura do sistema e o sexo e a idade do paciente são considerados fatores importantes (o risco é maior em pacientes do sexo feminino e em pacientes com idade mais avançada). Recomenda-se a adoção das seguintes medidas: avaliação criteriosa do uso; sistema de drenagem fechado; técnica asséptica de inserção da sonda vesical; utilização de material descartável como cateter urinário; não desconectar o sistema para coleta de urina; preferir cateterismo intermitente ao uso de sondagem de demora; manter bolsa coletora no nível abaixo do paciente para facilitar a drenagem da urina e impedir o refluxo do sistema de drenagem para a bexiga; e manter higiene perineal através de rotina de cuidado na manutenção de sonda vesical, treinando os profissionais e orientando a remoção assim que possível.

A prevenção de infecções relacionadas com os procedimentos é fundamental para a segurança do paciente e a qualidade da assistência. A equipe de saúde das UTI deve ser treinada e motivada a implantar as medidas preconizadas e as instituições devem estimular os profissionais a adotá-las, promovendo condições para que sejam executadas. O controle e a prevenção de infecções são responsabilidades de todos na instituição de saúde.

Referências

Adler L, Yi D, Li M et al. Impact of inpatient harms on hospital finances and patient clinical outcomes. Journal of Patient Safety 2015 March 23.

ANVISA. Manual de higienização das mãos em serviços de saúde, 2007.

Berenholtz SM, Pronovost PJ, Lipsett PA et al. Eliminating catheter-related bloodstream infections in the intensive careunit. Crit Care Med 2004 Oct; 32(10):2014-20.

Centers for Disease Control and Prevention. Guidelines for prevention of nosocomial pneumonia. MMWR Morb Mort Wkly Rep 1997; 46:1-79.

Dellinger RP, Levy MM, Rhodes A et al. Surviving Sepsis Campaign: International guidelines for management of severe sepsis and septic shock – 2012. Intensive Care Med 2013; 39:165-228.

Department of Health [Brittish]: Guidelines for Preventing Infections Associated with the Insertion and Maintenance of Central Venous Catheters. Journal of Hospital Infection 2001; 47:S47-S67.

Dimopoulos G, Koulent D, Blot S et al. Critically ill elderly adults with infection: analysis of the extended prevalence of infection in intensive care study. J Am Geriatr Soc 2013 Dec; 61(12):2065-711.

Eggimann P, Pittet D. Infection Control in the ICU. Chest 2001; 120:2059-93.

Fridkin SK, Steward CD, Edwards JR et al. Surveillance of antimicrobial use and antimicrobial resistance in United States Hospitals: Project ICARE phase 2; Project Intensive Care Antimicrobial Resistance Epidemiology (ICARE) Hospitals. Clin Infect Dis 1999; 29:245-52.

Friedman ND, Deborah N, Sexton DJ. General principles of infection control. UpTo Date, 2007.

Gaynes R. The impact of antimicrobial use on the emergence of antimicrobial-resistant bacteria in hospitals. Infectious Disease Clinics of America. 1997; 11(4):757-65.

Haley RW, Quade D, Freeman HE et al. Study on the Efficacy of Nosocomial Infection Control (SENIC Project): summary of study design. Am J Epidemiol 1980; 111:472-85.

Kett DH, Azoulay E, Echeverria PM et al. Candida bloodstream infections in intensive care units: analysis of extended prevalence of infection in intensive care unit study. Crit Care Med 2011 Apr; 39(4):665-70.

McKenney MG, Norwood S. The prevalence and importance of nosocomial infections in the intensive care units. In: Civetta J, Taylor R, Kirby R. Critical Care. 3. ed, Philadelphia: Lippincott-Raven Publishers 1997:1573-87.

Murphy D, Hanchett M, Almstead R et al. Competency in infection prevention: a concepted approach to guide current and future practice. American Journal of Infection Control May 2012; 40(4).

National Nosocomial Infections Surveillance (NNIS) System Report, Hospital Infections Program CDC, Atlanta. Data Summary from October 1986 – April 1997. Am J Infect Control 1997; 25:477-87.

Pittet D, Thiévent B, Wenzel RP et al. Bedside prediction of mortality from bacteremic sepsis. A dynamic analysis of ICU patients. Am J Resp Crit Care 1996 Feb; 153(2):684-93.

Pronovost P. Interventions to decrease catheter-related bloodstream infections in the ICU: the Keystone Intensive Care Unit Project. Am J Infect Control 2008 Dec; 36(10):S171.e1-5.

Sakr Y, Moreira CL, Rhodes A et al. The impact of hospital and ICU organization factors on outcome in critically ill patients: results from the Extended Prevalence of Infection in Intensive Care study. Crit Care Med 2015; 143(3):519-26.

Siegel JD, Rhinehart E, Jackson M, Chiarello L. Guideline for isolation precautions: preventing transmission of infectious agents in healthcare settings. 2007. Disponível em: http:// www.cdc.gov/ncidod.

Siegel JD, Rhinehart E, Jackson M, Chiarello L. Management of multidrug resistant organisms in healthcare settings and Healthcare Infection Control Practices Advisory-Committee (HICPAC). 2006. Disponível em: http://www.cdc.goc.

Silva E, Dalfior Junior FL, Fernandes HD, Moreno R, Vincent JL. Prevalence and outcomes of infections in Brazilian ICUs: a subanalysis of EPIC study. Rev Brasil Ter Intens 2012 Jun 24(2):143-50.

Vincent JL, Bihari DJ, Suter PM et al. The prevalence of nosocomial infection in intensive care units in Europe: results of the European Prevalence of Infection in Intensive Care (EPIC) Study. JAMA 1995; 274:639-44.

Vincent JL, Rello J; Marshall J et al. EPIC II Group of Investigators. International study of the prevalence and outcomes of infection in intensive care units. JAMA 2009, Dec 2: 302(21):2323-9.

Vincent JL. EPIC II: sepsis around the world. Minerva Anesthesiol 2008; 74:293-6.

Weber DJ, Raasch R, Rutala WA. Nosocomial infections in the ICU. The growing importance of antibiotic-resistant pathogens. Chest 1999; 115:34S-41S.

CAPÍTULO 29

Unidades Neonatais: Centro de Terapia Intensiva e Berçário

Tânia Moreira Grillo Pedrosa
Débora Borges do Amaral

INTRODUÇÃO

Talvez seja nas unidades neonatais que o fenômeno das infecções relacionadas com a assistência à saúde (IRAS) se expresse em sua maior plenitude.

O recém-nascido (RN) é um ser extremamente delicado. A fragilidade de seus mecanismos de defesa é agravada pelas complicações próprias da prematuridade e do baixo peso e pela necessidade de procedimentos invasivos para suporte vital. Os avanços tecnológicos que tornam possível a sobrevivência de RN criticamente enfermos criam, paradoxalmente, condições que predispõem a ocorrência de infecção hospitalar. A infecção hospitalar, por sua vez, constitui-se em importante fator de morbidade e mortalidade nesse grupo etário.

O RN pode adquirir infecção ainda intraútero, ou durante o trabalho de parto, ou no período pós-parto (fonte materna, hospitalar ou comunitária). As fontes de referência nacionais e internacionais, como a Agência Nacional de Vigilância Sanitária (ANVISA) e o Centers for Disease Control and Prevention (CDC), recomendam que as IRAS em neonatologia abranjam tanto as infecções relacionadas com a assistência em si como aquelas relacionadas com a falha na assistência, prevenção, diagnóstico e tratamento, como no caso das infecções transplacentárias e infecção precoce neonatal de origem materna, cobrindo os períodos pré-natal, perinatal e neonatal.

Contudo, na prática diária, a caracterização da infecção do RN como comunitária ou hospitalar (ou seja, a determinação da origem da infecção) torna-se extremamente importante, visto que as medidas de controle podem ser distintas. Isso é particularmente verdadeiro na unidade de tratamento intensivo neonatal (UTIN), onde a prevenção da infecção hospitalar é um dos maiores desafios.

RECOMENDAÇÕES E LEGISLAÇÃO REFERENTE

- **Portaria 930, de 10 de maio de 2012 – Ministério da Saúde:** define as diretrizes e objetivos para a organização da atenção integral e humanizada ao recém-nascido grave ou potencialmente grave e os critérios de classificação e habilitação de leitos de Unidade Neonatal no âmbito do Sistema Único de Saúde (SUS).
- **Portaria 371, de 7 de maio de 2014 – Ministério da Saúde:** institui diretrizes para a organização da atenção integral e humanizada ao recém nascido (RN) no Sistema Único de Saúde (SUS).
- **Regulamento técnico para funcionamento de unidades de terapia intensiva – Associação de Medicina Intensiva Brasileira (AMIB).**

ORIGEM DOS MICRORGANISMOS E FORMAS DE TRANSMISSÃO

Colonização bacteriana

Enquanto está no útero, envolto pela membrana amniótica íntegra, o feto está protegido do contato com microrganismos (exceto, é claro, nos casos de transmissão transplacentária ou ascensão via trato genital materno). A colonização do bebê inicia-se durante sua passagem pelo canal de parto, efetivando-se de maneira mais lenta quando o parto ocorre via cesariana. Após o parto, a colonização continua com novos microrganismos sendo adquiridos da mãe, de parentes, da equipe de saúde e do ambiente inanimado.

O RN sadio estabelece sua microbiota normal poucos dias após o nascimento. Bactérias gram-positivas predominam na faringe e estafilococos coagulase-negativos no coto umbilical. A colonização do trato gastrointestinal difere de acordo com o tipo de dieta: com leite materno há prevalência de bifidobactérias e *E. coli*, enquanto o uso de fórmulas lácteas favorece a colonização por enterobactérias e *Bacteroides*.

O afastamento do contato materno, o adiamento do início da dieta e o uso de antimicrobianos são alguns fatores que levam a um padrão diferente de colonização bacteriana do RN na UTIN. Cada unidade contém uma microbiota endêmica própria, sendo os bacilos gram-negativos (BGN) aeróbicos prevalentes nos diversos sítios.

Klebsiella, Serratia, Enterobacter e *Pseudomonas* são os mais frequentemente isolados naqueles pacientes em uso de antibióticos. A característica mais marcante desses microrganismos é seu perfil diferenciado de resistência aos agentes antimicrobianos. A colonização por essa microbiota anormal não leva obrigatoriamente à infecção, mas é considerada fator de risco. A microbiota normal, especialmente a da faringe e da luz intestinal, atua como barreira contra a colonização por microrganismos patogênicos. O risco de infecção aumenta de 0,5% para 15% quando há alteração da microbiota normal.

Fontes e formas de transmissão dos microrganismos

A despeito das potenciais fontes de germes nas unidades neonatais, deve ficar claro que as fontes principais são o próprio paciente e a equipe de profissionais que presta assistência.

O modo mais comum de transmissão de microrganismos é pelo contato direto, seja por meio da transmissão de uma criança para outra pelas mãos da equipe assistente, seja mediante contato físico direto com indivíduo colonizado ou infectado. Epidemias por BGN, *S. aureus, Enterococcus faecium* e enterovírus em berçários foram diretamente associadas à transmissão pelas mãos da equipe.

A transmissão por contato indireto ocorre nas seguintes situações: (1) reprocessamento inadequado de artigos e equipamentos; (2) contaminação, pelas mãos da equipe, de artigos, soluções, equipamentos e de substâncias para uso tópico (por exemplo, óleos e geléias).

A água utilizada nas incubadoras e nos dispositivos de ventilação pode veicular germes como *Pseudomonas, Serratia* e *Flavobacterium*.

Infusões endovenosas, especialmente as soluções de nutrição parenteral, representam um problema potencial, sendo sua contaminação consequência, principalmente, do manuseio inadequado.

A transfusão de hemoderivados pode ser a fonte de algumas viroses por citomegalovírus, hepatite (A, B, C e outras não A não B) e HIV.

O leite materno e as fórmulas lácteas podem ser contaminados e tornar-se fonte de epidemias.

Microrganismos verdadeiramente transmitidos por via aérea são raros nas unidades neonatais. Doenças transmitidas por esse mecanismo incluem varicela, sarampo, tuberculose e, talvez, influenza, todas incomuns no período neonatal.

FATORES DE RISCO

Fatores inerentes ao hospedeiro: risco intrínseco

Todos os RN são imunologicamente deficientes. O grau de imunodeficiência está estreitamente associado à idade gestacional. O prematuro, além da incompetência de seus mecanismos de defesa, apresenta complicações próprias da prematuridade que, por sua vez, aumentam ainda mais o risco de infecção.

Barreira mucocutânea

A pele e as membranas mucosas constituem a primeira barreira de defesa contra a invasão de microrganismos. Antes da 32ª semana de gestação, o estrato córneo ainda não se encontra desenvolvido, o que torna a pele do prematuro frágil, facilmente traumatizável e bastante permeável. Nesse período não só ocorre perda excessiva de água pela pele, como é facilitada a penetração de bactérias.

Independentemente da idade gestacional, o estrato córneo desenvolve-se plenamente após a segunda semana de vida.

Estado imunológico

Embora o feto tenha capacidade de produzir anticorpos, pouco é sintetizado *in utero*. Na verdade, o RN inicialmente depende da transferência transplacentária dos anticorpos maternos. Essa transferência se inicia no segundo trimestre de gestação. O feto com menos de 34 semanas ainda não conta com a proteção de níveis suficientes de anticorpos maternos. Apenas as IgG são transferidas.

A atividade de opsonização e o nível de fibronectina sérica são deficientes, aumentando o risco de infecções bacterianas e fúngicas.

Além disso, o RN apresenta reserva de granulócitos e atividade quimiotóxica diminuídas, assim como a função das células T (importantes no controle de patógenos intracelulares e vírus) está comprometida.

Prematuridade e baixo peso

O prematuro (principalmente ≤ 34 semanas e peso < 1.500g), além da imunodeficiência própria dessa faixa etária, pode apresentar complicações clínicas características da prematuridade e que atuam como fatores adjuvantes no risco de infecção, como persistência do canal arterial, enterocolite necrosante, acidose tubular renal e doença da membrana hialina, entre outras.

Essas condições promovem uma situação de hipoxemia e acidemia, favorecendo a invasão microbiana e acentuando as deficiências imunitárias.

Procedimentos invasivos: risco extrínseco

Com a melhor compreensão dos mecanismos fisiopatológicos das doenças neonatais e a tecnologia atualmente disponível, tornou-se comum o emprego de procedimentos invasivos para o manejo do RN, e qualquer procedimento que rompa a integridade das barreiras cutaneomucosas predispõe a ocorrência de infecção.

Dispositivos cutâneos

Devido à fragilidade da pele do RN (em especial do prematuro), pequenos traumas podem lesionar a camada externa da epiderme. É comum a observação de lesões cutâneas por mau posicionamento, fitas adesivas, eletrodos, *probes* de monitorização e funções periféricas. A manipulação incorreta, o uso inadequado de produtos químicos e a exposição a ambientes quentes ou de baixa umidade relativa do ar são outros fatores lesivos às camadas cutâneas.

Dispositivos para administração de dietas

Com frequência, é necessária a administração de dietas ao RN através de sondas. A sonda oro ou nasogástrica é a de uso mais comum, servindo de porta de entrada e potencializando o crescimento de microrganismos no trato gastrointestinal alto. O tubo nasal favorece lesões das narinas e comprometimento da drenagem de secreções de seios paranasais.

A administração de leite materno e fórmulas lácteas por infusão contínua, durante horas, à temperatura ambiente, possibilita a proliferação de germes tanto no frasco de dieta como no equipo, ainda durante a infusão. Equipos utilizados por mais de 24 horas apresentam crescimento bacteriano de mais de 10^6 colônias/mL. O crescimento de 10^3/mL associa-se à intolerância alimentar e o de 10^6/mL, a enterocolite necrosante e sepse.

Dispositivos vasculares

Cateteres intravasculares costumam ser usados para a administração de soluções e medicamentos e para coleta de amostras de sangue para exames laboratoriais. Tanto os cateteres periféricos como os centrais são frequentemente colonizados por bactérias. O risco de sepse associada a cateter vascular central está aumentado naqueles cateteres introduzidos por dissecção e mantidos por mais de 3 dias. Os cateteres siliconizados, inseridos via percutânea, vêm sendo usados com frequência cada vez maior em virtude da facilidade de inserção e do menor risco de sepse.

O cateterismo dos vasos umbilicais é de uso comum no manuseio inicial do RN criticamente enfermo. O coto umbilical é tecido desvitalizado por onde podem ser introduzidos, na circulação sistêmica, bactérias ou trombos contaminados.

Dispositivos respiratórios

Entre as patologias mais frequentes nas unidades neonatais está a insuficiência respiratória secundária a uma variedade de fatores (membrana hialina, aspiração meconial, hemorragia intraventricular e apneia do prematuro, entre outros). As indicações de suporte ventilatório vão desde o uso de cateter nasal, passando por pressão positiva contínua de vias aéreas (CPAP nasal) e ventilação não invasiva (VNI), até a ventilação mecânica invasiva com entubação traqueal.

Os dispositivos nasais podem lesionar as aletas das narinas, especialmente a *pronga* do CPAP, provocando necrose tecidual e rinite. Os tubos endotraqueais facilitam a ocorrência de otite média e traqueíte.

A complicação infecciosa mais comumente associada ao suporte ventilatório é a pneumonia. A pneumonia relacionada com a ventilação mecânica pode decorrer da contaminação dos equipamentos de ressuscitação e terapia respiratória, incluindo nebulizadores, umidificadores, sondas de aspiração e soluções.

Sondagem vesical

A realização de cateterismo vesical em unidades neonatais não costuma ser habitual, mas pode associar-se a risco de infecção, o qual é aumentado pela dificuldade técnica para monitorização do débito urinário na população de neonatos de baixo peso.

Procedimentos invasivos do sistema nervoso central

Cerca de 25% dos RN com sepse desenvolvem meningite em virtude da imaturidade de sua barreira hematoencefálica. Embora seja esse o mecanismo mais comum para a ocorrência de meningite, os procedimentos invasivos podem contribuir para outras formas de infecção. Punção ventricular e as derivações ventriculoperitoneais predispõem a ocorrência de ventriculite/meningite. A punção lombar pode acarretar a formação de abscessos epi ou subdurais.

VIGILÂNCIA EPIDEMIOLÓGICA

Como mencionado previamente, a determinação correta dos fatores que aumentam ou diminuem as taxas de infecção relacionadas com a assistência adquire grande importância para a definição das medidas de controle a serem implementadas e seus resultados.

Considerando a fisiopatologia das infecções no período neonatal, é possível identificar os seguintes mecanismos de transmissão:

- Transplacentárias: infecções adquiridas por via transplacentária com acometimento intraútero (p. ex., herpes simples, toxoplasmose, rubéola, citomegalovírus, sífilis, hepatite B e infecção pelo vírus da imunodeficiência humana adquirida [HIV]).
- IRAS precoces, de provável origem materna, com evidência diagnóstica (clínica/laboratorial/microbiológica) nas primeiras 48 horas de vida.
- IRAS tardias, de origem hospitalar, cuja evidência diagnóstica (clínica/laboratorial/microbiológica) ocorre após as primeiras 48 horas de vida, enquanto o paciente se encontra internado em unidade de assistência neonatal.

O foco central da vigilância epidemiológica das IRAS neonatais são as infecções primárias de corrente sanguínea, pneumonias, enterocolites necrosantes, meningites, infecções do trato urinário e infecções do sítio cirúrgico.

O CDC, por intermédio do National Healthcare Safety Network (NHSN), recomenda a adoção do sistema de componentes para avaliação das taxas de infecção hospitalar.

Nos componentes berçário de alto risco e UTIN, o peso de nascimento serve como marcador da gravidade da doença de base. Atualmente, os RN são divididos em cinco faixas de peso pelos critérios NHSN: ≤750, 751 a 1.000g, 1.001 a 1.500g, 1.501 a 2.500g e > 2.500g.

Além da estratificação por faixa de peso, é necessária a determinação do grau de exposição ao risco de infecção, a partir do tempo de permanência na unidade e da intensidade de uso de procedimentos invasivos (ventilação mecânica [VM] e cateter vascular central [CVC]). Esse ajuste possibilita a comparação de diferentes unidades, uma vez que o fator "exposição ao risco" já estará parcialmente embutido na taxa final.

Os denominadores usados são: (a) paciente-dia; (b) VM-dia; e (c) CVC-dia.

Os numeradores são: (a) total de infecção hospitalar (IH); (b) número de pneumonias por VM; e (c) número de sepse por CVC.

A taxa final é obtida multiplicando-se o resultado da equação por 1.000 (Tabela 29.1).

Um dos aspectos mais interessantes do ajuste das taxas com o uso do denominador "tempo de exposição" é a possibilidade da análise do resultado por outro ângulo: o dos cuidados. Falhas no manejo dos RN ou dos procedimentos invasivos, por exemplo, podem ser identificadas pela análise das taxas ajustadas.

Tabela 29.1 Exemplo de estratificação de risco em UTIN

Exposição ao risco / Faixa de peso	≤1.000g	1.001 a 1.500g	1.501 a 2.500g	>2.500g
A) Total de admissões	10	15	5	10
B) Permanência em dias (paciente-dias)	200	150	50	50
C) Total de IH	5	3	2	2
D) Taxa de IH/1.000 paciente-dias (CB × 1.000)	25	20	40	40
E) Permanência de VM em dias (VM-dias)	150	100	30	40
F) Total de pneumonia por VM	2	1	1	1
G) Taxa de pneumonia/1.000 VM-dias (F: E 1.000)	13,3	10	33,3	25
H) Permanência de CVC em dias (CVC-dias)	100	50	10	30
I) Total de sepse por CVC	1	1	0	1
J) Taxa de sepse/1.000 CVC-dias (I : H × 1.000)	10	20	0	33,3

Outro aspecto diz respeito à taxa de utilização de procedimentos invasivos, que pode ser obtida dividindo-se o número de dias de permanência do procedimento pelo número de dias de permanência dos pacientes (VM-dia/paciente-dia; CVC-dia/paciente-dia). Essa taxa expressa a intensidade de agressão à qual os pacientes estão sendo submetidos e está diretamente associada ao risco de infecção. No exemplo anterior, a taxa de utilização de procedimentos seria a seguinte:

	VM	CVC
≤ 1.000g	0,75	0,50
1.001 a 1.500g	0,66	0,33
1.501 a 2.500g	0,60	0,20
> 2.500g	0,80	0,60

Ainda hoje, o problema é saber se apenas a estratificação por peso é adequada para o ajuste da "gravidade dos pacientes". Possivelmente, não. Atualmente estão em andamento estudos que analisam determinadas variáveis obtidas nas primeiras 24 horas de admissão na UTIN, além do peso (índices hematimétricos, parâmetros ventilatórios, gasometria, função hepática, renal, entre outras), e qual será sua relação com a ocorrência de infecção. Isso possibilitará a construção de índices que tornarão as taxas de infecção mais refinadas e específicas.

Taxas NHSN

As taxas obtidas pelo sistema NHSN são expressas em percentil, conforme os dados mostrados nas Tabelas 29.2 a 29.5, extraídos de relatório publicado pelo CDC em 2015, referente a dados de 2013 (National Healthcare Safety Network report, data summary for 2013, Device-associated Module, publicado no American Journal of Infection Control em 2015).

Percentis de distribuição das taxas de infecção associadas aos procedimentos invasivos (Tabelas 29.2 e 29.3)

Tabela 29.2 Sepse por CVC (central ou umbilical) – sepse/1.000 CVC UTIN III

Peso de nascimento / Percentil	10%	25%	50%	75%	90%
≤750g	0,0	0,0	1,0	3,5	6,3
751 a 1.000g	0,0	0,0	0,0	1,9	4,4
1.001 a 1.500g	0,0	0,0	0,0	0,9	3,2
1.501 a 2.500g	0,0	0,0	0,0	0,0	1,5
>2.500g	0,0	0,0	0,0	0,0	1,6

Tabela 29.3 Pneumonia por VM – pneumonia/1.000 VM-dia UTIN III

Peso de nascimento / Percentil	10%	25%	50%	75%	90%
≤750g	0	0	0,0	1,5	4,2
751 a 1.000g	0	0	0,0	0,0	4,8
1.001 a 1.500g	0	0	0,0	0,0	2,1
1.501 a 2.500g	0	0	0,0	0,0	1,3
>2.500g	0	0	0,0	0,0	0,0

Percentis de distribuição das taxas de utilização de procedimentos invasivos (Tabelas 29.4 e 29.5)

Tabela 29.4 Taxa de utilização de VM – VM/paciente UTIN III

Peso de nascimento / Percentil	10%	25%	50%	75%	90%
≤750g	0,21	0,30	0,39	0,50	0,68
751 a 1.000g	0,07	0,12	0,20	0,31	0,40
1.001 a 1.500g	0,02	0,04	0,08	0,15	0,25
1.501 a 2.500g	0,01	0,02	0,03	0,07	0,18
>2.500g	0,02	0,03	0,05	0,11	0,20

Tabela 29.5 Taxa de utilização de CVC – CVC/paciente UTIN III

Peso de nascimento / Percentil	10%	25%	50%	75%	90%
≤750g	0,25	0,32	0,41	0,52	0,67
751 a 1.000g	0,19	0,26	0,34	0,45	0,57
1.001 a 1.500g	0,12	0,17	0,26	0,34	0,46
1.501 a 2.500g	0,04	0,07	0,11	0,20	0,36
>2.500g	0,05	0,08	0,14	0,25	0,40

Berçário de baixo risco

Em geral, o período de internação costuma ser curto e a grande maioria das infecções irá manifestar-se fora do hospital. Por isso, é fundamental a organização de uma maneira de acompanhamento pós-alta, para a detecção das infecções mais comuns nesse grupo de pacientes.

PREVENÇÃO E CONTROLE

Com os conhecimentos adquiridos depois do advento da vigilância epidemiológica, sabemos que a colonização inicial do RN se dá por microrganismos da própria mãe e, subsequentemente, ele próprio se torna o principal reservatório de germes na unidade neonatal. Portanto, muito dos "rituais" até então executados nas unidades neonatais com o intuito de prevenir infecção atualmente não são mais concebíveis e devem ser substituídos por medidas de verdadeiro impacto no controle das infecções hospitalares.

Área física (recomendação da Academia Americana de Pediatria)

A área física deve dispor de espaço suficiente para os equipamentos necessários aos cuidados do paciente e pias para higienização de mãos em número e local adequados:

1. **Berçário de baixo risco (RN sadio):** área de 3m² por RN, com pelo menos 1m de distância entre os berços. Deve haver uma pia para cada seis a oito pacientes.
2. **Berçário de médio risco (RN que necessita maiores cuidados de enfermagem, mas não cuidado intensivo):** área de 4,6 a 5,6m², com pelo menos 1,2m de distância entre os berços. Deve haver uma pia para cada três a quatro pacientes.
3. **Berçário de alto risco e UTIN:** área de 7,4 a 9,3m² por paciente, com pelo menos 1,8m de distância entre as incubadoras. Deve haver uma pia para cada três a quatro pacientes.

Os aparelhos de ar condicionado devem manter a temperatura ambiente entre 21°C e 24°C, ser equipados com filtros de alta eficiência (capacidade de filtração > 90%) e fazer de 10 a 15 trocas de ar por hora, no mínimo.

O material utilizado para revestimento das superfícies inanimadas deve ser lavável e resistente aos desinfetantes.

Higienização das mãos

O pilar para o controle efetivo de infecção na unidade neonatal consiste na adesão rigorosa ao hábito de higienização das mãos. Devem aderir a essa prática todos os profissionais que trabalham em serviços de saúde, que mantêm contato direto ou indireto com os pacientes e que atuam na manipulação de medicamentos, alimentos e material estéril ou contaminado. O detalhamento dessa rotina pode ser consultado no Capítulo 7, *Higienização das mãos*.

Paramentação

Ao longo dos anos o uso de avental, gorro e, às vezes, máscaras e propé fez parte do ritual de entrada na unidade neonatal. Na verdade, esse hábito pouco contribuiu para a prevenção de infecção, provocando uma falsa sensação de segurança e aumento considerável no custo.

As recomendações atuais são:

a. Uso de avental de mangas compridas, se houver necessidade de manuseio do RN fora do berço ou incubadora.
b. O avental deve ser exclusivo para cada paciente e ser trocado a cada 8 a 12 horas.

Visitantes

A entrada de irmãos menores na unidade neonatal deve ser monitorizada em virtude do risco de transmissão de doenças infecciosas próprias da infância (como varicela, coqueluche e vírus respiratório sincicial). No berçário de baixo risco ou no alojamento conjunto, onde seja possível planejar uma área para visitas, é menor o risco de exposição dos demais RN.

Os familiares, consultores, técnicos de laboratório e radiologia e as demais pessoas que tiverem acesso à unidade devem seguir rigorosamente as rotinas de prevenção contra infecção se forem manusear o RN.

Roupas

As roupas de cama e as usadas pelo RN não são fontes importantes de infecção. Se a lavanderia hospitalar oferece qualidade técnica, com ciclos de água quente (80°C) ou uso de cloração, a lavação de rotina elimina virtualmente os microrganismos dos tecidos. Não há necessidade de esterilização.

Ambiente e equipamentos (Tabela 29.6)

A unidade neonatal deve ser limpa diariamente, quantas vezes se fizerem necessárias, a fim de manter o ambiente organizado. Não devem ser usados saneantes com compostos fenólicos em virtude do risco de hiperbilirrubinemia no RN.

Cuidados com pele, olho e coto umbilical
Pele

Todos os cuidados devem ser tomados para evitar danos à pele do RN. A limpeza da pele no pós--parto deverá ser feita quando o RN já estiver estável e realizada com algodão estéril e água morna mais sabão especial para uso em RN (formulação não abrasiva). Em virtude do contato com sangue e mecônio, o profissional deve usar luvas.

Durante a permanência na unidade, a limpeza do RN pode restringir-se às áreas que apresentam sujidades.

Tabela 29.6 Ambiente e equipamentos

Artigos/equipamentos	Recomendações
Dispositivos ventilatórios: ambu, máscara facial, lâmina de laringoscópio	Desinfecção de alto nível ou esterilização
Sondas de aspiração, tubos endotraqueais e CPAP nasal	Troca a cada uso Esterilização
Nebulizadores	Encher com água estéril Desinfecção de alto nível ou esterilização
Circuitos de ventilador	Desinfecção de alto nível ou esterilização
Estetoscópio	Na UTIN → uso exclusivo para cada RN No berçário → desinfecção de nível médio com álcool a 70% entre os usos
Reservatórios para umidificação de incubadoras	Drenar, limpar e encher com água estéril a cada 24 horas
Incubadoras e berços	Limpeza concorrente diária e terminal a cada 7 dias Desinfecção com saneante padronizado pelo serviço
Aparelho de fototerapia, equipamentos de monitorização	Limpeza concorrente diária Desinfecção com saneante padronizado pelo serviço

Banho em todo o corpo ou o uso de antissépticos só são indicados em períodos de epidemia. Hexaclorofeno não deve ser usado em razão do risco de neurotoxicidade. Clorexidina é mais segura, apesar de menos eficaz do que hexaclorofeno contra *S. aureus*. Não ocorre absorção detectável da solução a 4% no RN a termo, e a absorção é mínima no prematuro, sem toxicidade significativa.

Compostos iodados também não estão indicados em virtude do risco de indução de hipotireoidismo por conta da absorção do iodo.

Álcool isopropílico pode causar queimadura química no prematuro.

Olhos

Os olhos devem ser limpos com algodão estéril para remoção de secreções. Para a profilaxia da oftalmia neonatal deve ser utilizado um dos produtos seguintes: (a) nitrato de prata a 1%, (b) colírio de eritromicina ou (c) polivinilpirrolidona-iodo (PVP-I) colírio a 2,5%.

Atualmente, o PVP-I vem sendo utilizado com mais frequência por mostrar-se menos irritante para a mucosa conjuntival e em razão de sua maior ação contra gonococo, clamídia e demais cocos gram-positivos e bacilos gram-negativos. O iodo não é absorvido pela conjuntiva.

Os frascos dos colírios devem ser trocados a cada 7 dias.

Deve-se ter o cuidado de não contaminar os olhos com gotículas dispersadas de sonda, de aspiração de tubo e nasofaringe.

Coto umbilical

O cordão umbilical deve ser ligado e cortado de maneira asséptica. Os cuidados com o coto são muito discutidos, mas nenhum procedimento se revelou superior ao outro: (a) a aplicação de corante triplo, ou creme de sulfadiazina de prata, ou unguento de bacitracina, teoricamente diminuiu a colonização bacteriana; (b) clorexidina está indicada em casos de epidemia por *Staphylococcus aureus* meticilina-resistente (MRSA); (c) secar o coto e aplicar álcool.

Os resultados dos diversos métodos são inconclusivos, não sendo possível a indicação do mais efetivo.

Dietas

Leite materno

O manejo da nutrição do RN criticamente enfermo é complexo. A maioria dos serviços de referência recomenda que o suporte nutricional, incluindo o de bebês de muito baixo peso, tenha início logo após o nascimento. A nutrição trófica (pequenos volumes ofertados logo após o nascimento) utilizando leite materno traz benefícios para o RN, diminuindo a morbidade e sendo um estímulo para a maturação do trato gastrointestinal.

É papel da equipe multidisciplinar da unidade neonatal e do banco de leite garantir essa prática de maneira segura. Entre os cuidados preconizados, encontram-se os seguintes:

- Fornecer à mãe orientações precoces sobre a técnica da ordenha.
- Acompanhamento diário da ordenha por profissionais da equipe da unidade neonatal e/ou do banco de leite.
- A retirada manual do leite poderá ser realizada ao lado da incubadora dentro da UTIN, reforçando a necessidade de uso de gorro e máscara e a lavagem adequada das mãos. O leite deverá ser prontamente oferecido ao bebê.
- A retirada do leite para estoque deverá ser feita no banco de leite humano.

Banco de leite humano

O leite deve ser pasteurizado, sendo mandatórias culturas de vigilância. As doadoras não podem ser positivas para hepatite B, HIV, HTLV-1, sífilis e citomegalovírus.

O leite só poderá ser usado se contiver menos de 10^4 colônias de bactérias não patogênicas/mL e se não houver nenhuma bactéria patogênica.

Fórmulas

As fórmulas à base de concentrados líquidos ou em pó devem ser preparadas com técnica asséptica. Nesse processo é necessária a atuação de profissionais qualificados, com treinamento em boas práticas de preparo de fórmulas infantis, seguindo técnicas rigorosas de controle higiênico-sanitário e microbiológico, como manda a legislação. O lactário é responsável pelo desenvolvimento das seguintes atividades, sempre com a responsabilidade técnica do nutricionista:

- Higienização de mamadeiras, copos e outros utensílios utilizados para oferta das fórmulas lácteas em áreas destinadas à recepção e à lavagem desses materiais.
- Desinfecção das mamadeiras, copos e outros acessórios usados.
- Preparo e envase de fórmulas lácteas.
- Esterilização terminal, que consiste na autoclavagem das mamadeiras já porcionadas e prontas para serem encaminhadas às unidades de internação hospitalar.
- Estocagem e distribuição das formulações preparadas.
- Recebimento das prescrições das dietas enterais, seja de maneira manual ou informatizada.
- Limpeza e sanitização dos insumos usados no setor.
- Além das áreas específicas para cada atividade supramencionada, o lactário hospitalar deve dispor de vestiário para paramentação adequada dos funcionários e depósito para material de limpeza.

Equipos de infusão contínua

A dieta deve ser administrada com a mesma técnica asséptica para administração de solução endovenosa. Seringas e frascos devem ser substituídos a cada 4 horas, equipos a cada 24 horas e a sonda nasogástrica a cada 7 dias.

Procedimentos invasivos

Punção vascular periférica

Utilizar técnica asséptica; assepsia da pele do RN com fricção com álcool etílico a 70% durante 30 segundos. Usar luvas de procedimento.

Punção vascular central, cateterismo umbilical ou dissecção

Utilizar técnica asséptica; assepsia da pele ou coto umbilical do RN com fricção com clorexidina degermante a 2% durante 3 a 5 minutos. Usar luvas e avental estéreis; usar máscara e gorro.

Curativos

O curativo do acesso vascular por punção ou dissecção deve ser feito com gaze estéril, coberta com curativo oclusivo transparente. A troca deve ser feita se houver sujidades, usando paramentos cirúrgicos. O uso de antimicrobianos tópicos não deve ser rotineiro.

O curativo do cateterismo umbilical deve respeitar a técnica da "ponte", para não tracionar o cateter.

Equipos

Não é necessária a oclusão de extensores. Ao manuseá-los, ou ao substituir os equipos, deve-se usar técnica asséptica com compressa e luvas estéreis.

Equipos devem ser trocados a cada 72 horas – para nutrição parenteral, a cada 24 horas, e para hemotransfusão, a cada uso.

Dispositivos ventilatórios

Para entubação traqueal deve ser adotada técnica asséptica com o uso de luvas estéreis e máscara. Deve ser comprovada a esterilidade das sondas de aspiração, *prongas* nasais e soluções em uso.

Como a fisioterapia respiratória com aspiração de vias aéreas é procedimento altamente invasivo, deve ser adotada técnica de execução qualificada e com todo o rigor de assepsia.

Deve-se evitar trauma das narinas em decorrência dos tubos nasais e trauma da pele em razão da fixação dos tubos.

RECOMENDAÇÕES DE ISOLAMENTO NA UNIDADE NEONATAL

Na maioria das infecções que não sejam transmitidas por via respiratória, áreas específicas para isolamento raramente são necessárias nas unidades neonatais, desde que os seguintes critérios sejam observados:

1. Número suficiente de enfermeiros e médicos seguindo rigorosa técnica de higienização das mãos.
2. Área física adequada.
3. Número suficiente de pias para lavagem das mãos.
4. Adesão às rotinas de isolamento e precauções.
5. Educação continuada de todos os profissionais.

Isolamento em quarto privativo está indicado em caso de infecções com transmissão aérea, como varicela, sarampo e influenza. Incubadoras não se constituem em barreira física, uma vez que suas faces interna e externa são colonizadas pelo germe infectante. Incubadoras com pressão negativa não substituem o quarto privativo.

Durante epidemias (sem transmissão aérea), pode ser adotado o sistema de coorte em áreas exclusivas ou em áreas amplas, demarcadas, dentro da unidade. A equipe de assistência também deve, preferencialmente, ser separada: profissionais específicos para os RN colonizados/infectados e outros para os pacientes recém-admitidos.

Referências

ANVISA. Atenção humanizada ao recém-nascido de baixo peso 2013.

ANVISA. Critérios diagnósticos de infecção relacionada à assistência à saúde. Neonatologia 2013.

Mayhall C. Hospital epidemiology and infection control. 4. ed. Lippincott Williams and Wilkins, 2011.

National Healthcare Safety Network report, data summary for 2013, Device-associated Module – American Journal of Infection Control 2015.

Zea-Vera A, Ochoa TJ. Challenges in the diagnosis and management of neonatal sepsis. Journal of Tropical Pediatrics 2015; 61:1-13.

CAPÍTULO 30

Terapia Renal Substitutiva: Hemodiálise e Diálise Peritoneal

Marcelo Silva de Oliveira

INTRODUÇÃO

A doença renal crônica (DRC) é considerada uma síndrome clínica em virtude da lesão renal progressiva que ocorre a médio e longo prazo.

Atualmente, a DRC é classificada em cinco estágios, com base, primariamente, na taxa de filtração glomerular (TFG). Para o estabelecimento do diagnóstico de DRC são exigidas pelo menos duas medidas reais ou estimadas da TFG, realizadas com intervalo mínimo de 3 meses. Quando ocorre redução da TFG, mas os valores são > 60mL/min, o diagnóstico de DRC exige evidências bioquímicas ou radiográficas de lesão renal. À medida que a TFG cai para < 60mL/min, as manifestações sistêmicas e as complicações da DRC tornam-se cada vez mais evidentes. Na DRC de estágio V, a TFG está < 15mL/min, sendo considerada uma doença renal em estágio terminal (DRET), uma vez que o início da terapia de substituição renal com frequência está indicado. O caráter irreversível da insuficiência renal constitui um requisito essencial ao estabelecimento do diagnóstico de DRET.

TRATAMENTO

Diversos princípios para o tratamento da DRC devem ser considerados. Deve-se estabelecer a causa subjacente da doença renal e adotar as condutas possíveis para o tratamento. Devem ser abordados os fatores de risco de progressão que possam ser modificados e iniciado o tratamento, visando prevenir as complicações da DRC. Mesmo com a adoção de todas essas condutas, a DRC é progressiva na maioria dos casos e, quase sempre, a terapia de substituição renal – diálise ou transplante – será necessária.

A diálise é o processo que tenta estabelecer o equilíbrio fisiológico característico da função renal normal, utilizando mecanismos de difusão e ultrafiltração através de uma membrana semipermeável. O compartimento sanguíneo é separado do líquido de diálise por essa membrana semipermeável. Os solutos passam por poros que atravessam a membrana, seguindo seus respectivos gradientes de concentração. Com alguns solutos, como sódio, potássio, fosfato, creatinina e ureia, a difusão ocorre do sangue para os compartimentos do dialisado. No entanto, a movimentação é bidirecional, como no caso do bicarbonato ou seu substrato do dialisado, em que a difusão ocorrerá para o compartimento sanguíneo. A ultrafiltração consiste no processo de remoção de líquidos empregado no tratamento da expansão do volume extracelular no contexto de comprometimento da função renal. Existem duas modalidades básicas de diálise: a hemodiálise propriamente dita e a diálise peritoneal.

Hemodiálise

Na hemodiálise, é necessário um acesso vascular para comunicar o compartimento sanguíneo do paciente com uma máquina de diálise externa, por meio da qual as toxinas são removidas do sangue. O acesso vascular pode ser obtido por meio de cateter venoso, fístula arteriovenosa (AV) ou enxerto. O sangue flui através de uma série de bombas, indo do paciente para o dialisador, onde passa por membranas semipermeáveis que estão circundadas pelo compartimento do dialisado. A remoção de volume por ultrafiltração é obtida por meio do aumento da pressão transmembrana, de modo a estabelecer um fluxo livre de líquido do sangue para o dialisado. O sangue dialisado é, então, devolvido ao paciente. O circuito extracorporal é anticoagulado com heparina para prevenir a formação de coágulos. Entretanto, altas taxas de complicação decorrentes do uso de cateteres estão relacionadas com infecção endovascular e trombose no cateter.

Diálise peritoneal

Na diálise peritoneal, o líquido dialisado é introduzido através de um cateter de borracha siliconada dentro da cavidade peritoneal. A membrana peritoneal, com seu extenso suprimento capilar, atua como uma membrana semipermeável que possibilita a difusão das toxinas e solutos entre os compartimentos vasculares e do dialisado. A ultrafiltração é obtida com a adição de um soluto osmoticamente ativo ao dialisado, com consequente retirada de volume do compartimento extracelular.

A mais frequente dentre as principais complicações encontradas na diálise peritoneal é a peritonite infecciosa. Apesar do aperfeiçoamento das técnicas estéreis e do uso de sistemas de troca integrados para minimizar as chances de contaminação, a peritonite continua sendo a principal causa de falha da diálise peritoneal.

LEGISLAÇÃO

O acidente ocorrido no município de Caruaru-PE, no centro de hemodiálise, onde 80% dos pacientes morreram de hepatite tóxica devido à contaminação da água, provocou muitas discussões e mudanças, que resultaram na Portaria 2.042, de 11 de outubro de 1996, pelo Ministério da Saúde. Estabeleceu-se o regulamento técnico para o funcionamento dos serviços de terapia renal substitutiva, bem como a elaboração das normas para o cadastramento desses estabelecimentos junto ao Sistema Único de Saúde.

Em 2004, a Diretoria Colegiada da Agência Nacional de Vigilância Sanitária (ANVISA), considerando a necessidade de redefinição dos critérios mínimos para funcionamento e avaliação dos serviços que realizam diálise em pacientes ambulatoriais, portadores de insuficiência renal crônica, bem como dos mecanismos de sua monitorização, elaborou a Resolução da Diretoria Colegiada (RDC) 154. A RDC estabelecia o regulamento técnico para Funcionamento do Serviço de Diálise, disciplinando as exigências mínimas, visando à redução dos riscos aos quais fica exposto o paciente que se submete à diálise.

As preocupações com a qualidade da água levou a ANVISA a elaborar RDC sobre o assunto. A RDC 33, de 3 de junho de 2008, dispõe sobre o regulamento técnico para planejamento, programação, elaboração, avaliação e aprovação dos sistemas de tratamento e distribuição de água para hemodiálise.

Em 13 de março de 2014 foi publicada a RDC 11, a mais recente sobre o assunto, e revogadas a RDC 154, de 15 de junho de 2004, a RDC 6, de 14 de fevereiro de 2011, a RDC 11, de 26 de janeiro de 2004, e a Resolução RE 1.671, de 30 de maio de 2006.

A nova RDC dispõe, principalmente, sobre os requisitos de boas práticas de funcionamento para os serviços de diálise, incluindo avaliação da qualidade e segurança do paciente. Todo serviço de diálise deve constituir um Núcleo de Segurança do Paciente, responsável por elaborar e implantar um Plano de Segurança do Paciente conforme normativa vigente. O serviço de diálise deve, ainda, implantar mecanismos de avaliação da qualidade e monitoramento de seus processos por meio de indicadores ou de outras ferramentas. Essas informações referentes à avaliação da qualidade e do monitoramento dos processos desenvolvidos no serviço devem ficar disponíveis para as autoridades sanitárias competentes.

VIGILÂNCIA EPIDEMIOLÓGICA EM SERVIÇOS DE TERAPIA RENAL SUBSTITUTIVA

A Vigilância Epidemiológica das infecções hospitalares consiste na observação ativa, sistemática e contínua de sua ocorrência e de sua distribuição entre pacientes, hospitalizados ou não, e dos eventos e condições que afetam o risco de sua ocorrência, com vistas à execução oportuna das ações de prevenção e controle.

As instituições devem padronizar o sistema de vigilância e monitoramento das infecções relacionadas com os serviços de diálise, com base nas recomendações do Centers for Disease Control and Prevention (CDC) e da legislação nacional, e padronizar os indicadores, favorecendo a uniformidade dos dados produzidos e, assim, possibilitar a comparação e interpretação das taxas.

Objetivos

O sistema de vigilância epidemiológica em serviços de diálise tem os seguintes objetivos:

- Determinar o nível endêmico das infecções.
- Determinar o perfil epidemiológico das infecções em unidades de diálise.
- Identificar surtos precocemente.
- Consolidar, tabular, analisar e divulgar dados.
- Comparar dados entre serviços em populações similares.
- Implementar medidas de controle e prevenção das infecções.
- Avaliar o impacto das medidas de prevenção implementadas.

Fonte de dados

- Prontuário do paciente.
- Resultados de exames microbiológicos.
- Resultados de exames laboratoriais.
- Laudos de outros exames complementares.
- Observações do paciente.
- Anotações de enfermagem.

Critérios para inclusão dos pacientes nos componentes de hemodiálise e diálise peritoneal

Componente de hemodiálise (HD)

- **Inclusão:** paciente com insuficiência renal crônica inscrito no programa de hemodiálise do serviço e que realizou pelo menos uma sessão de HD no mês.
- **Exclusão:** paciente com insuficiência renal crônica que realizou HD, mas que está inscrito em outra unidade de diálise.

Componente de diálise peritoneal (DP)

- **Inclusão:** paciente com insuficiência renal crônica inscrito no programa de diálise peritoneal do serviço e que realizou pelo menos uma sessão de DP no mês.
- **Exclusão:** paciente com insuficiência renal crônica que realizou DP, mas que está inscrito em outra unidade de diálise.

Critérios para notificação de infecção ou complicação não infecciosa

Os critérios listados a seguir atendem à legislação nacional ou monitorizam as complicações infecciosas mais frequentes em terapia renal substitutiva. Alguns estados e municípios estabelecem os indicadores que deverão ser informados. Além de cumprir as exigências legais, cada serviço deve escolher seus indicadores de acordo com suas características. Portanto, devem ser notificados os pacientes que apresentarem um ou mais dos seguintes eventos:

- Necessidade de internação hospitalar.
- Uso de cateter venoso central (não tunelizado) por mais de 3 meses.
- Soroconversão para hepatite C.
- Óbito.
- Isolamento de microrganismo em hemocultura.
- Infecção primária da corrente sanguínea (IPCS) associada ao acesso vascular.
- Peritonite.

Cálculo de indicadores epidemiológicos

Hemodiálise (HD)

- **Taxa de hospitalização:** número de internações hospitalares de pacientes submetidos a HD no mês/número de pacientes submetidos a HD no mês × 100 (%).
- **Taxa de utilização de cateter venoso central (CVC) não tunelizado por mais de 3 meses:** número de pacientes submetidos a HD com CVC não tunelizado por mais de 3 meses no mês / número de pacientes submetidos a HD no mês × 100 (%).
- **Taxa de soroconversão para hepatite C:** número de pacientes submetidos a HD com soroconversão para hepatite C no mês/número de pacientes submetidos a HD no mês com anti-HCV negativo × 100 (%).
- **Taxa de mortalidade em HD:** número de óbitos de pacientes submetidos a HD no mês/número de pacientes submetidos a HD no mês × 100 (%).
- **Infecção do acesso vascular (IAV) associada a cateter temporário/não tunelizado:** número de pacientes submetidos a HD com IAV do cateter temporário/não tunelizado /número de pacientes submetidos a HD com cateter temporário/não tunelizado × 100.
- **IAV associada a cateter permanente/tunelizado:** número de pacientes submetidos a HD com IAV do cateter permanente/tunelizado/número de pacientes submetidos a HD com cateter permanente/tunelizado × 100.
- **IAV associada a fístula:** número de pacientes submetidos a HD com IAV da fístula/número de pacientes submetidos a HD com fístula × 100.
- **IPCS associada a cateter temporário/não tunelizado:** número de pacientes com cateter temporário/não tunelizado submetidos a HD com hemocultura positiva/número de pacientes com cateter temporário/não tunelizado × 100.
- **IPCS associada a cateter permanente/tunelizado:** número de pacientes com cateter permanente/tunelizado submetidos a HD com hemocultura positiva/número de pacientes com cateter permanente/tunelizado × 100.
- **IPCS associada a fístula:** número de pacientes com fístula submetidos a HD com hemocultura positiva/número de pacientes com fístula × 100.*
- **Taxa de cateter/dia:** número total de episódios de infecção em determinado período (soma de todos os episódios de infecção na unidade em determinado período) × 1.000/número total de dias de cateter em determinado período (soma de todos os dias de uso de todos os cateteres da unidade no mesmo período determinado).
- **Distribuição percentual de microrganismos isolados em hemoculturas de pacientes em hemodiálise com bacteriemia:** número de microrganismos isolados em hemoculturas de pacientes em hemodiálise com bacteriemia/total de microrganismos isolados em hemoculturas de pacientes em hemodiálise com bacteriemia × 100 (%).

---

*Para pacientes com cateter, as taxas de IAV e IPCS devem ser calculadas por 1.000 cateter-dias.

Diálise peritoneal (DP)

- **Taxa de hospitalização em diálise peritoneal automatizada (DPA) e diálise peritoneal ambulatorial contínua (DPAC):** número de internações hospitalares de pacientes submetidos a DPA ou DPAC no mês/número de pacientes submetidos a DPA ou DPAC no mês × 100 (%).
- **Taxa de peritonite em DPA e DPAC:** número de pacientes submetidos a DPA ou DPAC com peritonite no mês/número de pacientes submetidos a DPA ou DPAC no mês × 100 (%).
- **Taxa de mortalidade em DPA e DPAC:** número de óbitos de pacientes submetidos a DPA ou DPAC no mês/número de pacientes submetidos à DPA ou DPAC no mês × 100 (%).
- **Taxa de hospitalização em diálise peritoneal intermitente (DPI):** número de internações hospitalares de pacientes submetidos a DPI no mês/número de pacientes submetidos a DPI no mês × 100 (%).
- **Taxa de peritonite em DPI:** número de pacientes submetidos a DPI com peritonite no mês/número de pacientes submetidos a DPI no mês × 100 (%).
- **Taxa de mortalidade em DPI:** número de óbitos de pacientes submetidos a DPI no mês/número de pacientes submetidos a DPI no mês × 100 (%).

Critérios para definição de infecções relacionadas com a terapia renal substitutiva (Tabelas 30.1 e 30.2)

Tabela 30.1 Critérios para definição de IPCS laboratorial

Critério 1	Paciente com uma ou mais hemoculturas positivas coletadas preferencialmente de sangue periférico,* e o patógeno não está relacionado com infecção em outro sítio**
Critério 2	Pelo menos um dos seguintes sinais ou sintomas: febre (> 38°C), tremores, oligúria (volume urinário < 20mL/h), hipotensão (pressão sistólica < 90mmHg), os quais não estão relacionados com infecção em outro sítio E Duas ou mais hemoculturas (em diferentes punções com intervalo máximo de 48h) com contaminante comum de pele (p. ex., difteroides, *Bacillus* spp., *Propionibacterium* spp., estafilococos coagulase-negativos, micrococos)
Critério 3	Para crianças > 28 dias e < 1 ano Pelo menos um dos seguintes sinais ou sintomas: febre (> 38°C), hipotermia (< 36°C), bradicardia ou taquicardia (não relacionados com infecção em outro sítio) E Duas ou mais hemoculturas (em diferentes punções com intervalo máximo de 48h) com contaminante comum de pele (p. ex., difteroides, *Bacillus* spp., *Propionibacterium* spp., estafilococos coagulase-negativos, micrococos)

*A coleta de hemocultura através de dispositivos endovenosos é de difícil interpretação.

**A infecção em acesso vascular não é considerada infecção em outro sítio.

Tabela 30.2 Critérios para definição de IPCS clínica

Critério 1	Pelo menos um dos seguintes sinais ou sintomas: febre (> 38°), tremores, oligúria (volume urinário < 20mL/h), hipotensão (pressão sistólica < 90mmHg) ou (não relacionados com infecção em outro sítio) E todos os seguintes: a. Hemocultura negativa ou não realizada b. Nenhuma infecção aparente em outro sítio c. Médico institui terapia antimicrobiana para sepse
Critério 2	Para crianças > 28 dias e < 1 ano Pelo menos um dos seguintes sinais ou sintomas: febre (> 38°C), hipotermia (< 36°C), bradicardia ou taquicardia (não relacionados com infecção em outro sítio) E todos os seguintes: a. Hemocultura negativa ou não realizada b. Nenhuma infecção aparente em outro sítio c. Médico institui terapia antimicrobiana para sepse

Deve haver o intervalo de 21 dias entre hemoculturas positivas com o mesmo agente identificado para que seja considerado um novo evento de IPCS de um mesmo paciente. A data da coleta da hemocultura deve ser considerada para definição da data da IPCS. No caso de coleta de mais de uma amostra de hemocultura em um mesmo momento, independentemente do número de amostras positivas, considerar o microrganismo apenas uma vez.

Infecções relacionadas com acesso vascular central (IAVC)

São definidas como a presença de sinais locais de infecção (secreção purulenta ou hiperemia) em pacientes sem diagnóstico concomitante de IPCS.

A cultura de cateter é um exame de baixa especificidade e não é necessária para diagnóstico de IAVC.

Infecções relacionadas com acesso vascular periférico (IAVP)

São definidas como a presença de sinais locais de infecção (secreção purulenta ou celulite), com ou sem a presença de cordão inflamatório, em pacientes sem diagnóstico concomitante de IPCS.

A cultura de cateter é exame de baixa especificidade e não deve ser utilizada para diagnóstico de IAVC.

Devem ser incluídas as infecções de orifício de saída, túnel, cateter, fístula e fístula com enxerto. Deve haver o intervalo de 21 dias entre os episódios de infecção do acesso vascular para que seja considerado um novo evento.

Caso o paciente seja hospitalizado e apresente uma infecção (IPCS ou IAV) nas primeiras 48 horas de internação, essa infecção deve ser incluída nas taxas do serviço de diálise de origem. Após 48 horas de internação, a infecção será considerada hospitalar e não deverá ser incluída nas taxas do serviço de diálise de origem.

Peritonite laboratorialmente confirmada

O paciente deve apresentar no mínimo dois dos seguintes critérios:

- Líquido peritoneal com contagem de leucócitos > 100 células/mm³ com mais de 50% de polimorfonucleares.
- Patógeno identificado em cultura ou Gram do líquido peritoneal.
- Dor abdominal sem outro foco definido.

Peritonite sem confirmação laboratorial

O paciente deve apresentar no mínimo três dos seguintes critérios:

- Introdução de antibiótico empírico.
- Dor abdominal
- Febre sem outro foco definido.
- Efluente turvo.

EPIDEMIOLOGIA E CONTROLE DE INFECÇÕES EM SERVIÇOS DE TERAPIA RENAL SUBSTITUTIVA

Os pacientes submetidos a terapia renal substitutiva crônica, em razão de deficiência imunológica, correm risco de apresentar complicações infecciosas e não infecciosas. Essas complicações podem estar relacionadas com os equipamentos (água e aparelhos), as vias de acesso e o reúso.

As infecções bacterianas estão relacionadas, principalmente, com os acessos para diálise: na hemodiálise, estão relacionadas com cateteres vasculares temporários e permanentes e na diálise peritoneal, com o cateter peritoneal.

Entre os vírus, destacam-se os das hepatites B e C e o HIV.

Ocorrem, ainda, reações pirogênicas, que podem estar vinculadas à água utilizada no preparo do dialisado. Essa água também pode estar contaminada com bactérias gram-negativas.

Os profissionais de saúde que trabalham nessas unidades também estão sob risco e devem adotar medidas de biossegurança.

A diálise, portanto, consiste em uma terapia de alto risco na qual, além da prevenção das infecções supracitadas, é necessária a adoção de medidas de controle, como:

- Protocolo de atendimento às vítimas de acidentes com materiais biológicos.
- Plano de gerenciamento de resíduos sólidos.
- Protocolo de reprocessamento de artigos: dialisadores e linhas.
- Manual de higienização e desinfecção de pisos, superfícies e equipamentos.
- Plano de uso racional de antimicrobianos.
- Plano de monitoramento de eventos adversos.
- Controle de disseminação de microrganismos (MRSA e VRE, entre outros).

Controle de infecções relacionadas com a água

O objetivo do controle da qualidade da água é reduzir o risco de complicações infecciosas e os distúrbios metabólicos.

A RDC 11, de 13 de março de 2014, que dispõe sobre os Requisitos de Boas Práticas de Funcionamento para os Serviços, estabelece algumas exigências para a qualidade da água usada em unidades de diálise.

A água de abastecimento do serviço de diálise deve ter seu padrão de potabilidade em conformidade com a normatização vigente.

O serviço de diálise deve contar com um técnico responsável pela operação do sistema de tratamento e distribuição de água para hemodiálise (STDAH). Esse sistema tem o objetivo de tratar a água potável, tornando-a apta para uso em procedimentos hemodialíticos, e é composto pelo subsistema de abastecimento de água potável (SAAP), pelo subsistema de tratamento de água para hemodiálise (STAH) e pelo subsistema de distribuição de água tratada para hemodiálise (SDATH).

A qualidade da água potável deve ser monitorizada e registrada diariamente pelo técnico responsável, em amostras coletadas na entrada do reservatório de água potável e na entrada do subsistema de tratamento de água para hemodiálise (Tabela 30.3).

O controle físico-químico deve ser realizado a cada semestre e o controle microbiológico (Tabela 30.4), mensalmente. As amostras da água para hemodiálise para fins de análises microbiológicas devem ser coletadas, no mínimo, nos seguintes pontos:

- No ponto de retorno da alça de distribuição (*loop*).
- Em um dos pontos na sala de processamento:
  - saída da osmose que abastece o reúso;
  - saída da osmose que abastece a sala de HD;

Tabela 30.3 Características físicas e organolépticas da água potável

Característica	Parâmetro aceitável	Frequência
Cor aparente	Incolor	Diária
Turvação	Ausente	Diária
Sabor	Insípido	Diária
Odor	Inodoro	Diária
Cloro residual livre	Água da rede pública > 0,2mg/L; água de fonte alternativa > 0,5mg/L	Diária
pH	6,0 a 9,5	Diária

Tabela 30.4 Controle microbiológico

Componentes	Valor máximo permitido	Frequência de análise
Coliforme total	Ausência em 100mL	Mensal
Contagem de bactérias heterotróficas	100UFC/mL	Mensal
Endotoxinas	0,25EU/mL	Mensal

UFC: unidades formadoras de colônias; EU: unidades ELISA.

- ponto contíguo à maquina de diálise;
- ponto contíguo ao reúso.

A análise da água deve ser realizada em laboratório habilitado pela Rede Brasileira de Laboratórios (REBLAS/ANVISA).

As amostras da água para hemodiálise, para fins de análises físico-químicas, devem ser coletadas em um ponto após o subsistema de tratamento de água para hemodiálise.

A água tratada pelo STDAH deve apresentar um padrão de qualidade de modo a evitar a presença de contaminação, que pode acarretar complicações, como mostra a Tabela 30.5.

A qualidade bacteriológica da água para hemodiálise deverá ser verificada sempre que ocorrerem manifestações pirogênicas, bacteriemia, ou em caso de suspeita de septicemia nos pacientes.

O reservatório do SDATH deve apresentar as seguintes características:

- Ser constituído de material opaco, liso, resistente, impermeável, inerte e isento de amianto.
- Contar com sistema de fechamento hermético que impeça contaminações provenientes do exterior.
- Possibilitar acesso para inspeção, limpeza e desinfecção.
- Conter sistema automático de controle da entrada da água e filtro de nível bacteriológico no sistema de suspiro.
- Ser dotado de sistema fechado de recirculação contínua de água 24 horas por dia, 7 dias por semana, e a uma velocidade que garanta regime turbulento de vazão no retorno do *loop* de distribuição ao tanque, durante o funcionamento de todas as máquinas.
- Conter fundo cônico.
- Conter, em sua parte inferior, canalização de drenagem que possibilite o esgotamento total da água.
- Estar protegido da incidência direta da luz solar.

Os procedimentos de manutenção devem ser realizados e registrados na frequência indicada e sempre que for verificada a não conformidade com os padrões estabelecidos para a água para hemodiálise, como mostrado na Tabela 30.6.

Tabela 30.5 Contaminantes da água de diálise

Contaminantes	Consequências
Alumínio	Encefalopatia, doença óssea, anemia, disfunção miocárdica
Arsênico	Alterações neurológicas
Cádmio	Anemia
Cálcio	Náusea, vômito, hipertensão, dores musculares
Cloramina	Anemia, hemólise, resistência à eritropoetina
Cianotoxina	Insuficiência hepática
Ferro	Hemólise, insuficiência hepática
Nitratos	Anemia, hemólise, hipotensão, náusea, vômito
Sulfatos	Náusea, vômito, acidose metabólica
Zinco	Hemólise, anemia, náusea, vômito e febre

Tabela 30.6 Manutenção do reservatório e redes de distribuição

Procedimentos	Frequência
Limpeza do reservatório de água potável	Semestral
Controle bacteriológico do reservatório de água potável	Mensal
Limpeza e desinfecção do reservatório e da rede de distribuição de água para hemodiálise	Mensal

Higienização dos equipamentos de diálise

A desinfecção dos sistemas de diálise tem como objetivo reduzir ou eliminar o número de microrganismos em todo o sistema.

Máquinas de hemodiálise (proporção) devem ser submetidas à higienização externa a cada turno. Deve ser realizada limpeza mecânica com água e, após secagem, passar hipoclorito a 1% e deixá-lo agir por 10 minutos. A limpeza interna também deve ser feita a cada turno. Podem ser usados água e sabão, hipoclorito de sódio a 1% ou ácido peracético. A desinfecção deve ser realizada conforme indicação do fabricante.

Máquinas cicladoras para diálise peritoneal devem ser limpas externamente após cada uso. Deve-se proceder à higienização mecânica com água e sabão, secar e aplicar hipoclorito a 1%, deixando-o agir por 10 minutos.

Controle de infecções relacionadas com vias de acesso

Os pacientes em hemodiálise costumam apresentar infecções frequentes, especialmente no local de acesso vascular, muitas vezes causadas por patógenos resistentes aos antimicrobianos (Tabela 30.7).

No período de outubro de 1999 a maio de 2001, vários centros norte-americanos notificaram pacientes ambulatoriais crônicos em hemodiálise. Vários eventos relacionados com a diálise, incluindo infecções do local de acesso vascular, foram monitorizados. A taxa de infecção global relacionada com acesso vascular foi de 3,2/100 pacientes/mês. As taxas de infecção por tipo de acesso vascular encontrada foram: fístula arteriovenosa nativa = 0,56/100 pacientes/mês; enxerto = 1,36/100 pacientes/mês; cateteres com *cuff* = 8,42/100 pacientes/mês; cateteres sem *cuff* = 11,98/100 pacientes/mês.

As infecções dos acessos vasculares estão relacionadas, principalmente, com o procedimento cirúrgico, a confecção ou a revisão e as manipulações na sala de diálise.

Tabela 30.7 Tipos de acessos vasculares para hemodiálise

Tipo	Descrição	Indicação	Prós	Contras	Risco
FAV	Anastomose direta entre uma artéria e uma veia	Escolha na DRET em HD	Menor mortalidade Maior duração	Maior tempo de maturação	1
Enxerto	Prótese que conecta artéria e veia	Segunda escolha na DRET em HD	Menor tempo de maturação	Maior risco de infecção que a FAV Menor duração	2
Cateter tunelizado	Cateter venoso central subcutâneo	Paciente sem FAV ou enxerto que necessita de HD	Uso imediato	Alto risco de infecção Problemas de fluxo	3
Cateter não tunelizado	Cateter venoso central	Uso intra-hospitalar para casos de HD aguda	Fácil implantação Uso imediato	Altíssimo risco de infecção	4

FAV: fístula arteriovenosa; DRET: doença renal em estágio terminal; HD: hemodiálise.

Riscos: 1 = menor risco; 4 = maior risco.

Algumas variáveis podem influir no risco de infecção dos acessos vasculares, como:

- **Tempo de cateterismo:** maior tempo, maior risco.
- **Tipo de acesso:** o tipo de acesso e o local podem aumentar o risco.
- **Cicatrização:** a cicatrização completa da ferida operatória reduz o risco.
- **Número de punções:** quanto mais punções, maior o risco.
- **Higiene pessoal:** a higienização adequada dos pacientes, familiares e profissionais é fundamental na prevenção de infecções.

Medidas preventivas gerais

- Priorizar a utilização da FAV.
- Promover treinamentos dos familiares e pacientes em relação aos cuidados domiciliares com o acesso.
- Avaliação constante e cuidadosa do cateter.
- Tratar precocemente as infecções de sítio de inserção.
- Estabelecer protocolos para início e término da diálise.
- Manter as pontas das linhas arterial e venosa livres de contaminação.

Medidas preventivas durante a confecção cirúrgica da FAV

- Preparo adequado da pele com degermante, seguido de solução alcoólica.
- Utilizar antibioticoprofilaxia cirúrgica.
- Barreira máxima na paramentação do cirurgião.
- Utilizar a FAV somente após maturação.

Medidas preventivas para manipulação de FAV

- Higienização do membro da FAV com água e sabão, antes da punção.
- Higienização da pele com álcool a 70%, antes da punção.
- Evitar hematomas na punção.

Medidas preventivas para cateter de duplo lúmen (CDL) temporário

- Retirar precocemente o cateter sem *cuff*.
- Higienização antes da manipulação em sala.
- Otimizar cuidados com cateter desde a inserção até o manuseio e a manutenção.
- Desinfecção das conexões.
- Uso de pomadas no curativo. Em metanálise publicada em 2003, o uso de curativos com mupirocina reduziu as taxas de bacteriemia por *S. aureus* de 9 para 1/1.000 pacientes/dia.
- Soluções para fechamento de cateteres (*lock solutions*).

Medidas preventivas durante a inserção do cateter vascular

- **Localização:** preferencialmente jugular. Não é aconselhável a inserção na femoral.
- **Preparo de pele:** antisséptico degermante, preferencialmente clorexidina.
- **Uso de barreira máxima:** gorro, máscara, capote estéril, luva estéril, campo estéril longo.
- **Higienização das mãos:** inclusive com escovação, como para uma cirurgia.
- **Checagem das medidas preconizadas.**
- **Soluções para fechamento de cateteres vasculares:**
  - **Terapia de bloqueio:** a terapia de bloqueio está indicada para os pacientes com infecção associada ao cateter de longa permanência, sem sinais de tunelite ou infecção do sítio de saída. O objetivo é preservar o cateter de diálise.

A associação de heparina com antimicrobianos é a mais antiga e a mais usada. A heparina é um ótimo anticoagulante, mas não exerce efeito sobre o crescimento bacteriano e a formação de biofilme. A associação de heparina com antimicrobianos pode levar à resistência bacteriana.

O citrato tem sido utilizado na terapia de bloqueio. Além do ótimo efeito anticoagulante, em virtude de seu metabolismo rápido, não provoca sangramentos. Citrato em concentrações altas pode ser usado para inibir o crescimento bacteriano. Estudo clínico randomizado, comparando o uso de heparina com citrato na terapia de bloqueio em HD, avaliou 291 pacientes. No grupo da heparina, 33 pacientes tiveram infecção sistêmica, enquanto no grupo do citrato foram apenas nove, uma diferença estatisticamente significativa. Os pacientes em uso de citrato apresentaram menos episódios de sangramento e menor taxa de infecção no orifício de saída do cateter. O citrato pode ser uma ótima opção nas terapias de bloqueio.

Medidas preventivas em diálise peritoneal

As infecções são responsáveis por quase 70% das complicações com cateter de diálise peritoneal. Infecções do sítio de saída, infecção do túnel e peritonite correspondem às principais infecções associadas à diálise peritoneal.

As infecções podem ser provocadas por contaminação externa e podem ser intra ou extraluminais:

- **Infecção extraluminal:** no túnel subcutâneo; no orifício de saída do cateter; por extrusão do *cuff*.
- **Infecção intraluminal:** contaminação durante as trocas de bolsas; contaminação durante administração de medicamentos; vazamento na bolsa; furo ou corte no equipo e/ou cateter.

Além disso, as infecções podem ocorrer via hematogênica, via enterogênica ou pela luz das tubas uterinas.

Medidas preventivas relacionadas com cateter de diálise peritoneal

- Preparo de pele com antisséptico degermante, seguido de alcóolico.
- Antibioticoprofilaxia: cefazolina 1g EV meia hora antes da cirurgia.
- Curativo cirúrgico prolongado, para epitelização do local de saída.
- Medidas preventivas durante a troca de bolsas pelo paciente ou cuidador.
- Treinamento da técnica e identificação dos pontos críticos.
- Visita domiciliar com avaliação técnica e ensinamento do autocuidado.

Medidas preventivas ligadas ao reúso dos dialisadores e linhas arteriais e venosas

As linhas arteriais e venosas utilizadas em todos os procedimentos hemodialíticos não podem ser reprocessadas.

O reúso de dialisadores é vedado nos seguintes casos: com a indicação na rotulagem de "proibido reprocessar"; aqueles que não contenham capilares com membrana biocompatível; pacientes com sorologia positiva para hepatite B, hepatite C (tratados ou não) e HIV; pacientes com sorologia desconhecida para hepatites B e C e HIV.

Os dialisadores podem ser utilizados no máximo 20 vezes no mesmo paciente. É obrigatória a medida do volume interno das fibras em todos os dialisadores antes do primeiro uso e após cada reúso subsequente. Após a medida do volume interno das fibras, qualquer resultado indicando redução > 20% do volume inicial torna obrigatório o descarte do dialisador, independentemente do número de reúsos.

Medidas preventivas da transmissão do vírus da hepatite B

Todos os pacientes e funcionários devem ser testados para hepatite B ao serem admitidos na unidade de diálise. Solicitar anti-HbS e HbSAg. Todos os suscetíveis (HbSag e anti-HbS-negativos) deverão ser vacinados. Os não respondedores deverão fazer acompanhamento mensal (HbSAg).

Os pacientes portadores crônicos do vírus da hepatite B (HbSAg positivos) deverão ser mantidos em salas separadas com máquinas exclusivas.

As precauções padrões devem ser sempre adotadas.

Medidas preventivas da transmissão do vírus da hepatite C

A hepatite C é a doença infecciosa mais importante do mundo. No Brasil, calcula-se que 1,5% da população esteja infectada com o vírus.

Estudo prospectivo internacional avaliou a prevalência de hepatite C em pacientes em diálise em três continentes. Na Europa, a Espanha apresentou maior prevalência (22,9%). O Japão apresentou prevalência de 14,8%. A prevalência nos EUA foi de 14%. No Brasil, a prevalência encontrada foi de 9,8%.

A prevalência aumenta com a duração da diálise, o que leva a pensar que o ambiente possa ter alguma importância na transmissão.

- **Medidas preventivas:** triagem sorológica e acompanhamento.
- **Precauções padrões:** não há necessidade de realização de diálise em pacientes anti-HCV-positivos em salas separadas.

Referências

Braden G, Landry D, Sweet S et al. Long-term gentamicin lock catheter prophylaxis is associated with gentamicin-resistant Gram-positive bacteremias in chronic hemodialysis patients. J Am Soc Nephrol, 2009; 20:70.

Brasil. ANVISA – Agência Nacional de Vigilância Sanitária. Resolução da Diretoria Colegiada – RDC 154. Estabelece o Regulamento Técnico para o funcionamento dos Serviços de Diálise. Brasil, 15 de junho de 2004, republicada em 31 de maio de 2006.

Brasil. ANVISA – Agência Nacional de Vigilância Sanitária. Resolução da Diretoria Colegiada – RDC 33, de 3 de junho de 2008. Dispõe sobre o Regulamento Técnico para planejamento, programação, elaboração, avaliação e aprovação dos Sistemas de Tratamento e Distribuição de Água para Hemodiálise no Sistema Nacional de Vigilância Sanitária.

Brasil. ANVISA – Agência Nacional de Vigilância Sanitária. Resolução da Diretoria Colegiada – RDC 11, de 13 de março de 2014. Dispõe sobre os Requisitos de Boas Práticas de Funcionamento para os Serviços de Diálise e dá outras providências.

Brasil. ANVISA – Agência Nacional de Vigilância Sanitária. Resolução da Diretoria Colegiada RE 1.671, de 30 de maio de 2006. Estabelece os indicadores para subsidiar a avaliação do serviço de diálise.

Brasil. Ministério da Saúde. Portaria GM/MS 2.616, de 12 de maio de 1998. Estabelece diretrizes e normas para a prevenção e o controle das infecções hospitalares.

Brasil. Portaria 2042, de 11 de outubro de 1996. Estabelece o Regulamento Técnico para o funcionamento dos Serviços de Terapia Renal Substitutiva e as normas para cadastramento desses estabelecimentos junto ao Sistema Único de Saúde. Brasília, 1996a.

Fissell RB, Bragg-Gresham JL, Woods JD et al. Patterns of hepatitis C prevalence and seroconversion in hemodialysis units from three continents. Kidney International 2004; 65:2335-42.

Lima E, Martinho GH. Infecções relacionadas à unidade de diálise. In: Oliveira AC, Armond GA, Clemente WT. Infecções hospitalares: epidemiologia, prevenção e controle. Rio de Janeiro: Guanabara Koogan 2005:577-92.

National Kidney Foundation. K/DOQI clinical practice guidelines for chronic kidney disease: evaluation, classification, and stratification. Am J Kidney Dis 2002; 39(2 Suppl 1):S1-266.

Secretaria de Estado da Saúde de São Paulo – Coordenadoria de controle de doenças – CCD – Centro de vigilância epidemiológica "Prof. Alexandre Vranjac". Vigilância epidemiológica em serviços de diálise. Sistema de vigilância epidemiológica das infecções relacionadas à assistência a saúde do Estado de São Paulo. São Paulo, 2013.

Secretaria de Saúde do Estado do Rio De Janeiro – Centro de Vigilância Sanitária. Manual para redução de riscos inerentes à terapia renal substitutiva.

Taconelli E, Carmeli Y, Aizer A et al. Mupirocin prophylaxis to prevent Staphylococcus aureus infection in patients undergoing dialysis: a meta analysis. Clinical Infectious Diseases 2003; 37:1629-38.

Tokars JI, Mille ES, Stein G. New national surveillance system for hemodialysis-associated infections. American Journal Infections Control. Atlanta, 2002; 30:828-95.

Tolkoff N. Treatment of irreversible renal failure. In: Goldman L, Ausiello D. Cecil Medicine. 23. ed. Philadelphia: Rubin, 2007:936-47.

Weiymar MC, Van den Dorpel MA, Van der Ven PJ et al. Randomized, clinical comparison of trisodium citrate 30% and heparin as catheter solution in hemodialysis patients. J Am Soc Nephrol 2005; 16.

Wish JB. Vascular access for dialysis in the United States: progress, hurdless, controversies, and the future. Semin Dial 2010; 23:614-8.

CAPÍTULO 31

Atendimento Domiciliar

Valéria Pinto Fonseca
Márcio Almeida de Melo

INTRODUÇÃO

Há referências históricas sobre a assistência domiciliar desde as eras mais remotas, com práticas puramente instintivas, maternais e, até mesmo, voltadas para as crenças de determinados grupos religiosos. Há relatos de profissionais médicos do antigo Egito (século XIII a.C) e da Grécia antiga que visitavam os doentes em suas casas. Ainda no século V a.C. Hipócrates, considerado o Pai da Medicina, escreveu um tratado "sobre os ares, as águas e os lugares", descrevendo a eficiência do atendimento domiciliar, que apresentava bons resultados, segundo suas observações.

Nos EUA, por volta de 1796, o atendimento domiciliar de saúde ganhou um modo mais organizado de trabalho e, em 1850, por intermédio de Lilian Wald, foi criado um programa mais tarde denominado *Public Health Nurse*. Wald apostava no conceito de doença como um conjunto de fatores com influências sociais e econômicas, o que contribuiu para avanços e reformas dos movimentos de saúde pública nos EUA. Curiosamente, a partir de 1950, mais de 100 anos depois, com a diminuição das doenças contagiosas, tornou-se necessário atentar para problemas crônicos de saúde, o que fortaleceu o modelo de assistência domiciliar com intuito de cobrir financiamentos que não se encontravam no rol de abrangência das financiadoras.

No Brasil, as primeiras referências a um sistema de atenção domiciliar são de 1967, no Hospital do Servidor Público Estadual de São Paulo, iniciativa esta pautada na necessidade de redução do número de ocupação dos leitos; entretanto, foi criado um tipo de atendimento domiciliar restrito aos cuidados de baixa complexidade.

Com o crescente aumento da modalidade de assistência domiciliar no Brasil, várias legislações foram publicadas pelo Ministério da Saúde com o objetivo de estabelecer critérios e organizar a prática no país. Como exemplo, pode-se citar a RDC 11, de 26 de janeiro de 2006, que aborda de maneira geral as legislações aplicáveis aos Serviços de Atenção Domiciliar (SAD). Especificamente no âmbito do Sistema Único de Saúde (SUS) foi publicada a Portaria 963, de 27 de maio de 2013, que na verdade consiste na redefinição da Portaria 2.527 GM/MS, de outubro de 2011.

Apesar de a Portaria 2.616/1998 do Ministério da Saúde, que aborda a questão da prevenção de infecções, ser mais voltada para a atenção hospitalar, ela pode ser utilizada como referência para que os demais serviços, como os SAD, possam nortear as ações de prevenção e controle de infecção, levando em consideração diversos fatores, como complicações de infecções comunitárias, internações prévias, passado de infecção hospitalar, colonização por germes multirresistentes e diversos procedimentos a que o paciente está submetido no domicílio.

DEFINIÇÕES APLICÁVEIS AO SAD, DE ACORDO COM A RDC 11, DE 26 DE JANEIRO DE 2006

- **Admissão em atenção domiciliar:** processo que se caracteriza pelas seguintes etapas: indicação, elaboração do plano de atenção domiciliar e início da prestação da assistência ou internação domiciliar.
- **Alta da atenção domiciliar:** ato que determina o encerramento da prestação de serviços de atenção domiciliar em função de internação hospitalar, alcance da estabilidade clínica, cura, a pedido do paciente e/ou responsável e óbito.
- **Atenção domiciliar:** expressão genérica que envolve ações de promoção à saúde, prevenção, tratamento de doenças e reabilitação desenvolvidas em domicílio.
- **Assistência domiciliar:** conjunto de atividades de caráter ambulatorial, programadas e continuadas, desenvolvidas em domicílio.
- **Cuidador:** pessoa, com ou sem vínculo familiar, capacitada a auxiliar o paciente em suas necessidades e atividades da vida cotidiana.
- **Equipe multiprofissional de atenção domiciliar (EMAD):** profissionais que compõem a equipe técnica da atenção domiciliar com a função de prestar assistência clínico-terapêutica e psicossocial ao paciente em seu domicílio.
- **Internação domiciliar:** conjunto de atividades prestadas no domicílio, caracterizadas pela atenção em tempo integral ao paciente com quadro clínico mais complexo e com necessidade de tecnologia especializada.
- **Plano de atenção domiciliar (PAD):** documento que contempla um conjunto de medidas que orientam a atuação de todos os profissionais envolvidos de maneira direta e/ou indireta na assistência a cada paciente em seu domicílio, desde a admissão até a alta.
- **Serviço de atenção domiciliar (SAD):** instituição pública ou privada responsável pelo gerenciamento e a operacionalização de assistência e/ou internação domiciliar.

IMPLANTAÇÃO DO CONTROLE DE INFECÇÃO NOS SAD
Comissão de Controle de Infecção (CCI)

A CCI, de acordo com a Portaria 2.616/1998, trata-se de órgão de assessoria à autoridade máxima da instituição, responsável pela execução das ações de controle de infecção relacionadas com a assistência, devendo ser composta por profissionais de nível superior formalmente designados. Os SAD devem constituir documento de nomeação desses profissionais com as respectivas designações para membros consultores e executores das ações de controle de infecção.

A CCI dos SAD deve elaborar o Programa de Controle e Prevenção de Infecções e Eventos Adversos (PCPIEA – Tabela 31.1), sendo este, portanto, um importante passo para a implantação das ações de prevenção e controle dos eventos infecciosos e não infecciosos no âmbito domiciliar.

Itens básicos que devem compor o PCPIEA:

- Nomeação do responsável técnico pelo estabelecimento.
- Nomeação do responsável pela elaboração do documento (função/cargo).
- Característica do serviço: nível de complexidade de atendimento.
- Metodologia utilizada para identificação, análise e controle dos eventos infecciosos e não infecciosos: busca ativa, fichas de notificação, método de análise dos eventos, investigações e tratativas desses eventos, dentre outros.
- Padronização de antimicrobianos (terapêuticos e profiláticos).
- Normas e rotinas de limpeza e desinfecção de artigos, superfícies e equipamentos utilizados diretamente na assistência ao paciente, sob supervisão do responsável pelo PCPIEA.
- Plano de gerenciamento de resíduos de serviços de saúde (PGRSS), conforme a RDC/ANVISA 306, de 2004.

Tabela 31.1 Proposta de modelo de PCPIEA

	Programa de controle de infecção	Padrão no PCI
		Estabelecido em:
		Nº Revisão: 01
Programa de controle e prevenção de infecções e eventos adversos **Comissão de controle de infecção** **Ano:**		

- Descrição dos indicadores de desempenho relacionados com a assistência domiciliar.
- Interação do SAD com os serviços terceirizados: acompanhamento de fornecedores, visitas técnicas.
- Programa de treinamentos.

OBJETIVO

O PCPIEA consiste em um conjunto de ações desenvolvidas deliberada e sistematicamente com vistas à redução máxima possível da incidência e da gravidade das infecções relacionadas com a assistência (Tabela 31.2).

Atribuições da CCI

- Adequar, implementar e supervisionar normas e rotinas técnico-operacionais, visando à prevenção e ao controle das infecções hospitalares.
- Realizar investigação epidemiológica de casos e surtos, sempre que indicado, e implantar medidas imediatas de controle.
- Elaborar e divulgar, regularmente, relatórios e comunicar, periodicamente, à autoridade máxima de instituição e às chefias a situação do controle das infecções hospitalares, promovendo amplo debate.
- Elaborar, implantar e supervisionar a aplicação de normas e rotinas técnico-operacionais, visando limitar a disseminação de agentes presentes nas infecções por meio de medidas de precaução e de isolamento.
- Definir, em cooperação com o responsável pela farmácia, a política de utilização de antimicrobianos, germicidas e materiais para uso no SAD.
- Cooperar com a ação do órgão de gestão do SUS, bem como fornecer, prontamente, as informações epidemiológicas solicitadas pelas autoridades competentes.
- Notificar ao organismo de gestão do SUS os casos diagnosticados ou suspeitos de outras doenças sob vigilância epidemiológica (notificação compulsória), atendidos nos SAD, e atuar cooperativamente com os serviços de saúde coletiva.
- Notificar ao serviço sanitário do organismo de gestão do SUS os casos de surtos diagnosticados ou suspeitos de infecção associada à utilização de insumos e/ou produtos industrializados.
- O SAD deve encaminhar à vigilância sanitária local o consolidado dos indicadores do semestre anterior em todos os meses de janeiro e julho (veja indicadores da CCI).

INFRAESTRUTURA

Domicílio

O domicílio do paciente deve possibilitar a realização dos procedimentos prescritos no PAD.

A legislação prevê ainda que o SAD deve observar como critério de inclusão para a internação domiciliar se o domicílio do paciente conta com suprimento de água potável, fornecimento de energia

Tabela 31.2 Descrição das atividades

Anualmente	
Atividade	**Data prevista**
Nomeação de membros consultores e executores da CCI	
Comunicar à Secretaria Municipal de Saúde a constituição da CCI	
Padronizar antimicrobianos terapêuticos e profiláticos	
Padronizar germicidas	
Realizar visita técnica aos fornecedores externos críticos	
Semestralmente	
Atividade	**Data prevista**
Higienização do reservatório de água e análise microbacteriológica da água	
Arquivar e realizar análise critica dos relatórios recebidos referente à higienização e análise microbacteriológica e físico-química da água	
Divulgar o relatório com os indicadores e a análise crítica da vigilância sanitária para a diretoria clínica e os demais membros do corpo clínico	
Arquivar relatório referente ao controle de vetores e realizar uma análise crítica sucinta	
Enviar relatório com os indicadores de eventos adversos infecciosos à Secretaria Municipal de Saúde	
Realizar visita técnica no expurgo	
Realizar análise crítica dos indicadores da vigilância sanitária	
Mensalmente/quinzenalmente	
Atividade	**Data prevista**
Reunião com registro em ata	
Realizar a vigilância epidemiológica dos eventos adversos assistenciais (busca ativa e retroativa de eventos adversos infecciosos e não infecciosos relacionados com a assistência)	
Realizar auditoria de antimicrobianos	
Semanalmente	
Atividade	**Data prevista**
Notificação compulsória de casos diagnosticados e/ou suspeitos de doenças infectocontagiosas ou notificação negativa protocolada para SMS (distrito sanitário de referência)	
Eventualmente	
Revisão do regimento interno	
Envio de comunicados internos e externos	
Atualização dos procedimentos	
Registro em formulário padronizado dos acidentes ocupacionais	
Comunicar à equipe assistencial a existência de pacientes em isolamento	
Coleta e codificação dos resultados de cultura	

elétrica, meio de comunicação de fácil acesso, facilidade de acesso para veículos e ambiente específico para o paciente, com janela e dimensões mínimas para ocupação do leito e dos equipamentos necessários para a assistência:

- **Água potável:** não é obrigatório que o domicílio conte com sistema de abastecimento de água fornecida por concessionária pública, uma vez que essa situação não é uma realidade em todos os municípios brasileiros. A água fornecida aos domicílios de pacientes em internação domiciliar pode ser proveniente de poço artesiano ou outras fontes alternativas, desde que atenda à Portaria MS 518/2004 em relação à potabilidade da água.
- **Energia elétrica:** este item é indispensável para domicílios nos quais haverá necessidade de uso de equipamentos que operem com energia elétrica. Caso haja equipamentos acionados por ener-

gia elétrica, o domicílio deve ser cadastrado na companhia de fornecimento de energia elétrica local.

- **Meio de comunicação de fácil acesso:** qualquer meio de comunicação que possa ser utilizado para contato com a sede do SAD ou membro da equipe de atenção domiciliar (EAD), como telefones públicos ou particulares. Portanto, não é estritamente necessário que o meio de comunicação esteja localizado no próprio domicílio do paciente, mas que esteja em uma proximidade viável de uso e de fácil acesso e que haja um registro de quais meios o paciente ou o cuidador podem dispor para acionar o SAD ou EAD, em caso de necessidade.
- **Facilidade de acesso para veículos:** este requisito deve atender simplesmente à possibilidade de remoção e transferência do paciente do domicílio, caso seja necessário. Caso não seja possível o estacionamento de veículos na porta do domicílio, pode ser necessária a utilização de macas ou cadeiras de rodas para transporte até o local onde o veículo se encontra estacionado.
- **Ambiente com janelas:** este item se aplica apenas a situações em que o domicílio conte com ventilação natural, com intuito de promover o conforto e a renovação do ar ambiente.

Infraestrutura da sede dos SAD

Deve obedecer aos requisitos de infraestrutura física ditados pela RDC 50, de 2002:

- Recepção.
- Área de trabalho para a equipe administrativa com arquivo.
- Área de trabalho para a EMAD.
- Almoxarifado.
- Instalações de conforto e higiene.

METODOLOGIA DE COLETA DE DADOS INFECCIOSOS E NÃO INFECCIOSOS

A metodologia de busca ativa dos eventos infecciosos e não infecciosos consiste em ferramenta imprescindível para o processo de vigilância por parte dos profissionais envolvidos na assistência ao paciente do SAD e da própria CCI da instituição. A busca ativa de eventos pode ser realizada por meio de sistemas eletrônicos avançados, como acontece em vários hospitais, porém recursos de baixo custo e efetividade comprovada, como formulários de preenchimento manual, podem ser utilizados para atender essa demanda.

É importante que cada SAD implemente essa ação, de modo a adequar o perfil do serviço prestado às informações necessárias que devem compor o formulário de busca ativa (Figura 31.1).

PADRONIZAÇÃO DE ANTIMICROBIANOS

A CCI do SAD deve estabelecer a política de uso racional de antimicrobianos, prevista em lei, a qual tem por objetivo a eficiência na terapêutica e a prevenção do uso indevido, o que pode favorecer a resistência microbiana. A discussão deve ser dirigida pela CCI (médico da equipe executora) em conjunto com o profissional farmacêutico e com a anuência dos profissionais médicos da EMAD.

Um modelo simples, como o apresentado na Figura 31.2, pode ajudar o médico da equipe na auditoria das prescrições de antimicrobianos, servido também como fonte de dados para alimentar indicadores relacionados com o tema.

INDICADORES DO SAD

A RDC 11 também determina que compete ao SAD a avaliação continuada do desempenho e do padrão de funcionamento global.

A Tabela 31.3 apresenta os principais indicadores, a fórmula de cálculo e a frequência de produção.

BUSCA ATIVA

Paciente:	Idade:
Médico:	Enfermeiro:
Diagnóstico de base:	
Internações hospitalares prévias ( ) sim ( ) não	
Hospital:	
Data da internação: Data da alta:	
Infecções/Colonizações/Culturas?	

Intercorrências

Data	Mudança na secreção (aspecto, cor, frequência)	Diarreia	Dificuldade de aceitação de dieta	Febre ou hipotensão	Mudança na urina (aspecto, cor, frequência)	Lesão de pele

Eventos Adversos

Data	Descrição	Data	Descrição
Infecções	**Data**	**Infecções**	**Data**

Antibióticos	Início	Término	Sítio de infecção
Resultados de Exames (hemograma, PCR)			
Data	Descrição	Data	Descrição

Figura 31.1 Modelo de formulário de busca ativa para CCI.

DESAFIOS ATUAIS RELACIONADOS COM O CONTROLE DE INFECÇÃO EM ATENDIMENTO AMBULATORIAL E DOMICILIAR

Ainda hoje, mesmo com o crescimento acelerado dos serviços de saúde ambulatoriais e das apropriadas tentativas de retirar do ambiente hospitalar mais rapidamente aqueles pacientes que se internam por agudização de seu estado de doença crônica, somados aos vários esforços das redes de saúde pública e suplementar para oferecer a seus usuários um atendimento domiciliar acessível, abrangente e de qualidade, persistem grandes dificuldades no que diz respeito ao controle de eventos adversos em atenção ambulatorial e domiciliar.

Esse quadro pode ser explicado pelo fato de as legislações que embasam esse tipo de atenção à saúde, em sua maioria, se restringirem à descrição dos ambientes físicos sobre os quais serão estabelecidos esses serviços e, particularmente em relação à atenção/internação domiciliar, o arcabouço regulatório ainda é imensamente incipiente ante o avanço desse tipo de terapêutica ocorrido nos últimos 20 anos.

Uma das grandes dificuldades que se apresentam, no contexto atual, diz respeito aos critérios a serem utilizados para definição do que será considerado evento adverso (infeccioso ou não) associado a esse tipo de atendimento. Toda a estrutura teórica que embasa os serviços de controle de infecção relacionada com a assistência fundamenta-se nos critérios estabelecidos por entidades

ANTIBIOTICOTERAPIA – TRATAMENTO

Paciente:				
Antibióticos/ Apresentação	Início	Término	Justificativa clínica	Prescrição
Antibióticos/ Apresentação	Início	Término	Justificativa clínica	Prescrição
( ) Pneumonia ( ) Sinusite	ITU		Otite média aguda	Fibrose cística
( ) Febre	( ) Febre		( ) Opacificação da MT	( ) Indicação da pneumo para tratamento – pseudomonas
	( ) Hipotermia		( ) Hiperemia da MT	
( ) Hipotermia	( ) Disúria		( ) Abaulamento da MT	
( ) Escarro purulento (ou mudança no escarro) ou secreção purulenta em TQT	( ) EAS (piúria/nitrato)		( ) Febre	
( ) Piora do broncoespasmo ou da tosse ou da ausculta pulmonar	( ) Gram gota		( ) Hipotermia	
( ) Necessidade aumentada de O_2	( ) Urocultura		( ) Dor	
( ) Aumento dos parâmetros VM	( ) Profilaxia		( ) Secreção	
Leucocitose	( ) Antibiótico			
Leucopenia				
Imagem radiológica				
Dispneia ou taquipneia	( ) SVD (até 7 dias)			

Outros:

( )

Assinatura/carimbo do médico:

Figura 31.2 Modelo de formulário para justificativa de utilização de antimicrobiano.

internacionais que estabelecem os padrões a serem seguidos para que os serviços possam ser comparados com os dos hospitais espalhados pelo mundo, além das leis definidas pelos organismos nacionais que detêm o poder de fiscalização da rede da saúde (Ministério da Saúde, agências reguladoras da saúde suplementar e vigilâncias sanitárias nos níveis estadual e municipal). Como podemos apreender, todos esses padrões e leis têm como fundamento as práticas de saúde desenvolvidas dentro do ambiente hospitalar, o que promove inúmeras dificuldades para a importação desses padrões para as práticas realizadas fora desse ambiente.

No caso da atenção/internação domiciliar, algo que chama a atenção é que as práticas de saúde são desenvolvidas em um cenário no qual a pressão do ambiente praticamente se anula, uma vez que o paciente não se encontra em um meio rico em microrganismos como o meio hospitalar, em que os agentes etiológicos envolvidos nos casos de infecção relacionada com a assistência demonstram padrão elevado de resistência microbiana. Em contrapartida, no ambiente domiciliar, essa pressão é anulada, e o paciente tem mais facilidade de eliminar esses agentes etiológicos citados, através da pressão que os agentes próprios da microbiota do indivíduo competem pela liderança. Isso pode ser encarado como um dos grandes benefícios na terapêutica domiciliar, mas deve ser levado em conta

Tabela 31.3 Indicadores para avaliação do SAD

Nº	Indicador	Fórmula de cálculo	Frequência de produção
1	Taxa de mortalidade para a modalidade internação domiciliar	Número de óbitos de pacientes em internação domiciliar no mês/todos os pacientes que receberam atenção na modalidade internação domiciliar no mês × 100	Mensal
2	Taxa de internação após atenção domiciliar	Número de pacientes em internação domiciliar que necessitaram de internação hospitalar no mês/total de pacientes que receberam atenção domiciliar no mês × 100	Mensal
3	Taxa de infecção para a modalidade internação domiciliar	Número de pacientes em internação domiciliar com episódios de infecção no mês/total de pacientes que receberam atenção domiciliar no mês × 100	Mensal
4	Taxa de alta da modalidade assistência domiciliar	Número de pacientes em assistência domiciliar que receberam alta no mês/total de pacientes que receberam atenção na assistência domiciliar no mês × 100	Mensal
5	Taxa de alta da modalidade internação domiciliar	Número de pacientes em internação domiciliar que receberam alta no mês/todos os pacientes que receberam atenção mensal na modalidade internação domiciliar no mês × 100	Mensal

Obs.: em pacientes que receberam atenção domiciliar no mês, considerar o número de pacientes do dia 15 de cada mês.

que muitos dos pacientes atendidos sob esse regime fazem uso de procedimentos invasivos que sustentam a vida (p. ex., ventilação mecânica com suporte respiratório, acesso venoso central para infusão de medicações de uso prolongado, entre outros) que dificultam a organização do microbiota endógeno do paciente, tornando-o exposto, de modo semelhante, a uma microbiota mais resistente a antimicrobianos de uso rotineiro. Ademais, sabemos que a microbiota endógena, em caso de desequilíbrio no estado de saúde dos pacientes, pode dificultar a terapêutica antimicrobiana, uma vez que ela é composta por germes de maior virulência, se comparados ao da microbiota hospitalar, representando um perigo para o prognóstico dos tratamentos domiciliares.

Quando no deparamos com o desafio de implantar os princípios do controle de infecção relacionada com a assistência na atenção domiciliar e ambulatorial, logo nos ressentimos da falta de padrões que possam ser adaptados a essas realidades. Nesse contexto, surgem alguns questionamentos: o que considerar como evento relacionado com a assistência nessas realidades? Quais serão os critérios utilizados para a notificação desses eventos? Como faremos o monitoramento desses eventos com o intuito de conhecer nossos resultados e promover melhorias na qualidade dessa assistência? Como poderemos nos comparar com referenciais externos pertinentes, se não sabemos qual o padrão utilizado por esses referenciais? Qual a melhor padronização de terapêutica a ser recomendada pelos profissionais de controle de infecção? Como seguir as recomendações dos critérios internacionais fora do ambiente hospitalar? Como implantar as metodologias conhecidas atualmente para controle de infecção fora do ambiente hospitalar (ou qual a melhor prática de controle de infecção e eventos adversos a ser adaptada para esse tipo de população)? O que propusemos atualmente como metodologia de trabalho (adaptando o que existe de prática hospitalar para a prática ambulatorial e domiciliar) tem contribuído efetivamente para a melhoria da qualidade da assistência à saúde para essas populações?

Todas essas questões ainda precisam ser respondidas para que possamos contar com práticas adequadas e padronizadas no que tange à prevenção e ao controle de infecções relacionadas com a assistência ambulatorial e domiciliar, de modo que possamos ter à disposição serviços que atuem de maneira sistemática dentro de padrões de assistência já pré-estabelecidos.

Referências

Amaral N. Assistência domiciliar à saúde (Home Health Care): sua história e sua relevância para o sistema de saúde atual. Rev Neurociências 2001; 9(3):111-7.
ANVISA. Resolução da Diretoria Colegiada RDC 11, de 26 de janeiro de 2006.
Brasil. Ministério da Saúde. Portaria GM 2016, de 12 de maio de 1998.
Brasil. Ministério da Saúde. Portaria 963, de 27 de maio de 2013.

CAPÍTULO 32

Serviços de Oftalmologia

Valéria Pinto Fonseca

INTRODUÇÃO

O olho é uma região poucas vezes acometida por infecções nosocomiais, mas são significativas as conjuntivites neonatais e as infecções relacionadas com as cirurgias de catarata e os transplantes de córnea.

INCIDÊNCIA

Os dados disponíveis sobre as infecções oculares nosocomiais ainda são limitados. Dados acumulados pelo National Nosocomial Infection Surveillance System (NNISS) dos CDC (Centers for Disease Control and Prevention) reportam que as infecções hospitalares adquiridas no olho são estimadas a uma média de 0,24 infecção por 10 mil admissões. Elas representam menos de 0,5% de todas as infecções hospitalares.

Os patógenos mais comuns são: *Staphylococus aureus* (24%), estafilococos coagulase-negativos (23%), *Pseudomonas aeruginosa* (13%), espécie de estreptococos (8%) e *Escherichia coli* (7%).

CLASSIFICAÇÃO

A classificação das infecções oculares é determinada a partir da região anatômica acometida: conjuntivite, ceratite etc. A determinação da região envolvida é obtida por meio de história e exame físico apropriados.

Estruturas contíguas podem estar envolvidas, como pele (celulite), seios da face (sinusite), seios cavernosos (trombose de seio cavernoso), cavidade orbitária (abscesso orbitário) e cérebro (meningite e empiema subdural).

VIGILÂNCIA EPIDEMIOLÓGICA

Os critérios diagnósticos do National Healthcare Safety Network (CDC/NHSN) para infecções oculares estão especificados no Capítulo 12.

As infecções pós-cirúrgicas são definidas a partir das manifestações clínicas que ocorrem no período pós-operatório e que estão relacionadas com determinadas cirurgias. Essas infecções geralmente se manifestam no período de 30 dias decorridos do procedimento cirúrgico.

Infecção ocular nosocomial não cirúrgica é aquela que não estava presente ou em incubação no momento da admissão. Infecções oculares são consideradas hospitalares na ausência de evidências epidemiológicas que sugiram aquisição comunitária.

INFECÇÕES OCULARES NOSOCOMIAIS NÃO RELACIONADAS COM CIRURGIA

Blefarites

As blefarites referem-se a inflamações difusas da pálpebra e suas margens. Os sintomas incluem queimação e edema localizado. As blefarites devem ser diferenciadas de situações unilaterais, como calázio, abscesso meibomiano, dacriocistite e outras doenças graves, como as celulites pré-septais e orbitárias. Os patógenos mais comumente descritos na literatura são o *S. aureus* e o *S. epidermidis*.

Conjuntivites

As conjuntivites são as infecções oculares mais comuns. Os sintomas incluem congestão, edema conjuntival, fotofobia, sensação de corpo estranho e produção de secreção, a qual se apresenta como aquosa a francamente purulenta. Embora essa secreção possa comprometer a visão, não há lesão visual verdadeira. As conjuntivites nosocomiais mais frequentes são as bacterianas neonatais e as viróticas, especialmente as causadas pelos adenovírus tipo 8.

Conjuntivites neonatais

Etiologia e incidência

As causas mais comuns das conjuntivites neonatais são:

- Conjuntivites químicas decorrentes da aplicação do método de Credé no olho do recém-nascido.
- Aquelas produzidas por *S. aureus*.
- As produzidas por *Chlamydia trachomatis* e *Neisseria gonorrhoeae* (mais raras).

A conjuntivite química causada pela aplicação do método do Credé (que consiste na administração intraocular de colírio de nitrato de prata ou de colírio de polivinilpirrolidona-iodo [PVP-I] a 2,5%) é a causa mais comum, e os recém-nascidos desenvolvem congestão conjuntival transitória e leve secreção, que pode ou não ser purulenta.

A infecção por *C. trachomatis* ocorre em 2% a 6% dos neonatos que a adquirem mediante a contaminação da cérvice uterina. Sem profilaxia (aplicação do método do Credé), 20% a 40% dos recém-nascidos expostos vão desenvolver conjuntivite.

A conjuntivite gonocócica também costuma ocorrer nas primeiras semanas de vida. A transmissão da *N. gonorrhoeae* de mães infectadas não tratadas para a criança sem profilaxia (aplicação do método do Credé) é estimada em 30% a 40% dos casos.

Características clínicas

A conjuntivite gonocócica apresenta-se como quadro agudo com exsudato purulento, quemose e congestão, em geral de 2 a 4 dias após o nascimento.

A conjuntivite por *C. trachomatis* caracteriza-se por acometimento uni ou bilateral, eritema e edema palpebral e congestão conjuntival. Surge, geralmente, de 3 a 10 dias após o nascimento, podendo ocorrer nas primeiras 24 horas ou até 2 meses depois.

Profilaxia

A profilaxia mais tradicional tem consistido no uso do colírio à base de nitrato de prata. Outras terapias incluem pomadas oftálmicas à base de eritromicina a 0,5% e de tetracilina a 1%, as quais são menos eficazes que o nitrato de prata.

Atualmente, o PVP-I tem sido usado com sucesso, sendo mais eficaz que o nitrato de prata para *Chlamydia* sp. e *S. aureus* e não tendo a propriedade de causar conjuntivite química.

A profilaxia deve ser feita logo após o nascimento, preferencialmente dentro da primeira hora de vida.

Ceratoconjuntivites epidêmicas (CCE)

As CCE são mais comumente associadas aos adenovírus tipos 8 e 19. O período de incubação é de cerca de 8 dias, e a doença é inicialmente unilateral, embora muitos casos se tornem bilaterais por meio de autocontaminação. Nos pacientes que progridem para doença bilateral, o segundo olho é acometido em 4 a 5 dias.

Os sinais e sintomas oculares incluem sensação de corpo estranho (em 43% dos casos), fotofobia (15%), lacrimejamento (99%), hiperemia (98%), hipertrofia conjuntival (95% a 96%), queimação (26% a 50%), pseudomembranas (1% a 38%), ceratite epitelial focal (55% a 65%), ceratite epitelial difusa (42%), edema do estroma (18% a 47%), uveíte anterior (11%), adenopatia pré-auricular (15% a 94%) e diminuição da acuidade visual (17% a 78%).

Sintomas extraoculares incluem: febre, calafrios (em 1% a 33% dos casos), sintomas do trato respiratório alto (1% a 63%), diarreia (2% a 3%), náuseas/vômitos (2% a 14%) e mialgias (2% a 12%).

A ceratite frequentemente começa de 3 a 4 dias após a instalação da opacidade corneana. Em geral, essa opacidade se resolve dentro de alguns meses e não resulta em perda permanente da visão.

Os surtos de CCE em unidades assistenciais ocorrem, na maioria dos casos, por transmissão pessoa a pessoa, através das mãos dos profissionais de saúde e de instrumentos oftalmológicos (p. ex., soluções de limpeza, soluções anestésicas tópicas e tonômetros).

Nos cuidados com pacientes com CCE, devem ser adotadas as precauções de contato com o uso de luvas antes e após o manejo do paciente.

O adenovírus pode permanecer viável em superfícies plásticas e metálicas por mais de 30 dias. O CDC/NHSN e a Associação de Profissionais de Epidemiologia e Controle de Infecção recomendam que as pontas dos tonômetros sejam limpas com água e sabão (ou agente alternativo sugerido pelo fabricante) e desinfetadas por imersão por, pelo menos, 5 a 10 minutos em solução contendo 500ppm de cloro ou 3% de peróxido de hidrogênio, ou 70% de álcool etílico, ou 70% de álcool isopropílico (a escolha do desinfetante deve basear-se na constituição física do equipamento, para que se evitem danos às partes metálicas e às lentes). Após a desinfecção, o dispositivo deve ser rigorosamente enxaguado em água estéril e seco antes do uso.

Em virtude da natureza altamente contagiosa da CCE, é recomendável restringir o contato de profissionais com CCE ou conjuntivite purulenta causada por outros microrganismos com os pacientes durante a permanência dos sintomas. Se os sintomas persistirem por mais de 5 a 7 dias, o profissional deve ser encaminhado a um oftalmologista.

Ceratites

Ceratite ou inflamação da córnea pode ser o resultado de infecção, trauma, hipersensibilidade ou outras reações imunomediadas. Os sintomas incluem hiperemia unilateral com dor moderada a grave, fotofobia, lacrimejamento e diminuição da visão. Os agentes etiológicos incluem, mais comumente, vírus (p. ex., adenovírus, herpes simples) e bactérias (p. ex., *S. aureus*, *P. aeruginosa*) e protozoários (p. ex., *Acanthamoeba*).

A ceratite nosocomial ocorre mais comumente em idosos e/ou pacientes debilitados. O patógeno mais comum é a *P. aeruginosa*. Intubação e aspiração traqueal são consideradas fatores predisponentes, presumivelmente devido à possibilidade de trauma pelo cateter de aspiração, resultando em abrasão corneana e contaminação da conjuntiva com a microbiota respiratória. Ceratite hospitalar por *P. aeruginosa*, que em alguns pacientes leva a úlcera de córnea, tem sido demonstrada em crianças, nas quais está associada a traqueostomia, intubação endotraqueal, administração de oxigênio por tenda ou aspiração. Pacientes inconscientes devem receber cuidados apropriados com o olho, que incluem exame oftalmológico regular e aplicação de pomadas lubrificantes, devendo ser considerado o fechamento mecânico das pálpebras com adesivos ou sutura.

O uso de colírios contaminados pode causar ceratite por *P. aeruginosa* e *S. marcescens*. Em pacientes hospitalizados, é prudente a utilização de frascos de dose única. Quando usados frascos de múltiplas doses, estes devem ser descartados a cada 7 dias, devendo ser tomados os cuidados cabíveis na administração dos colírios, de modo a evitar tocar o olho e contaminar o frasco.

Endoftalmites

Endoftalmite é definida como um processo inflamatório que envolve o humor vítreo, a retina e a camada uveana do olho. Ocorre mais comumente como complicação de cirurgia ocular, mas também pode surgir como sequela de traumatismo ocular penetrante ou infecção sistêmica.

Fonte endógena

- Não há história recente de cirurgia ocular.
- Raramente, os sintomas são bilaterais.

A apresentação clínica depende do modo de entrada, do organismo infectante e da duração da doença. A dor e a diminuição da visão são as características clínicas principais, embora possam não estar presentes em todos os casos. Outros sintomas e sinais: olho avermelhado, cefaleia e purgação ocular, congestão conjuntival, edema corneano ou palpebral, reflexo à luz pobre e celulite orbitária.

Causas de endoftalmite endógena

- Sepse.
- Pacientes gravemente enfermos.
- Uso de cateteres implantados.
- Uso de agentes endovenosos.

A endoftalmite nosocomial não associada a cirurgia é mais comumente decorrente de infecção metastática do olho por disseminação hematogênica. Em muitos casos de endoftalmite bacteriana hematogênica, um foco séptico torna-se aparente antes que ocorra a inflamação intraocular.

Endocardite deve ser sempre considerada em pacientes hospitalizados que desenvolvem endoftalmite sem foco a distância óbvio.

Os patógenos comuns considerados na literatura incluem *S. pneumoniae, Streptococcus, N. meningitidis, S. aureus, E. coli, B. cereus, H. influenzae* e fungos (*Candida* e *Aspergillus*). A preservação da visão depende de diagnóstico rápido e instituição de terapêutica apropriada imediata (veja mais informações a seguir).

INFECÇÕES OCULARES PÓS-CIRÚRGICAS

Dacriocistites

Dacriocistites hospitalares podem ocorrer após operações sobre o sistema excretório lacrimal. Entre os sintomas encontra-se secreção fina e purulenta. Patógenos comuns incluem *S. pneumoniae*, estafilococos e bacilos entéricos gram-negativos.

Episclerites

A episclerite é caracterizada por dor ocular, congestão conjuntival e hemorragia subconjuntival. Costuma ser mais comum após cirurgia de reparação de descolamento de retina.

A incidência da infecção varia entre 1,5% e 4%. Muitas infecções são causadas por estafilococos coagulase-negativos.

Infecções secundárias ao transplante de córnea

Infecções de doadores transmitidas via transplante de córnea

A transmissão de doenças de doadores para receptores de córneas parece ser um evento raro. Doenças transmitidas de doadores para receptores via transplante de córnea têm sido reportadas na literatura, incluindo oito casos de raiva e um caso de hepatite B.

Antes da retirada do tecido para transplante, os doadores de córnea devem ser submetidos a testes para hepatite B (HbsAg), vírus da imunodeficiência humana 1 e 2 e hepatite C. Pessoas que tenham morrido com encefalopatia progressiva devem se excluídas como doadoras de córnea.

Endoftalmites

Incidência

Durante o século XX, a incidência de endoftalmite secundária à cirurgia de catarata caiu de aproximadamente 1,5% para < 0,1%.

Estudos mais recentes têm demonstrado taxas de endoftalmite pós-operatória secundária à cirurgia de catarata entre 0,082% e 0,24%, variação associada à técnica cirúrgica adotada, com níveis aceitáveis de até 1%.

Fisiopatologia

Estudos usando epidemiologia molecular sugerem que a fonte mais comum de infecção é a própria microbiota do paciente. Entretanto, tem sido demonstrado que as lentes intraoculares podem ser contaminadas ao tocarem a superfície ocular e mesmo durante exposição ao ar da sala de cirurgia.

Agentes etiológicos (Tabela 32.1)

Características clínicas

A endoftalmite secundária à extração de catarata pode apresentar-se de três maneiras: aguda, subaguda e crônica (Tabela 32.2).

Tabela 32.1 Microbiologia de endoftalmites pós-operatórias

Patógeno	Frequência
Bactérias gram-positivas	94,1%
Estafilococos coagulase-negativos	70,0%
Staphylococcus aureus	9,9%
Streptococcus spp.	9,0%
Enterococcus spp.	2,2%
Corynebacterium spp.	1,2%
Bacillus spp.	0,6%
Bacilos difteroides	0,6%
Propionibacterium spp.	0,6%
Bactérias gram-negativas	5,9%
Proteus mirabilis	1,9%
Pseudomonas aeruginosa	0,9%
Outras espécies de *Pseudomonas*	0,6%
Morganella morganii	0,6%
Citrobacter diversus	0,6%
Enterobacter spp.	0,6%
Serratia marcescens	0,3%
Flavobacterium spp.	0,3%

Tabela 32.2 Características de endoftalmites agudas e crônicas

	Agudas (antes de 6 semanas)	Crônicas ou de aparecimento tardio
Apresentação	2 a 10 dias de PO (usualmente)	> 6 semanas
Sintomas	Dor ocular (75% dos casos), visão reduzida além do esperado, cefaleia, queimação	Visão reduzida, pouca dor, inflamação e fotofobia

Sinais	Edema palpebral
	Hiperemia conjuntival
	Secreção purulenta
	Edema de córnea
	Reação da câmara anterior
	Hipópio
	Formação de membrana fibrinosa
	Vitreíte
	Perda do reflexo vermelho
	Periflebite da retina à fundoscopia
		Bacteriana
		  Irite não responsiva a esteroides
		  Placa capsular
		  Irite granulomatosa
		  Vitreíte
		  Reação vítrea localizada
		Fúngica
		  Usualmente não responsiva a esteroides
		  Reação vítrea difusa
		  Bola fúngica à US

PO: pós-operatório; US: ultrassonografia.

Fatores predisponentes

Extração de catarata com complicações peroperatórias, implante de lente intraocular, vitrectomia, ceratoplastia e cirurgia de glaucoma são fatores predisponentes. Meniboff e cols. identificaram os seguintes fatores de risco independentes: comunicação intraoperatória com a cavidade vítrea e uso de lente intraocular feita de polipropileno.

Diagnóstico

Ultrassonografia ocular

- Com intuito de visualizar a câmara posterior, quando a fundoscopia estiver prejudicada.
- Achados típicos: espessamento coroidal e hiperecogenicidade no humor vítreo anterior e posterior.
- Fornece as bases para a intervenção intraocular e torna possível acessar o vítreo posterior e áreas de possível tração.
- Raramente, ocorre descolamento de retina simultaneamente.

Diagnóstico etiológico

- Obtenção de amostras de humor aquoso e vítreo para cultura a fim de determinar o tipo de microrganismo e o perfil de sensibilidade.
- Na suspeita de endoftalmite bacteriana endógena, é necessária pesquisa da fonte por meio de culturas de sangue, escarro e urina.
- Técnica – anestesia local:
  - penetrar na câmara anterior: amostra de 0,1mL;
  - penetrar no vítreo: amostra de 0,1 a 0,2mL;
  - fazer biópsia do vítreo por vitrectomia.

Outros exames de imagem: para casos de trauma, a tomografia computadorizada pode mostrar espessamento da esclera e dos tecidos uveais associado a vários níveis de densidade aumentada do vítreo e dos tecidos moles perioculares.

Tratamento

O tratamento é cirúrgico com realização de vitrectomia e injeção intravítrea de antimicrobianos (Figura 32.1).

Pré-operatório

- Hidrocortisona, 4 a 5mg/kg EV, 10 a 20 minutos antes do antibiótico.

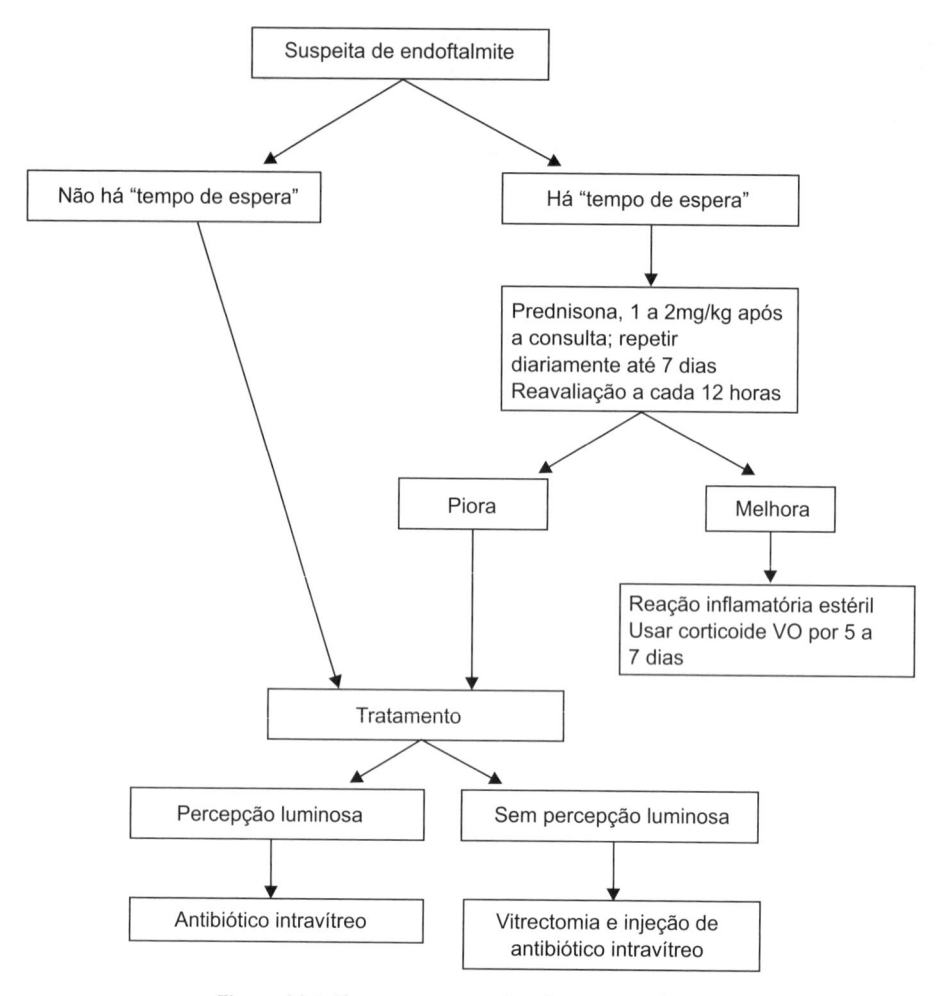

Figura 32.1 Fluxograma para abordagem terapêutica.

Peroperatório

1. Coleta de vítreo (material da câmara anterior e da câmara posterior).
2. Antibiótico intravítreo para manter nível por no mínimo 10 dias:
   - Vancomicina – válido por 14 dias em geladeira: 500mg + 10mL de diluente → retirar – 1mL + 4,0mL de diluente → aplicar 0,1mL. Repetir a cada 48 a 72 horas.
   - Ceftazidima: 1.000mg + 10mL de diluente → 1mL + 4,0mL de diluente → aplicar 0,1mL. Repetir a cada 48 a 72 horas.
4. Prednisona, 1 a 2mg/kg/dia VO por 5 a 7 dias.
5. Ciprofloxacina, 500mg VO a cada 8 horas por 14 dias.
6. Usar colírio à base de quinolona.
7. Ajustar a terapêutica a partir da cultura.

Indicações cirúrgicas

- **Casos agudos pós-operatórios:** quando a visão é apenas de percepção de luz ou pior.
- **Casos crônicos ou de aparecimento tardio:** se for identificada inflamação importante ou placa subcapsular:
  - Infiltração associada da pálpebra.
  - Casos traumáticos.

Prevenção

Pré-operatório

- Cuidadosa determinação dos pacientes de risco para infecção pós-operatória (reoperação no mesmo olho, paciente diabético ou imunossuprimido).
- Tratamento de infecções sistêmicas à distância antes da cirurgia (p. ex., infecção urinária).
- Antibioticoterapia tópica por 24 horas antes da cirurgia: tobramicina ou colírio de quinolona.
- Antibioticoprofilaxia:
  - Aplicação tópica de neomicina + polimixina B + gramicidina (solução oftálmica) ou fluoroquinolona tópica de quarta geração (moxifloxacina ou gatifloxacina) – 1 gota a cada 5 a 15 minutos, até o total de cinco doses.
  - Adição de cefazolina, 100mg via subconjuntival, ou cefazolina intracâmera, 1 a 2,5mg, ou cefuroxima, 1mg, no final do procedimento – opcional.
  - Antibioticoprofilaxia sistêmica deve ser considerada nos casos de alto risco (reoperação no mesmo olho, paciente diabético ou imunossuprimido): cefazolina, 1g EV, 1 hora antes do procedimento, ou ciprofloxacina, 500mg VO, também 1 hora antes do procedimento.

Peroperatório

- Usar PVP-I colírio a 5% para preparo da superfície ocular (irrigar o olho com solução salina imediatamente antes do procedimento para evitar dano endotelial pelo PVP-I); PVP-I solução aquosa a 10% para descontaminação das pálpebras e estruturas adjacentes.
- Irrigação do olho com solução antimicrobiana não tem demonstrado valor preventivo.
- Irrigar a lente intraocular antes da inserção para remover potenciais bactérias a ela aderidas.
- Minimizar o tempo de exposição da lente intraocular no ambiente, antes da inserção.
- Considerar antibioticoprofilaxia sistêmica em cirurgias de catarata prolongadas (> 25 minutos) complicadas com perda vítrea (ruptura total da cápsula).
- Usar técnica asséptica (*no touch*) durante todo o procedimento.
- Cuidadoso fechamento da incisão cirúrgica.
- Antibiótico subconjuntival ao final da cirurgia não tem eficácia comprovada e apresenta risco de injeção intraocular inadvertida.
- Controle do ar ambiental com 15 trocas de ar/hora através de filtros com eficiência mínima de 90% para partículas > 3μ.
- Todos os instrumentais devem ser esterilizados antes de cada procedimento.
- Uso obrigatório de fluidos estéreis e de procedência segura.
- Limitar o uso de soluções de múltiplas doses e aderir estritamente às recomendações relacionadas com a validade dos colírios.

Pós-operatório

- Antibiótico tópico (gotas ou pomadas) pode ser benéfico.
- Considerar avaliação de pós-operatório mais precoce para pacientes com cirurgia prolongada, perda vítrea, diabetes grave e imunossuprimidos.
- Remoção cuidadosa da sutura.

A despeito da melhora com o tratamento, muitos pacientes com endoftalmite pós-operatória apresentam perda visual significativa. Por isso, a prevenção é crucial.

ANEXO 1

Reprocessamento de artigos oftalmológicos

Artigo	Reprocessamento	Como	Comentários
Tonômetro	Desinfecção de alto nível	**Peróxido de hidrogênio a 3%** **Hipoclorito de sódio a 0,1% por 20 minutos** **Glutaraldeído a 2% por 20 minutos**	A cada uso, após limpeza prévia Peróxido de hidrogênio e hipoclorito podem danificar peças metálicas Enxágue abundante
	Desinfecção de nível médio	Álcool a 70%	
Ecobiômetro (caneta US ocular)	Desinfecção de alto nível	**Peróxido de hidrogênio a 3%** **Hipoclorito de sódio a 0,1% por 20 minutos** **Glutaraldeído a 2% por 20 minutos**	A cada uso, após limpeza prévia Peróxido de hidrogênio e hipoclorito podem danificar peças metálicas Enxágue abundante
	Desinfecção de nível médio	Álcool a 70%	
Lente Yag	Desinfecção de alto nível	**Peróxido de hidrogênio a 3%** **Hipoclorito de sódio a 0,1% por 20 minutos** **Glutaraldeído a 2% por 20 minutos**	Abundante
	Desinfecção de nível médio	Álcool a 70%	
Sondas para vitrectomia	Esterilização	Óxido de etileno	A cada uso, após limpeza prévia
Cassete para vitrectomia	Uso único	Descartar	
Fibra óptica	Esterilização	Óxido de etileno	A cada uso, após limpeza prévia
Plug	Esterilização	Autoclave a vapor	A cada uso, após limpeza prévia
Sonda *Endolaser*	Esterilização	Óxido de etileno	A cada uso, após limpeza prévia
Caneta de facoemulsificação	Esterilização	Autoclave a vapor	A cada uso, após limpeza prévia
Linhas de irrigação e aspiração	Esterilização	Óxido de etileno	A cada uso, após limpeza prévia
Cabo de cautério bipolar	Esterilização	Autoclave a vapor	A cada uso, após limpeza prévia
Pinça bipolar	Esterilização	Autoclave a vapor	A cada uso, após limpeza prévia
Ponta de criocautério	Desinfecção de alto nível	Glutaraldeído a 2% por 20 minutos	A cada uso, após limpeza prévia Enxágue abundante
Lente de Wolk	Esterilização Desinfecção de alto nível	Autoclave a vapor Glutaraldeído a 2% por 20 minutos	Enxágue abundante Troca de luva pelo cirurgião após o uso

Referências

ANVISA – RDC 156, de 11 de agosto de 2006.

ANVISA – RE 2.605, de 11 de agosto de 2006.

Brasil. Ministério da Saúde. Orientações Gerais para Esterilização. Série A Normas e Manuais Técnicos, nº 108. Brasília, 2001.

Bratzler DW, Dellinger EP, Olsen KM el al. Clinical practice guidelines for antimicrobial prophylaxis in surgery. Am J Health-Syst Pharm 2013; 70:195-283.

Fernandes AT, Fernandes MOV, Ribeiro Filho N. Infecção hospitalar e suas interfaces na área da saúde. São Paulo: Atheneu, 2000.

Graham RH. Bacterial endophthalmitis – Clinical presentation. Medscape Reference – Drugs, Diseases & Procedures. Mar 27, 2014.

Graham RH. Bacterial endophthalmitis. Medscape Reference – Drugs, Diseases & Procedures. Mar 27, 2014.

Mayhall C. Glen. Hospital epidemiology and infection control, 2. ed, Ed. Lippincott Williams & Wilkins, 1999:287-300.

SOBECC. Práticas recomendadas. 5. ed. São Paulo: SOBECC, 2009.

Staudenmaier C. Current views on the prevention of postoperative infections endophthalmitis. Can J Ophtalmol 1997 Aug; 325(5):297-302.

CAPÍTULO 33

Controle e Prevenção de Riscos em Serviços Odontológicos

Natalice Sousa de Oliveira
Valéria Alencar
Geraldo Ribeiro Júnior
José Carlos Serufo
Bony Maria Figueiredo Mariano

INTRODUÇÃO

A cavidade bucal abriga ampla variedade de microrganismos, representados por vírus, fungos e bactérias da microbiota residente, podendo incluir coliformes fecais e anaeróbios odoríferos. No entanto, isso não justifica o acréscimo de sujidades. Consequentemente, lavar as mãos, usar luvas limpas e adotar cuidados cirúrgicos consistem em boas práticas.

A cavidade oral, um ecossistema de crescimento aberto, exibe grande quantidade e variedade de microrganismos, repetidamente introduzidos e removidos. Características anatômicas e fisiológicas dessa cavidade, como superfície coronária dos dentes, mucosa da bochecha, dorso da língua, sulco gengival e saliva, favorecem o desenvolvimento de nichos ecológicos tanto para a microbiota indígena como para a microbiota transitória. Embora mais de 300 espécies tenham sido identificadas e caracterizadas nos biofilmes dentários, o ambiente oral contempla diversidade taxonômica ainda não completamente elucidada. Entre os já identificados, *Actinomyces, Bacterionema, Rothia* e *Leptotrichia* parecem ser gêneros autóctones, uma vez que não foram isolados em nenhum outro hábitat.

Não existe uma microbiota oral característica; no entanto, alguns gêneros, como *Streptococcus, Actinomyces* e *Neisseria,* estão frequentemente presentes, enquanto outros, como *Bacteroides* e a família Enterobacteriacea, são isolados apenas ocasionalmente.

Dadas as condições estruturais favoráveis da cavidade bucal, oscilações nas tensões de oxigênio e a disponibilidade de fontes nutricionais constituem outros determinantes ecológicos operantes na heterogeneidade dessa microbiota. A atmosfera gasosa sobre as superfícies dentogengivais é principalmente anaeróbia, particularmente nos sítios onde se formam as placas subgengivais. Espécies anaeróbias são encontradas primariamente nessas placas, enquanto espécies facultativas e microaerófilas são dominantes nas placas supragengivais.

A microbiota bucal parece ser relativamente estável em um indivíduo, embora seja provável que novas espécies, ou tipos clonais diferentes de uma mesma espécie, possam ser introduzidas em diferentes estágios da vida, podendo ocorrer em idades jovens e avançadas. Uma espécie bacteriana pode ser indígena na boca de um indivíduo, suplementar ou mesmo patogênica em outro, em face das peculiaridades da pressão seletiva exercida no ambiente bucal. Ainda que seja observada a transmissão microbiana intrafamiliar, parece provável que a transmissão dos patógenos orais também ocorra entre indivíduos não relacionados.

O conceito de infecção hospitalar é abrangente, partindo do princípio de que a infecção contraída durante o tratamento ao paciente pode ser adquirida em atendimento ambulatorial, incluindo-se os consultórios odontológicos. Doenças infecciosas sempre receberam atenção da pesquisa científica, mas nas duas últimas décadas, com o aparecimento do vírus da imunodeficiência humana (HIV) e a expansão das hepatites virais B e C, têm sido dispensados maiores cuidados ao controle de infecções cruzadas. Evidências desse tipo de transmissão elevaram os índices de profissionais da área de saúde que se conscientizaram da importância da prevenção e do controle de riscos, incluindo a educação permanente aos envolvidos no processo.

Consequentemente, profissionais e governo ampliaram as recomendações e as leis que regem a assistência odontológica para proteger não somente pacientes e cirurgiões-dentistas, mas todos os expostos.

Em 1993, o Centers for Disease Control and Prevention (CDC) publicou recomendações para o controle de infecção em odontologia, entre elas o uso da autoclave para esterilização das peças de mão. Destacou a importância das válvulas antirrefluxo para prevenir a aspiração de material orgânico e recomendou o acionamento do sistema para liberação de água após o uso. Em 2003, essas recomendações foram atualizadas.

A implementação de técnicas apropriadas de controle de infecções cruzadas na odontologia visa proteger a saúde dos pacientes, assim como a dos profissionais e acompanhantes envolvidos com o processo. A criação de manuais voltados para essa área é advento recente, se comparado às preocupações com o controle das infecções hospitalares. Pretende-se divulgar a importância do controle das infecções cruzadas nos consultórios e serviços odontológicos, enfatizando as técnicas de controle e biossegurança, bem como incentivar a adoção de programas de gestão de qualidade, prevenção e controle de riscos nesses serviços.

INFRAESTRUTURA DOS SERVIÇOS ODONTOLÓGICOS

A infraestrutura dos serviços odontológicos apoia-se em bases técnicas, assumindo a conjugação entre condutas funcionais e soluções arquitetônicas e de engenharia, de modo a minimizar os riscos ou preveni-los, contribuindo para a qualidade da assistência prestada.

A elaboração do projeto físico do serviço odontológico deve seguir as orientações constantes na RDC/ANVISA 50, de 21 de fevereiro de 2002, e suas atualizações, assim como a legislação vigente no estado e no município em que está localizado. Constam nessas orientações a execução e aprovação do projeto, o dimensionamento, os materiais de acabamento, as instalações elétricas e de iluminação, os sistemas de climatização, o abastecimento de água e as instalações hidrossanitárias.

As instalações para as salas de radiografia de serviços odontológicos devem ser executadas conforme as recomendações da Portaria SVS/MS 453, de 1º de junho de 1998, ou a que vier substituí-la. Nenhum serviço odontológico pode funcionar sem estar licenciado pela autoridade sanitária local.

Nesses ambientes, além dos dentistas e pacientes, são suscetíveis à exposição auxiliares e técnicos de saúde bucal, de radiologia, de limpeza, desinfecção e esterilização; pessoal do laboratório de prótese, da lavanderia, da coleta de lixo e técnicos da manutenção de equipamentos; incluem-se, ainda, recepcionistas e secretárias que entram em contato com os pacientes. Familiares e acompanhantes que participam dos atendimentos, em especial na odontologia pediátrica, devem ser considerados.

São responsabilidades do cirurgião-dentista a orientação e manutenção da cadeia asséptica por parte da equipe odontológica e o cumprimento das normas de biossegurança imprescindíveis aos serviços de saúde.

DOENÇAS PASSÍVEIS DE TRANSMISSÃO NO AMBIENTE ODONTOLÓGICO

A transmissão de microrganismos pode ocorrer por contato direto com lesões infectadas e com sangue ou saliva contaminados; por contato indireto, mediante a transferência de microrganismos presentes em objeto contaminado; através de respingos de sangue, saliva ou líquido de origem na-sofaríngea, diretamente em feridas de pele e mucosa. Pode haver a produção de aerossóis, durante alguns procedimentos, com a presença de vírus, sangue e microrganismos da placa bacteriana supra e subgengival. Até o momento é impossível determinar a amplitude infecciosa desses aerossóis.

Alguns aspectos adquirem extrema importância para a ocorrência de transmissão: a virulência e a quantidade de agente, as doenças concomitantes e o estado imunológico do hospedeiro, além da suscetibilidade do local ou porta de entrada (solução de continuidade em pele e mucosas).

Embora as medidas de prevenção de doenças transmitidas por patógenos, via sanguínea, estejam mais focalizadas na hepatite B e na infecção por HIV, há muitas outras doenças importantes que podem ser consideradas passíveis de transmissão durante o tratamento odontológico. Entre estas, citam-se sífilis, difteria, sarampo, caxumba, rubéola, influenza, varicela e citomegalovírus. Podem ser causadas também por bactérias associadas à pneumonia, como *Staphylococcus* spp., *Streptococcus* spp., *Pseudomonas* spp., *Klebsiella* spp., *Mycobacterium* spp., e ainda por fungos, mais comumente associadas à candidíase.

Múltiplas formas de transmissão de sífilis são passíveis de ocorrer na prática odontológica. Essa transmissão é bidirecional, seja por contato direto com mucosas de lesão primária ou secundária, seja através de sangue ou saliva contaminados. As precauções preventivas para essa patologia são as mesmas aplicadas a outras doenças infecciosas, como AIDS e hepatites virais. Em pacientes sabi-damente portadores de hepatite B é possível detectar, a partir de fluidos orais produzidos durante procedimentos odontológicos, o antígeno de superfície do vírus da hepatite B (HBsAg) e segmentos gênicos desse vírus (HBs-DNA).

FONTES POTENCIAIS DE CONTÁGIO

O ambiente odontológico, por sua singularidade, torna o ar importante via de transmissão de microrganismos, por meio de gotículas e de aerossóis. O profissional pode contaminar-se diretamen-te ao ser atingido na pele e na mucosa, por inalação e ingestão, ou ainda indiretamente, quando há contaminação de superfícies.

As principais fontes de contaminação na prática odontológica são:

- Preparo de dentes com caneta de alta rotação.
- Polimento dentário com caneta de baixa rotação.
- Uso de aparelhos ultrassônicos.
- Uso de jato de ar/água na seringa tríplice.
- Procedimentos cirúrgicos.
- Lavagem de instrumentos contaminados.
- Esvaziamento e limpeza de resíduos da unidade suctora.
- Descarte inadequado de resíduos contaminados.

Outras fontes temporárias de microrganismos nas unidades de assistência bucal são cadeiras, foco de luz, teclado de computador, seringas e acessórios de equipamento radiográfico. Entre os de maior prevalência encontram-se *S. viridans*, *S. epidermidis* e *B. subtilis*.

A avaliação dos riscos de contaminação a partir da presença de bactérias em instrumentais e superfícies do ambiente clínico-odontológico, supostamente apropriados para uso no atendimento ao paciente, demonstrou a fragilidade das medidas de proteção e falhas na cadeia asséptica, repre-sentando risco à saúde dos pacientes e dos profissionais.

Nos sistemas de sucção das cadeiras odontológicas, geralmente ocorre a formação de biofilmes, resultantes sobretudo da colonização de microrganismos. O vazamento de fluidos desses sistemas é fonte adicional de contaminação nas unidades de atendimento. Recomenda-se a monitorização da vida útil das mangueiras, trocando-as periodicamente como medida necessária para prevenção de riscos.

O potencial dos aerossóis como transmissores de doenças encontra-se largamente documentado na literatura. Nos atendimentos de centros de saúde oral, esse mecanismo de contágio mostra-se prevalente, podendo veicular agentes etiológicos de doenças como gripe, sarampo e tuberculose, entre outras.

Vale lembrar que a aderência rígida às precauções universais de prevenção de infecções cruzadas é essencial para o sucesso das medidas de controle. O uso, sempre que possível, de campo operatório (dique de borracha) tem sido enfatizado por muitos autores. Ele foi introduzido para isolar a região a ser trabalhada. Esse dispositivo se constitui em barreira protetora contra a contaminação, representada pelas secreções da cavidade oral, reduzindo ainda a disseminação microbiana no ambiente.

PROGRAMAS DE PEVENÇÃO E CONTROLE DE RISCOS

Os profissionais que entram em contato com sangue e outros materiais potencialmente infectados, como a saliva, estão sob risco de contrair uma variedade de doenças infecciosas. Faz-se necessário implementar um plano de controle dessas infecções que contemple a identificação de todas as pessoas sob risco, estabeleça metas sobre o que deve ser feito de acordo com a complexidade de cada serviço, conscientize, eduque e treine todos aqueles que estão envolvidos, promova a imunização como forma de prevenção, ofereça avaliação médica, diagnóstico rápido e acompanhamento pós-exposição, sinalize ou advirta, por meio de rótulos, cores e sinais, os materiais contaminados e, ainda, documente e registre todos os eventos ocorridos.

Um programa de controle de infecções deve ser modificado quando procedimentos novos ou alterados venham a afetar as pessoas expostas. É necessário designar um responsável pelo controle de infecção, a exemplo das comissões hospitalares, com a participação de todos os envolvidos.

Educação e treinamento

Com intuito de eliminar ou minimizar a exposição aos patógenos, e para que as últimas técnicas e informações sejam adquiridas por todos, são necessários constantes treinamentos e reciclagens com ênfase nas modificações ocorridas.

O programa de treinamento deverá contar com explicações sobre as doenças que podem ser transmitidas em consultórios odontológicos; enfatizar a epidemiologia, os sinais e sintomas, os modos de transmissão e as atividades que envolvam exposição ao sangue e/ou saliva; divulgar os métodos que previnam ou reduzam a exposição, como controle de processos de risco, práticas de trabalho e equipamentos de proteção individual; e informar sobre o tipo de equipamento disponível, seu uso, localização, manuseio, descarte e descontaminação.

O programa deve contemplar, ainda, todas as informações sobre vacinação, a ser oferecida sem custos; informações àqueles que entram em contato com pessoas em casos de emergência envolvendo sangue ou saliva; orientações sobre como proceder em casos de acidente com instrumental perfurocortante e acompanhamento pós-exposição; explicações sobre rótulos, sinais e cores para sinalizar os itens potencialmente infectados; e oferecer treinamento, dando oportunidade para perguntas, dúvidas e sugestões.

Estudos mostram que as equipes odontológicas ainda se mantêm parcialmente desinformadas no que diz respeito às normas preconizadas para o controle da infecção cruzada no consultório.

Imunização

Os profissionais da área de saúde, em virtude da maior exposição, correm risco maior de contraírem doenças infecciosas, devendo estar devidamente imunizados. A hepatite B consiste em uma das mais importantes ameaças aos profissionais da saúde. As principais vias de transmissão do vírus da hepatite B (HBV) são a parenteral, a sexual e a vertical. A saliva é um fluido que pode ser utilizado para diagnóstico e estudos epidemiológicos das hepatites, principalmente a do tipo B. Estudos comprovam a infecciosidade da saliva e o risco de transmissão da infecção pelo fluido e pelo aerossol gerado em procedimentos odontológicos. Sangue, soro e exsudatos de feridas apresentam alta concentração do HBV, enquanto o sêmen, o fluido vaginal e a saliva exibem concentração moderada em comparação com os demais líquidos corpóreos.

Recomenda-se que as pessoas sob risco comprovem que são imunizadas, mediante atestado de vacinação ou, melhor, do título sérico de anti-HBsAg; ou, caso contrário, que comecem imediatamente a série de vacinas. A vacinação contra hepatite B deve ser procedimento compulsório.

As vacinas mais importantes para os profissionais da odontologia são contra hepatite B, influenza, tríplice viral (sarampo, caxumba e rubéola) e dupla tipo adulto (difteria e tétano).

Manejo pós-exposição

Capítulo específico aborda a prevenção e o controle das infecções nosocomiais ocupacionais, incluindo a profilaxia pós-exposição aos vírus HBV, HCV e HIV.

Nessas circunstâncias devem ser estabelecidos e mantidos nas diferentes unidades de saúde protocolos de registro, avaliação, tratamento e acompanhamento de exposições ocupacionais que envolvam patógenos de transmissão sanguínea. Um sistema padronizado de registro, como o *Exposure Prevention Information Network* (EPINet), criado por pesquisadores da Universidade da Virgínia, deve ser usado por hospitais e instituições de saúde para notificar a maneira como as exposições ocupacionais ocorrem e a eficiência das medidas preventivas adotadas.

Torna-se evidente a importância da notificação do acidente para planejamento de estratégias preventivas, sendo, ainda, recurso que assegura ao trabalhador o direito de receber avaliação médica especializada, tratamento adequado e benefícios trabalhistas. Notificar um acidente do trabalho significa registrá-lo no protocolo de Comunicação de Acidente de Trabalho (CAT).

No registro do acidente de trabalho devem constar sempre as condições do acidente (data, hora, tipo de exposição, área corporal atingida, material biológico envolvido na exposição, utilização ou não do equipamento de proteção individual pelo profissional de saúde, avaliação do risco-gravidade do acidente, local e causa do acidente), os dados do paciente-fonte, do profissional de saúde, a conduta indicada após o acidente, o planejamento assistencial e o nome do responsável pela condução do caso.

O Código de Ética Médica vigente, no artigo 11 de seus Princípios Fundamentais, inicia uma série de considerações sobre a relação no trabalho, quando assegura que o médico deve manter sigilo quanto a informações confidenciais de que tiver conhecimento no exercício de suas atividades, o que se aplica tanto aos que trabalham em empresas públicas como em instituições privadas. No Código de Ética Odontológica, o capítulo VI dispõe sobre o sigilo profissional.

PLANO DE PREVENÇÃO E CONTROLE DE RISCOS

O plano é o ponto de partida para prevenir exposição e deve contemplar as seguintes etapas:

- Projeto contendo as ações e o uso de materiais que aumentem a segurança, isolando ou removendo os patógenos transmissíveis.
- Controle das rotinas de trabalho, delegando a uma pessoa a responsabilidade por efetivar medidas de biossegurança.
- Aplicação das medidas de precaução padronizadas de acordo com os principais riscos do serviço-alvo.
- Uso do equipamento de proteção individual (EPI).
- Controle dos processos da lavanderia.
- Escala para limpeza e descontaminação dos vários setores, equipamentos e superfícies envolvidas.

- Gerenciamento de resíduos de acordo com o Plano de Gerenciamento de Resíduos de Serviços de Saúde (PGRSS).
- Assegurar o comprometimento de todos os envolvidos, mediante a adoção de medidas educativas, de incentivo e que premiem ações positivas, deixando para última instância as punitivas.

PREVENÇÃO DA EXPOSIÇÃO

Higienização das mãos

O Capítulo 7, *Higienização das mãos*, delineia a metodologia do processo e incentiva a efetivação dessas ações.

Uso de equipamentos de proteção individual

O planejamento e as rotinas de trabalho no controle de infecções não são suficientes para fornecer proteção máxima aos profissionais da área de saúde que estão expostos às doenças infecciosas. Outra barreira de defesa contra os organismos infectantes consiste no uso dos EPI, destinados à proteção de riscos suscetíveis de ameaçar a segurança e a saúde no trabalho.

A Norma Regulamentadora NR6 do Ministério do Trabalho descreve a obrigatoriedade do fornecimento dos EPI aos empregados, gratuitamente, com perfil adequado ao risco e em perfeito estado de conservação e funcionamento.

O uso de EPI está indicado durante o atendimento ao paciente, nos procedimentos de limpeza e no reprocessamento dos artigos.

Máscaras

Nos procedimentos em que se utilizam instrumentos de corte, os aerossóis, resultantes de vapores d'água usados para resfriamento, em combinação com a saliva, espalham-se pelo ambiente.

As máscaras cirúrgicas, além de dificultarem a aspiração desses vapores, funcionam como filtro para variados tipos de microrganismos. Após o uso, mostram-se significativamente mais contaminadas do que as outras superfícies.

As máscaras comuns, usadas em cirurgia, protegem contra partículas contaminadas e microrganismos celulares, mas não filtram microrganismos menores, como os vírus respiratórios.

Proteção ocular

Partículas de restaurações antigas e fragmentos de estruturas dentárias, sobretudo em procedimentos executados com instrumentos de alta rotação, podem atingir o olho do profissional e provocar quadros infecciosos e irritativos da conjuntiva, às vezes de difícil diagnóstico diferencial.

A proteção satisfatória do olho, incluindo tanto a equipe de trabalho como o paciente, pode reduzir ou até eliminar esses riscos.

Óculos de proteção ou protetores faciais não substituem o uso da máscara.

Aventais

Qual a finalidade do uso de avental? São respostas possíveis: estética, proteção das roupas do profissional, proporcionar a aparência de limpeza, atender à expectativa dos clientes ou proteger o paciente de contaminantes da roupa ou de infecções cruzadas. Otimizar todas, incluindo outras respostas não citadas, de acordo com as exigências de cada serviço, seria a melhor resposta.

Luvas

Luvas são usadas para proteção das mãos contra agentes abrasivos e escoriantes, agentes cortantes e perfurantes, choques elétricos, agentes térmicos, agentes biológicos e agentes químicos. As luvas estéreis, usadas em cirurgias, oferecem proteção múltipla, evitando a contaminação da ferida cirúrgica por germes das mãos do profissional de odontologia e protegendo-as dos germes patogênicos da cavidade oral do paciente, assim como protegem os pacientes atendidos a seguir, evitando infecções cruzadas. Contudo, as luvas não protegem dos materiais perfurocortantes, principal causa de acidentes entre os profissionais de saúde (veja o Capítulo 37).

Calçados

Devem ser fechados e ter solado antiderrapante. Atuam na segurança e na proteção dos pés contra impactos provocados pela queda de objetos, agentes cortantes, agentes térmicos, choque elétrico, umidade proveniente de operações com uso de água e produtos químicos.

Processos de limpeza, desinfecção e esterilização

Características especiais dos artigos e instrumentais odontológicos dificultam o processo de limpeza e esterilização. Apesar das dificuldades na modificação dos procedimentos de assepsia diária nos consultórios e serviços odontológicos, a problemática das infecções nosocomiais determina a necessidade de legislações cada vez mais específicas quanto às condutas a serem adotadas no interior desses ambientes. Além do cumprimento das precauções padrões, compete aos cirurgiões-dentistas assegurar os processos de antissepsia, descontaminação, limpeza, desinfecção e esterilização nessa área crítica. A atualização educacional no sentido de conhecer os métodos de eliminação parcial e/ou total da microbiota contaminante, adequando-os à classificação dos artigos (se críticos, semicríticos ou não críticos), é uma medida de extrema importância na prática de assepsia. É provável que nenhum programa de assepsia forneça a efetividade necessária sem o exercício dessa habilidade.

Os desinfetantes de superfícies devem ser utilizados de acordo com a eficácia na destruição de certos tipos de microrganismos: os de alto nível são agentes que promovem esterilização; os de nível intermediário destroem todas as formas de vida, exceto esporos bacterianos; os de baixo nível não eliminam microrganismos como o bacilo da tuberculose ou o vírus da hepatite B. Com vantagens e desvantagens inerentes a cada tipo químico, os halogênios, derivados fenólicos e álcoois encontram-se entre os mais indicados. Cada um deles é efetivo em nível intermediário se a superfície for mantida úmida durante 10 minutos.

O profissional deve decidir sobre os objetos mínimos a serem utilizados durante um procedimento. O controle de infecções deve ser considerado uma rotina diária; para equipamentos e objetos não passíveis de esterilização, recomenda-se o uso de invólucros com material impermeável e descartável para facilitar a remoção das superfícies contaminadas. Incluem-se entre os principais exemplos alças e interruptor do foco, tubo, alça e disparador de raios X, filme radiográfico, seringa tríplice, haste da mesa auxiliar, ponta do fotopolimerizador, ponta da mangueira do sugador e ponta do aparelho ultrassônico, entre outros. Vale lembrar que as pontas de alta e baixa rotação, atualmente, aceitam a esterilização em autoclave.

Considerando a possibilidade de transmissão de encefalite espongiforme, doença veiculada por *príons*, especialistas recomendam a adoção das precauções universais para controle de infecção. No entanto, alertam para a importância da esterilização prévia antes de se proceder à limpeza do material, caso haja envolvimento de tecido neurovascular. As recomendações aplicáveis aos materiais odontológicos passam pelos mesmos processos abordados no Capítulo 15, *Processamento de materiais médico-hospitalares*.

Controle de qualidade da esterilização

Embora os esterilizadores funcionem apropriadamente de acordo com as regras do fabricante, na clínica algumas variantes podem reduzir a efetividade do processo, incluindo limpeza prévia imprópria, distribuição, embalagem de escolha, carga inadequada, temperatura, duração e volume de água nas autoclaves, entre outros. Vigilâncias dos processos mostram que de 15% a 51% dos esterilizadores não monitorizados rotineiramente apresentam falhas.

Os indicadores biológicos com esporos bacterianos termorresistentes são os mais utilizados para assegurar a eficácia do procedimento de esterilização; recomenda-se a colocação desses marcadores dentro dos pacotes ou no interior do aparelho, com periodicidade sistematicamente estabelecida (em cada ciclo de esterilização, diária ou semanalmente).

Como indicadores do processo de esterilização, recomenda-se o uso integrado de marcadores químicos, como papéis de embalagem com marcadores específicos ou fitas adesivas zebradas contendo sais de prata, que sofrem oxidação; ambos os marcadores evidenciam o artigo que foi submetido ao processo, o que não significa garantia de esterilização. Servem, no entanto, para sinalizar pacotes que foram, ou não, para a autoclave. Nos pacotes de materiais cirúrgicos recomenda-se a colocação do integrador (marcador) químico que, após o procedimento, deve ser anexado à ficha do paciente para a rastreabilidade do processo.

Controle da contaminação ambiental

Os serviços odontológicos devem ter ventilação natural para evitar acúmulo de fungos, gases e vapores condensados. Caso o estabelecimento opte pela instalação de sistema de climatização, deverá seguir as recomendações para esse uso em áreas de saúde: a norma ABNT/NBR 6.401, sobre as instalações centrais de ar condicionado para conforto e parâmetros básicos de projeto; a norma ABNT/NBR 7.256, a respeito do tratamento de ar em estabelecimentos assistenciais de saúde; e a RDC/ANVISA 50, de 21 de fevereiro de 2002. As melhorias no desenho da clínica e dos equipamentos, assim como nos procedimentos de controle de infecção, resultam em redução significativa da contaminação bacteriana. O planejamento evitará o contato da mão enluvada com equipamentos e materiais. O planejamento e o preparo cuidadoso do ambiente são etapas fundamentais para o controle de infecções. São medidas importantes:

- Descontaminar e desinfetar todas as superfícies contaminadas ou cobri-las com material impermeável e descartável.
- Recomenda-se a higienização prévia da boca do paciente mediante escovação ou bochechos com digluconato de clorexidina ou água oxigenada. Isso reduz a contaminação em cerca de 50%.
- Deixar a água correr por 1 a 2 minutos, no início do dia, e por 30 segundos depois de cada paciente, para remover contaminações.
- Manipular roupas, tecidos e correlatos contaminados com mínima agitação possível, acondicionando-os em sacos plásticos antes de enviá-los para lavagem.
- Desprezar o material descartável utilizando sacos de lixo brancos com rótulo "CONTAMINADO", que devem ser depositados em contêineres próprios.
- Nunca guardar alimentos ou bebidas nas unidades de atendimento clínico, radiológico e laboratorial.
- Não usar nem guardar cosméticos ou medicamentos dentro da clínica.
- Recomenda-se desinfetar as mangueiras e conexões dos sugadores de sangue e saliva, aspirando solução desinfetante durante 1 minuto. O sistema de desinfecção dos sugadores não é eficiente porque a estrutura de biofilme, em que se encontram os microrganismos, os protege; além disso, o desinfetante tem pouco contato com a microbiota, pois esta é sugada rapidamente. São necessários estudos para avaliar os produtos mais efetivos para eliminar o biofilme formado e promover condições de desinfecção.
- O serviço odontológico que realiza procedimentos sob analgesia inalatória deve contar com sistema de exaustão para diluição de resíduos de gás anestésico.

Tubulações

A formação de biofilmes ocorre naturalmente nos ambientes aquáticos, incluindo sistemas de água potável. Os interiores das tubulações de água de pequeno diâmetro das unidades de assistência à saúde oral são, também, locais de formação de biofilmes.

As substâncias presentes na água precipitam-se nas paredes dos tubos, promovendo a aderência de microrganismos. Após a aderência, os microrganismos entram em fase de crescimento e produzem polissacarídeos extracelulares insolúveis, com a consequente formação de uma película que os envolve e protege de agentes predadores, antibióticos e desinfetantes. Uma vez dentro desse biofilme, esses microrganismos atraem outros, transferem nutrientes e trocam material genético. A camada mais externa de microrganismos cresce com maior rapidez, podendo ser fonte de êmbolos para a água do sistema, passíveis de deslocar e atingir o ambiente odontológico com riscos para a saúde dos pacientes e profissionais, na dependência de sua patogenicidade e do estado imune das pessoas expostas.

Encontram-se disponíveis equipamentos com sistema de assepsia das tubulações de água, peças de mão autoclaváveis e válvulas antirrefluxo. Quanto aos sistemas antirrefluxo para evitar a contaminação, a maioria não previne o refluxo quando a turbina não está funcionando, levando à contaminação do encanamento e a possível infecção cruzada.

Entre os atendimentos dos pacientes, a desinfecção com ácido peracético a 0,26%, deixado por 5 minutos no sistema de assepsia das tubulações, seguido por água corrente durante 30 segundos, mostra-se eficaz no controle da contaminação microbiana da água proveniente do equipamento dentário e no controle do biofilme microbiano encontrado nas tubulações.

Qualidade da água

Embora a exposição a patógenos oriundos de unidades odontológicas ainda não seja considerada problema de saúde pública, há a comprovação de que microrganismos, em especial micobáctérias, proliferam em reservatórios e sistemas de distribuição de água internos, sendo bastante comum a formação de biofilme nessas provisões, o que, combinado à formação de aerossóis potencialmente contaminados, pode resultar em alto risco. Nesse sentido, dentistas e pacientes são altamente suscetíveis ao desenvolvimento de infecções respiratórias, aliadas ou não a outras complicações.

A água de refrigeração dos instrumentos rotatórios, utilizada nas turbinas e micromotores, está sujeita à contaminação decorrente do refluxo de material orgânico para o interior dessas peças. Isso foi confirmado por trabalhos destinados a avaliar se o material orgânico pode entrar e sair das peças de mão durante procedimentos odontológicos e se bactérias e vírus podem sobreviver dentro delas. Concluiu-se que há a possibilidade de contaminação, sendo preconizada a reutilização de peças de mão somente após procedimentos de limpeza e esterilização, a cada uso.

Inúmeras espécies de fungos, como *Aspergillus fumigatus, A. amstelodami, A. repens, Citromyces* spp., *Geotrichum candidum, Penicillium aspergiliforme, P. turalense, Sclerotium sclerotium* e *Candida albicans*, foram isoladas do efluxo de água das pontas de alta rotação e de amostras coletadas no interior das tubulações, que conectam o reservatório a essas pontas. Com frequência, espécies de *Legionella* são isoladas em água de unidades odontológicas abastecidas com água potável de boa qualidade.

A remoção de biofilme com a utilização de desinfetante à base de peróxido de hidrogênio, uma vez por semana, reduz significativamente a contagem bacteriana nos encanamentos de equipamento odontológico.

Durante a consulta, fluidos orais são aspirados com frequência relativamente alta, e o encanamento do equipamento odontológico pode expor os pacientes à infecção cruzada.

Medidas como uso de água estéril nos procedimentos cirúrgicos, controle microbiológico da água em tempos regulares e uso de EPI, associadas às demais orientações preconizadas pelo CDC, tornam-se prioritárias. Independentemente da comprovação dos efeitos para a saúde, e objetivando a adoção de princípios consistentes para o controle de infecção, torna-se imperativa a adoção de parâmetros e métodos adequados e econômicos para monitorização da qualidade da água empregada na odontologia.

DESINFECÇÃO ENTRE ATENDIMENTOS

Recomenda-se a desinfecção das cadeiras de unidades odontológicas nos intervalos de atendimento. Essa orientação fundamenta-se no potencial risco dos aerossóis.

No *Manual de Condutas em Controle de Infecções e a Prática Odontológica em Tempos de AIDS* (Ministério da Saúde, 2000) encontram-se as seguintes recomendações, válidas também em outros tempos: retirar e descartar as luvas; lavar as mãos; colocar a luva de limpeza; colocar a ponta de caneta de alta rotação em movimento por 15 segundos; retirar as coberturas descartáveis; retirar o saquinho de lixo do porta-detritos; remover os instrumentos cortantes e colocá-los em recipiente próprio; limpar e desinfetar a cuspideira; retirar o sugador e colocar desinfetante no sistema de sucção; desinfetar as superfícies; lavar e secar os instrumentos, direcionando-os para esterilização; retirar as luvas de limpeza; colocar novas coberturas; prover nova bandeja e instrumentos estéreis; e lavar as mãos e colocar um novo par de luvas.

Áreas críticas

Radiologia

Os procedimentos de biossegurança em radiologia odontológica incluem cuidados com a desinfecção prévia do local de atendimento e a utilização do filme de PVC nos aparelhos de raios X e filmes radiográficos, além da utilização dos EPI pelo profissional, entre outros.

Os dispositivos de uso intraoral devem ser descartáveis ou tolerantes à esterilização por calor. Recomenda-se calçar luvas para realizar as radiografias e manusear caixas de filmes contaminadas e usar outros EPI se houver a presença de sangue ou outro fluido corporal.

O transporte e o manuseio das radiografias realizadas de maneira asséptica contribuem para a prevenção de contaminação.

Laboratório dentário

Infecção cruzada entre o consultório odontológico e o laboratório de prótese pode ocorrer quando os procedimentos de biossegurança não são adotados. A desinfecção dos produtos protéticos é etapa essencial para prevenir a contaminação cruzada entre pacientes, dentistas e técnicos de laboratório.

Deve-se usar EPI para manusear os trabalhos de prótese, até que eles sejam descontaminados. Todos os trabalhos (impressões, registros de mordida, moldeiras) devem ser limpos e lavados com desinfetante de ação, no mínimo, micobactericida.

É necessário verificar as instruções do fabricante quanto ao uso de materiais para desinfecção das moldagens e observar as informações quanto às técnicas usadas (soluções e duração) para desinfecção quando os trabalhos protéticos serão enviados ou retornarem.

Os itens usados na boca, que toleram altas temperaturas, como as moldeiras metálicas, devem ser limpos e esterilizados ao calor úmido.

Recomenda-se seguir as instruções do fabricante para limpeza e esterilização ou desinfecção dos itens que são contaminados, mas que normalmente não entram em contato com o paciente (brocas, pontas de polimento, discos articuladores, cadinhos torno).

Uso profilático de antibiótico

A despeito das controvérsias que envolvem a antibioticoprofilaxia em odontologia, as associações americanas de odontologia, cardiologia e ortopedia publicam periodicamente recomendações seguidas por profissionais de todo o mundo.

A profilaxia com antibiótico é recomendada para prevenção de infecções nos pacientes de alto e médio risco para o desenvolvimento de endocardite bacteriana e naqueles submetidos à artroplastia com colocação de prótese.

Não há indicação de profilaxia antibiótica para procedimentos de baixo risco. A profilaxia antibiótica deve ser considerada em portadores de lúpus eritematoso sistêmico e de *diabetes mellitus* não controlado, em pacientes que usam cateteres intravasculares ou implantados, em caso de infecção avançada pelo HIV e neutropenia, além daqueles transplantados, portadores de neoplasias ou com significativa imunodepressão terapêutica.

Alguns procedimentos odontológicos apresentam riscos diferenciados de provocar bacteriemia, os quais orientam a necessidade de antibiótico. São eles: exodontias, procedimentos periodontais, implante dental e reimplante de dentes avulsionados, instrumentação endodôntica, cirurgia periapical, injeções de anestesia local intraligamentar e intraóssea e limpeza profilática de dentes ou implantes onde há a previsão de sangramento.

Gerenciamento de resíduos

Os resíduos produzidos no ambiente odontológico ocasionam risco à saúde pública e ocupacional equivalente aos dos demais estabelecimentos de saúde.

A manipulação inadequada dos resíduos biológicos infecciosos produzidos em consultórios odontológicos constitui ameaça potencial de infecção e contaminação para os profissionais da prática odontológica e para os pacientes. Os responsáveis técnicos devem implantar plano de gerenciamento de acordo com o estabelecido na RDC/ANVISA 306, de 7 de dezembro de 2004, ou a que vier substituí-la.

Os resíduos produzidos nos serviços odontológicos podem ser classificados como biológicos, químicos, perfurocortantes ou escarificantes e comuns. Os resíduos biológicos podem apresentar agentes biológicos que, por suas características, podem representar risco de infecção, devendo ser manejados de diferentes maneiras, de acordo com sua composição.

Os resíduos químicos contêm substâncias que podem representar risco à saúde pública ou ao meio ambiente, dependendo de suas características de inflamabilidade, corrosividade, reatividade e toxicidade (os resíduos contendo mercúrio devem ser acondicionados em recipientes sob selo d'água e encaminhados para recuperação).

Os resíduos perfurocortantes devem ser acondicionados em recipientes rígidos, com tampa vedante, estanques, resistentes à ruptura e à punctura.

Os resíduos comuns não representam risco biológico, químico ou radiológico à saúde ou ao meio ambiente, podendo ser equiparados aos resíduos domiciliares.

O Plano de Gerenciamento de Resíduos de Serviços de Saúde (PGRSS) deve ser fundamentado nas características e no volume dos resíduos e deve ser compatível com as normas locais relativas à coleta, ao transporte e à disposição estabelecidas pelos órgãos responsáveis.

PROCEDIMENTOS ESPECIAIS

Profilaxia da cavidade oral

A higienização prévia da boca do paciente, por meio de escovação e bochechos com digluconato de clorexidina a 0,12% ou água oxigenada a 10v diluída na proporção 1:2, reduz a contaminação em, no mínimo, 50%. As evidências científicas ainda são inconclusivas quanto ao uso de bochechos para prevenir infecções clínicas entre pacientes e profissionais da prática odontológica.

A clorexidina é um antisséptico efetivo contra bactérias que não estão aderidas. Contudo, não tem ação contra as bactérias presentes em biofilmes, como na placa dental; também não demonstra penetração subgengival e não afeta o sangue proveniente diretamente de sítios operatórios. É improvável que exerça ação contra bactérias presentes na nasofaringe. Lavar a boca reduz o risco, mas não elimina o potencial infeccioso do aerossol.

Alguns cirurgiões-dentistas demonstram certa resistência à higienização da boca com antissépticos, alegando a existência de inúmeras pesquisas não conclusivas e o fato de a microbiota bucal rapidamente recuperar seu nível prévio. Por outro lado, convém esclarecer que nenhum trabalho evidenciou que esse procedimento é prejudicial; além disso, há redução da contaminação ambiental por aerossóis e redução da microbiota por minutos a 1 hora, o que poderia proporcionar o tempo necessário para o organismo se proteger.

Medicação parenteral

Em odontologia, a anestesia é realizada com seringa esterilizada e agulhas descartáveis. Embora a cavidade oral abrigue inúmeros microrganismos, todos os cuidados devem ser instituídos para evitar contaminações externas.

Cirurgias

Antes dos procedimentos cirúrgicos, deve-se proceder à antissepsia das mãos, segundo as técnicas descritas no Capítulo 7, *Higienização das mãos*. As cirurgias odontológicas envolvem desde procedimentos pouco invasivos, de menor risco aparente, até cirurgias traumatológicas bucomaxilofaciais, periodontais e implantes ósseos e dentários. Diante do grau variado de invasão, a amplitude da antissepsia merece adequações quanto ao risco potencial de cada procedimento, visando minimizar a contaminação de sítios estéreis profundos pela flora da cavidade bucal.

A infraestrutura do consultório odontológico nem sempre reproduz o ambiente cirúrgico clássico, e seu manejo diário pode inviabilizar a manutenção da cadeia asséptica. Mesmo o uso de antibiótico profilático não reduz o risco de infecção nessas condições.

Biópsias

As biópsias para estudo microbiológico devem ser recolhidas em condições assépticas, acondicionadas em meio para transporte de anaeróbios ou em pequeno volume de soro fisiológico (1 a 2mL) e mantidas à temperatura ambiente. O processamento no laboratório deve ocorrer em, no máximo, 3 horas. O rótulo deve conter o nome do paciente, o tipo de amostra, a data e a hora da coleta (veja detalhes no Capítulo 5).

Durante o transporte, deve ser usado contêiner à prova de vazamento, sinalizado com símbolo de material biológico de risco. Se a amostra está visivelmente contaminada, lavar e desinfetar o lado externo do contêiner, envolvendo-o, a seguir, em embalagem plástica fechada, com o símbolo de material biológico de risco.

Amostras para estudo histopatológico devem ser conservadas em formol e não demandam urgência no transporte e no processamento.

Extração dental

O dente extraído deve ser colocado em recipiente para resíduos biológicos, a não ser que seja entregue ao paciente. Dentes extraídos que contenham restauração de amálgama não devem ser colocados em recipiente para resíduos que serão incinerados. Esses dentes podem ser lavados e esterilizados ao calor úmido, desde que não contenham amálgama, colocados em contêiner à prova de vazamento, sinalizado com símbolo de material biológico de risco, mantendo-se a hidratação, e transportados para instituições de ensino ou para laboratório dentório.

REFLEXOS DO PROGRAMAS DE CONTROLE DE QUALIDADE NA BIOSSEGURANÇA

Os pacientes de consultórios odontológicos buscam a qualidade nos serviços prestados e preocupam-se não somente com o aspecto técnico-científico do profissional, mas com as questões relacionadas com a biossegurança.

Compete ao cirurgião-dentista assegurar a confiabilidade dos serviços prestados por meio, no mínimo, de controle interno e externo da qualidade assistencial. O controle interno inclui monitoramento do processo de esterilização, com registro dos resultados obtidos, uso de EPI e equipamento de proteção coletiva e procedimentos devidamente descritos e implantados com vistas a eliminar comportamentos inadequados dos profissionais e minimizando os riscos. Para controle externo da qualidade devem ser definidos critérios de aceitação dos resultados com ênfase na satisfação do cliente.

De acordo com o artigo 5º da RDC 63, de 25 de novembro de 2011, o serviço de saúde deve desenvolver ações no sentido de estabelecer uma política de qualidade envolvendo estrutura, processo e resultado em sua gestão dos serviços e deve utilizar a garantia da qualidade como ferramenta de gerenciamento.

Referências

Dourado R. Esterilização de instrumentais e desinfecção de artigos odontológicos com ácido peracético – Revisão de literatura. Journal of Biodentistry and Biomaterials, São Paulo, set./fev. 2011; 2:31-45.

Ena J. Prions: who should worry about them? Archives of Medical Research 2005; 36:622-7.

Farrier SL, Farrier JN, Gilmour ASM. Eye safety in operative dentistry – A study in general dental practice. British Dental Journal 2006; 200:218-23.

Garcia RG. El manejo de residuos peligrosos biologico-infecciosos en los consultorios dentales. Estudio de campo. Revista ADM 2004; LXI(4):137-41.

Harrel SK, Molinari J. Aerosols and splatter in dentistry – A brief review of the literature and infection control implications. JADA 2004; 135(4):429-37.

Kohn WG, Collins AS, Cleveland JL et al. Guidelines for infection control in dental health-care settings. MMWR Recomm Rep 2003 Dec 19; 52(RR-17):1-61.

Magro-Filho O, Souza CMR, Garcia Júnior IR. Controle da infecção cruzada no consultório odontológico: estudo comportamental. BCI 2000; 7(26):18-27.

Montebugnoli L, Chersonia S, Pratia C, Dolcib G. A between-patient disinfection method to control water line contamination and biofilm inside dental units. Journal of Hospital Infection 2004; 56:297-304.

Motta RHL, Ramacciato JC, Groppo FC, Pacheco ADND, De Mattos TR. Environmental contamination before, during, and after dental treatment. American Journal of Dentistry 2005; 18(5):340-4.

O'Donnell MJ, Tuttlebee CM, Falkinerb FR, Coleman DC. Bacterial contamination of dental chair units in a modern dental hospital caused by leakage from suction system hoses containing extensive biofilm. Journal of Hospital Infection 2005; 59:348-60.

Petti S, Tarsitani G. Detection and quantification of dental unit water line contamination by oral Streptococci. Infect Control Hosp Epidemiol 2006; 27(5):504-9.

Prospero E, Savini S, Annino I. Microbial aerosol contamination of dental healthcare workers' faces and other surfaces in dental practice. Infect Control Hosp Epidemiol 2003; 24:139-41.

Rabello SB, Godoy CVC, Santos FRW. Presença de bactérias em instrumentais e superfícies do ambiente clínico odontológico. RBO 2001; 58(3):184-7.

Resolução SES 1.559, de 13 de agosto de 2008. Regulamento técnico que estabelece condições para instalação e funcionamento dos Estabelecimentos de Assistência Odontológica no Estado de Minas Gerais.

Singh T, Coogan MM. Isolation of pathogenic Legionella species and legionella-laden amoebae in dental unit waterlines. Journal of Hospital Infection 2005; 61:257-62.

Szymanska J. Evaluation of mycological contamination of dental unit waterlines. Ann Agric Environ Med 2005; 12:153-5.

Toroglu MS, Bayramoglu Z, Yarkin F, Tuli A. Possibility of blood and hepatitis B contamination through aerosols generated during debonding procedures. Angle Orthodontist 2003; 73(5):571-8.

Vaerewijck MJM, Huys G, Palomino JC, Swings J, Portaels F. Mycobacteria in drinking water distribution systems: ecology and significance for human health. FEMS Microbiology Reviews 2005; 29:911-34.

Weightman NC, Lines ND. Problems with the decontamination of dental handpieces and other intra-oral dental equipment in hospitals Journal of Hospital Infection 2004; 56:1-5.

Williams HN, Singh R, Romberg E. Surface contamination in dental operatory – A comparison over two decades. JADA 2003; 134:325-30.

Wirthlin MR, Marshall GW, Rowland RW. Formation and decontamination of biofilms in dental unit waterlines. Journal of Periodontology 2003; 74(11):1595-609.

CAPÍTULO 34

Segurança Assistencial em Serviços Ambulatoriais de Oncologia

Renato Camargos Couto
Carolina Seara Couto
Vítor Seara Couto
Adriana Pitchon dos Reis

INTRODUÇÃO

À medida que a expectativa de vida da população aumenta, as doenças neoplásicas vêm apresentando incremento em sua incidência. Some-se a isso o aumento da sobrevida dos portadores de diversas doenças em decorrência do aumento da eficácia terapêutica, seja em razão do diagnóstico precoce, seja em virtude do avanço tecnológico.

Maior tempo de exposição aos tratamentos imunossupressivos e ao suporte terapêutico invasivo aumenta os riscos entre essa população. Esses pacientes necessitam, com frequência, acesso vascular central e cirurgias terapêuticas e, apesar dos avanços no tratamento oncológico, as infecções permanecem entre as principais causas de morbidade e mortalidade nessa população.

A grande maioria dos serviços de oncologia passou a atender em ambientes ambulatoriais, e a maior parte do tratamento ocorre nessas instalações e no próprio domicílio. Entretanto, os hospitais de cuidados agudos admitem muitos pacientes com câncer que, em geral, são os que apresentam maior risco de infecção (pacientes com neutropenia febril e receptores de transplante de células--tronco hematopoéticas). O ambiente ambulatorial não isenta os pacientes do risco elevado de infecções, mas diminui o acesso às práticas preventivas menos difundidas nesse ambiente terapêutico.

Os leitores deverão recorrer aos inúmeros capítulos desta obra que complementam este conteúdo. Trataremos aqui dos aspectos específicos do paciente oncológico, em especial no ambiente ambulatorial, assim como das inúmeras medidas de segurança relacionadas com o trabalhador.

ISOLAMENTO E PRECAUÇÕES COM O PACIENTE ONCOLÓGICO AMBULATORIAL

Os princípios e técnicas das precauções padrões, incluindo a higienização das mãos, o uso de equipamento de proteção individual (EPI – luvas, batas, máscaras), a higiene respiratória e a etiqueta da tosse, práticas de injeção segura e o manejo seguro dos equipamentos ou superfícies potencialmente contaminadas, em nada diferem nessa população. O mesmo acontece no que se refere às precauções fundamentadas na transmissão, que em nada diferem das técnicas aplicadas em outros ambientes e descritas em capítulos específicos.

Dois pilares são fundamentais para a efetiva aplicação das técnicas de isolamento e precauções: a detecção precoce de pacientes potencialmente transmissores de doenças e a educação dos trabalhadores. A detecção rápida dos portadores de patologias transmissíveis, para que possam ser aplicadas as técnicas de precaução, é o principal desafio no ambiente ambulatorial. As organizações devem estabelecer pontos de controle de modo a permitir a triagem dos pacientes e o discernimento entre os potencialmente transmissores de doenças e o restante da população sadia. A educação e o treinamento da equipe, por meio de cursos, são necessários para manter a competência e garantir que as políticas de prevenção de infecções e os procedimentos sejam compreendidos e seguidos à risca. O treinamento deve incluir equipes terceirizadas. A avaliação da eficácia dos treinamentos deve ser feita por meio de auditoria em serviço *in loco*, para comprovação da aplicação correta das técnicas transmitidas.

Essa população especial não exige procedimentos especiais de isolamento e precauções, e as indicações para higienização ou preparo cirúrgico das mãos não apresentam nenhuma especificidade.

SISTEMA DE VIGILÂNCIA EPIDEMIOLÓGICA

Deve ser instituído um sistema de vigilância epidemiológica com as mesmas bases descritas no Capítulo 10, *Epidemiologia dos eventos adversos assistenciais*, com pessoa dedicada à função de coleta, confecção de indicadores, análise crítica dos resultados e retorno das informações à equipe. A avaliação de desempenho, com o retorno da informação ao trabalhador, é etapa essencial do processo preventivo. No ambiente ambulatorial, observa-se com frequência que, em razão da desconsideração dos riscos, é baixo o investimento em prevenção, o que leva à indisponibilidade de pessoas dedicadas à função.

EQUIPAMENTO DE PROTEÇÃO PESSOAL

O equipamento de proteção individual (EPI) inclui roupas ou equipamentos especializados para proteção do trabalhador contra os agentes infecciosos. A seleção do EPI é fundamentada na natureza da interação com o paciente e na potencial exposição a sangue, fluidos ou agentes infecciosos. Uma revisão dos EPI disponíveis deve ser realizada periodicamente (a cada ano), devido ao desenvolvimento de novos produtos e ao aprimoramento dos antigos. Não trataremos dos EPI para preparação e manipulação de medicamentos antineoplásicos e perigosos. As indicações para uso de luvas, capotes e máscaras, incluindo a N95, em caso de possível exposição a agentes infecciosos transmitidos por via aérea (tuberculose) são as mesmas descritas no Capítulo 8, *Isolamento e precauções*, e aplicáveis a qualquer ambiente assistencial.

A higiene respiratória e a etiqueta da tosse são importantes para evitar a transmissão de infecções respiratórias. Todas as pessoas potencialmente infectadas (pacientes e acompanhantes, cuidadores e visitantes) que apresentam sinais e sintomas de tosse, congestão, coriza ou aumento da produção de secreções respiratórias devem ser detectadas na entrada do serviço para implementação de medidas que impeçam a disseminação para outros pacientes.

Entre as ações práticas estão:

- A organização deve manter-se alerta com relação a todas as pessoas que se apresentam com sintomas de infecção respiratória.
- Os pacientes e acompanhantes devem ser orientados para o autorrelato de sintomas de infecção respiratória durante o registro.
- As pessoas identificadas com sintomas respiratórios devem receber equipamentos especiais, como máscaras e dispensadores de álcool para as mãos. Essas pessoas devem ser capacitadas nas práticas de higiene respiratória e etiqueta da tosse, como cobrir a boca e o nariz com um lenço de papel ao tossir ou espirrar, eliminar o lenço usado na lixeira mais próxima, realizar a higienização das mãos após contato com secreções respiratórias e objetos contaminados e *usar máscara*. Estão incluídas as pessoas que acompanham os pacientes e que deverão ser incentivadas a esperar fora das instalações. Deve-se tentar fazer com que os pacientes com sintomas de infecção respiratória

se apresentem ao centro de atendimento nos momentos em que a instalação é menos utilizada. Se o objetivo da visita não é urgente, os pacientes devem ser encorajados a remarcar a consulta até que os sintomas tenham desaparecido. Se possível, o paciente com tosse deve usar uma sala de exames com a porta fechada o mais rápido possível. Se uma sala de exames não estiver disponível, o paciente deve sentar-se o mais longe possível de outros pacientes na sala de espera. O profissional de saúde com infecção respiratória deve evitar contato direto com o paciente; se isso não for possível, deverá usar máscara durante a prestação de assistência ao paciente, devendo ser reforçada a higienização frequente das mãos. Os profissionais de saúde devem ter todas as vacinas recomendadas atualizadas, incluindo a vacinação anual contra a gripe.

- No momento do registro do paciente, a equipe deve identificar os pacientes pré-selecionados (da lista) e identificar todos os outros pacientes e acompanhantes com sintomas de infecção do aparelho respiratório. Os pacientes identificados com sintomas respiratórios, se possível, devem ser colocados em sala de exames privada. Se não estiver disponível, devem ser fornecidas máscaras aos pacientes e aos acompanhantes, e os pacientes devem ser colocados em área separada, o mais longe possível dos outros pacientes, enquanto aguardam atendimento.

INJEÇÃO SUBARACNÓIDEA

Procedimento relativamente frequente para o tratamento de neoplasias, exige alguns cuidados habituais na aplicação das injeções, como:

- Usar técnica asséptica e seguir as práticas de injeção seguras (utilizar frascos de dose única para uso em um único paciente).
- Recomenda-se no mínimo o uso de máscara (de procedimento ou cirúrgica) e luvas estéreis ao injetar o material ou inserir cateter no espaço epidural ou subdural (para administração de quimioterapia intratecal).
- Para os demais procedimentos na coluna vertebral (punções lombares terapêuticas ou diagnósticas) ou manipulação de dispositivos para acesso ao líquido cefalorraquidiano (reservatório de Ommaya), recomendam-se no mínimo o uso de técnica asséptica e o respeito às práticas de injeção seguras; a máscara facial pode ser considerada uma precaução adicional.

PUNÇÃO VENOSA PARA COLETA DE SANGUE

Os procedimentos de flebotomia devem, se possível, ser realizados em área destinada exclusivamente a este fim. Se for necessário executar o procedimento em outros locais (sala de exames, área de quimioterapia), bandejas de suprimentos comuns para flebotomia ou dispositivos de acesso endovenoso não devem ser levados para a área de tratamento do paciente, mas apenas os suprimentos necessários. Estações para higienização da mão (dispensadores de álcool) devem estar facilmente acessíveis ao flebotomista. Técnica asséptica deve ser adotada para a punção venosa. Adaptadores de tubo Vacutaine® não devem ser reutilizados. Contentores de agulhas devem ser colocados estrategicamente perto do flebotobista para garantir acesso fácil e eliminação segura dos insumos utilizados.

A contaminação ambiental deve ser minimizada por meio das seguintes medidas:

- Rotular os tubos antes de o sangue ser extraído.
- Evitar colocar os tubos em cima de prontuários ou sobre outras superfícies que não possam ser devidamente limpas.
- Não processar ou guardar amostras de sangue perto de medicamentos ou área de preparo de medicamentos.

ARMAZENAMENTO E MANEJO DE MEDICAMENTOS

Os frascos de dose única (ou frascos de uso único) são assim classificados pelo fabricante e normalmente não contêm conservante antimicrobiano. Os frascos de doses múltiplas contêm mais de uma dose do medicamento. São rotulados assim pelo fabricante e tipicamente contêm conservante antimicrobiano para ajudar a impedir o crescimento de bactérias. No entanto, o conservante utilizado não tem efeito sobre os vírus e não protege totalmente contra a contaminação, quando não são seguidas as práticas de injeção seguras. Os frascos multidose não devem ser acessados na área de tratamento de paciente (sala de exames ou área de quimioterapia). Se um frasco multidose for utilizado na área de cuidados ao paciente, deve ser direcionado exclusivamente a este e descartado após o uso.

ARMAZENAMENTO DE MEDICAÇÃO

Os medicamentos (fatores estimulantes de colônia granulocítica, agentes hormonais injetáveis) devem ser guardados de acordo com as instruções do fabricante (p. ex., prazo de validade e temperatura). Os medicamentos que necessitam refrigeração devem ser armazenados em geladeira específica para isso, rotulada e que atenda aos requisitos para esse armazenamento. Deve haver pessoal designado para manter o registro de temperatura (monitorizar a temperatura pelo menos duas vezes por dia durante o armazenamento da vacina) e assegurar que um método alternativo de armazenamento esteja disponível em caso de falha de energia ou do refrigerador. Os frascos multidose devem ser armazenados na área de preparo de medicação, e não na área de tratamento do paciente (quarto de exame ou área de quimioterapia).

PREPARAÇÃO DA MEDICAÇÃO

Os medicamentos devem ser preparados na área de preparo da medicação ou em área limpa designada para essa função, livre de quaisquer materiais potencialmente contaminados com sangue ou fluidos corporais (materiais como seringas, agulhas, tubos de coleta de sangue e porta-agulhas).

Técnica asséptica deve ser usada para acessar medicamentos parenterais:

- Realizar higienização das mãos antes de manusear o medicamento.
- Desinfetar a tampa de borracha com álcool e deixar o álcool secar antes da perfuração
- Utilizar sempre uma nova seringa estéril e agulha estéril para elaborar a medicação; deve-se ter cuidado para evitar o contato com o meio ambiente não estéril durante o processo.
- Nunca deixar uma agulha inserida na tampa de um frasco de medicamento para várias preparações.
- Certificar-se de que qualquer dispositivo inserido na tampa será utilizado de acordo com as instruções do fabricante e não comprometerá a integridade do restante do conteúdo do frasco.
- Minimizar o número de punções em frascos de fluido para adicionar medicamentos. Se for necessária mais de uma entrada, usar sempre uma nova seringa estéril e agulha estéril e acessar o saco utilizando técnica asséptica.

DESCARTE DE MEDICAMENTOS

Os medicamentos devem ser sempre descartados de acordo com a data de validade estipulada pelo fabricante (mesmo quando não foi aberto) e sempre que a esterilidade estiver comprometida ou for questionável. Em casos de frascos de dose única que foram abertos ou acessados (agulha de perfuração), o frasco deve ser descartado de acordo com o tempo que o fabricante especifica para sua abertura ou no final do procedimento para o qual está sendo usado, o que ocorrer primeiro. Não deve ser armazenado para uso futuro.

Os frascos multidose que foram abertos ou acessados (agulha de perfuração) devem ser datados e descartados dentro de 28 dias, a menos que o fabricante especifique um prazo diferente (mais curto ou mais longo).

LIMPEZA E DESINFECÇÃO DE OBJETOS E SUPERFÍCIES

Todos os funcionários designados devem receber treinamento para os procedimentos de limpeza/ desinfecção adequados e o uso adequado do EPI e para o manuseio dos produtos de limpeza.

As instruções do fabricante para limpeza de superfícies e dispositivos não críticos devem ser conhecidas e o produto de limpeza usado deve ser compatível com a superfície/dispositivo a ser limpo, assim como devem ser adotadas as precauções e instruções de segurança (quantidade, diluição, uso seguro, armazenamento e eliminação) para limpeza/desinfecção.

A padronização de produtos e suprimentos deve ser revisada periodicamente (anualmente) devido ao desenvolvimento de novos produtos e ao aprimoramento de antigos e para garantir que os materiais utilizados são compatíveis com as orientações existentes e atendem às necessidades da equipe. Se forem utilizados panos de limpeza reutilizáveis, eles devem ser limpos após o uso e deixados secar antes de sua reutilização. As áreas de atendimento ao paciente, as áreas para preparação de medicamentos (farmácia/áreas de manipulação) e os banheiros devem ser limpos pelo menos uma vez ao dia, exceto na presença de respingos de sangue ou outros materiais potencialmente infecciosos.

As áreas para preparação da medicação devem ser limpas quando visivelmente sujas; se o preparo de medicamentos ocorre em área de tratamento do paciente (fora de uma sala de preparo de medicação), esta área deve ser limpa depois do atendimento de cada paciente; deve-se garantir que a área de preparo de medicamentos esteja livre de quaisquer objetos contaminados com sangue ou fluidos corporais (equipamentos como seringas, agulhas, tubos de coleta de sangue etc.).

Os banheiros devem ser desinfetados depois de usados por paciente com diarreia infecciosa, conhecida ou suspeitada, e antes de sua utilização por outra pessoa. As superfícies do ambiente e os utensílios não críticos de assistência ao paciente devem ser limpos quando visivelmente sujos ou se houver contato direto com a pele não intacta ou mucosas ou contaminação por fluidos corporais (p. ex., sangue, secreções).

Os equipamentos de assistência ao paciente que envolvam medidor de glicose no sangue ou outro dispositivo de teste (leitores de RNI [Razão Normalizada Internacional]) que utilize amostras de sangue devem ser limpos e desinfetados após cada utilização, de acordo com as instruções do fabricante.

LIMPEZA DAS ÁREAS DE CUIDADO AO PACIENTE

As medidas gerais de limpeza e desinfecção ambientais aplicadas em qualquer área de assistência ao paciente também são indicadas para as áreas de tratamento oncológico.

É essencial o uso de EPI adequado.

A limpeza deve ser realizada antes da desinfecção, a menos que seja usado produto que envolva detergente e desinfetante. Os métodos de varredura que dispersam a poeira (espanador) devem ser evitados. As superfícies de alto contato (áreas frequentemente tocadas pelos pacientes e funcionários) e aquelas em estreita proximidade com o paciente devem ser o foco da limpeza. Paredes, persianas, cortinas e janelas devem ser limpas quando visivelmente empoeiradas ou sujas.

Sala de exames

- Trocar o papel que cobre a mesa de exame e os travesseiros entre os atendimentos a cada paciente.
- Colocar qualquer roupa usada (vestidos de exames) em recipiente próprio, localizado em cada sala de exames, após cada utilização.
- Limpar qualquer área de preparação de medicação após cada atendimento ao paciente e garantir que itens contaminados (como descrito previamente) não sejam colocados na área ou próximo a ela.

- Concentrar-se na limpeza de superfícies de alto contato (pelo menos diariamente) – por exemplo, cama de exame, manguito de pressão arterial, estetoscópio, oftalmoscópio, otoscópio, cadeira e maçaneta da porta.
- Descontaminar superfícies de alto contato com desinfetante com indicação específica para agente infeccioso.
- Se o paciente apresenta suspeita de diarreia infecciosa e o agente infeccioso é desconhecido, superfícies de alto contato devem ser limpas com desinfetante capaz de atuar em vírus e bactérias.

Salas de quimioterapia

Limpar com desinfetante a cadeira do paciente, os suportes de soro/bombas e a mesa lateral a cada utilização.

Estações de triagem e/ou locais para verificação de sinais vitais (quando não realizada nas salas de exame)

Focar a limpeza em superfícies de alto contato (pelo menos diariamente): cadeira do paciente, manguito de pressão, sensores de oximetria de pulso (seguir as instruções do fabricante) e termômetros.

Estações de flebotomia

- Focar a limpeza em superfícies de alto contato (pelo menos diariamente): cadeira do paciente e apoio de braço e mesa de procedimento.
- Limpar e desinfetar prontamente superfícies contaminadas por sangue utilizando desinfetante com indicação específica para patógenos transmitidos pelo sangue (HIV, HBV e HCV).
- Limpar as bancadas e superfícies onde ocorre a preparação da medicação pelo menos diariamente e quando visivelmente sujas.
- Certificar-se de que itens contaminados (como descrito previamente) não são colocados na ou próximo à área de preparação da medicação.
- Geladeiras para armazenar medicamentos devem ser limpas a intervalos definidos ou, quando sujas, de acordo com as instruções do fabricante.

LIMPEZA DE SANGUE E FLUIDOS CORPORAIS EM SUPERFÍCIES

É fundamental o uso de EPI adequado (usar uma pinça para pegar todos os farelos e descartar em recipiente apropriado). Se o derramamento contém grande quantidade de sangue ou fluidos corporais (p. ex., > 10mL), limpar o que estiver visível com material absorvente descartável e descartar em recipiente adequado para resíduos de risco biológico. Descontaminar a área usando desinfetante.

MANUSEIO E LAVAGEM DE ROUPAS SUJAS

As roupas contaminadas devem se manuseadas com agitação mínima, para evitar a contaminação do ar, das superfícies e das pessoas.

Os recipientes para armazenamento das roupas devem impedir o vazamento de substâncias corporais ou sangue durante a estocagem e o transporte.

DESCARTE DE RESÍDUOS

Recipientes para perfurocortantes à prova de vazamento, resistentes à perfuração, devem estar localizados em cada uma das áreas de cuidados do paciente (sala de exames, área de quimioterapia, estação de flebotomia). Agulhas usadas não devem ser dobradas ou quebradas antes de descartá-las no recipiente.

Lixo comum e lixo biológico (material de risco biológico, resíduos perigosos e produtos quími-cos, incluindo fármacos antineoplásicos) devem ser eliminados em recipientes separados e identifi-cados para a função.

O manuseio, o transporte e a disposição de resíduos, incluindo medicamentos antineoplásicos e perigosos, devem ser feitos de acordo com os regulamentos estaduais e federais.

GERENCIAMENTO DE OUTROS RISCOS ASSISTENCIAIS EM ONCOLOGIA

Um dos principais riscos no tratamento oncológico consiste no uso de fármacos. Os medicamen-tos usados apresentam grande toxicidade e pequenos erros podem determinar graves consequências. A segurança em todas as etapas da cadeia terapêutica farmacológica deve ser bem gerenciada e inclui as etapas de padronização, compras, estoque, distribuição, prescrição, preparação e infusão. O ge-renciamento dessa classe de risco encontra-se detalhado no Capítulo 13.

Referências

ANVISA RDC 220, de 21 de setembro de 2004. Regulamento Técnico de funcionamento dos Serviços de Terapia Antineo-plásica.

CDC. National Center for Emerging and Zoonotic Infectious Diseases. Division of Healthcare Quality Promotion. Basic Infec-tion Control and Prevention Plan for Outpatient Oncology Settings. 2011.

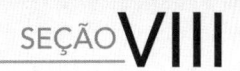
Tratamento das Infecções e Uso Racional de Antibióticos

CAPÍTULO 35

Auditoria de Antimicrobianos

Débora Borges do Amaral
Valéria Pinto Fonseca

INTRODUÇÃO

O uso racional de antimicrobianos envolve a escolha do agente adequado, na posologia correta e com o menor risco de efeitos colaterais e custos. Os antimicrobianos são agentes farmacológicos com característica própria que os diferencia dos demais medicamentos existentes: atuando na célula microbiana, têm o potencial de modificar a microflora do hospedeiro e do ambiente apresentando, portanto, forte impacto no ecossistema hospitalar.

O grande marco da era moderna da quimioterapia foi representado pelo início do uso clínico das sulfonamidas, em 1936. Na década de 1940, com o advento da penicilina e da estreptomicina, acreditava-se na promessa de virtualmente eliminar as infecções bacterianas, o que não ocorreu mas, ao contrário, predispôs a grande pandemia norte-americana de estafilococcia penicilina-resistente na década de 1950. A partir dessa época teve início a "idade de ouro" da antibioticoterapia, com o lançamento sucessivo de vários agentes de novas classes, com espectro de ação dirigido a microrganismos com perfis de resistência cada vez mais amplos.

Atualmente existem mais de 20 classes de antimicrobianos com mais de 300 agentes disponíveis. Em meio a esse emaranhado de substâncias, com características farmacológicas distintas, não é surpresa que muitas vezes sejam cometidos erros em seu uso. Programas efetivos de auditoria antimicrobiana reduziram em até 36% o consumo desses fármacos nos EUA e em outros países desenvolvidos, com repercussão importante na redução de eventos adversos e dos custos assistenciais associados. No Brasil, o potencial de redução ultrapassa os 60%.

FATORES PREDISPONENTES AO USO INADEQUADO DE ANTIMICROBIANOS

Talvez o fator fundamental seja o desconhecimento da terapêutica antimicrobiana por parte da classe médica, o que resulta de falhas no ensino médico, tanto nas faculdades de medicina como nos hospitais. Com a tendência de grande fragmentação da medicina em especialidades e subespecialidades, os médicos se afastaram do contato e da familiaridade com os antibióticos. Como consequência do desconhecimento, surgem outros fatores, como desejo do médico de oferecer o "melhor" tratamento com agentes de última geração, a crença de que altas doses e um tratamento mais prolongado são mais efetivos, do uso de múltiplos antimicrobianos para cobrir germes improváveis, o uso inapropriado de identificação microbiológica e a deficiência na interpretação de exames e no manejo do paciente infectado. Além disso, há que se destacar o poder de informação das indústrias farmacêuticas e o "fantasma" dos processos por erro médico.

CONSEQUÊNCIAS DO USO INADEQUADO DE ANTIMICROBIANOS

Todos os antimicrobianos exercem algum efeito na microbiota do hospedeiro, mesmo quando usados adequadamente. Além do aumento de efeitos adversos, o uso irracional leva a uma seleção da microbiota com perfil de alta resistência. Secundariamente, ocorre mudança drástica da microbiota hospitalar: nos anos 1950/1960, o uso de penicilina levou aos estafilococos penicilina-resistentes; na década de 1970 surgiram os MRSA (*S. aureus* meticilino-resistentes) e os bacilos gram-negativos (BGN) resistentes aos aminoglicosídeos. Na década de 1980 emergiram enterobactérias produtoras de betalactamases inativadoras de cefalosporinas de segunda e terceira gerações e surgiram os primeiros cocos gram-positivos vancomicina-resistentes. Atualmente, vivemos na era dos *S. aureus* multirresistentes (aos betalactâmicos, às quinolonas e aos aminoglicosídeos), das Enterobacteriaceae e Pseudomonaceae resistentes aos monobactâmicos, às quinolonas e às cefalosporinas de terceira e quarta gerações e dos enterococos vancomicina-resistentes. Essa alteração da microbiota promove infecções por esses germes multirresistentes e por microrganismos antes pouco comuns, como os fungos.

Como em um ciclo vicioso, faz-se necessário o uso de antibióticos de mais nova geração a um custo extremamente elevado. Outros fatores que provocam aumento dos custos são os exames complementares para detecção e acompanhamento dos efeitos colaterais, o tratamento dos efeitos colaterais e o prolongamento da internação hospitalar.

ESTRATÉGIAS DE CONTROLE DO USO DE ANTIMICROBIANOS

Diversas estratégias que objetivam melhorar e controlar o uso de antimicrobianos no ambiente hospitalar, como programas educativos com atualização periódica da comunidade médica, controle da presença de representantes das indústrias farmacêuticas em local e horário restritos, confecção de formulário farmacêutico com a padronização dos medicamentos existentes no hospital, ordem automática para interrupção ou justificativa por escrito de antimicrobianos de alto custo, presença de consultor em doenças infecciosas e auditoria em antimicrobianos.

A auditoria consiste em um processo de exame analítico das prescrições de antimicrobianos e deve ser o resultado de uma ampla política de ações. Um grupo constituído por representantes da diretoria do hospital, das clínicas médico-cirúrgicas, da farmácia e da Comissão de Controle de Infecção Hospitalar (CCIH) é responsável pela elaboração do conjunto de políticas de uso de antimicrobianos e deve ter poder de implementação. Esse grupo deve analisar: as características do hospital em relação à clientela atendida e à nosologia prevalente, as especialidades médico--cirúrgicas existentes, o perfil da flora hospitalar e os recursos humanos e materiais disponíveis. A partir do levantamento desses dados, são traçadas ações para a padronização dos antimicrobianos, considerando as indicações, o custo e os efeitos adversos, para a terapêutica empírica das infecções por cada unidade hospitalar, para antibioticoprofilaxia cirúrgica e clínica e para os métodos de auditoria.

Essa fase do planejamento é essencial para a execução eficaz do processo de auditoria, que repercute em abordagens terapêuticas/profiláticas mais racionais, seguras e a um custo menor. Esta é uma realidade especialmente nos hospitais brasileiros. Couto e cols. estudaram o impacto do sistema de auditoria no perfil de consumo e nos gastos com antimicrobianos em hospital comunitário de 250 leitos na Região Metropolitana de Belo Horizonte (MG). Antes da auditoria, o controle dos antibióticos baseava-se somente na contenção de custos, estando disponíveis apenas medicamentos considerados "baratos" (penicilina, gentamicina, cloranfenicol etc.) e, eventualmente, substâncias mais caras. Com a auditoria e a adequação dos esquemas terapêuticos, agentes de novas gerações e classes foram introduzidos (amicacina, cefalosporinas de terceira geração, tienamicina, vancomicina), aumentando de 15,3% para 36,5% sua participação nos custos. A despeito do aumento do uso desses fármacos, a auditoria ajudou a promover redução de 62% nos custos diretos com antimicrobianos (Infection Control and Hospital Epidemiology 1996; 17[5 Suppl]).

PROCESSO DE AUDITORIA

O profissional que executa a auditoria deve ser médico com conhecimento em clínica básica (médica, pediátrica, cirúrgica) e infectologia e membro da CCIH. Um formulário específico deve estar disponível para solicitação de antimicrobianos, a ser preenchido pelo médico assistente ao prescrever qualquer antibiótico. O formulário deve conter informações essenciais para que o médico que procede à auditoria possa analisar a indicação, como idade e setor de internação do paciente, antibiótico prescrito e posologia (dose, intervalo, via e duração), justificativa clínica ou microbiológica e identificação do médico solicitante (Figura 35.1). O formulário, corretamente preenchido, é encaminhado à farmácia hospitalar, onde são liberadas as primeiras doses dos antimicrobianos solicitados, desde que constantes no formulário farmacêutico.

Auditoria concorrente

Nesse método, o médico auditor avalia a prescrição do antimicrobiano, em média, até 24 horas após a solicitação. Analisa a indicação e a posologia definindo, após contato com o médico assistente, as modificações que se façam necessárias. Há a alternativa de suspensão automática, desde que previamente estabelecida nas políticas de ação. Na auditoria concorrente, o médico auditor discute cada caso clínico com o médico assistente, especialmente no que se refere às áreas críticas (centro de terapia intensiva, berçário, queimados, imunossuprimidos, entre outras), uma vez que a complexidade do caso envolve vários outros diagnósticos diferenciais, além de um processo infeccioso.

A maior vantagem do sistema concorrente é possibilitar a adequação imediata de esquemas terapêuticos ou profiláticos, beneficiando o paciente individualmente no momento do uso do antibiótico.

Auditoria retrospectiva

Nesse método, o médico auditor avalia as prescrições dos antimicrobianos a intervalos regulares, periodicamente (mensal, trimestral etc.). Nesse caso não ocorre a discussão de casos individuais, mas analisa-se o perfil de uso de antimicrobianos na instituição em determinado período. Os erros de prescrição detectados retornam ao corpo clínico na forma de programas de educação continuada. Por ser retrospectivo, esse método não possibilita o ajuste da terapêutica no momento da indicação, ocasionando prejuízos ao paciente. Tem menos impacto nas mudanças de comportamento e na adesão às políticas de uso de antimicrobianos pelo corpo clínico.

Auditoria global

Nesse método, todos os antimicrobianos prescritos, inclusive os de uso tópico, são analisados pelo médico auditor. Sua principal vantagem reside na menor seleção de microbiota multirresistente e no menor número de efeitos adversos. Entretanto, é mais trabalhoso e demanda mais tempo para sua execução.

Auditoria específica

É possível a definição de estratégias de auditoria de acordo com aspectos específicos do uso de antimicrobianos (p. ex., avaliar apenas os agentes mais caros ou mais tóxicos ou a antibioticoprofilaxia cirúrgica). Esse método apresenta como vantagem uma execução mais simples, podendo ser custo-efetivo. Contudo, não possibilita a abordagem do uso incorreto dos demais medicamentos, propiciando o surgimento de multirresistência e a ocorrência de erros terapêuticos e efeitos adversos.

Suspensão automática de antibiótico profilático

Esse método emprega a padronização prévia de todos os esquemas profiláticos cirúrgicos (indicações, medicamentos e posologia), disponíveis em folha de solicitação específica (Figura 35.2). Essa folha se encontra disponível nos blocos cirúrgicos e é preenchida pelos cirurgiões, quando há indicação de profilaxia. O esquema é liberado pela farmácia, que suspende o fornecimento, automaticamente, quando é alcançado o número de doses padronizado.

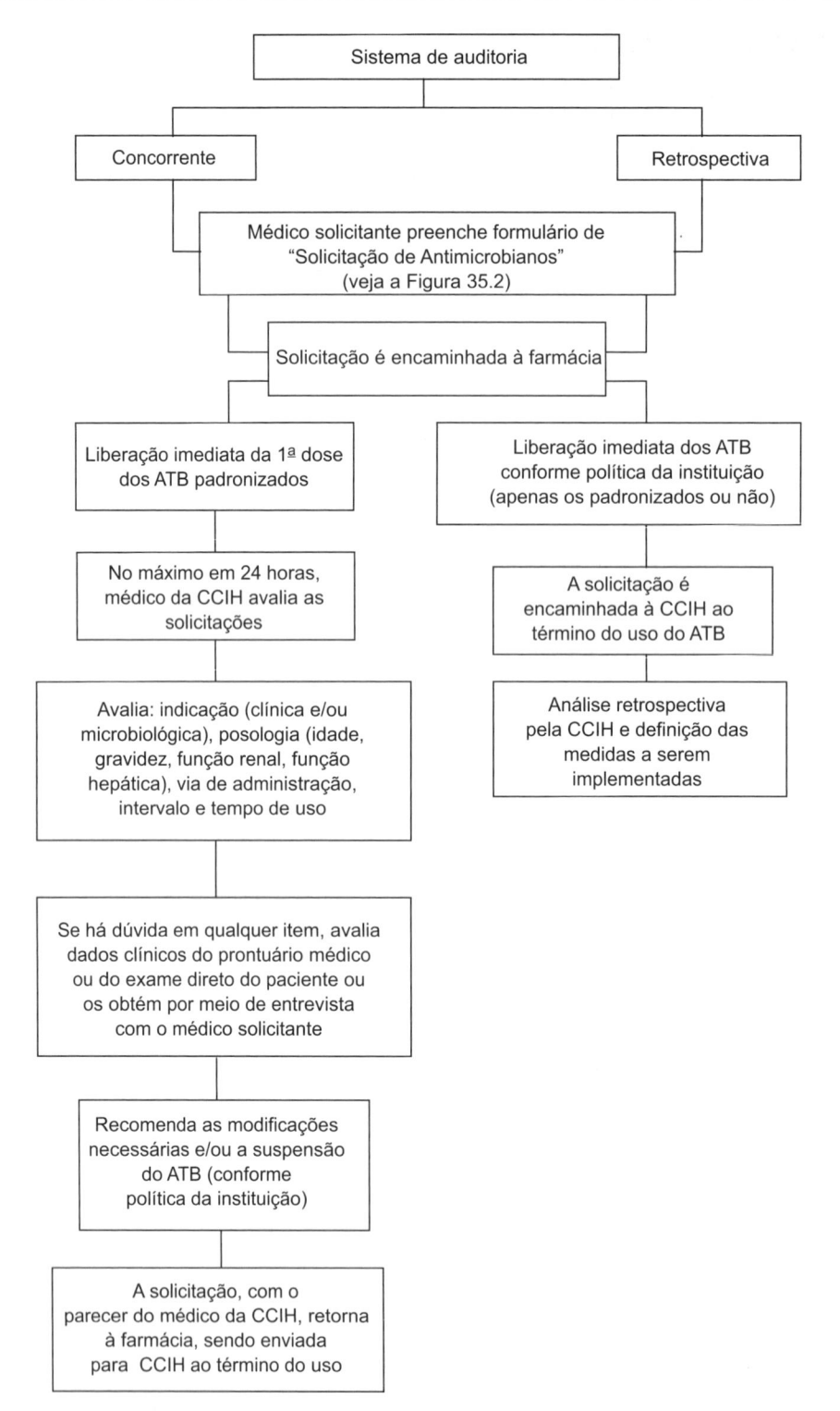

Figura 35.1 Processo de auditoria para o uso de antimicrobianos. (ATB: antibiótico; CCIH: Comissão de Controle de Infecção Hospitalar.)

Nome:			Idade:
Clínica:		Registro:	Leito:
Antibióticos	Posologia (dose, via, intervalo)		Tempo de uso
Indicação Profilático	Terapêutico		
Tipo de ferida ( ) Limpa ( ) Potencialmente contaminada ( ) Contaminada ( ) Infectada ( ) Profilaxia clínica		Diagnósticos clínicos e/ou microbiológicos (sítios de infecção; denominação da cirurgia); justificativa Infecção: ( ) hospitalar ( ) comunitária	
MÉDICO:		**CRM:**	**DATA__/__/__**

Figura 35.2 Controle do uso de antibióticos.

Referências

Cosgrove SE, Hermsen ED, Rybak MJ et al. Guidance for the knowledge and skills required for antimicrobial stewardship leaders. Infection Control. Dec 2014; 35(12): 1444-51.

Dellit TH, Owens RC, McGowen JE et al. Guidelines for developing an institutional program to enhance antimicrobial stewardship. Clinical Infectious Diseases 2007; 44:159-77.

CAPÍTULO 36

Uso Racional de Antibióticos – Profilático e Terapêutico

Débora Borges do Amaral
Lívia Fulgêncio da Cunha Melo
Mariana Boaventura Chaves Vieira
Renato Camargos Couto
Tania Moreira Grillo Pedrosa

INTRODUÇÃO

Os hospitais acolhem pacientes gravemente enfermos, invadidos pelo aparato de suporte vital, o que torna essa população altamente suscetível às infecções relacionadas com a assistência (IRA). Nesse ambiente, o uso racional de antimicrobianos constitui-se em arma essencial do sistema de prevenção das infecções nosocomiais. A literatura registra que um sistema de auditoria dos antibióticos prescritos por um médico dedicado a essa função é a maneira mais eficaz de racionalizar esse uso e passa a ser ferramenta fundamental do sistema preventivo.

Os antibióticos contribuem de três maneiras para agravar o problema das IRA:

- Eliminam as bactérias sensíveis a ele, promovendo aumento da população de bactérias resistentes.
- Induzem resistência. As bactérias contêm em seu genoma o conjunto de genes que permitiria a criação de mecanismos de resistência ao antibiótico em uso e também a outros. Esses genes se encontram inativos pela repressão genética, mantendo as bactérias sensíveis ao antibiótico. Alguns fármacos (ceftazidima, cefoxitina etc.) são capazes de produzir desrepressão desses genes, fazendo com que se manifeste a resistência não só ao medicamento em uso, mas a outros antibióticos.
- Eliminam a microbiota anaeróbica, especialmente do . A maioria das bactérias que mais tarde produzirão as IRA (Enterobacteriaceae, Pseudomonaceae, enterococos etc.) origina-se no intestino, passando mais tarde a ocupar os diversos sítios (pulmão, trato geniturinário etc.). A quantidade de bactérias é limitada pela microbiota anaeróbica, bem menos invasiva. Os antibióticos que eliminam os anaeróbios (vancomicina, cefalosporinas, cefoxitina, imipenem etc.) produzem grandes desequilíbrios, levando ao supercrescimento de aeróbios gram-positivos e gram-negativos com repercussões futuras.

Em 1996 foi publicado o resultado do estudo realizado por um grupo de especialistas nomeado pelo Ministério da Saúde da Espanha, que lançou nova luz sobre as dimensões e repercussões do mau uso de antimicrobianos. O estudo surgiu da necessidade de entendimento das causas do grave problema de resistência bacteriana, comunitária e hospitalar, que assola aquele país. Em 40% dos casos os pneumococos eram resistentes à pencilina e em 18%, aos macrolídeos; 40% dos *H. influenzae* eram resistentes às aminopenicilinas. A maioria das bactérias comunitárias apresenta elevada resistência aos agentes de primeira linha. Esse estudo observou enorme consumo de antimicrobianos (19 doses por 1.000 habitantes/dia em 1994) pela população espanhola, totalizando 366 toneladas/ano. Mais surpreendente foi o elevado consumo de antibióticos por animais, 250 toneladas/ano, usados como fator de crescimento animal. O uso da ovoparcina, um glicopeptídeo, como fator de crescimento determinou o surgimento de um enorme reservatório de enterococos resistentes à vancomicina nos animais. A análise de espécimes de vários animais mostrou elevado grau de resistência de outras bactérias. Entre os isolados animais, 40% das *E. coli* eram resistentes à ampicilina e à sulfa e 20% à gentamicina; 20% dos *S. aureus* eram resistentes à meticilina. Outros fármacos comercializados atualmente para humanos, como as estreptograminas, são de longa data adicionados à ração animal. Certamente ocorre intenso intercâmbio de microbiota entre os animais e o ser humano nas diversas modalidades de contato diário, sendo esta mais uma fonte de problemas relacionados com a resistência microbiana.

Sinais de uso abusivo podem também ser percebidos mediante a avaliação de 1 dia de prescrição médica naquele país. No dia avaliado, 22% dos médicos relatavam ter diagnosticado doenças infecciosas, mas 67% deles haviam prescrito antimicrobianos. Associa-se ao uso abusivo a baixa adesão ao curso terapêutico completo. Somente 58% dos pacientes usam os antibióticos durante o tempo total de prescrição. À pressão seletiva comunitária e animal alia-se a que ocorre no hospital. Parte da resistência microbiana hospitalar pode ter origem na comunidade.

As repercussões do controle de uso de antimicrobianos na diminuição da resistência ficaram evidentes em elegante trabalho realizado na Finlândia e publicado em 1997. Houve dramática redução da resistência dos estreptococos do grupo A aos macrolídeos após a introdução de um programa de redução da prescrição desse grupo de medicamentos naquele país. Esse programa determinou a queda do uso de 2,4 doses por 1.000 habitantes em 1991 para 1,3 dose por 1.000 habitantes em 1992 e se manteve até 1996.

Em julho de 2014, o reconhecido economista Jim O'Neill, com ampla experiência no segmento de mercados internacionais, foi nomeado pelo Primeiro Ministro do Reino Unido coordenador de uma comissão internacional para estudar os impactos globais da resitência microbiana. Em dezembro do mesmo ano, essa comissão, da qual participaram a RAND Europe e a KPMG, publicou o estudo intitulado "Resistência aos Antimicrobianos: Combater uma crise para a saúde e a riqueza das nações" (*Review on Antimicrobial Resistance. Antimicrobial Resistance: Tackling a Crisis for the Health and Wealth of Nations*). Um dos pontos mais importantes dessa pesquisa foi especular se a emergência e a disseminação da resistência não fossem controladas:

- Em 2013 foram estimados 700 mil óbitos decorrentes de infecções por microrganismos multirresistentes. Para 2050 a estimativa é de 2 milhões de óbitos. Para se ter ideia da magnitude dessa tragédia, estimam-se para o mesmo ano 8,2 milhões de óbitos por câncer.
- O produto interno bruto (PIB) mundial deve sofrer redução de cerca de 2% a 3,5% diretamente por causas associadas à multirresistência.
- Para os países da OECD, a estimativa de perdas econômicas acumuladas até 2050 é de 20 a 30 trilhões de dólares.

Esses estudos mostram que vale a pena o controle do consumo desses produtos e que a intervenção ultrapassa em muito o estreito universo dos hospitais.

Além das alterações da microbiota, alia-se um sem-número de efeitos colaterais e interações de medicamentos que podem ser evitados ou minimizados quando não se faz uso de antimicrobianos ou quando se tem o conhecimento necessário para fazer a melhor opção dentro do contexto clínico de um paciente, exigindo do internista que o assiste amplos conhecimentos da técnica médica.

FARMACOLOGIA
Betalactâmicos

Esse grupo é constituído pelas penicilinas, cefalosporinas, cefamicinas, carbapenêmicos e monobactâmicos, que contêm uma proteína específica de ligação na membrana celular, conhecida como *protein binding penicillin* (PBP), a partir da qual interferem com a síntese da parede celular, levando à morte bacteriana.

Os mecanismos de resistência bacteriana são a produção de enzimas inativadoras (betalactamases) e a modificação da estrutura das PBP, impedindo a ligação do antibiótico.

Em geral, os efeitos colaterais são comuns a todo o grupo, variando quanto à frequência de ocorrência de acordo com o fármaco. São eles: flebite, *rash* cutâneo, febre, eosinofilia, Coombs-positivo, anemia hemolítica, neutropenia, disfunção plaquetária, nefrite intersticial (exceto imipenem e aztreonam), disfunção renal (somente com cefalosporina), aumento da transaminase glutâmico-oxalacética (exceto penicilina cristalina), diarreia, náusea e convulsões (somente com penicilina cristalina, amino, carboxi e ureidopenicilinas e imipenem).

Penicilinas

Constituem um grupo de medicamentos bem estabelecidos e conhecidos. Como são rapidamente excretados pelos rins, a dose deve ser ajustada em caso de insuficiência renal. A hipersensibilidade é o efeito colateral mais comum e manifesta-se com eosinofilia, doença do soro, anafilaxia e febre dos mais diferentes perfis.

As penicilinas têm uma imunogenicidade comum; portanto, a alergia a uma é comum a todas. Anemia hemolítica Coombs-positiva, leucopenia, plaquetopenia e nefrite intersticial são intercorrências raras. As convulsões só ocorrem com a administração de altas doses, especialmente em caso de insuficiência renal.

Penicilina G

Sensível às betalactamases bacterianas, é usada no tratamento de *Streptococcus* dos grupos A, B, C e G, *S. pneumoniae, L. monocytogenes, N. meningitidis* e anaeróbios, exceto os produtores de betalactamases, como o grupo de *Bacteroides*. A ocorrência de resistência entre os pneumococos é um problema de saúde pública crescente nos EUA e na Europa. Em nosso meio, a importância de sua ocorrência necessita melhor avaliação.

Apresentações

- Aquosa com 1,7mEq de K⁺ por milhão de unidades para uso EV e IM.
- Associada à procaína com nível sustentado de 12 horas para uso IM.
- Associada à benzatina com níveis baixos sustentados por 2 a 3 semanas; usada IM para profilaxia da febre reumática e tratamento da sífilis.

Penicilinas semissintéticas resistentes às penicilinases

No Brasil, encontra-se disponível a oxacilina, usada para tratar *S. aureus* produtor de penicilinase. Menos ativa que a penicilina cristalina para os estreptococos, não age contra *Listeria* e anaeróbios, exercendo ação errática somente contra *Peptostreptococcus* sp. A resistência do *S. aureus* à oxacilina estende-se a todos os betalactâmicos. São usadas no antibiograma como marcadores de resistência aos betalactâmicos.

A infecção estafilocócica pode ser determinada por várias cepas simultaneamente, algumas sensíveis e outras resistentes. A detecção no antibiograma das subpopulações resistentes à oxacilina é mais fácil do que a de subpopulações resistentes aos outros betalactâmicos. Entretanto, se há uma subpopulação resistente à oxacilina, ela certamente é resistente a todos os representantes do grupo. O mecanismo de resistência conhecido como intrínseco se deve à mudança do receptor de ligação dos betalactâmicos à membrana celular (PBP).

Há cepas de *S. aureus* conhecidas como tolerantes e que apresentam dissociação entre a concentração inibitória mínima e a bactericida mínima e se associam a má resposta clínica aos betalactâmicos. Outro subgrupo é conhecido como BORSA (*borderline oxacillin-resistant S. aureus*), cujo provável mecanismo consiste na produção excessiva de betalactamase. Esses dois subtipos apresentam-se como resistentes no antibiograma que se utiliza da técnica de difusão em disco.

Os efeitos colaterais mais comuns incluem nefrite intersticial, aumento de transaminases, icterícia colestática e neutropenia.

Penicilinas de espectro ampliado

Menos ativas do que a penicilina cristalina contra estreptococos, demonstram atividade contra *H. influenzae*, *Neisseria* sp. e Enterobacteriaceae. Não cobrem *S. aureus* e, nos EUA, 20% a 30% dos *H. influenzae* são produtores de betalactamases capazes de inativá-las. São inativas contra *Enterobacter* sp., *Pseudomonas* sp. e *Klebsiella* sp. As duas formulações disponíveis em nosso meio são a ampicilina e a amoxicilina, que apresentam o mesmo espectro, devendo a ampicilina ser usada preferencialmente por via venosa, pois sua absorção oral é errática.

Elas podem ser associadas a inibidores de betalactamases – ácido clavulânico à amoxicilina e sulbactam à amoxicilina e à ampicilina – o que as torna ativas contra os *S. aureus*, cujo mecanismo de resistência consiste na produção de betalactamase e não na mudança da proteína ligadora de betalactâmicos (*Staphylococcus aureus* meticilino-resistente – MRSA). Essas associações também são ativas contra *H. influenzae*, *N. gonorrhoeae*, todos os anaeróbios, incluindo *B. fragilis*, e enterobacteriáceas produtoras de betalactamases de origem plasmidial. Essa associação nada acrescenta quando se trata de *Pseudomonas* sp., *Enterobacter* sp. e *Serratia* sp., cuja resistência se dá também por betalactamases de origem cromossômica não inibidas pelo ácido clavulânico ou sulbactam. Essa associação é uma ótima opção às cefalosporinas de terceira geração para tratamento empírico dos diversos quadros infecciosos graves presentes em crianças de 2 meses a 5 anos de idade, cujos agentes de maior prevalência são *S. aureus*, *H. influenzae* e pneumococos, assim como as peritonites secundárias às catástrofes abdominais, afecções ginecológicas e as pneumonias comunitárias do adulto, quando se apresentam com grande gravidade, em especial os quadros que exigem hospitalização. Seu uso nessas situações preserva as cefalosporinas de terceira geração e é mais uma razão para se evitar sua aplicação em afecções banais comunitárias em que o valor de qualquer medicamento é de alcance limitado, como as sinusites e as otites médias.

A administração oral de amoxicilina/clavulanato pode promover efeitos colaterais relacionados com o e caracterizados por náuseas e vômitos.

Carboxi e ureidopenicilinas

Penicilinas de espectro alargado, semelhantes à ampicilina, apresentam como vantagem a maior cobertura contra *Enterobater* sp., *Serratia* sp., *Providencia* sp., *Morganella* sp., *Aeromonas* sp., *Acinetobacter* sp. e anaeróbios, incluindo *B. fragilis*; *P. aeruginosa* costuma ser resistente. Apresentam efeito sinérgico quando associadas a aminoglicosídeo. Penetram mal o sistema nervoso central (SNC).

Os efeitos colaterais assemelham-se aos das outras penicilinas, acrescidos de flebite, hipopotassemia e alterações no tempo de coagulação. A ticarcilina e a piperacilina são carboxipenicilinas e contêm 4,7 a 5mEq de Na/g. A azlocilina e a mezlocilina são ureidopenicilinas.

O espaço desse grupo na terapêutica foi ocupado pelas cefalosporinas de terceira geração, que apresentam maior eficácia e menos efeitos colaterais. Atualmente, seu papel é muito limitado.

A associação da ticarcilina ao ácido clavulânico altera muito pouco ou quase nada sua aplicabilidade clínica. Torna-a ativa para *S. aureus* e anaeróbios produtores de betalactamases, mas essa cobertura de maneira alguma aumenta sua aplicabilidade. O que se desejava era uma melhor cobertura das bactérias gram-negativas, especialmente *P. aeruginosa*, *Serratia* sp. e *Enterobacter* sp., porém grande parte das betalactamases dessas bactérias é de origem cromossômica, não inibidas, em geral, pelo inibidor de betalactamase associado.

A piperacilina/tazobactam também apresenta boa atuação contra betalactamases plasmidiais, mas não contra as cromossômicas. Seu espectro de ação inclui *S. aureus* meticilina-sensível, *S. pyogenes*, anaeróbios e a maioria das cepas de *E. faecalis*. Até o momento, revelou-se como medicamento interessante para o tratamento de *P. aeruginosa* multirresistente, que apresenta cerca de 91% a 95% de sensibilidade a essa associação. Não penetra o SNC.

Cefalosporinas e cefamicinas

As cefamicinas, embora não pertençam a esse grupo, são abordadas em conjunto por suas características farmacológicas, espectro e aplicabilidade clínica. A classificação em gerações agrupa agentes com espectro antibacteriano e farmacocinética semelhantes. À medida que aumentam as gerações, há aumento da atividade contra bactérias bastonetes gram-negativos e diminuição da ação para cocos gram-positivos, com exceção das de quarta geração, que mantêm atividade contra os cocos gram-positivos semelhante às de primeira geração. Essa diminuição da ação contra os cocos gram-positivos se deve à diminuição da afinidade dos fármacos pela proteína de ligação da membrana bacteriana.

Todas são inativas contra os enterococos, que vêm se constituindo no mais novo flagelo dos hospitais americanos. A emergência de resistência, seja no ambiente hospitalar, seja durante o curso de tratamento de uma bactéria inicialmente sensível, é evento esperado especialmente quando se trata de *Enterobacter* sp., *P. aeruginosa*, *Serratia* sp., *Acinetobacter* sp. e *Proteus* indol-positivo. Nas situações clínicas em que essas bactérias são patógenos potenciais, a associação a aminoglicosídeos, que é sinérgica, é recomendada pelo período de 3 a 5 dias.

Existem três mecanismos básicos de resistência:

1. Diminuição da afinidade pelas PBP situadas na membrana celular por mudança em sua estrutura. Esse é o mecanismo de resistência do *S. aureus* às penicilinas resistentes a betalactamases e cefalosporinas (MRSA) e de alguns gonococos e pneumococos resistentes às penicilinas.
2. Diminuição da permeabilidade dos poros da membrana ao antibiótico, dificultando o acesso às PBP que se situam mais profundamente na membrana dos bastonetes gram-negativos. Esse mecanismo é acompanhado da produção de betalactamases.
3. Produção de betalactamases, o que determina a inativação hidrolítica dos antibióticos. A produção de betalactamases pode ter codificação cromossômica ou extracromossômica, por plasmídeos ou transpossomos, o que confere a transmissibilidade entre as espécies. As cefalosporinas são relativamente estáveis diante das betalactamases de *S. aureus*, *N. gonorrhoea* e *H. influenzae*. A diminuição da ação das cefalosporinas mais novas (com exceção das de quarta geração) contra o *S. aureus* deve-se à menor afinidade desses fármacos às PBP não modificadas da bactéria. As betalactamases de bastonetes gram-negativos de origem plasmidial conferem resistência às cefalosporinas e as de geração mais recente são mais estáveis diante delas. Existem aquelas de espectro alargado, que conferem alta resistência a todas as cefalosporinas e ao aztreonam e são mais comumente encontradas em *K. pneumoniae*, *P. aeruginosa*, *Enterobacter* sp., *Serratia* sp., *C. freundii*, *Morganella*, *Providencia*, que têm em seu cromossomo os genes para produção de betalactamases capazes de inativar as cefamicinas e cefalosporinas, incluindo as de terceira geração. Esses genes podem encontrar-se reprimidos e, portanto, incapazes de se expressar na forma de produção enzimática. As cefalosporinas são capazes de produzir desrepressão gênica, induzindo a produção de enzimas inclusive no curso da terapêutica de uma bactéria inicialmente sensível. A cefoxitina e a tienamicina são os mais potentes indutores de betalactamases. Essa é uma das bases para a restrição de seu uso em ambiente hospitalar.

A hipersensibilidade é o efeito colateral mais comum e pode ocorrer de maneira cruzada com outros betalactâmicos. Outros efeitos adversos são aqueles comuns a todos os betalactâmicos.

Cefalosporinas de primeira geração

Apresentam boa atividade contra cocos gram-positivos, incluindo *S. aureus*. Cobrem *M. catarrhalis*, *H. ducreyi*, *N. gonorrhoeae* e os bastonetes gram-negativos, como *E. coli*, *Klebsiella* sp. e *P. mirabilis*, especialmente os de origem comunitária. São ativas contra anaeróbios suscetíveis à penicilina (exceto *Bacteroides* sp.).

Em nosso meio, a cefalotina e a cefazolina encontram-se disponíveis em apresentações parenterais. A cefazolina produz menos flebite, pode ser usada IM e tem meia-vida maior, tornando possível seu uso a cada 8 horas. A opção por uma delas deve basear-se, principalmente, no custo e, caso este seja semelhante, outros aspectos nortearão a opção.

A cefalexina e o cefadroxil encontram-se disponíveis na forma oral. O cefadroxil apresenta meia-vida maior, o que possibilita seu uso a cada 12 horas. Nenhum deles atinge nível tecidual elevado. São apropriados para tratamento das infecções urinárias e de outros órgãos, quando controladas ou de pequena gravidade. A opção por um deles tem por base o custo final e a comodidade posológica.

Cefalosporinas de segunda geração

Apresentam o mesmo espectro das de primeira geração, mas melhor cobertura para os bastonetes gram-negativos aeróbios e anaeróbios. São incluídas na cobertura contra *P. vulgaris*, *Providencia* sp., *Morganella* sp. e *Aeromonas* sp. Os anaeróbios são bem cobertos mas, dos medicamentos disponíveis em nosso meio, somente a cefoxitina cobre *B. fragilis*. Deve-se considerar a existência de cepas de anaeróbios resistentes, sendo preferível o uso de agentes mais ativos, como cloranfenicol, metronidazol ou clindamicina, nas infecções mais graves.

Encontram-se disponíveis a cefuroxima (EV, IM) e a cefuroxima axetil (VO). A cefoxitina (EV) deve ser lembrada por sua grande capacidade de induzir betalactamase. Esse grupo é mais estável ante as betalactamases de *H. influenzae* do que as de primeira geração e exerce algum papel no tratamento das otites que não respondem aos agentes de primeira linha (sulfa, amoxicilina).

Esse grupo tem seu uso limitado quando se leva em consideração a relação custo-benefício. Há um sem-número de fármacos que, isolados ou associados, têm o mesmo espectro, com custo e risco (indução de betalactamases) menores para o paciente. Raramente se encontrará uma razão que justifique seu uso.

Cefalosporinas de terceira geração

As cefalosporinas de terceira geração são menos ativas que as de primeira e segunda gerações contra *S. aureus* e mais ativas contra os bastonetes gram-negativos, incluindo *P. aeruginosa*. Para os outros germes, sua atividade se iguala à das de segunda geração.

A cefotaxima tem ação modesta contra *P. aeruginosa*. É metabolizada a desacetil cefotaxima que, embora menos potente que o fármaco de origem, tem meia-vida mais longa, o que possibilita seu uso a cada 8 horas para infecções moderadas. Cobre anaeróbios, inclusive 40% a 50% dos *B. fragilis*.

A cefodizima tem espectro semelhante ao da cefotaxima. Foi descrita ação imunomoduladora, cujo papel clínico é indefinido.

A ceftriaxona é a mais potente cefalosporina contra *N. gonorrhoeae*, *N. meningitidis* e *H. influenzae*. Sua farmacocinética, com meia-vida de 8 horas e 90% de ligação proteica, torna possível seu uso a cada 24 horas mesmo para infecções graves com risco de morte, com exceção da meningite (a cada 12 horas).

A ceftazidima é uma cefalosporina de terceira geração que apresenta características únicas. Tem a capacidade de induzir betalactamases e é pouco sensível às betalactamases cromossômicas. De baixa atividade contra *S. aureus* e *B. fragilis*, é a cefalosporina de escolha para o tratamento de casos de *P. aeruginosa*. Com boa penetração no SNC, o agente de escolha para o tratamento das meningites causadas por *P. aeruginosa*.

Esse grupo pode ser dividido em cefotaxima/cefodizima/ceftriaxona e ceftazidima. As três primeiras têm espectro de ação semelhante, e a escolha de uma delas deve basear-se no custo final, exceto nas infecções do SNC, onde a ceftriaxona deveria ser o agente de escolha. A cobertura que conseguem promover contra o *S. aureus* garante a relativa segurança para cobertura empírica de infecções que podem ter esse agente como etiologia. A ceftazidima é única, sendo o agente de escolha quando se pensa em *P. aeruginosa* e bastonetes gram-negativos produtores de betalactamases cromossômicas ou plasmidiais, com exceção das plasmidiais de espectro ampliado, que se associam mais frequentemente à *Klebsiella* sp. Sua cobertura contra *S. aureus* impede seu uso como monoterapia empírica nas situações em que esse agente pode ser a etiologia.

A associação a aminoglicosídeos é sinérgica e diminui a indução de betalactamases. Deve ser usada, especialmente, em caso de suspeita de *P. aeruginosa, Enterobacter* sp. e *Serratia* sp. por um período de 3 a 5 dias.

As cefalosporinas de terceira geração disponíveis por via oral são a cefixima e a cefpodoxima. A cefixima é ativa contra *S. pneumoniae, H. influenzae, Neisseria* e muitas enterobacteriáceas, mas não contra *S. aureus*, e pode ser usada em dose única diária. A cefpodoxima tem o mesmo espectro da cefixima de ação, mas meia-vida mais curta.

Cefalosporinas de quarta geração

Esse novo grupo, constituído pela cefpiroma e a cefepima, apresenta características que o tornam peculiar.

A cefpiroma demonstra atividade superior à do grupo de terceira geração, quando se trata de estreptococos, *S. aureus, Neisseria* sp., *H. influenzae* e Enterobacteriaceae, mas apresenta menor atividade contra *P. aeruginosa* do que a ceftazidima. Parece estável ante as betalactamases de espectro alargado. Penetra o SNC, mas seu uso nesse sítio é pouco estudado.

A cefepima apresenta características semelhantes às da cefpiroma, exceto pela ação aparentemente melhor sobre *P. aeruginosa*.

Esses medicamentos podem ser de utilidade para o tratamento de germes sensíveis apenas a esse grupo, especialmente os bastonetes gram-negativos produtores de betalactamases ampliadas.

Monobactâmicos

O aztreonam atua exclusivamente em bastonetes gram-negativos aeróbicos, incluindo muitas cepas de *Serratia* sp. e *P. aeruginosa*. Age sinergicamente com os aminoglicosídeos. Os mecanismos de resistência são os mesmos das cefalosporinas. Não induz betalactamases. Não apresenta reação de hipersensibilidade cruzada com os outros betalactâmicos, o que o torna uma opção nessas circunstâncias.

Sua aplicabilidade clínica é limitada pelo custo, uma vez que apresenta espectro semelhante ao dos aminoglicosídeos, exceto pela cobertura de *Neisserias* e hemófilos. Apesar da maior toxicidade, os aminoglicosídeos são infinitamente mais baratos.

Carbapenêmicos (tienamicinas)

O imipenem encontra-se disponível em associação fixa à cilastatina, que diminui sua excreção renal. Apresenta amplo espectro de ação, com grande potência, incluindo todos os cocos gram-positivos, exceto o MRSA e o *E. faecium*; todos os bastonetes gram-negativos, com exceção de *Legionella* sp. e *X. maltophilia*; e todos os anaeróbios. Demonstra elevada resistência às betalactamases, tanto de origem cromossômica como plasmidial, mas é potente indutor de betalactamases.

O meropenem apresenta o mesmo espectro do imipenem e tem como vantagens a menor ocorrência de convulsões, melhor penetração no SNC e menor capacidade de induzir betalactamases. Seus efeitos colaterais incluem reações alérgicas, neutropenia, trombocitopenia, parestesias e aumento de transaminases, fosfatase alcalina e LDH. A apresentação IM não pode ser usada na faixa pediátrica nem em casos de insuficiência renal com *clearance* < 50mL/min.

O ertapenem sódico apresenta o mesmo espectro de ação (e de indicação terapêutica) dos demais agentes dessa classe. Há maior comodidade terapêutica em razão de sua maior meia-vida, o que possibilita a administração de dose única diária.

O doripenem é o mais novo componente da classe dos carbapenêmicos. Seu mecanismo de ação assemelha-se ao de outros betalactâmicos. Liga-se a proteínas penicilina-ligantes para a formação de enzimas estáveis. Essa ligação inativa essas proteínas, levando ao enfraquecimento da parede celular, a qual mais tarde se romperá devido às forças da pressão osmótica. Apresenta amplo espectro de ação *in vitro* contra bactérias gram-positivas e gram-negativas, incluindo *Enterococcus* sp. produtores de betalactamases de amplo espectro e AmpC e patógenos anaeróbicos. Esse antimicrobiano também demonstra baixa propensão ao desenvolvimento de resistência e é adequado para infusões prolongadas que possam ser necessárias para alcançar metas farmacodinâmicas e farmacocinéticas para a atividade bactericida. Portanto, apresenta eficácia contra patógenos com concentração inibitória mínima (CIM) elevada. Os efeitos adversos mais comuns são dores de cabeça, náusea e diarreia.

O uso de medicamentos desse grupo deve restringir-se a pacientes com bactérias cujo único antimicrobiano eficaz seja uma tienamicina e ao tratamento empírico de pacientes já submetidos a inúmeros cursos de antimicrobianos e sujeitos, portanto, a adquirir infecções por germes com resistência múltipla. O uso de antibióticos de última geração em pacientes em estado muito grave é um erro relativamente comum. Vale lembrar que não há relação entre a gravidade do quadro infeccioso e a resistência bacteriana aos antibióticos, ou seja, um pneumococo multissensível determinará quadros tão graves quanto uma *Pseudomonas* multirresistente, na dependência de outros fatores, como mecanismo de defesa do hospedeiro, atraso na intervenção terapêutica, suporte hemodinâmico inadequado e intensidade e qualidade da reação orgânica ao agente agressor (caráter individual).

Macrolídeos

Esses agentes bacteriostáticos ligam-se à subunidade 50S do ribossomo, alterando a síntese proteica. Promovem ampla interação medicamentosa, como elevação do nível plasmático de teofilina, digoxina, varfarina, carbamazepina e ciclosporina, e prolongamento do intervalo QT naqueles pacientes em uso dos anti-histamínicos astemizol e terfenadina. Os efeitos colaterais mais comuns ocorrem no , com diarreia, náusea e vômito, sendo mais raros com a azitromicina e a claritromicina.

A forma venosa da eritromicina pode produzir flebite, o que é minimizado por sua diluição em pelo menos 250mL de solução salina. Raramente, podem ocorrer surdez transitória e *torsades de pointes*. A hepatite colestática é própria do estolato.

A eritromicina é o agente de escolha para tratamento das infecções estreptocócicas e estafilocócicas, em caso de alergia aos betalactâmicos. Trata-se do fármaco de escolha para *Legionella* sp. e *Mycoplasma* sp.

A claritromicina é quatro vezes mais potente do que a eritromicina contra estreptococos e *S. aureus* meticilino-sensível. Nenhuma dessas substâncias é útil contra MRSA. A claritromicina é mais ativa contra *Moraxella* e *H. influenzae* e apresenta boa atividade contra *M. avium*. Nos outros casos, é similar à eritromicina. Encontra-se disponível nas formas oral e venosa.

A azitromicina é mais ativa do que os dois medicamentos anteriores contra *H. influenzae* e *Moraxella* e semelhante à claritromicina no que se refere às outras bactérias. Encontra-se disponível nas formas oral e venosa.

Glicopeptídeos

Vancomicina

Esse antigo antimicrobiano, que age na síntese da parede celular, mostra-se útil no tratamento de infecções por estreptococos, *S. epidermidis* e *S. aureus* meticilina-sensível e resistente, sendo o agente de escolha quando se trata de MRSA, *E. faecium*, *E. faecalis*, quando resistentes à penicilina, e *C. difficile*.

Os enterococos penicilina e vancomicina-resistentes vêm se tornando um grave problema de saúde nos EUA. Sua resistência é mediada por plasmídeos.

Nas infecções por enterococos, sua associação à gentamicina é sinérgica e reconhecidamente benéfica. Nas infecções por *S. aureus* com resposta terapêutica lenta, sua associação à gentamicina mostra-se de valor. Nas infecções por *C. difficile*, deve ser usada VO, sendo o agente de segunda escolha para evitar a emergência de *Enterococcus* vancomicina-resistente. O fármaco de primeira escolha é o metronidazol. A restrição de seu uso é essencial para evitar o surgimento de resistência. A grande arma reside no controle da ocorrência de MRSA, que se constitui na principal indicação desse medicamento.

A vancomicina é eliminada pelos rins, o que a torna uma opção economicamente interessante em casos de insuficiência renal. Pode ocorrer a síndrome do homem vermelho (hiperemia, calor difuso) e até mesmo choque em razão da liberação de histamina por infusão venosa rápida (a infusão deve ser feita em 45 minutos a 1 hora). Pode ocorrer neurotoxicidade, especialmente auditiva dose-dependente, muitas vezes irreversível. A insuficiência renal é transitória e incomum com preparações mais puras. Raramente são relatadas leucopenia, trombocitopenia e eosinofilia.

Teicoplanina

A teicoplanina apresenta os mesmos espectro, indicações e limitações da vancomicina. Tem como vantagens o uso de dose única diária, a possibilidade de uso da via muscular e a menor incidência de efeitos colaterais. Sua baixa penetração no SNC limita seu uso para o tratamento de infecções nessa região.

A dose terapêutica para infecções profundas, para que seja atingido o mesmo índice de cura da vancomicina, é de 400mg/dia. Recente revisão de 200 trabalhos recomenda doses de 10 a 12mg/kg/dia de modo a maximizar os resultados.

A opção entre a vancomicina e a teicoplanina deve ter como base, além dos aspectos farmacológicos, o custo e o perfil de sensibilidade ao antibiograma, uma vez que não há correlação de 100% entre os dois medicamentos.

Aminoglicosídeos

Medicamentos bactericidas que atuam no ribossomo, interferindo na síntese proteica, atuam contra *S. aureus*, *Enterococcus* sp., *H. influenzae*, *E. coli*, *Klebsiella* sp., *Enterobacter* sp., *Serratia* sp., *P. aeruginosa* e *Proteus* sp. Não atuam contra anaeróbios. Não devem ser usados isoladamente no tratamento de cocos gram-positivos, uma vez que os betalactâmicos são bem mais eficazes.

O mecanismo de resistência mais comum tem origem plasmidial por enzima inativadora, à qual a amicacina se mostra mais resistente. A alteração do sítio de ligação ao ribossomo é rara e peculiar à *E. coli*, assim como a diminuição da permeabilidade é própria do *S. aureus*. O *Enterococcus* sp. pode desenvolver qualquer um dos mecanismos.

O efeito colateral mais comum é a ototoxicidade coclear ou vestibular, relacionada com o uso prolongado e a associação a diuréticos de alça. Bloqueio neuromuscular pode ser decorrente da infusão venosa rápida. Deve-se proceder à infusão em no mínimo 1 hora. A nefrotoxicidade está relacionada com a manutenção de platô elevado.

A posologia habitual consiste no uso de doses fracionadas, mas a utilização de dose única diária é aplicável em algumas situações clínicas e menos nefrotóxica, de menor custo e maior comodidade posológica. Seu uso baseia-se no longo efeito pós-antibiótico desses fármacos. Bactérias expostas ao medicamento continuam a morrer por várias horas, mesmo que o nível sérico caia abaixo do ideal. As células tubulares renais são capazes de incorporar o aminoglicosídeo. O fármaco é incorporado por um sistema ativado por "gatilho", que dispara de acordo com o nível sérico, e um sistema de secreção tubular começa a funcionar quando o nível se encontra abaixo de zona do gatilho. Por meio desse mecanismo de incorporação ocorre lesão tubular. Com o uso de dose única, o nível sérico permanece abaixo do gatilho por mais tempo, determinando menor incorporação tubular e, consequentemente, menor nefrotoxicidade. A dose total de 1 dia é administrada de uma vez, seja por via venosa, seja muscular. Essa posologia é bem estabelecida em casos de pacientes não neutropênicos nas seguintes situações: sinergismo com betalactâmicos, pielonefrite desde o início do tratamento e nos outros sítios após controle do quadro clínico.

Os aminoglicosídeos ainda são os agentes de primeira linha contra os germes sensíveis a eles. São eficazes, baratos e apresentam baixo potencial de produzir resistência no ambiente hospitalar, ao contrário das cefalosporinas.

Cloranfenicol

Esse medicamento atua na síntese proteica mediante a ligação ao ribossomo e é bactericida para *S. pneumoniae, Hemophilus* sp., *N. meningitidis*, todos os anaeróbios, altamente ativo contra *Salmonella* sp. e *Rickettsia* sp. e atua em casos de infecção por *P. mallei, P. pseudomallei*, micoplasma e outros germes intracelulares, como clamídia e bartonela. É bacteriostático para *S. aureus*. A resistência é incomum, à exceção de *Salmonella* sp. em áreas endêmicas.

O efeito colateral mais comum é a inibição transitória e reversível da medula óssea, e mais raramente podem ocorrer neurite e hipersensibilidade. O grande estigma do fármaco encontra-se na aplasia de medula. A incidência desse problema não está bem definida, variando de 1:30.000 a 1:60.000 na literatura.

Sua principal indicação são as infecções que envolvem anaeróbios, *Hemophilus* sp., em especial com aumento das cepas produtoras de betalactamase, pneumococos, *Rickettsia* sp. e *Salmonella* sp. A terapêutica empírica das pneumonias que acometem crianças de 2 meses a 5 anos e maiores de 60 anos representa um vasto campo de aplicação.

Clindamicina

Apresenta o mesmo mecanismo de ação do cloranfenicol, sendo um anaerobicida excepcional, além de cobrir *S. aureus* e estreptococos.

Seus efeitos colaterais mais frequentes são alergia, diarreia (em 20% dos casos) e hepatotoxicidade; raramente ocorrem neutropenia, trombocitopenia e colite pseudomembranosa. Usada no tratamento de infecções anaeróbicas, seu custo deve ser comparado com o do cloranfenicol e do metronidazol. Seu uso é limitado nos casos de endocardite por anaeróbios, por ser bacteriostática para *Bacteroides* nessa situação. Não está indicada para tratamento do SNC, por não penetrar a barreira hematoencefálica. Também penetra pouco os seios paranasais.

Metronidazol

Atua sobre anaeróbios, *Trichomonas, Giardia* e *Entamoeba*. O surgimento de resistência é raro. Não atua contra anaeróbios gram-positivos, frequentemente envolvidos nas infecções de cavidade oral, pele, trato genital, perfurações esofágicas e pneumonias aspirativas. Nessas situações, a opção pelo cloranfenicol ou pela clindamicina é a mais adequada. Os efeitos colaterais são raros e incluem náusea, vômito, alteração dissulfiram-*like*. Apresenta efeito potencialmente teratogênico. Como demonstra excelente absorção oral e retal, a troca da via venosa por essas vias é bastante segura.

Quinolonas

As quinolonas são agentes bactericidas que atuam na síntese de DNA. A resistência, em geral, tem origem cromossômica, com mudança do sítio de ligação do medicamento, e é mais frequente com MRSA e *P. aeruginosa*. Apresentam bom espectro de ação e podem ser usadas no tratamento de: *S. aureus* meticilina-sensível, *Legionella* sp., *S. epidermidis*, *Chlamydia*, *M. pneumoniae*, *N. gonorrhoeae*, *Enterococcus*, *M. catarrhalis*, *E. coli*, *Klebsiela* sp., *Enterobacter* sp., *Serratia* sp., *Salmonella* sp., *Shigella* sp., *Proteus* sp., *Providencia* sp., *Morganella* sp., *Citrobacter* sp. *Aeromonas* sp. e *Acinetobacter* sp. São divididas em quatro gerações com base em seu espectro de ação. Exemplos:

- 1ª geração: ácido nalidíxica
- 2ª geração: norfloxacina; ciprofloxacina
- 3ª geração: levofloxacina
- 4ª geração: moxifloxacina

Os anaeróbios são cobertos pelas quinolonas de quarta geração, enquanto a *P. aeruginosa* é mais bem coberta pela ciprofloxacina.

A forma venosa encontra-se disponível para diversas quinolonas, devendo ser imediatamente abandonada quando a via oral está disponível, uma vez que esses fármacos apresentam uma porcentagem de absorção por via oral incomum, chegando a 100% com a pefloxacina, o que torna indiferente a via de administração para obtenção do nível terapêutico. Isso diminui sensivelmente o custo financeiro. Vale lembrar que à exceção da *P. aeruginosa*, reservada para a ciprofloxacina, todas garantem cobertura idêntica, o que torna possível o tratamento com uma quinolona venosa de menor custo e a continuação da terapêutica com outra, desde que isso seja economicamente interessante.

Não está estabelecida a segurança de seu uso na gravidez. As quinolonas produzem lesões nas cartilagens epifisárias de animais jovens, e a segurança de seu uso na fase de crescimento não está determinada. A experiência pediátrica, embora pequena, não detectou lesões definitivas. Seu uso se encontra liberado para o tratamento de crianças apenas em casos de fibrose cística. Acumulam-se cada vez mais evidências sobre a segurança de seu uso em pediatria. Os efeitos colaterais são mais frequentes no , além de neurológicos (com convulsões e alucinação); raramente ocorrem leucopenia, eosinofilia e uma síndrome rara, constituída de hemólise, coagulação intravascular disseminada e insuficiência renal de mecanismo desconhecido. Foi descrita rotura espontânea de tendão. As quinolonas aumentam a meia-vida da teofilina, levando à toxicidade desta.

Sua aplicabilidade é bastante ampla. Nas infecções urinárias, devem ser reservadas para os casos produzidos por bactérias sensíveis apenas a elas, deixando a grande maioria dos casos para os fármacos de primeira linha altamente eficazes, como os aminoglicosídeos e a sulfa-trimetoprima.

Convém preservar seu uso, não as utilizando em quadros nos quais são eficazes agentes de primeira linha (sinusite, doença pulmonar obstrutiva crônica infectada, infecção urinária etc.).

Nas infecções osteoarticulares, ótimos resultados são possíveis com a forma oral, tanto nas afecções por bastonetes gram-negativos (ciprofloxacina, 750mg a cada 12 horas) como por *S. aureus*. Excelentes resultados também são obtidos no tratamento das diarreias, cobrindo *Salmonella* sp., *Shigella* sp., *E. coli*, *C. jejuni* e *Y. enterocolitica*. Podem ser usadas no tratamento de prostatite, nas doenças sexualmente transmissíveis e em afecções peritoneais e de partes moles.

As novas quinolonas (levofloxacina, moxifloxacina) por sua ação contra cocos gram-positivos, principalmente *S. pneumoniae*, constituem uma alternativa terapêutica, principalmente nas sinusites de repetição. Podem ser utilizadas no tratamento da exacerbação aguda das bronquites crônicas em que predominam os bacilos gram-negativos. Nos casos de pneumonia adquirida na comunidade, em virtude de seu espectro de ação contra *S. pneumoniae*, mostram-se mais efetivas, podendo constituir-se em opção para aquelas regiões que apresentem elevada resistência à penicilina. São muito úteis no tratamento de pneumonias atípicas, como as causadas por *Legionella* sp., *Mycoplasma* sp. e *C. pneumoniae*, apresentando resposta clínica semelhante à dos macrolídeos. Bons resultados também têm sido obtidos com o uso das fluoroquinolonas em infecções pulmonares associadas à assistência à saúde dependendo, obviamente, do perfil de resistência da microbiota bacteriana. A moxifloxacina apresenta atividade também contra anaeróbios, principalmente os cocos gram-positivos, podendo ser útil nas infecções polimicrobianas que envolvam anaeróbios acima do diafragma.

Sulfametoxazol-trimetoprima

Essa associação bacteriostática sinérgica interfere na cadeia de síntese do ácido fólico. Suas principais indicações são as infecções urinárias, dos seios da face, brônquicas comunitárias e por *P. jiroveci*. Os efeitos colaterais mais frequentes são hipersensibilidade, anemia megaloblástica, leucopenia, trombocitopenia e, raramente, supressão medular.

Tetraciclinas

Encontram-se disponíveis a tetraciclina, a doxiciclina e a aminociclina, que agem na subunidade 30S do ribossomo, impedindo a síntese proteica e exercendo ação bacteriostática. A aminociclina e a doxiciclina apresentam meia-vida mais prolongada, o que promove maior comodidade posológica, além de desenvolverem maior atividade bacteriostática e apresentarem espectro de ação ampliado, cobrindo anaeróbios e aeróbios gram-positivos e gram-negativos. Podem ser usadas para cobertura de anaeróbios em infecções leves de partes moles e nas infecções por clamídia, micoplasma e riquétsia. Seu uso está contraindicado em crianças, uma vez que escurecem os dentes de maneira definitiva. São ainda hepatotóxicas e nefrotóxicas, além de poderem desencadear sintomas gastrointestinais, alterações neurológicas sensoriais e pseudotumor cerebral.

Estreptograminas

A combinação antimicrobiana de quinupristina/dalfopristina consiste no primeiro agente de uma nova classe de antibióticos pertencente à família dos macrolídeos/lincosamidas: as *estreptograminas*. Seu uso foi liberado em 1999, nos EUA, para tratamento de sepse por *E. faecium* vancomicina-resistente, assim como para infecções de pele e partes moles causadas por *S. aureus* meticilina-sensível (MSSA) ou *S. pyogenes*.

Os dois antibióticos atuam sinergicamente, interferindo na síntese proteica e ligando-se à subunidade 50S ribossomal: a dalfopristina inibe a fase inicial e a quinupristina, a fase final da formação da proteína bacteriana. A resistência está associada à resistência a ambos os componentes.

As estreptograminas são bactericidas ou bacteriostáticas e apresentam atividade contra uma ampla variedade de bactérias gram-positivas; CIM de 2mg/L ou menos indica sensibilidade. São bacteriostáticas contra *E. faecium* vancomicina-resistente (CIM$_{90}$ de 1 a 4mg/L) e praticamente inativas contra *E. faecalis* (CIM$_{90}$ de 4 a 32mg/L). São bactericidas contra MSSA e *S. pyogenes*. Estudos preliminares sugerem atividade contra MRSA, *S. agalactiae, C. jeikeium, S. epidermidis* e *S. pneumoniae*.

São ativas *in vitro* contra espécies de *Mycoplasma* (incluindo *M. pneumoniae*), *C. trachomatis, L. monocytogenes* e *Bacteroides* sp. entre outras. O *H. influenzae* é moderadamente suscetível.

A dose comumente recomendada para infecções graves é de 7,5mg/kg de peso corporal, administrada EV em soro glicosado a 5%, durante um período de 60 minutos a cada 8 ou 12 horas. Alguns estudos recomendam doses de 4,5 a 6mg/kg a cada 12 horas para pneumonia pneumocócica e erisipela de membros inferiores. Não é necessário ajuste de dose em idosos, obesos ou em pacientes com disfunção renal ou em diálise peritoneal. Experiência limitada em pacientes pediátricos também tem demonstrado ser desnecessário ajuste de doses nessa faixa etária.

As estreptograminas são rapidamente distribuídas pelos tecidos; não penetram o SNC e não atravessam a barreira placentária em concentrações significativas. São primariamente eliminadas pela bile. O efeito adverso mais relatado tem sido inflamação no sítio de administração. Outros efeitos observados são: náusea, vômito, diarreia, artralgia, mialgia, fraqueza muscular e *rash* cutâneo.

Foi relatada interação medicamentosa com a ciclosporina (aumento de três vezes na concentração sérica do imunossupressor). Essa classe de antimicrobianos deve ser reservada para uso em infecções graves, com risco de morte, para as quais não haja terapêutica alternativa.

Oxazolidinonas

As oxazolidinonas constituem um grupo de antibióticos sintéticos usados para tratamento de infecções por microrganismos gram-positivos, especialmente patógenos multirresistentes, como enterococos vancomicina-resistentes (VRE) e MRSA.

Inibidores da síntese proteica, ligam-se à subunidade ribossomal 50S, mas seu mecanismo de ação ainda não está completamente estabelecido. Essa ligação é competitivamente inibida pelo cloranfenicol e pela lincomicina.

As oxazolidinonas são bacteriostáticas para uma variedade de bactérias, especialmente as gram-positivas, incluindo MRSA, estafilococos coagulase-negativos, *Enterococcus* sp. vancomicina-resistente e pneumococos penicilina-resistentes. Foi relatada sensibilidade contra *M. tuberculosis*.

Antibiótico pertencente a essa classe disponível em nosso meio, a linezolida é completamente absorvida pelo trato digestivo, o que possibilita a transição da terapêutica venosa para a oral. A dose recomendada para adultos, tanto EV como oral, é de 600mg a cada 12 horas. Não é necessário ajuste de doses em casos de insuficiência renal, em idosos e na disfunção hepática de leve a moderada. Deve-se administrar dose suplementar após hemodiálise. Sua penetração no SNC e nos ossos é limitada (14% a 23% da concentração plasmática em modelos animais). Estudos sobre metabolismo revelam que 80% a 85% são eliminados na urina e 7% a 12% nas fezes.

Os eventos adversos estão mais comumente relacionados com o , relatos de descoloração da língua e cefaleias (2,5%), tendo sido relatados um caso de fibrilação atrial, um de disfunção hepática e outro de pancreatite.

A linezolida deve ser usada nas infecções por microrganismos gram-positivos multirresistentes para as quais não exista alternativa terapêutica.

Glicilciclinas

Única representante do grupo das glicilciclinas, a tigeciclina apresenta atividade bacteriostática e inibe a tradução proteica nas bactérias, ligando-se à subunidade ribossômica 30S.

Disponível apenas para uso EV, deve ser administrada em 1 hora (tempo de infusão), duas vezes ao dia. Apresenta meia-vida de 36 horas. A dose recomendada para adultos é de 100mg (primeira dose), seguidos de 50mg a cada 12 horas. Não é necessário ajuste de dose em casos de insuficiência renal nem de dose suplementar após hemodiálise. Apresenta excelente distribuição tecidual, sendo as concentrações mais altas encontradas na bexiga, nos pulmões, no cólon, no baço e nos rins. Embora seja predominantemente eliminada pelas vias biliares em sua forma ativa, cerca de 30% são eliminados pelos rins.

Apresenta potente atividade *in vitro* contra cocos gram-positivos (incluindo *Staphylococcus* sp. resistente à oxacilina, *Enterococcus* sp. resistente à vancomicina e *Streptococcus* sp. resistente às penicilinas ou cefalosporinas), bacilos gram-negativos (exceto *P. aeruginosa* e *P. mirabilis*) e a maioria dos anaeróbios de importância clínica. Demonstra excelente atividade contra a grande maioria das enterobactérias, incluindo *K. pneumoniae* produtora de betalactamase de espectro ampliado, e contra alguns bacilos gram-negativos não fermentadores, como *Acinetobacter* sp. e *Stenotrophomonas maltophilia*, além de agir contra bactérias anaeróbias, incluindo *B. fragilis* e *C. difficile*. Seu uso está aprovado para o tratamento de infecções complicadas de partes moles e intra-abdominais.

Os principais efeitos colaterais são náusea e vômito. Outros efeitos colaterais, mais raros, incluem diarreia, dor abdominal e cefaleia.

Polimixinas

As polimixinas consistem em antimicrobianos polipeptídeos que apresentam mecanismo de ação diferente dos demais antimicrobianos usados na atualidade. Desse modo, a possibilidade de resistência cruzada com outros antimicrobianos é muito remota, o que torna as polimixinas muito ativas contra várias espécies de bactérias multirresistentes. Duas polimixinas encontram-se disponíveis comercialmente: a polimixina B e a polimixina E ou colistina.

As polimixinas interagem com a molécula de polissacarídeo da membrana externa das bactérias gram-negativas, retirando cálcio e magnésio, que são necessários para a estabilidade dessa molécula. Esse processo não depende da entrada do antimicrobiano na célula bacteriana e resulta em aumento de permeabilidade da membrana com rápida perda de conteúdo celular e morte da bactéria. Além da potente atividade bactericida, as polimixinas também apresentam atividade antiendotoxina. O lipídio A da molécula de lipossacarídeo, que representa a endotoxina da bactéria gram-negativa, é neutralizado pelas polimixinas.

Além dos cocos gram-positivos, algumas espécies de bacilos gram-negativos também desenvolvem resistência intrínseca às polimixinas (algumas espécies de *Burkholderia cepacia*, *Proteus* spp., *Serratia* spp., *S. maltophilia* e *Enterobacter* sp.). A resistência natural de bactérias gram-positivas está relacionada com a incapacidade de penetração do fármaco na parede celular. Entre os gram--negativos, a resistência pode ocorrer por mecanismo semelhante ou por diminuição na ligação à membrana celular.

Esses medicamentos concentram-se no fígado e nos rins, demonstrando pequena passagem através da barreira liquórica, mesmo na presença de inflamação. Excretados lentamente por filtração glomerular, devem ter sua dose corrigida em casos de insuficiência renal. A meia-vida da polimixina B é de 6 a 7 horas e a da colistina, 2 a 4,5 horas; em pacientes anúricos, entretanto, esses antimicrobianos apresentam meia-vida de até 72 horas.

As polimixinas são ativas contra uma grande variedade de bacilos gram-negativos (incluindo *P. aeruginosa* e *Acinetobacter* sp.), como muitas espécies de enterobactérias (p. ex., *E. coli* e *Klebsiella* sp.) e bacilos não fermentadores. Assim, as polimixinas têm sido utilizadas na prática clínica para o tratamento de infecções graves por bacilos gram-negativos multirresistentes, como *P. aeruginosa* e *A. baumannii*, principalmente no tratamento de pneumonias associadas à assistência à saúde, infecções da corrente sanguínea relacionadas com cateteres, infecções do sítio cirúrgico e infecções do trato urinário. Entretanto, o pouco conhecimento sobre suas propriedades farmacológicas e eficácia clínica limita seu uso.

Os microrganismos gram-positivos, fungos, anaeróbios, *Proteus* sp., *Neisseria* sp., *Serratia* sp. e *Providencia* sp. são resistentes às polimixinas.

A toxicidade limita a ampla utilização dessa classe de antimicrobianos. O efeito tóxico mais frequente é a lesão renal, que se caracteriza por necrose tubular aguda, diretamente relacionada com o mecanismo de ação desses antimicrobianos. Outro efeito tóxico é o bloqueio neuromuscular, à semelhança dos aminoglicosídeos, que ocorre com a infusão rápida do medicamento. Pode ocorrer parada respiratória. Os efeitos neuromusculares descritos são: parestesia perioral, neuropatia periférica, ataxia, instabilidade vasomotora e confusão, os quais são dose-dependentes.

Outros grupos ou agentes antibacterianos mais recentes
Novas cefalosporinas

O ceftobiprole e a ceftarolina ampliam o espectro de ação das cefalosporinas de terceira e quarta gerações e apresentam maior atividade contra cocos gram-positivos. Estudos relataram sua atividade contra MRSA, *S. aureus* vancomicina-resistente (VRSA) e VRE. Também exercem ação contra *P. aeruginosa* e enterobactérias produtoras de betalacmase de espectro estendido.

Lipoglicopeptídeos

Entre essas novas opções destacam-se os glicopeptídeos de segunda geração dalbavancina, telavancina e oritavancina, que demonstram atividade contra MRSA, VRSA e VRE. A dalbavancina tem meia-vida longa, o que possibilita a dosagem uma vez por semana, e tem demonstrado eficácia em infecções por MRSA. A telavancina apresenta grande atividade contra MRSA, VRSA e pneumococos resistentes à penicilina. A oritavancina também tem meia-vida longa e foi avaliada para o tratamento de infecções da pele e tecidos moles, demonstrando atividade contra VRE e VRSA.

Cetolídeos

A telitromicina é o primeiro fármaco dessa nova classe de antibacterianos, os cetolídeos, aprovado para o tratamento de pneumonias leves a moderadas adquiridas na comunidade. Apresenta espectro de ação contra patógenos respiratórios comuns como *S. pneumoniae*, incluindo isolados resistentes à eritromicina e à penicilina, *S. pyogenes*, *H. influenzae* e *M. catarrhalis*. Deve ser administrada na dose diária de 800mg, por 7 a 10 dias. A telitromicina mostrou-se mais ativa *in vitro* contra *S. pneumoniae*, comparada à claritromicina e à azitromicina, mantendo atividade contra cepas resistentes aos macrolídeos.

Fluorociclina

A evaraciclina é um derivado da tetraciclina que se encontra em fase de testes para comercialização contra infecções por bactérias gram-negativas e positivas graves.

Antifúngicos

Os agentes antifúngicos organizam-se em classes de acordo com seu mecanismo de ação. Atualmente, quatro classes encontram-se disponíveis para uso clínico: polienos, azóis, equinocandinas e uma última classe, chamada "miscelânea", que se caracteriza por um conjunto de agentes com diferentes mecanismos de ação. Os fungos contêm uma parede externa constituída por quitina e uma membrana celular interna cujo principal constituinte é o ergosterol – essa estrutura garante a sobrevivência no meio ambiente e controla a permeabilidade celular. Polienos e azólicos interferem na síntese da membrana celular, enquanto as equinocandinas atuam na síntese da parede fúngica. Já o grupo "miscelânea" atua tanto na síntese da membrana como na do ácido nucleico.

Polienos

Os polienos são os agentes antifúngicos mais antigos utilizados na prática clínica (desde 1950). Compõem esse grupo a nistatina (uso somente tópico), anfotericina B deoxicolato e suas variantes – a forma lipossomal, o complexo lipídico e a forma de dispersão coloidal. Promovem alteração da permeabilidade da membrana citoplasmática fúngica ao se ligarem ao ergosterol.

A anfotericina B é o antifúngico mais importante nos casos de infecções invasivas, apresentando rara ocorrência de resistência, mesmo após décadas de uso clínico. Apresenta amplo espectro de ação, sendo o agente de escolha para o tratamento da imensa maioria das infecções sistêmicas (*Paracoccidioides*, *Histoplasma*, *Blastomyces*, *Coccidioides* e *Sporothrix*) e oportunistas (*Candida*, *Cryptococcus*, *Aspergillus*, *Fusarium*, *Penicillium*, *Mucor* e *Rhizopus*), além de excercer efeito antiparasitário contra *Leishmania*. O principal mecanismo de resistência fúngica consiste na presença de ergosterol com baixa afinidade pela anfotericina B, incluindo *Candida lusitanea*, *Candida guilliermondii*, *Trichosporon* spp., *Sedosporium* spp. e alguns fungos demáceos. Demonstra baixa absorção oral, ligando-se rapidamente às proteínas, o que determina alta concentração tissular com liberação sistêmica mesmo após sua suspensão.

Trata-se de medicamento de baixo custo, mas o que mais influencia sua aplicabilidade são seus potenciais efeitos colaterais (em especial reação febril, hipopotassemia e nefrotoxicidade; mais raramente, insuficiência respiratória), cuja manifestação é variável entre os pacientes (virtualmente ausente em neonatos e bem mais frequente no paciente adulto). Esses efeitos colaterais são atribuídos não apenas à velocidade de infusão e à dose, mas aos componentes de sua formulação, o que levou ao advento de variantes consideradas "mais puras". Essas formulações são menos nefrotóxicas, mas ainda ocasionam aumento dos níveis séricos de creatinina e distúrbios eletrolíticos (hipopotassemia), além de custo muito mais elevado e menor atividade *in vitro* sobre leveduras e fungos filamentosos.

A anfotericina B é normalmente empregada na dose de 0,5 a 1mg/kg/dia em administração EV lenta por 4 a 6 horas. Os efeitos colaterais relacionados com a infusão são febre, calafrios, hipotensão arterial, taquicardia, taquipneia, náuseas e vômitos. A intensidade desses sintomas varia de paciente para paciente e diminui com a progressão do tratamento. A minimização desses efeitos indesejáveis é obtida com pré-administração de anti-inflamatórios não esteroides como ácido acetilsalicílico, paracetamol ou ibuprofeno 20 minutos antes da infusão ou de hidrocortisona 25mg EV imediatamente antes da infusão. As doses das formulações lipídicas podem variar de 3 a 6mg/kg/dia para obtenção da mesma eficácia terapêutica da anfotericina B. Os agentes lipídicos são indicados para tratamento de infecções fúngicas invasivas em pacientes não responsivos ou intolerantes à formulação convencional.

Azóis

Esse grupo é subdividido em *imidazólicos* (miconazol e cetoconazol – o miconazol é restrito ao uso tópico e o cetoconazol encontra-se disponível nas apresentações tópica e oral) e *triazólicos* (itraconazol, fluconazol [considerados de primeira geração] e voriconazol [representante da segunda geração de azóis]; o itraconazol está disponível por via oral e os demais têm apresentações oral e EV). Os azóis interrompem a biossíntese do ergosterol através do citocromo P-450, acumulando esteroides tóxicos na superfície da membrana e inibindo o crescimento e a replicação do fungo. Ao atuarem via citocromo P-450, os componentes mais antigos desse grupo, quando usados sistemicamente (cetoconazol), podem levar a efeitos adversos decorrentes de sua inibição cruzada de enzimas dependentes do P-450 envolvidas na síntese de cortisol e testosterona. Os triazóis são menos tóxicos, pois apresentam afinidade 1.000 vezes maior ao P-450 do fungo. Os efeitos adversos mais frequentes, presentes em pelo menos 5% dos pacientes, são manifestações alérgicas, como *rash* cutâneo, prurido e eosinofília, além de distúrbios gastrointestinais (náuseas e vômitos) e cefaleia. Disfunção hepática pode estar associada ao uso de fluconazol. Os azóis de uso sistêmico são teratogênicos, não sendo recomendado seu uso durante a gestação nem durante a amamentação, devido à eliminação pelo leite.

Têm ação contra a maioria dos fungos que causam micoses superficiais, cutâneas, subcutâneas, profundas e oportunistas, como *Malassezia*, dermatófitos, agentes de cromoblastomicose, *Paracoccidioides, Histoplasma, Coccidioides, Blastomyces, Candida* e *Cryptococcus*. Os triazóis de gerações mais novas (voriconazol) têm ação contra *Aspergillus, Fusarium* e *Sedosporium*. O aumento do número de infecções fúngicas em pacientes imunodeprimidos levou ao uso maciço de azóis por via sistêmica, de maneira profilática ou terapêutica, o que tem determinado aumento da resistência a esses fármacos. Várias espécies de *Candida*, inclusive *C. krusei* e *C. glabrata*, são naturalmente resistentes ao fluconazol.

O fluconazol tem perfil farmacocinético muito interessante, pois apresenta importante absorção por via oral, alcançando altos níveis sistêmicos, comparáveis aos da via venosa, o que o torna um fármaco muito útil nos processos de descalonamento da via venosa para a oral. Por ser hidrossolúvel, a absorção oral independe do pH. Liga-se pouco a proteínas plasmáticas, sendo excretado quase que totalmente por via renal, e demonstra boa penetração tecidual, inclusive no SNC. Mesmo em infecções graves, desde que o paciente esteja com a via digestiva liberada para uso, a via oral pode ser escolhida, o que torna o tratamento mais seguro e confortável para o paciente, e a um custo menor.

As doses de fluconazol recomendadas para adultos estão em torno de 100 a 200mg uma vez ao dia. Por via venosa recomenda-se velocidade máxima de infusão de 200mg/h. Para crianças a dose recomendada é de 3mg/kg/dia. Essas doses podem ser aumentadas de acordo com a extensão e a criticidade, como no caso de candidíase sistêmica ou criptococose (até 400mg/dia no adulto e 12mg/kg/dia em crianças). A administração de dose única de 150mg é eficaz na candidíase vaginal não complicada. Como a eliminação é urinária, as doses devem ser ajustadas de acordo com a função renal. Graves interações medicamentosas, levando ao aumento do intervalo QT e a alto risco de *torsades de pointes*, ocorrem com o uso concomitante de eritromicina, terfenadina, astemizol, quinidina, cisaprida ou pimozida.

O voriconazol é o derivado triazólico de segunda geração mais conhecido (os demais são o ravuconazol e o posaconazol). Assemelha-se ao fluconazol quanto à alta absorção oral. Tem boa biodisponibilidade, alcançando níveis inibitórios para fungos no SNC, mas com baixa concentração na urina. Seu espectro de ação é amplo, incluindo as espécies naturalmente resistentes ao fluconazol. Tem excelente atividade *in vitro* contra espécies de *Aspergillus* resistentes à anfotericina e contra uma variedade de outros fungos filamentosos, como *Fusarium, Paecilomyces, Alternaria, Bipolaris, Sedosporium* e *Pseudoallescheria*. A dose preconizada para adultos é de um comprimido VO de 200mg a cada 12 horas (100mg para pacientes com peso < 40kg), o que possibilita atingir concentração sérica máxima de 4 a 6g/mL. É metabolizado e excretado pelo fígado. Além dos efeitos adversos comuns aos outros azóis, cerca de 30% dos pacientes apresentam distúrbios visuais transitórios. A principal indicação de uso do voriconazol são os casos de aspergilose invasiva, fusariose ou outras infecções oportunistas graves (por *Candida krusei, C. glabrata* ou fungos filamentosos) em pacientes neutropênicos. Na atualidade, seu uso terapêutico tem sido restringido pelo alto custo, não se justificando sua indicação em caso de infecções causadas por fungos sensíveis ao fluconazol. Também não é recomendado como agente profilático.

Equinocandinas

O grupo das equinocandinas é formado por três gerações de antifúngicos: caspofungina, micafungina e anidulafungina. Inibem, de maneira não competitiva, a biossíntese da parede celular do fungo, sendo chamadas analogamente de "penicilinas para fungos". Sua mais importante contribuição para o avanço do tratamento das infecções fúngicas sistêmicas reside em seu papel nos casos de resistência de *Candida* invasiva aos azóis, no tratamento de casos refratários de aspergilose e em pacientes neutropênicos.

A caspofungina é ativa contra espécies de *Candida* (inclusive contra as cepas resistentes aos azólicos de primeira geração), *Aspergillus* e *Pneumocystis*. Não apresenta atividade *in vitro* contra *Cryptococcus, Fusarium, Rhizopus* e *Paecilomyces*. Seu pouco tempo de uso é insuficiente para avaliar possível desenvolvimento de resistência nos fungos suscetíveis, e não se conhece resistência cruzada com outros antifúngicos. Por apresentar má absorção oral, só está disponível para administração por via parenteral. Apresenta baixa biodisponibilidade, com má penetração no líquor. Apresenta metabolismo hepático e demonstra interações com agentes indutores do metabolismo que aumentam a concentração sérica do antifúngico, como ciclosporina, rifampicina, dexametasona, fenitoína e carbamazepina. A excreção é feita pela urina e pelas fezes. Insuficiência hepática eleva a concentração plasmática de caspofungina, mas disfunção renal não altera sua cinética.

A caspofungina causa poucos efeitos adversos relacionados com sua toxicidade. Pode eventualmente provocar reações durante a infusão, decorrentes da liberação de histamina, e flebite no local da aplicação. São relatados efeitos mínimos de mielotoxicidade e nefrotoxicidade. É administrada EV em períodos de 1 hora. A dose recomendada para adultos é de 70mg no primeiro dia e de 50mg nos dias subsequentes. Seu pequeno espectro de ação e seu alto custo restringem seu uso.

A micafungina apresenta melhor efetividade no tratamento da esofagite por *Candida*.

Flucitosina

Pirimidina fluorada sintética, análoga à citosina, é administrada na forma de prodroga, que nas células fúngicas é convertida em 5-fluoruracil (metabólito ativo). Seu uso é limitado devido aos efeitos colaterais associados ao 5-fluoruracil (leucopenia, trombocitopenia e insuficiência hepática). Atua inibindo a síntese de DNA e RNA através da enzima timidilato sintetase. Costuma ser indicada em associação a outro antifúngico, sendo sinérgica com a anfotericina B ou com o fluconazol, que alteram a permeabilidade celular, promovendo maior penetração da flucitosina no interior da célula fúngica. Essa associação encontra possível aplicabilidade em infecções graves do SNC. É comercializada no Brasil apenas na apresentação oral.

ANTIBIÓTICOS PROFILÁTICOS

Uma das principais indicações dos antimicrobianos é para profilaxia. A profilaxia antibiótica (PA) aplica-se a um sem-número de situações clínicas (p. ex., doença valvular cardíaca, proteção após exposição a doenças de grande infectividade) e cirúrgicas. Quando utilizada com critério, a PA reduz dramaticamente o risco de infecção, principalmente infecção do sítio cirúrgico, mas seus benefícios devem ser balanceados contra o risco de reações adversas, tóxicas ou alérgicas, interações medicamentosas, emergência de germes resistentes, superinfecção e custos. É certamente na cirurgia que se revela a melhor relação custo-benefício desses agentes.

Antibióticos profiláticos para cirurgia

Em termos gerais, a PA em cirurgia (PAC) é recomendada naqueles procedimentos em que:

1. Exista risco elevado de infecção. Um risco de infecção de sítio cirúrgico (ISC) > 5% (como observado em feridas potencialmente contaminadas e contaminadas) é considerado ponto de corte adequado entre procedimentos de baixo e alto risco de infecção.
2. Exista implantação de material protético.
3. As consequências da infecção possam ser especialmente graves e/ou ameaçadoras (p. ex., cirurgias cardíacas, do SNC, oftalmológicas etc.). A indicação de PAC também se justifica em qualquer cirurgia em pacientes com uma doença de base associada a risco elevado de ISC, como pacientes imunossuprimidos (neutropênicos, HIV/AIDS, uso de imunossupressores).

Diretrizes gerais para a escolha do antimicrobiano

Para a administração de PAC, a via venosa costuma ser recomendada na maioria das cirurgias. O antibiótico deve ser administrado de modo a produzir níveis adequados no sangue e nos tecidos no momento da incisão cirúrgica. Para isso recomenda-se completar a infusão do antibiótico 60 minutos antes da incisão da pele. Quando se usa vancomicina, aminoglicosídeo ou uma fluoroquinolona, a infusão deve ser iniciada 120 minutos antes da incisão. Em caso de indicação de torniquete (isquemia localizada), convém completar a dose do antibiótico antes do uso do torniquete.

Para cirurgias com mais de 2 horas de duração, dose única do antibiótico proporciona níveis adequados durante todo o procedimento. Se a duração da cirurgia é prolongada (> 2 horas), ou caso ocorra perda importante de sangue (> 1,5 litro ou 20% da volemia ou hemodiluição de 15mL/kg), a administração de doses repetidas *durante* a cirurgia, a cada uma ou duas meias-vidas plasmáticas do fármaco (Tabela 36.1), ajudará a manter os níveis adequados durante toda a cirurgia. Na presença de insuficiência renal, não é necessário alterar a posologia da PAC em dose única.

Recomendada para a PAC apenas durante o período intraoperatório, na maioria das vezes com administração de dose única, a administração de doses no pós-operatório não é necessária na maior parte das cirurgias; no entanto, quando indicada, não deve ultrapassar 24 horas.

O espectro do antimicrobiano deve estar direcionado contra os microrganismos infectantes mais prováveis do sítio cirúrgico considerado, mas não necessita cobrir a totalidade dos microrganismos potenciais. Ele deve apresentar baixo potencial de indução de resistência, ser barato e relativamente isento de efeitos adversos sérios. As cefalosporinas de primeira geração (principalmente cefazolina e cefalotina) são usadas como antibióticos de primeira escolha na maioria dos procedimentos cirúrgicos. Para os procedimentos que envolvam o cólon, são preferíveis a clindamicina, o metronidazol ou as aminopenicilinas com inibidores de betalactamases, os quais apresentam maior atividade contra germes anaeróbios. Embora o uso rotineiro de vancomicina para PAC não seja recomendado, pode ser justificável em pacientes colonizados por MRSA ou com alto risco de colonização, como em pacientes internados por mais de 48 horas antes da cirurgia em instituições nas quais o MRSA prevalece entre as infecções cirúrgicas. O uso rotineiro de antibióticos de amplo espectro na PAC, como cefalosporinas de terceira ou quarta geração, não é recomendado.

Tabela 36.1 Doses para antibioticoprofilaxia cirúrgica em adultos e pacientes pediátricos

Antibiótico	Dose padrão	Meia-vida (horas)	Intervalo para repetição da dose
Cefazolina	2g (3g para pacientes > 120kg) Criança: 30mg/kg	1,2 a 2,2	3/3 ou 4/4h
Cefalotina	2g (3g para pacientes > 120kg) Criança: 30mg/kg	0,6 a 1,5	2/2h
Clindamicina	900mg Criança: 10mg/kg	2 a 4	6/6h
Vancomicina	1g em 1h Criança: 15mg/kg	4 a 8	NA
Ciprofloxacina	400mg Criança: 10mg/kg	3 a 7	NA
Ceftriaxona	2g Criança: 50 a 75mg/kg	5,4 a 10,9	NA
Amoxicilina + clavulanato	500 + 100mg Criança: 25mg/kg (amoxicilina)	1,2	2/2 ou 3/3h
Ampicilina + sulbactam	2+1g Criança: 50mg/kg (ampicilina)	0,8 a 1,3	2/2h
Amicacina	10 a 15mg/kg em 1h (máximo 1g)	2 a 3	NA (dose única)
Gentamicina	5mg/kg em 1h Criança: 2,5mg/kg	2 a 3	NA (dose única)
Metronidazol	500mg Criança: 15mg/kg; neonatos < 1.200g: 7,5mg/kg	6 a 8	NA
Sulfametoxazol + trimetoprima	800+160mg Criança: 20 a 30mg/kg (sulfametoxazol)	10	NA

Os pacientes com história confirmada de alergia grave às cefalosporinas e/ou à penicilina, como anafilaxia prévia, urticária ou *rash*, não devem receber profilaxia com antibióticos betalactâmicos, sendo recomendada clindamicina EV. Outras alternativas incluem ciprofloxacino, sulfametoxazol--trimetoprima, aminoglicosídeos ou vancomicina.

Os esquemas de PAC recomendados por tipo de procedimento, tanto para adultos como pacientes pediátricos e recém-nascidos, encontram-se listados nas Tabelas 36.2 e 36.3. Os procedimentos não mencionados em cada seção não apresentam indicação de PAC.

Indicações – Esquemas de antibioticoprofilaxia cirúrgica

As Tabelas 36.2 e 36.3 apresentam os esquemas de antibioticoterapia cirúrgica empregados em pacientes adultos e pediátricos, respectivamente.

Profilaxia de infecção neonatal por estreptococo do grupo B

O estreptococo do grupo B (SGB – *Streptococcus agalactiae*) é a principal causa infecciosa de morbidade e mortalidade em neonatos nos países industrializados. Nesses pacientes, especialmente naqueles < 1 semana de vida, o SGB é causa de doença invasiva grave (p. ex., sepse, pneumonia, meningite etc.), sendo a taxa de mortalidade muito elevada.

A colonização do neonato acontece durante a etapa final da gestação por transmissão vertical a partir da mãe colonizada. A contaminação pode ser intrauterina por via ascendente a partir da vagina colonizada, pela aspiração de líquido amniótico infectado ou durante a passagem pelo canal do parto. A colonização materna por esse agente no final da gestação (mas não durante as etapas mais iniciais) é o principal fator de risco para sua transmissão ao feto, particularmente após a rotura

Tabela 36.2 Esquemas de antibioticoprofilaxia cirúrgica em adultos

Cirurgia/descrição	Esquema(s) recomendado(s)*
Neurológica	
Craniotomia e cirurgias de coluna	Cefalotina ou cefazolina 2g EV, dose única
Inserção de derivação ventriculoperitoneal ou prótese intratecal	Cefalotina 2g EV de 6/6h ou cefazolina 2g EV de 8/8h por 24h
Traumatismo penetrante no crânio	Cefazolina 2g EV de 8/8h ou cefalotina 2g EV de 6/6h, na admissão (emergência), por 24 a 48h
Cirurgias potencialmente contaminadas com acesso pelos seios da face ou naso/orofaringe	Clindamicina 900mg EV, dose única
Oftalmológica	Recomendada antissepsia pré-operatória com PVP-I 5% ou clorexidina 0,05% tópico ocular + antissepsia de pele da face
Com colocação de lente intraocular	Colírio de tobramicina ou quinolona, 1 gota a cada 5 a 15min, 5 doses, 60min antes Injeção de cefalozina/cefalotina subconjuntival (100mg) ou intracâmara (1 a 2,5mg) ao término do procedimento – opcional
Reoperação, paciente diabético ou imunossuprimido Considerar o uso em cirurgias com tempo > 25min ou complicadas com perda vítrea	Cefalotina ou cefazolina 2g EV, dose única
Seios da face (exceto procedimentos endoscópicos)	Cefalotina ou cefazolina 2g EV + metronidazol 500mg ou amoxicilina/clavulanato 500mg EV ou ampicilina/sulbactam 2g EV ou clindamicina 900mg EV, doses únicas
Cabeça e pescoço	
Cirurgias limpas com implante de prótese (exceto timpanostomia com tubo de ventilação) Cirurgias em pacientes com neoplasias	Cefalotina ou cefazolina 2g EV ou clindamicina 900mg EV, dose única Cefalotina ou cefazolina 2g EV + metronidazol 500mg ou clindamicina 900mg EV ou amoxicilina/clavulanato 500mg EV ou ampicilina/sulbactam 2g EV, doses únicas
Cirurgias potencialmente contaminadas com abordagem pela mucosa oral ou faríngea	Cefalotina ou cefazolina 2g EV + metronidazol 500mg ou clindamicina 900mg EV ou amoxicilina/clavulanato 500 mg EV ou ampicilina/sulbactam 2g EV, doses únicas
Amigdalectomia com ou sem adenoidectomia	Sem evidência de benefício da antibioticoprofilaxia
Torácica	
Toracotomia, lobectomia, pneumectomia, ressecção pulmonar	Cefalotina ou cefazolina 2g EV, dose única
Cirurgia com toracoscopia	Cefalotina ou cefazolina 2g EV, dose única
Traumatismo torácico	
Traumatismo torácico aberto com < 6h de evolução	Cefalotina 2g EV de 6/6h ou cefazolina 2g EV de 8/8h, na admissão (emergência), por 24h
Traumatismo torácico penetrante em esôfago e/ou com contaminação grosseira	Clindamicina 900mg EV + gentamicina 5mg/kg EV, doses únicas na admissão (emergência), + clindamicina 600mg EV 6/6h por 24 a 48h
Se contaminação com terra	Veja Lesões traumáticas com terra
Cardíaca	
Implante de prótese valvar, revascularização do miocárdio, abertura do coração, implante de marca-passo	Cefalotina 2g EV de 6/6h ou cefazolina 2g EV de 8/8h, por 24 a 48h
Vascular	
Cirurgia em aorta abdominal, extremidades inferiores com incisão na virilha, amputação por doença isquêmica ou implante de prótese vascular	Cefalotina ou cefazolina 2g EV, dose única
Varizes de alto risco (safenectomia, tromboflebite, baixa imunidade, varizes exuberantes, dermatofibrose, úlceras de estase)	Cefalotina 2g EV de 6/6h ou cefazolina 2g EV de 8/8h, por 24h

Tabela 36.2 Esquemas de antibioticoprofilaxia cirúrgica em adultos (*continuação*)

Cirurgia/descrição	Esquema(s) recomendado(s)*
Esôfago Com abertura da luz (incisão na mucosa)	Clindamicina 900mg EV + gentamicina 5mg/kg EV, doses únicas, + clindamicina 600mg EV de 6/6h por 24h *ou* amoxicilina/clavulanato 500mg EV de 8/8h por 24h *ou* ampicilina/sulbactam 2g EV de 6/6h por 24h
Gastroduodenal	
Em caso de perfuração ou hemorragia gastroduodenal, obstrução do lúmen, úlcera gástrica ou duodenal, diminuição da motilidade gástrica, câncer, obesidade mórbida ou uso de antiácidos, inibidores de receptores H₂ ou da bomba de hidrogênio	Cefalotina *ou* cefazolina 2g EV, dose única
Trato biliar	
Cirurgia aberta Cirurgia laparoscópica em caso de cirurgia de urgência, diabetes, idade > 70 anos, gravidez, imunossupressão, colecistite aguda, icterícia obstrutiva, vazamento de bile, cirurgia anterior do trato biliar, coledocolitíase, cirurgia prolongada ou conversão para laparotomia, inserção de prótese	Cefalotina *ou* cefazolina 2g EV, dose única Cefalotina *ou* cefazolina 2g EV, dose única
Apendicectomia	
Apendicite simples (não complicada)	Cefalotina ou cefazolina 2g EV + metronidazol 500mg *ou* gentamicina 5mg/kg EV + metronidazol 500mg EV *ou* amoxicilina/clavulanato 500mg EV *ou* ampicilina/sulbactam 2g EV, doses únicas
Apendicite gangrenosa ou perfurada, peritonite difusa, abscesso	Uso terapêutico por 5 a 7 dias
Intestino delgado	
Cirurgias sem obstrução Com obstrução intestinal	Cefalotina *ou* cefazolina 2g EV, dose única Cefalotina ou cefazolina 2g EV + metronidazol 500mg *ou* gentamicina 5mg/kg EV + metronidazol 500mg EV *ou* amoxicilina/clavulanato 500mg EV *ou* ampicilina/sulbactam 2g EV, doses únicas
Colorretal	
Cirurgia eletiva (preparação oral)	Eritromicina 1g VO + neomicina 1g VO 20, 18 e 8h antes da cirurgia + limpeza mecânica do intestino com solução isotônica
Cirurgia de urgência ou eletiva (agentes venosos)	Cefalotina ou cefazolina 2g EV + metronidazol 500mg *ou* gentamicina 5mg/kg EV + metronidazol 500mg EV *ou* amoxicilina/clavulanato 500mg EV *ou* ampicilina/sulbactam 2g EV, doses únicas
Traumatismo abdominal	
Penetrante (aberto)	Cefalotina ou cefazolina 2g EV + metronidazol 500mg *ou* gentamicina 5mg/kg EV + metronidazol 500mg EV *ou* amoxicilina/clavulanato 500mg EV *ou* ampicilina/sulbactam 2g EV, doses únicas
Correção de hérnia (aberta ou laparoscópica) Herniorrafia ou hernioplastia	Cefalotina *ou* cefazolina 2g EV, dose única
Urológica	Pacientes com urocultura positiva (bacteriúria ou ITU) devem receber tratamento efetivo com negativação da cultura antes da cirurgia eletiva.
Cirurgias limpas com manipulação do trato urinário e fatores de risco (biópsia transretal de próstata, prostatectomia, nefrostomia, nefrectomia, transplante renal)	Cefalotina ou cefazolina 2g EV, dose única, *ou* sulfametoxazol-trimetoprima 800+160mg EV, dose única, *ou* ciprofloxacina 400mg EV, dose única, ou 500mg VO dose única 2h antes da cirurgia
Cirurgias limpas com fatores de risco sem penetração no trato urinário	Cefalotina *ou* cefazolina 2g EV, dose única
Com implantação de material protético	Cefalotina ou cefazolina 2g EV + gentamicina 5mg/kg EV *ou* clindamicina 900mg EV + gentamicina 5mg/kg EV *ou* amoxicilina/clavulanato 500mg EV *ou* ampicilina/sulbactam 2g EV, doses únicas

Tabela 36.2 Esquemas de antibioticoprofilaxia cirúrgica em adultos (*continuação*)

Cirurgia/descrição	Esquema(s) recomendado(s)*
Cirurgias potencialmente contaminadas (penetração no)	Cefalotina ou cefazolina 2g EV + metronidazol 500mg *ou* gentamicina 5mg/kg EV + metronidazol 500mg EV *ou* amoxicilina/clavulanato 500mg EV *ou* ampicilina/sulbactam 2g EV, doses únicas
Cirurgia plástica	
Cirurgias limpas com fatores de risco ou implante de próteses	Cefalotina ou cefazolina 2g EV, dose única
Cirurgias potencialmente contaminadas	Cefalotina ou cefazolina 2g EV, dose única
Ginecológica/obstétrica	
Histerectomia vaginal ou abdominal (aberta ou laparoscópica), ooforectomia, miomectomia	Cefalotina ou cefazolina 2g EV, dose única
Cesariana	Cefalotina ou cefazolina 2g EV, dose única
Perineoplastia, correção de cistocele/retocele e cirurgia de mama	Cefalotina ou cefazolina 2g EV, dose única
Neovagina	Gentamicina 5mg/kg EV + clindamicina 900mg EV, dose única
Gravidez ectópica	Cefalotina ou cefazolina 2g EV, dose única
Aborto (não infectado) com curetagem	
Primeiro trimestre (somente em pacientes com antecedente de doença inflamatória pélvica, gonorreia ou múltiplos parceiros sexuais)	Doxiciclina 200mg VO 1h antes do procedimento e 100mg VO 12h após a primeira dose, *ou* penicilina G cristalina 2.000.000UI EV, dose única
Segundo trimestre	Cefalotina ou cefazolina 2g EV, dose única
Histerossalpingografia	Doxiciclina 200mg VO 1h antes do procedimento
Cirurgia ortopédica	
Grau I ou II com colocação de prótese articular ou material de fixação	Cefazolina 2g EV de 8/8h, por até 24 horas
Cirurgias de coluna (laminectomia, cirurgia minimamente invasiva)	Cefazolina 2g EV, dose única ou por até 24h
Artroplastia sem colocação de prótese	Cefazolina 2g EV, dose única
Fratura exposta grau I ou II	Cefazolina 2g EV, dose única
Fratura exposta grau III	Veja adiante ("traumatismo")
Traumatismo de partes moles	
Traumatismo < 6h de evolução em regiões de alta colonização	Cefalotina 2g EV de 6/6h *ou* cefazolina 2g EV de 8/8h, na admissão (emergência), por 24h
Traumatismo com penetração em articulação, laceração extensa, perda de substância, lesão vascular, lesão de tendão e/ou músculo	Cefalotina 2g EV de 6/6h ou cefazolina 2g EV de 8/8h + gentamicina 5mg/kg EV de 24/24h, na admissão (emergência), por 24 a 48h. Avaliação criteriosa quanto à indicação de manutenção de antibioticoterapia EV ou VO, por 3 a 7 dias
Mordeduras humanas ou de animais com fatores de risco (crianças pequenas, idosos, imunodeprimidos, feridas puntiformes, de difícil limpeza ou profundas, feridas na face, mão, couro cabeludo ou próximas a articulações, fechamento primário por sutura, mordeduras por felinos)	Amoxicilina/clavulanato 500mg EV ou VO de 8/8h, por 24 a 48h Avaliar indicação de profilaxia antirrábica
Traumatismo > 6h de evolução	Avaliação criteriosa quanto à indicação de início precoce de antibioticoterapia, por 5 a 10 dias
Lesões traumáticas com terra e/ou matéria orgânica	Associar metronidazol 500mg EV de 6/6h ao esquema sugerido para cada procedimento. Avaliar profilaxia antitetânica prévia

EV: endovenoso; VO: via oral; IM: intramuscular; UI: unidades internacionais.

*A dose única ou a primeira dose deve ter sua infusão terminada antes do momento da indução anestésica (dentro de 60 minutos antes da incisão cirúrgica), exceto quando especificado de maneira diferente.

Tabela 36.3 Esquemas de antibioticoprofilaxia cirúrgica em pacientes pediátricos*

Cirurgia/descrição	Observações	Esquema(s) recomendado(s)**
Recém-nascidos (< 72h de vida)	Maioria dos procedimentos	Ampicilina + gentamicina EV, dose única
Neurocirurgia (craniotomia)	TI < 48h TI > 48h***	Cefalotina EV *ou* cefazolina EV, dose única Avaliar associação de vancomicina EV, dose única
Derivação ventriculoperitoneal	TI < 48h TI > 48h***	Cefalotina EV *ou* cefazolina EV, por 24h Avaliar associação de vancomicina EV, por 24h
Toracotomia (lobectomia, pneumectomia)	TI < 48h TI > 48h***	Cefalotina EV *ou* cefazolina EV, dose única Avaliar associação de vancomicina EV, dose única
Atresia de esôfago (> 24h de vida)	TI < 48h TI > 48h	Cefalotina EV ou cefazolina EV *ou* penicilina G cristalina EV + gentamicina EV, por 24h Clindamicina EV + gentamicina ou amicacina EV, por 24h
Refluxo gastroesofágico	TI < 48h TI > 48h	Cefalotina EV *ou* cefazolina EV, dose única Clindamicina EV + gentamicina ou amicacina EV, dose única
Piloroplastia e gastrostomia	TI < 48h TI > 48h	Cefalotina EV *ou* cefazolina EV, por até 24h Clindamicina EV + gentamicina ou amicacina EV, por até 24h
Cirurgia de Kasai	TI > 48h	Clindamicina EV + gentamicina EV, por 24 a 48h Avaliação criteriosa quanto à indicação de manutenção de antibioticoterapia EV por 7 a 10 dias
Atresia/estenose de duodeno ou atresia de jejuno	TI < 24h TI > 48h	Cefalotina EV ou cefazolina EV *ou* penicilina G cristalina EV + gentamicina EV, por 24h Clindamicina EV + gentamicina ou amicacina EV, por 24h
Atresia ileal simples	< 72h de vida > 72h de vida	Penicilina G cristalina EV + gentamicina EV, por 24h Clindamicina EV + gentamicina ou amicacina EV, por 24h
Atresia ileal com volvo ou peritonite fecal	Veja Tabela 36.5	Uso terapêutico por 10 a 14 dias
Má rotação intestinal	TI < 48h TI > 48h	Penicilina G cristalina EV + gentamicina EV, por 24h Clindamicina EV + gentamicina ou amicacina EV, por 24h
Invaginação intestinal (precoce, sem sinais de sofrimentos de alça)	TI < 48h TI > 48h	Clindamicina EV + gentamicina EV, por 24h Clindamicina EV + gentamicina ou amicacina EV, por 24h
Invaginação intestinal (intervenção tardia ou com sinais de sofrimentos de alça)	Veja Tabela 36.5	Uso terapêutico por 10 a 14 dias
Cirurgia de cólon	TI < 48h TI > 48h	Clindamicina EV + gentamicina EV, por 24h Clindamicina EV + gentamicina ou amicacina EV, por 24h
Doença de Hirschsprung	< 72h de vida > 72h de vida	Penicilina G cristalina EV + gentamicina EV, por 24h Clindamicina EV + gentamicina ou amicacina EV, por 24h
Derivação urinária com sonda e urina estéril	–	Cefalotina EV *ou* cefazolina EV, dose única
Derivação urinária sem sonda	Somente com nefrostomia, pielostomia, uretrostomia ou vesicostomia	Cefalotina EV *ou* cefazolina EV, por 24h
Nefrostomia com molde uretral	–	Cefalotina EV *ou* cefazolina EV, por 24h
Cirurgia urológica na presença de urina não estéril	–	Antibiótico terapêutico de acordo com a cultura
Mielomeningocele	TI < 24h TI > 24h	Sem antibiótico Oxacilina EV + amicacina EV, ou com base no perfil microbiológico da unidade
Redução aberta de fratura	TI < 48h TI > 48h***	Cefalotina EV ou cefazolina EV, por 24h Avaliar associação de vancomicina EV, por 24h

Tabela 36.3 Esquemas de antibioticoprofilaxia cirúrgica em pacientes pediátricos* (*continuação*)

Cirurgia/descrição	Observações	Esquema(s) recomendado(s)**
Onfalocele	Cirurgia precoce	Não dar antibiótico
Broncoscopia com cirurgia	TI < 48h	Cefalotina EV ou cefazolina EV, por 24h
	TI > 48h	Avaliar associação de vancomicina EV, por 24h
Cardíaca	TI < 48h	Cefalotina EV ou cefazolina EV, por 24 a 48h
	TI > 48h***	Avaliar associação de vancomicina EV, por 24 a 48h

EV: endovenoso; BGN: bastonete gram-negativo; TI: tempo de internação.

*As doses pediátricas encontram-se na Tabela 36.1.

**A dose única ou a primeira dose deve ter sua infusão terminada no momento da indução anestésica, exceto quando especificado de maneira diferente.

***A vancomicina só deve ser associada à cefalotina no TI > 48h se MRSA for germe prevalente como causa de ISC na unidade de internação.

das membranas ou o início do trabalho de parto, aumentando o risco em mais de 25 vezes. O é o reservatório natural do SGB, o qual pode colonizar de maneira transitória, crônica ou intermitente a vagina ou o reto de até 30% das gestantes.

Estudos conduzidos durante a década de 1980 demonstraram que a administração de antibióticos durante o trabalho de parto a mães com risco de transmissão do germe produzia dramática redução na incidência de doença invasiva por esse germe nos neonatos. Em consequência, recomendações de profilaxia intraparto para prevenção da doença invasiva por SGB foram publicadas em 1996, pelo American College of Obstetricians and Gynecologists e o CDC, e em 1997, pela American Academy of Pediatrics. As recomendações do CDC foram posteriormente revisadas e atualizadas em 2010, segundo as quais o uso de penicilina pelas mães colonizadas ou com alto risco de colonização por SGB durante o parto é eficaz em diminuir (80%) a ocorrência de doença invasiva nos neonatos. Segue-se uma descrição resumida dessa versão atualizada.

Racional

A administração de antibióticos à mãe pode ser efetivada por meio de duas estratégias: (1) com base na procura de colonização materna pelo SGB entre 35 e 37 semanas de gestação; e (2) com base na presença de fatores de risco na mãe associados a doença neonatal invasiva pelo SGB. Segundo essas estratégias, as mães colonizadas entre 35 e 37 semanas de gestação ou com fatores de risco associados a doença neonatal invasiva pelo SGB deverão receber antibiótico durante o parto.

ESTRATÉGIA 1 – COM BASE NA PROCURA DE COLONIZAÇÃO MATERNA

- **Vantagens:** essa estratégia é quase 50% mais efetiva do que aquela fundamentada nos fatores de risco para prevenção de doença invasiva neonatal por SGB e minimiza o uso desnecessário de antibióticos. A versão atualizada de 2010 do CDC favorece sua aplicação como estratégia pré-natal de escolha em todas as mulheres grávidas, se possível.
- **Desvantagens:** são necessários um sistema confiável de coleta e transporte do material e um laboratório que domine a técnica microbiológica de cultivo. Se esses quesitos não puderem ser preenchidos, deve-se adotar a estratégia 2, pois o número de culturas falso-negativas poderá ser inaceitavelmente alto. Além disso, é consideravelmente mais cara e complexa que a estratégia com base nos fatores de risco.
- **Técnica:**
  - **Coleta:** entre 35 e 37 semanas de gestação, deve-se coletar um *swab* da vagina distal (introito), seguido de *swab* retal (através do esfíncter anal). O mesmo *swab* pode ser usado para ambas as coletas. Não usar espéculo. Material retirado do colo uterino não é confiável.

- **Transporte:** colocar em meio de transporte não nutritivo. Ambos os *swabs* podem ser colocados no mesmo tubo para transporte.
- O agente a ser cultivado deve ser claramente especificado ao microbiologista.
- **Processamento para cultura:**
  - Colocar o *swab* em meio de cultura seletivo líquido (caldo), como o caldo de Todd-Hewitt suplementado com gentamicina e ácido nalidíxico, ou com colistina e ácido nalidíxico.
  - Incubar o caldo durante 18 a 24 horas a 35°C a 37°C em ar ambiente ou em 5% CO_2. O subcultivo do caldo deve ser feito em ágar sangue de ovelha. Se o SGB não é identificado após 18 a 24 horas de incubação, reincubar e acompanhar por 48 horas. Informar se o laboratório de escolha está habilitado para ajudar.

Quando SGB for identificado na cultura entre 35 e 37 semanas de gestação, a mãe deverá receber antibiótico profilático intraparto. As mulheres com cultura negativa, coletada nas condições anteriormente especificadas, não deverão receber antibiótico.

ESTRATÉGIA 2 – COM BASE NOS FATORES DE RISCO DE DOENÇA INVASIVA NEONATAL POR SGB

- **Vantagens:** consideravelmente mais barata e simples do que a estratégia com base na cultura, não precisa de infraestrutura laboratorial sendo, portanto, indicada quando o laboratório não fornece suporte adequado ou quando a estratégia 1, por algum motivo, não pode ser implementada. Pode ser aplicada a mulheres com acompanhamento médico deficiente durante a gravidez, sem resultados de cultura disponíveis no momento do parto.
- **Desvantagens:** é menos efetiva do que a estratégia com base na cultura. Na atualidade, não é considerada pelo CDC uma estratégia aceitável, exceto nos casos em que a estratégia 1 não pode ser aplicada.

Essa estratégia baseia-se na presença de alguns dos seguintes fatores de risco no momento do parto: (a) parto prematuro (< 37 semanas), (b) rotura prolongada de membranas ($\geq$ 18 horas) e (c) temperatura materna $\geq$ 38°C durante o parto.

Na presença de um desses fatores de risco, deve-se iniciar antibiótico durante o parto.

Recomendações e dados adicionais

a. A bacteriúria por SGB, em qualquer concentração e em qualquer momento da gravidez, é um marcador de forte colonização genital por esse germe. Nessas mulheres, não é necessária cultura vaginal e retal, e elas devem sempre receber profilaxia intraparto.

b. As mulheres com história de parto prévio em que o neonato teve infecção por SGB devem sempre receber profilaxia intraparto. A cultura vaginal e retal não é necessária.

c. O risco de transmissão vertical de SGB de uma mulher colonizada ao neonato durante cesariana eletiva (antes do começo do trabalho de parto e com membranas intactas) é extremamente baixo. Nessas condições, não está recomendada a profilaxia rotineira intraparto, independentemente do resultado da cultura.

d. A colonização por SGB durante gravidez prévia não é indicação de profilaxia intraparto em gravidez subsequente. A cultura irá determinar a necessidade de profilaxia em cada gravidez.

e. As mulheres com cultura vaginal e retal negativa para SGB dentro das 5 semanas que antecedem o parto não devem receber profilaxia intraparto, mesmo apresentando qualquer um dos fatores de risco mencionados.

f. A versão atualizada de 2010 do CDC propõe algoritmos revisados para o manejo da profilaxia intraparto em caso de ameaça de parto prematuro (Figura 36.1) e nos neonatos cujas mães receberam antibióticos intraparto (Figura 36.2).

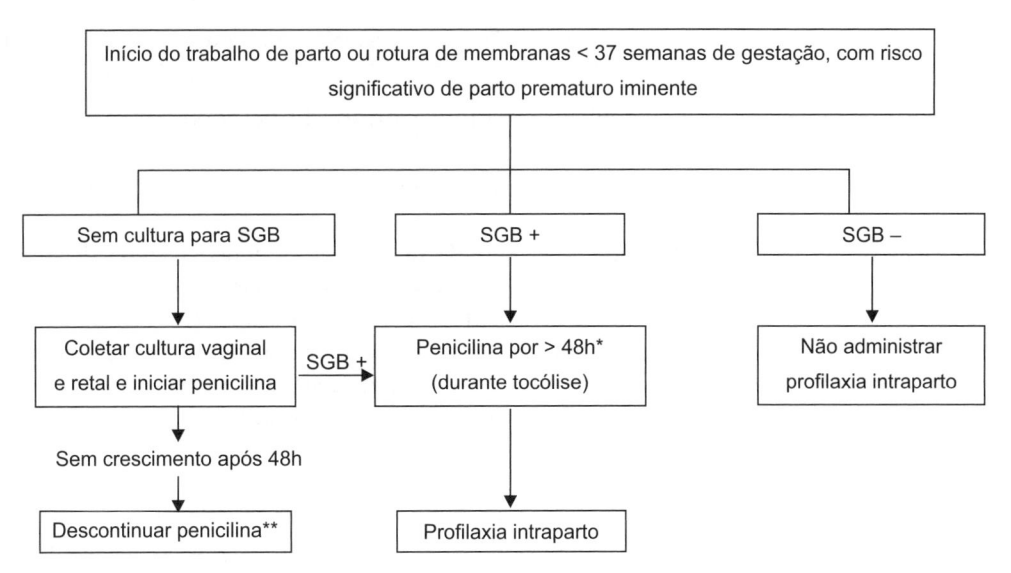

*A penicilina deve ser administrada durante pelo menos 48 horas, a menos que o parto aconteça antes. O antibiótico pode ser mantido além das 48 horas se a cultura é positiva para SGB e o parto ainda não aconteceu.
**Se o parto não acontecer dentro das 4 semanas subsequentes, as culturas devem ser repetidas e a paciente tratada de acordo com o resultado.

Figura 36.1 Algoritmo sugerido para prevenção da doença invasiva por SGB em caso de ameaça de parto prematuro.

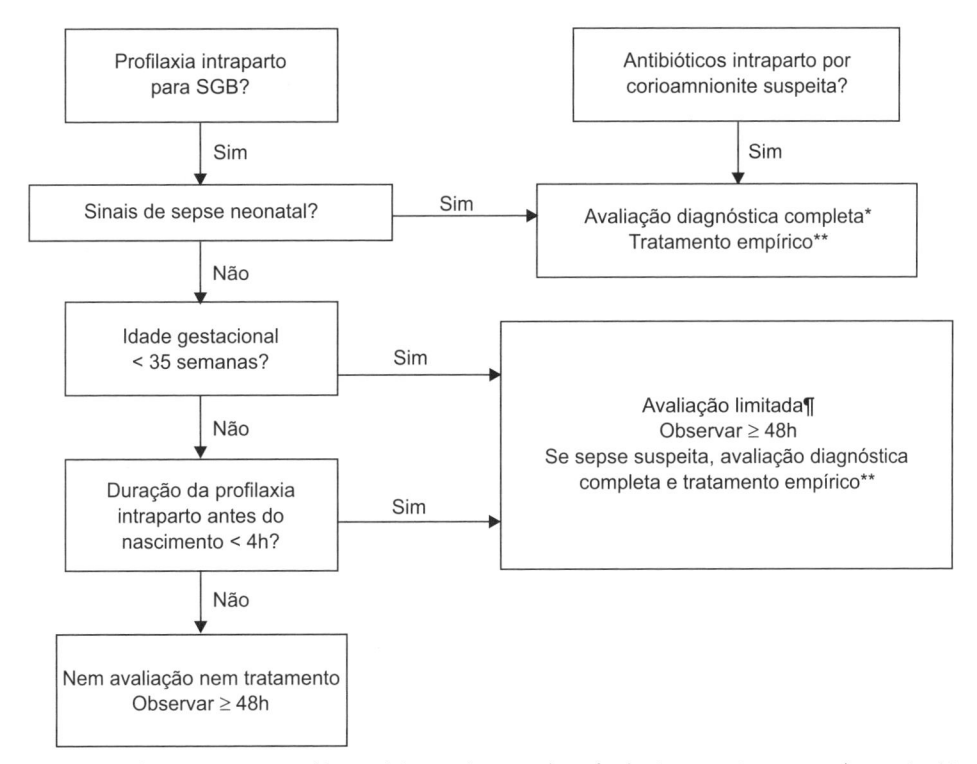

*Hemograma completo com contagem diferencial, hemocultura e radiografia de tórax se existem anomalias respiratórias. Se existem sinais de sepse, deve-se fazer punção lombar, se possível.
**A duração do tratamento será ajustada segundo os resultados laboratoriais e a evolução clínica do neonato.
¶Hemograma completo e hemocultura.

Figura 36.2 Algoritmo sugerido para o manejo de neonatos cujas mães receberam antibióticos intraparto para prevenção de doença invasiva por SGB ou corioamnionite suspeita.

Esquemas recomendados para profilaxia antibiótica intraparto da doença invasiva neonatal por SGB

a. **Recomendado:** penicilina G cristalina, 5 milhões de UI EV (ataque), seguidos de 2,5 milhões de UI EV a cada 4 horas até o final do parto.
b. **Alternativo:** ampicilina, 2g EV (ataque), seguidos de 1g EV a cada 4 horas até o final do parto.
c. **Em pacientes alérgicas à penicilina:** sem alto risco de anafilaxia: cefazolina, 2g EV (ataque), seguidos de 1g EV a cada 8 horas até o final do parto; com alto risco de anafilaxia e SGB suscetível a clindamicina e claritromicina: clindamicina, 900mg EV a cada 8 horas até o final do parto, ou claritromicina, 500mg EV a cada 6 horas até o final do parto; com alto risco de anafilaxia e SGB resistente a clindamicina ou claritromicina: vancomicina, 1g EV a cada 12 horas até o final do parto.

O esquema deve ser iniciado no começo do trabalho de parto ou em caso de rotura de membranas, na estratégia 1, ou tão logo se detecte um fator de risco, na estratégia 2. Quanto maior o tempo de uso (> 4 horas antes do nascimento), maior a proteção fornecida.

Antibióticos profiláticos em situações clínicas

O uso de antimicrobianos pode ser útil para prevenir doenças em diversas situações clínicas, tanto nos pacientes como nos trabalhadores da área de saúde. A Tabela 36.4 apresenta algumas das situações clínicas em que a PA é utilizada.

Tabela 36.4 Esquemas de antibioticoprofilaxia clínica

Hóspede suscetível/situação clínica/agente	Esquema(s) recomendado(s)
Prevenção de celulite ou erisipela	
Paciente com linfedema, edema de outra etiologia ou safenectomia e celulite/erisipela recorrente por *S. pyogenes* (mais de dois episódios no ano)	Penicilina G benzatina 1.200.000UI IM, a cada 4 semanas. Em pacientes alérgicos à penicilina, as alternativas são azitromicina ou sulfametoxazol+trimetoprima
Meningite por *Haemophilus influenzae*	
Contatos íntimos de paciente com infecção invasiva por *H. influenzae*: crianças < 6 anos ou adultos que convivam com crianças < 6 anos*, não vacinadas, com contato íntimo (creche/escola, convívio familiar, ou durante mais de 4h diárias, durante 5 a 7 dias antes do surgimento do caso)	Rifampicina 10mg/kg/dia para < 1 mês; 20mg/kg/dia para crianças maiores e adultos (máximo 600mg) VO, dose única diária, por 4 dias Iniciar o mais precocemente possível (24h) ou até 30 dias após o contato
Meningite por meningococo	
Contato domiciliar ou íntimo de paciente com infecção por *N. meningitidis* (creche/escola, contato com secreções orais, convívio familiar ou por no mínimo 4h/dia, durante 5 a 7 dias antes do surgimento do caso) Pessoal de saúde que tenha tido exposição íntima (ressuscitação cardiopulmonar, intubação traqueal ou aspiração de secreções respiratórias) antes de completadas 24h da antibioticoterapia	Rifampicina 5mg/kg/dia para < 1 mês; 10mg/kg/dia para crianças maiores e adultos (máximo 600mg/dose) VO de 12/12h por 2 dias Alternativas: ceftriaxona 125mg IM/EV, dose única, para crianças < 12 anos e 250mg IM/EV, dose única, para adolescentes e adultos, ou ciprofloxacina 750mg VO em adultos e mulheres não grávidas Iniciar o mais precocemente possível (24h) ou até 10 dias após o contato
Infecção estafilocócica	
Erradicação de colonização nasal (ou outra localização) por *S. aureus* em paciente com infecção recidivante (furunculose crônica) ou tratados com diálise peritoneal, ou que terão material protético (prótese articular, valva cardíaca) implantado por cirurgia	Mupirocina 2% aplicada nas fossas nasais, 2 a 3 vezes ao dia, por 5 a 7 dias Pode ser associado a banho com antisséptico (clorexidina)

(continua)

Tabela 36.4 Esquemas de antibioticoprofilaxia clínica (*continuação*)

Hóspede suscetível/situação clínica/agente	Esquema(s) recomendado(s)
Otite média aguda	
Prevenção de otite média aguda em crianças com história de otite média recidivante (> 3 episódios nos últimos 6 a 12 meses)	Amoxicilina 20mg/kg/dia VO, durante os meses de inverno e primavera
Coqueluche	
Pacientes diagnosticados e todos os contatantes íntimos ou domiciliares de paciente com infecção por *B. pertussis*	1ª escolha: azitromicina 10mg/kg/dia por 5 dias (em crianças < 6 meses); crianças ≥ 6 meses: 10mg/kg em uma tomada no 1º dia e 5mg/kg uma vez ao dia do 2º ao 5º dia; adultos e crianças > 50kg: 500mg em uma tomada no 1º dia e 250mg uma vez ao dia do 2º ao 5º dia 2ª escolha: claritromicina (uso não recomendado em RN) 7,5mg/kg de 12/12h por 7 dias Em caso de indisponibilidade dos medicamentos anteriores, usar estolato de eritromicina 40 a 50mg/kg/dia, divididos de 6/6h por 7 a 14 dias. Em caso de intolerância ou contraindicação ao uso de macrolídeos, o agente de escolha é sulfametoxazol+trimetoprima por 7 dias
Septicemia	
Prevenção de sepse por germes capsulados em pacientes com esplenectomia anatômica (cirúrgica) ou funcional (p. ex., anemia de células falciformes, drepanocitose, talassemia etc.)	Amoxicilina 250 a 500mg/dia VO ou penicilina V 125 a 250mg VO de 12/12h, em crianças < 5 anos, por 3 anos após a cirurgia. Pode ser recomendável em > 5 anos, especialmente se são imunossuprimidos (p. ex., linfoma)
DST	
Prevenção da infecção por *T. pallidum*, *N. gonorrhoeae*, *C. trachomatis* e *T. vaginalis* após estupro ou contato sexual suspeito	Ceftriaxona 250mg IM + metronidazol 2g VO + azitromicina 1g VO ou doxiciclina 100mg VO de 12/12h por 14 dias. São fundamentais acompanhamento sorológico e intervenções adequadas para prevenção da transmissão do HIV e VHB (veja o Capítulo 37)
Febre reumática	
Prevenção de febre reumática recidivante em pacientes com história de episódio bem documentado de febre reumática	Penicilina G benzatina 1.200.000UI IM, a cada 3 a 4 semanas, ou penicilina V 250mg VO de 12/12h, ou eritromicina 250mg VO de 12/12h. Em pacientes sem cardite, usar por 5 anos ou até 18 anos de idade. Em pacientes com cardite, usar por 10 anos ou até 25 anos de idade
Pneumocistose Prevenção de pneumonia por *P. jirovecii* em pacientes HIV+ com < 200 CD4+, usuários de prednisona 20mg/dia por > 4 semanas, ou receptores de transplante de medula óssea ou órgão sólido	Sulfametoxazol 400mg + trimetoprima 80mg VO ao dia, ou sulfametoxazol 800mg + trimetoprima 160mg VO três vezes por semana, enquanto durar a imunossupressão
ITU	
Prevenção de infecção do trato urinário em mulheres com infecção urinária recidivante (> 3 episódios por ano) sem anomalia urológica demonstrável	Sulfametoxazol 400mg + trimetoprima 80mg VO, *ou* ciprofloxacina 250mg VO, *ou* norfloxacina 200mg VO, *ou* nitrofurantoína 50mg VO, uma vez ao dia, em dias alternados
Peritonite bacteriana	
Prevenção da recidiva de peritonite bacteriana espontânea (PBE) em pacientes com cirrose e ascite e história de episódio de PBE ou na presença de hemorragia digestiva alta	Norfloxacina 400mg/dia durante vários meses (com antecedente de PBE) ou durante 10 dias (em presença de hemorragia digestiva alta)

Tabela 36.4 Esquemas de antibioticoprofilaxia clínica (*continuação*)

Hóspede suscetível/situação clínica/agente	Esquema(s) recomendado(s)
Endocardite bacteriana	
Prevenção da endocardite bacteriana por *Streptococcus* grupo *viridans* ou *Enterococcus* sp. em pacientes com cardiopatia de alto risco (ou seja, prótese valvular, endocardite prévia, cardiopatia congênita cianótica complexa) ou risco moderado (isto é, persistência do ducto arterial, comunicação interauricular tipo *ostium primum*, defeitos do tabique interventricular, aorta bicúspide, coarctação da aorta, miocardiopatia hipertrófica, valvulopatia adquirida [p. ex., febre reumática etc.], prolapso mitral com regurgitação ou degeneração mixomatosa) submetidos a procedimentos associados a risco elevado de bacteriemia**	Procedimentos com manipulação da mucosa orofaríngea, esofágica ou respiratória: amoxicilina 2g (50mg/kg em crianças) VO, 1h antes do procedimento. Alternativas: clindamicina 600mg (20mg/kg em crianças) VO ou azitromicina ou claritromicina 500mg (15mg/kg em crianças) VO. Amoxicilina, ampicilina ou clindamicina: podem ser utilizadas as mesmas doses por via EV, 30min antes do procedimento, ou vancomicina 1g EV, 60 minutos antes do procedimento Procedimentos com manipulação da mucosa geniturinária ou gastrointestinal: na presença de cardiopatia de alto risco, ampicilina 2g (50mg/kg em crianças) EV + gentamicina 1,5mg/kg EV, 30min antes do procedimento, seguido de 1g de ampicilina EV ou 1g de amoxicilina VO 6h depois. Vancomicina 1g (20mg/kg em crianças) EV, 1h antes do procedimento (apenas uma dose), pode substituir a ampicilina em caso de alergia à penicilina. Na presença de cardiopatia de risco moderado, recomenda-se o mesmo esquema, prescindindo-se da gentamicina e da segunda dose de ampicilina

IM: intramuscular; VO: via oral; EV: endovenoso.

*Crianças > 6 anos e adultos só devem receber profilaxia se convivem com crianças < 6 anos não vacinadas ou se trabalham com crianças dessa idade.

**Risco elevado de bacteriemia (profilaxia recomendada em todos os pacientes): procedimento dentário ou gengival que produz sangramento (extração dentária, cirurgia periodontal, endodontia, colocação de implante), amigdalectomia, adenoidectomia, outras cirurgias da mucosa oral, broncoscopia rígida, dilatação de estenose esofágica, esclerose de varizes esofágicas, colangiografia endoscópica retrógrada, cirurgia da via biliar, cirurgia intestinal, cirurgia prostática, cistoscopia, dilatação uretral, sondagem uretral ou litotripsia em paciente com infecção urinária, drenagem de abscesso etc.

Risco moderado de bacteriemia (profilaxia opcional em pacientes com cardiopatia de alto risco): broncoscopia com broncoscópio flexível, endoscopia digestiva, ecocardiografia transesofágica etc.

TRATAMENTO DAS INFECÇÕES EM ADULTOS E EM PEDIATRIA (VEJA A TABELA 36.5)

Opções de uso de antimicrobianos em situações especiais

Infecções por enterococos resistentes à vancomicina (VRE)

A daptomicina e a linezolida constituem-se em opções terapêuticas em casos de infecções por *E. faecium* resistente à vancomicina. Até a presente data não há recomendação conclusiva sobre o melhor esquema terapêutico. Alguns estudos relatam maior eficácia da linezolida quando se avalia a mortalidade como desfecho final. Contudo, controle das variáveis clínicas do paciente e titulação sérica dos fármacos, entre outros fatores, são limitações encontradas nos diversos estudos.

Terapêutica combinada para infecções causadas por bastonetes gram-negativos produtores de carbapenemases (*Klebsiella* produtora de carbapenemase [KPC] e outras)

A resistência das enterobactérias aos carbapenêmicos é um grave problema de saúde pública de âmbito mundial, particularmente em virtude da elevada mortalidade e do número reduzido de opções terapêuticas. Algumas publicações descrevem taxas de mortalidade de 40% a 50% em 30 dias. Entre os mecanismos de resistência aos carbapenêmicos (imipenem, meropenem, doripenem, ertapenem), a produção de carbapenemases, seja por sua eficiência hidrolítica, seja por sua codificação por genes localizados em elementos genéticos móveis como plasmídeos e transposons, ou por sua rápida disseminação em âmbito mundial, tem impacto mais significativo na saúde humana.

Tabela 36.5 Terapêutica empírica das infecções comunitárias em adultos e em pediatria mais prevalentes nas admissões hospitalares (veja indicações no paciente imunossuprimido e doses nas seções a seguir)

Topografia	Processo infeccioso	Microrganismos mais prevalentes	População	Antibioticoterapia empírica inicial – Infecções adquiridas na comunidade					Comentários
				Fármaco	Dose por horário	Via	Intervalo	Tempo	
Olhos	Celulite periorbitária pós-septal	Frequentemente associada a sinusite (mesmos microrganismos)	Adultos	Amoxicilina--clavulanato	1g de amoxicilina	EV	Amoxicilina--clavulanato: 8/8h	7 dias a 6 semanas, no caso de abscesso/ osteomielite	Descalonamento para VO assim que sinais e sintomas regridam (espera-se melhora em até 48h). Caso não responda ao tratamento, avaliar: tromboflebite cavernosa e/ou abscesso subperiostal. Obrigatórios exame de imagem (TC) e intervenção cirúrgica em caso de abscesso, piora visual ou alterações pupilares
Olhos	Celulite periorbitária pós-septal	Frequentemente associada a sinusite (mesmos microrganismos)	Crianças	Amoxicilina--clavulanato	30mg/kg de amoxicilina (máximo 1g)	EV	Amoxicilina--clavulanato: 8/8h	7 dias a 6 semanas, no caso de abscesso/ osteomielite	Descalonamento para VO assim que sinais e sintomas regridam (espera-se melhora em até 48h). Caso não responda ao tratamento, avaliar: tromboflebite cavernosa e/ou abscesso subperiostal. Obrigatórios exame de imagem (TC) e intervenção cirúrgica em caso de abscesso, piora visual ou alterações pupilares

(continua)

Tabela 36.5 Terapêutica empírica das infecções comunitárias em adultos e em pediatria mais prevalentes nas admissões hospitalares (veja indicações no paciente imunossuprimido e doses nas seções a seguir) (*continuação*)

Topografia	Processo infeccioso	Microrganismos mais prevalentes	População	Antibioticoterapia empírica inicial – Infecções adquiridas na comunidade					Comentários
				Fármaco	Dose por horário	Via	Intervalo	Tempo	
Olhos	Endoftalmite	*S. epidermidis* em 70% dos casos; *Propionibacterium*; *P. aeruginosa*; *Bacillus* em traumas	Todos	Vancomicina + ceftazidima + amicacina	1mg/0,1mL de vancomicina; 2,25mg/0,1mL de ceftazidima; e 400µg/0,1 mL de amicacina	Intravítrea	Aplicação única	Avaliar repetição da aplicação em 48h	Vitrectomia é obrigatória, com cultura do vítreo coletada. Na suspeita de infecção fúngica, associar anfotericina B intravítrea na dose de 5 a 10mg/0,1mL. Cuidado nas reaplicações: toxicidade retiniana em 100% dos casos a partir da 3ª injeção (modelos animais). ATB oral ou EV: não aumenta a eficácia do tratamento Corticosteroides: dexametasona 400µg intravítrea antes da administração dos ATB
Ossos e articulações	Osteomielite aguda	*S. aureus*	Adultos	Oxacilina	2g	EV	4/4h	4 a 6 semanas	O tratamento EV deve ser mantido por no mínimo 14 dias, preferencialmente por 4 a 6 semanas. Se não for possível manter EV após os 14 dias iniciais, completar terapêutica com fármaco com excelente absorção VO, como ciprofloxacina ou clindamicina Fármacos alternativos EV: cefazolina ou clindamicina A drenagem cirúrgica está indicada sempre que houver suspeita de abscesso subperiostal

Ossos e articulações	Osteomielite aguda	S. aureus	Crianças > 5 anos	Oxacilina	37,5 a 50mg/kg	EV	4/4h	4 a 6 semanas	O tratamento EV deve ser mantido por no mínimo 14 dias, preferencialmente por 4 a 6 semanas. Se não for possível manter EV após os 14 dias iniciais, completar terapêutica com fármaco com excelente absorção VO, como ciprofloxacina ou clindamicina. Fármacos alternativos EV: cefazolina ou clindamicina. A drenagem cirúrgica está indicada sempre que houver suspeita de abscesso subperiostal
Ossos e articulações	Osteomielite aguda	S. aureus; H. influenzae tipo B pode ser prevalente em caso de baixa cobertura vacinal	Crianças ≤ 5 anos	Oxacilina + ceftriaxona	37,5 a 50mg/kg de oxacilina e 50mg/kg de ceftriaxona	EV	Oxacilina: 6/6h Ceftriaxona: 12/12h	4 semanas	Manter EV por pelo menos 1 semana e completar VO nas semanas restantes (com amoxicilina-clavulanato). Em neonatos, substituir a ceftriaxona por cefotaxima
Ossos e articulações	Artrite séptica	S. aureus	Adultos	Oxacilina	2g	EV	4/4h	14 a 21 dias	Aspiração ou drenagem cirúrgica deve ser feita em caráter emergencial, e pode ser necessária repetição. Em idosos, considerar a possibilidade de enterobactéria (associar ceftriaxona). Considerar gonococo em populações de risco

(continua)

Tabela 36.5 Terapêutica empírica das infecções comunitárias em adultos e em pediatria mais prevalentes nas admissões hospitalares (veja indicações no paciente imunossuprimido e doses nas seções a seguir) (*continuação*)

832

Topografia	Processo infeccioso	Microrganismos mais prevalentes	População	Antibioticoterapia empírica inicial – Infecções adquiridas na comunidade					Comentários
				Fármaco	Dose por horário	Via	Intervalo	Tempo	
Ossos e articulações	Artrite séptica	*S. aureus*	Crianças > 5 anos	Oxacilina	37,5 a 50mg/kg	EV	4/4h	14 a 21 dias	Aspiração ou drenagem cirúrgica deve ser feita em caráter emergencial, e pode ser necessária repetição Considerar possibilidade de *H. influenzae* (associar ceftriaxona)
Ossos e articulações	Artrite séptica	*S. aureus*; podem surgir Enterobacteriaceae e *Streptococcus* do grupo B	Crianças ≤ 5 anos	Oxacilina + ceftriaxona	37,5 a 50mg/kg de oxacilina e 50mg/kg de ceftriaxona	EV	Oxacilina: 6/6h Ceftriaxona: 12/12h	14 a 21 dias	Aspiração ou drenagem cirúrgica deve ser feita em caráter emergencial, e pode ser necessária repetição Em neonatos, substituir ceftriaxona por cefotaxima
Pele e partes moles	Impetigo	*Staphylococcus, Streptococcus* ou uma combinação de ambos	Adultos	Cefadroxil	500mg	VO	12/12h	5 a 7 dias	Se quadro séptico: cefazolina 1g EV de 8/8h. Descalonar o mais rápido possível para VO
Pele e partes moles	Impetigo	*Staphylococcus, Streptococcus* ou uma combinação de ambos	Crianças	Cefadroxil	12,5mg/kg (máximo 500mg)	VO	12/12h	5 a 7 dias	Se quadro séptico: cefazolina Crianças: 15mg/kg EV de 8/8h Descalonar o mais rápido possível para VO
Pele e partes moles	Celulite e erisipela	*Streptococcus*	Adultos	Penicilina procaína	1,5 milhão UI	IM	24/24h	7 a 10 dias	Descalonar o mais rápido possível para VO (amoxicilina) Alternativa em caso de quadro séptico: cefazolina 1g EV de 8/8h

Pele e partes moles	Celulite e erisipela	Streptococcus; em caso de localização facial em crianças ≤ 5 anos, possível Haemophilus influenzae	Crianças	Penicilina procaína	50.000UI/kg (máximo 1,5 milhão)	IM	24/24h	7 a 10 dias	Descalonar o mais rápido possível para VO (amoxicilina) Alternativa em caso de quadro séptico: Cefazolina: 15mg/kg EV de 8/8h Em caso de suspeita de H. influenzae (celulite facial), optar por amoxicilina-clavulanato VO ou EV de acordo com a extensão do quadro
Pele e partes moles	Fasciite necrosante	S. pyogenes β-hemolítico do grupo A	Adultos	Penicilina cristalina + clindamicina	4 milhões UI de penicilina e 600mg de clindamicina	EV	Penicilina: 4/4h Clindamicina: 8/8h	7 dias	O quadro poderá ser indistinguível de gangrena, quando deverá ser tratado como tal
Pele e partes moles	Fasciite necrosante	S. pyogenes β-hemolítico do grupo A	Crianças	Penicilina cristalina + clindamicina	100.000UI/kg de penicilina e 10mg/kg (máximo 450mg) de clindamicina	EV	Penicilina: 4/4h Clindamicina: 6/6h	7 dias	O quadro poderá ser indistinguível de gangrena, quando deverá ser tratado como tal
Pele e partes moles	Gangrena	Clostridium spp., especialmente C. perfringens e C. novyi	Adultos	Penicilina cristalina + gentamicina + metronidazol	4 milhões UI de penicilina; 1,7mg/kg de gentamicina; 500mg de metronidazol	EV	Penicilina: 4/4h Gentamicina: 8/8h Metronidazol: 8/8h	7 dias	Desbridamento cirúrgico em caráter emergencial Pacientes alérgicos à penicilina: clindamicina 600mg EV de 8/8h (assim que possível, VO de 8/8h)
Pele e partes moles	Gangrena	Clostridium spp., especialmente C. perfringens e C. novyi	Crianças	Penicilina cristalina + gentamicina + metronidazol	100.000UI/kg de penicilina; 2,5mg/kg de gentamicina; 12,5mg/kg (máximo 500mg) de metronidazol	EV	Penicilina: 4/4h Gentamicina: 8/8h Metronidazol: 8/8h	7 dias	Desbridamento cirúrgico em caráter emergencial Pacientes alérgicos à penicilina: clindamicina 10mg/kg EV (máximo 450mg) EV de 8/8h (assim que possível, VO de 8/8h)

(continua)

Tabela 36.5 Terapêutica empírica das infecções comunitárias em adultos e em pediatria mais prevalentes nas admissões hospitalares (veja indicações no paciente imunossuprimido e doses nas seções a seguir) (*continuação*)

Topografia	Processo infeccioso	Microrganismos mais prevalentes	População	Antibioticoterapia empírica inicial – Infecções adquiridas na comunidade					Comentários
				Fármaco	Dose por horário	Via	Intervalo	Tempo	
Pele e partes moles	Piomiosite	S. aureus	Adultos	Oxacilina	500mg (máximo 2g)	EV	6/6h	5 a 10 dias	Alternativa EV: cefazolina ou clindamicina Descalonar para VO o mais rápido possível (cefadroxil ou amoxicilina--clavulanato)
Pele e partes moles	Piomiosite	S. aureus	Crianças	Oxacilina	37,5 a 50mg/kg	EV	6/6h	5 a 10 dias	Alternativa EV: cefazolina ou clindamicina Descalonar para VO o mais rápido possível (cefadroxil ou amoxicilina--clavulanato)
Pele e partes moles	Lesões traumáticas infectadas	S. aureus, S. pyogenes, anaeróbios (especialmente Clostridium spp.) ou BGN aeróbico	Adultos	Amoxicilina--clavulanato	15mg/kg de amoxicilina (máximo 500mg)	VO	8/8h	14 dias	Nos quadros com manifestação grave, usar amoxicilina--clavulanato EV
Pele e partes moles	Lesões traumáticas infectadas	S. aureus, S. pyogenes, anaeróbios (especialmente Clostridium spp.) ou BGN aeróbico	Crianças	Amoxicilina--clavulanato	7,5mg/kg de amoxicilina (máximo 250mg)	VO	8/8h	5 a 10 dias	Nos quadros com manifestação grave, usar amoxicilina--clavulanato EV
Pele e partes moles	Mordedura infectada	Mordedura humana: S. aureus, Streptococcus spp., E. corrodens e anaeróbios produtores de betalactamase Mordedura animal: P. multocida, S. aureus, C. canimorsus, Streptococcus spp. e anaeróbios	Adultos	Penicilina procaína	1,5 milhão UI	IM	24/24h	5 dias	Completar o tratamento com amoxicilina--clavulanato VO por mais 5 dias

Pele e partes moles	Mordedura infectada	Mordedura humana: S. aureus, Streptococcus spp., E. corrodens e anaeróbios produtores de betalactamase. Mordedura animal: P. multocida, S. aureus, C. canimorsus, Streptococcus spp. e anaeróbios	Crianças	Penicilina procaína	50.000UI/kg (máximo 1,5 milhão)	IM	24/24h	5 dias	Completar o tratamento com amoxicilina-clavulanato VO por mais 5 dias
Sistema cardiovascular	Endocardite bacteriana aguda em valva nativa	Streptococcus β-hemolítico (viridans), Enterococcus e S. aureus	Adultos	Penicilina cristalina + oxacilina + gentamicina	3 milhões de UI de penicilina; 2g de oxacilina; e 2mg/kg de gentamicina	EV	Penicilina: 4/4h Oxacilina: 4/4h Gentamicina: 8/8h	4 a 6 semanas	Tempo de tratamento pode variar de acordo com o agente infectante: Streptococcus β-hemolítico (viridans): 4 semanas (gentamicina pode ser suspensa com 2 semanas) Enterococcus e Staphylococcus aureus: 6 semanas. Dose sérica de gentamicina é altamente recomendável
Sistema cardiovascular	Endocardite bacteriana aguda em valva nativa	Streptococcus β-hemolítico (viridans), Enterococcus e S. aureus	Crianças	Penicilina cristalina + oxacilina + gentamicina	100.000UI/kg (máximo 3 milhões UI) de penicilina; 50 mg/kg (máximo 2g) de oxacilina; e 2,5mg/kg (máximo 80mg) de gentamicina	EV	Penicilina: 4/4h Oxacilina: 4/4h Gentamicina: 8/8h	4 a 6 semanas	Esquema terapêutico e tempo de uso devem ser ajustados de acordo com o agente infectante: Streptococcus β-hemolítico (viridans): penicilina 4 semanas + gentamicina 2 semanas Enterococcus: penicilina (ou ampicilina) + gentamicina 6 semanas S. aureus: oxacilina 6 semanas + gentamicina 7 dias Dose sérica de gentamicina é altamente recomendável

(continua)

Tabela 36.5 Terapêutica empírica das infecções comunitárias em adultos e em pediatria mais prevalentes nas admissões hospitalares (veja indicações no paciente imunossuprimido e doses nas seções a seguir) (continuação)

Topografia	Processo infeccioso	Microrganismos mais prevalentes	População	Antibioticoterapia empírica inicial – Infecções adquiridas na comunidade					Comentários
				Fármaco	Dose por horário	Via	Intervalo	Tempo	
Sistema cardiovascular	Endocardite em valva protética	Staphylococcus (particularmente Staphylococcus coagulase-negativo), Corynebacterium spp., Streptococcus spp., BGN entéricos Podem ocorrer P. aeruginosa e fungos, incluindo C. albicans	Adultos	Vancomicina + gentamicina	1g de vancomicina (veja comentário) e 1mg/kg de gentamicina	EV	Vancomicina: 12/12h Gentamicina: 8/8h	6 semanas	Avaliação cirúrgica é imperativa Se BGN: passar dose de gentamicina para 2mg/kg de 8/8h Dose sérica de vancomicina e gentamicina é altamente recomendável e deve ser sempre realizada, quando acessível Dose vancomicina: pacientes criticamente enfermos por infecção complicada, como meningite, pneumonia, osteomielite, endocardite e bacteriemia, mas com função renal normal, devem receber dose inicial de 20 a 25mg/kg, seguida por 15 a 20mg/kg a cada 12h com base no peso corporal real

Sistema cardiovascular	Endocardite em valva protética	Staphylococcus (particularmente Staphylococcus coagulase-negativo), Corynebacterium spp., Streptococcus spp., BGN entéricos. Podem ocorrer P. aeruginosa e fungos, incluindo C. albicans	Crianças	40mg/kg de vancomicina e 1mg/kg de gentamicina	Vancomicina + gentamicina	EV	Vancomicina: 12/12h Gentamicina: 8/8h	6 semanas	Avaliação cirúrgica é imperativa. Se BGN: passar dose de gentamicina para 2mg/kg de 8/8h. Dosagem sérica de vancomicina e gentamicina é altamente recomendável e deve ser sempre realizada, quando acessível. Dose vancomicina: pacientes criticamente enfermos por infecção complicada, como meningite, pneumonia, osteomielite, endocardite e bacteriemia, mas com função renal normal, devem receber dose inicial de 20 a 25mg/kg, seguida por 15 a 20mg/kg a cada 12h com base no peso corporal real

(continua)

Tabela 36.5 Terapêutica empírica das infecções comunitárias em adultos e em pediatria mais prevalentes nas admissões hospitalares (veja indicações no paciente imunossuprimido e doses nas seções a seguir) (*continuação*)

Topografia	Processo infeccioso	Microrganismos mais prevalentes	População	Antibioticoterapia empírica inicial – Infecções adquiridas na comunidade					Comentários
				Fármaco	Dose por horário	Via	Intervalo	Tempo	
Sistema cardiovascular	Tromboflebite séptica	Pélvica: em geral, 3 semanas após o parto, associada a endometrite localizada; mesmos germes da endometrite Portal: piloflebite associada à diverticulite: germes das infecções intra-abdominais Associada ao cateter vascular central: *Staphylococcus* e *Candida* spp. Seio cavernoso: maioria causada por *S. aureus*; podem ocorrer os mesmos germes das infecções do trato respiratório superior	Toda	Veja topografias específicas e faixas etárias Na tromboflebite de seio cavernoso: vancomicina (associada ou não à rifampicina) + ceftriaxona + metronidazol	Veja topografias específicas e faixas etárias	EV	Ver topografias específicas e faixas etárias	Em geral, até 2 semanas após negativação da hemocultura Tromboflebite de seio cavernoso exige 4 a 6 semanas de tratamento	Pode ser necessária excisão do segmento venoso acometido
Sistema nervoso central	Meningite	*N. meningitidis* e *S. pneumoniae*	Adultos	Ceftriaxona	2g	EV	12/12h	14 dias	Atentar para possibilidade de vírus herpes simples (associar aciclovir). Dexametasona está indicada em casos de meningite por pneumococo em adultos. Meningococo pode ter tratamento de 7 dias (não ultrapassar 14 dias)
Sistema nervoso central	Meningite	*N. meningitidis* e *S. pneumoniae*	Crianças > 5 anos	Ceftriaxona	100mg/kg (máximo 2g)	EV	12/12h	14 dias	Atentar para possibilidade de vírus herpes simples (associar aciclovir). Meningococo pode ter tratamento de 7 dias (não ultrapassar 14 dias)

Sistema nervoso central	Meningite	H. influenzae sorotipo B, N. meningitidis e S. pneumoniae	Crianças > 2 meses e ≤ 5 anos	Ceftriaxona	100mg/kg (máximo 2g)	EV	12/12h	14 dias	Se H. influenzae, tempo tratamento reduzido: 7 a 10 dias Atentar para possibilidade de vírus herpes simples (associar aciclovir)
Sistema nervoso central	Meningite	S. pneumoniae, Streptococcus grupos A e B e E. coli	Crianças ≤ 2 meses	Ampicilina + gentamicina	50mg/kg de ampicilina e 2,5mg/kg de gentamicina	EV	Ampicilina: 6/6h Gentamicina: 12/12h se neonato ≤ 7 dias ou de 8/8h se neonato > 7 dias	Até 21 dias	Alternativa: cefotaxima no lugar de gentamicina Atentar para possibilidade de vírus herpes simples (associar aciclovir)
Sistema nervoso central	Abscesso cerebral	S. anginosus (milleri) e anaeróbios Considerar Nocardia spp. e T. gondii especialmente em pacientes HIV-positivos	Adultos	Vancomicina + ceftriaxona + metronidazol	1g de vancomicina (veja comentário), 2g de ceftriaxona e 500mg de metronidazol	EV	Vancomicina: 12/12h Ceftriaxona: 12/12h Metronidazol: 6/6h	Depende da resolução do abscesso (clínica e radiológica)	Considerar aspiração do abscesso para diagnóstico etiológico e adequação do esquema terapêutico Dose vancomicina: pacientes criticamente enfermos por infecção complicada, como meningite, peneumonia, osteomielite, endocardite e bacteriemia, mas com função renal normal, devem receber dose inicial de 20 a 25mg/kg, seguida por 15 a 20mg/kg a cada 12h com base no peso corporal real

(continua)

Tabela 36.5 Terapêutica empírica das infecções comunitárias em adultos e em pediatria mais prevalentes nas admissões hospitalares (veja indicações no paciente imunossuprimido e doses nas seções a seguir) (*continuação*)

840

Seção VIII – Tratamento das infecções e uso racional de antibióticos

Topografia	Processo infeccioso	Microrganismos mais prevalentes	População	Antibioticoterapia empírica inicial – Infecções adquiridas na comunidade					Comentários
				Fármaco	Dose por horário	Via	Intervalo	Tempo	
Sistema nervoso central	Abscesso cerebral	*S. anginosus* (*milleri*) e anaeróbios Considerar *Nocardia* spp. e *T. gondii* especialmente em pacientes HIV-positivos	Crianças	Vancomicina + ceftriaxona + metronidazol	40mg/kg de vancomicina, 100mg/kg (máximo 2g) de ceftriaxona e 12,5mg/kg (máximo 500mg) de metronidazol	EV	Vancomicina: 12/12h Ceftriaxona: 12/12h Metronidazol: 6/6h	Depende da resolução do abscesso (clínica e radiológica)	Considerar aspiração do abscesso para diagnóstico etiológico e complemento terapêutico Dose vancomicina: pacientes criticamente enfermos por infecção complicada, como meningite, pneumonia, osteomielite, endocardite e bacteriemia, mas com função renal normal, devem receber dose inicial de 20 a 25mg/kg, seguida por 15 a 20mg/kg a cada 12h com base no peso corporal real
Sistêmico	Sepse de origem indeterminada	Várias possibilidades de acordo com a fonte de infecção	Adultos	Cefepima	2g	EV	8/8h	Até resultados de cultura	Considerar associar metronidazol em caso de possibilidade de foco intra-abdominal ou substituir esquema por meropenem
Sistêmico	Sepse de origem indeterminada	Várias possibilidades de acordo com a fonte de infecção	Crianças (exceto neonatos)	Cefepima	50mg/kg	EV	8/8h	Até resultados de cultura	Considerar associar metronidazol em caso de possibilidade de foco intra-abdominal ou substituir esquema por meropenem
Trato gastrointestinal	Diarreia aquosa aguda	Rotavírus; raramente *Vibrio cholerae*	Adultos (apenas casos de cólera)	Ciprofloxacina	1g	VO	dose única	dose única	A maioria dos casos é causada por rotavírus e não necessita antibioticoterapia

Trato gastrointestinal	Diarreia aquosa aguda	Rotavírus; raramente *Vibrio cholerae*	Crianças (apenas casos de cólera)	Ciprofloxacina	20mg/kg (máximo 1g)	VO	dose única	dose única	A maioria dos casos é causada por rotavírus e não necessita antibioticoterapia
Trato gastrointestinal	Diarreia invasiva (disenteria)	*Shigella* spp., *Campylobacter* spp., *E. coli*	Adultos (apenas casos de *Shigella* spp., *Campylobacter* spp.)	Ciprofloxacina	1g	VO	dose única	dose única	Não usar antibióticos em diarreia causada por *E. coli*
Trato gastrointestinal	Diarreia invasiva (disenteria)	*Shigella* spp., *Campylobacter* spp., *E. coli*	Crianças (apenas casos de *Shigella* spp., *Campylobacter* spp.)	Ciprofloxacina	20mg/kg (máximo 1g)	VO	dose única	dose única	Não usar antibióticos em diarreia causada por *E. coli*
Trato gastrointestinal	Febre tifoide e paratifoide	*S. typhi* e *S. paratyphi*	Adultos	Ciprofloxacina	500mg	VO	12/12h	5 a 14 dias	
Trato gastrointestinal	Febre tifoide e paratifoide	*S. typhi* e *S. paratyphi*	Crianças	Ciprofloxacina	10 a 15mg/kg (máximo 500g)	VO	12/12h	5 a 14 dias	
Trato gastrointestinal	Enterite por *E. coli*	*E. coli*	Adultos	Ciprofloxacina	500mg	VO	12/12h	3 dias	
Trato gastrointestinal	Enterite por *E. coli*	*E. coli*	Crianças	Ciprofloxacina	10mg/kg (máximo 500g)	VO	12/12h	3 dias	
Trato gastrointestinal	Enterocolite pseudomembranosa	*C. difficile*	Adultos	Metronidazol	500mg	VO	8/8h	7 dias	Em infecções não responsivas ao metronidazol VO, substituir por vancomicina oral (veja adiante)
Trato gastrointestinal	Enterocolite pseudomembranosa	*C. difficile*	Crianças	Metronidazol	12,5mg/kg (máximo 500mg)	VO	8/8h	7 dias	Em infecções não responsivas ao metronidazol VO, substituir por vancomicina oral (veja adiante)
Trato gastrointestinal	Enterocolite pseudomembranosa grave com fenômeno hemorrágico	*C. difficile*	Adultos	Metronidazol + vancomicina	500mg de metronidazol e 125mg de vancomicina	Metronidazol EV; vancomicina VO	Metronidazol: 8/8h Vancomicina: 6/6h	7 dias	Se o paciente estiver com a via oral indisponível, administrar a vancomicina via retal como enema

(continua)

Tabela 36.5 Terapêutica empírica das infecções comunitárias em adultos e em pediatria mais prevalentes nas admissões hospitalares (veja indicações no paciente imunossuprimido e doses nas seções a seguir) (continuação)

Topografia	Processo infeccioso	Microrganismos mais prevalentes	População	Antibioticoterapia empírica inicial – Infecções adquiridas na comunidade					Comentários
				Fármaco	Dose por horário	Via	Intervalo	Tempo	
Trato gastrointestinal	Enterocolite pseudomembranosa grave com fenômeno hemorrágico	C. difficile	Crianças	Metronidazol + vancomicina	12,5mg/kg (máximo 500mg) de metronidazol e 5mg/kg (máximo 500mg) de vancomicina	Metronidazol EV; vancomicina VO	Metronidazol: 8/8h; Vancomicina: 6/6h	7 dias	Se o paciente estiver com a via oral indisponível, administrar a vancomicina via retal como enema
Trato gastrointestinal	Colecistite e/ou colangite aguda	Microbiota do intestino delgado proximal, especialmente E. coli e Klebsiella spp. Anaeróbios em infecções graves. Papel do enterococo a determinar	Adultos	Amoxicilina-clavulanato	1g de amoxicilina	EV	Amoxicilina-clavulanato: 8/8h	7 dias	
Trato gastrointestinal	Colecistite e/ou colangite aguda	Microbiota do intestino delgado proximal, especialmente E. coli e Klebsiella spp. Anaeróbios em infecções graves. Papel do enterococo a determinar	Crianças	Amoxicilina-clavulanato	30mg/kg de amoxicilina (máximo 1g)	EV	Amoxicilina-clavulanato: 8/8h	7 dias	
Trato gastrointestinal	Peritonite primária	Enterobacteriaceae, especialmente E. coli e K. pneumoniae, S. pneumoniae, Enterococci e outros Streptococci	Adultos	Ceftriaxona	1g	EV	12/12h	5 dias	Flora múltipla deve ser identificada como provável peritonite secundária. Profilaxia está indicada para pacientes portadores de cirrose hepática (ciprofloxacina 500mg VO 12/12h 7 dias)

Trato gastrointestinal	Peritonite primária	Enterobacteriaceae, especialmente E. coli e K. pneumoniae, S. pneumoniae, Enterococci, e outros Streptococci	Crianças	Ceftriaxona	50mg/kg (máximo 1g)	EV	12/12h	5 dias	Flora múltipla deve ser identificada como provável peritonite secundária. Profilaxia está indicada para pacientes portadores de cirrose hepática
Trato gastrointestinal	Peritonite aguda secundária/ perfuração gastrointestinal (esôfago, estomago, apêndice, intestino delgado e cólon)	Aeróbios e anaeróbios intestinais	Adultos	Amoxicilina-clavulanato	1g de amoxicilina	EV	Amoxicilina-clavulanato: 8/8h	7 dias	Tratamento para infecção estabelecida deve limitar-se de 4 a 7 dias. Duração maior não leva a melhoria de resultado. A necessidade de extensão do tempo de ATB ocorre quando há contaminação continuada e/ou coleção não drenada. No caso de apendicite, o ATB pós-operatório só está indicado em caso de peritonite, abscesso ou gangrena. Fazer o descalonamento o mais precoce possível para amoxicilina-clavulanato VO. Avaliar antifúngico em caso de perfuração de esôfago ou uso prolongado de antiácido

(continua)

Tabela 36.5 Terapêutica empírica das infecções comunitárias em adultos e em pediatria mais prevalentes nas admissões hospitalares (veja indicações no paciente imunossuprimido e doses nas seções a seguir) (*continuação*)

Topografia	Processo infeccioso	Microrganismos mais prevalentes	População	Antibioticoterapia empírica inicial – Infecções adquiridas na comunidade					Comentários
				Fármaco	Dose por horário	Via	Intervalo	Tempo	
Trato gastrointestinal	Peritonite aguda secundária/ perfuração gastrointestinal (esôfago, estômago, apêndice, intestino delgado e cólon)	Aeróbios e anaeróbios intestinais	Crianças	Amoxicilina- -clavulanato	30mg/kg de amoxicilina (máximo 1g)	EV	Amoxicilina- -clavulanato: 8/8h	7 dias	Veja comentários para adultos. Em crianças, manuseio com ATB oral em nível ambulatorial pode ser adotado quando procedimentos de drenagem não são mais necessários, mas ainda persistem sintomas de inflamação intra-abdominal no contexto de redução da febre, controle da dor, tolerância alimentar e capacidade de deambular. Doses usuais para neonatos: Gentamicina: 7,5mg/ kg/dia (2,5mg/kg a cada 8h). Prematuros com 1 semana ou menos de vida podem receber dose de 5mg/kg/ dia (2,5mg/kg a cada 12h). Regimes de 2,5mg/kg a cada 18h ou 3mg/kg a cada 24h podem também ser utilizados em prematuros < 32 semanas de vida. Metronidazol: IG < 1 semana: 7,5mg/kg/ dia 24/24h; IG 1 a 4 semanas: 7,5mg/kg 12/12h EV

Sítio	Condição	Microrganismos	População	Antibiótico	Dose	Via	Intervalo	Duração	Observações
Trato gastrointestinal	Pancreatite necroemorrágica infectada (ou abscesso pancreático)	Aeróbios e anaeróbios intestinais	Adultos	Ciprofloxacina + metronidazol	400mg de ciprofloxacina e 500mg de metronidazol	EV	Ciprofloxacina 12/12h Metronidazol: 8/8h	Máximo 14 dias	Não há indicação de antibióticos em outras formas de pancreatite. Penicilinas e cefalosporinas não penetram adequadamente no tecido pancreático
Trato genital	Doença inflamatória pélvica	*N. gonorrhoeae* e *C. trachomatis*. Contribuem bactérias da microbiota vaginal normal (*Streptococcus, E. coli; H. influenzae* e anaeróbios)	Mulheres adultas hospitalizadas	Gentamicina + clindamicina	1,7mg/kg (máximo 500mg) de gentamicina e 900mg de clindamicina	EV	Gentamicina: 8/8h Clindamicina: 8/8h	Até 48h após melhora do quadro clínico	Completar tratamento com doxiciclina 100mg VO de 12/12h no total de 10 a 14 dias. Remover dispositivo intrauterino, se presente
Trato genital	Endometrite pós-parto	Bactérias da microbiota vaginal normal (*Streptococcus, E. coli; H. influenzae* e anaeróbios); *S. aureus* (especialmente pós-cesariana)	Mulheres adultas hospitalizadas	Gentamicina + clindamicina	1,7mg/kg (máximo 500mg) de gentamicina e 900mg de clindamicina	EV	Gentamicina: 8/8h Clindamicina: 8/8h	Até 48h após melhora do quadro clínico	Avaliar histerectomia de acordo com a extensão do quadro e a manifestação clínica. Possível utilizar gentamicina em dose única diária
Trato respiratório inferior	Bronquite aguda	Virus, *M. pneumoniae*	Adultos	Claritromicina	250mg	VO	12/12h	5 dias	
Trato respiratório inferior	Bronquite aguda	Virus, *M. pneumoniae*	Crianças	Claritromicina	7,5mg/kg (máximo 250mg)	VO	12/12h	5 dias	
Trato respiratório inferior	Doença pulmonar obstrutiva crônica infectada	*H. influenzae, M. catarrhalis* e *S. pneumoniae*	Adultos	Amoxicilina-clavulanato	500mg de amoxicilina	VO	8/8h	5 dias	
Trato respiratório inferior	Doença pulmonar obstrutiva crônica infectada	*H. influenzae, M. catarrhalis* e *S. pneumoniae*	Adultos alérgicos à penicilina	Claritromicina	250mg	VO	12/12h	5 dias	
Trato respiratório inferior	Pneumonia	Comuns: *S. pneumoniae* e *Mycoplasma*; ocasionalmente, *S. aureus*	Adultos	Amoxicilina-clavulanato	500mg da amoxicilina	VO	8/8h	5 dias	Nos quadros com manifestação grave, usar a via EV: amoxicilina-clavulanato ou ceftriaxona + claritromicina (a via EV desta último deve ser suspensa até o 5º dia e fazer descalonamento para VO) ou levofloxacina

(continua)

Tabela 36.5 Terapêutica empírica das infecções comunitárias em adultos e em pediatria mais prevalentes nas admissões hospitalares (veja indicações no paciente imunossuprimido e doses nas seções a seguir) (continuação)

Topografia	Processo infeccioso	Microrganismos mais prevalentes	População	Antibioticoterapia empírica inicial – Infecções adquiridas na comunidade					Comentários
				Fármaco	Dose por horário	Via	Intervalo	Tempo	
Trato respiratório inferior	Pneumonia	Comuns: S. pneumoniae e Mycoplasma; ocasionalmente, S. aureus	Adultos alérgicos à penicilina ou possível Mycoplasma	Claritromicina Levofloxacina	250mg 500mg	VO VO	12/12h 24h/24h	5 dias	Nos quadros com manifestação grave, usar a via EV: amoxicilina--clavulanato ou ceftriaxona + claritromicina (a via EV desta último deve ser suspensa até o 5º dia e fazer descalonamento para VO) ou levofloxacina
Trato respiratório inferior	Pneumonia	Comuns: S. pneumoniae e Mycoplasma; ocasionalmente, S. aureus	Crianças > 2 meses	Amoxicilina	15mg/kg (máximo 500mg)	VO	8/8h	5 dias	Se S. pneumoniae resistente, utilizar 80 a 90mg/kg/dia de amoxicilina, divididos em doses a cada 8 ou 12h Nos quadros com manifestação grave, usar a via EV: amoxicilina--clavulanato ou ceftriaxona + claritromicina (a via EV desta último deve ser suspensa até o 5º dia e fazer descalonamento para VO) ou levofloxacina
Trato respiratório inferior	Pneumonia	Comuns: S. pneumoniae e Mycoplasma; ocasionalmente, S. aureus	Crianças > 2 meses alérgicas à penicilina ou possível Mycoplasma	Claritromicina	7,5mg/kg (máximo 250mg)	VO	12/12h	5 dias	Nos quadros com manifestação grave, usar a via EV: amoxicilina--clavulanato ou ceftriaxona + claritromicina (a via EV desta último deve ser suspensa até o 5º dia e fazer descalonamento para VO) ou levofloxacina

Local	Condição	Agentes	População	Antibiótico	Dose	Via	Intervalo	Duração	Observação
Trato respiratório inferior	Pneumonia	S. pneumoniae, Streptococcus grupo B, E. coli, Enterobacteriaceae e C. trachomatis. Casos graves podem ser causados por S. aureus	Crianças ≤ 2 meses	Ampicilina + gentamicina	50 a 100mg/kg de ampicilina e 2,5mg/kg de gentamicina	EV	Ampicilina: 6/6h; Gentamicina: 12/12h se neonato ≤ 7 dias, ou de 8/8h se neonato > 7 dias	5 dias (mínimo)	Alternativa: cefotaxima 50mg/kg EV de 12/12h + ampicilina
Trato respiratório inferior	Pneumonia aspirativa ou abscesso pulmonar	Peptostreptococcus spp., S. pyogenes e S. viridans. Mais raramente, B. fragilis, E. coli e K. pneumoniae	Adultos	Amoxicilina-clavulanato	500mg da amoxicilina	VO	8/8h	14 dias	Nos quadros com manifestação grave, usar a via EV da amoxicilina-clavulanato
Trato respiratório inferior	Pneumonia aspirativa ou abscesso pulmonar	Peptostreptococcus spp., S. pyogenes e S. viridans. Mais raramente, B. fragilis, E. coli e K. pneumoniae	Crianças	Amoxicilina-clavulanato	15mg/kg de amoxicilina (máximo 500mg)	VO	8/8h	14 dias	Nos quadros com manifestação grave, usar a via EV da amoxicilina-clavulanato
Trato respiratório inferior	Pneumonia aspirativa ou abscesso pulmonar	Peptostreptococcus spp., S. pyogenes e S. viridans. Mais raramente, B. fragilis, E. coli e K. pneumoniae	Adultos alérgicos à penicilina	Clindamicina	600mg	EV	8/8h	14 dias	Descalonar a clindamicina para VO o mais precocemente possível. Adultos 300 a 450mg, crianças 5 a 10mg/kg, a cada 6 ou 8h
Trato respiratório inferior	Pneumonia aspirativa ou abscesso pulmonar	Peptostreptococcus spp., S. pyogenes e S. viridans. Mais raramente, B. fragilis, E. coli e K. pneumoniae	Crianças alérgicas à penicilina	Clindamicina	10mg/kg (máximo 450mg)	EV	6/6h	14 dias	Descalonar a clindamicina para VO o mais precocemente possível. Adultos 300 a 450mg, crianças 5 a 10mg/kg, a cada 6 ou 8h
Trato respiratório superior	Epiglotite	H. influenzae sorotipo b	Adultos	Amoxicilina-clavulanato	1g	EV	8/8h	5 dias	
Trato respiratório superior	Epiglotite	H. influenzae sorotipo b	Adultos alérgicos à penicilina	Ceftriaxona	1g	EV	12/12h	5 dias	Se paciente alérgico às cefalosporinas: macrolídeo (claritromicina: a via EV deve ser suspensa até o 5º dia e fazer descalonamento para VO)

(continua)

Tabela 36.5 Terapêutica empírica das infecções comunitárias em adultos e em pediatria mais prevalentes nas admissões hospitalares (veja indicações no paciente imunossuprimido e doses nas seções a seguir) (*continuação*)

Topografia	Processo infeccioso	Microrganismos mais prevalentes	População	Antibioticoterapia empírica inicial – Infecções adquiridas na comunidade					Comentários
				Fármaco	Dose por horário	Via	Intervalo	Tempo	
Trato respiratório superior	Epiglotite	*H. influenzae* sorotipo b	Crianças	Amoxicilina-clavulanato	30mg/kg de amoxicilina (máximo 1g)	EV	8/8h	5 dias	Se paciente alérgico às cefalosporinas: macrolídeo (claritromicina a via EV deve ser suspensa até o 5º dia e fazer descalonamento para VO)
Trato respiratório superior	Epiglotite	*H. influenzae* sorotipo b	Crianças alérgicas à penicilina	Ceftriaxona	50mg/kg (máximo 1g)	EV	12/12h	5 dias	Se paciente alérgico às cefalosporinas: macrolídeo (claritromicina: a via EV deve ser suspensa até o 5º dia e fazer descalonamento para VO)
Trato respiratório superior	Faringite aguda	Vírus, *S. pyogenes* e *C. diphtheriae*	Adultos e crianças > 30kg	Penicilina benzatina	1,2 milhão UI	IM	dose única	dose única	A maioria das infecções é virótica e não necessita antibioticoterapia
Trato respiratório superior	Faringite aguda	Vírus, *S. pyogenes* e *C. diphtheriae*	Adultos	Amoxicilina	500mg	VO	8/8h	10 dias	A maioria das infecções é virótica e não necessita antibioticoterapia
Trato respiratório superior	Faringite aguda	Vírus, *S. pyogenes* e *C. diphtheriae*	Adultos alérgicos à penicilina	Claritromicina	250mg	VO	12/12h	10 dias	A maioria das infecções é virótica e não necessita antibioticoterapia
Trato respiratório superior	Faringite aguda	Vírus, *S. pyogenes* e *C. diphtheriae*	Crianças ≤ 30kg	Penicilina benzatina	30.000UI/kg (máximo: 1,2 milhão UI)	IM	Dose única	dose única	A maioria das infecções é virótica e não necessita antibioticoterapia
Trato respiratório superior	Faringite aguda	Vírus, *S. pyogenes* e *C. diphtheriae*	Crianças	Amoxicilina	15mg/kg (máximo 500mg)	VO	8/8h	10 dias	A maioria das infecções é virótica e não necessita antibioticoterapia
Trato respiratório superior	Faringite aguda	Vírus, *S. pyogenes* e *C. diphtheriae*	Crianças alérgicas à penicilina	Claritromicina	7,5mg/kg (máximo 250mg)	VO	12/12h	10 dias	A maioria das infecções sé virótica e não necessita antibioticoterapia

Trato respiratório superior	Mastoidite aguda	S. pneumoniae; menos frequentes S. pyogenes e S. aureus	Adultos	Amoxicilina-clavulanato	1g	EV	8/8h	10 a 14 dias	Infecção óssea que pode ser complicada por meningite. Exige hospitalização e avaliação cirúrgica
Trato respiratório superior	Mastoidite aguda	S. pneumoniae; menos frequentes: S. pyogenes e S. aureus	Adultos alérgicos à penicilina	Ceftriaxona	1g	EV	12/12h	10 a 14 dias	Se paciente alérgico às cefalosporinas: macrolídeo (claritromicina: a via EV deve ser suspensa até o 5º dia e fazer descalonamento para VO)
Trato respiratório superior	Mastoidite aguda	S. pneumoniae; menos frequentes: S. pyogenes e S. aureus	Crianças	Amoxicilina-clavulanato	30mg/kg de amoxicilina (máximo 1g)	EV	8/8h	10 a 14 dias	
Trato respiratório superior	Mastoidite aguda	S. pneumoniae; menos frequentes S. pyogenes e S. aureus	Crianças alérgicas à penicilina	Ceftriaxona	50mg/kg (máximo 1g)	EV	12/12h	10 a 14 dias	Se paciente alérgico às cefalosporinas: macrolídeo (claritromicina a via EV deve ser suspensa até o 5º dia e fazer descalonamento para VO)
Trato respiratório superior	Otite média aguda	S. pneumoniae e H. influenzae	Adultos	Amoxicilina-clavulanato	500mg	VO	8/8h	5 dias	
Trato respiratório superior	Otite média aguda	S. pneumoniae e H. influenzae	Adultos alérgicos à penicilina	Claritromicina	250mg	VO	12/12h	5 dias	
Trato respiratório superior	Otite média aguda	S. pneumoniae e H. influenzae	Crianças	Amoxicilina-clavulanato	15mg/kg de amoxicilina (máximo 500mg)	VO	8/8h	5 dias	
Trato respiratório superior	Otite média aguda	S. pneumoniae e H. influenzae	Crianças alérgicas à penicilina	Claritromicina	7,5mg/kg (máximo 250mg)	VO	12/12h	5 dias	

(continua)

Tabela 36.5 Terapêutica empírica das infecções comunitárias em adultos e em pediatria mais prevalentes nas admissões hospitalares (veja indicações no paciente imunossuprimido e doses nas seções a seguir) (*continuação*)

Topografia	Processo infeccioso	Microrganismos mais prevalentes	População	Antibioticoterapia empírica inicial – Infecções adquiridas na comunidade					Comentários
				Fármaco	Dose por horário	Via	Intervalo	Tempo	
Trato respiratório superior	Sinusite	*S. pneumoniae* e *H. influenzae*	Adultos	Amoxicilina--clavulanato	500mg	VO	8/8h	5 dias	Recomendado ATB se: sintomas > 7 dias, dor facial/dentária ou secreção nasal purulenta. Não há recomendação de radiografia de seios da face. Se imagem for imprescindível, a indicação correta é TC
Trato respiratório superior	Sinusite	*S. pneumoniae* e *H. influenzae*	Adultos alérgicos à penicilina	Claritromicina	250mg	VO	12/12h	5 dias	Recomendado ATB se: sintomas > 7 dias, dor facial/dentária ou secreção nasal purulenta. Não há recomendação de radiografia de seios da face. Se imagem for imprescindível, a indicação correta é TC
Trato respiratório superior	Sinusite	*S. pneumoniae* e *H. influenzae*	Crianças	Amoxicilina--clavulanato	15mg/kg de amoxicilina (máximo 500mg)	VO	8/8h	5 dias	Recomendado ATB se: sintomas > 7 dias, dor facial/dentária ou secreção nasal purulenta. Não há recomendação de radiografia de seios da face. Se imagem for imprescindível, a indicação correta é TC
Trato respiratório superior	Sinusite	*S. pneumoniae* e *H. influenzae*	Crianças alérgicas à penicilina	Claritromicina	7,5mg/kg (máximo 250mg)	VO	12/12h	5 dias	Recomendado ATB se: sintomas > 7 dias, dor facial/dentária ou secreção nasal purulenta. Não há recomendação de radiografia de seios da face. Se imagem for imprescindível, a indicação correta é TC

Trato urinário	Bacteriúria assintomática	*E. coli*; menos frequente: *S. saprophyticus*	Indicado apenas em gestantes; pacientes que serão submetidos a procedimento urológico; pós-transplante renal; e pacientes neutropênicos	Amoxicilina	500mg	VO	12/12h	5 dias	Ajustar ATB de acordo com a cultura. Alternativa para não grávidas: norfloxacina 400mg VO 12/12h. Considerar cefalosporina de 1ª geração em pacientes com infecção de repetição
Trato urinário	Cistite	*E. coli*; menos frequente: *S. saprophyticus*	Mulheres adultas não grávidas	Nitrofurantoína	100mg	VO	12/12h	3 dias	Alternativa: norfloxacina 400mg VO de 12/12h por 3 dias
Trato urinário	Cistite	*E. coli*; menos frequente: *S. saprophyticus*	Homens adultos	Nitrofurantoína	100mg	VO	12/12h	14 dias	Qualquer ITU em homens deve ser investigada para detecção de anormalidades do trato geniturinário. O tempo de ATB deve ser de 14 dias
Trato urinário	Cistite	*E. coli*; menos frequente: *S. saprophyticus*	Crianças	Amoxicilina-clavulanato	7,5mg/kg de amoxicilina (máximo 250mg)	VO	8/8h	5 a 10 dias	Qualquer ITU em meninos de qualquer idade ou em meninas < 5 anos, ou na pré-menarca com ITU recorrente, deve ser investigada. Profilaxia está indicada entre o término do tratamento e a conclusão da investigação (nitrofurantoína 50mg VO uma vez à noite)

(*continua*)

Tabela 36.5 Terapêutica empírica das infecções comunitárias em adultos e em pediatria mais prevalentes nas admissões hospitalares (veja indicações no paciente imunossuprimido e doses nas seções a seguir) (*continuação*)

Topografia	Processo infeccioso	Microrganismos mais prevalentes	População	Antibioticoterapia empírica inicial – Infecções adquiridas na comunidade					Comentários
				Fármaco	Dose por horário	Via	Intervalo	Tempo	
Trato urinário	Pielonefrite aguda	*E. coli*; menos frequentes: *Proteus*, *Klebsiella* ou *Enterococcus* spp.	Adultos (exclui gestantes – veja comentários)	Gentamicina	1,7mg/kg	IM ou EV	8/8h ou dose única diária (5mg/kg, não ultrapassando 520mg)	7 dias	Alternativa para gestantes: ceftriaxona 1g EV ou IM 24/24h. Descalonar o mais precoce possível para amoxicilina--clavulanato VO (tempo total máximo de tratamento: 14 dias)
Trato urinário	Pielonefrite aguda	*E. coli*; e menos frequentes: *Proteus*, *Klebsiella* ou *Enterococcus* spp.	Crianças	Gentamicina	2,5mg/kg	IM ou EV	8/8h	7 dias	Alternativa: ceftriaxona 50mg/kg (máximo 1g) EV ou IM 24/24h. Descalonar o mais precoce possível para amoxicilina--clavulanato VO (tempo total máximo de tratamento: 14 dias)
Trato urinário	Prostatite	Diversos patógenos, incluindo *E. coli*, *S. aureus*, *C. trachomatis* e *U. urealyticum*	Adultos	Ciprofloxacina	500mg	VO	12/12h	4 semanas	Alternativa: sulfametoxazol--trimetoprima 8 a 10mg/kg/dose (componente trimetoprima) EV, 8/8h. Descalonar para VO após 24h afebril (SMX-TMP ou ciprofloxacina). Abscesso prostático: associar clindamicina 450mg VO 8/8h (considerar via EV: 600 a 900mg/dose); pode ser indicada aspiração se não responsivo ao tratamento conservador após 1 semana do início da antibioticoterapia

As carbapenemases costumam ser capazes de hidrolisar não apenas carbapenêmicos, mas também os demais betalactâmicos, como cefalosporinas, penicilinas e monobactâmicos. Três grandes classes de carbapenemases são encontradas atualmente em enterobactérias no mundo inteiro: as metalobetalactamases, das quais os tipos IMP, VIM e NDM são os mais frequentemente detectados em enterobactérias; as OXA-carbapenemases, sendo a mais frequente em enterobactérias a OXA-48; e as carbapenemases do tipo KPC.

Do ponto de vista epidemiológico, demonstram grande relevância as carbapenemases do tipo KPC e as do tipo NDM, as quais apresentaram rápida e ampla disseminação mundial após as descrições iniciais.

A maioria dos bastonetes gram-negativos resistentes às carbapenemases (BGN-CR) é sensível apenas às polimixinas; entretanto, não é incomum a observação de falência terapêutica com polimixinas e outros potenciais antimicrobianos, o que desencoraja a monoterapia. Nesse contexto, associado às evidências pré-clínicas, o benefício da terapêutica combinada contra BGN-CR fortaleceu-se como estratégia para mitigar as limitações da monoterapia. Todavia, até a data de elaboração deste livro o esquema terapêutico ideal permanece incerto, uma vez que a maioria das publicações consiste em análises retrospectivas de série de casos ou de relatos pontuais, sendo ainda raros os trabalhos prospectivos com controle de variáveis. Por exemplo, estudo de metanálise publicado em 2014 por Paul e cols. não encontrou diferenças na mortalidade em até 30 dias nos diversos trabalhos que estudaram pacientes tratados com colistina isoladamente e pacientes submetidos à terapêutica combinada.

As polimixinas (B e E, esta última representada pela colistina), a fosfomicina, a tigeciclina, o aztreonam, os aminoglicosídeos, a rifampicina, e até mesmo os carbapenêmicos, são os agentes mais frequentemente citados nas associações. Além da incerteza quanto à eficácia terapêutica, somam-se os potenciais efeitos colaterais das associações, os quais são ampliados quando se adicionam os efeitos individuais, em especial nefrotoxicidade, intensificação da colonização por BGN-CR e superinfecção por *C. difficile* e fungos. Outro fator relevante é a determinação da CIM dos medicamentos selecionados, o que influencia a decisão clínica à luz do conhecimento atual.

Zavascki e cols. (2013) descrevem as seguintes associações terapêuticas encontradas na literatura de acordo com o BGN-CR:

- *Pseudomonas aeruginosa:*
  - Colistina + imipenem (ou doripenem)
  - Polimixina B + doripenem + rifampicina
  - Meropenem (ou imipenem) + levofloxacina
- *Acinetobacter baumannii:*
  - Colistina + rifampicina (ou carbapenêmico)
  - Carbapenêmico + betalactâmico com sulbactam (a literatura cita ampicilina-sulbactam)
  - Carbapenêmico + betalactâmico com sulbactam + rifampicina
- **Enterobacteriaceae:**
  - Polimixina (B ou E) + carbapenêmico
  - Polimixina (B ou E) + carbapenêmico + rifampicina

Quando a CIM das polimixinas (B e colistina) é ≤ 2mg/L, recomenda-se que esse grupo seja adotado como base da associação terapêutica. Quando a CIM é > 2mg/L, reforça a indicação de tigeciclina como base. O aztreonam é uma alternativa atraente em substituição ao carbapenêmico nas associações, se o BGN for produtor de metalobetalactamase.

A fosfomicina é uma alternativa atraente em casos de infecções por Enterobacteriaceae. A *Pseudomonas* desenvolve rápida resistência, o que limita a indicação nesse contexto infeccioso. No Brasil, entretanto, encontra-se disponível apenas a apresentação oral.

Quanto aos aminoglicosídeos, os estudos, até a presente data, sugerem a possibilidade de uso em alguns casos de BGN-CR sensível a essa categoria, mas com diferenças em termos de eficácia.

Por exemplo, alguns estudos mostram maior eficácia da tobramicina em infecções por *P. aeruginosa* e *A. baumannii*, enquanto a amicacina, por sua vez, é associada a maior suscetibilidade das enterobacteriáceas.

Rotatividade de antimicrobianos para controle de bastonetes gram-negativos produtores de betalactamases plasmidiais (não tipo I)

Nesse contexto, as penicilinas de amplo espectro associadas a inibidor de betalactamase, especificamente ticarcilina-clavulanato ou piperacilina-tazobactam, constituem opções interessantes, poupando a prescrição de cefalosporinas de terceira e quarta gerações e dos carbapenêmicos.

Além de efetivas contra BGN não produtores de betalactamases cromossomiais (as do tipo I), agem contra a maioria dos gram-positivos sensíveis aos betalactâmicos e contra os anaeróbios. A piperacilina-tazobactam é a associação que apresenta maior atividade *in vitro*, maior inclusive que a da ceftazidima contra *P. aeruginosa*.

TRATAMENTO DAS INFECÇÕES VIRAIS

As principais medidas terapêuticas empregadas em casos de infecção viral encontram-se descritas na Tabela 36.6.

INFECÇÕES NO PACIENTE IMUNODEPRIMIDO
Paciente HIV-positivo
Prevenção da transmissão vertical materno-fetal do HIV

O Protocolo 76 do Aids Clinical Trial Group (PACTG 076), ensaio clínico randomizado publicado em 1994, representou grande avanço no combate à transmissão perinatal do HIV, ao demonstrar que a administração da zidovudina (AZT) às gestantes soropositivas e aos RN expostos reduzia em aproximadamente 70% o risco de transmissão vertical, com efeitos colaterais mínimos. Houve redução significativa dos casos novos de HIV em crianças após essa intervenção, com queda de 25% para 8,3%. Mais tarde, o uso de terapia combinada na gestação (dois ou três antirretrovirais [ARV] ou HAART – *Highly Active Antiretroviral Therapy*) reduziu ainda mais as taxas de transmissão vertical, mas com registro de estabilização nos últimos anos.

Todas as gestantes infectadas pelo HIV devem receber terapia antirretroviral (TARV) durante a gestação. Mulheres que apresentam repercussões clínicas e/ou imunológicas graves da infecção pelo HIV devem receber tratamento, independentemente da gravidez e em qualquer período gestacional. Portanto, gestantes sintomáticas ou assintomáticas com contagem de LT-CD4+ ≤ 350 células/mm^3 apresentam critérios para início do tratamento, conforme recomendado para adultos que vivem com HIV, com o objetivo de tratar a doença ou reduzir o risco de progressão.

A profilaxia antirretroviral está indicada para gestantes assintomáticas com contagem de LT-CD4+ ≥ 350 células/mm^3. O início do esquema deve ser precoce, após o primeiro trimestre, entre a 14ª e a 28ª semana de gestação. A profilaxia com TARV deve ser suspensa após o parto.

Deve-se utilizar esquema antirretroviral composto por três antirretrovirais de duas classes diferentes, seja com indicação de profilaxia ou de tratamento. A associação zidovudina/lamivudina (AZT/3TC) é composta pela dupla de inibidores nucleosídeos da transcriptase reversa (ITRN) mais estudada em gestantes infectadas pelo HIV, sendo a primeira escolha para composição do esquema antirretroviral inicial. Um inibidor nucleosídeo da transcriptase reversa (ITRNN) ou um inibidor da protease (IP) deve ser associado a esse esquema. Quanto à escolha do ITRNN na gestação, a opção recai sobre a nevirapina (NVP). O IP de escolha para terapia inicial deve ser o lopinavir/r (LPV/r), com base na maior experiência com o uso desse medicamento, na alta potência de supressão viral e em seu perfil de segurança na gestação.

A Tabela 36.7 exibe as recomendações para início da terapia antirretroviral em gestantes.

Tabela 36.6 Terapêutica das infecções virais

Doença	Tratamento de escolha*	2ª escolha*	Profilaxia ou tratamento supressivo*	Comentários
Herpes genital – 1º episódio	Aciclovir: 200mg VO 5 vezes ao dia ou 400mg a cada 8h por 10 dias (não ultrapassar 80mg/kg/dia em crianças)	Aciclovir: 5mg/kg EV a cada 8h por 5 dias (apenas em casos graves)	–	O efeito do tratamento antiviral na transmissão da doença é desconhecido
Herpes genital – episódio recorrente	Aciclovir: 200mg VO 5 vezes ao dia ou 400mg a cada 8h por 5 dias (não ultrapassar 80mg/kg/dia em crianças)	–	Aciclovir: 200 a 400mg VO 2 a 3 vezes ao dia por 1 ano ou mais, se necessário	É preferível indicar tratamento supressivo do que o episódico; a dose diária deve ser tateada até o menor valor necessário para prevenir recorrências
Herpes labial em paciente sadio	Penciclovir: creme a 1% a cada 2h (exceto durante o sono) por 4 dias	Aciclovir: 200mg VO 5 vezes ao dia por 5 dias	Aciclovir: 200mg VO 5 vezes ao dia imediatamente antes e durante exposição ao sol	O resultado será melhor se o tratamento for feito na fase inicial; a profilaxia é efetiva nos episódios desencadeados pela exposição ao sol
Herpes mucocutâneo em paciente imunocomprometido	Aciclovir: 5mg/kg EV a cada 8h por 7 dias	Aciclovir: 400mg VO 5 vezes ao dia por 5 dias	Aciclovir: 400mg VO a cada 8 h por 2 a 3 meses	Penciclovir EV é equivalente ao aciclovir EV
Herpes mucocutâneo por vírus aciclovir-resistente	Foscarnet: 40mg/kg EV 2 a 3 vezes ao dia, por 7 a 21 dias	–	–	Cidofovir gel está sendo avaliado para uso em herpes aciclovir-resistente
Encefalite herpética (veja *Herpes neonatal*)	Aciclovir: 10mg/kg EV a cada 8h por 14 a 21 dias	–	–	Preferível instituir tratamento antes da ocorrência do estado de coma; morbidade e mortalidade são altas a despeito do tratamento
Herpes neonatal	Aciclovir: 10 a 15mg/kg EV a cada 8h por 14 dias Prematuros: 10mg/kg EV a cada 12h por 21 dias	–	–	Morbidade e mortalidade são altas independentemente do tratamento; supressão após o tratamento ainda está em fase de avaliação
Varicela no paciente sadio	Aciclovir: 20mg/kg (no máximo 800mg) VO 4 vezes ao dia por 5 dias	–	–	Adolescentes, adultos e pacientes com episódio secundário são os que mais se beneficiam com o tratamento

(continua)

Tabela 36.6 Terapêutica das infecções virais (*continuação*)

Doença	Tratamento de escolha*	2ª escolha*	Profilaxia ou tratamento supressivo*	Comentários
Varicela no paciente imunocomprometido	Aciclovir: 10mg/kg EV a cada 8h por 7 a 10 dias	–	Varicela-zóster: imunoglobulina 1 frasco/10kg IM (no máximo 5 frascos)	Tratar o mais precocemente possível para prevenir disseminação visceral; administrar a imunoglobulina até 96h após a exposição
Herpes-zóster no paciente sadio	Valaciclovir: 1g VO 3 vezes ao dia por 7 dias, ou Famciclovir: 500mg VO a cada 8h por 7 dias	Aciclovir: 800mg VO 5 vezes ao dia por 7 dias	–	Pacientes ≥ 50 anos ou aqueles com zoster oftálmico são os que mais se beneficiam do tratamento; uso de corticosteroide não se encontra estabelecido
Herpes-zóster no paciente imunocomprometido	Aciclovir: 10mg/kg EV, a cada 8h por 7 dias	Foscarnet (para vírus aciclovir-resistente): 60mg/kg EV 2 a 3 vezes ao dia por 7 a 14 dias	Aciclovir: 400 a 800 mg VO 4 vezes ao dia por pelo menos 3 meses após cirurgia de transplante	Tratamento deve ser iniciado mesmo que tardiamente; uso de corticosteroide não se encontra estabelecido
Citomegalovírus em paciente transplantado	Ganciclovir: 5mg/kg EV a cada 12h por 14 a 21 dias	Foscarnet: 60mg/kg EV a cada 8h por 7 a 14 dias	Aciclovir: 400 a 800mg VO 4 vezes ao dia por pelo menos 3 meses após transplante renal Ganciclovir: 1g VO 3 vezes ao dia às refeições por 2 a 3 meses após transplante de fígado Aciclovir: 10mg/kg EV a cada 8h por 1 mês, seguidos por 800mg VO 4 vezes ao dia por pelo menos 3 meses após transplante de medula óssea Ganciclovir: 5 a 6mg/kg EV 5 a 7 dias/semana por 3 meses após transplante de medula óssea, coração ou fígado	Ganciclovir oral provavelmente é o melhor em transplante de coração-pulmão Valaciclovir é agente profilático efetivo no transplante renal Ganciclovir EV deve ser iniciado somente após a efetivação do transplante de medula óssea; no transplante de coração, a dose é de 5mg/kg a cada 12h nas primeiras 2 semanas pós-transplante; a dose deve ser reduzida para 5 dias/semana no paciente ambulatorial

| Influenza A | Oseltamivir: 75mg VO 2 vezes ao dia por 5 dias em adultos; 2mg/kg 2 vezes ao dia (máximo 75mg 2 vezes ao dia) por 5 dias em crianças de 1 a 12 anos | Rimantadina: 200mg VO ao dia por 5 a 7 dias em adultos; 5mg/kg (no máximo 150mg) por 5 a 7 dias em crianças < 10 anos. Amantadina: 100mg VO 3 vezes ao dia por 5 dias em adultos; 2,2mg/kg (no máximo 75mg) 2 vezes ao dia por 5 dias em crianças < 9 anos | Oseltamivir: 75mg VO a cada 24h durante epidemia por influenza, a partir dos 13 anos de idade. Rimantadina ou amantadina nas mesmas doses para tratamento, por 10 dias a 6 semanas, após exposição durante epidemia por influenza | Reduzir dose em paciente ≥ 65 anos; o tratamento pode disseminar vírus fármaco-resistente entre membros da mesma família |
| Vírus respiratório sincicial causando pneumonite grave | Ribavirina 20mg/mL de água (6g de ribavirina em 300mL de água estéril), administrada por microrebulização 18h/dia por 3 a 7 dias | – | Vírus respiratório sincicial: imunoglobulina, 750mg/kg EV, ou anticorpo monoclonal (palivizumabe), 15mg/kg IM, mensalmente, durante a estação da doença virótica respiratória em crianças prematuras ou com broncodisplasia | O uso de ribavirina é pouco prático, exceto para o paciente internado, e sua eficácia é questionada; pode-se fornecer o aerosol através de respirador, máscara ou tenda |

* Doses pediátricas e ajustes na insuficiência renal.

- Aciclovir: as doses pediátricas já se encontram nas tabelas. Depuração de creatinina: > 25mL/min, dose habitual; ≤ 25 e > 10, a cada 8h; ≤ 10mL/min, a cada 12h.

- Valaciclovir: dosagem não estabelecida para pediatria. Depuração de creatinina: 15 a 30mL/min, a cada 12h; < 15mL/min, a cada 24h; em hemodiálise, a cada 24h e uma dose após diálise.

- Famciclovr: dosagem não estabelecida para pediatria. Depuração de creatinina: 30 a 59mL/min, a cada 12h; 10 a 29mL/min, a cada 24h; em hemodiálise, a cada 48h.

- Foscarnet: 120mg/kg/dia em três doses. Ajuste na insuficiência renal. Esquema de dosagem de foscarnet: tratamento de indução: retinite por citomegalovírus (a cada 8h): depuração plasmática de creatinina 1,6mL/kg/min: 60mg/kg; 1,6 a 1,4mL/kg/min: 55mg/kg; 1,4 a 1,2mL/kg/min: 49mg/kg; 1,2 a 1,0mL/kg/min: 42mg/kg; 1,0 a 0,8mL/kg/min: 35mg/kg; 0,8 a 0,6mL/kg/min: 28mg/kg; 0,6 a 0,4mL/kg/min: 21mg/kg; 0,4mL/kg/min: tratamento não recomendado. Vírus herpes simples (cada 8h): depuração plasmática de creatinina 1,6mL/kg/min: 40mg/kg; 1,6 a 1,4mL/kg/min: 37mg/kg; 1,4 a 1,2mL/kg/min: 33mg/kg; 1,2 a 1,0mL/kg/min: 28mg/kg; 1,0 a 0,8mL/kg/min: 24mg/kg; 0,8 a 0,6mL/kg/min: 19mg/kg; 0,6 a 0,4mL/kg/min: 14mg/kg; 0,4mL/kg/min: tratamento não recomendado. Tratamento de manutenção de retinite por citomegalovírus: depuração plasmática de creatinina 1,4mL/kg/min – infusão única dose durante 2h – 90 a 120mg/kg; 1,4 a 1,2mL/kg/min: 78 a 104mg/kg; 1,2 a 1,0mL/kg/min: 75 a 100mg/kg; 1,0 a 0,8mL/kg/min: 71 a 94mg/kg; 0,8 a 0,6mL/kg/min: 63 a 84mg/kg; 0,6 a 0,4mL/kg/min: 57 a 76mg/kg; 0,4mL/kg/min: tratamento não recomendado. Hidratação: a toxicidade renal pode ser reduzida mediante hidratação adequada do paciente. Recomenda-se estabelecer diurese pela hidratação com 0,5 a 1 litro de solução fisiológica antes da primeira infusão e adicionar subsequentemente 0,5 a 1 litro de solução fisiológica a cada infusão.

- Lamivudina: 4mg/kg/dose a cada 12h, até no máximo 300mg. Depuração de creatinina: dose inicial habitual: > 50mL/min – dose habitual; 30 a 50mL/min a cada 24h; 15 a 29mL/min, dois terços da dose a cada 24h; 5 a 14mL/min, um terço da dose a cada 24h; dose inicial: um terço da dose habitual; < 5mL/min, um sexto da dose a cada 24h.

Tabela 36.7 Terapia antirretroviral em gestantes

Idade gestacional	Status clínico-laboratorial da gestante	Conduta
Após a 28ª semana de gestação	Assintomática, sem contagem de LT-CD4+ disponível	Coletar sangue para contagem de CD4 e CV, iniciar imediatamente a profilaxia com TARV combinada (três ARV) independentemente do resultado de CD4 e CV*
Entre a 14ª e a 28ª semana de gestação	Assintomática, com contagem de LT-CD4 ≥ 350 células/mm³	Profilaxia com TARV combinada (associação de três ARV)
Independentemente da IG	Assintomática, com LT-CD4+ < 350 células/mm³	Tratar + quimioprofilaxia para IO (esta só deve ser indicada se LT-CD4+ < 200 células/mm³)
Independentemente da IG	Sintomática*	Tratar + quimioprofilaxia primária para IO

CV: carga viral; LT: linfócitos T; IG: idade gestacional; IO: infecções oportunistas.

*Considerar os sintomas associados à infecção pelo HIV, mesmo não definidores de AIDS.

Quando o diagnóstico é estabelecido mais tarde, no terceiro trimestre (mais especificamente a partir da 28ª semana), recomenda-se o início da TARV logo após a coleta dos exames, mesmo antes da obtenção de seus resultados. No final da gestação, desde que a gestante não esteja em trabalho de parto, recomenda-se iniciar TARV combinada, preferencialmente com esquema composto por zidovudina + lamivudina + lopinavir/ritonavir. Durante o trabalho de parto, mantém-se a indicação de infusão EV de AZT.

Todas as gestantes, independentemente do tipo de parto, devem receber AZT EV desde o início do trabalho de parto ou pelo menos 3 horas antes da cesariana eletiva, a ser mantido até o clampeamento do cordão umbilical. Durante o trabalho de parto, ou no dia da cesariana programada, devem ser mantidos os medicamentos antirretrovirais (ARV) orais utilizados pela gestante, em seus horários habituais, inclusive durante o período de infusão venosa do AZT.

Deve-se iniciar a infusão, em acesso venoso individualizado, na dose de 2mg/kg EV na primeira hora, seguindo com infusão contínua a 1mg/kg/h EV até o clampeamento do cordão umbilical. Após o nascimento, a infusão deve ser suspensa.

Apenas em caso de indisponibilidade do AZT injetável no momento do parto, administrar AZT VO na dose de 300mg, no começo do trabalho de parto, e seguir com 300mg a cada 3 horas, até o clampeamento do cordão umbilical. Entretanto, as orientações para utilização desse esquema provêm de casuísticas limitadas e ainda não contam com suporte irrefutável da literatura.

Resultados recentes do estudo PACTG 1043 (*Pediatric AIDS Clinical Trial Group*) evidenciaram maior eficácia na redução da transmissão vertical do HIV com o uso de quimioprofilaxia combinada para o recém-nascido, quando comparada ao uso de AZT por 6 semanas isoladamente, para crianças expostas de mães que não receberam TARV combinada na gestação. O PACTG 1043, ensaio randomizado aberto e multicêntrico em que foram incluídos 1.746 recém-nascidos de quatro países, demonstrou que, em recém-nascidos cujas mães não receberam antirretrovirais durante a gravidez, a profilaxia com regime de dois ou três agentes ARV foi superior ao uso isolado de AZT para prevenção da transmissão do HIV durante o parto; o regime de dois fármacos promoveu menos toxicidade do que o regime com três medicamentos.

Em 2014, o Ministério da Saúde publicou documento que atualiza as recomendações para manejo da infecção pelo HIV em crianças e adolescentes. A Tabela 36.8 mostra as indicações de quimioprofilaxia da infecção pelo HIV em recém-nascidos expostos.

Tabela 36.8 Quimioprofilaxia do HIV em neonatos

Cenários	Indicação	ARV	Posologia	Duração total
Cenário 1	Uso de ARV no pré-natal e periparto, com carga viral documentada < 1.000 cópias/mL no 3º trimestre	AZT (VO)	RN > 35 semanas IG: 4mg/kg/dose de 12/12h RN entre 30 e 35 semanas IG: 2mg/kg/dose de 12/12h por 14 dias, e 3mg/kg/dose de 12/12h a partir do 15º dia RN < 30 semanas IG: 2mg/kg/dose de 12/12h	4 semanas
Cenário 2	Não utilização de ARV durante a gestação, independente do uso de AZT periparto Uso de ARV na gestação, mas carga viral desconhecida ou ≥ 1.000 cópias/mL no 3º trimestre	AZT (VO) + NVP (VO)	RN > 35 semanas IG: 4mg/kg/dose de 12/12h RN entre 30 e 35 semanas IG: 2mg/kg/dose de 12/12h nos primeiros 14 dias e 3mg/kg/dose de 12/12h a partir do 15º dia RN < 30 semanas IG: 2mg/kg/dose de 12/12h Peso de nascimento > 2kg: 12mg/dose (1,2mL) Peso de nascimento = 1,5 a 2kg: 8mg/dose (0,8mL) Peso de nascimento < 1,5kg: não usar NVP	4 semanas 1ª dose: primeiras 48h de vida 2ª dose: 48h após a 1ª dose 3ª dose: 96h após 2ª dose

A quimioprofilaxia com AZT deverá ser administrada, de preferência, imediatamente após o nascimento (se possível nas primeiras 2 horas de vida) e a indicação de associação da nevirapina, com início nas primeiras 48 horas de vida, deve ser avaliada conforme os cenários descritos previamente. Não há estudos que comprovem o benefício do início da quimioprofilaxia 48 horas após o nascimento.

Excepcionalmente, quando a criança não apresenta condições de receber o medicamento VO ou sonda enteral, AZT injetável pode ser utilizado nas seguintes doses:

- **Recém-nascido com 35 semanas de idade gestacional ou mais:** 3mg/kg EV a cada 12 horas.
- **Recém-nascido entre 30 e 35 semanas de idade gestacional:** 1,5mg/kg EV a cada 12 horas nos primeiros 14 dias de vida e 2,3mg/kg/dose a cada 12 horas a partir do 15º dia.
- **Recém-nascido com menos de 30 semanas de idade gestacional:** 1,5mg/kg EV a cada 12 horas.

Nesse caso, não se associa a nevirapina, mesmo quando indicada, a qual só se encontra disponível em apresentação oral.

Tratamento de infecção ativa por Pneumocystis jiroveci

- Os esquemas recomendados para tratamento da pneumonia por *P. jiroveci* (PCP) são apresentados na Tabela 36.9.
- Na pneumonia moderada a grave (PaO_2 < 70mmHg), recomendam-se esquemas administrados, preferencialmente, por via EV. A mudança da via de administração de EV para VO deverá ser realizada quando ocorrer melhora clínica.
- A associação de corticosteroides ao tratamento de PCP moderada a grave apresentou redução importante na mortalidade.
- Indicações da terapia associada a corticosteroide (gradiente arterioalveolar de O_2 > 35mmHg ou PO_2 < 70mmHg com FiO_2 = 21%):
  - **Dose para pacientes > 13 anos de idade:** prednisona, 40mg VO, duas vezes ao dia por 5 dias; em seguida, 40mg VO, uma vez ao dia por 5 dias, seguidos de 20mg VO uma vez ao dia, com

Tabela 36.9 Esquemas para tratamento da pneumonia pelo *Pneumocystis jiroveci*

Fármaco	Dose	Duração
Esquema de escolha		
Sulfametoxazol-trimetoprima (SMX-TMP)*	15 a 20mg/kg/dia de TMP, divididos em 3 ou 4 doses, EV ou VO	3 semanas
Esquemas alternativos		
Pentamidina venosa *	4mg/kg/dia EV	3 semanas
Dapsona + trimetoprima	2mg/kg/dia (máximo 100mg) de dapsona VO 1 vez ao dia + 20mg/kg/dia de TMP VO em 4 doses	3 semanas
Clindamicina + primaquina	600 a 900mg de clindamicina EV de 6/6h a 8/8h (40mg/kg/dia) ou 300 a 450mg VO de 6/6h + primaquina 15 a 30mg/dia VO	3 semanas

* Esquemas de escolha para crianças.

diminuição pela metade, a cada 5 dias, até completar o tratamento (21 dias). Alternativamente, pode-se utilizar metilprednisolona EV, equivalente a 75% da dose da prednisona.

- **Dose para crianças < 13 anos de idade:** prednisona, 1 a 2mg/kg/dia VO, duas vezes ao dia por 5 dias; depois, administrar a metade da dose por mais 5 dias; ou hidrocortisona, 5 a 10mg/kg/dia EV, a cada 6 horas, por 5 a 10 dias, ou equivalente.

Antes de associar o corticoide, deve-se excluir a presença de coinfecções, principalmente CMV e micobactérias.

Profilaxia para pneumonia por Pneumocystis jiroveci em paciente HIV-positivo

Indicações

- **Profilaxia primária:** em lactentes, recomenda-se que todas as crianças expostas ao HIV recebam profilaxia com sulfametoxazol-trimetoprima (SMX-TMP) a partir de 4 a 6 semanas de idade, até que apresentem duas cargas virais indetectáveis, a segunda após 4 meses de vida. Essa profilaxia é mantida somente para as crianças infectadas, a partir de 4 meses até 1 ano, independente de LT-CD4+. Em crianças < 12 meses, a contagem de LT-CD4+ não é marcadora do risco de doença. Após os 12 meses, a indicação de SMX-TMP será orientada pela contagem de LT-CD4+ (< 500 células/mm³ nas crianças entre 1 e 5 anos):
  - CD4+ < 200 células/mm³ (ou < 14%).
  - Monilíase oral associada ao HIV.
  - Febre inexplicada (> 37,8°C) por mais de 2 semanas.
  - Doença definidora de AIDS.
- **Profilaxia secundária (prevenção da recorrência):**
  - Episódio anterior de PPC.

Esquemas

- **Primeira escolha – SMX-TMP:**
  - **Adolescentes e adultos:** SMX-TMP 800/160mg VO, três vezes por semana.
  - **Crianças:** 150mg de TMP/m²/dia + 750mg de SMX/m²/dia (ou 5 + 25mg/kg/dia) VO, divididos em duas doses, 3 dias por semana, alternados ou consecutivos.
- **Segunda escolha:**
  - **Dapsona:**
    - **Adultos:** 100mg VO, uma vez ao dia.
    - **Crianças > 1 mês de vida:** 2mg/kg/dia (máximo de 100mg) ou 4mg/kg/semana (máximo de 200mg).

- Pentamidina aerossolizada:
  - **Crianças > 5 anos e adultos:** 300mg, uma vez ao mês, via inalatória.
- Pentamidina EV:
  - **Crianças > 5 anos de idade:** 4mg/kg a cada 2 a 4 semanas.
- Atovaquona:
  - **Uso pediátrico:** 30mg/kg/dia (máximo 1,5g) VO, uma vez ao dia, para crianças de 1 a 3 meses de vida ou > 2 anos; 45mg/kg/dia (máximo 1,5g) VO, uma vez ao dia, para crianças de 4 a 24 meses de vida.
  - **Adultos e crianças > 12 anos:** 1.500mg VO, uma vez ao dia com alimentos.
- **Critérios de suspensão:** TARV > 6 meses com boa resposta, com manutenção de LT-CD4+ > 200 células/mm^3 (ou 15%) por mais de 3 meses (nas crianças de 1 a 5 anos, contagem de CD4 > 500 células/mm^3 ou 15%). Reintroduzir profilaxia se LT-CD4+ < 200 células/mm^3 ou 15%.

Tratamento da encefalite por toxoplasmose

Esquemas

- **Primeira escolha:**
  - Pirimetamina, 200mg (dose inicial no primeiro dia), seguidos de 50mg (peso < 60kg) a 75mg (peso > 60kg) VO, diariamente; crianças: 1 a 2mg/kg/dia (máximo 25mg) VO, uma vez ao dia;
    +
  - Sulfadiazina, 4g (peso < 60kg) a 6g (peso > 60kg) VO, divididos em quatro doses diárias; crianças: 100 a 200mg/kg/dia VO a cada 6 horas;
    +
  - Ácido folínico, 10mg/dia VO, uma vez ao dia; crianças: 5 a 10mg/dia VO, uma vez ao dia.
- **Segunda escolha:**
  - Pirimetamina + ácido folínico como acima
    +
  - Clindamicina, 600mg EV ou VO, a cada 6 horas
    ou
  - SMX-TMP, 25mg/SMX kg EV ou VO, a cada 12 horas.

Tempo de tratamento

- Pelo menos 6 semanas, ou
- Preferencialmente, até 3 semanas após a resolução completa das alterações encontradas à tomografia ou à ressonância magnética cerebral.
- A partir daí, reduzir as doses para terapêutica de manutenção.

Terapêutica de manutenção (profilaxia secundária)

- **Crianças:** pirimetamina 1mg/kg/dia (máximo 25mg) VO + ácido folínico 5 a 10mg VO uma vez ao dia + sulfadiazina 75mg/kg/dia a cada 12 horas, diariamente.
- **Adultos < 60kg:** sulfadiazina 500mg quatro vezes ao dia + pirimetamina 25mg uma vez ao dia + ácido folínico 10mg uma vez ao dia.
- **Adultos > 60kg:** sulfadiazina 1.000mg quatro vezes ao dia + pirimetamina 50mg por dia + ácido folínico 10mg uma vez ao dia
  ou
- Clindamicina 600mg três vezes ao dia (20 a 30mg/kg/dia em quatro doses) VO + pirimetamina + ácido folínico como descrito acima.
- Interromper o tratamento de manutenção com boa resposta à TARV com manutenção de LT-CD4+ > 200 células/mm^3 por mais de 3 meses. Crianças: ter completado > 6 meses de TARV,

ter completado a terapia inicial para encefalite por toxoplasma e não apresentar sintomas de encefalite por toxoplasma; idade de 1 a 5 anos: CD4 > 15% por > 3 meses consecutivos; idade > 6 anos: contagem de CD4 ou > 200 ou 15% por > 3 meses consecutivos.

Reintroduzir profilaxia se LT-CD4+ < 100 a 200 células/mm^3 ou 15%.

Corticosteroides na encefalite por *T. gondii*

O uso de corticosteroides está indicado nos casos de edema cerebral difuso e/ou intenso efeito de massa (desvio de linha média, compressão de estruturas adjacentes).

Profilaxia primária da toxoplasmose no paciente HIV-positivo

Indicações

- IgG positiva para *T. gondii*

  +
- Contagem CD4+ < 100 células/mm^3 (crianças > 6 anos) ou < 15% (< 6 anos).

Esquemas

- **Primeira escolha – SMX-TMP:**
  - **Adolescentes e adultos:** SMX-TMP 800/160mg VO, uma vez ao dia.
  - **Crianças:** 150mg de TMP/m^2/dia + 750mg de SMX/m^2/dia, VO, divididos em duas doses durante 3 dias, alternados ou consecutivos.
- **Segunda escolha:**
  - Dapsona 50mg/dia + pirimetamina 50mg/semana + ácido folínico 10mg três vezes por semana.
  - Pirimetamina 25 a 50mg/dia + ácido folínico 10mg três vezes por semana + clindamicina 600mg a cada 8 horas VO, diariamente.

Tratamento da meningite criptocócica no paciente HIV-positivo

Indução

- Anfotericina B desoxicolato, 0,7 a 1mg/kg EV, uma vez ao dia, por pelo menos 14 dias (considerar o prolongamento do tempo de indução em pacientes comatosos ou com deterioração clínica, pressão intracraniana persistentemente elevada, cultura liquórica positiva após as 2 semanas de terapia).
- Considerar 5-flucitosina (5-FC) 25mg/kg VO a cada 6 horas no mínimo por 2 semanas ou até a negativação das culturas.
- As formulações lipídicas de anfotericina, por serem menos nefrotóxicas, constituem uma alternativa ao tratamento com anfotericina B desoxicolato para pacientes com insuficiência renal: anfotericina B lipossomal, 6mg/kg/dia EV, uma vez ao dia.

Consolidação

- Fluconazol (agente de escolha), 6 a 12mg/kg (crianças) e 400 a 800mg/dia (adultos) EV ou VO, uma vez ao dia, por pelo menos 8 semanas.

Manutenção (até o paciente ficar assintomático com LT-CD4+ > 200 células/mm^3 por pelo menos 6 meses)

- Fluconazol (agente de escolha), 6mg/kg/dia (crianças) e 200mg/dia (adultos), uma vez ao dia, por pelo menos 6 meses.
- Não há valor em se medir rotineiramente o antígeno criptocócico.

- Embora o uso de anfotericina B desoxicolato (1 a 3mg/kg/semana) possa ser levado em consideração como terapia de manutenção, seu uso está associado a maiores recidiva e toxicidade, quando comparada ao fluconazol.

Controle do aumento da pressão intracraniana (PIC)

- Punção lombar de alívio diária para melhora dos sintomas de aumento da PIC.
- Persistência da pressão alta após 2 semanas: considerar abordagem neurocirúrgica para derivação liquórica.

Tratamento da retinite por citomegalovírus no paciente HIV-positivo

- Ganciclovir, 10mg/kg/dia EV, em duas doses, por 14 a 21 dias.
- Alternativa: foscarnet, 60mg/kg a cada 8 horas ou 90mg/kg a cada 12 horas, por 14 a 21 dias.
- Manutenção: ganciclovir 5 a 6mg/kg/dia EV, em dose única diária, de 5 a 7 dias por semana, ou 10mg/kg/dia EV, três vezes por semana ou, alternativamente, foscarnet, 90mg/kg/dia.

O emprego de terapia intraocular adjuvante depende da topografia da lesão retiniana e deve ser avaliado pelo oftalmologista.

O uso de ARV reduz a incidência de retinite por CMV. A progressão da AIDS parece ser mais rápida nas crianças coinfectadas com HIV/CMV e as manifestações clínicas, mais graves.

A interrupção da profilaxia secundária deve ser considerada em pacientes com elevação sustentada da contagem de LT-CD4+ > 100 a 150 células/mm³ durante pelo menos 6 meses de TARV e em crianças de 1 a 6 anos com contagem de CD4 > 500 ou > 15% por > 3 meses consecutivos. Reiniciar se contagem de CD4 < 100 células/mm³ ou < 15%.

Seguimento oftalmológico rotineiro (a cada 3 a 6 meses) está recomendado para detecção precoce de recidiva ou uveíte de restauração imune.

Tratamento da infecção pelo herpes simples (HSV) no paciente HIV-positivo

Veja a Tabela 36.6.

Tratamento e profilaxia da tuberculose no paciente HIV-positivo

Veja mais adiante, neste capítulo, o tópico *Tratamento e profilaxia da tuberculose*.

Tratamento de micobacterioses atípicas no paciente HIV-positivo

Complexo *Mycobacterium avium* (MAC)

- Linfadenite, infecção pulmonar, doença disseminada, artrite/ osteomielite.
- Diagnóstico definitivo: cultura.
- PPD > 15mm: sugere tuberculose.
- PPD < 10mm: sugere MAC ou outra micobactéria não tuberculose se houver adenite cervical ou outra síndrome sugestiva, radiografia de tórax normal, PPD não reator em outros membros da família e sem história de exposição à tuberculose.
- Sempre procurar coinfecções oportunistas.

O esquema terapêutico deve sempre conter pelo menos dois fármacos por 8 a 12 semanas:

- Azitromicina, 10 a 12mg/kg/dia VO, uma vez ao dia (dose habitual de 600mg a cada 24 horas) ou
- Claritromicina, 7,5 a 10mg/kg/dia VO, divididos em duas doses (dose habitual de 500mg a cada 12 horas)
  +
- Etambutol, 15 a 25mg/kg/dia (máximo 2,5g/dia) VO, uma vez ao dia.

Para casos graves, associar:

- Rifabutina (> 10 anos), 10 a 20mg/kg/dia (máximo 300mg) VO, uma vez ao dia
  ou
- Ciprofloxacina, 10 a 15mg/kg/dia (máximo 1,5 g) VO, divididos em duas doses
  ou
- Levofloxacina, 500mg VO, uma vez ao dia
  ou
- Amicacina, 15 a 30mg/kg/dia EV, em uma ou duas doses.

Crianças que recebem etambutol devem ser submetidas a exames oftalmológicos mensais para monitorizar a acuidade visual e a discriminação de cores.

Profilaxia secundária para crianças e adultos após tratamento inicial:

- Claritromicina 500mg (15mg/kg/dia) duas vezes ao dia + etambutol 15 a 25mg/kg/dia (máximo 1.200mg/dia)
  ou
- Azitromicina 500mg VO uma vez ao dia (crianças: 5mg/kg/dia; máximo: 250mg) + etambutol 15mg/kg/dia (máximo 900mg em crianças e 1.200mg/dia em adultos).

A profilaxia só poderá ser suspensa após completados > 6 meses de TARV com níveis de CD4 > 100 células/mm^3 (> 200 células/mm^3 em crianças de 2 a 5 anos de idade) por 6 meses. O paciente deverá receber no mínimo 1 ano de tratamento na ausência de sintomas. Não descontinuar em crianças < 2 anos de idade. Reintroduzir se LT-CD4+ < 100 células/mm^3 ou > 200 células/mm^3 em crianças de 2 a 5 anos.

Controle da eficácia deve ser feito com culturas a cada 4 semanas.

Tratamento da diarreia no paciente HIV-positivo (veja a Tabela 36.12)

Campylobacter jejuni
- Norfloxacina, 400mg VO a cada 12 horas por 5 dias, ou
- Azitromicina, 500mg VO a cada 24 horas por 5 dias.

Clostridium difficile
- Metronidazol, 500mg (7,5mg/kg) VO a cada 8 horas por 10 a 14 dias, ou
- Vancomicina, 125mg (10mg/kg) VO a cada 6 horas por 10 a 14 dias.

Salmonella sp.
- Ciprofloxacina, 500mg VO a cada 12 horas por 5 a 7 dias. Em caso de recidiva, 500mg VO duas vezes ao dia, indefinidamente.
- Azitromicina, 500mg VO a cada 24 horas por 5 dias.
- Ceftriaxona, 1g/dia por 7 dias.

Shigelose
- Ciprofloxacina, 500mg VO a cada 12 horas por 5 a 7 dias. Em caso de recidiva, 500 a 750mg VO duas vezes ao dia, indefinidamente.
- Azitromicina, 500mg VO a cada 24 horas por 3 dias.
- Ceftriaxona, 1g/dia por 3 dias.

Tratamento das infecções fúngicas (Tabela 36.10)

Tabela 36.10 Terapêutica da candidíase oral ou esofágica no paciente imunossuprimido

Fármaco	Apresentação	Posologia**	
		Oral	Esofagiana
Nistatina	Suspensão oral	Crianças: 500.000 a 1.000.000UI (4 a 5mL) de 6/6h Adultos: 5mL VO 4 a 5 vezes ao dia	Mesma dose oral
Clotrimazol	Gel	3 a 5 vezes ao dia	
Cetoconazol*	Comprimido	Crianças: 4 a 7mg/kg 1 vez ao dia Adultos: 200mg 1 vez ao dia	Crianças: 4 a 7mg/kg 1 vez ao dia Adultos: 400 a 600mg 1 vez ao dia
Fluconazol	Comprimido	Crianças: 3 a 6mg/kg 1 vez ao dia Adultos: 100mg 1 vez ao dia	Crianças: 6mg/kg/dia 1 ou 2 vezes ao dia Adultos: 200 a 400mg VO ou 400mg EV 1 vez ao dia
Itraconazol*	Suspensão oral Cápsula	Crianças: 2,5mg/kg/dia 1 ou 2 vezes ao dia Adultos: 200mg 1 vez ao dia (ou 100mg de 12/12h)	Crianças: 5mg/kg/dia 1 ou 2 vezes ao dia
Anfotericina B desoxicolato	Infusão EV	Crianças: 0,3 a 0,5mg/kg 1 vez ao dia	Crianças: 0,3 a 0,5mg/kg 1 vez ao dia Adultos: 0,6mg/kg/dia EV 1 vez ao dia
Voriconazol	Frasco-ampola Comprimido	Crianças: 6 a 8mg/kg EV ou 8mg/kg VO (máximo 400mg) de 12/12h no dia 1, seguidos de 7mg/kg EV ou VO (máximo 200mg) de 12/12h a partir do 2º dia Duração do tratamento: mínimo de 12 semanas	

* O cetoconazol e o itraconazol apresentam maior toxicidade e importantes interações com os antirretrovirais; dar preferência ao fluconazol para tratamento sistêmico.

**O tempo de tratamento é de 7 a 14 dias, mas os pacientes podem necessitar doses maiores e tempo mais prolongado. O tratamento sistêmico para candidíase oral deverá ser adotado na ausência de resposta. O uso de agentes antirretrovirais efetivos melhora bastante a sintomatologia da candidíase no paciente HIV-positivo.

Diagnóstico das micoses profundas (Tabela 36.11)

- Cultura do fungo no sangue ou outro espécime biológico, incluindo medula óssea.
- Histoplasmose: antígeno na urina ou no sangue.

Tabela 36.11 Sinais e sintomas de micoses profundas no paciente HIV-positivo

	Histoplasmose	Coccidiomicose	Penicilose
Febre	95%	95%	99%
Perda de peso	90%	60%	75%
Anemia	70%	50%	75%
Doença pulmonar	50%	90%	50%
Linfoadenopatia	20%	10%	40% a 50%
Lesões de pele	5% a 10%	5%	70%
Hepatoesplenomegalia	25%	10% a 20%	50%
Meningite	< 1%	10%	Muito raro

Tratamento da candidíase invasiva*

Paciente não neutropênico

- Recomenda-se iniciar o tratamento com uma equinocandina (forte recomendação; evidência de alta qualidade):
  - Caspofungina: dose de ataque de 70mg, seguida por 50mg/dia ou
  - Micafungina: dose de 100mg/dia ou
  - Anidolafungina: dose de ataque de 200mg, seguida por 100mg/dia.
- Fluconazol, EV ou VO, na dose de ataque de 800mg (12mg/kg), seguida por 400mg (6mg/kg) diariamente, é alternativa aceitável às equinocandinas como terapia inicial em pacientes selecionados, incluindo os que não estão criticamente enfermos e os que não são considerados portadores de *Candida* resistente aos azóis (forte recomendação; evidência de alta qualidade).
- Recomenda-se realizar fungograma para todos os isolados relevantes de *Candida* (hemocultura e outros). Considerar fungograma para espécimes isolados de pacientes com tratamento prévio com uma equinocandina ou que apresentem *C. glabrata* ou *C. parapsilosis* (forte recomendação; evidência de baixa qualidade).
- Recomenda-se a transição da equinocandina para fluconazol após 5 a 7 dias em pacientes estáveis e que tenham isolados suscetíveis aos azóis (p. ex., *C. albicans*), e cuja hemocultura de controle esteja negativa após o início do tratamento (forte recomendação; evidência de média qualidade).
- Anfotericina lipossomal (AMB – 3 a 5mg/kg/dia) é alternativa razoável em caso de intolerância, acesso limitado ou resistência a outros antifúngicos (forte recomendação; evidência de alta qualidade).
- Voriconazol, 400mg (6mg/kg) duas vezes ao dia em duas doses, seguidos de 200mg (3mg/kg) duas vezes ao dia, é efetivo para candidemia, mas oferece poucas vantagens sobre o fluconazol como terapia inicial (forte recomendação; evidência de média qualidade).
- Recomenda-se a transição de AMB para fluconazol após 5 a 7 dias em pacientes estáveis e que tenham isolados suscetíveis ao azóis, e cuja hemocultura de controle esteja negativa após o início do tratamento (forte recomendação; evidência de alta qualidade).
- Recomenda-se utilizar a AMB (3 a 5mg/kg/dia) em pacientes com suspeita de infecção por *Candida* resistente às equinocandinas ou aos azóis (forte recomendação; evidência de baixa qualidade).
- Todo paciente não neutropênico com candidíase sistêmica deve ser submetido a exame de fundo de olho por oftalmologista (forte recomendação; evidência de baixa qualidade).
- Devem ser realizadas hemoculturas de seguimento em dias alternados a partir do início do tratamento para determinação mais precisa da data da negativação da cultura (forte recomendação; evidência de baixa qualidade).
- O tempo de tratamento para candidemia sem foco metastático é de 2 semanas após a negativação da hemocultura (forte recomendação; evidência de média qualidade).
- O cateter vascular central (CVC) deve ser retirado assim que possível quando do diagnóstico de candidemia. Avaliar cada caso de maneira individual (forte recomendação; evidência de média qualidade).

Paciente neutropênico

- Recomenda-se iniciar o tratamento com uma equinocandina (forte recomendação; evidência de média qualidade):
  - Caspofungina: dose de ataque de 70mg, seguida de 50mg/dia ou
  - Micafungina: dose de 100mg/dia ou
  - Anidolafungina: dose de ataque de 200mg, seguida por 100mg/dia.

---

*IDSA – Clinical Practice Guideline for the Management of Candidiasis, 2016 – Resumo. Este tópico aborda pontos centrais do texto original; o leitor deve acessar a publicação para consultá-la na íntegra e obter as recomendações completas.

- Anfotericina lipossomal (AMB) (3 a 5mg/kg/dia) é alternativa efetiva, porém menos atraente em virtude dos efeitos colaterais (forte recomendação; evidência de alta qualidade).
- Fluconazol, EV ou VO, na dose de ataque de 800mg (12mg/kg), seguida por 400mg (6mg/kg) diariamente, é alternativa aceitável como terapia inicial em pacientes selecionados, incluindo os que não estão criticamente enfermos e que não tiveram exposição anterior aos azóis (forte recomendação; evidência de alta qualidade).
- Fluconazol pode ser utilizado na fase de manutenção, na dose diária de 400mg (6mg/kg) durante a fase de neutropenia, em pacientes estáveis e com infecção por fungo sensível aos azóis (fraca recomendação; evidência de baixa qualidade).
- Voriconazol, na dose de 400mg (6mg/kg) duas vezes ao dia em duas doses, seguidos de 200 a 300mg (3 a 4mg/kg) duas vezes ao dia, pode ser utilizado quando se deseja cobertura adicional para hifas (forte recomendação; evidência de média qualidade).
- Devem ser realizadas hemoculturas de seguimento em dias alternados a partir do início do tratamento para determinação mais precisa da data da negativação da cultura (forte recomendação; evidência de baixa qualidade).
- O tempo de tratamento para candidemia sem foco metastático é de 2 semanas após a negativação da hemocultura, desde que a neutropenia e os sinais e sintomas atribuídos à candidemia estejam resolvidos (forte recomendação; evidência de média qualidade).
- Os achados oftalmológicos na coroide e no vítreo são mínimos até a recuperação da neutropenia; assim, a fundoscopia deve ser adiada até a primeira semana após a recuperação da neutropenia (forte recomendação; evidência de fraca qualidade).
- No paciente neutropênico, predominam outras fontes de candidemia além do CVC (p. ex., trato gastrointestinal). Portanto, o CVC deve ser retirado após avaliação do contexto clínico e epidemiológico do paciente (forte recomendação; evidência de baixa qualidade).

Recém-nascidos
- Recomenda-se a anfotericina B desoxicolato, 1mg/kg/dia, para neonatos com candidíase disseminada (forte recomendação; evidência de média qualidade).
- Fluconazol, EV ou VO, na dose ataque de 12mg/kg, seguida por 6mg/kg/dia, é alternativa razoável para os pacientes que não estiveram em profilaxia com fluconazol (forte recomendação; evidência de média qualidade).
- São recomendados o exame de fundo do olho e a punção lombar em neonatos com cultura positiva de sangue ou urina para espécies de *Candida* (forte recomendação; evidência de baixa qualidade).
- Tomografia computadorizada ou ultrassonografia de trato geniturinário, fígado e baço deve ser realizada se as hemoculturas estiverem persistentemente positivas para *Candida* (forte recomendação; evidência de baixa qualidade).
- É fortemente recomendada a remoção do CVC (forte recomendação; evidência de média qualidade).
- O tempo de tratamento para candidemia sem foco metastático é de 2 semanas após a negativação da hemocultura, desde que os sinais e sintomas atribuídos à candidemia estejam resolvidos (forte recomendação; evidência de baixa qualidade).
- Para o tratamento da meningite é recomendada a anfotericina B desoxicolato, 1mg/kg/dia (forte recomendação; evidência de baixa qualidade).
- Fluconazol, 12mg/kg/dia, pode ser utilizado na fase de manutenção, após a resposta clínica inicial e em pacientes com infecção por *Candida* sensível ao fluconazol (forte recomendação; evidência de baixa qualidade).
- O tratamento para meningite deve ser mantido até que todos os sinais, sintomas, alterações liquóricas e de imagem tenham se resolvido (forte recomendação; evidência de baixa qualidade).

Profilaxia da infecção fúngica em pacientes adultos em terapia intensiva

- Fluconazol, EV ou VO, na dose de ataque de 800mg (12mg/kg), seguida por 400mg (6mg/kg) diariamente, pode ser utilizado em paciente em terapia intensiva de adultos com alto risco para candidíase invasiva (> 5%) (fraca recomendação; evidência de média qualidade).
- Pode ser considerado banho diário com clorexidina, que tem demonstrado reduzir a incidência de infecção de corrente sanguínea por *Candida* (forte recomendação; evidência de baixa qualidade).

Profilaxia da infecção fúngica em neonatos em terapia intensiva

- Fluconazol, EV ou VO, na dose de 3 a 6mg/kg, duas vezes na semana, por 6 semanas, pode ser utilizado em pacientes com peso de nascimento < 1.000g em terapia intensiva neonatal de alto risco para candidíase invasiva (> 10%) (forte recomendação; evidência de alta qualidade).
- Nistatina oral, na dose de 10.000 unidades três vezes ao dia por 6 semanas, é uma alternativa ao fluconazol em crianças com peso de nascimento < 1.500g, nos casos nos quais a disponibilidade ou a resistência limitam o uso de fluconazol (fraca recomendação; evidência de média qualidade).
- Lactoferrina bovina oral (100mg/dia) pode ser efetiva em neonatos com peso < 1.500g (fraca recomendação; evidência de média qualidade).

Infecções no receptor de transplante de órgãos (Figura 36.3)

- Profilaxia (toxoplasmose, pneumocistose, listeriose, nocardiose e infecção do trato urinário): SMX-TMP, 400mg SMX + 80mg TMP uma vez ao dia nos primeiros 4 a 12 meses pós-transplante.
- Citomegalovírus (CMV) – tratamento e profilaxia: veja *Tratamento das infecções virais*.

Tratamento do paciente com imunodeficiência adquirida de causas diversas
Neoplasia (Tabela 36.14)

Indicações para associação de antibiótico com cobertura contra gram-positivos na terapia empírica inicial da neutropenia febril:

- Instabilidade hemodinâmica ou outra evidência de sepse grave.
- Pneumonia documentada por exame de imagem.
- Hemocultura com crescimento de bactéria gram-positiva (antes da identificação).
- Forte suspeita clínica de infecção relacionada com cateter vascular (calafrios ou tremores durante infusão, sinais flogísticos no sítio de inserção).
- Infecção de pele ou partes moles.
- Colonização por MRSA, VRE ou *Streptococcus pneumoniae* resistente à penicilina.
- Mucosite grave, em caso de uso prévio de profilaxia com fluorquinolona e terapia empírica inicial com ceftazidima.

Esplenectomia

Principais agentes infectantes:

- **Bactérias encapsuladas:** pneumococo, meningococo, hemófilo, *Capnocytophaga canimorsus*.
- **Parasitas:** babesiose, malária.

O tratamento dirigido às bactérias encapsuladas consiste no uso de cefalosporinas de terceira geração ou amoxicilina/clavulanato.

Tabela 36.12 Infecções parasitárias por protozoários intestinais

Agente causador/doença	Circunstâncias modificadas	Esquemas sugeridos	
		Primário	**Alternativo**
Blastocystis hominis	Patogenicidade discutível. Não existem estudos controlados	Pode ser eliminado com SMX-TMP ou iodoquinol 650mg a cada 8h por 20 dias. Outra alternativa é o metronidazol, 750mg a cada 8h VO por 10 dias. Há relatos de eficácia com a nitazoxanida	
Cryptosporidium parvum	Não existe tratamento específico efetivo Infecção autolimitada em pacientes imunocompetentes Diarreia crônica em pacientes com AIDS	Tratamento primário: TARV eficaz e consequente melhora de CD4 Azitromicina 1.200mg (5mg/kg) a cada 12h VO (dose inicial), seguida de 1.200mg/dia (5mg/kg/dia) até completar 10 dias	Pode-se tentar espiramicina, 100mg/kg/dia VO 2 vezes/dia Estudos recentes têm demonstrado que a nitazoxanida reduz a carga parasitária
Cyclospora cayetanesis		Pacientes imunocompetentes: SMX-TMP (160/800mg) 1 cp a cada 12h VO por 7 dias	Pacientes com AIDS: SMX/TMP/ (160/800mg) 1 cp a cada 6h por 10 dias, seguido de 1 cp VO 2 vezes por semana A pirimetamina é opção terapêutica em caso de intolerância ao SMX/TMP
Entamoeba histolytica	Portador assintomático	Paramomicina 500mg a cada 8h VO por 7 dias ou iodoquinol 650mg a cada 8h VO por 20 dias	Furoato de diloxanida 500mg a cada 8h VO por 10 dias
	Diarreia/disenteria	Metronidazol 750mg VO a cada 8h por 10 dias, seguido de iodoquinol 650mg VO a cada 8h por 20 dias, ou paramomicina 500mg VO a cada 8h por 7 dias. Secnidazol 2g (30mg/kg) VO dose única Nitazoxanida 500mg/dose (7,5mg/kg) 2 vezes ao dia por 3 dias	Tinidazol 1,0g VO a cada 12h por 3 dias ou ornidazol 500mg VO a cada 12h por 5 dias, seguidos de iodoquinol 650mg VO a cada 8h por 20 dias ou paramomicina 500mg VO a cada 8h por 7 dias
	Infecção extraintestinal (p. ex., abscesso hepático)	Metronidazol 750mg EV/VO a cada 8h por 10 dias, seguido de iodoquinol 650mg VO a cada 8h por 20 dias. Fora dos EUA, substituir metronidazol por tinidazol (600mg a cada 12h ou 800mg a cada 12h) por 5 dias	
Giardia lamblia		Metronidazol 250mg VO a cada 8h por 5 dias ou albendazol 400mg/dia VO por 5 dias	Tinidazol 2g ou secnidazol 2g (30mg/kg) VO dose única Nitazoxanida 500mg/dose (7,5mg/kg) 2 vezes ao dia por 3 dias

(continua)

Agente causador/ doença	Circunstâncias modificadas	Esquemas sugeridos	
		Primário	Alternativo
Isospora belli		SMX-TMP (160/800) 1cp VO a cada 6h por 10 dias, passando depois a cada 12h; crianças: SMX 50mg/kg/dia – TMP 10mg/kg/dia VO 12/12 h por 3 a 4 semanas Exige tratamento supressivo crônico Manutenção: SMX-TMP 5mg/kg/dia (TMP) ou 25mg/kg/dia (SMX) VO, 2 vezes ao dia, indefinidamente	Pirimetamina 75mg/dia (1mg/kg/dia, máximo 25mg em crianças) VO 1 vez ao dia + ácido folínico 5 a 10mg/dia
Microsporidia	Não há tratamento padrão, apenas sugestões fundamentadas em informações sobre atividade *in vitro* e experiência clínica com pequeno número de pacientes	TARV eficaz e consequente recuperação da função imune Albendazol 7,5mg/kg (máximo 400mg/dose) VO de 12/12h por 21 dias ou até a reconstituição imune	Metronidazol e atovaquona podem reduzir diarreia
Enterocytozoon bieneusi/ Encephalitozoon (Septata) intestinalis	Tratamento	Albendazol 400mg VO a cada 12h, seguidos de supressão crônica (*E. bieneusi* não responde)	Atovaquona 750mg a cada 8h, seguidos de supressão crônica Fumagilina
Encephalitozoon hellum	Tratamento	Não estabelecido	

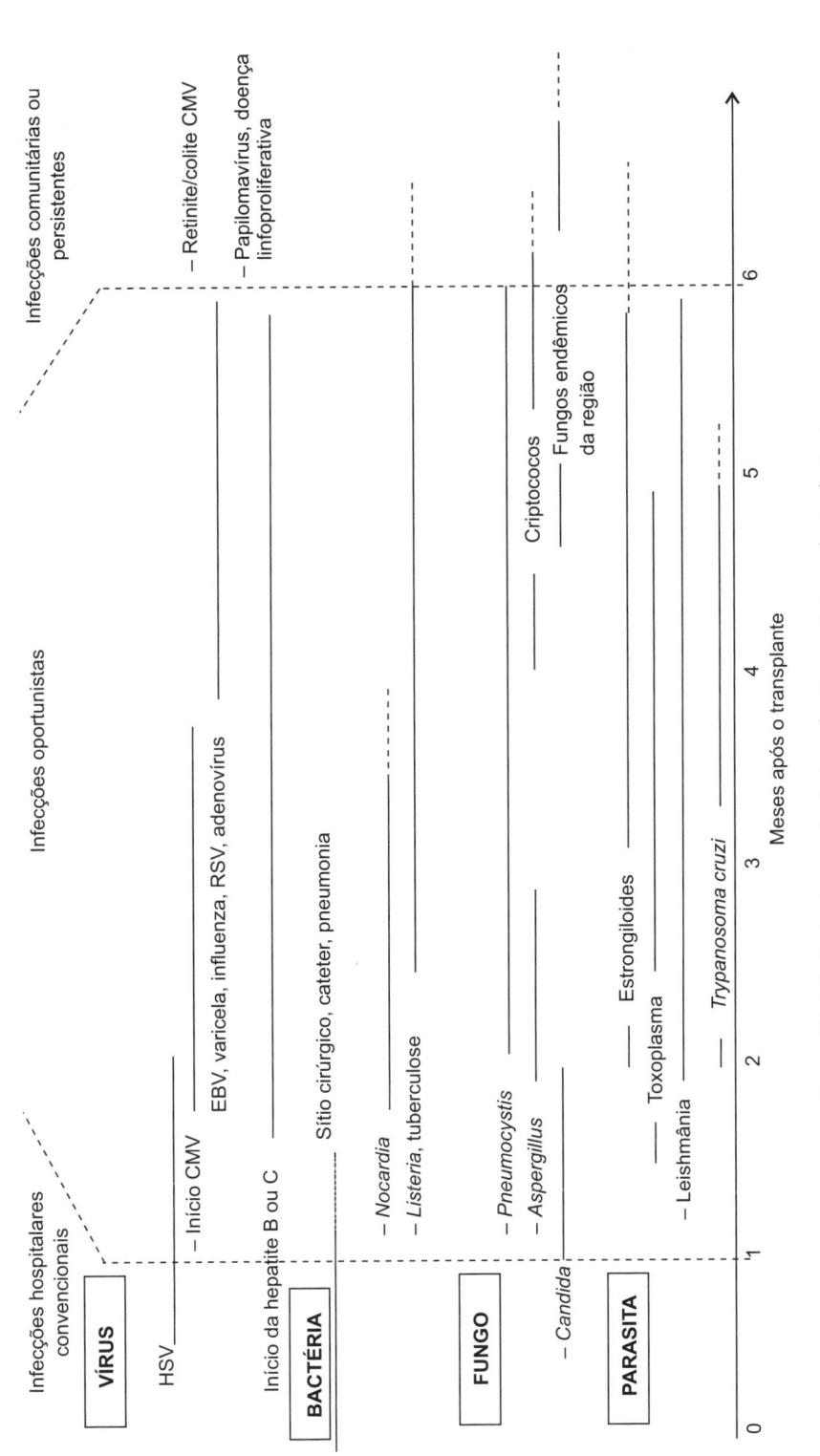

Figura 36.3 Período de ocorrência das infecções após transplante de órgãos.

Tabela 36.13 Diagnóstico diferencial de febre e infiltrados pulmonares em receptores de transplante de órgãos

Alteração radiológica	Doença aguda (necessidade de atendimento médico em 24h)	Doença subaguda ou crônica (atendimento em dias ou semanas)
Consolidação	Bactéria (incluindo legionela), tromboembolismo, hemorragia, edema pulmonar	Fungo, *Nocardia*, tumor, tuberculose, vírus, reação medicamentosa, radiação, *Pneumocystis*
Alteração peribronquiovascular (intersticial)	Edema pulmonar, reação leucoaglutinina, bactéria, vírus (influenza)	Vírus, *Pneumocystis*, radiação, reação medicamentosa (ocasionalmente *Nocardia*, tumor, fungo, tuberculose)
Infiltrado nodular (> 1cm^2) com limites bem determinados	Bactéria (incluindo legionela), edema pulmonar	Fungo, *Nocardia*, tuberculose, *Pneumocystis*

Veja protocolos específicos para as infecções citadas.

Tabela 36.14 Tratamento do paciente com neutropenia febril

Condição	Fatores de risco maiores	Principais causas de febre	Tratamento empírico inicial
Baixo risco	Neutropenia < 7 dias, clinicamentes estável, sem doença de base significativa ou comorbidades Vigilância domiciliar, fácil acesso ao sistema de saúde	Febre de origem indeterminada Cocos gram-positivos e bacilos gram-negativos (*Pseudomonas*) Vírus respiratório sincicial Herpesvírus Raramente pneumocistose	Tratamento ambulatorial: avaliar tolerância VO, iniciar ciprofloxacina + amoxicilina/clavulanato, observação por 6 a 24h Internação hospitalar: infecção documentada, intolerância gastrointestinal, piora clínica, persistência da febre, iniciar antibiótico EV
Alto risco	Neutropenia profunda (< 100 células/mm^3) com duração prevista > 7 dias Presença de qualquer comorbidade* Evidência de insuficiência hepática ou renal, presença de sinais/sintomas sugestivos de infecção	Febre de origem indeterminada CGP ou BGN aeróbios (*Pseudomonas*) e anaeróbios com infecção mista Vírus respiratório sincicial, parainfluenza, adenovírus, herpes simples, CMV *Candida*, *Aspergillus*, criptococos, tricosporo, *Fusarium* Pneumocitose, toxoplasmose	Iniciar antibioticoterapia empírica EV Monoterapia com: piperacilina-tazobactam ou ceftazidima ou cefepima ou carbapenêmico Ajustar antimicrobiano e/ou avaliar associação de outros fármacos (aminoglicosídeos, vancomicina, fluoroquinolona, metronidazol) de acordo com história**, quadro clínico específico, exames de imagem e/ou resultados de cultura

*Comorbidades significativas: instabilidade hemodinâmica, mucosite oral ou gastrointestinal, dificultando a deglutição ou causando diarreia intensa, sintomas gastrointestinais (dor abdominal, náusea, vômito, diarreia), alteração súbita do estado de consciência (rebaixamento do sensório, confusão metal), infecção do cateter vascular, doença pulmonar crônica, infiltrado pulmonar novo ou hipoxemia, entre outras.

**Infecção ou colonização prévia por bactérias multirresistentes ou internação em hospital com alto nível endêmico: MRSA – considerar associação precoce de vancomicina, linezolida ou daptomicina; VRE – considerar associação precoce de linezolida ou daptomicina; bactérias ESBL+ – considerar início precoce de carbapenêmico; bactérias produtoras de carbapenemases – considerar início precoce de polimixina-colistina ou tigeciclina.

Tratamento e profilaxia da tuberculose

Em todos os esquemas, a medicação é de uso diário e deverá ser administrada em uma única tomada.

Esquema I
Esquema básico para adultos e adolescentes (EB) (2RHZE/4RH – Tabela 36.15)

INDICAÇÃO

- Casos novos em adultos e adolescentes (> 10 anos) de todas as formas de tuberculose pulmonar e extrapulmonar (exceto a forma meningoencefálica), infectados ou não por HIV.
- Retratamento: recidiva (independentemente do tempo decorrido do primeiro episódio) ou retorno após abandono com doença ativa em adultos e adolescentes (> 10 anos), exceto com a forma meningoencefálica.

Esquema II
Esquema básico para crianças (EB) (2RHZ/4RH – Tabela 36.16)

INDICAÇÃO

- Casos novos em crianças (< 10 anos) de todas as formas de tuberculose pulmonar e extrapulmonar (exceto a forma meningoencefálica), infectadas ou não pelo HIV.
- Retratamento: recidiva (independentemente do tempo decorrido do primeiro episódio) ou retorno após abandono com doença ativa em crianças (< 10 anos), exceto com a forma meningoencefálica.

Tabela 36.15 Esquema básico para adultos e adolescentes

Regime	Fármacos	Faixa de peso	Unidade/dose	Duração
2 RHZE Fase intensiva	RHZE 150/75/400/275 Comprimido em dose fixa combinada	20 a 35kg	2 comprimidos	2 meses
		36 a 50kg	3 comprimidos	
		> 50kg	4 comprimidos	
4 RH Fase de manutenção	RH 300/200 ou 150/100 Cápsula	20 a 35kg	1 cápsula 300/200mg	4 meses
		36 a 50kg	1 cápsula 300/200mg + 1 cápsula 150/100mg	
		> 50kg	2 cápsulas 300/200mg	

*2RHZE – 1ª fase (2 meses); 4RH – 2.ª fase (4 meses).

R: rifampicina; H: isoniazida; Z: pirazinamida; E: etambutol (siglas adotadas pela Organização Mundial da Saúde – OMS).

Obs.: o esquema com RHZE pode ser administrado nas doses habituais para gestantes e está recomendado o uso de piridoxina (50mg/dia) durante a gestação em virtude da toxicicidade neurológica (devido à isoniazida) no recém-nascido.

Em casos individualizados, cuja evolução clínica inicial não tenha sido satisfatória ou em pacientes com HIV/AIDS, o tratamento poderá ser prolongado em sua segunda fase.

Tabela 36.16 Esquema básico para crianças

Fases do tratamento	Fármaco	Peso do doente			
		Até 20kg (mg/kg/dia)	> 21 e a 35kg (mg/dia)	> 36 a 45kg (mg/dia)	> 45kg (mg/dia)
1ª fase (2 meses)	R	10	300	450	600
	H	10	200	300	400
	Z	35	1.000	1.500	2.000
2ª fase (4 meses)	R	10	300	450	600
	H	10	300	300	400

Esquema III

Esquema para a forma meningoencefálica da tuberculose em adultos e adolescentes (EM – Tabela 36.17)

INDICAÇÃO

- Casos de TB na forma meningoencefálica em casos novos ou retratamento em adultos e adolescentes (> 10 anos).

Esquema IV

Esquema para a forma meningoencefálica da tuberculose em crianças (Tabela 36.17)

- Utilizar o esquema básico para crianças, prolongando a fase de manutenção.

Reações adversas

A maioria dos pacientes completa o tratamento sem qualquer reação adversa relevante. As reações adversas mais graves são raras (3% a 8%) e normalmente provocam a suspensão do tratamento.

Se o esquema básico não puder ser reintroduzido após a resolução da reação adversa, e após estabelecida a relação entre esta e o medicamento causador, o paciente deverá ser tratado com esquemas especiais, compostos por outros medicamentos de primeira linha em suas apresentações individualizadas, nas dosagens correspondentes ao peso do paciente (Tabelas 36.18 e 36.19).

Tabela 36.17 Esquema para a forma meningoencefálica em adultos e adolescentes

Regime	Fármaco	Faixa de peso	Unidade/dose	Duração
2 RHZE Fase intensiva	RHZE 150/75/400/275 Comprimido em dose fixa combinada	20 a 35kg	2 comprimidos	2 meses
		36 a 50kg	3 comprimidos	
		> 50kg	4 comprimidos	
7 RH Fase de manutenção	RH 300/200 ou 150/100 Comprimido ou cápsula	20 a 35kg	1 comprimido ou cápsula 300/200mg	7 meses
		36 a 50kg	1 comprimido ou cápsula 300/200mg + 1 comprimido ou cápsula 150/100mg	
		> 50kg	2 comprimidos ou cápsulas 300/200mg	

Obs.: (1) nos casos de concomitância entre tuberculose meningoencefálica e qualquer outra localização, usar o esquema para a forma meningoencefálica; (2) na meningoencefalite tuberculosa, corticosteroide deve ser associado ao esquema anti-TB: prednisona oral (1 a 2mg/kg/dia) por 4 semanas ou dexametasona EV nos casos graves (0,3 a 0,4mg/kg/dia), por 4 a 8 semanas, com redução gradual da dose nas 4 semanas subsequentes; (3) a fisioterapia na tuberculose meningoencefálica deverá ser iniciada o mais cedo possível.

Tabela 36.18 Esquemas especiais para substituição dos medicamentos de primeira linha

Intolerância medicamentosa	Esquema
Rifampicina	2HZES*/10HE
Isoniazida	2RZES/4RE
Pirazinamida	2RHE/7RH
Etambutol	2RHZ/4RH

*S: estreptomicina.

Tabela 36.19 Doses dos medicamentos para composição dos esquemas especiais

Fármaco	Doses por faixa de peso		
	20 a 35kg	36 a 50kg	> 50kg
Rifampicina 300mg	1 cápsula	1 a 2 cápsulas	2 cápsulas
Isoniazida 100mg	2 comprimidos	2 a 3 comprimidos	3 comprimidos
Rifampicina + isoniazida – 150/100 e 300/200mg	1 comprimido ou cápsula de 300/200mg	1 comprimido ou cápsula de 300/200mg + 1 comprimido 150/100mg	2 comprimidos ou cápsula de 300/200mg
Pirazinamida 500mg	2 comprimidos	2 a 3 comprimidos	3 comprimidos
Etambutol 400mg	1 a 2 comprimidos	2 a 3 comprimidos	3 comprimidos
Estreptomicina 1.000mg	Meia ampola	Meia a 1 ampola	1 ampola

Tratamento da tuberculose resistente

Quando houver indicação de mudança de esquema, deverá ser escolhida a melhor associação a medicamentos mais eficazes e com alta probabilidade de cura (Tabela 36.20).

Esquema de tratamento para TB-MDR

Indicações

- Resistência à RH.
- Resistência à RH e a outro(s) fármaco(s) de primeira linha.
- Falência do esquema básico (verificação cuidadosa da adesão).

Um esquema para multirresistência deve ser composto por pelo menos quatro fármacos com atividades efetivas que, de preferência, não tenham sido utilizados previamente. Quando a efetividade dos medicamentos é imprecisa ou o padrão de resistência é duvidoso, podem ser utilizados mais do que quatro medicamentos (Tabela 36.21).

O tratamento da TB-MDR deve ser realizado por 18 a 24 meses, na dependência da curva de negativação bacteriológica, considerando-se também a evolução clínica e radiológica. Pacientes que apresentem baciloscopia e/ou cultura positiva no sexto mês deverão completar 24 meses de tratamento. A primeira fase é considerada o período de utilização da medicação injetável, que deve ser administrada por no mínimo 6 meses.

Tabela 36.20 Conduta diante de mono e polirresistência

Padrão de resistência	Esquema indicado	Observações
Isoniazida	2RZES/4RE	–
Rifampicina	2HZES/10 HE	A estreptomicina poderá ser substituída por uma fluoroquinolona, que será utilizada nas duas fases do tratamento
Isoniazida e pirazinamida	2RESO/7REO	A levofloxacina poderá substituir a ofloxacina
Isoniazida e etambutol	2RZSO/7RO	A levofloxacina poderá substituir a ofloxacina
Rifampicina e pirazinamida	3HESO/9HEO	A fase intensiva poderá ser prolongada para 6 meses, fortalecendo o esquema para pacientes com doença bilateral extensiva. A fase de manutenção pode também ser prolongada por 12 meses
Rifampicina e etambutol	3HZSO/12HO	A fase intensiva poderá ser prolongada para 6 meses, fortalecendo o esquema para pacientes com doença bilateral extensiva
Isoniazida, pirazinamida e etambutol	3RSOT/12ROT	A fase intensiva poderá ser prolongada para 6 meses, fortalecendo o esquema para pacientes com doença bilateral extensiva

Tabela 36.21 Esquema de tratamento para TB-MDR

Regime	Fármaco	Peso do doente				Duração
		Até 20kg	21 a 35kg	36 a 50kg	> 50kg	
2 S5ELZT Fase intensiva 1ª etapa	Estreptomicina	20mg/kg/dia	500mg/dia	750 a 1.000mg/dia	1.000mg/dia	2 meses
	Etambutol	25mg/kg/dia	400 a 800mg/dia	800 a 1.200mg/dia	1.200mg/dia	
	Levofloxacina	10mg/kg/dia	250mg/dia a 500mg/dia	500 a 750mg/dia	750mg/dia	
	Pirazinamida	35mg/kg/dia	1.000mg/dia	1.500mg/dia	1.500mg/dia	
	Terizidona	20mg/kg/dia	500mg/dia	750mg/dia	750 a 1.000mg/dia	
4 S3ELZT Fase intensiva 2ª etapa	Estreptomicina	20mg/kg/dia	500mg/dia	750 a 1.000mg/dia	1.000mg/dia	4 meses
	Etambutol	25mg/kg/dia	400 a 800mg/dia	800 a 1.200mg/dia	1.200mg/dia	
	Levofloxacina	10mg/kg/dia	250 a 500mg/dia	500 a 750mg/dia	750mg/dia	
	Pirazinamida	35mg/kg/dia	1.000mg/dia	1.500mg/dia	1.500mg/dia	
	Terizidona	20mg/kg/dia	500mg/dia	750mg/dia	750 a 1.000mg/dia	
12 ELT Fase de manutenção	Etambutol	25mg/kg/dia	400 a 800mg/dia	800 a 1.200mg/dia	1.200mg/dia	12 meses
	Levofloxacina	10mg/kg/dia	250 a 500mg/dia	500 a 750mg/dia	750mg/dia	
	Terizidona	20mg/kg/dia	500mg/dia	750mg/dia	750 a 1.000mg/dia	

Crianças acometidas por TB que tenham contato com familiares com TB-MDR adquirida têm chance de apresentar bacilos sensíveis à RH, devendo ser utilizado o Esquema I (RHZ) até o resultado do teste de sensibilidade (Tabela 36.22). Se o caso índice for comprovadamente um caso de TB-MDR primária, ou se o contato se deu após a comprovação da TB-MDR adquirida, o teste de sensibilidade do caso índice poderá ser usado para guiar a composição do esquema terapêutico para a criança.

É limitada a experiência no tratamento prolongado de crianças, mas todos os medicamentos do esquema padronizado para TB-MDR podem ser utilizados em crianças, desde que sejam ajustadas as doses.

Prevenção

Vacina BCG

Está indicada para crianças de 0 a 4 anos de idade, incluindo as indígenas, preferencialmente em menores de 1 ano de idade.

Deve ser administrada ao nascer, ainda na maternidade, em todos os recém-nascidos com peso ≥ 2kg ou na primeira visita à unidade de saúde.

Tabela 36.22 Dose dos medicamentos para TB-MDR em crianças

Medicamento	Dose	Frequência
Estreptomicina	15 a 20mg	Dose única diária
Amicacina	15 a 20mg	Dose única diária
Ofloxacina	15mg	Uma ou duas vezes ao dia
Levofloxacina	10mg	Dose única diária
Etambutol	15 a 20mg	Dose única diária
Terizidona	15mg	Uma ou duas vezes ao dia
Pirazinamida	25 a 35mg	Dose única diária

Lactentes que foram vacinados e não apresentem cicatriz vacinal após 6 meses devem ser revacinados apenas mais uma vez.

A vacina BCG-ID está indicada para os contatos intradomiciliares de portadores de hanseníase, sem presença de sinais e sintomas da doença, independentemente de serem contatos de casos paucibacilares (PB) ou multibacilares (MB). A vacinação deve ser realizada de maneira seletiva, dependendo da idade, a partir da avaliação da cicatriz ou da história vacinal.

Prevenção da infecção latente ou quimioprofilaxia primária

Recomenda-se a prevenção da infecção tuberculosa em recém-nascidos coabitantes de caso índice bacilífero. Nesses casos, o recém-nascido não deverá ser vacinado ao nascer.

A H é administrada por 3 meses e, após esse período, faz-se a PT. Se o resultado da PT for ≥ 5mm, a quimioprofilaxia (QP) deve ser mantida por mais 3 a 6 meses; caso contrário, interrompe-se o uso da isoniazida e vacina-se com BCG.

Tratamento da infecção latente (ILTB) ou quimioprofilaxia secundária

O tratamento da ILTB com H reduz em 60% a 90% o risco de adoecimento, dependendo da duração e da adesão ao tratamento.

Além do resultado da prova tuberculínica (PT), a indicação do uso da H para tratamento da ILTB depende de três fatores: idade, probabilidade de ILTB e risco de adoecimento. Os grupos com indicação de tratamento são:

1. **Crianças com contatos de casos bacilíferos:**
   - PT ≥ 5mm em crianças não vacinadas com BCG, crianças vacinadas há mais de 2 anos ou com qualquer condição imunossupressora.
   - PT ≥ 10mm em crianças vacinadas com BCG há menos de 2 anos.
   - Crianças que adquiriram ILTB até os 5 anos constituem o grupo prioritário para tratamento de ILTB.
2. **Adultos e adolescentes:** em adultos e adolescentes (> 10 anos) com ILTB, deve ser avaliada a relação risco-benefício do tratamento com H. A idade é um dos fatores de risco para hepatotoxicidade pela isoniazida. Em virtude do hepatotoxicidade e do reduzido risco acumulado de adoecimento, recomenda-se o tratamento de acordo com a idade, o resultado da PT e o risco de adoecimento. Utiliza-se isoniazida na dose de 5 a 10mg/kg/dia (até 300mg) durante, no mínimo, 6 meses.

Indisponibilidade da prova tuberculínica (PT)

Em setembro de 2014, o Ministério da Saúde, em virtude da dificuldade na aquisição do Derivado Proteico Purificado – PPD RT23 2UT, divulgou nota com "Recomendações para controle de contatos e tratamento da infecção latente da tuberculose na indisponibilidade transitória do Derivado Proteico Purificado".

Recomenda-se o tratamento da infecção latente da tuberculose, mesmo sem PT, nas seguintes situações:

- Recém-nascidos coabitantes de caso índice bacilífero (tratar com isoniazida por 6 meses e, depois desse período, vacinar para BCG).
- Pessoas vivendo com HIV/AIDS com cicatriz radiológica sem tratamento prévio da infecção latente da tuberculose.
- Pessoas vivendo com HIV/AIDS que sejam contatos de caso de tuberculose pulmonar.
- Pessoas vivendo com HIV/AIDS com registro documental de terem apresentado PT ≥ 5mm e não submetidas ao tratamento da ILTB na ocasião.

Para controle dos contatos em caso de indisponibilidade do PPD recomenda-se a investigação de todos os contatos (tuberculose sensível e multidroga-resistente) com avaliação clínica e radiológica, de modo a identificar casos de tuberculose ativa.

Contatos de tuberculose sensível

- **Contatos sintomáticos:** proceder à investigação de tuberculose; em caso de exclusão de TB, proceder conforme orientações abaixo:
- **Contatos ≤ 15 anos assintomáticos:** após exclusão da tuberculose, tratar a ILTB sem a PT, prioritariamente em crianças < 5 anos.
- **Contatos > 15 anos assintomáticos:** após exclusão da tuberculose, avaliar individualmente a indicação de profilaxia com isoniazida sem a PT. Levar em consideração o grau de exposição, a presença de comorbidades e a relação risco-benefício.

Não se recomenda o tratamento da ILTB em contatos de tuberculose multirresistente.

ANTIMICROBIANOS NA GESTAÇÃO (TABELAS 36.23 A 36.26)

Tabela 36.23 Classificação dos antimicrobianos usados durante a gestação com base nas categorias do FDA (Food and Drug Administration)

Categoria	Interpretação
A	Estudos controlados não mostram riscos
B	Não há evidência ou risco em humanos. Estudos em animais demonstraram risco, mas os estudos em seres humanos não; ou, se nenhum estudo apropriado em humanos foi realizado, os estudos em animais são negativos
C	O risco não pode ser excluído. No entanto, os benefícios potenciais podem justificar o risco potencial
D	Evidência positiva de risco. Possíveis benefícios podem contrabalançar o risco potencial
X	Contraindicado na gestação

Fonte: The Sanford Guide to Antimicrobial Therapy, 2007.

Tabela 36.24 Categorias de risco para os antimicrobicidas utilizados na gravidez

Fármaco	Categoria de risco na gravidez (FDA)
Antibacterianos	
Aminoglicosídeos Amicacina, gentamicina, estreptomicina, tobramicina	D
Betalactâmicos Penicilinas + inibidores da betalactamase, cefalosporinas Aztreonam Imipenem/cilastatina Meropenem	B B C B
Cloranfenicol	C
Clindamicina	B
Ciprofloxacina, ofloxacina, levofloxacina, outras quinolonas	C
Linezolida	C
Macrolídeos Eritromicina/azitromicina Claritromicina	B C
Metronidazol	B
Nitrofurantoína	B
Sulfametoxazol/trimetoprima	C

Tabela 36.24 Categorias de risco para os antimicrobicidas utilizados na gravidez (*continuação*)

Fármaco	Categoria de risco na gravidez (FDA)
Tetraciclinas/tigeciclina	D
Vancomicina	C
Antifúngicos	
Anfotericina B	B
Caspofungina	C
Fluconazol, cetoconazol, itraconazol	C
Voriconazol	D
Antiparasitários	
Mebendazol/albendazol	C
Ivermectina	C
Praziquantel	B
Pirimetamina	C

Fonte: The Sanford Guide to Antimicrobial Therapy, 2007.

Tabela 36.25 Farmacocinética e efeitos adversos fetais dos antibióticos utilizados na gestação

Antibiótico	Ligação proteica	Concentração fetal	Concentração no líquido amniótico	Efeitos nocivos fetais	Categoria de risco FDA
Penicilina G cristalina	60%	40% a 50% da materna Nível terapêutico eficaz	Iguala-se à materna em 12h	Não relatados Risco potencial: encefalopatia em gestantes, insuficiência renal, hiperbilirrubinemia em prematuros	B
Penicilina G procaína	60%	Nível eficaz para sífilis	Insignificante	Não relatados	B
Penicilina G benzatina	60%	Nível incerto para sífilis	Insignificante	Não relatados	B
Penicilina V	78%	Nível terapêutico incerto	?	Não relatados	B
Ampicilina	20%	Igual à materna Nível terapêutico eficaz	Igual ou superior à materna	Não relatados	B
Amoxicilina	20%	60% da materna Nível terapêutico eficaz	50% a 80% da materna	Não relatados	B
Oxacilina	80% a 90%	10% a 30% da materna Nível terapêutico incerto	10% da materna	Não relatados	B
Dicloxacilina	90% a 96%	Inferior a 10% da materna Nível terapêutico incerto	Inferior a 10% da materna	Não relatados	B
Carbenicilina	50%	Superior a 50% da materna Nível terapêutico eficaz	Semelhante à fetal	Distúrbios da coagulação (alteração da função plaquetária)	B
Cefalotina	60%	40% a 50% da materna Nível terapêutico eficaz	Iguala-se à materna após 6h	Não relatados	B

(continua)

Tabela 36.25 Farmacocinética e efeitos adversos fetais dos antibióticos utilizados na gestação (*continuação*)

Antibiótico	Ligação proteica	Concentração fetal	Concentração no líquido amniótico	Efeitos nocivos fetais	Categoria de risco FDA
Cefaloridina	15%	30% da materna Nível terapêutico eficaz	Semelhante à fetal	Risco potencial de nefrotoxicidade	B
Cefazolina	86%	35% a 60% da materna Nível terapêutico eficaz	Semelhante à fetal	Não relatados	B
Cefalexina	15%	30% da materna Nível terapêutico incerto	20% da materna	Não relatados	B
Cefadroxil	20%	15% da materna. Nível terapêutico incerto	Inferior a 10% da materna	Não relatados	B
Cefoxitina	65%	Semelhante à materna após 3h Nível terapêutico eficaz	Semelhante à concentração fetal	Não relatados	B
Cefuroxima	33% a 50%	30% a 50% da materna Nível terapêutico eficaz	50% a 70% da materna	Não relatados	B
Cefotaxima	40%	25% da materna Nível terapêutico incerto	?	Não relatados	B
Ceftriaxona	90%	25% da materna Nível terapêutico incerto	10% a 20% da materna	Não relatados	B
Cefoperazona	90%	45% da materna Nível terapêutico eficaz	?	Risco potencial de hemorragias	B
Ceftazidima	17%	80% da materna Nível terapêutico eficaz	Semelhante à concentração fetal	Não relatados	B
Imipenem	20%	33% da materna Nível terapêutico eficaz	16% da manterna	Não relatados	C
Aztreonam	40%	Baixa concentração	Semelhante à fetal	Desconhecido	B
Estreptomicina	33%	40 a 60% da materna Nível terapêutico eficaz	Semelhante à fetal	Ototoxicidade	D
Canamicina	0	30% a 50% da materna Nível terapêutico eficaz	Iguala-se à materna após 6h	Ototoxicidade	D
Gentamicina	30%	35% da materna Nível terapêutico eficaz	Semelhante à fetal	Ototoxicidade	D
Amicacina	0	20% a 30% da materna Nível terapêutico eficaz	10% a 20% da materna	Ototoxicidade	D
Cloranfenicol	50%	30% a 80% da materna	Insignificante	Síndrome cinzenta (último trimestre da gestação) Depressão medular	–
Tianfenicol	0% a 10%	50% da materna Nível terapêutico eficaz	Semelhante à materna após 3h	Risco de depressão medular	–

Tabela 36.25 Farmacocinética e efeitos adversos fetais dos antibióticos utilizados na gestação (*continuação*)

Antibiótico	Ligação proteica	Concentração fetal	Concentração no líquido amniótico	Efeitos nocivos fetais	Categoria de risco FDA
Tetraciclinas	30% a 50%	60% da materna Nível terapêutico eficaz	20% da materna	Ação teratogênica (anomalia esquelética) primeiro trimestre Alterações dentárias no feto	D
Eritromicina	20% a 70%	Inferior a 10% da materna Nível terapêutico incerto	Inferior a 10% da materna	Não relatados	B
Espiramicina	30%	10% da materna Nível terapêutico incerto	Insignificante	Não relatados	–
Roxitromicina Azitromicina Claritromicina	–	?	?	Não recomendado	C (para claritromicina)
Clindamicina	90%	30% a 50% da materna Nível terapêutico eficaz	Inferior a 10% da materna	Não relatados	–
Rifampicina	90%	20% a 30% da materna Nível terapêutico eficaz	Inferior a 10% da materna	Duvidoso. Fenda palatina e espinha bífida em animais	–

Fonte: Tavares W. Manual de antibióticos e quimioterápicos anti-infecciosos. Rio de Janeiro: Atheneu, 1997.

Tabela 36.26 Concentração fetal e efeitos nocivos para o feto dos quimioterápicos antimicrobianos utilizados nas gestantes

Medicamento	Concentração fetal	Efeito nocivo para o feto
Sulfonamidas	70% a 90% da materna Nível terapêutico eficaz	Ação teratogênica em animais de laboratório (malformações ósseas) Ação teratogênica não relatada em fetos humanos Risco de *kernicterus* no recém-nascido, quando administradas no terceiro trimestre
Metronidazol	Adequada Nível terapêutico eficaz	Mutagênico para bactérias e carcinogênico para animais de laboratório Não relatados efeitos dessa natureza em seres humanos
Isoniazida	Superior à materna Nível terapêutico eficaz	Potencial toxicidade para o SNC
Etambutol	?	Relato de anoftalmia em feto de coelhas Não há relato de efeitos tóxicos em seres humanos
Cloroquina	Adequada	Potencial risco de retinopatia e distúrbios na acomodação visual em doses altas
Quinino	Adequada	Risco de abortamento em doses altas e surdez congênita, trombocitopenia fetal, hipoplasia do nervo óptico
Pirimetamina	?	Malformações congênitas em animais de laboratório. Risco potencial de ação teratogênica em fetos humanos no primeiro trimestre da gravidez
Sulfametoxazol+ trimetoprima	Elevada	Malformações em animais de laboratório (fenda palatina)
Quinolonas	Elevada	Contraindicadas pelo risco de deposição em cartilagens e ossos em formação

(*continua*)

Tabela 36.26 Concentração fetal e efeitos nocivos para o feto dos quimioterápicos antimicrobianos utilizados nas gestantes (*continuação*)

Medicamento	Concentração fetal	Efeito nocivo para o feto
Cetoconazol, fluconazol	?	Contraindicados pelo risco de teratogenicidade e outras alterações tóxicas no feto
Glucantime	Adequada	Segurança desconhecida no feto
Mebendazol, albendazol, tiabendazol	Adequada	Teratogenicidade para animais de laboratório Contraindicados pelo risco potencial de lesão fetal
Praziquantel, oxamniquina	Adequada	Segurança desconhecida para o feto
Aciclovir	70% da materna	Não há relatos de efeitos nocivos
Zidovudina	Nível adequado	Lesão mitocondrial (?)

Fonte: Tavares W. Manual de antibióticos e quimioterapicos anti-infecciosos. Rio de Janeiro: Atheneu, 1997.

ANTIBIÓTICOS E INTERAÇÕES MEDICAMENTOSAS ADVERSAS (TABELAS 36.27 A 36.42)

Tabela 36.27 Aminoglicosídeos

Aciclovir	↑ Nefrotoxicidade e ototoxicidade
Anfotericina B, cefalotina, ciclosporina, contraste radiológico	↑ Nefrotoxicidade
Anticoagulante oral	↑ Efeito anticoagulante
Bumetanida	↑ Nefrotoxicidade
Ciclosporina	↑ Nefrotoxicidade
Digoxina	↓ Efeito digital (com aminoglicosídeo VO)
Ácido etacrínico	↑ Ototoxicidade
Furosemida	↑ Ototoxicidade e nefrotoxicidade
Sulfato de magnésio	↑ Bloqueio neuromuscular
Miconazol	↓ Concentração da tobramicina
Anti-inflamatórios não esteroides (AINE)	↑ Toxicidade dos aminoglicosídeos em prematuros em uso de indometacina para persistência do canal arterial (PCA)
Penicilinas	↓ Efeito dos aminoglicosídeos com altas concentrações de carbenicilina ou ticarcilina
Polimixinas	↑ Nefrotoxicidade, bloqueio neuromuscular
Vancomicina	↑ Nefrotoxicidade e ototoxicidade

Tabela 36.28 Anfotericina B

Aminoglicosídeos, ciclosporina	↑ Nefrotoxicidade
Antineoplásicos	↑ Nefrotoxicidade, broncoespasmo, hipotensão
Capreomicina	↑ Nefrotoxicidade
Cisplatina	↑ Nefrotoxicidade
Colistina	↑ Nefrotoxicidade
Corticosteroides	↑ Hipopotassemia
Ciclosporina	↑ Nefrotoxicidade
Digital	↑ Toxicidade digitálica
Antifúngicos imidazólicos	Antagonismos (modelo animal)

Tabela 36.28 Anfotericina B (*continuação*)

Metoxiflurano	↑ Nefrotoxicidade
Bloqueadores neuromusculares	↑ Efeito do bloqueio
Pentamidina	↑ Nefrotoxicidade
Polimixina	↑ Nefrotoxicidade
Vancomicina	↑ Nefrotoxicidade

Tabela 36.29 Aztreonam

Cloranfenicol	Antagonismo; administrar com intervalos de horas

Tabela 36.30 Cefalosporinas

Álcool	Efeito dissulfiram (algumas de terceira geração)
Aminoglicosídeos	↑ Nefrotoxicidade
Ampicilina	Antagonismo *in vitro* com ceftazidima
Anticoagulante oral, trombolítico	↑ Efeito anticoagulante com cefoperazona (moxalactam, cefamandol, cefmetazol)
Ácido acetilsalicílico	↑ Risco de sangramento com moxalactam
Cloranfenicol	Antagonismo *in vitro*
Colistina	↑ Nefrotoxicidade
Diuréticos	↑ Nefrotoxicidade
Heparina	↑ Risco de sangramento com moxalactam
Penicilinas	↑ Toxicidade da cefotaxima com azlocilina em paciente com disfunção renal
Polimixina	↑ Nefrotoxicidade
Probenicida	↑ Prolonga concentração das cefalosporinas
Salicilatos	↓ Concentração de cefixima
Vancomicina	↑ Nefrotoxicidade

Tabela 36.31 Clindamicina

Teofilina	↑ Nível
Bloqueadores neuromusculares	↑ Bloqueio

Tabela 36.32 Cloranfenicol

Acetaminofeno	↓ Efeito do cloranfenicol
Anticoagulante oral	↑ Efeito do dicumarol
Aminoglicosídeos	Antagonismo *in vitro*
Aztreonam	Antagonismo, administrar com intervalo
Barbitúricos	↑ Efeito barbitúrico; ↓ efeito cloranfenicol
Cefalosporinas	Antagonismo *in vitro*
Cimetidina	Anemia aplástica
Difenil-hidantoína	↑ Toxicidade
Etomidato	Prolonga anestesia
Ácido fólico	↓ Resposta ao ácido fólico
Sulfonilureias	↑ Efeito hipoglicêmico

(continua)

Tabela 36.32 Cloranfenicol (*continuação*)

Ferro	↓ Resposta ao ferro
Penicilinas	Antagonismo *in vitro*
Fenitoína	↑ Toxicidade da fenitoína e do cloranfenicol
Rifampicina	↓ Efeito cloranfenicol
Vitamina B$_{12}$	↓ Resposta à vitamina B$_{12}$

Tabela 36.33 Imipenem

Aztreonam	Antagonismo
Cefalosporinas	Antagonismo
Ciclosporina	↑ Nível
Cloranfenicol	Antagonismo
Penicilinas de amplo espectro	Antagonismo
Ganciclovir	Convulsões generalizadas

Tabela 36.34 Macrolídeos

Anticoagulante oral	↑ Hipoprotrombinemia
Astemizol	↑ Intervalo QT
Carbamazepina	↑ Toxicidade da carbamazepina
Ciclosporina	↑ Toxicidade da ciclosporina
Clindamicina	Antagonismo *in vitro*
Corticosteroides	↑ Efeito e toxicidade da metilprednisolona
Digoxina	↑ Efeito da digoxina
Disopiramida	↑ Intervalo QT; taquicardia ventricular
Alcaloides do ergot	↑ Toxicidade do ergot
Fenitoína	Efeito ↑ ou ↓
Terfenadina	↑ Intervalo QT
Teofilina	↑ Efeito e toxicidade da teofilina
Triazolam	↑ Toxicidade do triazolam
Zidovudina	↓ Concentração com claritromicina

Tabela 36.35 Metronidazol

Álcool	Efeito dissulfiram
Anticoagulante oral	↑ Efeito anticoagulante
Astemizol	↑ Intervalo QT
Azatioprina	Neutropenia transitória
Barbitúricos	↓ Concentração do metronidazol com fenobarbital
Ciprofloxacina	↑ Convulsões
Cimetidina	↑ Toxicidade do metronidazol
Dissulfiram	Disfunção orgânica cerebral
Fluoruracil	Neutropenia transitória
Lítio	↑ Toxicidade do lítio
Terfenadina	↑ Intervalo QT

Tabela 36.36 Miconazol

Aminoglicosídeos	↓ Concentração da tobramicina
Anfotericina B	Antagonismo *in vitro*
Anticoagulante oral	↑ Efeito anticoagulante
Astemizol	↑ Intervalo QT
Sulfonilureias	↑ Hipoglicemia
Fenitoína	↑ Toxicidade da fenitoína
Terfenadina	↑ Intervalo QT

Tabela 36.37 Penicilinas

Alopurinol	*Rash* com ampicilina
Aminoglicosídeos	↓ Efeito aminoglicosídeo com altas concentrações de carbenicilina ou ticarcilina
Anticoagulante oral	↓ Efeito anticoagulante com nafcilina ou didoxacilina
Agentes bacteriostáticos	Antagonismo *in vitro*
Bloqueador beta-adrenérgico	↓ Efeito do atenol com ampicilina
Cefalosporinas	↓ Toxicidade da cefotaxima com azlocilina em paciente com disfunção renal
Colestipol	↓ Concentração da penicilina G
Contraceptivos orais	↓ Efeito com ampicilina e oxacilina
Ciclosporina	↓ Concentração da ciclosporina com nafcilina
Dissulfiram	Efeito do dissulfiram com bacampicilina
Lítio	Hipernatremia com ticarcilina
Metotrexato	↑ Toxicidade do metotrexato
Diuréticos poupadores de K+	Hiperpotassemia com penicilina G potássica
Probenecida	↑ Concentração das penicilinas
Rifampicina	Antagonismo *in vitro* com ampicilina, nafcilina e oxacilina
Vecurônio	↑ Bloqueio quando administrado com acilaminopenicilinas

Tabela 36.38 Sulfametoxazol-trimetoprima

Anticoagulante oral	↑ Efeito anticoagulante
Antidepressivos tricíclicos	Recorrência de depressão
Lidocaína	Metemoglobina
Mercaptopurina	↓ Anemia megaloblástica
Ciclosporina	↑ Nível da ciclosporina
Tiopental	↑ Nível do tiopental
Fenitoína	↑ Toxicidade da fenitoína

Tabela 36.39 Vancomicina

Aminoglicosídeos	↑ Nefrotoxicidade e ototoxicidade
Anfotericina B	↑ Nefrotoxicidade
Bacitracina	↑ Nefrotoxicidade
Cefalosporinas	↑ Nefrotoxicidade
Cisplatina	↑ Nefrotoxicidade

(*continua*)

Tabela 36.39 Vancomicina (*continuação*)

Colistina	↑ Nefrotoxicidade
Digoxina	↓ Efeito da digoxina
Polimixina	↑ Nefrotoxicidade

Tabela 36.40 Fluoroquinolonas

Cimetidina	↑ Nível da fluoroquinolona
Ciclosporina	↑ Nível da ciclosporina
Cátion metálico (Al, Ca, Fe, Mg, Zn) sucralfato	↓ Absorção de 50% a 90%
Probenecida e diurético de alça	↓ *Clearance* renal
Varfarina	↑ Protrombina

Tabela 36.41 Ciprofloxacina

As mesmas das fluoroquinolonas	
Teofilina	↑ Nível da teofilina
Metronidazol	Convulsões
Opiáceos	↓ Efeito dos opiáceos

Tabela 36.42 Estreptograminas

Ciclosporina	↑ Nível
Midazolam	↑ Nível
Nifedipina	↑ Nível
Terfenadina	↑ Nível e ↑ intervalo QT
Astemizol	↑ Nível e ↑ intervalo QT
Antirretrovirais	↑ Nível

AJUSTE DE DOSES NA INSUFICIÊNCIA RENAL E HEPÁTICA E PASSAGEM PELA MENINGE, PELO LEITE E PELA PLACENTA (TABELA 36.43)

Tabela 36.43 Ajuste de doses na insuficiência renal e hepática e passagem pela meninge, pelo leite e pela placenta

Fármaco	Dose recomendada Adultos Oral Dose/intervalo	Parenteral	Infecção grave Dose diária	Crianças Oral Dose/intervalo	Parenteral	Neonatos (parenteral) RN a termo Até 1 semana	1 a 4 semanas	Dose usual para adulto (g) e ajuste por intervalo de dose (h) Para clearance de creatinina (mL/min) Dose	>80	80 a 50	50 a 10	< 10	Ajuste para diálise Dose pós-HD*	Dose diária durante DP*	SNC/sérico Meninge inflamada	Sérico neonato/sérico materno	Leite materno/sérico materno
Ácido nalidíxico VO	1 8/6h		4					1	6h	6h	6h	Evitar			Dose mínima		
Anidulafungina EV		100 a 200mg de ataque + 50 a 100mg 24/24h	0,1g		0,75 a 1,5mg/kg/dia			50 a 100mg	24h	24h	24h	24h	Dose usual	Dose usual	3%	50%	
Amicacina IM ou EV		15mg/kg/dia 12/12h (máximo 1g/dia)	15mg/kg/dia 12/12h (máximo 1g/dia)		15mg/kg/dia 12/12h	15 a 20mg/kg/dia 12/12h	30mg/kg/dia 8/8h	5 a 7,5mg/kg	8h	8 a 12h	12 a 48h	≥ 48h	2,5 a 3,75mg/kg pós	2,5mg/kg/dia	15 % a 24 %	20%	
Amoxicilina VO	0,25 a 2,0g 8/8h		4,0g	20 a 90mg/kg/dia 8/8h				0,25 a 0,5mg/kg	8h	8h	8 a 12h	12-16	0,25 a 0,5g		5% a 10%	25% a 33%	5%
Amoxicilina + clavulanato VO ou EV	0,25 a 2,0g 8/8 ou 12/12h	1g 8/8h	4,0g	20 a 90mg/kg/dia 8/8h	30 a 50mg/kg/dia 8/8h			0,25 a 2,0mg/kg	8 a 12h	8 a 12h	0,25 a 0,5mg/kg 12h	0,25 a 0,5 24h	0,25 a 0,5g	0,25g 12/12h	6%		Baixo
Ampicilina VO ou EV	0,25 a 0,50g 6/6h	0,5 a 2g 4/4 ou 6/6h	4g VO 12g EV/dia	50 a 100mg/kg/dia 6/6h	50 a 300mg/kg/dia 12/12h	50 a 100 mg/kg/dia 6/6h	100 a 200 mg/kg/dia 8/8h	0,5 a 2mg/kg	4 a 6h	4 a 6h	8h	12h	0,5 a 2g	1 a 4g		100%	11%
Ampicilina + sulbactam EV		1,5 a 3g 6/6h	3g EV 6/6h		300mg/kg/dia 6/6h			1,5 a 3,0mg/kg	6 a 8h	6 a 8h	8 a 12h	24h	1,5 a 3g	3g			
Anfotericina B EV		0,25 a 1mg/kg 24/24h (máximo 50 mg/dia)	1mg/kg		0,25 a 1mg/kg 24/24 ou 48/48h	0,25 a 1mg/kg 24/24 ou 48/48h	0,25 a 1mg/kg 24/24 ou 48/48h	0,25 a 1mg/kg	24h	24h	24h	24h	Dose usual	Dose usual	3%	50%	
Azitromicina VO ou EV	0,5g 1º dia, então 0,25g 2º ao 5º dia	0,5mg 24h	0,5mg EV	5 a 12mg/kg/dia	10 a 12 mg/kg/dia			0,5mg/kg	24h	24h	24h	24h	Dose usual	Dose usual			>100%

(continua)

Tabela 36.43 Ajuste de doses na insuficiência renal e hepática e passagem pela meninge, pelo leite e pela placenta (*continuação*)

| Fármaco | Dose recomendada | | | | | Neonatos (parenteral) RN a termo | | Dose usual para adulto (g) e ajuste por intervalo de dose (h) | | | | | Ajuste para diálise | | SNC/sérico | Sérico neonato/ sérico materno | Leite materno/ sérico materno |
| | Adultos | | | Crianças | | Até 1 semana | 1 a 4 semanas | Para *clearance* de creatinina (mL/min) | | | | | Dose pós-HD* | Dose diária durante DP* | Meninge inflamada | | |
	Oral Dose/ intervalo	Parenteral	Infecção grave Dose diária	Oral Dose/ intervalo	Parenteral			Dose	>80	80 a 50	50 a 10	< 10					
Aztreonam EV		1 a 2g 6/6h	6g		30 a 50mg/ kg/dia 6/6 ou 8/8h		30 a 50mg/ kg/dia 8/8 ou 12/12h	1 a 2g	6h	8 a 12h	12 a 18h	24h	1/8 dose pós-diálise	Dose inicial usual e então 1/4 dose no intervalo usual	3% a 52%		0,1% a 0,6%
Caspofun-gina		70mg de ata-que + 50mg a 24/24h	70mg					50mg	24h	24h	24h	24h	Dose usual				
Cefadroxil VO	0,5 a 1g 12/12 ou 24/24h		2g	15 a 30mg/ kg/dia 8/8 ou 12/12h				0,5 a 1g	12 a 24h	12 a 24h	0,5 12/12 ou 24/24h	0,5 36/36h	0,5 a 1			50%	0,9% a 1,9%
Cefazolina IM ou EV		0,5 a 2g 8/8h	6g		25 a 100mg/ kg/dia 6/6 ou 8/8h			0,5 a 2g	8h	8h	0,5 a 1h 8/8 ou 12/12h	0,5 a 1 8/8 ou 24/24h	0,25 a 0,5		1% a 4%	35% a 69%	3%
Cefalexina VO	0,25 a 1g 6/6h		4g	25 a 100mg/ kg/dia 6/6h				0,25 a 1g	6h	6h	8 a 12h	24 a 48h	0,25 a 1		Dose mínima	60%	2%
Cefalotina IM ou EV		0,5 a 2g 4/4 ou 6/6h	12g		80 a 160mg/ kg/dia 6/6h			0,5 a 2g	4 a 6h	4 a 6h	1 a 1,5h 6/6h	0,5 8/8h	0,5 a 2	≤ 6mg/L de líquido de diálise	1,2% a 5,6%	16% a 41%	
Cefaclor VO	0,25 a 0,5g 8/8h		1,5g	20 a 40mg/ kg/dia 8/8h (máximo 1g)				0,25 a 0,5g	8h	8h	8h	8h	0,25 a 0,5				2%
Cefepima IM ou EV		1 a 2g 8/8h	6g		100 a 150mg/ kg/dia 8/8 ou 12/12h	60mg/kg/dia 12/12h	60mg/kg/dia 12/12h	1 a 2g	8 a 12h	12 a 24h	24h	0,25 a 0,5 24/24h	0,25	1 a 2g 48/48h			0,5mg/1L de leite
Cefoxitina EV		1 a 2g 6/6 ou 8/8h	8g		80 a 160mg/ kg/dia 4/4 ou 6/6h			1 a 2g	6 a 8h	8 a 12h	12 a 24h	0,5 a 1g 12/12 ou 48/48h	1 a 2		2,8%	100%	≥ 3%
Cefotaxima EV		0,5 a 2g 8/8 ou 12/12h	12g		50 a 200mg/ kg/dia 4/4 ou 8/8h	50mg/kg 12/12h	50mg/kg 6/6 ou 8/8h	0,5 a 2g	8 a 12h	8 a 12h	12 a 24h	24h	0,5 a 2		27%		> 3% a 8%
Ceftarolina		600mg 12/12h						600g	12h	12h	300 a 400mg 12/12h	200mg 12/12h					
Ceftazidima EV		1 a 2g 8/8h	6g		90 a 150mg/ kg/dia 8/8h	100mg/ kg/dia 12/12h	150mg/ kg/dia 8/8h	1 a 2g	8 a 12h	8 a 12h	12 a 24h	0,5g 24/24 ou 48/48h	1g de ataque e então 1g pós-diálise	0,5g 24/24h ou 250mg/2L de líquido de diálise	20% a 40%		7%

Medicamento																	
Ceftobiprole	500mg 8/8h	1,5g						500g	8h	8h	250 a 500mg 12/12h	Sem dados					
Ceftriaxona IM ou EV	1 a 2g 12/12 ou 24/24h	4g (meningite)		50 a 100mg/kg/dia 12/12 ou 24/24h	50mg/kg 24/24h	50 a 75mg/kg 24/24h		0,5 a 2g	12 a 24h	12 a 24h	12 a 24h	12 a 24h	Nenhum		16% a 32%	18% a 25%	3% a 4%
Ciprofloxacina VO ou EV	0,25 a 0,75g 12/12h	0,2 a 0,4 8/8 ou 12/12h	1,5 VO 1,2 VE	25mg/kg/dia 12/12h	3,2 a 12,5mg/kg/dia 12/12h			0,25 a 0,75 EO 0,2 a 0,4 EV	12h 8 a 12h	12h 8 a 12h	0,25 a 0,5 12/12h 12 a 24h	0,25 a 0,5 18/18h 0,2 a 0,4 18/18 ou 24/24h	0,25 12/12h pós-HD	0,25 a 0,5 24/24h	11% a 46%		400%
Claritromicina VO ou EV	0,25 a 0,5g 12/12h	0,25 a 0,5 12/12h	1	15mg/kg/dia 12/12h	15mg/kg/dia 12/12h			0,25 a 0,5	12h	12h	12 a 24h	24h			Mínima		30%
Clindamicina VO ou EV	0,15 a 0,3g 6/6h	0,6 a 0,9 6/6 ou 8/8h	1,2 VO 2,7 EV	10 a 30mg/kg/dia 6/6h	20 a 40mg/kg/dia 6/6 ou 8/8h	20 a 40mg/kg/dia 6/6h	20 a 40mg/kg/dia 6/6h	0,15 a 0,3 VO 0,3 a 0,9 IV	6h 6 a 8h	6h 6 a 8h	6h 6 a 8h	6h 6 a 8h	Dose usual	Dose usual	Mínima	46%	38% a 50%
Cloranfenicol VO ou EV	0,25 a 0,75g 6/6h	0,25 a 1 6/6h	4	50 a 100mg/kg/dia 6/6h	50 a 100mg/kg/dia 6/6h	25mg/kg/dia 24/24h	50mg/kg/dia 12/12 ou 24/24h	0,25 a 0,75 VO 0,25 a 1 EV	6h 6h	6h 6h	6h 6h	6h 6h	Dose padrão pós-HD	Dose usual	45% a 89%	30% a 80%	100%
Colistimetato EV	2,5 a 5mg/kg/dia 6/6 ou 12/12h	5mg/kg			2,5 a 5mg/kg/dia 6/6 ou 12/12h			2,5 a 5mg/kg/dia	6 a 12h	2,5 a 3,8mg/kg/dia 12/12 ou 24/24h	2,5mg/kg/dia 12/12 ou 24/24h	1,5mg/kg 36/36h			Mínima	50%	18%
Daptomicina EV	4 a 6mg/kg 24/24h	6mg/kg						4 a 6mg/kg	24h	24	24 a 48h	48h	4 a 6mg/kg 48/48h	4 a 6mg/kg 48/48h			
Eritromicina VO	0,25 a 0,5g 6/6h		2g	30 a 50mg/kg/dia 6/6h				0,25 a 0,5	6h	6h	6h	6h	Dose usual	Dose usual	2% a 13%	5% a 20%	50%
Ertapenem EV ou IM		1 a 2g q24h	2g					1 a 2	24h	24h	0,5 a 2g 24/24h	0,5g 24/24h	0,15 pós HD				Minino
Fluconazol VO ou EV	0,05 a 0,4g 24/24h	0,05 a 0,4g 24/24h	0,4g	3 a 12mg/kg 24/24h	3 a 12mg/kg 24/24h			0,05 a 0,4	24h	24h	50% da dose	25% da dose	Dose usual pós-HD		50% a 94%		85%
Gatifloxacina VO ou EV	0,4g 24/24h	0,4 24/24h	0,4g					0,4 EV e VO	24h	400mg ataque; 200mg 24/24h	400mg ataque; 200mg 24/24h	400mg ataque; 200mg 24/24h	200mg pós-HD	200mg 24/24h			
Gentamicina IM ou EV	3 a 5mg/kg/dia 8/8h	3 a 5mg/kg			3 a 7,5mg/kg/dia 8/8h	5mg/kg/dia 12/12h	7,5mg/kg/dia 8/8h	1 a 1,7mg/kg	8h	8 a 12h	12 a 48h	≥ 48h	1 a 1,7mg/kg pós-HD	1mg/22 de líquido de diálise removido	10% a 30%	30% a 40%	

(continua)

Tabela **36.43** Ajuste de doses na insuficiência renal e hepática e passagem pela meninge, pelo leite e pela placenta (*continuação*)

Fármaco	Dose recomendada — Adultos — Oral — Dose/intervalo	Parenteral	Infecção grave — Dose diária	Crianças — Oral — Dose/intervalo	Parenteral	Neonatos (parenteral) RN a termo — Até 1 semana	1 a 4 semanas	Dose usual para adulto (g) e ajuste por intervalo de dose (h) — Dose	Para clearance de creatinina (mL/min) — >80	80 a 50	50 a 10	< 10	Ajuste para diálise — Dose pós-HD*	Dose diária durante DP*	SNC/sérico — Meninge inflamada	Sérico neonato/ sérico materno	Leite materno/ sérico materno
Imipenem EV		0,5 a 1g 6/6h	2g		60 a 100mg/kg/dia 6/6h	50mg/kg/dia 12/12h	75mg/kg/dia 8/8h	0,5 a 1	6h	0,5g 6/6 ou 8/8h	0,5g 8/8 ou 12/12h	0,25 a 0,5g 12/12h	0,25 a 0,5 pós-HD então 12/12h		1% a 10%		
Levofloxacina VO ou EV	0,25 a 0,75g 24/24h	0,25 a 0,75g 24/24h	1,0					0,25 a 0,75	24h	24h	24 a 48h	0,25g 48/48h	0,25 48/48h	0,25 48/48h	15%		100%
Linezolida VO ou EV	0,4 a 0,6g 12/12h	0,4 a 0,6g 12/12h	1,2	10mg/kg 8/8h	10mg/kg 8/8h	10mg/kg 8/8h	10mg/kg 8/8h	0,4 a 0,6g	12h	12h	12h	12h	30% da dose		20%		
Lomefloxacina VO	0,4g 24/24h		0,4					0,4	24h	24h	0,2 24/24h	0,2 24/24h	0,4 de ataque; então 0,2 24/24h				
Metronidazol VO ou EV	0,25 a 0,75g 8/8h	0,5g 6/6h	30mg/kg					0,25 a 0,75 VO	8h	8h	8h	8h	Dose usual	Dose usual	≥ 100%	97%	100%
								0,5 EV	6h	6h	6h	6h					
Meropenem EV		0,5 a 2g 8/8 ou 12/12h	6		60 a 120mg/kg/dia 8/8h	60mg/kg/dia 8/8h	60mg/kg/dia 8/8h	0,5 a 2g 8/8h	8 a 12h	8 a 12h	0,5 a 1g 12/12h	0,5g 24/24h	0,5 pós- HD		12%		
Micafungina		125 a 150mg 24/24h	150mg	4mg/kg 24/24h				125 a 150mg	24h	24h	24h	24h			Indetectável		
Norfloxacina VO	0,4g 12/12h		0,8					0,4	12h	12h	24h	24h					
Ofloxacina VO ou EV	0,2 a 0,4g 12/12h	0,2 a 0,4g 12/12h	0,8					0,2 a 0,4 VO/EV	12h	12h	24h	0,1 a 0,2 24/24h	0,2 de ataque; então 0,1 24/24h		28% a 87%		96% a 112%
Oxacilina EV		0,5 a 2 4/4 ou 6/6h	12		50 a 200mg/kg/dia 6/6h	75mg/kg/dia 8/8h	100mg/kg/dia 6/6h	0,5 a 2	4 a 6	4 a 6	4 a 6	4 a 6	Dose usual	Dose usual	10% a 15%		≤ 3,5%
Pefloxacina VO ou EV	0,4g 12/12 ou 24/24h														52% a 58%		

Antibiótico														
Penicilina G EV	1 a 4mU 4/4 ou 6/6h	24 milhões	25.000 a 400.000U/ kg/dia 4/4 ou 6/6h	50.000 a 150.000 U/kg/dia 8/8 ou 12/12h	75.000 a 200.000 U/kg/dia 6/6 ou 8/8h	1 a 4mU	4 a 6	4 a 6	4 a 6	0,5 a 2 mU 4/4 ou 6/6h	500.000 U	0 a 10%	100%	6%
Piperacilina/ tazobactam EV	3,375 a 4,5g 6/6 ou 8/8h	13,5g			3,375 a 4,5	6h	6h	6h	2,25g 6/6 ou 8/8h	2,25g 8/8h	4,5g 12/12h	Idem para ClCr <10 + 0,75g pós-+HD		
Polimixina B EV	15.000 a 25.000U/kg/ dia 12/12h		15.000 a 25.000U/kg/ dia 12/12h		15000 a 25000U/ kg/dia	12h	12h	12h	12h				Minima	
Quinupristi- na/dalfopris- tina EV	7,5mg/kg 8/8 ou 12/12h	22,5mg/ kg/dia		7,5mg/ kg/dia 8/8h	7,5mg/kg	8 a 12h	8 a 12h	8 a 12h	8 a 12h	10 a 20mg/ kg/dia 12/12h				
Rifampina VO EV	10mg/kg (máx. 0,6)		0,9/dia (em endocardite ou prótese, 12/12 ou 8/8h)	10 a 20mg/ kg/dia 12/12 ou 24/24h		0,6	24h	24h	24h	24h		10% a 20%	33%	20% a 60%
Teicoplanina IM ou EV *12/12h nos 2 1ºs dias	12mg/kg 12/12h (3 doses)	12mg/kg/dia	18mg/kg/dia	10mg/kg 24/24h	6mg/kg 24/24h	6mg/kg 24/24h	0,4	24h	48h	48h	72h			
Ticarcilina + clavulanato EV	3,1 4/4 ou 8/8h	18,6			200 a 300mg/ kg/dia 4/4 ou 6/6h	3,1	4 a 6h	4 a 6h	4 a 6h	2 a 3,1g 6/6h	2g 12/12h	3,1 12/12h		
Tigeciclina EV	100mg ata- que + 50mg 12/12h	0,1			100mg ata- que + 50mg 12/12h		12h	12h	12h	12h				Baixo
Trimeto- prima Sulfameto- xazol VO ou EV	0,16/0,8 12/12 ou 24/24h	8 a 20mg/kg/ dia 12/12 ou 6/6 ou 8/8h (de TMP)	20mg/kg/ dia (de TMP) 12/12h	6 a 12mg/kg/ dia (de TMP) 12/12h	8 a 20mg/kg/ dia (de TMP) 6/6 ou 8/8h	6 a 12h	18h	24h	Evitar	4 a 5mg/kg pós-HD	0,16/0,8 48/48h	50/40%	80/50%	125/10%
Vancomicina EV	30mg/kg ataque + 15mg/kg 12/12h	15mg/kg 12/12h	40mg/kg/dia 6/6 ou 12h (SNC: 60mg/ kg/dia)	15mg/kg de ataque; (SNC: 60mg/ kg/dia; então 20mg/ kg/dia)	30 a 45mg/ kg/dia 8/8h	15mg/kg	12h	12h	12h	12h	1g/semana	0,5 a 1g/semana	7,21%	

Antibióticos para recém-nascidos (Tabelas 36.44 a 36.46)

Tabela 36.44 Doses recomendadas por idade e peso (peso > 1.200g)

Antibiótico	Via de administração	Dose (mg/kg) 0 a 7 dias > 1.200g ≤ 2.000g	Intervalo (h)	Dose (mg/kg) 0 a 7 dias > 2.000g	Intervalo (h)	Ajuste da dose*
Amicacina	IM, EV	7,5	12	7,5 a 10	12	Sim (R)
Ampicilina	EV, IM	25 a 50	12	25 a 100	8	Sim (R)
Aztreonam	EV, IM	30	12	30	8	Sim (R)
Cefotaxima	EV, IM	50	12	50	8 a 12	Sim (R)
Ceftazidima	EV, IM	50	12	50	8	Sim (R)
Cloranfenicol	EV, VO	25	24	25	24	Sim (H)
Clindamicina	EV, IM, VO	5	12	5	8	Sim (H)
Eritromicina	VO	10	12	10	8	Sim (H)
Gentamicina	IM, EV	2,5	12	2,5	12	Sim (R)
Imipenem	EV, IM	–	–	–	–	Sim (R)
Metronidazol **	EV, VO	7,5	12	7,5	12	Sim (H)
Oxacilina	EV, IM	25	12	25	8	Não
Penicilina G	EV	25.000 a 50.000UI	12	25.000UI 50.000UI	8	Sim (R)
Penicilina benzatina	IM	50.000UI	Dose única	50.000UI	Dose única	Não
Penicilina procaína	IM	50.000UI	24	50.000UI	24	Não
Teicoplanina	EV, IM	6	24	6	24	Sim (R)
Ticarcilina	EV, IM	75	12	75	8	Sim (R)
Vancomicina	EV	10 a 15	12	10 a 15	12	Sim (R)

* Ajuste da dose na insuficiência renal (R) ou hepática (H).

** Metronidazol:

  a) Dose inicial: 15mg/kg.

  b) Dose de manutenção:

    • Pré-termo: iniciar 48h após dose inicial.

    • Termo: iniciar 24h após dose inicial.

Tabela 36.45 Doses recomendadas por idade e peso (peso < 1.200)

Antibiótico	Dose (mg/kg)	Intervalo (h)
Amicacina	7,5	12
Ampicilina	25 a 50	12
Cefazolina	20	12
Cefotaxima	50	12
Ceftazidima	50	12
Ceftriaxona	50	24
Cefalotina	20	12
Cloranfenicol	22	24
Clindamicina	5	12
Gentamicina	2,5	18 a 24

Tabela 36.45 Doses recomendadas por idade e peso (peso < 1.200) (*continuação*)

Antibiótico	Dose (mg/kg)	Intervalo (h)
Metronidazol	7,5	> 48
Oxacilina	25	12
Penicilina	25 a 50	12
Ticarcilina	75	12
Vancomicina	10	12
Penicilina G	25.000UI/mL	15min
Outros betalactâmicos: ticarcilina, ampicilina, amoxicilina, oxacilina, cefalosporinas, imipenem	25mg/mL	15min
Metronidazol	7,5mg/mL	60min
Cloranfenicol	25mg/mL	15min
Amicacina/clindamicina	6mg/mL	15min
Gentamicina	2mg/mL	15min
Vancomicina	10mg/mL	60min

*Posologia –1ª à 4ª semana de vida.

Tabela 36.46 Velocidade e observações para infusão dos antibióticos em recém-nascido > 1.200g

ATB	Tempo	Observações
Amicacina	30 a 60min	
Ampicilina	10 a 15min	
Ceftazidima		Evitar qualquer contato com aminoglicosídeo e vancomicina
Gentamicina	30 a 60min	
Penicilina G		Inativa na presença de substâncias acentuadamente ácidas ou básicas (p. ex., vitaminas, aminofilina etc.)
Vancomicina	60min	

Diluição e tempo de infusão de antibióticos (Tabela 36.47)

Tabela 36.47 Prescrição do antibiótico – diluição e infusão

Fármaco	Reconstituição	Diluição para infusão	Tempo de infusão	Estabilidade
Aciclovir	500mg/10mL de água estéril para concentração final de 50mg/mL	Após reconstituir, diluir 500mg em 50 a 100mL de solução compatível (SGI 5%, Ringer lactato, SF 0,9%), na concentração final máxima de 7 a 10mg/mL	1h	Após reconstituir: não refrigerar. Após diluição para infusão: usar dentro de 24h
Amicacina	100mg/2mL	Diluir 1 ampola em 50 a 200mL de solução compatível (SGI 5%, SF 0,9%, Ringer lactato). Não exceder 5mg/mL	30 a 60min	Após diluição para infusão: 24h em temperatura ambiente e 30 dias refrigerado
Ampicilina	500mg/5mL de água estéril	Após reconstituir, diluir 500mg em 50 ou 100mL de solução compatível (SF 0,9%)	3 a 5min se dose < 500mg. 10 a 15 minutos se dose > 500mg. Não exceder 100mg/min	Após reconstituição: 1h em temperatura ambiente, 48h se concentração final < 30mg/mL ou 72h se < 20mg/mL em SF 0,9%. Em SGI 5%, a estabilidade é reduzida
Ampicilina/sulbactam	1,5g (1g de ampicilina e 0,5g de sulbactam), diluir cada 1,5g em 3,2mL de água estéril para concentração final de 375mg/mL	Após reconstituir, diluir em 50 a 100mL de solução compatível (água estéril, SF 0,9%, Ringer lactato) para concentração final de 3 a 45mg/mL	EV direto – 10 a 15min. Intermitente – 15 a 30min	Usar dentro de 1h após reconstituição; 48h se concentração final < 45mg/mL ou 72h se < 30mg/mL em SF 0,9%. Em SGI 5%, a estabilidade é reduzida
Anfotericina B	500mg/10mL de água estéril na concentração final de 5mg/mL	Após reconstituir, diluir em SGI 5% e não exceder 0,1mg/mL	Dose teste: 20 a 30min ou 2 a 4h. Infundir em 2 a 6h na concentração final ≤0,1mg/mL	Após reconstituir: 24h em temperatura ambiente e até 1 semana refrigerado. Após diluição para infusão: 24h em temperatura ambiente. Quando exposta à luz por 8 a 24h, há perda do antibiótico
Aztreonam	500mg, 1g, 2g em 15mL de diluente	Adicionar em 1 ampola em 6 a 10mL de água estéril para injeção em bolus 1 a 2g em 50mL (volume mínimo) de solução compatível (SGI 5%, Ringer lactato, SF 0,9%)	EV direto – 3 a 5min. Para infusão – 20 a 60min	Após diluição para infusão: estável > 48h em temperatura ambiente; 7 dias refrigerado
Cefalotina	500mg ou 1g com pelo menos 10mL água estéril ou diluente compatível na concentração máxima de 100mg/mL	Após reconstituir, diluir para concentração final de 20mg/mL ou 50 a 100mL de solução compatível (SF 0,9%, água estéril, SGI 5%, Ringer lactato)	EV direto – 3 a 5min. Intermitente – 15 a 30min	Após reconstituição e diluição para infusão: 24h em temperatura ambiente; 4 dias refrigerado
Cefazolina	500mg ou 1g com pelo menos 10mL de água estéril ou diluente compatível na concentração final de 100mg/mL	Após reconstituir, diluir para concentração final de 20mg/mL ou 50 a 100mL de solução compatível (SGI 5%, água estéril, Ringer lactato, SF 0,9%)	EV direto – 3 a 5min. Infusão intermitente – 15 a 30min	Após reconstituição: 24h em temperatura ambiente; 4 dias refrigerado. Após diluição para infusão: 24h em temperatura ambiente; 10 dias refrigerado

Cefepime	500mg/5mL na concentração de 100mg/mL com solução compatível	Diluir com água estéril, SF 0,9%, SGI 5% na concentração de 1 a 40mg/mL	3 a 5min	Após reconstituição: 24h em temperatura ambiente; 7 dias refrigerado
Cefotaxima	1g/10mL de água estéril ou diluente compatível para concentração máxima de 50 a 100mg/mL	Após reconstituição, diluir para um volume final de 50 a 100mL de solução compatível (SF 0,9%, SGI 5%, Ringer lactato) ou concentração final de 10 a 20mg/mL	EV direto – 3 a 5min Intermitente: 15 a 30min	Após reconstituição: 24h em temperatura ambiente; 5 dias refrigerado
Cefoxitina	1g/10mL de água estéril ou diluente compatível na concentração máxima de 50 a 100mg/mL	Após reconstituição, diluir para concentração final de 10 a 30mg/mL ou 50 a 100mL de solução compatível (SF 0,9%, SGI 5%, água estéril, Ringer lactato)	EV direto – 3 a 5min Intermitente – 15 a 30min	Após reconstituição: 24h em temperatura ambiente; 7 dias refrigerado
Ceftazidima	1g/10mL de água estéril ou diluente compatível para concentração máxima de 50 a 100mg/mL	Após reconstituição, diluir para volume final de 50 a 100mL de solução compatível (SF 0,9%, SGI 5%, água estéril, Ringer lactato) ou concentração final de 10 a 20mg/mL	EV direto – 3 a 5min Intermitente – 15 a 30min	Após reconstituição: 24h em temperatura ambiente; 10 dias refrigerado
Ceftizoxima	1g/10mL de água estéril ou diluente compatível para concentração máxima de 50 a 100mg/mL	Após reconstituição, diluir para volume final de 50 a 100mL de solução compatível (SF 0,9%, SGI 5%, água estéril, Ringer lactato) ou concentração final de 10 a 20mg/mL	EV direto – 3 a 5min Intermitente – 15 a 30 min	Após reconstituição: 24h em temperatura ambiente; 4 dias refrigerado
Ceftriaxona	500mg ou 1g/10mL de água estéril ou diluente compatível na concentração máxima de 100mg/mL	Após reconstituição, diluir para concentração final de 30 a 50mg/mL	EV direto – 3 a 5min Intermitente – 15 a 30min	Após reconstituição: 3 dias em temperatura ambiente; 10 dias refrigerado
Cefuroxima	750mg/9mL 1,5g/14mL de água estéril ou diluente compatível	Após reconstituição, diluir para concentração final de 10 a 30mg/mL ou em 50 a 100mL de solução compatível (SF 0,9%, SGI 5%, Ringer lactato)	EV direto – 3 a 5min Intermitente – 15 a 30min	Após reconstituição: 24h em temperatura ambiente; 48h refrigerado Após diluição para infusão: 24h em temperatura ambiente; 7 dias refrigerado
Ciprofloxacina	200mg/20mL 200mg/100mL	Diluir 200mg em 100mL e 400mg em 200mL de solução compatível (SGI 5%, SF 0,9%)	Pelo menos 60min	Após diluição para infusão: 14 dias em temperatura ambiente ou refrigerado
Claritromicina	500mg/10mL de água estéril na concentração de 50mg/mL	Diluir com 100 a 250mL de SGI 5% ou SF 0,9% ou Ringer lactato	60min Não fazer em *bolus* ou IM	Após reconstituição: 24h em temperatura ambiente; 48h refrigerado
Clindamicina	150mg/mL	Diluir na concentração ≥ 12mg/mL com solução compatível (SGI 5%, SF 0,9%, Ringer lactato)	10min Não exceder 1.200mg/h	Na concentração de 6 a 12mg/mL: 16 dias em temperatura ambiente; 32 dias refrigerado
Cloranfenicol	1g/10mL de água estéril ou SGI 5% Não usar água bacteriostática em neonatos Não exceder 10mg/mL	Diluir em 50 a 100mL de solução compatível (SGI 5%, SF 0,9%, Ringer lactato)	EV direto – 1min Intermitente – 30 a 60min	Após reconstituição: 30 dias em temperatura ambiente Após diluição para infusão: 24h em temperatura ambiente

(continua)

Tabela 36.47 Prescrição do antibiótico – diluição e infusão (*continuação*)

Fármaco	Reconstituição	Diluição para infusão	Tempo de infusão	Estabilidade
Doxiciclina	100mg/10mL de água estéril ou solução compatível (SF 0,9%, Ringer lactato, SGI 5%)	Diluir cada 10mg em 100 a 1.000mL de solução compatível, resultando na concentração de 0,1mg/mL	Em geral, 1 a 4h Recomenda-se infusão mínima para 100mg de 0,5mg/mL de solução em 1h	Após diluição para infusão: Se diluído em solução compatível, 72h refrigerado Se diluído com SGI 5%/Ringer lactato, 6h refrigerado Proteger da luz solar direta durante infusão
Eritromicina	10mL de diluente para 500mg Não usar SF 0,9% na reconstituição inicial, somente água estéril	Diluir 500mg/100mL ou 1g/250mL de solução compatível	Não fazer EV direto Infundir em 20 a 60min	Após reconstituição: 7 dias refrigerado Após diluição para infusão: 8h em temperatura ambiente; 24h refrigerado
Fluconazol	200mg/100mL	Pronto para uso	Não exceder 200mg/h	–
Gentamicina	10mg/mL 40mg/mL 60mg/mL	Diluir em 50 a 200mL de solução compatível (SGI 5%, SF a 0,9%, Ringer lactato)	30 a 60min Pediatria: 20 a 30min	Após diluição para infusão: 7 dias em temperatura ambiente ou refrigerado
Imipenem-cilastatina	1 frasco em 10mL de água estéril ou diluente compatível (SGI 5% baixa estabilidade, SF 0,9%)	Diluir 500mg em 100mL e 1g em 250mL de solução compatível na concentração final de 5mg/mL	250 a 500mg em 20 a 30min 1g em 40 a 60min	Após reconstituição: 4h em temperatura ambiente; 24h refrigerado Após diluição para infusão: Em SGI 5%: 4h em temperatura ambiente; 24h refrigerado Em SF 0,9%: 10h em temperatura ambiente; 48h refrigerado
Meropenem	500mg/10mL de água estéril para concentração final de 50mg/mL	Diluir para concentração final de 1 a 20mg/mL com solução compatível (SF 0,9%, SGI 5%, Ringer lactato)	Em *bolus* por 5min após reconstituição ou 15 a 30 min por infusão	Após reconstituição: 8h em temperatura ambiente; 48h refrigerado Após diluição para infusão: Em temperatura ambiente: SF0,9% – 10h; SGI5% – 3h; Ringer – 8h Refrigerado – SF0,9% – 48h; SGI5% – 18h; Ringer – 48h
Metronidazol	500mg/100mL Diluir o volume com 4,4mL de água estéril, bacteriostática, ou SF 0,9% para concentração final de 100mg/mL	Diluir com 100mL de solução compatível (SGI 5%, SF 0,9%, Ringer lactato) na concentração final de 8mg/mL	60min	Após reconstituição: 96h em temperatura ambiente Após diluição para infusão: 24h em temperatura ambiente. Não refrigerar
Miconazol	10mg/mL	Diluir em 200mL de solução compatível (SF 0,9%, SGI 5%)	30 a 60min	Após diluição para infusão: 48h em temperatura ambiente

Netilmicina	1,5, 5,7 ou 8,6mL de água estéril ou SF 0,9% para 1, 4 e 6g, respectivamente 500mg/mL de concentração 100, 50, 20mL p/1g contendo 10, 20 ou 50mg/mL	Diluir 50mL em SF 0,45% ou 0,9% na concentração de 2 a 20mg/mL	EV direto – 10mL/min Intermitente: 20 a 30min	Reconstituída a 500mg/mL: 24h em temperatura ambiente; 4 dias refrigerado Após diluição para infusão: 8h em temperatura ambiente; 24h refrigerado
Netilmicina	10mg/mL 25mg/mL 100mg/mL	Diluir em 50 a 200mL de solução compatível (SGI 5%, SF 0,9%, Ringer lactato)	30 a 60min	Após diluição para infusão: 24h em temperatura ambiente; 3 dias refrigerado
Oxacilina	250mg/5mL de água estéril ou SF 0,9%	Após reconstituição, diluir em 50 a 100mL de solução compatível na concentração final de 0,5 a 40mg/mL	EV direto – 10min Intermitente – 15 a 30min	Após reconstituição: 3 dias em temperatura ambiente; 7 dias refrigerado Após diluição: 24h em temperatura ambiente; 7 dias refrigerado
Pefloxacina	400mg	Diluir uma ampola em 125 ou 250mL SGI 5%	1h	Uso único
Penicilina G potássica e sódica	1 frasco com diluente compatível específico	Diluir em 50 a 100mL de solução compatível (SGI 5%, Ringer lactato, SF 0,9%, água estéril) para concentração final de 100.000 a 500.000UI/mL Em 5 milhões, adicionar um litro de solução	30 a 120min Pediatria: 15 a 30min	Após reconstituição: 7 dias refrigerado Após diluição: 24h em ar ambiente; 7 dias refrigerado
Rifampicina	600mg/10mL de água estéril na concentração final de 60mg/mL	Diluir em 100 a 150mL de solução compatível (SGI 5%, SF0,9%)	100mL em 30min ou 500mL em 3h	Após reconstituição e diluição: estável 24h em ar ambiente
Sulfametoxazol-trimetoprima	800mg TMP 400mg sulfa 5mL	Diluir 5mL em 125mL de SGI a 5% Pode-se diluir 5mL em 75mL de SGI 5%	60 a 90min	Após diluição: 24h em garrafas de vidro em temperatura ambiente
Ticarcilina-clavulanato	3,1g/13mL	Diluir em 50 a 100mL de solução compatível (SGI 5%, SF 0,9%, água estéril)	30min	Após reconstituição: 6h em temperatura ambiente; 72h refrigerado Após diluição: 24h em temperatura ambiente; 3 dias (SGI 5%) e 4 dias (SF 0,9%) refrigerado
Tobramicina	10mg/mL 40mg/mL	Diluir em 50 a 200mL de solução compatível (SGI 5%, SF 0,9%, Ringer lactato)	30 a 60min	Após diluição: 24h em temperatura ambiente; 4 dias refrigerado
Vancomicina	500mg/10mL de água estéril	Diluir 500mg em 100mL de solução compatível na concentração máxima de 5mg/mL	30 a 60min Não exceder 15mg/min	Após reconstituição e diluição: 14 dias em temperatura ambiente ou refrigerado

Referências

American Academy of Pediatrics. Antimicrobial prophylaxis in pediatric surgical patients. In: Pickering LK (ed.) Red Book: 2003 Report of the Committee on Infectious Diseases. 26. ed. Elk Grove Village, IL: American Academy of Pediatrics, 2003:774-81.

ANVISA. Fármacos utilizados em infecção. Disponível em: http://www.anvisa.gov.br/divulga/public/livro_eletronico/infeccao.html. Acesso em 17 abr 2015.

Brasil. Ministério da Saúde. Secretaria de Vigilância em Saúde. Departamento de DST, Aids e Hepatites Virais. Protocolo Clínico e Diretrizes Terapêuticas para Manejo da Infecção pelo HIV em Adultos. Brasília – 2013.

Brasil. Ministério da Saúde. Secretaria de Vigilância em Saúde. Departamento de DST, Aids e Hepatites Virais. Recomendações para Profilaxia da Transmisão Vertical do HIV e Terapia Antirretroviral em Gestantes. Brasília: Ministério da Saúde, 2010.

Brasil. Ministério da Saúde. Secretaria de Vigilância em Saúde. Departamento de DST, Aids e Hepatites Virais. Protocolo Clínico e Diretrizes Terapêuticas para Manejo da Infecção pelo HIV em Crianças e Adolescentes. Brasília – 2014.

Brasil. Ministério da Saúde. Secretaria de Vigilância em Saúde. Departamento de Vigilância de doenças transmissíveis. Coordenação Geral do Programa Nacional de Controle da Tuberculose. NOTA INFORMATIVA Nº 08, DE 2014 – Recomendações para controle de contatos e tratamento da infecção latente da tuberculose na indisponibilidade transitória do Derivado Proteico Purificado. Brasília – setembro/2014.

Brasil. Ministério da Saúde. Secretaria de Vigilância em Saúde. Departamento de Vigilância Epidemiológica. Manual de recomendações para o controle da tuberculose no Brasil/Ministério da Saúde, Secretaria de Vigilância em Saúde, Departamento de Vigilância Epidemiológica. Brasília: Ministério da Saúde, 2011.

Bratzler DW, Dellinger EP, Olsen KM et al. Clinical practice guidelines for antimicrobial prophylaxis in surgery. Am J Health-Syst Pharm 2013; 70:195-283.

Centers for Disease Control and Prevention. Prevention of Perinatal Group B Streptococcal Disease. MMWR 2002; 51(No. RR-11):1-24.

Conselho Federal de Medicina. Projeto Diretrizes. Osteomielite Hematogênica Aguda. Disponível em: http://www.projetodiretrizes.org.br/7_volume/36-Osteomieli Hematogenica.pdf. Acesso em 18 abr 2015.

Couto JCF. Infecções perinatais. In: Couto JCF, Andrade GMQ, Tonelli E. Rio de Janeiro: Guanabara Koogan, 2006.

Departamento de Infectologia da Sociedade Brasileira de Pediatria. Coqueluche – Recomendações Atuais. Eitan N. Berezin. 2013

Enzler MJ, Berbari E, Osmon DR. Antimicrobial prophylaxis in adults. Mayo Clin Proc 2011 July; 86(7):686-701.

Freifeld AG, Bow EJ, Sepkowitz KA et al. Clinical Practice Guideline for the Use of Antimicrobial Agents in Neutropenic Patients with Cancer: 2010 Update by the Infectious Diseases Society of America. Clinical Infectious Diseases 2011; 52(4):e56-e93. Downloaded from http://cid.oxfordjournals.org/ at IDSA member on November 26, 2014.

Gilbert DN, Chambers MF, Eliopoulos GM et al. (eds.). The Sanford Guide to Antimicrobial Therapy. 44 ed. Sperryville, USA: Ed. Antimicrobial Therapy Inc. 2014.

Gosselin RA, Roberts I, Gillespie WJ. Antibiotics for preventing infection in open limb fractures. Cochrane Database Syst Rev. 2004; 1:CD003764.

Hauser CJ, Adams CA Jr, Eachempati SR et al. Surgical Infection Society guideline: prophylactic antibiotic use in open fractures: an evidence-based guideline. Surg Infect 2006; 7:379-405.

Johns Hopkins. Antibiotic Guidelines 2014-2015. Treatment Recommendations for Adult Inpatients. Disponível em insidehopkinsmedicine. Org/amp. Acesso em 06 abr 2015.

Kunin CM, Tupasi T, Craig WA. Use of antibiotics. A brief expostition of the problem and some tentative solutions. Ann Intern Med. 1973; 79:555-60.

Leekha S, Terrel CL, Edson RS. General principles of antimicrobial therapy. Mayo Clin Proc 2011; 86(2):156-67.

Luchette FA, Bone LB, Born CT et al. Practice management guidelines for prophylactic antibiotic use in open fractures. www.east.org/documents/openfxupdate.pdf. Acesso em 30 nov 2014.

Mandell GL, Douglas RG, Bennett JE Dolin R. Principles and practice of infectious disease. 7. ed. Philadelphia: Churchill Livingstone, 2010.

Marques HHS, Sakane PT, Baldacci ER. Infectologia – Coleção pediatria. São Paulo: Editora Manole, 2011.

Moran GJ, Talan DA, Abrahamian FM. Antimicrobial prophylaxis for wounds and procedures in the emergency department. Infect Dis Clin North Am 2008; 22:117-43.

NHS. Guidelines for Antibiotic Prescribing in the Community 2013-15.

Nielsen-Saines K, Watts DH, Veloso VG et al. Three postpartum antiretroviral regimens to prevent intrapartum HIV infection. N Engl J Med 2012 21 de junho; 366(25):2368-79.

Ohlsson A, Shah VS. Intrapartum antibiotics for known maternal Group B streptococcal colonization. Cochrane Database of Systematic Reviews 2014, Issue 6. Disponível em: http://summaries.cochrane.org/CD007467/PREG_intrapartum-antibiotics-for-known-maternal-group-b-streptococcal-colonization#sthash.keLkm1l7.dpuf

Pamma TD, Cosgrove SE, Maragabis LL. Combination therapy for treatment of infections with gram-negative bacteria. Clinical Microbiology Reviews July 2012; 25(3):450-70.

Pappas PG, Kauffman CA, Andes DR et al. Clinical practice guideline for the management of candidiasis: 2016 uptade by the Infectious Diseases Society of America. Disponível em: http://cid.oxfordjournals.org/content/early/2015/12/15/cid.civ933.full.pdf. Acesso em: 02 fev 2016.

Paul M, Carmeli Y, Durante-Mangoni E et al. Combination therapy for carbapenem-resistant Gram-negative bacteria. J Antimicrob Chemother May 28, 2014.

Review on Antimicrobial Resistance. Antimicrobial Resistance: Tackling a Crisis for the Health and Wealth of Nations. 2014. Disponível em: http://www.his.org.uk/files/4514/1829/6668/AMR_Review_Paper_-_Tackling_a_crisis_for_the_health_and_wealth_of_nations_1.pdf. Acesso em: 14 mai 2015.

Solomkin JS, Mazuski JE, Bradley JS et al. Diagnosis and management of complicated intra-abdominal infection in adults and children: guidelines by the Surgical Infection Society and the Infectious Diseases Society of America. CID 2010:50 (15 January).

Tavares W (Ed.) 3. ed. São Paulo: Atheneu, 2014.

Veronesi R, Focaccia R. Tratado de infectologia. 3. ed. São Paulo: Ed Atheneu, 2005.

WHO Model Prescribing Information — Drugs used in bacterial infections. 2001.

Yamamoto M, Pop-Vicas AE. Treatment for infections with carbapenem-resistant Enterobacteriaceae: what options do we still have? Critical Care 2014; 18:229.

Zea-Vera A, Ochoa TJ. Challenges in the diagnosis and management of neonatal sepsis. Journal of Tropical Pediatrics 2015; 61:1-13.

Segurança do Profissional de Saúde

37 | Prevenção das infecções nosocomiais ocupacionais

CAPÍTULO 37

Prevenção das Infecções Nosocomiais Ocupacionais

Valéria Pinto Fonseca

INTRODUÇÃO

Os indivíduos que trabalham em hospitais estão expostos a uma variedade de doenças infecto-contagiosas, principalmente aqueles que mantêm contato direto com os pacientes ou com artigos e equipamentos contaminados com material orgânico. Esses indivíduos, aqui denominados trabalhadores da área da saúde (TAS), além de expostos às doenças infecciosas dos pacientes, podem ser fonte de transmissão de microrganismos para os pacientes e para outros profissionais. Além disso, há de se considerar a funcionária grávida, visto que inúmeras patologias infecciosas podem comprometer gravemente o desenvolvimento fetal.

A prevenção e o controle das infecções nosocomiais ocupacionais exigem uma abordagem ampla, com políticas bem definidas e fundamentadas nas características da instituição hospitalar (considerando a nosologia prevalente, as áreas críticas para riscos biológicos e avaliação médica dos TAS, entre outras) e na legislação em vigor.

PROGRAMA DE CONTROLE MÉDICO DE SAÚDE OCUPACIONAL

Como parte do programa geral de controle de infecção, os hospitais devem priorizar e estabelecer políticas que minimizem os riscos de transmissão de infecção entre os TAS e os pacientes. Para que esse objetivo seja atingido é essencial o trabalho envolvendo a Comissão de Controle de Infecção Hospitalar (CCIH) e o Serviço Especializado em Engenharia de Segurança e Medicina do Trabalho (SESMT) por meio do Programa de Controle Médico de Saúde Ocupacional (PCMSO – Portaria 24, de 29 de dezembro de 1994, do Ministério do Trabalho) e da Portaria 485 do Ministério do Trabalho, que publicou a Norma Regulamentadora (NR) Segurança e Saúde no Trabalho em Serviços de Saúde – NR 32-novembro/2005 (a primeira no mundo a regulamentar a saúde e a segurança dos trabalhadores em instituições de saúde).

Essa NR tem por finalidade estabelecer as diretrizes básicas para implementação de medidas de proteção à segurança e à saúde dos trabalhadores dos serviços de saúde, bem como daqueles que exercem atividades de promoção e assistência à saúde em geral. Para fins de aplicação dessa NR, entende-se por serviços de saúde qualquer edificação destinada à prestação de assistência à saúde da população e todas as ações de promoção, recuperação, assistência, pesquisa e ensino em saúde em qualquer nível de complexidade.

Atuação da CCIH

A CCIH deve atuar como órgão consultor do SESMT, normatizando as diretrizes de prevenção e controle da exposição às doenças infectocontagiosas e a materiais orgânicos. Deve atuar em conjunto com o SESMT em:

- Educação continuada dos TAS quanto às medidas de prevenção e segurança relativas aos riscos biológicos.
- Programas de imunização.
- Planejamento de controle de epidemias entre os TAS.

Atuação do SESMT (PCMSO/PPRA)

Compete à coordenação do PCMSO:

- Exame médico admissional, assegurando que o candidato está habilitado a exercer a função com segurança; determinando a existência ou condições médicas prévias que o tornem predisposto a adquirir ou a transmitir doenças infecciosas; avaliação do estado vacinal e a ocorrência de gravidez.
- Exames periódicos, de retorno ao trabalho (após licença-maternidade ou licença por doença), de mudança de função e demissional, observando os mesmos aspectos citados anteriormente.
- Elaborar e executar programa de educação continuada, incluindo treinamento inicial, enfatizando as diretrizes do Controle de Infecção Hospitalar.
- Elaborar programa de vacinação, considerando o risco de exposição do trabalhador à patologia para a qual se pretende vacinar.
- Registrar em prontuário médico individual os dados obtidos nos exames médicos, incluindo avaliação clínica e exames complementares.
- Diagnóstico e abordagem da exposição ou da doença transmissível, provendo profilaxia e afastamento do trabalho, quando indicados.

EXPOSIÇÃO OCUPACIONAL AOS VÍRUS VEICULADOS PELO SANGUE

Os três microrganismos habitualmente associados à exposição ocupacional ao sangue são o vírus da hepatite B (HBV), o vírus da hepatite C (HCV) e o vírus da imunodeficiência humana (HIV).

HBV

Risco da transmissão ocupacional pelo HBV

O risco de infecção pelo HBV está principalmente relacionado com o grau de contato com sangue no ambiente de trabalho, assim como com o estado de portador do antígeno "e" da hepatite B do paciente-fonte (Tabela 37.1).

Embora o acidente percutâneo seja a maneira mais eficiente de transmissão do HBV, esse tipo de exposição corresponde à minoria das fontes das infecções entre os TAS. Esta afirmativa baseia-se nas seguintes observações contidas em diversos estudos epidemiológicos: (1) a maioria dos TAS infectados relata não se recordar de um acidente percutâneo, mas cerca de 35% afirmam ter manuseado paciente HBsAg-positivo; (2) foi demonstrado que o HBV sobrevive no sangue ressecado nas superfícies inanimadas, em temperatura ambiente, por pelo menos 1 semana. A transmissão potencial do HBV, por meio do contato com superfícies inanimadas contaminadas, tem sido demonstrada em epidemias ocorridas entre pacientes e equipe de assistência em unidades de hemodiálise.

Tabela 37.1 Risco de transmissão ocupacional pelo HBV

Antígeno (paciente-fonte)	Risco de desenvolver sorologia positiva (TAS exposto)	Risco de desenvolver hepatite clínica (TAS exposto)
HbsAg-positivo HbeAg-positivo	37% a 62%	22% a 31%
HbsAg-positivo HbeAg-negativo	23% a 37%	1% a 6%

O sangue é o principal veículo de transmissão do HBV. Embora o HBsAg também seja detectado em vários outros fluidos corporais, incluindo leite materno, bile, liquor, fezes, secreção nasofaríngea, saliva, sêmen, suor e líquido sinovial, sua concentração é cerca de 100 a 1.000 vezes maior do que a de partículas infectantes do vírus. Em outras palavras, esses fluidos, embora possam ser HBsAg-positivos, não são veículos eficientes de transmissão porque contêm baixos títulos de partículas infectantes.

Estudos norte-americanos realizados na década de 1970 mostraram que a prevalência de hepatite B entre os TAS era cerca de 10 vezes maior do que na população geral. Com a obrigatoriedade da vacinação pré-exposição e a adesão às precauções padrões, vem ocorrendo declínio significativo dessa prevalência nos últimos 20 anos.

Profilaxia pós-exposição ao HBV

O uso da imunoglobulina hiperimune e/ou da vacina contra hepatite B em outras situações de risco, como, por exemplo, em caso de transmissão materno-fetal, tem se revelado uma medida bastante eficaz para prevenção da transmissão do vírus para o recém-nascido em 85% a 95% dos casos, quando executada ao nascimento. A demonstração de sua eficiência reforça a recomendação de vacinação dos TAS expostos, além do uso da imunoglobulina (Tabela 37.2). A vacina tem demonstrado ser segura, sem a ocorrência de efeitos colaterais graves. A gravidez e o aleitamento materno não devem ser considerados contraindicações ao uso da vacina na trabalhadora exposta ao HBV. Se o TAS exposto não for comprovadamente imune ao HBV, deve ser feita sorologia para anticorpo de superfície da hepatite B (anti-HBs). Mesmo aqueles vacinados anteriormente e cuja sorologia foi realizada mais de 24 meses antes da exposição devem ser novamente testados. Sabe-se que cerca de 10% a 15% dos indivíduos vacinados não alcançam títulos protetores dos anticorpos. Os obesos, os imunossuprimidos, os maiores de 50 anos de idade e os tabagistas são considerados os menos responsivos à vacina e, portanto, são considerados grupos de risco. Recomenda-se a profilaxia após exposição ocupacional nos casos em que o anti-HBs é < 10mUI/mL.

A determinação do título de anti-HBs deve ser feita entre 1 e 6 meses após o esquema vacinal primário ou de 4 a 6 meses após a administração de imunoglobulina anti-HBV hiperimune.

Tabela 37.2 Profilaxia pós-exposição ao HBV

Estado imunológico do indivíduo exposto	Tratamento (se paciente-fonte for HBsAg-positivo ou desconhecido)	Comentários
Não vacinado	1 dose de imunoglobulina hiperimune anti-HBV (até 24h após o acidente) e 1mL da vacina (até 24 a 48h após o acidente) e programar esquema vacinal completo	Imunoglobulina hiperimune*: 0,06mL/kg IM Vacina: 1mL IM (no deltoide) com intervalos de 0, 1 e 6 meses. Dosar anti-HBs após (veja o texto) Aplicar a vacina e a imunoglobulina em músculos distintos Dosar o antígeno do *core* da hepatite B: se positivo, suspender a vacinação
Vacinado anteriormente Anti-HBs ≥ 10mUI/mL	Nenhum tratamento	
Anti-HBs < 10mUI/mL	1 dose da vacina (até 24 a 48h após o acidente) + 1 dose da imunoglobulina hiperimune (até 24h após o acidente)	Imunoglobulina hiperimune*: 0,06mL/kg IM. Considerar outra dose em 1 mês, se indivíduo de risco (veja o texto) Vacina: 1mL IM, no deltoide
Anti-HBs desconhecido	1 dose da vacina (até 24 a 48h após o acidente) + 1 dose da imunoglobulina hiperimune (até 24/48h após o acidente)	Imunoglobulina hiperimune*: 0,06mL/kg IM. Considerar outra dose em 1 mês, se indivíduo de risco (veja o texto) Vacina: 1mL IM, no deltoide

* Imunoglobulina hiperimune anti-HBV.

HCV

Risco de transmissão ocupacional do HCV

O HCV não é significativamente transmitido por exposição ocupacional ao sangue. A incidência média de soroconversão após exposição percutânea de paciente-fonte HCV-positivo é de 1,8% (limites: 0 a 7%). Raramente ocorre transmissão por contato com mucosa, e nenhum caso de transmissão por contato com pele lesionada ou íntegra foi documentado.

Ao contrário do HBV, estudos epidemiológicos sugerem que a contaminação ambiental com sangue não representa um risco significativo na transmissão do HCV para os TAS, à exceção das unidades de hemodiálise sem controle rigoroso de infecções.

O sangue é o principal veículo de transmissão.

Profilaxia pós-exposição ao HCV

Em 1994, o Advisory Committee on Imunization Practices (ACIP – EUA) revisou os dados disponíveis relacionados com a prevenção da hepatite C utilizando imunoglobulina e concluiu que esse uso não tinha sustentação. Nenhum trabalho clínico foi conduzido para determinação do uso de agentes antivíricos (interferon com ou sem ribavirina) pós-exposição ao HCV. Os antivíricos não são recomendados com essa finalidade pelo órgão norte-americano de controle de medicamentos (FDA). Até o momento, os resultados epidemiológicos sugerem ser necessário que a infecção esteja estabelecida antes do uso do interferon, de modo que o tratamento seja efetivo.

Embora ainda não esteja profilaxia eficaz disponível, a sorologia para anti-HCV deve ser obtida do TAS exposto, imediatamente após o acidente e 6 e 9 meses após. A importância da determinação da infecção se deve ao fato de que parte dos infectados irá desenvolver hepatite crônica e, nesses casos, pode haver indicação do uso de interferon ou ribavirina.

HIV

Determinação do risco após exposição percutânea

Os riscos de transmissão ocupacional do HIV variam com o tipo e a gravidade da exposição. Estudos prospectivos mostram que a taxa de risco para transmissão do HIV após exposição percutânea a sangue infectado tem sido de aproximadamente 0,3% (intervalo de confiança de 95% – IC95% = 0,02% a 0,5%) e, após exposição de membrana mucosa, aproximadamente 0,09% (IC95% = 0,006% a 0,5%).

Segundo estudos epidemiológicos e laboratoriais, vários fatores podem influenciar o risco de transmissão do HIV após exposição ocupacional. Em caso de acidente percutâneo, o risco está diretamente associado ao volume de sangue do paciente-fonte, nas seguintes situações: um dispositivo visivelmente contaminado com o sangue do paciente; um procedimento no qual a agulha foi diretamente usada na veia ou artéria; ou um acidente com perfuração profunda. Maior volume de sangue é transferido ao TAS exposto quando o acidente é profundo e causado por agulhas ocas (com lúmen). O risco também aumenta se o paciente-fonte está no estágio terminal da doença, possivelmente refletindo tanto o alto título de HIV na fase tardia da doença como a presença de outros fatores indutores de cepas de HIV.

Embora uma carga viral baixa (isto é, < 1.500 cópias/mL de RNA) ou abaixo dos limites de detecção provavelmente indique títulos baixos para exposição, não é capaz de eliminar a possibilidade de transmissão.

Agentes antirretrovirais para profilaxia pós-exposição (PPE – Figura 37.1)

Esquema preferencial antirretroviral para PPE

O seguinte esquema antirretroviral está indicado para profilaxia pós-exposição, independentemente do tipo de exposição e do material biológico envolvido:

Tenofovir (TDF) + Lamivudina (3TC) + Atazanavir/ritonavir (ATV/r) (Tabela 37.3).

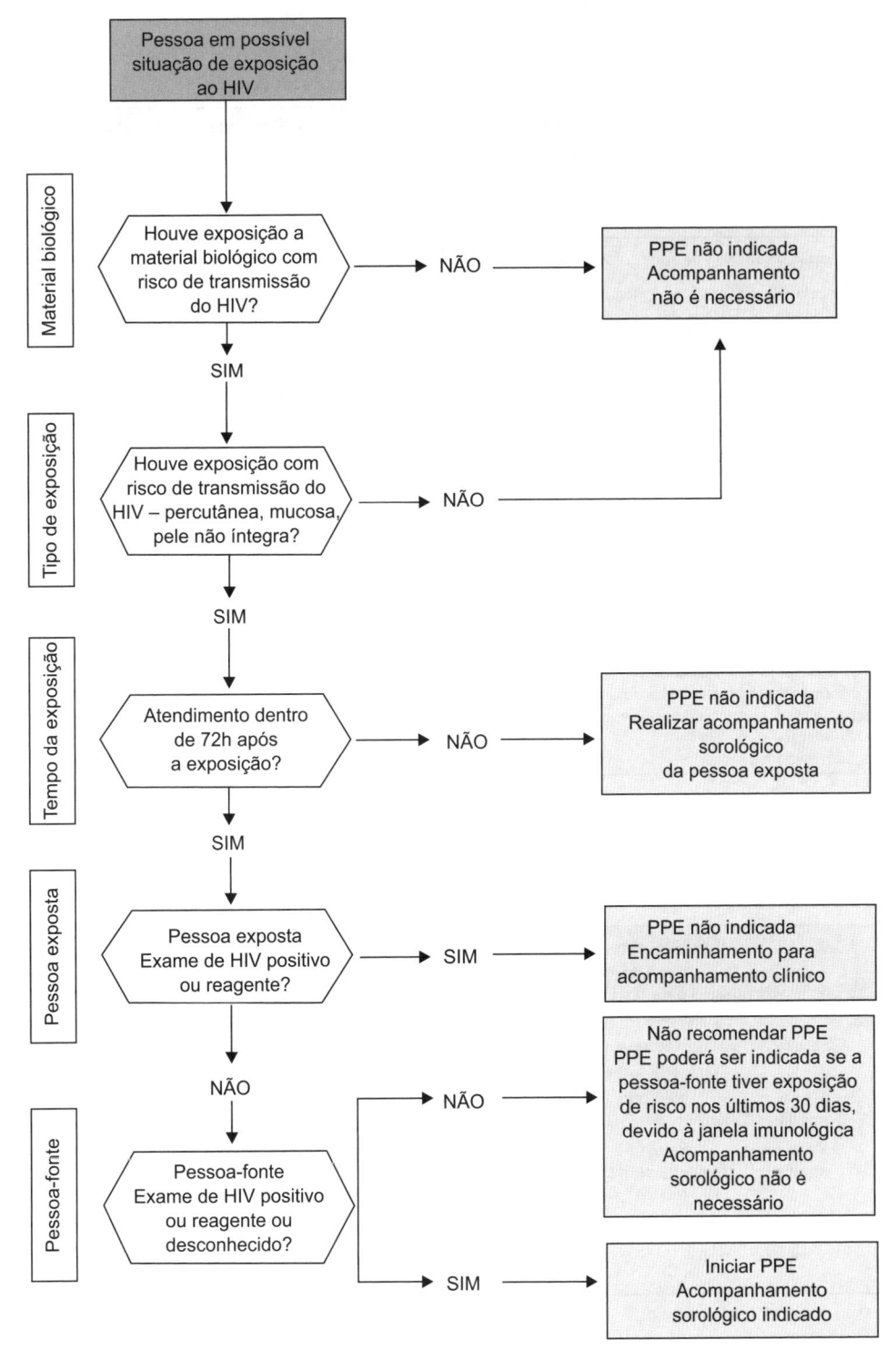

Figura 37.1 Fluxograma para indicação de PPE. (Protocolo Clínico e Diretrizes Terapêuticas para Profilaxia Antirretroviral Pós-Exposição de Risco à Infecção pelo HIV. Ministério da Saúde, 2015.)

A duração da PEP é de 28 dias.

Tabela 37.3 Apresentação de antirretrovirais preferenciais para PPE e posologias

Medicamento	Apresentação	Posologia
Tenofovir (TDF)/Lamivudina	Comprimido de 300mg/300mg	1 comprimido VO 1x/dia
Atazanavir (ATV)	Comprimido de 300mg	1 comprimido VO 1x/dia
Ritonavir (r)	Comprimido de 100mg termoestável	1 comprimido VO 1x/dia

*TDF e 3TC estão disponíveis na apresentação de dose fixa combinada (DFC), sendo esta a apresentação preferencial.

Fonte: Protocolo Clínico e Diretrizes Terapêuticas para Profilaxia Antirretroviral Pós-Exposição de Risco à Infecção pelo HIV. Ministério da Saúde, 2015.

Tabela 37.4 Avaliação e teste da fonte de exposição ocupacional aos vírus veiculados pelo sangue

Passo 1: descontaminação do sítio exposto
Limpar ferida com água e sabão
Irrigar membranas mucosas com água limpa
Irrigar os olhos com água limpa ou solução oftalmológica estéril

Passo 2: contatar o supervisor imediato de plantão para
Determinar o risco da exposição
Triagem rápida para profilaxia imediata pós-exposição:
    quimioprofilaxia anti-HIV
    imunoprofilaxia para HBV
Aconselhamento
Encaminhamento para serviço de emergência de referência que conduzirá o caso e avaliará a necessidade de PPE

Passo 3: acompanhamento clínico
Obter informações no mesmo dia do acidente ou no próximo dia de trabalho
Anotações e teste sorológico confidenciais
Aconselhamento
Educação preventiva

Os potenciais materiais infectantes e exames sorológicos pós-exposição ocupacional dos vírus veiculados pelo sangue encontram-se descritos nas Tabelas 37.5 e 37.6.

Tabela 37.5 Materiais potencialmente infectantes de vírus veiculados pelo sangue

Vírus	Risco de transmissão		Material infectante		
	Acidente perfurocortante	Contato com pele lesionada ou mucosa	Documentado	Possível	Incomum
HBV	23% a 62%	Não quantificado	Sangue e derivados	Sêmen, secreção vaginal, saliva, fluidos com sangue	Urina, fezes
HCV	0% a 7% (média = 1,8%)	Não quantificado	Sangue	Sêmen, secreção vaginal, saliva, fluidos com sangue	Saliva, urina, fezes
HIV	0,2% a 0,5% (média = 0,3%)	Pele: não quantificado Mucosa: 0,09%	Sangue e derivados; fluidos corpóreos com sangue	Sêmen, secreção vaginal, LCR, leite humano, exsudatos Líquidos seroso e amniótico Saliva: durante tratamento dentário	Saliva, urina, fezes

Fonte: MMWR Jun 2001; 50(R11):1-42.

Tabela 37.6 Exames sorológicos a serem solicitados após exposição

Paciente-fonte	TAS exposto
Anti-HIV utilizando teste rápido	Anti-HIV, em caso de paciente-fonte desconhecido ou HIV-positivo: repetir em 6 semanas, 3 meses e 6 meses
HBsAg	Anti-HBs quantitativo, se realizado mais de 24 meses depois do acidente, em TAS vacinado para hepatite B HBsAg e considerar HBeAg se TAS não imune à hepatite B e paciente-fonte desconhecido ou HBsAg-positivo

Outros exames e cuidados:

- Hemograma completo e testes de função renal e hepática.
- Monitorização da hiperglicemia, se o esquema incluir inibidor de protease.
- Monitorização de cristalúria, hematúria, anemia hemolítica e hepatite, se estiver utilizando IDV.
- Se for notificada toxicidade, deve-se considerar mudança do esquema a partir de consulta com especialista.
- Prevenção de transmissão secundária deve ser mantida por até 6 semanas (uso de preservativo, evitar lactação).

Outros vírus das hepatites com transmissão ocupacional (Tabela 37.7)

Tabela 37.7 Outros vírus das hepatites com transmissão ocupacional

Situação	Hepatite A	Hepatite D	Hepatite E
Transmissão ocupacional	Rara	Provavelmente incomum	Extremamente rara
Principal modo de transmissão	Fezes	Sangue	Fezes
Precauções	Padrão	Padrão	Padrão
Profilaxia pós-exposição	Imunoglobulina (veja o texto)	Vacina para hepatite B e imunoglobulina B hiperimune para os TAS sem infecção pelo vírus B (o vírus D necessita do vírus B para se tornar infectante)	Não disponível

EXPOSIÇÃO OU DOENÇA INFECTOCONTAGIOSA DO TRABALHADOR (TABELA 37.8)

Tabela 37.8 Abordagem e restrições ao trabalho

Problema	Afastamento do contato direto com o paciente	Licença do trabalho	Comentários		Duração
Conjuntivite	Sim	Não	Avaliar individualmente		Até cessar secreções
Coqueluche					
Doença	Sim	Sim	–		Do início da fase catarral até 3ª semana após início dos paroxismos ou até 5º dia após início da terapêutica
Exposição assintomático	Não	Não	Profilaxia com eritromicina: 500mg VO de 6/6h por 14 dias (ou SMX-TMP)		–
sintomático	Sim	Sim	Profilaxia com eritromicina: 500mg VO de 6/6h por 14 dias (ou SMX-TMP)		Como doença
Dermatite					
Lesões exsudativas ou secretantes	Sim	Não	Não manusear equipamentos para procedimentos invasivos e afastar do cuidado direto com o paciente		Até cicatrização das lesões
Lesões não exsudativas das mãos (não relacionadas com estafilococos ou estreptococos)	Não	Não	Usar luvas para contato com paciente. Afastar do contato com paciente imunossuprimido		Até cicatrização das lesões
Diarreia					
Fase aguda	Sim	Não	Se diarreia for frequente		Até resolução dos sintomas agudos
Fase de convalescença	Não	Não	Dependendo do agente, afastar do cuidado direto de pacientes de alto risco		Até resolução dos sintomas
Escabiose					
Doença	Sim	Sim	–		Até 24h após tratamento
Exposição	Não	Não	–		–
Hepatite A					
Doença	Sim	Sim	–		Até liberação médica (7 dias após o início da icterícia)
Exposição	Sim	Não	Afastar do manuseio de dietas		Avaliar individualmente

Hepatite B				
Doença aguda sintomática	Sim	Sim	–	Até liberação médica (até HBeAg negativar)
Doença aguda assintomática	Não	Não	a) TAS que não executa procedimentos de risco: usar luvas nos contatos com membranas mucosas ou pele lesionada; seguir precauções padrões	–
			b) TAS que executa procedimentos de risco: não mais executar esses procedimentos; seguir precauções padrões	Até HBeAg negativar
Portador	Não	Não	a) TAS que não executa procedimentos de risco: usar luvas nos contatos com membranas mucosas ou pele lesionada; seguir precauções padrões	–
			b) TAS que executa procedimentos de risco: não mais executar esses procedimentos; seguir precauções padrões	–
Exposição	Não	Não	a) TAS que não executa procedimentos de risco: usar luvas nos contatos com membranas mucosas ou pele lesionada; seguir precauções padrões	–
			b) TAS que executa procedimentos de risco: não mais executar esses procedimentos; seguir precauções padrões	–
Hepatite C ou D ou não A, não B				
Doença	Sim	Não	Usar luvas nos contatos com membranas mucosas ou pele lesionada	–
Exposição	Avaliar individualmente	Não	Avaliar individualmente	–
Herpes simples				
Oral	Não	Não	Usar máscara para cuidados com crianças < 2 anos, paciente imunossuprimido e paciente com eczema	Até fase de crostas
Genital	Não	Não	Afastar do contato direto com o paciente imunossuprimido e do manuseio de equipamentos para procedimentos invasivos	Nenhuma
Mãos	Sim	Não	—	Avaliar individualmente

(continua)

Tabela 37.8 Abordagem e restrições ao trabalho (*continuação*)

Problema	Afastamento do contato direto com o paciente	Licença do trabalho	Comentários			Duração
Outros	Avaliar individualmente	–	–			Avaliar individualmente
Herpes-zóster						
Varicela	Sim	Sim, se varicela	Se desenvolvimento de varicela: aciclovir 800mg VO 5×/dia, por 5 dias (iniciar até 24h após início das lesões)			Até fase de crostas
Tronco			Afastar do contato direto com o paciente e do manuseio de equipamentos para procedimentos invasivos			
Cabeça e áreas de pele exposta	Sim	Sim	Se desenvolvimento de varicela: aciclovir 800mg VO 5×/dia, por 5 dias (iniciar até 24h após início das lesões) Afastar do contato direto com o paciente e do manuseio de equipamentos para procedimentos invasivos			Até fase de crostas
Exposição	Sim, se suscetível para varicela	Sim	–			Do 10º dia após o 1º contato até 21 dias após o último contato
Impetigo	Sim	Não	Afastar do contato direto com o paciente e do manuseio de equipamentos para procedimentos invasivos			Até fase de crosta e terapêutica apropriada
Influenza	Sim	Sim	–			Até resolução dos sintomas
Meningococo						
Doença	Sim	Sim	O período de incubação costuma ser de 1 a 4 dias			Até liberação médica
Exposição	Não	Não	Profilaxia para o contato íntimo (contato direto com secreções respiratórias de pessoa infectada sem o uso de máscara, especialmente durante procedimentos de aspiração, ressuscitação e intubação): rifampicina 600mg VO de 12/12h por 2 dias ou ciprofloxacina 500mg VO – dose única			
Portador	Não, talvez em epidemias	–	–			–

Parotidite				
Doença	Sim	Sim	–	Até 9 dias após o início do edema de parótida
Exposição	Sim, se suscetível	Sim, se suscetível	–	Do 12º dia após o 1º dia de contato, até o 26º dia após a última exposição
Rubéola				
Doença	Sim	Sim	–	Até 5 dias após início do exantema
Exposição	Sim, se suscetível	Sim	Funcionária grávida no 1º trimestre: sorologia para rubéola	Do 7º dia após o 1º contato até 21 dias após o último contato
Sarampo				
Doença	Sim	Sim	–	Até 4 dias após início do exantema
Exposição	Sim, se suscetível	Sim	Vacina administrada até 72h após exposição poderá prevenir doença	Do 5º dia após o 1º contato até 21 dias após o último contato
Staphylococcus aureus				
Lesão de pele (não impetigo)	Sim	Não	Afastar do contato direto com o paciente e do manuseio de equipamentos para procedimentos invasivos	Após tratamento, até que ocorra a solução das lesões
***Streptococcus* grupo A**				
Faringite	Sim	Sim	–	Até 24h após tratamento
Celulite	Sim	Não	–	Até 24h após tratamento e melhora clínica
Tuberculose pulmonar				
Doença	Sim	Sim	–	14 dias de tratamento e melhora clínica
Exposição	Não	Não	Fazer PPD do indivíduo exposto na 12ª semana pós-exposição	Se PPD positivar, indicar isoniazida 300mg/dia por 6 meses

Tabela 37.9 Precauções durante a gravidez

Doença infectocontagiosa do paciente	Funcionária	Grávida
	Imunidade	Recomendação
Citomegalovírus	S	B
	I	B
Enteroviroses	1º e 2º trimestres	B
	3º trimestre	A
Hepatite B	S	B
	I	B
Herpes simples	S	B
Herpes-zóster	S	A
Varicela	I	B
Influenza	S	A
Parotidite	S	A
	I	B
Parvovírus (eritema infeccioso; drepanocitose com crise aplástica)	S	A
	I	B
Poliovírus	S	A
	I	B
Rubéola	S	A
	I	B
Sarampo	S	A
	I	B
AIDS	S	B
Sífilis	S	B
Toxoplasmose	S	B
	I	B
Tuberculose	S	B
	I	B

S: não imune ou estado imunológico desconhecido (*suscetível*); I: imune (*com confirmação por exame sorológico*); A: não entrar no quarto do paciente; B: pode ter contato direto usando precauções apropriadas (veja o Capítulo 8, *Isolamento e precauções*).

RECOMENDAÇÕES DE IMUNIZAÇÃO ATIVA PARA TRABALHADORES DA ÁREA DA SAÚDE

A imunização ativa dos TAS deve ser uma prática rotineira nas instituições de saúde, incluindo os estabelecimentos de ensino. A todo trabalhador dos serviços de saúde deve ser fornecido, gratuitamente, programa de imunização ativa contra tétano, difteria, hepatite B e os estabelecidos no PCMSO. Sempre que houver vacinas eficazes contra outros agentes biológicos a que os trabalhadores estão ou poderão estar expostos, o empregador deve fornecê-las gratuitamente e fazer o controle da eficácia da vacinação, sempre que for recomendado pelo Ministério da Saúde e seus órgãos, providenciando, se necessário, seu reforço. A vacinação deve obedecer às recomendações do Ministério da Saúde. O empregador deve assegurar que os trabalhadores sejam informados das vantagens e dos efeitos colaterais, assim como dos riscos a que estarão expostos por falta ou recusa de vacinação, devendo, nesses casos, conservar documento comprobatório e mantê-lo disponível à inspeção do trabalho. A vacinação deve ser registrada no prontuário clínico individual do trabalhador, previsto na NR-07. Deve ser fornecido ao trabalhador comprovante das vacinas recebidas.

Principais doenças infectocontagiosas passíveis de prevenção com a imunização ativa (Tabela 37.10)

Rubéola

O risco maior de aquisição de rubéola está nas unidades pediátricas. Embora seja considerada uma doença com manifestação leve a moderada no adulto, são extremamente preocupantes as graves sequelas fetais que podem advir da aquisição transplacentária pela gestante. Por esse motivo, também são considerados de risco, como agentes transmissores da infecção, os trabalhadores que desempenham suas atividades em unidades obstétricas. O indivíduo só deve ser considerado imune à rubéola quando exames sorológicos confirmarem essa imunidade, e ainda, quando esses testes sorológicos tiverem sido feitos após o primeiro ano de vida (para afastar a possibilidade de anticorpos maternos). Apenas a história de rubéola é insuficiente para determinação do estado de imunidade. Todas as pessoas suscetíveis devem ser vacinadas (com tríplice viral ou vacina monocomponente para rubéola) antes de iniciarem ou continuarem o contato com gestantes.

Sarampo

A ocorrência de sarampo em TAS contribui para a disseminação da doença durante epidemias. Recomenda-se que todo TAS, nascido após 1957, que vá ter contato direto com os pacientes tenha seu estado de imunidade determinado. A prova de imunidade pode ser obtida por meio de: (1) atestado médico confirmando a doença, (2) teste sorológico para anticorpo positivo, ou (3) vacinação documentada de duas doses de vacina de vírus vivo atenuado para sarampo no primeiro ano de vida ou, após esse período, em campanhas específicas. Embora os indivíduos nascidos antes de 1957 sejam em geral considerados imunes, estudos sorológicos em TAS indicam que 5% a 9% não apresentam imunidade contra o sarampo (CDC/MMWR). Em situações de risco aumentado de transmissão do vírus, como no caso da epidemia que acometeu a maior parte dos estados brasileiros em 1997, recomenda-se que esses indivíduos recebam uma dose da vacina, especialmente aqueles que não tenham confirmação da imunidade ao sarampo.

Parotidite epidêmica

Adultos nascidos antes de 1957 são considerados imunes à parotidite; aqueles nascidos em 1957 ou após são considerados imunes se apresentarem documentação comprovando vacinação (dose única) após o primeiro ano de vida ou evidência sorológica.

Hepatite B

A vacinação está indicada para todos os TAS (veja o tópico *Exposição ocupacional aos vírus veiculados pelo sangue*).

Influenza

Determinados grupos de pacientes, como cardiopatas e pneumopatas crônicos, apresentam alto risco de complicações graves por infecção por influenza. Como os TAS podem transmitir o vírus aos pacientes, inclusive com a ocorrência de epidemias, recomenda-se a imunização para todos os TAS, anualmente, no período do outono. Como os lactentes com menos de 6 meses de idade não podem receber a vacina, é altamente recomendada a imunização ativa dos trabalhadores de unidades neonatais e pediátricas.

Varicela

É aconselhável a determinação da imunidade à varicela de todos os TAS com história negativa ou incerta para a doença. Nas instituições norte-americanas, a avaliação sorológica é custo-efetiva. O governo norte-americano recomenda que todo TAS suscetível, que tenha contato com pacientes imunossuprimidos ou que apresente alto risco de exposição, seja vacinado (vacina de vírus vivo atenuado), com exceção da trabalhadora grávida ou que esteja amamentando.

Tabela 37.10 Agentes imunizantes e esquemas vacinais para TAS

Nome genérico	Esquema primário e reforço	Indicações
Vacina recombinante de hepatite B	2 doses com intervalo de 4 semanas; 3ª dose 5 meses após 2ª; reforço não é necessário; todas as doses devem ser administradas IM no deltoide	Pré-exposição: TAS com risco de exposição a sangue e fluidos corporais
Imunoglobulina anti-hepatite B	0,06mL/kg IM assim que possível após exposição, se indicado	–
Vacina anti-influenza	Imunização anual com vacina própria para a estação. No Brasil, existe a formulação IM	Todos os TAS
Vacina de vírus vivo para sarampo	2 doses SC com intervalo ≥ 28 dias	Vacinação deve ser recomendada para todos os TAS com deficiência de imunidade; imunização deve ser considerada para aqueles nascidos antes de 1957
Vacina de vírus vivo para caxumba	2 doses SC com intervalo ≥ 28 dias	Vacinação deve ser recomendada para todos os TAS com deficiência de imunidade; imunização deve ser considerada para aqueles nascidos antes de 1957
Vacina de vírus vivo para rubéola	1 dose SC (porém, devido à necessidade de 2 doses para as vacinas de sarampo e caxumba, o uso da vacina tríplice resultará em mais TAS recebendo vacina para rubéola)	Vacinação deve ser recomendada para todos os TAS com deficiência de imunidade
Toxoide tetânico e diftérico e *pertussis* acelular (Tdap)	1 dose IM assim que possível, se ainda não recebeu Tdap a despeito do intervalo do último Td. Após Tdap, receber com reforço de rotina o Td a cada 10 anos	Todos os TAS, independentemente da idade
Vacina de varicela	2 doses SC com intervalo de 4 a 8 semanas, se ≥ 13 anos	Todos os TAS que não têm evidência definida de imunidade: registro de vacinação com 2 doses de varicela; evidência laboratorial de imunidade ou confirmação laboratorial da doença; diagnóstico ou verificação de história de varicela-doença por profissional de saúde; ou diagnóstico ou verificação de herpes-zóster-doença por profissional de saúde
Imunoglobulina antivaricela-zóster	125U/10kg IM (dose mínima: 125U – dose máxima: 625U)	Imunocomprometidos Gestantes suscetíveis RN de mães que apresentam varicela 5 dias antes e até 48 horas após o parto RN prematuros com 28 semanas de gestação cuja mãe não teve varicela RN < 28 semanas de gestação independentemente da história materna de varicela

Fonte: MMWR November 25, 2011; 60(7).

Tuberculose

De acordo com as recomendações atuais do CDC, a vacinação com BCG deve ser considerada individualmente, em locais com alta prevalência de *M. tuberculosis* multirresistente, nas situações em que seja possível a transmissão de bacilo resistente e naquelas instituições em que foram adotadas medidas de controle adequadas, mas com resultado insatisfatório.

Hepatite A

Não há recomendação de vacinação pré-exposição ou de uso de imunoglobulina para os TAS em contato com pacientes com hepatite A (CDC/MMWR). Em vez disso, são fortemente enfatizadas as medidas higiênicas, com a educação dos trabalhadores quanto ao manuseio de materiais potencialmente infectantes.

Em situações epidêmicas, recomenda-se a administração de imunoglobulina (Ig) aos contatos íntimos de pacientes infectados (TAS e outros pacientes). A Ig deve ser administrada o mais precocemente possível, até 2 semanas após o contato, na dose de 0,02mL/kg IM. A eficácia da Ig supera os 85%, quando administrada no período recomendado. O papel da vacina no controle de epidemias ainda não foi esclarecido.

Doença meningocócica

Não se recomenda a vacinação de rotina. Os TAS que tiveram contato íntimo com secreções orofaríngeas de pacientes infectados (e que não tenham adotado as precauções adequadas) devem receber quimioprofilaxia (rifampicina, sulfonamidas, ciprofloxacina ou ceftriaxona). A ceftriaxona pode ser utilizada pela mulher grávida. Em situações epidêmicas, deve ser empregada a vacina com o polissacáride específico.

Coqueluche

A vacina antipertussis é liberada apenas para uso em crianças de 6 meses a 6 anos de idade. Os TAS que mantêm contato próximo com secreções orofaríngeas de pacientes infectados devem receber quimioprofilaxia com eritromicina ou sulfametoxazol-trimetoprima.

Tétano e difteria

O esquema vacinal primário consiste na administração de três doses do toxoide tétano + difteria com intervalos de 1 mês entre a primeira e a segunda dose e de 5 meses entre a segunda e a terceira dose. Recomenda-se reforço de uma dose a cada 10 anos para todos os indivíduos.

Doença pneumocócica

A vacina antipneumococo está indicada nas seguintes situações: pessoas > 65 anos; pessoas entre 2 e 65 anos com risco aumentado de complicações por doença pneumocócica: doença cardiovascular crônica, doença pulmonar crônica, *diabetes mellitus*, alcoolismo, hepatopatia crônica ou fístula liquórica; pessoas entre 2 e 65 anos com asplenia anatômica ou funcional; pessoas entre 2 e 65 anos que vivem em situações sociais e ambientes que favoreçam a ocorrência de doença invasiva (nos EUA, são considerados nesse grupo os nativos do Alasca e algumas populações indígenas); e imunossuprimidos com 2 ou mais anos de idade.

Imunização de TAS em situações especiais

As vacinas com antígeno inativado ou morto não representam risco para o TAS imunossuprimido e podem ser administradas como recomendado para os demais trabalhadores. Outras vacinas, como anti-*Haemophilus influenzae* tipo b, estão recomendadas para indivíduos com função imune comprometida por asplenia anatômica ou funcional. Em geral, são necessárias doses maiores ou reforços mais frequentes (Tabela 37.11).

Tabela 37.11 Recomendações do Advisory Committee on Imunization Practices (ACIP) para imunização dos TAS em condições especiais

Vacina	Gravidez	Infecção pelo HIV	Imunossupressão grave	Asplenia	Insuficiência renal	Diabetes	Alcoolismo com ou sem cirrose
BCG	C	C	C	UI	UI	UI	UI
Hepatite A	UI	UI	UI	UI	UI	UI	R
Hepatite B	R	R	R	R	R	R	R
Influenza	R	R	R	R	R	R	R
Sarampo, caxumba e rubéola	C	R	C	R	R	R	R
Meningococo	UI	UI	UI	R	UI	UI	UI
Vacina poliovírus inativada	UI	UI	UI	UI	UI	UI	UI
Vacina poliovírus vivo, oral	UI	C	C	UI	UI	UI	UI
Pneumococo	UI	R	R	R	R	R	R
Raiva	UI	UI	UI	UI	UI	UI	UI
Tétano Difteria	R	R	R	R	R	R	R
Tifoide inativada	UI	UI	UI	UI	UI	UI	UI
Tifoide, Ty21a	UI	C	C	UI	UI	UI	UI
Varicela	C	C	C	R	R	R	R
Vaccínia	C	C	C	UI	UI	UI	UI

C: contraindicada; R: recomendada; UI: usar se indicado.

Recomendações do CDC para prevenção de infecções hospitalares ocupacionais

Nesse documento, a expressão *trabalhador da área da saúde* (TAS) refere-se a todo indivíduo, remunerado ou não, que trabalhe em serviços de saúde e que esteja potencialmente exposto a materiais infectantes, incluindo substâncias corporais, artigos e equipamentos médicos contaminados, ambiente inanimado contaminado ou ar contaminado. Nesse grupo de risco estão incluídos, mas não exclusivamente, médicos, corpo de enfermagem, fisioterapeutas, farmacêuticos, técnicos de laboratório, legistas, paramédicos, profissionais da área odontológica, estudantes e estagiários e pessoas que não estejam diretamente envolvidas nos cuidados aos pacientes, mas que são potencialmente expostas a agentes infectantes (p. ex., voluntários, nutricionistas, pessoal de serviços gerais e lavanderia, manutenção, assistentes sociais e religiosos).

Como em recomendações prévias do CDC, cada recomendação é categorizada com base em dados científicos disponíveis, na racionalidade teórica, na aplicabilidade e no impacto econômico potencial. Segue-se o sistema de categorização das recomendações:

- **Categoria IA:** fortemente recomendada para todos os hospitais e fortemente apoiada por estudos experimentais bem desenhados ou estudos epidemiológicos.
- **Categoria IB:** fortemente recomendada para todos os hospitais e revista por especialistas e por membros do Hospital Infection Control Practices Advisory Committee (HICPAC), como efetiva para o propósito, com base na racionalidade e na evidência, embora estudos científicos definitivos não tenham sido feitos.
- **Categoria II:** sugerida para implementação em muitos hospitais. As recomendações podem ser apoiadas em estudos clínicos ou epidemiológicos sugestivos, em uma forte racionalidade teórica, ou em estudos definitivos aplicáveis a alguns, mas não a todos os hospitais.

- **Sem recomendação; matéria não resolvida:** práticas para as quais não existam evidências ou consenso de eficiência.

Elementos de um serviço de saúde ocupacional para o controle de infecção

PLANEJAMENTO E ADMINISTRAÇÃO COORDENADOS

a. Política coordenada de ação envolvendo a administração hospitalar, o serviço de saúde ocupacional, o serviço de controle de infecção, os diversos departamentos do hospital e órgãos externos de importância (p. ex., sindicatos, secretarias ou departamentos de governo). Incluir no plano de ação o pessoal com ou sem remuneração (p. ex., voluntários, estagiários, médicos, equipe externa contratada – terceirização). *Categoria IB.*

b. Estabelecer um sistema ativo de notificação e políticas escritas de controle de infecção ocupacional de: (1) infecções de pessoal (incluindo voluntários, estagiários, contratados ou terceirizados) que necessitem de restrições ou afastamento do trabalho, (2) retorno ao trabalho após doença infecciosa que necessitou de restrição ou afastamento, (3) exposições e infecções relacionadas com o trabalho e, quando indicado, (4) resultados de investigações epidemiológicas. *Categoria IB.*

c. Desenvolver protocolos que confiram uma coordenação entre os programas de saúde ocupacional, de controle de infecção e de outros departamentos hospitalares. *Categoria IB.*

AVALIAÇÃO OCUPACIONAL PARA O POSTO DE TRABALHO

a. Realizar exame médico ocupacional antes de o funcionário ser admitido ou mudar de posto de trabalho (exames admissionais, periódicos ou de retorno ao trabalho). A anamnese deve incluir: (1) histórico vacinal e ocorrência de doenças vacina-preveníveis (p. ex., varicela, sarampo, parotidite, rubéola, hepatite B) e (2) história de qualquer condição que possa predispor o funcionário a adquirir ou a transmitir doenças infecciosas. *Categoria IB.*

b. Realizar exames físico e laboratoriais necessários (indicados pelo exame clínico). Incluir propedêutica para detectar condições que possam predispor a transmissão ou aquisição de infecção e propedêutica que sirva como referência para determinar se qualquer problema futuro estará ou não relacionado com o trabalho. *Categoria IB.*

c. Realizar outras avaliações, além dos exames médicos ocupacionais básicos, quando se fizer necessário, como, por exemplo, durante a ocorrência de infecções associadas ao trabalho ou de exposições ocupacionais. *Categoria IB.*

d. Não realizar culturas de rotina do pessoal (p. ex., de narinas, garganta ou fezes) como parte dos exames ocupacionais. *Categoria IB.*

e. Realizar pesquisa rotineira de tuberculose através do teste de PPD, nos funcionários com potencial exposição à doença. *Categoria II.*

f. Realizar teste sorológico rotineiro para algumas doenças vacina-preveníveis, como hepatite B, sarampo, parotidite, rubéola ou varicela, se for demonstrada custo-efetividade para o hospital e benefício para os trabalhadores. *Categoria II.*

SAÚDE OCUPACIONAL E EDUCAÇÃO EM SEGURANÇA

a. Oferecer aos trabalhadores, anualmente ou sempre que se fizer necessário, treinamento em serviço e educação em controle de infecção pertinente a suas atividades, de modo que esses trabalhadores se mantenham atualizados e seguros dos princípios básicos do controle de infecção. Assegurar que os seguintes tópicos estejam incluídos no treinamento inicial: (1) lavagem das mãos; (2) modos de transmissão de infecções e importância da adesão total às normas das precauções padrões; (3) a importância do relato de determinadas condições ou doenças (adquiridas dentro ou fora do hospital), como exantema generalizado ou lesões cutâneas que sejam vesiculares, pustulares ou bolhosas, icterícia, doenças que não se resolvam dentro de um período especificado (p. ex., tosse que persista por mais de 2 semanas, doença gastrointestinal, ou doença febril com temperatura > 39°C por mais de 2 dias) e internações hospitalares em virtude de febre ou outras doenças contagiosas; (4) controle de tuberculose; (5) importância da adesão às precauções padrões e o relato de exposição a sangue ou fluidos corporais para prevenção da transmissão de patógenos veiculados pelo sangue; (6) importância da cooperação com o controle de infecção hospitalar durante a investigação de epidemias; e (7) importância dos programas de vacinação. *Categoria IB.*

b. Assegurar que todo trabalhador tenha conhecimento de sua condição clínica ou tratamento médico que o torne mais suscetível a adquirir ou a transmitir infecções, de modo que ele siga as recomendações para reduzir o risco (p. ex., solicitação de mudança de posto de trabalho). *Categoria IB.*

c. Elaborar políticas e procedimentos escritos específicos para o controle de infecções entre os TAS que sejam de fácil acesso e disponíveis a todos os trabalhadores. *Categoria IB.*

d. Prover um sistema de informação educacional apropriado para o nível de escolaridade de cada empregado. *Categoria IB.*

EXPOSIÇÕES E DOENÇAS RELACIONADAS COM O TRABALHO

a. Manter um registro dos TAS que inclua informações obtidas durante a avaliação médica, dados de imunização, resultados de exames complementares e relato de doenças ou exposições ocupacionais de acordo com as leis e portarias governamentais. *Categoria IB.*

b. Estabelecer mecanismo de fácil acesso do trabalhador às informações sobre doenças que ele possa adquirir ou transmitir aos pacientes. *Categoria IB.*

c. Desenvolver protocolos escritos sobre o manuseio de doenças infecciosas oupacionais ou comunitárias e de exposições importantes. Registrar a ocorrência de doença infecciosa ocupacional, ou exposição, no prontuário médico funcional e quando indicado, notificar o controle de infecção hospitalar e membros do serviço de saúde ocupacional. *Categoria IB.*

MANUTENÇÃO DOS REGISTROS, MANUSEIO DAS INFORMAÇÕES E CARÁTER CONFIDENCIAL

a. Estabelecer e manter registro atualizado de todos os TAS, de maneira confidencial, assegurando que o TAS seja corretamente instruído sobre a doença ou exposição ocupacional. Assegurar que os registros individuais de voluntários, estagiários e de pessoal terceirizado sejam tratados da mesma maneira. *Categoria IB.*

b. Assegurar que seja mantido o caráter confidencial individual durante a divulgação pública dos dados sobre as condições de saúde dos TAS. *Categoria IB.*

c. Manter os dados dos TAS, preferencialmente em sistema informatizado, de modo que seja possível traçar o perfil de imunização, dos exames complementares e das infecções e doenças detectadas. Cópias dos registros individuais devem ser disponibilizadas ao trabalhador. *Categoria IB.*

d. Revisão periódica dos dados obtidos (p. ex., taxa de conversão do teste de PPD) para determinação da necessidade de intervenção. *Categoria IB.*

e. Assegurar que tenham sido cumpridas todas as normas nos níveis federal, estadual e municipal a respeito da guarda e do aspecto confidencial dos registros médicos. *Categoria IB.*

Proteção do TAS e de pacientes de outros pacientes com infecções

Aplicar as recomendações das precauções padrões. *Categoria IB.*

Imunização dos TAS – recomendações gerais

1. Formular uma política escrita abrangente sobre imunização dos TAS. *Categoria IB.*
2. Assegurar que os indivíduos que administram agentes imunizantes sejam: (a) familiarizados com as recomendações da ACIP (Advisory Committee on Imunization Practices), (b) bem informados

sobre indicações, estocagem, dosagem, preparo, efeitos colaterais e contraindicações para cada uma das vacinas, toxoides e imunoglobulinas usadas, e (c) atualizados sobre as recomendações nacionais e locais de vacinação para os TAS. *Categoria IB.*

3. Assegurar que as informações sobre o agente imunizante estejam sempre disponíveis e que dados clínicos pertinentes, especialmente uma história de alergia e potenciais contraindicações à vacina, sejam obtidos de cada indivíduo antes que o agente seja administrado. *Categoria IB.*

4. Desenvolver uma lista das imunizações necessárias para cada TAS durante a avaliação médica e um plano individual para que sejam realizadas. *Categoria IB.*

5. Na ausência de exposição ocupacional definida, providenciar para que o TAS seja imunizado contra doenças não relacionadas com o trabalho, como difteria, doença pneumocócica, hepatite A ou tétano. *Categoria IB.*

6. Providenciar vacina para o TAS que possa ter exposição ocupacional a doenças incomuns, como praga, tifo ou febre amarela, ou encaminhá-lo à unidade de saúde especializada. *Categoria IB.*

Profilaxia e seguimento após a exposição – recomendações gerais

1. Assegurar que, quando for indicada profilaxia para o trabalhador, que ele seja informado sobre (a) as opções de profilaxia, (b) o risco (se conhecido) de ocorrer infecção se a profilaxia não for aceita, (c) o grau de proteção alcançado pela terapia e (d) os potenciais efeitos colaterais da terapia. *Categoria IB.*

2. Assegurar que, quando o trabalhador estiver exposto a um determinado grupo de agentes infectantes, que ele seja informado sobre (a) a abordagem pós-exposição recomendada com base no conhecimento atual sobre a epidemiologia da infecção, (b) o risco (se conhecido) de transmitir a infecção aos pacientes, outros funcionários, ou a outros contatos, e (c) os métodos de prevenção de transmissão da infecção a outras pessoas. *Categoria IB.*

Restrições ao trabalho do TAS por doença infecciosa ou condições especiais – recomendações gerais

1. Desenvolver protocolos bem definidos referentes ao contato de TAS com pacientes quando o TAS é portador de doenças potencialmente transmissíveis. Esses protocolos devem determinar (a) a responsabilidade do TAS em procurar o serviço médico ocupacional e informar sobre sua doença, (b) as restrições ao trabalho e (c) liberação para o trabalho após doença que necessitou de restrições. *Categoria IB.*

2. Especificar as pessoas com autoridade para liberar o TAS de suas atividades. *Categoria IB.*

3. Desenvolver políticas de afastamento do trabalho que não penalizem o TAS com perda de salário, benefícios ou cargo, de modo que ele se sinta incentivado a informar sobre sua doença ou exposição. *Categoria IB.*

4. Educar e encorajar o TAS que curse com sinais ou sintomas de doença infecciosa transmissível a informar imediatamente sua condição a seu supervisor ou ao serviço médico ocupacional. *Categoria IB.*

5. Oferecer educação adequada aos TAS da importância das boas práticas higiênicas, especialmente sobre a lavagem das mãos e a proteção das narinas e da boca durante episódios de tosse ou espirros. *Categoria IB.*

Prevenção da transmissão nosocomial de determinadas infecções

PATÓGENOS VEICULADOS PELO SANGUE – RECOMENDAÇÕES GERAIS

a. Assegurar que os TAS estejam familiarizados com as precauções para prevenir a transmissão ocupacional de patógenos veiculados pelo sangue. *Categoria IA.*

b. Seguir as normas de órgãos federais e estaduais para restrição ao trabalho do TAS infectado com patógeno veiculado pelo sangue. *Categoria IB.*

Seção IX – Segurança do profissional de saúde 922

Hepatite B

1. Administrar vacina anti-hepatite B aos TAS que executem tarefas que envolvam contato, de rotina ou acidental, com sangue, outros fluidos corporais (incluindo fluidos contaminados com sangue) e artigos e instrumentais perfurocortantes. *Categoria IA.*
2. Não realizar teste sorológico rotineiro para hepatite B antes da vacinação, exceto se a instituição de saúde julgar que seja custo/efetivo ou que o TAS a ser vacinado o requisite. *Categoria IA.*
3. Realizar o teste de imunidade pós-vacinal para hepatite B em 1 a 2 meses após a terceira dose da vacina ao TAS que execute tarefas com contato com sangue, outros fluidos corporais (incluindo fluidos contaminados com sangue) e artigos e instrumentais perfurocortantes. *Categoria IA.*
4. Revacinar com uma segunda série de três doses da vacina os indivíduos que não apresentarem resposta imunitária adequada após a primeira série vacinal. Se mesmo assim não ocorrer resposta imunitária ideal, encaminhar o TAS para avaliação de causas de não resposta (p. ex., infecção crônica pelo vírus da hepatite B). *Categoria IB.*
5. Dosar semestralmente o HBsAg e o anti-HBs de trabalhadores de centros dialíticos que não responderam à vacina da hepatite B. *Categoria IA.*
6. Empregar tanto a imunização passiva (imunoglobulina) como a ativa (vacina) na profilaxia pós-exposição ao vírus da hepatite B ao TAS que tenha sofrido acidente perfurocortante ou exposição a mucosa com sangue reconhecidamente ou com suspeita de ser HBsAg-positivo. *Categoria IA.*
7. Seguir as recomendações atuais (veja a Tabela 37.11) para a profilaxia pós-exposição ao sangue ou fluidos corporais reconhecidamente ou sob suspeita de serem HBsAg-positivos. *Categoria IA.*

Hepatite C

1. Não administrar imunoglobulina ao TAS que tenha sido exposto a sangue ou fluidos corporais anti-HCV-positivos. *Categoria IB.*
2. Considerar a implementação de protocolos para seguimento no momento da pós-exposição e 6 meses após para TAS que tenha sofrido exposição percutânea ou tido contato com mucosa com sangue contendo anticorpo contra o HCV. *Categoria IB.*

Vírus da imunodeficiência adquirida (HIV)

Devem ser seguidas as recomendações atuais* para profilaxia pós-exposição percutânea ou mucocutânea a sangue ou fluidos corporais com sangue de fonte reconhecidamente ou sob suspeita de ser HIV-positiva. *Categoria IB.*

CONJUNTIVITE

Restringir o contato direto do TAS com ceratoconjuntivite epidêmica ou conjuntivite purulenta causada por outros microrganismos com o paciente e com o ambiente em torno dele, enquanto durarem os sintomas. Se os sintomas persistirem mais de 5 a 7 dias, encaminhar o TAS ao oftalmologista para avaliação da continuidade da infecção. *Categoria IB.*

CITOMEGALOVÍRUS

a. Não restringir do trabalho o TAS que tenha doença relacionada com citomegalovírus (CMV). *Categoria IB.*
b. Assegurar que a TAS grávida esteja alerta aos riscos associados à infecção pelo CMV e aos procedimentos para controle da doença para prevenir a transmissão, quando trabalhando com pacientes que façam parte do grupo de risco para CMV. *Categoria IA.*
c. Não empregar a mudança de posto de trabalho como modo rotineiro de reduzir a exposição ao CMV entre as TAS grávidas. *Categoria IA.*

---

*Consulte o protocolo vigente do Ministério da Saúde do Brasil.

DIFTERIA

a. Estimular a vacinação com a vacina dupla adulta (difteria/tétano) a cada 10 anos para todos os TAS. *Categoria IB.*
b. Obter culturas de nasofaringe de TAS exposto e monitorizar sinais e sintomas de difteria até 7 dias após a exposição. *Categoria IB.*
c. Administrar profilaxia antimicrobiana para o TAS que tenha mantido contato com gotículas respiratórias ou com lesões cutâneas de pacientes infectados com difteria. Administrar, também, uma dose da vacina dupla adulta para o TAS exposto e previamente imunizado que não tenha sido revacinado dentro dos 5 anos precedentes. *Categoria IB.*
d. Repetir culturas de nasofaringe do TAS que tenha apresentado cultura positiva pelo menos em 2 semanas após o tratamento com antimicrobiano. Repetir o tratamento se a cultura se mantiver positiva. *Categoria IB.*
e. Afastar do trabalho o TAS exposto e aqueles identificados como portadores assintomáticos até o término do tratamento com antimicrobiano e que apresentem duas culturas de nasofaringe negativas obtidas com intervalos de pelo menos 24 horas. *Categoria IB.*

GASTROENTERITE

a. Vacinar o trabalhador de laboratório de microbiologia que tem contato irregular com *S. typhi*. *Categoria II.*
b. De acordo com a avaliação médica, afastar o TAS com doença gastrointestinal aguda (vômito ou diarreia, com ou sem outros sintomas, tais como náusea, febre ou dor abdominal) do contato direto e indireto com o paciente e do manuseio de dietas. *Categoria IB.*
c. Consultar órgãos de saúde municipais e estaduais sobre restrições ao trabalho referentes aos cuidados com o paciente e o manuseio de dietas de TAS com doença entérica. *Categoria IB.*
d. Determinar a etiologia da doença gastrointestinal entre os TAS que prestem cuidados a pacientes de alto risco para doenças graves. *Categoria IB.*
e. Permitir o retorno ao trabalho após a resolução dos sintomas, a menos que as regulamentações locais requeiram a exclusão do trabalho. *Categoria II.*
f. Assegurar que o TAS que retorne ao trabalho após o afastamento por doença gastrointestinal adote boas práticas de higiene, especialmente a lavagem das mãos, para reduzir ou eliminar a transmissão de agentes infectantes. *Categoria IB.*
g. Não realizar coproculturas ou exame de fezes de rotina, exceto para *S. typhi*, para determinação da erradicação do patógeno, a menos que seja exigido por regulamentações locais. *Categoria IB.*
h. Não realizar coprocultura de rotina para TAS assintomático, exceto se determinado por regulamentações locais ou estaduais. *Categoria IB.*

VÍRUS DA HEPATITE A (HAV)

a. Não vacinar os TAS rotineiramente contra hepatite A. Os indivíduos suscetíveis, residentes em áreas onde a hepatite A seja altamente endêmica, devem ser vacinados para prevenção da aquisição comunitaria da doença. *Categoria IB.*
b. Não administrar rotineiramente imunoglobulina como profilaxia aos TAS expostos ou prestadores de cuidados a pacientes com hepatite A. *Categoria IB.*
c. Administrar imunoglobulina (0,02mL/kg) aos TAS que tenham tido exposição oral a excretas fecais de pessoa agudamente infectada com o HAV. *Categoria IA.*
d. Em epidemias documentadas envolvendo a transmissão do HAV de paciente para paciente ou de paciente para TAS, o uso da imunoglobulina pode estar indicado para os indivíduos em contato íntimo com as pessoas infectadas. Contatar os órgãos municipais de saúde para as medidas de controle. *Categoria IB.*
e. Afastar do trabalho o TAS que desenvolva hepatite A aguda até 1 semana após o início da icterícia. *Categoria IA.*

VÍRUS HERPES SIMPLES

a. Avaliar individualmente cada TAS portador de infecção primária ou orofacial recorrente pelo vírus da herpes simples para determinar o risco potencial de transmissão para pacientes de alto risco (p. ex., neonatos, pacientes criticamente enfermos, grandes queimados ou com eczema e pacientes imunossuprimidos graves) e a necessidade de afastamento dos cuidados a esses pacientes. *Categoria IB.*

b. Aconselhar o TAS com herpes simples orofacial a cobrir e a não tocar nas áreas afetadas, a seguir as recomendações de lavagem das mãos e a evitar contato entre suas lesões e pacientes com dermatite. *Categoria IB.*

c. Afastar do contato com pacientes o TAS com infecções pelo vírus da herpes simples nos dedos ou nas mãos, até que as lesões estejam cicatrizadas. *Categoria IB.*

SARAMPO

a. Assegurar que todo TAS tenha imunidade documentada ao sarampo:
   1. Administrar vacina contra sarampo (MMR é a vacina de escolha; se o TAS for sabidamente imune a um ou mais componentes, pode ser usada vacina monovalente ou bivalente) às pessoas nascidas a partir de 1957, a menos que apresentem evidência de imunidade ao sarampo. *Categoria IA.*
   2. Administrar vacina contra sarampo aos TAS nascidos antes de 1957, se eles não apresentam evidência de imunidade ao sarampo e estão sob risco de exposição ocupacional ao sarampo. *Categoria IA.*
   3. Não realizar teste sorológico de rotina para sarampo antes de administrar a vacina, a menos que a instituição considere custo/efetivo ou se o TAS a ser vacinado o solicite. *Categoria IA.*
   4. Administrar vacina contra sarampo pós-exposição aos TAS suscetíveis que tenham tido contato com indivíduos com sarampo até 72 horas após a exposição. *Categoria IA.*

b. Afastar do trabalho o TAS que não tenha imunidade documentada ao sarampo, do quinto dia após a primeira exposição até o 21º dia após a última exposição, não importando se ele tenha recebido ou não vacina pós-exposição. *Categoria IB.*

c. Afastar do trabalho o TAS que desenvolva sarampo, por 7 dias após o início do exantema ou durante o todo o período de sua doença, mesmo que seja mais longo. *Categoria IB.*

DOENÇA MENINGOCÓCICA

a. Não administrar rotineiramente vacina contra meningococo aos TAS. *Categoria IB.*

b. Considerar vacinação dos TAS de laboratório que estejam rotineiramente expostos ao *N. meningitidis* em espécimes biológicos que possam ser aerossolizados. *Categoria IB.*

c. Oferecer profilaxia antimicrobiana imediata aos TAS que tenham tido contato intenso e íntimo (p. ex., ressuscitação boca a boca, intubação endotraqueal, manuseio de tubo endotraqueal) com paciente portador de doença menigocócica antes da administração de antibióticos ou sem o uso das precauções padrões apropriadas. *Categoria IB.*

d. Não administrar rotineiramente vacinas meningocócicas quadrivalentes A, C, Y, W-135 como profilaxia pós-exposição. *Categoria II.*

e. Administrar vacina meningocócica aos TAS (e a outros indivíduos que tenham tido contato com pessoas infectadas) para controlar epidemia pelo sorogrupo C, após consulta com os órgãos de saúde pública. *Categoria IB.*

f. Considerar vacinação pré-exposição para TAS de laboratório que manuseie rotineiramente preparações solúveis de *N. meningitidis*. *Categoria II.*

g. Afastar do trabalho o TAS com infecção pelo *N. meningitidis* até 24 horas após o início de antibioticoterapia efetiva. Não afastar rotineiramente do trabalho o TAS que seja apenas portador nasofaríngeo de *N. meningitidis*. *Categoria IA.*

PAROTIDITE EPIDÊMICA (CAXUMBA)

a. Administrar vacina contra caxumba (MMR é a vacina de escolha) a todos os indivíduos sem imunidade comprovada à doença, a menos que haja contraindicação (veja a Tabela 37.8). *Categoria IA.*
b. Não realizar testes sorológicos de rotina antes de indicar a vacinação, exceto se a instituição considerar que sejam custo-efetivos ou sejam solicitados pelo TAS a ser vacinado. *Categoria IB.*
c. Afastar do trabalho o TAS não imune exposto ao vírus da caxumba do 12º dia após o primeiro dia de exposição até o 26º após o último dia de contato. Se surgirem sintomas, afastar do trabalho até 9 dias após o início do edema de parótida (veja a Tabela 37.8). *Categoria IB.*

PARVOVÍRUS (ERITEMA INFECCIOSO, DREPANOCITOSE COM CRISE APLÁSTICA)

a. Assegurar que a TAS grávida esteja informada dos riscos associados à infecção pelo parvovírus e das medidas de controle para prevenção de transmissão durante o trabalho com pacientes de alto risco (veja a Tabela 37.8). *Categoria IB.*
b. Não afastar rotineiramente a TAS grávida do contato com paciente com parvovírus B19. *Categoria IB.*

PERTUSSIS (COQUELUCHE)

a. Não administrar vacina da coqueluche aos TAS. *Categoria IB.*
b. *Sem recomendação* a administração rotineira de vacina acelular da coqueluche aos TAS. *Matéria não resolvida.*
c. Oferecer, imediatamente, profilaxia antimicrobiana contra coqueluche ao TAS que tenha tido contato sem o uso de precauções padrões e intenso (isto é, íntimo, face a face) com paciente que tenha síndrome clínica altamente sugestiva de coqueluche e cujas culturas ainda estejam em andamento. Suspender a profilaxia se os resultados de culturas ou outros testes forem negativos para coqueluche e o curso clínico for sugestivo de outra patologia (veja a Tabela 37.8). *Categoria II.*
d. Afastar do trabalho o TAS que desenvolva sintomas (p. ex., tosse ≥ 7 dias, especialmente se acompanhada por paroxismos ou vômitos pós-tosse) após exposição a paciente com coqueluche até 5 dias após início de terapêutica apropriada (veja a Tabela 37.8). *Categoria IB.*

POLIOMIELITE

a. Certificar-se de que os seguintes TAS tenham recebido o curso completo de vacina antipólio: (1) pessoas que possam vir a ter contato com pacientes ou secreções de pacientes que estejam eliminando poliovírus nativo e (2) TAS de laboratório que manuseie espécimes que possam conter poliovírus natural ou que execute técnicas amplificadas de cultura do vírus. *Categoria IA.*
b. Administrar a vacina com poliovírus inativado aos indivíduos citados e aos TAS portadores de imunodeficiência, às grávidas e àqueles sem o esquema vacinal completo. *Categoria IB.*
c. Comunicar aos órgãos governamentais qualquer caso de poliomielite detectado. *Categoria IB.*

RAIVA

a. Proceder à vacinação pré-exposição dos TAS que irão trabalhar com o vírus da raiva (animais infectados ou laboratório de pesquisa). *Categoria IA.*
b. Administrar um curso completo de terapêutica antirraiva aos TAS que tenham sido mordidos por ser humano portador do vírus da raiva ou sofrido lesões, abrasões, corte ou contaminação de membrana mucosa com saliva ou outro material potencialmente infectante de ser humano portador de raiva. Em indivíduos previamente vacinados, a terapêutica pós-exposição é reduzida a uma dose da vacina no dia do acidente e outra no terceiro dia. *Categoria IB.*

RUBÉOLA

a. Vacinar todo TAS sem imunidade documentada à rubéola. *Categoria IA.*

b. Consultar órgãos governamentais locais e federais sobre regulamentações de imunidade à rubéola entre os TAS. *Categoria IA.*

c. Não realizar testes sorológicos de rotina para rubéola antes da vacinação, exceto se a instituição considerar custo/efetivo ou se o TAS a ser vacinado solicitar. *Categoria IB.*

d. Não vacinar TAS grávidas ou que possam vir a engravidar até 3 meses após a vacinação. *Categoria IA.*

e. Vacinar a TAS no pós-parto, se não for sabidamente imune à rubéola. *Categoria IA.*

f. Afastar do trabalho o TAS suscetível exposto à rubéola, do sétimo dia após a primeira exposição até o 21º após o último dia de exposição. *Categoria IB.*

g. Afastar do trabalho o TAS que desenvolva rubéola, até 7 dias após o início do exantema. *Categoria IB.*

ESCABIOSE E PEDICULOSE

a. Avaliar o TAS exposto e providenciar tratamento adequado para escabiose confirmada ou suspeitada. *Categoria IA.*

b. Avaliar o TAS exposto e providenciar tratamento adequado para pediculose confirmada ou suspeitada. *Categoria IA.*

c. Não recomendar escabicida profilático de rotina para o TAS que tenha tido contato pele a pele com pacientes ou outras pessoas com escabiose. *Categoria II.*

d. Considerar o uso de escabicida profilático para o TAS que tenha tido contato pele a pele com pacientes ou outras pessoas com escabiose, em situações nas quais a transmissão tenha ocorrido. *Categoria II.*

e. Não recomendar pediculocida profilático de rotina para o TAS que tenha tido contato com pacientes ou outras pessoas co pediculose, exceto se houver evidência de infestação. *Categoria II.*

f. Afastar do contato direto com o paciente o TAS com escabiose confirmada, até que haja confirmação médica da eficácia terapêutica. *Categoria II.*

g. Afastar do contato direto com o paciente o TAS com pediculose, até o início da terapêutica específica com a confirmação da eliminação das lêndeas. *Categoria IB.*

ESTAFILOCOCOS: INFECÇÃO E COLONIZAÇÃO

a. Obter culturas e afastar do contato com o paciente e do manuseio de dietas o TAS com lesão drenante suspeita de ser causada por *Staphylococcus aureus* até o processo infeccioso ser adequadamente tratado ou descartado. *Categoria IB.*

b. Não afastar do contato com o paciente ou do manuseio de dietas, de maneira rotineira, o TAS colonizado por *S. aureus* (em narinas, mãos ou outra superfície corporal), exceto se há demonstração epidemiológica de que ele seja o responsável pela disseminação do organismo no ambiente hospitalar. *Categoria IB.*

INFECÇÕES PELOS ESTREPTOCOCOS DO GRUPO A

a. Obter culturas e afastar do contato com o paciente e do manuseio de dietas o TAS com lesão drenante suspeita de ser causada pelo *Streptococcus*. Restrições ao trabalho devem ser mantidas até que a infecção tenha sido tratada por 24 horas ou descartada. *Categoria IB.*

b. Não afastar do contato com o paciente e do manuseio de dietas, de maneira rotineira, o TAS colonizado pelo *Streptococcus* do grupo A, exceto se há demonstração epidemiológica de que ele seja o responsável pela disseminação do microrganismo no ambiente hospitalar. *Categoria IB.*

TUBERCULOSE (TB)

Recomendações gerais

a. Educar todos os TAS em relação ao reconhecimento, à transmissão e à prevenção da TB. *Categoria IB.*

b. Seguir as recomendações atuais constantes do *Guidelines for Preventing the Transmission of Mycobacterium tuberculosis in Health-Care Facilities, 1994. Categoria IB.*

Programa de detecção de TB

a. Incluir todos os TAS com risco de adquirir TB no programa de teste do PPD. *Categoria IA.*
b. Fazer o teste do PPD pelo método intradérmico (Mantoux) com administração de 5 TU (0,1mL). *Categoria IB.*
c. Não fazer teste de anergia cutânea de rotina, no momento da realização do PPD, nos TAS portadores de condições que causem grave imunodepressão celular (p. ex., TAS infectado com HIV e com baixo CD4+ ou transplantados recebendo imunodepressores). *Categoria IB.*
d. Assegurar que a administração, a leitura e a interpretação do teste do PPD sejam feitas por pessoal habilitado. *Categoria IA.*

PPD referencial

a. Realizar teste de PPD referencial em todo TAS recém-admitido na instituição e que sofra exposição potencial ao *M. tuberculosis*, incluindo todos aqueles que tenham vacinação com BCG. *Categoria IB.*
b. Realizar uma segunda etapa do teste do PPD em todo TAS recém-admitido e que tenha apresentado PPD inicial não reator e também não tenha documentado resultado negativo de PPD feito nos 12 meses anteriores, exceto se a instituição estabelecer a não necessidade de obtenção de 2 testes de PPD. *Categoria II.*
c. Interpretar os resultados do PPD referencial como determinado nos *Guidelines for Preventing the Transmission of Mycobacterium tuberculosis in Health-Care Facilities, 1994. Categoria IB.*

Acompanhamento com o PPD

a. Realizar acompanhamento periódico com PPD em todo TAS com PPD referencial inicial não reator e que apresente risco de adquirir TB. *Categoria IA.*
b. Basear a frequência de repetição do PPD na determinação do risco no hospital, como descrito nos *Guidelines for Preventing the Transmission of Mycobacterium tuberculosis in Health-Care Facilities, 1994,* ou como regulamentado por órgãos federais, estaduais ou municipais. *Categoria IB.*
c. Excluir do acompanhamento com PPD todo TAS com teste referencial positivo documentado ou com tratamento adequado para TB. *Categoria IB.*
d. Considerar o reteste para o TAS imunocomprometido a cada 6 meses, se houver risco de exposição ao *M. tuberculosis. Categoria II.*
e. Interpretar os resultados dos testes de PPD conforme os *Guidelines for Preventing the Transmission of Mycobacterium tuberculosis in Health-Care Facilities, 1994. Categoria IB.*
f. Manuseio do TAS com PPD positivo:
   1. Investigar imediatamente doença ativa no TAS com PPD positivo, e obter história adequada de exposição à TB para ajudar a determinar se a exposição é ocupacional ou não. *Categoria IB.*
   2. Fazer radiografia de tórax do TAS com PPD positivo como parte da propedêutica para avaliação de TB ativa. Se a radiografia inicial for normal, não repetir o exame, exceto se surgirem sintomas da doença. *Categoria IB.*
   3. Relembrar periodicamente a todos os TAS, especialmente àqueles com PPD positivo, os sintomas da TB e a necessidade de avaliação imediata se surgirem sintomas pulmonares sugestivos da doença. *Categoria IB.*
   4. Não requisitar radiografia de tórax de rotina para TAS assintomático com PPD não reator. *Categoria IB.*

Terapia preventiva

a. Oferecer terapia preventiva para os seguintes TAS, independentemente da idade, que tenham apresentado conversão do PPD: (a) para os com conversão recente, (b) para os que sejam contatos íntimos de pessoas com TB, (c) para aqueles que apresentem condições médicas que aumentem o risco para TB ativa, (d) para aqueles com infecção com HIV e (e) para usuários de substâncias injetáveis. *Categoria IB.*

b. Oferecer terapia preventiva para todos os TAS (os que não apresentem os fatores de risco listados acima) com menos de 35 de anos de idade com PPD positivo. *Categoria IA.*

c. Providenciar os medicamentos para terapia preventiva por intermédio do departamento de saúde ocupacional ou referenciar o TAS ao órgão governamental de saúde. *Categoria IB.*

Condução do TAS pós-exposição

a. Fazer o teste do PPD o mais rapidamente possível após a exposição à TB (isto é, exposição a pessoa com TB laríngea ou pulmonar para a qual não foram implementadas medidas de isolamento adequadas) do TAS com teste do PPD anteriormente negativo. Se o primeiro PPD pós-exposição continuar negativo, repeti-lo 12 semanas após a exposição. *Categoria IB.*

b. Não fazer o teste do PPD ou radiografia de tórax no TAS com PPD previamente positivo, exceto se houver sintomatologia sugestiva de TB ativa. *Categoria IB.*

Restrições ao trabalho

a. Afastar do trabalho o TAS com TB pulmonar ou laríngea até que se obtenha documentação de órgão governamental de saúde comprovando o tratamento adequado desse TAS, até que o quadro de tosse esteja resolvido e tenham sido obtidas três amostras consecutivas de escarro coletadas em dias diferentes com pesquisa negativa para bacilo álcool-ácido-resistente (BAAR). Após retorno ao trabalho, obter do serviço de saúde governamental documentação comprovando a continuidade do tratamento pelo tempo recomendado e que os resultados de pesquisa de BAAR no escarro se mantenham negativos. *Categoria IB.*

b. Avaliar imediatamente o potencial infectante do TAS que descontinue o tratamento antes de ser considerado curado. Afastar do trabalho todo TAS que se mantenha infectado até (a) que o tratamento seja suspenso, (b) que seja documentada uma resposta adequada ao tratamento e (c) que o BAAR no escarro esteja negativo. *Categoria IB.*

c. Considerar manter sob observação direta durante o tratamento todo TAS que não tenha aderido aos esquemas terapêuticos. *Categoria IB.*

d. Não afastar do trabalho o TAS que tenha apresentado TB em outros sítios que não o laríngeo ou o pulmonar. *Categoria IB.*

e. Não restringir o TAS de suas atividades de trabalho usuais se ele estiver recebendo terapia preventiva em razão de teste de PPD positivo, mesmo se ele estiver incapacitado ou não desejar completar o curso de profilaxia. Instruí-lo a observar o surgimento de sintomatologia sugestiva de TB. *Categoria IB.*

TAS imunocomprometido

a. Encaminhar o TAS imunocomprometido a profissionais capacitados a aconselhar individualmente sobre o risco de aquisição de TB. *Categoria II.*

b. Oferecer, mas não obrigar, ao TAS imunocomprometido que o solicite posto de trabalho com menor risco de exposição ocupacional ao *M. tuberculosis.* Considerar as orientações do Americans With Disabilities Act de 1990 e outras regulamentações federais, estaduais ou municipais. *Categoria II.*

Vacinação com BCG

a. Em locais associados a alto risco de transmissão do *M. tuberculosis*:
   1. Considerar a vacinação do TAS com BCG em bases individuais e *apenas* em locais onde (1) alta proporção de isolados de *M. tuberculosis* seja resistente à isoniazida e à rifampicina, (2) exista forte associação entre transmissão e infecção pelas cepas resistentes e (3) tenham sido imple-

mentadas medidas de controle corretas, mas que tenham falhado na prevenção da transmissão nosocomial de TB. Consultar os órgãos governamentais de saúde. *Categoria II.*

2. Não requisitar a vacinação com BCG como fator para emprego ou colocação em posto de trabalho específico. *Categoria II.*

b. Explicar ao TAS candidato à vacinação com BCG os riscos e benefícios tanto da vacinação como da profilaxia com medicamentos, incluindo (a) os dados variáveis sobre a eficácia da vacinação, (b) as sérias complicações potenciais da vacinação em imunocomprometidos, como os infectados pelo HIV, (c) a falta de informação sobre quimioprofilaxia para TB por cepas multirresistentes, (d) os riscos de toxicidade medicamentosa em regimes de profilaxia com múltiplos fármacos e (e) o fato de a vacinação com BCG interferir no diagnóstico de TB recentemente adquirida. *Categoria IB.*

c. Não vacinar os TAS de locais com baixo risco de transmissão do *M. tuberculosis*. *Categoria IB.*

d. Não vacinar a TAS grávida ou o imunocomprometido com teste de PPD não reator. *Categoria II.*

VARÍOLA

a. Assegurar que todo TAS que manuseie culturas ou animais contaminados ou infectados com varíola, vírus vaccínia recombinante ou outros vírus *orthopox* (p. ex., *monkeypox, cowpox*) receba vacina contra varíola a cada 10 anos. *Categoria IB.*

b. Considerar a vacinação ao TAS que preste cuidados clínicos aos receptores de vacina de vírus vaccínia recombinante. *Categoria II.*

c. Não vacinar a TAS grávida, o imunocomprometido ou o TAS com eczema. *Categoria IB.*

d. Não afastar do trabalho o TAS que tenha recebido a vacina, desde que ele mantenha coberto o local vacinado e adote boas práticas de lavagem das mãos. *Categoria IB.*

VARICELA

a. Administrar a vacina aos TAS suscetíveis, especialmente àqueles que terão contato com pacientes de alto risco para complicações graves. *Categoria IA.*

b. Não realizar testes sorológicos para varicela antes da administração da vacina aos TAS com história negativa ou incerta sobre a doença, exceto se a instituição considerar ser custo/efetivo. *Categoria IB.*

c. Não realizar de rotina teste de anticorpos à varicela pós-vacinação. *Categoria IB.*

d. *Sem recomendação* a vacinação pós-exposição à varicela para proteção do TAS suscetível exposto. *Matéria não resolvida.*

e. Desenvolver programas de manuseio do TAS que receba vacina contra varicela; por exemplo, considerar precauções para o TAS que desenvolva exantema após ser vacinado e para outros TAS que recebam a vacina e que terão contato com pessoas suscetíveis e de alto risco para complicações graves da varicela. *Categoria IB.*

f. Desenvolver protocolos escritos para o manuseio pós-exposição do TAS vacinado ou suscetível que é exposto à varicela. *Categoria IB.*

g. Afastar do trabalho o TAS com varicela até que as lesões estejam secas e com crostas. *Categoria IB.*

h. Afastar do trabalho o TAS exposto sem imunidade conhecida à varicela (história ou sorologia) do oitavo dia após o primeiro dia de contato até o 21º após o último dia de exposição (28 dias, se foi usada imunoglobulina). *Categoria IB.*

i. Afastar do contato com o paciente de alto risco o TAS imunocompentente com zóster localizado até que as lesões estejam com crostas. Permitir que cuide de outros pacientes com as lesões cobertas. *Categoria IB.*

j. Afastar do contato com o paciente o TAS imunocomprometido com zóster até que as lesões estejam com crostas. *Categoria IB.*

k. Afastar do contato com o paciente o TAS suscetível exposto a zóster do oitavo dia após o primeiro dia de contato até o 21º após o último dia de exposição (28 dias, se foi usada imunoglobulina). *Categoria IB.*

l. Fazer teste sorológico para varicela do TAS exposto que não tenha tido varicela ou não seja vacinado. *Categoria IB.*

m. Considerar teste sorológico para varicela daquele TAS exposto e vacinado, mas com nível do anticorpo desconhecido. Se o teste inicial for negativo, repeti-lo 5 a 6 dias após a exposição para determinar se ocorreu resposta imunológica. *Categoria IB.*

n. Considerar o TAS vacinado do trabalho do 10º dia após o primeiro dia de contato até o 21º após o último dia de exposição, se não houver anticorpos da varicela detectáveis, ou acompanhar diariamente o surgimento de sintomas da varicela. *Categoria IB.*

o. Não dar imunoglobulina de rotina ao TAS suscetível exposto, exceto se for imunocomprometido; afastar do trabalho do 10º dia após o primeiro dia de contato até o 28º após o último dia de exposição. *Categoria IB.*

INFECÇÕES VIRÓTICAS DO TRATO RESPIRATÓRIO

a. Administrar anualmente a vacina contra influenza a todos os TAS, incluindo a gestante, antes do período de ocorrência da doença, a menos que haja contraindicação. *Categoria IB.*

b. Considerar o uso de profilaxia antiviral (p. ex., amantadina ou rimantadina) pós-exposição para o TAS não vacinado durante epidemias de influenza, tanto na comunidade como nos hospitais, ou considerar administrar a vacina ao TAS não vacinado associado à profilaxia antiviral pós-exposição durante 2 semanas após a vacinação. *Categoria IB.*

c. Considerar o afastamento dos cuidados com os pacientes de alto risco (neonatos, lactentes, pneumopatas e imunossuprimidos) do TAS com infecção respiratória aguda febril ou com evidência laboratorial de infecção virótica epidemiologicamente significativa, durante epidemias comunitárias de influenza ou vírus sincicial respiratório. *Categoria IB.*

Considerações especiais

GRAVIDEZ

a. Aconselhar a grávida e a mulher em idade reprodutiva a respeito dos riscos de transmissão de determinadas doenças infecciosas (p. ex., CMV, hepatite, herpes simples, HIV, parvovírus e rubéola) que, se adquiridas durante a gravidez, podem ocasionar efeitos adversos sobre o feto, independente de a infecção ter sido adquirida no hospital ou na comunidade. Fornecer a essas mulheres as precauções padrões específicas para cada infecção. *Categoria IB.*

b. Não afastar rotineiramente do contato com pacientes com infecções potencialmente lesivas ao feto (p. ex., CMV, HIV, hepatite, herpes simples, parvovírus, rubéola e varicela) mulheres grávidas ou com intenção de engravidar. *Categoria IB.*

TAS LOCADOS EM SERVIÇOS DE CHAMADAS DE EMERGÊNCIA

Assegurar que esses TAS sejam rotineiramente informados sobre doenças infecciosas em pacientes que tenham sido cuidados ou transportados por eles. *Categoria IA.*

TAS ASSOCIADOS A EPIDEMIAS DE INFECÇÃO BACTERIANA

a. Realizar culturas e tipagem de organismos apenas em TAS que estejam epidemiologicamente relacionados com aumento de infecções bacterianas causadas por patógenos vinculados a estado de portador; se os resultados de cultura forem positivos, afastar o TAS até que o estado de portador seja erradicado ou que o risco de transmissão da doença seja eliminado. *Categoria IB.*

b. Não realizar rotineiramente culturas de vigilância de TAS para bactéria ou germe multirresistente na ausência de epidemia de infecção bacteriana com o qual o TAS esteja relacionado. *Categoria IA.*

c. Não afastar do trabalho o TAS colonizado com bactéria, incluindo as multirresistentes, que não esteja epidemiologicamente relacionada com aumento das infecções. *Categoria IB.*

HIPERSENSIBILIDADE AO LÁTEX

a. Desenvolver um protocolo institucional para (1) avaliar e orientar o TAS com alergia ao látex suspeita ou confirmada, (2) estabelecer vigilância de alergia ao látex dentro da instituição, (3) aquisição de luvas e (4) medir o impacto das medidas preventivas. Devem ser elaborados materiais educacionais e atividades para informar os TAS sobre o uso apropriado de luvas e as manifestações e risco potencial de alergia ao látex. *Categoria IB.*

b. Os compradores de luvas devem obter as informações sobre sua eficiência como barreira e levar em consideração a aceitação do produto pelos TAS (p. ex., conforto e adaptação) ao selecionar tipos de luvas para uso nas instituições de saúde. *Categoria IB.*

c. Para facilitar a seleção adequada das luvas, o serviço de saúde ocupacional deve manter uma lista de todas as luvas usadas na instituição de acordo com o conteúdo ou não de látex. *Categoria II.*

d. Avaliar o TAS com sintomas sugestivos de alergia ao látex (p. ex., dermatite localizada ou asma ocupacional). Usar testes sorológicos (IgE antilátex específica) apenas para aqueles indivíduos com suspeita de alergia ao látex. *Categoria IB.*

e. Evitar o uso de qualquer produto composto por látex pelo TAS com história de alergia. *Categoria IB.*

f. Fornecer luvas sem látex ao TAS com reação localizada ao látex. *Categoria IB.*

g. Fazer intervenções (p. ex., substituição das luvas por não látex) nas áreas da instituição onde tenha ocorrido manifestação sistêmica de reação alérgica ao látex (angiodema, asma e anafilaxia). *Categoria IB.*

h. *Sem recomendação* a ampla substituição de luvas em toda instituição por produtos sem látex para prevenir a sensibilização ao látex entre os TAS. *Matéria não resolvida.*

i. *Sem recomendação* o uso rotineiro de intervenções ambientais (como fluxo de ar laminado ou filtração de alta eficiência) para reduzir os aeroalérgenos do látex. *Matéria não resolvida.*

Referências

Bolyard EA, Tablan OC, Willians WW et al. Guidelines for infection control in healthcare personnel, 1998. Hospital Infection Control Practices Advisory Committee. Infect Control Hospi Epidemiol 1998 Jun; 19(6):407-63.

Brasil. Ministério da Saúde. Secretaria de Vigilância em Saúde. Departamento de DST, Aids e Hepatites Virais. Protocolo clínico e diretrizes terapêuticas para a profilaxia antirretroviral pós-exposição de risco pelo HIV. Brasília: Ministério da Saúde, 2015.

Doebbeling BN, Wenzel RP. Nosocomial viral hepatitis and infections transmitted by blood and blood products. In: Mandell GL, Bennett JE, Dolin R (eds.). Practice of Infectious Diseases. 4. ed. New York: Churchill Livingstone, 2000.

Freire HBM. Hepatite A – profilaxia. Documentos científicos da SBP. Departamento de Infectologia da Sociedade Brasileira de Pediatria. 2, 1998.

Gerberding JL. Management of ocupational exposures to blood – borne viruses. N Eng J Med 1995; 332(7):444-51.

Herwaldt LA, Pottinger JM, Carter CD et al. Exposure workshops. Infection Control and Hospital Epidemiology 1997; 18(12):850-71.

Immunization of healthcare personnel: recommendations of the Advisory Committee on Immunization Practices (ACIP). U. S. Department of Health and Human Services. Centers for Disease Control and Prevention. MMWR Nov 25, 2011; 60(7).

Immunization of healthcare workers: recommendations of the Advisory Committee on Immunization Practices (ACIP) and The Hospital Infection Control Practices Advisory Committee (HICPAC). MMWR. November 25, 2011; 60(RR07):1-45.

Norma Reuglamentadora NR-32, novembro de 2005. Ministério do Trabalho e Emprego – Portaria 485.

Polder JA, Tablan OC, Willians WW. Personnel health care. In: Bennett JV, Brachman PS (eds.) Hospital Infections. 3. ed. Boston: Little, Brown and Company, 1992.

Report of the Committee on Infectious Diseases. American Academy of Pediatrics. 24. ed. 1997.

Auditoria Interna da Qualidade e Metodologia para a Melhoria Contínua

CAPÍTULO 38

Gestão da Segurança Assistencial

Arlene Aparecida Laborne Caiafa
Breno Augusto Duarte Roberto
Isabela Durso Caiaffa
Silvana Kelly Leite Reis

INTRODUÇÃO

Desde o conselho de Hipócrates – "primeiro, não cause dano" – há mais de dois mil anos, até recentemente os erros associados à assistência eram considerados um "subproduto" inevitável da medicina moderna ou um infortúnio advindo de maus prestadores desses serviços (Wachter, 2008). Isso começou a mudar em 1999, com a publicação do relatório "Errar é Humano", o qual estimou em 45 mil a 100 mil o número de óbitos determinados por erros na assistência hospitalar nos EUA, ao ano.

Relatos de eventos adversos relacionados com a assistência são frequentes (em torno de 10%) na literatura mundial, e a segurança assistencial deve ser o grande objetivo das organizações de saúde. A grande dificuldade reside na definição de como realizar o acompanhamento desses processos quanto à eficácia e à eficiência em uma realidade que soma um conjunto de dificuldades enfrentadas diariamente pelos profissionais da área. O que medir? Como acompanhar os resultados? Como planejar melhorias e correções? O que controlar? Como controlar? Quem deve controlar?

Uma maneira muito simples de acompanhamento, e considerado ferramenta essencial na gestão das organizações, o sistema PDCA (planejar, implantar, medir e agir – *plan, do, check, act*) pode ser utilizado em simples atas de reunião setoriais ou, até mesmo, em grandes projetos estratégicos, definidos pela alta direção. Quando associado à dinâmica dos processos das organizações de saúde de alta complexidade, a um grande conjunto de riscos e ao pouco tempo disponível para a tomada de decisões, o PDCA consiste em uma maneira simples de verificar como caminham os processos institucionais.

Este capítulo aborda a aplicação da ferramenta de gestão por processos, discutindo o PDCA na gestão da qualidade, os indicadores e a técnica de auditoria interna para melhoria contínua da segurança assistencial.

MAPEAMENTO DE PROCESSOS PARA LINHA DE CUIDADOS COMO BASE DA GESTÃO DA SEGURANÇA ASSISTENCIAL

O processo organizacional consiste no conjunto de atividades relacionadas com o objetivo maior de qualquer tipo de empresa: entregar um produto ou serviço ao cliente (seja ele interno ou externo) com qualidade. Para que esse produto seja entregue com qualidade é imprescindível assegurar que os subprocessos se desenvolvam adequadamente (sejam *eficazes* – atingindo os resultados esperados

– e *eficientes* – relacionados com o custo do fazer), para que seja possível não apenas maximizar o valor agregado aos clientes, mas, também, garantir o sucesso da organização.

Os serviços de assistência à saúde constituem uma unidade econômica que difere das outras organizações porque seu objetivo, ou "produto" básico, é a manutenção ou o restabelecimento da saúde do paciente. Para isso, conta com uma série de recursos (processos) diagnósticos e terapêuticos, além dos outros processos da área de infraestrutura, o que aumenta ainda mais a quantidade de processos utilizados e a complexidade de todo o sistema.

Cada área ou subárea pode ser considerada um negócio (sistema) que conte com fornecedores e clientes. Diante dessa diversidade (clientes, fornecedores, processos e produtos) e da complexidade das atividades assistenciais, torna-se imprescindível a implementação de um sistema de gerenciamento de processos voltado para a segurança do paciente e que seja efetivo (eficaz e eficientes).

Neste capítulo é apresentado o mapeamento de processos, que nada mais é do que o quadro estático da lógica sistêmica, que identifica, registra e auxilia o gerenciamento das interdependências existentes dentro das organizações.

Definição de processo

Um processo pode ser definido de diversas maneiras, como mostrado na Tabela 38.1.

A análise das diferentes definições torna possível perceber uma semelhança no que diz respeito a dois pontos principais, que são:

1. Ordenação e sequenciamento de atividades, muitas vezes interligadas: este item será estudado no tópico *Abordagem de processos*.
2. Geração de valor para o cliente (aquele que receberá o produto): este item será estudado no tópico *As necessidades dos clientes e os requisitos dos processos*.

A Figura 38.1 exibe um modelo de processo genérico. Assim:

Tabela 38.1 Definição de processo

Fonte bibliográfica	Definição de processo
Norma NBR ISO 9000:2005	Conjunto de atividades inter-relacionadas ou interativas que transforma insumos (entradas) em produtos (saídas)
Integration Definition for Modeling of Process – IDEF0	Conjunto de atividades, funções ou tarefas identificadas que ocorrem em um período de tempo e que produzem algum resultado
Michael Hammer (em Reengenharia – Revolucionando a Empresa e a Agenda)	1. Reunião de tarefas ou atividades isoladas 2. Grupo organizado de atividades relacionadas que, juntas, criam um resultado de valor para o cliente
Thomas H. Davenport (em Reengenharia de Processos)	1. Conjunto de atividades estruturadas e medidas destinadas a resultar em um produto especificado para determinado cliente/mercado 2. Ordenação específica das atividades de trabalho, no tempo e no espaço, com começo, fim e *inputs* (entradas) e *outputs* (saídas) claramente identificados
Rohit Ramaswamy (em Design and Management of Service Processes)	Sequências de atividades necessárias para as transações e para prestar o serviço
Dianne Galloway (em Mapping Work Processes)	Sequência de passos, tarefas ou atividades que convertem entradas de fornecedores em saídas. Um processo de trabalho adiciona valor às entradas, transformando-as ou usando-as para produzir alguma coisa nova
Business Process Management – BPM	Um processo de negócio é uma sequência de atividades (ou tarefas) que, ao serem executadas, transformam insumos em um resultado com valor agregado
Gespública	Qualquer atividade ou conjunto de atividade que toma um *input* (insumos), lhe adiciona valor e fornece um *output* (produto/serviço) a um cliente específico

Fonte: Maranhão & Macieira, 2010.

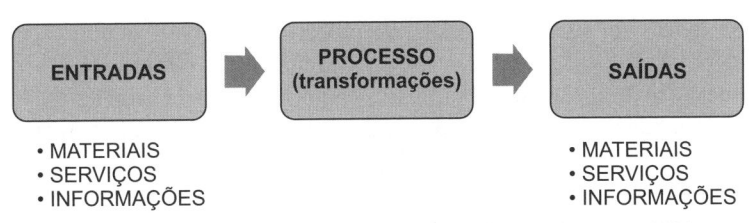

Figura 38.1 Modelo de processo *genérico*. (Maranhão & Macieira, 2010.)

- **Entrada, matéria-prima ou insumo:** aquilo que será transformado ao longo do processo de trabalho. O responsável pelo "fornecimento" da entrada é conhecido como fornecedor.
- **Processo:** a transformação em si, o momento em que os recursos da organização são consumidos.
- **Saída** (que pode ser chamada de produto): resultado da transformação com agregação de valor para o cliente. O produto será entregue ao "cliente."

Todos os processos contêm necessariamente *entradas* que são transformadas em *saídas* e, geralmente, as *saídas* de um processo passam a ser *entradas* para o processo seguinte.

Um bom exemplo de processo pode ser a administração de analgésicos. Nesse caso, há uma necessidade clara do paciente, que é a "dor" e, portanto, ao longo do processo deve ser agregado o valor para o paciente (alívio da dor ou analgesia), como demonstrado na Figura 38.2.

Uma boa gestão de processo tem como objetivo a garantia de que ele seja desenvolvido em condições que permitam a obtenção das saídas desejadas (eficácia) e ao menor custo possível (eficiência). Assim, seu planejamento é fundamental, definindo claramente as entradas necessárias (e como recebê-las), o processo de trabalho e os produtos esperados (com foco na geração de valor para o cliente).

A complexidade das organizações de saúde se justifica pela vasta rede de interligações entre os processos (centrais, de suporte e gerenciais). Essa interdependência dos processos é conhecida como *abordagem de processo.*

Abordagem de processo

A abordagem de processo é um dos princípios norteadores da Norma NBR ISO 9001 e pode ser entendida como a aplicação de um sistema de processos em uma organização, associada à identificação, às interações desses processos e ao gerenciamento para produzir o resultado desejado.

São características imprescindíveis da abordagem de processo:

1. Qualquer atividade que receba entradas e as converta em saídas com recursos e controles.
2. Identificação e gerenciamento de processos interligados.
3. Interação de processos (a saída de um processo é a entrada do próximo processo).

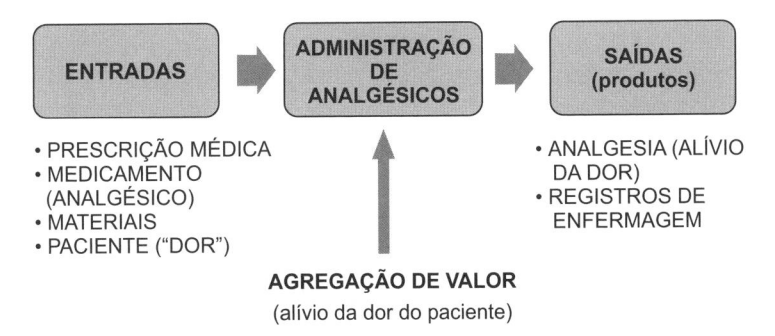

Figura 38.2 Modelo do processo *administração de analgésicos.*

Quando se utiliza um sistema de gestão de processos com base na abordagem de processo, é enfatizada a importância (a) do entendimento e atendimento dos requisitos (necessidades e expectativas dos clientes), (b) de considerar os processos como geradores de valor agregado, (c) da obtenção de resultados de desempenho e eficácia de processo e (d) da melhoria contínua (ações corretivas e preventivas) dos processos com base em medições objetivas.

Uma grande vantagem da abordagem de processos é o controle contínuo sobre a ligação entre os processos individuais dentro do sistema de processos, bem como sua combinação e interação, permitindo, assim, a entrega de valor ao paciente.

A abordagem de processo utiliza os princípios do ciclo PDCA (Figura 38.3).

Como as saídas de um processo costumam transformar-se nas entradas do subsequente, se o processo antecedente entregar um produto inadequado, haverá o risco de prejuízo ou, até mesmo, de interrupção do processo seguinte.

Voltando ao exemplo mostrado na Figura 38.2, se a equipe médica (fornecedora do processo) não entregar a prescrição médica (entrada), o processo *administração de analgésicos* não poderá ser executado, e o paciente será prejudicado.

Portanto, ao desenharmos os processos da organização, devemos conhecer: (a) os fornecedores (internos ou externos) e o que eles entregam (*entradas*); (b) as atividades dos processos para a transformação das entradas; (c) os clientes (*internos ou externos*) e o que será entregue a eles (*produtos ou saídas*).

No entanto, além dessa identificação é importante identificar *como* o *fornecedor* deve nos *entregar* (requisitos dos processos) e como o *cliente* quer *receber* o *produto* (requisitos dos clientes).

Necessidades dos clientes e requisitos dos processos (Figura 38.4)

Em primeiro lugar, é imprescindível o uso dos conceitos da NBR ISO 9000:2005, que define os diversos termos empregados cotidianamente nas organizações:

> **Requisito:** necessidade ou expectativa que é expressa, geralmente, de maneira implícita ou obrigatória. Necessidades dizem respeito, portanto, ao que de mais essencial o cliente precisa ter atendido e, normalmente, as declara – como a "dor" no processo de *administração de analgésico*. Expectativas são outros itens que o cliente deseja obter porém, por diversas razões, ele não as declara ou nem mesmo as sugere. Dentre essas razões está o pressuposto de que as organizações são (ou deveriam ser) competentes para interpretá-las (p. ex., cortesia no atendimento, honestidade, bom humor, enfim o "diferencial" que deixará o cliente [paciente] mais do que satisfeito com o "alívio da dor").

Quando todos os produtos (de todos os processos da organização) atendem plenamente às necessidades dos clientes, dizemos que os processos são feitos com *qualidade*, isto é, existe a esperada agregação de valor ou, em outras palavras, o processo é efetivo (eficaz e eficiente).

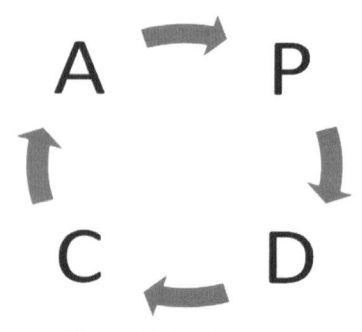

Figura 38.3 Ciclo PDCA.

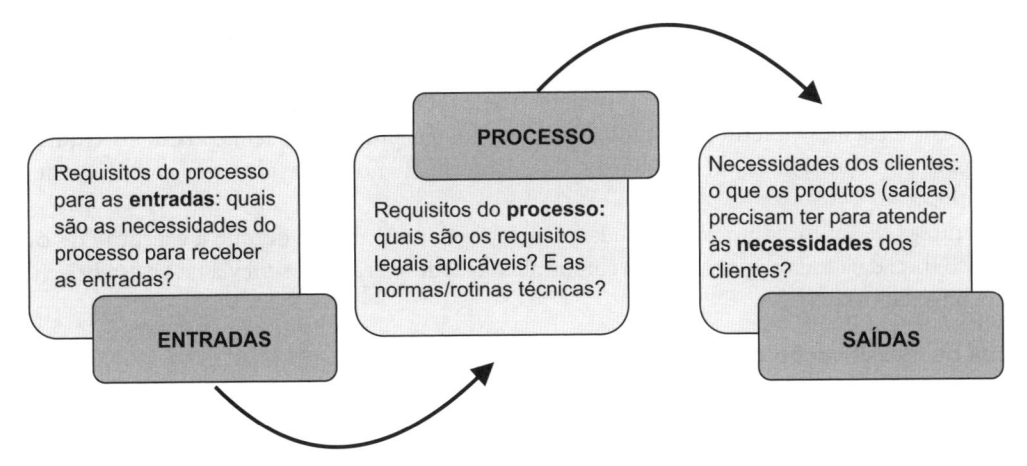

Figura 38.4 As necessidades dos clientes e os requisitos dos processos.

No entanto, quando algum processo (ao longo da cadeia de processos) não agrega o valor esperado, o processo vai se tornando deficitário e o produto final (entregue ao cliente) da organização, a menos que seja corrigido a tempo, provavelmente não será entregue com qualidade por não atender aos requisitos do cliente.

Os processos (e seus produtos) devem ser planejados, implementados e avaliados para atender às necessidades do cliente para o qual o processo existe (seja um cliente interno ou externo). Portanto, antes da realização do processo devem ser estabelecidas as necessidades (Figura 38.4).

No processo *administração de analgésicos* podemos ver a aplicação prática desses requisitos (Tabela 38.2).

Como se pode perceber, para que o processo *administração de analgésicos* seja efetivo e satisfaça às necessidades dos pacientes, todos os processos anteriores (citados no exemplo ou não) devem entregar os produtos (antecedentes) da maneira correta, mas para isso é preciso determinar qual é a maneira correta (e fazemos isso ao estabelecermos as *necessidades dos clientes* e os *requisitos dos processos*).

Portanto, um dos pilares para a assistência à saúde livre de danos é o desenho dos processos com o estabelecimento dos requisitos das partes interessadas e dos processos, de modo a entregar um produto/serviço focado na segurança e na efetividade assistencial.

Tabela 38.2 Necessidades dos clientes e requisitos do processo *administração de analgésicos*

Fornecedor	Entrada	Requisitos das entradas	Processo	Requisitos do processo	Produtos	Necessidades dos clientes
Equipe médica	Prescrição médica	Deve estar legível, carimbada e assinada pelo profissional responsável	Administração de analgésicos	Utilizar os 9 certos: paciente certo; medicamento certo; via certa; dose certa; hora certa; registro certo; ação certa; forma certa; resposta certa	Analgesia (alívio da dor)	A medicação deve ser capaz de diminuir ou eliminar a dor
Central de Abastecimento Farmacêutico (CAF)	Medicamento (analgésico)	Identificado corretamente com o nome do paciente; dentro da data de validade; dispensado de acordo com a prescrição médica				

O estabelecimento de requisitos é tão relevante (na garantia da qualidade do processo) que, sempre que possível, deve ser descrito formalmente e inserido até mesmo nas rotinas de trabalho dos diferentes setores da organização. Assim, os "pactos" entre os diferentes fornecedores (internos e externos) e clientes (internos e externos) implementarão processos que atendam aos requisitos mútuos e, por conseguinte, aos requisitos do cliente final (nos casos dos serviços de saúde, o paciente).

A entrega de um produto com qualidade ao paciente nada mais é do que a execução de cada processo da cadeia interna em absoluta conformidade com os requisitos previamente estabelecidos (e documentados).

Tipos ou classificação dos processos organizacionais

Como salientado previamente, as organizações dispõem de vários processos interligados para a entrega do produto a seus clientes.

Esses *processos* podem ser classificados em:

1. **Centrais ou finalísticos** (processos-chave ou primários): têm por finalidade o cumprimento da missão da organização (a razão de existência da organização) e produzem valor para os clientes externos (os destinatários dos produtos ou serviços produzidos pela organização). Em um serviço de assistência à saúde hospitalar, são exemplos de processos centrais: Unidade de Internação, Unidade de Terapia Intensiva, Centro Cirúrgico, Setores de Diagnóstico e Apoio à Terapêutica, entre outros. O cliente final é sempre o paciente.
2. **De suporte ou de apoio:** fornecem recursos vitais ou entradas para os processos *centrais ou finalísticos*. Esses processos são essenciais para o funcionamento da organização já que, como vimos anteriormente, os processos são interligados e somente com o funcionamento adequado de *todos* os processos é possível agregar valor para o cliente final. São exemplos de processos de apoio: Hotelaria, Manutenção de Equipamentos e de Infraestrutura, Reprocessamento de Materiais, Reprocessamento de Roupas e Suprimentos.
3. **Gerenciais:** têm como focos a informação e a decisão e estão diretamente ligados à gestão. Esses processos existem para coordenar os de *apoio* e os *centrais*. São exemplos de processos gerenciais: Recursos Humanos, Financeiro e Controladoria.

Voltando ao processo de *administração de analgésicos*, temos a seguinte classificação dos processos:

- Unidade de internação em que o paciente está internado – Processo Central.
- Central de abastecimento farmacêutico (Tabela 38.2) – Processo de Suporte.
- Não está no exemplo, mas um processo gerencial – Recursos Humanos.

Hierarquia dos processos

Os processos da organização (sejam centrais, de apoio ou gerenciais) se organizam de modo hierárquico, o que representa o nível de detalhamento das operações organizacionais.

Em geral, todo processo está inserido em um processo maior, assim como, por outro lado, todo processo pode ter algum tipo de desdobramento. No entanto, vale ressaltar que os processos, por serem interligados, não apresentam fronteiras claramente definidas (início e fim). Portanto, para o mapeamento dos processos é necessário estabelecer seus limites, isto é, em que momento o processo começa e quando termina. A demarcação de início do processo, normalmente, se dá por uma atividade principal e o fim, pelo principal produto entregue ao próximo cliente (saída que agregará valor).

Para a delimitação dos processos, meramente por convenção, são adotadas as seguintes definições:

1. **Macroprocesso:** processos mais abrangentes e que envolvem mais de uma função na estrutura organizacional, e cuja operação tem impacto significativo no modo como a organização funciona.
2. **Processos:** subdivisões dos macroprocessos, ou seja, conjunto de atividades sequenciais e interligadas que transformam (agregando valor) as entradas em saídas.
3. **Subprocessos:** subdivisões dos processos.
4. **Atividades:** ações que ocorrem dentro dos processos e dos subprocessos e que são normalmente executadas por uma unidade (pessoa ou área) para produzir um resultado particular. As atividades constituem a parte maior dos fluxogramas e rotinas de trabalho.
5. **Tarefas:** consistem no menor enfoque do processo, no menor desdobramento. Se as atividades são as rotinas de trabalho, as tarefas são o passo a passo das atividades.

A Figura 38.5 ilustra esse desdobramento.

Controles dos processos

Seguindo o ciclo do PDCA, passamos pelo *planejamento* e *desenvolvimento* dos processos e agora é o momento de *checarmos* se os resultados desejados foram alcançados e, caso contrário, será necessária a implementação de *ações de melhoria,* fechando o ciclo.

Para *checar* os processos é necessária a implantação dos controles, aplicáveis aos chamados "pontos críticos". Esses pontos críticos são etapas do processo que, se apresentarem falhas, comprometerão a agregação do valor (por comprometerem a eficácia e a eficiência).

Os controles devem ser definidos (qual tipo de controle), assim como seu monitoramento (em que momento do processo), e registrados (para evidenciar a conformidade do processo).

Nos serviços de assistência à saúde, são justamente esses controles que formam barreiras contra a ocorrência de eventos adversos (infecciosos ou não) e, portanto, auxiliam a prevenção de processos judiciais.

Voltando ao processo de *administração de analgésicos,* um dos controles estabelecidos pela Central de Abastecimento Farmacêutico ocorre mediante o monitoramento da temperatura de armazenamento dos fármacos. Cada composto químico deve permanecer em temperatura específica para que não sofra alterações que prejudiquem sua funcionalidade. Portanto, é imprescindível o registro do

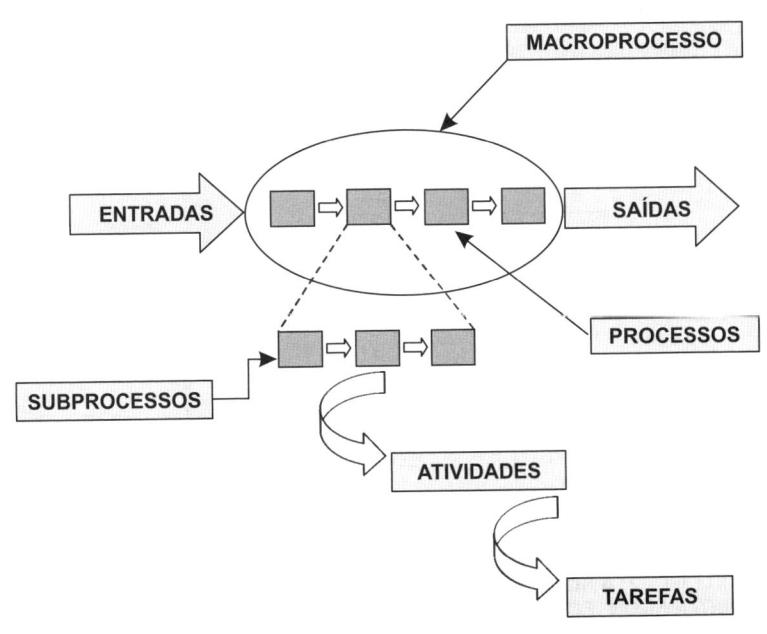

Figura 38.5 Hierarquia dos processos. (Maranhão & Macieira, 2010.)

controle da temperatura (além de outros controles ao longo da cadeia produtiva) para assegurar o produto final (agregando valor) ao cliente final.

Os registros organizacionais são, portanto, uma das mais importantes ferramentas para garantir a conformidade dos processos. Além disso, podem ser usados os indicadores discutidos neste capítulo.

IMPLANTAÇÃO DO PDCA NA GESTÃO DA SEGURANÇA ASSISTENCIAL: AÇÃO CORRETIVA, AÇÃO PREVENTIVA E MELHORIA CONTÍNUA

Segundo a Associação Brasileira de Normas Técnicas (ABNT), *conformidade* significa atendimento a um requisito (NBR ISO 9000:2005 citada por Bureau Veritas do Brasil, 2006). Assim, um produto ou processo conforme é aquele que atenda aos requisitos necessários para sua realização; do contrário, será não conforme, caso apresente desvios relacionados com os requisitos do produto ou os requisitos do cliente, ou erros de especificações, ou qualquer situação adversa, cuja causa deverá ser identificada e/ou investigada e o problema sanado, por meio de ação corretiva. Ação imediata deve ser implantada para a resolução do problema – correção da não conformidade. Em seguida, deve ser implantada a ação corretiva para eliminar a causa do problema.

Desse modo, a ação corretiva elimina as causas da não conformidade e o problema não volta a acontecer, enquanto a ação imediata ou correção elimina a não conformidade, corrigindo a falha detectada (Figura 38.6).

Contudo, no que se refere à importância do tratamento das não conformidades reais ou potenciais e à relação existente entre a ação corretiva e a preventiva, sabe-se que em sua aplicação eliminam-se ou previnem-se as causas das não conformidades, evitando a recorrência. No entanto, as ações de correção, por sua vez, ainda que sejam de simples execução, sempre implicam retrabalho e perda de tempo, significando aumento de custo do produto ou serviço (Comunidade Politec, 2004b). Portanto, é necessário atentar para as não conformidades que parecem ser insignificantes, pois a disseminação poderá torná-las maiores, afetando a segurança do paciente. Nesse sentido, as organizações devem se preocupar com as ações preventivas com o objetivo de eliminar as não conformidades potenciais. Como citado na Norma NBR ISO 9004:2000, é necessário que:

> (...) o planejamento das ações corretivas inclua a avaliação da importância dos problemas e considere a influência potencial em aspectos como custos operacionais, custos de não conformidades, desempenho do produto, segurança e garantia e funcionamento e satisfação dos clientes e outras partes interessadas... Também é

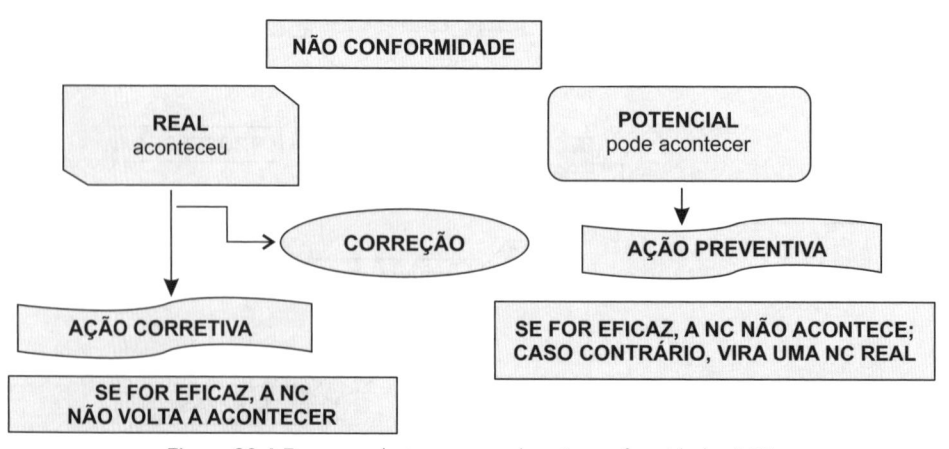

Figura 38.6 Esquema do tratamento das não conformidades (NC)

conveniente que sejam enfatizadas a eficiência e a eficácia dos processos, quando ações são tomadas, e que essas ações sejam monitoradas para assegurar que as metas desejadas sejam cumpridas.

Entretanto, entende-se que o fluxo do tratamento das não conformidades deve acompanhar as seguintes etapas:

1. Descrição da não conformidade e identificação do requisito legal que respalda o desvio.
2. Descrição da ação imediata ou correção.
3. Análise e classificação da não conformidade pelo responsável (SGQ – Sistema de Gestão de Qualidade).
4. Estudo de causa e efeito.
5. Priorização da causa.
6. Implantação da(s) ação(ões) corretiva(s).
7. Verificação da eficácia das ações tomadas.

Para uma gestão eficiente no tratamento das não conformidades é necessário dispor de métodos que tornem mais coerentes e de fácil entendimento as ações para eliminar as não conformidades, proporcionando a melhoria dos processos e viabilizando a tomada de decisão. O método mais comum, e de fácil entendimento, consiste no ciclo do PDCA, recomendado pela ISO 9001:2008. Além disso, é necessária a implantação de ferramentas da qualidade para coleta e análise de dados necessários à condução do método de gestão definido.

PDCA

Resultados, bons ou ruins, não acontecem por acaso. Para gerenciar, é importante ter conhecimento dos processos que ocorrem na implantação do serviço. Processo é um conjunto de causas que produz determinado efeito ou um conjunto de meios para se chegar a determinado fim.

Para que seja possível monitorizar com êxito os processos, é importante fazer uso de um método, um caminho, com ferramentas e técnicas específicas, que permita chegar aonde se deseja. Na gestão pela qualidade total, esse método consiste no Ciclo PDCA de Controle de Processos (Figura 38.7). O Ciclo PDCA, também chamado ciclo de Shewhart-Deming, é uma forma sistemática de abordagem, constituída de um roteiro composto de quatro fases básicas:

- **P** (*plan* – **planejamento**): estabelecer os objetivos e os processos necessários; descrever o processo atual, determinando a oportunidade de melhoria, além de todas as causas possíveis do problema, e chegar a um acordo sobre a causa-raiz; desenvolver uma solução considerada efetiva e executável e o plano de ação, inclusive as metas de aprimoramento.
- **D** (*do* – **execução**): executar a solução ou a mudança do processo.
- **C** (*check* – **análise**): revisar e avaliar o resultado da mudança.
- **A** (*act* – **ação preventiva ou corretiva das não conformidades**): refletir e propor ações com base no aprendizado.

Em um sistema de gestão da qualidade, o PDCA pode ser desdobrado dentro de cada processo da organização e para o sistema de processos em sua totalidade. Está estreitamente associado a planejamento, implementação, controle e melhoria contínua dos processos de realização do produto e do sistema de gestão da qualidade.

O conceito de PDCA é importante para o delineamento dos processos porque estes não ocorrem de maneira isolada. Se o processo antecedente entregar um produto inadequado ao que se segue (para o qual este produto será, por sua vez, sua entrada para realizar suas atividades), haverá risco de prejuízo ou, até mesmo, impossibilidade de execução do processo seguinte.

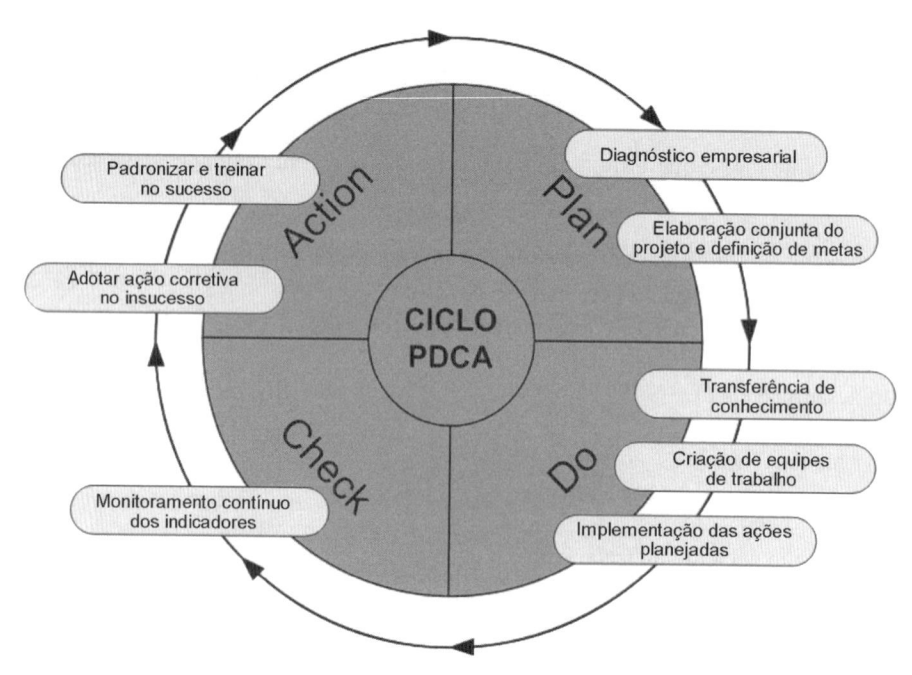

Figura 38.7 Esquema PDCA. (Ilustração disponível em: http://engdofuturo.com.br/conheca-o-metodo-de-gestao-pdca.)

Na área hospitalar pode ser considerado o seguinte exemplo: a Central de Material Esterilizado (CME) recebe os materiais cirúrgicos contaminados (entradas), os reprocessa, utilizando métodos de desinfecção e esterilização (processo), e os transforma em materiais processados prontos para novo uso (saídas).

O Bloco Cirúrgico recebe os materiais processados pela CME (a saída do processo anterior passa a ser a entrada do novo processo) para utilizá-los nos procedimentos operatórios (novo processo).

O modelo da rede de processos ilustra o papel significativo dos clientes na definição dos requisitos de entrada. Em outras palavras, para que o produto seja entregue de acordo com os requisitos exigidos pelo cliente, é necessário, antes de tudo, que as entradas tenham sido recebidas dos fornecedores de maneira correta; senão o produto final poderá ser entregue com falhas.

O leitor deve consultar os Apêndices A e B para complementação das diretrizes por processos e da medição através dos indicadores.

Ações preventivas – Plano de ação – 5W2H

Plano de ação consiste no produto de um planejamento com o objetivo de orientar as diversas ações preventivas e corretivas com base nas não conformidades encontradas na fase D da execução a serem implementadas, com total esclarecimento de fatores vinculados a cada uma delas.

O plano de ação define o que deverá ser feito, indicando o órgão ou a pessoa responsável por essa ação e por que a tarefa deverá ser executada. Em seguida, definem-se onde serão realizadas as atividades, as datas de início e fim para que sejam alcançadas os resultados e a maneira como deverão ser executadas. Os passos para construção de um plano de ação são determinados de acordo com os fatores listados a seguir:

What — O quê? Define-se a ação preventiva ou corretiva a ser realizada.
Why — Por quê? Define-se a justificativa para a ação a ser realizada.

Who — Quem? Define-se o responsável.

When — Quando? Define-se o período em que a ação será realizada.

Where — Onde? Define-se o processo onde a ação será realizada.

How — Como? Define-se como a ação será executada.

How much — Quanto? Define-se o custo da ação preventiva ou corretiva.

CONSTRUÇÃO DE INDICADORES PARA A GESTÃO DA SEGURANÇA ASSISTENCIAL

Persistem as discussões sobre o cuidado prestado em serviços de saúde e as pesquisas sistemáticas dos fenômenos relacionados com a qualidade na assistência ao paciente. Esses fenômenos são os eventos adversos (EA), definidos como incidentes que atingem o paciente e resultam em lesão ou dano.

A ocorrência de EA ocasiona morbidade e mortalidade expressivas e evitáveis, e estudos realizados em hospitais de vários países mostram a associação entre os danos aos pacientes, o aumento do tempo de permanência e os elevados gastos hospitalares.

A preocupação com a qualidade nas organizações de saúde tem se manifestado pela busca por melhores práticas para atender o mercado competitivo e clientes mais conscientes de seus direitos. Medir o desempenho passou a ser de vital importância para a melhoria dos processos de trabalho, e os indicadores para gestão dos eventos adversos podem ser definidos como medida quantitativa sobre alguns aspectos do cuidado ao paciente.

Este tópico objetiva abordar questões relacionadas com a epidemiologia e ajudar a estruturar indicadores para a medição da eficácia e da eficiência da gestão dos eventos adversos.

Epidemiologia

A epidemiologia estuda a frequência, a distribuição e os determinantes dos estudos ou eventos relacionados com a saúde em populações específicas e a aplicação desses estudos no controle dos problemas de saúde. Seu uso no passado restringia-se ao estudo de epidemias de doenças transmissíveis. Atualmente, no entanto, é concernente a todos os eventos relacionados com a saúde ou as doenças de uma população.

Antes de prosseguirmos, é importante delimitar alguns conceitos:

- **População:** pessoas expostas a determinado evento ou a um conjunto de eventos. Em algumas situações, a população não se constitui necessariamente de pessoas, mas pode ser representada por objetos sobre os quais ocorre determinado evento que se deseja estudar.
- **Evento:** consiste na ocorrência que se deseja estudar. Nenhum evento ocorre ao acaso. Para todos os eventos há determinantes, sejam eles ambientais, biológicos, comportamentais, culturais, demográficos ou socioeconômicos.

Mensuração de eventos adversos por meio de indicadores

A ocorrência dos eventos costuma ser expressa de três maneiras diferentes: *taxa, razão e proporção*. Todas adotam como base a relação de um numerador com um denominador.

Na medida do tipo taxa, a população que sofreu o evento encontra-se no numerador, enquanto no denominador está toda a população exposta. Quase sempre o valor obtido na divisão do numerador pelo denominador é multiplicado por 10^n para que o resultado se torne mais perceptível.

Na medida do tipo razão, o numerador e o denominador contêm diferentes unidades observacionais, ou seja, são de categorias diferentes, mas relacionadas.

Na medida do tipo proporção, as unidades observacionais do numerador estão incluídas no denominador, mas o denominador não influencia a chance de ocorrência do evento medido no numerador. Nesse caso, mede-se a magnitude (isto é, a importância, a grandeza, a contribuição) de uma característica do evento em relação ao todo. É importante ressaltar que a proporção não calcula se um evento de fato aumenta, diminui ou mantém-se constante ao longo do tempo.

Classificação dos indicadores

Os indicadores de desempenho são ferramentas básicas para o gerenciamento do sistema de saúde, e as informações que esses indicadores fornecem são fundamentais para o processo de análise de causa e a tomada de decisão.

Os indicadores podem ser classificados de diversas maneiras, como mostram as Tabelas 38.3 a 38.5. Seguem alguns exemplos importantes para estruturação e definição dos indicadores:

- **Eficácia:** a eficácia mede a relação entre os resultados obtidos e os objetivos pretendidos, ou seja, ser eficaz é conseguir atingir determinado objetivo, é fazer a coisa certa e atender às expectativas de alguém, um grupo ou organização Exemplos de indicadores de eficácia: taxa de úlcera de pressão, taxa de mortalidade dos pacientes internados, taxas de perda de sondas (gástricas e entéricas) e eventos adversos, entre outros.
- **Eficiência:** ser eficiente significa realizar uma tarefa da maneira mais econômica, utilizando o menor recurso possível – matérias-primas, dinheiro e pessoas – para produzir um volume desejado de produção. É "fazer mais com menos". Exemplos de indicadores de eficiência: média de tempo de espera para internação, permanência média e relação paciente-dia/funcionário, entre outros.

Tabela 38.3 Exemplo de indicador do tipo taxa

Indicador	Exemplos com valores	Como se calcula?	E se multiplicar por 10^n?	Como se lê?
Taxa de mortalidade neonatal precoce	De um total de 547 RN que nasceram vivos, 3 morreram até o 6º dia de vida (só pode morrer até o 6º dia o RN que nasceu vivo)	Numerador = 3 Denominador = 547 Resultado: 3/547 = 0,0054	0,0054 × 10.000 (ou 10^4) = 54⁰/₀₀₀ (é por 10 mil porque foi multiplicado por 10.000. No símbolo "⁰/₀₀₀", os 4 zeros representam os 4 zeros de 10.000)	54 por 10 mil ou, de cada 10.000 RN que nascem vivos, 54 morrem até o 6º dia de vida

Tabela 38.4 Exemplo de indicador do tipo razão

Indicador	Exemplos com valores	Como se lê?	E se multiplicar por $10n$?	Como se lê?
Pneumonia associada à VM/ VM-dia	0,02 PNEU/1 VM-dia (VM-dia é medida de tempo e não sofre o evento pneumonia)	Para cada 1 dia de VM ocorre 0,02 episódio de pneumonia associada	×1.000 fica: 20 PNEU/1.000 VM-dia	Para cada 1.000 dias de VM ocorrem 20 episódios de pneumonia

VM: ventilação mecânica; PNEU: pneumonia.

Tabela 38.5 Exemplo de indicador do tipo proporção

Indicador	Numerador	Denominador	Fórmula
Percentual de infecção do sítio cirúrgico	Número de infecções de sítio cirúrgico	Número total de episódios de infecções ocorridos no período	Numerador dividido pelo denominador multiplicado por 100

Como elaborar um indicador?

A partir do aprendizado sobre epidemiologia, estatística e classificação dos indicadores, apresentaremos as etapas da elaboração do indicador utilizando a ferramenta PDCA (veja tópico anterior).

P (plan) – Planejamento

O melhor caminho para o planejamento do indicador a mensurar não consiste em iniciar pelo problema mais enfrentado no momento, mas em seguir a estratégia da empresa que indica onde se quer chegar, os passos para o futuro. Se a organização almeja tornar-se referência em atendimento de emergência em 5 anos, é necessário saber quais são as metas e definir os indicadores para mensurar o alcance.

O segundo passo para a definição do indicador a ser estabelecido consiste em conhecer o processo por meio do mapeamento, o que possibilitará a identificação das interações dos processos (entradas e saídas), das principais atividades executadas e das características de qualidade. A partir dessas etapas, tem início a escolha de processos prioritários a serem monitorizados, tomando por base os riscos do processo, a frequência de execução, a suscetibilidade a problemas e a repercussão nos resultados.

Para a passagem para o próximo passo devem-se definir, de maneira clara, algumas informações referentes aos indicadores estabelecidos para a mensuração do processo, conforme descrito na Tabela 38.6.

D (do) – Coletando e organizando os dados

Consiste na preparação para obtenção dos resultados dos indicadores de acordo com as informações definidas no passo anterior e na execução da coleta de dados. É importante determinar: quem vai coletar os dados? Qual será a fonte de dados? Qual será a forma de coleta? Como comunicar os resultados?

As organizações normalmente adotam uma maneira prática de definir funções para a coleta de dados, optando por destinar essas funções aos executores ou responsáveis pelo processo. A contratação de um coletor que não está inserido no processo pode provocar a disseminação de responsabilidades para a tomada de decisão, a redução no retorno das informações e dados não confiáveis.

A fonte e a forma dos dados dependem de inúmeras variáveis, como o tipo de dado, a facilidade de acesso, a confiabilidade da informação e o trabalho de coleta. Nesse ponto, deve-se levar em consideração o custo-benefício para a obtenção da informação.

A frequência de coleta dependerá da disponibilidade de recursos, se o indicador avalia um processo mais ou menos crítico, e do tempo necessário para que seja alcançado um bom tamanho amostral. Para que os resultados encontrados sejam representativos do que ocorre na realidade, o tamanho amostral deve ser criteriosamente determinado a partir de técnicas utilizadas.

Tabela 38.6 Informações referentes à definição de indicadores

Nome do indicador
Tipo de mensuração do indicador (eficácia/eficiência)
Objetivo
Numerador
Denominador
Fórmula de cálculo
Meta: será definida juntamente com a Diretoria da Instituição, podendo ser baseada em *benchmarking* externo, histórico institucional, legislação ou literatura
Periodicidade: irá variar de acordo com cada indicador, podendo ser mensal, bimestral, trimestral, semestral ou anual

C (check) – *Analisando os indicadores*

A verificação dos indicadores é o momento da análise do resultado com levantamento de problemas e suas respectivas causas em relação à meta estipulada.

A (act) – *Agir para melhorar*

Finalmente, após o levantamento dos problemas e de suas causas, inicia-se a etapa de determinação de ações para a correção do processo. Introduzidas as modificações de estrutura e processo necessárias à melhoria, o PDCA poderá ser reiniciado.

Exemplos de indicadores para a gestão de eventos adversos

Nome do indicador: taxa de mortalidade dos pacientes internados
Tipo de mensuração: eficácia
Objetivo: gerenciar risco e eficácia assistencial
Numerador: número de óbitos ocorridos no período
Denominador: número total de saídas no período
fórmula de cálculo: dividir numerador pelo denominador e multiplicar por 100
Periodicidade: mensal

Nome do indicador: densidade de incidência global de eventos adversos infecciosos
Tipo de mensuração: eficácia
Objetivo: garantir a segurança assistencial
Numerador: soma de todos os eventos infecciosos no período (mensal-anualizado)
Denominador: número de pacientes-dia no período (mensal-anualizado)
Fórmula de cálculo: dividir numerador pelo denominador e multiplicar por 10^n
Periodicidade: mensal

Nome do indicador: densidade de incidência de infecção arterial/venosa
Tipo de mensuração: eficácia
Objetivo: garantir a segurança assistencial
Numerador: número de infecção arterial/venosa no período
Denominador: número de CVC-dia no período
Fórmula de cálculo: dividir numerador pelo denominador e multiplicar por 10^n
Periodicidade: mensal

Nome do indicador: densidade de incidência de pneumonia relacionada com VM
Tipo de mensuração: eficácia
Objetivo: garantir a segurança assistencial
Numerador: número de pneumonia relacionada com VM no período
Denominador: número de VM-dia no período
Fórmula de cálculo: dividir numerador pelo denominador e multiplicar por 10^n
Periodicidade: mensal

Nome do indicador: taxa de ISC (infecção de sítio cirúrgico) em cirurgias limpas
Tipo de mensuração: eficácia
Objetivo: garantir a segurança assistencial
Numerador: número de episódios de ISC em cirurgias limpas no período
Denominador: número de cirurgias limpas no período
Fórmula de cálculo: dividir numerador pelo denominador e multiplicar por 100
Periodicidade: mensal

MONITORAMENTO DA CONFORMIDADE DO SISTEMA DE GESTÃO DE SEGURANÇA ASSISTENCIAL: AUDITORIAS INTERNAS

O objetivo das auditorias internas é avaliar periodicamente a conformidade de determinada área ou processo por meio de requisitos definidos previamente. Já os indicadores devem efetuar medidas de desempenho dos processos. A avaliação sob esses dois aspectos é capaz de promover um controle bastante interessante para os gestores hospitalares.

Processo de auditoria interna

Segundo a NBR ISO 9000:2000 – Termos e vocabulário, auditoria é o "processo (3.4.1) sistemático, documentado e independente, para obter evidência da auditoria (3.9.4) e avaliá-la objetivamente para determinar a extensão na qual os critérios de auditoria (3.9.3) são atendidos".

A NBR ISO 9000:2005 especifica que auditoria é uma das atividades do processo de avaliação do sistema de gestão da qualidade – SGQ (outras atividades são a análise crítica e as autoavaliações).

Quando se avalia o SGQ, quatro questões básicas devem ser formuladas em relação a cada um dos processos que está sendo avaliado:

a. O processo está identificado e apropriadamente definido?
b. As responsabilidades estão atribuídas?
c. Os procedimentos estão implementados e mantidos?
d. O processo é eficaz em alcançar os resultados requeridos?

As auditorias têm por objetivo determinar até que ponto os requisitos do sistema de gestão foram atendidos.

O conceito das auditorias "não contábeis", ou seja, aquelas empregadas para verificar o cumprimento de determinados requisitos ou condições, tornou-se mais conhecido no final dos anos 1960, quando a Comissão Regulatória Nuclear (NRC – Nuclear Regulatory Commission) dos EUA publicou os chamados 18 critérios.

O objetivo desses critérios era a garantia da segurança dos reatores nucleares. Entretanto, a prática mostrou que seus conceitos poderiam ser transpostos para todas as atividades em que se desejasse obter um grau adequado de garantia em conformidade com os requisitos especificados em outras normas, requisitos regulatórios ou em contratos.

Em 2002, a ISO publicou a norma 19.011 – Diretrizes para Auditorias de Sistema de Gestão da Qualidade e/ou Ambiental (em substituição às ISO 10.011:1993 e 14.002:1996), com o objetivo de fornecer orientações para auditorias de primeira, segunda e terceira partes para ambos os sistemas de gestão – qualidade e ambiental. Essa norma foi revisada e republicada em 2012, e as principais melhorias por ela implementadas foram:

- O escopo de auditoria de sistemas de gestão da qualidade e meio ambiente foi ampliado para auditoria de sistemas de gestão de qualquer natureza.
- A relação entre a ISO 19.011 e a ISO/IEC 17.021 foi esclarecida.

- Foi introduzido o conceito de risco para auditoria de sistemas de gestão, tanto o risco de o processo de auditoria não atingir seus objetivos como a possibilidade de a auditoria interferir nos processos e nas atividades da organização auditada.
- O conceito de confidencialidade foi acrescentado como um novo princípio de auditoria.
- As seções 5, 6 e 7 da versão de 2002 foram reorganizadas.
- Informações adicionais foram incluídas em um novo anexo b, resultando na remoção das caixas de textos.
- O processo de avaliação e determinação de competência da equipe de auditoria tornou-se mais rígido.
- O uso de tecnologia para realizar auditoria à distância é permitido, como, por exemplo, para conduzir entrevistas a longa distância e analisar criticamente os registros de maneira remota.

As auditorias costumam ser classificadas como internas ou externas. Auditorias externas seriam aquelas realizadas por uma instituição em outra instituição, enquanto as internas seriam avaliações realizadas pela própria organização, conforme planejamento interno.

Algumas entradas para planejamento de programas de auditorias internas podem ser assim exemplificadas:

1. **Avaliação da conformidade com requisitos de normas de gestão:** auditorias internas de normas gerenciais (ISO 9.001, ISO 31.000, ONA, RN277 e outras aplicáveis). Em geral, organizações que já passaram por implementação de normas de sistemas de gestão da qualidade incorporam em sua rotina o processo de auditoria interna dos requisitos dessas normas. Auditorias internas são, portanto, um processo periódico, documentado, onde são verificadas as conformidades dos processos locais com os requisitos das normas definidas.
2. **Avaliação da implementação de rotinas de segurança determinadas por força legal:** auditorias internas técnicas, como visitas técnicas da CIPA (Comissão Interna de Prevenção de Acidentes) ou da CCIH. Consistem em processos periódicos de verificação em cumprimento a requisitos legais, sendo obrigatórios nas organizações, e têm como orientadores requisitos de segurança de processo.
3. **Avaliação da conformidade de linhas de cuidado:** auditorias internas que envolvem processos articulados entre várias áreas da organização. Podem ter um foco assistencial (p. ex., linha de cuidado de fratura de fêmur) ou um foco administrativo (p. ex., linha de cuidado do faturamento). Em ambos, são definidos os pontos de avaliação, documentação relacionada e requisitos a serem verificados, com foco no resultado do objetivo final de cada linha de cuidado.

Independentemente de a auditoria ser interna ou externa (de segunda ou de terceira partes), o objetivo é o mesmo: avaliar a conformidade do sistema de gestão estabelecido pela organização. Portanto, o planejamento, a preparação e a execução do processo de auditoria também são semelhantes.

Termos e definições em auditoria
NBR ISO 9.000:2005 – Fundamentos e vocabulário

- **Auditoria:** processo sistemático, documentado e independente para obter evidência da auditoria e avaliá-la objetivamente de modo a determinar até que ponto os critérios de auditoria são atendidos.
- **Programa de auditoria:** conjunto de uma ou mais auditorias planejadas para um período de tempo determinado e direcionadas a um propósito específico.
- **Critérios da auditoria:** conjunto de políticas, procedimentos ou requisitos usados como referência.
- **Procedimento:** forma especificada de executar uma atividade ou processo.
- **Requisito:** necessidade ou expectativa que é expressa, geralmente, de maneira implícita ou obrigatória.

- **Evidência da auditoria:** registros, apresentação de fatos ou outras informações pertinentes aos critérios de auditoria e verificáveis.
- **Registro:** documento que apresenta resultados obtidos ou fornece evidências de atividades realizadas.
- **Evidência objetiva:** dados que apoiam a existência e a veracidade de alguma coisa.
- **Constatações da auditoria:** resultados da avaliação da evidência da auditoria coletada, comparada com os critérios de auditoria.
- **Conformidade:** atendimento a um requisito.
- **Não conformidade:** não atendimento a um requisito.
- **Conclusão da auditoria:** resultado de uma auditoria apresentado pela equipe auditora após levar em consideração os objetivos da auditoria e todas as constatações.
- **Cliente da auditoria:** organização ou pessoa que solicita uma auditoria.
- **Auditado:** organização que está sendo auditada.
- **Auditor:** pessoa com competência para realizar uma auditoria.
- **Especialista:** pessoa que tem conhecimento ou experiência específica no assunto a ser auditado.

Etapas da auditoria

O processo de auditoria (seja esta de primeira, segunda ou terceira partes) deve contemplar as seguintes etapas: (1) programação; (2) planejamento; (3) execução; (4) consenso e elaboração do relatório; e (5) auditoria de seguimento (*follow-up*) (Figuras 38.8 e 38.9).

A norma ABNT NBR ISO 19.011:2012 apresenta o seguinte conteúdo:

- Seção 1: objetivo e campo de aplicação.
- Seção 2: referências normativas.
- Seção 3: estabelece os termos-chave e definições usados na norma.
- Seção 4: descreve os princípios sobre os quais uma auditoria deve estar fundamentada.
- Seção 5: fornece diretrizes sobre como estabelecer e gerenciar um programa de auditoria, estabelecer os objetivos do programa de auditoria e coordenar as atividades de auditoria.
- Seção 6: fornece diretrizes sobre como planejar e realizar uma auditoria de um sistema de gestão.
- Seção 7: fornece diretrizes relacionadas com a competência e a avaliação de auditores de sistemas de gestão e das equipes de auditoria.
- Anexo A: ilustra a aplicação das diretrizes na Seção 7 para diferentes disciplinas.
- Anexo B: fornece diretrizes adicionais para auditores sobre o planejamento e realização de auditorias.

NBR ISO 19.011:2012 – Seção 7: Competência e Avaliação de Auditores
7.1 Geral
7.2 Determinando competência do auditor para atender às necessidades do programa da auditoria
7.3 Estabelecendo critérios para avaliação do auditor
7.4 Selecionando o método apropriado de avaliação do auditor
7.5 Conduzindo a avaliação do auditor
7.6 Mantendo e melhorando a competência do auditor

1. Programação

As auditorias devem fazer parte de um programa de auditorias. As auditorias internas devem ser executadas a intervalos planejados, levando em consideração a situação e a importância dos processos e áreas a serem auditadas, bem como os resultados de auditorias anteriores.

Os programas de auditoria devem contemplar seu objetivo, sua abrangência, as responsabilidades por seu gerenciamento e os recursos, inclusive de pessoal.

- **Fase 1 – Programação e planejamento das auditorias internas:** definição periódica realizada pela organização, contemplando escopo, objetivos, responsabilidades, datas e horários (Figura 38.10).

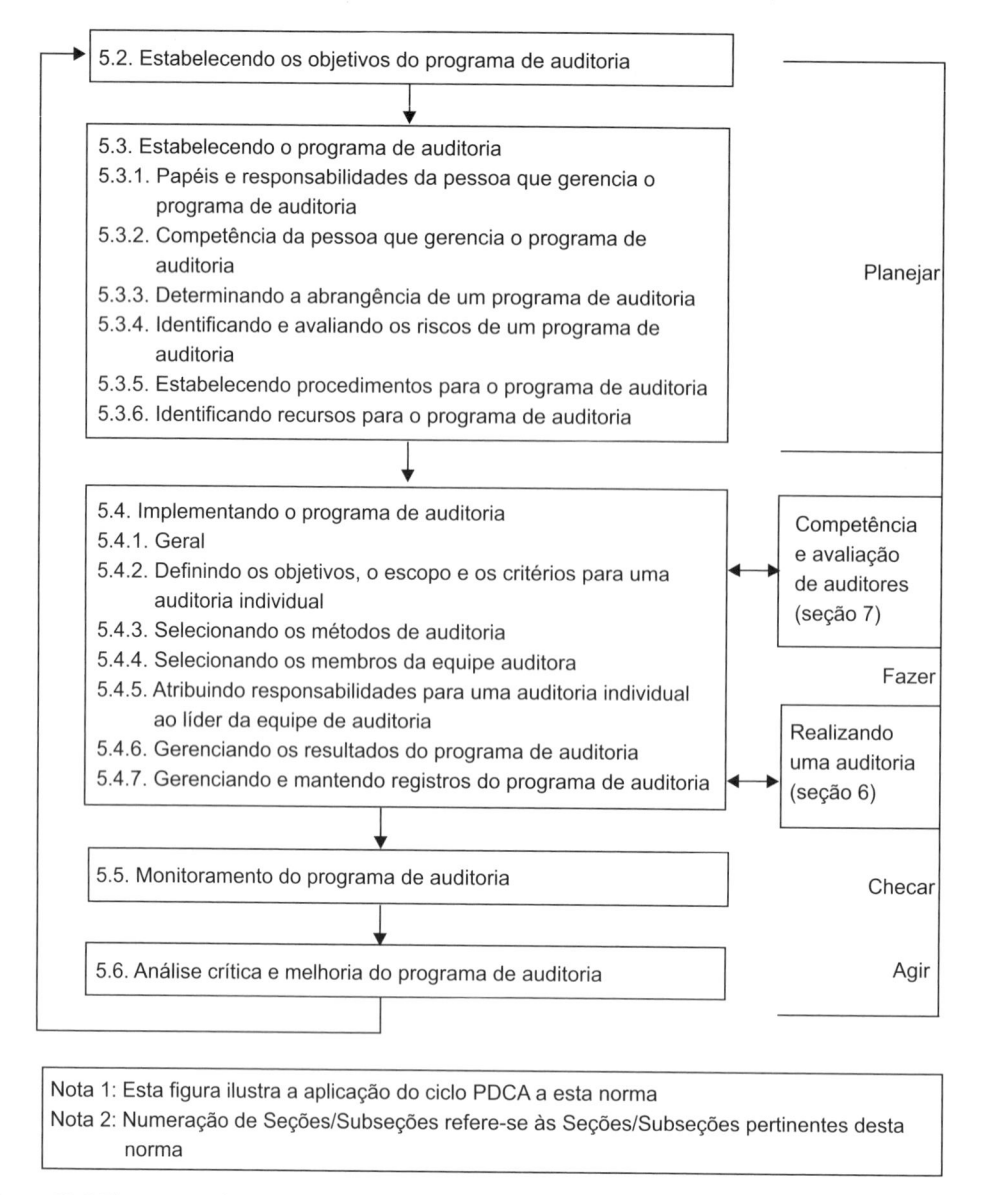

Figura 38.8 Fluxograma do processo de gerenciamento de um programa de auditoria (NBR ISO 19.011:2012).

2. Planejamento

Cada auditoria deve ser planejada individualmente. O passo inicial consiste na designação, pelos responsáveis pelo programa de auditorias, do líder da equipe. Em seguida, devem ser definidos os objetivos, o escopo e os critérios da auditoria (os padrões de aceitação para os processos a serem auditados). Com essas definições é feita a seleção da equipe de auditoria, levando em consideração as habilidades e os conhecimentos necessários. Pode ser necessário que à equipe se agreguem especialistas para dar suporte em áreas específicas.

As auditorias devem ser conduzidas por pessoas capacitadas, incluindo – além do conhecimento das técnicas de auditoria e daquilo que está sendo auditado – objetividade e imparcialidade no processo. Os auditores não devem auditar seu próprio trabalho.

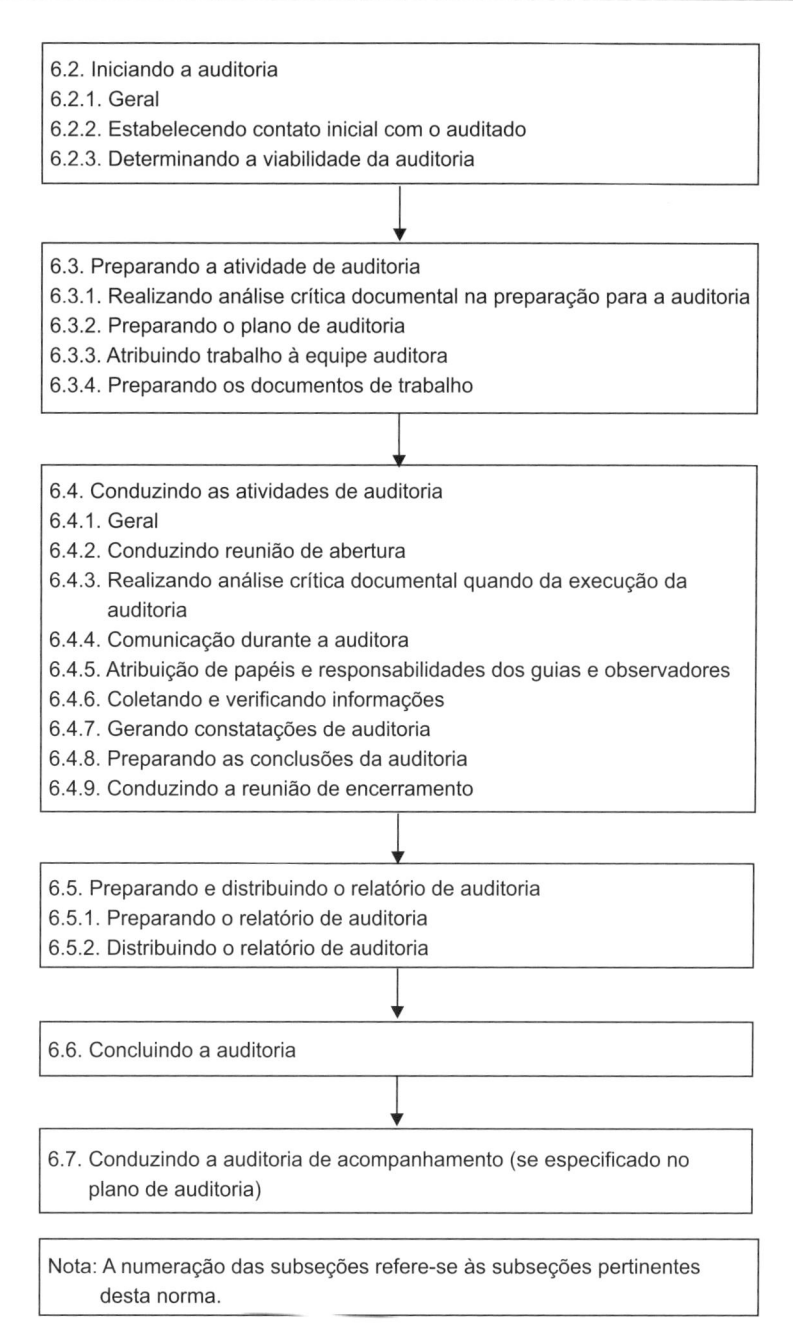

6.2. Iniciando a auditoria
6.2.1. Geral
6.2.2. Estabelecendo contato inicial com o auditado
6.2.3. Determinando a viabilidade da auditoria

6.3. Preparando a atividade de auditoria
6.3.1. Realizando análise crítica documental na preparação para a auditoria
6.3.2. Preparando o plano de auditoria
6.3.3. Atribuindo trabalho à equipe auditora
6.3.4. Preparando os documentos de trabalho

6.4. Conduzindo as atividades de auditoria
6.4.1. Geral
6.4.2. Conduzindo reunião de abertura
6.4.3. Realizando análise crítica documental quando da execução da auditoria
6.4.4. Comunicação durante a auditora
6.4.5. Atribuição de papéis e responsabilidades dos guias e observadores
6.4.6. Coletando e verificando informações
6.4.7. Gerando constatações de auditoria
6.4.8. Preparando as conclusões da auditoria
6.4.9. Conduzindo a reunião de encerramento

6.5. Preparando e distribuindo o relatório de auditoria
6.5.1. Preparando o relatório de auditoria
6.5.2. Distribuindo o relatório de auditoria

6.6. Concluindo a auditoria

6.7. Conduzindo a auditoria de acompanhamento (se especificado no plano de auditoria)

Nota: A numeração das subseções refere-se às subseções pertinentes desta norma.

Figura 38.9 Atividades típicas de auditoria (NBR ISO 19.011:2012).

O passo seguinte consiste no contato inicial com o auditado, para comunicação da auditoria e de seu escopo, acerto de datas e locais e acesso à documentação do auditado, relacionada com o objetivo e o escopo da auditoria. Essa documentação, se já não estiver de posse do auditor, pode, muitas vezes, ser obtida por meios eletrônicos.

Com a revisão da documentação do auditado, pode-se chegar a uma conclusão inicial de que ela é adequada ou inadequada. No segundo caso, a auditoria pode até mesmo ser suspensa, até que as observações que venham a ser feitas sobre essa documentação sejam levadas em consideração, haja vista que a documentação deve refletir a maneira da condução dos processos do auditado.

IAG Saúde	Programa Anual de Auditorias Internas - (colocar o ano correspondente aqui)

Responsável pela Elaboração:	Data Elaboração:

Data Prevista Auditoria Conformidade	Data Realizada Auditoria	Horário Auditoria Conformidade	Data Prevista Auditoria *Follow up*	Data Realizada Auditoria de	Horário Auditoria *Follow up*	Setor ou Serviço Terceiro	Responsável pelo Setor Auditado	Guia do Setor Auditado	Equipe auditora		Escopo	Objetivo	Legislação Aplicável
									Auditor Líder	Auditor(es) Observadores			

Figura 38.10 Exemplo de programa de auditoria interna.

Concluída a avaliação crítica da documentação, tem início a preparação do plano da auditoria. Vários fatores são considerados nesse plano, mas, basicamente, procede-se à escolha das pessoas da equipe responsáveis pela verificação de determinadas áreas e a preparação dos documentos de trabalho.

Entre esses documentos, o mais comum é a lista de verificação, que deve basear-se nos critérios de auditoria, devendo ser considerada como um guia a ser seguido, com variações de rumo, dependendo da evolução da auditoria e da sensibilidade do auditor.

A lista de verificação ajuda a preservar o curso e o ritmo da auditoria, particularmente para auditores menos experientes. Os documentos de trabalho devem também prever a anotação das constatações da auditoria (positivas ou negativas) com base nas evidências da auditoria (evidências objetivas), que também devem ser registradas.

Muito importante, nesse momento, é a preparação da equipe auditora quanto à legislação aplicável ao setor que deverá ser auditado. As normas regulamentares devem ser incorporadas como critérios de auditoria, obrigatoriamente.

3. Execução

Com o plano da auditoria concluído, inicia-se a auditoria propriamente dita, nas instalações do auditado, com a reunião de abertura ou inicial. Essa reunião tem por objetivos confirmar o objetivo da auditoria, apresentar as pessoas, acertar os horários, determinar os canais de comunicação e esclarecer dúvidas eventuais.

A fase seguinte consiste na coleta de informações no trabalho de campo. Nessa fase, muitas vezes é necessário o uso de critérios de amostragem e, portanto, devem ser levadas em consideração as incertezas advindas dessa amostragem. Entre diversos processos, pode-se escolher o mais crítico deles; em atividades contínuas, pode-se escolher o que se passa em uma mudança de turnos. Em certos casos, a amostragem pode ser dirigida para situações reconhecidamente sujeitas a falhas.

A coleta de informações deve basear-se na obtenção de evidências objetivas (registros, observação do processo, entrevistas, quando aplicáveis) do cumprimento dos requisitos que estão sendo auditados.

Possíveis dúvidas podem ser esclarecidas nessa fase. De qualquer modo, é sempre importante lembrar que quaisquer constatações da auditoria, avaliadas de acordo com os critérios da auditoria (requisitos), devem ser devidamente anotadas com as evidências de auditoria (evidências objetivas) que as embasam, e de maneira bastante clara.

4. Consenso e elaboração do relatório

Terminado o processo de coleta de informações, a equipe passa a preparar as conclusões da auditoria. Essa fase consiste, na verdade, na reunião da equipe com o objetivo de repassar as constatações de auditoria e chegar a um consenso (Figura 38.11).

Trata-se de uma reunião preparatória para a reunião final com o auditado, quando as constatações poderão consistir em não conformidades com os critérios da auditoria (fundamentados em requisitos pré-aprovados) ou em constatações positivas.

Segundo a NBR ISO 19.011 (6.5.6), nessa fase também devem ser elaboradas as recomendações, se especificado pelos objetivos da auditoria. Essas recomendações se aplicam em casos de auditoria interna ou consultoria, em que uma entidade auxilia a implantação de um sistema de gestão de outra.

A etapa seguinte consiste na reunião de encerramento (reunião final) da equipe auditora com o auditado, a qual deve ser conduzida pelo auditor-líder. Nessa reunião, as constatações da auditoria são apresentadas e discutidas, de modo que eventuais mal-entendidos ainda existentes sejam desfeitos e o auditado compreenda perfeitamente as conclusões. Nas auditorias internas pode ser negociado, ainda que preliminarmente, um cronograma para a implementação de ações corretivas ou preventivas que venha a ser necessárias.

IAG Saúde

LISTA DE VERIFICAÇÃO / RELATÓRIO DE AUDITORIA
Auditoria Interna – Manual ONA/ ISO 9001:2008

Setor Auditado :

Auditor Líder:

Auditor Observador:

Auditados:

Data auditoria de conformidade:		Nº de Conformidades	Nº de Itens Avaliados	Índice de conformidade
				#DIV/0!

Data auditoria de Follow up:		Nº de Conformidades	Nº de Itens Avaliados	Índice de conformidade
				#DIV/0!

Constatações de auditoria:
Conformidade (C) - atendimento ao requisito legal, da instituição, de normas ou de clientes.
Não-conformidade (NC) - não atendimento a requisito legal, da instituição, de normas ou de clientes.
Subseção - Descrição da Subseção Conforme Manual ONA

NÍVEL 1 - Padrão - Descrição do Padrão Nível 1 da Subseção Correspondente

nº	Subseção	Item	Requisito do Padrão ONA	ISO 9001	Orientações		Auditoria de Conformidade				Auditoria de Follow up		
							C/ NC	Constatações	Código RNC no Sigquali	C/ NC	Constatações	Código RNC no Sigquali

NÍVEL 2 Padrão - Descrição do Padrão Nível 2 da Subseção Correspondente

nº	Subseção	Item	Requisito do Padrão ONA	ISO 9001	Orientações		Auditoria de Conformidade				Auditoria de Follow up		
							C/ NC	Constatações	Código RNC no Sigquali	C/ NC	Constatações	Código RNC no Sigquali

NÍVEL 3 Padrão - Descrição do Padrão Nível 2 da Subseção Correspondente

nº	Subseção	Item	Requisito do Padrão ONA	ISO 9001	Orientações		Auditoria de Conformidade				Auditoria de Follow up		
							C/ NC	Constatações	Código RNC no Sigquali	C/ NC	Constatações	Código RNC no Sigquali

Figura 38.11 Exemplo de relatório de auditoria.

Concluída a atividade no auditado, cabe ao auditor-líder providenciar a redação do Relatório da Auditoria, preciso, claro e conciso. Esse relatório deve conter informações como o objetivo e o escopo da auditoria, a identificação do cliente da auditoria (se for o caso), a relação da equipe de auditoria e das pessoas, do auditado, contatadas nas diversas etapas, e os locais visitados pelos auditores. O relatório pode ser a mesma lista de verificação complementada com as constatações.

A parte principal do relatório inclui as constatações da auditoria, que devem indicar, claramente, os critérios não atendidos (não conformidades) e as evidências (evidências objetivas) que embasam essas constatações.

Como consequência dessas constatações, e com referências a elas, pode ser feita uma relação das não conformidades encontradas e, se for o caso (como, por exemplo, em auditorias de primeira ou de segunda partes ou regulatórias), exigências de prazo para as ações corretivas e preventivas, tendo em vista, sempre, o acordado na reunião de encerramento.

5. Auditoria de seguimento (follow up)

Com a emissão do relatório, encerra-se a auditoria. Às vezes, entretanto, dependendo da natureza das ações corretivas ou preventivas a serem executadas, pode ser necessária uma auditoria de seguimento. Em alguns casos, essas ações de seguimento podem ser incluídas em planos de auditorias constantes do programa de auditorias que ainda serão conduzidas.

Referências

Agência Nacional de Saúde Suplementar. Disponível em: < http://www.ans.gov.br> Acesso em: 7 de dezembro de 2014.

Apcer Brasil. Disponível em: < http://www.apcer.com.br > Acesso em: 7 de dezembro de 2014.

Araújo WF. A pesquisa na metodologia e produção científica. Administradores.com – O portal da administração. 23 abr. 2010. Disponível em: <http://www.administradores.com.br>. Acesso em: 7 de dezembro de 20014.

Associação Brasileira de Normas Técnicas. NBR 9000:2005. Sistemas de gestão da qualidade – Fundamentos e vocabulário. Rio de Janeiro, 2005.

Associação Brasileira de Normas Técnicas. NBR 9001:2008. Sistemas de gestão da qualidade – Requisitos. Rio de Janeiro, 2008.

Couto RC, Pedrosa TMG. Hospital: Acreditação e gestão em saúde. 2. ed. Rio de Janeiro: Guanabara Koogan, 2007.

Couto RC, Pedrosa TMG. Técnicas básicas de implantação da acreditação. Belo Horizonte: IAG, 2009.

Gil AC. Como elaborar projetos de pesquisa. São Paulo: Atlas, 1991.

Gouvea CSD, Travassos C. Indicadores de segurança do paciente para hospitais de pacientes agudos: revisão sistemática. Cad Saúde Pública, Rio de Janeiro, June 2010; 26(6).

Junqueira WNG. Auditoria médica em perspectiva: presente e futuro de uma nova especialidade. Criciúma: Ed. do autor, 2001.

Maranhão M, Macieira MEB. Uma visão geral sobre processos. In: _____. O processo nosso de cada dia: modelagem de processos de trabalho. 2. ed. Rio de Janeiro: Qualitymark, 2010:11-32.

Marconi MA, Lakatos EM. Fundamentos da metodologia científica. 6 ed. São Paulo: Atlas, 2005.

Marconi MA, Lakatos EM. Fundamentos de metodologia científica. 7. ed. São Paulo: Atlas, 2010.

Merchan-Hamann E, Tauil PL, Costa MP. Terminology of measurement and indicators in epidemiology: an aid for a future standardization of nomenclature. Inf Epidemiol Sus Dec 2000; 9(4):276-84.

Miguel PAC. Qualidade: enfoques e ferramentas, São Paulo: Artliber, 2001.

Motta ALC. Auditoria de enfermagem nos hospitais e operadoras de planos de saúde. São Paulo: Iátria, 2003.

Neves MHM. A referência e sua expressão. In: Castilho AT et al. (org.) Descrição, história e aquisição do português brasileiro, São Paulo: FAPESP, Campinas. Pontes, 2007.

Nogueira LCL. Gerenciamento pela qualidade total na saúde. 3. ed. Nova Lima: INDG Tecnologia e Serviços Ltda., 2008.

Portaria 529, de 1º de abril de 2013. Institui o Programa Nacional de Segurança do Paciente (PNSP).

Relatório Técnico OMS 2009. Classificação Internacional sobre Segurança do Paciente.

Resolução RDC 36, de 25 de julho de 2013.

Resolução de Diretoria Colegiada, RDC 36 de 25 de julho de 2013. Institui ações para a segurança do paciente em serviços de saúde e dá outras providências.

Runciman W, Hibbert P, Thomson R, Van Der Schaaf T, Sherman H, Lewalle P. Towards an International Classification for Patient Safety: key concepts and terms. Int J Qual Health Care 2009; 21:18-26.

Wachter RM. Compreendendo a segurança do paciente. Porto Alegre: Artmed, 2010

World Health Organization/World Alliance for Patient Safety. Summary of the evidence on patient safety: implications for research. The Research Priority Setting Working Group of the World Alliance for Patient Safety. Geneva: World Health Organization, 2008.

Matrizes para Gestão do Risco Assistencial

Acleane Batista de Andrade

Adriana Carvalho Dias

Antônio Jorge Cadar Neto

Carolina Araújo Novais

Cláudia Peixoto Campos

Cristiane Marize Caldeira Borges

Daniele Guedes Barbosa

Danúbia Maria Silva

Flávia Salgado Rezende

Franciele Gusmão Ferreira

Ingrid Nayara Silva Oliveira

Luciane Pereira Rosa

Luna Cosenza

Priscila Faria de Oliveira

Rafaela Ferrari Coleta

Silvana Kelly Leite Reis

LAG Saúde _Instituto de Acreditação e Gestão em Saúde_	**Atendimento ambulatorial e domiciliar**			
1. ATIVIDADE CRÍTICA	**2. POSSÍVEIS FALHAS**	**3. CAUSAS DAS FALHAS**	**4. POSSÍVEIS DANOS (CONSEQUÊNCIAS DAS FALHAS)**	**5. MITIGAÇÃO DOS INCIDENTES (PREVENÇÃO E CONTROLE)**
Gestão de agenda	Cancelamento de agenda sem informação ao paciente	Falta de método estabelecido Falta de atenção	Insatisfação do paciente	Alerta da ação no sistema informatizado
	Atraso na agenda	Mão de obra indisponível Aumento da demanda de pacientes não programados	Insatisfação do paciente	Sistemática de confirmação de agenda
	Repasse incorreto da disponibilidade de agenda	Falha no método estabelecido Falha na comunicação entre a equipe Falta de atenção	Não atendimento do paciente	Sistemática de confirmação de agenda
Planejamento e estabelecimento de estratégia terapêutica pela equipe multidisciplinar	Falha na definição da estratégia terapêutica	Falta ou falha no método estabelecido Falta de conhecimento Falha na comunicação entre a equipe	Evolução terapêutica insatisfatória pelo paciente	Padronização da estratégia terapêutica de acordo com perfil atendido
	Falha ao estabelecer o acompanhamento domiciliar	Falta ou falha no método estabelecido Falta de conhecimento Não adesão ao método Falha na comunicação entre a equipe	Evolução terapêutica insatisfatória pelo paciente	Padronização de acompanhamento domiciliar de acordo com o perfil atendido
	Ausência de atualização da estratégia terapêutica do paciente domiciliar	Falta de método estabelecido Falta de conhecimento Aumento da demanda de trabalho para a equipe dimensionada	Conduta terapêutica inadequada ao quadro clínico atual do paciente	Reavalição periódica pela equipe multidisciplinar
	Falha no preenchimento de registros assistenciais	Método estabelecido inadequado Falta de atenção Falha na capacitação Indisponibilidade de computador/sistema para registro Dimensionamento inadequado	Falta de informação para continuidade da assistência	Sistema informatizado com preenchimento obrigatório nos campos essenciais do prontuário
	Falha na identificação de necessidade de isolamento do paciente atendido no ambulatório	Falta ou falha de método estabelecido Falta de conhecimento Falha na capacitação Comunicação ineficaz entre a equipe	Risco de contaminação de outros pacientes	Treinamento no protocolo estabelecido pelo CCIH
	Falha na identificação de necessidade de interconsulta	Não adesão ao método Falta ou falha nos critérios estabelecidos Falta de atenção Falha na comunicação entre a equipe multidisciplinar	Evolução terapêutica insatisfatória pelo paciente	Protocolo multidisciplinar com critérios de elegibilidade para atendimento multidisciplinar acordado e divulgado para a equipe
Assistência multidisciplinar ao paciente ambulatorial e domiciliar	Falha na notificação de doenças compulsórias	Falta de método estabelecido Falha na capacitação Falha na comunicação interna	Desatualização dos dados epidemiológicos	Acompanhamento contínuo pelo controle de infecção Protocolo de doenças de notificação compulsória
	Falha no acompanhamento de dispositivos invasivos dos pacientes domiciliares	Falta de método estabelecido Método estabelecido está inadequado/desatualizado Falha na capacitação	Eventos adversos infecciosos	_Check list_ de acompanhamento de dispositivos invasivos
	Falha no acompanhamento da aplicação terapêutica	Falta de método estabelecido Falta de conhecimento Falha na comunicação entre a equipe que acompanha o paciente	Conduta terapêutica inadequada ao quadro clínico atual do paciente	Reavalição periódica pela equipe multidisciplinar _Bundle_ de higienização das mãos
Alta/Transferência	Falha na capacitação do cuidador	Falta de método estabelecido Falha no método de capacitação definido/forma de abordagem Comunicação ineficaz entre equipe e cuidador	Eventos adversos Atraso para alta do paciente	Acompanhamento contínuo registrado pelo enfermeiro responsável pelo cuidador
	Não preparação do paciente para o autocuidado	Falta de método estabelecido Falha no método de capacitação definido/forma de abordagem Comunicação ineficaz entre equipe e paciente	Retorno precoce do paciente para unidade hospitalar Necessidade de novo acompanhamento pela equipe multidisciplinar	Protocolo de orientações ao paciente para o autocuidado domiciliar
	Falha/Falta no estabelecimento do plano de alta	Falta ou falha no plano de alta definido e repassado para o paciente/responsável Falta de conhecimento Falha na comunicação entre a equipe para preparar o paciente para a alta	Atraso para alta esperada Exposição a eventos adversos	Acompanhamento pela equipe multidisciplinar

IAG Saúde	Eventos Adversos Infecciosos e Não Infecciosos	Processo Crítico: Auditoria de Antimicrobianos		
1. PERIGO (ATIVIDADE CRÍTICA)	**2. POSSÍVEIS INCIDENTES (FALHAS)**	**3. CAUSAS DOS INCIDENTES**	**4. POSSÍVEIS DANOS (CONSEQUÊNCIAS DAS FALHAS)**	**5. MITIGAÇÃO DOS INCIDENTES (PREVENÇÃO E CONTROLE)**
Avaliação da prescrição de antimicrobianos	Ausência de avaliação do formulário de requisição de antimicrobianos	Profissionais com falha na capacitação quanto aos princípios farmacodinâmicos e da padronização usada na instituição Material com preenchimento incompleto Ausência do material (formulário) Falha na comunicação entre as equipes Dimensionamento inadequado do Controle de Infecção Método definido está inadequado	Administração de antibioticoterapia inadequada	Padronização de antimicrobianos com divulgação ampla para todo o Corpo Clínico. Auditoria de antimicrobianos com discussão dos casos com prescrições irregulares.
	Avaliação incorreta da dosagem, via de administração e duração dos esquemas terapêuticos	Profissionais com falha na capacitação quanto aos princípios farmacodinâmicos e da padronização usada na instituição Fórmulário de requisição de antimicrobianos incompleto Prontuário não contém as informações necessárias para a auditoria Falha na comunicação entre as equipes Método definido está inadequado	Uso inapropriado do antimicrobiano	Auditoria de antimicrobianos com discussão dos casos com prescrições irregulares
	Atraso na avaliação das prescrições dos antimicrobianos	Profissionais com falha na capacitação quanto aos princípios farmacodinâmicos e da padronização usada na instituição Fórmulário de requisição de antimicrobianos incompleto Prontuário não contém as informações necessárias para a auditoria Falha na comunicação entre as equipes Método definido está inadequado Dimensionamento inadequado da equipe	Uso inapropriado do antimicrobiano	Alerta no sistema com a sinalização dos pacientes em uso de antibiótico que ainda não foram avaliados
Parecer/Reajuste de esquema antimicrobiano	Erro no reajuste de doses de antimicrobianos	Falha na capacitação Falta de atenção Falha no método definido Falha na requisição preenchida pelo médico	Administração de esquema posológico de antimicrobiano inadequada	Abordagem da terapêutica com a equipe médica antes de realizar a alteração Discussão do reajuste com o outro médico do Controle de Infecção
	Atraso na suspensão de antimicrobiano	Demora na comunicação de reajuste da terapêutica Falha na comunicação com a equipe Falha no protocolo definido	Administração de esquema posológico de antimicrobiano inadequada	Abordagem da terapêutica com a equipe médica antes de realizar a alteração Avisos/alertas no sistema para o médico ao realizar a evolução para o paciente
Liberação do antimicrobiano	Liberação incorreta de antimicrobiano	Falha na capacitação Falha na padronização de antimicrobianos utilizados na instituição	Administração de esquema posológico de antimicrobiano inadequada	Discussão do reajuste com o outro médico do Controle de Infecção Análise da prescrição pela Farmácia
	Atraso na liberação do antimicrobiano	Fórmulário de requisição de antimicrobianos incompleto e prontuário sem as informações necessárias para a auditoria Falha na comunicação entre as equipes Método definido está inadequado Dimensionamento inadequado da equipe	Atraso na dispensação e administração do antimicrobiano	Alerta no sistema com a sinalização dos pacientes em uso de antibiótico que ainda não foram avaliados Análise da prescrição pela Farmácia
Monitoramento da adesão ao protocolo de ATB profilático e terapêutico	Ausência de monitoramento de adesão ao protocolo de antibiótico profilático e terapêutico	Falta de planejamento para realização da atividade Dimensionamento inadequado Falha no método estabelecido Falha na capacitação	Baixa adesão ao protocolo de ATB profilático e terapêutico	Participação do Controle de Infecção na corrida de leitos multidisciplinar Auditoria de antimicrobianos
	Ausência ou falha na padronização de antimicrobiano	Não existência de comissão de padronização Protocolos desatualizados Falha na capacitação	Terapêutica antimicrobiana inadequada	Instituição da Comissão de Padronização de Materiais e Medicamentos, com abordagem e testes com os antimicrobianos

![IAG Saúde] Instituto de Acreditação e Gestão em Saúde	Eventos Adversos Infecciosos e Não Infecciosos	Processo Crítico: Prevenção da disseminação de bactérias multirresistentes		
1. PERIGO (ATIVIDADE CRÍTICA)	**2. POSSÍVEIS INCIDENTES (FALHAS)**	**3. CAUSAS DOS INCIDENTES**	**4. POSSÍVEIS DANOS (CONSEQUÊNCIAS DAS FALHAS)**	**5. MITIGAÇÃO DOS INCIDENTES (PREVENÇÃO E CONTROLE)**
Implementar medidas habituais de controle da disseminação	Implementar políticas de controle epidemiológico em desacordo com a literatura ou legislação vigente	Falta de atenção Falha na capacitação	Disseminação de bactérias multirresistentes	Fluxo de aprovação de documentos Aprovação do PCIH
	Não capacitar os profissionais de saúde na importância/técnica de higienização das mãos antes e após qualquer procedimento com o paciente	Falta de atenção Falha no planejamento das atividades Dimensionamento inadequado	Transmissão cruzada	Cronograma de treinamento *Bundle* de higienização das mãos
	Não disponibilizar e/ou orientar os profissionais de saúde na correta utilização dos EPI	Falta de atenção Falha na capacitação Falha no planejamento das atividades Dimensionamento inadequado Método definido está inadequado	Contaminação do profissional da saúde por bactéria multirresistente	Controle de entrega de EPI´s
	Não capacitar os prossionais de saúde e equipe do serviço de higienização sobre as medidas de higiene do ambiente	Falta de atenção Falha na capacitação Falha no planejamento das atividades Dimensionamento inadequado Método definido está inadequado	Disseminação de bactérias multirresistentes	Cronograma de Treinamento
Conhecer mecanismos de resistência	Desconhecer os fatores que contribuem para a resistência antibiótica	Falta de capacitação Falha na divulgação do método Método desatualizado/inadequado Falha na comunicação	Aumento da resistência antibiótica	Políticas de controle epidemiológico (Educação continuada da equipe)
Identificar a origem e modos de transmissão	Não identificar a origem e desconhecer os modos de transmissão	Falta de capacitação Falta de atenção Falha na divulgação do método Método desatualizado/inadequado Falha na comunicação	Disseminação de bactérias multirresistentes	Políticas de controle epidemiológico e Educação continuada da equipe
Controlar o uso de antibióticos	Ausência de padronização de antibióticos conforme perfil epidemiológico da instituição	Falha na capacitação Falha no planejamento das atividades Falha ou ausência de comissão de padronização Dificuldade na coleta de dados (manual ou via sistema)	Aumento da resistência antibiótica	Acompanhamento do cronograma de atividades descrito no PCIH Instituir a Comissão de Padronização de Materiais e Medicamentos Avaliação do perfil epidemiológico da instituição
	Ausência de protocolo do uso racional do antimicrobiano	Falha no planejamento das atividades Falha ou ausência de comissão de padronização Falha na capacitação Comunicação ineficaz	Aumento da resistência antibiótica	Acompanhamento do cronograma de atividades descrito no PCIH Instituir a Comissão de Padronização de Materiais e Medicamentos Avaliação do perfil epidemiológico da instituição
	Não realizar auditoria de antibióticos	Falha na capacitação Falha no planejamento das atividades Dimensionamento inadequado Falha no método definido Indisponibilidade/Falha no sistema	Aumento da resistência antibiótica	Alerta no sistema com a sinalização dos pacientes em uso de antibiótico que ainda não foram avaliados Análise da prescrição pela Farmácia
	Não treinar equipe de saúde no uso racional de antimicrobianos	Falha na capacitação Falha no planejamento das atividades Dimensionamento inadequado Comunicação ineficaz entre os setores	Aumento da resistência antibiótica	Cronograma de Treinamento
	Ausência de justificativa médica para o uso de antibiótico	Falta de capacitação Falta de atenção Método inadequado, método desatualizado Material utilizado para registro está inadequado Falha na divulgação do procedimento Procedimento está desatualizado	Aumento da resistência antibiótica	Avaliação da prescrição médica
Realizar vigilância de exames microbiológicos	Ausência de parceria com laboratório de microbiologia para o Sistema de Vigilância Epidemiológica das IRAS	Falha na comunicação Falha na definição do método Falha na capacitação	Atraso no diagnóstico	Acordo de Cadeia Cliente Fornecedor
	Não monitorar os isolados microbiológicos de exames solicitados na rotina clínica	Falha na capacitação Falta de atenção Dimensionamento inadequado Falha na comunicação entre a equipe Instrumento de coleta está inadequado	Atraso no diagnóstico para estabelecimento da estratégia terapêutica e medidas necessárias	Solicitação de exames microbiológicos

(continua)

1. PERIGO (ATIVIDADE CRÍTICA)	2. POSSÍVEIS INCIDENTES (FALHAS)	3. CAUSAS DOS INCIDENTES	4. POSSÍVEIS DANOS (CONSEQUÊNCIAS DAS FALHAS)	5. MITIGAÇÃO DOS INCIDENTES (PREVENÇÃO E CONTROLE)
Reforçar e/ou instituir medidas de precauções	Não disponibilizar rotinas padronizadas sobre medidas de precaução	Falta de capacitação Falta de atenção Ausência de método padronizado Método inadequado, método desatualizado	Disseminação de bactérias multirresistentes	Políticas de controle epidemiológico
	Não aplicar durante o transporte intrainstitucional ou interinstitucional as medidas de precaução de contato	Falta de capacitação Falta de atenção Método inadequado, método desatualizado Dimensionamento inadequado Falta de materiais	Disseminação de bactérias multirresistentes	Políticas de controle epidemiológico
	Não capacitar equipe sobre medidas de precaução	Falta de atenção Método inadequado, método desatualizado Dimensionamento inadequado Falha no planejamento Comunicação ineficaz	Transmissão cruzada	Cronograma de treinamento
Instituir isolamento (coorte, quarto privativo)	Não instituir isolamento: coorte de pacientes com colonização	Falta de capacitação Falha na divulgação do método Método desatualizado/inadequado Falha na comunicação Infraestrutura inadequada	Transmissão cruzada	Políticas de controle epidemiológico
	Não realizar o agrupamento (coorte) de pacientes com colonização e infecção conhecida por microrganismos resistentes	Falta de capacitação Falha na divulgação do método Método desatualizado/inadequado Falha na comunicação Infraestrutura inadequada	Transmissão cruzada	Políticas de controle epidemiológico
	Não instituir isolamento: quarto privativo	Falta de capacitação Falha na divulgação do método Método desatualizado/inadequado Falha na comunicação Infraestrutura inadequada	Transmissão cruzada	Políticas de controle epidemiológico
	Não antecipar o uso de precaução de barreira para pacientes de alto risco	Falta de capacitação Falha na divulgação do método Método desatualizado/inadequado Falha na comunicação Infraestrutura inadequada Dimensionamento inadequado	Transmissão cruzada	Políticas de controle epidemiológico *Bundle* de higienização das mãos
Descolonizar/realizar culturas de vigilância dos profissionais de saúde	Não realizar a descolonização do paciente	Falta de atenção Falta de capacitação Dimensionamento inadequado	Disseminação de bactérias multirresistentes	Políticas de controle epidemiológico
	Realizar rotineiramente culturas de vigilância dos profissionais de saúde	Falta de capacitação Falha no planejamento Falha no método definido Dimensionamento inadequado	Não identificação de possíveis agravos nosocomiais	Políticas de controle epidemiológico
	Não realizar coleta de culturas de vigilância do paciente conforme perfil epidemiológico institucional	Falta de atenção Falta de capacitação Ausência de método padronizado Método inadequado, método desatualizado Dimensionamento inadequado	Disseminação de bactérias multirresistentes	Políticas de controle epidemiológico
Tratamento dos profissionais de saúde	Não realizar o tratamento dos profissionais de saúde	Falta de atenção Falta de capacitação Método inadequado, método desatualizado Dimensionamento inadequado Ausência de materiais/materiais padronizados incorretamente	Disseminação de bactérias multirresistentes	Reultado de exames microbiológicos Discussão do caso clínico no Serviço de Controle de Infecção
	Instituir o tratamento inadequado	Falta de atenção Falta de capacitação Ausência de método padronizado Dimensionamento inadequado	Aumento da resistência antibiótica	Prescrição Médica Discussão do caso clínico no Serviço de Controle de Infecção

![IAG Saúde - Instituto de Acreditação e Gestão em Saúde]	Eventos Adversos Infecciosos e Não Infecciosos	Processo Crítico: Construções e reformas em estabelecimentos de saúde		
1. PERIGO (ATIVIDADE CRÍTICA)	2. POSSÍVEIS INCIDENTES (FALHAS)	3. CAUSAS DOS INCIDENTES	4. POSSÍVEIS DANOS (CONSEQUÊNCIAS DAS FALHAS)	5. MITIGAÇÃO DOS INCIDENTES (PREVENÇÃO E CONTROLE)
Elaboração de plano diretor de obras e projetos.	Ausência/falha no plano diretor de obras.	Ausência/falha no método estabelecido. Falha na capacitação. Ausência de planejamento das atividades. Desconhecimento da legislação vigente.	Risco de falhas no planejamento e execução das obras e reformas.	Avaliação, revisão e aprovação periódica do plano diretor de obras pela Segurança do Trabalho, Controle de Infecção Hospitalar e Comissão de Obras.
	Projeto elaborado sem atender à legislação aplicável.	Falha na capacitação. Método inadequado ou desatualizado. Contratação de profissionais não habilitado. Falta de conhecimento da legislação vigente.	Atraso na liberação e/ou reprovação dos projetos. Execução de projeto de forma inadequada.	Qualificação do fornecedor/responsável pela elaboração do projeto. Análise do projeto junto à Comissão de Obras. Aprovação do projeto junto ao órgão competente.
	Projeto executado sem aprovação por órgão competente.	Falha na capacitação. Ausência/falha no método estabelecido. Desconhecimento da legislação vigente.	Risco de realizar obra de forma inadequada.	Acompanhamento pela Comissão de Obras. Planilha de documentação legal.
	Falha na gestão de contratos.	Falha na capacitação. Falta de atenção. Ausência/falha no método estabelecido. Ambiente de trabalho desorganizado.	Contratação de fornecedores não habilitados.	Planilha de controle, acompanhamento e revisão de contratos.
	Atraso na aprovação do orçamento	Falta de atenção. Falta de planejamento. Falta/falha no método estabelecido.	Atraso na realização da obra/reforma.	Controle e acompanhamento do plano diretor de obras.
	Não participação do Serviço de Controle Infecção Hospitalar na elaboração do projeto de obra.	Ausência de método estabelecido. Falha na capacitação. Falha no planejamento da atividade.	Contaminação da área assistencial com materiais de obra.	Avaliação, revisão e aprovação periódica do plano diretor de obras pelo Serviço de Controle de Infecção Hospitalar.
Execução e acompanhamento da obra/reforma	Falha no isolamento e sinalização das áreas.	Falha na capacitação. Ausência/falha no método. Desconhecimento do Serviço de Controle de Infecção Hospitalar sobre a obra/reforma. Falta de material.	Contaminação da área assistencial com materiais de obra.	Avaliação, revisão e aprovação periódica do plano diretor de Obras pelo Serviço de Controle Infecção Hospitalar. Visita técnica do Controle de Infecção na área. Identificar e avaliar, juntamente com a área assistencial envolvida na construção/reforma, Segurança do Trabalho e Controle de Infecção, as áreas de risco para os pacientes e estabelecimento de critérios de emergência para interrupções de trabalhos (quando parar e reiniciar). *Check list* de inspeção e avaliação dos critérios de isolamebto e sinalização da área. Estabelecer rotas alternativas para trânsito de funcionários, pacientes, visitas e trabalhadores da construção.
	Falha no controle de tráfego de entrada/saída de pessoas e materiais.	Falha/ausência de sinalização da área e identificação do profissional. Ausência de método estabelecido. Falha na capacitação. Ausência/falha no planejamento das atividades. Falta de material.	Contaminação da área assistencial com materiais de obra.	Elevador exclusivo para tráfego dos funcionários/entulho da obra. Profissionais identificados com crachá. Sinalização do ambiente e rota da obra/reforma.
	Falta de acompanhamento dos serviços terceirizados.	Dimensionamento inadequado. Ausência de método estabelecido. Falha na capacitação. Ausência/falha no planejamento das atividades.	Risco de erro na execução da obra/reforma.	Plano de acompanhamento de obras. Acompanhamento periódico do plano diretor de obras.

(continua)

1. PERIGO (ATIVIDADE CRÍTICA)	2. POSSÍVEIS INCIDENTES (FALHAS)	3. CAUSAS DOS INCIDENTES	4. POSSÍVEIS DANOS (CONSEQUÊNCIAS DAS FALHAS)	5. MITIGAÇÃO DOS INCIDENTES (PREVENÇÃO E CONTROLE)
Execução e acompanhamento da obra/reforma	Ausência de utilização de EPIs.	Falha na capacitação. Falta de comprometimento do funcionário. Ausência de material	Acidente de trabalho durante a realização do serviço.	Visitas técnicas de acompanhamento para verificação da utilização dos EPI's. Planilha de controle de entrega de EPI's.
	Falha/atraso na execução do obra/reforma.	Dimensionamento inadequado. Absenteísmo. Ausência de método estabelecido. Falha na capacitação. Ausência/falha no planejamento das atividades. Falta de material. Falha/Ausência de equipamento adequado. Projeto inadequado. Falha na comunicação entre os setores para realização da obra/reforma.	Atraso na realização da obra/reforma com risco de acidente e contaminação do ambiente.	Qualificação e Avaliação dos fornecedores. Cronograma de obras validado pelas áreas. Cronograma de manutenção preventiva e calibração dos equipamentos. Visitas técnicas de acompanhamento da obra/reforma. Análise e atualização do plano diretor de obras.
	Técnica de limpeza e recolhimento de entulhos inadequada.	Falha na capacitação. Ausência/falha de método. Ausência de materiais. Ambiente inadequado. Equipamentos inadequados.	Acúmulo de materiais da construção no ambiente com risco de acidente e contaminação. Aparecimento de vetores.	Determinar rota de remoção de entulhos segura e em horário de menor exposição de poeira aos pacientes. Recipientes adequados para armazenamento de entulhos. Recolhimento diário de entulho.
Controle de solicitação de Serviços	Não execução da Ordem de Serviço	Dimensionamento inadequado. Falha na capacitação. Falta de atenção. Ausência/falha de método. Ausência de materiais. Falha/ausência de Equipamentos adequados Falta de comprometimento do funcionário	Infraestrutura inadequada	Relatório de Ordem de Serviço. Planilha de controle das solicitações das ordens de serviço. Assinatura na ordem de serviço pela área na finalização da atividade.
	Falha no controle de solicitação de serviços.	Falha no sistema de gerenciamento de serviços. Falha na capacitação. Ausência/falha de método. Falta de atenção.	Ordem de serviço não executada.	Cronograma de Manutenção preventiva do sistema de gerenciamento de serviços. Planilha de controle das solicitações das ordens de serviço. Assinatura na ordem de serviço pela área na finalização da atividade.

Instituto de Acreditação e Gestão em Saúde	Eventos Adversos Infecciosos e Não Infecciosos	Processo Crítico: Garantia da Qualidade da água		
1. PERIGO (ATIVIDADE CRÍTICA)	**2. POSSÍVEIS INCIDENTES (FALHAS)**	**3. CAUSAS DOS INCIDENTES**	**4. POSSÍVEIS DANOS (CONSEQUÊNCIAS DAS FALHAS)**	**5. MITIGAÇÃO DOS INCIDENTES (PREVENÇÃO E CONTROLE)**
1. Definição dos pontos de Coleta.	Falha/ausência de estabelecimento de pontos críticos	Desatenção Falha ou falta de Capacitação quanto a rotina e legislação Falha na definição do método	Falta de acompanhamento do Crescimento de bactérias e outros microrganismos em pontos críticos	Auditoria dos setores críticos para verificação do acompanhamento dos laudos. Estabelecimento de Cronograma de Controle da qualidade da água tendo as legislações como referência validadas pela CCIH.
2. Realização do monitoramento da qualidade da água	Falha/ausência de limpeza das torneiras antes da coleta da amostra	Desatenção Falha ou falta na Capacitação quanto a rotina e legislação Método inadequado Material insuficiente e/ou inadequado	Contaminação da amostra d'água	*Check list* de controle de qualidade da água com itens de verificação da limpeza das torneiras
	Contato interno com o frasco coletor estéril	Desatenção Falha ou falta na Capacitação quanto a rotina e legislação Método inadequado Falta de comprometimento	Contaminação da amostra d'água	Etiqueta de alerta no frasco do coletor.
	Ausência de utilização dos EPIs necessários para realização da coleta	Desatenção Falha ou falta de Capacitação Falta de comprometimento Método inadequado Ausência de EPIs	Contaminação da amostra d'água	Acompanhamento de forma amostral do SESMT na realização da coleta.
	Ausência/falha na identificação da amostra	Desatenção Falha ou falta na Capacitação quanto a rotina e legislação Material inadequado e/ou insuficiente Falta de comprometimento	Ausência/falha de rastreabilidade da amostra d'água.	Etiquetas predefinidas de identificação. Dupla conferência e assinatura em protocolo de entrega e recebimento de amostras.
	Falha no armazenamento e transporte da água para o laboratório	Desatenção Falha ou falta na Capacitação quanto a rotina e legislação Material inadequado e/ou insuficiente Falta de comprometimento Temperatura de armazenamento inadequada	Amostra d'água imprópria com comprometimento na análise.	Registro de inspeção de recebimento da amostra.
	Coleta de amostra insuficiente	Falha ou falta na Capacitação quanto a rotina e legislação Material inadequado e/ou insuficiente Falta de comprometimento Método inadequado	Comprometimento do resultado e repetição da coleta.	Frasco coletor com demarcação de quantidade. Registro de inspeção de recebimento da amostra.
	Falha na conduta diante do resultado microbiológico (não realizar nova coleta ou não isolar o ponto)	Método inadequado. Falha ou falta na Capacitação quanto a rotina e legislação. Falha na comunicação entre os setores envolvidos (setor em que a coleta é realizada e setor que faz a coleta).	Consumo de água inadequada para o uso	Reuniões em grupo de melhoria para acompanhamento das análises de qualidade da água. Validação dos laudos pelo Serviço de Controle de Infecção.
3. Armazenamento dos registros de execução dos procedimentos	Falha no armazenamento dos registros do processo	Método inadequado. Falha ou falta na Capacitação. Falta de comprometimento. Ambiente desorganizado.	Falta de rastreabilidade do processo realizado.	Matriz de Registro atualizada. Auditorias internas dos registros e controles.
	Não avaliar e controlar os laudos de controle da qualidade da água	Ausência de profissional habilitado. Falha ou falta na Capacitação. Falta de atenção. Ausência ou falha na comunicação entre as áreas.	Risco de disponibilização de água inadequada para consumo	Cronograma de Controle da Qualidade da água. Reuniões em grupo de melhoria para acompanhamento das análises de qualidade da água. Dupla validação dos laudos pelo Serviço de Controle de Infecção.

(continua)

1. PERIGO (ATIVIDADE CRÍTICA)	2. POSSÍVEIS INCIDENTES (FALHAS)	3. CAUSAS DOS INCIDENTES	4. POSSÍVEIS DANOS (CONSEQUÊNCIAS DAS FALHAS)	5. MITIGAÇÃO DOS INCIDENTES (PREVENÇÃO E CONTROLE)
4. Análise e acompanhamento da limpeza e desinfecção da caixa d'água.	Ausência/falha da limpeza da caixa d'água	Desatenção Falha ou falta na Capacitação quanto a rotina e legislação Método inadequado Material insuficiente e/ou inadequado	Contaminação da água para consumo	Cronograma de limpeza e desinfecção da caixa d'água. *Check list* de limpeza e desinfecção da caixa d'água.
	Falha/ausência na desinfecção da caixa d'água	Desatenção Falha ou falta na Capacitação quanto a rotina e legislação Método inadequado Material insuficiente e/ou inadequado	Contaminação da água para consumo	Cronograma de limpeza e desinfecção da caixa d'água. *Check list* de limpeza e desinfecção da caixa d'água.
5. Acompanhamento dos fornecedores que realizam o controle da água.	Não gerenciar os documentos necessários para qualificação de fornecedores	Falha na capacitação Falha de método estabelecido Falta de atenção	Contratação de prestador de serviço não habilitado e comprometimento do serviço prestado	Planilha de controle de documentação do fornecedor crítico.
	Não realizar a avaliação periódica do fornecedor	Falha na capacitação Falta de método estabelecido Método estabelecido inadequado Falta de atenção Excesso de demanda de trabalho	Não identificar potenciais desvios no controle de qualidadde da água.	Reuniões em grupo de melhoria para acompanhamento das análises de qualidade da água. Registro da entrada da nota fiscal no software mediante avaliação do fornecedor.
	Não acompanhar os processos desempenhados pelo fornecedor	Falta de atenção Falha na organização do setor Comunicação ineficaz entre os setores Excesso de demanda de trabalho	Risco de infecção associada a contaminação dos sistemas de água.	Cronograma de Controle da Qualidade da água.

IAG Saúde Instituto de Acreditação e Gestão em Saúde	Eventos Adversos Infecciosos e Não Infecciosos	Processo Crítico: Controle de Qualidade do Ar Ambiente		
1. PERIGO (ATIVIDADE CRÍTICA)	2. POSSÍVEIS INCIDENTES (FALHAS)	3. CAUSAS DOS INCIDENTES	4. POSSÍVEIS DANOS (CONSEQUÊNCIAS DAS FALHAS)	5. MITIGAÇÃO DOS INCIDENTES (PREVENÇÃO E CONTROLE)
1. Elaboração e Execução do PMOC - Plano de Manutenção, Operação e Controle	Elaboração do PMOC em inconformidade com as normas legais e técnicas	Falta de profissional com conhecimento técnico Desconhecimento das recomendações legais e técnicas Método inadequado	Falha/ausência do monitoramento das áreas críticas e semicríticas com comprometimento da qualidade do ar.	Conferência do conteúdo do PMOC com o que define a legislação vigente e participação do setor de Controle de Infecção e meio ambiente na elaboração do programa.
	Não cumprimento dos procedimentos descritos no PMOC	Falta de planejamento/organização do setor Falha na capacitação Dimensionamento inadequado Ausência/inadequação de materiais necessários Falha na comunicação entre os setores Indisponibilidade dos setores no momento da realização do procedimento.	Risco de Infecção Hospitalar associada a contaminação de sistemas de climatização.	Cronograma de manutenção preventiva. Cronograma de procedimentos a serem realizados no PMOC. Acompanhamento periódico do setor de controle de infecção e áreas envolvidas quanto ao cumprimento do PMOC
2. Gestão dos registros de execução dos procedimentos do PMOC	Não avaliar e controlar os laudos de controle da qualidade do ar	Ausência de profissional habilitado. Falha ou falta na Capacitação. Falta de atenção. Ausência ou falha na comunicação entre as áreas.	Risco de contaminação do sistema de climatização.	Cronograma de procedimentos a serem realizados no PMOC. Dupla validação dos laudos pelo Serviço de Controle de Infecção.
	Falha no armazenamento dos registros	Método inadequado. Falha ou falta na Capacitação. Falta de comprometimento. Ambiente desorganizado.	Falta de rastreabilidade do processo realizado.	Matriz de Registro atualizada. Auditorias internas dos registros e controles.
3. Divulgação dos procedimentos e resultados das atividades de manutenção, operação e controle da climatização aos ocupantes	Falha/ausência na divulgação dos procedimentos e resultados do PMOC	Falha na capacitação Comunicação ineficaz entre as áreas Falta de comprometimento Método inadequado	Áreas envolvidas sem conhecimento do potencial de risco para a ocorrência de infecção associada a contaminação de filtros de ar condicionado. Risco de Infecção Hospitalar associada a contaminação de sistemas de climatização.	Grupo de Melhoria Acompanhamento periódico da CCIH e áreas envolvidas quanto ao cumprimento do PMOC.
4. Acompanhamento dos fornecedores que realizam o controle da água.	Não gerenciar os documentos necessários para qualificação de fornecedores	Falha na capacitação Falha de método estabelecido Falta de atenção	Contratação de prestador de serviço não habilitado e comprometimento do serviço prestado	Planilha de controle de documentação do fornecedor crítico.
	Não realizar a avaliação periódica do fornecedor	Falha na capacitação Falta de método estabelecido Método estabelecido inadequado Falta de atenção Excesso de demanda de trabalho	Não identificar potenciais desvios no controle de qualidade do ar.	Reuniões em grupo de melhoria para acompanhamento das análises de qualidade do ar Registro da entrada da nota fiscal no software mediante avaliação do fornecedor.
	Não acompanhar os processos desempenhados pelo fornecedor	Falta de atenção Falha na organização do setor Comunicação ineficaz entre os setores Excesso de demanda de trabalho	Risco de infecção associada a contaminação dos sistemas do ar.	Cronograma de Controle da Qualidade do ar.

	Eventos Adversos Infecciosos e Não Infecciosos	Processo Crítico: Controle de Vetores		
1. ATIVIDADE CRÍTICA	**2. POSSÍVEIS FALHAS**	**3. CAUSAS DAS FALHAS**	**4. POSSÍVEIS DANOS (CONSEQUÊNCIAS DAS FALHAS)**	**5. MITIGAÇÃO DOS INCIDENTES (PREVENÇÃO E CONTROLE)**
Qualificação e avaliação de fornecedores	*Ausência de* solicitação de todos os documentos legais	Falha na *capacitação* Falha de método estabelecido Falta de atenção	Contratação de prestador de serviço não habilitado e *comprometimento do serviço prestado*	*Check list* com toda a documentação obrigatória
	Ausência/falha no controle de validade dos documentos legais	*Falha na capacitação* Falta de método estabelecido Método estabelecido inadequado Falta de atenção	Manter a qualificação de um fornecedor não habilitado	*Software* de gerenciamento de documentação legal dos fornecedores
	Ausência/falha na avaliação do fornecedor	*Falha na capacitação* Falta de método estabelecido Método estabelecido inadequado Falta de atenção Excesso de demanda de trabalho	Não identificar potenciais desvios no controle de vetores	Registro da entrada da nota fiscal no *software* mediante avaliação do fornecedor
Gerenciamento do cronograma	Falha na definição da periodicidade de aplicação do inseticida	Falta/falha de capacitação Método estabelecido inadequado	*Presença de vetores*	*Cronograma de acordo com o* laudo de inspeção
	Cronograma incompleto não contemplar todos os setores	Falta de atenção *Falta/falha de capacitação* *Falha na definição do método*	*Presença de vetores*	Validação dos cronogramas pela Segurança do Trabalho e Serviço de Controle de Infecção
	Falha no acompanhamento do cronograma	Falta de atenção *Falha na organização do setor* *Comunicação ineficaz entre os setores* Excesso de demanda de trabalho	Não realização do processo conforme periodicidade	Alertar programador
	Não realização da desinsetização e desratização conforme cronograma	Falha na capacitação Método estabelecido inadequado Descumprimento de contrato pelo fornecedor Desatenção no acompanhamento do cronograma	Aparecimento de pragas e vetores na instituição	Cronograma periódico de controle de pragas acordado em contrato e disponível para todas as áreas Realizar contato prévio com o fornecedor
Acompanhamento do processo de desinsetização e desratização	Uso de produtos sem registro na ANVISA	Método estabelecido inadequado Falha na capacitação	Alta Toxicidade Ineficácia no combate de vetores	Validação da FISPQ pela Segurança do Trabalho e Serviço de Controle de Infecção Qualificação e avaliação de fornecedor
	Falha na preparação do ambiente hospitalar para a desinsetização e desratização	Falta de conhecimento Método estabelecido inadequado Falta de atenção Ausência/falha na padronização de produtos	Alta Toxicidade Ineficácia no combate de vetores Contaminação de insumos do setor	Cronograma acordado com as áreas envolvidas Contato prévio com as áreas antes da realização do serviço
	Falha na definição do produto químico, formulação e formas de aplicação	Falha na capacitação Método estabelecido inadequado	Alta Toxicidade Ineficácia no combate de vetores	Ficha de Informação de Segurança de Produtos Químicos - FISPQ Laudo de inspeção
Validação dos certificados	Não avaliação de todos os critérios do certificado	Falha na capacitação Método estabelecido inadequado Falta de atenção Ausência de especificação pelo fornecedor	Não garantia da eficácia e rastreabilidade do processo	Dupla validação em conjunto pela Segurança do Trabalho e Serviço de Controle de Infecção Avaliação do fornecedor
	Ausência de validação	Falha na capacitação Método estabelecido inadequado Ausência de especificação pelo fornecedor	Não garantia da eficácia do processo	Validação do laudo como pré-requisito para a entrada da nota fiscal
Medidas preventivas para controle de vetores	Falha na validação dos procedimentos relacionados a medidas preventivas de controle de vetores	Falha na capacitação Falta/Falha de método estabelecido	Ineficácia no combate de vetores	Dupla checagem pela Segurança do Trabalho e Controle de Infecção seguindo as diretrizes da ANVISA
	Falha na definição de medidas de controle	Falha na capacitação Método estabelecido inadequado	Ineficácia no combate de vetores	Validação dos procedimentos pelo Controle de Infecção e Segurança do Trabalho
	Não adesão às medidas de controle	Falha na capacitação Falta de comprometimento Falha na comunicação entre os setores envolvidos	Risco de aparecimento de pragas	Visita técnica do Controle de Infecção e Segurança do Trabalho

IAG Saúde
Instituto de Acreditação e Gestão em Saúde

IAG Saúde	Eventos Adversos Infecciosos e Não Infecciosos	Processo Crítico: Sondagem Vesical de Demora		
1. PERIGO (ATIVIDADE CRÍTICA)	2. POSSÍVEIS INCIDENTES (FALHAS)	3. CAUSAS DOS INCIDENTES	4. POSSÍVEIS DANOS (CONSEQUÊNCIAS DAS FALHAS)	5. MITIGAÇÃO DOS INCIDENTES (PREVENÇÃO E CONTROLE)
Avaliação e preparo do paciente	Posicionamento inadequado do paciente para inserção da SVD	Falha na capacitação Falha no procedimento definido Condição clínica do paciente	Falso trajeto da sonda com risco de traumatismo uretral e dor	*Bundle* de procedimento invasivo
	Não orientar o paciente sobre o procedimento que será realizado	Falha na capacitação Falha no procedimento definido Comunicação ineficaz entre a equipe e paciente/família	Resistência na inserção da sonda Fixação inadequada da sonda	*Bundle* de procedimento invasivo
	Falha na assepsia do meato urinário	Material com falhas na esterilização Falta de material no *kit* de cateterismo vesical Falta de destreza Falha na padronização da técnica asséptica	Migração de bactérias colonizadas no meato uretral para a bexiga Infecção urinária	*Check list* de passagem de sonda
Inserção da sonda vesical	Falha na avaliação clínica do paciente para este dispositivo	Método estabelecido inadequado Falha na capacitação Comunicação ineficaz entre a equipe	Utilização da sondagem indevidamente com risco de evento adverso (trauma uretral)	Definição de critérios para indicação do uso da sonda vesical com avaliação pela equipe médica e de enfermagem
	Insuflar o balonete com quantidade de água destilada em desacordo com a indicação na sonda	Método estabelecido inadequado Falha na capacitação Falta de atenção	Perda da sonda vesical	*Check list* de passagem de sonda
	Fixação incorreta do cateter após inserção da sonda	Método estabelecido está inadequado Falha na capacitação Falta de atenção *Material inadequado para a atividade*	Perda da sonda vesical	*Check list* de passagem de sonda
	Falha nos registros da realização do procedimento/identificação do procedimento no coletor (data, tipo e calibre do cateter, nome do profissional)	Falha na capacitação Dimensionamento inadequado Material utilizado está inadequado Ausência de etiqueta Método definido está inadequado	Falha na continuidade da assistência	*Check list* do prontuário Pré-auditoria dos prontuários antes de serem encaminhados para outro setor
	Falha no acompanhamento do balanço hídrico	Falha na capacitação Dimensionamento inadequado Método definido está inadequado Instrumento de coleta inadequado	Ausência da identificação de agravos oriundos da sondagem	Realizar esvaziamento do coletor em intervalos definidos (com 2/3 da capacidade) em recipiente exclusivo Supervisão do enfermeiro
	Não utilização dos EPI necessários	Falha na capacitação Método definido está inadequado Falta de materiais no setor Falta de comprometimento	Contaminação do profissional Acidente de trabalho	*Bundle* de procedimento invasivo
	Higiene incorreta das mãos	Falha na capacitação Falta de comprometimento Falha no método descrito *Ausência de material*	Contaminação do procedimento Contaminação cruzada	*Bundle* de higienização das mãos
	Falha na definição do tamanho do cateter ao realizar o procedimento	Falta de material Material inadequado Procedimento inadequado Falha na capacitação	Risco de trauma uretral	*Bundle* de procedimento invasivo com critérios predefinidos quanto ao calibre do cateter para cada tipo de procedimento
	Não utilização de técnica asséptica durante a inserção do cateter	Falha na capacitação Falta de comprometimento Falha no método descrito Falha na definição do método Material utilizado está inadequado	Contaminação durante o procedimento com risco de adverso infeccioso	*Bundle* de procedimento invasivo
	Má fixação do coletor após inserção do cateter	Falta de destreza Falha na capacitação Método definido está inadequado Material inadequado Falha na padronização do material	Movimentação do cateter e tração uretral	*Bundle* de procedimento invasivo.
	Técnica inadequada para fixação do cateter após sua inserção	Falta de destreza Falha na capacitação Método definido está inadequado Material inadequado Falha na padronização do material	Tracionamento Perda do cateter	*Bundle* de procedimento invasivo. Conferência diária pelos profissionais que estão acompanhando o paciente.

(continua)

(continuação)

1. PERIGO (ATIVIDADE CRÍTICA)	2. POSSÍVEIS INCIDENTES (FALHAS)	3. CAUSAS DOS INCIDENTES	4. POSSÍVEIS DANOS (CONSEQUÊNCIAS DAS FALHAS)	5. MITIGAÇÃO DOS INCIDENTES (PREVENÇÃO E CONTROLE)
Manutenção da Sonda Vesical	Tempo prolongado do uso da sonda sem reavaliação	Falha na capacitação Método definido está inadequado Dimensionamento inadequado	Bacteriúria Evento adverso com risco de Infecção do Trato Urinário	Realização de visitas diárias, idealmente multiprofissionais, com a conferência sistemática dos procedimentos a que estão submetidos os pacientes, com discussão e registro da justificativa para a manutenção da sondagem
	Ausência de separação dos pacientes infectados com sondagem vesical	Método inadequado Falha na capacitação Falha na comunicação entre a equipe Infraestrutura inadequada	Contaminação cruzada entre os pacientes cateterizados	Busca ativa do Serviço de Controle de Infecção Discussão de caso clínico
	Falha na coleta de amostra de urina para exame laboratorial	Falta de destreza Falha na capacitação Método definido está inadequado Material inadequado Falha na padronização do material	Interpretação inadequada do resultado do exame Repetição da coleta	Adesão a rotina de coleta de amostras laboratoriais
Retirada da Sonda Vesical	Não desinflar o balonete antes de retirar a sonda	Falha na capacitação Método definido está inadequado Falta de atenção	Lesão uretral	*Bundle* de procedimento invasivo
	Não monitorar a ocorrência de micção espontânea	Falta de atenção Método definido está inadequado Falha na capacitação Dimensionamento inadequado Falha na comunicação entre a equipe	Não identificação de eventos adversos após a retirada da sonda (dificuldade de eliminação da urina, retenção urinária, trauma uretral)	Evolução padrão para monitorização contemplando todos os dados importantes

IAG Saúde Instituto de Acreditação e Gestão em Saúde	Eventos Adversos Infecciosos e Não Infecciosos	Processo Crítico: Ventilação Mecânica		
1. ATIVIDADE CRÍTICA	**2. POSSÍVEIS FALHAS**	**3. CAUSAS DAS FALHAS**	**4. POSSÍVEIS DANOS (CONSEQUÊNCIAS DAS FALHAS)**	**5. MITIGAÇÃO DOS INCIDENTES (PREVENÇÃO E CONTROLE)**
Avaliação da função respiratória do paciente	Atraso/ausência no monitoramento dos sinais vitais	Falta de atenção Falta/falha no método *Dimensionamento inadequado* *Falha na capacitação*	Não identificar alteração no quadro clínico do paciente Lesões térmicas nas vias aéreas (nos casos dos paciente que já estão em VM) pelo aumento da temperatura local	*Check list* de monitorização do paciente
	Avaliação inadequada dos parâmetros de necessidade de suporte ventilatório	Resultados de exames laboratoriais inadequados Método inadequado ou desatualizado Falta ou falha na capacitação	Complicação respiratória do paciente	Corrida de leito multidisciplinar *Discussão do caso clínico pela equipe*
Instalação do dispositivo de ventilação mecânica (invasiva ou não invasiva)	Falha na definição do suporte ventilatório (em invasivo e não invasivo)	Desconhecimento Técnico Método inadequado ou desatualizado	Complicação respiratória do paciente	Corrida de leito multidisciplinar *Bundle* de prevenção de pneumonia
	Escolha inadequada do método de ventilação mecânica invasiva	Desconhecimento Técnico Método inadequado ou desatualizado Falta ou falha na capacitação	Diminuição do Débito Cardíaco	Discussão do caso clínico pelo intensivista e fisioterapeuta *Bundle* de prevenção de pneumonia
	Falha na definição do tubo orotraqueal	Desconhecimento Técnico Falta ou falha na capacitação Método inadequado ou desatualizado	Atelectasia e Lesão traqueal	*Check list* de ventilação mecânica *Bundle* de prevenção de pneumonia
	Falha na inserção do tubo orotraqueal	Falta de destreza ou prática para realização do procedimento Falha de capacitação Falta de atenção Método inadequado ou desatualizado	Atelectasia e Lesão traqueal	*Bundle* de prevenção de pneumonia
	Fixação inadequada do tubo orotraqueal	Falta de destreza ou prática para realização do procedimento Não adesão aos protocolos	Extubação não programada, lesão da mucosa oral	*Check list* de ventilação mecânica

(continua)

1. ATIVIDADE CRÍTICA	2. POSSÍVEIS FALHAS	3. CAUSAS DAS FALHAS	4. POSSÍVEIS DANOS (CONSEQUÊNCIAS DAS FALHAS)	5. MITIGAÇÃO DOS INCIDENTES (PREVENÇÃO E CONTROLE)
Instalação do dispositivo de ventilação mecânica (invasiva ou não invasiva)	Fixação inadequada da máscara facial	Falta de atenção Método inadequado ou desatualizado Falta/falha de capacitação	Lesão de septo nasal, Conjuntivite ou irritação ocular, hipoventilação	*Check list* de ventilação mecânica
	Ajuste inadequado da pressão e/ou volume corrente	Falta de atenção Método inadequado ou desatualizado Falta/falha de capacitação Equipamento inadequado	Dispnéia, Alcalose Respiratória Aguda, hiperventilação, hipoventilção alveolar, barotrauma	Alarmes do ventilador *Bundle* de prevenção de pneumonia
	Ajuste inadequado dos alarmes (pressão inspiratória mínima e máxima, PEEP mínima, mínimo volume corrente e mínimo volume-minuto)	Falta de atenção Falha na capacitação Equipamentos descalibrados Método inadequado ou desatualizado	Não identificar alteração no desempenho ventilatório	Configurações padrões de alarme *Bundle* de prevenção de pneumonia Cronograma de manutenção preventiva dos equipamentos
	Não reavaliação constante na primeira hora de uso da ventilação	Falta de atenção Falta/falha no método Dimensionamento inadequado Falha na capacitação	Não identificar alteração no desempenho ventilatório	*Check list* de ventilação mecânica
	Higienização inadequada das mãos	Falta de capacitação Infraestrutura inadequada Ausência de materiais Falta de atenção	Transmissão cruzada de microrganismos durante a prestação de assistência	Auditoria de processo com uso do *check list* de higienização das mãos Cartazes de orientações para higienização das mãos fixados em locais estratégicos
	Falha de utilização de EPI	Falha na capacitação Falta de comprometimento do funcionário Ausência de material	Exposição a acidente de trabalho	Auditoria de processo (pelo Controle de Infecção e Segurança do Trabalho)
Monitorização da ventilação mecânica	Falha ou não realização do monitoramento dos parâmetros respiratórios	Falta de atenção Falta/falha no método Dimensionamento inadequado Falha na capacitação Falha no equipamento	Não identificar alteração no desempenho ventilatório	*Check list* de monitorização do paciente
	Definição inadequada dos parâmetros a serem avaliados	Desconhecimento Técnico Método inadequado ou desatualizado Falta ou falha na capacitação	Não identificar alteração no desempenho ventilatório	Corrida de leito multidisciplinar. *Bundle* de prevenção de pneumonia.
	Não avaliar o fornecimento da rede de gás para o circuito	Falta ou falha na capacitação Falta de atenção Método inadequado ou desatualizado	Hipoventilação	Avaliação diária pela equipe assistencial. *Bundle* de prevenção de pneumonia.
Acompanhamento do paciente em ventilação mecânica pela equipe multidisciplinar	Posicionamento incorreto do paciente	Falta ou falha na capacitação Falta de atenção Método inadequado ou desatualizado	Aspiração do conteúdo gastrointestinal, nasofaríngeo e orofaríngeo, atelectasia	Uso do *bundle* de prevenção de pneumonia. Avaliação diária pela equipe assistencial.
	Posicionamento incorreto do circuito e das conexões	Desconhecimento Técnico Falta ou falha na capacitação Falta de atenção Método inadequado ou desatualizado	Aspiração, interrupção do fornecimento da ventilação, desconexão co circuito	Avaliação diária pela equipe assistencial
	Não realização da higienização oral	Ausência de materiais (desabastecimento) Falta de atenção Método inadequado	Contaminação da mucosa oral, pneumonia	Uso do *bundle* de prevenção de pneumonia
	Não aspirar a secreção	Falta de destreza ou prática para realização do procedimento Falta de atenção Método inadequado Falha na capacitação	Oclusão do tubo, aspiração, pneumonia por espessamento de secreções das vias respiratórias, hipoventilação e/ou aprisionamento de gás alveolar, pressões das vias aéreas elevadas e possível desconexão	*Check list* da fisioterapia. Corrida de leito. Uso do *bundle* de prevenção de pneumonia.
	Falta de monitoramento das datas dos dispositivos de assistência ventilatória	Falta de atenção Ausência de método ou método inadequado Falha na capacitação	Aumento da taxa de infecção	Avaliação diária dos leitos pela enfermagem. Dispositivos identificados com data de troca.
	Não verificar extremidades (sinais de cianose, perfusão e temperatura)	Falta de atenção, falha na capacitação, método inadequado	Não identificar sinais de hipoperfusão	*Check list* da fisioterapia. Discussão de caso clínico. Uso do *bundle* de prevenção de pneumonia.

(continua)

(continuação)

1. ATIVIDADE CRÍTICA	2. POSSÍVEIS FALHAS	3. CAUSAS DAS FALHAS	4. POSSÍVEIS DANOS (CONSEQUÊNCIAS DAS FALHAS)	5. MITIGAÇÃO DOS INCIDENTES (PREVENÇÃO E CONTROLE)
Acompanhamento do paciente em ventilação mecânica pela equipe multidisciplinar	Umidificação inadequada	Desconhecimento Técnico Método inadequado ou desatualizado Falta de atenção Falha na capacitação	Atelectasia, lesão do epitélio, espessamento de secreção de vias aéreas, ressecamento das secreções nas vias aéreas artificial	Check list da fisioterapia. Corrida de leito.
	Não adesão ao prazo de troca do umidificador/filtro	Falta de atenção Falha na capacitação Método inadequado	Aumento da taxa de infecção	Avaliação diária dos leitos pela enfermagem. Utilização de técnica limpa ao preencher manualmente o reservatório de água
	Não avaliar risco de extubação	Desconhecimento Técnico Método inadequado ou desatualizado Falta ou falha na capacitação	Extubação não programada	Uso do bundle de prevenção de pneumonia
	Não avaliar comportamento neurológico	Desconhecimento Técnico Método inadequado ou desatualizado Falta de atenção Falha na capacitação	Extubação não programada	Uso do bundle de prevenção de pneumonia
	Ausência de monitoramento da pressão de cuff (balonete)	Desconhecimento Técnico Falta de atenção Falha na capacitação	Lesão traqueal ou laríngea	Check list da fisioterapia.
Interrupção da ventilação mecânica	Falha/Não realização do teste de respiração espontânea para desmame	Falta de destreza ou prática para realização do procedimento Falha na capacitação Falha/ausência no método	Extubação precoce ou ventilação mecânica prolongada	Uso do bundle de prevenção de pneumonia
	Avaliação inadequada dos sinais respiratórios e neurológicos para realizar o desmame	Desconhecimento Técnico Método inadequado ou desatualizado Falta ou falha na capacitação Falta de atenção	Extubação precoce ou ventilação mecânica prolongada	Uso do bundle de prevenção de pneumonia
	Não realizar aspiração das vias aéreas antes da extubação	Falta de destreza ou prática para realização do procedimento Falta ou falha na capacitação Método inadequado ou desatualizado Falta de atenção	Aspiração de secreção, pneumonia	Uso do bundle de prevenção de pneumonia.
	Inclinação inadequada da cabeceira do leito	Falta de destreza ou prática para realização do procedimento Falta ou falha na capacitação Método inadequado ou desatualizado Falta de atenção	Aspiração de secreção, pneumonia	Uso do bundle de prevenção de pneumonia.
	Desconexão inadequada do tubo	Falta de destreza ou prática para realização do procedimento Falta de capacitação Falta de atenção	Fluxo alto no circuito do paciente, que pode dispersar colocando o paciente e o médico em risco de infecção nosocomial	Uso do bundle de prevenção de pneumonia.

IAG Saúde	Eventos Adversos Infecciosos e Não Infecciosos	Processo Crítico: Eventos adversos associados aos dispositivos intravasculares		
1. PERIGO (ATIVIDADE CRÍTICA)	**2. POSSÍVEIS INCIDENTES (FALHAS)**	**3. CAUSAS DOS INCIDENTES**	**4. POSSÍVEIS DANOS (CONSEQUÊNCIAS DAS FALHAS)**	**5. MITIGAÇÃO DOS INCIDENTES (PREVENÇÃO E CONTROLE)**
Avaliação e preparo do paciente	Falha na técnica asséptica de preparo do sítio de inserção	Falha na capacitação Método inadequado Material inadequado ou em quantidade insuficiente	Contaminação durante o procedimento com risco de evento adverso infeccioso	*Bundle* de prevenção de infecção de corrente sanguínea associada ao CVC
	Ausência de orientação ao paciente sobre o procedimento que será realizado	Falha na capacitação. Método inadequado Falta de comprometimento do colaborador.	Ocorrência de eventos adversos sem o conhecimento do paciente e consequente falha na sua participação no tratamento	*Bundle* de prevenção de infecção de corrente sanguínea associada ao CVC
	Dispositivo intravascular escolhido em desacordo com o procedimento	Falha na capacitação Método inadequado Material inadequado ou em quantidade insuficiente	Comprometimento do tratamento do paciente Evento adverso	*Bundle* de prevenção de infecção de corrente sanguínea associada ao CVC
Inserção dos dispositivos intravasculares	Técnica inadequada para inserção dos dispositivos	Material do cateter Situações de emergência Falta/falha na capacitação Método inadequado	Flebite Risco de Infecção	*Bundle* de prevenção de infecção de corrente sanguínea associada ao CVC
	Inserção do cateter em local inadequado	Falha na capacitação Método inadequado	Infecção Reação anafilática	*Bundle* de prevenção de infecção de corrente sanguínea associada ao CVC
	Higienização das mãos não realizada e/ou inadequada	Falha na capacitação Método inadequado Ambiente inadequado para higienização das mãos Falta de materiais	Contaminação do sítio de inserção do dispositivo intravascular Risco de infecção	Cartazes de orientações para higienização das mãos fixados em locais estratégicos Inspeções de lavagem das mãos
	Fixação incorreta do cateter	Falha na capacitação Método inadequado Material inadequado	Retirada acidental do cateter	*Bundle* de prevenção de infecção de corrente sanguínea associada ao CVC
Manutenção dos dispositivos intravasculares	Permanência de cateter em desacordo com o recomendado	Falha na capacitação Método inadequado Condições clínicas do paciente	Risco de infecção e/ou contaminação	*Bundle* de prevenção de infecção de corrente sanguínea associada ao CVC
	Falha na técnica asséptica de cuidados com o cateter	Falha na capacitação Método inadequado Material inadequado ou insuficiente	Risco de infecção e/ou contaminação	*Bundle* de prevenção de infecção de corrente sanguínea associada ao CVC Acompanhamento
	Falha/ausência de troca de curativos	Falha na capacitação Método inadequado Material inadequado ou insuficiente	Risco de infecção e/ou contaminação	*Bundle* de prevenção de infecção de corrente sanguínea associada ao CVC
Retirada dos dispositivos intravasculares	Técnica inadequada de retirada dos dispositivos	Falha na capacitação Método inadequado Material inadequado ou insuficiente	Risco de infecção e/ou contaminação	*Bundle* de prevenção de infecção de corrente sanguínea associada ao CVC

	Eventos Adversos Infecciosos e Não Infecciosos	Processo Crítico: Anestesiologia		
1. PERIGO (ATIVIDADE CRÍTICA)	2. POSSÍVEIS INCIDENTES (FALHAS)	3. CAUSAS DOS INCIDENTES	4. POSSÍVEIS DANOS (CONSEQUÊNCIAS DAS FALHAS)	5. MITIGAÇÃO DOS INCIDENTES (PREVENÇÃO E CONTROLE)
Avaliação pré-anestésica	Falha/ausência da avaliação pré-anestésica em procedimentos cirúrgicos eletivos	Dimensionamento inadequado Falha no instrumento de coleta definido. Falha na capacitação Falta de comprometimento do profissional	Ausência de identificação das condições clínicas do paciente para anestesia Comprometimento do ato anestésico	*Check list* de Cirurgia Segura
	Falha/ausência na aplicação do termo de consentimento informado	Falta de atenção e/ou de capacitação Falha no fluxo definido para aplicação da rotina	Ocorrência de eventos adversos sem o conhecimento pelo paciente e consequente falha na sua participação no tratamento	*Check list* de Cirurgia Segura Verificar assinatura do termo de consentimento antes de iniciar a cirurgia
Anestesia	Falha na técnica asséptica	Falha na capacitação Método inadequado Material inadequado ou em quantidade insuficiente	Contaminação durante o procedimento com risco de envento adverso infeccioso	Rotina de técnica asséptica descrita e implantada. *Bundle* de higienização das mãos
	Falha na técnica de preparo da substância anestésica	Falha na capacitação Método inadequado Falta de atenção Ambiente desorganizado	Contaminação da substância anestésica e risco de infecção do paciente	Rotina de técnica asséptica descrita e implantada *Bundle* de higienização das mãos
	Ausência de utilização de EPI na sala cirúrgica (gorros, capuz, luvas, máscara, etc.)	Falha na capacitação Falta de comprometimento do funcionário Ausência de material	Acidente ocupaciocial: Contato com material biológico e perfurocortante Contaminação do ato cirúrgico	Visita técnica por amostragem do Controle de Infecção Hospitalar
	Ausência/falha na conferência dos equipamentos anestésicos	Falha na capacitação Método inadequado Falta de atenção Quantidade insuficiente de equipamento	Eventos adversos	*Check list* de preparo da sala cirúrgica pelo técnico de enfermagem Teste do equipamento pelo anestesista antes do início do procedimento cirúrgico
	Limpeza e desinfecção inadequada dos artigos, equipamentos e materiais	Falha na capacitação Método inadequado Falta de atenção Material insuficiente/inadequado para a atividade Ausência de padronização de materiais	Evento adverso Risco de infecção/contaminação do procedimento cirúrgico e do paciente	Controle de limpeza dos equipamentos Avaliação dos saneante pela Comissão de Padronização de Materiais
	Ausência/falha no monitoramento do paciente pelo anestesista durante todo o procedimento	Dimensionamento inadequado Falta de comprometimento do profissional Método inadequado	Complicação do quadro clínico do paciente	Escala dos anestesistas de acordo com o mapa cirúrgico
	Falha na escolha do tipo e dosagem do anestésico	Falha na capacitação Falha/ausência de protocolo clínico	Evento adverso	Definição e implantação de protocolos clínicos Discussão de casos com a equipe de anestesiologia antes do procedimento Ficha de avaliação pré e pós-anestésica
Avaliação pós-anestésica	Falha/ausência de monitorização do paciente	Falha no treinamento Falta de equipamento e/ou falha de manutenção dos equipamentos Método de monitorização incorreto	Ausência de monitoramento dos sinais e sintomas de alerta do paciente Comprometimento do quadro clínico do paciente	Cronograma de manutenção preventiva e calibração Laudo de calibração *Check list* de cirurgia segura

IAG Saúde Instituto de Acreditação e Gestão em Saúde	Eventos Adversos Infecciosos e Não Infecciosos	Processo Crítico: Eventos adversos associados aos Procedimentos Cirúrgicos		
1. PERIGO (ATIVIDADE CRÍTICA)	2. POSSÍVEIS INCIDENTES (FALHAS)	3. CAUSAS DOS INCIDENTES	4. POSSÍVEIS DANOS (CONSEQUÊNCIAS DAS FALHAS)	5. MITIGAÇÃO DOS INCIDENTES (PREVENÇÃO E CONTROLE)
Agendamento Cirúrgico	Agendar cirurgia com solicitação de material ou equipamento indisponível	Mão de obra relacionada a desatenção, desmotivação e comunicação ineficaz	Cancelamento/atraso no procedimento cirúrgico	Reserva informatizada no sistema Bloqueio informatizado pelo sistema Revisão do mapa cirúrgico pelo enfermeiro Validação do mapa cirúrgico do dia seguinte pela equipe de agendamento cirúrgico; Barreira de Segurança na validação do Mapa pela equipe da Autorização; Validação do Mapa pela equipe do OPME
	Cadastro de dados do paciente incorreto e incompleto	Falta de atenção Colaborador desmotivado Falha na capacitação Comunicação ineficaz Sistema informatizado inoperante	Atraso e/ou cancelamento do procedimento cirúrgico Risco de operar o paciente errado	Validação do mapa cirúrgico pela equipe de autorização Realização de pré-internação com a verificação dos dados no sistema Validação dos dados com a autorização Realização de contato com o cirurgião/secretária para validar os dados Check list Cirurgia Segura
	Ausência de orientações pré-operatórias ao paciente ou incompletas	Falta de atenção Colaborador desmotivado Falha na capacitação Comunicação ineficaz Falha na descrição da rotina ou rotina inexistente	Supensão do procedimento cirúrgico	Check list de orientações pré-operatórias Cartilha de orientações ao paciente entregue com assinatura do mesmo antes da realização do procedimento
	Ausência/falha na reserva de hemocomponentes	Falta de atenção Colaborador desmotivado Falha na capacitação Comunicação ineficaz Falha na descrição da rotina ou rotina inexistente	Ausência ou quantidade insuficiente do hemocomponente durante procedimento cirúrgico Eventos adversos relacionados ao hemocomponente Supensão/atraso do procedimento cirúrgico	Realização de check-list de confirmação com questionamento de necessidade de reserva de sangue Conferência de reservas de sangue diárias via telefone com o banco de sangue E-mail semanal prévio com solicitações de sangue no mapa cirúrgico
Admissão do paciente e preparação para cirurgia	Falha/ausência na realização do check list Cirurgia Segura	Falta de atenção Dimensionamento inadequado Falha na capacitação Comunicação ineficaz Método estabelecido está inadequado	Risco de eventos adversos: operar paciente errado, lado errado, ausência de verificação referente ao cumprimento das orientações pré-cirúrgicas	Dupla checagem da realização do check list cirurgia segura na admissão pelo enfermeiro do setor Realização do check-list de cirurgia segura nas outras etapas após a admissão com a verificação da admissão e preparo
	Falha/ausência na continuidade de cuidados de pacientes admitidos de outros setores	Falta de atenção Dimensionamento inadequado Falha na capacitação Comunicação ineficaz	Assistência ao paciente comprometida com chance de eventos adversos	Check list de mobilidade do paciente Check-list de cirurgia segura
	Ausência/consulta pré-anestésica	Dimensionamento inadequado Falha no instrumento de coleta definido Falha na capacitação Falta de comprometimento do profissional	Ausência de identificação das condições clínicas do paciente para anestesia Comprometimento do ato anestésico	Check-list de orientações pré-operatórias Check-list Cirurgia Segura
	Falha/ausência na aplicação do termo de consentimento informado	Falta de atenção e/ou de capacitação Falha no fluxo definido para aplicação da rotina	Ocorrência de eventos adversos sem o conhecimento pelo paciente e consequente falha na sua participação no tratamento	Check-list de Cirurgia Segura Verificar assinatura do termo de consentimento antes de iniciar a cirurgia
Atendimento multidisciplinar ao paciente no peroperatório Execução do procedimento cirúrgico-anestesiológico	Falha/ausência na realização do check list Cirurgia Segura	Falta de atenção Dimensionamento inadequado Falha na capacitação Comunicação ineficaz Método estabelecido está inadequado	Risco de eventos adversos: Operar paciente errado, lado errado, ausência de verificação referente ao cumprimento das orientações pré-cirúrgicas	Dupla checagem da realização do check list cirurgia segura na admissão pelo enfermeiro do setor Realização de check list de cirurgia segura nas outras etapas após a admissão com a verificação da admissão e preparo.
	Falha na Montagem da Sala operatória	Desconhecimento Técnico Falha na capacitação Falta de destreza ou prática para realização do procedimento Falta de equipamento e/ou de manutenção do equipamento Falta de mat/med	Atraso/cancelamento do procedimento cirúrgico Risco de evento adverso	Check list de conferência diária das salas cirúrgicas conforme mapa cirúrgico aplicado pelo técnico, anestesista e validado pelo enfermeiro Check list provisionamento de recursos verificado um dia antes das cirurgias.

(continua)

1. PERIGO (ATIVIDADE CRÍTICA)	2. POSSÍVEIS INCIDENTES (FALHAS)	3. CAUSAS DOS INCIDENTES	4. POSSÍVEIS DANOS (CONSEQUÊNCIAS DAS FALHAS)	5. MITIGAÇÃO DOS INCIDENTES (PREVENÇÃO E CONTROLE)
Atendimento multidisciplinar ao paciente no peroperatório Execução do procedimento cirúrgico-anestesiológico	Administração inadequada ou ausência do uso referente ao antibiótico de profilaxia	Falha na capacitação Comunicação ineficaz com o Controle de Infecção Método estabelecido está inadequado Falha na divulgação do método	Risco de Infecção de Sítio Cirúrgico	Realização de *check list* de confirmação cirúrgica Abordagem de antibioticoprofilaxia *Check list* Cirurgia Segura
	Falhas na retirada, conservação, identificação, armazenamento, registros, transporte de peças para exames de Anatomia Patológica	Falta de atenção Falha na capacitação Falta de insumos (desabastecimento) Material inadequado Falha na definição do método	Perda de peças para exame de anatomia patológica, gerando ausência de dado para continuidade do cuidado ao paciente Comprometimento do reultado do exame	Registro de entrega de material anatomopatológico – propriedade do Cliente com Assinatura e participação da equipe envolvida (técnico, cirurgião) no protocolo dos exames Manutenção da sala de guarda de peças com acesso restrito, contendo a dupla checagem na verificação de armazenamento (cirurgião, técnico, enfermeiro) *Check list* Cirurgia Segura
	Troca de resultado de exames	Falta de atenção Falha na capacitação Rotinas inadequadas ou desatualizadas Falha/indisponibilidade do sistema informatizado Falha na identificação do exame pelo setor de origem	Conduta cirúrgica inadequada	*Check list* Cirurgia Segura
	Falha na Higienização das mãos	Falha na capacitação Falta de comprometimento Falha no método descrito Ausência de material	Transmissão cruzada de microrganismos durante a prestação de assistência com risco de Infecção de Sítio Cirúrgico	*Check list* Cirurgia Segura Cartazes de orientações para higienização das mãos fixados em locais estratégicos Inspeções de lavagem das mãos
	Técnica inadequada na inserção ou fixação e manuseio de dispositivos para realização do procedimento cirúrgico	Falha na capacitação Falta de destreza ou prática para realização do procedimento Protocolos inadequados ou desatualizados Não conformidades em lotes de materiais utilizados para inserção dos cateteres Alteração do produto pelo fornecedor	Perda do dispositivo Contaminação com risco de infecção	Inspeção de Recebimento de Materiais *Check list* Cirurgia segura *Bundle* de procedimentos invasivos (cateteres e sondas)
	Fixação inadequada do TOT	Falha na capacitação Falta de destreza ou prática para realização do procedimento Protocolos inadequados ou desatualizados Não conformidades em lotes de materiais utilizados Alteração do produto pelo fornecedor Falha na padronização do material	Perda do TOT/ aumento da chance de extubação	Padronização de materiais Inspeção de Recebimento de Materiais *Check list* Cirurgia segura
	Não realizar a aspiração do TOT	Falha na capacitação Protocolos inadequados ou desatualizados	Piora clínica do paciente, presença de tampões no tubo, necessidade de troca do tubo	*Check list* Cirurgia segura
	Conferência inadequada de instrumentos cirúrgicos, compressas e agulhas após o procedimento cirúrgico	Falta de atenção Comunicação ineficaz Falha na capacitação Dimensionamento inadequado Falha no método definido	Evento adverso: material esquecido no paciente em caso de cirurgia aberta	*Check list* Cirurgia segura
	Técnica de preparo de medicamentos inadequada	Falha na capacitação Falta de atenção Falta de destreza ou prática para realização do procedimento Ambiente inadequado para manipulação Medicamentos em desacordo com o padronizado ou inadequados Método inadequado ou desatualizado	Evento adverso relacionado a: Perda do medicamento Contaminação Administração do medicamento inadequado	Manual de Diluição e Administração de Medicamentos Planejamento de obras/reformas das áreas críticas e semicríticas com participação da CCIH Dupla checagem de medicamentos potencialmente perigosos Verificação dos itens de segurança em todas as etapas de administração de medicamentos
	Erro de administração de medicamento/hemocomponente	Falha na capacitação Falta de atenção Falta de destreza ou prática para realização do procedimento Medicamentos em desacordo com o padronizado ou inadequados Método inadequado ou desatualizado Material inadequado/ mudança de material sem adequada capacitação dos colaboradores	Evento adverso relacionado a medicamentos	Manual de Diluição e Administração de Medicamentos Rotina de conferência da administração de hemocomponente Verificação dos itens de segurança em todas as etapas de administração de medicamentos

(*continua*)

1. PERIGO (ATIVIDADE CRÍTICA)	2. POSSÍVEIS INCIDENTES (FALHAS)	3. CAUSAS DOS INCIDENTES	4. POSSÍVEIS DANOS (CONSEQUÊNCIAS DAS FALHAS)	5. MITIGAÇÃO DOS INCIDENTES (PREVENÇÃO E CONTROLE)
Pós-operatório imediato na sala de recuperação pós-anestésica - SRPA, alta da SRPA e transporte	Falha na mobilização do paciente da sala cirúrgica para SPRA	Falta de atenção Dimensionamento inadequado Falha no método definido	Evento adverso: queda do paciente ou extubação não programada	*Check list* Cirurgia Segura Dupla checagem e acompanhamento do anestesiologista e enfermeiro responsável
	Falta de observação adequada e monitorização dos parâmetros vitais dos pacientes em pós-operatório	Falta de atenção Dimensionamento inadequado Falha no método definido Falha na comunicação entre a equipe	Incidente assistencial ou evento adverso com intervenções tardias	*Check list* Cirurgia Segura Lançamento de dados vitais em evolução no pós-operatório imediato, com registro da escala de Adrete Kroulik na admissão e alta do paciente
	Preenchimento de documentos de prontuário incompleto, com informações inconsistentes ou não realizado	Falha na capacitação Falta de atenção Falha na definição do método Dimensionamento inadequado Comunicação ineficaz	Falha na continuidade da assistência com risco de eventos adversos ao paciente	Conferência do prontuário pela equipe do Centro Cirúrgico e pelo setor de transferência do paciente *Check list* de transferência do paciente
	Falha nas orientações para continuidade de cuidados	Falha na rotina padronizada Falha na capacitação Falta de atenção	Comprometimento na continuidade da assistência	*Check list* Cirurgia Segura Orientações de alta padronizadas
	Transporte inadequado do paciente ao setor de origem	Falha na capacitação Falta de atenção Falha na definição do método Dimensionamento inadequado Comunicação ineficaz	Evento adverso e desestabilização do paciente	*Check list* de mobilidade do paciente Validação da transferencia do paciente conforme protocolo pelo anestesiologista e enfermeiro
	Ausência/falha na realização do procedimento de limpeza e desinfecção das macas de transporte no uso entre pacientes distintos	Falta de atenção Falha na capacitação Ausência de materiais Uso de materiais inadequados Falha no método definido	Infecção cruzada	Separação das macas em local específico para limpeza após retorno ao setor

IAG Saúde Instituto de Acreditação e Gestão em Saúde	Eventos Adversos Infecciosos e Não Infecciosos	Processo Crítico: Farmácia Hospitalar e Nutrição Parenteral		
1. PERIGO (ATIVIDADE CRÍTICA)	2. POSSÍVEIS INCIDENTES (FALHAS)	3. CAUSAS DOS INCIDENTES	4. POSSÍVEIS DANOS (CONSEQUÊNCIAS DAS FALHAS)	5. MITIGAÇÃO DOS INCIDENTES (PREVENÇÃO E CONTROLE)
Gestão de Estoque	Não emitir pedido de compra para os produtos em ponto de ressuprimento	Falta de atenção Falha na capacitação Absenteísmo Dimensionamento inadequado Falha na definição do método	Desabastecimento	Formulário de Solicitação de Compras *Check list* de inespeção periódica de estoque Utilização de *software* para gerenciamento de estoque
	Não controlar a validade dos produtos em estoque	Desatenção Falha na rotina padronizada Dimensionamento inadequado	Perda do produto	Relatório de validade
	Falha na identificação de queixas técnicas que devem ser registradas	Falta de atenção Falta de capacitação Falha na capacitação Método inadequado, desatualizado	Comprometimento da conduta terapêutica	Acompanhamento de alertas na ANVISA Inspeção de recebimento de mat/med
Recebimento	Não realizar avaliação de recebimento dos produtos	Falta de capacitação Desatenção Falha na rotina padronizada Dimensionamento inadequado Falta de planejamento quanto ao recebimento de diferentes produtos	Receber produto em desacordo com a especificação ou com desvio de qualidade	*Check list* de Recebimento de Produtos
	Não dar entrada na nota fiscal	Falta de atenção Dimensionamento inadequado Falha na capacitação Falha no método estabelecido Indisponibilidade do sistema utilizado	Falha na rastreabilidade e divergência de estoque	Dupla checagem do lançamento da nota fiscal antes de encaminhá-la ao Financeiro
	Não notificar os fornecedores quanto às não conformidades evidenciadas no recebimento	Falha na capacitação Falha na rotina padronizada	Manter fornecedor com desempenho insatisfatório	Avaliação do fornecedor

(continua)

1. PERIGO (ATIVIDADE CRÍTICA)	2. POSSÍVEIS INCIDENTES (FALHAS)	3. CAUSAS DOS INCIDENTES	4. POSSÍVEIS DANOS (CONSEQUÊNCIAS DAS FALHAS)	5. MITIGAÇÃO DOS INCIDENTES (PREVENÇÃO E CONTROLE)
Armazenamento	Não seguir as orientações fornecidas pelo fabricante para estocagem dos produtos	Falha na capacitação Falta de atenção Infraestrutura inadequada Falha na definição do método Falta de material	Perda do produto	Planilha de critérios de uso seguro para materiais e medicamentos
	Não armazenar os produtos de acordo com o prazo de validade dos mesmos	Falha na capacitação Falta de atenção Falha na rotina padronizada Estrutura física inadequada	Perda do produto	Relatório de Controle de Estoque
	Não conservar a Nutrição Parenteral e termolábeis em temperatura adequada	Falha na capacitação Falta de atenção Infraestrutura inadequada Falha na definição do método Falta de material Falha no equipamento	Alteração na estabilidade do produto	Impresso de Controle da Temperatura da Geladeira com a referência da temperatura e umidade ideal e checagem pelo supervisor ao final do dia
Manipulação e Controle de Qualidade	Falha ou ausência de manipulação	Falta de capacitação Falta de atenção Falha na rotina padronizada Ambiente inadequado para manipulação Ausência de material	Evento adverso	Prescrição Médica
	Manipular a nutrição parenteral em local incorreto	Estrutura física inadequada Falha na capacitação	Contaminação da nutrição e ocorrência de evento adverso	Orientação disponível no local de trabalho Manutenção preventiva predial
	Falha na técnica de manipulação asséptica	Falha na capacitação Método inadequado Material inadequado ou em quantidade insuficiente	Nutrição parenteral não estéril	Orientação disponível no local de trabalho Monitoramento dos pontos críticos do processo
	Acondicionamento da Nutrição Parenteral em recipiente inadequado	Falha na capacitação Falta de material/material inadequado Método inadequado Padronização inadequada de materiais	Contaminação da Nutrição Parenteral	Avaliação pela Comissão Multidisciplinar de Terapia Nutricional Acompanhamento dos casos de infecção relacionados à Nutrição Parenteral pela comissão
	Não realizar inspeção visual em 100% das amostras	Falha na capacitação Falta de atenção Dimensionamento inadequado da equipe Rotina padronizada está inadequada	Risco de administração de nutrição parenteral com desvio de qualidade	Etiqueta de verificação do controle de qualidade com assinatura do responsável pela manipulação
	Não realizar teste de esterilidade em amostra representativa das manipulações realizadas	Falha na capacitação Método inadequado Material inadequado ou em quantidade insuficiente	Risco de dispensação de nutrição parenteral não estéril	Check list de controle das manipulações
	Não retirar as amostras para avaliação microbiológica no início e no fim do processo de manipulação	Falha na capacitação Método inadequado Falta de comprometimento	Processo de manipulação da nutrição parenteral não validado	Check list de controle das manipulações
	Não conservar as amostras para avaliação microbiológica em temperatura de 2°C a 8°C	Falha na capacitação Falta de atenção Infraestrutura inadequada Falha na definição do método Falta de material Falha no equipamento	Avaliação microbiológica inadequada	Check list de controle das manipulações
	Não conservar as amostras para avaliação microbiológica pelo tempo adequado após seu prazo de validade	Falha na capacitação Falta de atenção Infraestrutura inadequada Falha na definição do método	Comprometimento do processo de validação das amostras	Check list de controle das manipulações
Dispensação	Atraso ou ausência de dispensação dos produtos	Falta de atenção Falha na rotina padronizada Atraso de entrega pelo fornecedor Dimensionamento inadequado Falha ou indisponibilidade do sistema	Atraso na administração do medicamento/Nutrição Parenteral Comprometimento no tratamento do paciente	Dupla conferência da prescrição médica pela Farmácia e Enfermagem Alerta do software de Gestão Hospitalar
	Dispensar produtos com desvio de qualidade	Falta de atenção Falha na capacitação Falha na rotina padronizada Falta de organização no setor	Comprometimento no tratamento do paciente	Dupla checagem pela Farmácia e Enfermagem

(continua)

(continuação)

1. PERIGO (ATIVIDADE CRÍTICA)	2. POSSÍVEIS INCIDENTES (FALHAS)	3. CAUSAS DOS INCIDENTES	4. POSSÍVEIS DANOS (CONSEQUÊNCIAS DAS FALHAS)	5. MITIGAÇÃO DOS INCIDENTES (PREVENÇÃO E CONTROLE)
Dispensação	Dispensar produtos em desacordo com a prescrição médica	Falta de atenção Falha na capacitação Falha na rotina padronizada Falta de organização no setor Falta de clareza na prescrição Prescrição ilegível	Atraso na administração do medicamento/Nutrição Parenteral	Dupla checagem pela Farmácia e Enfermagem
	Dispensar os produtos para o paciente incorreto	Falta de atenção Falha na capacitação Falha na rotina padronizada Falta de organização no setor	Evento adverso	Dispensação por código de barras Verificação dos itens de segurança em todas as etapas de prescrição e administração de medicamentos Dispensação por horário Dupla conferência da identificação do paciente no ato da administração com a prescrição médica em mãos
	Não transportar a Nutrição Parenteral em temperatura na faixa de 2°C a 20°C	Falta de atenção Falha na capacitação Ausência de termômetro Método inadequado/desatualizado Material inadequado Equipamento descalibrado ou inadequado	Perda do produto	Impresso de Controle da Temperatura do Transporte com a referência da temperatura e umidade ideal e checagem pelo supervisor ao final do dia
Farmácia Clínica	Falha ou não realização do acompanhamento farmacoterapêutico dos pacientes	Dimensionamento inadequado Falha na rotina padronizada Falha na capacitação	Pacientes desasistido	Alerta de solicitação de interconsulta no sistema Plano terapêutico com registro e avaliações periódicas da equipe multidisciplinar
	Ausência ou falha na análise das prescrições	Falha na capacitação Falha na comunicação entre as equipes Falha no planejamento das atividades Dimensionamento inadequado Método inadequado	Ausência de intervenção farmacoterapêutica	Discussão do caso clínico com a equipe multidisciplinar Critérios predefinidos para seleção das prescrições a serem analisadas
	Falha/ausência de orientação os pacientes no momento da alta	Falta de atenção Falha na capacitação Falha na comunicação entre as equipes Falha no planejamento das atividades Dimensionamento inadequado Método inadequado	Falha na continuidade dos cuidados Aumento das possibilidades de reinternação	Verificar programação de alta dos pacientes em acompanhamento Orientações de alta predefinidas

IAG Saúde Instituto de Acreditação e Gestão em Saúde	Eventos Adversos Infecciosos e Não Infecciosos	Processo Crítico: Higienização das Mãos		
1. PERIGO (ATIVIDADE CRÍTICA)	**2. POSSÍVEIS INCIDENTES (FALHAS)**	**3. CAUSAS DOS INCIDENTES**	**4. POSSÍVEIS DANOS (CONSEQUÊNCIAS DAS FALHAS)**	**5. MITIGAÇÃO DOS INCIDENTES (PREVENÇÃO E CONTROLE)**
1. Seleção dos materiais para lavagem de mãos	Materiais sem registro na ANVISA	Falta de Padronização de materiais Falha na capacitação Método inadequado	Higienização das mãos ineficaz Dermatite, irritação e ressecamento	Implantação da Comissão de Padronização de materiais Avaliação e qualificação de fornecedores de saneantes. Controle das FISPQS.
	Ausência de materiais para a realização da atividade	Falta de Padronização de materiais Falha na capacitação Método inadequado	Higienização das mãos ineficaz Desabastecimento	Gerenciamento de estoque. *Check list* de vistoria dos lavatórios
2. Prática de Higienização das mãos	Falha na técnica de higienização simples das mãos	Infraestrutura inadequada Falha na capacitação Método inadequado Falta de sabonete	Higienização das mãos ineficaz Risco de Transmissão Cruzada de microrganismos durante a prestação de assistência	Lembretes e cartazes nos locais de trabalho sobre a técnica correta de higienização das mãos Implantação do Programa de Higienização das mãos. Vistorias técnicas da CCIH
	Falha/ausência de higienização de todas as partes da mão, braço e antebraço.	Falha na capacitação Método inadequado Falta de material Falta de atenção	Higienização das mãos ineficaz Risco de Transmissão Cruzada de microrganismos durante a prestação de assistência	Lembretes e cartazes nos locais de trabalho sobre a técnica correta de higienização das mãos. Implantação do Programa de Higienização das mãos. Vistorias técnicas da CCIH.

(continua)

1. PERIGO (ATIVIDADE CRÍTICA)	2. POSSÍVEIS INCIDENTES (FALHAS)	3. CAUSAS DOS INCIDENTES	4. POSSÍVEIS DANOS (CONSEQUÊNCIAS DAS FALHAS)	5. MITIGAÇÃO DOS INCIDENTES (PREVENÇÃO E CONTROLE)
2. Prática de Higienização das mãos	Falha na técnica de higienização asséptica das mãos	Infraestrutura inadequada Falha na capacitação Método inadequado Falta de álcool Falta de atenção	Higienização das mãos ineficaz Risco de Transmissão Cruzada de microrganismos durante a prestação de assistência	Lembretes e cartazes nos locais de trabalho sobre a técnica correta de higienização das mãos Implantação do Programa de Higienização das mãos. Vistorias técnicas da CCIH
	Ausência de fricção antisséptica das mãos com preparação alcoólica	Infraestrutura inadequada Falha na capacitação Método inadequado Falta de álcool e sabonete Falta de atenção	Higienização das mãos ineficaz Risco de Transmissão Cruzada de microrganismos durante a prestação de assistência.	Lembretes e cartazes nos locais de trabalho sobre a técnica correta de higienização das mãos Implantação do Programa de Higienização das mãos. Vistorias técnicas da CCIH
	Ausência de lavagem das mãos nos 5 momentos recomendados	Infraestrutura inadequada Falha na capacitação Método inadequado Falta de álcool e sabonete Falta de atenção	Transmissão Cruzada de microrganismos durante a prestação de assistência	Lembretes e cartazes nos locais de trabalho sobre a técnica correta de higienização das mãos Implantação do Programa de Higienização das mãos Vistorias técnicas da CCIH
	Higienização das mãos sem retirada dos adornos	Falha na capacitação Método inadequado Falta de comprometimento do colaborador	Higienização das mãos ineficaz favorecendo a proliferação de bactérias Transmissão Cruzada de microrganismos durante a prestação de assistência	Lembretes e cartazes nos locais de trabalho sobre a técnica correta de higienização das mãos Implantação do Programa de Higienização das mãos Vistorias técnicas da CCIH
	Fechamento da torneira diretamente com as mãos	Falha na capacitação Método inadequado Falta de comprometimento do colaborador Infraestrutura inadequada	Higienização das mãos ineficaz favorecendo a proliferação de bactérias	Lembretes e cartazes nos locais de trabalho sobre a técnica correta de higienização das mãos Implantação do Programa de Higienização das mãos Vistorias técnicas da CCIH *Check list* de vistoria dos lavatórios
3. Monitoramento das práticas de higiene das mãos	Ausência de monitoramento dos profissionais de saúde	Dimensionamento inadequado Método inadequado Falha na capacitação	Falta de adesão dos profissionais de saúde à técnica correta Transmissão Cruzada de microrganismos durante a prestação de assistência	Vistorias técnicas da CCIH Acompanhamento dos indicadores de infecção Grupos de melhoria e implantação da Comissão de Controle de Infecção Hospitalar Implantação do Núcleo de Segurança do Paciente
4. Implantação de programa para a promoção da Higienização das mãos	Ausência de implantação do programa	Falha na capacitação Método inadequado Comunicação ineficaz	Ausência de monitoramento dos profissionais de saúde Higienização das mãos ineficaz	Cronograma de Implantação do Programa de Higienização das mãos Implantação do Núcleo de Segurança do Paciente
	Falha na divulgação do Programa de Higienização	Falha na capacitação Método inadequado Comunicação Ineficaz	Ausência de monitoramento e adesão dos profissionais de saúde Higienização das mãos ineficaz	Cronograma de Implantação do Programa de Higienização das mãos Cartazes e lembretes nos locais de trabalho

IAG Saúde Instituto de Acreditação e Gestão em Saúde	Eventos Adversos Infecciosos e Não Infecciosos	Processo Crítico: Odontologia		
1. PERIGO (ATIVIDADE CRÍTICA)	**2. POSSÍVEIS INCIDENTES (FALHAS)**	**3. CAUSAS DOS INCIDENTES**	**4. POSSÍVEIS DANOS (CONSEQUÊNCIAS DAS FALHAS)**	**5. MITIGAÇÃO DOS INCIDENTES (PREVENÇÃO E CONTROLE)**
1. Acolhimento, avaliação e anamnese dos pacientes no consultório odontológico	Não identificação dos sinais de alerta clínicos	Falha do equipamento Rotinas inadequadas ou desatualizadas Falha na capacitação	Agravo do quadro clínico do paciente	Roteiro de anamnese Protocolo de acolhimento em consultório Odontológico
2. Realização de procedimento odontológico	Falha/ausência na higienização das mãos	Falha do equipamento Rotinas inadequadas ou desatualizadas Falha na capacitação Falta de material Falta de comprometimento	Transmissão cruzada de microrganismos durante a prestação de assistência	Cartazes e lembretes de orientações para higienização das mãos fixados em locais estratégicos
	Ausência/falha na utilização de EPI	Rotinas inadequadas ou desatualizadas Falha na capacitação Falta de material Falta de comprometimento	Risco de acidente biológico e contaminação do paciente	Lembretes disponíveis nos locais de trabalho
	Falha na técnica anestésica	Rotina/procedimento desatualizado Falha na capacitação da equipe quanto à rotina Material inadequado ou em quantidade insuficiente	Contaminação durante o procedimento com risco de evento adverso infeccioso	Protocolo de técnica asséptica descrito e implantado após validação pelo Controle de Infecção
	Falha/ausência de evolução do procedimento realizado no paciente	Rotina desatualizada/inadequada Falha na capacitação da equipe quanto à rotina Falta de atenção Dimensionamento inadequado	Falha na continuidade da assistência ao paciente	Sistemas eletrônicos de alerta para fechamento do atendimento do paciente no sistema
	Força excessiva no instrumento e rotação no sentido incorreto	Rotina desatualizada e/ou inadequada Falha na capacitação da equipe quanto à rotina Falta de comprometimento Falha do anestésico Agulha inadequada	Perfurações, fratura de estruturas e degraus	Adesão aos procedimentos de preparo biomecânico
	Extração do dente errado	Falha na capacitação Falta de atenção Falha na comunicação com o paciente Exame radiológico incorreto	Não resolutividade da demanda do paciente Insatisfação do paciente	Demarcação do dente que será extraído, dupla conferência junto ao paciente com o resultado do seu exame radiológico Adesão ao protocolo de cirurgia segura
	Técnica inadequada de antissepsia do local que será tratado	Rotinas inadequadas ou desatualizadas Falha na capacitação Materiais em quantidade insuficiente	Contaminação durante o procedimento com risco de evento adverso infeccioso	Rotina de técnica asséptica descrita e implantada após validação pelo Controle de Infecção
3. Orientações de prevenção e controle do tratamento	Falha/ausência das orientações de alta	Rotinas inadequadas ou desatualizadas Falta de capacitação e desatenção Falta de atenção Dimensionamento inadequado	Falha na continuidade dos cuidados Aumento das possibilidades de retorno do paciente	Orientações de alta padronizadas Ter agendamento prévio do acompanhamento
4. Esterilização dos instrumentais	Técnica inadequada para esterilização de instrumentais	Ausência de manutenção preventiva do equipamento Método inadequado Falha na capacitação Equipamento obsoleto Material com defeito/inadequado	Instrumental contaminado com risco de contaminação do paciente	*Check list* de rastreabilidade de todas as etapas do processo Controle dos testes microbiológicos, físicos e químicos
	Ausência de realização de testes biológicos, físicos e químicos	Rotinas inadequadas ou desatualizadas Falha na capacitação Falta de comprometimento do colaborador Falta de material Dimensionamento inadequado	Falha no preparo do material, não garantindo a segurança do cliente	Verificação diária do supervisor do setor e validação dos formulários no final do mês pelo Cdoordenador do setor
5. Alta do paciente	Falha/ausência de registro da alta do paciente	Rotinas inadequadas ou desatualizadas Falha na capacitação Comunicação ineficaz Indisponibilidade do sistema informatizado e ausência de contingência Aumento da demanda de atendimento com falha no gerenciamento do tempo	Comprometimento da assistência	Dupla conferência dos prontuários diariamente
	Falha na comunicação de transferência	Rotinas inadequadas ou desatualizadas Falha na capacitação Comunicação ineficaz	Comprometimento da continuidade da assistência	Relatório de encaminhamento do paciente para outro serviço Contato com o profissional para o qual o paciente está sendo encaminhado

![IAG Saúde] Instituto de Acreditação e Gestão em Saúde	Eventos Adversos Infecciosos e Não Infecciosos	Processo Crítico: Serviços de Oncologia		
1. PERIGO (ATIVIDADE CRÍTICA)	**2. POSSÍVEIS INCIDENTES (FALHAS)**	**3. CAUSAS DOS INCIDENTES**	**4. POSSÍVEIS DANOS (CONSEQUÊNCIAS DAS FALHAS)**	**5. MITIGAÇÃO DOS INCIDENTES (PREVENÇÃO E CONTROLE)**
Agendamento de consultas e tratamento quimioterápico	Não agendar o paciente conforme solicitação	Dimensionamento inadequado Falta/Falha na capacitação Falta de atenção nos processos Método de agendamento inadequado Falha na comunicação entre a equipe Ambiente de trabalho inadequado (ruído excessivo, ambiente desorganizado)	Paciente sem atendimento e atraso no tratamento	Planilha de controle de confirmação de presença em consultas Confirmação da agenda via sistema
	Não confirmação da presença do paciente	Dimensionamento inadequado Falta/Falha na capacitação Falta de atenção nos processos Método de agendamento inadequado Falha/Indisponibilidade do sistema utilizado	Ausência de comparecimento do paciente e atraso no tratamento	Planilha de controle de confirmação de presença em consultas Confirmação da agenda via sistema
	Falha ou ausência da realização da alteração da agenda médica	Falha/Indisponibilidade do sistema utilizado Falta de atenção nos processos Falha na comunicação entre a equipe Falha na capacitação Ambiente de trabalho inadequado (ruído excessivo, ambiente desorganizado)	Paciente sem atendimento e atraso no tratamento	Conferência das atualizações de agendas médicas pelo supervisor de agendamento Trava no sistema para os casos de agendamento duplo
Recepção/Acolhimento do paciente	Falha ou ausência de avaliação do paciente	Dimensionamento inadequado Falha na capacitação Falta de atenção nos processos Método de avaliação inadequado Infraestrutura inadequada Ausência ou falha nos instrumentos utilizados para avaliação dos sinais vitais	Não identificação de sinais e sintomas de alerta durante o tratamento	Impressão de relatório com os pacientes agendados para a data Verificar o registro de avaliação antes de iniciar a administração do quimioterápico
	Falha ou ausência da identificação do paciente com a pulseira	Falta de material Impressora com defeito Falta de atenção nos processos Ambiente de trabalho inadequado (ruído excessivo, ambiente desorganizado)	Eventos adversos durante o tratamento	Dupla conferência antes de iniciar a sessão Identificação na poltrona onde o paciente será atendido
	Não obtenção do termo de consentimento informado	Falta de atenção e/ou de capacitação Falha no fluxo definido para aplicação da rotina	Ocorrência de eventos adversos sem o conhecimento pelo paciente e consequente falha na sua participação no tratamento	*Check list* do paciente com a relação de itens necessários para início do tratamento Verificar assinatura do termo de consentimento antes de iniciar o tratamento
Manipulação de Quimioterápicos	Preparo incorreto do antineoplásico	Falha na capacitação nos procedimentos de manipulação de medicamentos Falta de atenção nos processos Ausência de profissional habilitado Infraestrutura inadequada Falha na definição do método Ausência de materiais/materiais inadequados Falha do equipamento	Evento adverso relacionado ao medicamento	Registro de conferência dos cálculos e rótulos antes da manipulação Formulário de Controle de Qualidade na Manipulação de Antineoplásico Cronograma de manutenção preventiva
	Falha nos registros de manipulação da terapia antineoplásica	Falha na capacitação nos procedimentos de manipulação de medicamentos Falha na definição do método Falha/Indisponibilidade do sistema utilizado Falta de atenção	Ausência de rastreabilidade do processo	Realização dos registros via sistema com inclusão de todos os itens e trava no caso de falta de informação
	Não realizar o controle microbiológico do processo	Falha na capacitação Falha na definição do método Ausência de profissional habilitado Falta de material	Contaminação do medicamento Redução da efetividade da terapia antineoplásica	Cronograma de controle microbiológico do processo
	Falha ou ausência de preenchimento dos registros de início e término de higienização da Cabine de Segurança Biológica (CSB)	Falha na capacitação Falta de atenção Falha na definição do método Dimensionamento inadequado	Ausência de rastreabilidade do processo Contaminação do medicamento	Conferência da higienização por supervisor
Assistência Multidisciplinar	Falha ou falta de registros assistenciais	Falha na capacitação Falta de atenção Falha na definição do método Dimensionamento inadequado	Falha na continuidade da assistência	*Check list* do prontuário Pré-auditoria dos prontuários antes de serem encaminhados para outro setor

(continua)

1. PERIGO (ATIVIDADE CRÍTICA)	2. POSSÍVEIS INCIDENTES (FALHAS)	3. CAUSAS DOS INCIDENTES	4. POSSÍVEIS DANOS (CONSEQUÊNCIAS DAS FALHAS)	5. MITIGAÇÃO DOS INCIDENTES (PREVENÇÃO E CONTROLE)
Assistência Multidisciplinar	Indicação de tratamento incorreto	Falta de atenção e/ou de capacitação Falha na definição dos protocolos	Terapêutica ineficaz	Discussão de caso clínico
	Falta/Falha de realização da avaliação da Prescrição Médica pela Enfermagem	Dimensionamento inadequado Falha na capacitação Falta de atenção nos processos Método inadequado Comunicação não eficaz entre a equipe	Evento adverso relacionado ao medicamento	Participação do farmacêutico na análise da prescrição
	Preparo incorreto de medicamento	Dimensionamento inadequado Falha na capacitação Falta de atenção nos processos Ambiente desorganizado Falta de materiais	Contaminação do medicamento Evento adverso relacionado ao medicamento	Auditoria amostral da farmácia clínica e supervisão da enfermagem
	Administrar o medicamento incorreto	Dimensionamento inadequado Falha na capacitação Falta de atenção nos processos Ambiente desorganizado Falta de materiais	Evento adverso relacionado ao medicamento	Controle do sistema automatizado (código de barras) Verificação dos itens de segurança em todas as etapas de administração de medicamentos
	Falha ou ausência de sistemática no atendimento às urgências e emergências	Dimensionamento inadequado Falha na capacitação Método inadequado Comunicação não eficaz entre a equipe Ausência de materiais	Comprometimento da condição clínica do paciente	Check list dos testes de funcionamento (laringo/desfibrilador/DEA) Conferência periódica do carrinho de parada cardiorrespiratória Implantação do código azul
	Falha na adesão ao protocolo	Dimensionamento inadequado Falta de atenção e/ou de capacitação Comunicação não eficaz entre a equipe	Terapêutica ineficaz	Alerta do sistema com cadastros de protocolos Conferência das prescrições antes da liberação com posterior análise farmacêutica
	Falha no plano terapêutico definido pela equipe multidisciplinar	Falta ou falha no método estabelecido Falha na comunicação entre a equipe Falha na capacitação Dimensionamento inadequado	Ausência da resposta terapêutica esperada com atraso no tratamento	Avaliações periódicas do plano pela equipe multidisciplinar envolvida no tratamento Critérios predefinidos pela equipe de acordo com o perfil do paciente e tipo de tratamento
	Falha no manuseio de cateteres vasculares	Dimensionamento inadequado Falha na capacitação Método inadequado Comunicação não eficaz entre a equipe Ausência de materiais	Evento adverso relacionado ao CVC	Bundle de prevenção de infecção de corrente sanguínea associada ao CVC
Gestão de Materiais e Medicamentos	Solicitar compra de materiais e medicamentos em quantidade e/ou qualidade incorretas	Falha na capacitação Falta de atenção Padronização inadequada ou ausente	Desabastecimento e risco de comprometimento da condição clínica do paciente	Sistema com último giro e projeção de estoque Avaliação pela Comissão de Padronização
	Recebimento de materiais médicos e medicamentos em desacordo com a solicitação de compra	Falha na capacitação Falta de atenção Falha na definição do método de inspeção	Desabastecimento e risco de utilização de materiais médicos e medicamentos não conformes	Avaliação de recebimento de produtos com critérios predefinidos
	Falha ou ausência no gerenciamento de estoque	Desatenção, absenteísmo de colaborador e dimensionamento inadequado. Ausência de insumos disponíveis no mercado Atraso na entrega de insumos pelo fornecedor	Desabastecimento	Dupla checagem dos pedidos de insumos no ato do recebimento e check list de inspeção periódica de estoque Utilização de software para gerenciamento de estoque
	Ausência/Falha na avaliação do fornecedor	Falha na capacitação Falta de método estabelecido Método estabelecido inadequado Falta de atenção Excesso de demanda de trabalho	Não identificar potenciais desvios no controle de vetores	Registro da entrada da nota fiscal no software mediante avaliação do fornecedor
Alta/Transferência	Liberação do paciente sem condições clínicas satisfatórias	Dimensionamento inadequado Falha na capacitação Falta de atenção nos processos Método inadequado	Piora da condição clínica do paciente	Verificação e registro dos dados vitais Liberação pelo médico responsável
	Falha ou ausência de orientação quanto ao acompanhamento médico	Falha na capacitação Falha na comunicação entre médico e paciente/responsável Falha no protocolo definido	Recidiva da condição clínica	Orientações de alta previamente definidas entre a equipe e entregues ao paciente na sua alta Ter agendamento prévio do acompanhamento médico

IAG Saúde	Eventos Adversos Infecciosos e Não Infecciosos	Processo Crítico: Unidade de Queimados		
1. PERIGO (ATIVIDADE CRÍTICA)	**2. POSSÍVEIS INCIDENTES (FALHAS)**	**3. CAUSAS DOS INCIDENTES**	**4. POSSÍVEIS DANOS (CONSEQUÊNCIAS DAS FALHAS)**	**5. MITIGAÇÃO DOS INCIDENTES (PREVENÇÃO E CONTROLE)**
Admissão do paciente	Inadequação no preparo do leito	Falha na comunicação entre os setores Falha no planejamento da atividade Falta de atenção Falha na capacitação Falta de equipamento e/ou MAT/MED Falha no método estabelecido	Atraso na assistência ao paciente admitido	*Check list* de preparo do leito
	Monitorização inadequada	Falta de atenção Falta de capacitação Método inadequado, método desatualizado Falta de equipamento e/ou falta de manutenção do equipamento, equipamentos descalibrados Falha nos equipamentos	Agravo no quadro clínico do paciente	Acompanhamento do cronograma de manutenção preventiva/calibração dos equipamentos *Check list* de monitorização Evolução padrão para monitorização contemplando todos os dados importantes
	Identificação incorreta do paciente	Falta de atenção Falta de capacitação Método inadequado, desatualizado Falta de equipamento Falta/Falha no sistema de identificação do paciente	Prescrição e administração de medicamentos e realização de exames e procedimentos no paciente errado	*Check list* de transferência/admissão
Assistência multidisciplinar/ Terapêutica e Propedêutica	Falta de identificação da flora de colonização da ferida	Falha no método definido Falha na capacitação Falha na comunicação entre a equipe	Ocorrência de situações de contaminação cruzada	Monitorização rotineira com definição de antibioticoterapia empírica mais adequada
	Limpeza inadequada das feridas	Falha na definição do método Falha na capacitação Dimensionamento inadequado	Desbridamento inadequado Crescimento de microrganismos com risco de infecção	Banho diário com água corrente Padronização do uso de antisséptico Aplicação de antifúngico tópico para os casos de feridas colonizadas
	Manipulação inadequada de antissépticos	Falha na capacitação Falha no procedimento definido Falta de destreza para realização da técnica Falta de atenção	Contaminação de mãos, superfícies e materiais de limpeza	Proceder com as rotinas de limpeza e desinfecção como ocorre em ambientes de isolamento
	Falha na definição do Plano Terapêutico	Falta de capacitação Protocolos não estabelecidos Rotinas inadequadas ou desatualizadas Dimensionamento inadequado Falha na interpretação de exames Resultados laboratoriais inadequados Falta/falha na calibração dos equipamentos	Agravamento do quadro clínico do paciente	Corrida de leito com a equipe multidisciplinar Escore de classificação do paciente por grau de gravidade e dependência *Check list* de monitorização Acompanhamento do cronograma de manutenção preventiva/calibração
	Técnica inadequada na prescrição e troca de curativos	Falta/Falha de capacitação Falta de atenção Falta de destreza ou prática para realização de procedimento Materiais em desacordo com o padronizado ou inadequados Ausência de padronização Método inadequado, método desatualizado	Risco de contaminação e/ou infecção Ausência de resposta ao tratamento	Implantação e avaliação periódica da Comissão de Curativos Verificação dos itens de segurança em todas as etapas de prescrição e administração de medicamentos
	Técnica inadequada na inserção e manuseio de sonda vesical de demora (SVD)	Falta/Falha de capacitação Falta de atenção Materiais em desacordo com o padronizado ou inadequados Método inadequado, método desatualizado	Evento adverso relacionado a procedimentos invasivos	*Bundle* de Procedimentos invasivos (cateteres e sondas)
	Técnica inadequada na inserção e manuseio de cateter venoso central (CVC)	Falta de capacitação Falha na capacitação Falta de atenção Materiais em desacordo com o padronizado ou inadequados. Método inadequado, método desatualizado	Evento adverso relacionado a procedimentos invasivos	*Bundle* de Procedimentos invasivos (cateteres e sondas)
	Técnica inadequada na inserção e manuseio de acesso venoso periférico (AVP)	Falta de capacitação Falha na capacitação Falta de atenção Materiais em desacordo com o padronizado ou inadequados. Método inadequado, metodo desatualizado	Evento adverso relacionado a procedimentos invasivos	*Bundle* de Procedimentos invasivos (cateteres e sondas)

(continua)

1. PERIGO (ATIVIDADE CRÍTICA)	2. POSSÍVEIS INCIDENTES (FALHAS)	3. CAUSAS DOS INCIDENTES	4. POSSÍVEIS DANOS (CONSEQUÊNCIAS DAS FALHAS)	5. MITIGAÇÃO DOS INCIDENTES (PREVENÇÃO E CONTROLE)
Assistência multidisciplinar/ Terapêutica e Propedêutica	Técnica inadequada na inserção e manuseio de sonda nasoentérica (SNE)	Falta de capacitação Falha na capacitação Falta de atenção Materiais em desacordo com o padronizado ou inadequados. Falta de método estabelecido Método inadequado, método desatualizado	Evento adverso relacionado a procedimentos invasivos	*Bundle* de Procedimentos invasivos (cateteres e sondas)
	Fixação inadequada de cateteres (SVD, SNE, CVC e AVP)	Falta de capacitação Falha na capacitação Falta de atenção Falta de destreza Falta de método estabelecido Método inadequado, metodo desatualizado Materiais em desacordo com o padronizado ou inadequados	Aumento da chance de perda do cateter	*Bundle* de Procedimentos invasivos (cateteres e sondas)
	Técnica inadequada na inserção e manuseio do TOT	Falta de capacitação Falha na capacitação Falta de atenção Falta de destreza Falta de método estabelecido Método inadequado, método desatualizado Materiais em desacordo com o padronizado ou inadequados	Evento adverso relacionado a procedimentos invasivos	*Bundle* de prevenção de pneumonia
	Fixação inadequada do TOT	Falta de capacitação Falha na capacitação Falta de atenção Falta de destreza Falta de método estabelecido Método inadequado, metodo desatualizado Materiais em desacordo com o padronizado ou inadequados	Risco de extubação não programada	*Bundle* de prevenção de pneumonia
	Falta de adesão aos prazos para troca de dispositivos vasculares	Falta de capacitação Falha na capacitação Falta de atenção Método inadequado, metodo desatualizado Materias em desacordo com o padronizado ou inadequados Desabastecimento de materiais	Flebite	Etiqueta de identificação para acesso venoso periférico Gestão de estoque de materiais
	Técnica de preparo de medicamentos inadequada	Falta de capacitação Falha na capacitação Falta de atenção Método inadequado, metodo desatualizado Materias em desacordo com o padronizado ou inadequados Desabastecimento de materiais Local inadequado para a manipulação de medicamentos	Perda do medicamento Contaminação do medicamento Administração do medicamento inadequado	Manual de Diluição e Administração de Medicamentos Planejamento de obras/reformas das áreas críticas e semicríticas com participação do Serviço de Controle de Infecção
	Técnica de aspiração inadequada	Falta de atenção Falta de capacitação Falha na capacitação Materiais em desacordo com o padronizado ou inadequados Método inadequado, método desatualizado	Complicação respiratória do paciente	*Bundle* de prevenção de pneumonia
	Monitorização inadequada do paciente	Falta de atenção Falta de capacitação Falha na capacitação Método inadequado, método desatualizado Falta ou falha na manutenção dos equipamentos	Agravamento do quadro clínico do paciente	Evolução padrão para monitorização contemplando todos os dados importantes *Check list* de monitorização Acompanhamento do cronograma de manutenção preventiva e calibração
	Posicionamento inadequado do paciente no leito	Falta de atenção Falta de capacitação Falha na capacitação Método inadequado, método desatualizado	Risco de desenvolver úlcera por pressão Aumento do risco de queda	Relógio Controle de Mudança de Decúbito
	Intervalo inadequado para mudança de decúbito do paciente no leito	Falta de atenção Falta de capacitação Falha na capacitação Método inadequado, método desatualizado	Risco de desenvolver úlcera por pressão	Relógio Controle de Mudança de Decúbito

(*continua*)

1. PERIGO (ATIVIDADE CRÍTICA)	2. POSSÍVEIS INCIDENTES (FALHAS)	3. CAUSAS DOS INCIDENTES	4. POSSÍVEIS DANOS (CONSEQUÊNCIAS DAS FALHAS)	5. MITIGAÇÃO DOS INCIDENTES (PREVENÇÃO E CONTROLE)
Assistência multidisciplinar/ Terapêutica e Propedêutica	Higienização das mãos não realizada e/ou inadequada	Falta de capacitação Falha na capacitação Método inadequado, método desatualizado Falta de insumos para lavagem das mãos ou materiais inadequados	Transmissão Cruzada de microrganismos durante a prestação de assistência	Cartazes de orientações para higienização das mãos fixados em locais estratégicos Inspeções de lavagem das mãos
	Grades do leito abaixadas	Falta de capacitação Falha na capacitação Método inadequado, método desatualizado Defeito nas grades dos leitos ou ausência de grades	Queda do leito	*Check list* de preparo do leito validado pelo Enfermeiro Manutenção preventiva dos equipamentos
	Troca de resultado de exames	Falta de atenção Falta de capacitação Falha na capacitação Falha de comunicação entre os setores Método inadequado, método desatualizado Ausência ou falha no sistema informatizado	Conduta terapêutica inadequada	Rotina de conferência da solicitação médica, identificação dos frascos de coleta e identificação do laudo Rotina de conferência dos resultados dos exames e identificação do paciente, durante corrida de leito multidisciplinar
	Solicitação de Dieta incorreta ou incompleta	Falta de atenção Falta de capacitação Falha na capacitação Falha na comunicação entre os setores Método inadequado, desatualizado	Falha na assistência terapêutica	Rotina de conferência da solicitação de dieta e prescrição pela nutricionista assistencial Rotina de conferência da dieta, durante corrida de leito multidisciplinar
	Falha no preenchimento da requisição de transfusão	Falta de atenção Falta de capacitação Falha na capacitação Falha na comunicação entre os setores Método inadequado, desatualizado Ausência ou falha no sistema informatizado	Administração de hemocomponentes incorreta	Dupla conferência da requisição de hemotransfusão
	Erro na administração de medicamentos/hemocomponentes	Falta de atenção Falta de capacitação Falha na capacitação Método inadequado, método desatualizado Falha na bomba de infusão	Piora no estado de saúde do paciente Reação transfusional grave. Óbito	Manual de Diluição e Administração de Medicamentos Avaliação dos 9 certos para administração de medicamentos Dupla conferência na administração de hemocomponentes Acompanhamento do cronograma de manutenção preventiva e calibração
Gestão de Materiais e Medicamentos	Dispensação de MAT/MED incorreta	Falta de atenção Falta de capacitação Falha na capacitação Falha na descrição do método Falta no sistema informatizado	Atraso no preparo e administração da medicação	Sistema informatizado constando leitor com código de barras para dispensação Dupla checagem na dispensação
	Não realizar controle de validade dos MAT/MED	Falta de atenção Falta de capacitação Falha na capacitação Falha na descrição do método Método inadequado, desatualizado Falha no sistema informatizado	Administração de Medicamentos fora do prazo de validade Uso de materiais inadequados	Sistema informatizado para controle do estoque
	Não realizar controle do quantitativo de MAT/MED disponível	Falta de atenção Falta de capacitação Falha na capacitação Falha no sistema informatizado de controle de estoque Método inadequado, desatualizado	Comprometimento da assistência pela falta de MAT/MED	Sistema informatizado para controle do estoque Relatório de validade via sistema
	Falha na identificação de queixas técnicas que devem ser registradas	Falta de atenção Falta de capacitação Falha na capacitação Método inadequado, desatualizado	Comprometimento da conduta terapêutica	Acompanhamento de alertas na ANVISA Inspeção de recebimento de MAT/MED
	Falha no controle de medicamentos de uso coletivo	Falta de atenção Falta de capacitação Falha na capacitação Método inadequado, desatualizado	Comprometimento da conduta terapêutica	Rotina de identificação da data de abertura e validade no medicamento Controle de validade e lote via sistema ou manual
	Falha no preenchimento da prescrição	Falta de atenção Falta de capacitação Falha na capacitação Desconhecimento de cálculo de dosagem Método inadequado, desatualizado Ausência ou falha no sistema informatizado	Atraso na administração de medicamentos	Trava no sistema Rotina de verificação das prescrições pelos farmacêuticos antes da dispensação

(continua)

1. PERIGO (ATIVIDADE CRÍTICA)	2. POSSÍVEIS INCIDENTES (FALHAS)	3. CAUSAS DOS INCIDENTES	4. POSSÍVEIS DANOS (CONSEQUÊNCIAS DAS FALHAS)	5. MITIGAÇÃO DOS INCIDENTES (PREVENÇÃO E CONTROLE)
Alta/Transferência	Entrega de resultados de exames/pertences a familiares/pacientes errados	Falta de atenção Falha na capacitação Falta de capacitação Falta de organização no setor Método inadequado ou desatualizado Ausência ou falha no sistema informatizado	Insatisfação do paciente com falso diagnóstico Conduta terapêutica inadequada	Registro de controle da propriedade do cliente
	Não comunicação da alta para família	Falta de atenção Falta de capacitação Falha na capacitação Método inadequado, desatualizado	Falha na continuidade da Assistência Prorrogação da internação Risco de adquirir infecção hospitalar	Rotina diária de comunicação do boletim médico
	Registrar alta para paciente errado	Falta de atenção Falta de capacitação Falha na capacitação Método inadequado, desatualizado	Comprometimento da assistência	Rotina diária de comunicação do boletim médico
	Falha nas orientações de alta	Falta de atenção Falta de capacitação Falha na capacitação Método inadequado, desatualizado Falha na comunicação entre as equipes	Falha na continuidade dos cuidados Aumento das possibilidades de reinternação	Verificar programação de alta dos pacientes em acompanhamento Orientações de alta predefinidas *Check list* de Orientações de Alta
	Falha na comunicação de transferência	Falta de atenção Falta de capacitação Falha na capacitação Método inadequado, desatualizado Falha de comunicação entre os setores Dimensionamento inadequado	Comprometimento na continuidade da assistência	Relatório de alta realizado pelo médico assistente (Registro de Transferência) Avaliar as condições de transferência do paciente antes de realizá-la Liberar paciente somente após registro de transferência com o representante da área que receberá o paciente

IAG Saúde Instituto de Acreditação e Gestão em Saúde	Eventos Adversos Infecciosos e Não Infecciosos	Processo Crítico: Prevenção de infecção nosocomial ocupacional		
1. PERIGO (ATIVIDADE CRÍTICA)	**2. POSSÍVEIS INCIDENTES (FALHAS)**	**3. CAUSAS DOS INCIDENTES**	**4. POSSÍVEIS DANOS (CONSEQUÊNCIAS DAS FALHAS)**	**5. MITIGAÇÃO DOS INCIDENTES (PREVENÇÃO E CONTROLE)**
Definição e monitoramento do PCMSO e PPRA	Não atendimento aos prazos de atualização do PPRA e PCMSO	Falta de atenção Falha no planejamento das atividades Método inadequado Falha no fornecimento pela empresa terceirizada	Medidas de prevenção não alinhadas com os riscos ambientais da instituição	Lista de controle de documentação legal
	Levantamento inadequado dos riscos ambientais para elaboração do PPP	Falha na capacitação Falta de método estabelecido	PPRA inadequado para o perfil da instituição	Validação do PPP pelo Engenheiro do Trabalho
	Ausência de cumprimento dos treinamentos previstos no PCMSO e PPRA	Falta de atenção Falha no planejamento das atividades Dimensionamento inadequado Comunicação ineficaz	Realização de rotinas de forma insegura	Cronograma de Treinamentos para cumprimento do PCMSO e PPRA aprovado pelas áreas envolvidas Inclusão dos treinamentos em programa de capacitação da instituição com acompanhamento pelo RH
	Baixa adesão da CCIH aos treinamentos relativos aos riscos biológicos	Falha no planejamento das atividades Dimensionamento inadequado Falha na comunicação entre os setores de SESMT e CCIH Método inadequado	Realização de rotinas de forma insegura	Cronograma de Treinamentos para cumprimento do PCMSO e PPRA aprovado pelas áreas envolvidas Inclusão dos treinamentos em programa de capacitação da instituição com acompanhamento pelo RH
	Baixa adesão ao cronograma de exames ocupacionais	Dimensionamento inadequado Falha no planejamento das atividades Falha no fornecimento pela empresa terceirizada Método inadequado	Predisposição a transmitir ou adquirir doenças infecciosas ou não infecciosas nosocorniais	Planilha de controle dos exames ocupacionais
	Controle de EPI não conforme com os riscos contidos no PPRA	Falha na capacitação Falta de método estabelecido	Acidente Ocupacional	Planilha de controle de EPI Visita técnica do setor de segurança do trabalho e Controle de Infecção Hospitalar
	Falha na elaboração/atualização dos mapas de risco	Falha na capacitação Método estabelecido inadequado Falha no planejamento das atividades	Risco de dano à saúde do colaborador	Cronograma de atividades da CIPA

(continua)

1. PERIGO (ATIVIDADE CRÍTICA)	2. POSSÍVEIS INCIDENTES (FALHAS)	3. CAUSAS DOS INCIDENTES	4. POSSÍVEIS DANOS (CONSEQUÊNCIAS DAS FALHAS)	5. MITIGAÇÃO DOS INCIDENTES (PREVENÇÃO E CONTROLE)
Implementação de programas de imunização	Inadequação no levantamento do programa de imunização conforme riscos de exposição do trabalhador	Falha na capacitação Método estabelecido inadequado Falta de atenção	Exposição a infecção nosocomial	Dupla conferência do procedimento pelos integrantes da medicina do trabalho
	Falta de conferência de cartão da vacina na admissão	Falha na capacitação Método estabelecido inadequado Falta de atenção	Exposição a infecção nosocomial	Check list de documentos necessários para admissão
	Falha no monitoramento do programa de imunização	Método estabelecido inadequado Falha no planejamento das atividades Falha na capacitação	Exposição a infecção nosocomial	Planilha de controle vacinal
Planejamento e controle das epidemias entre os Trabalhadores da Área da Saúde (TAS)	Falha na comunicação do acidente de trabalho às Comissões (CIPA e Perfurocortante), SESMT e CCIH	Método estabelecido inadequado Falha na capacitação Baixa adesão dos TSA	Não realização das medidas profiláticas adequadas ao tipo de acidente	Disponibilização do fluxo de acidente de trabalho nas áreas
	Falha/falta da análise dos acidentes de trabalho	Método estabelecido inadequado Falha na capacitação Falta de atenção	Reincidência do acidente de trabalho	Validação da análise do acidente por diferentes áreas (SESMT e Comissões - CIPA e Perfurocortante)
	Conduta indevida diante do acidente de trabalho (profilaxia e seguimento após exposição)	Fluxo de acidente de trabalho inadequado Método estabelecido inadequado Falha na capacitação	Contaminação do TAS Predisposição a transmissão ocupacional de patógenos veiculados pelo sangue	Validação da análise do acidente por diferentes áreas (SESMT e Comissões - CIPA e Perfurocortante)
	Atraso/falta de notificação aos órgãos competentes (Vigilância Sanitária e Ministério do Trabalho)	Falta de método estabelecido Falha na capacitação Falta de atenção Falha no planejamento das atividades	Impacto na vigilância epidemiológica	Planilha de controle de notificações . Acompanhamento pela CIPA
Desenvolvimento de política de controle de infecção e eventos adversos ocupacionais	Atraso ou não realização das visitas técnicas da CCIH e do SESMT	Método estabelecido inadequado Falha no planejamento das atividades Excesso de demanda de trabalho	Realização de rotinas de forma insegura Ambiente de trabalho inseguro	Cronograma de visita técnica da CCIH e do SESMT acordado entre os setores
	Ausência de validação dos procedimentos de biossegurança pela CCIH	Falha no planejamento das atividades Dimensionamento inadequado Falha na comunicação entre os setores	Realização de rotinas de forma inadequada com maior exposição de acidentes e eventos adversos	Estabelecimento de fluxo de aprovação de documentos Trava e/ou aprovação no sistema para disponibilização de procedimentos de biossegurança somente após validação pela CCIH
	Falta de envolvimento do SESMT na aquisição dos produtos químicos	Falha na definição do fluxo de aquisição de materiais Falha na comunicação entre os setores	Ausência de EPI para os produtos químicos adquiridos Funcionários não orientados sobre as ações em caso de acidente com produto químico	Validação da ordem de compra de produtos químicos pelo SESMT Implantação da Comissão de Padronização com participação de um membro da segurança do trabalho
	Falha no acompanhamento dos documentos ocupacionais dos terceirizados (controle vacinal e controle de EPIs)	Falha no método estabelecido Falha no planejamento das atividades Dimensionamento inadequado Falta de atenção Falha na comunicação entre o terceirizado e a instituição	Exposição a infecção nosocomial Realização de rotinas de forma insegura	Planilha de controle de documentos de terceiros Inserir os terceirizados na planilha de controle vacinal

IAG Saúde Instituto de Acreditação e Gestão em Saúde	Eventos Adversos Infecciosos e Não Infecciosos	Processo Crítico: Processamento de roupas		
1. PERIGO (ATIVIDADE CRÍTICA)	2. POSSÍVEIS INCIDENTES (FALHAS)	3. CAUSAS DOS INCIDENTES	4. POSSÍVEIS DANOS (CONSEQUÊNCIAS DAS FALHAS)	5. MITIGAÇÃO DOS INCIDENTES (PREVENÇÃO E CONTROLE)
Coleta e transporte da roupa suja	Falta/ausência de utilização de EPI	Falha na capacitação Falta de comprometimento do funcionário Ausência de material	Acidente ocupacional Dispersão de microrganimos no ambiente	Visita técnica do SESMT Lembretes e cartazes no ambiente de trabalho para correta utilização de EPI
	Manuseio incorreto de roupa suja	Falta de atenção Falta/falha na capacitação Método inadequado Ausência de materiais	Vazamento e contaminação do ambiente e colaborador	Lembretes e cartazes no ambiente de trabalho para correto acondicionamento de roupas sujas
	Atraso/ausência na coleta de roupa suja	Falta/falha na capacitação Falta de comprometimento do funcionário Dimensionamento inadequado Método inadequado Comunicação ineficaz com as áreas Ausência de material e EPI	Contaminação do ambiente Aparecimento de vetores	Cronograma de coleta de roupa suja validado pelas áreas
	Transporte interno em recipiente inadequado	Falha/ausência na padronização de recipientes Material do recipiente em desacordo com a legislação Falta de recipiente para transporte	Vazamento e contaminação do ambiente e colaborador	Incluir na planilha de controle de higienização dos recipientes de transporte a conferência da integridade
	Falha nos registros de coleta e transporte de roupa suja	Distração do colaborador Falta/falha na capacitação Falta de comprometimento do funcionário	Falha na rastreabilidade	Conferência diária do registro pela supervisão e validação pela coordenação do setor
Recebimento, pesagem, classificação e separação da roupa suja	Ausência/falha na pesagem da roupa suja	Falta/falha na capacitação Balança descalibrada Falta de comprometimento do funcionário Método inadequado.	Comprometimento da qualidade da lavagem das roupas	Cronograma de manutenção e calibração da balança Validação dos Laudos de manutenção/calibração
	Falha na separação e classificação da roupa suja	Falta de atenção Falta/falha de capacitação Falta ou falha no método Ausência de material	Comprometimento da qualidade da lavagem das roupas	Lembretes e cartazes no ambiente de trabalho para a correta separação e classificação de roupas sujas
	Ausência de utilização de EPI	Falha na capacitação Falta de comprometimento do funcionário Ausência de material	Acidente de trabalho durante a realização do serviço	Visitas técnicas de acompanhamento para verificação da utilização dos EPI Planilha de controle de entrega de EPI Lembretes e cartazes no ambiente de trabalho para a correta utilização de EPI
Lavagem da roupa suja	Falha ou ausência de gerenciamento do controle microbiológico da água	Falha na capacitação Método inadequado Ausência de material Falha na comunicação entre setores Falta de atenção	Consumo de água inadequada com risco de disseminação de microorganismos para outros ambientes	Análise do laudo pelo Serviço de Controle de Infecção com posterior divulgação e atuação com as áreas de acordo com a necessidade Cronograma de limpeza das caixas d'água
	Ausência de utilização de EPI	Falha na capacitação Falta de comprometimento do funcionário Ausência de material	Acidente de trabalho durante a realização do serviço	Visitas técnicas de acompanhamento para verificação da utilização dos EPI Planilha de controle de entrega de EPI Lembretes e cartazes no ambiente de trabalho para a correta utilização de EPIs.
	Utilização de produtos químicos inadequados	Falta de atenção Falha na capacitação Falha ou ausência de padronização de produtos Produtos químicos sem registro na ANVISA	Lavagem ineficaz Enxoval danificado	Validação dos saneantes pelo Serviço de Controle de Infecção FISPQs
	Diluição incorreta de produtos	Falta de atenção Falha na capacitação Falha ou ausência de padronização de produtos	Lavagem ineficaz Peças danificadas pelo excesso de produto químico	Diluidores automáticos Lembretes e cartazes no ambiente de trabalho para a correta programação de produtos
	Lavagem ineficaz do enxoval	Falta de atenção Falha na capacitação Falta/falha no equipamento Falha no método Ausência de material Infraestrutura inadequada	Enxoval contaminado	Diluidores automáticos Lembretes e cartazes no ambiente de trabalho para a correta programação de produtos

(continua)

(continuação)

1. PERIGO (ATIVIDADE CRÍTICA)	2. POSSÍVEIS INCIDENTES (FALHAS)	3. CAUSAS DOS INCIDENTES	4. POSSÍVEIS DANOS (CONSEQUÊNCIAS DAS FALHAS)	5. MITIGAÇÃO DOS INCIDENTES (PREVENÇÃO E CONTROLE)
Processamento, dobragem e calandragem	Falha na secagem da roupa	Equipamento com defeito/obsoleto Falha na capacitação Falta de atenção Falha na descrição do método	Atraso na distribuição de roupas para os diversos setores	Utilização de secadora com desligamento automático após o término do ciclo Definição dos tempos de secagem de acordo com o tipo do material
	Manipulação inadequada das roupas na máquina de calandragem/passadoria	Distração Falha/falta na destreza Falta de capacitação Rotina desatualizada Falha na descrição do método	Contaminação da roupa	Check list prensagem/passadoria
	Embalagem de roupa limpa inadequada	Falha na capacitação Falta de comprometimento do funcionário Ausência de material Falta/falha no método	Contaminação do enxoval limpo	Verificação das condições antes da liberação da roupa para os setores
Armazenamento da roupa limpa	Armazenamento de roupa limpa em local inapropriado/desorganizado	Rotina não estabelecida, não padronizada, desatenção do colaborador, ambiente inadequado	Contaminação do enxoval limpo	Check list armazenamento de roupa limpa
	Falha/ausência de gerenciamento de estoque de enxoval	Falta de atenção Falha na capacitação Falha no método Ausência de material Ambiente desorganizado	Desabastecimento	Planilha de controle de entrada e saída de enxoval por setor Levantamento da necessidade de reposição nos setores periodicamente
Transporte e Distribuição da roupa limpa	Distribuição de roupas em recipiente inadequado	Indisponibilidade de carros exclusivos para transporte de roupa limpa Falha na capacitação Equipamento obsoleto Falta de rotinas para limpeza e conservação dos veículos de transporte	Contaminação do enxoval limpo Risco de ocorrência de evento adverso infeccioso no cliente	Verificação das condições antes da liberação da roupa para os setores Limpeza periódica dos veículos de transporte
	Falta/falha na limpeza do veículo de transporte	Falha no método de higienização do veículo Uso de produtos químicos não padronizados pela instituição Falta de atenção Falha na capacitação	Contaminação do enxoval limpo Aparecimento de insetos	Check list de avaliação da higienização do veículo de transporte de roupas
	Troca na dos veículos na realização do transporte da roupa	Falta ou falha na rotina estabelecida Falha na capacitação Falta de atenção Ausência de método de diferenciação dos veículos Equipamento em quantidade insuficiente	Contaminação da roupa limpa por realização do transporte em veículo de roupa suja	Separação física dos veículos de transporte limpos dos sujos Etiqueta de identificação dos veículos de transporte

IAG Saúde
Instituto de Acreditação e Gestão em Saúde

1. ATIVIDADE CRÍTICA	Gerenciamento dos resíduos do serviço de saúde			
1. ATIVIDADE CRÍTICA	**2. POSSÍVEIS FALHAS**	**3. CAUSAS DAS FALHAS**	**4. POSSÍVEIS DANOS (CONSEQUÊNCIAS DAS FALHAS)**	**5. MITIGAÇÃO DOS INCIDENTES (PREVENÇÃO E CONTROLE)**
Classificação dos resíduos	Identificação incorreta dos resíduos de acordo com o grupo de classificação	Falta de conhecimento e capacitação na legislação vigente	Falha na implantação do PGRSS	Aprovação do PGRSS pelos órgãos competentes
Segregação dos resíduos	Ausência/falha na identificação das lixeiras	Ausência de materiais Falta de conhecimento e capacitação na legislação vigente	Descarte incorreto de resíduos	Check list de implantação do PGRSS na instituição Vistoria do PGRSS com inspeção das condições de identificação das lixeiras
	Falha no dimensionamento dos recipientes (quantidade e localização)	Falta de método estabelecido Ausência de materiais Falta de conhecimento Deficiência na Infraestrutura	Descarte incorreto de resíduos	Check list de implantação do PGRSS na instituição com mapeamento das lixeiras Vistoria do PGRSS com inspeção das condições das lixeiras
	Descarte incorreto de resíduos	Falta/falha do método estabelecido Falta de atenção Falha na capacitação Ambiente desorganizado	Acidente ocupacional Contaminação do meio ambiente	Lembretes e identificações nas lixeiras com os resíduos que poderão ser descartados naquele local

(continua)

1. ATIVIDADE CRÍTICA	2. POSSÍVEIS FALHAS	3. CAUSAS DAS FALHAS	4. POSSÍVEIS DANOS (CONSEQUÊNCIAS DAS FALHAS)	5. MITIGAÇÃO DOS INCIDENTES (PREVENÇÃO E CONTROLE)
Acondicionamento dos resíduos	Acondicionamento acima do volume permitido	Falta de comprometimento do colaborador Falha na capacitação Ausência de materiais	Acidente ocupacional Contaminação do meio ambiente	Lembretes nos locais de acondicionamento do lixo e identificação do volume máximo dos recipientes no caso de perfurocortante
	Uso de sacos inadequados de acordo com o grupo de resíduos	Falha no método estabelecido Falta de atenção Falha na capacitação Ausência de materiais	Destinação final dos resíduos inadequada Contaminação do meio ambiente	Aprovação do PGRSS pelos órgãos competentes
	Recipientes inadequados para uso	Falha/ausência na padronização de recipientes Ausência de materiais	Risco de acidente ocupacional e contaminação do meio ambiente	Vistoria do PGRSS com inspeção das condições das lixeiras Aprovação do tipo de recipientes pela comissão de gerenciamento de resíduos
	Acondicionamento incorreto dos resíduos do grupo A3 (peças anatômicas)	Falta de método estabelecido Ausência de materiais Falta de atenção Falha na capacitação	Manuseio indevido Contaminação do meio ambiente	Planilha de rastreabilidade da peça anatômica com definição dos itens recomendados do grupo A3
Armazenamento temporário e externo de resíduos	Falha/ausência da higienização do local de armazenamento temporário	Falta de comprometimento do funcionário Falha no método estabelecido Falha na capacitação Falta de material	Presença de vetores	Check list de higienização do armazenamento temporário Cronograma de higienização das áreas
	Falha na conservação das instalações dos abrigos interno e externo	Ausência de manutenção corretiva e preventiva Falta de comprometimento do funcionário Falta na definição do gerenciamento da infraestrutura Falha de gerenciamento	Presença de vetores Contaminação do meio ambiente	Cronograma de manutenção preventiva Check list de vistoria da infraestrutura
	Armazenamento inadequado de resíduos	Quantidade insuficiente de contêineres Infraestrutura inadequada Falha na capacitação Falta de comprometimento do colaborador	Acidente de trabalho Contaminação do ambiente	Disponibilização de cartazes e lembretes nos locais de armazenamento dos resíduos
	Uso do mesmo contêiner para diferentes grupos de resíduos	Dimensionamento inadequado de contêineres Falha na capacitação Falta de comprometimendo do colaborador	Destinação final inadequada dos resíduos	Identificação dos contêineres com o tipo de resíduo Disponibilização de cartazes e lembretes nos locais de armazenamento dos resíduos
Coleta e Transporte interno de resíduos	Transporte interno em recipientes indequados	Falha/ausência na padronização de recipientes Material do recipiente em desacordo com legislação Recipientes em quantidade insuficiente para transporte	Acidente ocupacional e disseminação de microrganismos	Vistoria do PGRSS com inspeção das condições dos recipientes
	Atraso/ausência na coleta de resíduos	Falha no método estabelecido Dimensionamento inadequado Falta de carrinhos de transporte e EPI Elevadores com defeito/parados	Acúmulo de resíduo nos setores com risco de contaminação do ambiente Presença de vetores	Cronograma de coleta de resíduos validado pelas áreas
	Falha na definição dos horários de transporte interno	Falta/ausência de capacitação Falta de atenção	Fluxo cruzado com risco de contaminação e disseminação de microrganismos	Cronograma de coleta de resíduos validado pelas áreas
	Não utilização de EPI	Falha na capacitação Falta de comprometimento do funcionário Ausência de material	Acidente ocupacional: contato com material infectante ou perfurocortante	Visita técnica do SESMT

(continua)

(continuação)

1. ATIVIDADE CRÍTICA	2. POSSÍVEIS FALHAS	3. CAUSAS DAS FALHAS	4. POSSÍVEIS DANOS (CONSEQUÊNCIAS DAS FALHAS)	5. MITIGAÇÃO DOS INCIDENTES (PREVENÇÃO E CONTROLE)
Coleta e transporte externo	Não utilização de EPI	Falha na capacitação Falta de comprometimento do funcionário Ausência de material	Acidente ocupacional: contato com material infectante ou perfurocortante	Visita técnica do SESMT para avaliar as condições do transporte e coleta do fornecedor externo
	Veículo do fornecedor com não conformidades estruturais	Falha na capacitação Falha no método estabelecido	Tratamento impróprio	Qualificação e avaliação de fornecedor
Implementação do PGRSS	Não cumprimento do cronograma de treinamento do PGRSS	Falta de profissional para a realização do treinamento Falha na organização do setor Excesso de demanda de trabalho Comunicação ineficaz entre os setores	Rotinas relacionadas ao PGRSS executadas de forma inadequada	Gerenciamento dos treinamentos pelo RH
	Não atualização do PGRSS	Falha na capacitação Ausência de gerenciamento pelo Responsável técnico Ausência/falha na rotina descrita para a atualização do documento	Rotinas relacionadas ao gerenciamento de resíduos executadas de forma inadequada	Acompanhamento da necessidade de atualização do PGRSS pelo grupo de gestão de resíduos de acordo com a legislação vigente
	Não realização da vistoria do PGRSS	Excesso de demanda de trabalho Falha na capacitação Ausência/falha do método estabelecido	Rotinas relacionadas ao PGRSS executadas de forma inadequada Ausência na identificação de eventos relacionados ao gerenciamento de resíduos	Cronograma de vistoria do PGRSS
	Não envio do PGRSS para aprovação dos órgãos competentes	Falha na capacitação Falta de atenção Desconhecimento da legislação vigente.	Risco de rotinas relacionadas ao PGRSS executadas de forma inadequada	Planilha de documentação legal

IAG Saúde Instituto de Acreditação e Gestão em Saúde	Eventos Adversos Infecciosos e Não Infecciosos	Processo Crítico: Serviço de Higienização		
1. PERIGO (ATIVIDADE CRÍTICA)	2. POSSÍVEIS INCIDENTES (FALHAS)	3. CAUSAS DOS INCIDENTES	4. POSSÍVEIS DANOS (CONSEQUÊNCIAS DAS FALHAS)	5. MITIGAÇÃO DOS INCIDENTES (PREVENÇÃO E CONTROLE)
Higienização das áreas	Atraso na realização da higienização concorrente e terminal	Desatenção, desmotivação e ausência de método para gerenciamento do tempo Dimensionamento inadequado Falha na comunicação da liberação do leito pela internação Ausência de insumos e equipamentos	Atraso na logística de internação e paciente insatisfeito	*Check list* diário inspeção do serviço e controle em tempo real da liberação do leito em *software* da organização para os leitos em que ocorreu alta
	Utilização de produto impróprio para uso	Desatenção, falha na capacitação, ausência e falha na padronização de produtos Ausência ou falha no método estabelecido de dispensação	Ineficácia do processo de higienização com possível contaminação do ambiente e disseminação de microrganismos	Etiqueta com identificação e rastreabilidade do produto
	Higienização Inadequada	Desatenção, dimensionamento inadequado e falta de capacitação Falta de insumos e equipamentos	Risco de contaminação/infecção	*Check list* diário de inspeção do serviço
	Falta Higienização leito Hospitalar	Desatenção, absenteísmo de colaborador, Dimensionamento inadequado e falta de capacitação Falha na comunicação da liberação do leito pela internação	Acúmulo de sujidades e propensão de crescimento dos níveis de infecção e insatisfação do cliente	*Check list* diário de inspeção do serviço e controle em tempo real da higienização do leito em software da organização para os leitos em que ocorreu alta
Reposição de suprimentos	Ausência ou falha no gerenciamento de estoque	Desatenção, absenteísmo de colaborador e dimensionamento inadequado Ausência de insumos disponíveis no mercado Atraso na entrega de insumos pelo fornecedor	Desabastecimento	Dupla checagem dos pedidos de insumos no ato do recebimento e *check list* de inspeção periódica de estoque Utilização de *software* para gerenciamento de estoque
Coleta, armazenamento e transporte de resíduos	Atraso/ausência na coleta de resíduos	Falta de carrinho de transporte e EPI Dimensionamento inadequado Absenteísmo Método de coleta por horário inadequado Elevadores com defeito/parados	Acúmulo de resíduos nos setores com risco de contaminação do ambiente Presença de vetores	Cronograma de higienização das áreas validado com as áreas
	Falha na definição dos horários de coleta	Falta de atenção Ausência/falha na capacitação	Fluxo cruzado com risco de contaminação e disseminação de microrganismos	Cronograma de higienização das áreas validado com os demais setores que realizam transporte de produtos
	Armazenamento temporário de resíduos inadequado	Quantidade insuficiente de carrinho de transporte Infra estrutura inadequada Falta de comprometimento do colaborador	Acidente de trabalho e contaminação do ambiente	Disponibilização de lembretes no armazenamento temporário
Monitoramento dos serviços de controle de pragas	Atraso no cumprimento do cronograma de controle de pragas	Descumprimento de contrato pelo fornecedor Desatenção no acompanhamento do cronograma de controle de pragas	Aparecimento de pragas no hospital	Cronograma periódico de controle de pragas acordado em contrato e disponível para todas as áreas Realizar contato prévio com o fornecedor
	Falta de acompanhamento do serviço de controle de pragas	Falta de capacitação, absenteísmo, comunicação ineficaz com o fornecedor Falta/falha no método estabelecido	Ausência de desinsetização em todas ás áreas com aparecimento de pragas	Validação do cronograma de controle de pragas pelos líderes setoriais Mapeamento do crontrole de pragas das diferentes áreas

IAG Saúde	Eventos Adversos Infecciosos e Não Infecciosos	Processo Crítico: Serviço de Nutrição e Dietética		
1. PERIGO (ATIVIDADE CRÍTICA)	2. POSSÍVEIS INCIDENTES (FALHAS)	3. CAUSAS DOS INCIDENTES	4. POSSÍVEIS DANOS (CONSEQUÊNCIAS DAS FALHAS)	5. MITIGAÇÃO DOS INCIDENTES (PREVENÇÃO E CONTROLE)
Requisição de suprimentos	Requisição realizada fora do prazo	Método inadequado, método desatualizado Falha no planejamento da atividade Indisponibilidade de sistema ou formulário físico para a realização da requisição Dimensionamento inadequado Ambiente desorganizado Falha na capacitação Falta de atenção	Desabastecimento de insumos essenciais para a produção das dietas	Planilha de acompanhamento do ponto de ressuprimento
	Requisição incorreta/incompleta	Falta de atenção na elaboração da requisição Falta/Falha na padronização de insumos Dimensionamento inadequado Falha na capacitação	Desabastecimento de insumos essenciais para a produção das dietas Perda de insumos por validade	Dupla conferência da requisição de compras
Recebimento de produtos e avaliação de fornecedor	Não verificar a validade	Falta de atenção Falha na capacitação Dimensionamento inadequado Método inadequado, método desatualizado	Desabastecimento. Risco de contaminação das refeições	Check list de conferência de recebimento de produtos
	Não verificar a temperatura	Falta de atenção Falha na capacitação Dimensionamento inadequado Ausência de termômetro Método inadequado/desatualizado	Desabastecimento Risco de contaminação das refeições	Check list de conferência de recebimento de produtos
	Não verificar a quantidade	Falta de atenção Falha na capacitação Dimensionamento inadequado Método inadequado/desatualizado	Desabastecimento de insumos essenciais para a produção das dietas	Check list de conferência de recebimento de produtos
	Não avaliar o fornecedor	Falta de método estabelecido Método inadequado/desatualizado Falta de atenção Falha na capacitação	Adquirir produtos de fornecedores de não habilitado	Controle de recebimento da nota fiscal mediante avaliação do fornecedor
Armazenamento	Armazenar produtos em local inadequado	Inadequação do espaço físico Falta de atenção Falta de método estabelecido Método inadequada, método desatualizado	Contaminação dos produtos Dano às embalagens Perda da qualidade do produto	Check list de inspeção setorial
	Armazenar em temperatura inadequada	Falha/ausência de equipamento de medição Falha na capacitação Método inadequado/desatualizado	Perda da qualidade do produto	Check list de conferência da temperatura das geladeiras e freezers Cronograma de manutenção preventiva e calibração do equipamentos
Produção de Refeições e Dietas	Manipulação inadequada	Falha na capacitação Falta de método estabelecido Método inadequado, método desatualizado	Risco de contaminação dos produtos Perda da qualidade do produto	Dupla conferência da prescrição e tabela de referência para o preparo de alimentos
	Higienização e Desinfecção inadequada dos alimentos	Falta de atenção Falha na capacitação Falta de método estabelecido Método inadequado, método desatualizado Falha na padronização dos produtos utilizados na limpeza/desinfecção	Risco de contaminação dos produtos Perda da qualidade do produto	Lembretes na área de trabalho informando sobre a correta higienização e desinfecção dos alimentos
	Fervura inadequada do leite	Falta de atenção Falha no monitoramento da temperatura e do tempo de fervura Falha na capacitação Método inadequado, método desatualizado	Contaminação dos produtos Perda da qualidade do produto Piora no estado de saúde dos pacientes que ingerirem o leite	Adesão à rotina estabelecida
	Falha na elaboração dos mapas de dieta	Falta de atenção Falha no planejamento da atividade Método inadequado, método desatualizado Dimensionamento inadequado	Quantidade insuficiente para atender toda a demanda Desabastecimento	Avaliação dos mapas de dieta e prescrições
	Medidas incor retas de água e fórmulas lácteas	Falta de atenção Falha no planejamento da atividade Método inadequado, método desatualizado Falha na elaboração dos mapas Dimensionamento inadequado	Fórmulas inadequadas para a dieta do paciente	Dupla conferência da prescrição e tabela de referência para o preparo de fórmulas lácteas

(continua)

1. PERIGO (ATIVIDADE CRÍTICA)	2. POSSÍVEIS INCIDENTES (FALHAS)	3. CAUSAS DOS INCIDENTES	4. POSSÍVEIS DANOS (CONSEQUÊNCIAS DAS FALHAS)	5. MITIGAÇÃO DOS INCIDENTES (PREVENÇÃO E CONTROLE)
Produção de Refeições e Dietas	Falha no preparo dos alimentos (cozimento inadequado)	Falta de atenção Falha no planejamento das atividades Falha na capacitação Equipamentos inadequado e obsoletos	Alimento estraga antes do consumo Oferecer alimento impróprio para consumo	Supervisão da nutricionista durante a execução da atividade
	Falta de monitoramento de temperatura do balcão térmico	Falta de atenção Falha na capacitação Falha no equipamento de monitoramento e medição Método inadequado, método desatualizado	Servir alimentos abaixo da temperatura mínima exigida Comprometer a qualidade dos alimentos	*Check list* de conferência diária e validação pelo coordenador
	Porcionamento divergente da prescrição	Falta de atenção Falha na capacitação Método inadequado, método desatualizado Ausência de materiais para realização da atividade Dimensionamento inadequado	Dieta inadequada para a necessidade dos pacientes Agravo no estado de saúde de pacientes com restrições	Conferência das prescrições e mapas de dieta no ato do porcionamento
	Ausência/falha nas etiquetas de identificação	Falta de atenção Falha na capacitação Método inadequado, método desatualizado Dimensionamento inadequado Falha no sistema de emissão de etiquetas	Dieta inadequada para a necessidade dos pacientes	Conferência das prescrições e mapas de dieta no momento da identificação
	Falha/ausência nos registros de preparo de fórmula infantil	Falta de atenção Falha na capacitação Método inadequado, método desatualizado Dimensionamento inadequado Falha no sistema utilizado	Ausência e/ou falha na rastreabilidade no processo	Dupla conferência do colaborador que preparou e do colaborador que está dispensando a fórmula Realizar registro no setor de Nutrição e no prontuário do paciente
Distribuição de dietas e refeições	Dietas fora da temperatura mínima exigida	Falta de atenção Falha na capacitação Método inadequado, método desatualizado Dimensionamento inadequado Falha no equipamento de medição e monitoramento Euipamento inadequado utilizado para transporte	Risco de contaminação da dieta	*Check list* de conferência diária e validação pelo coordenador
	Ausência/atraso na distribuição de dietas	Falha no planejamento das atividades Falta/falha de método estabelecido Falta de materiais e equipamentos	Pacientes sem dieta no momento adequado	Conferência do mapa de distribuição
	Distribuir dietas e refeições para os pacientes errados	Falta de atenção Dimensionamento inadequado Falta/falha de método estabelecido Excesso de demanda de trabalho	Dieta inadequada para a necessidade dos pacientes	Conferência do mapa de distribuição Confência de identificação do paciente no leito e pulseira com a dieta
Assistência Nutricional	Definir meta nutricional inadequada ao paciente acompanhado	Falha na capacitação Falha na comunicação entre paciente e profissional Falha no planejamento das atividades Método inadequado, método desatualizado Equipamento de medição de peso descalibrado	Ingestão inadequada de nutrientes	Discussão de caso clínico Critérios predefinidos pela equipe de acordo com o perfil do paciente e tipo de tratamento
	Não evoluir a assistência prestada	Falta de atenção Falha no planejamento das atividades Dimensionamento inadequado Indisponibilidade do sistema informatizado e ausência de contingência	Impossibilidade de continuidade da assistência	Dupla conferência dos prontuários diariamente.
	Falha/ausência de acompanhmento dos pacientes com indicação de assistência nutricional	Falta de atenção Falha no planejamento das atividades Dimensionamento inadequado	Piora do quadro clínico do paciente devido a ingestão inadequada de nutrientes	Alerta de solicitação de interconsulta no sistema. Plano terapêutico com registro e avaliações periódicas da equipe multidisciplinar
	Falha/ausência de orientação aos pacientes no momento da alta	Falta de atenção Falha na capacitação Falha na comunicação entre as equipes Falha no planejamento das atividades Dimensionamento inadequado Método inadequado	Falha na continuidade dos cuidados Aumento das possibilidades de reinternação	Verificar programação de alta dos pacientes em acompanhamento Orientações de alta predefinidas

Instituto de Acreditação e Gestão em Saúde	Eventos Adversos Infecciosos e Não Infecciosos	Processo Crítico: Atendimento Oftalmológico		
1. PERIGO (ATIVIDADE CRÍTICA)	**2. POSSÍVEIS INCIDENTES (FALHAS)**	**3. CAUSAS DOS INCIDENTES**	**4. POSSÍVEIS DANOS (CONSEQUÊNCIAS DAS FALHAS)**	**5. MITIGAÇÃO DOS INCIDENTES (PREVENÇÃO E CONTROLE)**
1. Avaliação oftalmológica	Falha na avaliação oftalmológica	Falha do equipamento Método inadequado ou desatualizado Falta de capacitação Falta de atenção	Erro/atraso no diagnóstico e na conduta terapêutica com o paciente	Roteiro de anamnese e avaliação predefinido
2. Tratamento clínico e cirurgico	Falha/ausência na aplicação do termo de consentimento informado	Falta de atenção e/ou de capacitação Falha no fluxo definido para aplicação da rotina	Ocorrência de eventos adversos sem o conhecimento pelo paciente e consequente falha na sua participação no tratamento	Check list de Cirurgia Segura Verificar assinatura do termo de consentimento antes de iniciar a cirurgia
	Erro/falha na indicação do procedimento terapêutico clínico e/ou cirúrgico	Falha na interpretação de exames Método inadequado ou desatualizado Falta de capacitação Falta de atenção Falha no equipamento	Evento adverso	Discussão de caso clínico
	Falha/ausência de monitorização do paciente	Falha no treinamento Falta de equipamento e/ou falha de manutenção dos equipamentos Método de monitorização incorreto	Ausência de monitoramento dos sinais e sintomas de alerta do paciente Comprometimento do quadro clínico do paciente	Cronograma de manutenção preventiva e calibração Laudo de calibração Check list de cirurgia segura
	Ausência/falha na utilização de EPI	Rotinas inadequadas ou desatualizadas Falha na capacitação Falta de material Falta de comprometimento	Transmissão cruzada de microrganismos durante a prestação de assistência	Visitas técnicas da CCIH Planilha de controle de entrega de EPI
	Manipulação inadequada de medicamentos	Falta de capacitação Falta de atenção Falha na rotina padronizada Ambiente inadequado para manipulação Ausência de material	Evento adverso Risco de infecção/contaminação do procedimento cirúrgico e paciente	Verificação dos itens de segurança em todas as etapas de prescrição e administração de medicamentos Dispensação por horário
	Falha no tratamento de infecções sistêmicas antes da cirurgia	Falta de capacitação Falta de atenção Falha na rotina padronizada Ambiente inadequado para manipulação Ausência de material	Evento adverso Risco de infecção/contaminação do procedimento cirúrgico e paciente	Busca ativa dos pacientes de risco
	Falha/ausência no controle de pacientes de risco para infecção pós-operatória	Falta de capacitação Falta de atenção Falha na rotina padronizada Ambiente inadequado para manipulação Ausência de material	Evento adverso Risco de infecção/contaminação do procedimento cirúrgico e paciente	Busca ativa dos pacientes de risco
	Higienização das mãos não realizada e/ou inadequada	Falta de capacitação Ambiente inadequado para higienização das mãos Ausência de materiais	Transmissão cruzada de microrganismos durante a prestação de assistência	Cartazes de orientações para higienização das mãos fixados em locais estratégicos Inspeções de lavagem das mãos
	Falha na técnica asséptica	Falha na capacitação. Método inadequado Material inadequado ou em quantidade insuficiente	Contaminação durante o procedimento com risco de evento adverso infeccioso.	Rotina de técnica asséptica descrita e implantada Análise dos indicadores de infecção junto à equipe médica
	Falha/ausência de evolução do procedimento realizado no paciente	Rotina desatualizada/inadequada Falha na capacitação da equipe quanto à rotina Falta de atenção Dimensionamento inadequado	Falha na continuidade da assistência do paciente	Sistema eletrônico de alerta para fechamento do atendimento do paciente no sistema
3. Controle de materiais e medicamentos	Materiais e medicamentos armazenados de forma inadequada	Infraestrutura inadequada Método desatualizado ou incorreto Falta de capacitação	Contaminação do material e medicamento	Check list de infraestrutura conforme legislação aplicável e orientações do fabricante
	Não controlar a validade dos produtos	Desatenção Falha na rotina padronizada Dimensionamento inadequado	Perda do produto	Relatório de validade
4. Limpeza dos equipamentos e artigos	Limpeza e desinfecção inadequada dos artigos e equipamentos	Falha na capacitação Método inadequado Falta de atenção Material insuficiente/inadequado para a atividade Ausência de Padronização de materiais	Evento adverso Risco de infecção/contaminação do procedimento e paciente	Controle de limpeza dos equipamentos Avaliação dos saneantes pela Comissão de Padronização de Materiais
5. Orientações de prevenção e controle do tratamento	Falha/ausência das orientações de tratamento e alta	Rotinas inadequadas ou desatualizadas Falta de capacitação e desatenção Falta de atenção Dimensionamento inadequado	Falha na continuidade dos cuidados Aumento das possibilidades de retorno do paciente	Orientações de alta padronizadas Ter agendamento prévio do acompanhamento

IAG Saúde	Eventos Adversos Infecciosos e Não Infecciosos	Processo Crítico: CTI Adulto		
1. PERIGO (ATIVIDADE CRÍTICA)	2. POSSÍVEIS INCIDENTES (FALHAS)	3. CAUSAS DOS INCIDENTES	4. POSSÍVEIS DANOS (CONSEQUÊNCIAS DAS FALHAS)	5. MITIGAÇÃO DOS INCIDENTES (PREVENÇÃO E CONTROLE)
Admissão do Paciente	Boxe Incompleto	Falta de capacitação Falta de material Falta de equipamento e/ou falta de manutenção do equipamento	Atraso na assistência realizada durante a admissão	Check list de Admissão validado pela equipe assistencial
	Monitorização Inadequada do Paciente	Falta de capacitação Falta de equipamento e/ou falta de manutenção do equipamento Falta de calibração do equipamento de monitorização Meio e forma de monitorização incorreta	Comprometimento do processo assistencial e agravamento do quadro clínico do paciente	Cronograma de manutenção preventiva e calibração disponível Alarmes instalados no monitor do beneficiário Check list de monitorização
	Erro na Identificação do Paciente	Falta de capacitação Falta de equipamento e/ou falta de sistema de identificação do paciente	Comprometimento do processo assistencial	Corrida de leito com a equipe multidisciplinar Passagem de plantão Placa de identificação do paciente
	Registro de Admissão do Paciente Incompleto	Desatenção	Comprometimento na continuidade da assistência ao paciente	Registrar no PEP todos os dados coletados, de forma clara e precisa, usando terminologia apropriada
Estratégias Terapêuticas e Assistência Multidisciplinar	Falha na definição da estratégia terapêutica	Ausência de rotina padronizada para definição da estratégia terapêutica Falta de Capacitação	Comprometimento do processo assistencial	Corrida de leito com a equipe multidisciplinar Escore de classificação do paciente por grau de gravidade e dependência Check list de monitorização
	Técnica inadequada na inserção e manuseio de sonda vesical de demora (SVD)	Falta de Capacitação Materiais em desacordo com o padronizado ou inadequados	Evento adverso relacionado ao procedimento invasivo	Bundle de Procedimentos invasivos (cateteres e sondas) Padronização de materiais Inspeção de recebimento de materiais
	Técnica inadequada na inserção e manuseio de cateter venoso central (CVC)	Falta de capacitação Materiais em desacordo com o padronizado ou inadequados	Evento adverso relacionado ao procedimento invasivo	Bundle de Procedimentos invasivos (cateteres e sondas) Padronização de materiais Inspeção de Recebimento de Materiais
	Técnica inadequada na inserção e manuseio de acesso venoso periférico (AVP)	Falta de capacitação Materiais em desacordo com o padronizado ou inadequados	Evento adverso relacionado ao procedimento invasivo	Bundle de procedimentos invasivos (cateteres e sondas) Padronização de materiais Inspeção de Recebimento de Materiais
	Técnica inadequada na inserção e manuseio de sonda nasoentérica	Falta de capacitação Materiais em desacordo com o padronizado ou inadequados	Evento adverso relacionado ao procedimento invasivo	Bundle de Procedimentos invasivos (cateteres e sondas) Padronização de materiais Inspeção de Recebimento de Materiais
	Fixação inadequada de cateteres (SVD, Sonda Gástrica, CVC e AVP)	Falta de capacitação Materiais em desacordo com o padronizado ou inadequados	Evento adverso relacionado ao procedimento invasivo	Bundle de Procedimentos invasivos (cateteres e sondas)
	Técnica inadequada na inserção e manuseio do TOT	Falta de capacitação Materiais em desacordo com o padronizado ou inadequados	Evento adverso relacionado a procedimentos invasivos	Padronização de materiais Relatório de inspeção de recebimento de materiais Bundle de prevenção de pneumonia
	Técnica de preparo de medicamentos inadequada	Falta de capacitação Ambiente inadequado para manipulação Medicamentos em desacordo com o padronizado ou inadequado	Perda do medicamento ou contaminação ou administração do medicamento inadequado	Manual de Diluição de Medicamentos de Uso Parenteral
	Posicionamento inadequado do paciente no leito	Falta de capacitação Ausência de rotina padronizada Rotinas inadequadas ou desatualizadas	Evento adverso relacionado a outras causas assistenciais	Registros da equipe multidisciplinar no PEP Promover a mudança de decúbito, se necessário, observando o horário da última mudança Relógio de Reposicionamento Sistemático Utilização do angulômetro
	Higienização das mãos não realizada e/ou inadequada	Falta de capacitação Ambiente inadequado para higienização das mãos Desabastecimento de materiais para a higienização das mãos	Transmissão cruzada de microrganismos durante a prestação de assistência	Cartazes de orientações para higienização das mãos fixados em locais estratégicos Inspeções de lavagem das mãos Bundle de higienização das mãos

(continua)

1. PERIGO (ATIVIDADE CRÍTICA)	2. POSSÍVEIS INCIDENTES (FALHAS)	3. CAUSAS DOS INCIDENTES	4. POSSÍVEIS DANOS (CONSEQUÊNCIAS DAS FALHAS)	5. MITIGAÇÃO DOS INCIDENTES (PREVENÇÃO E CONTROLE)
Estratégias Terapêuticas e Assistência Multidisciplinar	Prescrição de dieta incorreta (preenchida) ou incompleta	Falta de capacitação Falha no Sistema	Falha na assistência terapêutica	Prescrição no PEP Rotina de conferência da dieta, corrida de leito com a equipe multidisciplinar
	Grades do leito baixadas	Defeito nas grades dos leitos ou ausência Falta de capacitação	Queda do leito	Avaliação do paciente quanto ao risco de queda Identificação do leito *Check list* de preparo de leito
	Erro de administração de medicamento/hemocomponente	Falta de capacitação Desatenção	Evento adverso relacionado a medicamentos/hemocomponente	Prescrição no PEP Manual de Diluição de Medicamentos de Uso Parenteral Rotina de conferência da administração de hemocomponente
Alta/transferência	Falha na comunicação da alta	Desatenção Falha na padronização do método	Atraso na liberação do paciente	Relatório de Alta Médica Evolução de Alta da Enfermagem
	Preenchimento incompleto do Aviso de Alta	Desatenção Falha na padronização do método	Atraso na liberação do paciente	Relatório de Alta no PEP
	Atraso na elaboração da prescrição e do Relatório de Alta	Sobrecarga de trabalho	Atraso na liberação do paciente	Relatório de Alta no PEP
	Falha nas orientações de alta	Ausência de rotina padronizada	Comprometimento na continuidade da assistência	Orientações de alta padronizadas
	Falha no transporte	Capacitação Desabastecimento de materiais para o transporte do paciente	Atraso na liberação do paciente	Realizar a conferência dos equipamentos e materiais necessários para o transporte do paciente

IAG Saúde Instituto de Acreditação e Gestão em Saúde	Terapia Renal Substitutiva – Diálise Peritoneal	Diálise Peritoneal (Diálise Peritoneal Ambulatorial Contínua [CAPD]/Diálise Peritoneal Automática [APD])		
1. ATIVIDADE CRÍTICA	2. POSSÍVEIS FALHAS	3. CAUSAS DAS FALHAS	4. POSSÍVEIS DANOS (CONSEQUÊNCIAS DAS FALHAS)	5. MITIGAÇÃO DOS INCIDENTES (PREVENÇÃO E CONTROLE)
Avaliação Clínica Inicial para seleção do tipo Diálise Peritoneal (CAPD ou APD) e inserção do cateter de DP	Falha na avaliação dos parâmetros de indicação de Diálise Peritoneal (função renal residual e o "clearance" peritoneal/dificuldade de acesso vascular/propensão a sangramentos/deve haver uma membrana peritoneal capaz de acomodar o volume de dialisato e de cumprir com a função de filtro)	Falha na definição do método Desconhecimento da rotina	Conduta Terapêutica Inadequada	Discussão de caso clínico com a concordância da indicação
	Escolha inadequada do cateter a ser utilizado para DP	Falha na definição do método Despreparo técnico Falha na capacitação Material não conforme	Obstrução do cateter Sangramento Perfuração intestinal ou vesical Extravasamento do dialisato	Avaliação do paciente e as opções de cateter disponíveis Discussão de caso clínico com a concordância da indicação
	Falhas na inserção asséptica do cateter de DP	Falha na definição do método Despreparo técnico Falha na capacitação	Peritonite Infecção relacionada ao cateter Migração do cateter na cavidade peritoneal Extrusão do *cuff* (erosão da pele)	*Check list* de inserção e acompanhamento da Diálise Peritoneal
	Avaliação inadequada do histórico clínico do paciente (Paciente propenso a sangramentos/hemodinamicamente instável/Cirurgia abdominal anterior/Aderências abdominais/Volemia e creatinina endógena)	Falha no treinamento Falha na comunicação da equipe Falha no método definido	Definição inadequada do Plano Terapêutico	Critérios predefinidos voltados para identificação do histórico clínico de pacientes dialíticos
	Não realização da sorologia para os testes de Hepatite B, C e HIV	Falha na capacitação quanto ao protocolo Falha na definição do protocolo Falha na comunicação entre a equipe	Risco de piora terapêutica do paciente	Realizar o acompanhamento e preenchimento da ficha de controle do paciente
	Falha na coleta de exame admissional	Falta de atenção Falha na capacitação Falha no método definido Falha na comunicação entre a equipe	Falha na indicação da diálise	Realizar o acompanhamento e preenchimento da ficha de controle do paciente
	Não apresentar ao paciente apto ou ao seu representante legal a opção de inscrição na CNCDO (Central de Notificação, Captação e Distribuição de Órgãos) dentro do prazo	Falta de atenção Desconhecimento da rotina Falha na comunicação entre equipe e paciente	Atraso da realização do possível transplante	Realizar o acompanhamento e preenchimento da ficha de controle do paciente

(continua)

1. ATIVIDADE CRÍTICA	2. POSSÍVEIS FALHAS	3. CAUSAS DAS FALHAS	4. POSSÍVEIS DANOS (CONSEQUÊNCIAS DAS FALHAS)	5. MITIGAÇÃO DOS INCIDENTES (PREVENÇÃO E CONTROLE)
Tratamento Dialítico – Diálise Peritoneal (CAPD ou DPA)	Falha na avaliação do cateter implantado antes de iniciar a DP	Falha na definição do método Despreparo técnico Falha na capacitação	Risco de infecção Redução da eficácia do tratamento Risco de obstrução do cateter	Realizar o acompanhamento e preenchimento da ficha de controle do paciente
	Prescrição inadequada do dialisato	Falha na definição do método Despreparo técnico Falha na capacitação Falha na padronização	Obstrução do cateter Instabilidade hemodinâmica Choque volêmico Falência hepática	Protocolo e padronização das soluções de dialisato para cada categoria de paciente/Plano terapêutico individualizado
	Falha no controle de eficácia dos parâmetros dialíticos	Falha nos equipamentos Falta de atenção Falha na capacitação Falha na definição dos parâmetros/procedimento	Hiperpotassemia Confusão mental Uremia	Acompanhamento do cálculo do KT/V
	Troca de tubos para coleta de sangue entre pacientes	Falha na definição do método Falta de atenção Dimensionamento inadequado	Conduta Terapêutica Inadequada	Validação junto ao paciente imediatamente após coleta
	Liberação do paciente após diálise peritoneal ambulatorial com instabilidade dos níveis pressóricos	Falha na definição do método Despreparo técnico	Agravo no caso clínico do paciente	Planilha de controle da diálise peritoneal (ambulatorial)
	Falha na avaliação dos níveis pressóricos	Falha na definição do método Despreparo técnico	Hipotensão Hipertensão	Planilha de controle da diálise peritoneal (ambulatorial)
	Falha na avaliação do resultado KT/V	Falta de atenção Despreparo técnico	Não identificação de alterações (Hiperpotassemia/Confusão mental/Uremia)	Utilização de calculadores automáticos disponibilizados pela Sociedade Brasileira de Nefrologia
	Manipulação inadequada do cateter de Diálise Peritoneal (Ambulatório)	Falta de atenção Despreparo técnico Falha na descrição do protocolo utilizado/desatualização	Complicações mecânicas (Hérnia, vazamentos/extravasamentos, hidrotórax, hemoperitônio, dor abdominal) Vazamento pericateter, Falha no fluxo de saída do dialisato (dobra) Infecção no ponto de saída ou no túnel	Avaliação de capacitação e *check list* de adesão
	Manipulação inadequada do cateter de Diálise Peritoneal (Domicílio)	Falha na capacitação do paciente/cuidador	Complicações mecânicas (Hérnia, vazamentos/extravasamentos, hidrotórax, hemoperitônio, dor abdominal) Vazamento pericateter, Falha no fluxo de saída do dialisato (dobra) Infecção no ponto de saída ou no túnel	Avaliação de capacitação e *check list* de adesão
	Erro na administração do dialisato (erro de dose e troca de dialisato)	Falha na definição do método Despreparo técnico	Eventos adversos relacionados a fármaco	Verificação dos itens de segurança em todas as etapas de administração de medicamentos
	Programação inadequada da Cicladora	Falta de atenção Falha na capacitação Falha no método definido Equipamento obsoleto/inadequado	Redução da eficácia da sessão de diálise	Supervisão pelo enfermeiro Acompanhamento pelo colaborador e paciente durante a sessão
	Falhas no funcionamento da Cicladora	Falha de capacitação Falha na limpeza, manutenção e armazenamento da cicladora Falha na troca da bateria	Redução da eficácia da sessão de diálise Interrupção da diálise Falhas nos alarmes de advertência da cicladora	Acompanhamento da engenharia clínica Acompanhamento pelo colaborador e paciente durante a sessão
Acompanhamento pela equipe multidisciplinar e acompanhamento ambulatorial	Ausência de plano terapêutico multidisciplinar individualizado	Ausência de método estabelecido Sobrecarga de trabalho	Redução da eficácia do tratamento	Discussão de caso clínico e acompanhamento domiciliar
	Falha no acompanhamento dos resultados do plano terapêutico	Ausência de método estabelecido Sobrecarga de trabalho	Redução da eficácia do tratamento	Discussão de caso clínico e acompanhamento domiciliar
	Falha na avaliação de parâmetros de indicação de anemia	Ausência de método estabelecido Desatenção Falha na capacitação	Agravamento da anemia	Realizar o acompanhamento e preenchimento da ficha de controle do paciente
	Falha no acompanhamento dos prazos de vacinação de Hepatite B	Ausência/falha de método estabelecido Falha na capacitação Falta de atenção	Não imunização do paciente	Controle de vacinação por paciente
	Falha na identificação de complicações intradialíticas	Falha na definição do método Despreparo técnico Falha na capacitação	Agravamento do caso clínico do paciente	Acompanhamento ambulatorial do paciente

(continua)

1. ATIVIDADE CRÍTICA	2. POSSÍVEIS FALHAS	3. CAUSAS DAS FALHAS	4. POSSÍVEIS DANOS (CONSEQUÊNCIAS DAS FALHAS)	5. MITIGAÇÃO DOS INCIDENTES (PREVENÇÃO E CONTROLE)
Capacitação do paciente e/ou cuidador	Falha na capacitação do paciente e/ou cuidador em relação às diretrizes de controle de infecção	Falha na definição do método / Falha na capacitação / Falta de atenção	Complicações infecciosas causadas por falhas na higienização das mãos, higienização do cateter; falha de técnica asséptica no manuseio e falha no uso de máscara	Acompanhamento contínuo registrado pelo enfermeiro nas consultas ambulatoriais
	Falha na capacitação do paciente e/ou cuidador em relação à manipulação do cateter de DP	Falha na definição do método / Falha na capacitação / Falta de atenção / Despreparo técnico	Complicações infecciosas (Peritonite e infecção relacionada ao cateter) e não infecciosas (obstrução, migração do cateter na cavidade peritoneal, sangramento e extrusão do cuff)	Acompanhamento contínuo registrado pelo enfermeiro nas consultas ambulatoriais
	Falha na capacitação do paciente e/ou cuidador em relação à operação da cicladora e interpretação dos alarmes de advertência	Falha na definição do método / Falha na capacitação / Falta de atenção / Despreparo técnico	Interrupção da diálise e baixa eficácia da sessão	Acompanhamento contínuo registrado pelo enfermeiro nas consultas ambulatoriais

Hemodiálise

1. ATIVIDADE CRÍTICA	Terapia Renal Substitutiva – Hemodiálise 2. POSSÍVEIS FALHAS	3. CAUSAS DAS FALHAS	4. POSSÍVEIS DANOS (CONSEQUÊNCIAS DAS FALHAS)	5. MITIGAÇÃO DOS INCIDENTES (PREVENÇÃO E CONTROLE)
Avaliação Clínica Inicial	Falha na avaliação dos parâmetros de indicação de hemodiálise (Volemia e creatinina endógena)	Falha na definição do método / Falta/falha na capacitação da rotina	Conduta Terapêutica Inadequada	Discussão de caso clínico com a concordância da indicação
	Prescrição inadequada da heparinização	Falha na definição do método / Fragilidade na capacitação do profissional	Obstrução do cateter	Avaliação do Cateter antes da sessão de diálise
	Avaliação inadequada do histórico clínico do paciente	Falha no treinamento / Falha na comunicação da equipe	Definição inadequada do Plano Terapêutico	Discussão de caso clínico antes de definir o plano terapêutico
	Liberação do início da hemodiálise com Cateter Duplo Lúmen sem avaliação radiológica	Falha na definição do método / Falta/falha na capacitação da rotina	Pneumotórax, Arritmia Cardíaca, Perfuração Cardíaca	Iniciar o tratamento mediante resultado do exame radiológico
	Não realização da sorologia para os testes de Hepatites B, C e HIV	Falta/falha na capacitação sobre o Protocolo / Falha na definição do protocolo	Risco de transmissão/ Contaminação do vírus para outros pacientes	Realizar o acompanhamento e preenchimento da ficha de controle do paciente
	Falha na coleta de exame admissional	Falta de atenção / Falta/falha na capacitação da rotina	Falha na indicação da diálise	Realizar o acompanhamento e preenchimento da ficha de controle do paciente
	Não apresentar ao paciente apto ou ao seu representante legal a opção de inscrição na CNCDO (Central de Notificação Captação e Distribuição de órgãos) dentro do prazo	Falta de atenção / Desconhecimento da rotina / Falha na comunicação entre equipe e paciente	Atraso na realização do possível transplante	Realizar o acompanhamento e preenchimento da ficha de controle do paciente
Tratamento Dialítico	Não identificação de necessidade de acesso definitivo	Falha na definição do método / Despreparo técnico	Risco de infecção / Redução da eficácia do tratamento / Risco de obstrução do cateter	Realizar o acompanhamento e preenchimento da ficha de controle do paciente
	Falha no controle de qualidade do reuso dos dialisadores	Falha na definição do método / Falta de atenção / Falta na capacitação / Indisponibilidade do sistema utilizado / Dimensionamento inadequado	Risco de infecção / Perda de desempenho do dialisador	Planilha ou sistema de controle do reúso dos dialisadores
	Falha no controle de eficácia dos parâmetros dialíticos	Falha na definição do método / Falta de atenção / Falta na capacitação	Hiperpotassemia / Confusão mental / Uremia	Acompanhamento do cálculo do KT/V / Controle dos laudos de manutenção da máquina
	Falha no controle da esterilização dos dialisadores	Falha na definição do método / Falta de atenção / Despreparo técnico / Sobrecarga de trabalho	Risco de infecção	Parâmetros de efetividade de esterilização

(continua)

IAG Saúde
Instituto de Acreditação e Gestão em Saúde

1. ATIVIDADE CRÍTICA	2. POSSÍVEIS FALHAS	3. CAUSAS DAS FALHAS	4. POSSÍVEIS DANOS (CONSEQUÊNCIAS DAS FALHAS)	5. MITIGAÇÃO DOS INCIDENTES (PREVENÇÃO E CONTROLE)
Tratamento Dialítico	Troca de tubos para coleta de sangue entre pacientes	Falha na definição do método Falta de atenção	Conduta Terapêutica inadequada	Validação junto ao paciente imediatamente após coleta
	Liberação do paciente após hemodiálise com instabilidade dos níveis pressóricos	Falha na definição do método Não Adesão ao Protocolo Despreparo técnico	Agravamento no caso clínico do paciente	Planilha de controle da hemodiálise
	Troca de dialisadores entre pacientes	Falha na definição do método Falta de atenção	Risco de contaminação Infecção cruzada	Dupla checagem
	Falha na avaliação dos níveis pressóricos	Falha na definição do método Despreparo técnico	Hipotensão Hipertensão	Planilha de controle da hemodiálise
	Falha na avaliação do resultado do KT/V	Falta de atenção Despreparo técnico Falha na definição do método	Não identificação de alterações como: hiperpotassemia, confusão mental, uremia	Dupla checagem
	Manipulação inadequada da fístula arteriovenosa (FAV)	Despreparo técnico Falha na definição do método	Mau funcionamento Perda da fístula	Bundle de Prevenção de Infecção de Corrente Sanguínea
	Erro na administração de medicamentos	Falha na definição do método Falta de atenção Despreparo técnico	Eventos adversos relacionados a fármaco	Conferência dos 9 certos da medicação
	Manipulação inadequada do Cateter de Duplo Lúmen	Protocolo de utilização do cateter inadequado/desatualizado Falta de atenção Despreparo técnico	Perda do acesso Infecção Obstrução do cateter	*Bundle* de prevenção de infecção de corrente sanguínea associada ao CVC
	Programação inadequada da máquina	Falta de atenção Falha na capacitação Protocolo descrito está inadequado	Redução da eficácia da sessão	Planilha de controle da hemodiálise
	Falha na separação dos pacientes portadores de Hepatite C	Falha na definição do método Falha na capacitação Comunicação não eficaz entre a equipe e paciente/responsável	Risco de contaminação Infecção cruzada	Conferência do histórico clínico do paciente Funcionário exclusivo para a sessão de hemodiálise
Acompanhamento pela equipe multidisciplinar	Ausência de plano terapêutico multidisciplinar	Ausência de método estabelecido Sobrecarga de trabalho	Redução da eficácia do tratamento	Discussão de caso clínico
	Falha no acompanhamento dos resultados do plano terapêutico	Ausência de método estabelecido Sobrecarga de trabalho	Redução da eficácia do tratamento	Discussão de caso clínico
	Falha na avaliação de parâmetros de indicação de anemia	Ausência de método estabelecido Desatenção Falha na capacitação	Agravo da anemia	Realizar o acompanhamento e preenchimento da ficha de controle do paciente
	Falha no acompanhamento dos prazos de vacinação de Hepatite B	Ausência/falha de método estabelecido Falha na capacitação Falta de atenção	Não imunização do paciente	Controle de vacinação por paciente
	Falha na identificação de complicações intradialíticas	Falha na definição do método Despreparo técnico Falha na capacitação	Agravo no caso clínico do paciente	Planilha de controle da hemodiálise
Controle e Tratamento da Água	Falha no controle do funcionamento do sistema de tratamento da água tratada para Diálise	Falha na definição do método Falha na capacitação Falta de atenção	Desabastecimento (falta de água)	Planilha de controle diário de abastecimento de água
	Falha no monitoramento da qualidade da água	Falha na definição do método Falha na capacitação Falta de atenção Despreparo técnico Falha na comunicação com o Controle de Infecção/setor responsável pelo gerenciamento da qualidade da água	Complicações infecciosas Distúrbios metabólicos	Análise dos laudos de qualidade da água pela CCIH
	Monitoramento inadequado da qualidade da água nas etapas do tratamento	Falha na definição do método Falha na capacitação Falta de atenção Despreparo técnico	Complicações infecciosas Distúrbios metabólicos	Análise dos laudos de qualidade da água pela CCIH
	Falha no monitoramento dos pontos de coleta da água	Falha na definição do método Falha na capacitação Falta de atenção	Complicações infecciosas Distúrbios metabólicos	Cronograma de controle da qualidade da água

IAG Saúde Instituto de Acreditação e Gestão em Saúde	**Eventos Adversos Infecciosos e Não Infecciosos**	**Processo Crítico: Unidade de Terapia Intensiva Neonatal**		
1. PERIGO (ATIVIDADE CRÍTICA)	**2. POSSÍVEIS INCIDENTES (FALHAS)**	**3. CAUSAS DOS INCIDENTES**	**4. POSSÍVEIS DANOS (CONSEQUÊNCIAS DAS FALHAS)**	**5. MITIGAÇÃO DOS INCIDENTES (PREVENÇÃO E CONTROLE)**
1. Admissão/acolhimento do paciente	Leito inapropriado e não aquecido	Desconhecimento técnico Falha na capacitação Falta de atenção do colaborador Falta destreza ou prática para realização do procedimento Falha na calibração do aquecedor da incubadora Rotina de preparo do leito inadequada ou desatualizada Ausência de materiais	Demora na estabilização do quadro clínico	Conferência do Leito *Check list*
	Falha ou ausência da identificação do paciente com a pulseira	Falha na capacitação Falta de atenção Ausência de materiais Defeito na máquina de impressão das etiquetas Falha na definição do método Ambiente de trabalho inadequado (ruído excessivo, ambiente desorganizado)	Falha na assistência terapêutica Eventos adversos durante o tratamento	Auditorias dos leitos realizadas pelo Enfermeiro Conferência da identificação antes de realizar procedimento
2. Avaliação Clínica: levantamento das necessidades e prescrição médica	Falha na avaliação clínica global e na definição de plano terapêutico	Falha na capacitação Falta ou falha no método estabelecido Falha na comunicação entre a equipe Dimensionamento inadequado Resultados de exames laboratoriais inadequados	Ausência da resposta terapêutica esperada com atraso no tratamento	Avaliações periódicas do plano pela equipe multidisciplinar envolvida no tratamento Critérios predefinidos pela equipe de acordo com o perfil do paciente e o tipo de tratamento
	Não reconhecer sinais e sintomas que necessitam de intervenções imediatas	Falta ou falha no método estabelecido de avaliação Falha na capacitação Falha no equipamento	Diagnóstico e intervenções tardias	Avaliações periódicas do plano pela equipe multidisciplinar envolvida no tratamento Critérios predefinidos pela equipe de acordo com o perfil do paciente e o tipo de tratamento
	Falta/Falha na realização da prescrição médica	Dimensionamento inadequado Falha na capacitação Falta de atenção nos processos Método inadequado Comunicação não eficaz entre a equipe	Administração inadequada de medicamentos/Evento adverso relacionado ao medicamento	Participação do farmacêutico na análise da prescrição
	Falha na identificação dos riscos assistenciais	Falha na capacitação Falha na comunicação e registro dos fatos Resultados de exames inadequados Falha na calibração das máquinas utilizadas Método inadequado ou desatualizado	Dimensionamento inadequado do risco do paciente	Discussão dos riscos pela equipe multidisciplinar
3. Assistência multidisciplinar – Terapêutica e Propedêutica	Falha no monitoramento dos dados vitais	Falha ou ausência da calibração dos equipamentos Falha na capacitação Falha no método definido Dimensionamento inadequado Falta de ocmprometimento	Piora do quadro clínico	Registro de acompanhamento de dados vitais com a padronização do intervalo de medição
	Erro ou Falha nos registros de prontuários	Falha na capacitação Falta de atenção Falha na definição do método Dimensionamento inadequado	Falha na continuidade da assistência	Sistema informatizado com preenchimento obrigatório nos campos essenciais do prontuário *Check list* do prontuário Pré-auditoria dos prontuários antes de serem encaminhados para outro setor
	Falha na administração de medicamentos (ausência de conferência do nome de medicamentos de frascos ou nomes semelhantes; atraso no cumprimento da prescrição, administrar medicamento incorreto)	Dimensionamento inadequado Falha na capacitação Falta de atenção nos processos Ambiente desorganizado Falta de materiais Método inadequado ou desatualizado	Evento adverso relacionado ao medicamento Comprometimento na terapêutica	Dupla checagem de medicamentos potencialmente perigosos Controle do sistema automatizado (código de barras) Verificação dos itens de segurança em todas as etapas de administração de medicamentos
	Falha da higienização das mãos	Dimensionamento inadequado Falha na capacitação Falta de atenção nos processos Ambiente desorganizado Falta de materiais Método inadequado ou desatualizado	Transmissão cruzada de microrganismos	*Bundle* de higienização das mãos

1. PERIGO (ATIVIDADE CRÍTICA)	2. POSSÍVEIS INCIDENTES (FALHAS)	3. CAUSAS DOS INCIDENTES	4. POSSÍVEIS DANOS (CONSEQUÊNCIAS DAS FALHAS)	5. MITIGAÇÃO DOS INCIDENTES (PREVENÇÃO E CONTROLE)
3. Assistência multidisciplinar – Terapêutica e Propedêutica	Técnica inadequada na inserção de cateteres	Falha na capacitação Falta de destreza ou prática para realização do procedimento Protocolos inadequados ou desatualizados Não conformidades em lotes de materiais usados para inserção dos cateteres Alteração do produto pelo fornecedor	Contaminação Risco de infecção	*Bundle* de prevenção de infecção de corrente sanguínea asssociada ao CVC
	Fixação inadequada de cateteres	Falha na capacitação Falta de destreza ou prática para realização do procedimento Protocolos inadequados ou desatualizados	Perda do cateter	*Bundle* de prevenção de infecção de corrente sanguínea asssociada ao CVC
	Técnica inadequada para extubação	Falta de destreza ou prática para realização do procedimento Falha na capacitação Falha no método definido	Piora no quadro clínico e reintubação	Critérios de Extubação definidos Realizar a escala de BSA
	Falta de adesão aos prazos para troca de dispositivos vasculares	Falha na capacitação Falta de atenção Desabastecimento de materiais para a troca dos dispositivos vasculares Protocolos inadequados ou desatualizados	Aumento do risco de infecção	Avaliação diária da equipe de enfermagem na troca do plantão
	Ajuste inadequado na instalação do dispositivo de ventilação mecânica	Falta de destreza ou prática para realização do procedimento Falha no método definido Falha na capacitação Equipamento inadequado	Barotrauma	*Check list* da fisioterapia
	Técnica de aspiração inadequada	Falha na capacitação Falta de destreza ou prática para realização do procedimento Não conformidades em lotes de materiais usados para inserção dos cateteres Protocolos inadequados ou desatualizados	Complicação respiratória do paciente	*Check list* da fisioterapia
	Posicionamento inadequado do paciente no leito	Falha na capacitação Falta de atenção do colaborador Método inadequado ou desatualizado Condição clínica do paciente	Úlcera por pressão	Mudança de decúbito a intervalos definidos
	Tempo prolongado do uso de dispositivos sem reavaliação	Falha na capacitação Método definido está inadequado Dimensionamento inadequado	Pneumonia por ventilação mecânica Sepse relacionada a cateter Outros eventos adversos	Realização de visitas diárias, idealmente multiprofissionais, com a conferência sistemática dos procedimentos a que estão submetidos os pacientes, com discussão e registro da justificativa para a manutenção dos dispositivos
	Ausência/Falhas no controle de temperatura da incubadora	Falha na capacitação Equipamento descalibrado Falha no método definido Dimensionamento inadequado	Comprometimento do quadro clínico por instabilidade na temperatura	Impresso de Controle da Temperatura da incubadora com a referência da temperatura ideal e checagem pelo supervisor ao final do dia
	Falha na realização da fototerapia	Falta/falha na calibração Falha na capacitação Falha no método definido	Comprometimento do quadro clínico	Cronograma de manutenção preventiva e calibração Critérios para mudança de decúbito do paciente a intervalos definidos
	Falha na atualização do controle vacinal	Falha na capacitação; Rotina de acompanhamento dos cartões de vacina atualizada ou inadequada; Falha na comunicação entre a equipe	Ausência de imunização	Verificação do cartão de vacina e registro de acompanhamento do cartão de vacina do setor com as datas das próximas vacinas

(continua)

1. PERIGO (ATIVIDADE CRÍTICA)	2. POSSÍVEIS INCIDENTES (FALHAS)	3. CAUSAS DOS INCIDENTES	4. POSSÍVEIS DANOS (CONSEQUÊNCIAS DAS FALHAS)	5. MITIGAÇÃO DOS INCIDENTES (PREVENÇÃO E CONTROLE)
4. Alta e/ou Transferência	Falha nas orientações de alta	Falta de atenção Falha na capacitação Falha na comunicação entre as equipes Falha no planejamento das atividades Dimensionamento inadequado Método inadequado	Falha na continuidade dos cuidados Aumento das possibilidades de reinternação	Verificar programação de alta dos pacientes em acompanhamento Orientações de alta pré definidas *Check list* de Orientações de Alta
	Falha na comunicação de transferência	Falta de atenção Falha na capacitação Falha na comunicação entre as equipes Dimensionamento inadequado Método inadequado	Comprometimento na continuidade da assistência	Avaliar as condições de transferência do paciente antes de realizá-la Liberar o paciente somente após registro de transferência com o representante da área que receberá o paciente
	Entrega de resultados de exames/ pertences a familiares/ pacientes errados	Falta de atenção Falha na capacitação Falta de organização no setor Método inadequado ou desatualizado Ausência ou falha no sistema informatizado	Insatisfação do paciente e falso diagnóstico	Registro de controle da propriedade do cliente
	Não comunicação da alta para família	Falta de atenção Falta de capacitação Falha na capacitação Método inadequado, desatualizado	Falha na continuidade da Assistência Prorrogação da internação Risco de adquirir infecção hospitalar	Rotina diária de comunicação do boletim médico

Índice Remissivo